W0256153

HANDBUCH DER MEDIZINISCHEN RADIOLOGIE

ENCYCLOPEDIA OF MEDICAL RADIOLOGY

HERAUSGEGEBEN VON · EDITED BY

L. DIETHELM O. OLSSON F. STRNAD
MAINZ LUND FRANKFURT/M.

H. VIETEN A. ZUPPINGER
DÜSSELDORF BERN

BAND/VOLUME IX
TEIL/PART 1

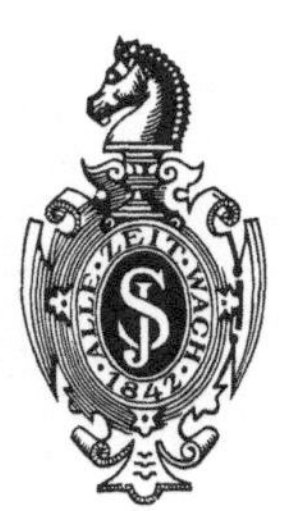

SPRINGER-VERLAG BERLIN · HEIDELBERG · NEW YORK 1969

RÖNTGENDIAGNOSTIK DER OBEREN SPEISE- UND ATEMWEGE, DER ATEMORGANE UND DES MEDIASTINUMS

TEIL 1

ROENTGEN DIAGNOSIS OF THE UPPER ALIMENTARY TRACT AND AIR PASSAGES, THE RESPIRATORY ORGANS, AND THE MEDIASTINUM

PART 1

VON · BY

H. BLAHA · H. FISCHER · S. HOFMANN · A. HUZLY · B. KRANIG
J. MATZKER · W. SCHERMULY · H. SCHOBERTH · H. ST. STENDER · TH. STOLZE
F. STRNAD · H. TRÜBESTEIN

REDIGIERT VON · EDITED BY

F. STRNAD

FRANKFURT/MAIN

MIT 626 ABBILDUNGEN
WITH 626 FIGURES

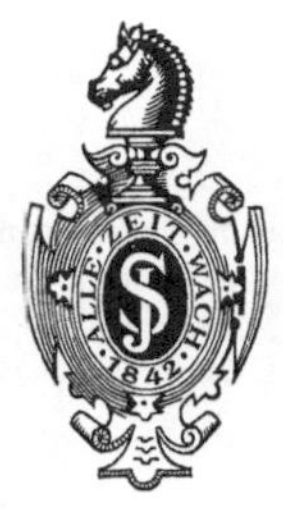

SPRINGER-VERLAG BERLIN · HEIDELBERG · NEW YORK 1969

ISBN-13: 978-3-642-95102-2 e-ISBN-13: 978-3-642-95101-5
DOI: 10.1007/978-3-642-95101-5

Softcover reprint of the hardcover 1st edition 1969

Library of Congress Catalog Card Number 68-11986

Titel-Nr. 5849

Universitätsdruckerei H. Stürtz AG Würzburg

Vorwort

Die röntgenologische Diagnostik des Respirationstraktes war neben der des Skeletes eine weitere Möglichkeit, welche ohne Zuhilfenahme kontrastverstärkender oder kontrastmindernder Medien schon sehr frühzeitig in den Anfängen der Röntgenära mit Erfolg betrieben wurde. Der natürlicherweise vorhandene deutliche Kontrastunterschied zwischen dem aufgehellten, beatmeten Lungenparenchym und den verschatteten, blutführenden Gefäßen, ferner der dichte Schatten der Mediastinalorgane und des Zwerchfelles, gaben den Anfängern in der Röntgendiagnostik die Möglichkeit, schon während der Durchleuchtung bestimmte Aussagen zu machen. Man erkannte bald, daß die pathologischen Prozesse in der Lunge durch zusätzliche Verschattungen bzw. durch Aufhellungen sich äußern.

Es muß hier ganz besonders unterstrichen werden, daß am Anfang der Röntgendiagnostik im Thoraxraum die Thoraxdurchleuchtung (Röntgenoskopie) die Domäne dieser Diagnostik war, denn mit Hilfe einer systematischen Durchleuchtung war es nicht nur möglich, bestimmte abnorme Befunde im Lungenfeld oder im Mediastinalraum, am Herzen oder am Gefäßband bzw. an der Thoraxwand usw. zu erheben, sondern auf Grund der topographischen Beziehungen dieser Befunde zu bekannten Gebilden im Thoraxraum diese entsprechend einzuordnen. Einen wesentlichen Faktor bildete auch die Funktionsprüfung, so z.B. des Zwerchfelles, der Thoraxwand, des Herzens, der Mediastinalorgane usw. Die „fließende Rotation" des Kranken während der Durchleuchtung und die Möglichkeit des Einblendens auf ein kleines Feld, ferner der Nachweis der normalen Zwerchfellfunktion eventuell der paradoxen Verschieblichkeit desselben, des Pendelns des Mediastinums, sind nur wenige Beispiele dieser Möglichkeiten, die mit Hilfe einer subtilen Thoraxdurchleuchtungstechnik erarbeitet werden konnten.

Auch sei hier ganz besonders die Wiener Schule unter Holzknecht hervorgehoben. Es ist ja allgemein bekannt, daß lange Jahre hindurch Wien das Mekka der Röntgendiagnostik war und Wien als die Wiege der klassischen, klinischen Radiologie bezeichnet wird. Holzknecht selbst hat mit der Publikation „Röntgenologische Diagnostik der Erkrankungen der Brustorgane, 1901" die klinische Röntgenologie eingeleitet. Sein bedeutender Schüler, Robert Lenk, hat bekanntlich 1929 mit seinem Buche „Die Röntgendiagnostik der intrathorakalen Tumoren und ihre Differentialdiagnose" die hohe Leistung der Wiener Schule noch einmal dokumentiert. In diesem heute noch vollgültigen Standardwerk imponiert die meisterhafte Analyse der röntgenologischen Symptome und die Tatsache, wie der Autor in einer seltenen Klarheit und Präzision in der Ausdrucksweise, aufbauend auf den Grundregeln der allgemeinen Strahlenkunde, der Röntgenanatomie und der Projektionslehre, das pathologisch-anatomische Substrat erarbeitet.

Alle diese Erkenntnisse waren fast durchweg mit Hilfe der reinen Röntgenoskopie, d.h. der Durchleuchtung, erarbeitet worden. Erst viel später hat man es gelernt, mit Hilfe der Thoraxübersichtsaufnahme im dorsoventralen bzw. im p.a. Strahlengang, die jeweiligen Röntgenbefunde röntgenographisch zu fixieren und auch zu analysieren. Es bedurfte jedoch erst einer wesentlichen Verbesserung der technischen Voraussetzungen (Stromerzeuger, Röntgenröhren, Aufnahmematerial usw.), um auch bestimmte Veränderungen im seitlichen Strahlengang und entsprechenden schrägen Durchmessern röntgenographisch klarer zu erfassen. Ganz allgemein aber wurde die Thoraxübersichtsaufnahme im p.a. Strahlengang dann für Jahrzehnte die dominierende Aufnahme.

Intensive Grundlagenforschung und röntgenanatomische Studien waren erforderlich, um die auf der Lungenaufnahme erscheinenden Veränderungen sicherer, mitunter eindeutig, hinsichtlich ihrer Ätiologie und ihrer Pathogenese zu agnoszieren[1], d.h. man lernte es, die auf strahlenphysikalischem Wege erzeugten optischen Phänomene im Durchleuchtungslicht und auf der Lungenaufnahme auf Grund der genauen Analyse der Größe, der Lage, der Begrenzung, der Konturschärfe eines Schattens, diese hinsichtlich ihrer pathologisch-anatomischen Zuordnung zu agnoszieren und dann die Ergebnisse in das klinische Gesamtbild entsprechend einzuordnen. Auf diesem langen Wege von den Anfängen der Röntgenära mit der langen Zeit einer fast reinen Röntgenoskopie und mit der bis heute gültigen, durch mehrere Jahrzehnte hindurch vorherrschenden reinen dorsoventralen Thoraxübersichtsaufnahme, waren dem Röntgendiagnostiker im Thoraxraum jene Hilfsmittel gegeben, deren er sich vor allem bediente. Es ist somit verständlich, daß die Deskription der in den Anfängen der Thorax-Röntgenologie so reichlich erarbeiteten Beobachtungen abhängig wurde von einer reinen dorsoventralen Sicht, denn nicht überall war die Thoraxdurchleuchtung ebenfalls ein dominierender Faktor. Aus diesem Grunde ist die Nomenklatur auch heute noch sehr oft auf die reine Flächenbetrachtung des Thorax ausgerichtet, wobei bestimmte Ausdrücke sich im Laufe der Jahre derart eingebürgert haben, daß sie aus dem Wortschatz auch des modernen Röntgendiagnostikers heute kaum mehr auszumerzen sind. Daran ändert auch die Tatsache nichts, daß weitere röntgenanatomische Studien und verbesserte sowie neuhinzugekommene Untersuchungsmethoden (Spezialuntersuchungsmethoden) eine endgültige Klärung so mancher Befunde erbracht haben (Schichttechnik, Hartstrahltechnik, Bronchographie usw.). Bezüglich der Spezialtechniken sei daran erinnert, daß so manche dieser Methoden schon sehr frühzeitig von den Autoren rein theoretisch durchdacht bzw. durchkonstruiert war, daß jedoch erst mit zunehmender Verbesserung der technischen Herstellungsmöglichkeiten diese Methoden manches Mal sehr spät erst zur Anwendung kommen konnten (z.B. Simultanschichtverfahren, verschiedene Lokalisationsverfahren von Fremdkörpern, Vergrößerungsaufnahmetechnik, schnelle Bildfolge zum Studium der Funktionsabläufe usw.).

Es sei an dieser Stelle außerdem besonders unterstrichen, daß es die Röntgendiagnostik war, die zur Klärung vieler Krankheitsbilder des Respirationstraktes wesentlich beigetragen hat. So manches, dem Kliniker und Pathologen bekannte Krankheitsbild, d.h. dessen Endstadium, fand erst durch die Röntgendiagnostiker, und hier durch das Studium der Verlaufsserien, und ganz besonders der Initialphasen, eine endgültige pathologisch-anatomische Bestätigung.

Auch in der Diagnostik des Respirationstraktes befinden wir uns, ebenso wie im Rahmen des Skeletes und des Digestionstraktes, heute in einem revolutionierenden Umbruch, denn die rasche Fortentwicklung der Bildverstärker-Fernsehtechnik hat sich auch hier ausgewirkt und es ist fast abzusehen, wann die Zeit gekommen sein wird, daß Röntgeninstitute ohne Bildverstärker-Fernsehtechnik zu den Seltenheiten gehören werden. Eine rasche Fortentwicklung hat auch die Filmtechnik im Klein- und Mittelformat erfahren sowie auch die Technik der elektronischen Bandspeicherung und es ist äußerst wahrscheinlich, daß die vorerst mit dem Ziele bestimmter Forschungsaufgaben eingesetzten Verfahren des Kinofilmes und der Bandspeicherung schon sehr bald in das Routineuntersuchungsverfahren eingebaut sein werden. Die radioaktiven Isotopen dürften schon in naher Zukunft zum diagnostischen Rüstzeug einer Thoraxuntersuchung zählen.

Im Laufe von über 7 Jahrzehnten ist ein heute kaum übersehbares Schrifttum entstanden. In allen Kulturländern der Erde sind ausgezeichnete Lehrbücher der Diagnostik und der Differentialdiagnostik der Erkrankungen des Respirationstraktes erschienen. Ebenso informieren in allen Kulturländern der Erde entsprechende Zeitschriften den Röntgendiagnostiker vom Fortschritt in der Untersuchungstechnik und damit der Untersuchungs- und Forschungsergebnisse.

[1] agnostere = für richtig anerkennen, Hauptwort agnitio.

Aufgabe dieses Handbuches muß es sein, das Bedeutende aus diesem Schrifttum zusammenzutragen und den anfallenden Stoff sinngemäß geordnet abzuhandeln. Die Fülle des Stoffes macht es notwendig, den Band IX mit fünf Unterbänden zu planen.

Der erste Band wird entsprechend dem physiologischen Funktionsablauf im Respirationsbereich eingeleitet mit der Röntgendiagnostik der Mundhöhle und deren Anhangsgebilde, der Röntgendiagnostik des Mesopharynx, Hypopharynx und des Larynx. Es ist nicht zu verhindern, daß die Anhangsgebilde der Mundhöhle, so die Speicheldrüsen, noch an anderer Stelle mitabgehandelt werden.

Es folgt dann die Besprechung der Röntgenanatomie der Lunge sowie der allgemeinen Röntgensymptomatologie und des röntgentechnischen Untersuchungsvorganges selbst.

Die Diskussion über die Mißbildung des Tracheobronchialbaumes und der Lunge leitet über zu den Fragen der Fehlbildungen im Thorax und den so wichtigen Folgezuständen hinsichtlich der Statik des Brustkorbes.

Abschließend werden die Folgen der Verletzungen des Brustkorbes und der Lunge diskutiert, Zustände, welche in der heutigen Zeit der Häufung schwerer Unfälle durch die zunehmende Motorisierung eine wesentliche Rolle spielen. Ebenso wichtig ist die Besprechung der postoperativen Zustände in der modernen Ära der Thorax- und der Herzchirurgie. Gerade in der Situation des verletzten Brustkorbes, sei es durch Unfall oder im postoperativen Stadium, ist es sehr oft notwendig, mit der alleinigen Thoraxübersichtsaufnahme als Diagnostikum auskommen zu müssen. Hier zeichnet sich eine Zukunftsmöglichkeit ab in der Form, daß mit Hilfe von durchleuchtungsfähigen Kunststoffen entsprechende Betten und Tragen konstruiert werden, die eine Durchleuchtung mittels fahrbarer Bildverstärkerfernseheinheit direkt am Bett ermöglichen.

Frankfurt/M., im Juni 1968 F. Strnad

Preface

In the early days of the roentgen era it was possible to make successful diagnoses of the respiratory tract, as also of the skeletal system, without the aid of media to increase or reduce contrast. The pioneers of x-ray diagnosis were able to make definite statements on the basis of the natural and clearly visible difference in contrast between the air-filled lung parenchyma, the blood-filled vessels and the mediastinal organs, thoracic bone structure and diaphragm. They soon realized that pathological processes in the lung showed up better with additional lightening or darkening. It should be emphasized that radio-diagnosis of the chest was originally based on transillumination (roentgenoscopy) alone, the systematic use of this method sufficing not only for the recognition of abnormal manifestations in the lungs, mediastinum, heart, vessels, chest wall etc., but also for their interpretation relative to the topography of known structures. The steady rotation of the patient during transillumination, the ability to focus on a narrow field, the demonstration of normal diaphragm function or alternatively its paradoxical displacement, and of oscillation of the mediastinum — these are just a few examples of the potential offered by the flexible application of transillumination of the thorax.

Here the Vienna School under Holzknecht deserves a special mention. Vienna is, of course, famous as the Mecca of radiologists and has been called the cradle of classical clinical radiology. Holzknecht himself inaugurated clinical radiology in 1901 with the publication of his "Roentgen Diagnosis of Diseases of the Chest Organs". His pupil, Robert Lenk, with his book, "Roentgen Diagnosis of Intrathoracic Tumors and their Differential Diagnosis", 1929, again documented the achievements of the Vienna School. Even today, his book is still a perfectly valid standard work, impressing by its masterly analysis of radiological symptoms and the rare clarity and precision of expression with which the author constructs his picture of pathological anatomy from the fundamental principles of general radiology, roentgen anatomy and the science of projection.

All these discoveries were made almost entirely with the aid of pure roentgenoscopy, i.e. transillumination. It was not until much later that radiologists learned to employ the general thoracic x-ray in the dorso-ventral or p.a. position and to fix their transient image on photographic plate, i.e. radiographically, so that they could analyse it. Moreover, a great improvement had to take place in the technical equipment (generators, tubes, photographic materials) before certain changes, visible in lateral and oblique views, could also be recorded on the plate. In general, however, the overall view of the thorax in the p.a. position remained the accepted radiological procedure for decades.

There had to be intensive fundamental research and studies of roentgen anatomy before the etiology and pathogenesis of the changes seen in transillumination and on lung roentgenograms could be interpreted without any doubt; in other words, the optical manifestations of transillumination or the lung roentgenogram obtained by the physical method of radiation were not examined for their pathological and anatomical interpretation until an exact analysis had been made of their size, position, boundaries, sharpness of contour etc., and these data added to the total clinical picture. On this long road, covering several decades, from the very beginnings of x-rays through the long period when roentgenoscopy reigned supreme right up to the present, while the chest radiodiagnostician was developing the main tools of his trade, the overall view of the thorax dominated the scene. It is thus understandable that the dorso-ventral view, so richly documented in those early days, should have influenced the terminology of radiographic observation, particularly since transillumination of the thorax was not universally practised. This is why, even today, the nomenclature remains that of a purely superficial observation of the thorax, certain expressions having become, so to speak, naturalized over the years and hardly to be extirpated from the vocabulary of the modern diagnostician, despite the fact that subsequent anatomical studies and improved or newly devised (special) examination methods have explained the phenomena in more suitable terms. These special examination procedures include tomography, hard radiation, bronchography etc. On the subject of special techniques, it should be remembered that many methods which were thought out and planned in a purely theoretical manner quite early on could not be put in practice until the technical equipment for doing so had been sufficiently developed (e.g. simultaneous tomography, various procedures for locating foreign bodies, enlargement techniques, rapid-sequence roentgenograms for the study of functional processes etc.).

It should also be emphasized here that it was radio-diagnosis which made a great contribution to the elucidation of many typical respiratory disease patterns. Thus, many disease patterns, familiar to pathologists and clinicians usually only in the terminal stage, were not fully explained in their pathological and anatomical aspects until roentgen diagnosis enabled the progress of the disease to be studied, especially the initial phases.

The diagnosis of diseases of the respiratory system, like those of the skeleton and the alimentary tract, is in the midst of a revolutionary upheaval, for the rapid march of progress in image-intensifying television techniques encourages us to look forward to the time when radiological institutes without such facilities will be the exception. There has also been a swift advance in the production of small- and medium-size films, and in the technique of data storage on tape, and it seems very likely that procedures borrowed — initially for limited research projects — from cinematography and electronic data processing will soon become routine. Radioisotopes should in the very near future form part of the chest specialist's diagnostic equipment.

The literature generated in the course of more than 70 years is so vast as to be almost unassimilable. Excellent textbooks on diagnostic technique and differential diagnosis of diseases of the respiratory organs have been published in all civilized countries of the world, and their radiologists are currently informed about advances in examination techniques etc. by the appropriate journals.

The aim of this encyclopedia must be to select the most important items from this literature and to impose a logical order on the material so obtained. There is so much material that Volume IX has had to be planned in five sub-volumes.

The scheme follows the order of the physical functions in the respiratory system, Vol. IX/1 beginning with radio-diagnosis of the oral cavity and structures pertaining thereto, then of the mesopharynx, hypopharynx and larynx. Unavoidably, certain organs connected with the oral cavity, such as the salivary glands, have had to be dealt with elsewhere.

There follow sections on the roentgen anatomy of the lungs, general roentgen symptomatology and the technique of radiological examination. From malformations of the tracheobronchial tree and lungs, the discussion passes to malformations of the thorax and the serious effects they have on the statics of the chest. Finally, the results of chest and lung injuries are considered, since these conditions play an important part in these days of rising traffic accidents. The section on post-operative conditions in the modern era of chest surgery is equally important. Indeed, in this situation of injury to the chest, whether it be due to accident or to post-operative complications, it is frequently necessary to employ the overall view of the thorax as the sole basis of diagnosis. This suggests the future possibility of designing beds and trolleys of translucent plastic materials so that fluoroscopy can be carried out without moving the patient by means of a mobile image-intensifying television unit.

Frankfurt/M., June 1968 F. Strnad

Inhaltsverzeichnis

Inhaltsübersicht zu den Bänden IX/2, IX/3, IX/4 und IX/5

Mitarbeiter von Band IX/1 — Contributors to volume IX/1

Privatdozent Dr. H. Blaha, Med. Dir., Chefarzt des Zentralkrankenhauses der Landesversicherungsanstalt Oberbayern, 8035 Gauting, Unterbrunnerstraße 85

Dr. med., Dr. phil. H. Fischer, Oberfeldarzt, Akademie des Sanitäts- und Gesundheitswesens der Bundeswehr, 8 München, Schwere-Reiter-Straße 4

Dr. S. Hofmann, Leiter der Hals-Nasen-Ohren-Abteilung des Städtischen Krankenhauses, 623 Frankfurt a. M./Höchst, Gotenstraße

Dr. A. Huzly, Chefarzt, Sanatorium Schillerhöhe, 7016 Gerlingen

Dr. B. Kranig, Oberregierungsmedizinalrat, 8771 Sackenbach über Lohr a. M., Bergweg 4

Professor Dr. J. Matzker, Oberarzt der Hals-, Nasen- und Ohrenklinik der Universität, 65 Mainz, Langenbeckstraße 1

Professor Dr. W. Schermuly, Chefarzt der Röntgen- und Strahlenabteilung des Städtischen Krankenhauses, 32 Hildesheim, Weinberg 1

Professor Dr. H. Schoberth, Orthopädische Universitätsklinik, 6 Frankfurt a. M., Marienburgstraße 2

Professor Dr. Hans-Stephan Stender, Institut für klinische Radiologie des radiologischen Zentrums der Medizinischen Hochschule, 3 Hannover, Podbielskistraße 380

Dr. Th. Stolze, Leiter der Röntgenabteilung der II. Medizinischen Universitäts- und Poliklinik, 4 Düsseldorf, Moorenstraße 5

Professor Dr. F. Strnad, Leiter der Röntgenabteilung der Chirurgischen Universitätsklinik, Lehrkanzel für Röntgendiagnostik an der Johann-Wolfgang-Goethe-Universität, 6 Frankfurt a. M., Ludwig-Rehn-Straße 14

Professor Dr. H. Trübestein, Chefarzt der radiologischen Zentralabteilung des Kreiskrankenhauses, 703 Böblingen, Elsa-Brændström-Straße

A. Röntgendiagnostik im Bereich der Mundhöhle und ihrer Anhangsgebilde

Von

J. Matzker

Mit 64 Abbildungen

Eine Röntgendiagnostik im Bereich der Mundhöhlenweichteile erweist sich — abgesehen von der Kontrastmittelfüllung der Speicheldrüsen — meist als entbehrlich, stellt doch die Mundhöhle einen Hohlraum dar, der bei der überwiegenden Mehrzahl der Patienten in allen seinen Buchten ohne oder mit Hilfsgeräten tadellos inspizierbar ist. Außerdem kann die ganze Mundhöhle gut mit dem Finger ausgetastet werden; vier von ihren sechs Begrenzungswänden (Lippen, beide Wangen und Mundboden mit der gesamten Zunge) lassen sich darüber hinaus sogar bimanuell palpieren, so daß Form und Konsistenz von Weichteilveränderungen dieser Regionen besonders gut auf einfachste Art und Weise bestimmbar sind. Kein Teil des Verdauungstraktes kann daher auch *ohne* das Hilfsmittel der Röntgendiagnostik so gut untersucht werden wie die Mundhöhle.

Dennoch vermag eine den besonderen Verhältnissen der Mundhöhle angepaßte Röntgendiagnostik wertvolle, den klinischen Befund ergänzende oder korrigierende Aufschlüsse zu geben.

1. Vorbemerkungen zur Technik

Die Aufnahmen werden — außer bei Kleinstkindern unter einem Jahr — am zweckmäßigsten mit Hilfe des Schönander-Schädel-Röntgengerätes ausgeführt.

Für die Diagnostik der Mundhöhlenweichteile kommen folgende Strahlengänge in Betracht:

1. Die *seitliche Aufnahme*. Der frontal gegen die Plexiglasscheibe sitzende Patient dreht den Kopf um 90° nach rechts oder links, wobei die Schultern möglichst herabgezogen werden; Zentralstrahl durch die Krone des 1. oberen Molaren, bei Gaumensegelaufnahmen durch das Gaumensegel. Die Aufnahme gestattet in der Regel eine gute Beurteilung der Gaumensegelkonturen sowie der oberen Begrenzungslinie der Zunge, eventuell auch der Konturen des harten Gaumens. Belichtung: je nach Lebensalter und Knochen- und Weichteildicke 65—68 kV, 90—100 mAs. Kleinkinder unter einem Jahr 62 kV und 90 mAs, Aufnahme dann möglichst auf dem Flachblenden-Tisch.

2. Die *occipito-mentale Aufnahme (Nebenhöhlen-Aufnahme)*. Dieser Strahlengang ermöglicht bei geöffnetem Mund meist eine gute Beurteilung der Konturen des Zungenrückens in sagittaler Richtung. Belichtung: 68—70 kV, 120 mAs.

3. Die *enorale Mundbodenaufnahme* (Abb. 1). Sie erlaubt im allgemeinen eine gute Beurteilung der Verhältnisse in den vorderen zwei Dritteln des Mundbodens, insbesondere zum Nachweis von Speichelsteinen im Duct. Whartonianus. Eine Mundbodenkassette oder ein lichtdicht eingepackter, entsprechend zurechtgeschnittener Film wird zwischen Zungenoberfläche und hartem Gaumen möglichst tief eingeführt. Der Film soll senkrecht zum Strahlengang liegen; Zentralstrahl durch die Mitte des Mundbodens, etwa 3 cm hinter der Kinnspitze. Belichtung: 45 kV, 45 mAs.

4. Die *Submandibularis-Leeraufnahme*. Einstellung wie unter 5. Belichtung: 66—68 kV, 100 mAs.

5. Die *Submandibularisaufnahme mit Kontrastmitteldarstellung* (Abb. 2). Der Kopf wird bei genau seitlicher Haltung um etwa 30° gegen die Platte geneigt (für die Darstellung der plattennahen Submandibulardrüse!). Der Zentralstrahl zielt durch die Submandibularloge. Belichtung: 65—66 kV, 90 mAs.

6. Die *Parotisaufnahme mit Kontrastmitteldarstellung* (Abb. 3). Der Kopf wird bei genau seitlicher Haltung um etwa 30° gegen die Platte geneigt (für die Darstellung der plattennahen Parotis). Der Zentralstrahl zielt durch die Gl. parotis, entsprechend etwa der Gegend des Kieferwinkels. Belichtung: 65 kV, 90 mAs.

7. Die *sagittale Speicheldrüsenaufnahme mit Kontrastmitteldarstellung*. Der Kopf wird genau senkrecht gehalten, frontal zur Platte, Nasenspitze der Plexiglasscheibe anliegend. Bei einseitiger Kontrastmittelfüllung zielt der Zentralstrahl durch die gefüllte Drüse der einen Seite, bei beidseitiger Füllung durch die Medianebene des Kopfes in Höhe der gefüllten Drüsen. Belichtung: 65 kV, 90 mAs.

8. Die *axiale Speicheldrüsenaufnahme mit Kontrastmitteldarstellung*. Kopfhaltung wie bei der axialen Nebenhöhlenaufnahme. Zentralstrahl bei einseitiger Füllung durch die gefüllte Drüse, bei doppelseitiger Füllung durch die Medianebene des Kopfes in Höhe der darzustellenden Drüsen. Belichtung: 76—78 kV, 160 mAs.

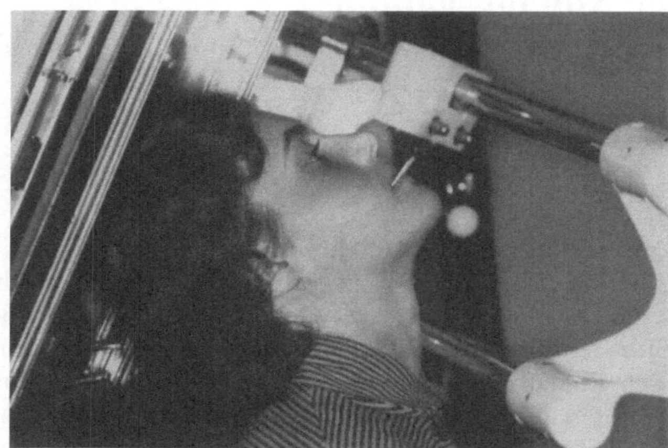

Abb. 1

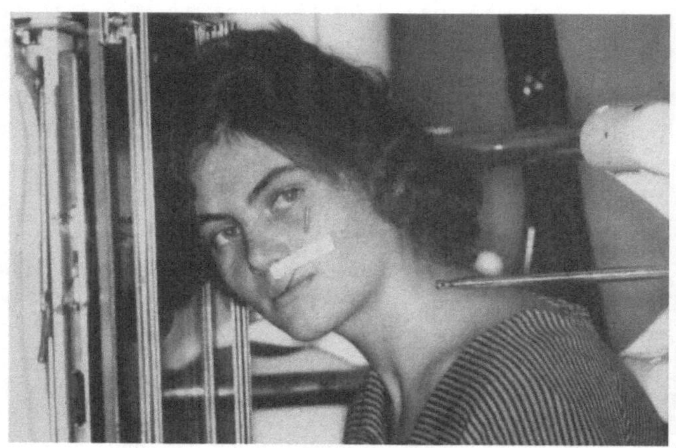

Abb. 2

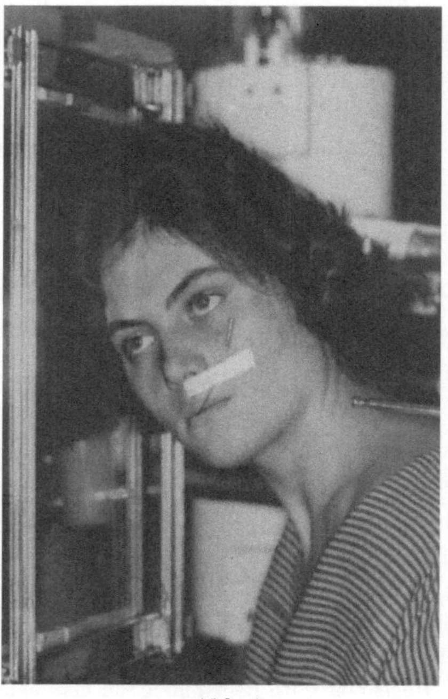

Abb. 3

Abb. 1. Einstellung für die enorale Mundbodenaufnahme am Schönander-Schädel-Röntgengerät

Abb. 2. Einstellung für die Submandibularisaufnahme mit Kontrastdarstellung. Der Zentralstrahl zielt durch die Gl. submandibularis. Das im Duct. Whartonianus liegende Plastikröhrchen ist an der Oberlippe durch ein Heftpflaster fixiert

Abb. 3. Einstellung für die Parotisaufnahme mit Kontrastdarstellung. Zentralstrahl durch die Gl. parotis. Das Plastikröhrchen liegt im Duct. Stenonianus und ist durch Heftpflaster an der Oberlippe fixiert

2. Die Röntgenuntersuchung der gesunden Mundhöhle

a) Die Leeraufnahme der Mundhöhle in Ruhelage

Schon im Jahre 1897 wies Scheier darauf hin, daß man auf dem Schirmbild neben Unterkiefer und Zungenbein auch Lippen, Zunge und Gaumensegel darstellen könne. Nach ihm hat man sich nur wenig oder gar nicht mit dem Röntgenbild der Weichteile in der normalen Mundhöhle befaßt. Matzker (1958) untersuchte den Zungenschatten auf der seitlichen Gesichtsschädelaufnahme bei Menschen verschiedener Altersgruppen und bei pathologischen Prozessen.

α) Die seitliche Aufnahme

Auf den meisten seitlichen Schädelaufnahmen ist auch die Mundhöhle mit abgebildet. Will man eine spezielle Aufnahme der Mundhöhle machen, so empfiehlt es sich, den Zentralstrahl auf die Krone des 1. oberen Molaren zu richten (MACMILLAN). Zahnfüllungen oder gar Brücken beeinträchtigen die Beurteilbarkeit des Bildes erheblich; die beste Aussage gestatten Aufnahmen des zahnlosen Mundes.

Entsprechend weiche Aufnahmen geben auch die Weichteile des Gesichtsprofils gut wieder (Abb. 4), was bei Verletzungen oder Entzündungen im Lippenbereich sowie für die Dokumentation plastisch-kosmetischer Eingriffe am Mund nützlich sein kann.

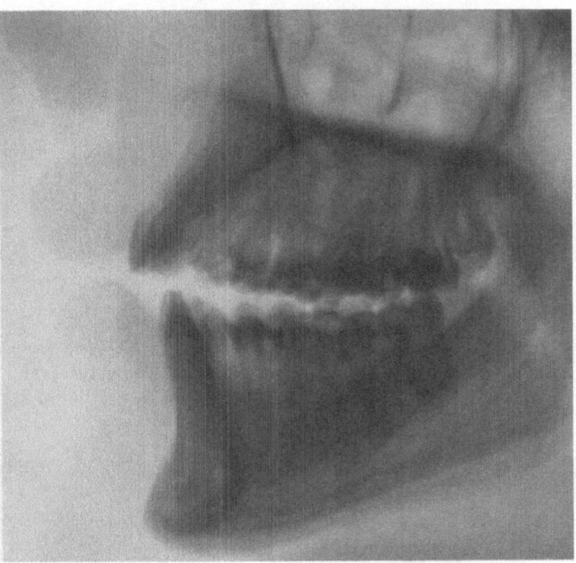

Abb. 4. Darstellung der Weichteile des Gesichtsprofils und des Mundvorhofs

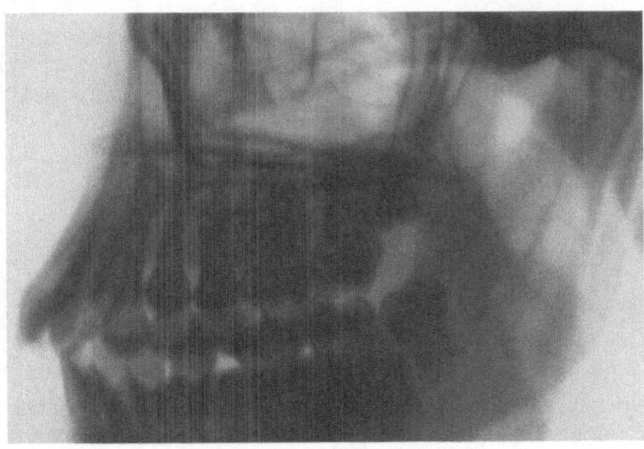

Abb. 5. Seitliche Mundhöhlenaufnahme beim jungen Menschen. Die Zunge liegt dem Gaumen ganz an und füllt die Mundhöhle aus. Gaumensegel in Kontakt mit Zungengrund

Bei geschlossenen Lippen und nur leicht geöffneten, entspannt gehaltenen Kiefern füllt die Zunge beim *jungen* Menschen die Mundhöhle weitgehend aus (Abb. 5). Eine Behinderung der Nasenatmung, etwa durch eine Rachenmandel, bewirkt lediglich einen schmalen Luftspalt zwischen Zungen- und Gaumenkontur (Abb. 6). Mit zunehmendem Lebensalter wird die Zunge schlaffer; daher zeigt der typische Altersmund meist trotz geschlossener Lippen und sogar geschlossener Zahnreihen einen breiten Luftschatten zwischen Zunge und Gaumen (MATZKER) (Abb. 7). — Das Gaumensegel bildet sich im allgemeinen besser ab als die häufig durch Zähne und Unterkiefer überlagerte Zunge (Abb. 9a). Bei geschlossenem Mund und freier Nasenatmung weist in der Ruhelage die Spitze des Gaumensegels caudalwärts in Richtung auf den Oberrand der Epiglottis. Sie berührt dabei oft den Zungengrund.

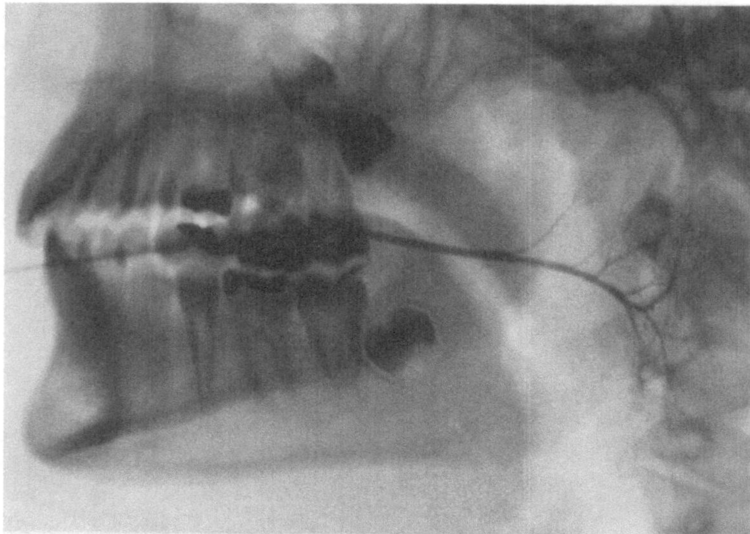

Abb. 6. Beim jungen Menschen mit behinderter Nasenatmung (s. Nasenrachenschatten durch vergrößerte Rachenmandel) bleibt zwischen Zungenrücken und Gaumen ein Atemspalt frei. Vgl. die Topographie des Duct. Stenonianus und der Gl. parotis zu Zähnen, Zunge, Gaumen und Pharynxlumen (Kontrastfüllung der Gl. parotis)

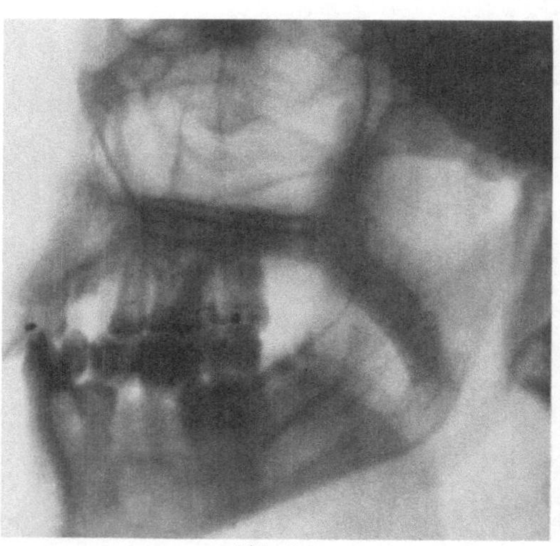

Abb. 7

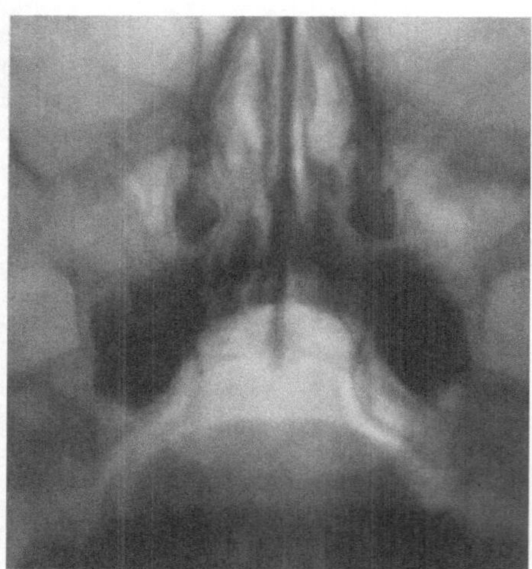

Abb. 8

Abb. 7. Seitliche Mundhöhlenaufnahme einer 79jährigen Frau. Trotz erhaltener Zähne und geschlossenen Mundes weites Klaffen zwischen Zunge und Gaumen

Abb. 8. Darstellung des Zungenprofils im sagittalen Strahlengang auf der occipito-mentalen Aufnahme bei geöffnetem Mund

β) Die Aufnahme im sagittalen Strahlengang

Der occipito-mentale Strahlengang gestattet bei weit geöffnetem Mund oft eine gute Beurteilung der Zungenkonturen in sagittaler Blickrichtung. Die gesunde Zunge liegt in Mundmitte und bietet eine symmetrische, in der Mitte leicht eingedellte Kontur (Abb. 8). Dagegen ist auf der Aufnahme im occipito-frontalen Strahlengang der Zungenschatten fast immer durch Zähne, Alveolarfortsatz und gegebenenfalls durch den harten Gaumen überlagert.

b) Das Röntgenbild der Mundhöhle während der Phonation

Die ersten Studien verdanken wir auch hier SCHEIER, der auf der Leeraufnahme insbesondere die Stellungen des Gaumensegels und der Zunge bei der Phonation untersuchte. Zur besseren Sichtbarmachung der Mundweichteile bedienten sich BARTH und GRUNMACH (1907) einer feinen Kette, die auf die Zunge oder durch

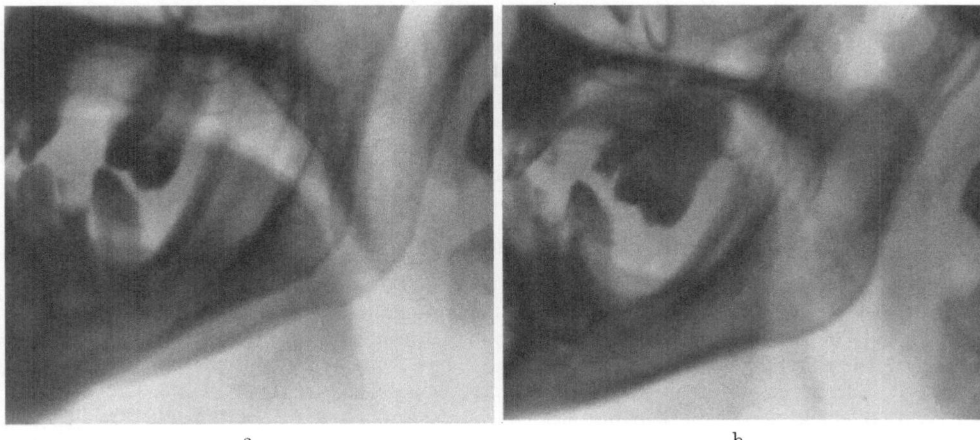

a b

Abb. 9a u. b. a Gaumensegel einer 55jährigen Frau in erschlafftem Zustand. b Das gleiche Gaumensegel bei Phonation „I". Es bildet einen queren Wulst, der den harten Gaumen in Richtung auf die hintere Rachenwand verlängert; der Wulst überschreitet dabei die Ebene des harten Gaumens geringgradig

die Nase auf das Gaumensegel gelegt wurde. MEYER (1907) benutzte dazu Bleiplättchen, die an Fäden befestigt waren, HAUDEK und FRÖSCHELS (1911) arbeiteten mit Wismutpaste. GUTZMANN (1930) empfahl mit Bariumsulfatbrei bestrichene Goldschlägerhaut zur Kontrastherstellung und führte die Röntgenkinematographie in die experimentelle Phonetik ein (1931). In den letzten zwei Jahrzehnten wurde als Kontrastmittel vor allem Bariumsulfatbrei mit pflanzlichem Schleimzusatz empfohlen, der eine besonders gute Haftfähigkeit aufweist (MACMILLAN u. KELEMEN). MARCHAL (1951) gab mit der kinematographischen Dichtigkeitsschreibung ein neues Verfahren an.

Vokale. Gaumensegelstellungen: Vom A über E, O, U zum I hebt sich der weiche Gaumen immer mehr an (Abb. 9b). Hohe Stimmlage führt dabei zu einer stärkeren Anhebung als tiefe, ebenso laute Aussprache mehr als leise (SCHEIER). Bei nasalen Vokalen bleibt das Gaumensegel halb gesenkt (BOREL-MAISONNY). Nach HEGEDÜS werden die gleichen Vokale verschiedener Sprachen immer durch die gleichen Organstellungen hergestellt.

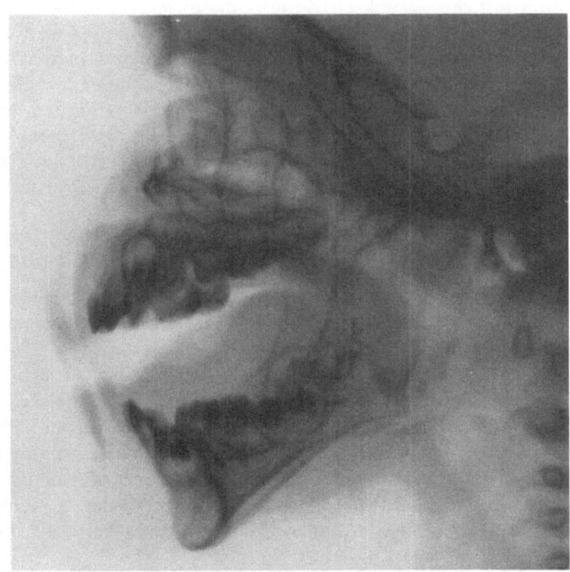

Abb. 10. Seitliche Mundhöhlenaufnahme bei einjährigem Kind während des Schreiens; das Gaumensegel liegt dem angehobenen Zungengrund auf, der hintere Teil der Mundhöhle ist trotz des weitgeöffneten Mundes durch die angehobene Zunge verlegt, der Atemweg trotz mäßig vergrößerter Rachenmandel durch Nasenrachen und Nase frei

Zungenstellungen. Während beim A die Zunge am Boden der Mundhöhle liegt, drückt beim I der Zungenrücken gegen den harten Gaumen, beim U der Zungengrund in Richtung auf den weichen Gaumen (SCHEIER). HUINZINGA kam zu dem Schluß, daß I und E vorn im Mund, O und U weiter hinten gebildet würden.

Konsonanten. Entsprechend dem Ort ihrer Bildung (labiale, dentale, linguale, palatinale, nasale Konsonanten bzw. Mischungen dieser Formen) nähern sich im Röntgenbild die verschiedenen Abschnitte der Zunge den Zähnen, dem Alveolarfortsatz, dem harten Gaumen oder dem Gaumensegel. Das Gaumensegel hebt sich bei der Mehrzahl der Konsonanten an, z.B. beim K (WILMS), bei den nasalen Konsonanten dagegen hängt es entspannt herab. MATHA DE PARREL hat besonders die R-Phonation röntgenologisch studiert.

Schreien und Pressen. Hierbei hebt sich der Zungengrund stark an; beim Schreien erschlafft das Gaumensegel (Abb. 10), beim Pressen dagegen dichtet es den Mesopharynx gegen den Nasopharynx fest ab, während sich zugleich die Glottis schließt.

c) Die Röntgendiagnostik von Sprachstörungen

Bei pathologischer Phonation lassen sich kennzeichnende Veränderungen im Röntgenbild der Mundhöhle nachweisen, die vom Normalbild zum Teil erheblich abweichen. Gaumensegellähmungen sind durch ein unabhängig von der Phonation schlaff herabhängendes Gaumensegel gekennzeichnet. Die Röntgenkinematographie mit Bildverstärker gestattet es, auch geringgradige Bewegungsstörungen des Gaumensegels zu analysieren; dabei kann eine synchrone Schallaufzeichnung der Sprachlaute die Diagnosestellung erheblich erleichtern (Massengill). Gaumenspalten (s. unten) verhindern den Abschluß der Mundhöhle zur Nasenhöhle. Auch bei sonstigen Munderkrankungen (Lähmungen, Tumoren) oder Verletzungsfolgen lassen sich kennzeichnende röntgenologische, die Phonationsstörung erklärende Veränderungen feststellen, die im Kapitel „Krankheiten der Mundhöhle" näher besprochen werden.

d) Das Röntgenbild der Mundhöhle beim Schluckakt

Da sich für das Studium der Bewegungen beim Schluckakt die einfache Röntgendurchleuchtung als unzureichend erwies, ging Eijkman (1901) zur „Bewegungsphotographie mittels Röntgenstrahlen" über. Damals ergab ein einmaliges Aufblitzen der Röhre infolge ungenügender Penetrationskraft der Strahlung noch kein verwertbares Bild. So konstruierte Eijkman einen Apparat mit automatischer Strom-Öffnungsvorrichtung, die durch eine außen über dem Larynx liegende Pelotte gesteuert wurde und die Aufnahme auslöste. Nach 130maligem(!) Schlucken war schließlich eine Aufnahme der betreffenden Schluckphase gemacht. Scheier bekam 1910 bei einer Exposition von $^1/_{200}$ sec gute Momentaufnahmen vom Schluckakt. Später beschäftigten sich Mosher (1927), Dahm (1936—1941) und Janker und Schwab (1958) eingehend mit der Physiologie und der Pathologie des Schluckaktes, zum Teil unter Verwendung der Röntgenkinematographie mit und ohne Bildverstärkung.

Die Zungenbewegungen beim Schluckakt. Nach Mosher verweilt der Speisebrei anfänglich in einem Hohlraum auf der gesenkten Zungenspitze; sodann bildet sich eine Rinne auf dem Zungenrücken, die sich unter allmählicher Senkung des Zungengrundes immer weiter nach hinten ausdehnt, während Zungenspitze und dann auch Zungenrücken angehoben werden und den Speisebrei nach hinten drängen. Schließlich schnellt die ganze Zunge nach hinten hinüber und schleudert den Speisebrei in den Pharynx hinab.

Die Gaumensegelbewegungen. Der weiche Gaumen, der beim Beginn des Schluckaktes zunächst entspannt herabhängt und die Nasenatmung frei läßt, wird beim Hinabdrücken des Speisebreis in den Pharynx gegen die Rachenhinterwand kontrahiert und dichtet den Nasenrachen gegen den Mundrachen ab (Croatto u. Pistolesi; van Gelder; Kjellberg; Otsuka; Podvinec).

e) Das Röntgenbild der Mundhöhle bei Störungen des Schluckaktes

Eine Röntgenuntersuchung der Mundhöhle bei Schluckstörungen wird sich in der überwiegenden Mehrzahl aller Fälle erübrigen, da bereits die klinische Untersuchung eine Diagnosestellung erlaubt. Die einfache Röntgenaufnahme (mit oder ohne Kontrastbrei) läßt vielfach im Stich; es bedarf daher der Durchleuchtung oder des Kymogramms.

Soulas konnte eine linguale Dysphagie, für die er röntgenologisch keinen Anhaltspunkt fand, auf einen eingespießten, nicht schattengebenden Fremdkörper unter der Zunge zurückführen. Dahm untersuchte die glossopharyngeale Phase des Schluckaktes bei Lähmungen der Mund- und Schlundmuskulatur; Adran, Kemp und Truelove studierten die von der Norm abweichenden Lagerungen des Speisebreis im Mund bei Akrosklerose. Mit den Veränderungen des Schluckaktes bei Gaumenspalten haben sich Janker und Schwab befaßt. Seiferth wies auf die kompensatorischen Leistungen der Zunge bei Gaumenspaltenträgern auf Grund eigener Röntgenstudien hin.

3. Die Röntgenuntersuchung der kranken Mundhöhle

a) Mißbildungen

Die praktisch wichtigste Mißbildung der Mundhöhle ist die Gaumenspalte mit ihren verschiedenen Ausprägungen von der Uvula bifida bis zum Wolfsrachen. Wenn auch die Diagnosestellung allein durch die Inspektion und die Funktionsprüfung leicht möglich ist, so kann doch die seitliche Röntgenaufnahme mit oder ohne Kontrastmittel wertvolle Aufschlüsse geben, besonders bei Grenzfällen und zur Beurteilung eines Therapieerfolges. Abb. 11 zeigt das stark verkürzte, plumpe Gaumensegel einer bereits operativ geschlossenen Spalte, die bis in die Mitte des harten Gaumens reichte (vgl. Abb. 9a, die ein normales Gaumensegel zeigt).

Ein persistenter Ductus thyreoglossus kann vom Foramen caecum oder von seiner Hautmündung aus mit Kontrastmittel angefüllt und gut dargestellt werden. Abb. 12 und 13 zeigen eine derartige mediane Halsfistel, die von außen in Kehlkopfhöhe mit Jodipin gefüllt wurde und bis hoch hinauf in den Zungenkörper zum Foramen caecum reicht. Ähnlich lassen sich auch die im Tonsillenbereich mündenden lateralen Halsfisteln

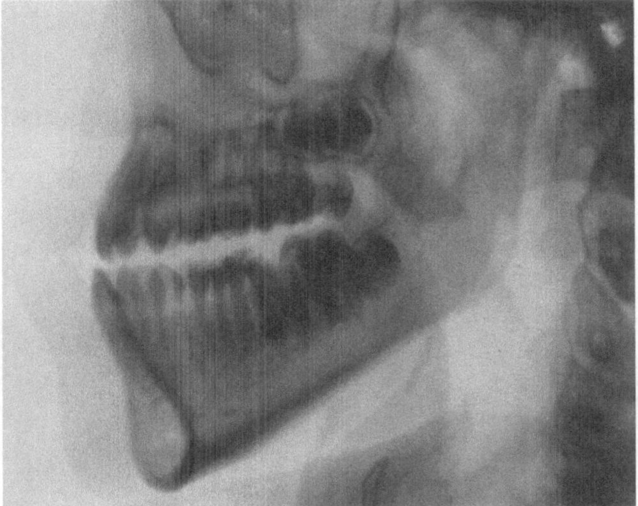

Abb. 11. Stark verkürztes, plumpes Gaumensegel bei operativ verschlossener Gaumenspalte mit insuffizienter Gaumenfunktion

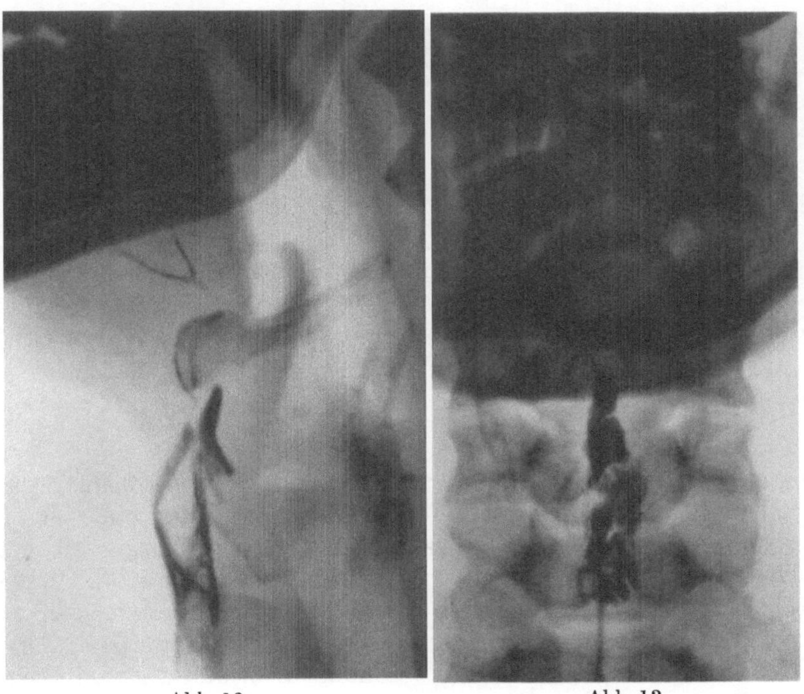

Abb. 12 Abb. 13

Abb. 12. Mediane Halsfistel (persistenter Ductus thyreoglossus) bei 24jähriger Patientin. Die Fistel wurde von der Hautöffnung aus mit Jodipin gefüllt und stellt sich bis hoch hinauf in den Zungengrund unterhalb des Foramen caecum dar. Innerhalb der Zunge Gabelung des Fistelganges; geringe Kontrastmittelflecke auf dem Zungengrund sprechen für ein offenes Foramen caecum

Abb. 13. Die gleiche Fistel wie in Abb. 12, im sagittalen Strahlengang

röntgenologisch sichtbar machen (GIGNOUX). Als Kontrastmittel empfiehlt sich 40 %iges Lipiodol oder Dionosil. — Dermoide des Mundbodens s. unter Mundcysten. Hämangiome im Bereich der Mundhöhle werden zwecks genauer Erkennung ihrer Ausdehnung mit Kontrastmitteln gefüllt und dargestellt. Dies ist besonders wichtig im Hinblick auf die Radiumpunktur (vgl. Abb. 20a).

b) Fremdkörper

Schattengebende Fremdkörper (Geschoßsplitter, Nadeln, Knochensequester, Zähne usw.) lassen sich durch die Leeraufnahme leicht darstellen (Faur). Je nach vermutetem Sitz des Fremdkörpers ist die seitliche, die schräge, die occipito-mentale oder die enorale Aufnahme vorzuziehen; zur sicheren Lokalisation sollten stets zwei verschiedene Strahlengänge herangezogen werden. Abb. 14 zeigt die enorale Mundbodenaufnahme eines durch Granatsplitterverletzung vom Unterkiefer in die Mitte des Zungenkörpers dislozierten Zahnes, der 15 Jahre an dieser Stelle gelegen und zu einer langwierigen Fisteleiterung geführt hatte.

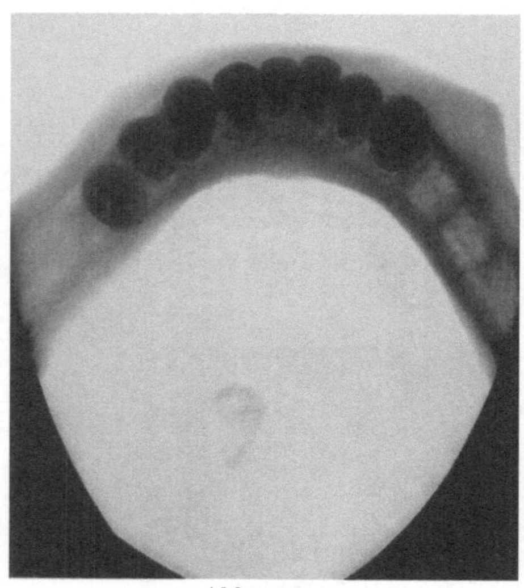

Abb. 14

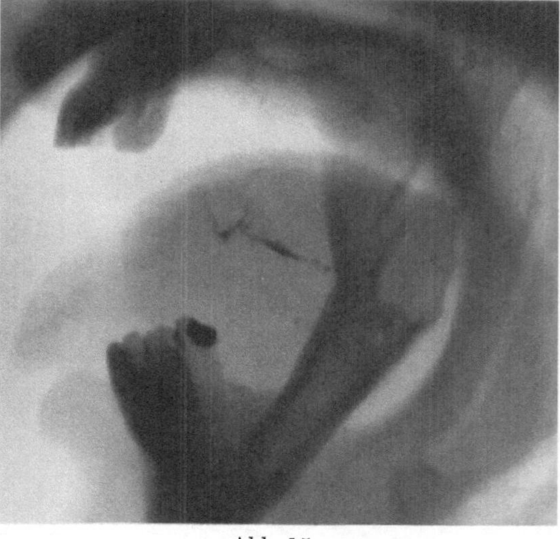

Abb. 15

Abb. 14[1]. Ein vor 15 Jahren durch Granatsplitterverletzung des Unterkiefers in die Zunge dislozierter Zahn. Darstellung durch enorale Mundbodenaufnahme

Abb. 15. Mit Jodipin gefüllte Zungenfistel (gleicher Fall wie in Abb. 14, jedoch nach Extraktion des dislozierten Zahnes durch die seit Jahren bestehende, eiternde Fistel)

c) Fisteln

Neben den durch Mißbildungen entstandenen, meist an typischem Ort in die Mundhöhle mündenden Fisteln (s. oben) sind die posttraumatischen und auf entzündlicher Grundlage entstandenen Fisteln zu berücksichtigen. Hier vermag erst die Röntgendiagnostik mit Kontrastmittelfüllung genauen Aufschluß über Größe und Lage des Fistelganges zu erteilen. Abb. 15 zeigt die durch den dislozierten Zahn der Abb. 14 entstandene Zungenfistel nach Extraktion des Zahnes durch den präformierten Fistelgang. Der Weichteilschatten in der Umgebung der Fistel ist besonders dicht und weist auf die entzündliche Infiltration der Zunge hin. Erwähnt seien weiterhin Kieferhöhlen-Mundvorhofs- oder Alveolarkamm-Fisteln, die durch Kontrastmittelfüllung der Kieferhöhle und Abfluß des Kontrastmittels in die Mundhöhle röntgenologisch dargestellt werden können (Bishop).

d) Cysten

Neben den dentogenen Cysten, die an anderer Stelle besprochen werden, spielen im Mund die verschiedenen Cysten des Mundbodens eine Rolle. Zum Teil handelt es sich dabei um Mißbildungen (Dermoide), die vorwiegend in der Mittelebene des Mundbodens in unterschiedlicher Tiefe lokalisiert sind. Zwar läßt sich die Diagnose einer derartigen

[1] Die Abb. 14 verdanke ich Herrn Dr. W. Haase, Leitender Arzt des Röntgen-Instituts der Diakonie-Anstalten Bad Kreuznach.

Cyste auch ohne Röntgenuntersuchung allein durch Palpation und Punktion stellen, doch gibt erst die röntgenologische Darstellung genaue Anhaltspunkte über Lage, Form und Größe der Cyste. GRYNKRAUT und LEWENFISZ, MARSHALL, NEW und WEBER haben Mundbodendermoide nach Füllung mit Jodipin, 40 %igem Mohnöl, Perabrodil oder Uroselektan röntgenologisch dargestellt. KINDLER hat nach einmaliger Füllung mit Abrodil oder Perabrodil günstige Verödungseffekte an Dermoidcysten beobachtet; Blutcysten des Mundbodens dagegen blieben nach der Kontrastmittelfüllung unverändert bestehen. Sehr selten werden auch Echinococcuscysten im Mund beschrieben; ERRECART und MORALES gelang jedoch die Kontrastmitteldarstellung in ihrem Falle nicht. Bei der gewöhnlichen Ranula wird sich allemal eine Röntgendiagnostik erübrigen, da die Cysten immer sehr oberflächlich gelegen sind und ihre Therapie ohnehin einfach ist. Abb. 16 zeigt eine mit 40 %igem Jodipin gefüllte Dermoidcyste in Zungenmitte auf der seitlichen Aufnahme. Die in Abb. 17 und 18 wieder-

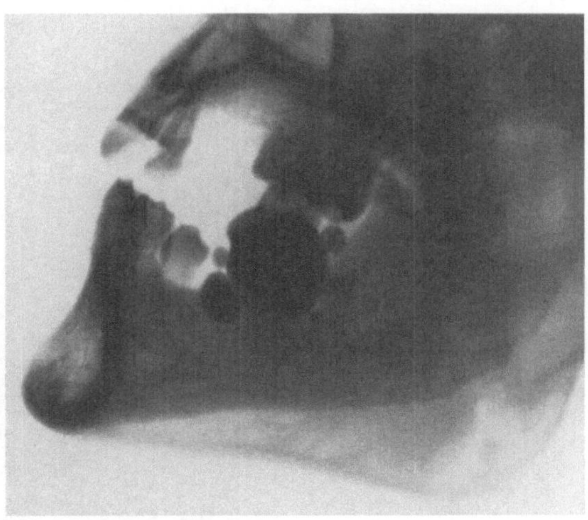

Abb. 16[1]. Dermoidcyste der Zunge mit mehreren kugelförmigen Aussackungen. Füllung mit Jodipin, seitliche Aufnahme

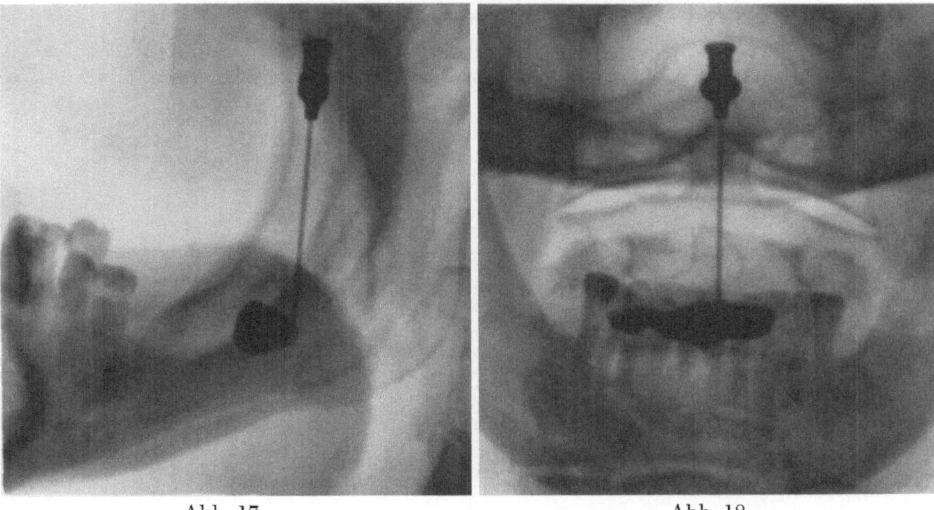

Abb. 17 Abb. 18

Abb. 17. Seit 23 Jahren bestehende, im Anschluß an einen Zungenabsceß aufgetretene Cyste ohne Epithelauskleidung. Die Injektionskanüle wurde während der Aufnahme durch einen um sie geknoteten Mullstreifen armiert, um die Möglichkeit eines Verschluckens auszuschließen

Abb. 18. Die sagittale Aufnahme der gleichen Cyste (Abb. 17) ergibt einen breit gelagerten Hohlraum. Diese Form spricht mit hoher Wahrscheinlichkeit gegen ein Dermoid, das mehr kugelförmig und streng median gelegen zu sein pflegt

gegebene Zungencyste könnte nach dem seitlichen Bild durchaus ein Dermoid sein; im sagittalen Strahlengang dagegen stellt sich ein breit gelagerter, unregelmäßig konturierter Hohlraum dar. Es handelte sich um eine seit 23 Jahren im Anschluß an einen Zungenabsceß entstandene Cyste ohne Epithelauskleidung.

[1] Für die Überlassung der Abb. 16 danke ich Herrn Dr. MÜHE, Hals-Nasen-Ohrenarzt in Kirn a. d. Nahe.

e) Lokale Verkalkungen in den Mundweichteilen

α) *Wangenphlebolithen*

Von A. BECKER, BRAUN-FALCO, CAPORALI, FLEISCHER, NEUSS und PFEIFFER wurden Beobachtungen über Phlebolithen in Wangenangiomen mitgeteilt. Bei diesen Phlebolithen handelt es sich um kugelförmige Kalkkonkremente, die sich im Wangenbereich, meist *vor*

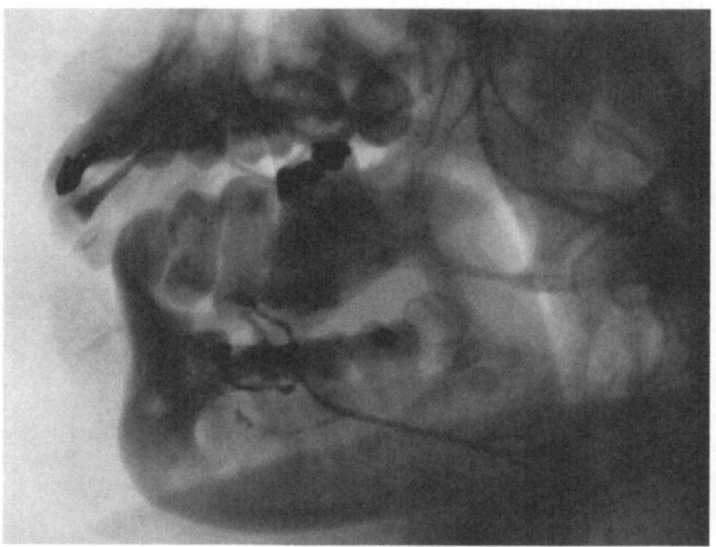

Abb. 19. Multiple kugelförmige Wangenphlebolithen bei 28jähriger Frau. Kontrastmittelfüllung der Gl. parotis zeigt, daß die Phlebolithen nicht in einem Zusammenhang mit der Speicheldrüse stehen. [Nach BRAUN-FALCO, Z. Laryng. **37**, 243 (1958)]

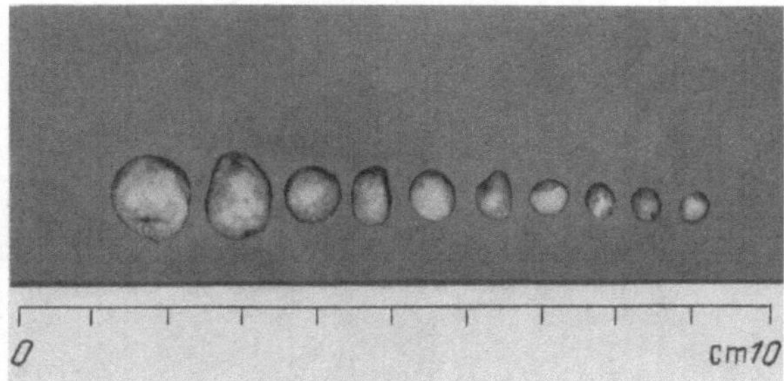

Abb. 20. Die exstirpierten Wangenphlebolithen aus Abb. 19. [Nach BRAUN-FALCO, Z. Laryng. **37**, 243 (1958)]

der Parotis und ohne jede Beziehung zu deren Gangsystem, nachweisen lassen. Die Differentialdiagnose gegen eine multiple Speichelsteinbildung ist sowohl durch die Symptomatik (fehlende Parotis- oder Submandibularisschwellungen), als auch durch die Sialographie zu stellen. Bis auf den von BRAUN-FALCO mitgeteilten, von uns selbst operierten Fall konnte bisher immer ein Hämangiom als Ursache der Konkrementbildung gefunden werden. Auch in unserem Fall (Abb. 19 und 20) müssen wir ein derartiges Hämangiom als Causa vermuten; möglicherweise war es bereits vor der Konkrementexstirpation zu einer Spontanrückbildung der Blutgeschwulst gekommen, so daß lediglich noch einige kleine Venektasien histologisch nachgewiesen werden konnten. Nach PFEIFFER (mündliche Mitteilung) ist mit einer Spontanremission eines Wangenhämangioms durchaus zu rechnen. Abb. 20a zeigt den Befund bei einem Hämangiom ohne Phlebolithen (Darstellung mit Perabrodil). Die röntgenologische Diagnose der Phlebolithen ist angesichts der kreisrunden Konkrementschatten und des normalen Sialogramms nicht schwierig.

β) *Umschriebene Ossifikation im Mundbereich*

Nach Splitterbrüchen des Unterkiefers beobachtete FERRAND in mehreren Fällen umschriebene Ossifikationen am Mundboden, die sich auf der seitlichen und der enoralen Mundbodenaufnahme darstellen ließen. Gleichzeitig wurden auch immer dislozierte

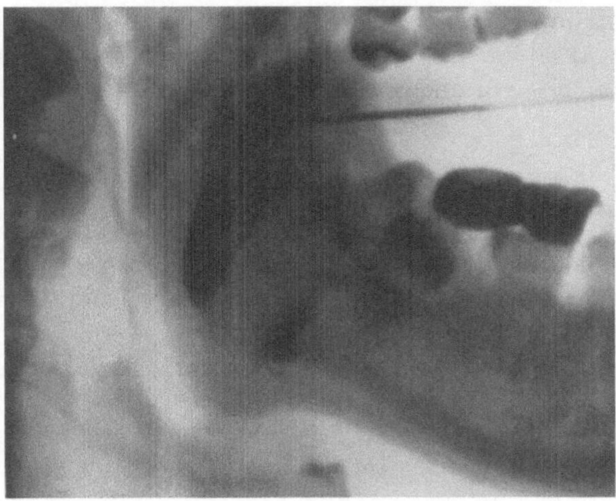

Abb. 20a. Ein Hämangiom im Masseterbereich *ohne* Phlebolithen wurde in gebückter Stellung des Patienten (dadurch stärkere Blutfüllung des Hämangioms!) vom Mund aus punktiert und mit Perabrodil angefüllt; Aufnahme sofort danach. Das Kontrastmittel stellt sich in einem größeren und mehreren kleineren Hohlräumen dar

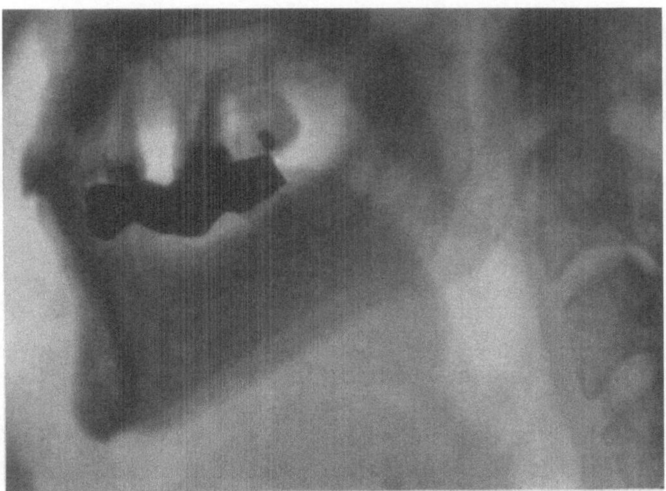

Abb. 21. Seitliche Mundhöhlenaufnahme eines 44jährigen Mannes mit einer kompletten Bulbärparalyse während des Versuchs, ein „G“ zu phonieren

Knochensplitter in den Mundbodenweichteilen gefunden. Histologische Untersuchungen an FERRANDs Fällen liegen nicht vor; eine Abgrenzung gegen die Myositis ossificans ist nicht erfolgt.

f) Lähmungen der Zungen- und Gaumenmuskulatur

Lähmungen von Zunge und weichem Gaumen lassen sich im seitlichen Röntgenbild der Mundhöhle leicht nachweisen; man kann dabei die Aufnahme sowohl in Ruhelage (Lippen geschlossen, Zahnreihen stark genähert) als auch in bestimmten Phonationsstellungen anfertigen. Weit mehr sagt natürlich das Kymogramm oder der kinematographische Röntgenfilm über die gestörte Schluck- und Sprechfunktion aus (CARCO; CROATTO, CROATTO-MARTINOLLI u. PISTOLESI; DAHM; FRENCKNER; JANKER u. SCHWAB;

OTSUKA). Nach MATZKER läßt sich der Funktionsgrad ungefähr vom lufthaltigen Zwischenraum zwischen Gaumensegel und Zungengrund ablesen, wenn man das Lebensalter des Untersuchten berücksichtigt. So zeigt beispielsweise ein 44jähriger Mann mit Bulbärparalyse (Abb. 21, Aufnahme während des Versuchs der G-Phonation) einen Zungentiefstand, wie er physiologisch etwa einem Menschen von 70—80 Jahren entspricht. Schießt man die Aufnahme, während man den Patienten ein G phonieren läßt, so unterbleibt bei der Zungenlähmung das Anheben des Zungengrundes, bei der Gaumensegellähmung das Anheben des Gaumensegels, bei fortgeschrittener Bulbärparalyse beides (s. Abb. 21).

g) Akute unspezifische Entzündungen der Mundhöhle

In Fällen von Zungen-, Mundboden- oder Wangenabscessen sowie Ödem der Uvula und des weichen Gaumens kann auf eine Röntgendiagnostik wohl immer verzichtet werden, sofern keine Kiefersperre besteht, die den Einblick in die Mundhöhle verwehrt. Lediglich bei Kieferklemme erweist sich die seitliche Röntgenaufnahme als wertvolles Hilfsmittel; sie gibt Auskunft über den Schwellungsgrad von Gaumensegel, Uvula und Zunge. Seitlich gelegene Zungenabscesse lassen sich auf der occipito-mentalen Aufnahme bei geöffnetem Mund durch eine Asymmetrie der Zungenkontur erkennen; die höher gewölbte Zungenseite weist dann auf den darunterliegenden Absceß hin.

h) Chronische Entzündungen, lymphatische Hyperplasie, Kachexie

PANOW und ROSENFELD untersuchten die röntgenologisch faßbaren Gaumenveränderungen bei tertiärer Syphilis, die von der Nase durch den harten Gaumen auf die Weichteile des Gaumens übergegriffen hatte. Aus dem Röntgenbild allein ist eine Abgrenzung gegenüber malignen Geschwülsten nicht möglich. KJELLBERG fand das Gaumensegel bei Hyperplasie des lymphatischen Gewebes im seitlichen Röntgenbild erheblich verdickt, dagegen bei allgemeiner Kachexie (Lungentuberkulose) infolge Muskelatrophie und Fettschwundes wesentlich verschmälert. Auf die durch ADRAN, KEMP und TRUELOVE mitgeteilten Röntgenbefunde der Mundhöhle bei Akrosklerose sei nochmals am Rande verwiesen.

i) Neubildungen der Mundhöhle

Auch hier kann die Röntgenuntersuchung nur untergeordnetes Hilfsmittel bei der Diagnosestellung sein, da Geschwülste der Mundhöhle vermittels Inspektion, Palpation und früher Probeexcision besonders günstige diagnostische Bedingungen bieten. Hauptaufgabe der Röntgendiagnostik ist es, das Tiefenwachstum der Neubildung und ihr Übergreifen auf benachbarte Gewebe aufzudecken, insbesondere auf den Knochen von Gaumen und Kiefer. MINERVINI und RANKOW berichteten über ein kavernöses Hämangiom des weichen Gaumens, dessen Ausdehnung röntgenologisch gut beurteilt werden konnte. Mit der radiologischen Diagnostik der Zungengeschwülste befaßte sich besonders FINZI, der neben der seitlichen Übersichtsaufnahme die Schichtbilduntersuchung im frontalen Strahlengang empfiehlt. Auch LEMPKE weist auf die Bedeutung des Röntgenbildes für die Diagnose der Zungengeschwülste hin; eine Unterscheidung zwischen gut- und bösartigen Geschwülsten sei allerdings durch die Röntgendiagnostik nicht möglich.

Abb. 22 zeigt die seitliche Leeraufnahme der Mundhöhle einer 83jährigen Frau mit einem Carcinom im Bereiche des harten Gaumens; die Gaumenkontur ist um etwa 1 cm zungenwärts verlagert und uneben, der Knochen des harten Gaumens zum Teil zerstört. Die Zunge wird in Mundmitte nach unten gedrückt; daher besteht trotz des hohen Greisenalters ein enger Kontakt zwischen Zungengrund und Gaumensegel (vgl. Abb. 7). Abb. 23 demonstriert im occipito-frontalen Strahlengang ein Cylindrom des harten Gaumens links, das unter Zerstörung des Knochens bis tief in die Kieferhöhle eingebrochen war (Verschattung des Sinus maxillaris). Zur besseren Sichtbarmachung der normalen Gaumen- und der pathologischen Tumorkonturen wurde eine mit 40 %igem Jodipin getränkte Gazeschicht aufgelegt; sie läßt trotz der Überlagerung durch den Alveolarfortsatz erkennen, daß die Geschwulst bis zur Mittellinie reicht und dort gegenüber dem Scheitel der Gaumenwölbung etwa 12 mm prominent in die Mundhöhle hineinragt.

Eine besondere Bedeutung gewinnt die Röntgendiagnostik im Rahmen der modernen Isotopenbehandlung bösartiger Tumoren der Mundhöhle. Hier handelt es sich darum,

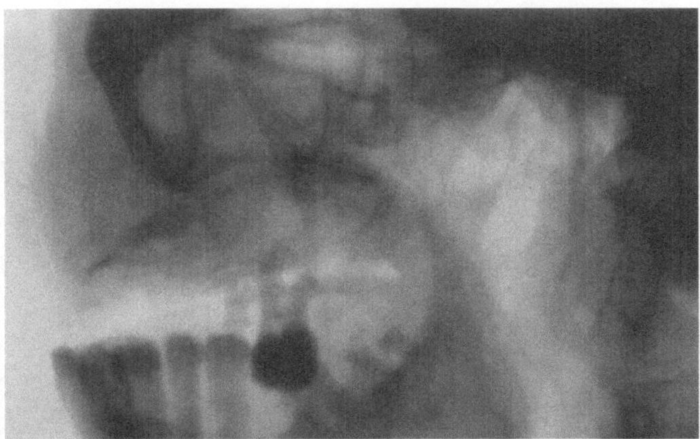

Abb. 22. Seitliche Mundhöhlenaufnahme einer 83jährigen Frau mit einem Plattenepithel-Carcinom des harten Gaumens. Gaumenkontur höckerig, zungenwärts verlagert. Knochen des harten Gaumens zum Teil zerstört

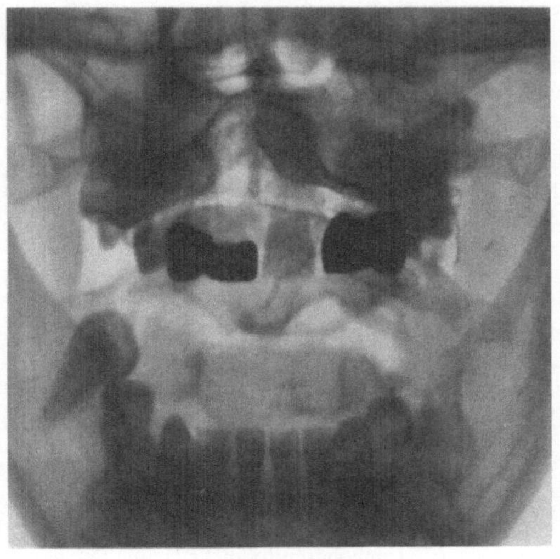

Abb. 23

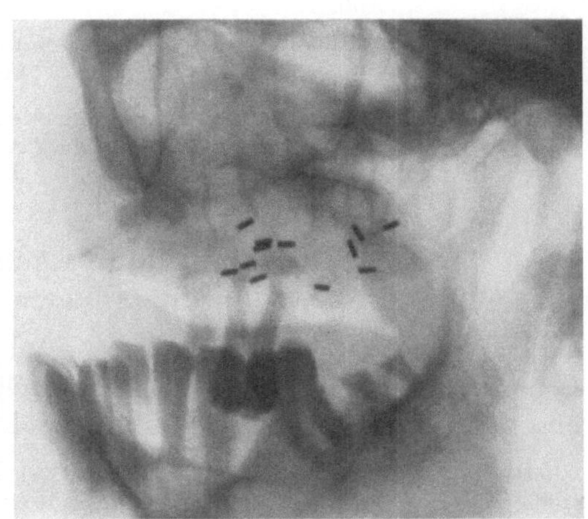

Abb. 24

Abb. 23. 44jährige Frau mit ausgedehntem Cylindrom des harten Gaumens links. Der Tumor und der erhaltene Gaumen der rechten Seite wurden mit einer jodipingetränkten Gaze bedeckt. Dadurch läßt sich trotz der Überlagerung durch Alveolarfortsatz und Zähne die Geschwulst gut erkennen. Sie ist nach oben in die Kieferhöhle eingebrochen

Abb. 24. Die gleiche Patientin wie in Abb. 22. In die Geschwulst wurden 12 Radio-Gold-Seeds implantiert

den Sitz der auf verschiedene Art applizierten Radioisotope unmittelbar nach ihrer Applikation röntgenologisch zu überprüfen, um 1. gegebenenfalls die Lage der strahlenden Substanz zu korrigieren, 2. etwa versprengte Isotopenpartikel zu entdecken und zu entfernen und 3. eine zuverlässige Dokumentation zu ermöglichen. Abb. 24 zeigt das Gaumencarcinom aus Abb. 22, jetzt mit implantierten Radio-Gold-Seeds, Abb. 25 gleichartige Gold-Seeds in einem Mundboden-Zungencarcinom. Im folgenden Fall (Abb. 26) handelte es sich um ein Tonsillencarcinom; hier deckte die Röntgenkontrolle unmittelbar nach

Applikation der strahlenden Materie zwei Seeds auf, die sich infolge zu lockeren Sitzes aus dem Stichkanal wieder abgestoßen hatten und mit dem Speichel in den Mundvorhof gelangt waren; sie konnten nach der Aufnahme sofort entfernt werden.

Auch bei Einlagen von Radiumnadeln, Radiokobaltkugeln oder Plastobalt in die Mundhöhle oder in solche Räume, die operativ zu Nebenhöhlen der Mundhöhle gemacht worden sind (Oberkiefer-, Unterkieferresektionen) sollte immer sofort eine Röntgenkontrolle erfolgen, die den regelrechten Sitz der strahlenden Materie überprüft und dokumentarisch fixiert.

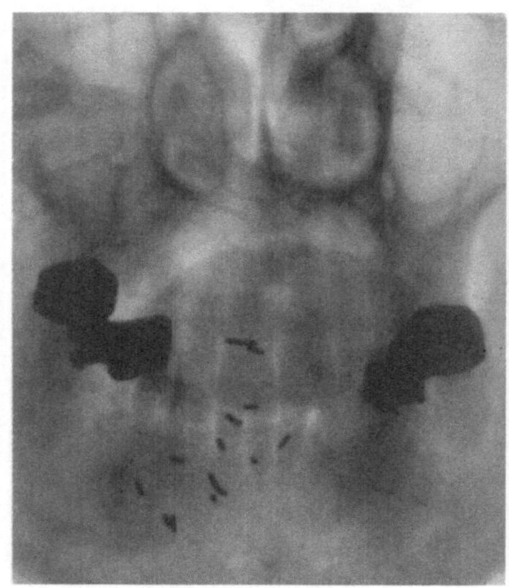

Abb. 25

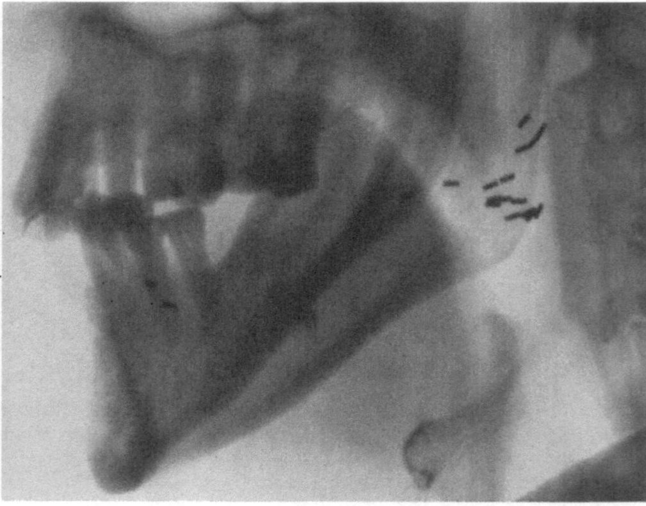

Abb. 26

Abb. 25. 15 Radio-Gold-Seeds in einem Mundboden-Zungen-Carcinom rechts. Aufnahme im sagittalen Strahlengang

Abb. 26. 16 Radio-Gold-Seeds in einem Tonsillencarcinom. Zwei weitere Seeds haben sich durch den Stichkanal wieder abgestoßen und sind in den Mundvorhof gelangt, von wo sie unmittelbar nach der Aufnahme entfernt wurden

4. Die Röntgenuntersuchung der großen Speicheldrüsen und ihrer Ausführungsgänge zwecks Darstellung von Speichelsteinen

Im Bereich der Mundhöhle gewinnt die Röntgendiagnostik ihre größte praktische Bedeutung bei der Untersuchung der vier großen Speicheldrüsen, der Glandula parotis und der Glandula submandibularis beider Seiten.

Die ersten Hinweise auf die röntgenologische Darstellbarkeit von Speichelsteinen gaben HALL-EDWARDS (1903) und ALBERS-SCHÖNBERG (1904). AUBOURG (1910) empfahl Aufnahmen in zwei Ebenen (frontal und sagittal), ARCELIN (1912) führte die enorale Mundbodenaufnahme zur Speichelsteindiagnostik ein. Seither ist eine große Fülle von röntgenologischen Einzelbeobachtungen zum Teil exzessiv großer oder multipler Speichelsteine mitgeteilt worden.

Speichelsteinbildung. Sie betrifft (nach einer Sammelstatistik von RAUCH) zu 83% die Gl. submandibularis, zu 10% die Gl. parotis und zu 7% die Gl. sublingualis. Das männliche Geschlecht ist doppelt so häufig betroffen wie das weibliche. Die Form der Steine, abhängig vom Ort der Konkrementbildung, ist meist länglich oval, von glatter Oberfläche, gelegentlich aber auch unregelmäßig. Manchmal findet sich im Zentrum des Steines ein Fremdkörper, der zur Konkrementabscheidung Anlaß gab; so konnten BARBIER eine Gerstengranne in einem Parotisgangstein, KEVICH Metallsplitterchen und PILCHER einen Grashalm in einem Submandibularisstein feststellen. THOLEN beobachtete unter seinen 117 Fällen 14mal multiple Steinbildung. Die Größe der Konkremente ist meist begrenzt bis zu einem Gewicht von 3 g; doch sind schon Riesensteine bis zu 182 g Gewicht beschrieben worden (zit. nach RAUCH); im Falle von GUERNSEY war ein solcher Riesenstein fest verbacken mit einer Unterkieferzahnprothese und hatte zu einer weitgehenden Druckatrophie des Unterkieferknochens geführt.

Aufnahmerichtungen. Für Steine der Gl. submandibularis empfiehlt sich die Submandibularis-Leeraufnahme (Abb. 27), zur Darstellung von Konkrementen im Wharton-Gang und in der Gl. sublingualis die enorale Mundbodenaufnahme (Abb. 28 und 29).

Parotissteine gelangen auf der Parotisaufnahme, solche im Stenon-Gang auf der seitlichen Aufnahme bei geöffnetem Mund gut zur Darstellung. Bei genügend großen Konkrementen, etwa ab Linsengröße, wird sich eine Kontrastmittelfüllung der betreffenden Drüse (Sialographie) erübrigen, da die Diagnose allein aus der Leeraufnahme zu stellen ist. Kleinere Konkremente, die zu entsprechenden Gangverlegungen und konsekutiven Gangektasien

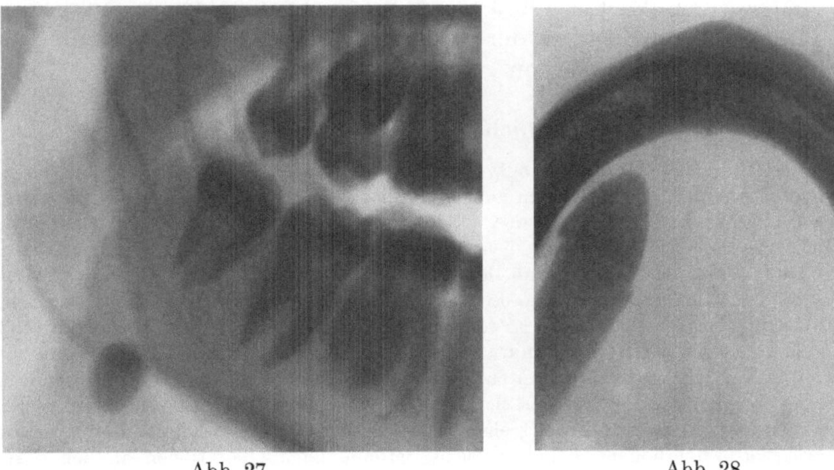

Abb. 27 Abb. 28

Abb. 27. Kleinerer Speichelstein in der Gl. submandibularis. Seitliche Leeraufnahme

Abb. 28[1]. Enorale Aufnahme eines großen, zerbrochenen Speichelsteines im Duct. Whartonianus

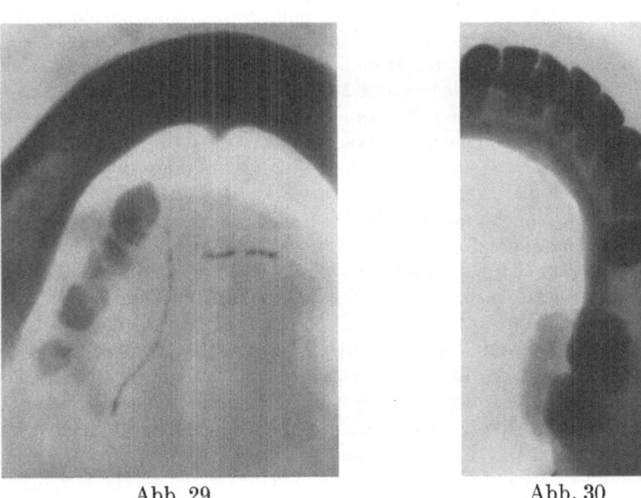

Abb. 29 Abb. 30

Abb. 29[1]. Multiple Konkrementbildungen im Duct. Whartonianus und im Bereich der Gl. sublingualis. Enorale Mundbodenaufnahme

Abb. 30[1]. Verkalkter Lymphknoten der Submandibulargegend. Enorale Mundbodenaufnahme

geführt haben, sind häufig erst durch eine Sialographie zu diagnostizieren und zu lokalisieren.

Die Diagnose ist unter Berücksichtigung der Anamnese und des klinischen (Tast-!) Befundes leicht zu stellen. Nur selten einmal wird beim Parotisstein ein Wangenphlebolith (s. Abb. 19), beim Submandibularisstein ein verkalkter Lymphknoten (Abb. 30) oder ein Kontrastmitteldepot (Wiedlin u. Moss) bei der Differentialdiagnose in Betracht zu ziehen sein.

[1] Die Abb. 28—30 verdanke ich der Universitäts-HNO-Klinik Frankfurt a. M. (Direktor: Prof. Dr. R. Mittermaier).

5. Die Kontrastmitteldarstellung der großen Speicheldrüsen (Sialographie)

Auf der Leeraufnahme stellt sich die normale, nicht vergrößerte Speicheldrüse überhaupt nicht, die krankhaft vergrößerte höchstens als ein diffuser Weichteilschatten dar, der keine weiteren diagnostischen Schlüsse gestattet. Es ist daher notwendig, das Gangsystem der zu untersuchenden Drüse mit einem Kontrastmittel anzufüllen und somit darstellbar zu machen; aus der Form und Lagerung der Speicheldrüsengänge können dann wertvolle Schlüsse auf den Zustand der Drüse selbst und auf die Art einer zugrunde liegenden Erkrankung gezogen werden.

a) Geschichte der Sialographie

CHARPY (1901) füllte an der Leiche das Gangsystem der großen Speicheldrüsen mit Quecksilber und stellte es dann röntgenographisch dar. Am Lebenden gelang erstmals ARCELIN (1913) eine Kontrastdarstellung der Gl. submandibularis mit Wismutlösung. BARSONY (1925) füllte bei einem 70jährigen Patienten den Stenon-Gang mit einer 20%igen Jodkalilösung; da dieses Kontrastmittel jedoch starke Schmerzen verursachte, empfahl BARSONY statt dessen das Lipiodol, mit dem auch USLENGHI (1925) und CARLSTEN (1926) erfolgreich Speicheldrüsen angefüllt und dargestellt hatten. JACOBOVICI, POPOLITZA und ALBU (1926) verwandten 20%iges Jodipin als Kontrastmittel zur Sialographie. Es folgten Arbeiten von KEITH (1928), ROCCHI (1930), PAYNE (1931), PYRAH und ALLISON (1931) und BARRAUD (1931), die eine intensivere Beschäftigung mit diesem neuen Arbeitsgebiet in den Jahren bis zum zweiten Weltkrieg einleiteten. Eine zusammenfassende Darstellung in deutscher Sprache erschien von HETZAR (1942), der auch, ebenso wie PEARSON (1935), einige Kinder sialographiert hatte. WIEDEMANN (1951) befaßte sich eigens mit der Sialographie im Kindesalter, während MATZKER (1959) erstmals systematisch erhobene sialographische Befunde nach Operationen an den Speicheldrüsen mitteilte.

b) Technik der Sialographie

Seit Einführung der Sialographie ist die Technik des kleinen Eingriffes immer wieder modifiziert worden; jeder Autor hat letztlich seine eigene Technik der Speicheldrüsenfüllung. So empfiehlt FEUZ im Gegensatz zu den meisten Autoren eine Lokalanaesthesie der Schleimhaut um die Speichelgangsmündung herum; nach HOUPERT sei das Speichelpünktchen durch Aufpinseln von Methylenblau besser zu erkennen. FEUZ, HETZAR, PFEIFFER, SIMON u.a. dilatieren vor Einführung der Injektionskanüle die Speichelgangsmündung; BARRAUD, CZILLAG und CZUNFT sowie ROCCHI klemmen die Mündung nach der Füllung ab, um ein vorzeitiges Wiederabfließen des Kontrastmittels zu verhindern. JAENSCH, OLLERENSHAW und ROSE injizieren unter manometrischer Druckkontrolle (die Drüsenacini füllen sich nach OLLERENSHAW und ROSE ab 400 mm Hg Injektionsdruck mit Kontrastmittel an). BOETTE und WUTTGE sowie PFEIFFER benützen eine Drahtringmarkierung, die entsprechend dem Palpationsbefund auf der Haut außen fixiert wird und eine bessere Zuordnung der tastbaren Veränderung zum Röntgenbild gestattet. Während früher die Metallkanülen verschiedener Form und Dicke bevorzugt wurden, setzt sich in den letzten Jahren zunehmend die Plastikkanüle für die Einfüllung des Kontrastmittels durch (RUBIN, BLATT, HOLT und MAXWELL; JAENSCH; MATZKER). MÖPERT hat eine Doppelkanüle empfohlen.

Als Kontrastmittel wurden bisher das Lipiodol und das Jodipin (40%ig) bevorzugt. RIEDER und VOELKEL (1954) empfahlen 50—70%iges Joduron; auch JAENSCH zieht die wässerigen Kontrastmittel den öligen vor. ZUPPINGER verwendet Endografin. Farblose Kontrastmittel können zwecks besserer Erkennung angefärbt werden, etwa mit Chlorophyll, wie dies CASTIGLIANO angegeben hat. Die Mengen des injizierten Kontrastmittels schwanken im wesentlichen um 2 cm³ pro Speicheldrüse; sie wurden jedoch erheblich unter- als auch überschritten (von 0,5 bis zu 6 cm³). Bei Kindern wird man selten mehr als 0,5 cm³ injizieren können.

Im Verlauf einer fünfzehnjährigen eigenen Erfahrung mit der Sialographie hat sich uns die nachfolgend näher geschilderte Technik als die für den Patienten schonendste und den Arzt leichteste erwiesen.

Benötigtes Instrumentarium. Abb. 31 zeigt die für die gleichzeitige Kontrastmitteldarstellung von mindestens zwei großen Speicheldrüsen benötigten Instrumente (von unten nach oben): Mundspatel, zwei Speichelgangsonden verschiedenen Kalibers zum eventuell notwendigen Aufdehnen der Speichelgangsöffnung; drei Plastikkanülen (diese Kanülen werden in Zephirollösung aufbewahrt und vor dem Einführen bereits mit dem Kontrastmittel angefüllt, damit keine Luftbläschen in die Speicheldrüse gelangen und etwa zu Fehldeutungen Anlaß geben), eine 2 cm³-Rekord-Spritze mit aufgesetzter normaler Kanüle (diese Kanüle paßt genau in die Plastikkanüle hinein und dichtet sie so fest ab, daß ein Nebenhinausfließen von Kontrastmittel verhindert wird; wichtig, um Ölflecke auf der Kleidung von Arzt und Patient zu vermeiden!), ein Fläschchen mit Kontrastmittel sowie einige trockene Gazetupfer.

Die *Kontrastmittelfüllung* wird am zweckmäßigsten direkt neben dem aufnahmebereiten Röntgengerät im Sitzen vorgenommen; eine Einführung im Liegen ist nicht nur überflüssig, sondern sogar hinderlich, da eventuell austretendes Kontrastmittel dann sofort in den Rachen abfließt und nicht mehr völlig aus dem Mund entfernt werden kann. Der Arzt ist mit einem Stirnreflektor oder einer Stirnlampe ausgestattet, um den Mund des Patienten gut ausleuchten zu können. Eine Hilfsperson zum Fixieren des Patientenkopfes ist erwünscht, aber nicht unbedingt nötig.

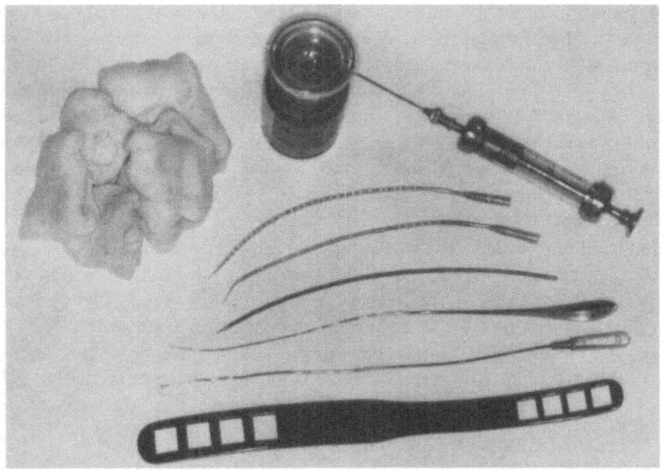

Abb. 31. Instrumentarium für die Sialographie: Mundspatel; zwei verschieden dicke Speichelgangsonden; drei Plastikkanülen; 2 cm³-Rekord-Spritze mit gewöhnlicher Injektionskanüle, die genau in das Lumen der Plastikkanülen passen muß; Kontrastmittel; Tupfer zum Trockenwischen der Speichelgangsmündung

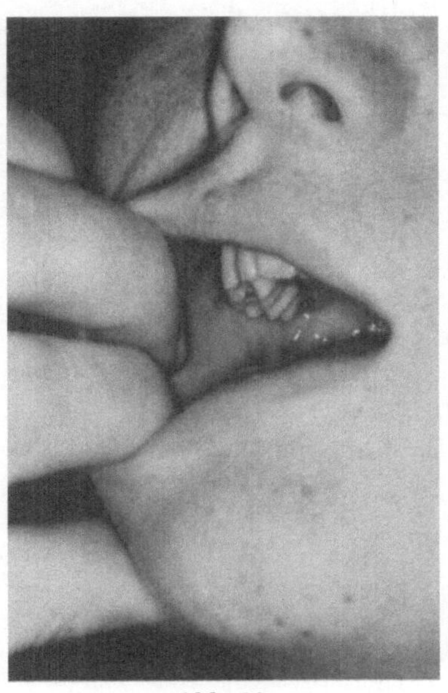

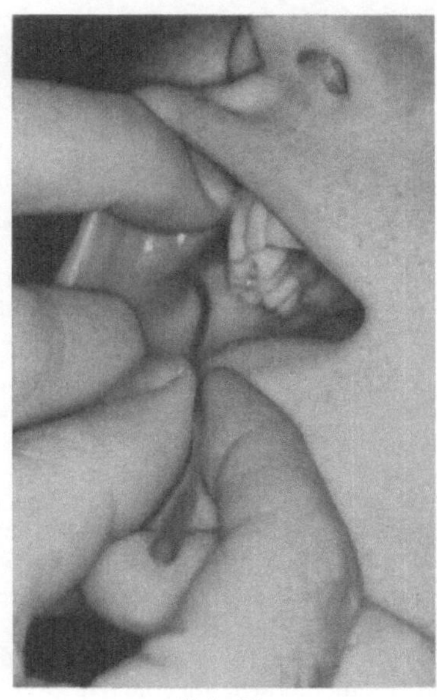

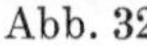

Abb. 32 Abb. 33

Abb. 32. Mit Zeige- und Mittelfinger der gleichseitigen Hand wird durch Entfaltung der Wange die Mündung des Duct. Stenonianus dargestellt (hier neben dem zweiten oberen Molaren sichtbar)

Abb. 33. Das Einführen der Plastikkanüle in den Speichelgang geschieht mit der gegenseitigen Hand, während die gleichseitige die Wange abhält

Wir verzichten auf jede Art von Prämedikation oder Lokalanaesthesie, da eine sachgemäß ausgeführte Sialographie keinerlei Schmerzen verursacht. Der Mund des Patienten wird zunächst am zu untersuchenden Speichelgang trocken gewischt.

Füllung der Gl. parotis. Der Arzt geht mit Zeige- und Mittelfinger der gleichseitigen Hand in den Mundvorhof des Patienten ein und strafft die Schleimhaut im Bereich der Mündung des Duct. Stenonianus; die Mündung ist meist ohne weiteres erkennbar (Abb. 32). Bei besonders trockenen Schleimhäuten empfiehlt es sich, nach Trockenwischen der Gangmündung die Parotis durch einige Striche mit der freien Hand der Gegenseite auszumassieren; das austretende Speicheltröpfchen zeigt dann sofort den Ort der Gangmündung an. Die freie Hand des Arztes führt sodann den feinen Plastikkatheter zart und ohne übermäßigen Druck in den Gang ein und schiebt ihn um etwa 1 cm vor (Abb. 33). Ein weiteres Vorschieben verbietet sich in den allermeisten Fällen wegen der physiologischen Gangbiegung um den Vorderrand des M. masseter. — Ist der Plastikschlauch eingeführt, so werden die Finger aus dem Mund herausgenommen; der Arzt hat jetzt diese Hand frei, um die Injektionsspritze mit ihrer Metallkanüle auf die Plastikkanüle aufzusetzen und die Injektion des Kontrastmittels vorzunehmen. Es wird langsam injiziert, der Patient wird auf das zu erwartende Spannungsgefühl aufmerksam gemacht. Die Injektion wird erst abgebrochen, wenn der Patient auf ein vereinbartes Zeichen hin einen beginnenden Spannungs*schmerz* in der Drüse angibt; das ist, je nach Drüsengröße oder pathologischem Prozeß, bei 0,7—2 cm³ der Fall. Wird die vorbereitete Aufnahme sofort belichtet, so genügt es, wenn der Patient die Plastikkanüle (nach Abnahme der Injektionsspritze!) nur mit seinen Lippen im Mund fixiert und nicht herausgleiten läßt. Man kann jedoch auch die Kanüle durch Heftpflaster an der Oberlippe festkleben (Abb. 2, 3) und sie durch einen feinen Glasstöpsel verschließen. Ist nur eine Aufnahme vorgesehen, dann kann die Kanüle auch ganz herausgenommen werden, da in der einen Minute bis zum Schießen der Aufnahme nur wenig Kontrastmittel austritt.

Füllung der Gl. submandibularis. Der Patient neigt bei geöffnetem Mund den Kopf ein wenig nach vorn und nimmt im Mund die Zunge hoch. Gelingt das nicht spontan, so kann der Arzt oder eine Hilfsperson die Zunge mit einem Läppchen fassen und hochhalten. Der Mundboden wird von Speichel trockengewischt, das Speichelpünktchen durch Ausmassieren der zu untersuchenden Drüse dargestellt. Es ist bei der Gl. submandibularis in jedem Falle zweckmäßig, den Gang erst einmal durch eine Speichelgangsonde zu sondieren und gegebenenfalls die Mündung etwas zu dilatieren. Sodann wird in gleicher Weise wie bei der Gl. parotis die

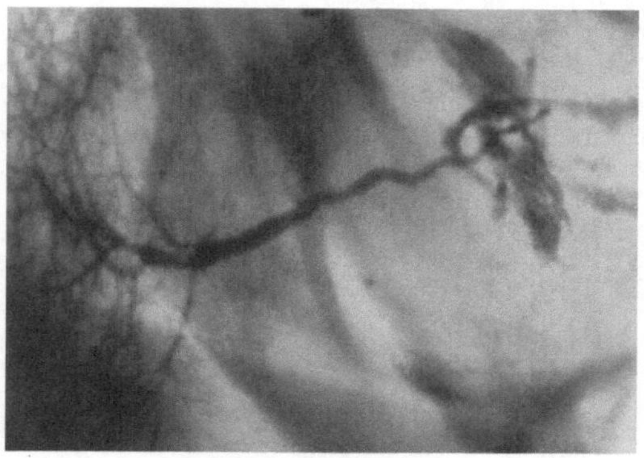

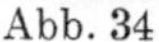

Abb. 34

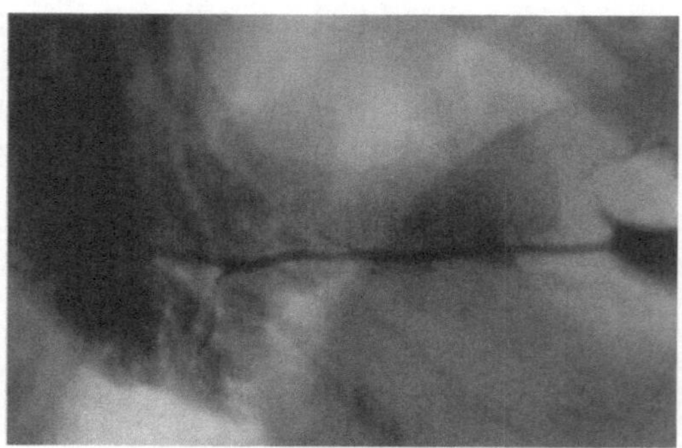

Abb. 35

Abb. 34. Sialographie der Gl. parotis. Dicht hinter der Speichelgangsmündung ist Kontrastmittel paravasal in die Wangenweichteile ausgetreten

Abb. 35. „Überspritzte" Gl. parotis bei 20jährigem Mädchen. Durch die Überspritzung treten besonders gut die akzessorischen Drüsen am Duct. Stenonianus hervor

Plastikkanüle eingeführt, hier aber um mindestens 2—3 cm vorgeschoben. Sollte das Einführen nicht ohne weiteres gelingen, so ist zu empfehlen, die Carunkel mit einer Pinzette etwas anzuheben und so zu fixieren. Die Einführung in den Duct. Whartonianus ist im allgemeinen schwieriger als in den Duct. Stenonianus. — Es werden etwa 2 cm³ Kontrastmittel bis zum vereinbarten Spannungsschmerzzeichen injiziert und dann die Aufnahme geschossen.

Sollen *gleichzeitig mehrere Drüsen* gefüllt werden, so ist eine Fixierung der Plastikkanüle mit Heftpflaster an der Oberlippe unerläßlich, da bis zur Füllung der zweiten Drüse die erste bereits zum großen Teil entleert sein kann. Mit einiger Geschicklichkeit lassen sich sogar alle vier großen Speicheldrüsen gleichzeitig gut darstellen, allerdings nur im sagittalen Strahlengang, da sonst zu viele Überlagerungen zwischen rechts und links vorkommen, und nur, wenn die Plastikkanülen derart fixiert werden, daß sie sich nicht in das Bild der Drüsen projizieren. DREVATTNE und STIRIS benutzten lange Polyäthylenkatheter, die wahlweise über einen Mehrwegehahn gefüllt werden können; die Kontrastmittelspritze ist dabei an der Röntgenröhre befestigt. Bei entsprechender Füllungsfolge der einzelnen Drüsen lassen sich durch diese Technik störende Überlagerungen vermeiden.

In den letzten Jahren wurde von verschiedenen Autoren die Dynamik des Füllungs- und Entleerungsprozesses der großen Speicheldrüsen sialographisch studiert, zum Teil unter Verwendung des Bildverstärkers (FELDMAN; HETTLER u. LAUTH; KORNRUMPF). Nach MEHMKE lassen sich durch die „langsame" und die „schnelle" kombinierte Seriensialographie mit gestaffelten Kontrastmittelmengen gekapselte gutartige von nichtgekapselten bösartigen Speicheldrüsentumoren besonders gut unterscheiden.

Andere Autoren untersuchten das sialographische Bild der gesunden Drüsen in verschiedenen Lebensaltern (MARCATO u. GENNARI; SAZAMA).

YANNOULIS kombinierte die Sialographie mit der Lymphographie und konnte intraglanduläre Lymphknoten, die sich sonst nur durch den Negativschatten erkennen lassen, mit Kontrastmittel darstellen.

Eine Nachbehandlung irgendwelcher Art nach einer Sialographie ist nicht notwendig. Die Drüse ist normalerweise nach 2 Std völlig entleert, das Kontrastmittel kann als vollkommen ungiftig vom Patienten geschluckt und braucht also nicht ausgespuckt zu werden. Das leichte Spannungsgefühl verschwindet sofort mit der Drüsenentleerung.

Fehler und Komplikationen. Tritt während der Injektion ein Schmerz nahe der Speichelgangmündung auf, so handelt es sich wahrscheinlich um einen Kontrastmittelaustritt ins umgebende Gewebe; ein solches Ereignis kann namentlich bei der Gl. parotis provoziert werden durch ein unsanftes Einführen der Kanüle, deren (stumpfe!) Mündung bei entzündlich aufgelockerter Gangschleimhaut gelegentlich das Epithel an der Masseterbiegung lädiert. Die Füllung ist dann abzubrechen. Eine Therapie ist nicht vonnöten, da bisher durch extravasale Jodkontrastmittel keinerlei Früh- oder Spätschädigungen bekanntgeworden sind. Nach einigen Tagen kann die Sialographie unbedenklich wiederholt werden. Abb. 34 zeigt ins Gewebe ausgetretenes Kontrastmittel bei einer Parotissialographie nahe der Mündung des Duct. Stenonianus.

Sowohl zu geringe als auch zu starke Füllung der Drüse mit dem Kontrastmittel kann zu Fehldeutungen Anlaß geben. Die „*Unterspritzung*", d.h. die mangelnde Füllung, läßt einen Teil des Gangsystems nicht zur Darstellung kommen und verursacht leicht ein Bild, wie es ähnlich bei Carcinombefall der Drüse beobachtet wird. Auch Luftblasen im Kontrastmittel verleiten zu falschen Diagnosen, etwa der Annahme eines nicht schattengebenden Konkrements oder eines Polypen im Ductus Stenonianus, wie auch zum ungerechtfertigten Verdacht einer Tumorstenose bestimmter Gangpartien.

Im Gegensatz dazu füllt sich bei der „*Überspritzung*" nicht nur das Gangsystem unter erhöhtem Druck (Kaliberverbreiterungen!), sondern auch das Drüsenparenchym mit an, so daß aus dem Bild des unbelaubten Baumes dasjenige des belaubten Baumes werden kann. Die einzelnen Drüsenläppchen heben sich in etwas schummeriger Kontur gut voneinander ab und bieten so ein fast plastisches Bild der gesamten Drüse; für diagnostische Zwecke sind jedoch solche Bilder nur selten brauchbar, da namentlich die feineren Gangverzweigungen nicht beurteilt werden können und durch Überlagerung dichte Kontrastmittelflecke zustande kommen (Abb. 35).

Kontraindikationen. Von vielen Autoren wird eine akute eitrige oder nichteitrige Sialoadenitis als Kontraindikation für eine Sialographie angesehen. Wir haben uns selbst anhand vieler Fälle davon überzeugen können, daß die Kontrastmittelfüllung der akut entzündlich veränderten Speicheldrüsen nicht nur unschädlich ist, sondern häufig sogar einen günstigen Effekt auf den Entzündungsprozeß auszuüben scheint. Die Entzündungen heilten schneller ab als bei nicht sialographierten Fällen gleichen Entzündungsgrades und gleicher Entzündungsart. Zumindest wird durch den mechanischen Druck des injizierten Kontrastmittels die Spontansekretion der Drüse angeregt und das im Gangsystem angesammelte pathologische Sekret beschleunigt ausgeschieden.

Gegenindikationen sonstiger Art bestehen nicht, es sei denn, es liege beim Patienten eine ausgesprochene Jodüberempfindlichkeit vor, die die Verwendung eines jodhaltigen Kontrastmittels verbietet.

In allen Lebensaltern kann sialographiert werden. WIEDEMANN hat bereits bei einem achtmonatigen Kinde eine Sialographie durchgeführt, und der älteste von uns sialographierte Patient stand im Alter von 94 Jahren!

c) Das Sialogramm der gesunden Speicheldrüse

Glandula parotis. Der Ductus Stenonianus macht etwa 1 cm vor seiner Mündung fast regelmäßig eine mehr oder weniger ausgeprägte, manchmal S-förmige Biegung, die durch den Masseter-Vorderrand bedingt ist. Nur sehr selten fehlt diese Krümmung; in solchen Fällen läßt sich dann eine Sonde bis in die Drüse hinein vorschieben (Abb. 36). Oft zweigen bald nach der Masseterkrümmung kleine akzessorische Drüsen nach oben hin ab (Abb. 35, 37 und 45). Die Hauptdrüse selbst bietet das Bild eines entlaubten Baumes, von dessen Hauptästen sich in größter Vielfalt Seitenäste entwickeln. Ein einheitliches Schema für die Ausbreitungsform des Gangsystems kann nicht aufgestellt werden (HETZAR), doch lassen sich gewisse Verzweigungstypen unterscheiden. Nach HETZAR ist stets ein mittlerer Hauptgang vorhanden, der sich am Ende der Drüse unter allmählicher Verjüngung in zwei stärkere Seitenäste aufspaltet, so daß sich sialographisch ein Lobus superior und ein Lobus inferior unterscheiden lassen. Wurde bei der Füllung kein Überdruck angewandt (s. unter „Überspritzung"), dann stellt sich der Hauptgang mit einem Lumen von höchstens 1,5 mm Weite dar; die weiteren Verzweigungen besitzen ein entsprechend geringes Kaliber bis hin zu den haarfeinen Endgängen. Vom Hauptgang zum Drüsenparenchym hin nimmt das Kaliber kontinuierlich ab. Gangunterbrechungen — sofern sie nicht auf

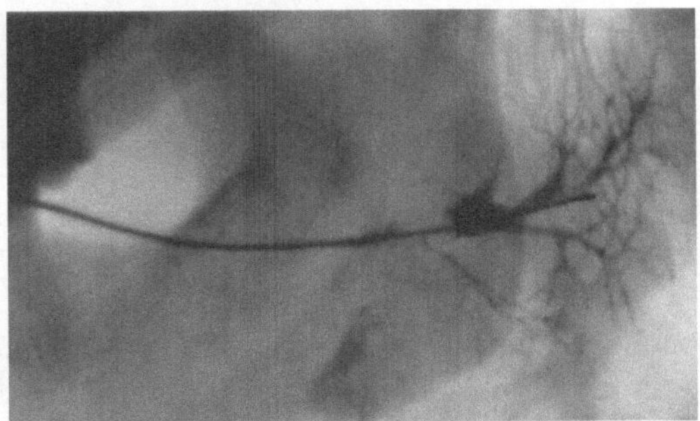

Abb. 36. Infolge fehlender Masseterkrümmung des Duct. Stenonianus war hier das Einführen einer Silbersonde bis in die Gl. parotis hinein möglich

mangelhafte Füllung oder auf eingedrungene Luftbläschen zurückzuführen sind — und Gangektasien sind immer ein Hinweis auf pathologische Veränderungen am Gangsystem.

Glandula submandibularis. Der einfachere anatomische Bau der Gl. submandibularis bedingt auch ein einfacheres sialographisches Bild. Der Whartonsche Gang ist in der Regel etwas weiter als der Ductus Stenonianus und kann daher auch bei nicht erkrankten Drüsen gelegentlich bis zu 3 mm Weite besitzen. Selten gabelt er sich bereits weit vor der Drüse, eine Anomalie, die besonders zu Konkrementbildungen disponiert (Rose; Hetzar).

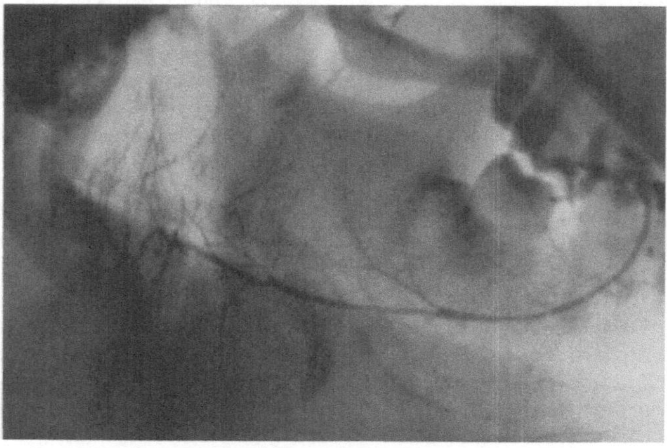

Abb. 37. Normales Parotis-Sialogramm bei 21jährigem Mann. Vom Duct. Stenonianus zweigen nach oben hin zwei größere akzessorische Drüsen ab

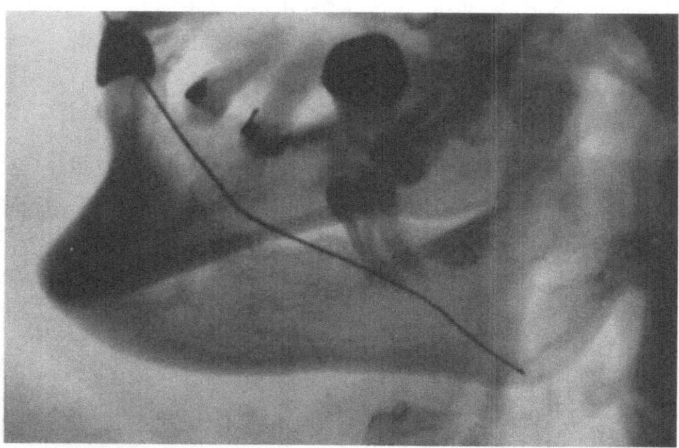

Abb. 38. Leeraufnahme der Gl. submandibularis mit eingeführter Speichelgangsonde. Die Sonde dringt bis in die Drüse ein

Auch bei der Gl. submandibularis läßt sich kein einheitliches Verzweigungsschema aufstellen. Bemerkenswert ist eine manchmal zu beobachtende Gangverbindung zum Körper der Gl. sublingualis (Hetzar). Mit der Speichelgangsonde läßt sich der Ductus Whartonii bis in die Drüse hinein leicht sondieren (Abb. 38).

Gl. parotis und Gl. submandibularis einer Seite lassen sich gut *gleichzeitig* darstellen und im seitlichen und posterior-anterioren Strahlengang sialographieren, ohne daß Überdeckungen vorkommen (vgl. Abb. 44).

Entleerungs- oder Sekretionssialographie. Normalerweise ist die funktionstüchtige Speicheldrüse in 20—50 min wieder kontrastmittelfrei (Magnoni), bei Verwendung von wasserlöslichem Kontrastmittel sogar noch eher (Rieder u. Voelkel). Christiani fand, daß bei akuten Entzündungsprozessen eine beschleunigte, bei chronischen eine verlangsamte Kontrastmittelausscheidung stattfinde: Gut- und bösartige Geschwülste,

Gangektasien und Steinbildungen verzögern die Ausscheidung des Kontrastmittels zum Teil so erheblich, daß noch nach Wochen Reste desselben in der Drüse nachweisbar sein können. Abb. 39 zeigt eine normale Parotis mit Jodipinfüllung, Abb. 40 die gleiche Drüse 20 min später.

Auf die Beschleunigung der Speichelsekretion durch Pilocarpin und die sich daraus ergebenden sialographischen Konsequenzen sei nur am Rande verwiesen (Aubert; Jannoulis; Seige u. Pfeiffer); Rubin, Blatt, Holt und Maxwell benutzten zur Sekretionsanregung Kaugummi oder saure Getränke.

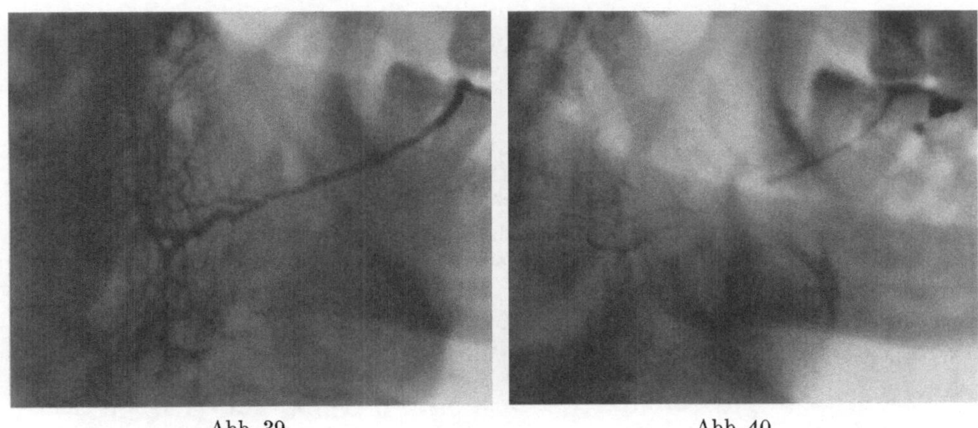

Abb. 39 Abb. 40

Abb. 39. Normales Parotissialogramm bei 41jähriger Frau. Aufnahme unmittelbar nach der Füllung bei noch liegender Kanüle

Abb. 40. Die gleiche Drüse wie in Abb. 44, 20 min später. Die Drüse ist weitgehend entleert

d) Das Sialogramm bei Speicheldrüsenerkrankungen

α) *Mißbildungen*

Die bisher mitgeteilten Mißbildungen betreffen fast ausschließlich *Ektasien des Gangsystems*, vorwiegend der Parotis, so etwa das rudimentäre Chievitzsche Organ mit seinen traubenartigen Divertikeln des Ductus Stenoniani, die Gangektasien bei cystischer Pankreasfibrose (Rauch) oder bei gleichzeitigen Bronchiektasien (Rauch). Ob die von Krepler als Mißbildungen angesehenen traubenförmigen Gangektasien beim Kleinkind Ursachen oder Folgen der stets gleichzeitig histologisch nachweisbaren, schweren Entzündung an Drüse und Gangsystem sind, vermögen wir trotz umfangreicher eigener Untersuchungen noch nicht zu entscheiden (Becker, Matzker und Ruckes). Ihre Beschränkung ausschließlich auf die Parotis und die stets vorhandene Doppelseitigkeit, auch bereits beim Kleinstkind, machen es allerdings wahrscheinlich, daß es sich hier um eine Fehlbildung handelt, auf die sich erst sekundär ein Entzündungsprozeß aufpfropft. Abb. 41 zeigt eine derartige mit einer histologisch nachgewiesenen schweren unspezifischen Entzündung einhergehende multiple Hohlraumbildung in der Parotis eines vierjährigen Mädchens. Diese kugelförmigen Ektasien sind stecknadelkopfgroß und verteilen sich gleichmäßig über die gesamte Drüse. Das gleiche Bild (Abb. 42) findet sich bei einem 13jährigen Jungen, der im übrigen nur über rezidivierende Parotisschwellungen auf *einer* Seite klagte, jedoch, wie erwartet, sialographisch in beiden Parotiden entsprechende Veränderungen aufwies.

β) *Akute Entzündungen*

Bei der *akuten Parotitis* wird sich zunächst eine Röntgendiagnostik erübrigen, da der Prozeß innerhalb kurzer Zeit auszuheilen pflegt und wesentliche Hinweise für die einzuschlagende Therapie aus dem Röntgenbild nicht zu gewinnen sind. Die nichteitrige,

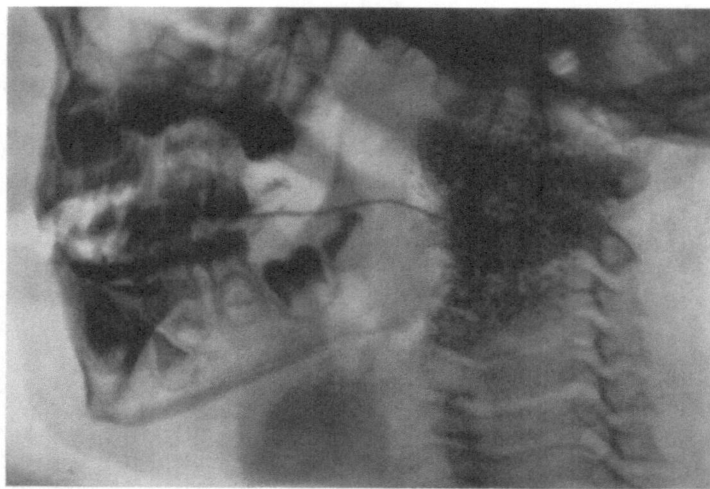

Abb. 41. Parotissialogramm eines vierjährigen Mädchens, das unter „rezidivierenden Parotisschwellungen" leidet. Zahllose stecknadelkopfgroße, über die ganze Drüse gleichmäßig verteilte Gangdilatationen

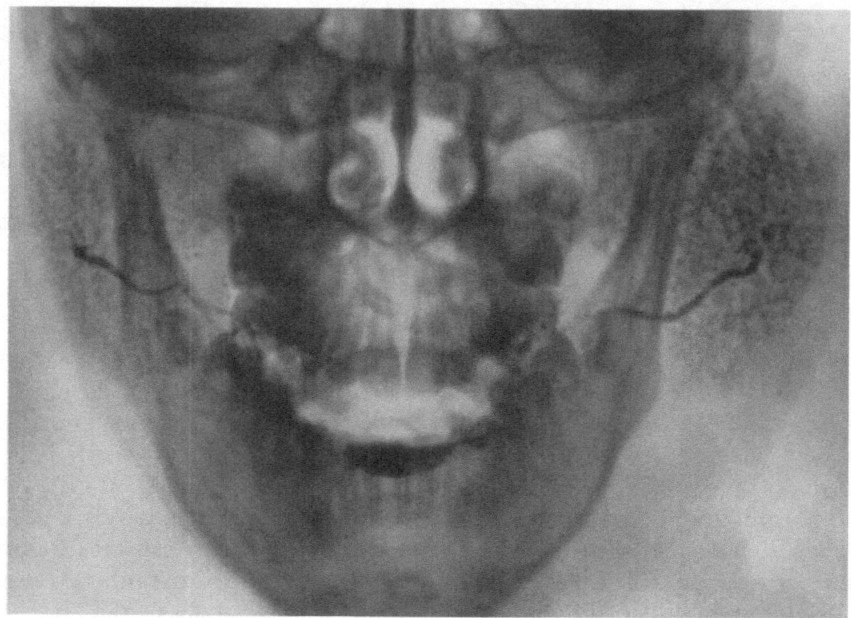

Abb. 42. Doppelseitiges Parotissialogramm (sagittale Aufnahmerichtung) eines 13jährigen Jungen, der nur über linksseitige rezidivierende Parotisschwellungen klagte. Die gleichen stecknadelkopfgroßen, diffus über die ganze Drüse verteilten Gangdilatationen finden sich in gleicher Weise auf beiden Seiten

akute Parotitis, gleich welcher Genese (unspezifisch, Mumps) führt immer zu erheblicher Schwellung des Parenchyms und damit zu einer Kompression des Gangsystems, das sich nur mangelhaft und lediglich in haarfeinen Gängen darstellen läßt. Abb. 43 stammt von einem 28jährigen Patienten mit einem klinisch und serologisch nachgewiesenen *Mumps* am zweiten Tag der manifesten Parotisschwellung. — Auch die eitrige Entzündung zeigt in ihrem Beginn ein gleiches Bild. Bei Fortschreiten des Prozesses kommt es jedoch zu erheblichen Gangektasien, während sich ein mehr oder weniger großer Bezirk infolge des im Gangsystem vorhandenen Eiters überhaupt nicht mit Kontrastmittel anfüllen läßt (Abb. 44). Leichte Entzündungen manifestieren sich oft nur durch eine mäßige Erweiterung des gesamten Gangsystems unter gelegentlicher besonders starker Dilatation einzelner Bezirke (Abb. 45).

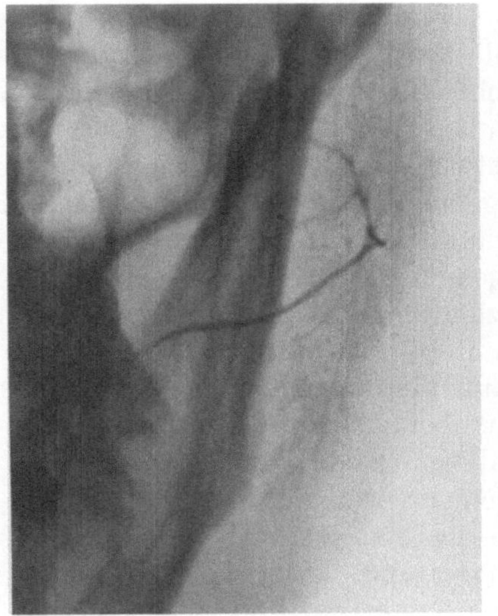

Abb. 43

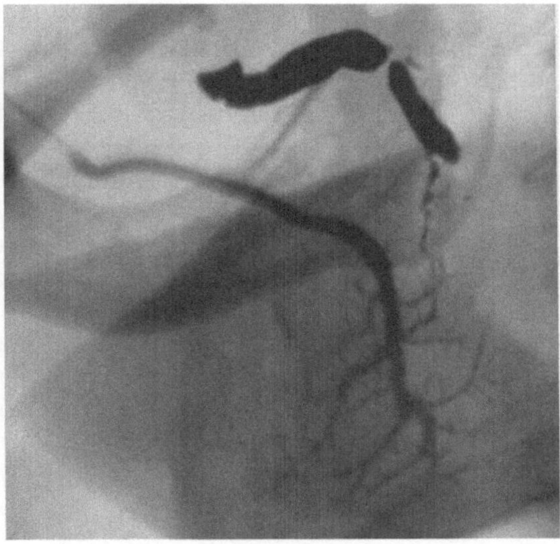

Abb. 44

Abb. 43. Parotissialogramm (sagittaler Strahlengang) am 2. Tage einer Mumpsschwellung. Haarfeines, kaum erkennbares Gangsystem bei geschwollenem Parenchym

Abb. 44. Gleichzeitiges Parotis- und Submandibularissialogramm bei schwerer eitriger Parotitis. Der Duct. Stenonianus ist stark erweitert, das übrige Parotisgangsystem durch Eiter verlegt und nicht angefüllt. Normale Gl. submandibularis

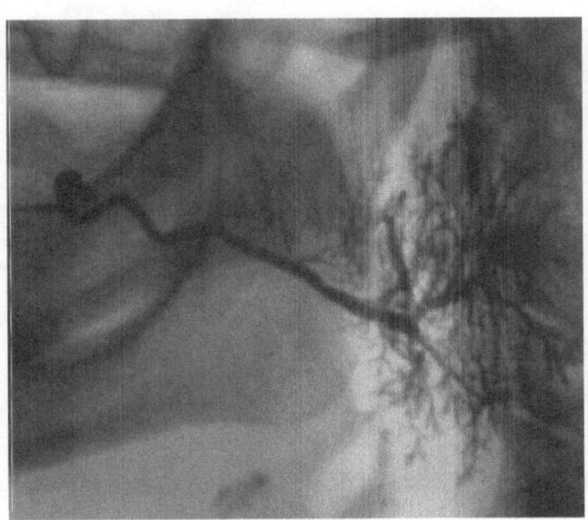

Abb. 45

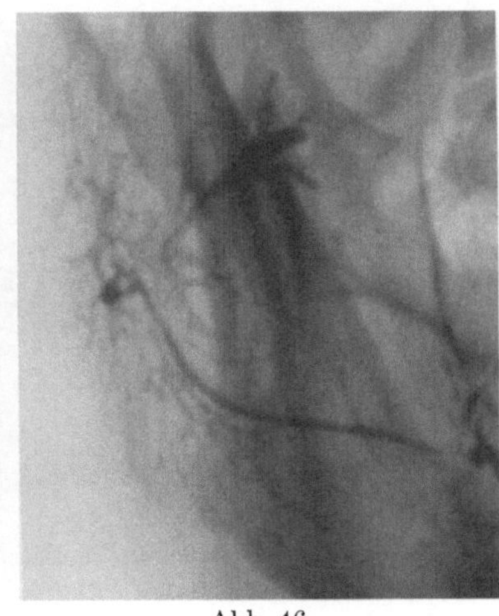

Abb. 46

Abb. 45. Leichte ductogene Parotitis mit geringer Erweiterung des Duct. Stenonianus und der übrigen Parotisgänge. Gut sichtbare akzessorische Drüsen

Abb. 46. Bei im übrigen völlig normaler Parotisstruktur sind die Gänge eines Lobulus im hinteren oberen Drüsenquadranten selektiv ektatisch. Histologisch handelte es sich um eine unspezifische chronische Entzündung mit Cirrhose, Lipomatose und interlobärer Lymphknötchenbildung. Durch die axiale Projektion des Duct. Stenonianus im Drüsenbereich wird eine weitere, in Wirklichkeit nicht vorhandene (seitliches Bild!) Ektasie vorgetäuscht

γ) Chronische Entzündungen

Je nach Art und Dauer des Prozesses finden sich sialographische Veränderungen, die auf einzelne Drüsenläppchen begrenzt oder über die gesamte Drüse ausgebreitet sind. Abb. 46 zeigt eine histologisch nachgewiesene, chronische, unspezifische Entzündung mit Cirrhose, Lipomatose und intralobulärer Lymphknötchenbildung, die lediglich einen kleinen Bezirk am oberen Parotispol eines 42jährigen Mannes ergriffen hatte. Als Folge der cirrhösen Schrumpfung findet sich bei sonst völlig normaler Parotis eine starke, sackförmige Ektasie eines einzigen Lobulus. Man beachte den kreisförmigen, dichten Kontrastmittelschatten, der durch die axiale Projektion des Hauptganges im Drüsenzentrum zustande kommt. — Die dem bisher allgemein terminologisch eingeführten Krankheitsbild der „chronischen ductogenen unspezifischen Entzündung" zuzuordnenden Sialogramme entsprechen bis in alle Einzelheiten jenen traubenförmigen Gangektasien, die bereits beim Kleinkind nachweisbar sind und von denen KREPLER vermutet, sie seien ursprünglich Fehlbildungen, auf die sich erst sekundär eine Entzündung aufgepfropft hat. Abb. 47 stammt von einer 34jährigen Frau, bei der ebenfalls beide Parotiden ganz symmetrisch betroffen waren; die histologische Untersuchung ergab einen Befund, der sich

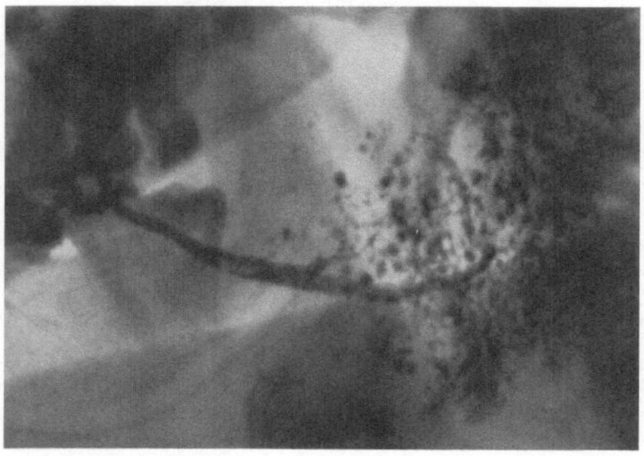

Abb. 47. Parotissialogramm einer 34jährigen Frau mit rezidivierenden Parotitiden. Befund der Gegenseite ganz gleichartig. Histologisch: unspezifische verschwielende Parotitis. Ursächlich Mißbildung?

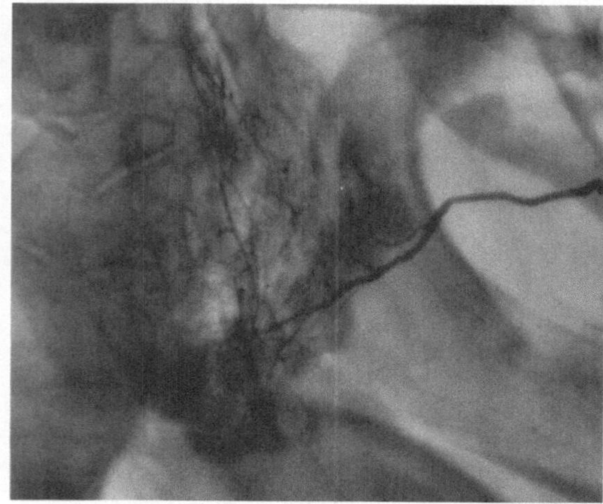

Abb. 48

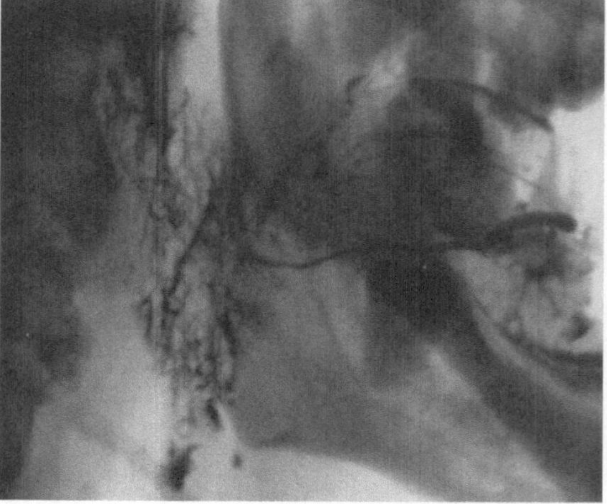

Abb. 49

Abb. 48. „Chronisch verschwielende Parotitis" bei einem 57jährigen Mann. Während der caudale Drüsenanteil überspritzt ist, finden sich im Drüsenzentrum und im cranialen Anteil abrupte Gangunterbrechungen und -abknickungen

Abb. 49. Parotissialogramm bei Aktinomykose im oberen Halsdrittel, offensichtlich von den Lymphknoten am Venenwinkel ausgehend und von hinten auf die Parotis übergreifend. Füllungsdefekt mit Gangabbrüchen und diffuser Verschattung unmittelbar hinter dem Zentrum der Drüse

mit jenem der oben erwähnten Kleinkinder vollkommen deckte. — Ein völlig anderes sialographisches Bild weist jene histologisch verifizierte, chronisch verschwielende Parotitis auf, von der Abb. 48 stammt; hier wäre allein aus dem Sialogramm die Unterscheidung von einer bösartigen Geschwulstbildung nicht möglich. Während in den unteren Drüsenpartien bereits eine Überspritzung zu beobachten ist, zeigen Drüsenzentrum und oberer Drüsenpol Füllungsdefekte mit einigen abrupten Gangabbrüchen, jedoch im ganzen erhaltener Drüsenstruktur. — Noch eher ähnelt die folgende Abb. 49 dem Bild einer malignen Geschwulst; hier handelt es sich um eine Aktinomykose, die über die Halslymphknoten auf den Hinterrand der Parotis übergegriffen hat. Ein annähernd kreis-

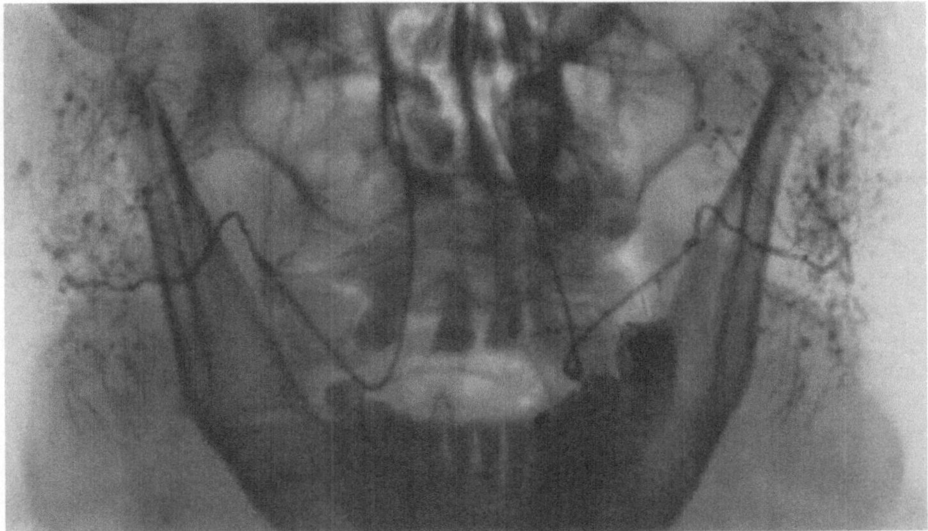

Abb. 50. Doppelseitiges Parotissialogramm (sagittaler Strahlengang) bei 72jähriger Frau mit sehr langer Parotisanamnese. Histologisch wurde links eine produktive Parotistuberkulose nachgewiesen. Primäre Mißbildung im Sinne KREPLERs mit sekundärer spezifischer Infektion?

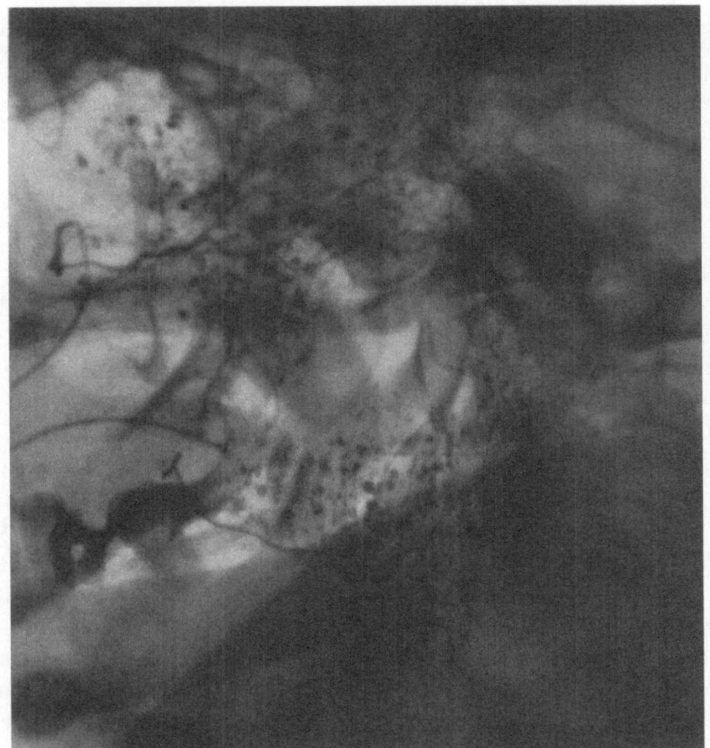

Abb. 51. Der gleiche Fall wie in Abb. 50, jedoch in seitlicher Schrägaufnahme. Parotistuberkulose in der plattennahen Drüse nachgewiesen

runder, weicher Schatten unmittelbar hinter dem Drüsenzentrum entspricht einem Ausläufer des extraglandulären, aktinomykotischen Einschmelzungsherdes, und in seiner Nachbarschaft sind die Drüsengänge zum Teil gar nicht, zum Teil sehr unregelmäßig angefüllt, wie wir es bei einem Carcinom zu finden gewohnt sind. — Abb. 50 und 51 zeigen ein doppelseitiges Parotissialogramm, das beidseits multiple kugelförmige Gangektasien von einem Durchmesser zwischen 1 und 3 mm aufweist. Hier ergab die histologische Untersuchung der linken Gl. parotis wider Erwarten keine unspezifische ductogene Entzündung, sondern eine eindeutige produktive Tuberkulose. Es fragt sich, ob es sich nicht auch hier um angeborene Ektasien im Sinne Kreplers handelt, in denen sich statt einer unspezifischen diesmal eine spezifische Entzündung angesiedelt hat.

Das Bild einer chronischen Entzündung im Sialogramm ist somit keineswegs einheitlich und oft auch nicht eindeutig; es gestattet lediglich eine Beurteilung der Morphologie des Gangsystems, ohne einen sicheren Hinweis auf die Genese der morphologischen Veränderungen zu erlauben. Unspezifische chronische Prozesse zeigen sowohl regelmäßige, über die ganze Drüse verteilte, als auch unregelmäßige Gangektasien; bei spezifischen Prozessen können jedoch darüber hinaus Bilder entstehen, die allein durch klinischen Befund und Sialogramm *nicht* von malignen Neubildungen abzugrenzen sind.

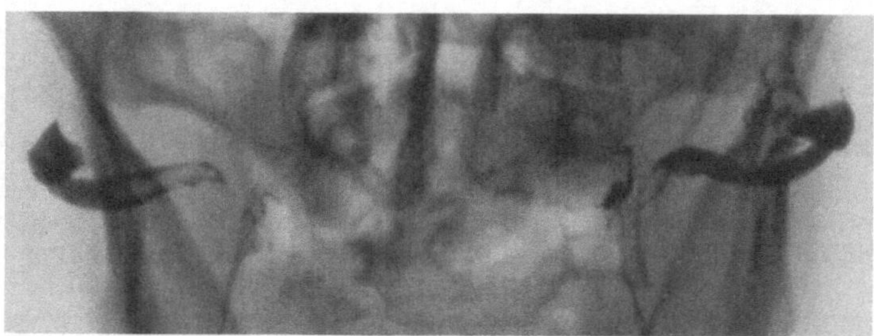

Abb. 52. Doppelseitiges Parotissialogramm (sagittaler Strahlengang) bei schwerstem Sjögren-Symptomenkomplex (Periarteriitis nodosa?). Von der rechten Drüse ist nur noch ein maximal ektatischer Ausführungsgang vorhanden, während sich links innerhalb der Drüse noch einige Hohlräume, allerdings ohne jede Drüsenstruktur, darstellen lassen. Klinisch völlige Xerostomie

δ) Sonstige chronische Speicheldrüsenerkrankungen nicht neoplastischer Art

Bei verschiedensten Krankheitsprozessen sind die Speicheldrüsen in mehr oder minder starkem Ausmaß beteiligt und daher sialographisch verändert. Im Alter, bei langdauernden, konsumierenden Erkrankungen, nach intensiver Röntgenbestrahlung, bei innersekretorischen Erkrankungen sowie schließlich aus bisher nicht erkannten Gründen kommt es häufig zu erheblicher Atrophie der Speicheldrüsen; im Sialogramm finden sich dann entweder ektatische, vom cirrhotischen Parenchym auseinandergezogene Gänge, oder das Gangsystem ist sehr zart und spärlich. Die Akromegalie zeigt eine erhebliche Verplumpung der ganzen Drüse mit eigenartig parallel, vertikal verlaufenden, deutlich vergrößerten Gängen (Matzker). Spinnennetzform zeigt das Parotissialogramm bei Diabetikern nach Verabreichung größerer Insulindosen (Igarashi). Eine Anzahl von Mitteilungen behandelt das sialographische Bild des Sjögrenschen Symptomenkomplexes (Koumrouyan; Parret; Richter; Spoendlin; Taillens). Die Diagnose kann allerdings nur im Rahmen des klinischen Gesamtbefundes gestellt werden; doch gibt das Sialogramm wichtige Hinweise, besonders in Grenzfällen. Es kommt beim Sjögren-Syndrom zu Stenosen und Aussackungen des Gangsystems mit völliger Regellosigkeit der dichotomischen Verzweigung (Koumrouyan); später entstehen mehr oder weniger große kontrastmittelgefüllte Hohlräume, und im Endstadium läßt sich keinerlei drüsige Struktur mehr nachweisen. Abb. 52 zeigt im sagittalen Strahlengang die beiden Parotiden einer an einem schwersten Sjögren-Symptomenkomplex (Periarteriitis nodosa?) erkrankten 41jährigen Frau; von der rechten Drüse stellt sich nur noch der ektatische Duct. Stenonianus dar, während links im Drüsenbereich noch einige unregelmäßige Kontrastmittelflecken sichtbar sind. Übrigens war bei dieser Kranken keinerlei Speichelsekretion mehr vorhanden.

Speichelfisteln und Speichelcysten, seien sie traumatisch, durch Entzündungen oder Tumor entstanden, lassen sich durch das Sialogramm gut darstellen; der Wert einer

Röntgenuntersuchung besteht hier in der Möglichkeit, die Verbindungswege zwischen Speicheldrüse und Fistel genau zu lokalisieren und daraus Anregungen für das therapeutische Vorgehen zu gewinnen.

ε) Neubildungen der Speicheldrüsen

Sowohl innerhalb der Drüse selbst (Mischtumoren, Cylindrome, Adenome) als auch von der Nachbarschaft her vordringende, gutartige Neubildungen oder Cysten führen zu kennzeichnenden Veränderungen des sialographischen Bildes, die bei sachgemäßer Füllung und sorgfältiger Beurteilung der Aufnahme immer richtig zu deuten sind. Es kommt zu Ausziehungen des im übrigen normal dargestellten Gangsystems, die genau der Form des verdrängend wachsenden Gebildes entsprechen und seinen Sitz, zumindest im Bereich

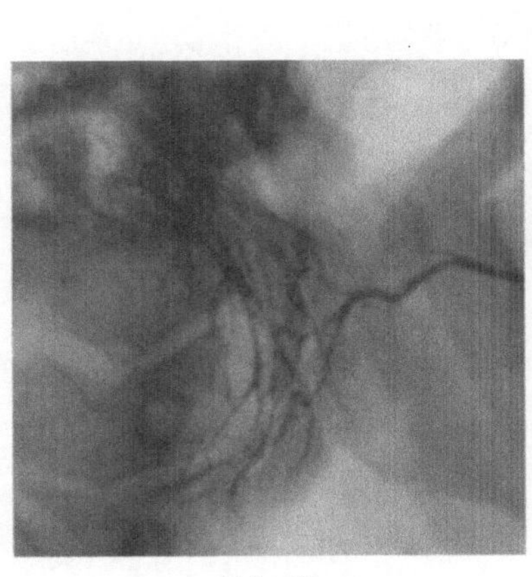

Abb. 53

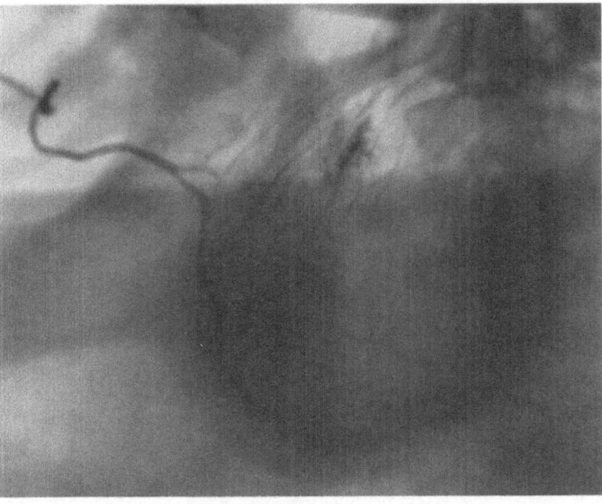

Abb. 54

Abb. 53. Gut pflaumengroßer Parotismischtumor am hinteren Drüsenpol. Die noch funktionsfähigen Drüsenteile umgeben den Tumor kappenförmig

Abb. 54. Großer Parotismischtumor, der von einer nur noch sehr dünnen Schicht funktionsfähigen Drüsengewebes mantelartig umgeben ist. Erheblicher Weichteilschatten!

der gefüllten Drüse, sehr gut lokalisieren lassen. Abb. 53 stammt von einem etwa pflaumengroßen, am hinteren Parotispol gelegenen Mischtumor, der sich durch die Verziehung von oberem und unterem Drüsenpol nach hinten und durch die Verdrängung des Drüsenzentrums nach vorn gut erkennen läßt. Noch deutlicher erkennbar ist dies bei dem folgenden Fall (Abb. 54), bei dem das noch vorhandene Drüsengewebe den apfelgroßen, vom inneren Drüsenlappen ausgehenden Mischtumor mantelförmig umgibt. Bei Abb. 55 handelt es sich um ein Neurinom der Flügelgaumengrube, das sowohl in den Pharynx als auch in die Parotisloge hinein vorgedrungen ist und die Drüse nach außen hin vorwölbt, ohne irgendwelche Gangzerstörungen zu verursachen. Auch im axialen Strahlengang (Abb. 56) kommt diese Verdrängung deutlich heraus, besonders durch die Ausbuchtung des Hauptganges nach außen. Abb. 57 zeigt ein Cylindrom (histologisch und klinisch noch ohne Anzeichen von Malignität) der Gl. submandibularis, dem das noch verbliebene Drüsengewebe kappenförmig caudal aufsitzt; allerdings deutet ein unregelmäßiger Kontrastmittelaustritt im Zentrum der Geschwulst auf einen bereits erfolgten Gangeinbruch hin.

Ein ganz ähnliches Sialogramm kommt zustande bei nichtneoplastischen Prozessen, die ebenfalls verdrängend in den Drüsenbereich hinein vorwachsen, so z.B. bei intraglandulären Lymphknoten (Du Plessis; Matzker; Pietrantoni; Leonardelli u. Mazza), die gelegentlich im Rahmen einer Lymphknotentuberkulose zum klinischen Bild eines Parotistumors führen. Das Sialogramm vermag also nichts auszusagen über das

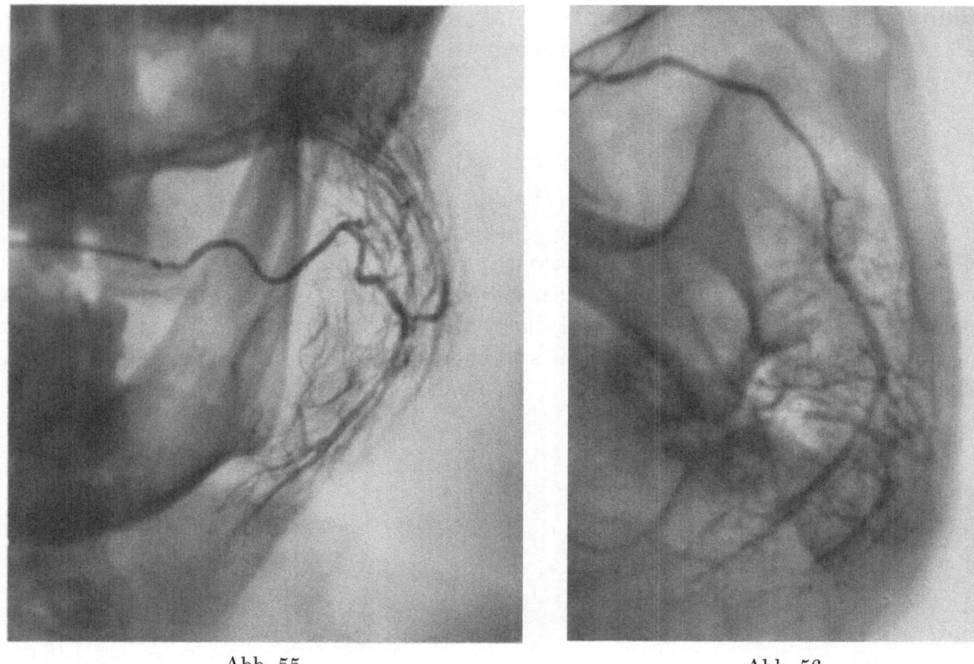

Abb. 55 Abb. 56

Abb. 55. Neurinom der Flügelgaumengrube, die Gl. parotis nach außen hin vortreibend. Sagittaler Strahlengang

Abb. 56. Aufnahme im axialen Strahlengang, der gleiche Fall wie Abb. 55. Der Drüsenhauptgang ist nach außen hin konvex vorgewölbt

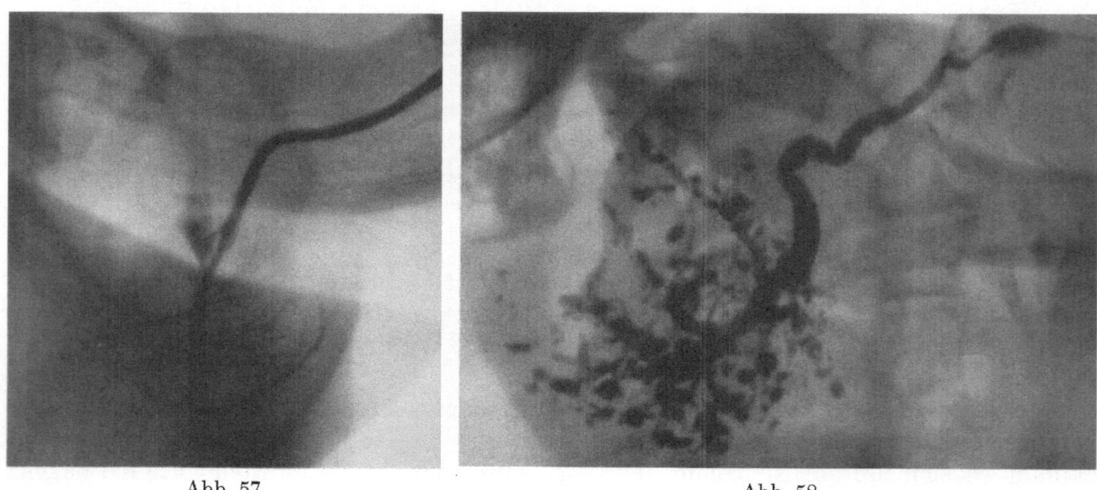

Abb. 57 Abb. 58

Abb. 57. Cylindrom der Gl. submandibularis; das erhaltene Drüsengewebe sitzt dem Tumor caudal kappenförmig auf. Im Tumorzentrum ein Kontrastmittelaustritt ins Gewebe, der den (histologisch nicht bestätigten) Verdacht auf eine beginnende Malignität der Geschwulst erweckt

Abb. 58. Sialogramm eines histologisch nachgewiesenen Parotis-Adenolymphoms. Die gleichmäßigen, allerdings etwas großen Kugelektasien (Spiegelbildung!) lassen (wie bei Abb. 41, 42 und 47) an die Möglichkeit einer ursächlichen Mißbildung denken

zugrunde liegende histologische Geschehen eines verdrängend in den Speicheldrüsenbereich hineinragenden Prozesses. Auf das gleichzeitige Vorkommen von kugelförmigen Gangektasien und Parotismischtumoren hat kürzlich MATZKER hingewiesen; das sialographische Bild stellt eine Kombination von Negativschatten und entsprechender Drüsenverformung einerseits mit den über die ganze Drüse verteilten kugelförmigen Gangektasien andererseits (vgl. Abb. 47) dar.

Völlig andere Befunde bietet das sog. *Adenolymphom der Parotis*. Hier kommt es entweder zu Bildern, wie sie einer „chronischen ductogenen Entzündung" auf der fraglichen Grundlage einer Mißbildung (s. oben) entsprechen (Abb. 58), also mit multiplen, kugelförmigen Ektasien (man beachte die Spiegelbildung in den größeren Ektasien!), oder aber zu völlig unregelmäßigen Füllungsdefekten und Ektasien, die zunächst den dringenden Verdacht auf einen bösartigen Prozeß aufkommen lassen müssen (Abb. 59).

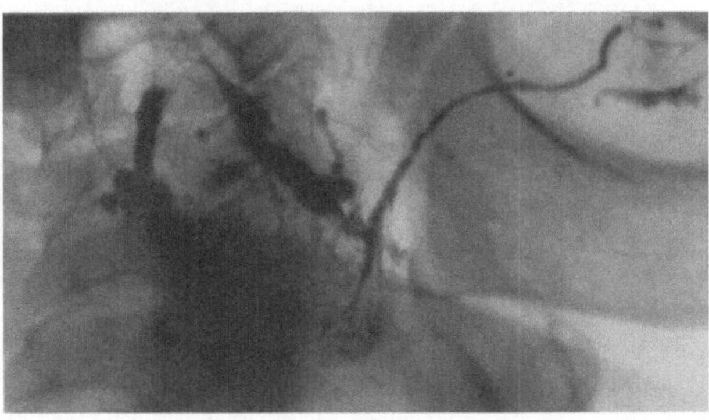

Abb. 59. Parotisadenolymphom. Das Sialogramm mit seinen großen Kontrastmittelflecken und Füllungsdefekten deutet auf einen bösartigen Prozeß, der allerdings histologisch nicht nachgewiesen werden konnte

Die bösartigen Neubildungen der Speicheldrüsen, seien es primäre oder sekundär auf die Drüse übergreifende, sind gekennzeichnet durch den schrankenlosen Einbruch der Geschwulst in das Gangsystem der Drüse. Demzufolge zeigen sich im Sialogramm schon sehr früh Füllungsdefekte oder Kontrastmittelaustritte ins Drüsengewebe, die dann immer auf einen bösartigen Prozeß suspekt sind. Der Zeitpunkt der ersten Erkennung eines solchen Prozesses hängt ab von der Sorgfältigkeit, mit der das Sialogramm angefertigt und beurteilt wird; eventuell muß zur genauen Betrachtung der Aufnahme eine Lupe herangezogen werden: Während das nicht durch Tumorgewebe infiltrierte Gangsystem sich gewissermaßen in seinen Endverzweigungen haardünn verliert, bewirkt ein Geschwulsteinbruch abrupte Füllungsunterbrechungen, und sei es auch nur *eines* kleinen Ganges. Ein fortgeschrittenes Geschwulstwachstum bewirkt bizarre Bilder mit oftmals großen Kontrastmittelseen innerhalb der Drüse; schließlich kommt es zu einem totalen Füllungsdefekt.

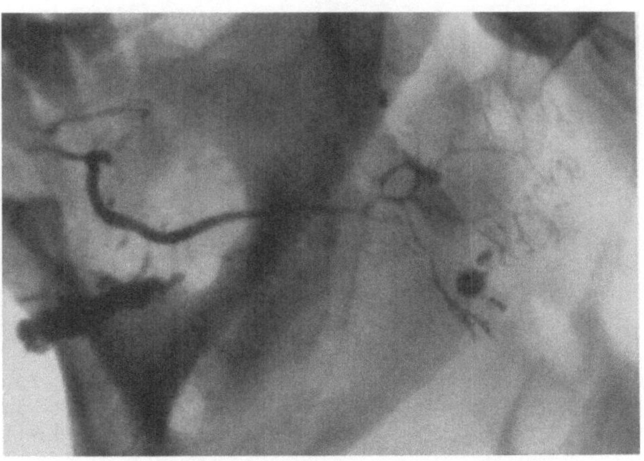

Abb. 60. Maligne degeneriertes, ausgedehntes Cylindrom des tiefen Parotislappens, auf den oberflächlichen Lappen übergreifend. Hohlraumbildungen, Füllungsdefekte, Gangabbrüche. Starke Schmerzen während der Füllung!

Abb. 60 zeigt das Sialogramm eines carcinomatös entarteten Parotiscylindroms, das sich nicht nach außen, sondern zur Flügelgaumengrube hin entwickelt hatte; zahllose Gangabbrüche und einige angefüllte Hohlräume deuten auf die Bösartigkeit des Prozesses hin. Abb. 61 und 62 stammen von einem Patienten, dessen primäres Kehlkopfcarcinom auf den unteren Parotispol übergegriffen hatte; während die obere Drüsenhälfte annähernd normal dargestellt ist, brechen schon in Höhe des Hauptganges alle nach dem unteren Drüsenpol hinziehenden Gänge abrupt ab. In Abb. 63 schließlich hat ein fortgeschrittenes Carcinomwachstum bereits den Duct. Stenonianus erreicht und vollkommen verlegt, so daß sich von der Drüse selbst nichts mehr dargestellt findet. Der Kontrastmittelsee am Mundboden deutet auf den hohen Druck hin, mit dem eine Überwindung der Stenose und eine Füllung der Drüse versucht worden ist.

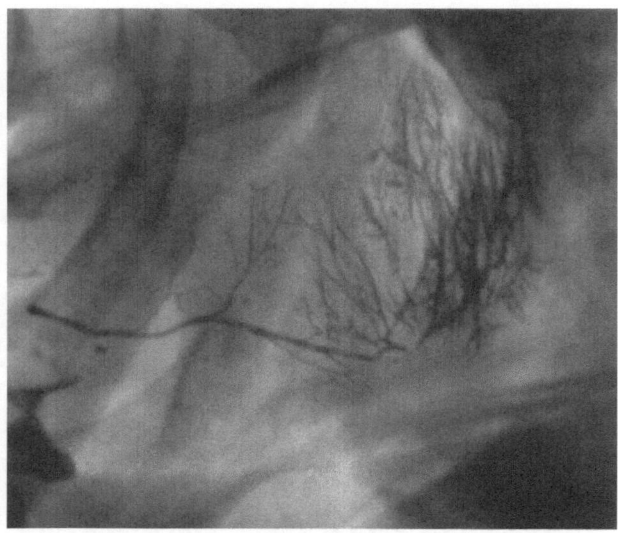

Abb. 61

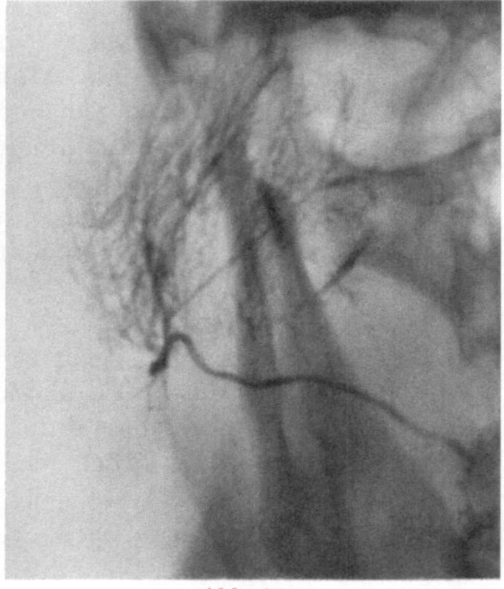

Abb. 62

Abb. 61. Parotissialogramm eines Patienten mit ausgedehntem Kehlkopfcarcinom. Die Geschwulst hat über ihre Halslymphknotenmetastasen auf die Gl. parotis von caudal her übergegriffen. Der untere Teil der Drüse erscheint wie abgeschnitten, die Gangfüllungen brechen abrupt ab

Abb. 62. Der gleiche Fall wie in Abb. 61, im sagittalen Strahlengang. Völlig fehlende Darstellung der Gänge in der unteren Drüsenhälfte

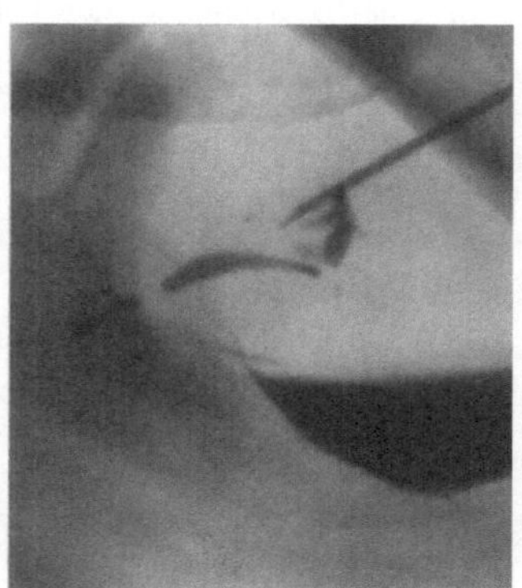

Abb. 63

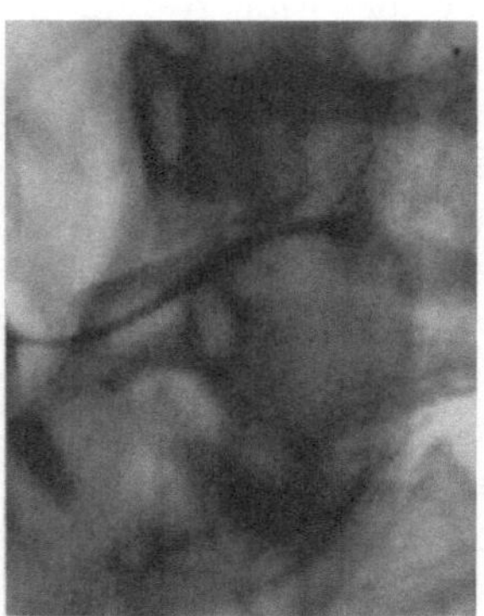

Abb. 64

Abb. 63. Totaler Verschluß des Duct. Stenonianus durch ein Parotiscarcinom. Das Kontrastmittel ist in die Mundhöhle zurückgeflossen und bildet dort einen großen See

Abb. 64. Postoperatives Parotissialogramm nach Parotis-Total-Exstirpation wegen Carcinoms. Der leicht gabelförmig endende Duct. Stenonianus ist dicht verschlossen. Eine kleine, akzessorische Drüse am Gangstumpf ist stehengeblieben und füllt sich normal an. Kein Kontrastmittelaustritt ins Gewebe (3 Jahre nach Parotidektomie)

ζ) *Postoperative Sialographie*

Während HETZAR nur gelegentlich einen Therapieerfolg sialographisch festhielt (z. B. nach Röntgenbestrahlung oder Teilresektionen aus einer Drüse), hat MATZKER systematisch postoperativ sialographiert und insbesondere die Verhältnisse am stehengebliebenen Speichelausführungsgang nach Totalexstirpation der Gl. parotis oder submandibularis untersucht. Abb. 64 zeigt den gefüllten Ductus Stenonianus nach Exstirpation der Gl. parotis wegen eines Carcinoms. Kurz vor dem leicht gabelförmig endenden Gangstumpf zweigt eine kleine, nicht mitentfernte akzessorische Drüse nach oben ab. Aus dem postoperativen Sialogramm lassen sich Rückschlüsse auf die Radikalität des vorgenommenen Eingriffes ziehen; auf seinen Wert für die medizinische Dokumentation sei abschließend hingewiesen.

Die Sialographie als Methode hat selbstverständlich ihre Grenzen, da sie nur Auskunft zu geben vermag über die morphologischen Verhältnisse des Drüsenkörpers im ganzen und des Gangsystems im besonderen. Bei sorgfältiger, ausgefeilter Technik und präziser, kritischer, gelegentlich minutiöser Auswertung (mit der Lupe!) wird jedoch das Sialogramm zu einem unentbehrlichen, diagnostisch wichtigen Hilfsmittel in der Klinik der Speicheldrüsenerkrankungen, besonders im Rahmen der Frühdiagnostik bösartiger Neubildungen.

η) Speicheldrüsen-Szintigraphie

Für die radiologische Untersuchung solcher Speicheldrüsen, deren Ausführungsgang aus irgendeinem Grund nicht sondierbar ist, bietet sich die neuerdings von Börner, Grünberg und Moll entwickelte Szintigraphie der Speicheldrüsen mit ^{99m}Technetium-Pertechnetat an. Dieses radioaktive Isotop wird hauptsächlich von den Speicheldrüsen, der Magenschleimhaut und der Schilddrüse gerafft. Da die Strahlenbelastung sehr niedrig ist und ein gutes szintigraphisches Auflösungsvermögen auch in tieferen Bezirken (z.B. am Gaumen) erreicht wird, lassen sich von etwa 15 min nach intravenöser Verabreichung der Testdosis bis zu mehr als 5 Std die Speicheldrüsen szintigraphisch darstellen, wobei folgende Reihenfolge der Intensitätsmaxima auftritt: Gl. parotis — Gl. submandibularis — Gll. palatinae — Gl. sublingualis. Die paarweise vorhandenen großen Speicheldrüsen zeigen gewöhnlich eine etwas unterschiedliche Aktivität, die als physiologisch angesehen werden darf.

Die Speicheldrüsen-Szintigraphie ermöglicht nach den bisher mitgeteilten Erfahrungen die direkte Darstellung des sezernierenden Parenchyms, eine Aussage über dessen Funktionsfähigkeit, eine Beurteilung des Funktionsablaufes in den einzelnen Speicheldrüsen und schließlich neben der Sichtbarmachung der großen auch die Darstellung der kleinen, polyostotischen Speicheldrüsen.

Literatur

a) Technik; Physiologie und Pathologie der Mundhöhlenweichteile ohne Speicheldrüsen

Ardran, G. M., F. H. Kemp, and S. C. Truelove: A radiological study of the movements of the tongue, pharynx and oesophagus in acrosclerosis. Gastroenterologia (Basel) **79**, 361—375 (1953).

Barth, E.: Die Verwertung der Röntgenstrahlen in der Stimmphysiologie. Mschr. ges. Sprachheilk. Aug.-Sept. (1907).

—, u. R. Grunmach: Röntgenographische Beiträge zur Stimmphysiologie. Arch. Laryng. Rhin. (Berl.) **19**, 396—407 (1907).

Bauer, R., u. D. Hauert: Die Röntgenuntersuchung des Schluckaktes und ihre Bedeutung für den klinischen, insbesondere den neurologischen Befund. Fortschr. Röntgenstr. **59**, 121—138 (1939).

Becker, A.: Zur Symptomatologie und Differentialdiagnose des Rankenangioms der Wange. Z. Laryng. Rhinol. **28**, 498—501 (1949).

Bercher, J. H., et Bretton: La radiographie de la région mentonière. Rev. Stomat. (Paris) **1924**, 561—573.

Björk, L.: Velopharyngeal Function in connected Speech. Acta radiol. (Stockh.), Suppl. 202 (1961).

Borel-Maisonny, S.: Meccanismo di alcune vocali francesi. (Studio radiografico.) Valsalva **14**, 130—138 (1938).

Braun-Falco, F.: Multiple Wangenphlebolithen. Z. Laryng. Rhinol. **37**, 243—245 (1958).

Cahn, L. R.: The diagnosis of tumors of the mouth. Amer. J. Orthodont. Oral Surg. **27**, 333—335 (1941).

Caporali, E.: Angioma cavernoso della parotide. Policlinico, sez. chir. **30**, 450—460 (1923).

Carco, P., A. Lurà e G. Panebianco: Studio roentgencinematografico della deglutizione normale e di alcune discinesie faringo-esofago. Otorinolaring. ital. **25**, 113—153 (1957).

Cochrane Shanks, S.: Alimentary tract. A test-book of X-ray diagnosis, Bd. 2, S. 1ff. London: H. K. Lewis & Co. 1938.

Croatto, L., C. Croatto-Martinolli et G. Pistolesi: Méthodologie radiologique dans l'exploration de la physiopathologie vélo-pharyngienne. J. franç. Oto-rhino-laryng. **6**, 996—1004 (1957).

—, e G. Pistolesi: Studio radiologico della fisiologia e fisiopatologia velofaringea mediante un nuovo metodo d'indagine con d'esame roentgenchimografico. Atti Soc. med.-chir. Padova **30**, 179—194 (1953).

Dahm, M.: Zum röntgenologischen Nachweis einer Schlucklähmung. Münch. med. Wschr. **1936 II**, 2050—2051.

— Schluckstörungen und Schlucklähmungen. Röntgenuntersuchungen zur Abgrenzung normaler und pathologischer Schluckvorgänge im Bereich der oberen Schluckwege. Fortschr. Röntgenstr. **64**, 167—202, 241—281, 309—353 (1941).

Dahm, M.: Das Schluckbild bei Auslösung des Schluckreflexes außerhalb des Rachenraumes. Fortschr. Röntgenstr. **72**, 181—189 (1949).

— Ergebnisse der Röntgenuntersuchung der Schluckvorgänge. HNO (Berl.) **2**, 77—78 (1950).

—, u. E. Schorre: Das Röntgenbewegungsbild bei Schlucklähmungen. Fortschr. Röntgenstrahl. **56**, 598—615 (1937).

Damijonaitis, G.V.: Differentialdiagnostik und Therapie der Mundzysten. Medicina **20**, 946—954 (1939).

Dechaume, M., M. Bonneau et M. R. de Goes: Adénites sous-maxillaires simulant une sous-maxillite. Presse méd. **1951**, 1536—1537.

Dore, G.: Cisti da echinococco del pavimento della bocca. Atti Clin. oto- ecc. iatr. Univ. Roma **27**, 41—47 (1929).

Eijkman, P. H.: Bewegungsphotographie mittels Röntgenstrahlen. Fortschr. Röntgenstr. **5**, 347—354 (1901/02).

— Der Schlingakt, dargestellt nach Bewegungsphotographien mittels Röntgenstrahlen. Pflügers Arch. ges. Physiol. **99**, 513—571 (1903).

— Die Bewegung der Halsorgane beim Anstrengen. Fortschr. Röntgenstr. **7**, 280—282 (1903/04).

— Die Bewegung der Halsorgane bei Kopfbeugungen, Anstrengen, Bauchpressen und Glottisschließen. Pflügers Arch. ges. Physiol. **105**, 293 (1904).

— Röntgenkinematographie. J. Radiol. Électrol. **1908**, Nr 11, 397.

Errecart, P. L., y J. M. C. Morales: Quiste hidatidico del piso de la boca. Acta oto-rinolaring. ib.-amer. **3**, 318—321 (1952).

Faur, A. S.: La localisation radiologique des corps étrangers en odonto-stomatologie. Schweiz. Mschr. Zahnheilk. **68**, 802—810 (1958).

Ferrand, F.: L'ossification du plancher de la bouche chez les fracturés de la guerre. Odontologie **54**, 173—177, 188—193 (1933).

Fieux, J., et M. Noix: Etude radiocinématographique des effecteurs buccaux. Acta stomat. belg. **57**, 683—690 (1960).

Finzi, A.: L'indagine radiologica nei tumori della base della lingua. Minerva otorinolaring. (Torino) **2**, 319—331 (1952).

Fleischer, K.: Konkrementbildung in Wangenangiomen. Arch. Ohr-, Nas.- u. Kehlk.-Heilk. **165**, 502—507 (1954).

Frenckner, P.: X-ray cinematografic demonstration of the swallowing procedure in normal and pathologic cases. Acta oto-laryng. (Stockh.) Suppl. **78**, 83—90 (1949).

Gelder, L. van: Radiography of the soft palate function in speech. Pract. oto-rhino-laryng. (Basel) **18**, 305 (1956).

Gignoux, A.: Fistule branchiale complète du cou. Ann. Oto-laryng. (Paris) **11**, 1195 (1936).

Grynkraut, B., et H. Lewenfisz: Sur un cas de kyste dermoide de la langue, examen radiologique lipiodole et contrôle opératoire. Bull. Soc. Radiol. méd. France **17**, 50—52 (1929).

Guillen, G., Y. Gospodnetic, J. Wangermez et J. Pommez: La synergie glosso-vélaire. La radiocinématographie du pharyngo-larynx pendant la phonation. Rev. Laryng. (Bordeaux) **78**, 89—91 (1957).

Gutzmann, H.: Röntgenaufnahmen von Zunge und Gaumensegel bei Vokalen und Dauerkonsonanten. Fortschr. Röntgenstr. **41**, 392—404 (1930).

— Röntgenkinematographie der Sprechbewegungen. Z. Laryng. Rhinol. **21**, 491—495 (1931).

Häupl-Meyer-Schuchardt: Die Zahn-, Mund- und Kieferheilkunde. Bd. 2, Röntgenologie usw. München u. Berlin: Urban & Schwarzenberg 1955.

Haudek, M., u. E. Fröschels: Röntgenaufnahmen der Form des Ansatzrohrs bei den Sprachlauten. Arch. Laryng. Rhin. (Berl.) **24**, 319—328 (1911).

Hegedüs, L.: Röntgenaufnahmen von ungarischen Vokalen. Arch. néerl. Phonét. exp. **13**, 72—77 (1937).

Hemmati, A.: Phlebolithen in einem Hämangiom der linken Wange. Fortschr. Röntgenstr. **102**, 210—211 (1965).

Huinzinga, E.: Über die Stelle, wo der Charakter des Selbstlautes gebildet wird. Arch. néerl. Phonét. exp. **7**, 104—117 (1932).

Janker, R., u. W. Schwab: Die Bedeutung der Röntgenkinematographie für das Studium normaler und pathologischer Bewegungsvorgänge im Bereich des oberen Speiseweges und der unteren Luftwege. Arch. Ohr.-, Nas.- u. Kehlk.-Heilk. **171**, 215—224 (1958).

Kallenberger, K.: Speicheldrüsenmischtumor des harten Gaumens. Schweiz. Mschr. Zahnheilk. **63**, 152—157 (1953).

Kindler, W.: Therapeutischer Effekt bei diagnostischer Kontrastdarstellung von Mundbodencysten. Zbl. Hals-, Nas.- u. Ohrenheilk. **43**, 24 (1951/52).

Kirkpatrick, J. A.: Roentgen evaluation of velopharyngeal closuer. Cleft Palate J. **1**, 388—390 (1964).

Kirsch, Th.: Die Streustrahlung bei intraoralen und extraoralen Aufnahmen. Dtsch. zahnärztl. Z. **14**, 175—180 (1959).

Kjellberg, S. R.: Einige Studien über das Aussehen des weichen Gaumens an Röntgenbildern, teils bei normalen und teils bei einigen pathologischen Zuständen. Acta radiol. (Stockh.) **15**, 677—682 (1934).

Krause, G.: Multiple Phlebolithen in einem kavernösen Hämangiom der Wange. Z. Laryng. Rhinol. **43**, 125—127 (1964).

Lange, H.: Der knöcherne Gaumen bei Lippen-Kiefer-Gaumenspalten und seine röntgenologische Darstellbarkeit. Med. Diss. Göttingen 1937.

Lempke, H.: Zur Differentialdiagnose und Therapie der Zungentumoren. Stoma (Heidelb.) **2**, 41—50 (1949).

Lozier, M.: Significance of correct processing in intraoral roentgenography. Oral Surg. **3**, 1060—1069 (1950).

Macmillan, A. S., and G. Kelemen: Radiography of the supraglottic speech organs. Arch. Otolaryng. (Chicago) **55**, 671—688 (1952).

Marchal, M.: De l'enregistrement des mouvements de la langue pendant la parole par la ciné-densigraphie. C. R. Acad. Sci. (Paris) **232**, 2257—2259 (1951).

Marshall, L. R.: Sublingual epidermoid cysts. Arch. Otolaryng. (Chicago) **33**, 659—662 (1941).

MASSENGILL, R.: Early diagnosis of abnormal palatal mobility by the use of cinefluorography. Folia phoniat. (Basel) **18**, 256—260 (1966).

MATHA DE PARREL, L.: Etude phonétique et radiologique de l'articulation sous constrainte vocalique dans le chant. Rev. Laryng. (Bordeaux) **74**, Suppl., 194—202 (1953).

MATZKER, J.: Die Darstellung der Zunge in der seitlichen Röntgenleeraufnahme des Gesichtsschädels. Z. Laryng. Rhinol. **37**, 632—641 (1958).

MEYER, E.: Röntgenographische Lautbilder. Med.-pädag. Mschr. ges. Sprachheilk. **1907**, 228.

MILLARD, R. T.: The role of cineradiography with image amplification for evaluation of post operative cleft palate cases. Acta oto-rhinolaring. ib.-amer. 8, 225—227 (1957).

MINERVINI, F., and R. M. RANKOW: Cavernous hemangioma of the soft palate. N. Y. St. J. Med. **57**, 3686—3692 (1957).

MITROVIC, M., et B. MILOJEVIC: Le Radiodiagnostic du Voile du Palais. Rev. Laryng. (Bodeaux) **81**, 260—270 (1960).

MITTERMAIER, R.: Die Krankheiten der Nasennebenhöhlen, der Ohren und des Halses im Röntgenbild. S. 201—203. Stuttgart: Georg Thieme 1952.

MOSHER, H. P.: X-ray study of movements of the tongue, epiglottis and hyoid bone in swallowing, followed by a discussion of difficulty in swallowing caused by retropharyngeal diverticulum, postericoid webs and exostoses of cervical vertebrae. Laryngoscope (St. Louis) **37**, 235—262 (1927).

MÜLLER, H.: Beitrag zur intraoralen Röntgenstereoskopie. Dtsch. Zahn-, Mund- u. Kieferheilk. **23**, 26—36 (1955).

NEUSS, O.: Multiple Phlebolithen bei einem Parotisangiom. Z. Laryng. Rhinol. **37**, 240—242 (1958).

NYLÉN, B. O.: Cleft palate and speech. Acta radiol. (Stockh.), Suppl. 203 (1961).

OTSUKA, H.: Röntgenkinematographische Untersuchungen über den Schluckakt des Menschen. Ausz. Z. Otol. usw. (Tokyo) **43**, dtsch. Zus.-fass. 195 (1937).

PANCONCELLI-CALZIA: Experimentelle Phonetik. Berlin: W. de Gruyter & Co. 1930.

PANOW, W. P., et L. M. ROSENFELD: Les lésions syphilitiques des os du nez, du palais dur et des mâchoires dans l'image radiologique. Vestn. Rentgenol. **23**, 238—247 (1939).

PARKER, A., and H. FROMMER: Phleboliths. Report of a case. Oral Surg. **18**, 476—482 (1964).

PARMENTER, C. E., S. N. TREVINO, and C. A. BEVANS: A technique for radiographing the organs of speech during articulation. Z. exp. Phonet. **1**, 63—84 (1931).

PODVINEC, S.: The physiology and pathology of the soft palate. J. Laryng. **66**, 452—461 (1951).

PRAEGER, W.: Das Röntgenbild nasopalatinaler Cysten. Dtsch. zahnärztl. Wschr. **1937**, 54—56.

— Geschwulst am Gaumen ohne wesentlichen Röntgenbefund. Dtsch. zahnärztl. Wschr. **1943 I**, 169.

RICHTER, P.: Ein Fall von Epidermoidcyste des Mundbodens. Mschr. Ohrenheilk. **89**, 73 (1955).

ROSSBERG, G., u. H. W. MAASS: Zur Diagnose und Therapie von Dermoidzysten des Mundbodens. Z. Laryng. Rhinol. **38**, 807—812 (1959).

RUTTIN, E.: Speicheldrüsenendotheliom am Gaumen. Zbl. Hals-, Nas.- u. Ohrenheilk. **31**, 525 (1939).

SCHEIER, M.: Die Anwendung der Röntgenstrahlen für die Physiologie der Stimme und Sprache. Dtsch. med. Wschr. **1897**, Nr 25, 403.

— Weitere Mitteilungen über die Anwendung der Röntgenstrahlen in der Rhino-Laryngologie. Fortschr. Röntgenstr. **1**, 59—65 (1897/98).

— Neue Mitteilung über die Verwendung der Röntgenstrahlen in der Laryngologie. Fortschr. Röntgenstr. **1898 I**, 110.

— Die Bedeutung des Röntgenverfahrens für die Physiologie der Sprache und Stimme. Arch. Lyryng. Rhin. (Berl.) **22**, 175—208 (1909a).

— Zur Physiologie der Stimme und Sprache nach Momentaufnahmen des Kopfes mit dem Grissonator. Verh. dtsch. Röntgenges. **5**, 169—173 (1909b).

— Zur Physiologie des Schluckaktes. Passows-Schaefers Beitr. Heft 1 u. 2 (1910).

SCHINZ-BAENSCH-FRIEDL-UEHLINGER: Lehrbuch der Röntgendiagnostik, 5. Aufl., Bd. IV, S. 2986ff. Stuttgart: Georg Thieme 1952.

SCHLOSSHAUER, B.: Röntgenaufnahmetechnik in der Hals-Nasen-Ohrenheilkunde, S. 35ff. Stuttgart: Georg Thieme 1956.

SCHMID, F., u. G. WEBER: Röntgendiagnostik im Kindesalter. München: J. F. Bergmann 1955.

SEIFERTH, L. B.: Röntgenologische Untersuchungen über den Abschluß des Mundrachens vom Nasenrachen und das Verhalten der Zunge während des Backenaufblasens bei Normalen und Kranken mit Gaumenspalten. Klin. Wschr. **1935 I**, 897—899.

SILOVA-MECHANIK, R. S.: Über die Fehler der Röntgendiagnose in der Stomatologie. Stomatologija (Mosk.) **1949**, H. 2, 45—47.

SOULAS, A.: Dysphagie d'origine linguale. Ann. Oto-laryng. (Paris) **68**, 114—115 (1951).

SPIESS, G., u. W. PFEIFFER: Die Röntgenuntersuchung der oberen Luftwege. In: GROEDELs Atlas und Lehrbuch der Röntgen-Diagnostik in der inneren Medizin, S. 248ff. München: J. F. Lehmann 1936.

VEAU, V., S. BOREL-MAISSONY u. MISSET: Die funktionellen Ergebnisse der Gaumenplastiken, wie sie sich bei der Röntgendurchleuchtung darstellen. Z. Stomat. **35**, 597—606 (1937).

WALTHER, H. H.: Die Entwicklung der röntgenologischen Diagnostik im Bereich der Mundhöhle und ihrer Anhangsgebilde unter besonderer Berücksichtigung der Kontrastdarstellungen. Diss. Mainz 1959.

WEBER, I.: Zur Klinik und Therapie zystischer und fistelnder Fehlbildungen im Bereich des Mundbodens und Halses. Z. Laryng. Rhinol. **38**, 249—259 (1959).

WILMS: La radioscopie des mouvements du voile du palais. Acta oto-rhino-laryng. belg. **7**, 294—298 (1953).

b) Speichelsteine

ABEL, J.: The occurence of calculus in the salivary glands and their ducts. Dent. Dig. **36**, 419—422 (1930).

ALBERS-SCHÖNBERG, H. E.: Über den derzeitigen Stand des Nachweises von Konkrementen im menschlichen Körper mittels Röntgenstrahlen. Z. ärztl. Fortbild. **2** (1904).

ALLING, CH. C.: Sialoithiasis. Oral Surg. **8**, 595—597 (1955).

ALVES, O. J.: Über einen Fall von Sialolithiasis. Rev. bras. Gastroent. **6**, 319—324 (1954).

ARCELIN, J.: Radiographie d'un calcul salivaire de la glande salivaire. Lyon méd. 14, 769 (1912).

AUBOURG, P.: Radiographie eines Speicheldrüsensteines. Bull. et Mém. de la Soc. de Radiol. méd. de Paris, Juli 1910.

BABBINI, R.: Speichelsteine. Rev. med. legal (Rosario) Nr 11, 587—603 (1927).

BAILEY, H.: Submaxillary salivary calculus. Brit. J. Surg. **12**, 321—330 (1924).

BAILON, H. C., and D. H. BALLON: Salivary calculi. Surg. Gynec. Obstet. **64**, 226—228 (1937).

BARBIER, CH.: Un corps étranger inattendu du canal de Sténon. Ann. Oto-laryng. (Paris) **71**, 191—192 (1954).

BARTALENA, G.: Su di un caso di litiasi parotidea. Boll. Mal Orecch. **75**, 343—354 (1957).

BATAILLE, R., et J. VIGNEUL: Les ganglions intraparotidiens calcifiés. Rev. Stomat. (Paris) **51**, 81—88 (1950).

BAZY, P.: Note sur un cas de calcul de la glande sousmaxillaire gauche. Bull. Acad. Méd. (Paris) **90**, 148—151 (1923).

BEHRENDT, E.: Speichelsteine im Röntgenbild. Korrespo.-Bl. Zahnärzte **53**, 281—282 (1929).

BERNKLAU, K.: Ein Speichelstein. Dtsch. zahnärztl. Z. **5**, 254—256 (1950).

BESELIN, O.: Ein Speicheldrüsenfremdkörper. HNO (Berl.) **3**, 369 (1952).

BODE: Zur Pathologie und Therapie der Speichelsteinerkrankung. Dtsch. Z. Chir. **227**, 488—491 (1930).

BOECK, E.: Beitrag zur Pathologie und Klinik der Speichelsteinerkrankung. Dtsch. zahnärztl. Wschr. **1939**, 514—515.

BORRIES, G. V. TH.: Sialolithiasis. Zbl. Hals-, Nas.- u. Ohrenheilk. **35**, 640 (1942).

BOSS, W.: Zur Differentialdiagnose der Speichelsteine. Bruns' Beitr. klin. Chir. **125**, 451—458 (1922).

— Speichelsteinrezidive. Bruns' Beitr. klin. Chir. **146**, 222—231 (1929).

BOURG, R.: A propos d'un cas de lithiase salivaire du canal de Wharton. J. Chir. (Brux.) Nr 10, 229—236 (1927).

BOYER, M. J.: The report of a number of cases of salivary calculus. Amer. J. Orthodont. Oral. Surg. **27**, 435—447 (1941).

BROOKS, H. L.: Salivary calculus. Clin. Med. Surg. **35**, 333—334 (1928).

BROWN, C. J.: Parotic calculi with mistaken diagnosis of residual roots. J. oral Surg. **7**, 169—170 (1949).

BUMBA: Ein großer Speichelstein. Zbl. Hals-, Nas.- u. Ohrenheilk. **30**, 476 (1938).

BUZBY, B. F.: Submaxillary salivary calculus. Ann. Surg. **76**, 778—781 (1922).

CALOGERO, B.: La dimostrazione radiologica della calcolosi Whartoniana. Arch. ital. Laring. **64**, 138—144 (1956).

CERVERA: Calculosis des Mundes. Med. ibera **16**, 522—523 (1922).

CHAIS, M. L.: Der Fall eines Steines der Unterzungendrüse. Vestn. Otol. i t. d. **2**, 74—75 (1949).

CLAUS, J.: Über Speichelsteine. Z. Laryng. Rhinol. **12**, 354—356 (1924).

DAGGETT, W. I.: A case of six faceted calculi found in the substance of the submaxillary gland. Lancet **1926**, 649—650.

DECHAUME, M., M. BONNEAU et J. PAYEN: La lithiase sous-maxillaire. Presse méd. **1952**, 908—910.

ENGERT, K.: Zwei seltene Fälle von Speichelsteinkrankheit. Z. Stomat. **33**, 1153—1155 (1935).

ENRIQUEZ, E., C. BERGARA u. R. BERGARA: Steinbildung in der Submaxillardrüse. Rev. Espec. Asoc. méd. argent. **2**, 561—578 (1927).

ESKOW, A. B.: A stone in the parotid duct. Oral Surg. **9**, 935—936 (1956).

FITZWILLIAMS, D. C. L.: Submaxillary calculus. Practitioner **116**, 411—417 (1926).

FRÄNKEL, W. K.: Über Speichelsteine. Chirurg **3**, 215—220 (1931).

FRENZEL, H.: Ungewöhnlich großer Speichelstein. Zbl. Hals-, Nas.- u. Ohrenheilk. **30**, 330 (1938).

FROTZL, J.: Speichelsteine. Z. tschech. Ärzte Nr 43 (1921).

GÁMÁN, F.: Fall von Speichelstein. Zbl. Hals-, Nas.- u. Ohrenheilk. **8**, 655 (1926).

GILMORE, G. B.: Calculi in the submaxillary gland and Wharton's duct. Laryngoscope (St. Louis) **50**, 270—274 (1940).

GINESTET, G., et SERVAIS: Lithiase sous-maxillaire bilatérale et massive. Rev. Stomat. (Paris) **55**, 232—234 (1954).

GIRAUD, J. CH., COMBE et LAMAS: Lithiase sous-maxillaire de l'enfant à propos d'une observation. Algérie méd. **57**, 631—633 (1955).

GREELEY, P. W.: Sialolithiasis. J. Amer. med. Ass. **102**, 2078—2081 (1934).

GROSS, F., u. D. SARAFOFF: Ein Beitrag zur Pathologie und Klinik der Speichelsteinkrankheit. Bruns' Beitr. klin. Chir. **155**, 275—286 (1932).

GUERNSEY, L. H.: Giant sialolith. Oral Surg. **6**, 1230—1231 (1953).

HALD, P. T.: Großer Calculus ductus Whartoniani, durch intrabuccale Operation entfernt. Zbl. Ohrenheilk. **10**, 269 (1912).

HALL-EDWARDS, J.: The X-rays in the diagnosis of calculi. Arch. Roentg. Ray **8**, 26 (1903).

HAMILTON, P. H.: A sialolith in the submaxillary duct. Oral Surg. **3**, 1388—1389 (1950).

HARRISON, G. R.: Calculi of the salivary glands and ducts. Surg. Gynec. Obstet. **43**, 431—435 (1926).

HEINEMANN, O.: Zur Diagnose der Speichelsteine. Münch. med. Wschr. **1914**, Nr 16, 879.

— Zwei Speichelsteine im rechten Ductus Whartonianus. Dtsch. Mschr. Zahnheilk. **45**, 618 (1927).

HENNEBERT: Vier Speichelsteine. Zbl. Laryng. **37**, 444 (1921).

HERRMANN, A.: Speichelsteine als Ursachen für Paratonsillarabszesse. Hals- usw. Arzt, I. Orig. **32**, 68—71 (1941).

HICKEY, P. M.: Demonstration eines Steines der Speicheldrüsen. Amer. J. Roentgenol. **2**, 776 (1915).

HOCHMANN, R.: Zur Kasuistik der Speicheldrüsensteine. Zahnärztl. Rdsch. **1929I**, 419—421.

HOSAKA, S.: Zur Kasuistik der Sialolithiasis. Otologia (Tokyo) **10**, 31—38 (1937).

HÜBSCHER, A.: Beiträge zur Speichelsteinkrankheit. Diss. Zürich 1933.

HUSTED, E.: Sialolithiasis. Acta chir. scand. **105**, 161—171 (1953).

ILL, G., et A. BARANGER: Calcul salivaire chez un enfant de 14 ans. Bull. Soc. anat. Paris **93**, 555—556 (1923).

IMMING, G.: Ein Beitrag zur Sialolithiasis. Bruns' Beitr. klin. Chir. **172**, 450—457 (1941).

IVY, R. H., u. L. CURTIS: Salivary calculi. Ann. Surg. **96**, 979—986 (1932).

LACAZE: Lithiase salivaire latente. Otorhinolaring. int. **11**, 307—309 (1927).

LEBENSOHN, J. E.: Salivary calculi. Illinois med. J. **53**, 421—422 (1928).

LEINATI, F.: Sopra due casi di calcolosi salivare. Boll. soc. med.-chir. Pavia **1**, 127—144 (1926).

LE JEMTEL: Sur le rôle du traumatisme dans la production des calculs salivaires. Arch. franco-belg. Chir. **33**, 781—782 (1932).

LIGHTERMAN, I.: Sialolithiasis of a minor salivary gland. Oral Surg. 8, 143—145 (1955).

LUCCIONI, C.: Ein Fall von Steinbildung im Ductus Whartonianus. Rinasc. med. **5**, 652 (1928).

MACCAFERRI, G.: Contributo clinico ed anatomopatologico allo studio della calcolosi salivare. Arch. Chir. Oris (Bologna) **2**, 69—109 (1934).

MAGATA, M.: Ein Fall von Speichelstein im Ductus Whartoni. Zbl. Hals-, Nas.- u. Ohrenheilk. **27**, 619 (1937).

MASHKEVICH, S. M.: Zur Kasuistik der Speichelsteine. Z. Ušn. Pol. **14**, 320 (1937).

MCKECHNIE, R. E.: Calculi of the salivary glands. West J. Surg. **59**, 153—155 (1951).

MIKHAILOV, M. N.: Remote results of treatment of salivalithiasis. Stomatologija (Mosk.) **37**, 48—49 (1958).

MINGO, J.: Speichelsteine in der Submaxillaris. Rev. argent. Oto-rino-laring. **3**, 214—239 (1934).

MIYAGI, G.: Zwei interessante Fälle von Speichelstein. Otologia (Tokyo) **12**, 390—392 (1939).

MOSONYI, D.: Operierter Fall eines submaxillären multiplen Speichelsteins. Fogorv. Szle **23**, 34—39 (1930).

MOURGNE, MOLINE u. BARDON: Stein im Whartonschen Kanal. Arch. Élect. med. Nr 506, **351** (1924).

MUTA, T., M. MUTA, and O. MUTA: X-ray diagnosis of salivary calculi in submaxillar glands by means of so-called transoral oblique method. Otol. Fukuoka **2**, 57—61 (1956).

NEUFACH, E. A.: Speichelsteine der Gl. submandibularis und die operative Behandlung. Mschr. Ohrenheilk. **70**, 79—92 (1936).

NEUGEBAUER, G.: Ein Fall von Speichelstein. Zbl. Hals-, Nas.- u. Ohrenheilk. **35**, 381 (1942).

NEW, G. B., and R. R. HARPER: Chronic inflammation of the salivary glands with or without calculi. Surg. Gynec. Obstet. **53**, 456—460 (1931).

PATTERSON, R. H.: Salivary gland and duct calculi. Surg. Clin. N. Amer. **12**, 335—340 (1932).

PFEIFFER, K.: Beitrag zur Kenntnis der Sialolithiasis. Zbl. Chir. **78**, 1000—1003 (1953).

—, u. K. SEIGE: Zur Differentialdiagnose der Speichelsteine und Phlebolithen im Wangenbereich. Radiol. clin. (Basel) **22**, 445—461 (1953).

PIALOUX, P.: Calcul salivaire géant. Ann. Otolaryng. (Paris) **69**, 352 (1952).

PIERGROSSE, A.: L'indagine radiologica nella litiasi salivare. Rinasc. med. **18**, 547—548 (1941).

PILCHER, J. A.: Salivary calculus containing a foreign body. Arch. Otolaryng. (Chicago) **26**, 531—533 (1937).

POUJOUL et BRETTON: Lithiase infectée de la sous-maxillaire. Rev. Stomat. (Paris) **30**, 278—284 (1928).

PRIETZEL, F.: Über die Sialolithiasis der Glandula submandibularis. Mschr. Ohrenheilk. **76**, 563—583 (1942).

RATERA: Ein Fall von Speichelstein der Submaxillardrüse. Rev. esp. Laring. Sept.-Okt. (1911).

RETHI, A.: Zur Pathologie und Diagnose der Speichelsteine. Z. Laryng. Rhinol. **5**, 959 (1912).

RICE, A. H.: Calculus major. Arch. Otolaryng. (Chicago) **49**, 331 (1949).

RIDDER,: Zur Kasuistik der Fremdkörper der Parotis bzw. des Ductus Stenon. Berl. klin. Wschr. **1919**, Nr 9, 239.

ROEDELIUS, E.: Speichelsteinerkrankungen. Dtsch. med. Wschr. **1917**, Nr 19, 263.

— Beiträge zur Speichelsteinerkrankung. Dtsch. Z. Chir. **141**, 263 (1917).

ROUHIER: Calcul salivaire gros comme une fève bien visible à la radiographie. Bull. Soc. nat. Chir. **60**, 887—888 (1934).

SALOMONE, P.: Calcolo della ghiandola sottomascellare. Ann. Laring. (Torino) **57**, 541—548 (1958).

SARGNON, A.: Contribution à l'étude clinique et radiographique des calcules salivaires. Oto-rhino-laring. int. 8, 665—670 (1924).

SASAKI, M., u. A. TAWARA: Vier Fälle von Sialolithiasis. Otologia (Tokyo) **12**, 745—750 (1939).

SCHMITT, H. G.: Darstellung der Speichelsteine der Glandula submaxillaris. Röntgenprax. **12**, 290—291 (1940).

SHIBAGAKI, T.: Sialolithiasis und ihre Röntgenographie. Otologia (Tokyo) **7**, 238—244 (1934).

SITBON, J.: Calcul géant de la sous-maxillaire. J. franç. Oto-rhino-laryng. **3**, 955—956 (1954).

SMYSLOW, V. V.: Zur Kasuistik der Speichelsteinkrankheit. Stomatologija (Mosk.) **1954**, H. 3, 45—46.

SOUKOUP, E.: Sialolith ductus submandibularis. Čas. Lék. čes. **1927**, Nr 44, 1684.

STEINL, E.: Diagnostische Irrtümer durch Speichelsteine. Dtsch. zahnärztl. Z. 8, 351—358 (1953).

STUPKA, W.: Speichelstein in der linken Submaxillardrüse. Zbl. Hals-, Nas.- u. Ohrenheilk. **16**, 731 (1931).

ŠVERER, R.: Sialolithiasis bei einem fünfjährigen Mädchen. Zbl. Hals-, Nas.- u. Ohrenheilk. **45**, 222 (1952).

Tholen, E. F.: Sialolithiasis. J. oral Surg. **7**, 63—66 (1949).

Thoma, K. H.: The diagnosis and treatment of salivary cysts and stones. Oral Surg. **3**, 1087—1095 (1950).

Tominaga, Y.: A case of colossal relapsing sialolith in the Wharton's duct. Otol. Fukuoka **1**, 99—101 (1954).

Turner, H.: Salivary calculus in Stenon's duct. Oral Surg. **9**, 830—832 (1956).

Vischia, Q.: La sialolitiasi della ghiandola mascellare. Arch. Radiol. (Napoli) **10**, 262—270 (1934).

Wakeley, C. P. G.: The formation of salivary calculi and their treatment. Lancet **1929 I**, 708—711.

Whinery, J. G.: Salivary calculi. J. oral Surg. **12**, 43—47 (1954).

Wiedlin, A. O., and R. W. Moss: A roentgenopaque subcutaneous nodule simulating a sialolith. Oral Surg. **17**, 457—459 (1964).

Wiese, A.: Salivary calculus. Amer. J. Surg. **37**, 208—210 (1923).

Yarto, L. L.: Ein Fall von Speichelsteinen. An. Hosp. S. Josè y S. Adela (Madr.) **4**, 238—241 (1933).

Zilz: Zur Klinik und pathologischen Anatomie der Speichelsteine. Z. Mund- u. Kieferchir. **1**, H. 1 (1914).

Zumpft, W.: Über Speichelsteine und ihre radiographische Diagnostik. Diss. Berlin 1913.

c) *Sialographie*

Aievoli, E.: Scialografia nelle affezioni della parotide. Rif. med. **1939**, 224—227.

Anspach, W. E., and F. W. Griffeth: Visualization of salivary glands following use of opaque material in the mouth. Amer. J. Roentgenol. **37**, 469—471 (1937).

Anthony, D. H., and D. F. Fisher: Diseases of the salivary glands and their ducts. Eye, Ear, Nose Thr. Monthly **28**, 320—327, 370—378 (1949).

Antoine, M., Gosserez, M. Zimberger et A. Treheux: Apport de la sialographie au diagnostic des tuméfactions chroniques des glandes salivaires. J. Radiol. Électrol. **34**, 569—573 (1953).

Antoine, M., et A. Treheux: La sialographie, technique, radio-diagnostic. Nancy 1952, 77 S.

Aubert, J. A., et J. Guérin: Diagnostic radiologique des affections des glandes salivaires. Rev. Stomat. (Paris) **50**, 255—258 (1949).

— — Présentation de clichés de glandes normales. Rev. Stomat. (Paris) **51**, 644—646 (1950).

Auger, F.: La sialographia como metodo de diagnostico. An. med. (Barcelona) **46**, 201—213 (1960).

Balbiani, H. E.: Fistules du canal de Sténon. Rev. Stomat. (Paris) **54**, 147—154 (1953).

Barbosa da Silva, L.: Sialographien. Rev. bras. Gastroent. **8**, 223—232 (1956).

Barraud, A.: Méthode moderne d'exploration des canaux et des glandes salivaires. Rev. Laryng. (Bordeaux) **52**, 453—457 (1931).

— Diagnostic des tumeurs des glandes salivaires par la radiographie. Rev. Laryng. (Bordeaux) **52**, 571—576 (1931).

Barsky, A. J., and H. Silberman: Roentgen visualization of the parotid gland by means of lipiodol injection. Ann. Surg. **95**, 46—51 (1932).

Barsony, Th.: Idiopathische Stenongang-Dilatation. Klin. Wschr. **4**, 2500—2501 (1925).

Bataille, R.: Une technique de la sialographie. Rev. Stomat. (Paris) **51**, 632—634 (1950).

— Technique pour la sialographie de la glande parotide. Presse méd. **1951**, 98—99.

Becker, W.: Erkrankungen der Speicheldrüsen einschließlich Tumoren, jedoch ausschließlich Fazialischirurgie. Nals-Nasen-Ohren-Heilkunde, kurzgefaßtes Handbuch, Bd. II/1, S. 348—385 (1963).

— J. Matzker u. J. Ruckes: Zur Morphologie der „diffusen, kugelförmigen Gangektasien" in der Glandula parotis. Z. Laryng. Rhinol. **39**, 479—492 (1960).

Bergen, G. L., y H. O. Rawson: La tecnica sialografica en el University Hospital. Bol. esp. Otorrinolaring. **7**, 5—11 (1954).

Beyer, T. E., and J. R. Blair: Sialography in the diagnosis and treatment of lesions of the parotid gland and duct. Laryngoscope (St. Louis) **66**, 60—71 (1956).

Birnmeyer, G.: Funktionelle Störung der Schweißsekretion am Kopf nach Parotisdurchschuß. Z. Laryng. Rhinol. **39**, 69—73 (1960).

Bisgard, J. D., and K. Kimball: Bilateral sialoangiectasis of parotid glands. Arch. Surg. (Chicago) **71**, 337—341 (1955).

Blady, J. V., and A. F. Hocker: Sialography, its technique and application in the Roentgen study of neoplasms of the parotid gland. Surg. Gynec. Obstet. **67**, 777—787 (1938).

— — The application of sialography in nonneoplastic diseases of the parotid gland. Radiology **32**, 131—141 (1939).

Blatt, I. M., J. E. Magielski, J. H. Maxwell, and J. F. Holt: Secretory sialography in diseases external to the major salivary glands. Ann. Otol. (St. Louis) **68**, 175—186 (1959).

—, and J. H. Maxwell: Secretory sialography. Trans. Amer. Acad. Ophthal. Otolaryng. **61**, 492—498 (1957).

— P. Rubin, A. J. French, J. H. Maxwell, and J. F. Holt: Secretory sialography in diseases of the major salivary glands. Ann. Otol. (St. Louis) **65**, 295—317 (1956).

Boette, G., u. K. H. Wuttge: Sialographische Darstellung von Parotiserkrankungen unter besonderer Berücksichtigung eines Boeckschen Sarkoids. Z. Laryng. **37**, 302—306 (1958).

Bolotte, M.: Parotidite chronique. Dilatations intraglandulaires. Sialographie. Ann. d'Oto-Laryng. **6**, 490—497 (1937).

Burczynski: Klinische Beobachtungen und Sialographie der rezidivierenden Parotitis im Kindesalter. HNO (Berl.) **9**, 234—235 (1961).

Canessa, H. M., u. N. L. Caubarrere: Die Kontrastradiographie der Parotis. Rev. argent. Oto-rinolaring. **4**, 178—190 (1935).

Carlsten, D. B.: Lipoidolinjektion in den Ausführungsgang der Speicheldrüsen. Acta radiol. (Stockh.) **6**, 221—223 (1926).

CASTIGLIANO, G.: Sialography of the submaxillary salivary gland. Amer. J. Roentgenol. **87**, 385—386 (1962).

CHEMIN: Technique de la sialographie. Rev. Stomat. (Paris) **51**, 640—641 (1950).

CHIANURA, G.: Lo studio scialografico della parotide nel vecchio. G. Geront. **9**, 1013—1024 (1961).

CIS, C., M. MAGRI e C. PORTA: Possibilità e limiti dell'indagine scialografica nella patologia delle ghiandole salivari. Arch. ital. Otol. **75**, 741—768 (1964).

COOK, TH. J., and J. POLLACK: Sialography: Pathologic-radiologic correlation. Oral Surg. **21**, 559 (1966).

COQUI, C.: Sialography. Med. Radiogr. Photogr. **31**, 47—51 (1955).

CRISTIANI, M.: Possibilità di una indagine funzionale mediante scialografia con mezzo di contrasto riassorbibile. Clin. oto-rino-laring. 8, 217—221 (1956).

CSILLAG, S., u. V. CZUNFT: Die Röntgenuntersuchung der Speicheldrüsen mit Kontrastfüllung. Acta oto-laryng. (Stockh.) **21**, 329—342 (1934).

— Der praktische Wert der Sialoadenographie in der Diagnostik der intermittierenden Speicheldrüsenschwellungen. Acta oto-laryng. (Stockh.) **23**, 481—498 (1936).

DAFFAS: Lithiase sous-maxillaire infectés et sialographie. Rev. Laryng. (Bordeaux) **61**, 523—526 (1940).

DECHAUME, M., et M. BONNEAU: Technique de la sialographie. Rev. Stomat. (Paris) **51**, 622—627 (1950).

— — La sialographie. Presse méd. **1951**, 561—564.

— — J. PAYEN et M. MASSE: Hypertrophie parotidiennes bilatérales dites „essentielles". Presse méd. **1955**, 1402—1404.

DÖRKEN, H.: Über das Verhalten der Serumdiastase nach Sialographie. Klin. Wschr. **1956**, 1032—1033.

DONY, R. M.: Maladie de Küttner et sialoectasies. Med. Diss. Lausanne 1953.

DOZIN, A.: Influence des conditions d'examen sur le sialogramme: leur importance dans l'interprétation. Rev. stomat. (Paris) **64**, 461—469 (1963).

DRABE, J.: Über klinische Erfahrungen bei akuten und chronischen Speicheldrüsenerkrankungen. Med. Klin. **50**, 473—477 (1955).

DUMAS, P.: Incidents et accidents au cours de la sialographie. Rev. Stomat. (Paris) **51**, 641—644 (1950a).

— Discussion sur la technique de la sialographie. Rev. Stomat. (Paris) **51**, 634—640 (1950b).

DREVATTNE, D., and G. STIRIS: Sialography by means of a polyethylene catheter and water soluble contrast medium (Isopaque 75%). Brit. J. Radiol. **37**, 317—321 (1964).

EINSTEIN, R. A. J., and S. I. PERZIK: Parotid sialography. Calif. Med. **88**, 98—102 (1958).

EPSTEEN, C. M.: Sialography. A non irritating medium. Amer. J. Surg. **92**, 603—605 (1956).

—, and R. BENDIX: Effect of nonvolatile substances on salivary glands in sialography. Plast. reconstr. Surg. **13**, 299—306 (1954).

FELDMAN, M. J.: Image-intensification fluorosialography. Oral Surg. **19**, 328—330 (1965).

FEUZ, J.: Über die Speicheldrüsen. Eine neue Untersuchungsmethode. Arch. Ohr.-, Nas.- u. Kehlk.-Heilk. **132**, 308—325 (1932).

— Remarque sur la tuberculose des glandes sal i vaires. Ann. Oto-laryng. (Paris) **1934**, Nr 1, 19—32.

— La sialographie. Sa technique. Ses indications. Son utilité. Rev. Laryng. (Bordeaux) **56**, 1037—1116 (1935).

— La sialographie. Rev. Laryng. (Bordeaux) **57**, 66—89 (1936).

FIUMICELLI, A., e L. MACCIONI: La scialografia nella patologia medica delle ghiandole salivari. Radiologia (Roma) **14**, 1309—1327 (1958).

FREEMAN, B. S.: Sialography in children. Surg. Gynec. Obstet. **107**, 505—507 (1958).

FRENKEL, G., u. W. HIELSCHER: Experimentelle Untersuchungen zur Sialographie. Dtsch. zahnärztl. Z. **22**, 165—170 (1967).

FRYBA, L., and J. HORAK: Fractionated sialography. Čs. Rentgenol. **17**, 128—131 (1962).

FURNARI, S.: La scialografia nelle diagnostica delle malattie delle ghiandole salivari. Minerva chir. (Torino) **9**, 786—790 (1954).

FURSTENBERG, A. C., and I. M. BLATT: Intermittent parotid swelling due to illfitting dentures, an entity; its diagnosis and treatment. Laryngoscope (St. Louis) **68**, 1165—1181 (1958).

FUSE, R.: Supplementary findings on sialogram of the parotid gland land. J. Oto-Rhino-Laryng. Soc. Jap. **60**, Abstr., 26—27 (1957).

GAISFORD, J. C., and D. C. HANNA: Salivary gland tumors and miscellaneous associated problems: diagnosis, pathology and treatment. Plast. reconstr. Surg. **19**, 458—477 (1957).

GARUSSI, G. F., and P. SASSI: Sialographic studies on submandibular sialolithiasis. Radiol. clin. (Basel) **32**, 57—72 (1963).

GAUWERKY, F.: Die Sialographie in der Diagnostik der Parotisgeschwülste. Fortschr. Kiefer- u. Gesichtschir. **3**, 199—205 u. Disk. 354—355 (1957).

—, u. B. LINDEMANN: Erfahrungen mit der Sialographie bei Entzündungen und Tumoren der Parotis. Röntgenprax. **17**, 291—312 (1948).

GIOFFRE, M.: Le scialografie "negative". Arch. ital. Otol. **73**, 653—661 (1962).

GORSKI, M.: Mixed tumors of the salivary glands. Otolaryng. pol. **10**, 113—120 (1956).

GORTER, E.: Rezidivierende Parotis. Ned. T. Geneesk. **1941**, 3811—3815.

GRASSE, R.: Diagnostic value of sialography. Giornale veneto di science mediche. Venezia 8, 351—358 (1934).

GULLMO, A., and G. BÖÖK-HEDERSTRÖM: A method of sialography. Acta radiol. (Stockh.) **49**, 17—24 (1958).

GUZZON, A., e E. SALVINI: Sull'indagine scialografica nei tumori parotidei. Arch. ital. Otol. **74**, 393—411 (1963).

HALBERTSMA, T. J.: Über rezidivierende infektiöse Parotitis. Ann. paediat. (Basel) **163**, 75—82 (1944).

HARE, H. F.: Sialography or lipiodol injection of the salivary ducts. Surg. Clin. N. Amer. **15**, 1567—1573 (1935).

HEINECKE, H.: Die Geschwülste der Speicheldrüsen. Ergebn. Chir. Orthop. **6**, 239 (1913).

HETTLER, M., u. G. LAUTH: Die gezielte Sialographie. Fortschr. Röntgenstr. **95**, 493—505 (1961).

HETZAR, W.: Die Sialographie. Zugleich ein Beitrag zur Klinik der Speicheldrüsenerkrankungen. Leipzig: Georg Thieme 1942.

— Die Sialographie in der Kriegschirurgie. Fortschr. Röntgenstr. **67** (I), 199—223 (1943a).

— Anatomische und funktionelle Besonderheiten des Speichelsystems, nachgewiesen mittels der Sialographie. Dtsch. Z. Chir. **258**, 160—183 (1943b).

— Zur Behandlung der Speichelfisteln. Strahlentherapie **75**, 369—403 (1944).

— Die Sialographie im Dienste der Chirurgie. Zbl. Chir. **72**, 550, 556 (1947).

HIELSCHER, W., u. G. FRENKEL: Diagnostische Konsequenzen der experimentellen Untersuchungen und spezialisierten Röntgenuntersuchungsverfahren. Dtsch. zahnärztl. Z. **22**, 171—176 (1967).

HOBBS, W. H., u. H. SNEIERSON: Infections of parotid gland. Sialograms of normal and abnormal glands and ducts including tumors. Amer. J. Surg. **32**, 258—271 (1936).

— — and C. L. FAUST: Acute and chronic infections of the parotid gland. Surg. Gynec. Obstet. **54**, 555—563 (1932).

HOLT, J. F.: Sialography. Radiology **68**, 584—585 (1957).

HOUPERT, L.: A propos de la technique de la sialographie. Rev. Stomat. (Paris) **51**, 627—632 (1950).

HUSSAREK, M., u. H. WERKGARTNER: Hyaluronidasewirkung bei Kontrastmitteldarstellung im Hals-Nasen-Ohren-Bereich. Mschr. Ohrenheilk. **89**, 11 (1955).

IGARASHI, H.: Some personal opinions on diseases that cause changes in the visualization picture of the parotid gland. Otolaryngology (Tokyo) **35**, 458—459 (1963).

ILLYÉS, L.: Neues Verfahren zur Röntgenuntersuchung des Röhrensystems der Speicheldrüsen. Mag. Radiol. 8, 242—244 (1956).

JACOBOVICI, J., et S. JIANU: La radiographie des voies salivaires après injection de substance opaque. J. Radiol. Électrol. **17**, 507—510 (1933).

— N. POPOLITZA et J. ALBU: La sialographie. Presse méd. **1926II**, 1188.

JAENSCH, H.: Technik und Möglichkeiten radiomanometrischer Speicheldrüsenuntersuchungen mit dem trijodierten Kontrastmittel Triopac. Arch. Ohr.-, Nas.- u. Kehlk.-Heilk. **172**, 180—220 (1957).

JANNOULIS, G. E.: Über die Sialographie, das Sialogramm und seine Besonderheiten. Mschr. Ohrenheilk. **81**, 437—439 (1947).

— Über die Entleerungszeit bei gesunden und erkrankten Speicheldrüsen. Arch. Ohr.-, Nas.- u. Kehlk.-Heilk. **165**, 481—485 (1954a).

— Untersuchungen bei Erkrankungen des Speichelapparates. Mschr. Ohrenheilk. **88**, 150—151 (1954b).

—, u. MANOLIDES: Über den Speichelausfluß der Parotis nach Radikaloperation und Lempert-Operation. Arch. Ohr.-, Nas.- u. Kehlk.-Heilk., Kongreßbericht 1958, Vortr. 64.

KEITH, H. M.: Injection of the parotid gland with iodized oil. J. Amer. med. Ass. **90**, 1270—1271 (1928).

KIMM, H. T., J. W. SPIES, and J. J. WOLFE: Sialography. Amer. J. Roentgenol. **34**, 289—296 (1935).

KINI, M. G.: Benign cyst of the parotid gland. Brit. med. J. **1940**, No 4160, 415.

KITAMURA, T.: Sialography. J. Oto-Rhino-Laryng. Soc. Jap. **59**, Abstr., 115—128 (1956).

KÖRNER, E.: Kasuistische Beiträge. Röntgenprax. **10**, 473—478 (1938).

KONJETZNY, G. E.: Zur Kenntnis und Behandlung der dauernden Parotisfisteln. Zbl Chir. **1934**, 243—247.

KORNRUMPF, E.: Die fraktionierte Sialographie der Glandula submandibularis. Dtsch. Zahn-, Mund- u. Kieferheilk. **32**, 37—51 (1960).

KOUMOUYAN, H.: Les données sialographiques dans le syndrome de Sjögren. Pract. oto-rhino-laryng. (Basel) **10**, 545—554 (1948).

KREPLER, P.: Das Krankheitsbild der pyogenen rezidivierenden Parotitis. Z. Kinderheilk. **78**, 130—143 (1956).

— Die kongenitale Sialodochektasie der Parotis. Z. Kinderheilk. **79**, 211—218 (1957).

KUTUDA, S., and G. FUSE: Sialography of salivary gland. J. Oto-Rhino-Laryng. Soc. Jap. **58**, No 2 (1955).

LANGE, K.: Die Darstellung der Parotisgänge mittels Lipiodol bei Speichelfisteln. Chirurg **4**, 877—878 (1932).

LAPIDUS, F. I.: Röntgenologische Merkmale des Tumors der Ohrspeicheldrüsen. Stomatologija (Mosk.) H. 2, 40—42 (1951).

— Die Röntgendiagnostik der Tumoren der Parotis. Vestn. Rentgezol. **1953**, H. 4, 20—22.

LAPOUGE, J., P. SPRECHER et J. REY: Avantages de la sialographie. Ann. Oto-laryng (Paris) **68**, 316 (1951).

LEHNHARDT, E.: Sialographie. HNO (Berl.) **4**, 348 (1953).

— Röntgenkontrastbilder seltener Speicheldrüsenerkrankungen. Z. Laryng. Rhinol. **36**, 86—93 (1957).

LEONARDELLI, G. B.: siehe unter PIETRANTONI.

LUCCHERINI, T., CERVINI e A. FUMICELLI: La scialografia nel reumatismo cronico. Policlinico, Sez. prat. **1956**, 1081—1090.

MAGNONI, A.: Utilità della scialografia nella diagnosi delle affezioni parotides. Quad. radiol., N. s. **2**, 140—149 (1937).

— Osservazioni sul tempo di eliminazione dell' olio iodato introdotto nel dotto di stenone di parotidi normali. Boll. Mal Orecch. **58**, 213—217 (1940).

MARCATO, M., e P. GENNARI: Osservazioni scialografiche sullo sviluppo e senilizzazione dell'albero duttale della Parotide. Ann. Radiol. diagn. (Bologna) **35**, 70—84 (1962).

MARULLO, L.: Contributo allo studio scialografico delle affezioni mediche delle ghiandole salivari. Clin. otorinolaring. **13**, 423—444 (1961).

MASING, H.: Zur Differentialdiagnostik von Parotiscysten mittels Sialographie. Dtsch. zahnärztl. Z. **10**, 1221—1224 (1955).

MATZKER, J.: Beitrag zur Sialographie. Arch. Ohr.-, Nas.- u. Kehlk.-Heilk. **162**, 324—331 (1953).

MATZKER, J.: Die intraglanduläre Lymphadenitis tuberculosa als Differentialdiagnose zum Parotismischtumor. Z. Laryng. Rhinol. **35**, 790—794 (1956).
— Postoperative Sialographie. Z. Laryng. Rhinol. **38**, 738—745 (1959).
— Zur Parotis-Pathologie: Kugelförmige Gangektasien und Mischtumor in der Ohrspeicheldrüse. Z. Laryng. Rhinol. **45**, 450—459 (1966).
MAZZA, L.: La scialografia nelle affezioni delle ghiandole salivari. Chirurgia (Milano) **10**, 1—19 (1955).
— La scialografia nelle affezioni delle ghiandole salivari (parte seconda). Chirurgia (Milano) **11**, 1—30 (1956).
MEHMKE, S.: Die differentialdiagnostische Bedeutung der Sialographie für die Parotiserkrankungen. Arzneimittel-Forsch. **14**, 313—316 (1964).
— Eine neue Methode zur Diagnostik von Parotistumoren. Z. Laryng. Rhinol. **44**, 696—705 (1965).
MENNIG, H.: Die Sialographie. HNO (Berl.) **1**, 423 (1949).
MÖPERT, S.: Eine neue Kanüle für Sialoadenographien. Medizintechnik **5**, 43—44 (1965).
OLLERENSHAW, R. G. W., and S. S. ROSE: Radiological diagnosis of salivary gland disease. Brit. J. Radiol. **24**, 538—548 (1951).
— — Sialography. Med. Radiogr. Photogr. **33**, 93—102 (1957).
OPPENHEIM, H., and M. WING: Sialography and surface anatomy of the parotid duct. Arch. Otolaryng. **71**, 80—83 (1960).
PARRET, J.: Indications et contre-indications de la sialographie. Rev. Stomat. (Paris) **51**, 620—622 (1950).
— La sialographie dans la maladie de Gougerot-Sjögren. Presse méd. **1954**, 478—479.
PAUL, L. W.: Radiography of the parotid duct. Radiology **82**, 609—610 (1939).
PAYNE, R. T.: Sialography: its technique and applications. Brit. J. Surg. **19**, 142—148 (1931).
— Sialography. Brit. J. Radiol. **5**, 492—496 (1932).
— Injection of the salivary glands. Proc. roy. Soc. Med. **31**, 398—417 (1938).
PEARSON, R. S. B.: Recurrent swelling of the parotid gland. Arch. Dis. Childh. **10**, 363—376 (1935).
PESAVENTO, G., e S. ROMANI: Reperti clinico-scialografici nella „Sindrome sicca" di Gougerot-Sjögren. Communicazione al 23. Raduno del Gruppo Triveneto della S.J.R.M.N. Roncegno-Giugno 1957.
PIETRANTONI, L., e coll.: Problemi di patologia parotidea. Supl. XXXIX dell'Archivio Ital. di Otol., Rinol. e Laringologia, Milano (1959).
PFEIFFER, K.: Aufnahmetechnische Ergänzungen zur Parotissialographie. Fortschr. Röntgenstr. **80**, 263—266 (1954).
— Zur Technik der Sialographie. Röntgen- u. Lab.-Prax. 8, 93—97 (1955a).
— Röntgenbefunde bei klinischen Fehldiagnosen im Bereiche der großen Mundspeicheldrüsen. Fortschr. Röntgenstr. **83**, 819—828 (1955b).
— Röntgenuntersuchung der Speicheldrüsen. HNO (Berl.) **13**, 146 (1965).
PLESSIS, D. J. DU: Disorders of the parotid limph glands simulating diseases of the parotid salivary glands. Med. J. S. Afr. 9—18 (1957).
POIRIER, P., et A. CHARPY: Traité d'anatomie humaine, tome IV, p. 678. Paris: Masson & Cie. 1901.
POUJOUL: Sialographie d'un diverticule du canal de sténon. Ann. Oto-laryng. (Paris) **68**, 395—396 (1951).
PUTNEY, F. J., and M. J. SHAPIRO: Sialography. Arch. Otolaryng. (Chicago) **51**, 526—534 (1950).
PYRAH, L. N.: Chronic parotitis: A report of four cases with sialograms. Brit. J. Surg. **20**, 508—515 (1933).
—, and P. R. ALLISON: Some sialograms. Brit. med. J. **1931**, No 3700, 1028—1030.
RAUCH, S.: Syphilitischer Primärkomplex der Submandibulardrüse. Z. Laryng. Rhinol. **35**, 512—515 (1956a).
— Die diencephale Parotis recidivans bilateralis (das AOP-Syndrom). Arch. Ohr.-, Nas.- u. Kehlk.-Heilk. **168**, 371—394 (1956b).
— Die Speicheldrüsen des Menschen. Stuttgart: Georg Thieme 1959.
REDON, A., et H. GRELLET: Sialographies dans les affections tumorales de la parotide. Rev. Stomat. (Paris) **51**, 666—673 (1950).
— — La sialographie de la glande parotide. Presse méd. **1951**, 1729—1732.
RICHARD, M.: Über Mucocele der Parotis. Helv. med. Acta **4**, 679—682 (1937).
RICHTER, G. A.: Das Sjögren-Syndrom und seine Bedeutung für den Hals-Nasen-Ohrenarzt. HNO (Berl.) **5**, 159 (1955).
— Wert und Grenzen der Sialographie im Rahmen der Speicheldrüsendiagnostik. HNO (Berl.) **6**, 186 (1956/57).
RIEDER, W.: Wasserlösliche Kontrastmittel zur Darstellung der Speicheldrüsen. Mschr. Ohrenheilk. **89**, 11 (1955).
—, u. O. VOELKEL: Wasserlösliche Kontrastmittel zur Darstellung der Speicheldrüsen. Z. Laryng. Rhinol. **34**, 312—322 (1955).
ROCCHI, F.: Scialografia normale e patologica. Riv. Radiol. e Fisica med. **2**, 1—24 (1930).
ROMAČEVA, I. F.: Die Röntgendiagnose der Neoplasien der Speicheldrüsen. Stomatologija (Mosk.) H. 2, 35—39 (1951).
— Sialographie bei Entzündung der Ohr- und Unterkieferspeicheldrüse. Stomatologija (Mosk.) H. 1, 45—51 (1953).
ROSE, B. H.: Bifurcation of the submaxillary duct. Amer. J. Surg. N. s. **17**, 257—258 (1932).
ROSE, S. S.: Sialography in diagnosis. Postgrad. med. J. **26**, 521—531 (1950).
— A clinical and radiological survey of 192 cases of recurrent swelling of the salivary glands. Ann. roy. Coll. Surg. Engl. **15**, 374—401 (1954).
RUBIN, P., and B. E. BESSE jr.: The sialographic differentiation of Mikulicz' disease and Mikulicz' syndrome. Radiology **68**, 477—487 (1957).
— I. M. BLATT, J. F. HOLT, and J. H. MAXWELL: Physiological or secretory sialography. Ann. Otol. (St. Louis) **64**, 667—688 (1955).
—, and J. F. HOLT: Secretory sialography in diseases of the major salivary glands. Amer. J. Roentgenol. **77**, 575—598 (1957).
RUPPE, C.: Acqusitions récentes sur les glandes salivaires. Paris méd. **1936 I**, 397—408.

SAZAMA, L.: Die Bedeutung des Alters des Untersuchten für die Beurteilung des Sialogramms. Dtsch. Stomat. **15**, 44 (1965).

— Verwendung von Chlorophyll bei der Kontrastfüllung der Speicheldrüsen. Dtsch. Stomat. **15**, 561 (1965).

SAKUMA, T.: Radiological study of the parotid gland. J. Oto-Rhino-Laryng. Soc. Jap. **57**, 857—861, 862—869 (1954).

— Radiological studies of the parotid gland. J. Oto-Rhino-Laryng. Soc. Jap. **58**, Abstr., 48—49 (1955).

SAMUEL, E.: Sialo-acinar reflux in sialography. Brit. J. Radiol. **23**, 157—161 (1950).

SAVOSNIK, R.: Residiverende parotitt. Nord. Med. **58**, 962—963 (1957).

SCHLITTER, H. E.: Zur Röntgendiagnostik der Parotitis tuberculosa und generalisierter Speichelgangektasie. Fortschr. Röntgenstr. **94**, 517—521 (1961).

SCHLORHAUFER, W.: Ein Beitrag zur Sialodochitis. Wien. klin. Wschr. **8**, 49—52 (1958).

SCHULZ, H. G.: Erfahrungen mit einem neuen viskösen Kontrastmittel zur Sialographie. Radiol. diagn. (Berl.) **2**, 127—132 (1961).

SCHULZ, M. D., and D. WIESBERGER: The sialogram in the diagnosis of swelling about the salivary glands. Surg. Clin. N. Amer. 1156—1161 (1947).

SEIGE, K., u. K. PFEIFFER: Untersuchungen über die Funktion der Ohrspeicheldrüse. Pilocarpintest und Sialographie bei Erkrankungen der Parotis und im Parotisbereich. Dtsch. Z. Verdau.- u. Stoffwechselkr. **15**, 86—98 (1955).

SIMON, E.: Erkrankungen der Ohrspeicheldrüse im Röntgenbild. Chirurg **6**, 404—412 (1934a).

— Meine Technik der Sialographie. Röntgenprax. **6**, 471—480 (1934b).

— Erkrankungen der Sublingual- und Submaxillardrüse im Röntgenbild. Zbl. Chir. **62**, 162—170 (1935).

— Weitere Erfahrungen mit der Darstellung der Parotis im Röntgenbild. Bruns' Beitr. klin. Chir. **170**, 77—87 (1939).

SORBOLI, G.: La scialografia nei tumori delle ghiandole salivari. Arch. De Vecchi Anat. pat. **35**, 751—766 (1961).

SOROKIN, N. M.: Der diagnostische Wert der röntgenologischen und der cytologischen Untersuchungsmethode bei Tumoren und tumorähnlichen Gebilden der Parotis. Vestn. Rentgenol. **1953**, H. 3, 7—13.

SPOENDLIN, H.: Chronische diffuse doppelseitige Schwellungen der Parotis. Dtsch. med. Wschr. **84**, 1970—1975 (1959).

STEINHARDT, G.: Zur Technik der Speicheldrüsensondierung, zur Sialoskopie und Sialographie. Dtsch. Zahn-, Mund- u. Kieferheilk. **9**, 132—145 (1942).

STOBER, A.: Die Röntgenuntersuchungen der Parotis mit Kontrastfüllungen. Diss. Freiburg 1936.

SUEHIRO, K., M. MORIWAKI, and J. ONISHI: On roentgenological observation of patients with difficulty of swallowing. Otol. Fukuoka **3**, 280—283 (1957).

SWINBURNE, G.: Sialoangiectasie. Brit. J. Surg. **27**, 713—716 (1940).

TAILLENS, J.-P.: Le syndrome de Sjögren et la sialographie. Ann. Oto-laryng. (Paris) **68**, 316 (1951).

TAKIZAWA, H.: Contribution à l'étude de la sialographie. Diss. Lyon 1953.

THOMA, K. H.: The use radiopaque diagnostic media in roentgen diagnosis of oral surgical conditions. Amer. J. Ortho-dont. Oral Surg. **27**, 64—82 (1941).

THOMAS, A. R.: The technique of sialography. Brit. J. Radiol. **29**, 209—212 (1956).

TERRIER, G.: Contribution à l'étude sialographique de la maladie de Romberg. Rev. Laryng. (Bordeaux) **76**, 851—863 (1955).

USLENGHI, J. P.: Neue Technik der radiologischen Untersuchung der Speicheldrüsen. Rev. Diagn. y Trat. fisic. **1**, 171—173 (1925).

VEDER, H.: Ein Fall von doppelseitiger Parotisdystopie. Dtsch. zahnärztl. Z. **7**, 369—372 (1952).

VILLARI, A.: La sideremia nella parotide epidemica. Acta med. ital. **12**, 70—73 (1957).

VOSS, A.: Première observation sialographique d'une tuberculose de la glande sous-maxillaire. Diss. Genève 1953.

WASSMUND, M.: Die pyogenen Erkrankungen der submaxillaren und sublingualen Speicheldrüsen. Dtsch. zahnärztl. Wschr. **1936**, 51—56, 80—82.

WHINERY, J. W.: A modification of sialographic technic. J. Oral Surg. **12**, 283—285 (1954).

WIEDEMANN, H. R.: Sialographie im Kindesalter. Z. Kinderheilk. **69**, 133—160 (1951).

WINSTEN, J., D. M. GOULD, and G. E. WARD: Sialography. Surg. Gynec. Obstet. **102**, 315—321 (1956).

WISKOVSKY, B.: Sialodochographie. Zbl. Hals-, Nas.- u. Ohrenheilk. **8**, 320 (1926).

YAMAZAKI, H.: Supplementary findings on the sialography of tumors of the parotid glands. J. Oto-Rhino-Laryng. Soc. Jap. **61**, 128—140 (1958).

YANNOULIS, G. E.: Über die Lymph-sialo-adenographie. Z. Laryng. Rhinol. **45**, 790 (1966).

ZABKA, J.: Some pathological conditions of Stenon's duct in sialographic pictures. Čsl. Otolaryng. **4**, 243—249 (1955).

ZUCCARI, A., A. BENAZZI e F. MARTIN: L'indagine scialografica del dotto di Wharton. Mondo odontostomat. **7**, 749 (1965).

ZUPPINGER, A.: Sialographie. In SCHINZ, BAENSCH, FRIEDL, UEHLINGER: Lehrbuch der Röntgendiagnostik, Bd. 2, S. 1834—1838. Stuttgart: Georg Thieme 1952.

ZWEIFEL, E.: Gleichzeitiges Vorkommen eines Boeckschen Sarkoids mit einer primären chronischen Polyarthritis (beginnendes Sjögren-Syndrom). Helv. paediat. Acta **1**, 475—484 (1946).

d) Speicheldrüsenszintigraphie

BÖRNER, W., H. GRÜNBERG u. E. MOLL: Die szintigraphische Darstellung der Kopfspeicheldrüsen mit 99 m-Technetium. Med. Welt **1965**, 2378—2380.

GRÜNBERG, H., u. W. BÖRNER: Die 99 mTc-Pertechnetat-Szintigraphie in der Diagnostik von Krankheiten der Kopfspeicheldrüsen. Arch. klin. exp. Ohr.-, Nas.- u. Kehlk.-Heilk. **187**, 714—719 (1966).

B. Die Röntgendiagnostik des Mesopharynx, Hypopharynx und Larynx

Von

H. Trübestein und **S. Hofmann**

Mit 44 Abbildungen

Einleitung

Auf allen Gebieten der Röntgendiagnostik sind für den Röntgenologen spezielle anatomische, physiologische und pathologische Kenntnisse zur Röntgenuntersuchung notwendig, besonders aber auf dem Gebiet des Pharynx und Larynx.

Die Bedeutung der Röntgendiagnostik bei den einzelnen Krankheitsbildern zur Ergänzung des klinischen Befundes ist unterschiedlich. Daß auf sie kaum noch verzichtet werden kann trotz Inspektion, Palpation, direkter und indirekter Laryngoskopie sowie der Hypopharyngoskopie, dafür sprechen die grundlegenden Beiträge der Hals-, Nasen- und Ohrenärzte und der dieses Gebiet klinisch beherrschenden Röntgenologen.

Allgemeiner Teil

I. Normale Anatomie und Physiologie

Der Mundrachen wird durch die vorderen Gaumenbögen, den weichen Gaumen und den Zungengrund von der Mundhöhle abgegrenzt. Nach oben wird er unvollständig durch den weichen Gaumen und das Zäpfchen vom Nasen-Rachenraum abgeteilt. Nur beim Schlucken erfolgt durch Anlegen des beweglichen weichen Gaumens an die Rachenhinterwand mit einem Muskelquerwulst (Passavantsche Wulst) ein vollständiger Abschluß.

Der vordere seitliche Anteil wird vom Recessus tonsillaris eingenommen, einer Nische zwischen vorderem und hinterem Gaumenbogen, in der die Tonsilla palatina liegt. Während der vordere Gaumenbogen in die Zungenwurzel übergeht, verläuft der hintere zur seitlichen Rachenwand. Hinter den beiden hinteren Gaumenbögen bilden die Seitenstränge mit ihrem lymphatischen Gewebe den Übergang zur Hinterwand des Rachens.

Der Zungengrund mit der Zungentonsille und den beiden Valleculae epiglotticae entspricht der unvollständigen Vorderwand des Mundrachens. Die beiden Valleculae liegen vor der Epiglottis zwischen Plica glossoepiglottica mediana und den seitlichen Plicae glossoepiglotticae laterales.

Der Kehlkopfrachen hat annähernd Trichterform. Der größte Teil seiner seitlichen Wände sowie die Hinterwand werden von zirkulär verlaufenden quergestreiften Muskeln eingenommen, dem Musculus hypopharyngicus und laryngopharyngicus.

Der Kehlkopfrachen beginnt an der Epiglottisspitze und reicht bis zum Oesophagusmund. In den vorderen oberen Anteil ragt der Kehlkopfeingang hinein, zu dessen beiden Seiten sich die Schleimhaut zwischen Ary- und Schildknorpel zum Sinus piriformis einbuchtet.

Während sich der Kehlkopfeingang beim Schlucken verschließt, öffnen sich die Sinus piriformes trichterförmig und leiten die Nahrung in den tieferen, gewöhnlich zur Spalte geschlossenen Hypopharynx.

Oberhalb des Speiseröhreneinganges weichen die Ringmuskeln hinten auseinander. Dazwischen liegt das Laimersche Dreieck. An dieser Stelle kann sich die Schleimhaut zu einem Pulsationsdivertikel ausstülpen.

Im Gegensatz zum Kehlkopfrachen, der aus einem einfachen Muskelschlauch besteht, wird der Kehlkopf von einem knorpeligen bzw. verknöcherten Gerüst gestützt. Es besteht aus dem Schild-, Ring-, Kehldeckel- und Stellknorpel sowie den Santorinischen und Wrisbergschen Knorpelchen.

Die erstere Knorpelgruppe ist durch Gelenke und Bänder miteinander verbunden. Ein kompliziertes Muskelsystem setzt an ihren Flächen an (äußere und innere Kehlkopfmuskeln) und gewährleistet die drei Hauptaufgaben: 1. Verschluß des Einganges zu den tieferen Luftwegen. 2. Regulation des Ein- und Ausatmungsluftstromes. 3. Klangbildung.

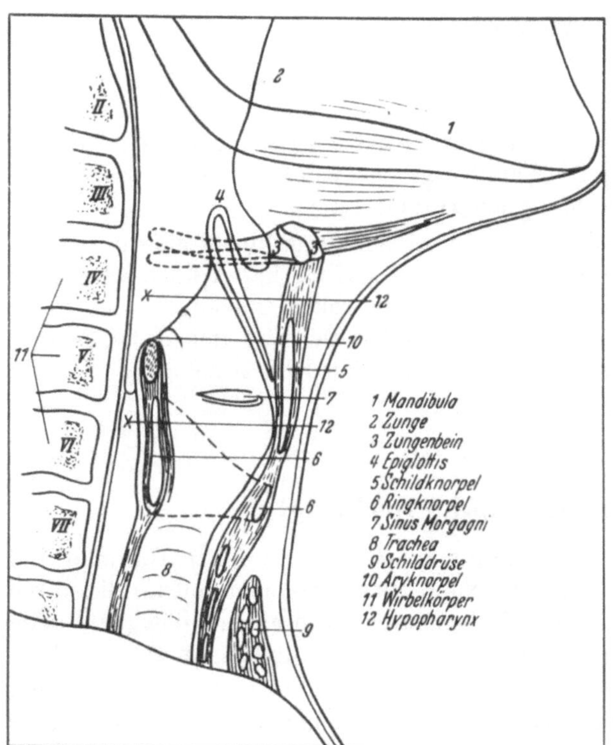

Abb. 1. Anatomische Skizze des Larynx und Pharynx (Sagittalschnitt). (Aus GRIEBEL, 1952)

Der Innenraum des Kehlkopfes hat im Frontalschnitt ein sanduhrförmiges Aussehen, der drei für den Röntgenologen wichtige Etagen erkennen läßt: 1. Das Vestibulum laryngis. 2. Den mittleren Kehlkopfraum. 3. Den subglottischen Raum.

Das Vestibulum laryngis beginnt am Kehlkopfeingang, der vorn von der Epiglottis, seitlich von den aryepiglottischen Falten und hinten von den Tubercula cuneiformia und corniculata sowie der Incisura interarytaenoidea begrenzt wird. Es reicht bis zu den Taschenfalten, seine ventrale untere Wand wird durch das leicht nach dorsal vorspringende Tuberculum epiglotticum eingeengt. Die Gestalt der dorsalen Wand ist von der Stellung der Aryknorpel abhängig, bald breiter, bald schmäler.

Der mittlere Kehlkopfraum wird cranial von den Plicae ventriculares oder Taschenbändern und caudal von den Plicae vocales oder Stimmbändern seitlich begrenzt. Dazwischen erstreckt sich auf beiden Seiten der mit Schleimhaut ausgekleidete, nach lateral cranial sich ausdehnende Ventriculus laryngis oder Sinus Morgagni, der mit seiner Appendix ventriculi laryngis ziemlich weit nach cranial reichen kann.

Der veränderliche Luftspalt zwischen den Taschenfalten wird als Rima vestibuli, der zwischen den Stimmfalten als Rima glottidis bezeichnet. Die Weite des Letzteren und die Luftfüllung des Sinus Morgagni werden durch die Stellung der Stimmbänder bestimmt. Diese wiederum variiert je nach Phonation. Der Luftraum in diesem Gebiet ist für die Röntgendiagnostik wichtig.

Unterhalb der Rima glottidis schließt sich der annähernd konisch geformte subglottische Raum an — seine Gestalt ist von der Stellung der Stimmbänder abhängig — der ohne Abgrenzung in die Lichtung der Trachea übergeht.

Meso- und Hypopharynx werden durch das mit lockerem Bindegewebe ausgefüllte Spatium retropharyngeale von den vorderen Weichteilen der Wirbelsäule getrennt. Seitlich von ihnen findet sich der parapharyngeale Raum, der in seinem oberen Abschnitt vom Processus styloideus, dem Ligamentum stylohyoideum und dem kleinen Zungenbeinhorn schräg durchzogen wird.

Kurz erwähnt sei die Verknöcherung des Kehlkopfknorpels, da sie für die Röntgendiagnostik von Bedeutung ist.

Die ersten Verknöcherungen treten in den Unterhörnern des Schildknorpels auf. SCHEIER fand sie bei einem 19jährigen, gibt aber an, daß sie schon vor dem 18. Lebensjahr beginnen. Die Verknöcherung setzt sich von den unteren Hörnern dem hinteren Schildknorpelrand entlang nach cranial fort. Etwa vom 25. Lebensjahr an schreitet sie am unteren Rand der Schildknorpelplatte fort, indem ein neuer Knochenkern am unteren Ende des Schildknorpelwinkels entsteht, mit dem sich der von hinten her kommende Knochenstreifen vereinigt. Später geht dann von dem unteren Schildknorpelrand, etwa an der Stelle des Tuberculum thyreoideum, ein schmaler Verknöcherungsstreifen zum oberen Schildknorpelrand. Hier hat sich vom oberen Schildknorpelhorn her ebenfalls eine Verknöcherungszone entwickelt. Von einer medialen Zone im Schildknorpelwinkel erfolgt schließlich eine Verbindung mit dem oberen und unteren Verknöcherungsrand. Es bleiben so zunächst in jeder Schildknorpelseite ovale Knorpelinseln übrig, die durch weiter fortschreitende Ossifikation immer kleiner werden, bis endlich die gesamte Schildknorpelplatte verknöchert.

Bei der Frau vollzieht sich die Fortsetzung der Ossifikation meistens in anderer Weise. Sie geht vom hinteren Rand entweder in breiter Front nach vorn oder so, daß der untere Rand dem Schildknorpelwinkel stärker genähert ist als die oberen Partien (Terrassenform). Im späteren Alter tritt manchmal nur ein medialer Knochenkern im Schildknorpelwinkel auf, der jedoch fast nie mit dem hinteren Teil der Schildknorpelplatte in Verbindung tritt. Die mediale Knorpelpartie bleibt bei der Frau also frei von Verknöcherung.

Am Ringknorpel setzt die Verknöcherung etwas später ein. Sie beginnt am oberen Rand der Ringknorpelplatte symmetrisch zu beiden Seiten der Mittellinie. Von hier aus schreitet die Verknöcherung einerseits gegen die Mitte der Platte, andererseits gegen die Seitenteile fort. Das untere Drittel der Ringknorpelplatte sowie die vordersten Partien des Ringes können dauernd knorpelig bleiben, oder aber sie verknöchern erst sehr spät. FRAENKEL fand allerdings schon im dritten Dezennium eine ausgedehnte Verknöcherung im Ringknorpel.

Die Aryknorpel verknöchern unter normalen Verhältnissen als letzte der großen Kehlkopfknorpel. Die Ossifikation beginnt an der Basis in der Gegend des Cricoarytaenoidgelenkes. Sie kann auf diesen Bezirk beschränkt bleiben oder setzt sich mehr oder minder weit nach aufwärts gegen die Spitze fort, ohne sie zu erreichen.

Epiglottis, Santorinische und Wrisbergsche Knorpelchen zeigen keine Verknöcherung. Nur in einem einzigen Falle konnte sie SCHEIER am Santorinischen Knorpel bei einer 101 Jahre alten Frau nachweisen.

Neben diesen charakteristischen Verknöcherungstypen gibt es zahlreiche Varianten, die oft die Beurteilung einer beginnenden Osteolyse sehr erschweren.

Skelettopographisch liegt der Kehlkopf in Höhe des cranialen Randes des 3. Halswirbels und reicht bis zum 6. Halswirbel. Bei Frauen und Kindern steht er oft etwas höher, bei älteren Leuten etwas tiefer.

Innerviert wird der Kehlkopf von den Vagusästen Laryngeus superior und inferior (Recurrens).

Hinten seitlich vom Kehlkopf liegen die beiden Arteriae carotis communis.

Die oberen Anteile der Schilddrüsenlappen umgreifen häufig den Kehlkopf.

Entwicklung: Nach RAUBER-KOPSCH vergrößert sich der Kehlkopf von der Geburt bis zum 3. Lebensjahr beträchtlich. Dann kommt bei beiden Geschlechtern eine große Verlangsamung des Wachstums bis zur Geschlechtsreife. Danach folgt eine rasche Steigerung, so daß innerhalb eines Jahres die Stimmritze des männlichen Kehlkopfes das Doppelte, die des weiblichen das Eineinhalbfache der früheren Länge erreicht. Nach LUSCHKA ist die männliche Stimmritze im Mittel 2,5 cm, die weibliche 1,5 cm lang.

Die Funktion des Rachens und Kehlkopfes sei nur insoweit erwähnt, als sie für den Röntgenologen von Bedeutung ist. Nach BRÜNINGS hat der Rachen vorwiegend die Aufgabe, als Überkreuzungsstelle der Atem- und Speisewege beim Schlucken und Atmen für die richtige Weichenstellung zu sorgen. Für den Röntgenologen ist der Schluckakt von Bedeutung. Er ist ein Reflex, der durch Berühren der Rachenschleimhaut, besonders am Zungengrund und in der Gegend des Isthmus faucium ausgelöst wird. Man kann drei zum Teil zeitlich zusammenfallende Vorgänge unterscheiden:

1. Abschluß des Rachens gegen die Mundhöhle durch Heben des Zungengrundes und Hervortreten beider vorderer Gaumenbögen. Abschluß des Epipharynx vom Mesopharynx durch Heben des weichen Gaumens gegen die Rachenhinterwand.
2. Höher- und Nachvornerücken des Kehlkopfes. Erweiterung beider Sinus piriformes.
3. Zungengrund und Kehldeckel legen sich über den Kehlkopfeingang, während die Ringmuskulatur der äußeren und inneren Kehlkopfmuskeln die aryepiglottischen Falten, die Taschen- und Stimmbänder zusammenpressen, wodurch ein vollständiger Verschluß der oberen Luftwege erzielt wird. Dabei tritt ein kurzer reflektorischer Atemstillstand ein. Nach dem allseitigen Abschluß des Rachens fördert die Kontraktion der Rachenschnürer die Speise in den Oesophagus.

Die Steuerung des Schluckaktes erfolgt durch ein Schluckzentrum, das in der Medulla oblongata liegt. Als Nervenbahnen dienen der Vagus, der Glossopharyngeus, der Trigeminus, der Hypoglossus und der Accessorius. Die motorische Innervation der Meso- und Hypopharynxmuskulatur geht über den Plexus pharyngeus, der seine Bahnen vom Vagus, Glossopharyngeus und Accessorius erhält.

II. Historischer Überblick

Über die ersten Untersuchungen mit Röntgenstrahlen am Kehlkopf berichtete SCHEIER auf der 68. Versammlung Deutscher Naturforscher und Ärzte in Frankfurt a. M. bereits 1896. Damals brauchte man zur Anfertigung eines Röntgenbildes eine Expositionszeit von mindestens 3, meistens sogar 5 min. Da der Patient nicht solange den Atem anhalten konnte, waren die Bilder unscharf und für eine Beurteilung nicht verwertbar. Die meisten Beobachtungen wurden daher zuerst am Leuchtschirm oder an der Leiche gemacht. Bei Letzterer studierten SCHEIER und FRAENKEL die Verknöcherung des Kehlkopfknorpels, wie sie in dem vorangehenden Kapitel beschrieben wurde. THOST gebührt das große Verdienst, in seinem grundlegenden Buch: „Der normale und kranke Kehlkopf im Röntgenbild" schon 1913 gute seitliche Aufnahmen gebracht zu haben, mit denen er auf die Bedeutung der Röntgenuntersuchung für die ärztliche Praxis hinweisen konnte (s. dort ältere Literatur). Allerdings benötigte er damals noch eine Belichtungszeit von 8—25 sec. Monographien von WEINGAERTNER und SONNENKALB folgten ein Jahr später, ebenfalls mit Literaturangaben.

Mit zunehmender Vervollständigung der Röntgentechnik fand die seitliche Aufnahme zur Beurteilung krankhafter Veränderungen am Meso-, Hypopharynx und Larynx mehr und mehr Eingang in die Klinik. Hierzu trugen die hervorragenden Arbeiten von PENDERGRASS, PANCOAST, COUTARD, BACLESSE, BALDENWECK und GAUILLARD, MATHEY-CORNAT, LEMAITRE und LIBERTA, TERRACOL und LAMARQUE, DUCUING, ZUPPINGER, GRIEBEL bei, um nur einige zu nennen.

III. Die Röntgenaufnahmen im seitlichen Strahlengang

1. Die Schwächungskoeffizienten

Die Erkennung anatomischer Einzelheiten im Röntgenbild des Meso-, Hypopharynx und Larynx wird durch die unterschiedliche Schwächung der Röntgenstrahlen in Luft, Weichteilgewebe und mineralreichem Gewebe ermöglicht. Von den Weichteilgeweben spielt das wasserreiche die weit überwiegende Rolle gegenüber dem fettreichen.

Ein Bild von den wirklichen Relationen in Abhängigkeit von der Strahlenqualität (Quant) zeigt Abb. 2.

2. Technik

Die Röntgenaufnahme im seitlichen Strahlengang ergibt das günstigste Strahlenrelief. Die verschiedenen schwächenden Medien sind zum großen Teil nebeneinander angeordnet, soweit sie sich übereinander projizieren, rufen sie immer noch scharf abgrenzbare Konturen hervor, die es ermöglichen, anatomische Einzelheiten zu erkennen. Die Aufnahmebedingungen schwanken in der Qualität der Strahlung zwischen 45 kV (H. SCHOEN) und 100 kV (BACLESSE) im Fokus-Film-Abstand 60 cm (SPIESS und PFEIFFER) und 2 m (H. SCHOEN). Die Belichtungszeit schwankt zwischen 0,1 sec und 1 sec. Die mA richten sich nach Leistungsfähigkeit des Apparates und den übrigen angegebenen Bedingungen. Als Filmgrößen werden 13 × 18 cm und 18 × 24 cm verwandt. Viele verwenden einen Tubus, die Meisten Folien. H. SCHOEN empfiehlt einen folienlosen Film. Der Film liegt entweder der gegenüberliegenden Halsseite an oder der gegenüberliegenden Schulter. Der Zentralstrahl ist auf die Schildknorpelmitte gerichtet. Die Aufnahme erfolgt meistens im Sitzen, aber auch im Liegen. Das Kinn ist etwas angehoben. Gute Durchschnittswerte gibt POPPE an: bei Vier-Ventilapparaten 58 kV, 70 mAs, bei Sechs-Ventilapparaten 50 kV und 60 mAs. Verwandt wird ein Fokus-Film-Abstand von 1 m und eine Universalfolie. Die Aufnahme erfolgt in sitzender Haltung, der Film liegt der gegenüberliegenden Schulter in Paralleleinstellung zum Hals an. Der Zentralstrahl ist auf die Mitte des Schildknorpels gerichtet. Filmgröße 13 × 18 cm.

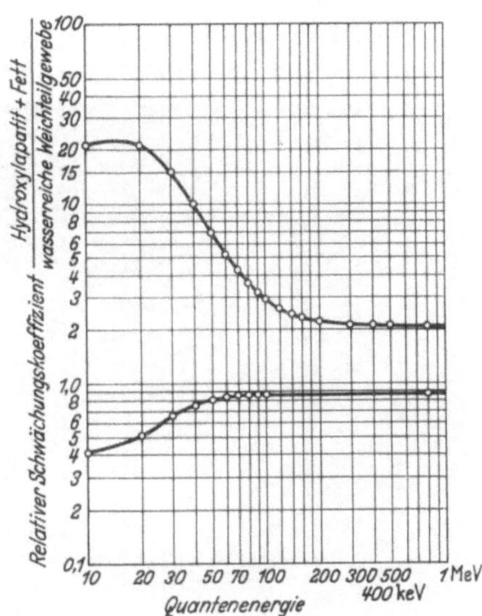

Abb. 2. Relativer Schwächungskoeffizient von 10 KeV—1 MeV für wasserreiches Weichteilgewebe, das = 1 gesetzt wurde, Hydroxylapatit und menschliches Fett, berechnet aus den Massenschwächungskoeffizienten von Schwefel, Wasser und Triolein. Als Dichtewerte wurden für Hydroxylapatit die Dichte von Schmelz = 2,7, für wasserreiches Weichteilgewebe = 1,05 und für Fett = 0,92 gesetzt (HANSEN 1939; KÜSTNER u. TRÜBESTEIN 1937; MÜLLER 1938; TRÜBESTEIN 1937, 1960)

Eine genaue Angabe der Aufnahmebedingungen wird von den meisten Autoren nicht gegeben, obwohl kV, mA, Fokus-Film-Abstand und Belichtungszeit mitgeteilt werden. In der Regel fehlen die Angabe des Apparatetyps und die Art der verwendeten Folie.

3. Röntgenanatomie

Die seitliche Aufnahme stellt außer dem Larynx in seinem Profil den Hypopharynx und Mesopharynx dar. Nach COUTARD und BACLESSE sind vier Faktoren zum Studium der seitlichen Aufnahme von Bedeutung: 1. Das knorpelige, knöcherne Gerüst. 2. Die Weichteilschatten. 3. Die Luftschatten (Aufhellungen). 4. Die Beziehungen dieser drei aufbauenden Bildfaktoren zueinander.

Das knöcherne und knorpelige Gerüst besteht aus dem hinteren unteren Abschnitt des Unterkiefers, dem 2.—7. Halswirbel, dem Zungenbein, dem Schild-, Ring- und Aryknorpel.

Die Weichteilschatten werden in drei Abschnitte aufgeteilt:

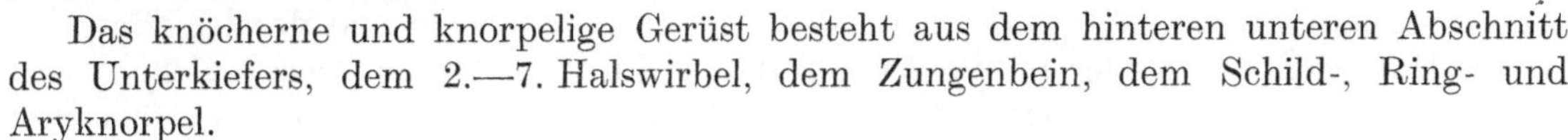

1. Den oberhalb des Zungenbeins gelegenen *Suprahyoidabschnitt*.
2. Den zwischen Zungenbein und oberem Schildknorpelrand befindlichen *Thyreohyoidabschnitt*.
3. Den Bereich zwischen oberem Schildknorpelrand und unterem Ringknorpelrand: den *Thyreocricoidabschnitt*.

Diese Einteilung ist bei Jugendlichen und Kindern wegen der fehlenden Verknöcherung nicht anwendbar.

1. Der *Suprahyoidabschnitt*. Die obere Grenze stellt eine gedachte Linie dar, die parallel zum horizontalen Unterkieferast verläuft, etwa 1,5 cm oberhalb seines unteren

Randes. Diese Linie schneidet den 2. Halswirbelkörper etwas oberhalb der unteren Bandscheibe. Die untere Grenze bildet das große Zungenbeinhorn.

Der Luftgehalt trennt den Weichteilschatten in einen scharf konturierten vorderen und hinteren Teil. Die vordere Begrenzung erfolgt durch den Zungengrund, vorn unten durch die Plica glossoepiglottica und den das Zungenbein überragenden Anteil der Epiglottis mit ihrer lingualen und laryngealen Fläche. Den hinteren Anteil bildet die Rachenhinterwand.

2. Der *Thyreohyoidabschnitt*. Er wird oben vom Zungenbein, unten vom oberen Rand des verknöcherten Schildknorpels abgegrenzt, der nach hinten verlängert bis zum 4. Halswirbelkörper reicht.

Auch hier trennt der Luftgehalt im Hypopharynx und Larynx den Weichteilschatten in einen scharf begrenzten vorderen und hinteren Teil. Der vordere wird von der hinteren Fläche des Thyreohyoidabschnittes der Epiglottis gebildet, ihre vordere Fläche ist im allgemeinen nicht abgrenzbar. Sie geht in den präepiglottischen Weichteilraum über.

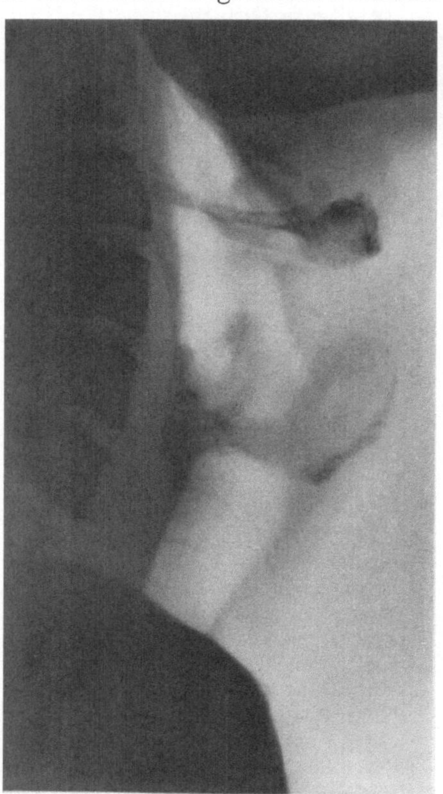

Abb. 3. Normale seitliche Kehlkopfaufnahme eines erwachsenen Mannes

Hinter der Epiglottis zieht ein zarter Schatten schräg nach hinten unten zu den verknöcherten Aryknorpeln. Es sind die aryepiglottischen Falten. Die hintere Grenze bildet wiederum die Rachenhinterwand. In ihren Weichteilschatten projizieren sich die verknöcherten Oberhörner des Schildknorpels.

3. Der *Thyreocricoidabschnitt*. Er reicht vom oberen Rand des verknöcherten Schildknorpels bis zum unteren Rand der verknöcherten Ringknorpelplatte. Er wird nach dorsal vom 4.—6. Halswirbelkörper begrenzt.

Auch hier trennt der Luftgehalt den Weichteilschatten. Der ventrale Teil wird von der Hinterfläche des Thyreoidabschnittes der Epiglottis gebildet, von dem Ligamentum thyreoepiglotticum, der Ansatzstelle der Taschenbänder und einige Millimeter darunter der Stimmbänder, dem unteren Anteil der Schildknorpelvorderwand, dem Ligamentum cricothyreoideum medium, dem ventralen Anteil des Ringknorpels und dem ventralen oberen Rand des ersten Trachealringes.

Vor der Epiglottis findet sich der untere Anteil des präepiglottischen Raumes.

Der hintere Teil wird von einem Gebiet eingenommen, das den anderen Weichteilschatten gegenüber strahlenundurchlässiger ist. Es besteht aus dem hinteren Anteil der Schildknorpelplatten, den Unterhörnern, den Arytaenoidknorpeln und der Ringknorpelplatte. Dazwischen liegt der untere Abschnitt des Sinus piriformis. Dieses Gebiet wird der hintere opake Raum genannt. Er ist etwa 7—10 mm breit und hat eine Höhe von 5 cm. Dieser Raum umgibt den vorderen Anteil des laryngovertebralen Raumes. Er wird von der Schlundmuskulatur, der prävertebralen Halsfascie, der Schleimhaut der Hypopharynxvorder- und -hinterwand gebildet. Unterhalb des laryngovertebralen Raumes in Höhe des unteren Ringknorpelrandes sowie der unteren Bandscheibe des 6. Halswirbelkörpers findet sich der Oesophagusmund.

Der durch Luft aufgehellte Weichteilraum im *Suprahyoidabschnitt* hat eine Höhe von 3 cm und an seiner Basis eine Breite von ebenfalls 3 cm. Der vordere untere Anteil wird von dem Lumen der Vallekel eingenommen, der hintere untere vom oberen Anteil des Vestibulum laryngis und hypopharyngis.

Der lufthaltige Raum im *Thyreohyoidabschnitt* wird von dem unteren Abschnitt des Vestibulum laryngis und hypopharyngis gebildet. Die beiden Abschnitte werden von der Plica aryepiglottica getrennt. Das Vestibulum hypopharyngis ist strahlendurchlässiger.

Der lufthaltige Raum im *Thyreocricoidabschnitt* wird zwischen Taschen- und Stimmband durch den Sinus Morgagni aufgehellt.

Zur Erleichterung der Lokalisierung schlägt Welin (a) drei Ebenen vor:

1. Die Vallecula-Ebene.
2. Die Ventrikel-Ebene.
3. Die Oesophagus-Ebene (Oesophagusmund).

Durch Anwendung des Valsalvaschen Versuches bei geschlossener Nase während der Exposition hat die seitliche Kehlkopfaufnahme insofern eine Bereicherung erfahren, als es dadurch gelingt, Luft in den unteren Hypopharynx zu pressen. Vorder- und Hinterwand lassen sich durch diese Methode trennen, was für die Darstellung der Postcricoidtumoren besonders wichtig ist, sowie für Tumoren der unteren hinteren Hypopharynxwand [Jönsson (a), Zuppinger (c)].

Eine andere Methode zur Entfaltung der Vorder- und Hinterwand im unteren Abschnitt des Hypopharynx durch Luft gibt Waldapfel (c) an. Hierbei wird mit dem in das Vestibulum laryngis eingeführten v. Eickenschen Haken der Kehlkopf während der Aufnahme nach ventral gezogen, wodurch die Postcricoidregion des Hypopharynx von der Hypopharynxhinterwand getrennt wird. Waldapfel (c) nennt diese Methode „die röntgenologische Hypopharyngoskopie".

IV. Die Röntgenaufnahme im sagittalen Strahlengang

So wertvoll die seitliche Aufnahme für die Beurteilung von krankhaften Prozessen, die vor und hinter dem lufthaltigen Raum des Meso-, Hypopharynx und Larynx liegen, ist, so gibt sie sie doch nur in einer Ebene wieder. Zur genaueren Lokalisation ist eine Aufnahme im sagittalen Strahlengang erforderlich. Diese ergibt jedoch durch Überlagerung des Halswirbelsäulenschattens ein so ungünstiges Strahlenrelief, daß sie lange Zeit zur Erkennung von Einzelheiten unbrauchbar schien. Erst in letzter Zeit wiesen Lindgren und Welin nach, daß auch sie durch die Verfeinerung der heutigen Röntgentechnik aufschlußreiche Bilder ergibt.

Dieser Nachteil der Seitenlokalisation wird nach Griebel (b) zum größten Teil durch die Laryngoskopie ausgeglichen. Wie will man aber das Problem der Seitenlokalisation lösen, wenn das laryngoskopische Aufsichtsbild nicht genügend Aufschluß gibt? In solchen Fällen bleibt nur die Suche nach brauchbaren sagittalen Röntgenaufnahmen übrig.

Zur Lösung dieses Problems haben wiederum die Hals-, Nasen-, Ohrenärzte die erste Pionierarbeit geleistet. Noch vor Erscheinen des grundlegenden Buches von Thost (1913) veröffentlichte Rethi (1912) eine brauchbare Methode, die im ap-Strahlengang beide Kehlkopfseiten zur Darstellung brachte. Er schaltete den Wirbelsäulenschatten dadurch aus, daß er einen Film in den anaesthesierten Pharynx einlegte und ihn im ap-Strahlengang belichtete. Diese Methode hat sich nicht recht einbürgern können. Sonnenkalb urteilt darüber: „So verlockend die Resultate auch sind, so haftet dem Verfahren doch der Übelstand an, daß es unserer Erfahrung nach für den Patienten, selbst bei bester Cocainisierung äußerst unbequem und lästig ist. Ich habe nach wenigen Versuchen davon Abstand genommen, und ich glaube nicht, daß man in der Praxis viel Freude damit erleben wird."

Erst über 24 Jahre später wurde diese Methode von Waldapfel (1936) wieder aufgegriffen und in einer Monographie: „Methodik zur Röntgenuntersuchung des Kehlkopfes", Leipzig 1938, populär gemacht. Durch seine ausgezeichneten Bilder demonstriert er ihre Leistungsfähigkeit. Auch hier spielt die Verdrängung des Luftgehaltes durch krankhafte Prozesse die Hauptrolle. Außerdem ermöglicht diese Methode, Feinheiten am verknöcherten Kehlkopfknorpel darzustellen, z.B. das Cricoarytaenoidgelenk, wie bisher keine andere.

Das Argument Sonnenkalbs gegen die Methode von Rethi und Waldapfel wird z.T. auch heute noch geltend gemacht. Außerdem ist sie bei ulcerösen Prozessen, die vom Larynx auf den Hypopharynx übergegriffen haben, nicht anwendbar. Auch wird mit zunehmender Verknöcherung der Kehlkopfknorpel das Strahlenrelief ungünstiger, und folglich werden die hergestellten Röntgenaufnahmen schwieriger beurteilbar. Eine Belichtung mit einer kurzwelligeren Strahlung und dadurch vermindertem Schwächungskoeffizienten (s. Abb. 2) könnte ähnlich wie bei der Hartstrahlaufnahme günstigere Bilder erzeugen. Trotzdem hat diese Methode auch heute noch Anhänger gefunden [Ciurlo u. Oliveri (b); Hartung u. Grossman].

Ein Markstein in der Röntgenuntersuchung des Larynx und auch des Hypopharynx bedeutet die Einführung der Schichtmethode durch Leborgne (1936). Die Leistungsfähigkeit dieser hervorragenden Methode wird allgemein bestätigt. Ihre Einführung verdankt sie unter anderem besonders Canuyt und Gunsett (a—f), Greineder (a), Pagani, Young (a, b), Zsebök, Muntean und Koch, Mittermaier (a), Sichel, Wild, Walter und Voegtlin, Bürgel und Oeser u.v.a.

Diese Methode hat durch die Larynx-Kontrastmitteluntersuchung von Brauer (a—d) und durch die Verwendung des Feinfokus durch Seyss eine Verfeinerung erfahren. Ihrer Bedeutung wegen sei unter den verschiedenen geringen technischen Varianten die Aufnahmetechnik von Muntean (b) erwähnt:

Die Schichtuntersuchung des Kehlkopfes im sagittalen Strahlengang erfolgt am liegenden Patienten. Das Kinn wird leicht angezogen. Die Längsverwischung ist der Querverwischung überlegen. Der Pendelwinkel beträgt 50^0. Zunächst wird der Abstand des vorderen Kehlkopfrandes („Adamsapfel") von der Lagerungsplatte bestimmt. Die Schichtaufnahmen erfolgen $1^1/_2$—3 cm dorsalwärts davon in Abständen von je $^1/_2$ cm. Dabei haben sich die Schichttiefen von 2—$2^1/_2$ cm hinter dem vorderen Kehlkopfrand als die aufschlußreichsten erwiesen. Der Kranke soll während der Aufnahme deutlich, gleichmäßig und in gleichbleibender Tonhöhe den Vokal e oder i sprechen oder noch besser singen. Schichtbilder in Phonation sind denen in Exspiration oder Atemstillstand überlegen.

Eine Schichtuntersuchung in seitlicher (transversaler) Projektion ist meist nicht erforderlich [Muntean (b)].

Trotz dieser ausgezeichneten Methode, die zur Durchführung immer noch einen großen apparativen Aufbau benötigt, ging die Suche nach Methoden mit der routinemäßigen Röntgenapparatur weiter.

1938 gab Smerchinich (a) eine sagittale Methode an, bei der der Patient während der Exposition den Kehlkopf maximal nach seitwärts drücken muß. Es gelingt dadurch, eine Kehlkopfseite und den mit Luft gefüllten Sinus piriformis aus dem Wirbelschatten zu entfernen und zur Darstellung zu bringen. Huet, Surmont und Lalanne, die erst später von der Technik erfuhren, wandten sie bei ihren Kranken an und konnten so die klinische Brauchbarkeit unter Beweis stellen. Allerdings erhält diese Methode dadurch eine natürliche Einschränkung, daß man sie nicht bei jedem Patienten anwenden kann, vor allem nicht bei Patienten mit tumorösen Veränderungen, die die Beweglichkeit des Kehlkopfes einschränken, ferner nicht bei kurzem und muskulösem Hals. Sichel, Wild, Walter u. Voegtlin, die einen Vergleich dieser Methode mit der Schichtuntersuchung anstellten, bestätigen die Überlegenheit der letzteren gegenüber der ersteren.

1953 veröffentlichte D. Schoen eine neue Methode, die von Reinike übernommen wurde: die Röntgenvergrößerung und Hartstrahlaufnahme mit dem Feinstfokus. Hier wird durch Herabsetzung der Schwächungskoeffizienten der Wirbelsäule ein etwas besseres Strahlenrelief erzielt, das zusammen mit der Vergrößerung feinere Einzelheiten erkennen läßt.

1957 berichteten TRÜBESTEIN und HOFMANN über eine neue Technik: die Kehlkopfkontaktaufnahme mit dem Nahstrahlrohr, ein Verfahren, das OTT schon früher für andere Körperregionen angewandt hatte. Diese Aufnahme hat seit 6 Jahren an der Universitäts-Hals-Nasen-Ohrenklinik in Frankfurt a. M. ihre Brauchbarkeit unter Beweis gestellt.

Für ein gutes, aufschlußreiches Bild bei allen angeführten Methoden des sagittalen Strahlenganges ist die Mithilfe des Patienten von entscheidender Bedeutung. Von ihm hängt es ab, wieviel von dem negativen Kontrastmittel Luft während der Exposition in den Larynx hineingepreßt wird. Damit bestimmt er die Güte des Strahlenreliefs. Das Auffüllen des Larynx mit Luft in einer für die Aufnahme günstigen Weise gelingt nicht immer bei der so bewährten Methode: Phonation des Vokales u während der Exposition. Hier leistet machmal der Valsalvasche Versuch bei geschlossener Nase bessere Dienste.

Andererseits ist die Aufnahme auch vom Alter und vom Geschlecht des Patienten abhängig. Bei Kindern mit einem kleinen Sinus Morgagni stellt sich dieser schlechter dar als bei einem älteren Mann. Mit der schlechten Darstellung des Larynxventrikels leidet die Differenzierung zwischen Stimm- und Taschenband. Das gleiche gilt für Frauen mit ihrem relativ kleineren Sinus Morgagni.

Eine Kritik an einer der genannten Techniken ist nur bei Vergleich der besten Bilder bei gleichem Krankengut erlaubt. Nur bei sicherer Beherrschung der einzelnen Verfahren wird man auch befriedigende optimale Bilder erzielen. Die Diskrepanz in der Bewertung dürfte hier eine ihrer wesentlichsten Ursachen haben.

Erwähnt sei noch die axiale Aufnahme nach MUZIO. Bei dieser Projektion kommen auf einem in den Mund eingeführten Film beide Kehlkopfseiten getrennt zur Darstellung.

V. Die Röntgenaufnahme mit Kontrastmitteln

So wichtig die Nativuntersuchung des Meso-, Hypopharynx und Larynx im seitlichen sowie sagittalen Strahlengang mit den verschiedensten Methoden auch ist, so bleiben uns in diesem Gebiete doch wesentliche Krankheitsprozesse verborgen, die nur durch Verwendung von Kontrastmitteln zu erfassen sind, zum Beispiel normale und pathologische Funktionsabläufe, Größe und Ausdehnung von Divertikeln, raumverdrängende und wanddestruierende Prozesse im unteren Hypopharynx. Aber auch beim Mesopharynx kann die Kontrastmethode bei starker Kieferklemme Wertvolles zur Darstellung von krankhaften Veränderungen leisten.

Die Ersten, die auf die Kontrastuntersuchung des Hypopharynx hinwiesen, waren SGALITZER, PALUGYAY, ZUPPINGER (a—c), HICGUET und SCHERER. Letztere betonten auch den Wert der Kontrastmitteluntersuchung des Larynx, die sie mit Lipoidol durchführten.

Neuerdings hat die Kinematographie eine steigende Bedeutung gewonnen bei der genaueren Analyse von normalen und pathologischen Funktionsabläufen des Schluck- und Sprechaktes (FRENCKNER 1949; KIRKPATRICK u. OLMSTED 1959; RAGAGLINI, TERAMO u. MICHELI-PELLEGRINI 1956; GAY u. WILKINS 1956).

VI. Die pathologische Röntgensymptomatologie

Die pathologischen Bilder entstehen:

1. Durch Verdrängung der Luft im Meso-, Hypopharynx und Larynx durch pathologische Weichteilprozesse, die traumatischer, entzündlicher oder tumoröser Natur sein können. Es ist wichtig, daß diese pathologischen Weichteilprozesse verschiedenster Ursache praktisch alle den gleichen Schwächungskoeffizienten haben. Sie ergeben also bei gleicher durchstrahlter Dicke kein unterschiedliches Strahlenrelief. Aus einer luftverdrängenden Weichteilschwellung ist also eine spezielle klinische Diagnose auf Grund unterschiedlicher

Absorptionen nicht möglich. Diese Luftverdrängung kann sich auf Meso-, Hypopharynx und Larynx erstrecken, sie kann aber auch nur einzelne umschriebene Bezirke einer bestimmten Region erfassen.

2. Durch pathologische Luftansammlungen außerhalb der normalen luftgefüllten Hohlräume. Diese Luftansammlungen können sich zwischen allen Weichteilgeweben verteilen, andererseits können sie auf einen einzigen umschriebenen Bezirk beschränkt bleiben.
3. Durch Unregelmäßigkeiten in der Randkonturierung, die oft auch die Oberfläche pathologischer Weichteilschwellungen erfaßt.
4. Durch abnorme Verlagerungen der verknöcherten Kehlkopfknorpel.
5. Durch Konturunterbrechungen des verknöcherten Kehlkopfgerüstes.
6. Durch Demineralisation der verknöcherten Kehlkopfknorpel.
7. Durch abnorme Mineralisation der verknöcherten Kehlkopfknorpel.
8. Durch gleichzeitiges Auftreten von abnormer Demineralisation und auch abnormer Mineralisation.
9. Durch abnorme Verschattungen.
10. Durch Verdrängung von Kontrastmittel aus normalen Hohlräumen.
11. Durch Füllung von Kontrastmittel in abnorme und pathologische Hohlräume.
12. Durch abnorme Erweiterung von normalen Hohlräumen.
13. Durch Zerstörung des normalen Faltenreliefs.

Spezieller Teil

Das Röntgenbild des Meso-, Hypopharynx und Larynx im seitlichen sowie im sagittalen Strahlengang ohne und mit Anwendung von Kontrastmitteln.

I. Mißbildungen und Anomalien

Zu den Mißbildungen, die sich röntgenologisch darstellen lassen, gehört der offene *Ductus thyreoglossus* (Snoke). Ist seine äußere oder innere Mündung verschlossen, so resultieren hieraus die *medianen Halsfisteln*. Diese pflegen auf der Unterseite des Zungenbeinkörpers hindurchzuziehen und mit ihm engen Kontakt zu haben. Die oft verzweigten Fistelgänge sind mit sezernierendem Epithel ausgekleidet. Enden sie nach beiden Seiten blind, so entstehen durch Retention und Erweiterung *Epithelcysten*, sog. *mediane Halscysten* und *Zungengrundcysten*. Sie sowie ihre Verzweigungsgänge lassen sich durch Kontrastmittelfüllung gut darstellen (Spiro u. Pragier; Herepey-Csákányi; Grynkraut u. Lewenfisz; Galli; Ruckensteiner; Suermondt; Caliceti; Saltzstein; Philp).

Überbleibsel der 2., 3. und 4. Kiemenspalten sind die lateralen Halsfisteln und Halscysten. Sind diese nur zum Pharynx hin geöffnet, so kommt es zur Bildung der Pharynx-Divertikel (Lüscher).

Weitere Mißbildungen sind die *abnormen Strumen*, eine Folge von Keimversprengungen, mit ihrem häufigsten Sitz im Zungengrund, und die *Laryngocele*, eine divertikelartige Ausstülpung des Sinus Morgagni.

Als innere Laryngocele bleibt sie auf das Innere des Kehlkopfes beschränkt und wölbt das Taschenband oder die aryepiglottische Falte vor. Dringt sie durch die Membrana hyothyreoidea und erscheint als Vorwölbung am Hals, so spricht man von einer äußeren Laryngocele. Lassen sich beide Lufthöhlen darstellen, so handelt es sich um eine kombinierte Laryngocele. Klinisch können zu Anfang alle Beschwerden der Atmung, der Stimme und des Schluckaktes fehlen. Beschwerden treten in der Regel erst ein, wenn sich diese Lufthöhlen entzünden. Sie zwingen dann zum chirurgischen Handeln. Neben diesen angeborenen Laryngocelen unterscheidet man noch symptomatische, die infolge von Erkrankungen zu Wandschwächen im Sinus Morgagni geführt haben.

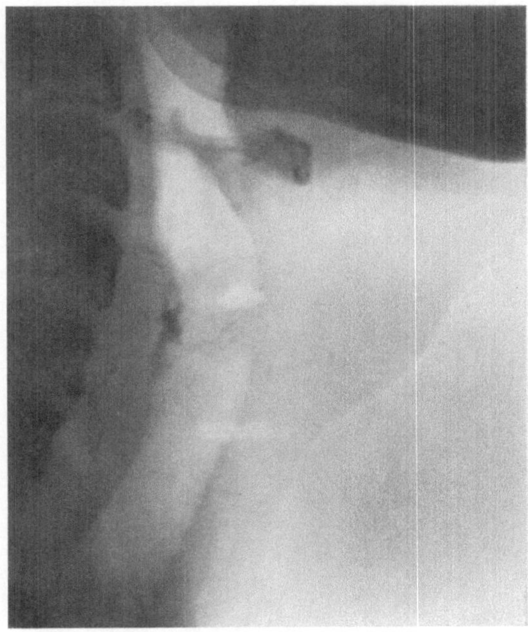

a

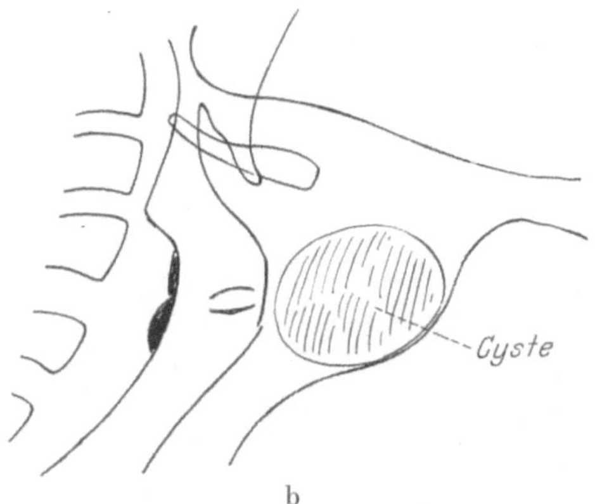

b

Abb. 4a u. b. Kongenitale Halscyste, median vor dem Kehlkopf, als pflaumengroßer Weichteilschatten sich abzeichnend, mit ihrem Stiel meist zum Zungenbein und Zungengrund führend

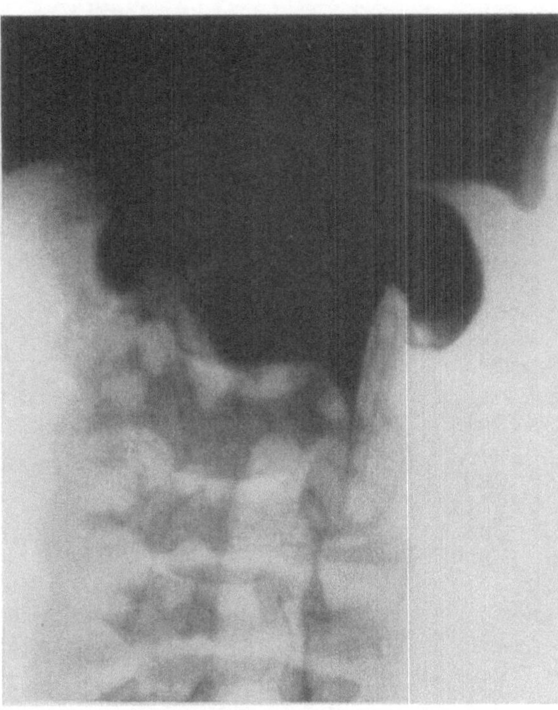

a

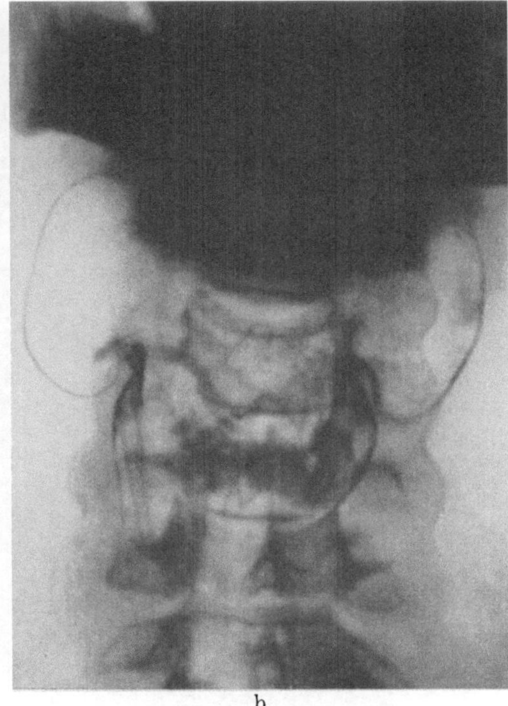

b

Abb. 5a. Bilaterales Hypopharynxdivertikel vom 2. Kiemengang ausgehend. Erst im Liegen füllen sich die Divertikel

Abb. 5b. Dilatation der Divertikel im Valsalvaschen Versuch[1]. (Aus KOLIHOVÁ u. VYHNÁNEK 1959)

[1] Die Beobachtung stammt von einem 50jährigen Mann, der nur geringe Schluckschwierigkeiten hatte. Er war als Berufsmusiker tätig und spielte Fagott. Die Vergrößerung und Dilatation dieser Divertikel werden durch mechanische Faktoren verursacht nach Studien von ARDRAN und KEMP und von NEGUS.

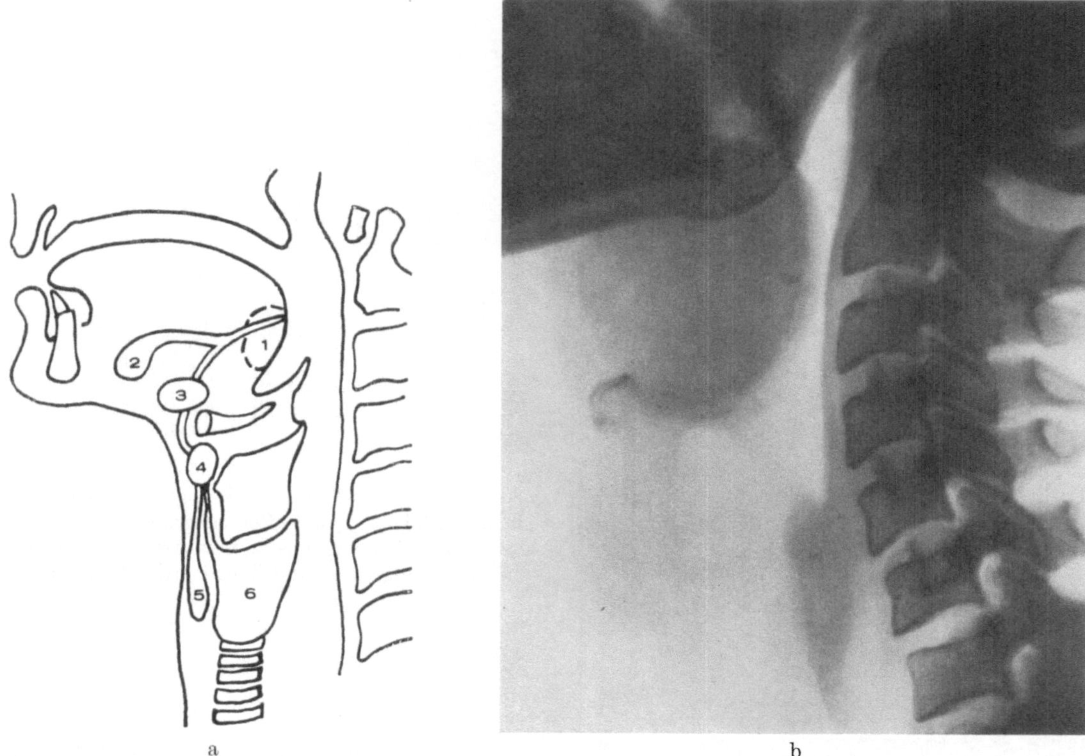

Abb. 6a. Schematische Zeichnung der sechs Lokalisationen einer abnormen Strumabildung. (Aus WELIN 1952)

Abb. 6b. Zungengrundstruma bei einer 26jährigen Frau. Kleinapfelgroßer intensiver Weichteilschatten im Zungengrund, der die Epiglottis nach caudal verdrängt

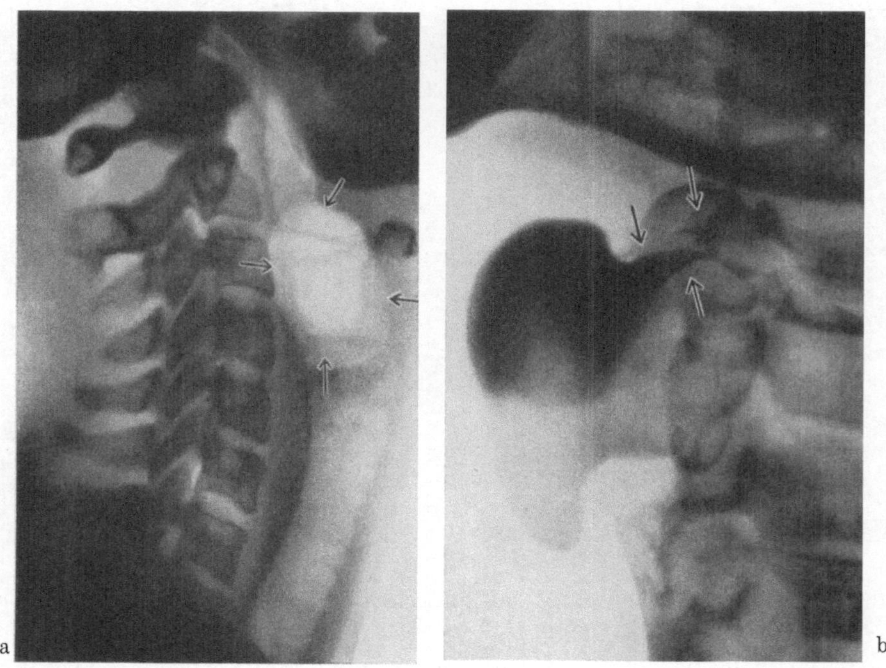

Abb. 7a. Seitliche Aufnahme einer kombinierten Laryngocele mit Flüssigkeitsansammlung einer 36jährigen Frau, deren Beschwerden 3—4 Jahre zurückliegen und jedesmal nach katarrhalischen Infekten zu schmerzhaften Infekten an der äußeren Halsseite führten

Abb. 7b. Laryngocele von außen mit Kontrastmittel gefüllt. (Aus BOETTE 1956)

Besonders gut lassen sich die Laryngocelen durch Schichtaufnahmen darstellen [Allman u. Cordray; Chessen u. Luter; Forrester, Morrow u. Soule jr.; Greineder (a); Herberts; Hoover; Jackson (b); Issa; Lindsay; Lothrop; McLaurin; H. M. Taylor (b) u.a.; s. Literatur].

Zu den Anomalien, die sich röntgenologisch darstellen lassen und von klinischer Bedeutung sind, gehört die partielle bzw. totale Verkalkung des Ligamentum stylohyoideum. Sie kann ein unangenehmes Fremdkörpergefühl oder heftige bis in das Ohr ausstrahlende Schluckschmerzen auslösen (Beutel; Barth; Köhler; s. Abb. 20).

II. Neurologische Störungen

Beim Schlucken von Bariumbrei bei Patienten mit Kehlkopftuberkulose beobachtete Kelemen (a, b), daß dieser oft auf der Kehlkopfschleimhaut längere Zeit liegen blieb, ohne Reizerscheinungen zu verursachen. Er führte dies auf schwere *Sensibilitätsstörungen* der durch die Tuberkulose veränderten Schleimhaut zurück. Er glaubte, damit ein spezifisches Symptom für die Tuberkulose gefunden zu haben.

Tebrügge und Berberich konnten seine Untersuchungen bestätigen, fanden dieses Symptom aber auch bei anderen Erkrankungen.

Auf die Bedeutung des Röntgenbildes bei Schlucklähmung, vor allem auf seine Differenzierung zwischen glossobuccaler und pharyngealer Störung, weisen Bauer und Hauert hin (Abb. 8a—c).

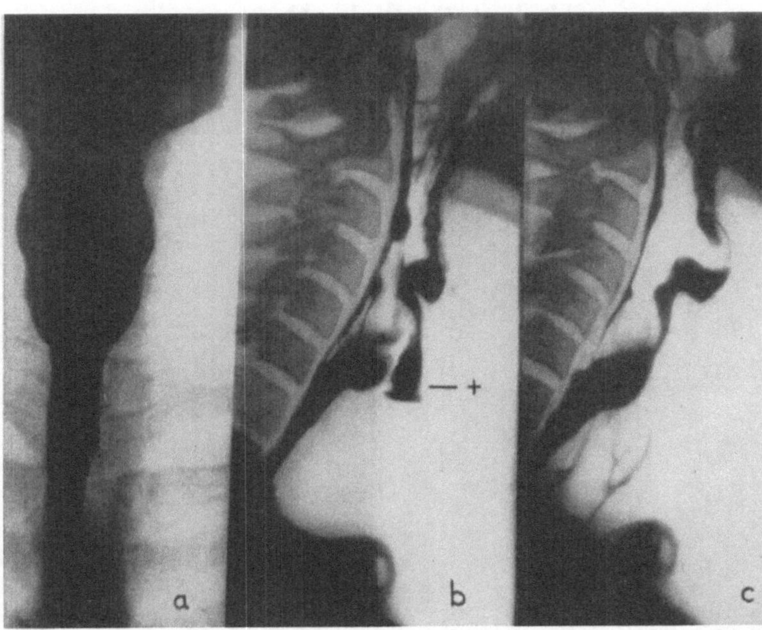

Abb. 8a—c. Schlundlähmung bei Botulismus. Übertritt von Kontrastmittel in den Kehlkopf. a Aufnahme von vorn: Völliger Ausguß des Pharynx mit Kontrastpaste. b Aufnahme seitlich: Füllung auch des Kehlkopfes. c Nach Husten: Kehlkopf bis auf feinen Beschlag der Vorderwand leer, keine Bewegungen vom Zungenbein und keine Kompression des Schlundraumes erkennbar (Schluckphasenaufnahme). (Aus Bauer und Hauert 1939)

Die nach Verabreichung von Kontrastmittel manchmal geringe Restfüllung meist nur der Valleculae sowie leichte Beschläge von Kontrastmittel in den Sinus piriformes und an den Schlundwänden sind nach Bauer und Hauert keineswegs immer Ausdruck eines krankhaften Zustandes. Nach ihren Untersuchungen haben sie diese Restfüllungen bei einwandfrei gesunden Menschen gefunden, andererseits aber auch bei Stauungserscheinungen, z.B. Stenoseprozessen im Oesophagus und Verdrängung durch große Strumen (s. weitere Literatur bei diesen Autoren).

Dahm (a, b) gelang es mit Hilfe des Kymogramms, feinere Einzelheiten bei Schluckstörungen und Schlucklähmungen nachzuweisen.

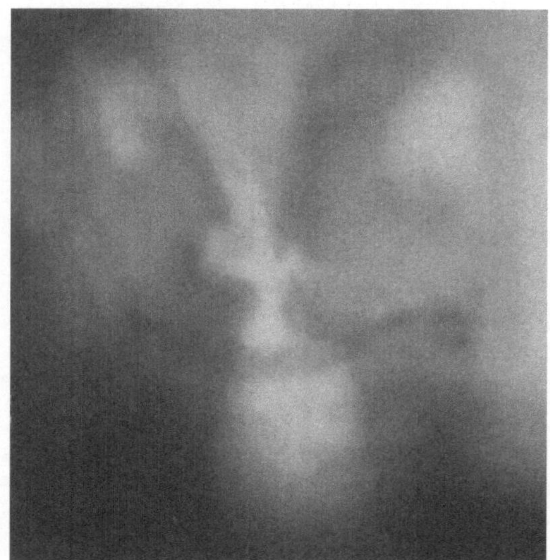

Stimmbandlähmungen, schon in der Frühzeit der Larynx-Röntgen-Diagnostik bei der Durchleuchtung oft erwähnt, können heute mit den sagittalen Aufnahmemethoden dargestellt werden [Ardran u. Kemp (b); Ardran, Kemp u. Marland; Rabbinowitz u.v.a.] (Abb. 9).

Der auf dem Röntgenbild sichtbare Musculus cricopharyngicus wird nach Crichlow als Zeichen einer zentralnervösen bzw. neuromuskulären Störung angesehen.

Abb. 9. Recurrensparese. Klinisch: Bronchialcarcinom rechts mit Recurrensparese rechts. Nahstrahlkontaktaufnahme während des Pressens. Glottisschluß mangelhaft. Rechtes Stimmband schlaff. Luftstrom bläht den rechten Sinus Morgagni auf, der als typisches Röntgensymptom sich immer größer darstellt als auf der gesunden Seite

III. Entzündliche Prozesse

Entzündliche Prozesse im Meso-, Hypopharynx und Larynx und deren Umgebung lassen sich, soweit sie zu einer Einengung des Luftraumes führen, als raumbeschränkende Prozesse darstellen. Hierbei gelingt es oft, die lokalisierten Entzündungen von den diffusen

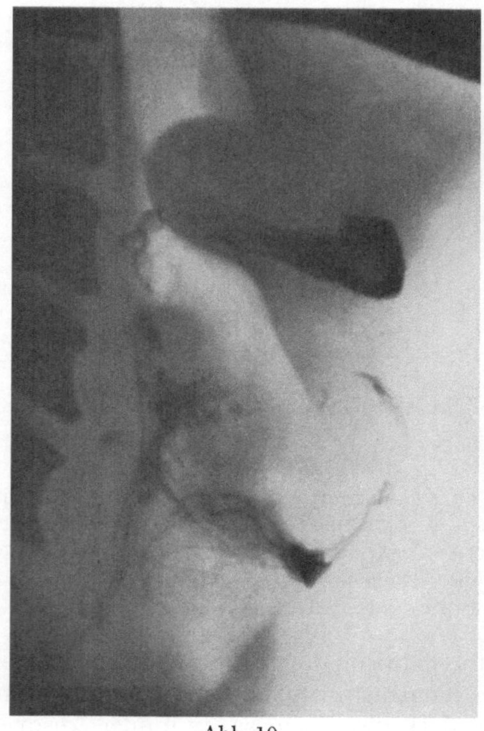

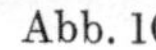

Abb. 10

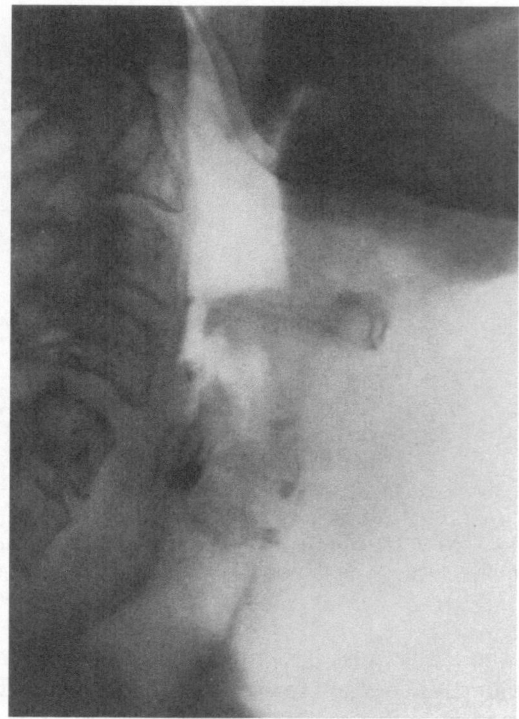

Abb. 11

Abb. 10. Epiglottisabsceß. (Aus Griebel: Der gesunde und der kranke Kehlkopf im Röntgenbild. 1952)

Abb. 11. Lues III. Epiglottis unregelmäßig bucklig verdickt und eingerollt. Der Boden der Vallaeculae nicht entfaltet. Leichte Schwellung der Arygegend. Sinus Morgagni nicht sichtbar. Kehlkopfgerüst nur wenig verkalkt außer den Aryknorpeln

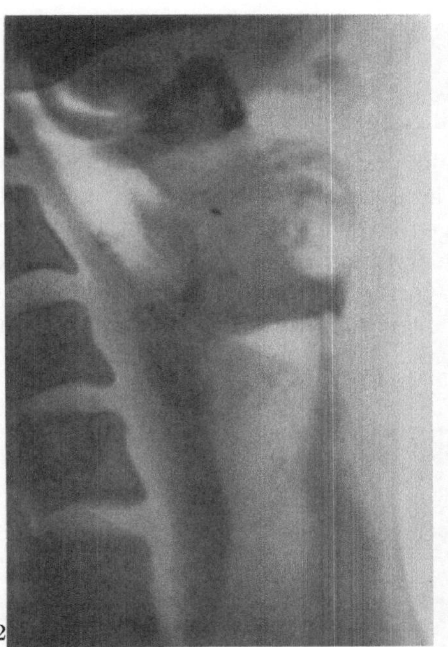

Abb. 12

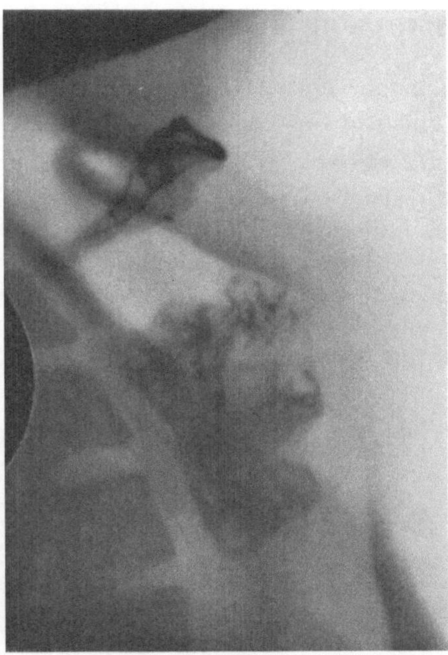

Abb. 13

Abb. 12. Kehlkopf-Tbc. 46jähriger Mann. Epiglottis normal und scharf. Sinus Morgagni fehlt. Diffuse matte Verkalkung des Schild- und Ringknorpels. Ausgesprochen matter Ton des Larynx im Gegensatz zu den scharfen Konturen des Zungenbeines und der Wirbelsäule. (Aus THOST 1932)

Abb. 13. Kehlkopf-Lues kombiniert mit Tbc. 25jähriger Mann. Für das Alter sehr starke Verkalkung namentlich des Schildknorpels. Sinus Morgagni fehlt. Die Kalkfiguren, in Auflösung begriffen, zeigen die zackige, spitze, für Lues charakteristische Form. Wa. R. +. (Aus THOST 1932)

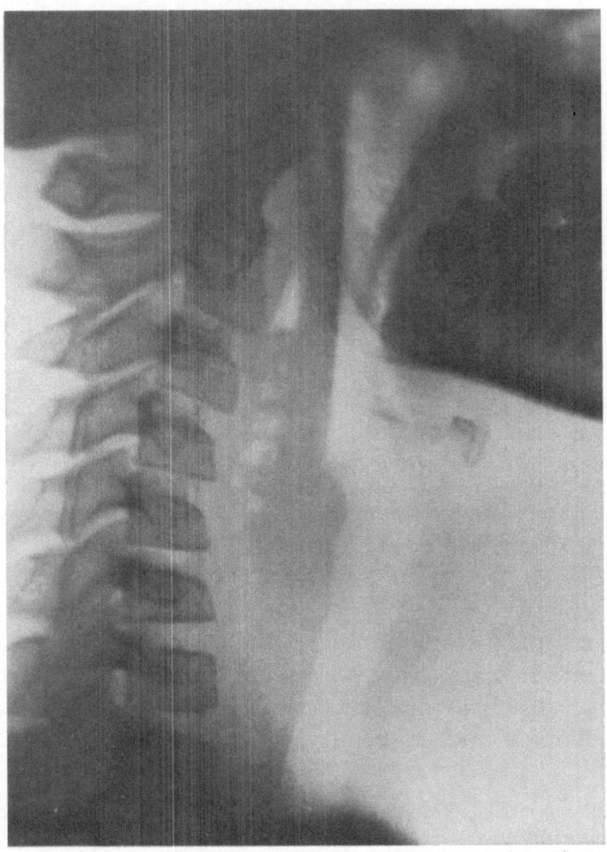

Abb. 14. Retropharyngeale Phlegmone mit Luftemphysem nach Adenotomie. Verbreiterung und Infiltration des prävertebralen Gewebes im ganzen Pharynxgebiet. Multiple Luftdepots, Streckstellung der Halswirbelsäule bis zur Kyphose als Schonhaltung. Kehlkopfknorpel noch nicht verknöchert. 13jähriger Knabe

zu unterscheiden. Von den gutartigen Geschwülsten differenzieren sich die umschriebenen Entzündungen im Röntgenbild durch die Beteiligung der Nachbarschaft.

Ist es auf Grund des gleichen Schwächungskoeffizienten bei entzündlichen gut- und bösartigen Weichteilprozessen nicht möglich, eine ätiologische Diagnose zu stellen, so gibt es doch indirekte Symptome, die auch röntgenologisch für bestimmte Prozesse typisch sein sollen. So beobachtete schon THOST (b, e), daß bei einem tuberkulösen Prozeß der Mineralgehalt im verknöcherten Kehlkopfskelet verringert und bei der Lues vermehrt sein kann. Er spricht von einem matten, verwaschenen Ton beim verknöcherten Kehlkopfknorpel. Diese Beobachtung von THOST wird, was die Tuberkulose anbelangt, von ADLER

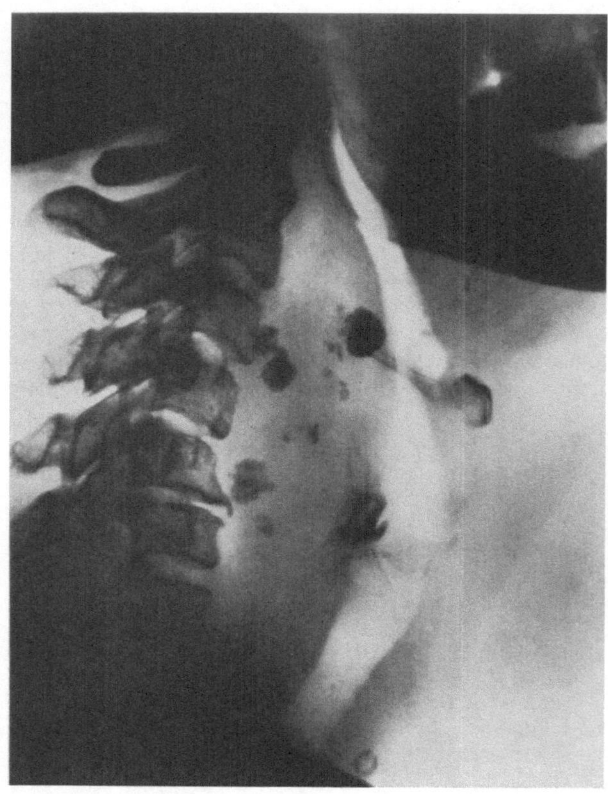

Abb. 15. Kissenartige, spindelförmige Verbreiterung des prävertebralen Gewebes in Höhe des Hypopharynx. Keine diffuse Verbreiterung wie bei Abb. 14. Die verkalkten Lymphknoten liegen lateral in beiden Gefäßscheiden. Bei der endoskopischen Untersuchung ist der Hypopharynx erheblich eingeengt. Kräftige Verknöcherung der Aryknorpel, geringere der übrigen Kehlkopfknorpel. Zwischen 5. und 6. Halswirbelkörper besteht eine Osteochondrose mit spondylotischen Veränderungen. Die übrigen Wirbelkörper zeigen keine pathologischen Veränderungen. Die Operation ergibt ein *Lipom* im retropharyngealen Gewebe

und WOTZILKA, GELFON und PANOW bestätigt. Auch SPIESS und PFEIFFER, sowie GRIEBEL beobachten diese Demineralisation im verknöcherten Kehlkopfknorpel, aber keineswegs in allen Fällen. GOLDEN ist, was die Beurteilung dieses Symptoms anbelangt, sehr vorsichtig. Seiner Ansicht nach muß man mit den Variationen der Kehlkopfverknöcherung sehr gut vertraut sein.

Für den mit der Knochenpathologie vertrauten Röntgenologen sind die Mineralschwankungen im Knochengewebe bei entzündlichen und tumorösen Prozessen tägliche Beobachtungen. Der Mineralsalzschwund bei tuberkulösen Entzündungen, die von den Weichteilen auf den Knochen übergehen, ist bekannt. Andererseits werden bei luetischen Prozessen am Knochen besonders starke Mineralsalzansammlungen gefunden. Von dieser Seite aus werden also die Beobachtungen von THOST (b, e) durchaus bestätigt.

Daß tuberkulöse Prozesse des Kehlkopfes meist ohne Mineralsalzschwund der verknöcherten Knorpelpartien einhergehen, erklärt sich dadurch, daß dieser Prozeß noch nicht bis zu dem Knochengewebe vorgedrungen ist. Außerdem kommt es durch die moderne Chemotherapie heute kaum noch zu so tiefgreifenden Entzündungen, daß der verknöcherte Kehlkopfknorpel mitbefallen wird.

Auch die Ausführungen von pathologisch-anatomischer Seite dürften, was die Reaktionen der verknöcherten Partien im Kehlkopfknorpel anbelangen, in diesem Sinne zu deuten sein (HART u. MAYER).

Ein weiteres wichtiges indirektes Symptom, das allgemein für einen entzündlichen Prozeß im retropharyngealen Raum spricht, ist die Streckhaltung der Halswirbelsäule.

Daß die Streckhaltung der Halswirbelsäule auch einmal bei anderen nicht entzündlichen Prozessen beobachtet wird, zeigt Abb. 15.

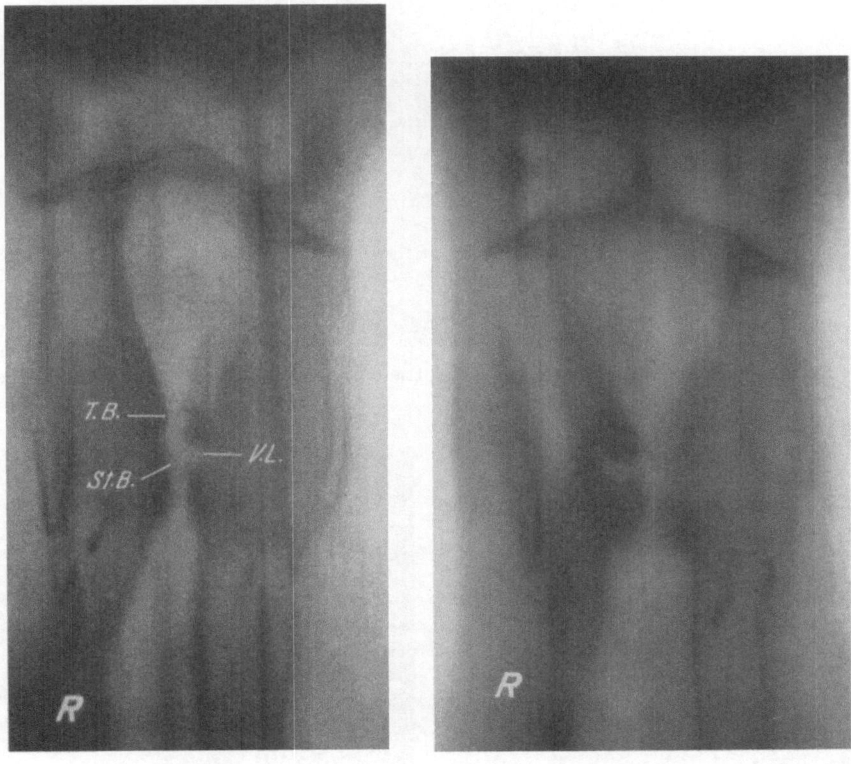

Abb. 16 Abb. 17

Abb. 16. Tbc-Infiltration des Kehlkopfes. Schichtbild in 2 cm Tiefe. Ödematöse Schwellung der Kehlkopfschleimhaut mit verstrichenem Ventriculus laryngis rechts und Deformierung des subglottischen Raumes (sputugene Erkrankung?). (Aus HEUCK 1953/54)

Abb. 17. Kontrollschichtbild zu Abb. 16 in 2 cm Tiefe. Rückgang der ödematösen Schwellung nach Neoteben-Therapie. Auch der subglottische Raum ist wieder normal geformt. (Aus HEUCK 1953/54)

Durch die Schichtuntersuchung hat die röntgenologische Darstellung der entzündlichen Prozesse im Larynx, Sinus piriformis und im subglottischen Raum eine beträchtliche Erweiterung erfahren [HEUCK; MUNTEAN (a); BRAUER (a—d)] (Abb. 10—17).

IV. Gutartige Tumoren

Die gutartigen Geschwülste lassen sich, soweit sie in den lufthaltigen Raum des Meso-, Hypopharynx und Larynx hineinragen, sowohl im seitlichen als auch im sagittalen Strahlengang gut darstellen. Die scharf umschriebene Abgrenzung bei fehlender benachbarter Weichteilschwellung ist für sie charakteristisch (Abb. 18—23).

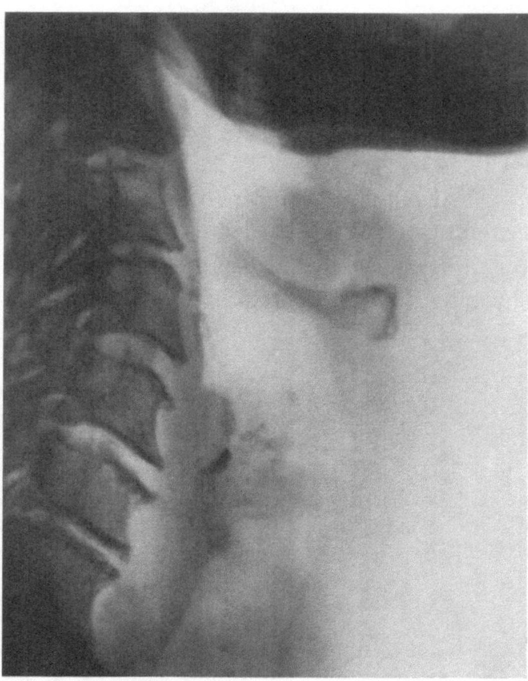

Abb. 18. Benigner kugeliger Tumor der Epiglottis bei einer 70jährigen Frau: Epiglottiscyste

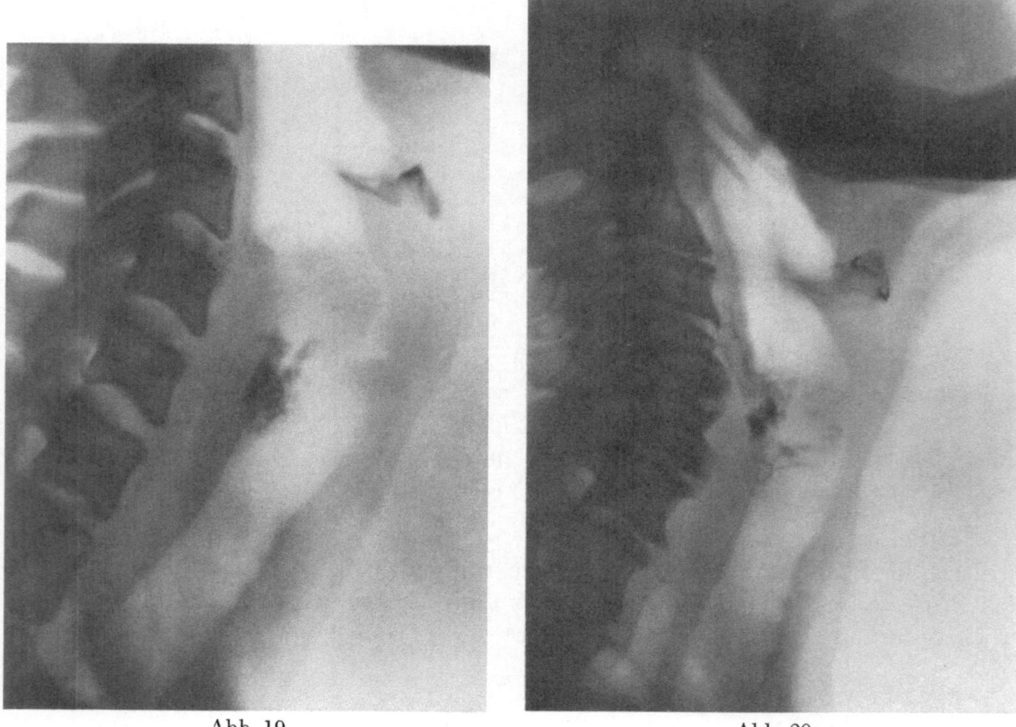

Abb. 19 Abb. 20

Abb. 19. Benigner Tumor der aryepiglottischen Falte (Fibrom) bei einem 17jährigen Mädchen. Das Kehlkopflumen wird von ihm weitgehend eingeengt, der Ring- und die Aryknorpel zeigen als Nebenbefund eine für das Alter ungewöhnlich starke fleckförmige Verkalkung

Abb. 20. Bohnengroßer gestielter Polyp von der ventralen Stimmbandcommissur ausgehend. Große proc. styloid. und partiell verkalkte Ligg. stylo-hyoid.

a 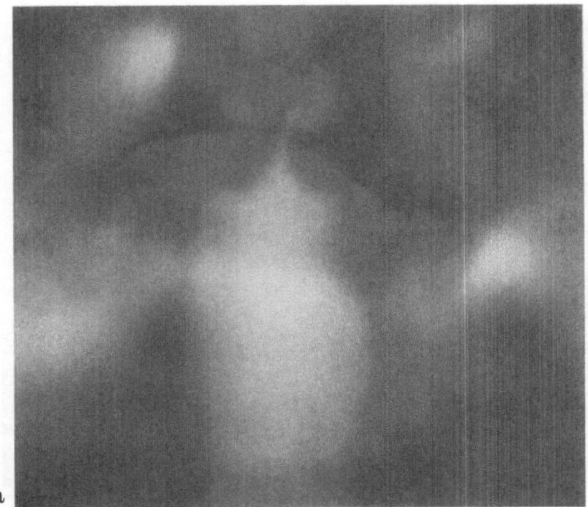

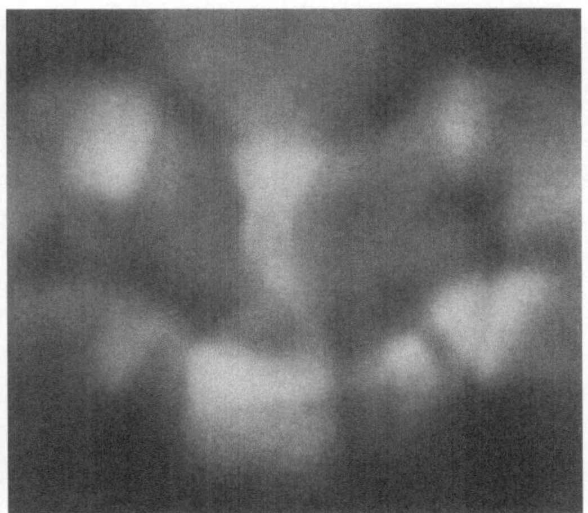 b

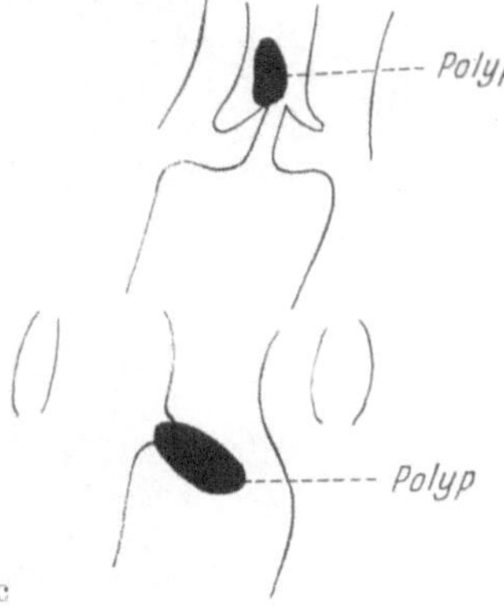

c

Abb. 21a—c. Gestielter flottierender Polyp am ventralen Drittel des rechten Stimmbandes (Nahstrahlkontaktaufnahme). a Bei Phonation u: oberhalb des Stimmbandes. b Bei tiefer Inspiration. Hier sieht man, wie der Polyp in den subglottischen Raum herunterhängt

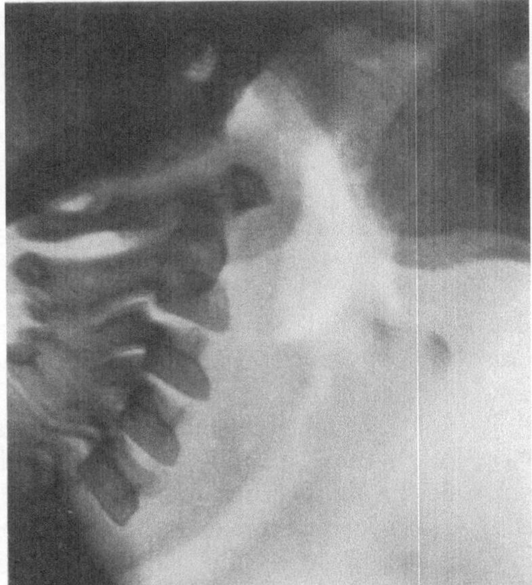

Abb. 22. Papillomatosis bei einem 3jährigen Jungen im Stimm- und Taschenbandgebiet sowie subglottisch. Kehlkopfskelet nicht verkalkt

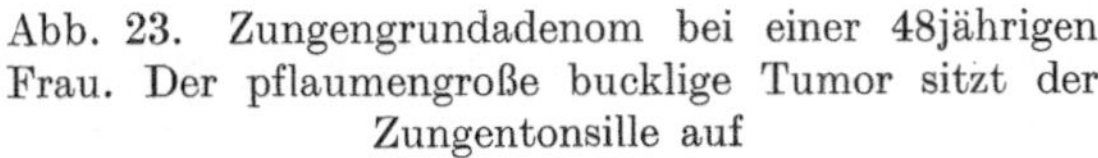

Abb. 23. Zungengrundadenom bei einer 48jährigen Frau. Der pflaumengroße bucklige Tumor sitzt der Zungentonsille auf

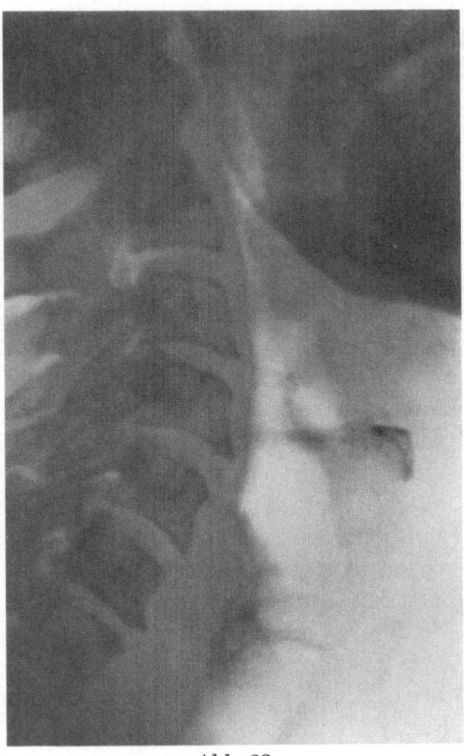

Abb. 23

V. Maligne Blastome des Rachens

Die Bedeutung des Röntgenbildes bei malignen Geschwülsten im Bereich des Mesopharynx und oberen Anteils des Hypopharynx ist bei kleinen Tumoren, die der pharyngoskopischen Untersuchung zugänglich sind, gering. Sie nimmt aber in dem Maße zu, als durch die Größe des Tumors nur kleine Ausschnitte dem Auge sichtbar werden. Jetzt kann noch das Röntgenbild im seitlichen und pa-Strahlengang mit und ohne Kontrastfüllung über die vermutliche Größe des Tumors und damit über den Weg der ein-

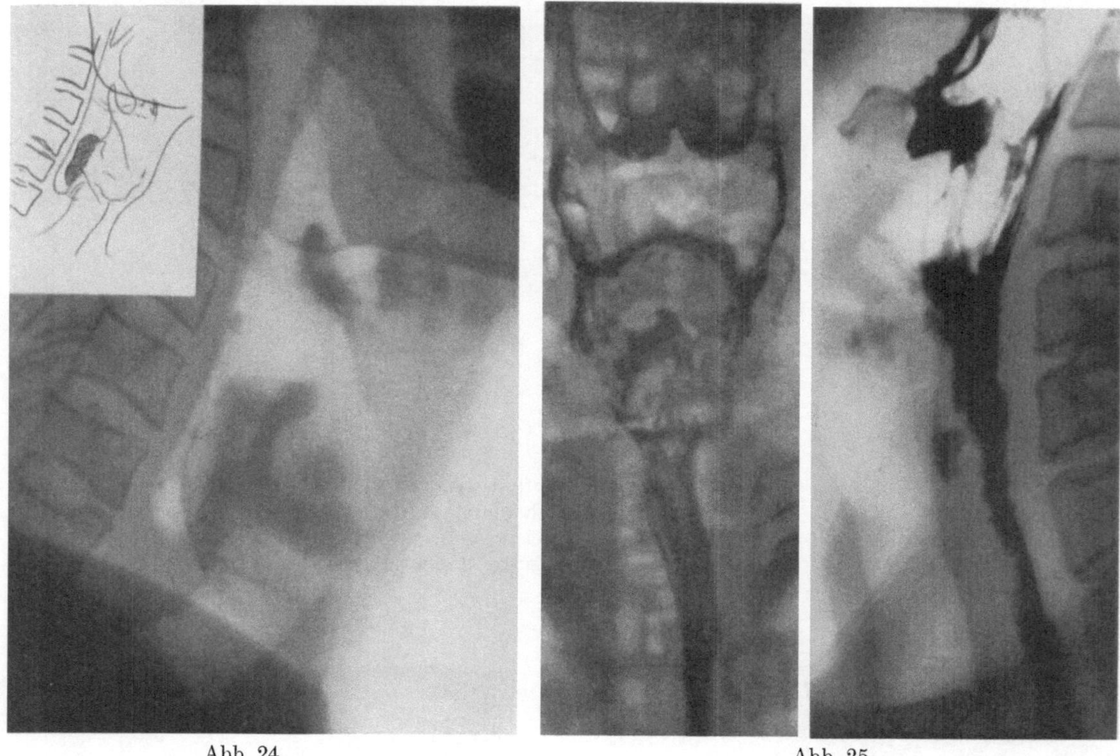

Abb. 24 Abb. 25

Abb. 24. Postcricoidcarcinom beim Valsalvaschen Versuch. Auf der seitlichen Überdruckaufnahme ist der Hypopharynx weit geöffnet. Dort erstreckt sich der Tumor an der Larynxhinterwand von der Arygegend bis zur Mitte des Cricoidknorpels. (Aus Vándor 1957)

Abb. 25. Ausgedehnter Postcricoidtumor. Maligne tumorös-ulceröse Infiltration der Hypopharynxvorder- und Hinterwand auf Oesophagus übergehend. (Aus Åkerlund u. Welin 1944)

zuschlagenden Behandlung Auskunft geben. Ausdehnung und Sitz sind entscheidend für die Frage, ob operabel oder inoperabel. Wenn operabel, dann bestimmen Sitz und Größe die Art des operativen Eingriffes.

Auch für den Strahlentherapeuten spielen Sitz und Größe eine bedeutende Rolle. Entscheidender aber für die Prognose ist die Art des Wachstums. Exophytisch wachsende maligne Tumoren sprechen auf ionisierende Strahlen besser an als infiltrierend wachsende und ulcerös zerfallende. Zu dieser Frage, ob es sich vorwiegend um einen exophytisch oder infiltrierend wachsenden Tumor handelt, kann das Röntgenbild Entscheidendes beitragen. Auf die hervorragende Monographie von Baclesse (d), mit dem erschöpfenden Schrifttum, 1960 in 2. Auflage erschienen, sei hingewiesen.

Größer ist die Bedeutung der Röntgenuntersuchung auch bei kleineren Tumoren im unteren Hypopharynxabschnitt (Postarytaenoid- und Postcricoidregion, Hypopharynxhinterwand sowie Boden des Sinus piriformis).

Für die Lokalisation am Boden des Sinus piriformis hat sich besonders die Schichtuntersuchung bewährt, da sie in der Lage ist, die Ausdehnung in die Nachbarschaft

(Sinus Morgagni, Stimmband, subglottischer Raum und Schildknorpelplatte) gut darzustellen. Dagegen ist die Kontrastmethode zur Untersuchung von Tumoren der Postcricoidregion, besonders wenn sie auf den Oesophagus übergehen, unentbehrlich.

Welche Feinheiten das Röntgenbild wiedergeben kann, zeigt Abb. 27 aus dem eigenen Krankengut (Abb. 24—27).

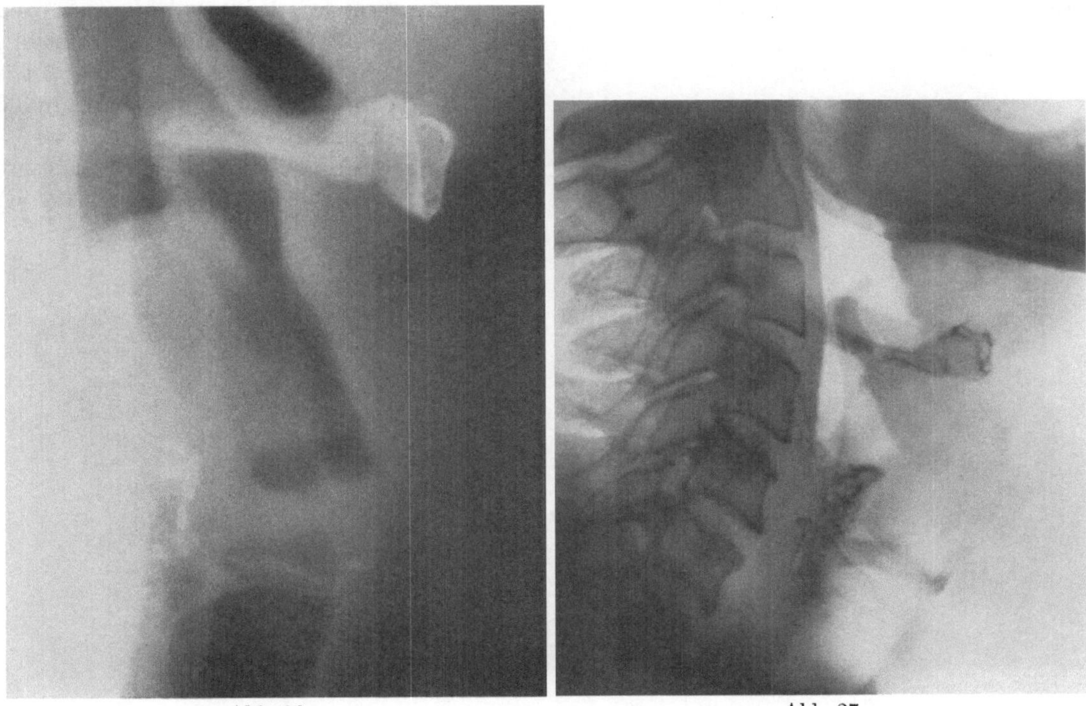

Abb. 26 Abb. 27

Abb. 26. Ausgedehntes Sinus piriformis-Carcinom. Klinischer Befund: Pilzförmig ulcerierender Tumor im Bereich der linken aryepiglottischen Falte und des Sinus piriformis. Die Arygegend war fixiert und ödematös. *P.E.* Plattenepithel-Carcinom 3. Grades. Die laterale Weichteilaufnahme zeigt eine Schwellung der aryepiglottischen Falte und der Arygegend mit Verlagerung eines Schildknorpelhornes nach ventral. Die Schichtaufnahme zeigt eine vollständige Obliteration des linken Sinus piriformis mit einer Schwellung der aryepiglottischen Falte, des linken Stimm- und Taschenbandes sowie einen Verschluß des Sinus Morgagni. Außerdem befindet sich eine subglottische Ausbreitung und eine Zerstörung der linken Schildknorpelplatte in Höhe des Sinus piriformis. (Aus Fletcher u. Matzinger 1951)

Abb. 27. Carcinom der Epiglottis, des linken Taschenbandes und der Vallaeculae bei einem 39jährigen Mann. Vom Petiolus ausgehend weist das Taschenband einen großen buckligen Tumor auf, der auch den Sinus Morgagni ausfüllt. Die Epigolettiswurzel hat einen umschriebenen Defekt. Hier ist das Carcinom in die Vallaeculae eingewachsen. Darüber liegt ein begleitendes Ödem, das Kehlkopfgerüst ist relativ kräftig verkalkt, weist aber keine Tumordestruktion auf

VI. Maligne Blastome des Kehlkopfes

Eine noch größere Bedeutung als im Meso- und Hypopharynx hat für den Operateur die Röntgendiagnostik bei der Beurteilung von Sitz und Ausdehnung eines Carcinoms im Larynx. Hier kann das Röntgenbild die laryngoskopische Untersuchung wertvoll ergänzen. Es ist sogar von ausschlaggebender Bedeutung für den subglottischen Raum, der der laryngoskopischen Untersuchung nur schwer zugänglich ist. Auch bei der Beurteilung des Sinus Morgagni kann es wichtige Hinweise geben. Für die Behandlung des Stimmbandcarcinoms, von dem bis zu 80% alle Larynxcarcinome ausgehen, ist die Feststellung von entscheidender Bedeutung, ob sich der Tumor noch auf das Stimmband beschränkt oder bereits die Grenzen überschritten hat. Für den Operateur bedeutet dies: Chordektomie, partielle oder totale Laryngektomie. Die richtige Indikationsstellung ist von ausschlaggebender Bedeutung für den späteren Verlauf.

Für den Strahlentherapeuten geben Sitz und Ausdehnung wertvolle Hinweise für die anzuwendenden Bestrahlungsfeldgrößen und für die Prognose. Dies kommt in der Internationalen Stadieneinteilung zum Ausdruck. Je genauer man Sitz und Ausdehnung bestimmen kann, um so besser kann man sein Krankengut dem richtigen Stadium zuordnen. Dadurch wird erst eine klare Beurteilung für die Wirksamkeit der heute vorhandenen Strahlenenergien (Nahbestrahlung, konventionelle Röntgentiefentherapie, Gammastrahlen — Cäsium, Radium, Kobalt —, ultraharte Röntgenstrahlen oder schnelle Elektronen) ermöglicht.

Auch hier sei wieder auf das ausgezeichnete Bildmaterial und das erschöpfende Schrifttum bei Baclesse (d) hingewiesen (Abb. 28a—32).

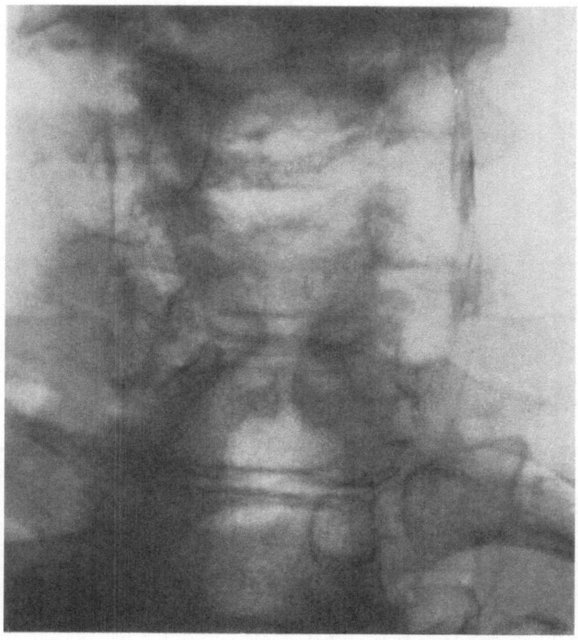

a

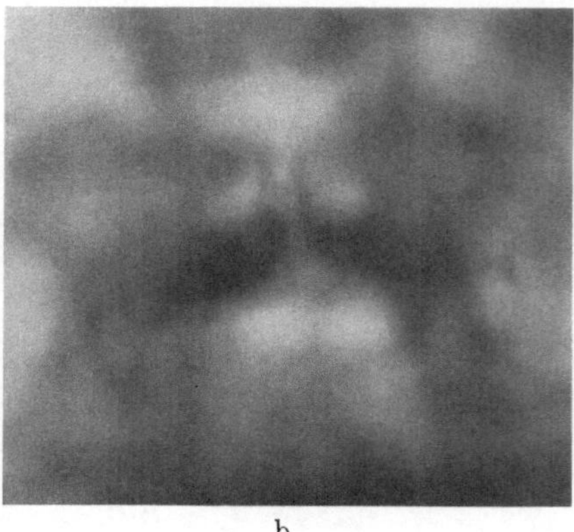

b

Abb. 28a. Stimmband-Carcinom. Hartstrahl-Vergrößerungsaufnahme. Das Stimmband ist allgemein verdickt und der Sinus Morgagni dadurch etwas eingeengt. Die Dornfortsätze der Halswirbelsäule sind seitlich herausgedreht. Luftschatten der Sinus piriformes beiderseits medial von den verkalkten Schildknorpelflächen erkennbar

Abb. 28b. Stimmband-Carcinom. Laryngoskopisch verdicktes Stimmband rechts bei erhaltener Beweglichkeit. Nahstrahlkontaktaufnahme: Stimmband rechts deutlich verdickt, Sinus Morgagni kaum eingeengt. *P.E.* Plattenepithel-Carcinom. Klinische und röntgenologische Diagnose: Stimmband-Carcinom im Stadium 1. Die Laryngofissur bestätigt den Befund

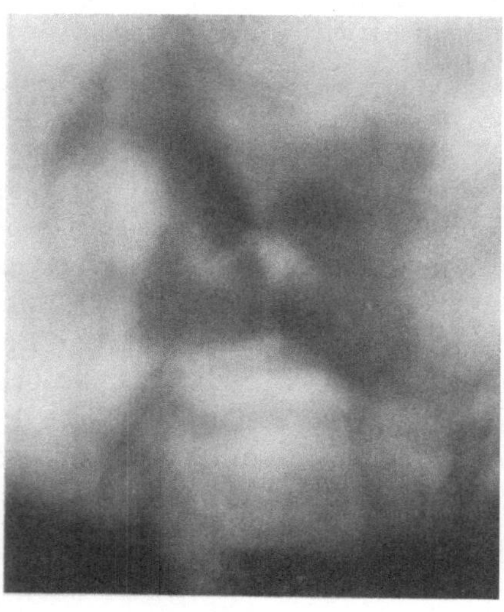

Abb. 29. Stimmband-Carcinom. Klinischer und laryngoskopischer Befund: Neoplasma rechtes Stimmband bei guter Beweglichkeit mit Verdacht auf subglottische Beteiligung. Nahstrahlkontaktaufnahme: Der rechte Stimmbandschatten ist deutlich vergrößert, Sinus Morgagni eingeengt. Taschenband unauffällig. Der subglottische Raum ist sicher frei. Klinische und röntgenologische Diagnose: Tumor wohl noch auf das rechte Stimmband beschränkt, die Einengung des Sinus Morgagni wird wahrscheinlich nur durch das verdickte Stimmband hervorgerufen, dafür spricht seine gute Beweglichkeit. Operation: Tumor konnte durch Chordektomie im Gesunden entfernt werden, ein Teil des Aryknorpels mußte jedoch mit reseziert werden

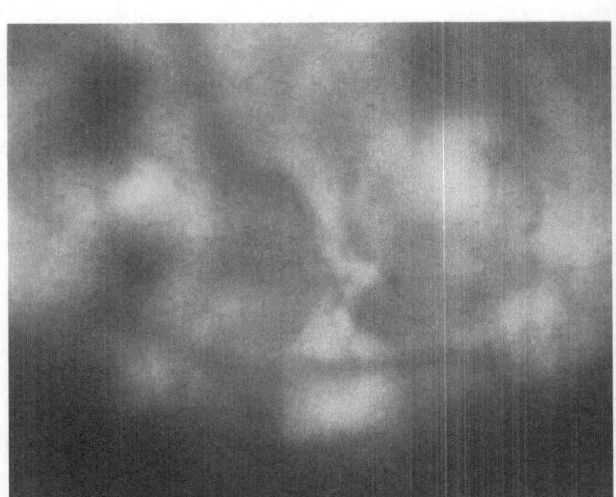
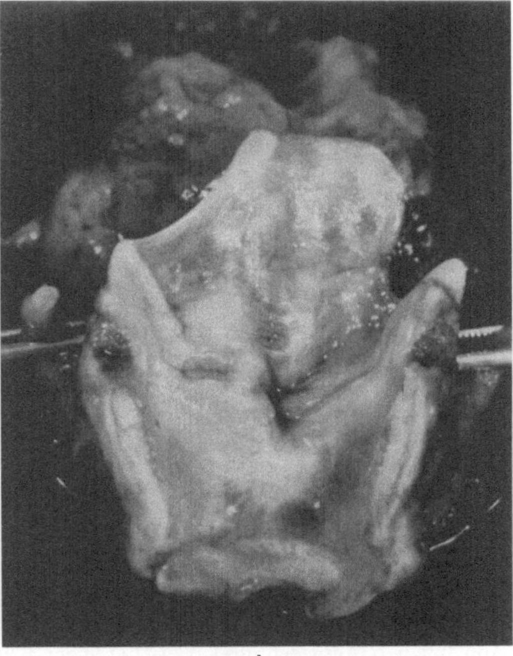

a b

Abb. 30a u. b. Ausgedehntes Stimmband-Carcinom, einwachsend in Sinus Morgagni und Taschenband rechts bei einem 70jährigen Patienten. Nahstrahlkontaktaufnahme soll entscheiden, ob noch Chordektomie bei Laryngofissur genügt. Befund: Rechter Stimmbandschatten ist höckerig verdickt und überschreitet die Medianlinie. Der Sinus Morgagni hat sich nicht dargestellt, während er links gut sichtbar ist. Klinischer und röntgenologischer Befund: Der rechtsseitige Stimmband-Tumor hat sicher die Grenze des Stimmbandes überschritten und ist in den Sinus Morgagni eingewachsen. Bei dieser Ausdehnung kommt eine Chordektomie nicht mehr in Frage. Operation: Laryngektomie bestätigt den röntgenologischen Befund, Tumor ist in den Sinus Morgagni eingewachsen und infiltriert den unteren Rand des rechten Taschenbandes

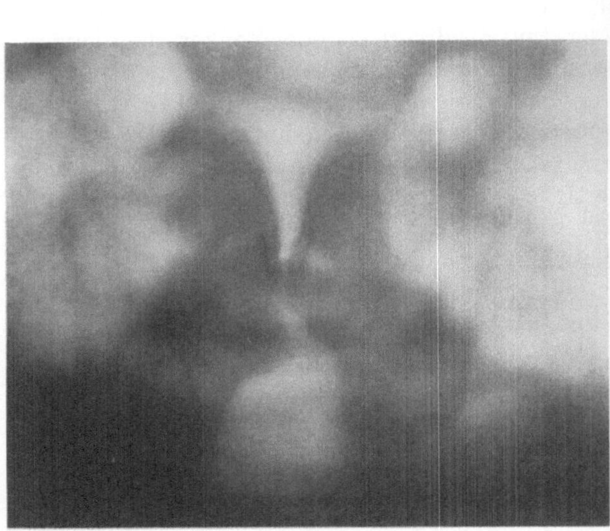
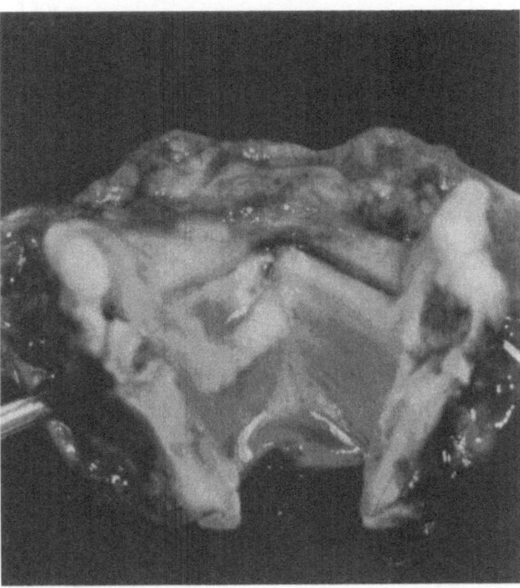

a b

Abb. 31a u. b. Ausgedehntes Stimmband-Carcinom, auf den subglottischen Raum übergreifend. Klinischer und laryngoskopischer Befund: Tumor rechtes Stimmband mit mäßiger Beweglichkeitseinschränkung. *P.E.* Plattenepithel-Carcinom. Nahstrahlkontaktaufnahme: Deutliche Vergrößerung des rechten Stimmbandes, Sinus Morgagni stark eingeengt und nach cranial verdrängt. Deutliche Einengung des subglottischen Raumes. Sinus piriformis beiderseits mit Luft gefüllt. Chordektomie nicht mehr angezeigt. Die Laryngektomie bestätigt den Befund

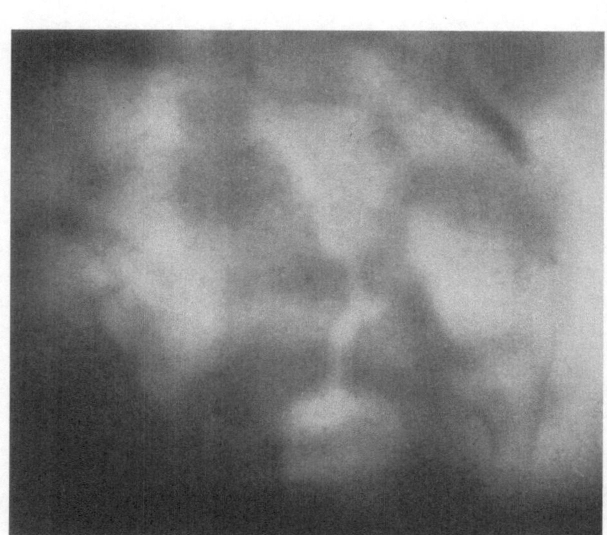

a

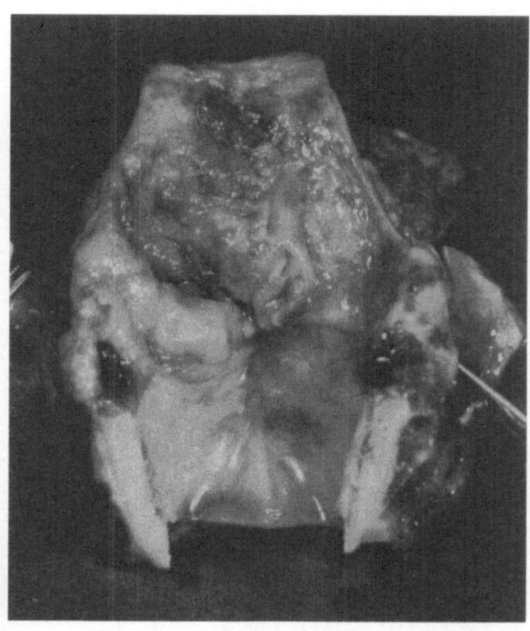

b

Abb. 32a u. b. Ausgedehntes Larynx-Carcinom. Klinischer und laryngoskopischer Befund: Plattenepithel-Carcinom der rechten Larynxseite mit Beteiligung der laryngealen Epiglottisfläche rechts und des rechten Aryknorpels. Der rechte Sinus piriformis und die rechte laterale Hypopharynxwand erscheinen frei. Nahstrahlkontaktaufnahme: Stark verdickte rechte Larynxseite mit Einbeziehung der rechten aryepiglottischen Falte. In Höhe des rechten Taschenbandes sieht man eine die Medianlinie überschreitende, höckerige Vorwölbung. Der Sinus Morgagni hat sich nicht mit Luft gefüllt, das rechte Stimmband erscheint — was die mediale und caudale Begrenzung anbelangt — normal. Der Sinus piriformis rechts hat sich gut mit Luft aufgefüllt, so daß eine Beteiligung ausgeschlossen werden kann

VII. Divertikel

Das bilaterale Hypopharynxdivertikel wurde bei den Mißbildungen erwähnt. Eine größere Bedeutung kommt dem pharyngealen Pulsionsdivertikel oder Zenkerschen Divertikel zu. Es bildet sich durch eine Ausstülpung der dorsalen caudalen Hypopharynxwand oberhalb des Oesophagusmundes an der Stelle, wo die Muskulatur des Cricopharyngeus mit seinen schrägen und quer verlaufenden Fasern zum Laimerschen Dreieck auseinanderweicht. Als Ursachen werden neben exogenen Faktoren Spasmen am Oesophagusmund und eine konstitutionelle Minderwertigkeit des Muskelschlauches angegeben.

Nach Holmgren (b, c) und Brombart soll sich die Muskellücke nicht im Cricopharyngeus befinden, sondern in der Ringmuskulatur der oberen Speiseröhre. Brombart spricht daher auch von einem Grenzdivertikel. Er faßt dieses als eine erworbene Hernie der Hypopharynxschleimhaut auf durch eine angeborene schwache Stelle des pharyngooesophagealen Muskelsegmentes.

Röntgenologisch-morphologisch unterscheidet er 4 Stadien, deren kontinuierliche Entwicklung er beobachten konnte. Im Stadium I findet sich eine dornförmige Auszackung der Hypopharynxhinterwand, im Stadium II eine keulenförmige, im Stadium III eine sackförmige. Die ersten 3 Stadien verändern ihre Größe und ihre Richtung durch den Schluckakt und den Valsalvaschen Versuch mit Hilfe der eigenen Kontraktilität. Im Stadium IV verändern sich Größe und Form nur unbedeutend. In diesem Stadium komprimiert das Divertikel den Oesophaguseingang, und es kommt zu Koordinationsstörungen des Schluckaktes. Das letztere Stadium kann nur durch die Operation geheilt werden.

Weitere Autoren haben sich mit diesem Kapitel befaßt. Einzelheiten sind dort nachzulesen [Barclay (b); Blumberger; Celletti; Dohlman u. Mattsson; Gray; Györgyi;

Hill; W. R. Johnston; Laurell; Legler; Negus (a, b); Palugyay; Ruckensteiner; Solis-Cohen; Ersner u. Friedman; Spriggs; Vyhnánek, Kolihová u. Sailer; Wildenberg] (Abb. 33—34).

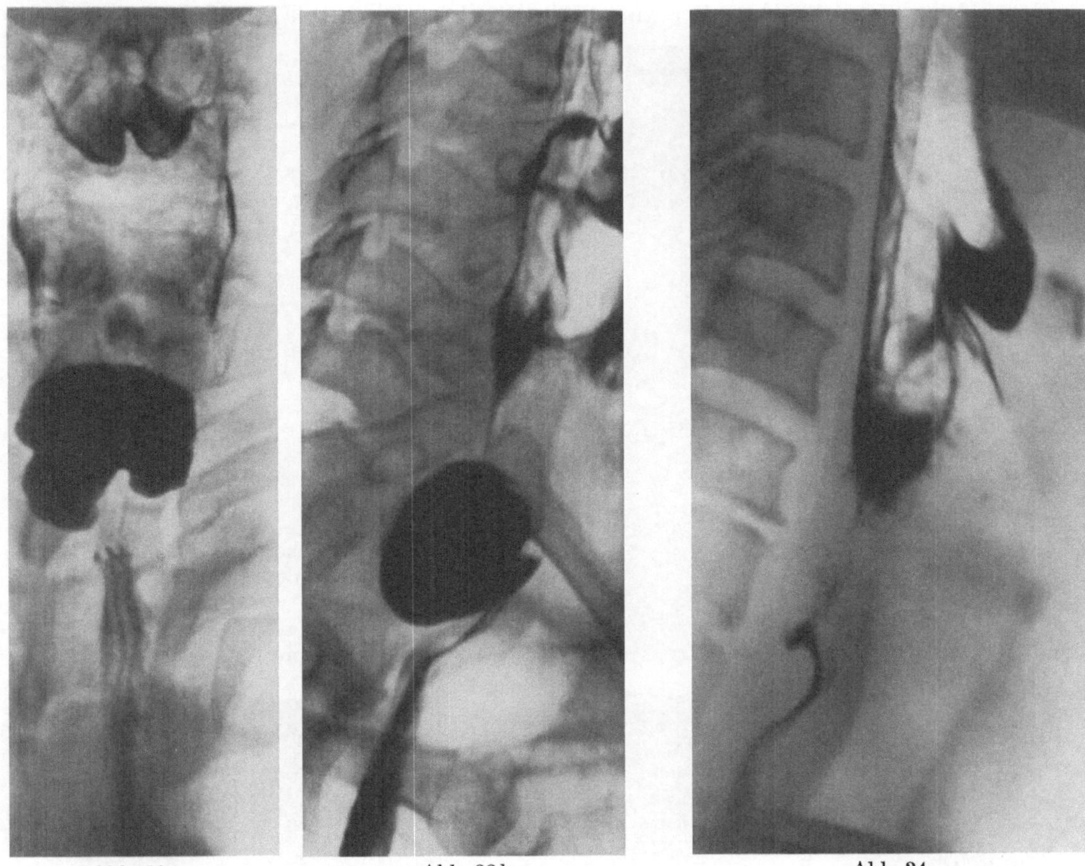

Abb. 33a Abb. 33b Abb. 34

Abb. 33a u. b. Hypopharynxdivertikel (Zenkersches Pulsionsdivertikel) sich in typischer Position von der Hypopharynxhinterwand entwickelnd und sich hinter dem Oesophagusmund nach caudal ausbreitend. Der nach ventral verdrängte Oesophagus wird komprimiert, da sich beim Schluckakt das Divertikel prall auffüllt. Oberhalb des Divertikels haben sich die Vallaeculae und der Sinus piriformis mit Kontrastmittel gefüllt

Abb. 34. Zustand nach operativer Entfernung des Divertikels. An seiner Stelle findet sich jetzt nur noch eine kleine zipfelige Ausziehung

VIII. Fremdkörper des Pharynx und Larynx und Frakturen des verknöcherten Kehlkopfgerüstes

Soweit sich der Fremdkörper röntgenologisch darstellen läßt, ist diese Untersuchung die schonendste zur Feststellung der Lokalisation.

Nicht sichtbare Fremdkörper — hierzu gehören vor allem die sehr häufigen eingespießten zarten Fischgräten und Teilstücke zerbrochener Gebißprothesen — kann man direkt mit der Kontrastmethode lokalisieren.

Andererseits ist hier zu erwähnen, daß eine Kontrastuntersuchung mit Bariumbrei unerwünscht ist vor dem endoskopischen Eingriff, auf den der Laryngologe bei entsprechender Anamnese auch trotz negativen Röntgenbefundes nicht verzichten darf. Die Bariumreste auf der Schleimhaut beeinträchtigen erheblich seine Inspektion. Hier wäre ein durchsichtiges Kontrastmittel von großem Vorteil.

Indirekt kann man die nicht sichtbaren Fremdkörper an der Weichteilschwellung und an der Streckhaltung der Halswirbelsäule erkennen, soweit sie Verletzungen mit Begleitinfektionen hervorrufen (Kistler; v. Eicken).

Alle knochendichten Fremdkörper in dieser Region weisen insofern eine Besonderheit auf, als sie leicht mit abnormen Längsbandverkalkungen [Laskiewicz (a)] und abnormen Kehlkopfverknöcherungen (Chamberlain u. Young) verwechselt werden können. Besonders gilt dies für den dorsalen Anteil des Ringknorpels mit Fremdkörpern, die ober-

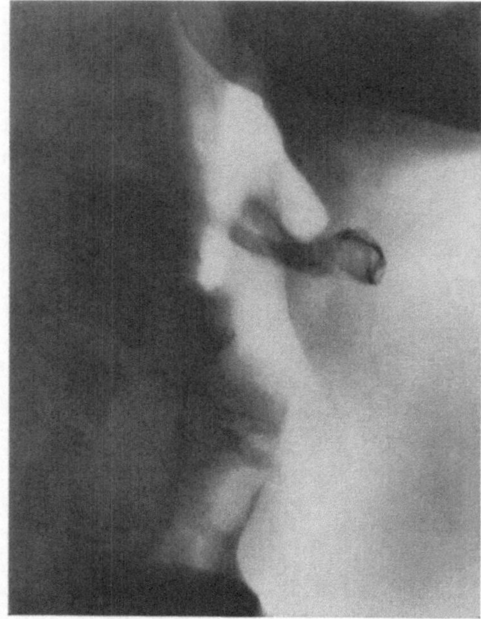

a

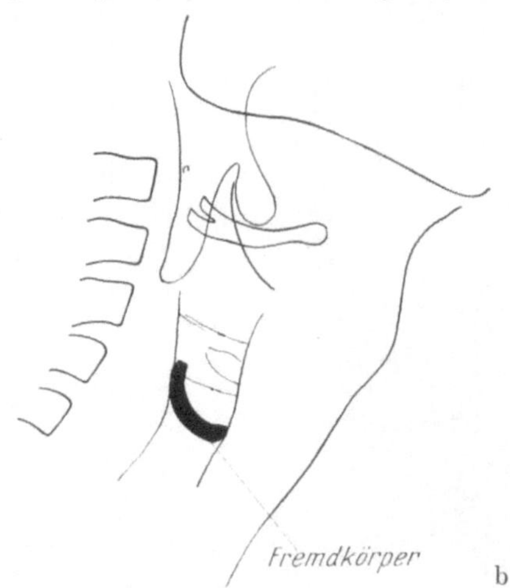

b

Abb. 35 a u. b. Larynxfremdkörper. Verschluckter Hühnerknochen bei einem 47 Jahre alten Mann. Zarte, bandförmige Verschattung, bogenförmig vom Stimmband dorsal zur Trachealwand nach ventral ziehend. Der Kehlkopfknorpel ist dem Alter entsprechend verknöchert

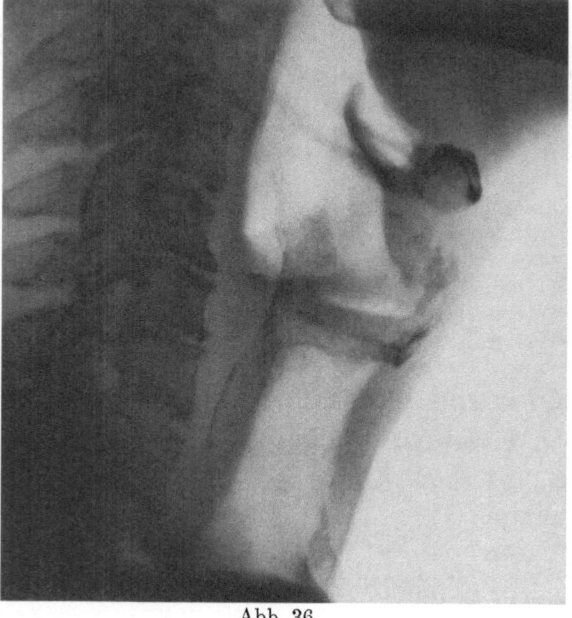

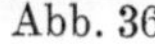

Abb. 36

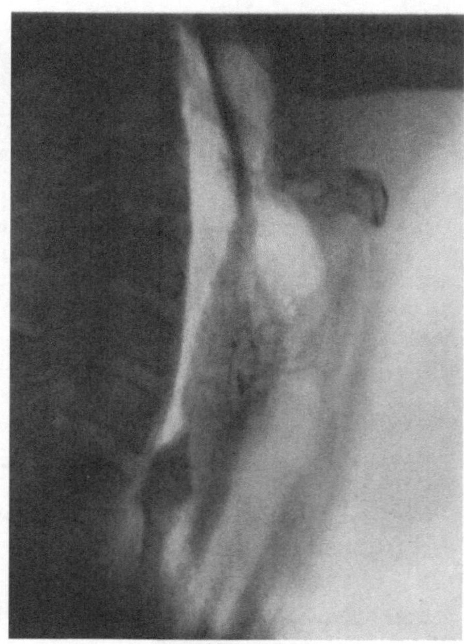

Abb. 37

Abb. 36. Hypopharynxfremdkörper (Geflügelknochen) in typischer Lokalisation bei einem 56jährigen Mann. Der Fremdkörper liegt unmittelbar unterhalb der Ringknorpelplatte, die tiefere, zugespitzte Hälfte des Fremdkörpers ist bereits in den Oesophagus eingetreten. Streckhaltung der Halswirbelsäule. Normale Verknöcherung der Schildknorpel, geringe der Ringknorpelplatte und der Aryknorpel. Daneben besteht eine Spondylosis deformans mit osteochondrotischen Veränderungen der Bandscheiben der mittleren Halswirbelsäule

Abb. 37. Hypopharynxfremdkörper (Rinderknochen) in typischer Lokalisation unterhalb der Ringknorpelhöhe mit der Spitze bereits in den Oesophagus eingetreten. Er hat die Wand perforiert und zu dem ausgedehnten Halsemphysem geführt, das sich besonders in dem prävertebralen Gewebe des Meso- und Hypopharynx ausdehnt. Die obere Trachea ist von dorsal etwas eingeengt. Es handelt sich um eine 50jährige Frau

halb des Oesophagusmundes liegen. Um diese verwechselbaren Fremdkörper besser zu lokalisieren, wurde von YOUNG (b) die Schichtuntersuchung vorgeschlagen. BAYER (b) empfiehlt stereoskopische Röntgenaufnahmen.

Über Frakturen im verknöcherten Kehlkopfgerüst berichten BODARWÉ, CONWELL, GRIEBEL (a, b), OETTINGEN, ZANGEMEISTER (Abb. 35—42).

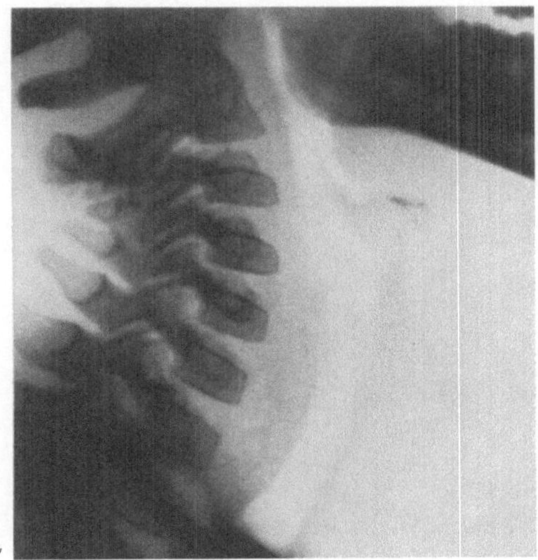

a

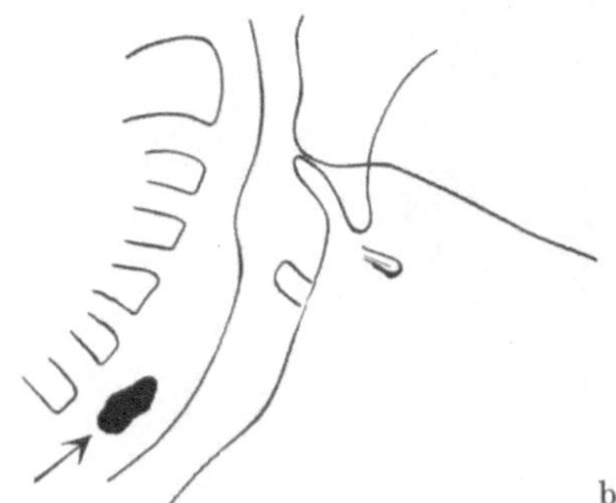

b

Abb. 38a u. b. Hypopharynxfremdkörper bei einem 6jährigen Knaben (Teil einer Pflaume mit Kern). Die Hinterwand der Trachea ist vorgedrückt, der Kern steckt bereits im Oesophagusmund. Er zeichnet sich als schwacher Ringschatten ab, von einer Luftsichel umgeben. Dem Alter entsprechend ist das Kehlkopfknorpelskelet noch nicht verknöchert

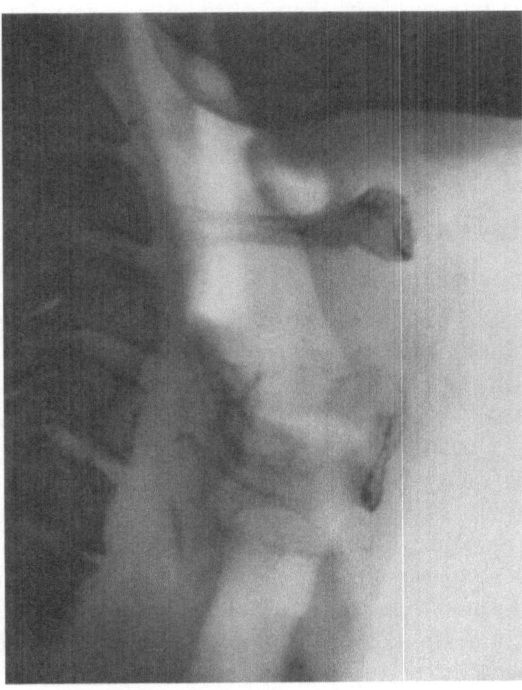

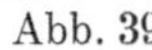

Abb. 39

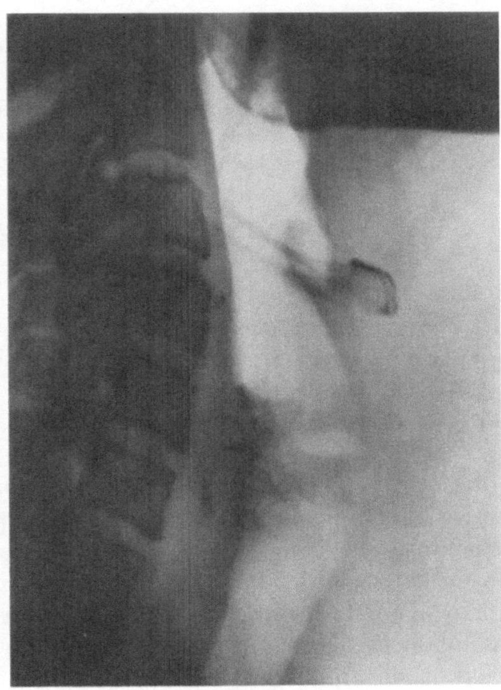

Abb. 40

Abb. 39. Pseudofremdkörper im Hypopharynx bei einem 48jährigen Mann. Der spindelförmig homogene Kalkschatten hinter dem Ringknorpel gibt Anlaß zur Mißdeutung eines verschluckten Knochens. Er ist ein Verknöcherungszentrum in der Ringknorpelplatte. Aus seiner typischen schrägen Lage und bei Verfolgung der Ringknorpelkonturen ist ein Irrtum auszuschließen. Das übrige Kehlkopfgerüst zeigt eine dem Alter entsprechende Verknöcherung

Abb. 40. Hypopharynxfremdkörper (Knochensplitter) bei einer 45jährigen Frau. Der Fremdkörper liegt hinter der Ringknorpelplatte mitten im Hypopharynx. Normale Verknöcherung des Kehlkopfknorpels

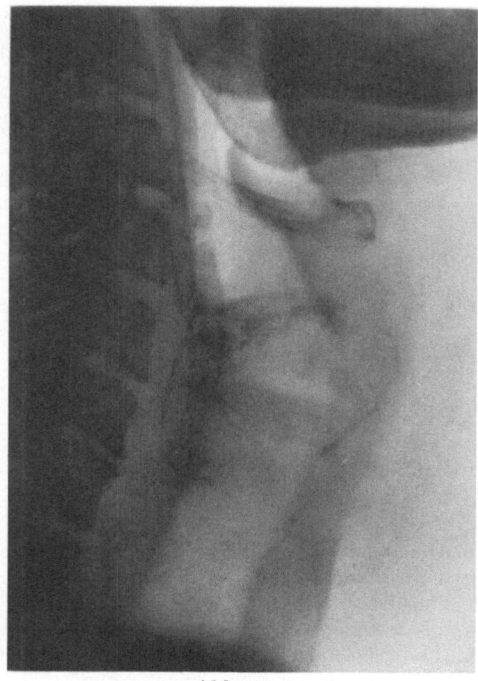

Abb. 41

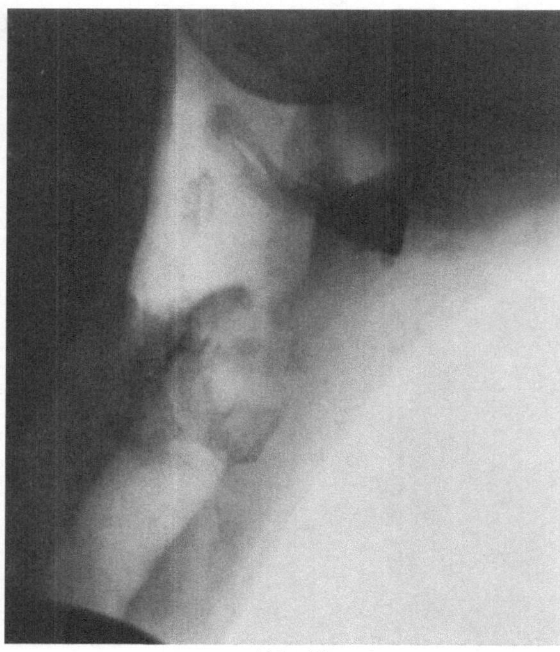

Abb. 42

Abb. 41. Hypopharynxfremdkörper (flacher Geflügelknochen) bei einem 47jährigen Mann. Gegenüber einer Verknöcherung in der Ringknorpelplatte wie in Abb. 39 liegt dieser Fremdkörper unmittelbar hinter der Ringknorpelplatte und überragt sie deutlich nach cranial. Vor allem aber steht er nicht parallel dazu, sondern bildet mit ihrer Ebene einen kleinen Winkel. Normale Verknöcherung des übrigen Kehlkopfskelettes

Abb. 42. Kehlkopf- und Zungenbeinfraktur bei einer 47jährigen Patientin. Abriß und Hochstand beider Schildknorpelhörner. Frakturen beider großen Zungenbeinhörner, traumatischer Polyp von Erbsengröße im Kehlkopflumen oberhalb der vorderen Stimmbandcommissur

IX. Posttherapeutische Veränderungen

1. Nach chirurgischen Eingriffen

Die posttherapeutischen Veränderungen chirurgischerseits, die die größte Beachtung gefunden haben, sind die röntgenologischen funktionellen und morphologischen Symptome bei Laryngektomierten [BECK (a, b); GRIEBEL (b); BRIGHTON u. BOONE; BRUNO, PALUDETTI u. PARONI; SCHLOSSHAUER u. MÖCKEL; SCHWAB (a, b); VÁNDOR (a); WEDLER u. SCHWAB; TORRENTS u. VERGÉS; PRADO, VAN DISHOECK u. V. RONNEN; KAMIETH].

Hier vermag die Röntgenuntersuchung des Pharynx und Oesophagus wichtige Hinweise über die Bildung der Oesophagussprache zu geben. Der Ton wird dort durch eine Pseudoglottis erzeugt. Dies ist eine wulstartige Vorwölbung der Pharynxhinterwand, eventuell auch der Pharynxvorderwand, und besteht aus Fasern des Musculus constrictor pharyngis inferior, die zur Lauterzeugung das Lumen verengen. Der Oesophagus dient als Windkessel. Durch Übung lernt der Laryngektomierte, ihn in der präphonetischen Phase willkürlich zu öffnen, Luft einzusaugen und maximal zu dilatieren, bei der Phonation hingegen die Luft dosiert auszustoßen.

Die Luftblase des Magens nimmt an diesem Vorgang nicht teil. Die Pseudoglottis befindet sich meist dicht oberhalb des Oesophagusmundes in Höhe des V. bis VI. Halswirbelkörpers, seltener wird der Oesophagusmund selbst zur Stimmbildung benutzt. Die Qualität des erzeugten Tones hängt davon ab, wie gut der Sprechende den Wulst der Pseudoglottis aktiv zu formen und bewegen lernt.

Narben der Pharynxwand und narbige divertikelartige Ausziehungen beeinträchtigen die Oesophagussprache (SCHWAB; SCHLOSSHAUER; KAMIETH; VÁNDOR).

Die Röntgen-Nativaufnahme, eventuell auch die Kontrastdarstellung und die Röntgenkinematographie vermögen somit für den Phoniater Auskunft über die anatomischen Voraussetzungen und den jeweiligen Stand der Technik der Ersatzsprache zu liefern.

Röntgenuntersuchungen nach Pharyngoplastik s. BICK und STELLMACH (Abb. 43a u. b).

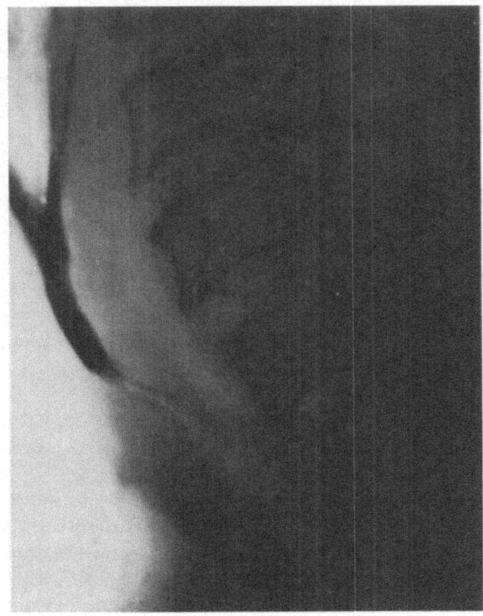

a

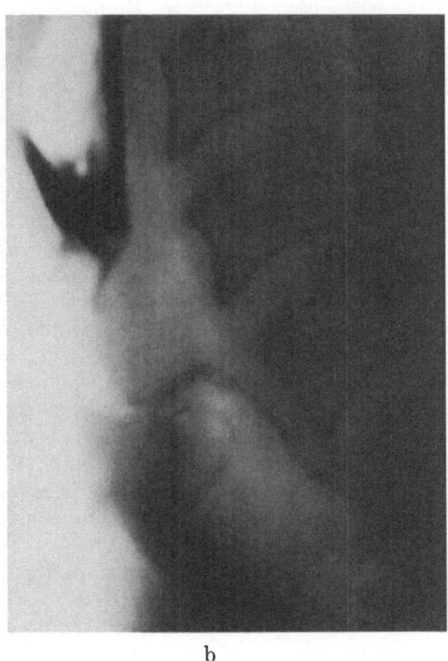

b

Abb. 43a u. b. Pseudoglottis nach Laryngektomie. a Ruhezustand. b Phonationszustand: mit hinterem und vorderem Stimmlippenwulst

2. Nach Strahlentherapie

Im Gegensatz zu den chirurgischen posttherapeutischen Veränderungen sind die durch die Strahlentherapie bedingten Veröffentlichungen selten. So berichtet WELIN (b) bei bestrahlten Hypopharynxcarcinomen über eine später auftretende Breitenzunahme des prävertebralen Weichteilschattens und eine erneut auftretende Unregelmäßigkeit der Schleimhaut.

Wir selbst konnten nach Röntgenbestrahlung eine stärkere Verknöcherung im Kehlkopfknorpel beobachten (Abb. 44).

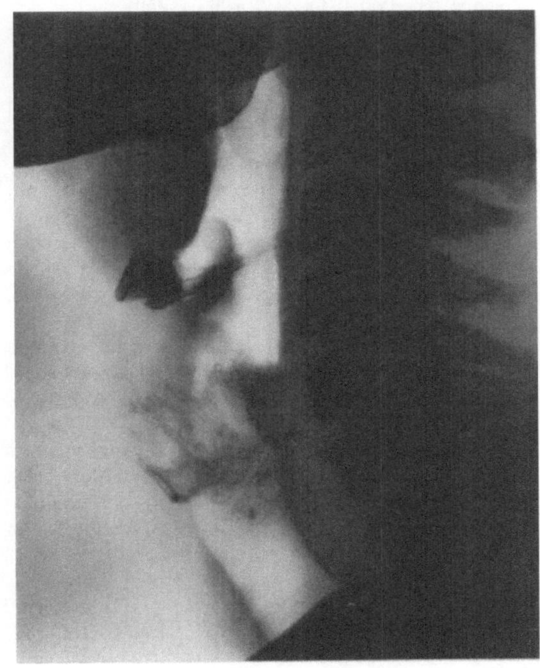

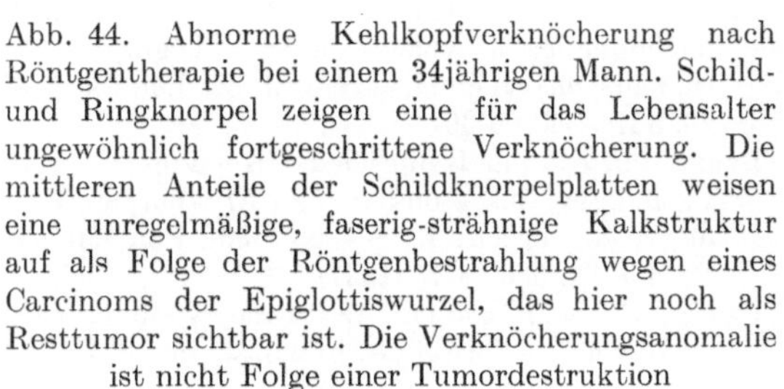

Abb. 44. Abnorme Kehlkopfverknöcherung nach Röntgentherapie bei einem 34jährigen Mann. Schild- und Ringknorpel zeigen eine für das Lebensalter ungewöhnlich fortgeschrittene Verknöcherung. Die mittleren Anteile der Schildknorpelplatten weisen eine unregelmäßige, faserig-strähnige Kalkstruktur auf als Folge der Röntgenbestrahlung wegen eines Carcinoms der Epiglottiswurzel, das hier noch als Resttumor sichtbar ist. Die Verknöcherungsanomalie ist nicht Folge einer Tumordestruktion

Literatur

Adler, H.: Röntgendiagnostik der Kehlkopftuberkulose. Beitr. Klin. Tuberk. **85**, 556—560 (1934).

Adler, G., u. H. Wotzilka: Zur Röntgenologie der Larynxtuberkulose. Fortschr. Röntgenstr. **37**, 288—290 (1928).

Åkerlund, A., and S. Welin: Roentgen diagnosis of malignant tumors within the boundary region between the pharynx and esophagus. Acta radiol. (Stockh.) **25**, 883—911 (1944).

Allman, Ch. H., and D. P. Cordray: Laryngocele. Ann. Otol. (St. Louis) **51**, 586—591 (1942).

Ardran, G. M., W. H. Kelleher, and F. H. Kemp: Cineradiographic studies of glossopharyngeal breathing. Brit. J. Radiol. **32**, 322—328 (1959).

—, and F. H. Kemp: (a) Protection of laryngeal airways during swallowing. Brit. J. Radiol. **25**, 406—416 (1952).

— — (b) Radiography of the larynx in the posteroanterior projection. Brit. J. Radiol. **26**, 509 (1953).

— — (c) Closure and opening of the larynx during swallowing. Brit. J. Radiol. **29**, 205—208 (1956).

— — (d) Radiological investigation of pharyngeal and laryngeal palsy. Acta radiol. (Stockh.) **46**, 446—455 (1956).

— —, and P. M. Marland: Laryngeal palsy. Brit. J. Radiol. **27**, 201—209 (1954).

Arendt, J., and A. Wolf: Vallecular sign; its diagnosis and clinical significance. Amer. J. Roentgenol. **57**, 435—445 (1947).

Arendt, W.: Zur Phylogenese des Hyoidbogens. Fortschr. Röntgenstr. **90**, 606—611 (1959).

Aubry, M., et J. Leroux-Robert: Le diagnostic du cancer du larynx. Presse méd. **45**, 1173—1174 (1937).

Bachman, A. L.: The radiologic study of some normal and abnormal swallowing mechanisms; aspiration phenomena and cricopharyngeous spasm. Laryngoscope (St. Louis) **69**, 947—967 (1959).

Baclesse, F.: (a) Le diagnostic radiologique des tumeurs malignes du pharynx et du larynx. Paris: Masson & Cie. 1938.

— (b) Examen radiographique du pharynx normal et du pharynx pathologique. Paris méd. **1940 I**, 311—318.

— (c) Carcinoma of the larynx. Brit. J. Radiol., Suppl. **3**, 1—62 (1949).

— (d) Tumeurs malignes du pharynx et du larynx, 2. ed. Paris: Masson & Cie. 1960.

—, et R. Henry: Les cancers glottiques antérieurs. J. Radiol. Électrol. **31**, 1—7 (1950).

—, et J. Leroux-Robert: (a) Le rôle de l'examen radiographique dans le diagnostic des cancers sousglottiques. J. Radiol. Électrol. **20**, 427—435, 645—656 (1936).

— — (b) La radiographie des épithéliomas intralaryngés. Ann. Otol. (St. Louis) **1937**, 1100—1123.

Bade, H.: Ein Beitrag zur Bedeutung der Schichtuntersuchung des Kehlkopfes insbesondere beim Karzinom des Larynx. Röntgenpraxis **13**, 265—267 (1941).

Bakay, L.: Über Schluckstörungen [Ungarisch]. Orvosképzés **17**, Sonderh. 3—8 (1927). Ref. Zbl. ges. Radiol. **5**, 375 (1928).

Baldenweck, L., et R. Gauillard: (a) Recherches sur la radiographie normale et pathologique du larynx. J. Radiol. Électrol. **17**, 353—362 (1933).

— — (b) De quelques radiographies du larynx. Bull. Soc. Radiol. méd. Fr. **21**, 276—277 (1933).

Barbaccia, F., F. Nicelli e C. Tosi: I vari metodi di indagine radiologica della laringe nella pratica clinica con particolare riguardo alla laringografia. Arch. ital. Otol. **68**, 343—357 (1957).

Barclay, A. E.: (a) The normal mechanism of swallowing. Brit. J. Radiol. **3**, 534—546 (1930).

— (b) Der normale Schlingmechanismus. Acta radiol. (Stockh.) **13**, 91—109 (1932).

— (c) The origin of the Zenker pouch of the pharynx. Acta radiol. (Stockh.) **13**, 87—90 (1932).

Barth, H.: Klinische und röntgenologische Betrachtungen über anormale Verknöcherungsvorgänge im menschlichen Zungenbeinapparat. Z. Hals-, Nas.- u. Ohrenheilk. **23**, 9—17 (1929).

Bate, D., O. Ruiz, and A. L. Bachman: Studies on the lateral neck radiograph. Brit. J. Radiol. **30**, 298—304 (1957).

Bauer, R., u. D. Hauert: Die Röntgenuntersuchung des Schluckaktes und ihre Bedeutung für den klinischen, insbesondere den neurologischen Befund. Fortschr. Röntgenstr. **59**, 121—138 (1939).

Bayer, H. G. A.: (a) Über Erkrankungen des Kehlkopfes und seiner Umgebung im Stereo-Röntgenbild. Z. Hals-, Nas.- u. Ohrenheilk. **43**, 336—344 (1938).

— (b) Zur röntgenologischen Differentialdiagnose zwischen Oesophagealfremdkörpern und Verknöcherungsfiguren des Kehlkopfes. Z. Hals-, Nas.- u. Ohrenheilk. **46**, 204—209 (1939).

Beck, J.: (a) Zur Phonetik der Stimme und Sprache Laryngektomierter. Z. Laryng. Rhinol. **21**, 506—521 (1931).

— (b) Phonetische Untersuchungen an Laryngektomierten. Arch. Ohr.-, Nas.- u. Kehlk.-Heilk. **165**, 576—581 (1954).

Beck, O.: Besonderheiten bei Retropharyngealabscessen. Mschr. Kinderheilk. **89**, 139—141 (1941).

Behn: Kehlkopfverknöcherung nachgewiesen am Lebenden. Fortschr. Röntgenstr. **4**, 43—44 (1900/01).

Belli, M., e F. Carnevale-Ricci: Sul valore diagnostico dell'esame radiologico nella tuberculosi laringea. Ann. Laring. (Torino) **5**, 61—71 (1929).

Belot, J., P. C. Huët et P. Bertrand: Les tumeurs des sinus piriformes. J. Radiol. Électrol. **24**, 1—18 (1941).

Bérard, L., P. Ponthus et G. Boudènes: Sur la technique et la valeur de la radiographie des tumeurs pharyngo-laryngées. J. Radiol. Électrol. **20**, 331—343 (1936).

Bernfeld, K.: Zur Kenntnis der Kehlkopf-Knorpelverkalkung, insbesondere der Aryknorpel. Folia oto-laryng. orient. **3**, 28—36 (1936). Ref. Zbl. ges. Radiol. **24**, 636—637 (1937).

Betch, C., et R. Croll: Les cancers de la paroi postérieure de l'oro et de l'hypopharynx. J. Radiol. Électrol. **40**, 221—229 (1959).

BEUTEL, A.: Die Verknöcherung des Ligamentum stylohyoideum. Röntgenpraxis **7**, 665—670 (1935).

BICK, W., u. R. STELLMACH: Die Fernröhren-Kontrastaufnahme bei der Pharyngoplastik. Röntgen-Bl. **12**, 342—348 (1959).

BIERING, G.: Retropharyngeale Abscesse nach Oesophagusverletzung. Verh. dän. Radiol.-Ges. 1925, S. 62—63. Ref. Zbl. ges. Radiol. **1**, 517—518 (1926)

—, u. S. H. MYGIND: Om røntgenundersøgelsens betydning ved visse peripharyngeale og perioesophageale lidelser, saerlig saadanne forbundet med luftdannelser. Bibl. Laeger **119**, 107—114 (1927).

BIRÓ, J.: Gégechondroma röntgen képe. Magy. Radiol **6**, 127—129 (1954).

BLANCO-BUENO, J. R.: Valor clinico de la radiografia y la tomografia en el diagnostico de los tumores laringeos. Bol. esp. Otorrinolaring. **8**, 159—194 (1955). Ref. Zbl. ges. Radiol. **50**, 329 (1956).

BLEWETT, J.: Laryngocele. Brit. J. Radiol. **12**, 163—167 (1939).

BLUMBERGER, K.: Beitrag zu den Schwierigkeiten bei der Röntgendarstellung der Ösophagusdivertikel. Fortschr. Röntgenstr. **53**, 648—655 (1936).

BOCZOŃ, ST.: Mozliwosci tomografii w otolaryngologii. Otolaryng. pol. **7**, 43—48 (1953).

BODARWÉ, A.: Über einen röntgenologisch diagnostizierten Fall von Fraktur der oberen Hörner des Schildknorpels. Röntgenpraxis **7**, 605—606 (1935).

BOETTE, G.: Über Laryngozelen. Z. Laryng. Rhinol. **35**, 116—120 (1956).

BOJKIKEV, S., u. D. DEJANOV: Vergleichende Untersuchung der Röntgen- und der makroskopischen Diagnose bei Larynxcarcinom. Chir. i. ortop. (Sofija) **9**, 481—487 (1956) [Bulgarisch]. Ref. Zbl. Hals-, Nas.- u. Ohrenheilk. **57**, 253 (1957).

BOLLINI, V., e C. E. PIERANGELI: Il sussidio dell'esame radiografico nella diagnosi dei tumori laringei. Ann. Radiol. diagn. (Bologna) **15**, 451—486 (1941).

BOUCHET, M., P. C. HUET, G. DULAC et R. PAILLET: Contribution à l'étude radiologique du larynx normal; étude systématique de la mobilité dans les incidences classiques de profil et de face. Ann. Oto-laryng. (Paris) **72**, 18—21 (1955).

BOUDENES, G.: Contribution à l'étude radiologique des tumeurs du larynx et de l'hypopharynx. Thèse, Lyon 1936.

BRAUER, W.: (a) Die Methodik der Larynx-Kontrast-Schichtuntersuchung. Fortschr. Röntgenstr. **82**, 521—525 (1955).

— (b) Die Larynx-Kontrast-Schichtuntersuchung. 1. Tagg med.-wiss. Ges. Röntgenol. DDR v. 24.—26. III. 1955 in Leipzig, S. 106 (1957).

— (c) Röntgenschichtaufnahmen des Larynx bei Verwendung von Kontrastmitteln als Beitrag zur differenzierten Therapie des Larynxkarzinoms. Radiobiol. Radiother. (Berl.) **1**, 381—408 (1960).

— (d) Die Indikationen zu Röntgenschichtuntersuchungen. Z. ärztl. Fortbild. **55**, 328—337 (1961).

BREJCHA, M., u. Z. V. SKOKAN: (a) Rentgenodiagnostika zhoubnych nádorů hrtanu a hltanu. Čas. Lék. čes. **97**, 1004—1011 (1958).

— — (b) Modifizierte Kehlkopfspritze für Untersuchung des Kehlkopfes. Fortschr. Röntgenstr. **89**, 109 (1958).

BRIGHTON, G. R., and W. H. BOONE: Roentgenographic demonstration of method of speech in cases of complete laryngectomy. Amer. J. Roentgenol. **38**, 571—583 (1937).

BROMBART, M.: La diverticule pharyngo-oespohagien de Zenker. J. belge Radiol. **36**, 166—197 (1953).

BROWN, S., and H. G. REINEKE: The roentgenological study of the neck. Amer. J. Roentgenol. **20**, 208—212 (1928).

BRÜNINGS: Zit. nach LÜSCHER 1956, S. 199.

BRUNO, G., G. PALUDETTI e F. PARONI: Relievi radiografici sulla localizzazione della pseudoglottide nella emissione della voce a-laryngea. Clin. otorinolaring. **5**, 329—340 (1953).

BUCKSTEIN, J., and ST. REICH: Lateral pharyngeal diverticula as a cause of dysphagia. J. Amer. med. Ass. **144**, 1154—1155 (1950).

BÜRGEL, E., u. H. OESER: Das Schichtbild des gesunden Kehlkopfes. Fortschr. Röntgenstr. **68**, 107—134 (1943).

BURACZEWSKI, J.: Neoplasmatic lesions of the pharynx, of the larynx and the surrounding area in the radiological picture. Pam. 22. Zjazdu Otolaryngol. Polskich 1953, 53—69 u. engl. Zus.fass. 69 [Polnisch]. Ref. Zbl. ges. Radiol. **44**, 208 (1954).

BURKE, E. N., and J. L. GOLDEN: External ventricular laryngocele. Amer. J. Roentgenol. **80**, 49—53 (1958).

CADE, SIR ST.: The influence of radiology in the diagnosis and treatment of intrinsic carcinoma of the larynx. Brit. J. Radiol. **24**, 582—588 (1951).

CALICETI, G.: Lo studio radiografico delle fistole congenite cervicali e facciali. Otorinolaring. ital. **23**, 465—476 (1955).

CANDARDJIS, G.: Contribution à l'étude radiologique des laryngocèles. J. Radiol. Électrol. **34**, 331—335 (1953).

CANUYT, G., et A. GUNSETT: Tomographies frontales du larynx et des tumeurs laryngées. Bull. Ass. franç. Cancer **26**, 398—413 (1937).

CANUYT, G., et A. GUNSETT: (a) Tomographies frontales du larynx et des tumeurs laryngées. Bull. Ass. franç. Cancer **26**, 398—413 (1937).

— — (b) Tomographie et planigraphie appliquée au cancer du larynx. Presse méd. **45**, 1559—1561 (1937).

— — (c) La tomographie ou planigraphie du larynx normal. Ann. Oto-laryng. (Paris) **1937**, 977—986.

— — (d) La tomographie ou planigraphie du larynx pathologique. Ann. Oto-laryng. (Paris) **1937**, 987—994.

— — (e) La tomographie du larynx et le cancer du larynx. Ann. Oto-laryng. (Paris) **1938**, 381—398.

— — (f) Nouvelle série de planigraphies du larynx non cancéreux et cancéreux. Bull. Soc. franç. Électrothér. Radiol. méd. **26**, 29—38 (1938).

— —, et GREINER: (a) La méthode des coupes radiographiques (tomographie ou planigraphie) appliquée à l'étude de la phonation. Rev. franç. Phoniat. **6**, 133—152 (1938).

— — — (b) Nouvelles applications de la planigraphie à la physiologie et à la pathologie du larynx. Bull. Soc. franç. Électrothér. Radiol. méd. **26**, 507—520 (1938).

Caulk, R. M.: Tomography of the larynx. Amer. J. Roentgenol. **46**, 1—10 (1941).

Celletti, L.: La diagnosi radiologica delle affezioni del faringe. Quad. Radiol. **3**, 89—91 (1932).

Chamberlain, W. E., and B. R. Young: Ossification (so-called "calcification") of normal laryngeal cartilages mistaken for foreign body. Amer. J. Roentgenol. **33**, 441—450 (1935).

Chessen, J., and P. Luter: Laryngocele and laryngopyocele. Laryngoscope (St. Louis) **65**, 1057—1064 (1955).

Ciurlo, L.: La stratigrafia assiale trasversa della laringe. Otorinolaring. ital. **19**, 42—52 (1950).

—, e A. Oliveri: (a) Tecnica e risultati della radiografia del laringe in proiezione antero-posteriore. Radiol. med. (Torino) **25**, 834—842 (1938).

— — (b) Sulla roentgen-laringografia in proiezione antero-posteriore. Arch. ital. Otol., V. s., **52**, 491—515 (1940).

— — (c) L'indagine radiologica della laringe. II. Ossificazione delle cartilagini laringee. Inform. med. (Genova) **5**, 43—47 (1951).

Čočia, K. N., A. B. Poležaev u. R. M. Rabinovič: Zum Problem der Röntgenuntersuchung des Larynxcarcinoms bei Strahlentherapie. Vestn. Rentgenol. Radiol. H. 2, 42—46 (1953) [Russisch]. Ref. Zbl. ges. Radiol. **43**, 212 (1954).

Conwell, H. Earle: Fracture of the thyroid cartilage. J. Bone Jt Surg. A **11**, 123—125 (1929).

Coqui, C.: Radiologia de la laringe. Cirug. y Ciruj. **23**, 533—539 (1955).

Corning, H. K.: Lehrbuch der topographischen Anatomie, 23. Aufl. Berlin: Springer 1946.

Coutard, H., et F. Baclesse: Utilisation du radiodiagnostic au cours de la roentgenthérapie des cancers du larynx et de l'hypopharynx. J. belge Radiol. **20**, 240 (1931).

— — (b) Roentgen diagnosis during the course of roentgen therapy of epitheliomas of the larynx and hypopharynx. Amer. J. Roentgenol. **28**, 293—312 (1932).

Cova, P. L.: (a) Sulla dimostrazione radiologica dell'appendice del ventricolo laringeo del Morgagni. Radiol. med. (Torino) **28**, 313—320 (1941).

— (b) Valutazione critica del metodo stratigrafico nel carcinoma laringeo. Radiol. med. (Torino) **33**, 505—533 (1947).

Crichlow, T. V. L.: The cricopharyngeus in radiography and cineradiography. Brit. J. Radiol. **29**, 546—556 (1956).

Dahm, M.: Schluckstörungen und Schlucklähmungen. Fortschr. Röntgenstr. **64**, 167—202, 241—281, 309—353 (1941).

—, u. E. Schorre: Das Röntgenbewegungsbild bei Schlucklähmungen. Fortschr. Röntgenstr. **56**, 598—615 (1937).

Dillon, J., V. Ginsburg u. S. Wulfson: Die Röntgendiagnostik der Kehlkopferkrankungen. Fortschr. Röntgenstr. **46**, 660 (1931).

—, u. S. Wulfson: Die Röntgendiagnostik des Kehlkopfskleroms. Röntgenpraxis **2**, 153—157 (1930).

Dohlman, G., and O. Mattsson: The role of the cricopharyngeal muscle in cases of hypopharyngeal diverticula. Amer. J. Roentgenol. **81**, 561—569 (1959).

Ducuing, J., L. Ducuing, de Bertrand-Pibrac et Marquès: La radiographie de l'appareil pharyngo-laryngé normal. Bull. Soc. Radiol. méd. Fr. **22**, 415—435 (1934).

Dulac, G., et R. Pailler: L'exploration radiologique standard du pharyngo-larynx. J. franç. Oto-rhino-laryng. **4**, 443—445 (1955).

Eicken, C. v.: Über einen ungewöhnlich großen durch Fremdkörper bedingten Absceß der hinteren Hypopharynxwand. Z. Hals-, Nas.- u. Ohrenheilk. **14**, 61—67 (1926).

Eijkman, L. P. H.: Radiographie des Kehlkopfes. Fortschr. Röntgenstr. **7**, 196—206, 310—318 (1903/04).

Eiselsberg, A., and M. Sgalitzer: The surgical importance of x-ray examination of the oesophagus and the pharynx. Surg. Gynec. Obstet. **46**, 837—844 (1928).

Eyckman, P. H.: Der Schlingact, dargestellt nach Bewegungsphotographien mittelst Röntgen-Strahlen. Pflügers Arch. ges. Physiol. **99**, 513—571 (1903).

Fabbi, F., e G. F. Gardini: L'esame radiografico della laringe in proiezione latero-laterale. Arch. ital. Otol. **60**, 118—129 (1949).

Feci, L., e L. Pietrantoni: Di alcuni reperti radiografici nella tuberculosi laringea. Radiol. med. (Torino) **17**, 987—1005 (1930).

Feldman, V. A., S. I. Wulfson et A. G. Soroker: La radiographie du larynx du chanteur. Rev. Laryng. (Bordeaux) **56**, 490—506 (1935).

Fletcher, G. H., and K. E. Matzinger: Value of soft-tissue technic in the diagnosis and treatment of head and neck tumors. Radiology **57**, 305—329 (1951).

Forrester, H. C., R. C. Morrow, and A. B. Soule jr. Laryngocele: A case report. Amer. J. Roentgenol. **81**, 322—324 (1959).

Fox, N., and R. Dinolt: Cyst of the larynx. Arch. Otolaryng. **37**, 552—557 (1943).

Fraenkel, E.: Über die Verknöcherung des menschlichen Kehlkopfs. Fortschr. Röntgenstr. **12**, 151—168 (1908).

Frassineti, A.: Aspetti radiologici di affezioni rare del laringe. Arch. Radiol. (Napoli) **3**, 24—29 (1954).

Frenckner, P.: X-ray cinematografic demonstration of the swallowing procedure in normal and pathologic cases. Acta oto-laryng. (Stockh.), Suppl. **78**, 83—90 (1949).

Galli, G.: Diagnostica radiologica di cisti del collo. Atti Soc. lombarda chir. **3**, 1851—1859 (1935). Ref. Zbl. ges. Radiol. **21**, 145 (1936).

Gandini, M.: La radiografia laringea nei tubercolotici laringo-polmonari nella pratica sanatoriale. Arch. Med. chir. (Milano) **6**, 137—151 (1937).

Gandolfo, E., G. Secondo e A. Ottoboni: L'importanza della stratigrafia nello studio dei carcinomi laringei. Radiol. med. (Torino) **44**, 1137—1156 (1958).

Gay jr., B. B.: A roentgenologic method for evaluation of the larynx and pharynx. Amer. J. Roentgenol. **79**, 301—305 (1958).

GAY jr., B. B., and S. A. WILKINS jr.: The fluoroscope with image amplifier in the study of the larynx and pharynx. Cancer (Philad.) **9**, 1253—1260 (1956).

— —, and E. P. ENGELS: The roentgenological characteristics of chondroma of the larynx. Amer. J. Roentgenol. **80**, 987—996 (1958).

GELFON, A. M., u. N. A. PANOW: Röntgendiagnostik der Kehlkopftuberkulose. Beitr. Klin. Tuberk. **77**, 795—804 (1931).

GENZ, F.: Contribution à la technique de l'examen radiographique du larynx. Ann. Oto-laryng. (Paris) **1938**, 733—740.

GIL, C., u. A. G. CHURRUCA: Röntgenuntersuchung der Kehlkopfneubildungen mittels opaker Substanzen. Arch. esp. Oncol. **3**, 43—45 (1932) [Spanisch]. Ref. Zbl. ges. Radiol. **14**, 45 (1933).

GOALWIN, H. A.: Some of the newer methods of the x-ray examination of the paranasal sinuses, the optic canals, the pharynx and larynx. Laryngoscope (St. Louis) **36**, 235—256 (1926).

GOCHT, H.: Die Röntgen-Literatur, Teil II, S. 309—314. Stuttgart: Ferdinand Enke 1912. [Ausführliches älteres Schrifttum.]

GOLDEN, R.: Symposium: Evaluation of roentgenology in oto-laryngology. IV. The larynx. Laryngoscope (St. Louis) **42**, 915—918 (1932).

GRAY, E. D.: The radiological demonstration of potential pharyngeal diverticulum. Brit. J. Radiol., N.S. **5**, 640—642 (1932).

GREINEDER, K.: (a) Die Schichtuntersuchung des Kehlkopfes. Fortschr. Röntgenstr. **58**, 386—398 (1938).

— (b) Das Schichtbild der Lunge, des Tracheobronchialbaums und des Kehlkopfes. Leipzig: Georg Thieme 1941.

GRIEBEL, C. R.: (a) Über Kehlkopf- und Trachealfrakturen. Hals-, Nas.- u. Ohrenarzt, 1. Teil, **27**, 370—378 (1936).

— (b) Der gesunde und der kranke Kehlkopf im Röntgenbild. Stuttgart: Georg Thieme 1952.

GRIESBACH, R., u. F. KEMPER: Röntgenschichtverfahren. Stuttgart: Georg Thieme 1955.

GROS, J. C.: Die Röntgenuntersuchung des Kehlkopfes und ihre Bedeutung als Hilfsmittel der Chirurgie [Spanisch]. Bol. Liga Cáncer (Habana) **13**, 295—303 (1938). Ref. Zbl. ges. Radiol. **29**, 549 (1939).

GRYNKRAUT, B., et H. LEWENFISZ: (a) Sur un cas de kyste dermatoïde de la langue, examen radiologique lipiodolé et contrôle opératoire. Bull. Soc. Radiol. méd. Fr. **17**, 50—52 (1929).

— — (b) Ein röntgenographisch diagnostizierter und durch Operation bestätigter Fall von Cyste der Zunge [Polnisch]. Pol. Przegl. radiol. **4**, 101—102 u. franz. Zus.fass. 4—5 (1929). Ref. Zbl. ges. Radiol. **7**, 559 (1930).

GUNSETT, A.: (a) Résultats de la planigraphie (méthode des coupes radiographiques) dans quelques affections du larynx et spécialement dans le cancer. J. belge Radiol. **26**, 421—430 (1937).

— (b) La radiographie frontale en coupes (planigraphie) du larynx à l'état normal et à l'état pathologique (affections non cancéreuses et cancers). Arch. Élect. méd. **45**, 241—262 (1937).

GUNSETT, A., (c) Über die Anwendungsmöglichkeit der Planigraphie bei Erkrankungen des Kehlkopfinneren, insbesondere beim Karzinom des Endolarynx. Fortschr. Röntgenstr. **56**, 705—713 (1937).

—, et SCHNEIDER (Straßburg): Radiographies en coupes frontales du larynx. Bull. Soc. Radiol. méd. Fr. **25**, 569—582 (1937).

GYÖRGYI, G.: Die diagnostische Bedeutung der Pharynxtaschenfüllung. Fortschr. Röntgenstr. **46**, 422—427 (1932).

HAFFERL, A.: Lehrbuch der topographischen Anatomie, 2. Aufl. Berlin-Göttingen-Heidelberg: Springer 1957.

HANKINS, W. D.: Traumatic hernia of lateral pharyngeal walls. Radiology **42**, 499 (1944).

HANSEN, H.: Die Schwächung monochromatischer Röntgenstrahlen in flüssigem und gasförmigem CS_2, CH_2Cl_2 und C_2H_5Br sowie in gasförmigem CH_3I zwischen 0,1623 und 1,933 Å. Ann. Physik, Folge V, **35**, 524—546 (1939).

HART, C., u. E. MAYER: Kehlkopf, Luftröhre und Bronchien. In: HENKE-LUBARSCH, Handbuch der speziellen pathologischen Anatomie und Histologie. Bd. III/1, S. 288—530. Berlin: Springer 1928.

HARTUNG, A., and J. W. GROSSMAN: Examination of the larynx and adjacent structures with intrapharyngeal films. Amer. J. Roentgenol. **42**, 481—489 (1939).

HERBEAU, J.: Les possibilités du diagnostic radiologique dans les tumeurs pharyngo-laryngées. Cancérologie **1**, 103—106 (1953).

HERBERTS, G.: A case of internal laryngocele. Acta oto-laryng. (Stockh.) **48**, 452—457 (1957).

HEREPEY-CSÁKÁNYI, G. v.: Zur Kasuistik der Ductus-Thyreoglossuscyste. Zbl. Chir. **54**, 2631—2633 (1927).

HEUCK, F.: Zur Bedeutung der Schichtuntersuchung für die Frühdiagnostik der Kehlkopftuberkulose. Beitr. Klin. Tuberk. **110**, 321—328 (1953/54).

HICGUET, G.: Sur la laryngographie. Ann. Oto-laryng. (Paris) **1939**, 877—883.

—, u. E. SCHERER: Versuche über Röntgendarstellung des Kehlkopfes und des Hypopharynx mit Kontrastmitteln. Fortschr. Röntgenstr. **56**, 713—723 (1937).

HICKEY, P. M.: Radiography of normal larynx. Radiology **11**, 409—411 (1928).

HILL, M. R., and CH. S. KIPEN: Laryngocele: An unusual tumor of the neck. Surgery **35**, 273—276 (1954).

HILL, W.: Pharyngeal and oesophageal diverticula. Brit. med. J. **1926 II**, 1163—1169.

HLADKÝ, R.: Röntgenuntersuchung des Kehlkopfes [Tschechisch]. Čas. Lék. čes. **76**, 277—280 (1937).

HOLBROOK, R. T.: X-ray studies of speech articulations. Univ. Calif. Publ. Modern. Philol. **20**, I—VIII, 187—237 (1937). Ref. Zbl. ges. Radiol. **28**, 507 (1938).

HOLMGREN, B. S.: (a) Sideropenic dysphagia or cancer of the hypopharynx? Acta radiol. (Stockh.) **24**, 455—461 (1943).

— (b) Röntgenbilder von kleinen Zenkerschen Pulsionsdivertikeln in verschiedenen Schlingphasen. Acta radiol. (Stockh.) **25**, 40—55 (1944).

— (c) Inkonstante Hypopharynxdivertikel. Acta radiol. (Stockh.), Suppl. **61**, 1—136 (1946).

HOOVER, W. B.: Laryngocele: Report of two cases and discussion of surgical treatment. Surg. Clin. N.Amer. **32**, 945—954 (1952).
HOWES, W. E.: Sectional roentgenography of the larynx. Radiology **33**, 586—597 (1939).
HUEBER, F., e C. GAJA: L'indagine stratigrafica nella diagnostica di malattie poco comuni dello scheletro laringeo. Radiol. med. (Torino) **34**, 129—138 (1948).
HÜNERMANN, TH.: Die Geschwülste des Rachens. In: Handbuch der Hals-Nasen-Ohrenheilkunde, hrsg. v. A. DENKER u. O. KAHLER, Bd. V, S. 273—363. Berlin: Springer 1929.
HUET, P., et S. NEMOURS-AUGUSTE: Importance de l'exposition rapide pour l'étude radiophysiologique du premier temps de la déglutition. Bull. Soc. Électroradiol. méd. Fr. **26**, 148—150 (1938).
HUËT, P. C., J. SURMONT et C.-M. LALANNE: La radiographie du larynx en translation. Sem. Hôp. Paris **31**, 601—611 (1955).
HUIZINGA, E.: Planigraphie van de larynx. Geneesk. Gids **26**, 270—271 (1948).
—, et H. C. STAM: Sur la planigraphie dans le cancer du larynx. Acta oto-rhino-laryng. belg. **12**, 477—478 (1958).
HUSSON, R., et A. DJIAN: Tomographie et phonation. J. Radiol. Électrol. **33**, 127—135 (1952).
IGLAUER, S.: Value of roentgenography in diagnosis of diseases in larynx and trachea. J. Amer. med. Ass. **63**, 1827—1831 (1914).
ISSA, PH.: Laryngocèle ventriculaire. (A propos de 4 cas.) J. Radiol. Électrol. **42**, 8—16 (1961).
JACKSON, C., and C. L. JACKSON: (a) The larynx and its diseases. Philadelphia: W. B. Saunders Co. 1937.
— — (b) Diseases and injuries of the larynx, 2. ed. New York: Macmillan & Co. 1942.
JACKSON, C. L.: (a) The diagnosis of laryngeal disease. J. Amer. med. Ass. **95**, 1322—1325 (1930).
— (b) Laryngocele. Laryngoscope (St. Louis) **57**, 788—795 (1947).
JEMMI, C.: Rilievi sull'indagine radiologica del carcinoma laringeo. Otorinolaring. ital. **21**, 25—41 (1952).
JÖNSSON, G.: (a) A method for röntgen examination of the hypopharynx and upper air passages. Acta radiol. (Stockh.) **15**, 125—128 (1934).
— (b) Notes on the roentgen picture of the so-called oesophagus lip. Acta radiol. (Stockh.) **18**, 452—459 (1937).
JOHNSTON, J. H.: External laryngocele. Surgery **34**, 307—312 (1953).
JOHNSTON, W. R.: Pulsion diverticula of the hypopharynx. Arch. Otolaryng. **62**, 266—271 (1955).
JOHNSTONE, A. S.: A radiological study of deglutition. J. Anat. (Lond.) **77**, 97—100 (1942).
JONES, C. C., S. BROWN, and A. FINE: Mediastinal abscess complicating a retropharyngeal abscess. Radiology **28**, 747—749 (1937).
JONES, D. H.: Laryngography. Med. J. Rec. **125**, 523—524 (1927).
JULIANI, G., e E. TETTONI: Sulla laringografia con mezzo di contrasto opaco. Minerva fisioter. **4**, 195—202 (1959). Zit. nach Zbl. ges. Radiol. **65**, 61 (1960).
KAHLER, O.: Die bösartigen Neubildungen des Kehlkopfs. In: Handbuch der Hals-Nasen-Ohrenheilkunde, hrsg. v. A. DENKER u. O. KAHLER, Bd. V, S. 408—493. Berlin: Springer 1929.
KAMIETH, H.: Vergleichende röntgenologische Untersuchungen bei der Ösophagussprache Kehlkopfloser. Radiol. clin. (Basel) **28**, 88—101 (1959).
KANIOWSKI, T., ST. KOSSOWSKI, B. HOCHBERGER u. H. RECZEK: Die Bedeutung der Schichtuntersuchung in Entzündungs- und Geschwulstkrankheiten des Kehlkopfes. Pol. Przegl. radiol. **22**, 323—331 (1958) [engl. Zus.fass.]. Nach Zbl. ges. Radiol. **61**, 41 (1959).
KAUFMAN, S. A.: Lateral pharyngeal diverticula. Amer. J. Roentgenol. **75**, 238—241 (1956).
KEIM, W. F., and R. G. LIVINGSTONE: Internal laryngocele. Ann. Otol. (St. Louis) **60**, 39—50 (1951).
KELEMEN, G. (a) Röntgenuntersuchung mit Kontrastmaterial bei Kehlkopftuberkulose. Arch. Ohr.-, Nas.- u. Kehlk.-Heilk. **117**, 225—232 (1928).
— (b) Röntgenuntersuchung mit Kontrastmittel bei Kehlkopftuberkulose [Ungarisch]. Magy. Röntg. Közl. **2**, 130—135, dtsch. Zus.fass. 171—172 (1928). Zit. nach Zbl. ges. Radiol. **5**, 367 (1928).
KETTEL, K.: Larynxtomographie [Dänisch]. Nord. Med. **9**, 565—567 (1941).
KIEMENEIJ, G. C. J.: Planigraphie van het Strottenhoofd. J. belge Radiol. **38**, 546—553 (1955).
KIRKPATRICK, J. A., and R. W. OLMSTED: Cinefluorographic study of pharyngeal function related to speech. Radiology **73**, 557—559 (1959).
KISTLER, W. K.: Retropharyngeal abscess. Laryngoscope (St. Louis) **41**, 568—576 (1931).
KJELLBERG, S. R.: The roentgen examination of the larynx of children suffering from false croup. Acta radiol. (Stockh.) **31**, 127—128 (1949).
KLEINFELD, L.: Laryngeal cysts in the new-born. Arch. Otolaryng. **19**, 590—593 (1934).
KLEY, W.: Erweiterung der Röntgendiagnostik von Hypopharynxtumoren. Z. Laryng. Rhinol. **37**. 36—39 (1958).
KOCH, J.: Beiträge zur Darstellung von Kehlkopferkrankungen im Röntgenbild. Arch. Ohr.-, Nas.- u. Kehlk.-Heilk. **143**, 310—314 (1936).
KÖHLER, A.: Grenzen des Normalen und Anfänge des Pathologischen im Röntgenbilde des Skelettes, 9. Aufl. von E. A. ZIMMER, S. 197. Stuttgart: Georg Thieme 1953.
KOKUMAI, M.: A study of laryngeal cancer in radiograms taken by directing high volt roentgen rays in the sagittal direction. Otol. Fukuoka **2**, Suppl. 2, 131—161 mit engl. Zus.fass. (1956) [Japanisch]. Ref. Zbl. Hals-, Nas.- u. Ohrenheilk. **57**, 170 (1957).
KOLIHOVÁ, E., u. L. VYHNÁNEK: Das bilaterale Hypopharynx-Divertikel. Fortschr. Röntgenstr. **91**, 406—407 (1959).
— —, and V. SAILER: Lateral diverticulum of the hypopharynx [Tschechisch]. Čs. Rentgenol. **14**, 49—52 (1960) mit engl. Zus.fass.
KRUMMEL, PH.: Zur Kenntnis der Kiemengangsdivertikel. Röntgenpraxis **2**, 470—472 (1930).
KÜSTNER, H., u. H. TRÜBESTEIN: Die Analyse der Röntgenstrahlenschwächung in Photoabsorption und Comptonstreuung. Ann. Physik, Folge V, **28**, 385—408 (1937).

LANDEAU, M., et H. ZUILI: Emissions vocales et tomographies du larynx. J. franç. Oto-rhino-laryng. **6**, 397—415 (1957).

LANGENBECK, B.: Subcutaner Abriß des Kehlkopfes mit Luxation nach unten. Z. Hals-, Nas.- u. Ohrenheilk. **43**, 350—353 (1938).

LASKIEWICZ, A.: (a) Contribution à la radiographie de l'hypopharynx et à la localisation des corps étrangers. Rev. Laryng. (Bordeaux) **55**, 1205—1232 (1934).

— (b) Sur la radiographie de l'épi et de l'hypopharynx. Ann. Oto-laryng. (Paris) **1939**, 884—891.

LAURELL, H.: (a) Zur Frage der Entstehung kardianaher Magendivertikel und Zenkerscher Oesophagusdivertikel. Acta radiol. (Stockh.) **12**, 455—478 (1931).

— (b) The origin of the Zenker pouch of the pharynx. Acta radiol. (Stockh.) **13**, 599—602 (1932).

LEBORGNE, F. E.: (a) Nueva tecnica radiologica per cortes o secciones. An. Ateneo Clin. quir. (Montevideo), juil. 1936, 13—15. Zit. nach BACLESSE 1960.

— (b) Tomographie des Kehlkopfes. An. Oto-rino-laring. Urug. **8**, 169—187, franz. u. engl. Zus.fass. 188 (1938) [Spanisch]. Ref. Zbl. ges. Radiol. **29**, 656 (1939).

— (c) Tomographic study of cancer of the larynx. Amer. J. Roentgenol. **43**, 493—499 (1940).

— (d) Tomography in cancer of the larynx. Acta radiol. (Stockh.), Suppl. **116**, 196—207 (1954).

LECCO, V., B. BRUNELLI e G. BASSANI: Laringografia con mezzo di contrasto opaco. Radiol. med. (Torino) **45**, 944—952 (1959).

LEDERMANN, M.: Place de la radiothérapie dans le traitement du cancer du larynx. Ann. Radiol. **4**, 433—454 (1961) [franz. u. engl.].

LEDOUX-LEBARD, R., et A. DJIAN: La radiographie du larynx de face. Ann. Oto-laryng. (Paris) **1938**, 567—574.

— J. GARCIA-CALDERON et A. DJIAN: La radiographie du larynx de face et sa technique (note préliminaire). Bull. Soc. Électroradiol. méd. Fr. **26**, 93—97 (1938).

LEGLER, U.: Untersuchungen vor und nach endoskopischer Operation kleiner und großer Hypopharynxdivertikel. Arch. Ohr.-, Nas.- u. Kehlk.-Heilk. **160**, 547—560 (1952).

—, u. W. SCHLUNGBAUM: Röntgendarstellung des Larynxinneren in der Frontalebene bei seitlicher Verschiebung (Lateroposition) des Kehlkopfes. Röntgen-Bl. **7**, 337—341 (1954).

Lehrbuch der Röntgendiagnostik von H. R. SCHINZ u.a., 5. Aufl., Bd. IV. Stuttgart: Georg Thieme 1952.

LEMAITRE, L.: Examen radiographique du cancer du larynx. Verh. 4. int. Kongr. Radiol. **2**, 229—230 (1934).

—, et L. LIBERTA: Examens radiographiques du larynx pathologique et en particulier des tumeurs du larynx. Presse méd. **42**, 138 (1924).

LEROUX-ROBERT [Red.]: Larynxkarzinom. Rapports II du VIIe Congr. Internat. d'Oto-Rhino-Laryngologie, Paris, 23.—29. 7. 1961. Fortschr. Hals-Nas.-Ohrenheilk. **9** (1961).

LIEBERMANN, H.: Kehlkopfkrebs im Röntgenbild. Fortschr. Röntgenstr. **36**, 25—39 (1927).

LINDGREN, E.: Über die Röntgenuntersuchung des Larynx. Fortschr. Röntgenstr. **59**, 273—285 (1939).

LINDSAY, J. R.: Laryngocele ventricularis. Ann. Otol. (St. Louis) **49**, 661—673 (1940).

LOTHROP, O. A.: Laryngopyocele. New Engl. J. Med. **229**, 681—682 (1943).

LUCHSINGER, R., u. G. E. ARNOLD: Lehrbuch der Stimm- und Sprachheilkunde, 2. Aufl., S. 62—67. Wien: Springer 1959.

LÜSCHER, E.: Lehrbuch der Nasen- und Hals-Heilkunde und der Endoskopie der Speiseröhre und der Luftwege. Wien: Springer 1956.

LUSCHKE: Zit. nach RAUBER-KOPSCH 1951, S. 155.

MAFFI, A.: Contributo allo studio radiologico dei tumori dell'ipofaringe. Tumori **42**, 178—201 (1956).

MALLET-GUY, P., et R. GAILLARD: Ostéomyélite altoïdo-axoïdienne fistulisée dans le pharynx. Lyon chir. **29**, 93—99 (1932).

MASY, S., et P. VAN DE CALSEYDE: La radiographie de la région pharyngo-laryngée. J. belge Radiol. **26**, 19—27 (1937).

MATHEY-CORNAT, R.: (a) Contribution à l'étude du radio-diagnostic des tumeurs malignes du larynx et de l'hypopharynx. Presse méd. **42**, 457—460 (1934).

— (b) Sur le radiodiagnostic des épithéliomas du larynx et de l'hypopharynx. Rev. Laryng. (Bordeaux) **55**, 1105—1145 (1934).

— (c) Le radiodiagnostic pharyngo-laryngé. Bull. Soc. Radiol. méd. Fr. **22**, 69—74 (1934).

— (d) Sur le diagnostic radiologique des cancers du larynx (étude statistique d'après la classification de BACLESSE). Presse méd. **53**, 395—396 (1945).

MCGEHEE, W. H.: (a) Epithelial polyp of the larynx demonstrated by the roentgen ray. Radiology **19**, 60—61 (1932).

— (b) Importance of the roentgen examination in polypoid tumors of the larynx. Amer. J. Roentgenol. **30**, 464—467 (1933).

MCLAURIN, J. W.: Laryngocele — report of a case. Laryngoscope (St. Louis) **57**, 616—622 (1947).

MCMYN, J. K.: Lateral pharyngeal diverticula. J. Fac. Radiol. (Lond.) **8**, 421—425 (1957).

MEDA, P.: Symptomatic laryngocele in cancer of the larynx. Arch. Otolaryng. **56**, 512—520 (1952).

MELICHAR, L.: Laryngitis specifica sanata im Röntgenbilde. Rozhl. Tuberk. **2**, 68—70 (1940) [Tschechisch]. Ref. Zbl. ges. Radiol. **33**, 313 (1941).

MELOT, G. J., et R. POTVLIEGE: Evolution radiologique de quelques tumeurs du larynx. Acta clin. belg. **5**, 417—424 (1950).

MENZEL, K.: Hämatogene Kehlkopftuberkulose. Beitr. Klin. Tuberk. **85**, 281—294 (1934).

MITTERMAIER, R.: (a) Röntgenologische Demonstrationen. 1. Schnittuntersuchung des Kehlkopfes. Hals-, Nas.- u. Ohrenarzt, 1. Teil, **30**, 224—226 (1939).

— (b) Die Krankheiten der Nasennebenhöhlen, der Ohren und des Halses im Röntgenbild, 2. Aufl. Stuttgart: Georg Thieme 1952. (Fortschr. Röntgenstr. Erg.-Bd. 45.)

Miyake, H., u. S. Uchimi: Über die Tomographie des Larynx [Japanisch]. Scr. Soc. radiol. Jap. **7**, 511—517 (1939). Ref. Zbl. ges. Radiol. **34**, 547 (1942).

Möller, A.: Beiträge zur Röntgenologie des Larynx und der Trachea bei Fremdkörpern und Stenosen. Beitr. Anat. etc., Ohr. **23**, 66—80 (1926).

Möller, J., u. J. F. Fischer: Über die Wirkung der Mm. crico-thyreoideus und thyreo-arytaenoideus internus. Arch. Laryng. Rhin. (Berl.) **15**, 72—76 (1903).

Moritz, W.: Die Kehlkopftuberkulose im Röntgenbild. Z. Hals-, Nas.- u. Ohrenheilk. **46**, 92—105 (1939).

Mosher, H. P.: X-ray study of movements of the tongue, epiglottis and hyoid bone in swallowing, followed by a discussion of difficulty in swallowing caused by retropharyngeal diverticulum, postcricoid webs and exostoses of cervical vertebrae. Laryngoscope (St. Louis) **37**, 235—262 (1927).

Motta, G., e M. Piazzi: L'indagine radiologica nei tumori della loggia io-tiro-epiglottica. Ann. Radiol. diagn. (Bologna) **29**, 432—481 (1957).

Mounier-Kuhn, P., C. Bernard et A. Persillon: De l'utilité de l'examen radiologique systématique chez les petits dysphagiques. Acta oto-rhino-laryng. belg. **5**, 46—57 (1951).

Moutard: À propos de la radiographie du larynx. Bull. Soc. franç. Électrothér. Radiol. **45**, 347 (1936).

Müller, I.: Über den Massenschwächungskoeffizienten des Wassers und wäßriger Lösungen von Verbindungen der Elemente Se, Br, Cd, J, Ba, Ce und Tl. Ann. Physik, Folge V, **32**, 625—639 (1938).

Muntean, E.: (a) Das Schichtbild der Kehlkopftuberkulose. Fortschr. Röntgenstr. **67**, 64—72 (1943).

— (b) Schichtuntersuchung der Halsorgane. In: A. Gebauer u. a., Das Röntgenschichtbild. S. 137—150. Stuttgart: Georg Thieme 1959.

—, u. F. X. Koch: Das Schichtbild (Röntgen-Tomogramm) des kranken Kehlkopfes und dessen Wert bei entzündlichen und malignen Erkrankungen. Fortschr. Röntgenstr. **61**, 323—337 (1940).

Muzio, O.: Esame radiografico del cavo faringolaringeo in proiezione assiale. Valsalva **17**, 317—328 (1941).

Nabarro, S.: Calcification of the laryngeal and tracheal cartilages associated with congenital stridor in an infant. Arch. Dis. Childh. **27**, 185—186 (1952).

Nagaishi, Ch., u. K. Suchiro: Röntgenbefund am Kehlkopf bei Kehlkopftuberkulose [Japanisch]. Z. Oto-Rhino-Laryng. (Tokyo) **42**, dtsch. Zus.fass. 163—164 (1936). Ref. Zbl. ges. Radiol. **28**, 517 (1938).

Negus, V. E.: (a) Pharyngeal diverticula. Brit. J. Surg. **38**, 129—146 (1950/51).

— (b) The etiology of pharyngeal diverticula. Bull. Johns Hopk. Hosp. **101**, 209—223 (1957).

New, G. B., and J. B. Erich: Benign tumors of the larynx. Arch. Otolaryng. **28**, 841—910 (1938).

Nivière, J.: La tomographie dans le cancer du pharyngo-larynx. J. Radiol. Électrol. **36**, 845—852 (1955).

O'Bannon, R. P., and O. H. Grunow: The larynx and pharynx radiologically considered. Sth. med. J. (Bgham, Ala.) **47**, 310—317 (1954).

Oettingen, E. N. v.: Eine Kehlkopffraktur im Röntgenbild. Z. Laryng. Rhinol. **25**, 362—365 (1935).

O'Keefe, J. J.: Laryngocele. Arch. Otolaryng. **54**, 29—33 (1951).

Oliveri, A.: Tubercolosi infiltrativo-ulcerosa della laringe. Radiol. med. (Torino) **27**, 490—492 (1940).

Olmstead, E. G.: Fractures of the hyoid bone. Arch. Otolaryng. **49**, 266—274 (1949).

Ott, P.: Über Kontaktaufnahmen. Fortschr. Röntgenstr. **81**, 818—825 (1954).

Ottoboni, A., e G. Reggiani: L'indagine radiologica della laringe con mezzi di contrasto. Minerva otorinolaring. **6**, 331—333 (1956).

Pack, G. T., and L. F. Craver: Tumors of the larynx and thyroid. Arch. Otolaryng. **13**, 658—675 (1931).

Pagani, A.: Die Röntgenuntersuchung des Kehlkopfes im Schnittbild. Röntgenpraxis **11**, 137—146 (1939).

Palugyay, J.: Röntgenologische Diagnose und Differentialdiagnose der Pharyngo-Oesophagealdivertikel. Wien. klin. Wschr. **1929**, 554—558.

Pancoast, H. K.: (a) Roentgenology of the upper respiratory tract. J. Amer. med. Ass. **95**, 1318—1321 (1930).

— (b) Roentgenology of the pharynx and upper esophagus. Amer. J. Cancer **17**, 373—395 (1933).

—, and E. P. Pendergrass: Roentgenologic diagnosis of diseases of the upper respiratory tract in children. Amer. J. Roentgenol. **23**, 241—264 (1930).

— —, and J. P. Schaeffer: The head and neck in roentgen diagnosis. Springfield (Ill.): Ch. C. Thomas 1940.

Pannewitz, G. v.: Partielle Schlucklähmung als Röntgensymptom bei Erkrankungen des Ösophagus. Fortschr. Röntgenstr. **44**, 170—177 (1931).

Papavasiliou, C. G., and C. J. Speas: Fracture of the hyoid bone. Radiology **72**, 872—874 (1959).

Pendergrass, E. P., J. P. Schaeffer, and P. J. Hodes: The head and neck in roentgen diagnosis, 2. ed., vol. 2. Springfield (Ill.): Ch. C. Thomas 1956.

—, and B. R. Young: The roentgen diagnosis of neoplasms of the air and food passages, with particular reference to the larynx. Radiology **36**, 197—211 (1941).

Penna, M., u. O. Moreno: Beobachtungen über einige Röntgenbilder des Kehlkopfes. Rev. bras. Otorino-laring. **7**, 247—254 (1939) [Portugiesisch]. Ref. Zbl. ges. Radiol. **31**, 357 (1940).

Pernkopf, E.: Topographische Anatomie des Menschen, Bd. III. Wien u. Innsbruck: Urban & Schwarzenberg 1952.

Perroy, A., et R. Besson: Le signe des vallécules et son interprétation. J. Radiol. Électrol. **31**, 337—339 (1950).

Pfahler, G. E.: The roentgen diagnosis and treatment of carcinoma of the larynx and pharynx. Radiology **33**, 42—53 (1939).

Philp, T.: Some congenital cysts and fistulae of the neck. J. Fac. Radiol. (Lond.) **10**, 186—196 (1959).

PICCHIO, C.: L'indagine radiologica nei tumori della laringe e della faringe. Arch. ital. Otol., Ser. IV, **44**, 641—670 (1933).

PODVINEC, S., et B. MARK: Tomographie du pharynx et du larynx et sa valeur clinique. Ann. Otolaryng. (Paris) **68**, 225—238 (1951).

PONTHUS, P., et G. BOUDÈNES: Note sur les techniques de la radiographie du larynx. Bull. Soc. franç. Électrothér. Radiol. **45**, 494—495 (1936).

— N. CONTAMIN et G. BOUDÈNES: Sur les possibilités de la radiographie directe des tumeurs du larynx et de l'hypopharynx. Lyon méd. **156**, 27—29 (1935).

POPPE, H.: Technik der Röntgendiagnostik. Stuttgart: Georg Thieme 1961.

PORTA, C., e G. BORRI: L'indagine stratigrafica con mezzo di contrasto opaco nei tumori dell'ipofaringe. Arch. ital. Otol. **70**, 223—249 (1945).

PORTMANN, G., R. MATHEY-CORNAT et H. ROUSSET: Radiologie et phonation. Rev. franç. Phoniat. **5**, 21—31 (1937).

POSSATI, A.: Rilievo radiologico di riempimento delle vallecole epiglottiche e dei seni piriformi e suo significato in relazione alle malattie dell'esofago. Riv. Radiol. Fisica med. **6**, 841—852 (1931).

POWERS, W. E., H. H. MCGEE jr., and W. B. SEAMAN: Contrast examination of the larynx and pharynx. Radiology **68**, 169—178 (1957).

POZMOGOV, A. I.: Zur Methodik der tomographischen Untersuchung des Kehlkopfes. Vestn. Rentgenol. Radiol. 1953, H. 4, 22—25 [Russisch]. Ref. Zbl. ges. Radiol. **43**, 80 (1954).

PRADO, E. A. DEL, H. A. E. DISHOECK et J. R. v. RONNEN: Comparison de l'image radiologique du mécanisme de la déglutition de deux patients ayant subi une laryngectomie supraglottique, avec celui de malades ayant un mécanisme de la déglutition normal. Acta oto-rhino-laryng. belg. **12**, 416—422 (1958).

PUTNEY, F. J., and K. E. FRY: Retropharyngeal lipoma. Ann. Otol. (St. Louis) **49**, 967—972 (1940).

RABBINOWITZ, M.: Sur un cas de paralysie de la corde vocale gauche observé à l'examen radioscopique. J. Radiol. Électrol. **10**, 224—225 (1926).

RABINOVICH, R. M., and K. N. CHOCHIA: The role of tomography in the diagnosis of cancer of the larynx. Vop. Onkol. **5**, 279—287 (1959). [Engl. Ausg. u. d. T.] Probl. Oncol. (N.Y.) **5**, No 9, 24—34 (1959).

—, u. K. N. CHOCHYA: Die Rolle der Röntgentomographie bei der Diagnose des Kehlkopfkrebses [Russisch]. Vop. Onkol. **5**, 279—287 (1959) mit engl. Zus.fass. Ref. Zbl. Hals-, Nas.- u. Ohrenheilk. **66**, 106 (1960).

RAGAGLINI, G., M. TERAMO e V. MICHELI-PELLEGRINI: Ulteriori ricerche röntgencinematografiche nello studio della fonazione dei laringectomizzati. Nunt. radiol. (Firenze) **22**, 156—164 (1956).

RAMSEY, G. H., J. S. WATSON, R. GRAMIAK, and S. A. WEINBERG: Cinefluorographic analysis of the mechanism of swallowing. Radiology **64**, 498—518 (1955).

RAUBER-KOPSCH: Lehrbuch und Atlas der Anatomie des Menschen von F. KOPSCH, 18. Aufl., Bd. II. Leipzig: Georg Thieme 1951.

REINIKE, A.: Röntgenvergrößerungs- und Hartstrahlaufnahmen des Kehlkopfes. Z. Laryng. Rhinol. **33**, 176—181 (1954).

RETHI, A.: (a) Die röntgenologische Untersuchung des Kehlkopfes und der Luftröhre. Dtsch. med. Wschr. **1912**, 1937—1938.

— (b) Meine neue Methode bei der Röntgendarstellung des Kehlkopfes und der Luftröhre. Z. Laryng. Rhinol. **6**, 27—33 (1914).

RICHARDS, L.: Laryngocele. An. Otol. (St. Louis) **60**, 510—522 (1951).

ROBERTS, R. I.: A cineradiographic investigation of pharyngeal deglutition. Brit. J. Radiol. **30**, 449—460 (1957).

ROUSSEL, J., et P. SCHOUMACHER: L'agrandissement direct dans l'exploration radiologique du larynx. J. Radiol. Électrol. **35**, 911—913 (1954).

RUCKENSTEINER, E.: (a) Über Röntgenuntersuchungen an mittelständigen Halsfisteln. Fortschr. Röntgenstr. **54**, 321—325 (1936).

— (b) Über das Vorkommen kleiner, klinisch erscheinungsfreier Divertikel am Speiseröhrenmund. Fortschr. Röntgenstr. **56**, Beih. 2, 38—39 (1937).

SALOMONI, E., e S. SQUILLACI: Ricerche sulle variazioni pressorie endofaringee durante l'atto della deglutizione. Nunt. radiol. (Firenze) **25**, 505—515 (1959).

SALTZSTEIN, H. C.: Diagnosis of tumors of the neck. Especial reference to anatomic location. Amer. J. Surg. **89**, 937—954 (1955).

SAMUEL, E.: The radiological investigation of diseases of the ear, nose and throat. Brit. J. clin. Pract. **11**, 562—568 (1957).

SAUNDERS, J. B. DE C. M., C. DAVIS, and EARL R. MILLER: The mechanism of deglutition (second stage) as revealed by cine-radiography. Ann. Otol. (St. Louis) **60**, 897—916 (1951).

SAYAMA, M.: Über die Verknöcherung des Kehlkopfes bei Chinesen. [Japanisch.] J. Orient. Med. (Dairen) **14**, dtsch. Zus.fass. 53—54 (1931).

SCHALL, L. A.: (a) Laryngocele — associated with cancer of larynx; case report. Ann. Otol. (St. Louis) **53**, 168—173 (1944).

— (b) The laminagram as an aid in the diagnosis of diseases of the larynx. Ann. Otol. (St. Louis) **62**, 329—347 (1953).

SCHARFE, E. E.: Laryngocele. Canad. med. Ass. J. **73**, 822—826 (1955).

SCHATZKI, R.: Reliefstudien an der normalen und krankhaft veränderten Speiseröhre. Acta radiol. (Stockh.), Suppl. **18**, 20—32 (1933).

SCHEIER, M.: (a) Über die Photographie der Nase und des Kehlkopfes mittelst Röntgenstrahlen. Verh. Ges. dtsch. Naturforsch. Ärzte **68**, 1896, Teil 2, 2. Hälfte, 416—420 (1897).

— (b) Über die Verwerthung der Röntgenstrahlen in der Rhino- und Laryngologie. Arch. Laryng. Rhin. (Berl.) **6**, 57—66 (1897).

— (c) Die Anwendung der Röntgenstrahlen für die Physiologie der Stimme und Sprache. Dtsch. med. Wschr. **1897**, 403.

— (d) Weitere Mitteilungen über die Anwendung der Röntgenstrahlen in der Rhino- und Laryngologie. Fortschr. Röntgenstr. **1**, 59—65 (1897/98).

Scheier, M.: (e) Über die Ossification des Kehlkopfs. Arch. mikr. Anat. **95**, 220—258 (1901).
— (f) Die Bedeutung des Röntgenverfahrens für die Physiologie der Sprache und Stimme. Arch. Laryng. Rhin. (Berl.) **22**, 175—208 (1909).
— (g) Zur Physiologie des Schluckakts. Beitr. Anat. etc., Ohr. **4**, 115—129 (1911).
Schlosshauer, B., u. G. Möckel: Röntgenkinematographische Darstellung der Pseudosprache nach Laryngektomie. Arch. Ohr.-, Nas.- u. Kehlk.-Heilk. **165**, 581—582 (1954).
Schoen, D.: Hartstrahltechnik und Feinfokusröhre in der Diagnostik des Kehlkopfes. Fortschr. Röntgenstr. **78**, 170—173 (1953).
Schoen, H. (Hrsg.): Medizinische Röntgentechnik, 3. Aufl., Teil 1. Stuttgart: Georg Thieme 1960.
Schütz, W.: Die Leistungen der Röntgenaufnahmen zur Darstellung des Kehlkopfes. Arch. Sprach- u. Stimmheilk. (Berl.) **5**, 137—140 (1941).
Schwab, W.: (a) Das Röntgenbild des Hypopharynx beim Kehlkopflosen. Arch. Ohr.-, Nas.- u. Kehlk.-Heilk. **167**, 521—524 (1955).
— (b) Röntgenkinematographische Untersuchungen über die Ersatzsprache nach Laryngektomie. Krebsarzt **13**, 236 —238 (1958).
Schweizer, R.: Demonstration eines Röntgenbildes mit offenem Ductus thyreoglossus. Schweiz. med. Wschr. **1929**, 250.
Seyss, R.: Zur Technik der Schichtuntersuchung des Larynx. Z. Laryng. Rhinol. **35**, 340—343 (1956).
Sgalitzer, M.: Zur röntgenologischen Darstellung von Pharynxtumoren. Fortschr. Röntgenstr. **36**, 1249—1254 (1927).
Sheehan, R., F. Lessmann, F. Marchetta, and R. K. Lin: A roentgenographic and clinical study of the larynx and pharynx. Surg. Gynec. Obstet. **111**, 753—758 (1960).
Sichel, D., Klotz et Voegtlin: Tomographies de cancers du larynx. J. Radiol. Électrol. **31**, 760—763 (1950).
— J. C. Lafon, H. Witz et Mme Voegtlin: Intérêt du transit baryté dans les lésions de l'hypopharynx. J. Radiol. Électrol. **34**, 558—561 (1953).
— — — — L'examen radiologique par transit baryté des lésions tumorales de l'hypopharynx. J. Radiol. Électrol. **35**, 214—216 (1954).
— C. Wild, J. P. Walter et Mme Voegtlin: Tomographies et radiographies du larynx de face après déplacement latéral. J. Radiol. Électrol. **37**, 198—201 (1956).
Sielaff, H.-J.: Die Röntgendiagnostik im Bereich des Halses, Tracheobronchialsystems und Oesophagus unter besonderer Berücksichtigung des Schichtverfahrens. Z. Laryng. Rhinol. **33**, 134—148 (1954).
Skokan, Z. V.: Indikationen zur Röntgenuntersuchung der Kehlkopferkrankungen. Röntgen-Bl. **12**, 385—389 (1959).
— Methodik und Technik der Röntgenuntersuchung des Kehlkopfes. Radiologia austriaca **11**, 127—132 (1961).
—, u. M. Brejcha: Röntgendiagnostik der Epiglottisgeschwülste. Z. Laryng. Rhinol. **37**, 641—651 (1958).
Smerchinich, G.: (a) Zur Aufnahmetechnik. Röntgenpraxis **10**, 556—558 (1938).
— (b) La proiezione sagittale del laringe. Nunt. radiol. (Firenze) **8**, 508—510 (1940).
— (c) Sagittalaufnahme des Kehlkopfes. Röntgenpraxis **13**, 277—280 (1941).
Snoke, P. O.: Thyroglossal duct cyst and sinus. Amer. J. Roentgenol. **24**, 424—426 (1930).
Solis-Cohen, L., M. Ersner, and P. S. Friedman: Multiple pharyngeal and esophageal diverticula, hiatal hernia of the stomach, and chalasia of esophageal cardiac junction. Amer. J. Roentgenol. **75**, 242—245 (1956),
Som, M. L., and L. Wolff: Lipoma of the hypopharynx producing menacing symptoms. Arch. Otolaryng. **56**, 524—531 (1952).
Sonnenkalb, V.: Die Röntgendiagnostik des Nasen- und Ohrenarztes. Jena: Gustav Fischer 1914.
Spiess, G., u. W. Pfeiffer: Die Röntgenuntersuchung der oberen Luftwege. In: Grundriß und Atlas der Röntgendiagnostik in der inneren Medizin und den Grenzgebieten, hrsg. v. F. M. Groedel, S. 141—152. München: J. F. Lehmann 1921.
Spiro, A., u. E. Pragier: Über die Röntgenuntersuchung der angeborenen Halsfisteln. [Polnisch.] Pol. Przegl. radiol. **2**, 291—293 u. franz. Zus.fass. 261 (1927). Ref. Zbl. ges. Radiol. **5**, 568 (1928).
Spriggs, E. I.: Large pharyngeal diverticula. Brit. med. J. **1926 II**, 1169.
Stern, H.: Der Mechanismus der Sprech- und Stimmbildung bei Laryngektomierten und die bei derartigen Fällen angewandte Übungstherapie. In: Handbuch der Hals-Nasen-Ohrenheilkunde, hrsg. v. A. Denker u. O. Kahler. Bd. V, S. 494—542. Berlin: Springer 1929.
Struycken, H. J. L.: Een merkwaardige Verwonding van het Strottenhoofd. Ned. T. Geneesk. **70**, 2. Helft B, 2800—2802 (1926).
Suermondt, W. F.: Halsfistels en Halscystes. Ned. T. Geneesk. **1937**, 1528—1535.
Surmont, J., P. Bertrand et Pouey: Sur l'intérêt de l'opacification systématique des cavités pharyngées. Sem. Hôp. Paris **25**, 3001—3005 (1949).
Sussman, M. L.: The value of roentgenologic examination of the neck. Arch. Otolaryng. **1932**, 371—381.
Svoboda, M.: Tomogramy laryngu (nová metodika). Čs. Otolaryng. **6**, 107—109 (1957).
Taylor, H. K., and L. Nathanson: A roentgenologic study of tuberculosis of the larynx and neck. Amer. J. Roentgenol. **32**, 589—607 (1934).
Taylor, H. M.: (a) Address of the president. Ann. Otol. (St. Louis) **45**, 1087—1100 (1936).
— (b) Ventricular laryngocele. Ann. Otol. (St. Louis) **53**, 536—543 (1944).
Tebrügge, B., u. J. Berberich: Über die röntgenologische Darstellung der Kehlkopftuberkulose. Z. Laryng. Rhinol. **19**, 408—410 (1930).
Terracol, J., et P. Lamarque: Le diagnostic radiographique des tumeurs malignes du larynx. Montpellier méd. **5**, 354—371 (1934).
Thost, A.: (a) Über Röntgenaufnahmen am lebenden Kehlkopf. Verh. dtsch. Röntg.-Ges. **7**, 57—59 (1911).

THOST, A.: (b) Der normale und kranke Kehlkopf des Lebenden im Röntgenbild. Fortschr. Röntgenstr., Erg.-Bd. 31. Hamburg: Lucas Gräfe & Sillem 1913.
— (c) Feinere pathologische Veränderungen des Kehlkopfes im Röntgenbild. Arch. Laryng. Rhin. (Berl.) **33**, 217—229 (1920).
— (d) Die Geschwülste des Kehlkopfes. In: Handbuch der Hals-Nasen-Ohrenheilkunde, hrsg. v. A. DENKER u. O. KAHLER. Bd. V, S. 364—407. Berlin: Springer 1929.
— (e) Die Kehlkopftuberkulose am Lebenden im Röntgenbild. Beitr. Klin. Tuberk. **79**, 113—141 (1932).
TORRENTS, J., y R. VERGÉS: Estudio radiografico de la laringe antes y después de la laringuectomia horizontal supraglótica. An. Med. (Espec.) **45**, 171—181 (1959).
TOSI, B.: Valore dell'indagine radiologica nella tuberculosi laringea. Az. Antitbc. **8**, 219—226 (1937). Ref. Zbl. ges. Radiol. **28**, 399 (1938).
TREITEL, E.: Röntgenaufnahmen des normalen und erkrankten Kehlkopfs. Med. Diss. München 1916.
TRICOMI, G.: (a) Contributo alla conoscenza del quadro stratigrafico della laringe, con particolare riguardo alle affezioni tubercolari dell'organo. Radiol. med. (Torino) **34**, 570—571 (1948).
— (b) Sulla dimostrazione stratigrafica dell'appendice del ventricolo di Morgagni. Valsalva **25**, 117—126 (1949).
TRÜBESTEIN, H.: Die Absorption und Streuung monochromatischer Röntgenstrahlen in Wasser und Triolein sowie in Blut, quergestreiftem Muskelgewebe und Unterhautzellgewebe des Menschen. Strahlentherapie **60**, 330—354 (1937).
— Die Abhängigkeit des radiologischen Erfolges von der Dosis, der Tumorgröße und dem Tumorsitz, untersucht am Larynx- und am Hypopharynx-Karzinom unter Röntgen-Tiefentherapie-Bedingungen. Strahlentherapie **107**, 501—519 (1958).
— Die „absorbierte Dosis" im Gewebe für Röntgenstrahlen von 10 keV bis 1 MeV und die Gewebsdichte. Strahlentherapie **111**, 122—138 (1960).
—, u. S. HOFMANN: Die Technik der Röntgenkontaktaufnahme des Kehlkopfes mit dem Nahbestrahlungsrohr. Fortschr. Röntgenstr. **89**, 366—369 (1958).
TRUFFERT, P., et P. R. NEMOURS: Spasme pharyngooesophagien par développement anormal du sillon glosso-épiglottique (faux aspect diverticulaire). Bull. Soc. Radiol. méd. Fr. **17**, 259—260 (1929).
ULRICH, K.: Kehlkopf und Hypopharynx. In: H. R. SCHINZ, W. BAENSCH u. E. FRIEDL, Lehrbuch der Röntgendiagnostik. 4. Aufl., Bd. I, S. 899—905. Leipzig: Georg Thieme 1939.
UNGER, S. M., B. ROSWIT, and J. STEIN: Vocal cord paralysis: a roentgen diagnostic study. Radiology **75**, 741—747 (1960).
UNGERECHT, K.: Über Kehlkopfatresien nach Verletzungen und ihre Behandlung. Z. Laryng. Rhinol. **35**, 108—116 (1956).
URFER, F.: Über die Brauchbarkeit von Röntgenbildern des Halses bei Tumoren des Larynx und des Hypopharynx. Schweiz. med. Wschr. **1942**, 1353—1355.
VÁNDOR, F.: (a) Röntgenuntersuchung der Pseudoglottis von Laryngektomierten. Fortschr. Röntgenstr. **82**, 618—625 (1955).
— (b) Röntgenuntersuchung von Pharynxtumoren mit dem Valsalvaschen Versuch. Fortschr. Röntgenstr. **86**, 44—49 (1957).
—, u. Z. SZURDOKI: Gégekanül röntgen besugárzáshoz. Magy. Radiol. **7**, 55—56 (1955).
VIDEBECH, H.: Tilfaelde af larynxaktinomykose [Dänisch]. Nord. Med. **9**, 571—573 (1941).
VYHNÁNEK, L., E. KOLIHOVÁ u. V. SAILER: Die Hypotonie und divertikulöse Veränderungen an der lateralen Hypopharynx-Wand. Radiol. diagn. (Berl.) **1**, 442—446 (1960).
WAHL, R., F. KEMPF et M. SIMLER: Étude radiologique et radiocinématographique d'un néoplasme laryngé pédiculé. J. Radiol. Électrol. **42**, 149—150 (1960).
WALDAPFEL, R.: (a) Die röntgenologische Einzeldarstellung des Kehlkopfes. Mschr. Ohrenheilk. **70**, 918—928 (1936).
— (b) Zur röntgenologischen Darstellung von Kehlkopfkrankheiten. Arch. Ohr.-, Nas.- u. Kehlk.-Heilk. **144**, 148—155 (1938).
— (c) Methodik der Röntgenuntersuchung des Kehlkopfes. Leipzig: Georg Thieme 1938. Fortschr. Röntgenstr., Erg.-Bd. **53**.
WALTHER, O.: Larynxschichtaufnahmen bei Epiglottiskarzinom. Röntgenpraxis **12**, 37—38 (1940).
WEDLER, H.-W., u. W. SCHWAB: Das Röntgenbild des Hypopharynx nach Laryngektomie. Arch. Ohr.-, Nas.- u. Kehlk.-Heilk. **168**, 8—18 (1955/56).
WEINGAERTNER, M.: Das Röntgenverfahren in der Laryngologie. Berlin: H. Meusser 1914.
WELIN, S.: (a) Deglutition anomaly simulating hypopharyngeal cancer. Acta radiol. (Stockh.) **20**, 452—456 (1939).
— (b) On a peculiar late reaction in radiologically treated cases of cancer of the hypopharynx. Acta radiol. (Stockh.) **30**, 249—256 (1948).
— (c) Hypopharynx und Larynx. In: Lehrbuch der Röntgendiagnostik von H. R. SCHINZ u. a., 5. Aufl. Bd. IV, S. 2990—2999. Stuttgart: Georg Thieme 1952.
— (d) Diagnostic radiological aspects of hypopharyngeal cancer. Brit. J. Radiol. **26**, 218—223 (1953).
— (e) The roentgenologic diagnosis and follow-up of hypopharyngeal cancer. Amer. J. Roentgenol. **69**, 796—804 (1953).
WILD, CH., D. SICHEL et E. HEIMENDINGER: Valeur respective des radiographies du larynx de face après déplacement latéral et des tomographies du larynx. Ann. Oto-laryng. (Paris) **73**, 262—272 (1956).
WILDENBERG, L. VAN DEN: Contribution à l'étude des diverticules de pulsion pharyngo-oesophagiens. Ann. Oto-laryng. (Paris) **65**, 398—401 (1948).
WORNING, B.: Roentgen examination of laryngeal and hypopharyngeal tumors. Acta radiol. (Stockh.) **15**, 8—23 (1934).
WOTZILKA, G., u. H. ADLER: Zur Röntgendiagnose der Kehlkopftuberkulose. 1. Congr. Internat. d'Oto-rhino-laryng. Copenhague 1928. Comptes rendus des séances, réunis et publ. par. N. Rh. Blegvad. København: Lind 1929, S. 757—759.
— — Die Kehlkopftuberkulose im Röntgenbild. Extrapulm. Tuberkulose **2**, 208—213 (1929).

Wüst, K.: Untersuchungen über den Wert des Röntgen-Schichtverfahrens für die Diagnostik des Hals-, Nasen- und Ohrenarztes. Fortschr. Röntgenstr. **59**, 509—551 (1939). [Dort weiteres Schrifttum.]

Wulfson, S., u. W. Ginsburg: Die klinische Bedeutung der Röntgendiagnostik bei Kehlkopfkrankheiten. Röntgenpraxis **2**, 158—170 (1930).

Wullstein, H.: Das Kehlkopf-Röntgenbild beim Säugling und Kleinkinde, seine diagnostische Bedeutung und seine Vorzüge. Arch. Ohr.-, Nas.- u. Kehlk.-Heilk. **150**, 328—336 (1941).

Young, B. R.: (a) Recent advances in roentgen examination of the neck. Amer. J. Roentgenol. **44**, 519—529 (1940).

— (b) The value of body section roentgenography (planigraphy) for the demonstration of tumors, non-neoplastic disease and foreign bodies in the neck and chest. Amer. J. Roentgenol. **47**, 83—88 (1942).

Yuasa, M.: Die röntgenologischen Studien über die Ossifikation des normalen Kehlkopfknorpels des Lebenden [Japanisch]. Z. Oto-Rhino-Laryng. (Tokyo) **43**, dtsch. Zus.fass. 148 (1937). Ref. Zbl. ges. Radiol. **29**, 549 (1939).

Zachrisson, C.-G.: Beitrag zur Röntgenanatomie des Larynx. Acta radiol. (Stockh.) **22**, 859—865 (1941).

Zaliouk, A.: La tomographie du larynx dans les troubles fonctionnels de la voix. J. franç. Oto-rhino-laryng. **3**, 363—373 (1954).

Zangemeister, H. E.: Über einen Fall von Kehlkopffraktur. Hals-, Nas.- u. Ohrenarzt, 1. Teil **30**, 68—71 (1939).

Zemcov, G. M.: Röntgendiagnostik der Hypopharynx- und Larynx-Karzinome [Russisch]. Moskva: Medgiz 1960. Ref. Zbl. ges. Radiol. **70**, 86 (1961).

Zsebök, Z.: Das Schnittbild des Larynx. Radiol. clin. (Basel) **21**, 307—316 (1952).

Zuppinger, A.: (a) Wandlungen in Diagnostik und Therapie der Pharynx- und Larynxtumoren. Z. Hals-, Nas.- u. Ohrenheilk. **28**, 514—531 (1931).

— (b) Maligne Pharynx- und Larynxtumoren. Leipzig: Georg Thieme 1931. Fortschr. Röntgenstr., Erg.-Bd. **40**.

— (c) Die Röntgenuntersuchung bei Pharynxtumoren. Fortschr. Röntgenstr. **52**, 468—480 (1935). (Dort weitere Literatur.)

C. Röntgendiagnostik der Atemorgane

I. Röntgenanatomie der Lunge

Von

H. St. Stender und W. Schermuly*

Mit 106 Abbildungen

1. Trachea

a) Anatomischer Bau

Die zwischen Kehlkopf und Bronchien gelegene Luftröhre wird durch 15 bis 20 hyaline Knorpelspangen, Cartilagines tracheales, offengehalten. Da gegabelte Knorpel vorkommen, ist ihre Zahl links und rechts nicht immer gleich. Die Spangen umschließen den vorderen und die seitlichen Teile der Trachea (Paries anulatus, Elze). Sie sind an ihren dorsalen Enden durch eine Membran (Paries membranaceus) verbunden. In dieser membranösen Wand verlaufen glatte Muskelfasern (Musculus transversus), die am Perichondrium der Innenseite der Knorpel ansetzen und für die Lumenweite Bedeutung haben. In der Längsrichtung sind die Knorpelspangen untereinander durch derbes kollagenes Bindegewebe und elastische Fasern verspannt. Letztere werden bei der Längsverkürzung wirksam. Knorpelspangen, Bindegewebe und Muskeln sind die Gewebe, aus denen sich die Grundmembran der Trachea (v. Schumacher) aufbaut. Im Röntgenbild ist das Gerüst der Luftröhre nur zu erkennen, wenn der Knorpel Kalk eingelagert hat. Das Lumen stellt sich als glatt oder leicht wellig konturierte Aufhellung dar.

Die Schleimhaut läßt anatomisch eine Membrana propria, die etwa 10 μ dicke Basalmembran und das Epithel erkennen. Die oberflächlichen Becherzellen und die zahlreichen Flimmerzellen reichen mit ihren Fortsätzen durch die tiefe Epithelschicht bis zur Basalmembran. Die Flimmerbewegung der Flimmerhaare erfolgt in einer Schicht seröser Flüssigkeit unter der eigentlichen Schleimschicht und geht wie im ganzen Tracheo-Bronchialbaum zum Kehlkopf hin. Der von den Becherzellen gebildete Schleim wird wie ein „rollender Teppich" von den Spitzen der Flimmerhaare getragen und bewegt. Beim Menschen erfolgen 3—12 Schläge pro Minute (Policard und Galy). Untersuchungen zur Frage der ciliaren Exspektoration wurden von Franklin und Janker, Barkley und Franklin sowie Herrmann und Schopper durchgeführt. Bei größeren Tieren wie beim Hund und Schwein beträgt der Flimmertransport 3—4 cm pro Minute. Die Probleme der bronchialen Exspektoration und des Hustenaktes wurden von Di Rienzo, Stutz, H. H. Weber und Westermark untersucht.

b) Lage und Verlauf

Das Lumen der Trachea ist im Röntgenbild in verschiedenen Ebenen und im Schichtbild als scharf begrenzte Aufhellung gut darzustellen. Die Luftröhre beginnt unterhalb des Ringknorpels des Kehlkopfes. Zwischen dem unteren Rand dieses Knorpels und dem ersten Trachealring ist in der Vorderwand häufig eine kleine Vorwölbung zu erkennen. Der Anfang der Trachea liegt individuell und in den einzelnen Lebensaltern verschieden, beim Kind in Höhe von C 4—5, beim Erwachsenen von C 5—7 und im Alter kann er bis Th 1 hinuntertreten (Mehnertsche Descensus-Theorie). Er wird durch die Atembewegungen, willkürliche Kopf- und Halsbewegungen sowie durch statische Veränderungen des Stammskeletes beeinflußt. Die obere Hälfte der Trachea befindet sich im Halsbereich. Die Schilddrüse umfaßt sie von beiden Seiten her (s. Abb. 1). Der Isthmus

* Aus der Strahlenklinik der Universität Marburg/Lahn (Direktor: Prof. Dr. R. du Mesnil de Rochemont).

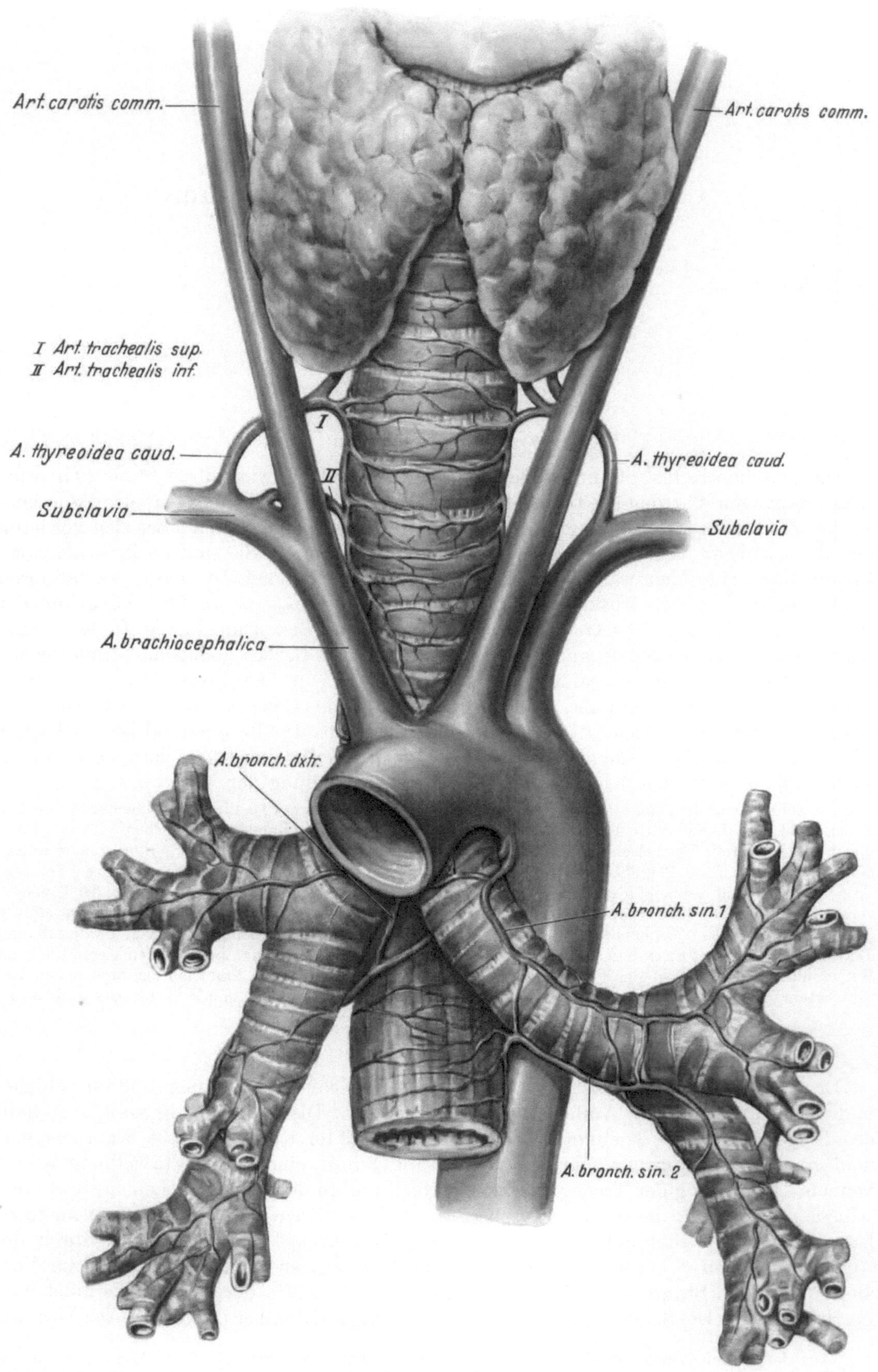

Abb. 1. Trachea mit zentralen Bronchien und Arterien des Tracheobronchialbaumes. Lagebeziehung zu Aorta und Schilddrüse. (Nach LINK und STRNAD)

glandulae thyreoideae liegt in Höhe der 2.—5. Knorpelspange. Da der rechte Schilddrüsenlappen häufig etwas stärker entwickelt ist, wird die Trachea in dieser Höhe beim Erwachsenen oft gering nach links verlagert (BRÜCKNER) und ist flach eingedellt.

Der Eintritt der Trachea in den Thorax erfolgt dicht hinter dem oberen Rande des Manubrium sterni. Sie verläuft dann in dorso-caudaler Richtung zur Thoraxmitte. Hierbei folgt sie zunächst der physiologischen Kyphose der oberen Brustwirbelsäule (BWS) in der Medianebene, entfernt sich dann aber im distalen Teil zunehmend von der Vorderkante der Wirbelsäule. Nach Eintritt der Trachea in den Thorax wird sie durch den Aortenbogen oft leicht nach rechts gedrängt (Abb. 3) und weicht so in der Regel gering von links cranial nach rechts caudal von der Medianebene ab. Der anatomische Verlauf variiert im Einzelfall aber stark. Im Säuglings- und Kleinkindesalter findet sich die Trachea etwas mehr rechts (ENGEL). Der Oesophagus liegt dem oberen Teil der Trachea hinten direkt an und am Oesophagusmund entsteht so teilweise eine flache Eindellung. Er überlagert sie aber bereits im Halsbereich gering nach links hin und kreuzt bei Betrachtung von vorn in mittlerer Thoraxhöhe caudal den linken Hauptbronchus. Zwischen Trachea und vorderer Brustwand liegt nach dem Eintritt in den Thoraxraum der Thymus.

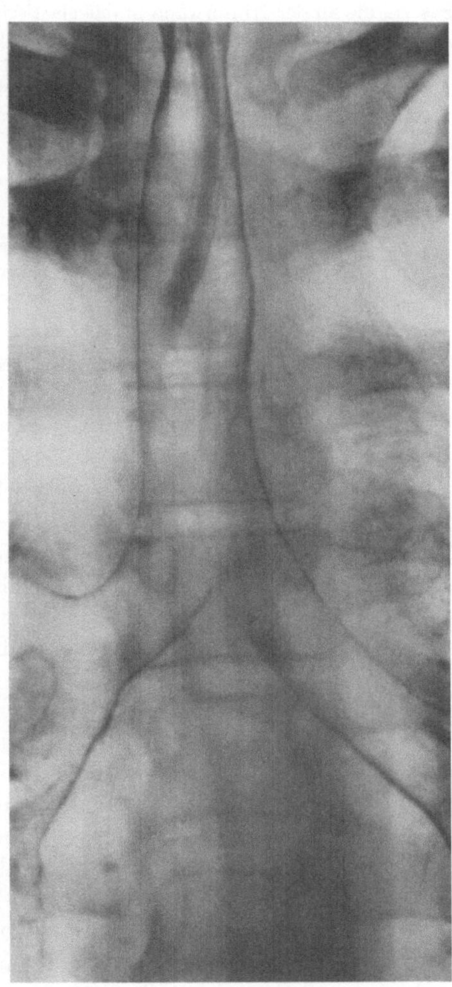

Abb. 2. Trachea, Bifurkation und Hauptbronchien dargestellt mit Kontrastmittel. Trachea weicht gering nach rechts von der Mittellinie ab. Von links her flache Impression durch Aorta. Bifurkationswinkel 75°

Die Länge der Trachea beträgt 9—15 cm (RAUBER-KOPSCH), 10—13 cm (FISCHER), 11—12 cm (ZENKER), 10—12 cm (BRÜNINGS). Sie ändert sich zwischen maximaler Beugung und Streckung ungefähr um 50% (HUIZINGA und SMELT). Beim Neugeborenen ist die Luftröhre etwa 4 cm lang. Sie wächst in den ersten 3—4 Monaten schnell, in den folgenden 3—4 Jahren langsamer. Bis zum 12. Jahr ist das Wachstum nur gering. Während und nach der Pubertät verdoppelt sie ihre Länge (ENGEL).

Die Form der Trachea ist meist elliptisch und nicht rund. Der Durchmesser ist im intrathrorakalen Teil am größten und beträgt beim Lebenden 13—22 mm (VON HAYEK), bzw. 14—16,5 mm (ENGEL). Er ändert sich mit der Atemphase. Im Inspirium nimmt er um 1—1,5 mm zu. Infolge der Wirkung der glatten Muskulatur der Membran ist der Durchmesser beim Lebenden kleiner als beim Toten (BENNINGHOFF). Die Querschnittfläche beträgt im Durchschnitt beim Erwachsenen 184 mm², beim Neugeborenen $^1/_{10}$ dieses Wertes (ENGEL). Das Lumen ist bis zum 3. und 4. Lebensjahr ebenso groß wie die Lumina der beiden Hauptbronchien. Beim Erwachsenen überschreitet das gesamte Lumen des linken und rechten Hauptbronchus aber um 40% die Weite der Trachea.

c) Trachealbifurkation

Die dorsocaudale Verlaufsrichtung der Trachea hat zur Folge, daß die Bifurkation in der Thoraxmitte liegt. Die Gabelung befindet sich in Höhe von Th 5—6. Diese Lage entspricht etwa dem Ansatz des 2.—3. Rippenknorpels am Sternum. Bei Frauen liegt die Bifurkation oft etwas höher als bei Männern, bei älteren Leuten tiefer als bei jüngeren. Beim Kleinkind steht sie noch in Höhe des 4. Brustwirbelkörpers (BWK) (Zsebök). Auch auf Grund anatomischer Untersuchungen an Leichen Erwachsener wird die Bifurkation meistens in Höhe des 4. BWK angegeben. Infolge des Einflusses der Aorta liegt sie geringfügig rechts von der Medianebene. Der Trachealsporn in der Mitte der Gabelung wird „Carina" genannt.

Dieser Sporn trägt an der Oberfläche Plattenepithel. In Richtung des Sporns laufen kräftige elastische Fasern, die an der Hinterwand in das elastische Längsfaserbündel übergehen. Vorn und hinten verbreitert sich der Sporn in das sog. Sporndreieck. In diesem Bereich finden sich nicht die normalen C-förmigen Knorpelspangen, sondern breite Spornknorpel, die mit 1—3 Knorpelspangen zusammenhängen (Heller u. Schröter). Statt der knorpeligen findet sich gelegentlich eine membranöse Stütze der Carina. Die Muskulatur strahlt dorsal fächerförmig aus. Die Grundmembran beider Bronchien hat im Bereich des Sporns ein gemeinsames 2—3 mm langes Stück. Schließlich findet sich im Bifurkationswinkel ein quer verlaufendes Band, das *Ligamentum interbronchiale*, das die beiden Hauptbronchien verbindet. Die schraubenförmige Krümmung der Hauptbronchien beginnt also 1 cm unter der Bifurkation. Dieser schraubenförmige Verlauf stellt die aerodynamisch günstigste Form dar. In Inspiration wird die caudal konvexe Krümmung durch die Befestigung der Membrana bronchopericardiaca am Bronchus gesichert.

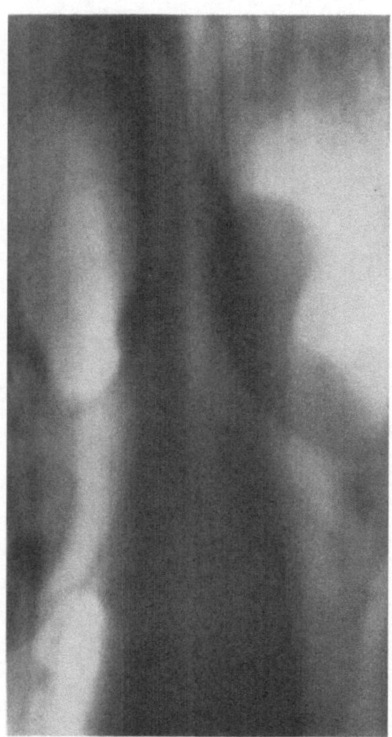
Abb. 3. Schichtbild der Trachea

Der Bifurkationswinkel beträgt 70—80° (Brückner, Zenker), bzw. 55—65° (Stutz), bei Kindern meist 70 bis 80°. Schwankungen von 50—100° kommen vor (Weingärtner). Bei vorwiegender Brustatmung kann der Bifurkationswinkel, ohne daß pathologische Prozesse vorliegen, noch stärker abweichen: 30—105° (Birzle). In der Regel wird der Bifurkationswinkel in Exspirationsstellung größer, in Inspirationsstellung kleiner. Diese Winkeländerung hängt vom Atemtyp ab, so daß man gelegentlich auch ein umgekehrtes Verhalten sieht. Außerdem werden leichte Seitwärtsbewegungen von 1—8 mm beobachtet (Birzle).

Durch Doppelbelichtung eines Films des Patienten in derselben Lage in In- und Exspiration läßt sich dieser Bifurkationswinkel objektiv messen: „Veratmungsbronchogramm" nach Liebschner u. Vieten, ferner Carstens, „Veratmungsröntgennativbild" (Brückner) und „Bifurkationsveratmungstomogramm" (Birzle).

Bei der normalen Respiration verschiebt sich die Bifurkation um $^1/_2$ Wirbelhöhe in der Körperlängsachse (Brückner). Im Hustenstoß steigt sie um 5 cm infolge des plötzlichen Zwerchfellhochsteigens und der elastischen Verkürzung der Trachea (Stutz). Mit der Einatmung verschiebt sich die Bifurkation gleichzeitig auch um 1—2 cm nach dorsal. Der rechte Hauptbronchus geht im sagittalen Strahlengang unter 25—35°, der linke Hauptbronchus unter 45—50° von der Achse der Trachea ab. Da die Bronchien keine scharfen Winkel an den Abgangsstellen bilden, schraubenförmig und nicht ganz gerade verlaufen, ist eine korrekte Messung schwierig.

Durchmesser und Lumen des rechten Hauptbronchus sind etwas größer als links (s. Abb. 2). Die tracheoskopischen Messungen von Brünings ergeben rechts 11—18, bzw. 14—20 mm in Ex- und Inspiration und links 8—15, bzw. 10—16 mm. Die röntgenstereoskopischen Messungen von Brückner (1950) bei 23 gesunden Männern von 19 bis 25 Jahren ergeben am rechten Hauptbronchus 14,2 bzw. 17,0 mm und am linken Hauptbronchus 11,0 bzw. 13,0 mm.

2. Allgemeiner Bau der Lunge

Die Lunge besteht aus einem rechten und einem linken Lungenflügel. Beide werden durch Spalte, die von Pleura ausgekleidet sind, in Lappen unterteilt. Die Lappen, von denen rechts drei und links zwei vorhanden sind, werden von einem Lappenbronchus versorgt und stellen selbständige Parenchymeinheiten dar. Der weiteren Aufteilung können zwei Bauprinzipien zugrunde gelegt werden. Wenn wir, wie es für die röntgenologischen und klinischen Untersuchungen am geeignetsten erscheint, der Teilung der Bronchien und Arterien folgen, so stellen die Segmente und Subsegmente die weiteren Unterabschnitte der Lappen dar. Diese Segmente bilden broncho-arterielle Baueinheiten, die trotz der großen Variationsbreite in den einzelnen Lappen in einer gewissen Regelmäßigkeit wieder zu finden sind. Durch die Darstellung des Bronchialbaumes und weniger exakt durch *tomographische* Analyse der Lungengefäße können die Segmente und Subsegmente röntgenologisch als Abschnitte erkannt werden, die durch die zuführenden Bronchien bestimmt sind.

Im Unterschied zu dieser durch den Bronchialbaum geprägten Gliederung der Lappen kann eine Aufteilung auch durch das Bindegewebsgerüst und die Lage der Venen durchgeführt werden. An Stelle der Segmente und Subsegmente sprechen Backman und von Hayek dann von Sublobi. Diese bilden einen Parenchymabschnitt, der durch Bindegewebssepten mit eingelagerter Vene mehr oder minder vollständig von den Nachbarabschnitten getrennt ist. Die Abgrenzung der so festgelegten Abschnitte ist aber nur in einem Teil der Lunge möglich. Gut zu erkennen sind diese Bindegewebssepten anatomisch in den mediastinumnahen Partien der Oberlappen. Sie entsprechen hier meist den Segment- oder Subsegmentgrenzen. Die vom Bindegewebe ausgehende Gliederung trennt mechanisch feste Teile durch eine locker gefügte Gleitvorrichtung voneinander ab. Die Spannungsverhältnisse der Lunge werden durch diese Bauweise mitbestimmt.

Während die Bindegewebssepten im Röntgenbild nicht zu erkennen sind, stellen die vom Bronchialbaum abhängigen Segmente und Subsegmente röntgenologisch gut faßbare Einheiten dar, die für Pathologie und Klinik der Lungenerkrankung eine wesentliche Bedeutung haben.

Bei Zugrundelegung der Bronchialgliederung ergibt sich folgender Bauplan der Lunge:

Hauptbronchus	Lungenflügel
Lappenbronchus	Lappen
Segmentbronchus	Segment
Subsegmentbronchus	Subsegment
Lobularbronchus	Lobulus
Bronchiolus terminalis verus	Großer Acinus
Bronchiolus alveolaris verus	Kleiner Acinus
Ductus alveolaris	Pulmon/Primary lobule.

3. Feinbau der Lunge

a) Der Lobulus

Die kleineren Lungeneinheiten, die makroskopisch noch gut abgrenzbar sind, stellen die Lobuli dar. Sie sind an den Bronchus lobularis angeschlossen und werden von der Umgebung durch Bindegewebssepten getrennt (Abb. 4). Bei der Bestimmung eines Lobulus gehen die einzelnen Untersucher von verschiedenen Gliederungsprinzipien aus. Mit den meisten Anatomen legt v. Hayek der Baueinheit des Lobulus die Abgrenzung durch Bindegewebssepten zugrunde. Hierdurch schwankt ihre Größe erheblich (0,5 bis 3 cm Durchmesser) (Abb. 5), und Bronchien ganz verschiedener Rangordnung bilden den Lobularast. Wenn aber bei der Einteilung der Lungeneinheiten von der Verzweigung des Bronchialsystems ausgegangen wird, wie es Miller, Felix, v. Möllendorf, Fischer und Giese tun, so sind gleichmäßige, ranggleiche Lungenabschnitte zusammengefaßt und die Läppchengröße in den verschiedenen Lungenzonen wechselt weniger. Die Ausdehnung der Lobuli wird dann im wesentlichen durch ihre Lage im Lungenmantel oder Lungenkern bestimmt. Die Gestalt eines Lobulus wechselt stärker und hängt von der Umgebung ab. Es überwiegt die Form des Würfels oder Prismas. In der äußeren sub-

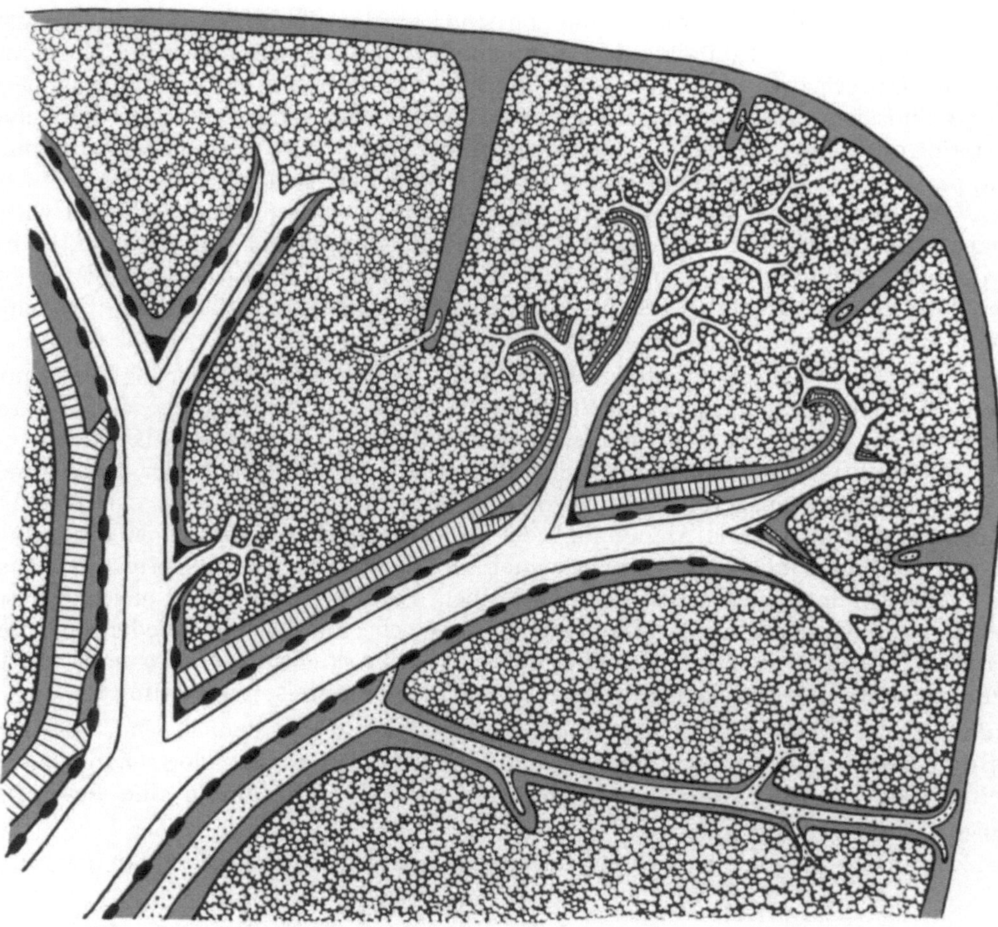

Abb. 4. Schematische Darstellung der Lobulusgliederung mit Bronchien, Arterien und interstitiellem Gewebe mit Venen nach von Hayek

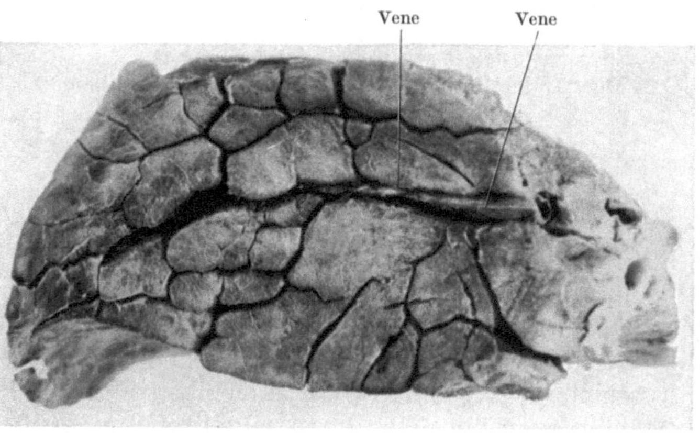

Abb. 5. Anordnung verschieden großer durch Septen unterteilter Lungenparenchymbezirke an der medialen Fläche des Mittellappens, ein intersublobuläres bzw. intersubsegmentales Septum zur Darstellung der Vena intersubsegmentaria eröffnet und durch Striche markiert. (Aus von Hayek 1940)

pleuralen Schicht sind die Läppchen nach Felix 21—27 mm hoch und 9—20 mm breit, in der inneren Mantelschicht ungefähr 8—15 mm hoch und 6—9 mm breit. Zur Umgebung werden die Läppchen durch eine Grenzmembran abgesetzt. Wenn das läppchentrennende Bindegewebe deutlich entwickelt ist, bildet es die Septa interlobularia.

b) Der Bronchus lobularis

Der Bronchus lobularis tritt unter verschieden großem Winkel am Läppchenhilus meist von der Seite her in den Lobulus ein. Er hat einen Durchmesser von 1,2—2,5 mm. Von der Arteria lobularis wird er begleitet. Beide sind in interstitielles Gewebe eingebettet. Die Venen verlaufen getrennt in den interlobulären Septen.

c) Bronchiolus terminalis und Acinus

Der Lobularbronchus verzweigt sich dichotom in Bronchioli terminales, von denen häufig drei Generationen vorhanden sind. Die 3. Generation stellt dann den Bronchiolus terminalis verus dar, der einen Durchmesser von ungefähr 1 bis 1,5 mm hat. Die Zahl der Bronchioli terminales wechselt von Lobulus zu Lobulus, durchschnittlich umfaßt er 8—16 von ihnen. Nach ENGEL muß in der menschlichen Lunge mit ungefähr 50000 Bronchiolen gerechnet werden. Die terminalen Bronchiolen sind mit prismatischem Epithel ausgekleidet. Zwischen den Flimmerzellen fehlen aber weitgehend die Becherzellen (CLARA; PETERSEN) und die Wand enthält keine Knorpelelemente mehr (v. HAYEK; FISCHER).

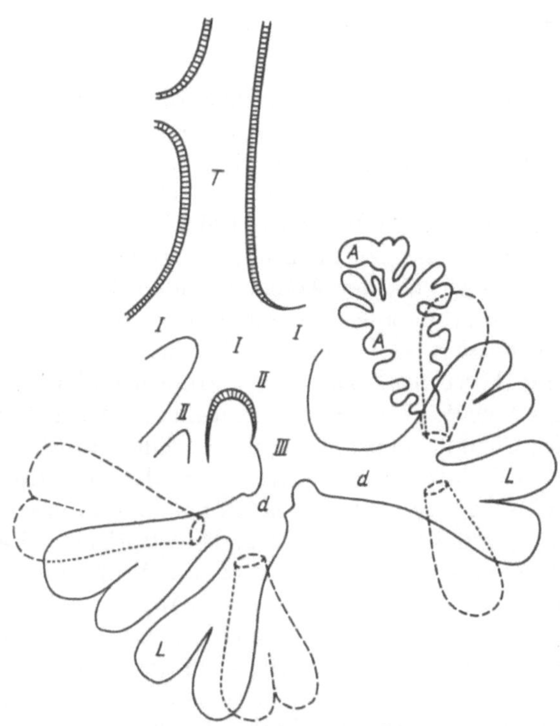

Abb. 6. Schematische Darstellung der Teile eines Acinus. *T* terminaler Bronchiolus; *I*, *II* und *III* respiratorische Bronchiolen; *d* Ductus alveolares; *L* Luftsäckchen; *A* Alveolen. Nur ein Teil der Elemente ist ausgeführt, um die Zeichnung nicht zu verwirrend zu gestalten, × 20. (Nach ENGEL)

Die an einen Bronchiolus terminalis verus angeschlossenen Lungenteile nennen LOESCHKE, BRAUS, ENGEL, MAXIMOW, POLICARD einen Acinus, bzw. „großen Acinus" (Abb. 6). Das Volumen eines menschlichen Acinus wird durchschnittlich zu 150 mm³ angenommen (ENGEL). Wenn die wechselnde Größe der Acini und der Gesamtlunge berücksichtigt wird, enthält die Lunge 25—50000 Acini. Diese sind in der Peripherie der Lungenlappen besser entfaltet als in den zentralen Partien (FELIX; LOESCHKE).

d) Bronchiolus alveolaris und Ductus alveolaris

Der Bronchiolus terminalis teilt sich häufig dichotom in die Bronchioli alveolares oder respiratorii, von denen meist drei Ordnungen vorhanden sind. Ihre Weite beträgt etwa 0,4 mm. Ihre Wand ist zunehmend mit Alveolen durchsetzt. Neben der dichotomen Teilung kommen häufiger aber auch Dreiteilungen oder ungleichmäßige Seitenabgänge im Sinne monopodialer Verzweigungen vor.

Die Bronchioli alveolares terminales verzweigen sich in zwei Ductus alveolares. Diese teilen sich in der Regel noch zweimal und bilden so acht Sacculi alveolares (Luftsäckchen), an denen die Alveolen hängen. Ein Acinus enthält etwa 64 dieser Luftsäckchen, die 0,7—1,1 mm lang sind (ENGEL). Die Ductus alveolares passen sich in ihrer Anordnung den räumlichen Möglichkeiten an, so daß kegelförmige oder kugelige Bäumchen entstehen. Nach ENGEL bilden die zwei Ductus alveolares, die von einem Bronchiolus alveolaris terminalis, d. h. einem Bronchiolus alveolaris 3. Ordnung, ausgehen, einen kleinen Acinus, der einen Rauminhalt von 3—5 mm³ beim Erwachsenen hat. MILLER bezeichnet einen Ductus alveolaris als "Primary lobule" und Braus als Pulmon. Da der Teilungssporn des Bronchiolus alveolaris 2. Ordnung meist noch Bronchialepithel, der anschließende Teil aber schon Alveolarepithel trägt, faßt v. Hayek die Verzweigungen eines Bronchiolus alveolaris 2. Ordnung zu einem Racemus zusammen. Ein Racemus umfaßt dann einen Lungenteil, der nur noch Alveolarepithel besitzt. Pathologische Prozesse, die nur das Alveolarepithel betreffen, können auf diese Lungeneinheit beschränkt bleiben.

e) Die Alveolen

Die Alveolen bilden die eigentlichen Atmungskammern und hängen an den Luftsäckchen. Sie haben einen Durchmesser von etwa 0,2 mm (Engel) bzw. 0,1—0,3 mm (Policard). Ihre Gesamtzahl wird nach Aeby, Marcus und v. Hayek auf 300—400 Mill. geschätzt. Die Werte für die Größe der respiratorischen Oberfläche schwanken stark und hängen von der Atemstellung ab. 100 m^2 für die Inspiration und 30 m^2 für die Exspiration gibt v. Hayek an, Schulze nimmt 30 m^2, Marcus 50 und v. Möllendorf 90 m^2 an.

Das Gerüst der Alveolen bilden die Alveolarsepten. Die Schranke zwischen Luft und Blut besteht aus drei Schichten: Alveolarepithel, Basalmembran und Capillarendothel. Sie beträgt außerhalb der kernhaltigen Teile ungefähr 0,3—0,4 μ (Bargmann, Karrer und Töndury). Das Alveolarepithel kleidet als dünne Protoplasmahaut kontinuierlich die Alveolen aus. Parallel mit den Epithelzellen liegt der anderen Seite der Basalmembran der Cytoplasmaschlauch der Capillarendothelien an.

Das interstitielle Gerüst der Alveolarsepten besteht aus elastischen, argyrophilen und kollagenen Fasern. Es ist mit dem Bindegewebe der Bronchiolenwände und der kleinen Blutgefäße fest verbunden. Die elastischen Fasern bilden ein endloses Netz, das gummielastisch dehnbar ist (Petersen, Wöhlich und du Mesnil). Es hat seine Grundlage in den elastischen Fasern der Läppchengrenzmembran, den elastischen Elementen der kleinsten Gefäße und Bronchioli und der elastischen Alveoleneingangsringe, die eine Fortsetzung der elastischen Struktur der Bronchiolenwand darstellen. Das System der Alveolen ist vom extralobulären und subpleuralen Bindegewebe ebenso wie vom peribronchialen und periarteriellen Gewebe durch die Läppchengrenzmembran getrennt.

Im Bindegewebsgerüst der Alveolen bestehen teilweise kleine Löcher, die Nachbaralveolen miteinander verbinden. Durch diese Alveolarporen kann die Luft von einem Lobulus in einen anderen dringen (van Allen, Baarsma und Dirken), wenn die Septa interlobularia nur unvollständig vorhanden sind. Baarsma, Dirken und Huizinga stellten bei Verschluß eines größeren Bronchus eine *kollaterale Ventilation* über die Alveolarporen fest.

f) Muskulatur

Glatte Muskulatur findet sich vor allem in den Alveolareingangsringen und ist hier schraubenförmig angeordnet (Baltisberger; v. Hayek). Sie fehlt an den peripheren Alveolen, die nahe der Läppchengrenzmembran liegen, und in den Alveolarwänden. Einzelne Muskelbündel strahlen auch von den Bronchioli aus über mehrere Alveolen. Da die muskulären Alveolareingangsringe miteinander verbunden sind, können die Ductus alveolares in der Quer- und Längsrichtung verkleinert werden. Die Kontraktion der Muskelfasern, die in elastische Sehnen einstrahlen, kann zu einer Atelektase führen (Policard; Niedner).

g) Die Blutgefäße des Lobulus

Die Arteria lobularis dringt mit dem Bronchus in den Lobulus ein. Beide liegen in der Läppchenachse. Die Grenze des Lobulus bilden die Venen, die an der Läppchenperipherie interlobulär angeordnet sind und korbförmig den Lobulus umgreifen (s. Abb. 7).

Die *Arterie* stellt eine Endarterie dar. Ihre Weite beträgt nach Löhr im Angiogramm 0,4—0,8 mm. Sie ist von lockerem perivasculärem Bindegewebe umgeben, das mit dem peribronchialen Gewebe verbunden ist und in dem Lymphgefäße verlaufen. Der perivasculäre Raum ist zum eigentlichen Lungengewebe durch die Grenzmembran abgesetzt. Durch das lockere Bindegewebe und die großen Lymphräume ist die Arterie von der Bewegung des Lungengewebes weitgehend unabhängig.

In Höhe des Überganges von den Bronchien zu den Bronchiolen ändert sich der Bautyp der Arterien. Der elastische Typ der großen Äste geht in den muskulären der kleinen über.

Die kleinsten Arterien verlaufen mit den Bronchioli alveolares und gehen in die *Arteriolen* über. An diesem Übergang enden die periarteriellen Lymphräume. Die Arteriolen verzweigen sich in zwei Präcapillaren oder geben seitliche Äste als Präcapillaren ab. Ein weites Capillarsystem schließt sich an. Die Capillaren sind in die Septa interalveolaria bzw. intersaccularia eingebaut. Diese Septen sind mit den Bronchioli und Arteriolen fest verbunden und bilden mit ihnen das intralobuläre Lungengerüst.

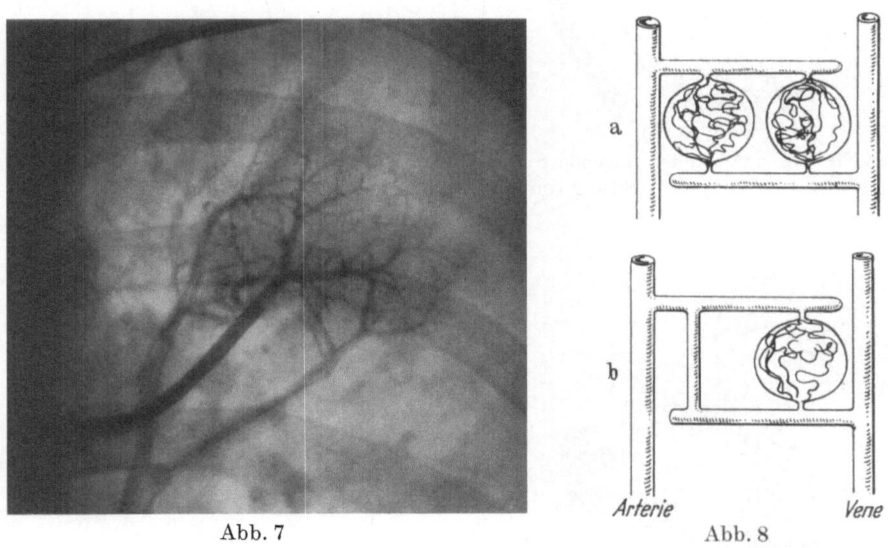

Abb. 7 Abb. 8

Abb. 7. Angiogramm einer Prälobulararterie mit lobulären Zweigen und Terminalgefäßen sowie den abführenden Venen, die die Lobuli umfassen

Abb. 8a u. b. Schematische Darstellung der Endstrombahn. a Blutströmung nur über das Netzcapillarsystem möglich. b Blutströmung sowohl über Netzcapillaren als auch über Stromcapillaren möglich. (Nach GIESE)

Das Blut kann zwei Wege einschlagen, um von den Präcapillaren, deren Weite etwa 40—15 μ beträgt, zur Postcapillare (Weite etwa 50 μ) zu gelangen, wie GIESE in Injektionsversuchen zeigte (Abb. 8). Der Weg führt entweder vorwiegend über das feine Capillarnetz mit einer Weite von 6—11 μ oder vorwiegend über ein grobmaschiges Verbindungssystem in einer Größenordnung von 20—40 μ. Diese großen Gefäße führen stets Blut und werden *Stromcapillaren* genannt. Sie verlaufen nach GIESE an der Basis der Alveolen und haben am Gasaustausch teil, sind also keine arteriovenösen Anastomosen. Gegenüber diesem großmaschigen Gefäßsystem umspinnen die kleinen Capillaren (6—11 μ) die ganze Alveole als feines enges Netz und werden *Netzcapillaren* genannt. Ihre Durchströmung erfolgt nach Bedarf. Sphincteren an den Arteriolen und Venolen sowie Pförtnerzellen am Abgang der Netzcapillaren regeln die Durchblutung. In ähnlicher Weise stellen auch WEARN, BARR und GERMAN die verschiedenen Füllungsstadien der Capillaren einer Alveole dar (Abb. 9). Störungen des Durchflusses in einem der beiden genannten Capillarwege liegen bei bestimmten Erkrankungen z. B. Ödem und Emphysem vor. Im Angiogramm zeigt sich die Auffüllung der Netzcapillaren als sog. diffuser Capillarschleier, der weitgehend fehlt, wenn der Durchfluß des Capillargebietes nur über die Stromcapillaren erfolgt.

Die kleinen Venen beginnen nach MILLER in der Regel am distalen Ende des Ductus alveolaris und treten peripher aus dem Lobulus. In den Interlobulärsepten vereinigen sie sich mit anderen kleinen Venen aus den gleichen und benachbarten Läppchen zur Vena interlobularis. Diese erhält auch Zweige von der Pleura und aus der Bronchiolenwand.

Die Bronchialarterien dringen bis zu den Bronchioli terminales in den Lobulus vor und sind an den Bronchioli alveolares nicht mehr nachzuweisen (Armstrong und Cudkowicz). Bronchialarterienäste ziehen auch in die Interlobularsepten.

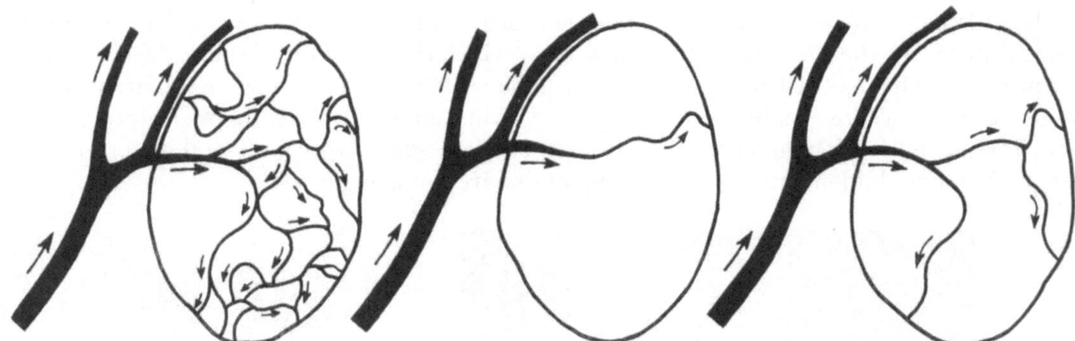

Abb. 9. Verschiedene aufeinander folgende Stadien der Füllung der Capillaren einer Alveole. (Lebendbeobachtung von Wearn, Barr und German)

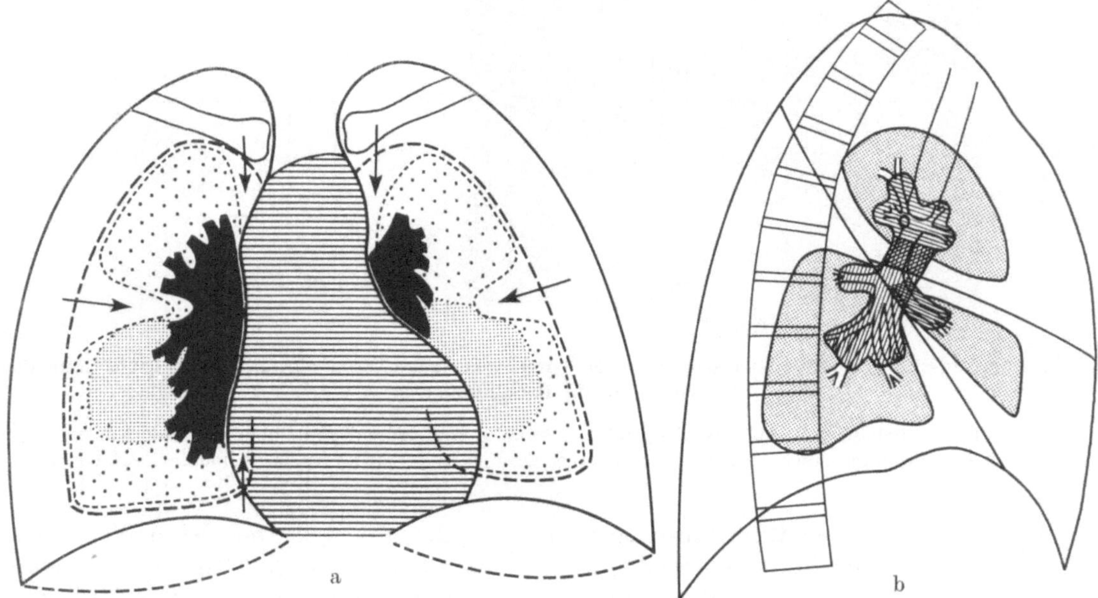

Abb. 10a u. b. Schematische Darstellung von Lungenmantel, Lungenkern und Lungenwurzel nach Herrnheiser. a In sagittalem, b in frontalem Strahlengang

h) Gliederung der Lungenlappen in drei Regionen

In den Lungenlappen und ihren Segmenten werden von Felix ein Mantel-, Kern- und Wurzelteil unterschieden, die konzentrisch angeordnet sind. Herrenheiser hat als erster auf die Bedeutung dieser drei Abschnitte für die Röntgenbildanalyse hingewiesen. In Analogie zu anderen Organen (Niere und Kleinhirn) wählte er später für die Mantelzone die Bezeichnung Cortex und für den Kern Medulla (Abb. 10a u. b). Diese Enteilung geht über die mehr topographische Beschreibung von Engel hinaus, der den Hilus, einen zentralen und einen peripheren subpleuralen Lungenteil hervorhebt.

Die Lappenstämme der Bronchien, Arterien und Venen bilden mit den primären und dem Anfangsteil der sekundären Äste einschließlich der Lymphknoten, Lymphgefäße, Bronchialgefäße, Nerven und des Bindegewebes die Lappenwurzel. Lungenläppchen fehlen in dieser Region ganz.

Die Äste 2. und 3. Ordnung divergieren im weiteren Verlauf stärker, so daß in den Zwischenräumen Platz für respiratorisches Gewebe frei wird. Die Läppchen dieses Gebietes sind nach FELIX aber nicht voll entwickelt. Die gleichen Verhältnisse bestehen bis in Höhe der Bronchusäste 4. und selten auch 5. Ordnung. Da das Lungengewebe zwischen den mittelgroßen Gefäßen 2.—4. Ordnung die gleiche Bauweise zeigt, wird es Lappenkern oder Medulla genannt.

Eine Schicht voll entwickelter Lobuli umgibt diese Kernzone und wird Lappenmantel oder Cortex genannt, die nach FELIX aus zwei Lagen, den „Innenläppchen" und „Außenläppchen" besteht. Sie hat eine Höhe von 30—40 mm. Die äußere Reihe der Läppchen ist 21—27 mm hoch und 9—12 mm breit. In der inneren Reihe sind die Lobuli im Durchschnitt nur 15 mm hoch. Der Cortex ist im Gebiet des apikalen und anterioren Oberlappensegmentes d. h. der Lungenspitze und im vorderen Oberlappenteil sowie in den lateralen Abschnitten der antero- und laterobasalen Unterlappensegmente dicker und enthält mehr als zwei Schichten voll entwickelter Läppchen (HERRNHEISER). Entlang der Interlobärfläche ist die Mantelzone dagegen dünner. Sie reicht aber bis nahe an die Lappenwurzel heran (s. Schema, Abb. 10).

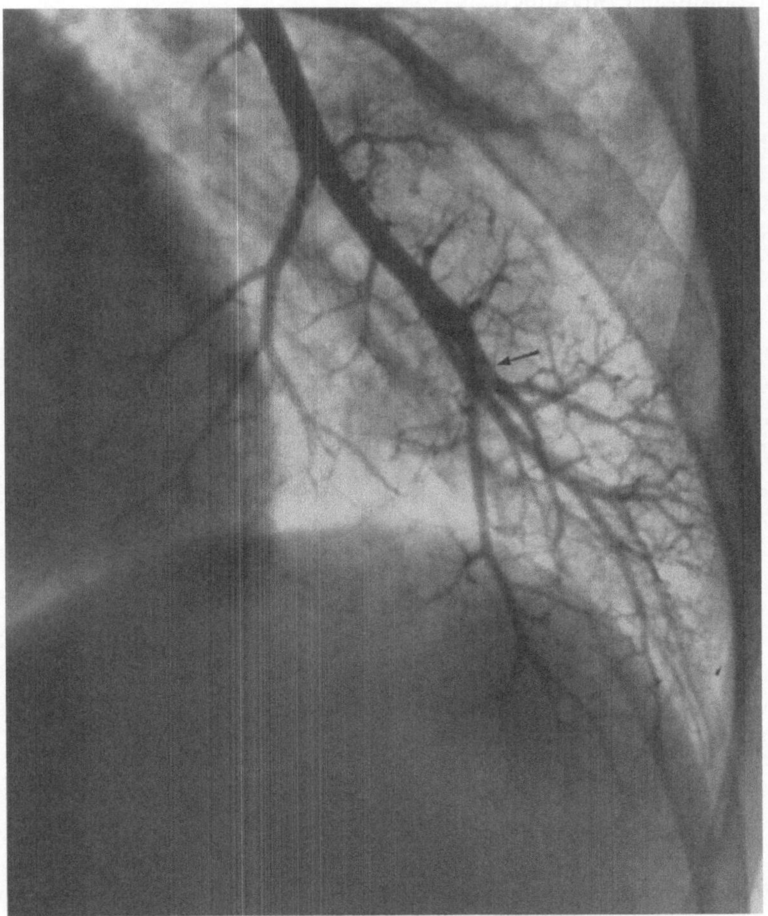

Abb. 11. Selektives Arteriogramm von A 7 links. Unterschiedliche Abgänge und Aufzweigung der Arterien in der Kern- und Mantelzone. Grenze zwischen beiden durch Pfeil markiert

α) Unterschiede des Gefäßbaues in den einzelnen Lungenregionen

Außer der verschiedenen Entwicklung der Lungenläppchen sind noch weitere wesentliche anatomische Unterschiede zwischen Medulla und Cortex vorhanden (HERRNHEISER und Kubat). Die Arterien lassen sich in große zuführende Stämme (1. Ordnung) in der Lappenwurzel, verteilende Äste (2.—4. Ordnung) im Lappenkern und die Blutverteilung regulierende Zweige im Prälobular- und Lobulargebiet des Lappenmantels unterteilen (Bailey). Die Art der Verzweigung der Arterien und Venen ist in Medulla und Cortex verschieden (Abb. 11 u. 12). In der Mantelzone sind die Teilungen in der Regel dichotom und proportioniert, und es entstehen zwei gleichrangige Zweige. Im Kerngebiet dagegen erfolgen die Abgänge monopodial und kleine disproportionierte seitliche Zweige, deren Durchmesser wesentlich kleiner ist, verlassen den kräftigen Stamm und ziehen zu den rudimentären Lobuli der Medulla.

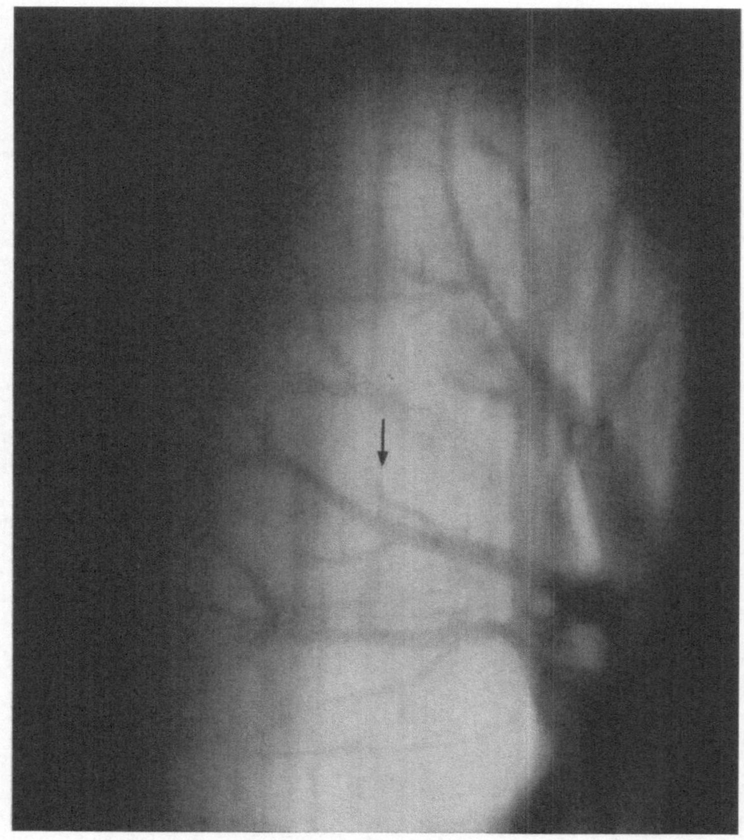

Abb. 12. Schichtbild rechtes Obergeschoß. Feine Arterienzweige im Lungenkern. (Aus Hornykiewytsch und Stender)

Für das unterschiedliche funktionelle Verhalten der Kern- und Mantelregion der Lappen ist aber außer der Strukturdifferenz der Arterien der Bau der Capillarsysteme von bestimmender Bedeutung. Oderr, Pizzolato und Ziskind weisen daraufhin, daß in der Medulla mehr Capillaren zwischen Arteriole und Venole vorhanden sind, der Durchflußweg daher in dieser Region länger ist und so eine selektive Flüssigkeitausscheidung in diesem Gebiet begünstigt wird (Barden). Der Cortex verfügt demgegenüber über eine Regulationsmöglichkeit des Blutzuflusses und der zirkulatorischen Kapazität, ohne daß eine Druckänderung damit verbunden ist. Eine begrenzte funktionelle Engstellung der Gefäße und weitgehende Reduktion der Durchblutung der Lappenperipherie haben Prichard, Daniel und Ardan in der Katzenlunge nachgewiesen.

In der Mantelzone fehlen ferner großenteils die Bronchialarterien, die die Bronchien des Kerngebietes versorgen und peripher nur bis zu den Bronchioli terminales reichen (Brunner und Schmidt). Ein vermehrter Blutzufluß über die Bronchialarterien wird sich daher bevorzugt in der Kernzone abzeichnen (Borgström, Ising, Linder und

Lunderquist). Die Blutmenge, die normalerweise durch die Bronchialarterie fließt. beträgt 1% des Pulmonaldurchflusses. Unter pathologischen Verhältnissen kann sie auf das 5—6fache gesteigert sein.

β) Darstellung der Lappenregionen im Röntgenbild

Die Lappenregionen kommen auf dem Röntgenbild in verschiedenen Ebenen in charakteristischer Weise zur Darstellung. Die Lappenwurzeln vereinigen sich mit dem noch vor dem Lappenursprung gelegenen „Lungenstiel" (Herrenheiser) zur Lungenwurzel. Diese bildet den Hilusschatten des Röntgenbildes.

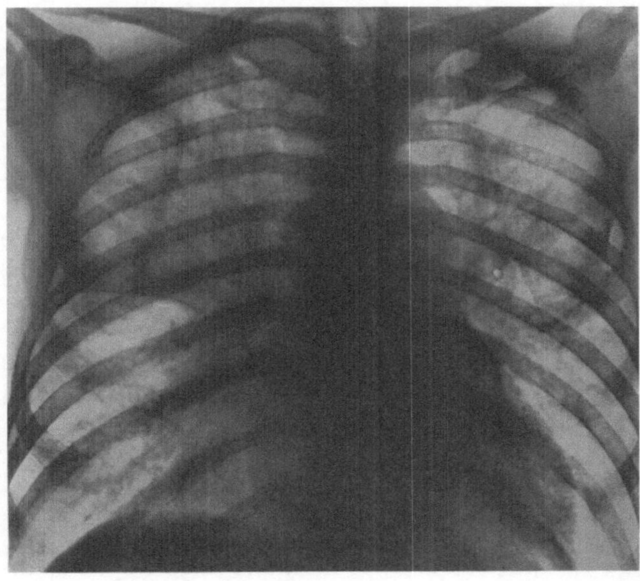

a

Abb. 13a u. b. Ödem des Lungenkernes, rechts stärker als links ausgeprägt. a Übersichtsbild. b Schichtbild der rechten Seite in 9 cm Tiefe

b

Im Sagittalbild der rechten Seite wird der obere Hilusteil durch die Wurzel des Oberlappens geformt (Abb. 13a u. b). Im mittleren Abschnitt überlagern sich Mittellappenwurzel, Teile der Unterlappenwurzel und die extralobären Stämme. Den unteren Teil stellt der freie Abschnitt der Unterlappenwurzel dar. Auf der linken Seite liegen im oberen Teil des Hilus der linke Pulmonalisstamm und die Lappenwurzel des Oberlappens. Den mittleren Teil bilden die intermediären Stämme und Teile der Unterlappenwurzel. Der untere Teil wird gestaltet durch die restliche, basal gerichtete Unterlappenwurzel. Diese ist in der Regel durch den Herzschatten überlagert.

Die Lappenkerne gehen auf beiden Seiten von den Lappenwurzeln aus. Der Kern des rechten Oberlappens und der Segmente 1—3 links sitzt dabei im Röntgenbild im sagittalen Strahlengang, dem oberen Hilus breit auf. Sie sind an den übrigen Seiten von der Mantelzone umgeben, die sie nicht nur an der Costalfläche des Lungenlappens, sondern auch mediastinal und an den interlobären Flächen umfaßt. An der Basis des anterioren Segmentes (S 3) und am oberen Rande des S 4 wechselt die Dicke des Cortex stärker und ist zum Teil sehr schmal. Wenn die Mantelzone in diesem Gebiet gut ausgebildet ist, so wird hierdurch eine charakteristische Einschnürung der Veränderungen im Röntgenbild hervorgerufen, die allein die Lungenkerne betreffen, wie es bei bestimmten Lungenödemen der Fall ist. Die Kernzone des Mittellappens und der Lingula projiziert sich im Bild im sagittalen Strahlengang in die Medulla der Unterlappen. Im Seitenbild stellen sie sich aber frei dar und werden von der Mantelzone je nach Ausbildung der Läppchenschichten an der Interlobärfläche eingefaßt.

Das Kerngebiet des Unterlappens ist zur Costalfläche hin von einem besonders breiten Lungenmantel umgeben (s. Abb. 10 und 13). An der Mediastinalseite ist der Cortex meist schmäler und wird im Röntgenbild oft vom Herzrand überlagert. Zwischen S 6 und den basalen Segmenten kann im Seitenbild bei gut entwickelter Mantelzone der Segmente eine Kerbe zur Darstellung kommen (Herrenheiser).

Die Zuordnung einer Lungenveränderung in die Mantelzone ist auf einer Röntgenaufnahme nur möglich, wenn sie in Teilen liegt, die der Thoraxwand (3—4 cm), der Lungenbasis (bis 3 cm) oder dem Lappenspalt (bis 2 cm) angrenzen. Die an den Lappenspalten liegenden Lungenpartien werden nach Fleischner „marginale Zone“ genannt. Eine Zuordnung der Veränderungen anderer Abschnitte des Lungenmantels sind nur auf Aufnahmen in zwei Ebenen oder auf Tangentialbildern möglich.

Die „parahiläre Region“ und der Lungenkern sind nicht identisch, da der schmale Lungenmantel weit in das perihiläre Gebiet bis nahe an die Lappenwurzeln heranreicht. Eine Veränderung kann daher parahilär liegen aber trotzdem dem Lungenmantel angehören.

Unter normalen Bedingungen sind die Bronchien und Arterien im Lungenmantel kleinkalibrig, und ihr Durchmesser überschreitet nicht den Wert von 1,5 bis maximal 3 mm.

4. Bronchialbaum

a) Anatomischer Bau der Bronchien

Der Bronchialbaum dient der Lunge als Luftweg und als mechanisch festes Verspannungssystem (v. Hayek). Wie bei der Trachea erfüllen die einzelnen Schichten der Bronchialwand verschiedene Funktionen. Mechanisch feste Schichten wechseln mit lockeren verschieblichen. So ist zwischen der festen Schleimhaut und der Muscularis die lockere Submucosa und zwischen Muskulatur und Knorpelfaserhaut eine locker gefügte Schicht mit viel Gefäßen und Drüsen gelegen. Nach außen schließt sich an die Wand des Bronchus das peribronchiale Gewebe bis zur Grenzmembran der Lunge an und gestattet eine Verschiebung der mittleren und kleinen Bronchien gegenüber der Lunge. Im Gegensatz zu den kleinen Bronchien sind die Bronchiolen fest ins Lungengewebe eingefügt.

Der Bau der Wand hängt von der Größe des Bronchus ab, wie es v. Hayek, dem wir im weiteren folgen, ausführlich dargestellt hat. „Die großen Bronchien gleichen im Wandbau der Trachea, die mittleren Bronchien unterscheiden sich von den großen durch die unregelmäßigen Knorpel und die eigene Muskelschicht, sie besitzen ferner besonders reichlich Drüsen. Die kleinen Bronchi sind ärmer an Drüsen und durch das reiche Venengeflecht zwischen Muskel und Knorpelfaserhaut ausgezeichnet. Den Bronchiolen schließlich fehlen Drüsen und Knorpelfaserhaut, ihre Wand ist fest in das Lungengewebe eingebaut.“

Die *Bronchialschleimhaut* ist aus dem Epithel, der Basalmembran und der gefäß- und faserreichen Tunica propria aufgebaut, in der auch feine Lymphgefäße verlaufen. Das mehrschichtige Flimmerepithel der großen Bronchien nimmt peripherwärts an Höhe ab und geht in den Bronchioli in einschichtiges Epithel über. Zwischen die Flimmerzellen sind Becherzellen und große helle Zellen nach Fröhlich eingelagert. In den Bronchioli wird das Epithel kubisch und Becherzellen fehlen.

Kleine *Bronchialdrüsen* sind von der Trachea bis zu den kleinen Bronchi an die Schleimhaut angeschlossen und in den mittleren Bronchi besonders zahlreich zu finden. Die

Drüsenkörper mit ihren langen Ausführungsgängen können sich bis in die Muscularis schieben und an die Faserhaut heranreichen. Unter pathologischen Bedingungen können sie erweitert sein (Abb. 14). Endlich findet v. HAYEK in der Wand der kleinen Bronchi und Bronchiolen Schleimhautdivertikel, die die Wand bis zum Perbronchium hin durchsetzen können.

Die *Submucosa* ist von lockerem, lamellären Bau und gestattet bei der Kontraktion der *Muscularis* die Verschieblichkeit und Faltenbildung der Schleimhaut.

In den großen Bronchien ist die Muskulatur an der Innenseite der großen Knorpel mittels „elastischer Sehne" befestigt. Die mittleren Bronchien sind von einer geschlossenen Muskelschicht umgeben. In den kleinen Bronchi beschreiben die Muskelfasern „Schraubentouren", die in den Bronchioli steiler werden.

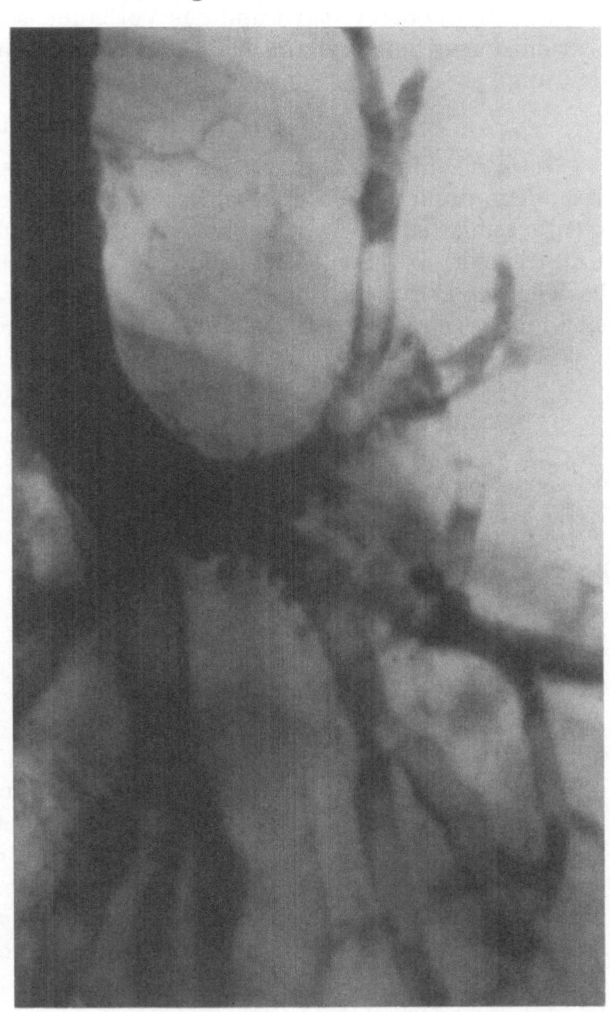

Abb. 14. Darstellung der erweiterten Bronchialdrüsen im Bronchogramm

Bei der Muskelkontraktion wird in der äußeren extramuskulären Schicht das hier liegende dichte Venennetz aufgefüllt und wirkt als raumfüllendes Polster. Auch ohne aktive Beteiligung der Muskulatur und des Lungengewebes kann die Auffüllung dieses bronchialen Venennetzes über die arterio-venösen Anastomosen bzw. die Sperrarterien das Bronchiallumen einengen.

Die Faserhaut — *Tunica fibrocartilaginea* — ist aus kollagenen und elastischen Fasern, sowie Knorpelstückchen aufgebaut. Von der Trachea bis zu den kleinen Bronchien nimmt der Knorpelanteil ab. Die Bronchioli sind knorpelfrei. Die Faserhaut ist durch die Muskelschicht hindurch mit der *Elastica* der Schleimhaut durch zahlreiche zarte, elastische Fasern verbunden. Am Übergang der Bronchi in die Bronchioli ziehen viele starke Schrägfasern von der Faserhaut zur Schleimhaut, in der sie enden. Durch diese Verbindungen und Übergänge werden die Spannungen aus dem Alveolarbereich über die Bronchiolen auf die Faserhaut und die Bronchialschleimhaut übertragen. Die Spannungen des Lungenparenchyms werden über das Bronchialsystem der Trachea mitgeteilt. Andererseits wird die Faserhaut als entscheidendes Längsfasersystem durch den atmosphärischen Druck in Spannung gehalten (v. HAYEK).

Die *Blutversorgung* der Wand der großen und eines Teiles der mittleren Bronchien erfolgt durch die Arteria bronchialis. Durch die vorhandenen Anastomosen zwischen Arteria bronchialis und pulmonalis kann mittleren und kleinen Bronchien je nach Öffnung der Sperrarterien vom bronchialen oder vom pulmonalen Schenkel her Blut zugeführt werden. Die arterielle Versorgung der Bronchioli geschieht in vivo von der A. pulmonalis her (ZUCKERKANDL; v. HAYEK).

Das Blut aus den Gefäßen der Bronchioli fließt in die Lobularvenen, aus den kleinen und mittleren Bronchien in die Pulmonalvenen. Die großen Bronchien werden von kleinen Venae bronchiales drainiert, die ebenfalls in der Hilusgegend in die großen Pulmonalvenen fließen. Die Bronchialvenen besitzen Anastomosen zur Vena azygos und hemiazygos und zu den hinteren Mediastinalvenen. Der Abfluß aus den großen Bronchien kann daher sowohl über die Pulmonalvenen als auch über die Vena cava erfolgen. Der Venenabfluß aus den kleinen und mittleren Bronchien in die V. pulmonales, aus den großen in die V. pulmonalis oder V. cava und das Vorhandensein zahlreicher Anastomosen sind bei den verschiedenen hämodynamischen Änderungen und Stauungszuständen von großer Bedeutung.

b) Der Bronchialbaum als Ganzes

Die Lungenflügel besitzen auf beiden Seiten eine verschiedene räumliche Gestalt, die vor allem durch den unterschiedlichen Einfluß von Herz und Zwerchfell bedingt ist. Die rechte Lunge ist in drei, die linke in zwei Lappen unterteilt. Schon auf Grund dieser Unterschiede ist eine Homologie des Bronchialsystems nicht zu erwarten. Trotzdem bestehen aber zwischen beiden Seiten bestimmte und zum Teil sogar weitgehende Übereinstimmungen (Esser), die das Verständnis erheblich erleichtern.

Verzweigung der Trachea und größeren Bronchien

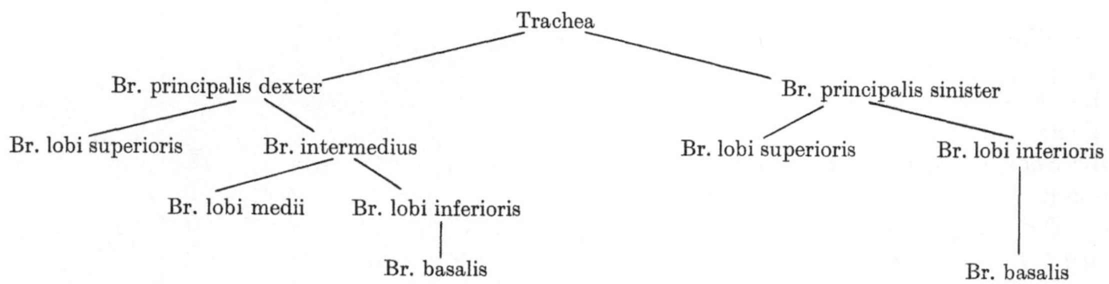

Das Bronchialsystem nimmt unter den Gefäßsystemen der Lunge eine führende Stellung ein. Die *Trachea* teilt sich an der Bifurkation in die beiden Hauptbronchien und bildet dabei die Carina. Die Bifurkation befindet sich bei stehendem Patienten in Höhe des 5. oder 6. BWK (Esser) (Abb. 15). Sie weicht dabei gering nach rechts von der Mittellinie ab. Bei Frauen liegt sie oft etwas höher, bei älteren Leuten tiefer. Beim Kleinkind steht sie in Höhe des 4. BWK (Zsebök). Auf Grund anatomischer Untersuchungen an Leichen Erwachsener wird die Bifurkation meistens in Höhe des 4. BWK angegeben.

Der Bifurkationswinkel beträgt normalerweise beim Erwachsenen 55—65°, bei Kindern 70—80° (Stutz). Schwankungen zwischen 50 und 100° kommen vor. Allgemein ist der Winkel von der Thoraxform, vom Zwerchfellstand und von der Körperhaltung und Lage abhängig.

Der *rechte Hauptbronchus* verläuft steiler als der linke und verläßt die Trachea unter einem Winkel von 25—35° in lateraler Richtung. Er gibt nach 10—20 mm den rechten Oberlappenbronchus ab. Nach Aeby kann die Stelle des Abganges zwischen 2 und 34 mm von der Bifurkation entfernt liegen. Aber in seltenen Fällen entspringt der rechte Oberlappenbronchus direkt in Bifurkationshöhe (s. hinten). Vereinzelt ist auch ein einzelner Segmentbronchus auf die Trachea transponiert. Der rechte Oberlappenbronchus liegt cranial von der Arteria pulmonalis, nachdem diese bereits den Truncus anterior abgegeben hat. Aeby nennt ihn daher „eparteriellen Bronchus".

Die Fortsetzung des rechten Hauptbronchus bildet der gemeinsame Stamm für den rechten Mittel- und Unterlappen, der nach Ewart, Twining und Esser Bronchus intermedius oder Zwischenbronchus genannt wird. Dieser biegt gering nach medial ab und wird ventral von der Arteria pulmonalis gekreuzt, die sich dann lateral an den Zwischenbronchus legt. Der rechte Mittellappenbronchus geht ungefähr 2—3 cm nach dem Oberlappenbronchus an der antero-lateralen Seite des Bronchus intermedius ab. Ungefähr in gleicher Höhe findet sich der Abgang des Astes zum superioren Unterlappensegment.

Der *linke Hauptbronchus* zieht unter einem Winkel von 45—50° nach lateral. Er läuft unter der linken Pulmonalarterie hindurch und gibt im Gegensatz zur rechten Seite erst nach der Arterienkreuzung den linken Oberlappenbronchus ab. Dieser ist hyparteriell gelegen. Die Teilung des linken Hauptbronchus in den Ober- und Unterlappenbronchus

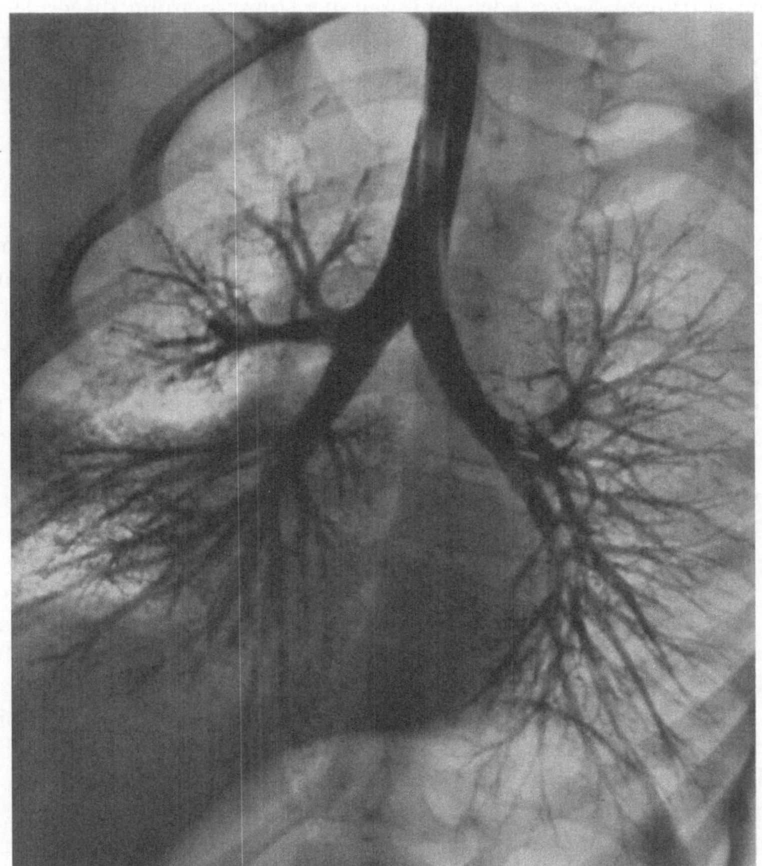

Abb. 15. Bronchogramm, Übersichtsbild des Bronchialbaumes in leichter Rechtsdrehung

befindet sich ungefähr 5 cm, maximal 7 cm, von der Bifurkation entfernt. Nur in Ausnahmefällen kommt ein kompletter oder partieller eparterieller Bronchus zum linken Oberlappen hin vor (Dalla Rosa; Boyden und Hartmann).

Die Lappenbronchien teilen sich in Segmentbronchien: Drei in beiden Oberlappen, zwei im Mittellappen bzw. in der Lingula und fünf in beiden Unterlappen. Die Segmentbronchien verzweigen sich meist in zwei, selten in drei Subsegmentäste, die nach weiteren Teilungen zu den Zweigen für die Lobuli führen. Die Bifurkation, die Hauptbronchien, die Oberlappen- und Unterlappenbronchien beider Seiten einschließlich des Zwischenbronchus liegen in aufrechter Körperhaltung ungefähr in der gleichen Ebene und sind daher auf ein bis zwei Schichtbildern zusammen darzustellen.

c) Teilungsplan der Bronchien

Die Verzweigung der größeren Bronchien lassen eine gewisse Konstanz erkennen, wenn ihre Anordnung auch nicht so beständig ist, daß von einem „normalen Bronchialbaum" gesprochen werden kann. Jedes Schema der Bronchusgliederung besitzt daher ideellen Charakter (Esser), und der Einzelfall entspricht ihm nur teilweise. Charakteristisch ist die radiäre Verlaufsrichtung vom Hilus zu allen Teilen der Lungenperipherie (Melnikoff). Jeder größere Lungenabschnitt wird von einem Bronchus versorgt, der in ähnlicher Lage auch in den anderen Lungen gefunden wird. Nur unterliegen die Größe des Astes, die Zahl der Zweige und der Ort des Abganges einem Wechsel. Ein annähernd typisches Bild für die Verzweigung der größeren 20 Segmentäste ergibt sich nach v. Hayek in ungefähr 75%.

Die größeren Bronchien teilen sich in der Regel dichotom. Selten kommt eine Dreiteilung bei den stärkeren Ästen vor. Eine genaue Untersuchung dieser Dreiteilung zeigt oft, daß in Wirklichkeit zwei Zweiteilungen sehr dicht aneinander gerückt sind. Bei der dichotomen Gliederung sind die beiden Zweige meist gleich groß. Wenn sie ungleich sind, verhalten sich ihre Durchmesser häufig annähernd wie 4:5, und nur sehr selten ist die Relation kleiner (v. Hayek).

d) Zahl der Teilungen der Bronchien

Die Länge der Luftwege von der Bifurkation zu den kleinsten noch knorpeltragenden Bronchien ist sehr unterschiedlich. Sie kann nach v. Hayek im rechten Oberlappen zwischen 6 und 15 cm, im Mittellappen zwischen 8 und 15 cm liegen und in der Lingula bis 18 cm betragen. Der Abstand der einzelnen Teilungen schwankt zwischen 1 mm und 4 cm.

Bei den kleineren Ästen sind von der Bifurkation bis zu den kleinsten Bronchi 8, bei den längeren Ästen bis 15 Teilungen vorhanden. Nach Stutz sind die ersten 8 Teilungen bei der bronchographischen Untersuchung zu erfassen.

Aus einem kleinen Bronchus gehen knorpelfreie Bronchiolen hervor. Ein Bronchiolus kann sich diochotom noch 3—4mal teilen bis der eigentliche Bronchiolus verus terminalis vorliegt, von dem nach Loeschke und Engel der große Acinus ausgeht. Weitere Teilungen schließen sich an und zwar meist 2—3 Generationen von Bronchioli respiratorii und 1 oder 2 Generationen von Ductus alveolares (Engel). Von den Ductus alveolares entspringen die Luftsäckchen (Engel) mit einer großen Zahl Alveolen. 22 Teilungen können in der Erwachsenenlunge am längsten Bronchialast (unterer Lingulaast — v. Hayek) nachzuweisen sein. Diese hohe Zahl wird aber nur im Bereich der Bronchiolen erreicht, die dichotome Teilung zeigen. Die Zweiteilung wird in vielen Fällen nicht eingehalten und andere Teilungsarten treten hinzu. Bronchioli entspringen dann direkt aus einem mittleren oder kleineren Bronchus oder große Bronchiolen gehen schnell in respiratorische Bronchiolen über, die sowohl mit Alveolen versehen sind als auch eine Anzahl seitlicher Acini abgeben (Engel). Nur auf diese Weise können nach Engel alle Winkel und Lücken der Lunge mit respiratorischem Gewebe gefüllt werden. Die Acini in der Lungenperipherie sind daher stets besser entwickelt als im Lungenkern. Ein verbindliches System gibt es weder für die Gliederung der Bronchiolen noch für die Verzweigung der größeren Bronchien.

e) Typen der Bronchusaufzweigung

Die Verzweigung eines großen Bronchus oder einer Arterie kann, wie Melnikoff, Dehn und Troitzkaja-Tregubova, Felix, Herrnheiser und Esser hervorheben, auf verschiedene Weise geschehen. Ein magistraler oder dendroider Typ mit monopodialer Aufzweigung wird von einem zerstreuten oder thamnoiden unterschieden. Bei dendroider Aufzweigung gehen von einem kräftigen axialen Hauptast kleinere Seitenäste ab. Beim thamnoiden Typ sind an Stelle des Hauptastes mehrere gleichwertige, zerstreute Zweige vorhanden. Übergangsformen zwischen den beiden Typen, die auch „Baumtyp“ und „Strauchtyp“ genannt werden, sind häufiger zu finden. Die Unterschiede der Aufzweigung betreffen vor allem die Segment- und Subsegmentbronchien in verschiedenen Lungenteilen; sie sind besonders bei der unterschiedlichen Teilung der Bronchien im zentralen Unterlappen zu erkennen. Deutlicher als bei den Bronchien sind die verschiedenen Aufzweigungstypen bei den Gefäßen nachzuweisen (Abb. 16). So herrscht z. B. bei der Arterienverzweigung im linken Oberlappen der zerstreute Typ vor und der größte Teil der Äste zu den Segmenten und Subsegmenten geht von der linken Arteria pulmonalis direkt ab. Die Venen des rechten Oberlappens zeigen häufiger den magistralen Typ, wobei die tiefe Oberlappenvene dann als Hauptsammelgefäß ausgebildet ist (Abb. 16).

Auf die vielgestaltige Art der Verzweigung im Bereich der kleinen Bronchien und Bronchiolen wurde bereits hingewiesen. Die dichotome Teilung überwiegt nach ZSEBÖKs Untersuchungen an Korrosionspräparaten der Säuglingslunge bis zur 5. Teilung. Anschließend nehmen zur Peripherie hin die direkten Abzweigungen von einem zentralen achsenartigen Bronchus zu, d. h. die monopodiale Verästelung herrscht vor.

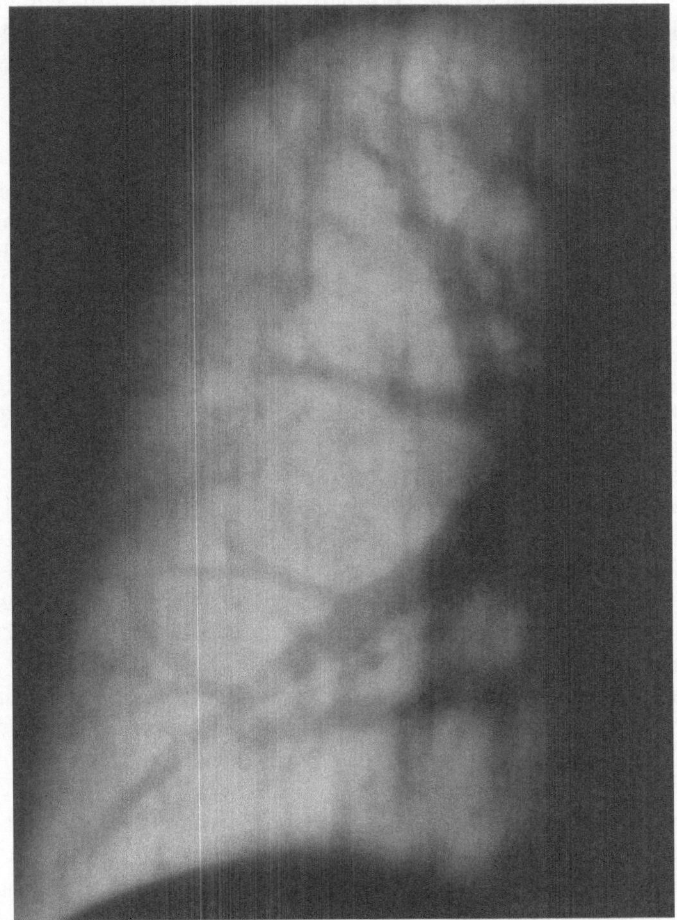

Abb. 16. Schichtaufnahme der rechten Seite in 8 cm Tiefe. Monopodiale Verzweigung von A 8 und V 2a + c

f) Rangordnung der Bronchusäste

Die Aufteilung der Bronchien von der Trachea bis zur Peripherie unterliegt einer gewissen Rangordnung, deren Beginn an verschiedene Stellen gelegt worden ist.

Der 1. Gliederungsversuch beginnt mit der Bifurkation und betrachtet die Hauptbronchien als primäre, die Lappenbronchien als sekundäre Äste (HENLE; BRAUNE und STAHEL). Die Segmentbronchien schließen sich dann nach KRAMER und GLASS als tertiäre Äste an. Diese Einordnung ist nach BOYDEN ontogenetisch begründet, umfaßt alle Bronchien und bildet gleichzeitig ein umfassendes System.

Die 2. Gliederung geht von der Tatsache aus, daß die Lappenbronchien zum großen Teil noch extrapulmonal liegen, die Segmentbronchien die ersten intrapulmonalen Äste darstellen und daher die eigentlich primären Bronchien der Lunge sind. Diese Unterteilung steht in Beziehung zu der Auffassung von Felix der zwischen den, extrapulmonal gelegenen „Bronchen“ und den intrapulmonalen „Bronchien“ unterscheidet. Aber schon Ewart hat die Bronchusäste, die ein Gebiet versorgen, das nach heutiger Definition einem Segment entspricht, primäre „Gefäße“ genannt. Bei der Gliederung der Arterien bezeichnet auch Melnikoff die Segmentarterien als primäre Arterien. Mit Herrnheiser, Westermarck, Boyden und Esser schließen wir uns dieser Einteilung an und betrachten die Segmentäste als die primären Bronchien und Arterien. Die Subsegmentbronchien sind dann Äste 2. Ordnung.

Die Rangordnung der einzelnen Bronchien läßt sich im Röntgenbild, wie Esser zeigt, festlegen, wenn rechts um einen in der Mitte des Zwischenbronchus gelegenen Punkt und links um die Stelle der Teilung des Hauptbronchus Kreise mit verschiedenem Radius beschrieben werden. Der Kreis, dessen Radius $^1/_3$ des kürzesten Abstandes zum Lungenrand beträgt, trifft die Segmentbronchien, während der Kreis mit dem halben Abstand die Subsegmentbronchien erreicht.

g) Kaliberweite der Bronchien

In Höhe einer Bronchusteilung nimmt der Querschnitt der zwei neuen Äste gegenüber dem Querschnitt des Stammes stets gering zu (Miller). Der Gesamtquerschnitt der Luftwege steigt daher von der Trachea bis zum Brochiolus erheblich. Die Weite der Bronchien wird durch die Druckunterschiede zwischen dem intrabronchial herrschenden Luftdruck und dem Unterdruck im peribronchialen Gewebe (v. Hayek) aufrecht erhalten. Das Zusammenspiel zwischen intrabronchialer Druckerhöhung und intrapulmonaler Druckminderung erweitert die Bronchien bei der Inspiration. Der umgekehrte Vorgang engt sie exspiratorisch ein. Mit der Atmung treten daher Kaliberschwankungen der Bronchien auf, die nach Stutz von zentral nach peripher zunehmen. Die Durchmesser der Bronchien vergrößern sich inspiratorisch peripher stärker als zentral. Die Erweiterung ist an der dorsalen Lappenbasis im posterobasalen Segment am größten und zwar nimmt der Durchmesser hier um das Doppelte während der tiefen Inspiration zu.

Diese Weitenänderung, d. h. diese Dehnung in radiärer Richtung, ist mit einer deutlichen inspiratorischen Längsdehnung verbunden (Stutz), zu der eine geringe Streckung der spiralig verlaufenden Bronchien kommt (Arcus und Hilber). Stutz zeigte durch Analyse der Strömungsverhältnisse, daß die wirklichen Radien des Bronchialbaumes nicht so zunehmen, wie es nach dem Poisseuilleschen Gesetz über den Strömungswiderstand zu erwarten wäre. Der Strömungswiderstand nimmt daher von den großen zu den kleineren Bronchien fortschreitend zu und ist in der Peripherie im Bereich der Bronchioli am größten.

Während die Atmung mit keinen aktiven Bronchusbewegungen verbunden ist (Stutz und Vieten; Huizinga), ist die Bronchialmuskulatur als „Tonusmuskel“ fähig, die Weite der Bronchien zu ändern. Das Lumen kann tonisch-kontraktiv eingeengt werden, wie es sich nach Injektion von Jodipin und Lipoidol oder Touchierung zeigen läßt (Abb. 17) (Haefliger und Mark; Kautzky; Huizinga und Stutz). Vorwiegend in Nähe der Verzweigungsstellen der Bronchien können ringförmige Einschnürungen eintreten. Auch beim Hustenstoß werden die Bronchiallumina ganz erheblich verengert. Während Stutz und Westermark die Vorgänge an den Bronchien beim Husten vorwiegend als ein passives Geschehen als Folge eines pressorischen Aktes ansehen, nehmen di Rienzo und Weber einen aktiven Bronchusvorgang an. Beim Gesunden verkürzen und erweitern sich die Bronchien, und das Lungenvolumen wird infolge des Zwerchfellhochtrittes kleiner. Die Verengerungen an den Aufzweigungsstellen sind nach Weber artefiziell z. B. durch Kontrastmittel hervorgerufen oder Folge einer Erkrankung. „Eine Druckstenose gibt es beim Gesunden nicht.“

Die anatomische Weite der Bronchien verschiedener Ordnung wird von Felix angegeben. Die Hauptbronchien haben danach eine Weite von ungefähr 15 mm, die Ober- und Unterlappenbronchien von 10 mm und die Segmentbronchien von 4—5 mm. Die

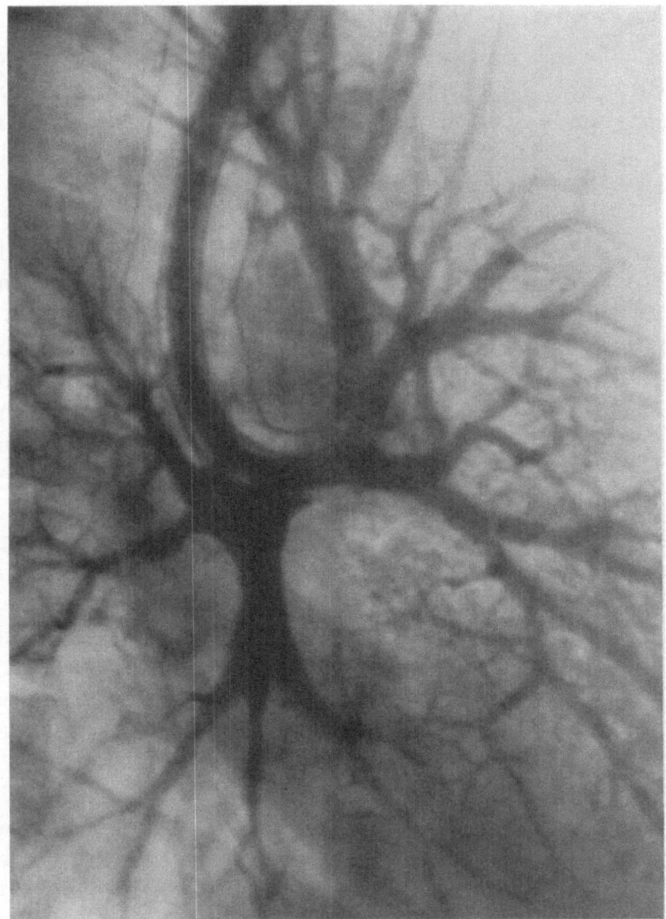

Abb. 17. Bronchogramm linke Seite. Tonisch-kontraktive Engstellung der basalen Bronchien. Normale Kaliberweite der Oberlappenbronchien und des B 6

Tabelle 1. *Lumenweite der Bronchien* (Durchschnittswerte in Millimeter)

Rechte Seite		Linke Seite	Rechte Seite		Linke Seite
H B	12—16	11—14	U B	9—12	9—10
O B	8—10	9—10	B 6	6,0	5,5
B 1	6,0	5,5	B+	4,0	4,0
B 2	6,5	5,0	B 7	6,5	5,5
B 3	5,5	5,5	B 8	7,0	6,5
M B	7,0	7,0	B 9	5,0	5,5
B 4	4,5	5,0	B 10	6,0	6,0
B 5	4,0	4,0			

Bronchien der Lobuli haben beim Erwachsenen einen Durchmesser von 1,2—2,5 mm, die eines Acinus um 1 mm und kleiner. Bei der Inspiration nimmt die Weite der Lappenbronchien um 15%, der Segmentbronchien um 35% und der Subsegmentäste um 50% zu (Gandini, Juliani und Texta).

Eine Zusammenstellung der durchschnittlichen Kaliber der großen Bronchien auf Grund der Untersuchungen von Lucien, Aeby, Brünings und Engel, Symington, Boyden, Esser und eigener Messungen gibt Tabelle 1.

Im Röntgenbild ist sowohl ohne als auch mit Kontrastfüllung nur die lichte Weite der Bronchien zu ermitteln. Das Gesamtkaliber der Gefäße wird demgegenüber im Nativbild erfaßt und der Durchmesser des Lumens ist bei der Vasographie zu bestimmen.

h) Winkelbewegung der Bronchien

Die Respiration geht mit Bewegungen der Trachea und Bronchien einher. Inspiratorisch werden die Bronchien nicht nur erweitert und verlängert oder exspiratorisch verengert und verkürzt, sondern auch ihre Auffächerung ändert sich (Macklin, Abb. 18). Der Winkel, der von zwei Bronchien an ihrer Verzweigungsstelle gebildet wird, vergrößert oder verkleinert sich. Die Bewegungen sind bei der Ruheatmung nur gering, werden bei forcierter Atmung aber deutlich.

Die Bifurkation tritt mit der Inspiration, der Zwerchfellbewegung folgend, meist bis zu 2 cm tiefer. Der Bifurkationswinkel, der normalerweise bei Erwachsenen 55—65° (Stutz) bzw. 50—80° (Weingärtner) beträgt, ändert sich nach Brückner durchschnittlich um 7° und nach Weingärtner um 10—20°.

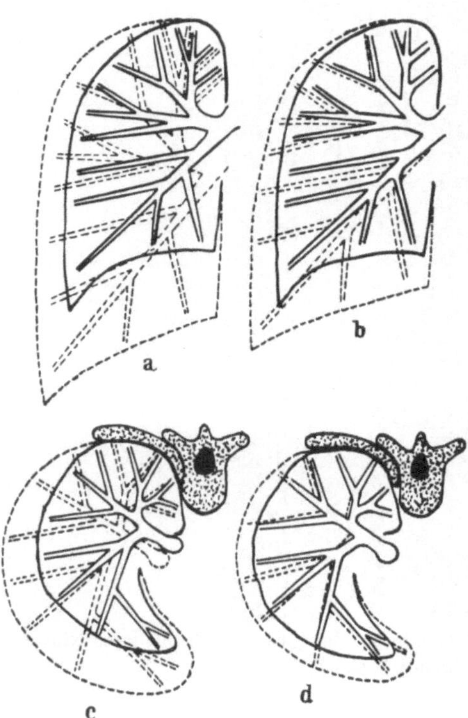

Abb. 18a—d. Auffächerung des Bronchialbaumes bei Inspiration im Längs- und Querschnitt nach Macklin. a und c normale Lage, b und d Behinderung der Entfaltung durch narbige Veränderungen im Oberlappen

Während Weingärtner häufig eine Vergrößerung des Winkels zwischen den beiden Hauptbronchien im Inspirium feststellt und Macklin meist keine atmungsbedingte Änderung beobachtet, findet Brückner überwiegend, Birzle vereinzelt, eine exspiratorische Winkelerweiterung. Diese unterschiedlichen Werte sind dadurch zu erklären, daß die Winkelgröße von der Art der Atmung abhängt. Wenn die Bewegungen des Zwerchfells stärker ausgeprägt sind als die des Brustkorbs, verkleinert sich der Winkel im Inspirium. Überwiegt aber die Brustatmung, so wird er größer.

Für die Winkeländerung der Lappen- und Segmentbronchien sowie der kleineren Verzweigungen ist der Mechanismus der Belüftung der einzelnen Lungenlappen von Bedeutung. Weber zeigt durch Röntgenkymographie und Janker durch Röntgenkinematographie, daß eine funktionelle Differenzierung in zwei voneinander unabhängig arbeitende Lüftungssysteme besteht: Der costosternale Mechanismus der Ober- und Mittellappenlüftung und der costo-diaphragmale der Unterlappenlüftung. In ähnlicher Weise unterscheidet Heckmann auf Grund der verschiedenen Bronchialspreizbewegungen der Lungenteile im Schichtbild, der Bewegung des horizontalen Lappenspaltes und anderer Zeichen einen cranialen von einem caudalen Ventilationstyp (s. S. 215).

Da bei der Atembewegung des Zwerchfells der Unterlappen stärker gedehnt wird als der Oberlappen, vergrößern sich die Winkel zwischen Ober- und Unterlappenbronchus links, bzw. Oberlappen- und Zwischenbronchus rechts in Abhängigkeit von der Zwerchfellexkursion bis zu 10°. Durch diese unterschiedliche Lappendehnung kann eine Gleitbewegung im Interlobärspalt eintreten (Weber; v. d. Weth). Diese hat den Charakter einer drehenden Bewegung, da die Lappen am Hilus zusammenhängen (Heiss; Blechschmidt). Bei Verschwartung des Interlobärspaltes ist diese Verschiebung der Lappen gegeneinander weitgehend aufgehoben und die Oberlappenbronchien folgen in geringerem Ausmaß den Zwerchfellbewegungen.

Die Winkelbewegungen der mittelgroßen und kleinen Bronchien während der Ein- und Ausatmung zeigen sowohl Vergrößerungen als auch Verkleinerungen, je nachdem ob bei der Inspiration der Längs- oder Querzug auf die Bronchialäste überwiegt. Wenn der

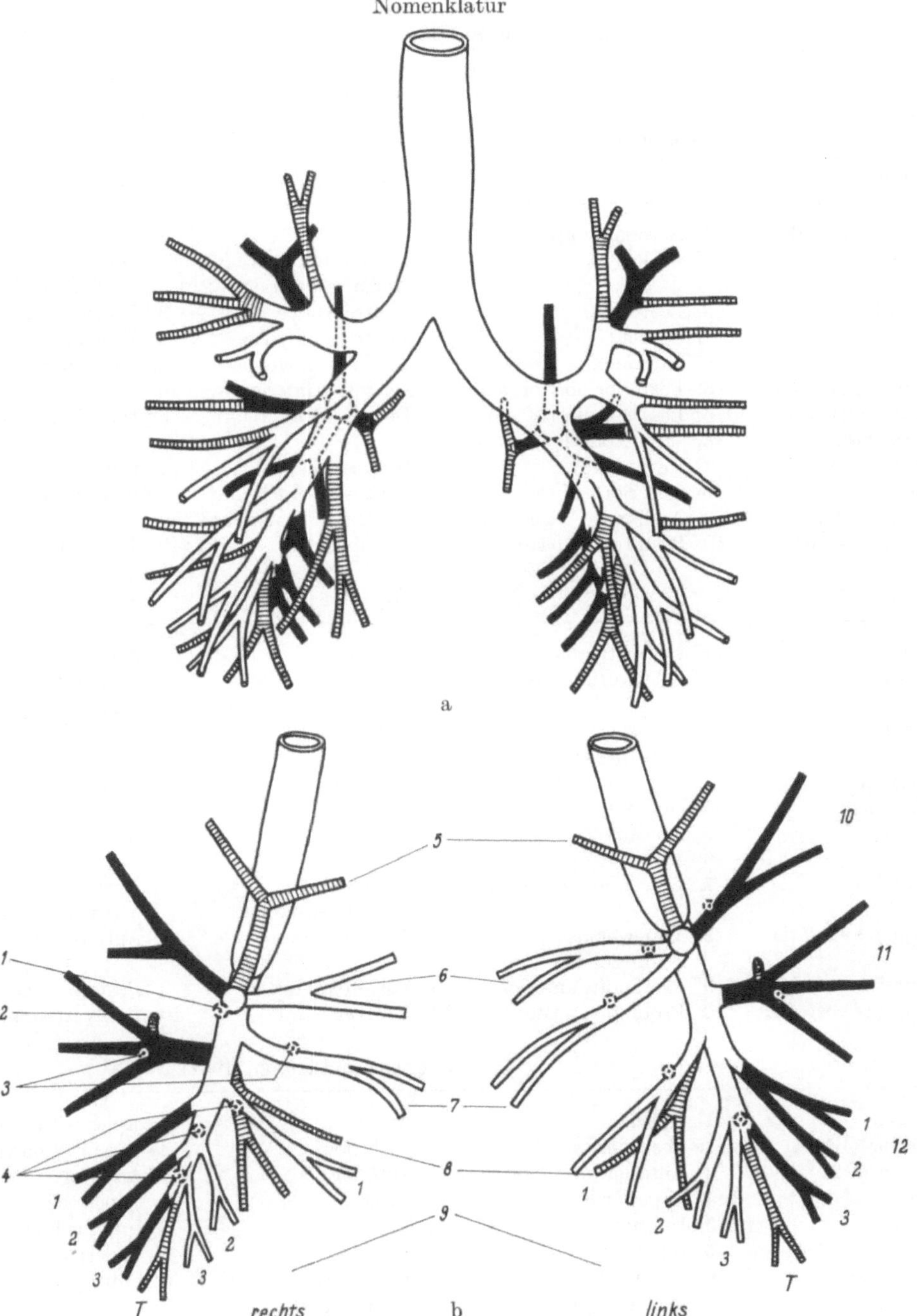

Abb. 19a u. b. Schematische Darstellung des Bronchialbaumes mit der Nomenklatur der französischen Schule. Schwarz: dorsale und weiß: ventrale Bronchien; quergestreift: apicale Bronchien sowie interne und externe Parabronchien. (Nach WAREMBOURG und GRAUX)

Zug in Längsrichtung stärker ist, verkleinern sich die Bronchialwinkel, bei ausgiebigerem Querzug werden sie größer (STUTZ). Bei der Beurteilung der Bronchialwinkel im Röntgenbild während verschiedener Atemphasen muß die Änderung der Stellung der Bronchien im Raume berücksichtigt werden. Diese kann eine Vergrößerung oder Verkleinerung vortäuschen.

i) Nomenklatur

Die verschiedenen Autoren haben je nach Ausgangspunkt ihrer Untersuchungen eine Nomenklatur entwickelt, die in sich zwar häufig geschlossen und umfassend ist, aber mit der Namensgebung anderer Untersucher nicht übereinstimmt. Die französische Schule wählte die Namen in Anlehnung an AEBY und legte sie auf Grund der Lage des zugehörigen

Tabelle 2. *Nomenklatur der Segmentbronchien*

Rechte Seite	Linke Seite	Rechte Seite	Linke Seite
Ewart (1822)		Warembourg und Graux (1947)	
1. Ascending apical	1. Ascending apical	1. Apicale	1. Apicale
2. Axillary	2. Axillary	2. Dorsale inférieure (2a) Axillaire supérieure (2b)	2. Dorsale supérieure (2a) Axillaire supérieure (2b)
3. Pectoral	3. Pectoral	3. Ventrale supérieure	3. Ventrale supérieure
4. Cardiac	4. Cardiac	4. Ventrale moyenne	4. Ventrale moyenne
5. Cardiac	5. Cardiac	5. Axillaire moyenne	5. Axillaire moyenne
6. Posterior horizontal	6. Posterior horizontal	6. Dorsale I inférieure	6. Dorsale I inférieure
6^{+} Lesser posterior horizontal	6^{+} Lesser posterior horizontal	6^{+} Dorsale II inférieure	6^{+} Dorsale II inférieure
7. Retrocardiac	7. Retro-cardiac	7. Infracardiaque	7. Infracardiaque
8. Anterior — basic	8. Anterior — basic	8. Ventrale I inférieure	8. Ventrale I inférieure
9. Axillary — basic	9. Axillary — basic	9. Ventrale II inférieure	9. Ventrale II inférieure
10. Posterior — basic	10. Posterior — basic	10. Terminal	10. Terminal
Melnikoff (1923)		Kramer und Glass (1932)	
1. Superior	1. Mediastinalis	1. Apical	1. Apical
2. Posterior	2. Costovertebralis	2. Paravertebral (2a) Axillary 2b—3a()	2. Paravertebral (2a) Axillary (2b)
3. Inferior	3. Transversus mediastinalis	3. Anterior	3. Anterior
4. Interlobaris	4. Obliquus inferior	4. Axillary	4. Axillary
5. Mediastinalis	5. Obliquus marginalis	5. Anterior	5. Anterior
6. Apicalis	6. Apicalis	6. Apical	6. Apical
6^{+} —	6^{+} —	6^{+} —	6^{+} —
7. Descendens	7. Descendo-angularis	7. Mesial (Infracardiaque)	7. Mesial (Infracardiaque)
8. Obliquus angularis	8. Transversus interlobaris	8. Anterolateral	8. Antero — lateral
9. Profundus anterior	9. Profundus anterior	9. Posterolateral	9. Postero — lateral
10. Profundus posterior	10. Profundus posterior	10. Paravertebral	10. Paravertebral
Boyden (1945)		Jackson und Huber (1934)	
1. Apical	1. Apical	1. Apical	1. Apical — posterior
2. Posterior (B3)	2. Posterior	2. Posterior	2. Apical — posterior
3. Anterior (B2)	3. Anterior	3. Anterior	3. Anterior
4. Lateral	4. Superior lingular	4. Lateral	4. Superior lingula
5. Medial	5. Inferior lingular	5. Medial	5. Inferior lingula
6. Superior	6. Superior	6. Superior	6. Superior
6^{+} Subsuperior	6^{+} Subsuperior	6^{+} Subsuperior	6^{+} Subsuperior
7. Medial basal	7. Medial basal	7. Medial basal	7. —
8. Anterior basal	8. Anterior basal	8. Anterior basal	8. Anterior basal
9. Lateral basal	9. Lateral basal	9. Lateral basal	9. Lateral basal
10. Posterior basal	10. Posterior basal	10. Posterior basal	10. Posterior basal
Soulas (1948)		Nelson (1934)	
1. Supéro apicale	1. Supéro apicale	1. Apical	1. Axillary — apical
2. Supéro postérieure	2. Supéro postérieure	2. Axillary	2. Axillary — apical
3. Supéro antérieure	3. Supéro antérieure	3. Pectoral	3. Pectoral
4. Postero-externe	4. Lingula supérieure	4. Middle	4. Ventral (Middle)
5. Antero-interne	5. Lingula inférieure	5. Middle	5. Ventral (Middle)
6. Inféro-apicale	6. Inféro-apicale	6. Dorsal	6. Dorsal
6^{+} —	6^{+} —	6^{+} —	6^{+} —
7. Basale interne	7. Basale interne	7. —	7. —
8. Basale antérieure	8. Basale antérieure	8. Anterior basic	8. Anterior basic
9. Basale latérale externe	9. Basale latérale externe	9. Axillary basic	9. Axillary basic
10. Basale postérieure	10. Basale postérieure	10. Posterior basic	10. Posterior basic

Tabelle 2 (Fortsetzung)

Rechte Seite	Linke Seite	Rechte Seite	Linke Seite
LUCIEN und WEBER (1936)		HOHN und VIETEN (1950)	
1. Apicale	1. Apicale	1. Cranialis apicalis	1. Cranialis apicalis
2. Dorsale supérieure (Parabronche externe supérieur I + II)	2. Dorsale supérieure	2. Cranialis dorsalis	2. Cranialis dorsalis Cranialis axillaris
3. Ventrale supérieure	3. Ventrale supérieure	3. Cranialis ventralis	3. Cranialis ventroaxillaris
4. Parabronche externe moyenne	4. Ventrale moyenne	4. Medius axillaris	4. Cranialis lingulae axillaris
5. Ventral moyenne	5. Ventrale moyenne inférieure	5. Medius ventralis	5. Cranialis lingulae ventralis
6. Dorsale inférieure I	6. Dorsale inférieure I	6. Caudalis apicalis	6. Caudalis apicalis
6^+ Dorsale inférieure II	6^+ Dorsale inférieure II	6^+ Caudalis dorsalis I	6^+ Caudalis dorsalis I
7. Infracardiaque	7. Infracardiaque	7. Cardiacus	7. —
8. Ventrale inférieure I	8. Ventrale inférieure I	8. Caudalis ventralis I + II	8. Caudalis ventralis I + II
9. Ventrale inférieure II	9. Ventrale inférieure II	9. Caudalis ventralis III	9. Caudalis ventralis III
10. Ventrale inférieure III Dorsale inférieure III + IV Bonquet terminal	10. Ventrale inférieure III Dorsale inférieure III + IV Bonquet terminal	10. Caudalis dorsalis II + III	10. Caudalis dorsalis II + III
BROCK (1942)		KASSAY (1950)	
1. Apical	1. Apical	1. Apicalis anterior	1. Apicalis anterior
2. Subapical	2. Subapical	2. Apicalis posterior (2a) Axillary (2b—3a)	2. Apicalis posterior (2a) Axillary (2b—3a)
3. Pectoral	3. Pectoral	3. Pectoralis	3. Pectoralis
4. Lateral	4. Upper branche	4. Mammaris	4. Singular superior
5. Medial	5. Lower branche	5. Sterno-cardialis	5. Singular inferior
6. Apical	6. Apical	6. Dorsalis I	6. Dorsalis I
6^+ Subapical	6^+ Subapical	6^+ Dorsalis II	6^+ Dorsalis II
7. Cardiac	7. —	7. Basalis medialis	7. Basalis medialis
8. Anterior basal	8. Anterior basal	8. Basalis anterior	8. Basalis anterior
9. Middle basal	9. Middle basal	9. Basalis lateralis	9. Basalis lateralis
10. Posterior basal	10. Posterior basal	10. Basalis posterior	10. Basalis posterior
HERRNHEISER (1936)		*Internationale Nomenklatur* (1949)	
1. Apicalis	1. Apicalis	1. Apicalis	1. Apicalis
2. Axillaris	2. Axillaris	2. Posterior	2. Posterior
3. Pectoralis	3. Pectoralis	3. Anterior	3. Anterior
4. Costalis	4. Costalis	4. Lateralis	4. Superior lingulae
5. Paramediastinalis	5. Paramediastinalis	5. Medialis	5. Inferior lingulae
6. Apico-horizontalis	6. Apico-horizontalis	6. Apicalis (superior)	6. Apicalis (Superior)
6^+ —	6^+ —	6^+ Subapicalis (Subsuperior)	6^+ Subapicalis (Subsuperior)
7. Basilaris anterior	7. Basilaris anterior	7. Basalis medialis (cardiacus)	7. —
8. Axillo-basilaris anterior	8. Axillo-basilaris anterior	8. Basalis anterior	8. Basalis anterior
9. Axillo-basilaris posterior	9. Axillo-basilaris posterior	9. Basalis lateralis	9. Basalis lateralis
10. Basilaris posterior	10. Basilaris posterior	10. Basalis posterior	10. Basalis posterior

Parenchymabschnittes im Lappen fest. Dabei unterscheidet sie apicale, ventrale (anteriore), dorsale (posteriore) Äste und nach lateral ziehende externe (axillare) und interne Parabronchien (Abb. 19). Die englische Nomenklatur geht auf EWART zurück und nimmt Bezug auf die regionalen Termini der Gebiete, in die die Bronchien ziehen. In ähnlicher Weise gehen die Amerikaner von den anatomischen Begriffen aus (s. Tabelle 2).

Im Jahre 1949 wurde eine internationale Nomenklatur für die Segmentbronchien festgelegt. Eine Kommission von 8 Fachleuten hat in London die Namen der zehn Segmentäste beiderseits bestimmt. Es ist klar, daß sich bei der vielseitigen Problematik nicht in allen Punkten Einigkeit erzielen ließ. Wenn sich daher auch gegen die Londoner Nomenklatur Einwendungen machen lassen (Di Guglielmo; Gernez-Rieux, Breton und Mereau; Warembourg und Graux; Stutz und Vieten; Boyden u. a.), so wurde sie doch 1955 vom internationalen Anatomenkongreß anerkannt. Die vorgeschlagenen Namen haben sich in der Zwischenzeit allgemein eingebürgert. Wir werden die internationale Nomenklatur für die Segmentbronchien anwenden und nur zum Vergleich einige andere Namenssysteme tabellarisch aufführen (s. Tabelle 2).

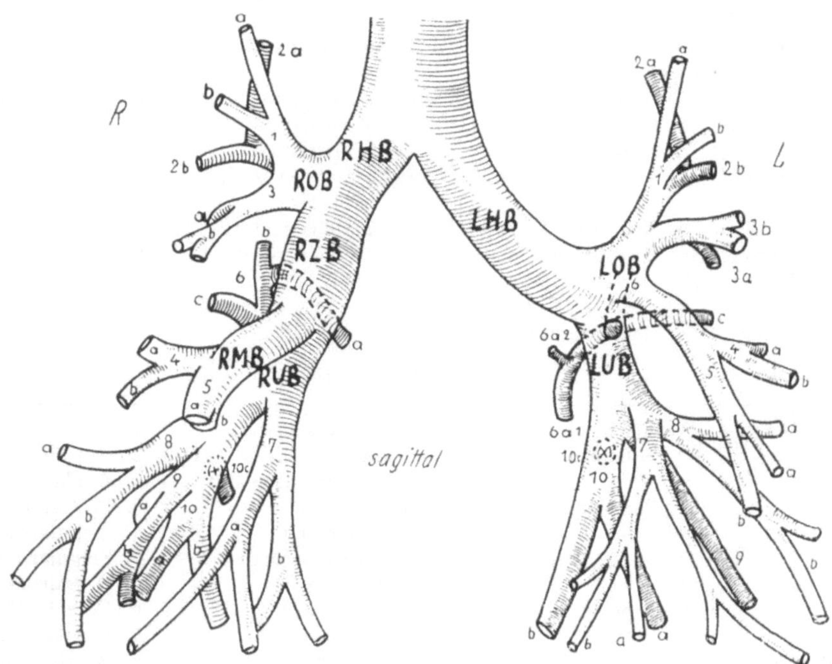

Abb. 20. Aufzweigung des Bronchialbaumes mit den Segment- und Subsegmentästen nach Boyden und Esser. *RHB* rechter Hauptbronchus; *ROB* rechter Oberlappenbronchus; *RZB* rechter Zwischenbronchus; *RMB* rechter Mittellappenbronchus; *RUB* rechter Unterlappenbronchus; *LHB* linker Hauptbronchus; *LOB* linker Oberlappenbronchus; *LUB* linker Unterlappenbronchus. (Aus Esser, C.: Topographische Ausdeutung der Bronchien im Röntgenbild, 2. Aufl. Stuttgart: Georg Thieme 1957)

Eine ausführliche Übersicht über die früheren Nomenklaturen findet sich in den Büchern von Esser (1957) und Kovats-Zsebök (1959).

Da bei der Namensgebung in London nicht mehr die Lungen jeder Seite, sondern jeder Lappen als selbständige Einheit betrachtet wurde, ist der Bronchus zum oberen Unterlappen als Bronchus segmentalis apicalis bezeichnet worden und hat somit den gleichen Namen wie der des Spitzensegmentes des Oberlappens. Wir halten hier den Vorschlag von Boyden, Jackson und Kassay, Kovats und Zsebök für berechtigt, die aus verschiedenen Gründen vorschlagen, den Segmentbronchus zum oberen Unterlappensegment Bronchus segmentalis superior zu nennen. Sicher wird die Namensgebung durch diese Änderung eindeutiger, und Mißverständnisse beim Ansprechen der Bronchien sind leichter zu vermeiden. Wir halten es daher prinzipiell für vertretbar, diese der allgemeinen Klarheit dienende Änderung anzuerkennen.

Bei der Namensgebung der Subsegmentbronchien schließen wir uns weitgehend der Nomenklatur Boydens an, der mit seinen Mitarbeitern die Bronchien und Gefäße einer sehr subtilen anatomischen Analyse unterzogen hat. In der gleichen Weise gehen auch Esser, Frodl, Zenker, Heberer und Löhr, Haefliger und Mark, Soulas, Gernez und Rieux vor. Entsprechend der Pariser Nomenklatur wird ein Subsegmentast als Ramus eines Bronchus segmentalis betrachtet.

An weiteren Namen verwenden wir für ein gemeinsames Zwischenstück zwischen dem Lappenbronchus und mehreren Segmentbronchien die Bezeichnung Truncus.

Zur vereinfachten Markierung werden die Bronchien mit B, die Arterien mit A und die Venen mit V bezeichnet. Eine Kennzeichnung der Segment- und Subsegmentbronchien und -gefäße ist in abgekürzter Weise dadurch möglich, daß die Segmentäste mit den Ziffern 1—10 und die Subsegmentäste als kleine Buchstaben a, b, c angegeben werden. Der apikale Subsegmentast des apikalen Segmentbronchus heißt dann B 1a und die zugehörige Arterie A 1a.

k) Spezielle Verzweigung des Bronchialbaums

Die Untersuchungen der Aufzweigung des Bronchialsystems beginnen mit Aeby im Jahre 1880, der die Gliederung der Bronchien auf vergleichend-phylogenetische Beobachtungen stützt und der Einteilung einen Stammbronchus zugrunde legt. Wenige Jahre später gibt Ewart (1889) eine detaillierte Analyse der Verzweigung der Bronchien und Gefäße. Narath (1901) führt von Aeby ausgehend die Aufschlüsselung des Bronchialbaumes und der Arterien fort. Die Gesamtheit der Gliederung der Bronchien und Arterien, teilweise auch der Venen sowie eine systematische Beschreibung der Einzeläste liefern dann Melnikoff (1922), Backman (1924), Lucien, Grandgèrard und Weber (1927), Felix (1928), Herrnheiser und Kubat (1934) und Ghigi (1935). In der Folgezeit gilt das Interesse besonders dem Bronchialbaum, da die Bronchographie, Bronchoskopie und Weiterentwicklung der Thoraxchirurgie eine genaue Kenntnis der Bronchien und ihrer Zweige erfordert (Kramer und Glass; Westermark; Twining; Huizinga; Churchill und Belsey; Nell, Gilmour und Gwynne; Foster und Carter; Brock; Jackson und Huber; Appleton; Boyden, D'Hour; Gernez-Rieux, Bredon und Mereau, Liard; Lemoine; Soulas und Mounier-Kuhn; Warembourg und Graux; Di Rienzo; Weber; Di Guglielmo; Serova; Kassay; Esser; Hohn und Vieten; Stutz; Schmid; Cordier und Cabrol; Frodl; Concina und Minetto; Kovats und Zsebök; Zenker, Heberer und Löhr).

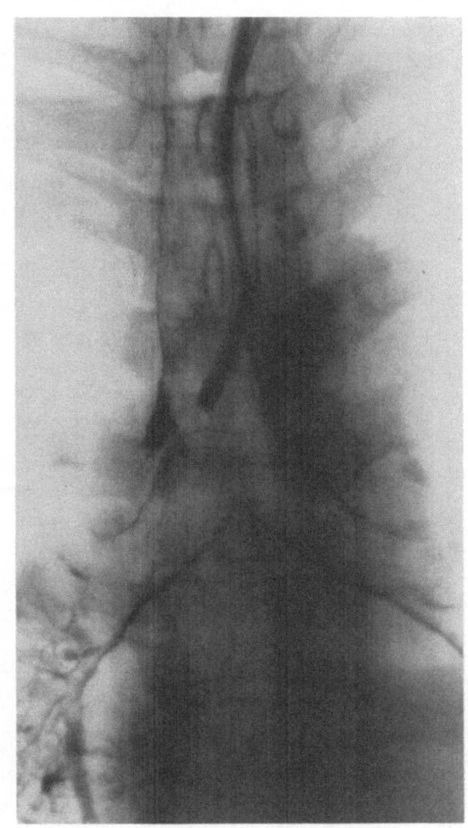

Abb. 21. Bronchogramm. Darstellung der Trachea und Hauptbronchien. Trachealdivertikel rechts 1 cm oberhalb der Bifurkation

Je nach Ausgangspunkt des Untersuchers werden bei der Einteilung der einzelnen Lappen in Segmente verschiedene Ordnungsprinzipien wirksam, die häufig nur schwer aufeinander abzustimmen sind. Im Jahre 1949 wurde in London eine weitgehende Einigung über die Gliederung des zentralen Bronchialbaumes erzielt. Zehn Segmentbronchien wurden auf jeder Lungenseite als bestimmende Bronchuselemente herausgestellt. Diese Segmentbronchien gehen von den Lappenbronchien aus und teilen die Lunge in bronchusabhängige Segmente. Der Abgangsort, die Verästelung und Verlaufsrichtung unterliegen großen Schwankungen. Ein Segmentbronchus kann darüber hinaus als gemeinsamer Stamm fehlen und durch seine Subsegmentäste substituiert werden. Durch diese Variationen gleicht in Einzelheiten kaum ein Bronchialbaum dem anderen. Bestimmte Lungenabschnitte haben dabei eine besonders wechselnde Bronchusverzweigung, z. B. die axillären Teile, die vorderen Partien der Oberlappen und die subsuperioren Abschnitte der Unterlappen. Trotz der vielgestaltigen Variationen ist das allgemeine Aufteilungsprinzip aber in der großen Mehrzahl erhalten (75 %, von Hayek).

Zahlenangaben über die Häufigkeit des Vorkommens bestimmter Bronchuskonstellationen können bei der Vielzahl der Abweichungen nur allgemeine Richtwerte wiedergeben. Sie erfüllen aber ihren Zweck, wenn sie als Orientierungsmaß betrachtet werden. Wir haben im folgenden vor allem die Zahlen aus den Untersuchungen Boydens und seiner Mitarbeiter, Frodls und Essers angeführt, um die Orientierung über das häufige oder seltene Vorkommen einer bestimmten Anordnung zu erleichtern.

l) Die Bronchien der rechten Lungenseite

α) Der rechte Oberlappenbronchus (Bronchus lobi superioris dextri)

Der rechte Oberlappenbronchus entspringt durchschnittlich 10—20 mm von der Carina entfernt aus dem rechten Hauptbronchus. Die Entfernung kann nach Aeby zwischen 3 und 34 mm schwanken. Narath gibt sogar einen Abstand von 50 mm an.

Tabelle 3. *Bronchien der rechten Lungenseite*

R OB Br. lobi superioris dextri	*R UB Br. lobi inferioris dextri*
B 1. B. apicalis	B 6. B. apicalis (superior)
a) R. apicalis	a) R. medialis
b) R. anterior	b) R. superior
B 2. B. posterior	c) R. lateralis
a) R. apicalis	B 6+. Br. subapicalis (subsuperior)
b) R. lateralis	B 7. B. basalis medialis (cardiacus)
B 3. B. anterior	a) R. anterior
a) R. lateralis	b) R. posterior
b) R. anterior	B 8. B. basalis anterior
	a) R. lateralis
R MB Br. lobi medii dextri	b) R. basalis
B 4. B. lateralis	B 9. B. basalis lateralis
a) R. posterior	a) R. lateralis
b) R. anterior	b) R. basalis
B 5. B. medialis	B 10. B. basalis posterior
a) R. superior	a) R. laterobasalis
b) R. inferior	b) R. mediobasalis

Ausnahmsweise kann der Oberlappenbronchus schon in Bifurkationshöhe entspringen (Lemoine). Als Anomalie geht ein Bronchus, der Teile des rechten Oberlappens (S 1, S 1a oder S 1 + 3) versorgt, von der Trachea (Trachealbronchus) ab (Chiari; Hansemann; Dahm; Lorey; Brock; Foster-Carter; Huizinga und Smelt; Boyden; Caspani und Ramagnoli; Longin). Wenn ein zusätzlicher Spalt vorhanden ist, kann von einem Tracheallappen gesprochen werden (Müller). Ein Trachealdivertikel, das von Chiari 5mal unter 6000 Fällen beobachtet wurde, kann als rudimentärer Trachealbronchus angesehen werden (Abb. 21).

Eine Aufsplitterung des rechten Oberlappenbronchus in zwei Bronchi, die getrennt vom rechten Hauptbronchus abgehen, kommt nicht so selten vor (6 % Frodl; Huizinga und Smelt). Der obere präeparterielle Ast ist dann gewöhnlich kleiner und versorgt S 1 oder S 1a (s. Abb. 30). Als Rarität kann ein Bronchus (B 3), der vom Mittellappenbronchus oder einem seiner Äste (B 5, B 5a) entspringt und zum Oberlappen zieht (Brock; Boyden) angesehen werden. Boyden nennt ihn dann postepartiellen Bronchus. Im Gegensatz dazu können auch B 4 + 5 bzw. B 4 vom Oberlappenbronchus entspringen.

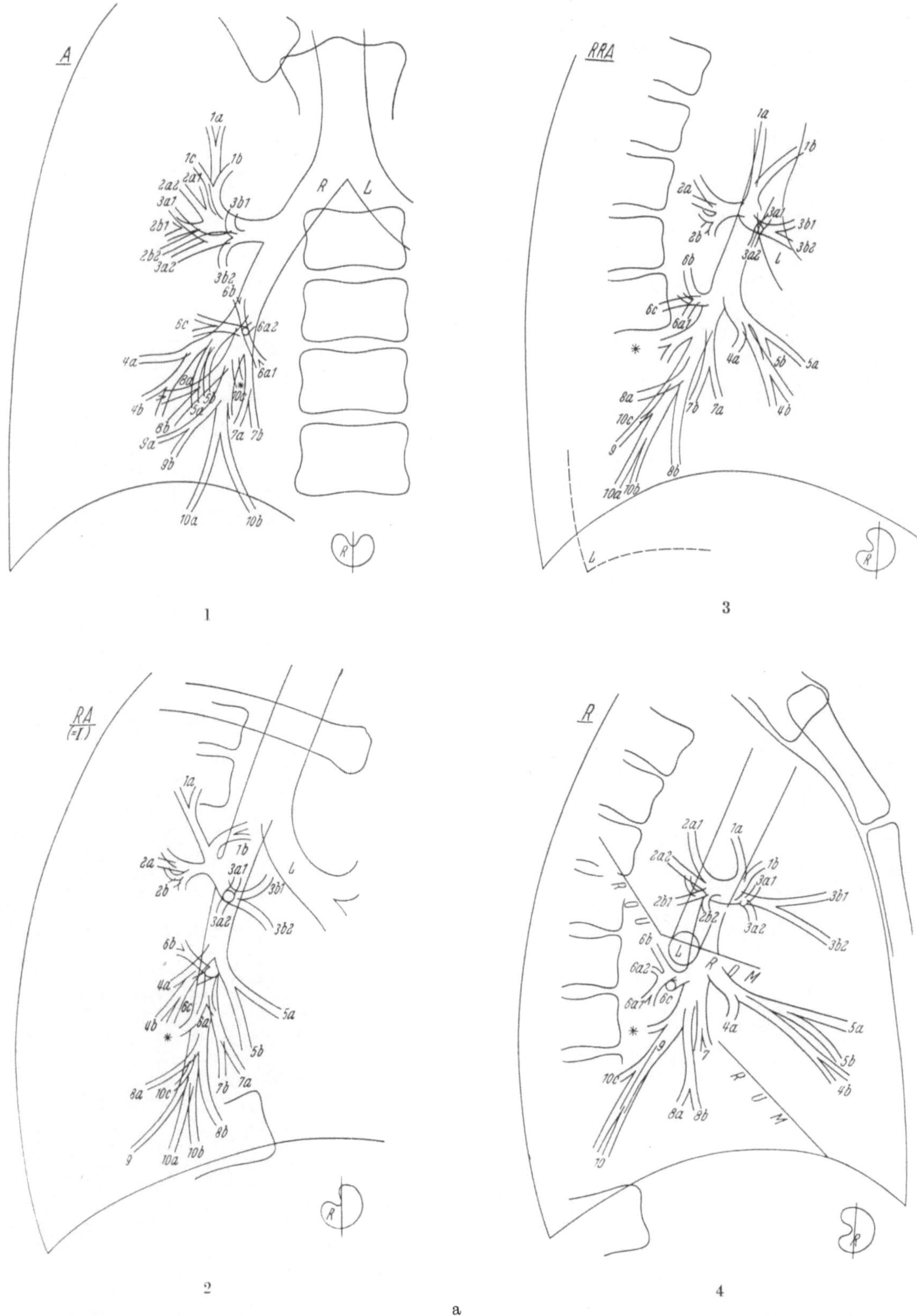

Abb. 22a u. b. Schematische Darstellung der Aufzweigung des rechten Bronchialbaumes in den verschiedenen Strahlengängen (Strahlengang im Körperquerschnitt eingezeichnet). (Aus Esser, C.: Topographische Ausdeutung der Bronchien im Röntgenbild, 2., Aufl. Stuttgart: Georg Thieme 1957)

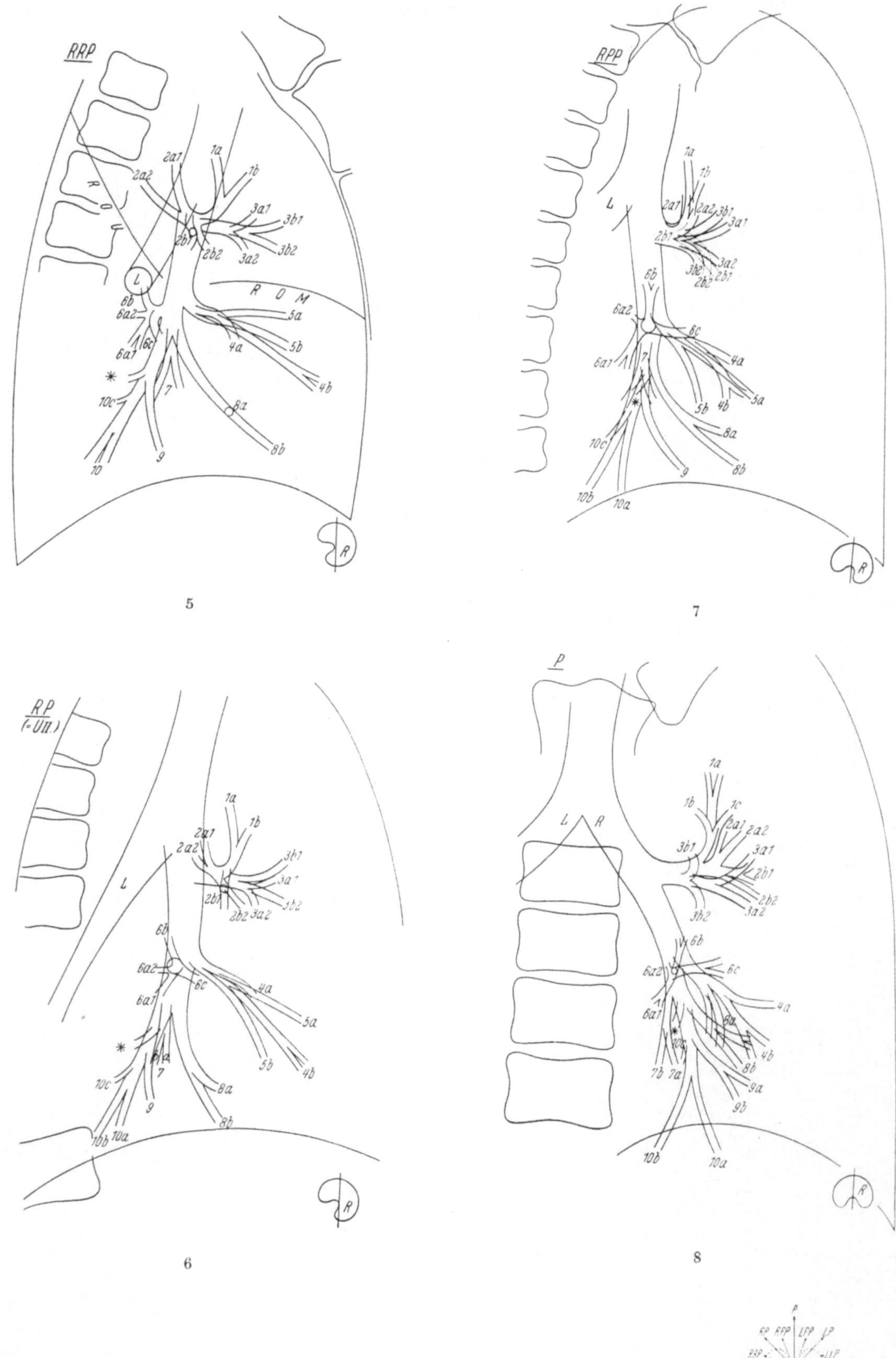

Abb. 22 b

Der rechte Oberlappenbronchus zieht nach seinem Abgang unter einem fast rechten Winkel in der Frontalebene nach lateral. Er hat eine durchschnittliche Weite von 8 bis 10 mm. Er gabelt sich nach 10—20 mm in 2 oder 3, selten auch in 4 Äste für die 3 Oberlappensegmente.

Eine Trifurkation des rechten Oberlappenbronchus kommt nach Boyden in 46%, nach Frodl in 70% vor. Eine Bifurkation besteht im Material Boydens in 54%, in

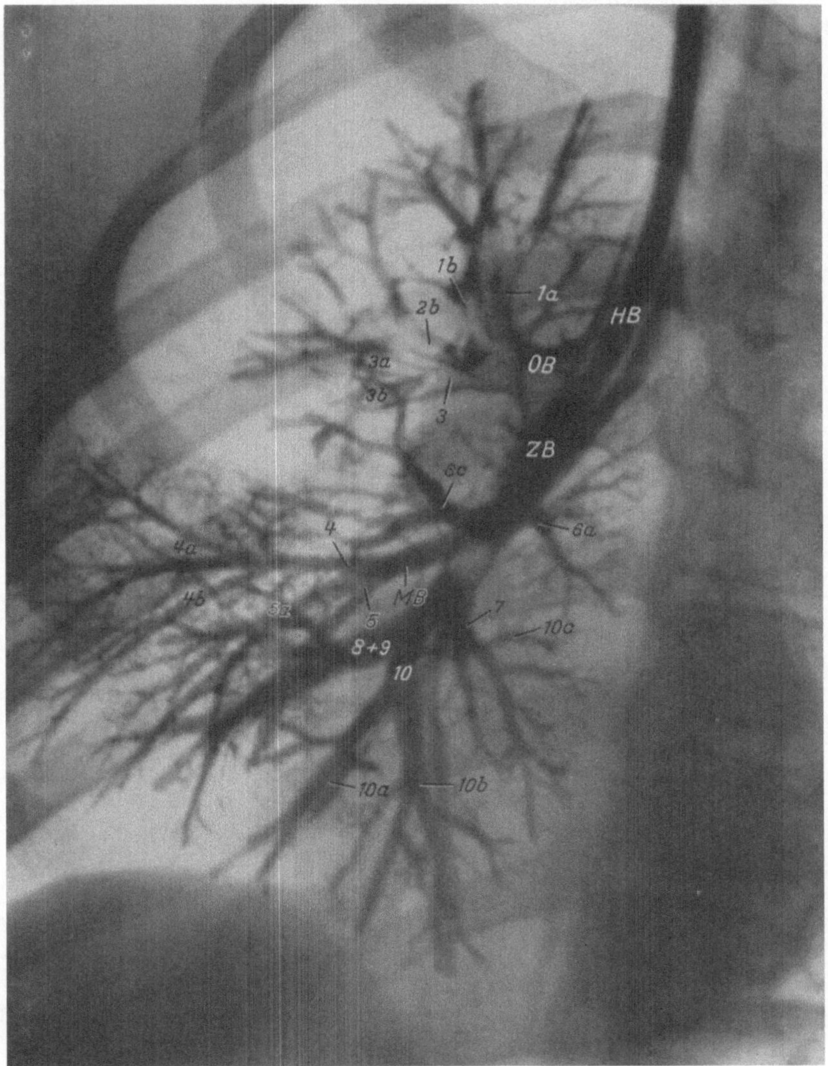

Abb. 23. Bronchogramm der Aufzweigung des rechten Bronchialbaumes in leichter Drehung nach rechts

Frodls in 24% (Abb. 25). Der Unterschied der Zahlenangaben beruht einmal auf dem Untersuchungsmaterial, zum anderen aber auf der Tatsache, daß ein Teil der Trifurkationen als dicht beieinander gelegene Bifurkationen aufgefaßt werden kann.

Die drei Segmentbronchien bilden die drei Äste der Trifurkation in 38%.

Bei der Zweiteilung sind die unterschiedlichsten Verbindungen zu beobachten. Frodl sieht einen gemeinsamen Stamm von B 1 + 2 bei isoliertem B 3 in 8% und B 1 + 3 zusammen und B 2 getrennt in 12%. Boyden stellt eine wesentlich differenziertere Unterteilung fest. Dabei sind B 1 + 2a und B 2b + 3 (14%) und B 1 + 3 und B 2 (10%) die häufigsten Kombinationen.

β) Die Entwicklung der Bronchien des vorderen Teiles des rechten Oberlappens

Die Entfaltung der Oberlappensegmente hängt wesentlich von der Entwicklung des apikalen Segmentbronchus (Frodl), bzw. der zwei vorn aneinander grenzenden Subsegmentäste B 1b + B 3b ab (Boyden). Der anteriore Subsegmentbronchus B 1b fehlt in 28%. Dafür rückt ein oberer Ast von B 3b (B 3b 1) cranialwärts nach (Boyden, Esser, Melnikoff). Dieser Ast kann bis in die Spitze reichen. Er geht in typischer Weise von

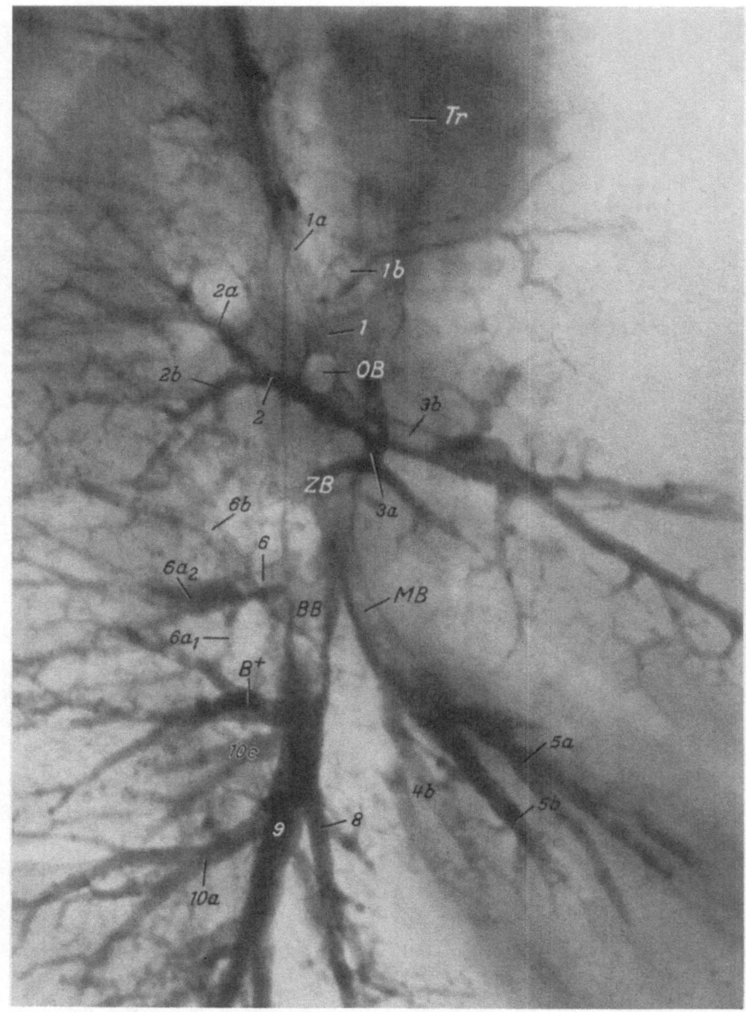

Abb. 24. Bronchogramm im frontalen Strahlengang. Darstellung der Äste in den drei Lappen. B 9 überlagert mit seinen Ästen teilweise B 10. *Tr* Trachea

B 3, B 3b oder B 3a ab. Wenn bei dieser Kranialrotation der aufsteigende Ast als isolierter Bronchus betrachtet wird, kann er als akzessorischer Ast angesprochen werden und wird dann von Boyden BX 1b genannt.

In anderen Fällen kann B 1b im Sinne einer Kaudalrotation weit nach unten reichen und in ein Gebiet hinunterziehen, das sonst von B 3b versorgt wird. Dieses Verhalten könnte teilweise auch als Transposition von B 3b 1 auf B 1b gedeutet werden, vor allem dann, wenn der räumlichen Anordnung der Segmente eine bestimmte Konstanz zugesprochen wird, wie es von der französischen Schule geschieht.

γ) Die bronchiale Verzweigung im axillaren Gebiet des Oberlappens

Eine weitere Zone mit besonders variabler Bronchusbesetzung stellt der axillare Teil des Oberlappens dar.

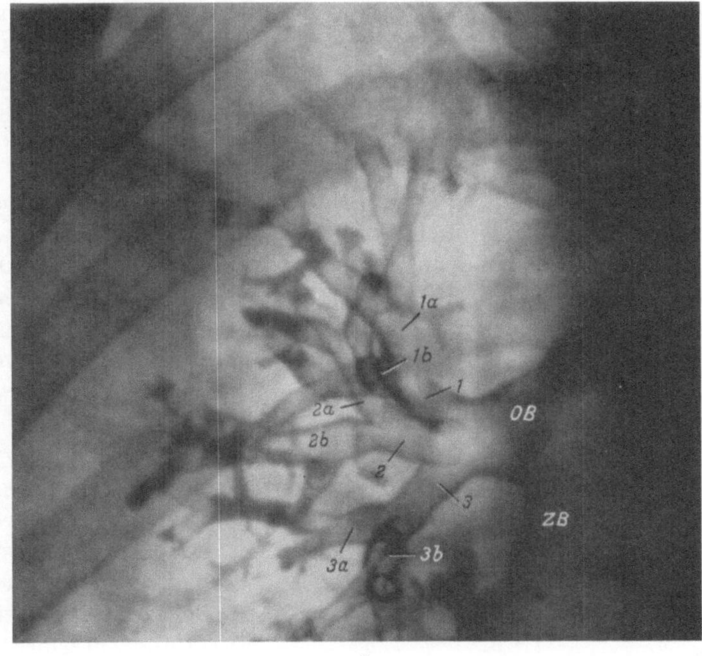

a

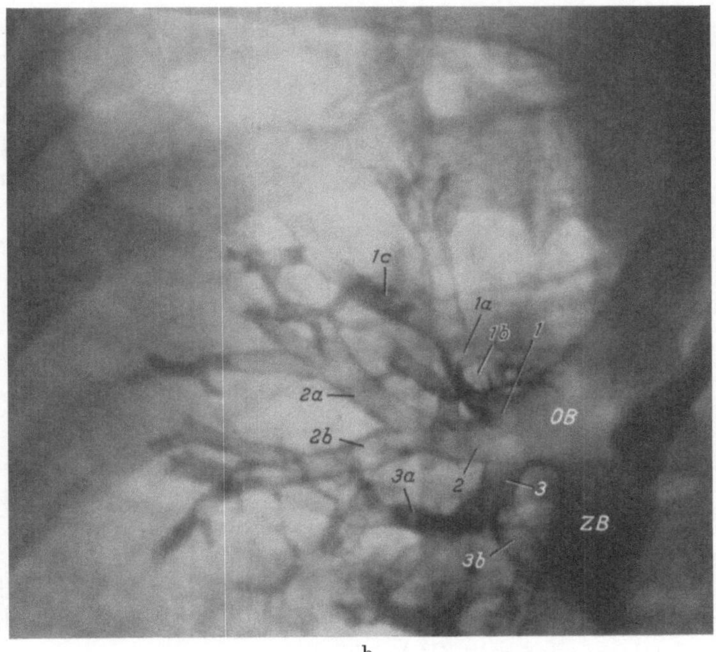

b

Abb. 25a u. b. Bronchogramme des rechten Oberlappenbronchus und seiner Äste mit gering unterschiedlicher Drehung in den ersten schrägen Durchmesser. Im Beschlagbild gute Darstellung der Aufzweigung des Oberlappenbronchus in B 1 und B 2 + B 3 (Bifurkation)

Ewart, Herrnheiser und Kubat, die sich ihm anschließen, heben einen axillaren Bronchusstamm hervor. Dieser stellt jedoch, wie Esser in seiner eingehenden Analyse dieser Frage zeigt, kein Bronchuselement erster Ordnung dar. Bei einer Vierteilung des Lappenbronchus ist die Selbständigkeit dieses Gebietes zwischen dem anterioren und posterioren Lappenteil von Kramer und Glass, Lucien und Weber, Neil, Adams und Davenport, Blades, Kassay, Kóvacz und Zsebök angenommen worden. Lucien und seine Schule haben die lateral ziehenden Bronchien als Parabronchien beschrieben (Abb. 26). Sie finden einen solchen Ast oder zwei lateral ziehende Zweige stets im Oberlappen und trennen den zugehörigen Lungenteil als axillares Segment ab (Beau). Hohn und Vieten finden in ihrem großen bronchographischen Material in $^1/_3$—$^1/_5$ einen selbständigen axillaren Segmentbronchus und in gleicher Häufigkeit zwei Segmentbronchien, die das axillare Segment versorgen.

Die umfangreichen anatomischen Untersuchungen der letzten Zeit haben aber gezeigt, daß zwar nach lateral ziehende Bronchien stets vorhanden sind, diese aber ganz überwiegend einen verschiedenen Ursprung haben (Brock; Foster-Carter; Appleton; Boyden; Gernez-Rieux; Frodl). Ein isolierter unabhängiger primärer Bronchus zur axillaren Zone wird in den allermeisten Fällen vermißt (Huizinga und Smelt; Boyden)! Die Bronchien, die das in Frage stehende Gebiet um die Lappenleiste versorgen, gehen häufig von zwei verschiedenen Segmentbronchien aus. Hierbei nimmt der B 2b nach Boyden eine deutliche Vorrangstellung ein. Je näher B 3b von der Aufzweigung des OL-Bronchus abgeht, desto selbständiger erscheint andererseits B 3a.

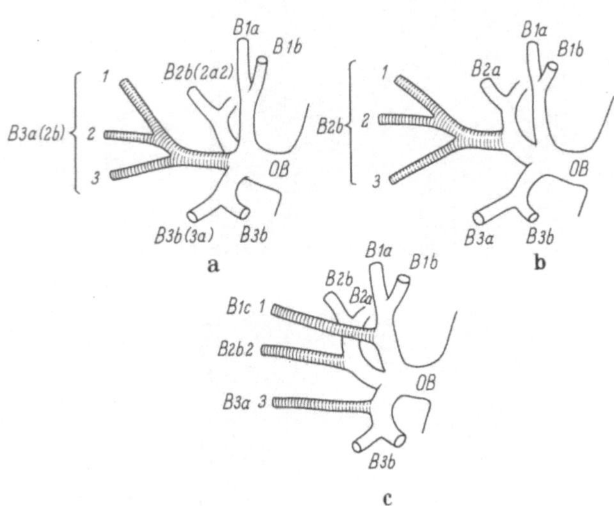

Abb. 26. Drei Arten der Aufzweigung des rechten Oberlappenbronchus mit unterschiedlicher Versorgung des axillaren Gebietes (durch Parabronchien nach Gernez-Rieux). Bezeichnungen der heutigen Nomenklatur nach Boyden-Esser

Die Grenze zwischen dem posterioren und anterioren Segment, bzw. ihren Ästen B 2b und B 3a, liegt im peripheren Teil in 56% (Boyden) bzw. 60% (Frodl) in Höhe der Knickbildung an der Lappenbasis, wo großer und kleiner Lappenspalt zusammentreffen. Das posteriore Segment reicht weiter nach ventral in 26% (Boyden), bzw. 15% (Frodl) und das anteriore Segment über die Lappenleiste nach dorsal in 18% (Boyden) bzw. 25% (Frodl).

δ) *Die Segmentbronchien des rechten Oberlappens*

B 1. Der *Bronchus segmentalis apicalis* entspringt als isolierter Ast aus einer Trifurkation des rechten Oberlappenbronchus (40%) oder bildet zunächst mit B 2, B 2a (18%) oder B 3 (10%) einen kurzen gemeinsamen Stamm. Selten geht er vorzeitig vom rechten Hauptbronchus (Abb. 30) oder von der Trachea ab (s. oben).

B 1 steigt vertikal auf und weicht dabei häufig gering nach lateral ab. Die zugehörige Arterie liegt medioventral oder medial von ihm. Nach kurzer Strecke teilt er sich in die beiden Subsegmentäste: Ramus apicalis (B 1a) und Ramus anterior (B 1b), zu denen bei einem Teil noch ein Ramus lateralis (B 1c) kommen kann.

Der *Ramus apicalis, B 1a,* ist ein konstanter Ast, der die Fortsetzung des B 1 bildet und in die Lungenspitze aufsteigt. Er ist mit B 2 oder B 2a in 15% verbunden, selten auch einmal mit B 3. Er kann isoliert aus einer Trifurkation (6%) oder Bifurkation des rechten Oberlappens entspringen (8%). Die zugehörige Arterie liegt medial am Bronchus und wandert im Verlauf zunehmend nach dorsal.

Der *Ramus anterior, B 1b,* stellt den vorderen Ast des Spitzenbronchus dar. Er steigt ventral in Richtung 1. Rippe auf und hat dabei einen leicht lateralen Verlauf. Seine Verzweigungen liegen im Gebiet hinter der 1. und 2. Rippe, können aber auch nach cranial in die eigentliche Spitze reichen. Der Ast fehlt in 28% (Boyden) und wird dann durch einen der nachrückenden Äste von B 3 substituiert (s. oben).

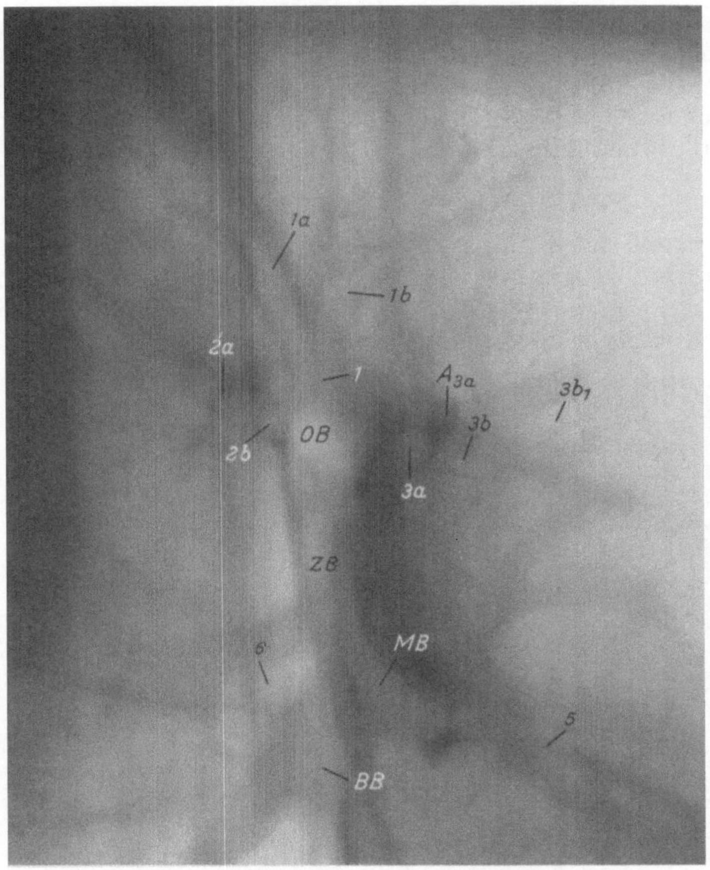

Abb. 27. Schichtbild im frontalen Strahlengang. Darstellung der Segmentbronchien der Oberlappen des Mittellappens und des B 6

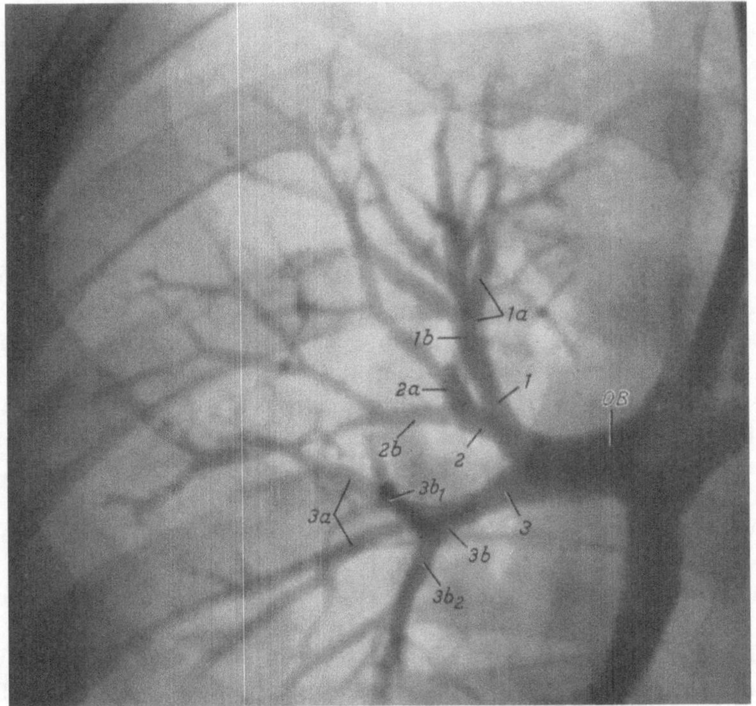

Abb. 28. Bronchogramm. Aufzweigung des rechten Oberlappenbronchus

B 2. Der *Bronchus segmentalis posterior* geht isoliert von der Hinterwand des rechten Oberlappenbronchus in 60% ab, sonst ist er mit B 3 (10%), B 1a (10%) oder B 1 (4%) verbunden. Die Höhe des Abganges ist in den letzten Fällen sehr unterschiedlich. Er verläuft ein kurzes Stück dorsocranial und teilt sich dann in die beiden Subsegmentäste: Ramus apicalis (B 2a) und Ramus lateralis (B 2b). Die beiden Äste haben in 20% getrennte Ursprungsorte.

Der *Ramus apicalis, B 2a,* bildet die Fortsetzung des B 2 und zieht dorsal ansteigend mit geringer lateraler Tendenz in das hintere Gebiet unter der Lungenspitze. Dieser Ast ist mit B 1 in 14% verbunden und entspringt selten aus B 1a (4%) und ausnahmsweise unabhängig aus dem rechten Oberlappenbronchus. Die zugehörige Arterie liegt medial vom Bronchus, entweder mehr cranial oder mehr caudal.

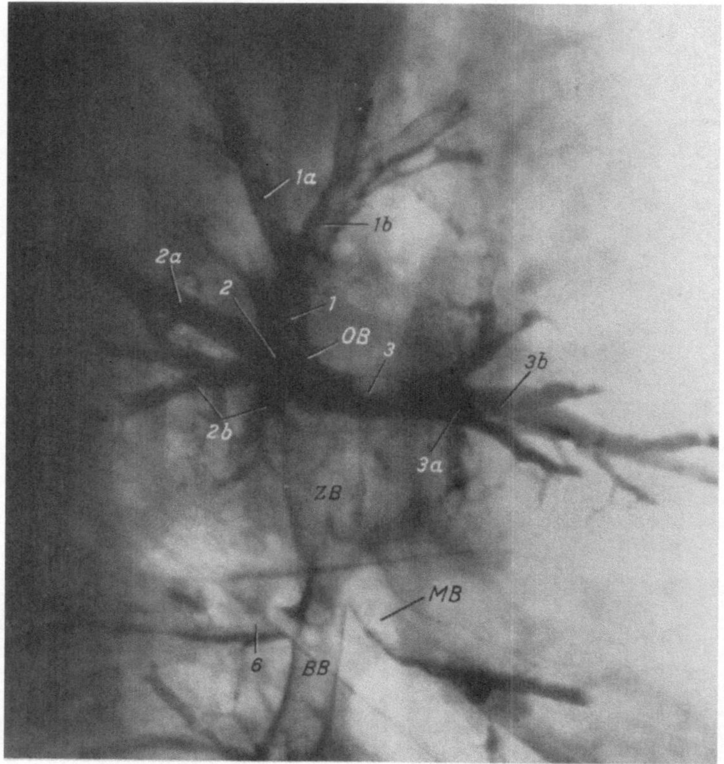

Abb. 29. Bronchogramm seitlich, Aufzweigung des Oberlappenbronchus

Der *Ramus lateralis, B 2b,* schwankt in seiner Größenausbildung stärker. Er kommt aus B 2 und zieht in lateraler Richtung fast horizontal in das hinter der Lappenleiste gelegene axillare Gebiet. Er ist von B 2a in 20% getrennt und kommt dann meist von B 3 (18%). Als unabhängiger Ast des rechten Oberlappenbronchus wird er nur selten beobachtet (Boyden; Brock). Er wird nur dann von Boyden und Esser als „axillarer Bronchus" aufgefaßt (s. oben). Nach Lucien und Weber stellt er einen der Parabronchi externi superiores dar, die die selbständige axillare Zone versorgen. Seine Zweige überschreiten die Lappenleiste nach vorn in 26% (Boyden) bzw. 15% (Frodl). Die Lage der zugehörigen Arterie variiert. Wenn sie von A 2 kommt, liegt sie oberhalb von B 2b. Steigt A 2b von der Arteria intermedia auf, so ist sie unterhalb von B 2b zu finden (Boyden; Esser; Hornykiewytsch und Stender). B 2b teilt sich oft in einen lateralen Ramus (B 2b 1) und einen posterioren Ramus (B 2b 2).

B 3. Der *Bronchus segmentalis anterior* entspringt früh an der vorderen Wandseite des rechten Oberlappenbronchus. Er zieht scharfwinklig in ventrolateraler Richtung. Als unabhängiger Bronchus kommt er in 58% direkt aus dem rechten Oberlappenbronchus, sonst bildet er mit B 2 (10%) bzw. B 2b (8%) einen gemeinsamen Stamm oder ist mit B 1 (10%), B 1a oder B 1b (16%) verbunden. Er teilt sich frühzeitig in einen Ramus lateralis (posterior) (B 3a) und Ramus anterior (B 3b).

Der *Ramus lateralis, B 3a*, entspringt in verhältnismäßig kurzem Abstand aus B 3 und zieht fast horizontal verlaufend nach ventrolateral oder lateral. Der Winkel zwischen B 3a und B 3b wird durch die Entfaltung des Segmentes nach dorsal bestimmt. Die Ausdehnung seiner Verzweigungen nach cranial und ventral unterliegt ebenfalls großen Schwankungen. Er versorgt das laterale Gebiet oberhalb des kleinen Lappenspaltes. Dieser Bronchusast (B 3a) wird vor allem von der französischen Schule als „axillarer Bronchus" (Parabronchus) betrachtet (Warembourg 82%, Beau 67%), aber auch Kassay, Hohn und Vieten, Concina und Minetto legen ihm die gleiche Bedeutung

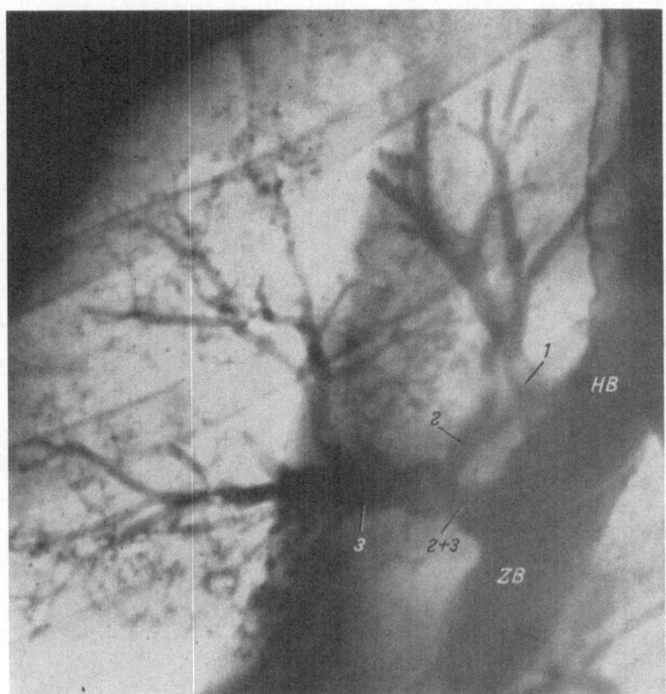

Abb. 30. Abgang des B 1 vom rechten Hauptbronchus

bei (s. S. 114). Die begleitende Arterie ist bei Zufluß aus dem Truncus anterior oberhalb, bei Aufsteigen von der Arteria intermedia unterhalb des Bronchus gelegen. Häufig besteht eine typische Verzweigung in einen *superioren Ramus (B 3a 1)* und einen *inferioren Ramus (B 3a 2)*. Diese Verzweigung erfolgt oft frühzeitig.

Der *Ramus anterior, B 3b*, stellt einen sehr konstanten Bronchus dar und bildet die Fortsetzung des anterioren Bronchus in ventraler Richtung. Frühzeitig tritt eine Verzweigung in einen *Ramus superior (B 3b 1)* und *Ramus inferior (B 3b 2)* ein. Die Entwicklung in cranialer Richtung unterliegt sehr großen Schwankungen. Teils ist B 3b (Kranialrotation), teil B 1b (Kaudalrotation) stärker entfaltet. Bei einem Teil steigt der obere Ast weit spitzenwärts auf, vor allem wenn B 1b fehlt. Hierbei kann dieser Ast sehr kräftig entwickelt sein und wird, wie oben beschrieben, von Boyden als akzessorischer Bronchus BX 1b angesehen. Die zugehörige Arterie liegt zunächst oberhalb des Bronchus, rückt dann aber mehr an die Medialseite.

ε) Rechter Mittellappenbronchus (Bronchus lobi medii dextri) (Abb. 32)

Der rechte Mittellappenbronchus entspringt an der Vorderseite des Zwischenbronchus ungefähr 25—40 mm unter dem rechten Oberlappenbronchus (s. Abb. 23 und 24). Er verläuft zunächst direkt vor dem Zwischenbronchus nach caudal und besitzt so eine sehr hohe Carina (Brock). Dann zieht er nach ventral und nimmt dabei gleichzeitig eine leicht laterale Verlaufsrichtung ein. Er teilt sich nach 12—18 mm (Esser), 12—26 mm (Zenker, Heberer, Löhr) oder 20—30 mm (Stutz und Vieten) in die beiden Segmentbronchien: Bronchus segmentalis lateralis B 4 und Bronchus segmentalis medialis B 5.

In Ausnahmefällen kann der Mittellappenbronchus vom rechten Oberlappenbronchus abgehen (Narath, Hohn und Vieten, Huizinga und Smelt, Le Moine und Boyden). Noch seltener können Bronchien des rechten Mittellappens in das Gebiet des S 3 einstrahlen.

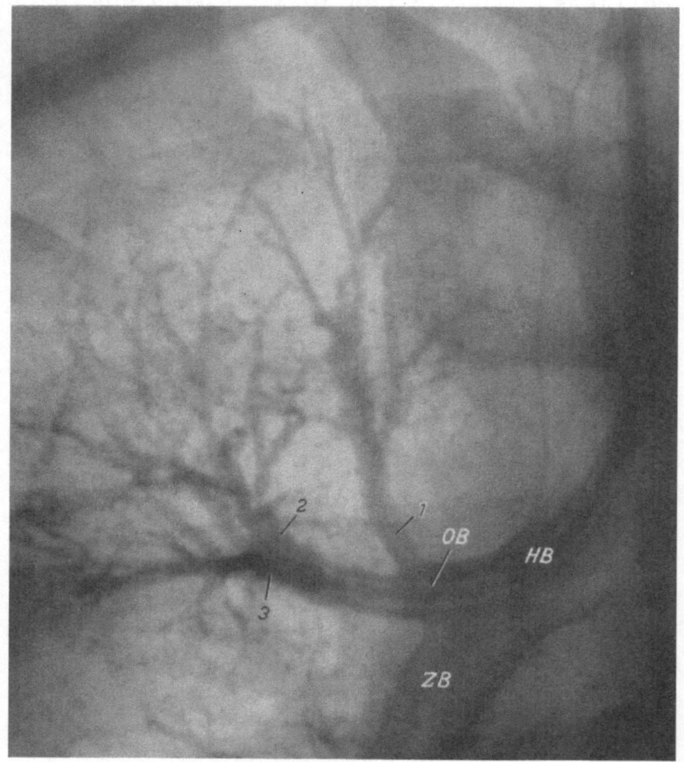

Abb. 31. Frühzeitiger Abgang des B 1 vom rechten Oberlappenbronchus

Der rechte Mittellappenbronchus verzweigt sich in 62% (Boyden) in einen lateralen und einen medialen Teil mit den Segmentbronchien B 4 und B 5. In den restlichen Fällen liegen andere Aufteilungen vor. Selten besteht eine Trifurkation. Ein lateraler Ast, B 4a, geht häufiger isoliert vom Mittellappenbronchus ab und tritt besonders hervor (14%). Er wird von Lucien zu den Parabronchien gerechnet. Auch jeder der beiden Äste des B 5 kann getrennt von den anderen Bronchien medial verlaufen. Häufiger kommt eine Trennung in eine obere und untere Bronchiengruppe vor, wobei B 5a allein, B 4a und B 5a, B 4a 2 und B 5a oder B 4a und b und B 5a die superiore Gruppe und der jeweilige Rest die inferiore Gruppe bilden.

ζ) *Die Segmentbronchien des Mittellappens*

B 4. Der *Bronchus segmentalis lateralis* bildet in 64% einen gemeinsamen Stamm für das ganze Segment. Er verläuft in ventrolateraler Richtung zum lateralen Teil des Mittellappens und teilt sich in zwei Subsegmentäste: Ramus lateralis (B 4a), Ramus anterior (B 4b). Die zugehörige Arterie liegt in der Regel cranial.

Der *Ramus lateralis*, *B 4a*, entspringt aus B 4 oder unabhängig vom Mittellappenbronchus (14 %). Seltener ist er zentral mit B 5 verbunden. Bei einem kleinen Teil fehlt er. Der Ramus läuft nach lateral in beinahe horizontaler Richtung. Die Arterie zieht oberhalb zum Teil aber auch unter dem Bronchus. B 4a entspricht, wie schon erwähnt, dem mittleren Parabronchus (BEAU).

Der *Ramus anterior*, *B 4b*, stellt die Fortsetzung von B 4 dar und zieht in ventrolateraler Richtung leicht caudalwärts zu den hinteren mittleren Lappenteilen. Er beschreibt dabei einen leichten Bogen, der nach medial offen ist. ESSER weist darauf hin, daß dieser „craniolateral-konvexe Bogen" eine Unterscheidung von ähnlich gelegenen Bronchien des Unterlappens ermöglicht. B 4b ist zentral häufiger mit B 5 oder einem ihrer Äste verbunden. Die Arterie liegt cranial oder mehr lateral vom Bronchus.

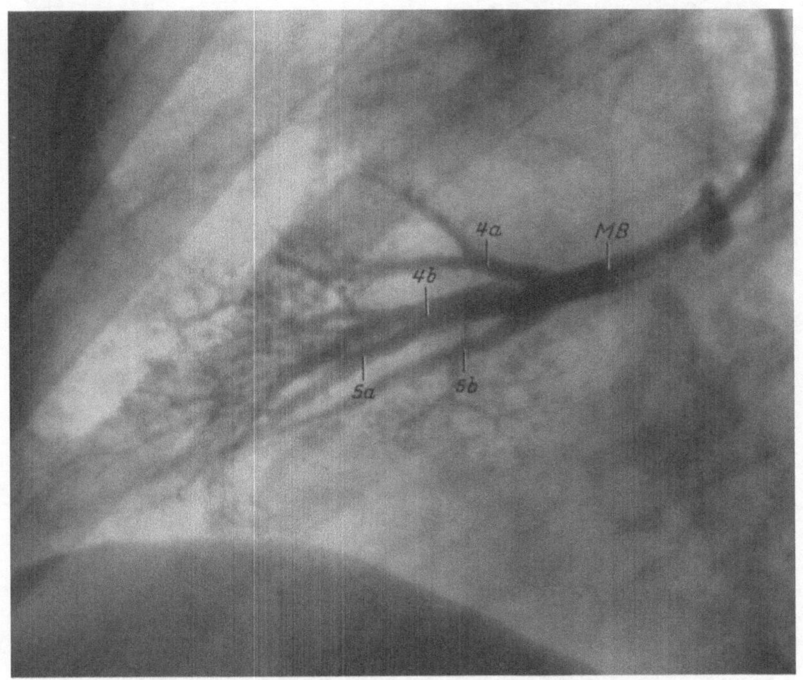

Abb. 32. Selektives Bronchogramm des rechten Mittellappens in Schrägprojektion mit leichter Drehung nach rechts

B 5. Der *Bronchus segmentalis medialis* stellt die ungefähre Fortsetzung des Mittellappenbronchus dar. Er zieht in unterschiedlicher Kaudalneigung nach ventral zum medialen Teil des Mittellappens. Der Segmentbronchus fehlt als gemeinsamer Stamm in 24 %. In diesen Fällen haben die Subsegmentäste verschiedene Ursprungsorte. Die zugehörige Arterie liegt lateral vom Bronchus.

Der *Ramus superior*, *B 5a*, bildet die Fortsetzung des B 5 und zieht je nach Lappenausbildung fast horizontal nach ventral. Die Arterie verläuft meist cranial und lateral.

Der *Ramus inferior*, *B 5b*, stellt den unteren Ast einer Bifurkation von B 5 dar und zieht mediocaudal. Die Teilung hat eine sehr unterschiedliche Entfernung vom Ursprung des Segmentbronchus. Teilweise ist B 5b mit B 4b oder B 4 verbunden. Selten entspringt er direkt aus dem Mittellappenbronchus (4 %).

η) Der rechte Unterlappenbronchus (Bronchus lobi inferioris dextri)

Der rechte Unterlappenbronchus stellt die Fortsetzung des rechten Zwischenbronchus dar, der mit dem Abgang des rechten Mittellappenbronchus endet. Der eigentliche Unterlappenbronchus ist jedoch nur sehr kurz, da der B 6 zum superioren Segment des Unterlappens 5—10 mm unterhalb des Mittellappenbronchus an der Hinterwand abgeht und dann der Bronchus basalis als Stamm für die vier basalen Segmente beginnt. Wenn B 6 in gleicher Höhe mit dem Mittellappenbronchus entspringt, fehlt der Unterlappenbronchus im eigentlichen Sinne und der Zwischenbronchus geht direkt in den Basalbronchus über. Der Bronchus basalis teilt sich in unterschiedlicher Weise und gibt meist nach ungefähr 15 mm einen der basalen Bronchien ab. Die Hauptrichtung des Unterlappenbronchus und des Bronchus basalis zielt auf den hinteren Sinus und hat dabei eine leichte Neigung nach lateral. Seine Stellung ist mit vom Zwerchfell abhängig.

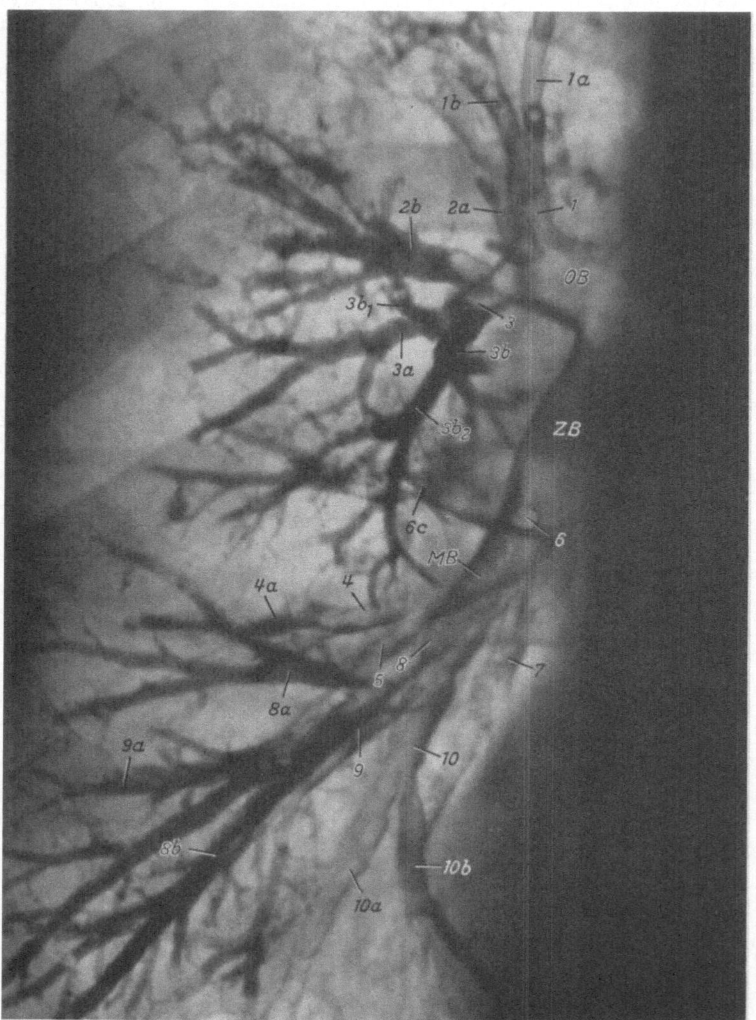

Abb. 33. Bronchogramm der rechten Seite im sagittalen Strahlengang mit Darstellung der Segment- und Subsegmentbronchien

Die Bronchien des Unterlappens werden heute allgemein in fünf verschiedene Segmentbronchien gegliedert (Abb. 33 und 34).

Der B 6 nimmt infolge seines hohen isolierten Abganges und seines getrennt liegenden Versorgungsgebietes eine selbständige Stellung gegenüber den in mannigfacher Weise verbundenen basalen Bronchien (B 7—10) ein. S 6 wird deshalb von Nelson, Lerner, Bakulew u. a. als selbständiger 4. Lappen aufgefaßt.

ϑ) Die Bronchien des subsuperioren Gebietes des rechten Unterlappens

Im dorsalen Gebiet zwischen S 6 und S 10 ist ein dorsaler Bronchus eingeschaltet, der nach der Londoner Nomenklatur nicht als Segmentbronchus bezeichnet und der sehr unterschiedlich entwickelt ist und dessen Ursprungsort stark wechselt. Boyden und Esser geben seinen Abstand vom Abgang des B 6 mit 9—35 mm, Zenker, Heberer und Löhr mit 15—50 mm an.

Dieser subsuperiore Bronchus (B^+) kann zu den vier dorsalen Ästen gerechnet werden, die nach Aebys phylogenetisch begründeten Vorstellungen von einem „Stammbronchus" an der gegenüberliegenden Seite der vier ventralen Bronchien abgehen. Bei dieser Aufteilung entspricht der Mittellappenbronchus v 1, B 8=v 2, B 9=v 3 und B 10a=v 4. Der B 6

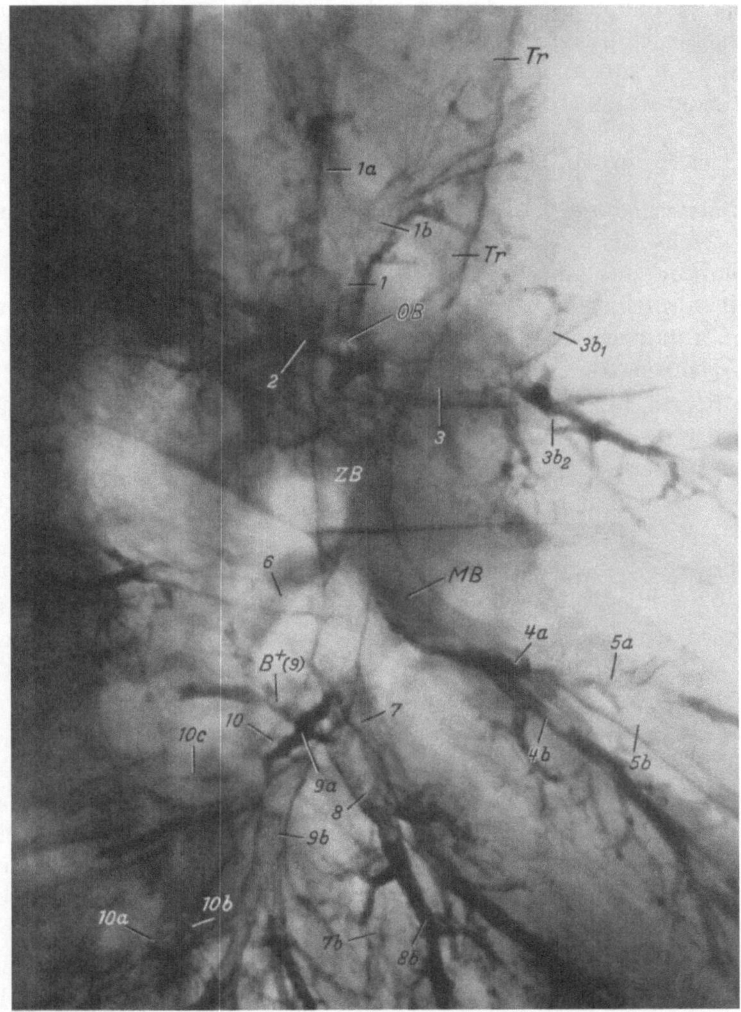

Abb. 34. Bronchogramm in frontalem Strahlengang des rechten Unter- und Mittellappens

wird als d 1 einzuordnen sein und d 4 entspricht B 10b. Dazwischen bleibt an der hinteren Wand des Stammbronchus Platz für 1—2 weitere dorsale Äste, von denen d 2 als B^+ und d 3 als BX^+ bzw. B 10c betrachtet werden.

Die hier zu findenden Bronchien entspringen aber in sehr unterschiedlicher Höhe und halten sich nicht an die Abgangshöhe der ventralen Äste (Aeby; Narath), bzw. an die Zwischenräume von v 2 und v 3 (Boyden; Esser). Boyden hat die dorsalen Bronchi zwischen B 6 und B 9 dem d 2 von Aeby zugerechnet (B^+) und die dorsalen Äste, die vom oberen Teil des B 10 entspringen, als d 3 (BX^+) gewertet. Die genauen Ausmessungen von Smith und Boyden sowie Ferry und Boyden zeigen, daß das subsuperiore Gebiet nur in 16% von einem einzelnen Bronchus in der Position von d 2 versorgt wird und in 45% ein oder mehrere Äste in diesem Abschnitt abgehen.

Eine Aufschlüsselung der Zahlen Boydens ergibt, daß zwischen B 6 und B 9 an der dorsalen Bronchuswand in 48 % ein, in 13 % zwei Bronchien entspringen und in 39 % ein Bronchus hier ganz fehlt.

Wenn der subsuperiore Bronchus fehlt (39 %), rücken Äste von B 10 oder auch B 9 in das dorsale Gebiet ein. Sie werden von Boyden dann dem d3 zugeordnet und als akzessorische subsuperiore Äste betrachtet (BX^+). Esser rechnet diese Bronchien dem B 10 zu und nennt sie je nach Zahl B 10c, d, e.

Zwischen der räumlichen Ausdehnung der superioren und subsuperioren Bronchien scheinen gewisse Beziehungen zu bestehen. So ist von B 6 häufig der laterale Ast stärker ausgebildet und vom subsuperioren Bronchus der mediodorsale Teil kräftiger entfaltet (Melnikoff; Herrnheiser; Esser).

ι) *Die Segmentbronchien des rechten Unterlappens*

B 6. Der *Bronchus segmentalis superior* (*apicalis*), auch Nelson-Bronchus genannt, geht von der Dorsalfläche des rechten Unterlappenbronchus ungefähr 2—10 mm unterhalb des Mittellappenbronchus ab. Von der Bifurkation ist der Ursprungsort ungefähr 5 cm entfernt. Bei einem kleinen Teil liegt der Abgang des B 6 höher als der des Mittellappenbronchus, selten kommt auch eine Doppelung des B 6 in zwei nahe beieinander gelegene Ostien vor (6 %, Boyden).

B 6 geht in horizontaler Richtung teils mit leicht caudaler Neigung nach dorsal und teilt sich schon nach 5 mm meist in 2 Äste (89 %), selten in 3 (5 %). Die Rami verzweigen sich nach Esser in der oberen Hälfte des Unterlappens in 40—78 % (78 %, Boyden), in den oberen Zweidritteln in 8—30 % (8 %, Boyden) und im oberen Drittel in 14—30 % (14 %, Boyden).

Die Trennebene zu den basalen Segmenten, die in einigen Fällen als Spalt ausgebildet ist, verläuft in 62 % horizontal, sonst ist die Intersegmentalebene schräg gestellt.

Die Zweiteilung des Segmentbronchus erfolgt so, daß in der ganz überwiegenden Zahl B 6a und B 6b (Ramus medialis und superior) verbunden sind und B 6c (Ramus lateralis) unabhängig verläuft.

Der *Ramus medialis, B 6a*, hat zunächst meistens mit B 6b einen gemeinsamen Stamm (79 %), er wendet sich dann nach mediodorsal und teilt sich in einen absteigenden paravertebralen Zweig *(B 6a 1 — Ramus paravertebralis)* und einen dorsolateralen Zweig *(B 6a 2 — Ramus posterior)*, seine Zweige reichen paravertebral in 30 % bis zum unteren Lappendrittel, d. h. bis fast in Höhe der 10. Rippe und in 44 % bis zur Lappenhälfte (Esser). Aufsteigende Zweige können bis zur Lappenspitze reichen. Die zugehörige Arterie liegt lateral und dorsal bzw. cranial vom Bronchus.

Der *Ramus superior, B 6b*, steigt nach Trennung von B 6a (79 %) oder bei direktem Abgang von B 6 in dorsaler Richtung auf in die Spitze des Unterlappens. Er bildet dabei häufig zwei Zweige: *Ramus anterior (B 6b 1)* und *Ramus posterior (B 6b 2)*. Die oberen Ausläufer reichen bis in Höhe der 5. Rippe hinten.

Der *Ramus lateralis, B 6c*, ist der stärkste Ast und geht ganz überwiegend direkt aus B 6 ab (84 %), er zieht in der Horizontalebene nach lateral. Ausnahmsweise kann dieser Ast direkt aus dem rechten Unterlappenbronchus oder aus B 8a entspringen. B 6c teilt sich in einen nach dorsal gerichteten *Ramus posterior (B 6c 1)* und einen der vorderen Lappenflächen naheliegenden *Ramus anterior (B 6c 2)*. Die zugehörige Arterie liegt, je nach Verlaufsrichtung des Astes, vor, über oder lateral vom Bronchus.

B^+. Der *Bronchus subsuperior* entspringt an der dorsalen Wand des Bronchus basalis zwischen B 6 und B 9. Dabei ist der Ursprungsort 9—35 mm (Boyden; Esser) oder 15—50 mm (Zenker, Heberer und Löhr) von B 6 entfernt (Abb. 35). Dieser Ast fehlt in 39 %. Der subsuperiore Bronchus zieht nach dorsal und bleibt dabei in der Horizontalebene oder weicht leicht caudalwärts ab. Häufig teilt er sich in einen *Ramus medio-*

dorsalis, *B+a*, und *Ramus dorsolateralis*, *B+b*. Ihre Verzweigungen liegen im mediodorsalen Teil. In dieses Lungenareal strahlen häufig Bronchien aus der Nachbarschaft ein. Die zugehörige Arterie findet sich meist lateral vom Bronchus.

B 7. Der *Bronchus basalis medialis* (cardiacus) entspringt ventromedial vom Bronchus basalis 5—15 mm vom Mittellappen entfernt (ESSER) oder 4—17 mm von B 6 (BOYDEN). Der Ursprungsort ist oberhalb des B 8 gelegen. Ob sein Ostium mehr ventral oder medial liegt, hängt von der weiteren Verzweigung ab. Der Bronchus kann in 20% fehlen. Seine

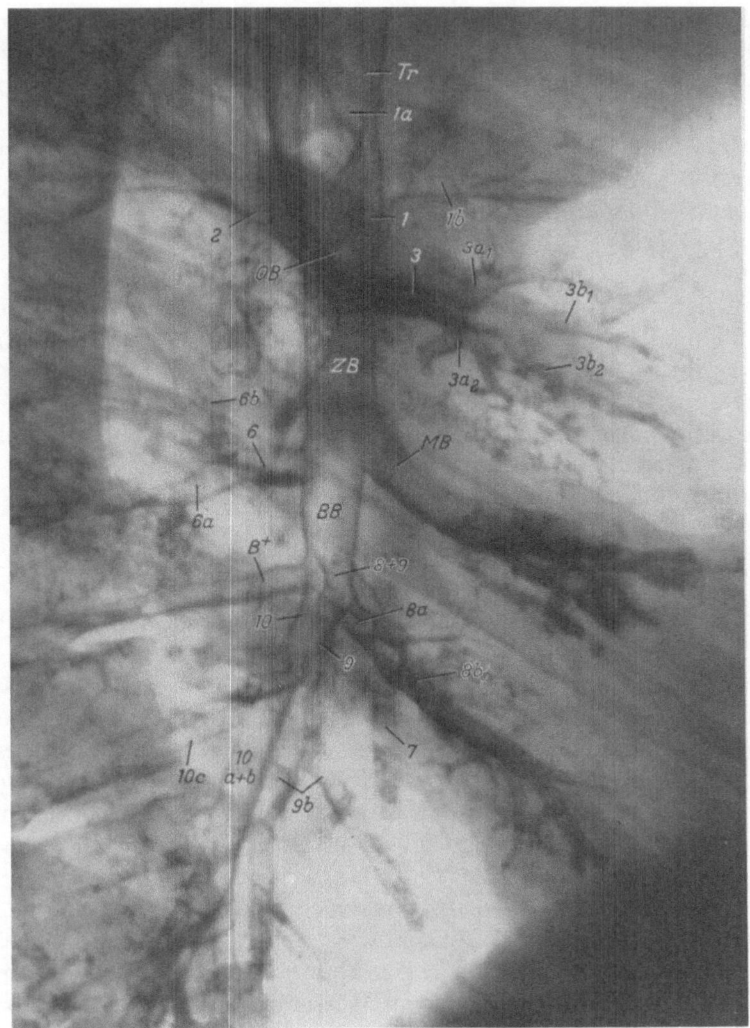

Abb. 35. Bronchusäste des rechten Unterlappens mit subsuperiorem Bronchus (B+) im seitlichen Bronchogramm

Äste gehen dann getrennt von dem Basalbronchus oder von Nachbarbronchien (B 8) ab. Das Ausbreitungsgebiet dieses Bronchus liegt im medialen vorderen Unterlappen, dessen Vorderfläche er häufig über die Hälfte besetzt, und reicht dabei in wechselnder Ausdehnung von der Vorderfläche des Lappens nach hinten. Bei einem großen Teil gehen seine Äste dabei über das Ligamentum pulmonale hinaus in das paravertebrale Gebiet. Das Segment kann partiell durch einen Spalt abgesetzt sein (35%, DÉVÉ; 38%, BOYDEN und SMITH). Dann spricht man von einem Lobus cardiacus. Von medial her wird es durch die Vena cava caudalis an der Basis eingedellt.

B 7 besitzt zwei oder drei Rami: *Ramus anterior*, *B 7a*, *Ramus posterior*, *B 7b*, und *Ramus diaphragmaticus*, *B 7c*.

Auf Grund des Abgangsortes und der Beziehungen zu den Unterlappenvenen und der Verzweigung des Ramus anterior und Ramus posterior von B 7 unterscheiden Ferry und Boyden 4 Typen:

Typ I (34 %), B 7 verzweigt sich vor den basalen Venenstämmen und seine Äste ziehen nach anterior und paravertebral.

Typ II (22 %), die Teilung des B 7 liegt vor den basalen Venen, seine beiden Äste ziehen vorwiegend zur anterioren Lappenoberfläche. Die paravertebralen Lungenteile werden von B 6a oder durch Zweige von B 10 versorgt.

Typ III (24 %), B 7 entspringt mehr aus der medialen Position und teilt sich sehr früh oberhalb der basalen Venenstämme. Der Ramus anterior läuft dann vor den Venen zum vorderen Lappen. Während der Ramus posterior nach hinten ins paravertebrale Gebiet zieht.

Typ IV (20 %), B 7 fehlt und die Rami gehen getrennt von Nachbarbronchien ab. B 7a kommt von B 8 und verläuft vor den Basalvenen, B 7b entspringt aus dem subsuperioren Bronchus oder aus B 10 und zieht hinter den großen Venenstämmen zum paravertebralen Gebiet.

B 8. Der *Bronchus segmentalis basalis anterior* entspringt 13—28 mm (Boyden) unterhalb des B 6 an der ventrolateralen Seite des Basalbronchus. Er verläuft laterocaudal in Richtung auf den seitlichen unteren Lappenrand und hält sich dabei fast in der Frontalebene. Teilweise geht B 7a von B 8 oder einem seiner Äste ab (20 %). Selten besteht ein gemeinsamer Stamm B 7 und 8. Die Verzweigungen des Bronchus füllen ungefähr das vordere untere Lappendrittel aus und reichen nach hinten bis zur hinteren Axillarlinie. B 8 teilt sich in einen Ramus lateralis (B 8a) und Ramus basalis (B 8b).

Der *Ramus lateralis, B 8a,* entspringt 8—18 mm vom Ostium entfernt aus B 8. Teilweise wird er durch zwei Zweige substituiert. Selten entspringt er direkt aus dem Bronchus basalis (Lucien und Beau, Boyden). Der Ast zieht lateral parallel zur Lappenvorderfläche, teils mit caudaler, teils mit dorsaler Tendenz. Er verzweigt sich im lateralen Gebiet unter S 6, von dem es teils durch einen Spalt getrennt ist. Die zugehörige Arterie liegt über und vor dem Bronchus.

Der *Ramus basalis, B 8b,* stellt die Fortsetzung des B 8 dar. Ausnahmsweise kann er unabhängig aus dem Bronchus basalis entspringen und zieht in Richtung auf den ventrolateralen Lappenrand. Er teilt sich im vorderen lateralen Unterlappen über der Zwerchfelloberfläche auf. Die begleitende Arterie liegt über oder vor und lateral vom Bronchus.

B 9. Der *Bronchus segmentalis basalis lateralis* geht von der Vorderseite des Basalbronchus ab. Der Abstand zum B 6 beträgt 18—42 mm. Zum Ursprungsort von B 8 sind es 2—21 mm, durchschnittlich 10,5 mm (Boyden). Die Entfernung der Abgänge von B 8 zu B 9 hängt vom Vorhandensein eines oder mehrerer subsuperiorer Äste ab. In einem Teil der Fälle beginnt er in direkter Nähe von B 8, so daß eine trifurkationsähnliche Aufteilung von B 8/9/10 besteht. B 9 hat meist einen kleineren Durchmesser als B 8 und B 10 (Brock, Huizinga, Boyden). In einem Viertel der Fälle können die beiden Bronchi gleich groß sein (Huizinga). Als Segmentbronchus ist B 9 in 87 % vorhanden. Er ist in 8 % in seine Äste aufgesplittert. Ein Ast von ihnen fehlt in 5 %. Der Bronchus zieht in dorsolateraler Richtung hinter B 8 und seinen Ästen. Seine Verzweigung erfolgt oft frühzeitig in einen Ramus lateralis (B 9a) und Ramus basalis (B 9b).

Der *Ramus lateralis, B 9a,* geht meist kurz (5—19 mm) (Boyden) nach Bildung des Segmentbronchus ab und läuft in horizontaler Ebene oder mit geringer Kaudaltendenz nach lateral. Er breitet sich in mittlerer Lappenhöhe unter S 6 aus. Dieser Ast kann in 10 % fehlen.

Der *Ramus basalis, B 9b,* bildet die Fortsetzung des Segmentbronchus. Er fehlt in 11 %. Er versorgt das dorsolaterale Gebiet bis in den Zwerchfellrippenwinkel. Die zugehörige Arterie liegt cranial und dorsal zum Bronchus.

B 10. Der *Bronchus segmentalis basalis posterior* stellt in der überwiegenden Zahl die Endaufzweigung des Bronchus basalis dar. Als selbständiger Segmentbronchus beginnt er

18—42 mm unterhalb des B 6. In der Mehrzahl bilden B 9/B 10 vor der Teilung einen gemeinsamen Stamm. Bei einem anderen Teil liegt die Teilung aber hoch in direkter Nähe von B 9, so daß eine Trifurkation entsteht. B 10 ist in 14% kleiner als B 9 und kann wie ein Ast von diesem aussehen, sonst ist dieser Segmentbronchus der kräftigste Unterlappenast. Er verläuft steil abwärts in gerader Richtung auf den hinteren Phrenicocostalwinkel zu. Er verzweigt sich in der dorsalen und paravertebralen unteren Lappenhälfte. Wenn B 7b fehlt oder nur gering nach dorsal ausgebildet ist, reicht er nach vorn über das Ligamentum pulmonale hinaus und bildet hierfür einen besonderen Ast, den Ramus paravertebralis, sonst teilt er sich allgemein in einen Ramus laterobasalis (B 10a) und Ramus mediobasalis (B 10b). B 10 gibt noch Rami posteriores B 10c, d, e ab. Diese sind je nach Ausbildung des subsuperioren Bronchus mehr oder weniger kräftig entwickelt. Die zugehörige Arterie liegt lateral von dem Bronchus.

Der *Ramus latero-basalis, B 10a*, entsteht aus einer Zweiteilung des B 10 12—43 mm (durchschnittlich 22 mm) unterhalb des Ursprungs des Segmentbronchus. Er schlägt eine gering laterale Richtung ein und liegt dabei etwas ventraler als B 10b. B 10a teilt sich auf im costalen dorsalen Lungengebiet über dem Zwerchfell. Die Arterie findet sich lateral von ihm.

Der *Ramus mediobasalis, B 10b*, setzt den B 10 fort und weicht dabei mehr oder minder nach medial ab. Er verzweigt sich im unteren mediodorsalen und costovertebralen Lungengebiet. Die zugehörige Arterie liegt lateral und hinter dem Bronchus.

Der *Ramus posterior, B 10c*, entspringt an der Hinterwand von B 10, zwischen dem Abgang von B 9 und der Aufteilung in B 10a und B 10b. Er zieht mediodorsal und dringt beim Fehlen des subsuperioren Bronchus nach cranial vor. Bei einem Teil sind auch ein oder zwei weitere Rami posteriores vorhanden.

m) Die Bronchien der linken Lungenteile

α) Der linke Oberlappenbronchus (Bronchus lobi superioris sinistri)

Der linke Hauptbronchus teilt sich 4—6 cm von der Bifurkation in den linken Ober- und Unterlappenbronchus. Der Oberlappenbronchus geht in ventrolateraler, teils mehr lateraler Position ab und verläuft in der Frontalebene nach lateral. Der Abgang liegt in der Regel 2 cm tiefer als rechts (Hohn und Vieten).

Entgegen dem normalen hyparteriellen Verlauf kann ausnahmsweise auch links ein eparterieller Bronchus vorkommen (Chiari; Hansemann; Lemoine; Huizinga und Smelt; Boyden). Er umfaßt häufig aber nur Teile des Oberlappenbronchus.

Tabelle 4. *Bronchien der linken Lungenseite*

L OB Br. lobi superioris sinistri		*L UB Br. lobi inferioris sinistri*	
B 1.	B. apicalis	B 6.	B. apicalis (superior)
	a) R. apicalis		a) R. medialis
	b) R. anterior		b) R. superior
B 2.	B. posterior		c) R. lateralis
	a) R. apicalis	B 6+.	B. subapicalis (subsuperior)
	b) R. lateralis	B 7.	B. basalis medialis
B 3.	B. anterior		a) R. antero-lateralis
	a) R. lateralis		b) R. antero-medialis
	b) R. anterior	B 8.	B. basalis anterior
			a) R. lateralis
Bronchus lingularis			b) R. basalis
B 4.	B. lingularis superior	B 9.	B. basalis lateralis
	a) R. posterior		a) R. lateralis
	b) R. anterior		b) R. basalis
B 5.	B. lingularis inferior	B 10.	B. basalis posterior
	a) R. superior		a) R. latero-basalis
	b) R. inferior		b) R. medio-basalis

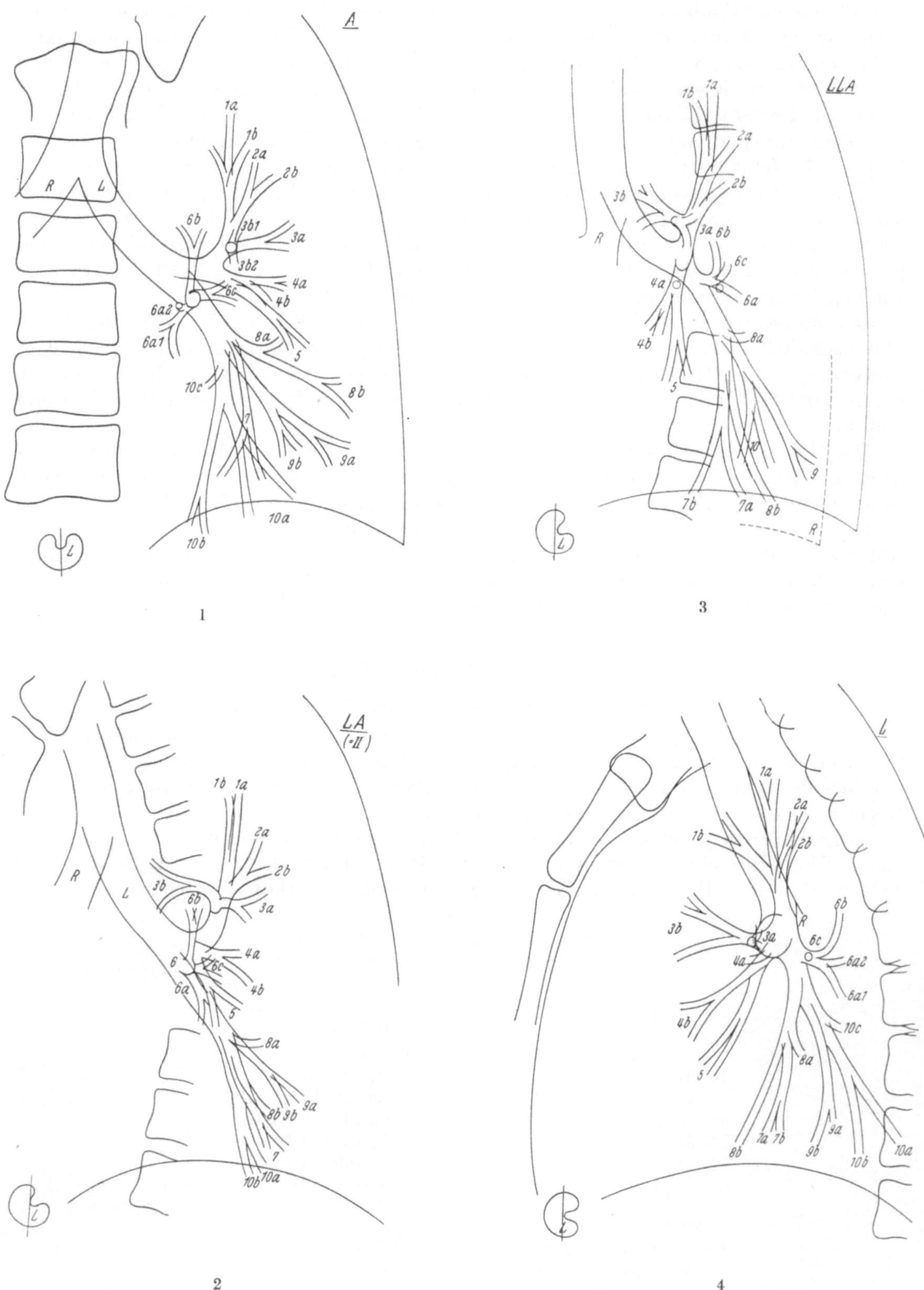

Abb. 36. Schematische Darstellung der Aufzweigung des linken Bronchialbaumes in verschiedenen Strahlengängen (Strahlengang im Körperquerschnitt eingezeichnet). (Aus Esser, C.: Topographische Ausdeutung der Bronchien im Röntgenbild, 2. Aufl., Stuttgart: Georg Thieme 1957)

LLP
1b
1a
2a
2b
3b
3a
R
6b
4a
6c
6a2
4b
6a1
5
10c
8a
9
8b
7a
7b
10a
10b
5
LPP
1b
1a
2b
2a
R
6b
3a
3b
6a2
4a
6c
4b
6a1
7
9
10
10c
5
8
10b
7a
7b
10a
LLR
6
LP
(=UI)
1b
1a
2b
2a
R
6b
3b
3a
4a
6c
6a2
4b
6a1
8a
10c
5
8b
9
7
10b
10a
7
P
1b
1a
2a
2b
L
R
6b
3a
3b1
3b2
4a
4b
6c
6a2
8a
6a1
5
10c
8b
7
9a
9b
10a
10b
8
P
RP
RPP
LPP
LP
RRP
LLP
R
L
RRA
LLA
RA
RAA
LAA
LA
A

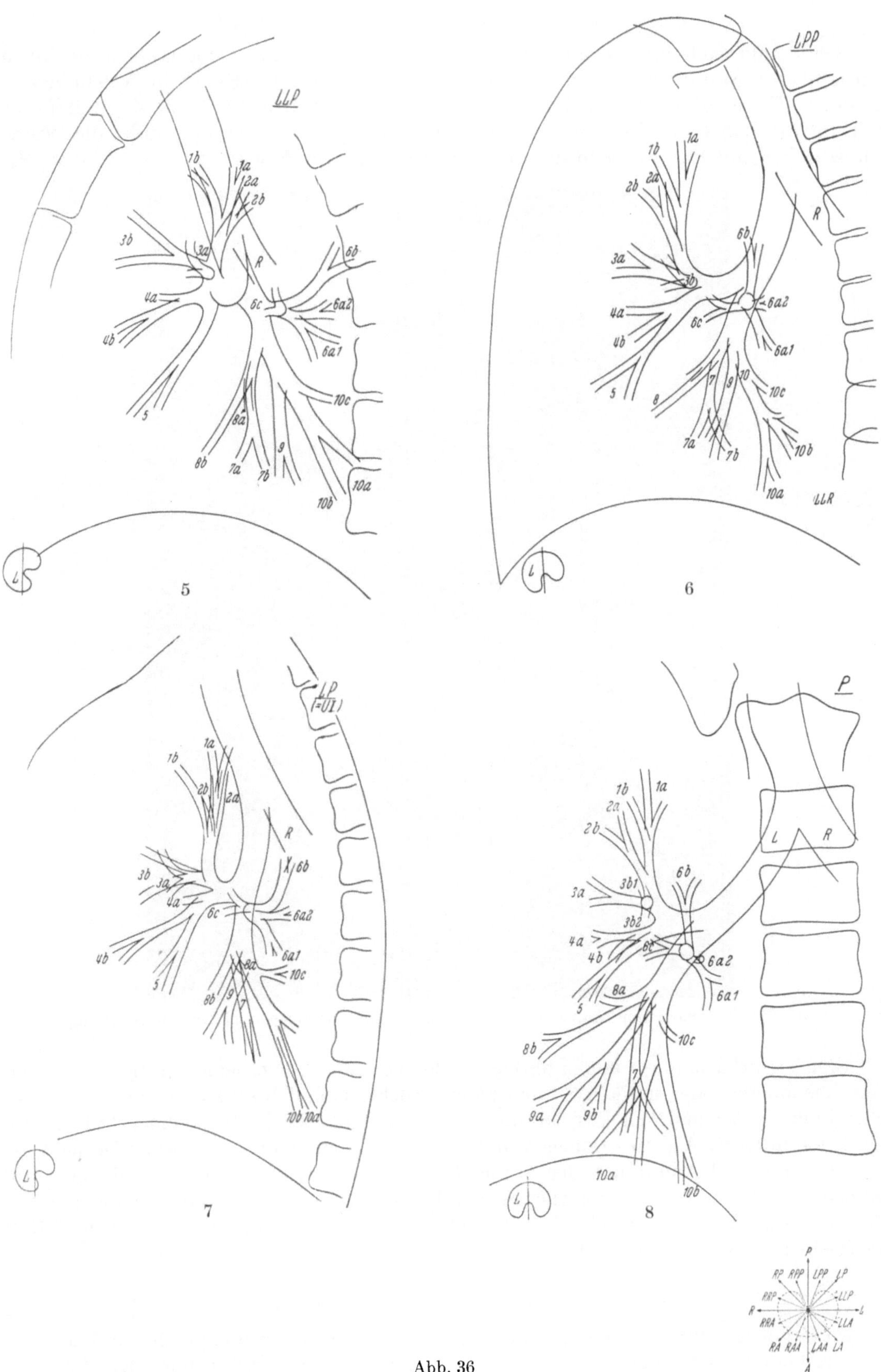

Abb. 36

β) *Die Verzweigung des linken Oberlappenbronchus*

Schon bald nach dem Abgang (10—15 mm) teilt sich der linke Oberlappenbronchus in einen oberen Stamm und einen unteren oder Lingulastamm (Esser in Anlehnung an Brock: "Upper division bronchus", "Lower division bronchus"). Diese Zweiteilung erfolgt in 73% (Boyden) bzw. 86% (Frodl). Der obere Bronchusstamm bildet die Wurzel für B 1, B 2 und B 3, während der untere B 4 und B 5 umfaßt.

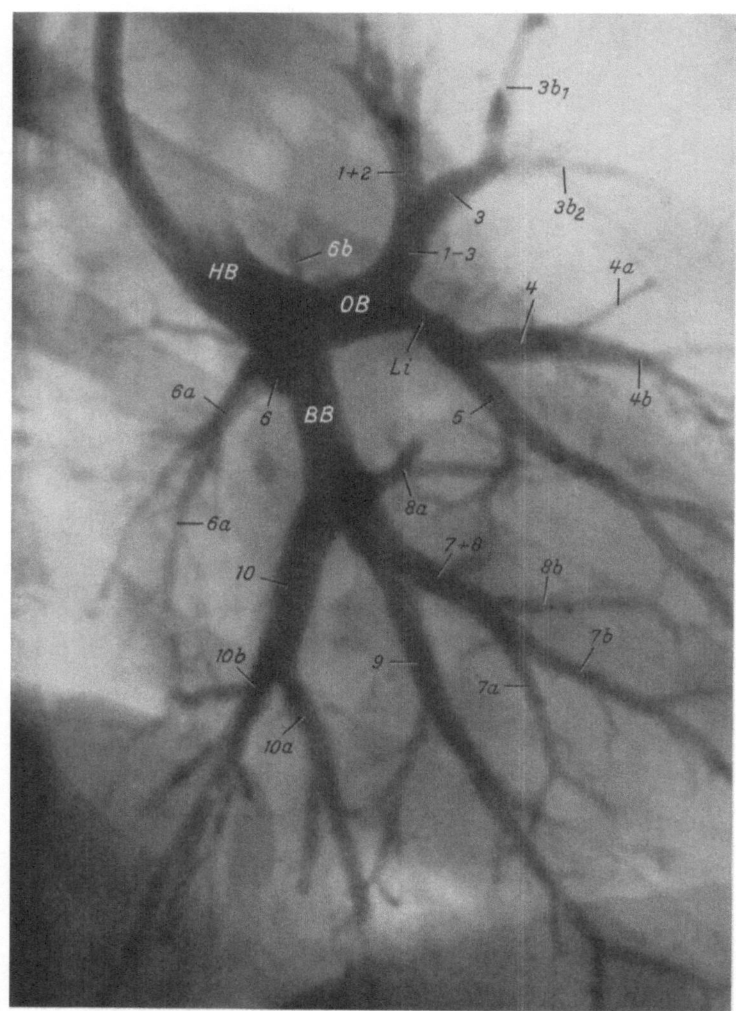

Abb. 37. Bronchogramm. Aufzweigung des linken Bronchialbaumes in leichter Linksdrehung

Eine Trifurkation liegt in den übrigen Fällen vor (27%). Hierbei ist häufig der mittlere Ast dem oberen oder unteren Stamm nähergerückt, so daß Boyden einen dritten Bronchus in eindeutig zentraler Position nur in 7% feststellt. Bei Bestehen einer Trifurkation wird der mittlere Ast fast immer von B 3 gebildet, der dann caudalwärts gerückt ist.

Ursprung und Anordnung der Segment- und Subsegmentbronchien im linken Oberlappen unterliegen großen Schwankungen. Die Bronchien zum anterioren und apicalen Segment sind häufig unterschiedlich ausgebildet, und die lateralen Äste B 2b und B 3a wechseln in ihrer Stärke erheblich.

γ) *Der apicoposteriore Bronchusstamm*

Im Gegensatz zur rechten Seite sind die Segmentbronchien zum apikalen und posterioren Segment häufig vereinigt (78%). Hierbei bilden B 1 und B 2 in über der Hälfte die

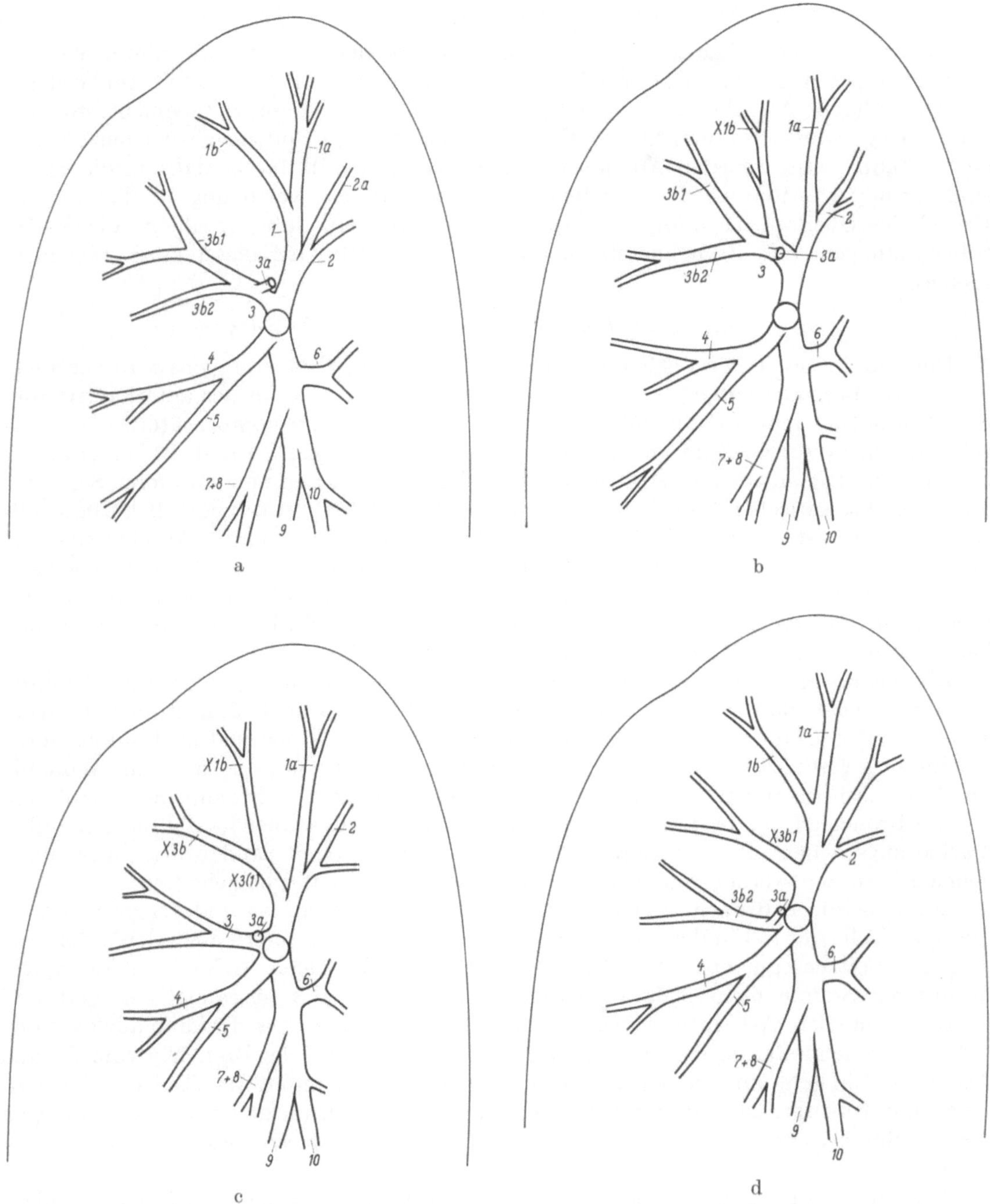

Abb. 38a—d. Schematische Darstellung der verschiedenen Arten der Bronchusanordnung im linken vorderen Oberlappen. a: Annähernd gleich starke Entwicklung von B 1 und B 3. b: B 1b (BX 1b) ist auf B 3 transponiert bzw. ein zusätzlicher Ast von B 3 dringt aberrierend in die linke vordere Spitze ein. c: Zwischen B 1 und B 3 ist ein kräftiger akzessorischer Bronchus [BX 3 (1)] entwickelt, der Teile des S 1 und S 3 versorgt. B 3 ist caudal verlagert. d: Normale Ausbildung der Äste des B 1, akzessorischer Bronchus zwischen B 1b und B 3, der als aberrierender isolierter BX 3b 1 aufgefaßt werden kann

beiden Äste der ersten Zweiteilung. In den übrigen Fällen ist B 2 meist aufgesplittert. B 2b geht dann vorzeitiger vom apico-posterioren Bronchusstamm ab und teilt sich mit B 1 + 2a (56%). Ein isolierter B 2b ist außerdem in 12% einer der drei Äste einer Trifurkation. In diesen Fällen kann B 2b als „axillarer Bronchus" aufgefaßt werden.

δ) *Die Bronchusversorgung der Lungenspitze*

Die linke Lungenspitze wird vorn durch die Kerbe der 1. Rippe und hinten von der 2. Rippe begrenzt (Esser). Dieses Gebiet wird weitgehend von B 1a versorgt. Im vorderen Teil treten häufig Äste des B 1b in die Spitze ein. Bei Ausfall dieses Subsegmentastes sind dann Zweige vom anterioren Segmentbronchus im vorderen Spitzengebiet nachzuweisen (16%, Frodl). Im dorsalen Abschnitt können Zweige des B 2a ebenfalls in die Spitze eindringen (25%, Frodl). Bei der Beurteilung der Bronchusverteilung in dem oberen Drittel des Oberlappens muß stets berücksichtigt werden, daß vor allem tuberkulöse Schrumpfungen die Bronchusäste häufig verlagern (Birch-Hirschfeld; Löschke; Esser).

ε) *Bronchusanordnung im anterioren linken Oberlappen*

Die Anordnung der Bronchien im vorderen Teil des linken Oberlappens wird vor allem durch zwei Besonderheiten bestimmt (Abb. 38a—d). Einmal kann der anteriore Ast des Spitzenbronchus fehlen (Abb. 38b). Äste des B 3 dringen dann kompensatorisch cranialwärts (38%, Boyden). Zum anderen kann im Übergangsgebiet S 1 und S 3 ein Bronchus besonders kräftig entwickelt sein, der bei sonst kleineren apikalen und anterioren Segmentästen als akzessorischer Bronchus erscheint und dem B 3 (Boyden) oder B 1 (Beau) als akzessorischer Ast zugerechnet werden kann (Abb. 38c). Nach Boydens Anschauung liegt dann eine Doppellung des anterioren Bronchus (B 3 und BX 3) vor. Nach Esser kann diese Anordnung zum Teil aber auch so gedeutet werden, daß der sonst sehr kräftige vordere Bronchusast (B 3b) in seine beiden Äste B 3b1 und B 3b 2 aufgesplittert ist und beide einen getrennten Ursprungsort haben (Abb. 38d).

Die Zuordnung dieses kräftigen Bronchus zum anterioren Segment sieht Boyden darin begründet, daß sein Hauptverzweigungsgebiet im S 3 liegt, d. h. in dem Lungenabschnitt, der nach oben durch die Einkerbung der ersten Rippe und nach unten durch die Incisura cardiaca, die erste Kerbe am vorderen Lungenrand, die durch die Wölbung des Herzens bedingt ist, begrenzt wird. Nach unten schließt sich dann die Lingula an.

Die Bronchien, die in diesem Gebiet laufen, überschreiten aber häufig die genannten Markierungsebenen des anterioren Segmentes cranial- oder caudalwärts. Die angegebenen Grenzen werden nur in 38%, wie Boyden feststellte, eingehalten.

Der zusätzliche Bronchus ist in 33% nach Boyden vorhanden und versorgt in 27% nicht nur Teile des S 3 in der oben angeführten Abgrenzung, sondern auch den anterioren Teil des Spitzensegmentes. Der Ursprungsort dieses Bronchus (BX) liegt am apicoposterioren Stamm mehr oder minder von B 3 entfernt. B 3 ist caudal verlagert und häufig der mittlere Ast einer Trifurkation des Oberlappenbronchus. Er kann auch auf den unteren Bronchusstamm transponiert sein. Wenn der zusätzliche Bronchus vom Stamm des B 1 + 2 abgeht und in einem hohen Prozentsatz den anterioren Teil des Spitzensegmentes versorgt, ist man berechtigt, diesen Ast als nach unten verlagerten kräftigen Ast des Spitzensegmentes anzusehen und ihn als "bronche apicale accessoir" aufzufassen (Beau).

Je nach Zuordnung dieses kräftigen Bronchus, der sich im vorderen Lungengebiet ober- und unterhalb der ersten Rippe verzweigt, wird von einer stärkeren Ausbildung des anterioren oder apikalen Segmentes zu sprechen sein. Unabhängig von dieser Einordnung ist das Verzweigungsgebiet des anterioren Bronchus aber dadurch vergrößert, daß von einem einfachen B 3 Zweige in das vordere Spitzengebiet aufsteigen und kompensatorisch für B 1b einspringen (11% nach Boyden).

ζ) *Die Bronchien des axillaren Teiles des linken Oberlappens*

An der Versorgung des axillaren Gebietes sind mehrere Bronchien beteiligt. Es handelt sich dabei um die lateralen Äste B 2b, B 3a + B 4a sowie B 1c. Die Entwicklung des lateralen Astes von B 3 unterliegt großen Schwankungen. B 3a fehlt als typischer kräftiger

Ast bei fast einem Drittel. In diesen Fällen ist dann ein kleinerer lateraler Ast, der von B 3b abgeht, vorhanden. B 3a entspringt direkt an der Ursprungsstelle des B 3 in 28% (BOYDEN) und kann dann als selbständiger lateraler oder axillarer Bronchus in Erscheinung treten. Auf den Lingulastamm ist er in 12% disloziert (Abb. 39) und passiert dabei die Grenze zwischen dem Oberlappen im engeren Sinne (S 1—3) und Lingula. Bei Fehlen von B 3a rücken B 2b + B 4a in dieses Gebiet nach. In ähnlicher Weise ist B 3a bei Ausfall von B 2b im axillaren Gebiet stärker entwickelt.

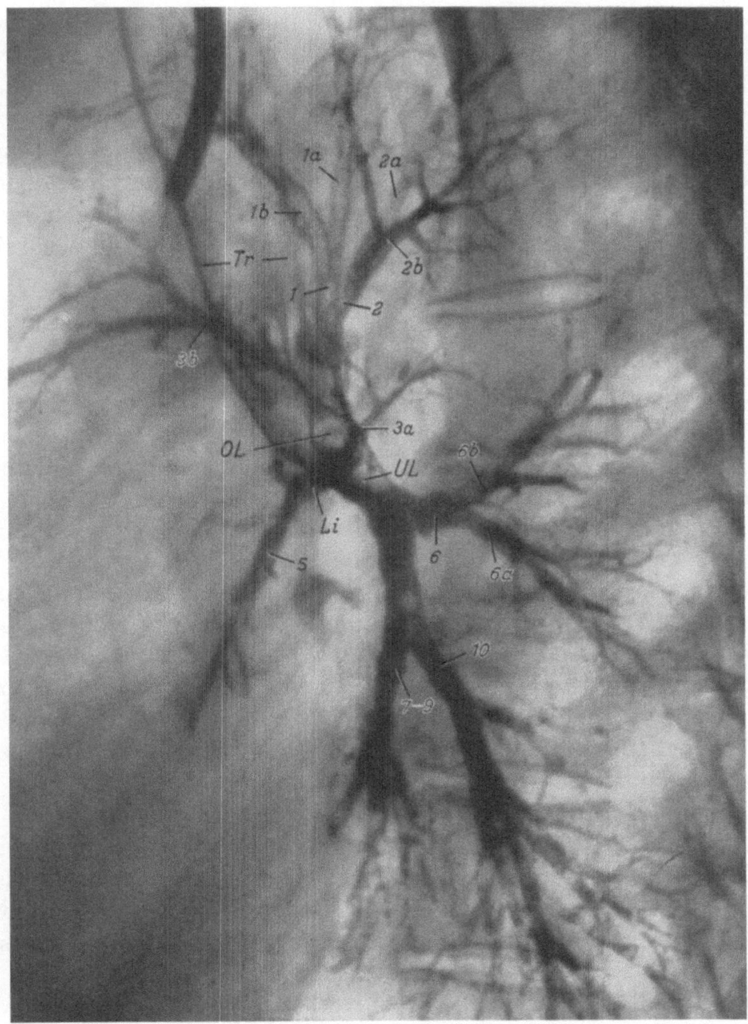

Abb. 39. Seitliches Bronchogramm mit Aufzweigung des linken Bronchialbaumes. B 3a geht von B 4 ab

η) Überblick über die Anordnung der Bronchien im Bereich der oberen drei Oberlappensegmente

Ein Überblick über die unterschiedliche Anordnung der Bronchien des oberen Stammes läßt drei Aufteilungen hervortreten, die die Orientierung unter der Vielzahl der Varianten erheblich erleichtern können.

1. Der apikale Bronchus ist mit seinen Ästen gut ausgebildet. Seine anterioren Zweige reichen bis zur Kerbe, die durch die erste Rippe hervorgerufen wird. Der anteriore Bronchus besetzt das Gebiet von hier bis zum oberen Rand der Incisura cardiaca, wo sich nach unten die Lingula anschließt. Die lateralen Äste B 2b—B 3a sind beide ausreichend entwickelt und haben mehr oder minder an der Versorgung des axillaren Gebietes teil. Wenn

B 3a aber fehlt, dann ist B 2b stärker entwickelt und entspringt dabei zum Teil direkt aus dem apico-posterioren Stamm.

2. Bei der zweiten Anordnung besteht der apikale Bronchus nur aus B 1a; B 1b fehlt. An seiner Stelle dringen Zweige des B 3b 1 oder ein zusätzlicher Ast von B 3 aberrierend in die Spitze ein. Hierdurch ist das anteriore Segment besonders stark entfaltet. In diesen Fällen kann zusätzlich auch der B 3a weit nach lateral und hinten reichen, da B 2b geringer ausgebildet ist.

3. Eine weitere auffallende Variation wird durch den akzessorischen anterioren Bronchus hervorgerufen, den Boyden als doppelten B 3 auffaßt, der aber wenigstens bei einem Teil als akzessorischer oder aberrierender Ast zum B 1 gehörend betrachtet werden kann (Beau; Esser) und B 1b ersetzt. Durch diesen zusätzlichen Bronchus wird B 3 in caudaler Richtung verlagert; der vordere Lappenteil erfährt durch die zwei kräftigen zur Vorderwand ziehenden Bronchien eine besonders betonte Unterteilung.

Eine weitere Variationsmöglichkeit in die Bronchusanordnung im Oberlappen bringt die unterschiedliche Ausdehnung der Lingula, auf die im Zusammenhang mit der Entwicklung der Arterien schon Melnikoff hingewiesen hat. Die Lingula reicht vor allem in den Fällen weiter nach cranial, in denen B 3a fehlt.

ϑ) Die Verzweigung des Lingulastammes

Der Lingulastamm vereinigt B 4 + B 5 in sich. Er teilt sich im Gegensatz zur rechten Seite in der ganz überwiegenden Zahl in einen oberen (B 4) und einen unteren (B 5) Segmentbronchus. B 4 + B 5 gehen nie von dem oberen Bronchusstamm des linken Oberlappenbronchus ab. Bei einer Trifurkation des linken Oberlappenbronchus kann der mittlere Ast (B 3) nahe an den Lingulastamm heranrücken.

Der Ast B 4a kann bei einem kleinen Teil allein aus dem Lingulastamm abgehen, so daß B 4b und B 5 getrennt seine Fortsetzung bilden (15%). Diese Bronchusanordnung führt zu einer Umgruppierung in einen lateralen und einen medialen Teil, wie sie im Gegensatz zu dem sonstigen Verhalten der Lingula im rechten Mittellappen vorliegt. Diese Umgruppierung tritt in einem Teil der Fälle ein, bei denen B 3a ausfällt und B 4a cranialwärts nachrückt. Sie wird von einzelnen Autoren für typisch gehalten (Fracassi; Churchill und Di Rienzo). Eine weitere atypische Anordnung stellt die Dislokation von B 3a auf den Lingulastamm dar (12%, Boyden). Der Lingulabronchus geht ausnahmsweise einmal vom linken Hauptbronchus ab (Ferraris).

Die Lingula kann vom oberen Lappenteil durch einen Spalt getrennt sein, der eine fast vollständige Abtrennung nur selten durchführt (2%, Devos), häufiger aber partiell ausgebildet ist (9%, Boyden). Überzählige Pleuraspalten werden auch zwischen S 4 und S 5 beobachtet (Boyden). Die Grenzebene zwischen dem oberen Lappenteil und der Lingula liegt nicht immer horizontal, sondern steigt teilweise lateralwärts an.

ι) Die Segmentbronchien des linken Oberlappens

B 1. Der *Bronchus segmentalis apicalis* kommt aus dem oberen Bronchusstamm und bildet zunächst in 78% einen gemeinsamen Stamm mit B 2 oder B 2a (Bronchus apicoposterior). Nur ausnahmsweise ist B 1 mit B 3 verbunden. Der apico-posteriore Stamm beschreibt zunächst einen nach lateral konvexen Bogen und zieht an der seitlichen Wand der Arteria pulmonalis entlang. Er teilt sich nach 10—15 mm in den *B 1* und *B 2.* Der apikale Segmentbronchus steigt dann cranial zur Spitze auf und neigt sich nur bei einem Teil leicht nach ventral. Die Aufteilung in die Subsegmentäste erfolgt 2—3 cm nach Abgang des B 2 in den Ramus apicalis B 1a, Ramus anterior B 1b und Ramus lateralis B 1c. Der letztere Ramus ist jedoch nicht regelmäßig vorhanden. Die zugehörige Arterie liegt medial von B 1.

Der *Ramus apicalis, B 1a,* stellt die Fortsetzung des B 1 dar. Er weicht oft von der vertikalen Richtung leicht nach dorsal ab und läßt nur bei Fehlen des B 1b eine ventrale Neigung erkennen. Die begleitende Arterie ist medial oder auch dorsal gelegen.

Der *Ramus anterior, B 1b*, entspringt 20—35 mm nach Abgang des B 2 oder 30 bis 50 mm nach Bildung des apico-posterioren Stammes (ESSER). Dieser Ast ist wie oben beschrieben sehr unterschiedlich entwickelt; er fehlt ganz in 38% und wird dann durch den oberen Zweig von B 3b 1 ersetzt (11%) oder geht von einem akzessorischen Bronchus aus, der aus dem apico-posterioren Stamm entspringt (s. oben). Der Ast B 1b läuft in ventraler Richtung auf den unteren Rand der Clavicula zu; teilweise ist er mehr nach cranial oder caudal gerichtet. Von ihm kann noch der *laterale Ramus B 1c* abgehen.

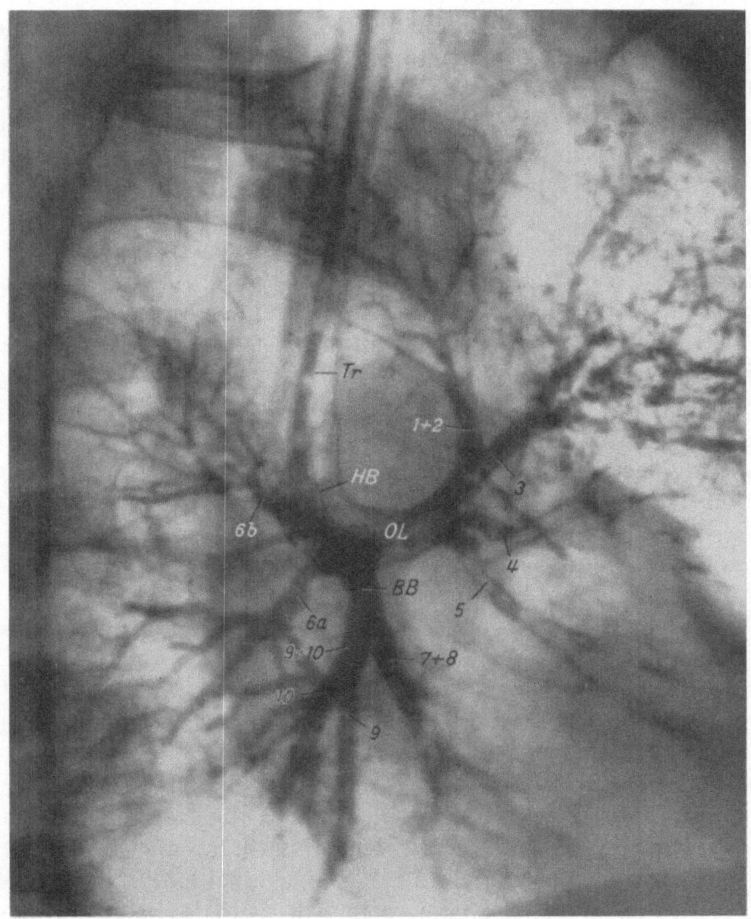

Abb. 40. Verzweigung des linken Bronchialbaumes in Schrägprojektion. Frühzeitige Aufzweigung der Lingula. B 8a entspringt aus B 9

B 2. Der *Bronchus segmentalis posterior* ist in 78% zu einem Stamm mit B 1 verbunden. Er geht an der dorso-lateralen Seite ab. In cranio-dorsaler Richtung zieht er mit lateraler Verlaufstendenz. Er liegt 2—3 cm von der Interlobärfläche entfernt und gibt seine Äste in den dorsalen und lateralen Oberlappen. Dabei dringt er in fast jedem vierten Fall in die Spitze ein. Im lateralen Teil greifen seine Zweige häufig (BOYDEN 35%, FRODL 76%) nach ventral bis zur Lappenmitte vor, vor allem wenn B 3a fehlt oder nur gering entwickelt ist. Die Arterie liegt meistens unter dem Bronchus. B 2 besitzt zwei Rami: den Ramus apicalis B 2a und Ramus lateralis B 2b.

Der *Ramus apicalis, B 2a*, ist die Fortsetzung des Segmentbronchus. Er steigt dorsal stärker an, weicht dabei leicht nach lateral ab und verzweigt sich im paravertebralen Teil über der Interlobärfläche. Dabei bildet er zur Spitze und zum Interlobium hin gerichtete Äste. B 2a geht von B 1 allein in 48% ab. Die begleitende Arterie ist medial und dorsal vom Bronchus angeordnet. Der *Ramus lateralis, B 2b*, entspringt nur in ungefähr der Hälfte der Fälle aus der dorso-lateralen Wand des B 2. Sonst ist er auf den apico-posterioren Stamm transponiert (36%, Boyden) oder bildet einen der Äste einer Trifurkation des oberen Bronchusstammes. Selten fehlt dieser Ast. Der Bronchus hat eine laterale oder auch dorso-laterale Verlaufsrichtung und verzweigt sich im dorsalen und lateralen unteren Teil der oberen Lappenhälfte. Er nimmt dabei an der Versorgung des axillaren Gebietes teil und rückt vor allem bei Fehlen von B 3a nach vorn vor. Er wird von der französischen Schule zu den Parabronchien gerechnet. Die begleitende Arterie ist unterschiedlich angeordnet. Sie kann sowohl unter als auch über dem Bronchus liegen.

B 3. Der *Bronchus segmentalis anterior* hat seinen Ursprungsort zwischen dem apico-posterioren Bronchus und dem Lingulastamm. In der überwiegenden Zahl geht er dabei vom oberen Bronchusstamm ab. Das Mittelstück einer Trifurkation des Oberlappenbronchus bildet er in 7% (Boyden). In einem weiteren Teil liegt er in unmittelbarer Nähe der Gabelung des Oberlappenbronchus, teils mehr dem oberen, teils mehr dem unteren Bronchusstamm zu (20%). Wenn B 3 in die Nähe der Teilungsstelle des Oberlappenbronchus herunterrückt oder in Nachbarschaft, bzw. vom Stamm des Lingulabronchus entspringt, ist meist ein akzessorischer Bronchus zwischen B 1 und B 3 vorhanden, der Teile von S 3 und meist auch S 1 (über 80%) versorgt. Von Boyden wird dieser Bronchus dann zum B 3 als "split anterior bronchus", BX 3, gerechnet und ist in 33% vorhanden. Esser macht darauf aufmerksam, daß der untere Ast des auf diese Weise als gedoppelt betrachteten anterioren Bronchus stets den B 3b 2 darstellt und von ihm der laterale Subsegmentbronchus B 3a abgeht, der obere Ast aber vom apico-posterioren Stamm entspringt und als transponierter B 3b 1 aufgefaßt werden kann. Bei Verlagerung des unteren Anteils auf den Lingulastamm (9%) kann das von ihm versorgte Gebiet auch zur Lingula gerechnet werden, wodurch diese weit nach oben heraufreichen würde. Wegen der oben dargestellten Besonderheiten des B 1 bei Vorhandensein des akzessorischen oberen Astes kann dieser auch als Teil von B 1, nämlich als transponierter aberrierender B 1b betrachtet werden, wie es Beau und zum Teil auch Esser tun.

B 3 nimmt nach den oben angegebenen Ursprungsorten eine ventrale Verlaufsrichtung ein. Meist steigt er dabei leicht cranialwärts an, selten neigt er sich nach caudal. Wenn B 3 als solitärer Segmentbronchus vorhanden ist (67%), so besitzt er einen Ramus lateralis B 3a und einen Ramus anterior (B 3b) mit aufsteigenden Ramus superior B 3b 1 und Ramus inferior B 3b 2.

Der *Ramus lateralis, B 3a,* hat einen stark wechselnden Abgangsort. Er kann von B 3 oder B 3b entspringen. Wenn er sehr früh von B 3 abgeht und einen starken Ast nach lateral entwickelt, wirkt er als isolierter Bronchus und kann als „Bronchus axillaris" aufgefaßt werden. B 3a verläuft lateralwärts und steigt dabei häufig nach dorsal an. Er verzweigt sich im seitlichen dorsalen Mittelgeschoß des Oberlappens, wobei seine lateralen Äste bis zur axillaren Costalfläche, seine dorsalen bis zum Interlobium und medial teils bis zum Mediastinum reichen können. Es läßt sich dabei häufig ein *Ramus posterior (B 3a 1)* und ein *Ramus lateralis (B 3a 2)* unterscheiden. Der laterale Anteil seiner Zweige, die häufig von einem kräftigeren Ast ausgehen, kann in 24% (Frodl) oder 35% (Boyden) ausfallen. Seltener steigt dann ein aberrierender Ast vom Lingulastamm auf. Während in diesem Fall die Arterie dann über dem Bronchus liegt, ist sie sonst meist hinter und unter dem Bronchus angeordnet.

Der *Ramus anterior, B 3b,* bildet die Fortsetzung des B 3. Er teilt sich bei solitärem Segmentbronchus (67%) meist frühzeitig in einen *Ramus superior (B 3b 1)* und *Ramus inferior (B 3b 2).* Der superiore Ast ist mit Abstand nach caudal verlagert. Er verläuft häufig horizontal. Beide Äste verzweigen sich im ventralen Mittelgeschoß des Oberlappens und an der Mediastinalfläche. Sie reichen nach oben bis in die Gegend der ersten Rippe, teils auch darüber (18%). Häufig gelangen sie aber auch nicht bis in diese Höhe. Die unteren Zweige enden meist in Höhe der Incisura cardiaca; häufig hören sie aber schon höher auf (28%) oder greifen tiefer hinunter. Die begleitenden Arterien liegen meist medial von den Bronchien.

B 4. Der *Bronchus lingularis superior* entspringt aus dem unteren Stamm des linken Oberlappenbronchus, dem Lingulastamm. Er geht nach 1—2 cm von diesem ab. B 4 nimmt eine ventrolaterale Verlaufsrichtung und teilt sich bald (0,5—1,5 cm) in einen posterioren (B 4a) und anterioren (B 4b) Subsegmentast. Eine Aufsplitterung des B 4 kommt dadurch zustande, daß B 4a vorzeitig vom Lingulastamm abgeht und B 4b und B 5 einen gemeinsamen Stamm bilden. Hierdurch kommt eine typische vertikale

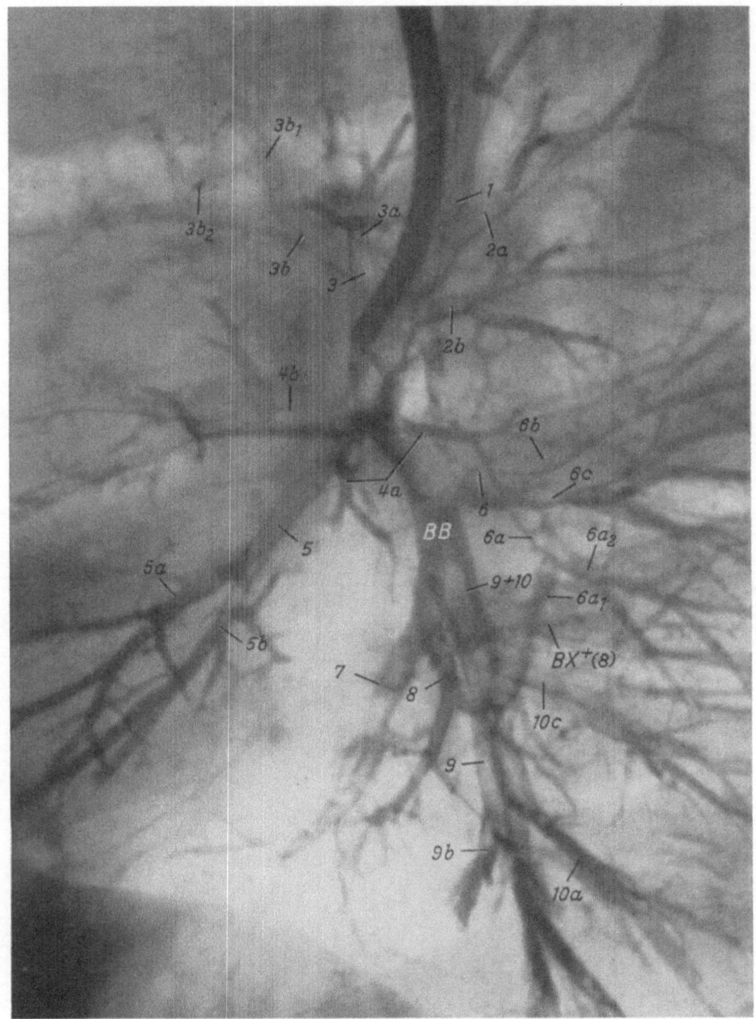

Abb. 41. Seitliches Bronchogramm linke Seite. Gute Darstellung der Lingulaaufzweigung. Teilweise Überlagerung der Äste von B 9 und B 10

Aufteilung der Lingula in einen medialen und einen lateralen Teil nach Art des rechten Mittellappens zustande, während in der Regel eine Superior-Inferiorgliederung besteht. B 4 verzweigt sich mit seinen Ästen in der oberen Lingulahälfte. Die zugehörige Arterie liegt dorsolateral vom Bronchus.

Der *Ramus posterior, B 4a,* geht in der Regel von B 4, aber in 15% vorzeitig vom Stamm der Lingula ab. Er verläuft nach lateral und teils leicht dorsal. Seine Zweige ziehen nach dorsolateral zur Interlobärfläche und lateroventral zur Costalfläche. Der Arterienast befindet sich meist über dem Bronchus.

Der *Ramus anterior, B 4b,* kommt aus B 4, selten aus einem gemeinsamen Stamm mit B 5. Ausnahmsweise ist er einmal mit B 5b verbunden. Er zieht ventrolateral längs dem Herzrand und verzweigt sich in Höhe des 4. Intercostalraumes. Die begleitende Arterie verläuft meist lateral, bei vertikaler Segmentaufteilung eher medial (Esser). Zwischen B 4 und B 5 ist in seltenen Fällen ein akzessorischer partieller Spalt vorhanden.

B 5. Der *Bronchus lingularis inferior* bildet die Fortsetzung des Lingulastammes. Er verläuft ventrocaudal parallel zur Herzfläche und zum schrägen Lappenspalt (Esser). Seine Verzweigungen liegen vorn im 5. und 6. Intercostalraum. Nach 3—5 cm teilt er sich meistens in einen superioren (B 5a) und inferioren (B 5b) Ast. Der superiore Ast

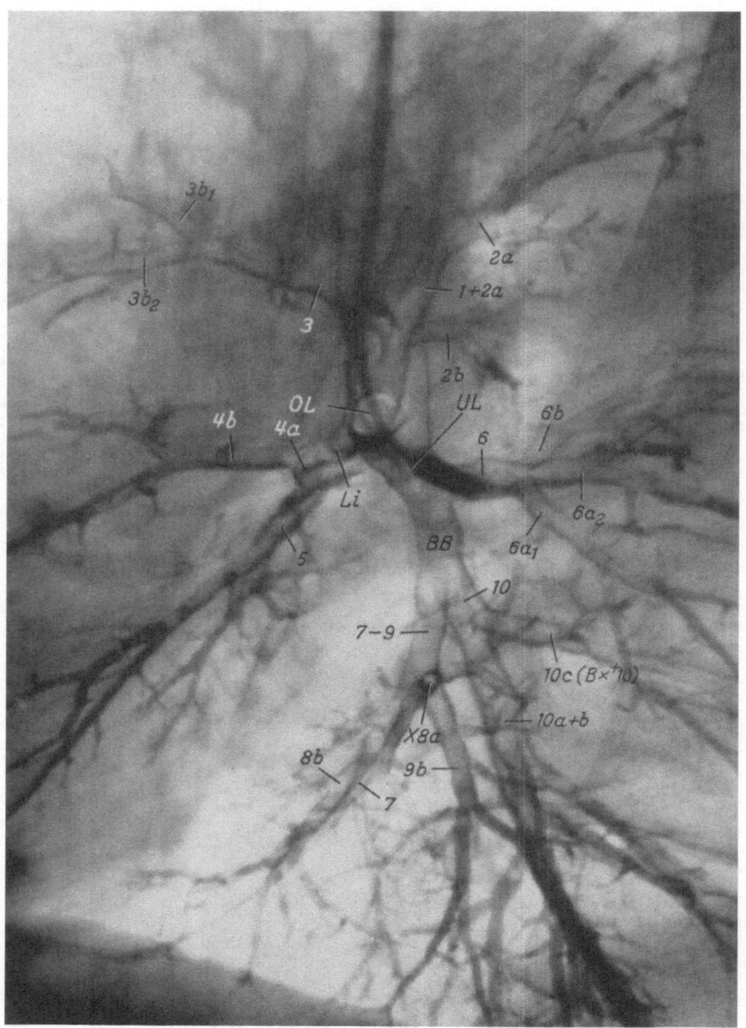

Abb. 42. Seitliches Bronchogramm linke Seite, Verzweigung der Unterlappenäste

zieht zur unteren Lingulaspitze, der inferiore mehr zur Interlobärfläche. Bei schmalem S 5 ist gewöhnlich nur ein kräftiger Ast vorhanden. Die begleitenden Arterien verlaufen dorsal und lateral auf der dem Interlobium zugewandten Seite.

ϰ) Der linke Unterlappenbronchus (Bronchus lobi inferioris sinistri)

Der linke Unterlappenbronchus entsteht 4—6 cm unterhalb der Trachealbifurkation aus der Aufteilung des linken Hauptbronchus in den Bronchus zum Oberlappen und den zum Unterlappen. Sein Ursprung liegt höher als auf der rechten Seite. Er verläuft in dorsocaudaler Richtung und macht anfangs einen kleinen Bogen nach lateral. Sein Durchmesser beträgt im Durchschnitt 10 mm. Nur im Ausnahmefall kann auf ihn einmal der Lingulastamm transponiert sein.

λ) *Die Verzweigung des linken Unterlappenbronchus*

Schon nach ungefähr 1 cm Verlauf gibt der linke Unterlappenbronchus dorsal den kräftigen Bronchus (B 6) zum superioren Unterlappen ab, der ebenfalls höher gelegen ist als sein gleichgeordneter Ast auf der rechten Seite. Der weiterziehende Bronchusstamm zum basalen Unterlappen wird Bronchus basalis (Boyden — pars basalis) genannt. Dieser teilt sich im Durchschnitt nach 15 mm (5—27 mm) in Form einer Bifurkation, und zwar in einen Bronchus antero-medialis mit B 7 + 8 und einen Bronchus postero-lateralis mit B 9 + 10 in 62 % oder B 7, B 8 bzw. B 10 als dem einen und den Rest als den anderen Stamm in 15,5 %. In den übrigen Fällen liegt eine Trifurkation vor, die fast immer aus B 7 + 8, B 9 und B 10 aufgebaut ist (Abb. 44). Der ventrale Bronchusstamm besteht also in 83 % aus B 7 + 8 und stellt ein sehr konstantes Bauelement dar.

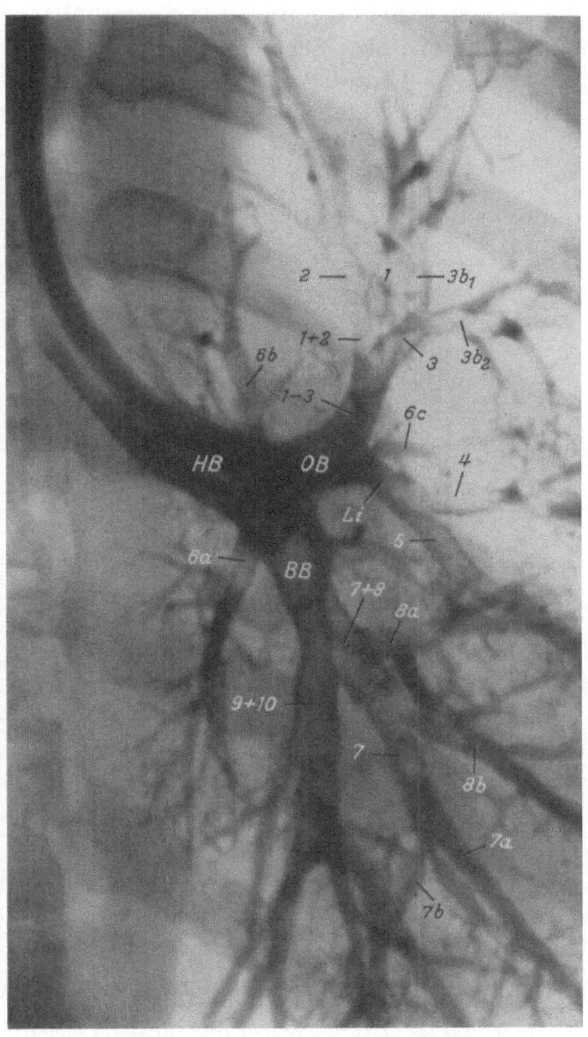

Abb. 43. Darstellung der Bronchusaufzweigung links und der Bronchusäste B 6a, B 6b und B 6c

Ein eigentlich durchlaufender Bronchus wie auf der rechten Seite (B 10) besteht in der Regel nicht. Die Aufzweigung erfolgt mehr nach dem zerstreuten Typ. Bei der räumlichen Anordnung der vier basalen Bronchien ist allgemein im Vergleich zur rechten Seite eine leichte Rotation um die Längsachse eingetreten, so daß die rechts ventral verlaufenden Äste links mehr die ventrolaterale und die dorsalen mehr die mediodorsale Richtung einnehmen.

μ) *Die Bronchusversorgung der subsuperioren Zone*

Ein selbständiger subsuperiorer Bronchus (B^{+}), der als d2 (Aeby) zwischen B 6 und B 9 dorsal am Bronchusstamm entspringt, ist auf der linken Seite wesentlich seltener ausgebildet (27 %, Boyden) (Abb. 45). In den meisten Fällen versorgen ein oder mehrere Äste von B 8, B 9 oder von B 10 die subsuperiore Zone (Nell; Boyden und Smith) (s. Abb. 41 und 42). Von B 9 ziehen Bronchusäste in dieses Gebiet in 73 % (Boyden) und von B 10 in 84 %. Die subsuperiore Zone ist auf der linken Seite dorsolateral gelegen, während sie rechts dorsale Position einnimmt.

ν) *Der Bronchus basalis medialis sinister*

B 7 bildet auf der linken Seite in 91 % einen gemeinsamen Stamm mit B 8, den Bronchus basalis anterior. Nur in den restlichen Fällen geht er vom Bronchus basalis ab, wie es für die rechte Seite typisch ist. Die Stammbildung der ventrobasalen Bronchien ist von den einzelnen Untersuchern unterschiedlich gedeutet worden.

Aeby, Kramer und Glass, Nelson, Nell u. a. betrachten den anteromedialen Bronchus als B 8 und lehnen das Vorhandensein eines B 7 ganz ab. Pierce und Stocking, Foster-Carter, Adams und Davenport, Jackson und Huber, Brock, Kassay u. a. sehen in einem der medialen Äste des B 8 einen Subsegmentbronchus, der dem B 7 der rechten Seite parallel geordnet wird. Auf Grund anatomischer, topographischer und theoretischer Argumente unterscheiden Melnikoff, Lucien und Weber, De Pablo, Appleton, Berg, Boyden und Smith, Warembourg und Graua, Frodl sowie Esser einen mediobasalen Segmentbronchus, der als ranggleiches Element mit B 8 im Bereich der vorderen Unterlappenhälfte ausgebildet ist. Durch die Herzentwicklung werden B 7 und B 8 nach lateral verlagert, und ihr Verzweigungsgebiet wird verkleinert.

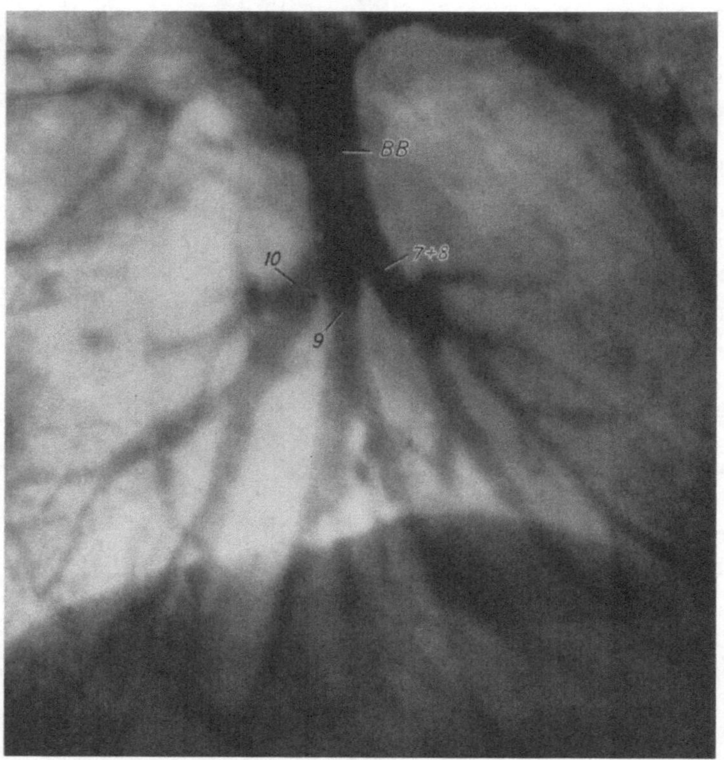

Abb. 44. Aufzweigung des Bronchus basalis (BB) links im seitlichen Bronchogramm. Trifurkation der Aufzweigung des Bronchus basalis

ξ) *Die Segmentbronchien des linken Unterlappens*

B 6. Der *Bronchus segmentalis superior* (apicalis) entspringt ungefähr 10 mm unterhalb der Bifurkation des linken Hauptbronchus aus dem Unterlappenbronchus an der dorsalen oder dorsolateralen Seite. Teils liegt sein Abgang schon direkt hinter der Aufteilung in den Ober- und Unterlappenstamm (Huizinga). Eine Aufsplitterung des Segmentbronchus ist äußerst selten. B 6 bildet nur einen kurzen Stamm, der sich schon nach 3—10 mm verzweigt. Eine zugehörige Arterie verläuft cranial und lateral vom Bronchus. Seine Aufzweigung erfolgt im oberen Drittel bis zur oberen Hälfte des Unterlappens. Paravertebral reicht S 6 häufig über die Lappenhälfte bis an die Grenze des unteren Drittels hinunter. Die Segmentgrenze fällt daher in der überwiegenden Zahl von lateral nach medial stärker ab. Ein partieller akzessorischer Spalt ist an der Basis von S 6 in 6—12% nachgewiesen.

Die erste Aufteilung des B 6 erfolgt als Bifurkation in zwei Äste, von denen B 6a den einen und B 6b und c den anderen in 43% bilden oder B 6d sowie B 6a + c in 29 bzw. B 6c sowie B 6a + b in 6,4% die Elemente der Aufzweigung sind. Eine Trifurkation mit B 6a, B 6b und B 6c besteht in 15%. Sonst sind die Rami noch weiter aufgesplittert.

Der *Ramus medialis, B 6a*, ist meist der stärkste Ast des B 6. Er entspringt an der mediodorsalen Seite in 57 % als ein selbständiger Bronchus. Mit B 6c ist er im Anfangsstadium in 29 % und mit B 6b in 6,4 % verbunden. Ausnahmsweise ist er einmal auf den linken Unterlappenbronchus transponiert und geht dann unterhalb von B 6 ab. B 6a verläuft mediodorsal und teilt sich bald in einen absteigenden Ramus paravertebralis (B 6a 1) und einen dorsolateral ziehenden Ramus posterior (B 6a 2). Der Ramus paravertebralis reicht paravertebral bis zum unteren Lappendrittel in fast 50 % hinunter. Wenn er fehlt, ist S 6 meist auf das obere Lappendrittel beschränkt.

Der *Ramus superior, B 6b*, geht in 44 % als selbständiger Ast aus B 6 ab. Sonst ist er mit anderen Ästen verbunden, und zwar in 43 % mit B 6c. Selten fehlt er oder ist in mehrere Zweige aufgesplittert. B 6b steigt steil auf, hält dabei aber eine dorsale Verlaufsrichtung bei. Er verzweigt sich in der Spitzenzone des Unterlappens. Der Ast gibt häufig einen Ramus anterior B 6b 1, der zur Interlobärfläche zieht, und einen Ramus posterior B 6b 2 zur dorsalen Costalfläche.

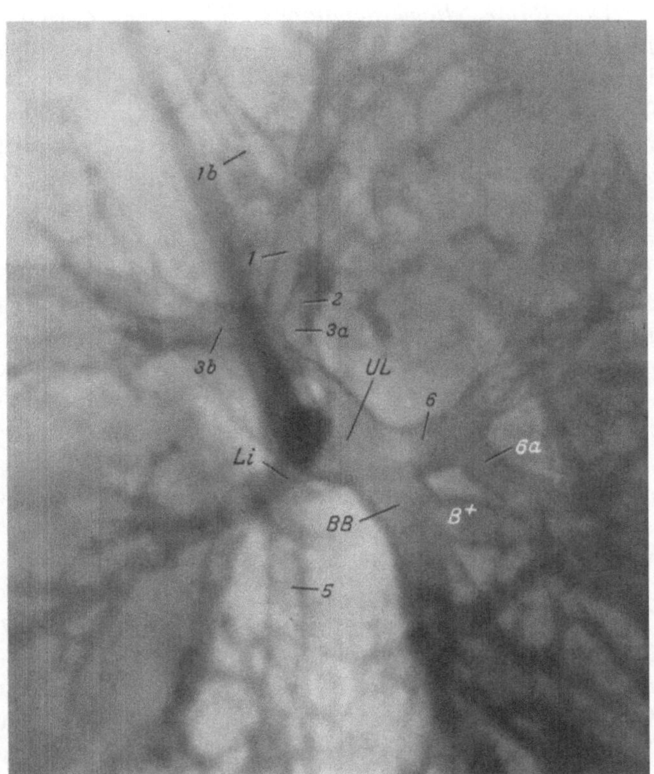

Abb. 45. Seitliches Bronchogramm der linken Seite. Darstellung eines subsuperioren Bronchus (B^+)

Der *Ramus lateralis, B 6c*, geht nur in 20 % direkt von B 6 ab, sonst ist er mit B 6b in 43 % und mit B 6a in 30 % zunächst zu einem Stamm vereint. Der Ast zieht dorsolateral und versorgt den lateralen Teil des S 6. Seine Zweige verlaufen lateral zur Costalfläche und nach vorn zur Interlobärfläche.

B^+. Der *Bronchus subsuperior*, der dem d 2 Aebys gleichzusetzen ist, ist in 27 % vorhanden. Er entspringt dorsal zwischen B 6 und B 9 (Abb. 45). Die unterhalb des Abganges von B 9 zur subsuperioren Zone ziehenden Bronchien werden von Boyden als akzessorische subsuperiore Äste aufgefaßt, können aber auch als Zweige von B 10 eingeordnet werden (Esser) (s. Abb. 42). Der B^+ zieht dorsolateral. Seine Ausdehnung hängt von der Größe der Nachbarbronchien (B 6a 2, B 6c, B 9a und B 10c) ab. Bei Ausfall dieses Bronchus ziehen einzelne oder mehrere Äste von B 8, B 9 (73 %) und B 10 (85 %) in das subsuperiore Gebiet.

B 7. Der *Bronchus basalis medialis* stellt das mediale Glied eines gemeinsamen Stammes mit B 8 (Bronchus basalis anteromedialis) in 91 % dar (Boyden). Selten geht er direkt aus dem basalen Bronchus wie auf der rechten Seite ab. In wenigen Fällen fehlt er, ist aufgesplittert oder auf B 9 oder B 10 transponiert. B 7 verläuft steil abwärts. Er zweigt sich nach 9—15 mm in zwei oder drei Äste auf: Ramus anterolateralis (B 7a), Ramus anteromedialis (B 7b) und häufig den Ramus diaphragmaticus (B 7c). Das Verzweigungsgebiet des B 7 liegt im ventromedialen Gebiet der basalen Lappenhälfte, nimmt darüber hinaus aber in 68 % die vordere Lappenpartie und dabei in 22 % noch einen Teil der Costalfläche ein. Die zugehörige Arterie liegt lateral und dorsal vom Bronchus.

Der *Ramus antero-lateralis, B 7a*, geht nach ungefähr 1,5 cm aus B 7 ab und zieht in Richtung auf die linke laterale Zwerchfelldecke. Er ist leicht mit dem benachbarten B 8b zu verwechseln. Seine Verzweigung an der Vorderfläche schwankt stark. In 22% hat er an der Versorgung der lateralen Costalfläche teil, in $^1/_4$ überschreitet er aber nicht die Lappenmitte nach lateral, in der Hälfte erstrecken sich seine Äste über den basalen Teil der Lappenvorderfläche.

Der *Ramus antero-medialis, B 7b*, kommt aus B 7 und zieht nach caudomedial. Er verzweigt sich medial unter dem Hilus und reicht nach dorsal bis zum Ligamentum pulmonale. Er kommt so teilweise in der Tiefenprojektion hinter B 8b zu liegen. Die Arterie verläuft lateral vom Bronchus.

Der *Ramus diaphragmaticus, B 7c*, liegt zwischen B 7a und B 7b. Er geht in 16% noch von B 7 isoliert ab, sonst entspringt er aus einem der anderen beiden Rami. Er verläuft steil abwärts zur Zwerchfellfläche, wo er einen wechselnd großen Bezirk versorgt.

B 8. Der *Bronchus basalis anterior* entspringt wie B 7 aus dem anteriomedialen Bronchusstamm in 91%. Hierbei kann B 8a vorzeitig aus dem Stamm abgehen und zunächst B 7 mit B 8b verbunden bleiben (Abb. 43). Aus dem Bronchus basalis direkt kommt B 8 in 9%. Dieser Bronchus zieht caudolateral und ordnet sich meist gering dorsal von B 7 oder in gleicher Ebene mit diesem an. Die zugehörige Arterie liegt in der Regel ventrolateral vom Bronchus. Das Verzweigungsgebiet von B 8 schwankt sehr stark, zumal der Ramus lateralis B 8a fehlen kann oder teils auf Nachbarbronchien transponiert ist und der Ramus basalis (B 8b) unterschiedlich ausgebildet ist. Bei der bronchographischen Untersuchung ist B 8b zum Teil nur schwer von B 7a zu unterscheiden. Das Versorgungsgebiet von B 8 liegt in der unteren lateralen Lappenhälfte. Nur in 81% reicht es lateral bis zum Zwerchfell hinunter (Boyden).

Der *Ramus lateralis, B 8a*, geht frühzeitig von B 8 in lateraler Position ab. Er kann auch vorzeitig vom anteromedialen Stamm (13%) oder vom Bronchus basalis (9%) entspringen. In 12% fehlt er nach Boyden. Der Ast verläuft lateral oder caudolateral und verzweigt sich im mittleren lateralen Lappendrittel.

Der *Ramus basalis, B 8b*, stellt die Fortsetzung des B 8 dar und zieht caudolateral. Teilweise ist er in mehrere Zweige aufgesplittert. Er verzweigt sich im Gebiet des unteren lateralen Lappens und reicht in 81% breitbasig bis zum Zwerchfell. Seine Zweige haben nach cranial eine sehr unterschiedliche Höhe. Ausnahmsweise können sie bis an die Grenze des oberen Lappendrittels reichen. Nach medial überschreiten die Zweige die Verbindungslinie zwischen lateraler Lappenecke und unterem Hiluspol nur in jedem 4. Fall (Esser).

B 9. Der *Bronchus basalis lateralis* entspringt aus einem gemeinsamen posterolateralen Bronchusstamm mit B 10 in 61% und aus einer Trifurkation mit B 7 + 8 und B 10 in 21%, sonst aus B 8 oder B 10. Der gemeinsame Stamm von B 9 + 10 ist im Durchschnitt 5—15 mm lang. In 11% war B 9 nach Boyden nicht nachzuweisen. Er verläuft in dorsolateraler Richtung. Seine zugehörige Arterie ist lateral vom Bronchus angeordnet. Das Verzweigungsgebiet, das großen Schwankungen unterliegt, befindet sich in der dorsolateralen unteren Lappenhälfte. Akzessorische subsuperiore Äste können von B 9 entspringen.

Der *Ramus lateralis, B 9a*, entspringt nach ungefähr 10 mm aus B 9. Der Ast verläuft in dorsolateraler Richtung. Häufig gibt er einen oder mehrere Zweige zur subsuperioren Zone ab.

Der *Ramus basalis, B 9b*, bildet die Fortsetzung von B 9. Er zieht caudo-lateral und verzweigt sich im unteren dorsolateralen Gebiet der Costalfläche und oberhalb des Zwerchfells.

B 10. Der *Bronchus basalis posterior* kommt aus dem posterolateralen Stamm in 62% und aus einer Trifurkation mit B 7 + 8 und B 9 in 21%. Bei diesen Aufteilungen ist B 10 gegenüber B 9 häufig der stärker entwickelte Ast. Aber er stellt nicht in gleicher Deutlichkeit wie rechts das Ende des „Stammbronchus“ dar. B 10 kann auch als 1. Ast aus dem Basalbronchus entspringen (6%). Er verläuft in dorsaler Richtung, weicht dabei aber fast immer nach medial zum Costalwinkel ab (ESSER). Die begleitende Arterie liegt dorsal und medial vom Bronchus. Das Verzweigungsgebiet von B 10 befindet sich im unteren medialen und paravertebralen Lappendrittel von der Dorsalfläche bis zum Ligamentum pulmonale. B 10 teilt sich nach ungefähr 48 mm (36—76 mm) unterhalb von B 6 in einen Ramus latero-basalis (B 10a) und einen Ramus mediobasalis (B 10b) mit ihren terminalen Zweigen. Außerdem bestehen ein oder mehrere dorsale Äste (B 10c, d, e). Der obere dieser dorsalen Rami zieht oft zur subsuperioren Zone (BX^+). Darüber hinaus treten paravertebrale Zweige auf, die größtenteils von B 10b abgehen.

Der *Ramus laterobasalis, B 10a,* entspringt nach ungefähr 22 mm aus B 10. Der Ast kommt in 2% aus B 9. Er verläuft nach caudodorsal und verzweigt sich an der dorsobasalen Brustwand.

Der *Ramus mediobasalis, B 10b,* entsteht aus der Bifurkation mit B 10a und ist häufig weniger kräftig entwickelt als dieser. Er verläuft caudal in mediodorsaler Richtung und zieht meist hinter B 10a. Er verzweigt sich im mediodorsalen Lappenteil. Seine Zweige überschreiten das Ligamentum pulmonale nach ventral nicht. B 10b gibt an der ventralen und medialen Seite oft paravertebrale Äste ab.

5. Lungenlappen und -segmente

Die beiden Lungenflügel haben die Gestalt eines median abgeflachten Kegels, der dem Zwerchfell breit aufsitzt. An der Oberfläche sind eine Facies sterno-costalis, mediastinalis und diaphragmatica zu unterscheiden. Die mediastinale Seite wird im mittleren und unteren Teil durch die Radix pulmonalis und das Ligamentum pulmonale in einen vorderen und hinteren Abschnitt geteilt, die Facies mediastinalis anterior und posterior bzw. vertebro-mediastinalis genannt werden.

Im oberen Teil erfolgt die Unterteilung in einen vorderen und hinteren Abschnitt durch den Sulcus subclavius.

Die Pleurafissuren trennen auf der rechten Seite drei und auf der linken zwei Lappen ab, die von einem Lappenbronchus versorgt werden.

Durch die weitere Verzweigung des Bronchialbaumes werden die Lappen in Segmente und Subsegmente aufgeteilt (Abb. 46a—c).

Zehn selbständige Segmente werden auf jeder Seite unterschieden. Zu diesen kommt in vielen Fällen die weitgehend eigenständige subsuperiore Zone in den Unterlappen, auf deren Bronchus und seinen Ursprung wir bei der Besprechung des Bronchialbaumes schon näher eingegangen sind.

In den Segmentgrenzen sind bei einem Teil zusätzliche Spalte gelegen.

Das bronchopulmonale Segment wird von KRAMER und GLASS, die den Begriff 1932 einführten, als eine Einheit bezeichnet, die eine konstante Position in der Lungenarchitektur und Thoraxkavität einnimmt und durch einen annähernd konstant angeordneten Bronchus versorgt wird, der vom Lappenbronchus abgeht. Die so charakterisierten Parenchymeinheiten haben, wie HUIZINGA und SMELT hervorheben, die Form eines Kegels, dessen Spitze zentral, dessen Basis an der Lungenoberfläche liegt und der sich in typischer Weise auf die Thoraxwand projiziert (Abb. 47a und b). Mit dem so definierten Segmentbegriff sind folgende früher gewählte Bezeichnungen größtenteils identisch: Sublobare Gruppe von Lobuli, die eine getrennte respiratorische Einheit bildet (EWART), typisches Verzweigungsgebiet (MELNIKOFF), Lappenterritorium (FLEISCHER), Ventilationssektor (LUCIEN), prädefinierter Lungenbereich (HERRNHEISER) und Zone (PIERRET, COLOUMA, BRETON und DEVOS).

Das Segment als bronchopulmonale Parenchymeinheit muß unterschieden werden von dem „metameren Lungensegment“ (REINHARDT; KALBFLEISCH; STURM), das durch

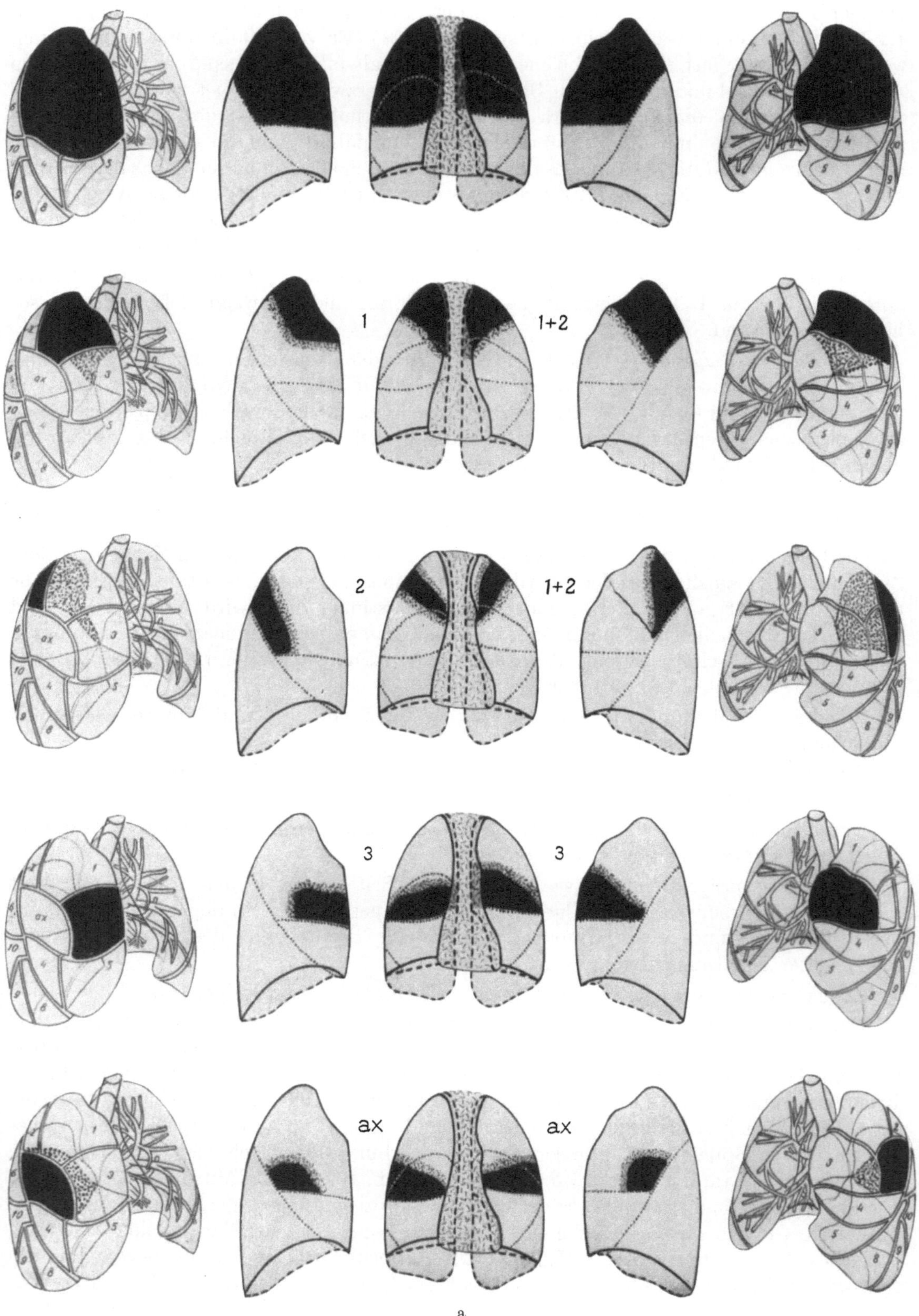

a

Abb. 46a—c. Topographie der Lungenlappen und -segmente nach Kassay und Kovats. a Oberlappen, b Mittellappen und Lingula, c Unterlappen

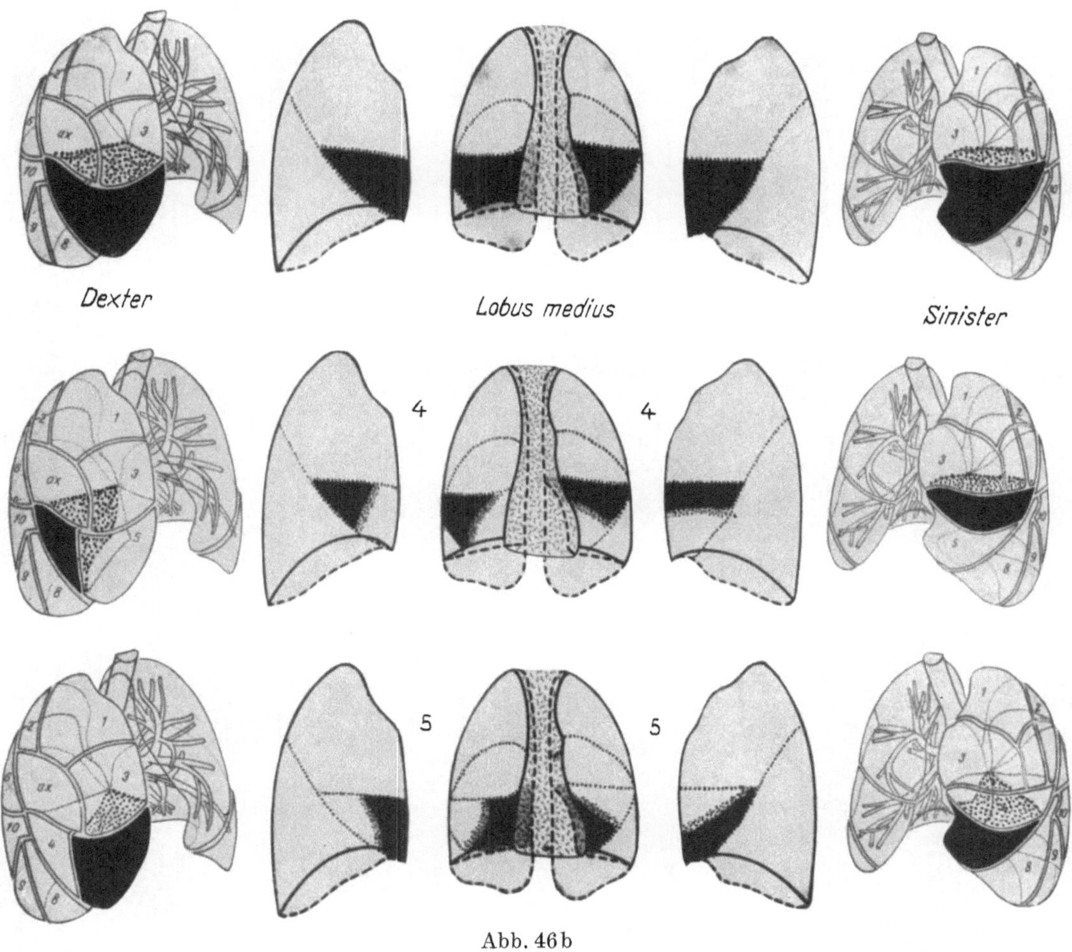

Abb. 46b

die nervale Bindung scheibenförmig angeordneter Abschnitte an Lungensegmente bedingt sein soll. Ob in dieser Weise angeordnete, rückenmarksegmental innervierte Lungenteile wirklich vorhanden sind, ist nicht entschieden. HEIN, STEPP sowie WEBER bezweifeln ihre Existenz.

a) Rechter Oberlappen

Der rechte Oberlappen wird gegen den Unterlappen durch den schrägen oder großen Lappenspalt und gegen den Mittellappen durch den horizontalen oder kleinen Spalt begrenzt. Er nimmt im Durchschnitt $^1/_3$ der re. Lunge ein. Dorsal liegt er der Thoraxwand bis in Höhe des 4. Intercostalraumes (ICR) an. Da der Anfang des großen Spaltes paravertebral aber große Schwankungen zeigt und von der 2. bis zur 6. Rippe wechseln kann (KOVATS und ZSEBÖK), hat die dorsale Lappenfläche eine sehr unterschiedliche Größe. Bei der Mehrzahl folgt die Lappengrenze lateral dem 4. und 5. ICR bis in die Höhe der mittleren Thoraxhälfte. Die Basis des Oberlappens zieht dann in Höhe des Ansatzes der 4. Rippe am Sternum annähernd horizontal oder nach oben konvex gebogen zur vorderen Thoraxwand. Auch sie kann nach cranial, an der medialen Seite aber oft caudalwärts um gut einen ICR verlagert sein.

Die Interlobärspalten zwischen Ober- und Unterlappen sowie Ober- und Mittellappen sind teilweise nicht vollständig ausgebildet, so daß Parenchymbrücken zwischen S2 und S6 (30—40%) sowie zwischen S3 und dem Mittellappen (60—80%) bestehen.

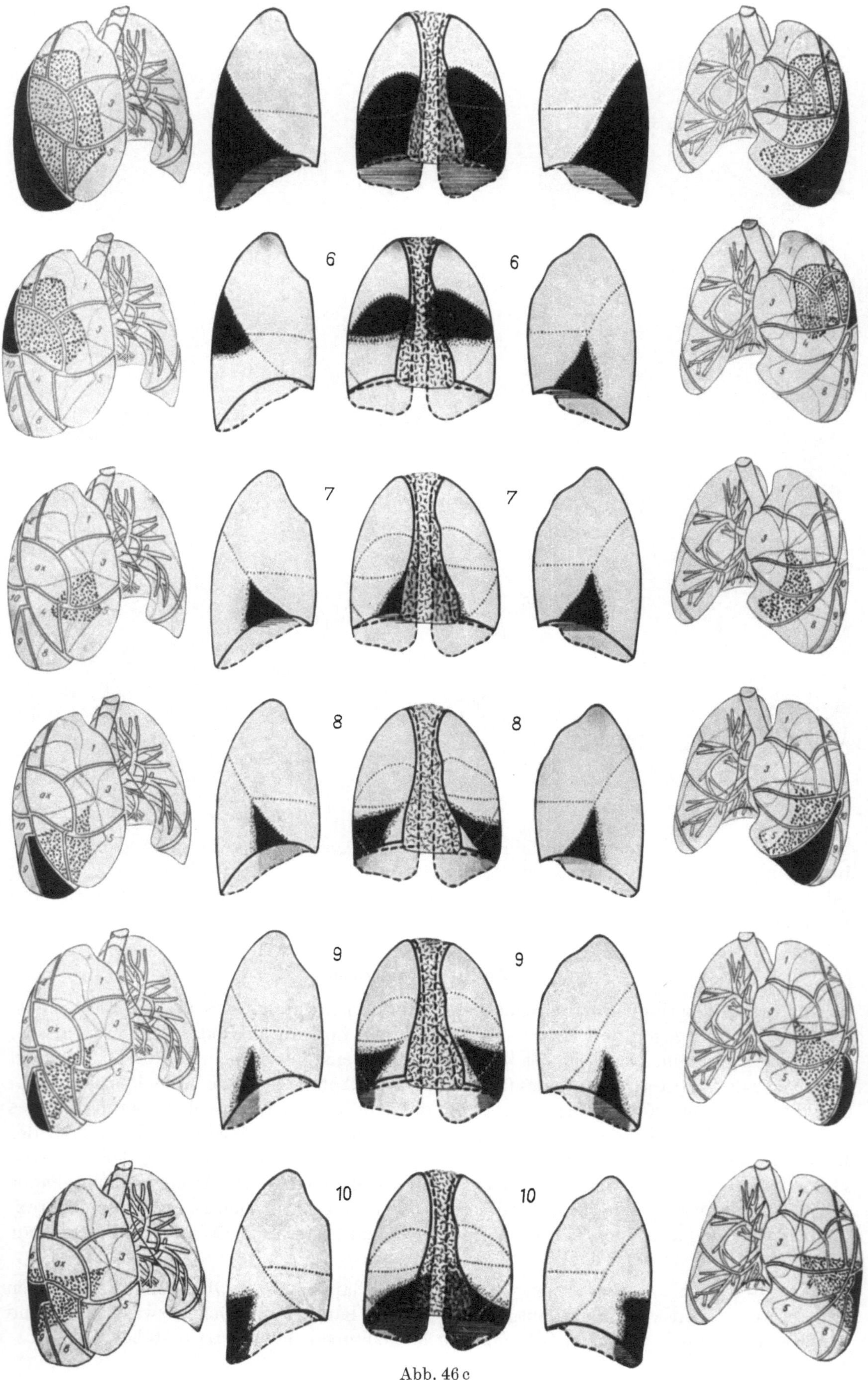

Abb. 46c

α) *Die Segmente des rechten Oberlappens*

Der rechte Oberlappen ist aus dem apikalen (S 1), posterioren (S 2) und anterioren (S 3) Segment aufgebaut.

S 1. Das *apikale Segment* besetzt das obere Lappendrittel und steht mit seiner unteren Spitze kegelförmig im oberen Hilus. Es füllt mit seiner freien Fläche die Thoraxkuppel aus und liegt mit seiner Rückseite dem posterioren und mit seiner Vorderseite dem anterioren Segment an. Medial berührt es das Mediastinum. Hier liegen die Impressionen, die durch den Sulcus der A. subclavia, V. cava und V. anonyma hervorgerufen werden. Am

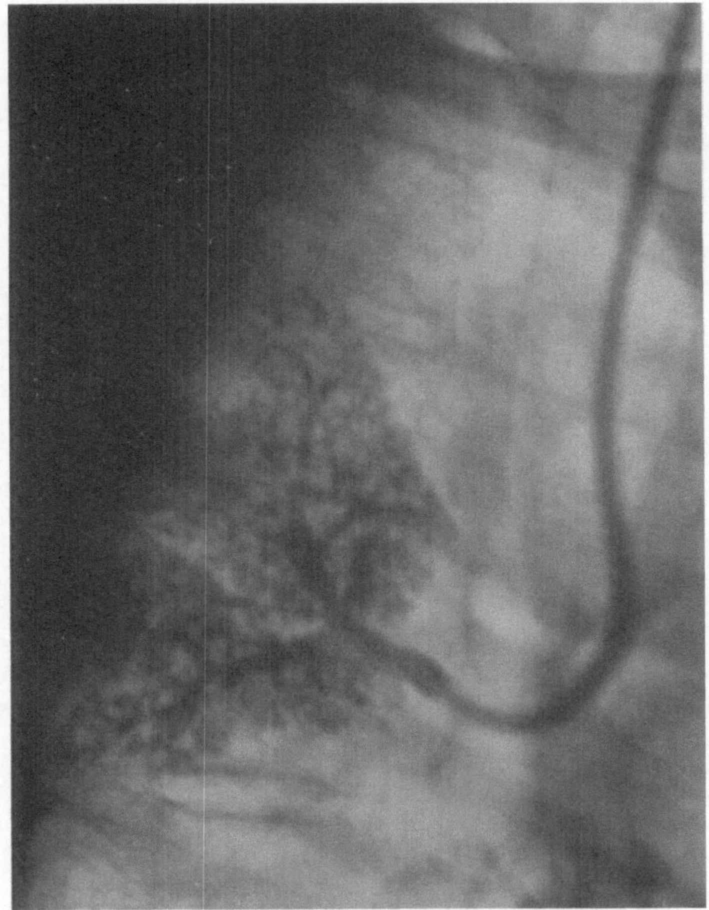

Abb. 47 a. Kontrastfüllung des rechten superioren Unterlappensegmentes mit Darstellung der Segmentgrenzen in seitlicher Projektion

unteren medialen Rand verläuft die V. azygos. Die dorsale Grenze des Segmentes liegt in Höhe der 3. Rippe, die ventrale in Höhe der 2. Rippe. Das S 1 besetzt so die eigentliche Spitzenregion und das engere infraclaviculäre Gebiet. Die Ausdehnung im ventralen Bereich schwankt stärker. Bei Kranialrotation der Bronchien ist der vordere Segmentrand nach oben (56%) und bei Kaudalrotation nach unten (14% nach Boyden) verlagert. Röntgenologisch stellt sich S 1 im sagittalen Strahlengang als spitz im Hilus stehendes, dem Mediastinum anliegendes Dreieck dar, das im frontalen Strahlengang vom Hilus zur Spitze aufsteigt.

S 1 hat allgemein zwei Subsegmente, das *apikale S 1a* und das *anteriore S 1b*. S 1a bildet den Spitzenteil. S1b füllt die vordere infraclaviculäre Region aus und dringt zungenartig an seiner medialen Seite in den Raum zwischen Sternum und große Gefäßstämme vor. Die Besonderheiten der Entfaltung der Subsegmente sind bei der Verzweigung der Segmentbronchien besprochen.

S 2. Das *posteriore Segment* bildet den hinteren Teil des Oberlappens. Seine dorsale Fläche liegt von der 3.—5. Rippe der Thoraxwölbung an. Die Segmentbasis sitzt dem schrägen Spalt auf. Nach vorn reicht es in fast 60% bis an den Treffpunkt des schrägen und horizontalen Lappenspaltes, den sog. Lappenzwickel. In der Mehrzahl der verbleibenden Fälle erstreckt es sich darüberhinaus nach vorn. Seine Vorderfläche steht fast senkrecht und liegt dem anterioren Segment an. Medial reicht es an das hintere Mediastinum und wird im dorsalen Teil durch die Wirbel eingebuchtet. Im sagittalen Strahlengang bildet sich das S 2 als breites Band ab. Seine obere Grenze ist aufgelockert, steigt oft nach lateral schräg an und projiziert sich ungefähr in Höhe der vorderen 1. Rippe. Sein unterer Rand ist meist scharf gezogen und liegt in Höhe des 3.—4. ICR. Im Seitenbild

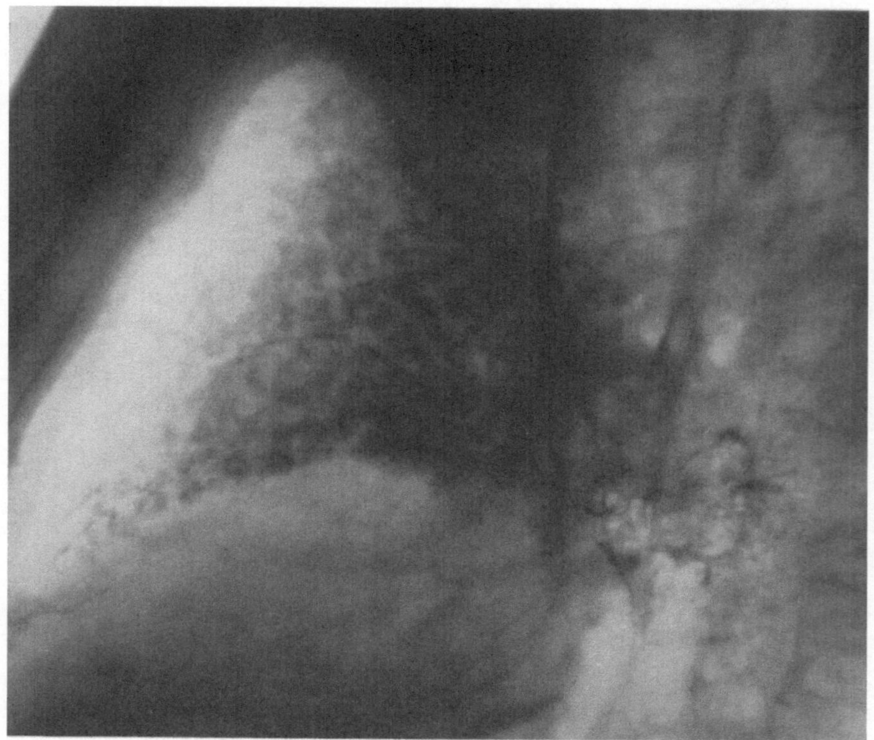

Abb. 47b. Kontrastfüllung des anterioren Oberlappensegmentes links

stellt es sich als dorsales Dreieck dar. Es reicht vom schrägen Lappenspalt bis in Höhe der 3. Rippe hinten. Seine vordere Begrenzung liegt ungefähr in Höhe des Beginnes des horizontalen Lappenspaltes, den es jedoch in 25% nach vorn überschreitet.

Das *apikale Subsegment, S 2a,* füllt die mediale Hälfte mit dem subapikalen und paravertebralen Gebiet und das *laterale Subsegment, S 2b,* die laterale Hälfte mit dem hinteren Teil der Axillarregion aus.

S 3. Das *anteriore Segment* bildet das vordere Drittel des Oberlappens. Mit seiner Vorderfläche reicht es von der 1. bis zur 4. Rippe und ist keilförmig nach hinten entfaltet. Caudal wird es scharf durch den kleinen Lappenspalt begrenzt. Die Basis verläuft dabei annähernd horizontal oder ist nach cranial leicht konvex gebogen. Die keilförmige Gestalt reicht mit ihrer Spitze in den Hilus, medial hat sie Kontakt mit S 1 und liegt vor S 2. An der mediastinalen Fläche bildet die V. cava superior einen Sulcus und der N. phrenicus zieht an ihr vorbei.

In der Grenzfläche zwischen S 2 und 3 verläuft die Intersegmentalvene V 2c (Ramus intermedius der V. posterior). In dem Gebiet, in dem sich die drei Segmente des Oberlappens zentral berühren, ist der zentrale Stamm der V. posterior (V 2) gelegen.

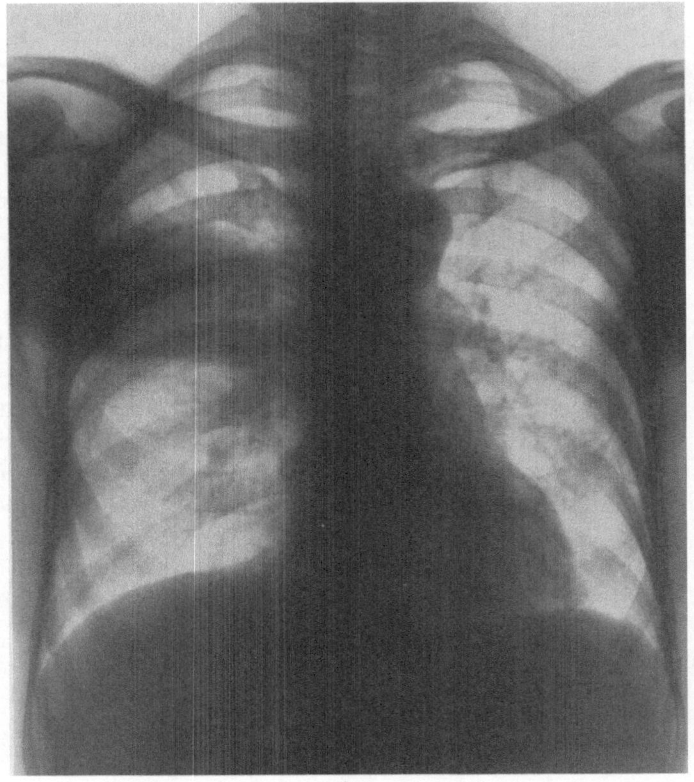

a

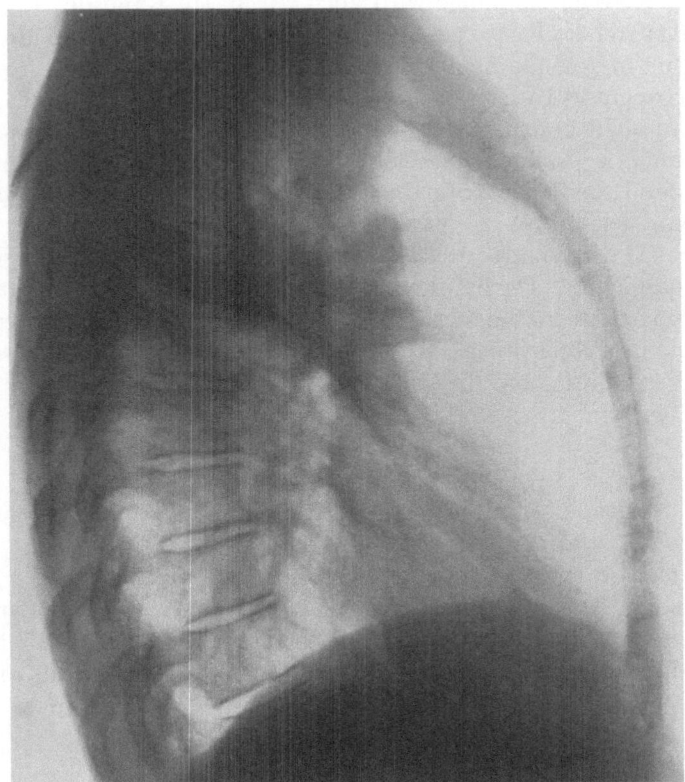

b

Abb. 48a u. b. Übersichtsbild im sagittalen und frontalen Strahlengang. Pneumonie im „axillaren“ Subsegment

Im sagittalen Strahlengang bildet sich S 3 als breites Band ab, das von der 1.—4. Rippe reicht und caudal scharf begrenzt wird. Im Seitenbild stellt es sich als Keil dar, dessen Spitze bis in Höhe des Lappenzwickels reichen kann. Bei einem Teil endet er aber schon früher (25 %) oder überragt ihn (18 %).

Das *laterale Subsegment, S 3a,* liegt im lateralen Teil und reicht in die vordere Axillarzone. Das *anteriore Subsegment, S 3b,* füllt den medialen Abschnitt und dringt hier teils hinter das Sternum vor. Während es in der überwiegenden Zahl bis zur 1. Rippe hoch reicht, dehnt es sich in 28 % (Boyden) bis zur Clavicula hin aus.

β) *Rechte Axillarregion*

Die axillare Region besitzt eine gewisse Selbständigkeit, die verschiedene Autoren veranlaßt hat, sie als axillares Segment zu betrachten (Kramer und Glass; Lucien und Weber; Grandgerard und Weber; Warembourg und Graux; Hohn und Vieten; Kovats und Zsebök). Ein selbständiger primärer Bronchus ist aber, wie es in der Bronchologie dargelegt wurde, sehr selten. Am häufigsten ziehen zwei größere Bronchien in das axillare Gebiet, und zwar ein Ast des posterioren (B 2b) und einer des anterioren (B 3a) Segmentes.

Im sagittalen Strahlengang stellen sich die Veränderungen, die auf die Axillarregion beschränkt sind, als lateral oberhalb der Lappenbasis gelegene, band- oder dreieckförmige Verdichtung dar (Abb. 48a u. b). Im Seitenbild erscheinen sie als rundliche Verschattung, die sich in Hilushöhe projizieren. Je nach Ausdehnung und Befall eines oder beider Subsegmente ist sie um, vor oder hinter dem Schnittpunkt des großen und kleinen Lappenspaltes gelegen.

γ) *Rechte Lungenspitze*

Der Spitzenteil der rechten Lunge wird vorn durch den Rand der 1. Rippe und hinten durch die 3. Rippe begrenzt (Tendeloo, Esser). Er gehört in der ganz überwiegenden Zahl allein zum S 1. Nur in Ausnahmefällen dringt S 2a dorsal bis in die Spitzenregion vor. Das apikale Subsegment S 1a ist in 100 % am Bau der Spitze beteiligt. Allein zum S 1a gehört die Spitze in nicht ganz 50 %. In den übrigen Fällen hat S 1b mit seinen cranialen Teilen an der Bildung der Lungenspitze teil. Von dieser anatomisch eindeutig festgelegten Lungenspitze ist der Begriff des „Spitzenfeldes“ zu unterscheiden, der bei der Beschreibung des Röntgenbildes gebraucht wird.

Als Spitzengebiet wird nach Assmann röntgenologisch „die Gegend oberhalb des Schlüsselbeines“ bezeichnet. Da bei der Anfertigung der Thoraxaufnahme die Schlüsselbeine in verschiedenem Ausmaß nach vorn und unten verlagert werden, wird die anatomische Lungenspitze im Projektionsfeld des Röntgenbildes weit überschritten. Hierdurch treten vor allem Veränderungen, die subapikal und dorsal liegen, in das röntgenologisch erfaßte Spitzengebiet ein.

δ) *Akzessorische Spalte*

Akzessorische Spalte, die mit Pleura ausgekleidet sind und Segmente abtrennen, bestehen im rechten Oberlappen selten. Lucien, Warembourg und Graux berichten über unvollständige Scissuren zwischen S 1 und S 3 (Lobus apicalis) und S 2 und S 3 (Lobus anterior). Außer diesen Autoren sehen Pierret u. Mitarb. einen partiellen Spalt zwischen S 1 und S 2 (Lobus posterior). Lucien und Weber beschreiben zwei Fälle, bei denen das axillare Segment durch einen akzessorischen Spalt umkleidet ist (Lobus axillaris superior).

ε) *Lobus venae azygos*

Häufiger kommt ein Lobus venae azygos vor (0,11 %, Clive; 0,5 %, Fischer; 3—5 %, Kovats und Zsebök). Es handelt sich bei ihm um eine Entwicklungsanomalie der V. azygos. Diese schiebt das parietale und viscerale Pleurablatt im Laufe der Entwicklung vor sich her ins Lungenparenchym und sondert einen umschriebenen Teil des medialen Oberlappens ab, den somit vier Pleurablätter umgeben (Abb. 49). Wie ESSER hervorhebt, handelt es sich hier eigentlich um ein extrapleurales Gebiet.

Die Anomalie ist von WRISBERG (1778) anatomisch und von WESSLER und JACHES (1923) und VELDE (1927) röntgenologisch beschrieben.

Der akzessorische Lappen besitzt nach DÉVÉ und vielen anderen Beobachtern im allgemeinen keine gesonderte bronchiale und arterielle Versorgung. Äste des rechten Oberlappenbronchus ziehen zu ihm. Am häufigsten sind es B 1, seltener B 1 mit B 2a (BOYDEN) oder B 1a (CARNEY) bzw. B 1b (DE MINJER; BROCK). In Ausnahmefällen kann auch ein direkt vom rechten Hauptbronchus abgehender Ast allein oder gemeinsam mit einem Ast des Oberlappenbronchus den Lobus venae azygos versorgen (v. HAYEK).

Im Röntgenbild stellt sich in geringer Distanz vom oberen Hiluspol die orthograd getroffene V. azygos als rundlicher oder kommaförmiger Schatten dar. Von ihrem oberen Rand zieht die feingezeichnete Linie der Pleura bogenförmig spitzenwärts. Bei einem Teil ist der Lobus, der medial dem Mediastinum anliegt, weniger gut belüftet und dadurch im Röntgenbild getrübt. Durch Schichtuntersuchung sind Gefäß und Pleuraduplikatur gut zu erfassen. SÜSSE, SZÜCS, MISKOWITS und GAAL haben die V. azygos angiographisch dargestellt (s. Abb. 50a—c).

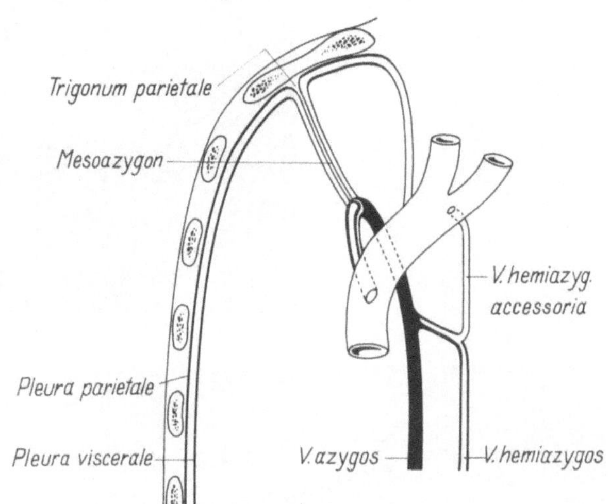

Abb. 49. Schematische Darstellung des Lobus venae azygos nach SÜSSE

b) Rechter Mittellappen

Der rechte Mittellappen nimmt einen dreieckförmigen Bezirk in der rechten vorderen Lungenhälfte ein, der ungefähr $^1/_6$ des Lungenvolumens ausmacht. Die Vorderfläche reicht von der 4. Rippe bis zum Zwerchfell, dem der Mittellappen vorn verschieden weit aufsitzt. Die nach dorsal gerichtete Spitze steht in Lungenmitte. Nach cranial wird der Mittellappen durch den kleinen Lappenspalt begrenzt. Dieser Spalt ist aber nach DEVOS nur in 18 % vollständig, in 48 % zur Hälfte und in 34 % kaum entwickelt. MEDLAR fand ihn vollständig in 37,7 % und unvollständig in 17,1; in 45,2 % war er weniger als die Hälfte ausgebildet. Dorsal bildet der große Lappenspalt die Grenze. Auch dieser Spalt ist häufig nicht voll vorhanden und fehlt vor allem im mediastinumnahen Teil in 17 % (LIARD). Parenchymbrücken durch Defekte im Spalt zwischen Mittel- und Unterlappen sind nicht selten (BOYDEN 30,4 %; MEDLAR).

Im Bild im sagittalen Strahlengang projiziert sich der Mittellappen in den Raum zwischen 4. ICR und Zwerchfell. Der craniale Rand ist durch den kleinen Lappenspalt scharf gezogen. Die caudale Begrenzung steigt vom mittleren Zwerchfell lateral an und läßt das laterale Unterfeld frei. Das Seitenbild zeigt den Mittellappen als dreieckiges Gebilde, dessen Spitze in Hilushöhe steht und dessen obere und untere Grenze scharf gezogen sind (Abb. 51). Der vordere Rand hat in seitlicher Projektion einen geringen Abstand von der vorderen inneren Rippengrenze. Der Mittellappen besteht aus zwei Segmenten, dem lateralen (S 4) und medialen (S 5). Die Grenze zwischen beiden läuft vom vorderen Hilus schräg durch den Lappen zur vorderen Axillarlinie, ungefähr in Richtung des 1. schrägen Durchmessers (ESSER). Wie in der Bronchologie dargelegt, kann die Aufteilung des Mittellappens aber auch mehr horizontal oder schräg erfolgen (ungefähr 20 %), wenn superiore Bronchusäste von B 4 + 5 einerseits und inferiore andererseits mitein-

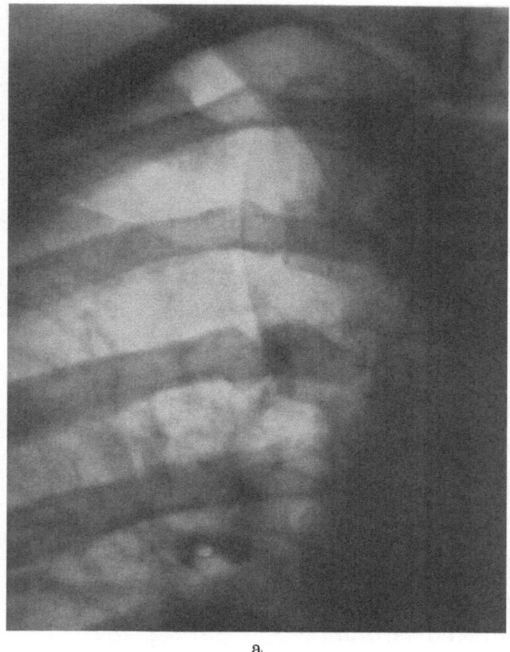

a

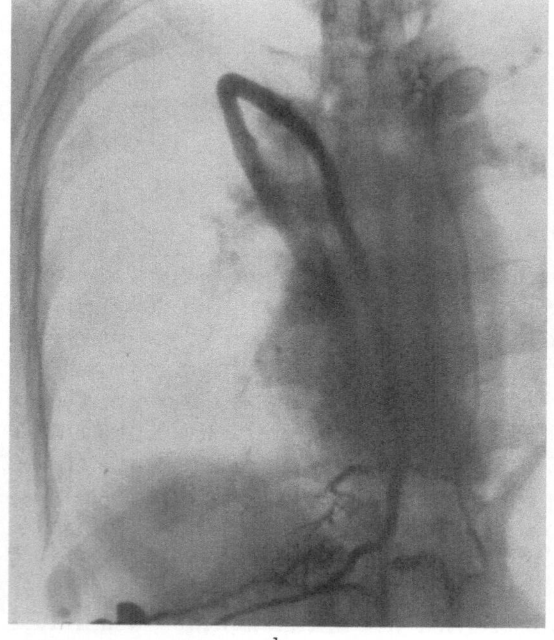

b

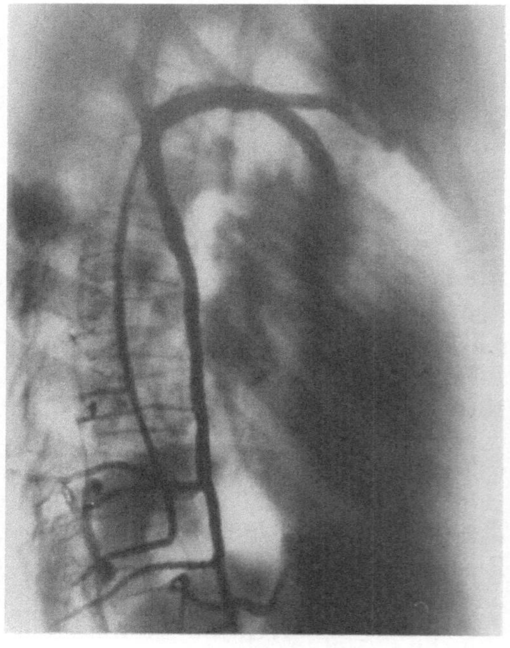

c

Abb. 50a—c. a Lungenbild (Ausschnitt), Lobus venae azygos. b und c Angiographische Darstellung der Vena azygos und hemiazygos im sagittalen (b) und frontalen (c) Strahlengang nach Süsse

ander verbunden sind. Hierdurch besteht dann eine superio-inferiore Aufteilung, wie bei der Lingula.

S 4. Das *laterale Mittellappensegment* hat annähernd die Gestalt einer Pyramide und bildet den lateralen Lappen. Seine Spitze steht in Hilusnähe, seine Basis liegt an der vorderen Thoraxwand im subaxillaren Gebiet. Es füllt einen dorsal zugespitzten Teil aus, der oben vom kleinen und unten vom großen Lappenspalt begrenzt wird. An der Hinterfläche liegt es dem anterobasalen und mediobasalen Segment auf.

Im sagittalen Strahlengang stellt sich S 4 in annähernd dreiecksförmiger Gestalt dar. Die verbreiterte Spitze steht hilusnahe, der laterale Rand ist abgerundet und reicht bis zum Zwerchfell. Die craniale Kante ist scharf begrenzt und steht in Höhe des vorderen Endes der 4. Rippe.

S 4 besteht aus *zwei Subsegmenten*, einem *lateralen, S 4a*, und einem *anterioren, S 4b*. S 4a füllt den dorsalen spitzen Lappenwinkel aus und liegt in seinen lateralen Teilen subaxillar. In einzelnen Fällen ist S 4a weitgehend verselbständigt, wenn sein Bronchus isoliert vom Mittellappenbronchus abgeht. S 4b liegt zwischen dem lateralen Subsegment und S 5 und ruht dabei breit auf dem schrägen Lappenspalt. Es bildet den medialen Teil des Segmentes.

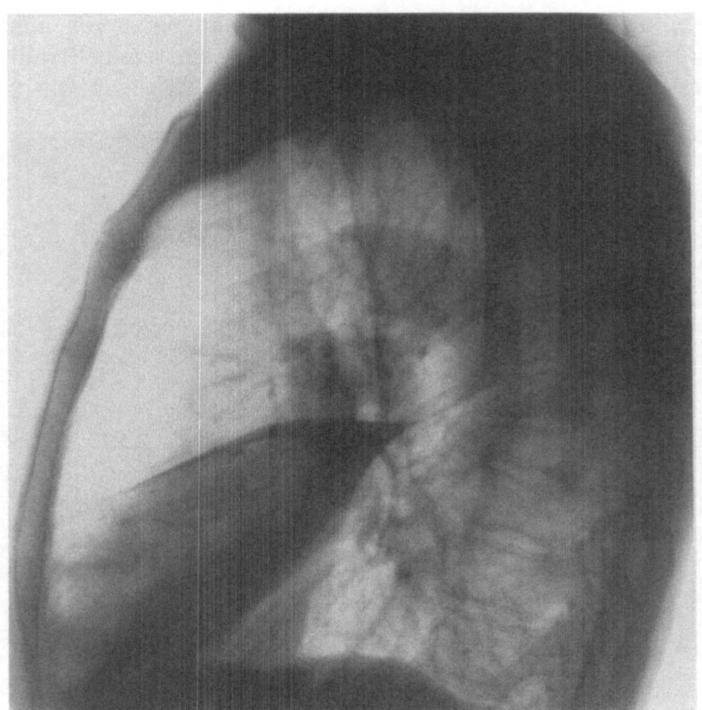

Abb. 51. Seitenbild: Verschattung des rechten Mittellappens

S 5. Das *mediale Mittellappensegment* füllt die paramediastinale Hälfte des Lappens und liegt dabei dem Herzen an. Cranial begrenzt der kleine Lappenspalt S 5, caudal der große und das Zwerchfell. Ventral liegt es der vorderen Thoraxwand zwischen der 4. Rippe und dem Zwerchfell an. Seine Entfaltung lateralwärts wechselt stärker. Häufig reicht es bis zur Knorpelknochengrenze der 5. Rippe. Im sagittalen Strahlengang bildet sich S 5 als viereckiges parakardiales Gebilde ab, das oben scharf begrenzt ist und unter dem Zwerchfell aufsitzt. Im Seitenbild stellt sich S 5 als scharfbegrenztes Dreieck dar, das der vorderen Thoraxwand aufsitzt und stumpf vor dem Hilus endet.

Das *superiore, S 5a*, und *inferiore, S 5b, Subsegment* sind übereinander gelegen. S 5b sitzt dem Zwerchfell vorn auf und sein medialer Teil liegt am Phrenicocostalwinkel.

α) Akzessorische Spalte

Zusätzliche Spalte, die Segmente oder Subsegmente durch einen Pleuraspalt abteilen, sind im Mittellappen selten. Eine partielle Scissure zwischen S 4 und S 5 beschreiben Lucien, Warembourg und Graux (Lobe axillaire moyen — variété nouvelle).

Ein Spalt zwischen S 4a und S 4b ist beobachtet von Lucien und Weber, sowie Christianes (Lobe axillaire moyen — variété classique).

c) Rechter Unterlappen

Der rechte Unterlappen umfaßt ungefähr die Hälfte des rechten Lungenflügels. Er füllt die hinteren unteren Abschnitte des rechten Thoraxraumes aus und nimmt dabei die Gestalt eines Keiles an, der sich nach dorsal verjüngt. Seine Basis sitzt dem Zwerchfell auf und reicht ventrolateral und dorsal in die Sinus phrenico-costales. Nach vorn wird er durch den schrägen Lappenspalt begrenzt (Abb. 52a und b). Lateral und dorsal liegt er der Brustwand an. Seine obere Begrenzung steht dorsal in Höhe des 4. und 5. ICR und verläuft parallel zu den Rippen, so daß sie von lateral nach medial hin zunächst ansteigt, um paravertebral wieder gering abzufallen. In Ausnahmefällen kann der Unterlappen bis zum 2. ICR hochreichen. An der Mediastinalseite liegt der Unterlappen der Wirbelsäule (WS), der Lungenpforte und dem Herzen an. Von der Lungenwurzel caudalwärts zieht das Ligamentum pulmonale. Im Röntgenbild führen bei sagittalem Strahlengang Veränderungen des Unterlappens zu einer Verschattung der rechten Lungenhälfte, die nach oben an

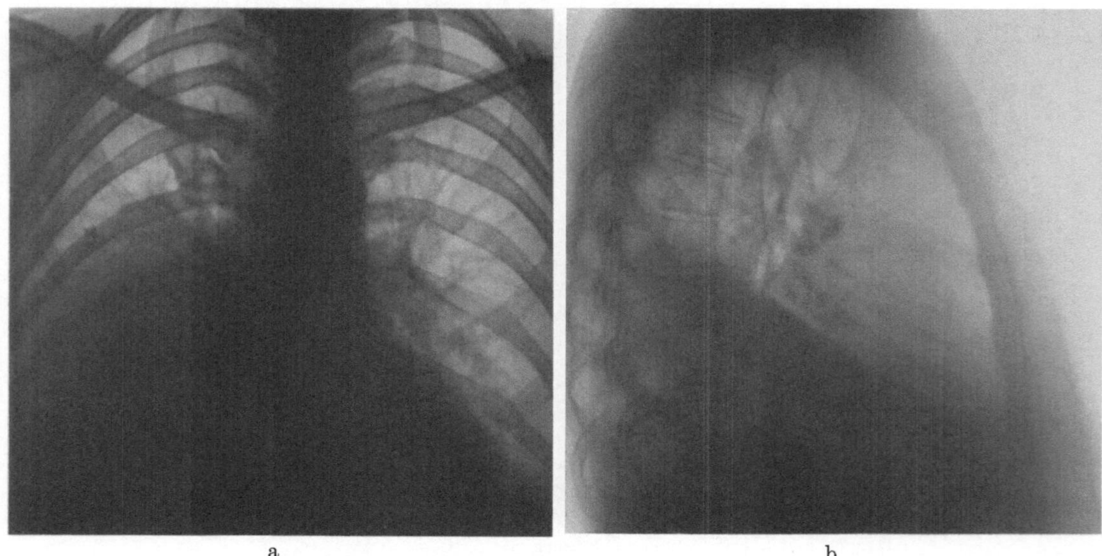

a b

Abb. 52a u. b. Thorax im sagittalen und frontalen Strahlengang. Pneumonie des rechten Unterlappens

Intensität abnimmt und bis zur 5. Rippe reicht. Ihre obere Begrenzung steigt in der Regel von lateral nach medial leicht an. Im Seitenbild besteht eine dreieckförmige, basale Verschattung, die nach vorn durch den schrägen Lappenspalt scharf begrenzt ist, der vom vorderen Phrenicocostalwinkel zum 4.—5. Brustwirbelkörper (BWK) zieht.

α) Die Segmente des rechten Unterlappens

Der rechte Unterlappen besteht aus fünf Segmenten, dem superioren, mediobasalen, anterobasalen, laterobasalen und posterobasalen Segment. Das superiore Segment liegt dabei in der Spitze des Unterlappens über den vier basalen. Der superiore und basale Lappenteil können durch einen meist partiellen Spalt getrennt sein (36%, Boyden; 22%, Brock). Die basale Segmente sind in zwei Schichten hintereinander gelegen. Das antero- und mediobasale befinden sich in der vorderen, das latero- und posterobasale in der hinteren Schicht. Dabei sind S 8 bis S 10 auf einem Kreissektor von 90^0 annähernd radiär um das medial gelegene S 7 angeordnet. Die Grenze zwischen dem superioren und basalen Lappenteil halbiert die Vorderfläche des Lappens in 78% (Abb. 53). In 14% nimmt das superiore Segment nur das obere Drittel ein und in 8% reicht es weiter caudal (Esser). Der basale Teil der Vorderfläche wird von S 7 und S 8 gebildet. Hierbei reicht S 7 bei $^2/_3$ über die Hälfte hinaus nach lateral. Nur in $^1/_3$ besetzt S 8 einen größeren

Abschnitt an der Vorderfläche als S 7. Die mediastinale Lappenfläche wird nach ESSER und BOYDEN durch die untere Grenze von S 6 in etwas über 50 % halbiert. Dieses Segment reicht weiter nach unten in 30 %, und in den restlichen Fällen ist es auf das obere Drittel beschränkt. Die costale Fläche des Unterlappens wird durch den unteren Rand von S 6 in 60 % halbiert. Es ist auf das obere Drittel in 30 % beschränkt und nimmt fast $^2/_3$ der Costalfläche in 10 % ein (ESSER).

Aus der Ausdehnung des S 6 nach caudal an der mediastinalen und costalen Seite ergibt sich, daß die Grenze zwischen diesem Segment und dem basalen nur bei einem größeren Teil annähernd horizontal verläuft, häufig aber nach lateral und seltener nach medial hin ansteigt. Außerdem ist zwischen die beiden genannten Lappenteile das sub-

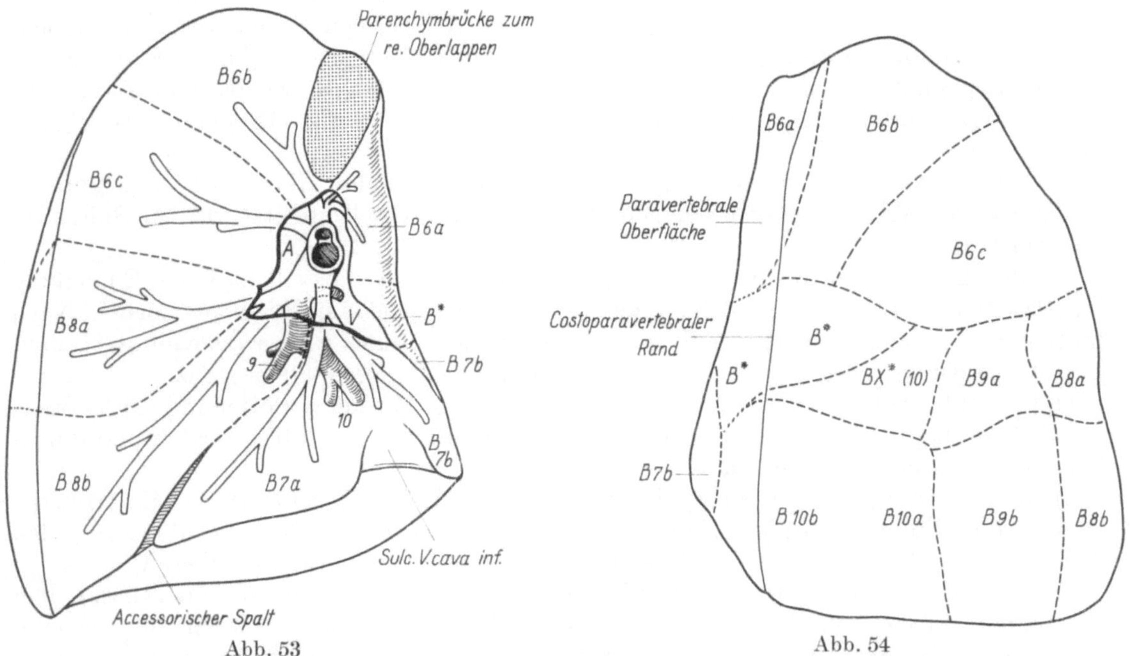

Abb. 53 Abb. 54

Abb. 53. Segment- und Subsegmentanordnung an der Vorderfläche des rechten Unterlappens nach BOYDEN

Abb. 54. Segment- und Subsegmentanordnung an der costalen und paravertebralen Seite des rechten Unterlappens nach BOYDEN

superiore Segment in $^2/_3$ der Fälle eingeschaltet. Ein vorhandener zusätzlicher Lappenspalt umfaßt dieses Segment meistens mit (BROCK; BOYDEN; TOBIEN und ZARIQUEY).

S 6. Das *superiore Segment,* auch Nelson-Fowler-Lappen genannt, bildet die Spitze des Unterlappens und macht ungefähr $^1/_3$ des Gesamtvolumens dieses Lappens aus. Es hat die Gestalt eines abgestumpften Keiles, dessen Schneide in Hilushöhe und dessen Basis an der dorsalen Costalfläche steht. Vorn ist es durch den schrägen Lappenspalt begrenzt und liegt hier dem S 2 dorsal an. Seine Spitze steht in Höhe des 4. und 5. Intercostalraumes. Ausnahmsweise kann sie ein oder zwei Intercostalräume höher rücken (KOVATS und ZSEBÖK). Die caudale Segmentfläche verläuft in gut der Hälfte horizontal, sonst ist sie häufiger nach medial als lateral geneigt, da das Segment paravertebral in ungefähr $^1/_3$ tiefer reicht als lateral.

S 6 stellt sich im sagittalen Strahlengang als annähernd halbkugeliger Schatten mit lateral stärker abfallender Rundung oder mehr bandförmig dar. Die obere Grenze ist dabei scharf gezogen und verläuft fast parallel zur 4. oder 5. Rippe. Der untere Rand ist unscharf, der mediale Teil wird durch den Hilus überlagert, wodurch perihiläre Verschattungen vorgetäuscht werden können. Im Seitenbild findet sich eine dreieckförmige Verschattung, deren Spitze in Hilushöhe reicht und in der Gegend des Zusammentreffens des großen und kleinen Lappenspaltes steht. Seine Basis liegt an der dorsalen Thoraxwand, der vordere Rand ist scharf durch den schrägen Lappenspalt gezogen. Die untere Begrezung steht horizontal oder fällt nach dorsal ab.

S 6 besitzt ein *mediales*, *S 6a*, und *superiores*, *S 6b*, sowie ein *laterales*, *S 6c*, *Subsegment*.

S 6a füllt den medialen costovertebralen, seltener auch dorsalen Segmentabschnitt. Es reicht in 30% über die Lappenhälfte caudalwärts bis zum Rande des unteren Lappendrittels. Zum Zwerchfell dringt es nicht hinunter. An der Bildung der Lappenspitze ist es in 30% beteiligt (Boyden und Esser).

S 6c besetzt die lateralen Teile des Segmentes und liegt hier an der costalen und interlobären Fläche. Nach caudal reicht es nur selten über die Lappenhälfte hinunter.

Das *subsuperiore Segment* ist zwischen S 6 und die basalen Segmente eingeschoben. Seine Ausdehnung unterliegt starken Schwankungen. Nur selten nimmt es die ganze hintere Lappenbreite ein (16%, Esser). Teils ist es mehr dorsal und paravertebral, teils mehr lateral entwickelt. Weitere Besonderheiten sind bei der Bronchusaufzweigung besprochen.

S 7. Das *mediobasale Segment* liegt in der vorderen medialen Hälfte des Unterlappens, es hat die Gestalt eines Kegels, dessen Basis dem Zwerchfell aufsitzt, dessen Spitze im unteren Hilus steht.

Medial liegt es dem rechten Vorhof und der V. cava an, die teils zu einer Eindellung im Parenchym führt. Hier zieht auch der N. phrenicus am Segment vorbei. Nach hinten reicht es oft über das Ligamentum pulmonale hinaus ins paravertebrale Gebiet (58%). An der Vorderseite wird S 7 durch den großen Lappenspalt begrenzt und besetzt nach lateral häufig über die Hälfte der Vorderfläche. Es hat keine Beziehung zur Thoraxwand. Vorn liegt es dem Mittellappen, seitlich dem antero- und laterobasalen und dorsal dem posterobasalen Segment an.

Durch einen akzessorischen Spalt ist es in ungefähr $^1/_3$ begrenzt (30%, Rektorzik; 38%, Boyden und Smith; 35%, Dévé). Dieser Spalt ist jedoch in der ganz überwiegenden Zahl nur partiell ausgebildet und liegt an der lateralen Segmentgrenze (Esser).

S 7 stellt sich im sagittalen Strahlengang als Dreiecksschatten dar, der basal dem Zwerchfell aufsitzt, medial dem Herzen anliegt und mit seiner Spitze in den unteren Hilus reicht. Im Seitenbild steht der Dreieckschatten ungefähr in der Mitte der unteren Thoraxhälfte. Seine Ausdehnung nach dorsal schwankt stark, so daß es teilweise schwierig sein kann, zu unterscheiden, ob das ganze Segment oder nur das vordere Subsegment befallen ist.

S 7 hat ein *anteriores*, *S 7a*, und ein *posteriores*, *S 7b*, *Subsegment*. S 7a ist an der Vorderfläche des Lappens gelegen, im oberen Teil kommen selten Parenchymbrücken zum Mittellappen vor. S 7b bildet den hinteren mediastinalen Teil. Seine Größe schwankt stark und reicht meistens über das Ligamentum pulmonale nach hinten.

S 8. Das *anterobasale Segment* füllt den vorderen lateralen Teil des Unterlappens und hat dabei nach Haefliger und Mark die Gestalt eines frontalstehenden Rhomboeders. Den vorderen Rand bildet der schräge Lappenspalt. Nach medial reicht es nur in $^1/_3$ über die Hälfte der Vorderfläche hinaus. Das ganze laterale Lappendrittel stellt es nach Esser aber in über 50% dar. Nach dorsal grenzt es an das laterobasale Segment. Diese Grenze befindet sich in der Gegend der mittleren Axillarlinie. Der obere Rand des Segmentes liegt dem S 6 an und steht meist etwas unterhalb der Höhe des kleinen Lappenspaltes. Caudal füllt es den lateralen Sinus phrenicocostalis aus.

Veränderungen des S 8 stellen sich in dem sagittalen Strahlengang als Verschattung des lateralen Unterfeldes dar, die den Herzzwerchfellwinkel freilassen und den lateralen Sinus phrenicocostalis ausfüllen. Im Seitenbild erkennt man einen Dreiecksschatten, der dem Zwerchfell aufsitzt und in den Hilus reicht. Nach vorn zu ist er scharf begrenzt. Sein hinterer Rand ist unscharf und liegt in der Gegend oder etwas dorsal der mittleren Axillarlinie. Seine obere Grenze steht oft in der Nähe des Lappenzwickels.

S 8 hat ein *laterales, S 8a,* und ein *mediales, S 8b, Subsegment.*

S 8a bildet den oberen lateralen Teil des Segmentes, es liegt dabei breitbasig der Costalfläche an und verjüngt sich dreiecksförmig zum Hilus. Vom S 6 ist es teils durch einen akzessorischen Spalt getrennt. *S 8b* schließt sich nach caudal an S 8a an, liegt dem Zwerchfell auf und füllt den lateralen Sinus phrenicocostalis aus. Sein medial ansteigender Teil steht spitz im unteren Hilus. Seine Entfaltung an der Vorderfläche schwankt stark, nur in $^1/_3$ nimmt es mehr als die Hälfte der Vorderfläche ein.

S 9. Das *latero-basale Segment* liegt im laterodorsalen Unterlappen zwischen S 8 und S 10. Cranial grenzt es an S 6, medial an S 7. Es hat die Form eines Keiles, dessen Spitze hiluswärts gerichtet ist. Es reicht meistens nicht so hoch hinauf wie S 8. Caudal sitzt es dem Zwerchfell auf und füllt einen Teil des dorso-lateralen und dorsalen Sinus phrenicocostalis aus.

S 9 stellt sich im sagittalen Strahlengang im lateralen Unterfeld als dreieckförmiger mit seiner Spitze zum Hilus gerichteter Schatten dar. Sein oberer Rand erreicht nicht die Höhe des kleinen Lappenspaltes, ein großer Teil wird durch die Zwerchfellwölbung überdeckt. Im Seitenbild tritt eine Verschattung in Erscheinung, die vom dorsolateralen Phrenicocostalwinkel sich langsam verjüngend zum Hilus zieht.

S 9 besitzt ein *laterales, S 9a,* und ein *mediales, S 9b, Subsegment.*

S 9a liegt dorsolateral in mittlerer Höhe des Unterlappens (5.—6. Rippe). Nur selten reicht es bis zum Zwerchfell. Nach cranial ist dieses Subsegment in den Fällen stärker ausgedehnt, in denen ein selbständiges subsuperiores Segment fehlt. *S 9b* befindet sich dorsolateral und basal von S 9a. Große Teile liegen dabei hinter der Zwerchfellkuppe.

S 10. Das *postero-basale Segment* füllt die dorsomedialen Lappenabschnitte und ist paravertebral entfaltet. Cranialwärts reicht es häufig bis zur halben Lappenhöhe. Bei starker Entwicklung eines subsuperioren Segmentes ist es niedriger. Basal sitzt es dem Zwerchfell auf und füllt den hinteren Sinus phrenicocostalis aus. Nach lateral ist es unterschiedlich ausgedehnt und reicht basal meist weiter lateral als im cranialen Teil. Hierdurch steigt der laterale Segmentrand im Bild im sagittalen Strahlengang meist schräg nach medial an. Ventral reicht es nur teilweise bis zum Ligamentum pulmonale und zwar, wenn S 7b geringer ausgebildet ist.

S 10 erscheint im sagittalen Strahlengang im rechten Herz-Zwerchfellwinkel. Seine basale Ausdehnung schwankt. Zum Hilus verjüngt es sich stärker. Ein großer Segmentabschnitt ist durch die Zwerchfellkuppe überlagert. Im Seitenbild stellt es sich als annähernd dreiecksförmiges Gebilde dar, dessen caudaler Winkel im dorsalen Sinus phrenicocostalis steht, dessen Basis an der hinteren Thoraxwand bis in halbe Lappenhöhe reicht und dessen Spitze hiluswärts gerichtet ist.

S 10 hat meist *drei Subsegmente:* Das *laterobasale (S 10a),* das *mediobasale (S 10b),* ein oder mehrere *posteriore (S 10c, d, e)* Subsegmente. *S 10a* nimmt den lateralen, costodorsalen Abschnitte des Segmentes ein, während *S 10b* im medialen costodorsalen und paravertebralen Abschnitt liegt. *S 10c* und weitere dorsale Subsegmente können zwischen S 6 und S 10a und S 10b in sehr wechselnder Weise eingeschoben sein.

β) Akzessorische Spalte im rechten Unterlappen

Eine zusätzliche Spalte ist, wie bereits erwähnt, häufiger zwischen dem superioren Segment und dem basalen Unterlappen vorhanden. Bei vollständiger Ausbildung dieses Spaltes liegt ein Lobus posterior vor. Lucien spricht vom „premier lobe dorsal inferieur“ und Warembourg und Graux vom „lobe axillaire inferieur“. Die Spaltfläche ist jedoch in den allermeisten Fällen (nach Boyden immer) nur unvollständig und meist ventral entwickelt. Einen solchen unvollständigen Spalt beobachtet Boyden in 36% und Brock in 22%. Ein zusätzlicher Spalt zwischen S 7 und den angrenzenden Segmenten kommt fast gleich häufig vor und bildet einen Lobus cardiacus (infracardiaque) oder inferior. Er ist nach Lucien komplett in 1% und partiell in 7% und als kleines Fragment in 17% vorhanden. Boyden sah verhältnismäßig tiefe Scissuren in 38% und Rektorzik in 20%. Der akzessorische Spalt bildet meistens die laterale Segmentgrenze (Esser) und ist daher im Röntgenbild häufig nachzuweisen (Abb. 55).

Weitere partielle Scissuren kommen zwischen S 8 und S 9 vor (4% Couloumа und Devos) und werden von Lucien lobe ventral inferieur genannt. Bei zweifachem Spalt im Bereich von S 8 und S 9 spricht der Autor von einem ,,première et deuxième lobe ventral inferieur". Da der schräge Lappenspalt teilweise unvollständig ausgebildet ist, bestehen besonders zwischen S 6 und S 2 sowie zwischen S 7 und dem Mittellappen umschriebene, aber flächenhafte Parenchymbrücken.

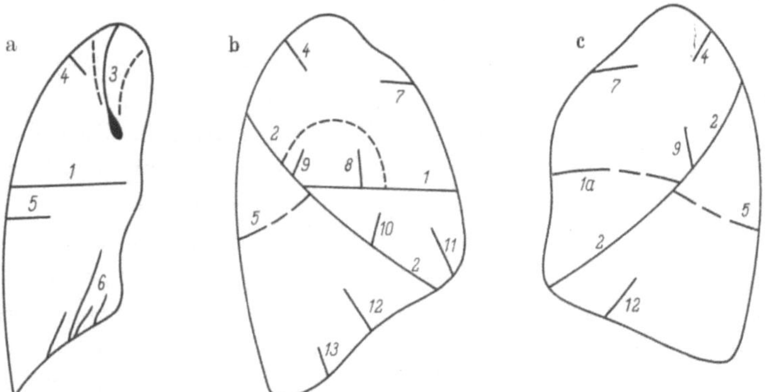

Abb. 55a—c. Schematische Darstellung akzessorischer Spalte der rechten und linken Lungenseite. a und b rechte Seite, c linke Seite. *1* kleiner Lappenspalt rechts; *1a* kleiner Lappenspalt links; *2* großer Lappenspalt; *3* Spalt bei Lobus venae azygos; *4* Spalt zwischen S 1 und S 2; *5* Spalt zwischen S 6 und den basalen Segmenten (Lobus posterior); *6* Spalt zwischen S 7 und den angrenzenden basalen Segmenten (Lobus inferior); *7* Spalt zwischen S 1 und S 3; *8* und *9* Spalt zwischen S 2 und S 3; *10* Spalt zwischen S 4a und S 4b; *11* Spalt zwischen S 4 und S 5; *12* Spalt zwischen S 8 und S 9; *13* Spalt zwischen S 9 und S 10. Gestrichelte Linie bei 8, 9 = Spalt bei Lobus axillaris

d) Der linke Oberlappen

Der linke Lungenflügel ist nur in einen Ober- und Unterlappen unterteilt. Die Lingula, die allgemein dem Mittellappen der rechten Seite entspricht, wird nur ausnahmsweise durch einen Spalt von S 1—3 getrennt (vollständig in 2%, Couloumа und Devos), partiell 9% (Boyden) bzw. 10% (Couloumа und Devos). S 1—3 werden als Stumpflappen (Kassay) bezeichnet. Der große oder schräge Lappenspalt, der Ober- und Unterlappen trennt, steht links steiler als rechts (Abb. 56a—d). Er beginnt links schon in Höhe des 3. Intercostalraumes und ist nur selten im 4. oder 5. zu finden. Er zieht zum linken vorderen Zwerchfellrippenwinkel und sitzt dem Zwerchfell nur bei ungefähr 25% breit auf. Teilweise erreicht der Spalt das Zwerchfell nicht, so daß die untere Lingulaspitze dann das Zwerchfell nicht erreicht. Der Oberlappen füllt außer der oberen auch die vordere linke Thoraxhälfte. Durch das Herz wird der untere Lappenteil in seiner Entfaltung eingeschränkt. Am oberen Rande der Incisura cardiaca beginnt in der Regel die Lingula. Während der schräge Lappenspalt die dorsale Grenze des Oberlappens bildet, liegen dessen laterale und vordere Fläche den oberen sieben Rippen an. Der laterale Rand reicht dabei von der 3. Rippe hinten bis zur 7. Rippe vorn (Brock). An der Mediastinalseite besteht hinten Kontakt mit den oberen fünf Wirbelkörpern, und im vorderen Teil befinden sich Impressionen durch die Aorta, A. und V. subclavia und den Perikardsack.

Der linke Oberlappen führt im sagittalen Strahlengang zu Verschattungen, die die obere Thoraxhälfte im ganzen betreffen und sich von der 5. Rippe in der Axillarlinie an ungefähr zum Zwerchfell oder auch weiter medial zum unteren Herzrand hin verjüngen.

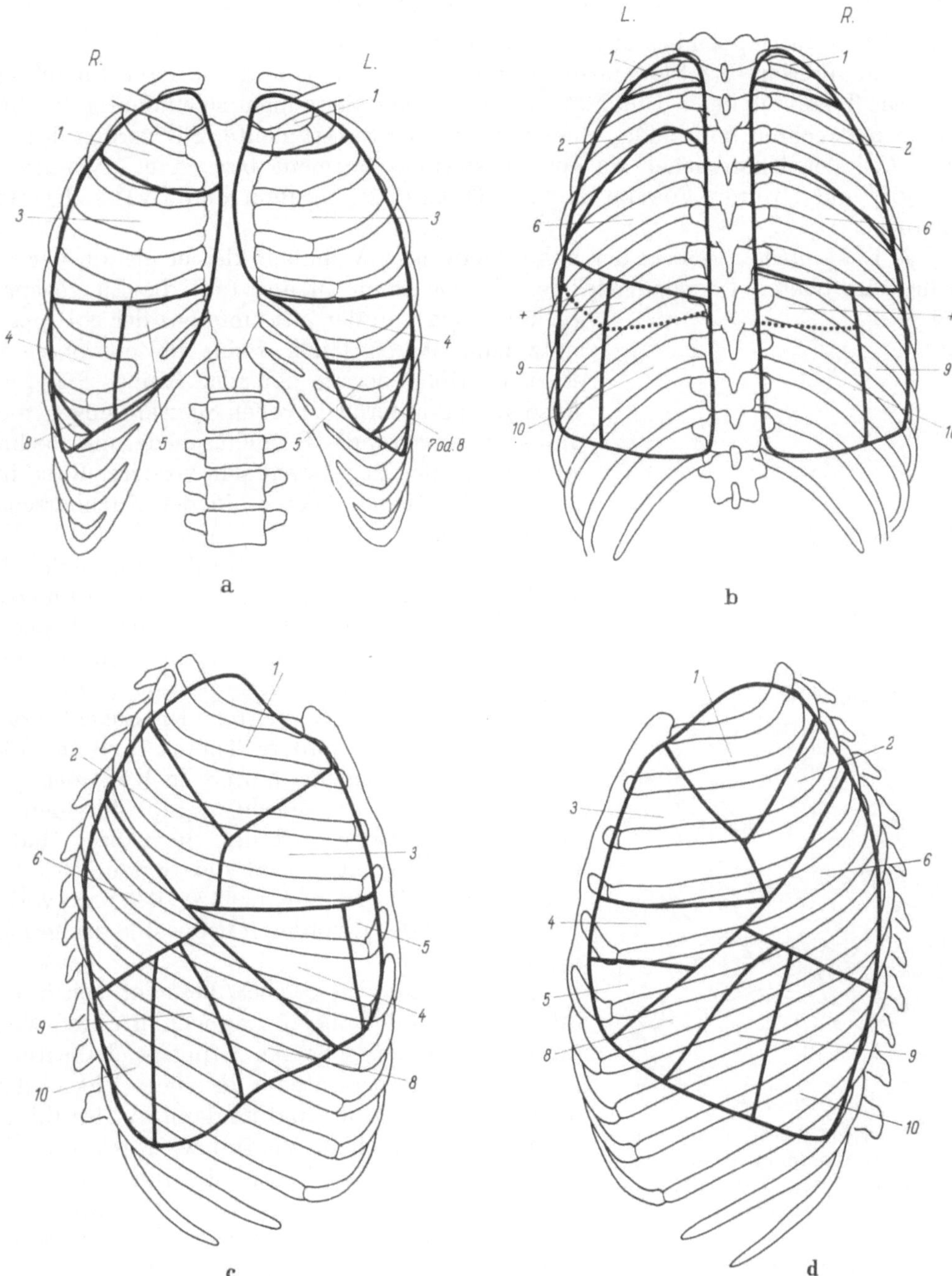

Abb. 56a—d. Schematische Darstellung der Segmente und ihrer Lagebeziehung zum knöchernen Thorax. a ventrale Sicht; b dorsale Sicht; c Seitensicht von rechts; d Seitensicht von links

Sie lassen den linken Phrenicocostalwinkel und einen schmalen dreiecksförmigen Bezirk oberhalb davon frei. Im Seitenbild ist die vorn gelegene Verschattung durch den schrägen Lappenspalt, der vom 3. Intercostalraum hinten zum Zwerchfellrippenwinkel vorn zieht, scharf begrenzt.

Parenchymbrücken zwischen Ober- und Unterlappen kommen in ungefähr 25% vor, sie gehen mehr von der Lingula als von den oberen Segmenten aus. Der Lappenspalt ist komplett in 82,1%, mehr als die Hälfte in 10%, weniger in 7,3% vorhanden (Medlar).

α) *Die Segmente des linken Oberlappens*

Der linke Oberlappen besteht aus fünf Segmenten: dem apikalen (S 1), dem posterioren (S 2), dem anterioren (S 3), dem superioren Lingula- (S 4) und inferioren Lingulasegment (S 5). Die Trennung des S 1 und 2 ist auf der linken Seite nicht so eindeutig durchgeführt wie auf der rechten und beide erscheinen eher als Subsegmente. Sie werden deshalb von einem Teil der Untersucher als apico-posteriores Segment bezeichnet (Nelson; Neil; Jackson und Huber; Foster-Carter; Overholt; Temple und Evans, Kovats und Zsebök).

S 1. Das *apikale Segment* der linken Seite ist gewöhnlich kleiner als auf der rechten. Es liegt im oberen Lappendrittel dem Mediastinum an und füllt die Lungenspitze. Es verjüngt sich von der Zirkumferenz der 2. Rippe lateral spitz zum oberen Hilus. Seine hintere obere Grenze steht in Höhe der 2. dorsalen Rippe. Seine vordere Ausdehnung unterliegt großen Schwankungen, die durch die sehr wechselnde Bronchusgliederung bedingt ist (s. dort). In der Regel steht sein vorderer Rand in Höhe des 1. ICR. Medial liegt es in der Nachbarschaft des Aortenbogens.

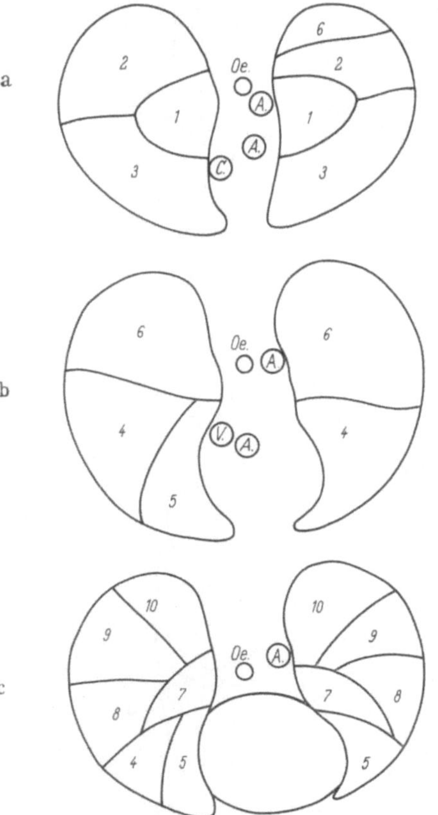

Abb. 57. Schematische Thoraxquerschnitte mit Anordnung der Segmente in Höhe des 3. (a), 5. (b) und 7. (c) Intercostalraumes (ICR)

Im Bild im sagittalen Strahlengang stellt sich S 1 als dreieckförmiger Schatten dar, der die Lungenspitze und das infraclaviculäre Gebiet bis zur 2. Rippe lateral betrifft und sich zum Hilus verjüngt. Im Seitenbild erscheint es als auf die Spitze gestelltes Dreieck in der Mitte des oberen Thoraxdrittels. Die Schenkel des Dreiecks erreichen die vordere Thoraxwand in Höhe des 1. Intercostalraumes, die hintere in Höhe der 2. Rippe.

Das *apikale Subsegment, S 1a,* füllt den oberen und paravertebralen Teil des Segmentes und bildet in der überwiegenden Zahl die Spitze. Das *anteriore Subsegment, S 1b,* ist nur in 62% (Boyden) vorhanden. Es liegt hinter der 1. vorderen Rippe und dringt mediastinal vor.

S 2. Das *posteriore Segment* befindet sich in der dorsalen und lateralen oberen Lappenhälfte und wird nach hinten durch den schrägen Lappenspalt begrenzt. Der craniale Rand überschreitet in einem Viertel der Fälle die Höhe der 2. Rippe und ist dann an der Bildung der Lungenspitze beteiligt. Ventral wird es durch S 1 und S 3 begrenzt. S 2 reicht zur Lingula hinunter, wenn S 3a fehlt oder sehr klein ist (35%, Boyden; 70%, Frodl). Es steht dann ventro-lateral in mittlerer Lappenhöhe, während S 2 bei vollentwickeltem S 3a nur bis zur oder gering über die Grenze zwischen dem oberen und mittleren Drittel reicht.

Im sagittalen Strahlengang stellt sich S 2 als bandförmiger lateral leicht ansteigender Schatten dar. Die Spitze bleibt frei und der untere Rand projiziert sich in Höhe des 3. ICR. Seitlich bildet sich S 2 als schräggestelltes Rhomboid in der hinteren oberen Thoraxhälfte ab, das sich ungefähr an den Verlauf der 2. und 4. hinteren Rippe anpaßt. Es ist nach dorsal durch den Lappenspalt scharf begrenzt und erreicht nur in ungefähr der Hälfte die Thoraxmitte bzw. die mittlere Axillarlinie.

Das *apikale Subsegment, S 2a,* liegt im paravertebralen Teil des Segmentes. Seine Entfaltung nach lateral hängt von der Größe des *lateralen Subsegmentes, S 2b,* ab. Dieses liegt lateral und verjüngt sich dreieckförmig zum Hilus. Sein unterer Rand steigt in der Regel lateral leicht an.

S 3. Das *anteriore Segment* nimmt die vordere mittlere Hälfte des linken Oberlappens ein. Es liegt breitbasig der vorderen Thoraxwand an und reicht lateral bis in Höhe der mittleren Axillarlinie. Dabei dringt es in 65% (ESSER) nach hinten bis zur Interlobärfläche vor. Sein oberer Rand steht in der Regel im 1. vorderen ICR, in 28% aber an der Clavicula. Der untere Rand befindet sich ungefähr in Höhe des 4. Rippenknorpels, meist etwas oberhalb der stärksten Lappenvorwölbung nach vorn (55%, ESSER), in einem Viertel der Fälle aber tiefer. Der höchste und tiefste Punkt des Segmentes unterliegen, wie bei der Bronchusverzweigung näher beschrieben, großen Schwankungen. Der craniale Rand fällt nach dorsal zum Hilus an der Vorderfläche des S 1 ab. Die untere Grenze zur Lingula ist durch einen vollständigen (2%) oder einen partiellen Lappenspalt (9 bis 10%) markiert. Sonst ist er anatomisch durch die Intersegmentalvenen V 2b + V 3c und intersegmentales Bindegewebe zu erkennen. An der Mediastinalseite bestehen Impressionen durch den Arcus aortae, die Aorta descendens und die A. pulmonalis. Vor dem Hilus verläuft der N. phrenicus am Segment entlang.

Im sagittalen Strahlengang stellt sich S 3 als bandförmiges Gebilde dar, das von der 1. bis zur 4. Rippe reicht. Seitlich bildet es sich als Dreieck ab, dessen stumpfe Spitze in Höhe der mittleren Axillarlinie und dessen Basis breit der vorderen Thoraxwand von der 1. bis zur 4. Rippe liegt.

Das *laterale Subsegment, S 3a,* wechselt in seiner Ausbreitung stark. Bei voller Entfaltung liegt es im hinteren und lateralen Mittelteil des Lappens, besetzt einen Teil der lateralen Costalfläche und dringt bei einem Teil medial hinter S 3b bis zum Mediastinum vor. Das *anteriore Subsegment, S 3b,* nimmt die mediastinalen und ventralen Abschnitte des Segmentes ein und springt oberhalb der Vorwölbung des Herzens mediastinalwärts vor.

S 4. Das *superiore Lingulasegment* liegt als horizontale Platte im oberen Teil des unteren Lappendrittels ungefähr in Höhe des 4. ICR. Es reicht von der Vorderfläche bis zum Interlobium und hat hier Kontakt mit dem antero-basalen Segment. Lateral dringt es nur mit seiner oberen Spitze bis in die Gegend der mittleren Axillarlinie vor. In den nach vorn gelegenen Teilen endet es schon vorher am schräg nach ventro-caudal ziehenden Lappenspalt. Medial ist es durch das Herz eingedellt.

S 4 stellt sich im sagittalen Strahlengang als schmale bandförmige Verschattung im Bereich des 4. ICR dar. Seine laterale Begrenzung verjüngt sich teilweise nach medio-caudal. Im Seitenbild sitzt es in Höhe des 4. ICR und reicht nicht ganz zur vorderen Thoraxwand. Hinten wird es durch den schrägen Lappenspalt begrenzt.

Das *laterale Subsegment, S 4a,* liegt am Interlobärspalt und an der ventro-lateralen Costalfläche, das *anteriore Subsegment, S 4b,* im ventralen und parakardialen Teil.

S 5. Das *inferiore Lingulasegment* bildet die untere Spitze des linken Oberlappens und liegt im 5. und 6. ICR. Es hat die Gestalt einer Pyramide, deren Spitze juxtahilär steht und dessen Basis der vorderen unteren Thoraxwand zugekehrt ist (HAEFLIGER und MARK). Dorsal wird es durch den schrägen Lappenspalt begrenzt und reicht lateral nur bis zur vorderen Axillarlinie. Caudal sitzt es in stark wechselnder Ausdehnung dem Zwerchfell vorn auf.

Sein oberer Rand steht ungefähr in Höhe der 5. Rippe, bei einem kleineren Teil erreicht S 5 das Zwerchfell nicht. Medial wird es vom Herzen imprimiert.

Im sagittalen Strahlengang bildet es sich parakardial dreieckförmig im 5. und teils im 6. Intercostalraum ab, sitzt häufig dem Zwerchfell medial auf und läßt lateral einen dreieckigen Bezirk frei. Seitlich sitzt ein schmaler Dreieckschatten hinter dem 5. und 6. Rippenknorpel. Das *superiore, S 5a, und inferiore, S 5b,* Subsegment sind übereinander angeordnet.

β) Linke Lungenspitze

Das Lungengewebe oberhalb der 1. Rippe vorn und der 2. Rippe hinten bildet die Lungenspitze. Sie gehört überwiegend zum S 1a. Ventral sind craniale Teile des S 1b an der Bildung der Spitze beteiligt. Wenn dieses Subsegment fehlt, dringt S 3b 1 bis in die Spitze vor. Dorsal reicht S 2a in 25% (BOYDEN; ESSER) in dieses Gebiet.

γ) Linke Axillarregion

Die Axillarregion des linken Oberlappens, die mittlere Zone vor dem Lappenspalt gehört in der Mehrzahl zu den zwei Subsegmenten S 2b und S 3a. Wenn S 3a fehlt (24 %, Frodl; 35 %, Boydden), füllen S 2b und Teile von S 4a das Gebiet. In den übrigen Fällen ist S 3a oft stärker ausgebildet als S 2b und reicht in 28 % weit cranial, so daß es dann die Axillarregion größtenteils besetzt.

Verschattungen der Axillarregion links haben nicht die scharfe untere Begrenzung wie auf der rechten Seite. Ihr unterer Rand steht gewöhnlich in Höhe der 4. Rippe. Auch ihre Ausdehnung nach medial schwankt stärker. Im Seitenbild projiziert sie sich zentral auf die Hilusgegend.

δ) Akzessorische Spalte (s. Abb. 55)

Ein Spalt zwischen den oberen drei Segmenten und der Lingula ist in 2 % vollständig und in 10 % unvollständig ausgebildet, wie wir bereits erwähnten. Sonst wird diese Segmentgrenze durch zwei Venen (V 3b und V 3c) markiert. Weitere Scissuren sind nach Warembourg und Graux links wesentlich seltener als rechts zu finden. Sie kommen nach Lucien als partielle Spalte vor zwischen S 1 und S 3 (lobe apical), zwischen S 2 und S 3 (lobe ventral superieur bzw. lobe dorsal superieur). Bei Defekten im Interlobärspalt kommen Parenchymbrücken zwischen S 2b sowie S 3a und S 6 vor. Am häufigsten sind sie aber zwischen der Lingula und dem Unterlappen zu finden, wo der Spalt in 24 % in größerer Ausdehnung fehlt. Medlar sah einen vollständigen Interlobärspalt zwischen Ober- und Unterlappen in 82,1 %. Der Lappenspalt war unvollständig in 10,6 % und in 7 % weniger als die Hälfte ausgebildet. Ein Lobus venae azygos bzw. hemiazygos ist links äußerst selten (Schmitz und Clever).

e) Der linke Unterlappen

Der linke Unterlappen füllt die unteren und hinteren Abschnitte des linken Thoraxraumes und hat dabei die Form eines Keiles. Er liegt mit seiner Basis dem Zwerchfell breit auf, die Lingula besetzt auf dem Zwerchfell demgegenüber meistens nur einen kleinen vorderen Teil. Die Spitze des linken Unterlappens steht in Höhe des 3. Intercostalraumes, d. h. höher als auf der rechten Seite. Nur selten tritt sie ein oder zwei Intercostalräume tiefer. Vorn wird der Unterlappen durch den schrägen Lappenspalt scharf begrenzt. Dieser fällt links steiler ab als rechts. Auf die vorwiegend im unteren vorderen Teil vorkommenden Parenchymbrücken zum Oberlappen bei Spaltdefekten wurde bereits hingewiesen. Der linke Unterlappen führt im sagittalen Strahlengang zu Verschattungen der linken Thoraxseite, die vom 3. Intercostalraum bis zum Zwerchfell reichen. Die obere Begrenzung steigt dabei von lateral nach medial an, um paravertebral wieder gering abzufallen. Im Seitenbild liegt der Unterlappen hinter einer Linie, die den 3. ICR hinten mit dem vorderen Sinus phrenicocostalis verbindet.

α) Die Segmente des linken Unterlappens

Der linke Unterlappen besteht aus fünf Segmenten: dem superioren (S 6), mediobasalen (S 7), antero-basalen (S 8), latero-basalen (S 9) und postero-basalen (S 10) Segment.

Wie auf der rechten Seite ist der linke Unterlappen in eine obere Etage mit den superioren und eine untere mit den basalen Segmenten aufgeteilt. Die Grenzebene zwischen beiden Teilen ist meist schräggestellt (89 %, Boyden, Esser) und fällt in der überwiegenden Zahl von lateral nach medial annähernd vom oberen zum unteren Lappendrittel hin ab.

Das subsuperiore Segment ist links seltener als rechts vorhanden und wird meist dorso-lateral, weniger dorsal, zwischen S 6 und den basalen Lappenteil eingeschaltet.

Das obere Drittel bis maximal die obere Hälfte der Vorderfläche des Unterlappens besetzt das superiore Segment mit von lateral nach medial abfallender Grenzlinie (Abb. 58). Den unteren Teil der Vorderfläche nimmt größtenteils S 7 und das laterale Drittel S 8 ein. Die Costalfläche gehört im oberen Drittel zu S 6, der vordere laterale Teil im Bereich der basalen Segmente gehört zum S 8, das jedoch in 19 % nicht bis zur Zwerchfellfläche reicht. Nach dorso-lateral schließt sich S 9 und nach dorso-medial S 10 an (Abb. 59).

Die mediastinale Fläche wird in den oberen zwei Dritteln größtenteils vom stark entwickelten S 6 eingenommen. Im basalen Teil liegt ventral S 7 und dorsal S 10, die durch das Ligamentum pulmonale getrennt sind.

S 6. Das *superiore Unterlappensegment* nimmt annähernd die obere Hälfte des linken Unterlappens ein. Seine nach cranial konvex gestaltete Spitze steht im 3. ICR. Sein

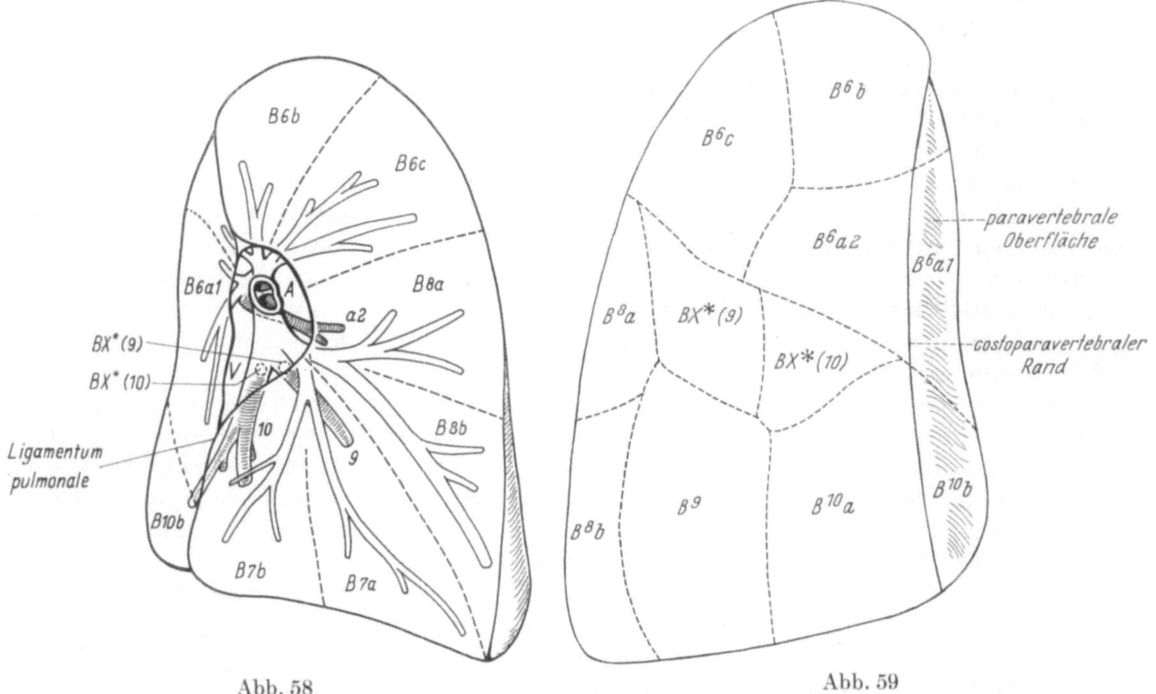

Abb. 58 Abb. 59

Abb. 58. Segment- und Subsegmentanordnung an der Vorderfläche des linken Unterlappens nach BOYDEN

Abb. 59. Segment- und Subsegmentanordnung an der costalen und paravertebralen Fläche des linken Unterlappens nach BOYDEN

unterer Rand fällt von lateral nach medial stärker ab. Dorsal erstreckt sich seine Costalfläche über ungefähr vier Intercostalräume. Seine ventrale Spitze steht in Thoraxmitte, an der medialen Seite besteht eine Impression durch die Aorta descendens.

S 6 stellt sich im sagittalen Strahlengang als breite Region dar, die quer in Hilushöhe durch den Thorax läuft. Sie ist cranial bogig begrenzt und ihr unterer Rand steht medial tiefer als lateral. Im Seitenbild hat es eine dreieckförmige Gestalt, deren spitze Vorderkante in Thoraxmitte in Höhe der mittleren Axillarlinie steht. Seine Spitze reicht bis in den 3. ICR. Die caudale Ausdehnung erstreckt sich über ungefähr vier Intercostalräume. Seine vordere Begrenzung ist scharf.

S 6 besteht aus dem *medialen, S 6a, superioren, S 6b, und lateralen, S 6c, Subsegment.* S 6a liegt costovertebral und dorsal, es reicht mediastinal weit abwärts und zwar bis zum Rand des unteren Lappendrittels in 48 % und bis zur halben Lappenhöhe in 41 %. Im Raum des oberen Lappendrittels bleibt es nur in 11 % (BOYDEN; ESSER). S 6b bildet den spitzen Teil des Unterlappens, S 6c füllt den lateralen Abschnitt aus, seine Größe wechselt stark.

Das *subsuperiore Segment* fehlt als selbständige Einheit auf der linken Seite sehr häufig (73%, Boyden). Niemals erstreckt es sich über die ganze dorsale Breite. Es liegt lateral oder dorsolateral zwischen dem superioren und basalen Lappen. In dorsaler Position befindet es sich selten.

S 7. Das *medio-basale Segment* nimmt die ventro-medialen Lappenteile ein. Seine Existenz und Ausdehnung ist umstritten. Aeby, Kramer und Glass, Nelson, Neil und Kassay vermissen S 7 auf der linken Seite. Pierce und Storking, Foster-Carter, Adams und Davenport, Jackson und Huber, Brock u. a. ordnen es als Subsegment ein. Wir schließen uns der Ansicht von Lucien und Weber, de Pablo, Appleton, Berg, Boyden und Smith, Frodl sowie Esser an, die S 7 als kräftiges konstantes Element im vorderen linken Unterlappen betrachten. S 7 bleibt in der überwiegenden Zahl (68%) nicht auf dem ventro-medialen Abschnitt des basalen Unterlappens beschränkt, sondern dehnt sich in den costalen vorderen Lappenteil aus, der so in 46% (Boyden) teilweise zum S 7 gehört. Dieser Anteil wird von anderen Autoren zu S 8 gerechnet. Die Vorderfläche des linken Unterlappens gehört so in großem Umfang zum S 7, das teilweise in den Sinus phrenicocostalis (18%) hinunterreicht. Nach dorsal wird S 7 durch das Ligamentum pulmonale und das in dieser Tiefe beginnende S 10 begrenzt.

S 7 hat im Röntgenbild im sagittalen Strahlengang eine annähernd dreieckförmige Gestalt, die mit der Basis auf dem Zwerchfell und mit der Spitze im Hilus steht. Der mediale Teil wird durch das Herz verdeckt, der laterale überragt den Herzrand in verschiedenem Ausmaß je nachdem, ob es caudal die costale Lappenfläche erreicht. Im Seitenbild stellt sich S 7 als Dreieck dar, das dem vorderen bis mittleren Zwerchfell aufsitzt und mit der Spitze zum Hilus weist. Vorn ist es durch den schrägen Lappenspalt scharf begrenzt.

Das *antero-laterale Subsegment, S 7a*, bildet die ventro-lateralen Teile des Segmentes und erreicht in der Hälfte die costale Oberfläche. An dieser dehnt es sich in einem weiteren Viertel nach lateral hin deutlicher aus (Boyden; Melnikoff; Esser). Es dringt teilweise bis in den lateralen Zwerchfellrippenwinkel vor. Das *antero-mediale Subsegment, S 7b*, nimmt die medialen Abschnitte ein und reicht nach hinten bis zum Ligamentum pulmonale, das es links nach dorsal hin nicht überschreitet.

S 8. Das *antero-basale Segment* der linken Seite schwankt in seiner Größe stark. Die Aufteilung und Zuordnung verschiedener ventro-lateral gelegener Parenchymbezirke und Bronchusäste zum S 7 oder S 8 wird nicht einheitlich durchgeführt. Wenn wir der systematischen Untersuchung Boydens folgen, so nimmt S 8 einen keilförmigen Bezirk in der ventro-lateralen und lateralen Seite des linken Unterlappens ein. Das Zwerchfell erreicht es in 18% nicht. Sein oberer Rand steht meistens in Höhe oder mäßig unterhalb des Überganges vom oberen zum mittleren Lappendrittel soweit nicht Teile eines subsuperioren Segmentes zwischen S 6 und S 8 eingeschoben sind. Nach dorsal wechselt seine Entfaltung stärker und der hintere Rand liegt meistens vor der mittleren Axillarlinie.

S 8 stellt sich im sagittalen Strahlengang als dreieckförmige Region dar, dessen abgestumpfte Spitze zum Hilus weist und dessen Basis lateral an der Thoraxwand in Höhe des 5.—9. ICR steht. Es läßt den lateralen Sinus phrenicocostalis nur bei einem kleineren Teil frei. Im seitlichen Bild hat S 8 dreieckige Gestalt, sitzt der vorderen Zwerchfellhälfte auf und hat seine craniale Spitze in Hilushöhe. Vorn ist es durch den schrägen Lappenspalt scharf begrenzt. Der hintere Rand erreicht nicht die Thoraxmitte.

Das *laterale Subsegment, S 8a*, nimmt in mittlerer Lappenhöhe den vorderen lateralen Teil ein. Das *mediale Subsegment, S 8b*, liegt im unteren lateralen Lappenabschnitt und reicht caudal in den lateralen Zwerchfellrippenwinkel (80%), nach Esser überschreitet sein medialer Rand nur in 27% eine Verbindungslinie zwischen dem unteren Hiluspol und der unteren lateralen Lappenecke.

S 9. Das *latero-basale Segment* liegt als keilförmiges Gebilde im dorso-lateralen Unterlappen zwischen S 8 und S 10. Es erstreckt sich in halber Lappenhöhe zum Zwerchfell und bis in den Sinus phrenicocostalis. Der costalen Lappenoberfläche liegt es in der

Gegend der mittleren und hinteren Axillarlinie an. Die Spitze des Keiles ist medial zum Hilus gerichtet. Die Ausdehnung des S 9 schwankt stark. In wenigen Fällen wird es durch die anliegenden Segmente ganz ersetzt.

S 9 stellt sich im sagittalen Strahlengang als dreieckförmige Verschattung in der lateralen unteren Thoraxhälfte dar. Der untere Winkel steht im Sinus phrenicocostalis. Die Basis an der lateralen Thoraxwand und die Spitze weisen zum Hilus. Seitlich bildet es ein Dreieck, das ungefähr im Bereich der mittleren bis hinteren Axillarlinie steht und dem Zwerchfell aufsitzt. Seine Spitze findet sich im unteren Hilus.

Das *laterale Subsegment, S 9a*, liegt im dorso-lateralen Teil der Costalfläche des Segmentes unterhalb von S 6 bzw. vom subsuperioren Segment. Das *mediale Subsegment, S 9b*, befindet sich dorso-lateral und basal unterhalb von S 9a, sitzt dem Zwerchfell breit auf und reicht in den phrenicocostalen Winkel.

S 10. Das *postero-basale Segment* nimmt die paravertebralen und dorsalen Bezirke im unteren Lappendrittel ein. Seine Höhenausdehnung hängt von der Entfaltung des S 6a ab. Den vorderen Segmentrand markiert das Ligamentum pulmonale, so daß das Segment allgemein weiter nach ventral reicht als auf der rechten Seite. Die laterale Grenze schwankt infolge der unterschiedlichen Entwicklung von S 9 stärker.

Im sagittalen Strahlengang stellt sich S 10 in den medialen und basalen Abschnitten dar. Es überragt dabei meist den Rand des Herzens, das die größten Abschnitte des S 10 überdeckt. Im Seitenbild bildet sich S 10 als Rhomboid ab, das aus dem hinteren Zwerchfellsinus heraus mit einer vorderen oberen Spitze zum unteren Hilus weist. Der obere Rand steht ungefähr in Höhe der 8. Rippe.

Das *latero-basale Segment, S 10a*, nimmt vorwiegend die dorsalen Abschnitte und das *medio-basale, S 10b*, die medialen und paravertebralen Bezirke des Segmentes ein. S 10b reicht ventral bis zum Ligamentum pulmonale.

β) Akzessorische Spalte im linken Unterlappen (s. Abb. 55)

Zusätzliche Spalte kommen im linken Unterlappen allgemein weniger häufig als rechts vor (WAREMBOURG und GRAUX). Eine vollständige Spaltfläche zwischen S 6 und den basalen Segmenten ist kaum beobachtet. Inkomplett ist eine Scissur in 5—12% beobachtet (DÉVÉ; BROCK; BOYDEN; ESSER), so daß ein Lobus posterior links seltener als rechts ist. Am medio-basalen Segment findet sich nach SCHAFFNER in 12% ein Interlobärspalt, der S 7 oder nur S 7b inkomplett abtrennt. Ein Spalt in diesem Gebiet ist aber auch wesentlich seltener als auf der rechten Seite.

Im basalen Lappenteil ist eine zusätzliche Scissure noch zwischen S 8 und S 9 lateral beobachtet (2%, COULOUMA und DEVOS; LAMBERTINI und CATALANO).

Lappenverschmelzungen durch partielles Fehlen des schrägen Lappenspaltes kommen in einem Viertel zwischen dem Unterlappen und der Lingula vor. Im cranialen Lappenteil sind Parenchymbrücken wesentlich seltener.

6. Blutgefäße der Lunge

a) Bauplan des Gefäßsystems

Der Lungenkreislauf besteht aus der A. pulmonalis, dem Capillarsystem und den Vv. pulmonales. Zu diesem Gefäßsystem, das dem Gasaustausch dient, kommt der Bronchialkreislauf, der das Blut aus der Aorta erhält und aus den Aa. und Vv. bronchiales besteht. Beide Kreislaufsysteme anastomosieren miteinander.

Die Aa. und Vv. pulmonales bestimmen weitgehend die normale Zeichnung des Thoraxbildes (ASSMANN). Die großen Stämme der rechten und linken Pulmonalarterien treten beiderseits vom Mediastinum in die Hili ein, überkreuzen die Bronchien und legen sich lateral oder dorso-lateral an sie. Hierdurch bleibt für die pulsatorische Verlängerung des Gefäßbogens Raum (v. HAYEK). Auch bei bogenförmigem Verlauf eines zentralen Gefäßes ist die Konkavität der Arterie häufig dem Bronchus zugewandt. Die Arterienäste ziehen mit den Bronchien vom Hilus zur Peripherie und stehen senkrecht zur Lungenoberfläche. Sie teilen sich dichotom und ihr Kaliber verjüngt sich harmonisch. Sie liegen zentral mit den Bronchien in den Segmenten und Lobuli. Je nach ihrer Verlaufsrichtung und Lage zur Projektionsebene des Röntgenfilmes stellen sich die größeren Arterien in normaler Länge oder verkürzt dar. Wenn sie ganz oder annähernd orthograd getroffen werden, erscheinen sie als runder oder ovaler Schatten. Bei tangentialer Projektion stellt sich das Gefäß als längliches Band dar.

Die Lungenvenen liegen im Lungenmantel von den Arterien und Bronchien getrennt in den Septen zwischen den Lobuli, Subsegmenten und Segmenten. Im Lungenkern kreuzen sie hilusnahe teils die Äste der beiden anderen Gefäßsysteme, teils verlaufen sie ein Stück in ihrer Nähe. Im ganzen ziehen sie strahlenförmig von der Peripherie zum Hilus und linken Vorhof. Die Verjüngung ihres Kalibers geschieht nicht so harmonisch wie bei den Arterien. Der magistrale Typ der Verzweigung von einem Stammgefäß aus ist häufiger als die Aufsplitterung in viele kleinere Zweige. Auf Grund dieser Eigenschaften und wegen ihrer Verlaufsrichtung zum linken Vorhof sind die großen Venen oft schon im Übersichtsbild von den Arterien zu unterscheiden (Lodge). Bei der Besprechung der Arterien heben wir die Variationen der Abgänge und der Verzweigung hervor und führen die am häufigsten vorkommende Lagebeziehung zu den Bronchien an. Auf ihren Verlauf in den Subsegmenten gehen wir nicht weiter ein, da Bronchus und Arterie im Lungenkern und Mantel eng beieinanderliegen und der Verlauf der Bronchien schon besprochen wurde.

Bei den Venen wird ihre Lage zwischen den Subsegmenten angeführt und ihr Zusammenfluß zu den größeren Venenstämmen beschrieben.

b) Einbau der Gefäße in Lungengewebe

Die *Arterien* stellen mit den Bronchien Stützorgane im elastischen System der Lunge dar (v. Hayek). Die unter Blutdruck gefüllten Arterien wirken wie die unter atmosphärischem Druck stehenden Bronchien als verhältnismäßig biegungsfeste Stützen und spreizen das Lungenparenchym wie elastisch biegsame Stäbe. Durch die Einbettung in interstitielles Bindegewebe und die stark ausgebildeten periarteriellen Lymphgefäße ist die Verschiebung der Arterien ohne Beeinträchtigung des umgebenden Parenchyms möglich. Nur die kleinsten Arterien und Venen sind fest und unverschieblich in das Lungenparenchym eingebaut.

Wenn die *Venen*, aus dem Lobulus kommend, die Interlobulärsepten erreichen, werden sie vom Bindegewebe umgeben, das sie bis zum Hilus begleitet. In ihm fehlen aber beim Menschen größere Lymphgefäße (v. Hayek). Nur feine Lymphkanäle sind bei einem Teil nachzuweisen. Eine Längsverschiebung der Vene gegen das umgebende Parenchym ist durch die Einlagerung in Zwischengewebe möglich. Die Weite der zugfesten Venen wird aber von der Entfaltung des umgebenden atmenden Gewebes beeinflußt. Im Inspirium werden sie längsgedehnt und gering erweitert. Hierdurch ist der Abfluß aus den Capillaren und kleinen Venen begünstigt. Im ganzen sind die Venen zugfeste Gebilde, die am linken Vorhof und am Ligamentum pericardii fixiert sind.

c) Arteria pulmonalis und ihre Äste

Die *A. pulmonalis communis* verläßt cranial den rechten Ventrikel und ist nach dorsal und leicht rechts gerichtet. Sie liegt etwas links von der Mittellinie des Thorax. Nach 4—5 cm teilt sie sich in einen rechten und einen linken Ast.

Die *A. pulmonalis dextra* verläßt den Pulmonalisstamm unter einem Winkel von ungefähr 45° und zieht unterhalb des Aortenbogens quer durch das hintere Mediastinum und an der Dorsalseite der V. cava superior zum rechten Hilus. Im Mediastinum gibt sie 3,5 cm (v. Hayek) bis 5 cm (Felix) nach ihrem Ursprung den Truncus anterior zur Versorgung des rechten Oberlappens ab, der ventral vom Oberlappenbronchus und dorsal von der V. cava superior in den Hilus eintritt. Die Fortsetzung der rechten A. pulmonalis dextra nennen wir A. pulmonalis intermedia dextra (s. unten). Diese kreuzt unterhalb des Bronchus lob. sup. ventral den Zwischenbronchus, zieht abwärts und liegt im weiteren Verlauf in Höhe des Abganges des Mittellappenbronchus zunächst lateral am Bronchus intermedius, um dann dorsolateral dem Bronchus basalis zu folgen.

Die *A. pulmonalis sinistra* verläßt unter einem Winkel von 60—70° den gemeinsamen Stamm und steigt schräg nach links hinten auf. Sie zieht bogenförmig über dem Bronchus sinister, den sie cranial vom Oberlappenbronchus kreuzt. Im weiteren Verlauf folgt sie dem Bronchus dorsal.

α) Durchmesser der großen Arterien

Der Durchmesser der A. pulmonalis communis beträgt ungefähr 30 mm. Im Angiogramm intra vitam messen Belcher, Capel, Pattinson und Smart 22—41 mm, im Durchschnitt 30 mm, und postmortal 27—37 mm, im Durchschnitt 31 mm.

Das *Kaliber der rechten Pulmonalarterie* wird von v. Hayek mit 24 mm, von Felix mit 21 mm, von Maurer und Tobe, Fascano und Gaspari mit 20—24 mm, Dotter und Steinberg mit 22 mm angegeben. Nach Abgang des Truncus anterior nimmt der Durchmesser der A. intermedia auf 12—14 mm ab (Maurer und Tobe). Belcher u. Mitarb. geben im Angiogramm einen Diameter des Stammgefäßes nach Abgang der Mittellappenarterien, d. h. der A. basalis, von 10—16 mm, im Durchschnitt 12,5 mm an. Im Röntgenbild ist die Weite dieses Astes im rechten Hilus, wo er dem Bronchus intermedius lateral anliegt, gut zu bestimmen. Oberhalb des Abganges des Mittellappenbronchus beträgt der Arteriendurchmesser 10—15 mm (Assmann; Schwedel; Stender). Der Durchmesser ist altersabhängig; er beträgt im Alter von 0—1 Jahren = 4,4 cm, 1—3 Jahren = 6,6 cm, 3—6 Jahren = 7,5 cm, 6—9 Jahren = 8,3 cm, 9—12 Jahren 9,5 cm, 12—15 Jahren = 10,3 cm, 15—30 Jahren = 11,2 cm, 30—50 Jahren = 11,8 cm und 50—70 Jahren = 12,2 cm (Schermuly).

Das *Kaliber der linken Pulmonalarterie* liegt nach Felix bei 19 mm, nach v. Hayek bei 20 mm, nach Maurer und Tobe zwischen 17 und 20 mm, nach Dotter und Steinberg bei 20 mm. Sie ist etwas schmäler als der rechte Hauptast. Einen im Durchschnitt gleich großen Durchmesser des rechten und linken Hauptastes bestimmen Belcher u. Mitarb. im Angiogramm, und zwar geben sie ein Durchschnittsmaß von 24 mm an bei Einzelwerten, die zwischen 18 und 33 mm schwanken. Das Stammgefäß im linken Hilus hat nach Abgabe der Lingulaarterie einen Durchmesser von ungefähr 11 mm im Angiogramm. Die Segmentäste sind nach Dotter und Steinberg im Angiogramm 7,5 mm und die Subsegmentäste im Durchschnitt 6 mm breit. In vielen Fällen sind sie aber erheblich schmäler (Löhr). Die Arterien im Lungenmantel haben einen Durchmesser von 1—2 mm.

β) Die Nomenklatur der Arteria pulmonalis dextra und sinistra

Die Nomenklatur des Stammes und der Äste der rechten und linken Pulmonalarterie ist nicht einheitlich. Folgende Untersucher haben eine genaue Analyse der Blutgefäße der Lungen durchgeführt: Ewart (1889), Narath (1901/02), Melnikoff (1921/22), Backman (1924), Lucien, Grandgerard und Weber (1927, 1946, 1951), Felix (1920, 1928), Herrnheiser und Kubat (1934, 1936, 1951), Ghigi (1935), Appleton (1944/45), Boyden u. Mitarb. (1945—1955), Liard (1947—1954), di Guglielmo (1950), Esser (1951), Oliveros (1951), Cordoer und Cabrol (1952), Frodl (1953), Kahnt (1953), Kovats jr. und Zsebök (1954), Hornykiewytsch und Stender (1953—1955), Zenker, Heberer und Löhr (1954).

Das eigentliche Stammgefäß der rechten Pulmonalarterie unterteilen Herrnheiser und Kubat in die *A. pulmonalis dextra*, die bis zum Abgang des großen Gefäßes zum rechten Oberlappen reicht. Der Truncus intermedius schließt sich bis zum Eintritt in die Lappenwurzel des Unterlappens an, der sich in den zentralen Unterlappen als Truncus inferior fortsetzt. Appleton wählt demgegenüber für das Gefäß nach Abgang der ersten Oberlappenarterie, das er Truncus superior nennt, den Namen Truncus inferior. Boyden

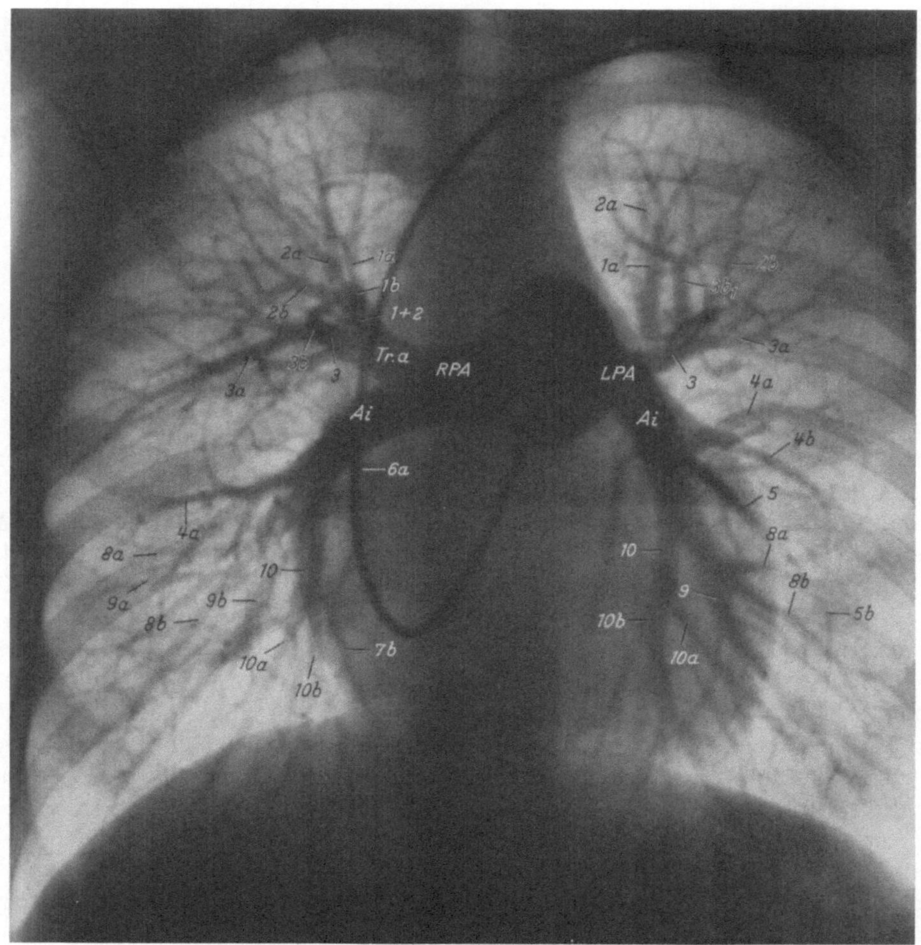

Abb. 60a u. b. a Arteriogramm der Arteria pulmonalis und ihrer Äste. Einige Segment- und Subsegmentarterien gekennzeichnet. b Arteriogramm im seitlichen Strahlengang. Überlagerung der Arterien der rechten und linken Seite. Einzelne Gefäße gekennzeichnet. *R* rechts, *L* links. *PA* Arteria pulmonalis; *RAB* rechte Arteria basalis; *LAB* linke Arteria basalis; *Ai* Arteria intermedia; *Tr.a.* Truncus anterior. Bei Überlagerung von rechts und links keine Seitenzuordnung

spricht von einer Pars intermedia und Pars basalis, zwischen die die eigentliche Unterlappenarterie als Truncus inferior eingeschaltet ist. Uns erscheint es am sinnvollsten in Analogie zum Bronchus intermedius, den Teil der rechten Pulmonalarterie vom Abgang des ersten Oberlappengefäßes bis zum Abgang der ersten Mittellappenarterie der P.N.A. folgend A. pulmonalis pars intermedia oder A. pulmonalis intermedia dextra zu nennen. Da die Variationen des Abganges und der Aufzweigung des sich anschließenden Abschnittes bei zwei vorhandenen Mittellappenarterien, der Lage von A 6 und ihren zum Teil direkt abgehenden Ästen sehr zahlreich sind, wird die Fortsetzung zum basalen Unterlappen hin A. basalis bzw. Pars basalis (P.N.A.) genannt. Die Abgrenzung einer A. lobi inferior oder eines Truncus inferior bereitet sehr große Schwierigkeiten und ist bei einem Teil auf Grund des höheren Abganges von A 6 gegenüber dem ersten Mittellappengefäß gar nicht möglich.

Auch die Namensgebung des ersten zum rechten Oberlappen ziehenden, sehr kräftigen Gefäßes ist nicht einheitlich. Herrnheiser und Kubat, Appleton, Oliveros u. a. sprechen vom Truncus superior. Da diese Arterie aber nur in Ausnahmefällen einen gemeinsamen Stamm für den gesamten Oberlappen darstellt und im Hilus nicht superior liegt, lehnt Boyden diese Namensgebung ab und spricht vom Truncus anterior. Dieser Meinung haben wir uns angeschlossen.

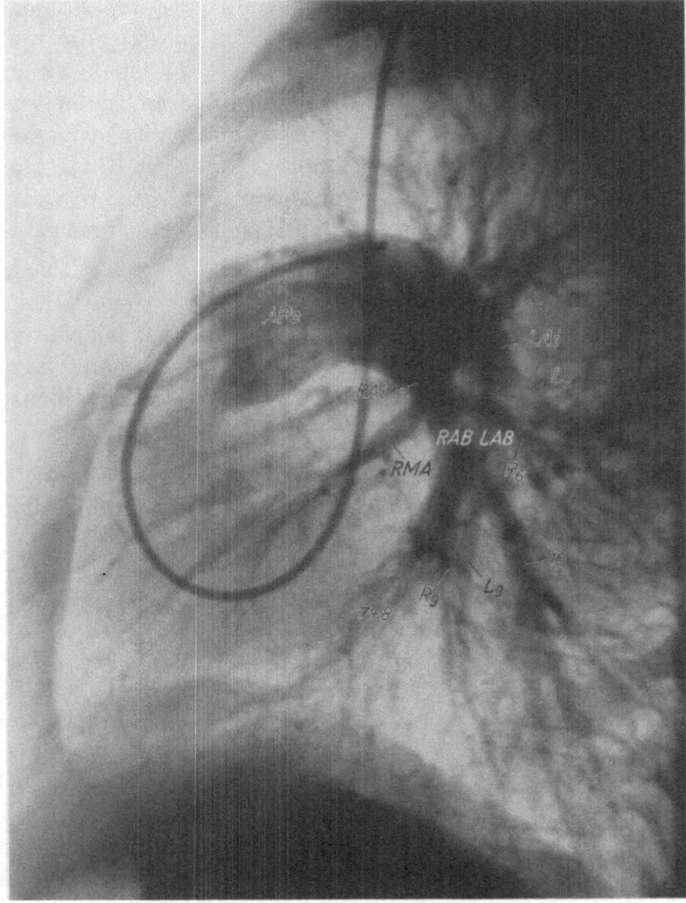

Abb. 60b

Tabelle 5. *Segmentarterien der rechten Lunge*

A 1. A. apicalis lob. sup. dextri	A+ A. subapicalis seu subsuperior lob. infer. dextri
1a) Ram. apicalis	A 7. A. medio-basalis lob. infer. dextri
1b) Ram. anterior	7a) Ram. anterior
A 2. A. posterior lob. sup. dextri	7b) Ram. posterior
2a) Ram. apicalis	A 8. A. antero-basalis lob. infer. dextri
2b) Ram. lateralis	8a) Ram. lateralis
A 3. A. anterior lob. sup. dextri	8b) Ram. basalis
3a) Ram. lateralis	A 9. A. latero-basalis lob. infer. dextri
3b) Ram. anterior	9a) Ram. lateralis
A 4. A. lateralis lob. med. dextri	9b) Ram. basalis
4a) Ram. posterior	A 10. A. postero-basalis lob. infer. dextri
4b) Ram. anterior	10a) Ram. laterobasalis
A 5. A. medialis lob. med. dextri	10b) Ram. mediobasalis
5a) Ram. superior	10c) Ram. dorsalis
5b) Ram. inferior	
A 6. A. apicalis seu superior lob. infer. dextri	
6a) Ram. medialis	
6b) Ram. superior	
6c) Ram. lateralis	

Die *A. pulmonalis sinistra* wird wie auf der rechten Seite nach Abgang der ersten Arterie zum linken Oberlappen (meist A 3 oder A 1) A. pulmonalis intermedia sinistra und ihre Fortsetzung nach Abgang der Lingulaäste A. pulmonalis basalis sinistra genannt.

Die Segmentäste werden in Anlehnung an die internationale Nomenklatur der Bronchien bezeichnet. Bei der Namensgebung der Subsegmentäste, die im Schichtbild und durch die selektive Angiographie gut darzustellen sind, schließen wir uns allgemein den Vorschlägen von Boyden und Esser an. Die Segmentarterien nennen wir A. segmentalis und erst das Subsegmentgefäß Ramus. Die Pariser anatomische Nomenklatur (P.N.A.) bezeichnet im Gegensatz hierzu schon die Segmentarterien als Rami. Dieses Vorgehen erscheint uns in Analogie zu den Bronchusbenennungen nicht gerechtfertigt, da anatomisch gleichgeordnete Elemente hierdurch unterschiedlich gekennzeichnet werden.

Die zwischen den Segmenten und Subsegmenten gelegenen Venen erhalten ihren Namen nach dem Bronchus, unterhalb dessen sie verlaufen, wie es Boyden, Kovats und Zsebök durchführen. Hierdurch werden die sehr langen Namensgebungen vermieden. die die beiden drainierten Subsegmente in den Namen aufnehmen (Oliveros, Frodl, Kubik).

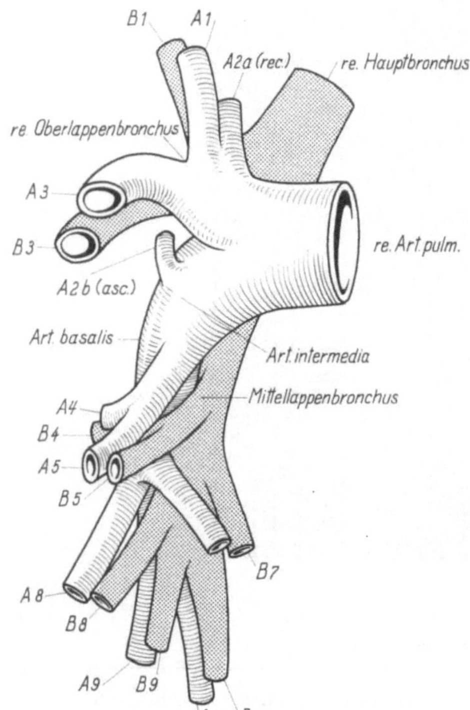

Abb. 61. Zentrale Aufzweigung der A. pulmonalis dextra mit Lagebeziehung zu den Bronchien. Häufige Aufteilung nach Boyden (Anpassung der Nomenklatur)

d) Arteria pulmonalis dextra

α) *Arterien des rechten Oberlappens*

Die arterielle Versorgung des rechten Oberlappens erfolgt durch den Truncus anterior und fast immer (92—96%) durch eine oder mehrere zusätzliche Arterien, die von der A. intermedia aufsteigen, sog. ascendierende Gefäße (Appleton; Boyden; Oliveros) oder rekurrierende Gefäße (Felix und v. Hayek) (Abb. 61, 62a u. b). Der Truncus anterior mit A 1 und A 3 liegt vor dem Oberlappenbronchus und dem B 3, d. h. im vorderen Teil des Hilus. Die aufsteigenden Subsegmentarterien verlaufen medial und die horizontal ziehenden cranial vom Bronchus. Die ascendierenden Äste von der A. intermedia steigen unter und sehr häufig hinter B 3 auf. Hierbei kann sich A 2b dann unter B 2b legen.

Der Truncus anterior besteht in der überwiegenden Zahl aus einem Stamm (86%, Boyden; 88%, Frodl), der sich im Hilus in einen oberen Teil (Truncus superior) mit der A 1 und meist A 2a, selten A 2, und in einen unteren Teil (Truncus inferior) mit A 3 teilt (s. Abb. 64a). Wenn der Truncus anterior in zwei getrennt entspringende Trunci, einen Truncus anterior superior und inferior, aufgesplittert ist, kommt der inferiore Teil aus der A. intermedia und enthält die A 3 oder einen ihrer Äste, dazu häufig einen rückläufigen Ast zum S 2.

Zusätzliche Oberlappenarterien sind in folgender Häufigkeit vorhanden. Eine ascendierende Arterie, die von der A. intermedia entspringt, ist in 74% (Boyden) oder 56% (Appleton) vorhanden. Zwei Gefäße sind in 18 bzw. 34% und drei in 0 bzw. 6% nachzuweisen. Sie verlaufen nach Boyden zum posterioren Segment in 52%, zum anterioren Segment allein in 10% und zu beiden in 30%.

Die ascendierenden Arterien haben in einem bestimmten Prozentsatz einen gemeinsamen Ursprung mit den Arterien benachbarter Lappen. A 2 oder A 2b können mit A6 entspringen (Boyden 14%; Appleton 7%). Ein Ast der A 3 — A 3b 2 — kann von der A 5 abgehen. Felix beobachtete häufig solche transponierte Gefäße, während Herrnheiser und Kubat sie nur selten sahen.

β) Die Segmentarterien des rechten Oberlappens

A 1. Die *A. segmentalis apicalis* lob. sup. dex. (R. apicalis der P.N.A.) ist ein Ast des Truncus anterior (Abb. 64). Sie teilt sich in einen *Ramus apicalis, A 1a*, und *anterior, A 1b*, in 72 % (BOYDEN). Bei einem Teil (28 %) entspringt die A 1b direkt aus dem Truncus anterior, wenn eine Trifurkation desselben vorliegt oder sie kommt von der A 3. In diesen Fällen ist meistens auch eine Transposition von B 1b auf B 3 vorhanden. In über der Hälfte geben A 1 oder A 1a rückläufige Äste zum S 2 als A 2a oder A 2 ab.

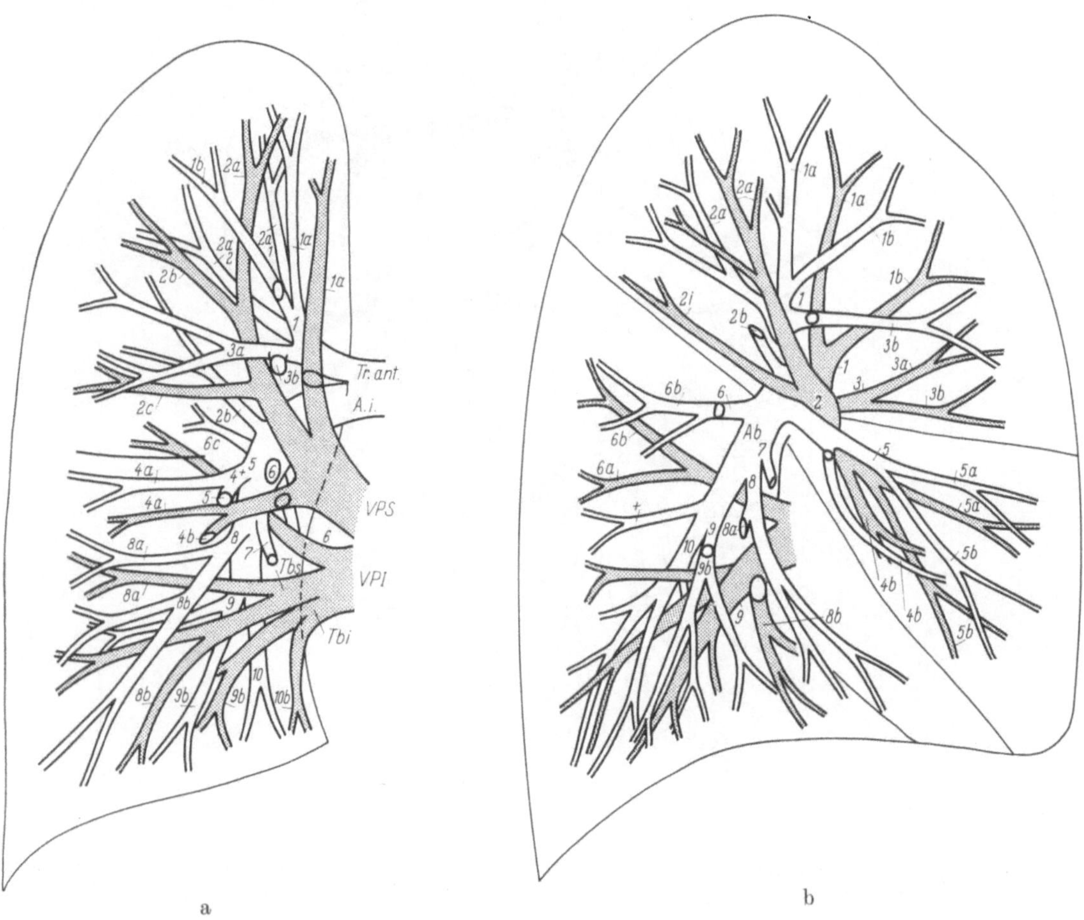

Abb. 62a u. b. Schematische Darstellung der Anordnung der Äste der rechten A. pulmonalis und der rechten V. pulmonalis. a Im sagittalen Strahlengang. b Im frontalen Strahlengang (auf Grund angiographischer und tomographischer Befunde). Die im Röntgenübersichts- und Schichtbild sichtbaren Gefäße sind vor allem berücksichtigt (Arterien hell, Venen dunkel)

A 2. Die *A. segmentalis posterior* lob. sup. dex. kommt als einzelnes Stammgefäß nur in 20 % (BOYDEN) bzw. 56 % (APPLETON) vor. Ursprung und Verlauf sind sehr variabel. Sie kommt entweder aus dem Truncus anterior oder einem seiner Äste (18 %, BOYDEN, bzw. 24 %, APPLETON) oder ascendierend aus der A. intermedia (12 % nach BOYDEN und 32 % nach APPLETON). In ungefähr der Hälfte und mehr Fällen ist die Segmentarterie durch zwei oder mehr Äste verschiedenen Ursprungs ersetzt. Diese kommen rückläufig aus der A 1 bzw. A 1a oder A 3, steigen von der A. intermedia auf oder sind auf A 6 oder sehr selten auch auf A 4 transponiert.

Der *Ramus subapicalis* (R. posterior superior — P.N.A.), *A 2a*, entspringt bei Fehlen der A 2 vorwiegend aus A 1, seltener aus der A. intermedia. In fast einem Viertel der Fälle wird das Subsegment S 2a von zwei und mehreren Zweigen verschiedenen Ursprungs

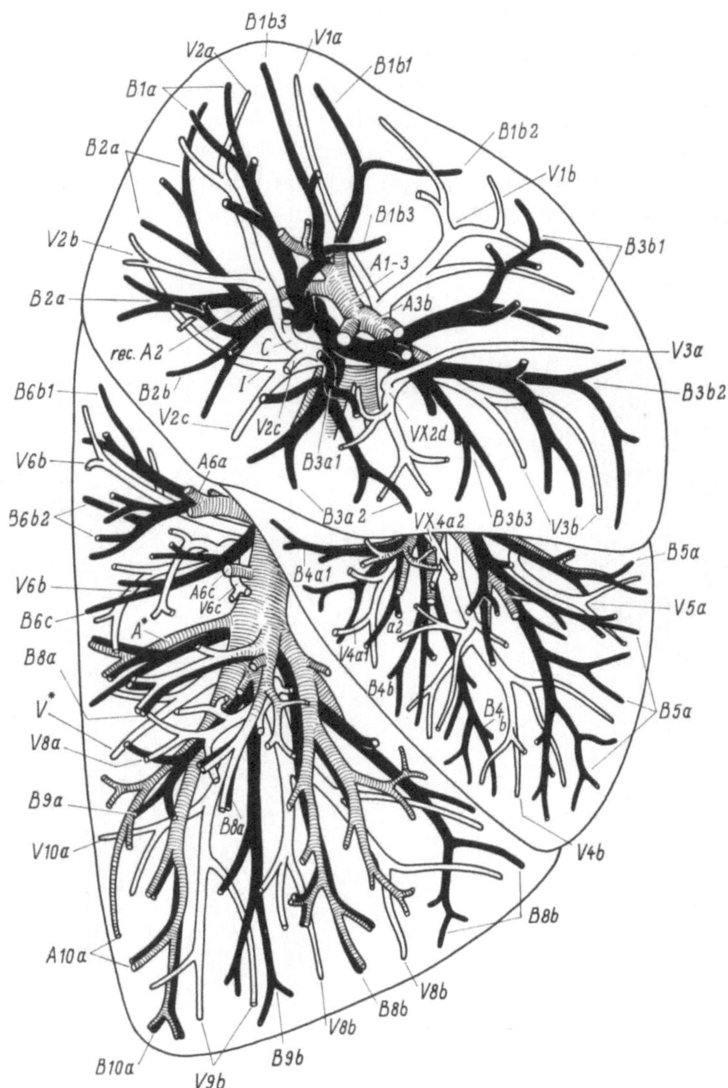

Abb. 63. Schematische Darstellung der Lage der Segment- und Subsegmentgefäße und -bronchien der rechten Seite in Seitenansicht (auf Grund anatomischer Untersuchungen nach Boyden)

versorgt. Der *Ramus lateralis* (R. posterior inferior — P.N.A.), *A 2b*, liegt vorwiegend als ascendierendes Gefäß vor (Abb. 62a). Auch das S 2b erhält in über 20 % Arterienzweige verschiedenen Ursprungs. Wenn die A 2b kräftig entwickelt ist, entspricht sie der A. axillaris von Herrnheiser und Kubat.

A 3. Die *A. segmentalis anterior* lob. sup. dex. (R. anterior — P.N.A.), kommt aus dem Truncus anterior und teilt sich in einen *Ramus lateralis*, *A 3a*, und *anterior*, *A 3b* (s. Abb. 65 und 66). Sehr selten entspringt A 3a aus der A. intermedia oder A 4. Als zusätzliche Arterie zum S 3 können ascendierende Zweige (A 3a 2 — 30 % nach Boyden — sehr selten A 3b 2) vorliegen (Abb. 64b). Von der A 3b ausgehende Zweige dringen zum Teil in das S 1b 1 ein, besonders dann, wenn auch der B 1b auf B 3 transponiert ist (Boyden).

γ) *Arterien des rechten Mittellappens*

Die *A. lobi medii* (R. lobi medii — P.N.A.) entspringt an der Vorderseite der A. intermedia dicht unterhalb der Kreuzung der V 2 tief in der Interlobärfissur (Abb. 61 und

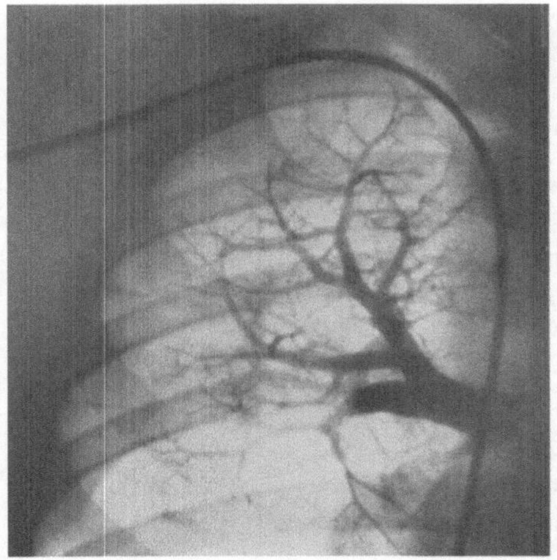

Abb. 64a. Arteriogramm des Truncus anterior dexter mit Truncus superior (A 1 und A 2) und Truncus inferior (A 3)

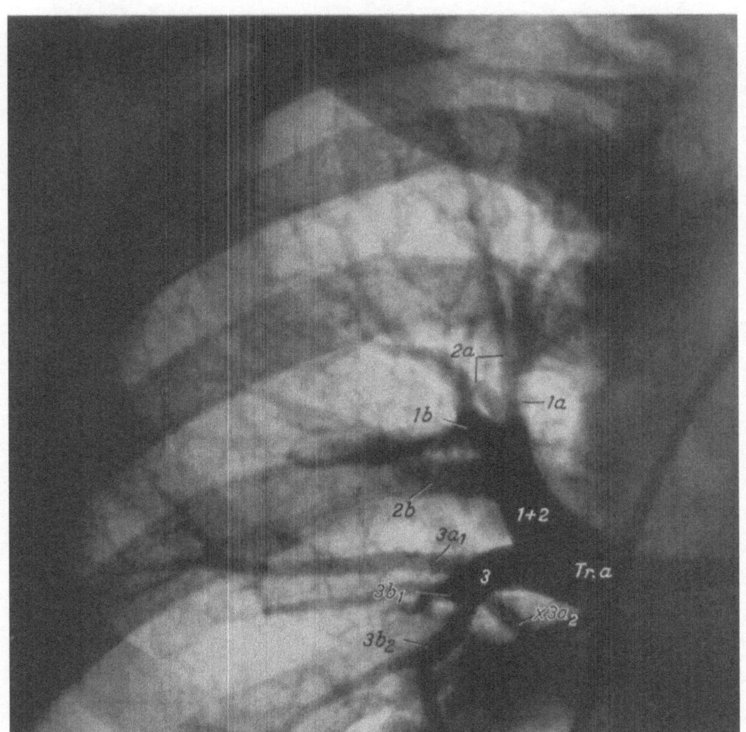

Abb. 64b. Selektives Arteriogramm der Arterien des rechten Oberlappens. Ascendierende Arteria X 3a 2

67a und b). A 6 geht dorsal knapp unterhalb, in gleicher Höhe oder gering oberhalb ab. Herrnheiser und Kubat finden unter ihren 35 Präparaten vorwiegend eine Mittellappenarterie. Zwei isoliert abgehende Arterien sehen Lindskog, Liebow und Hales in 44%, Boyden und Hamre in 52%, Liard in 56%, Hornykiewytsch und Stender in 60%, Frodl in 61% und Oliveros in 63%. Die Abgangsstellen der zwei Arterien liegen 0,5 bis 1 cm voneinander entfernt, die distale entspringt dabei unterhalb der A 6. Sehr selten liegt noch eine kleine zusätzliche Arterie aus A 7 oder A 8 vor, die dann meistens Teile von S 5 versorgt.

Bei zwei arteriellen Stämmen sind in 40% (Boyden und Hamre) A 4b und A 5 meist in einem Gefäß zusammengefaßt und A 4a entspringt isoliert. Die Arterien liegen dabei meist unter den Bronchien.

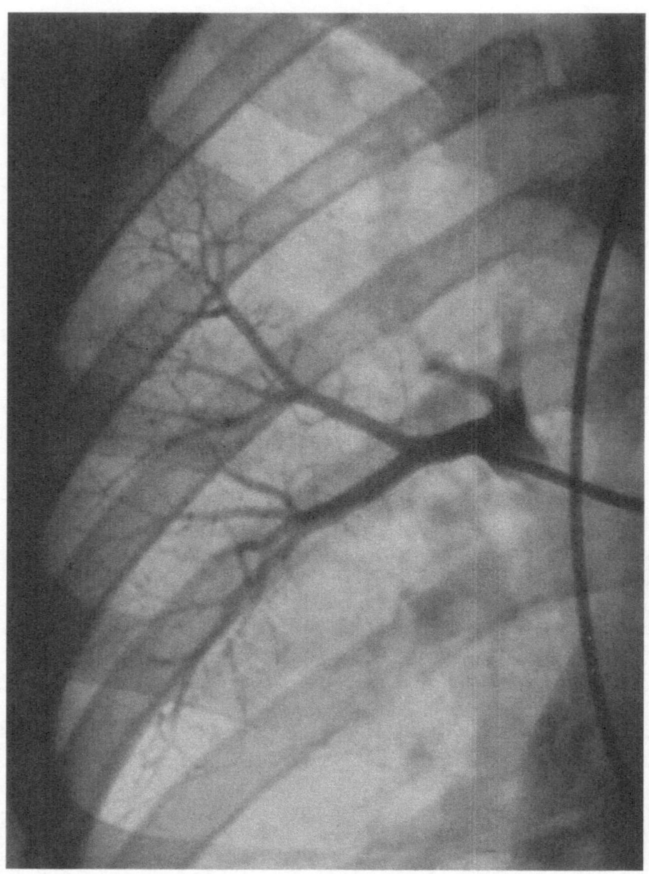

Abb. 65. Selektives Arteriogramm der A 3a

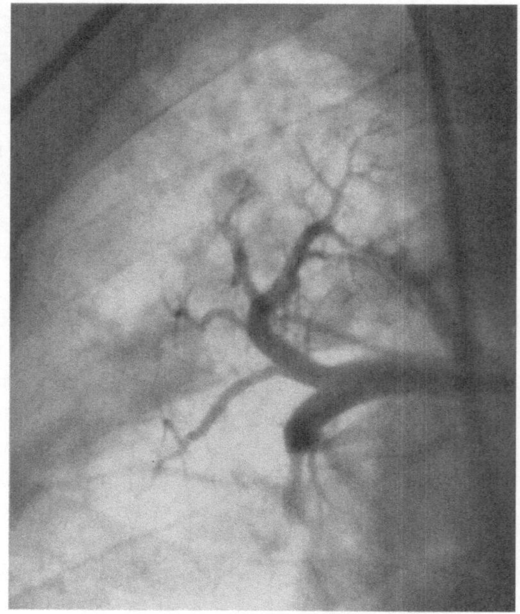

Abb. 66. Selektives Arteriogramm der A 3b

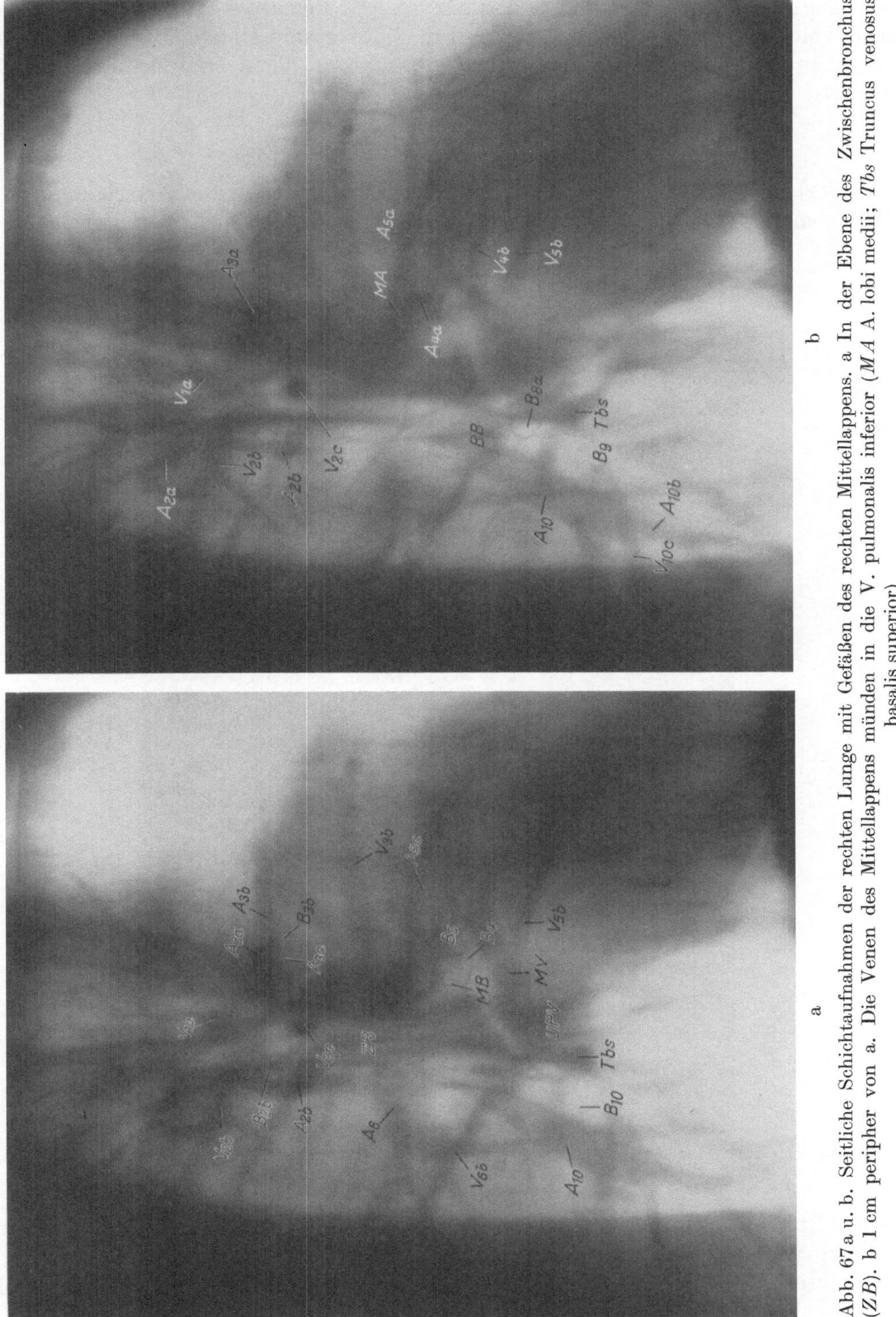

Abb. 67a u. b. Seitliche Schichtaufnahmen der rechten Lunge mit Gefäßen des rechten Mittellappens. a In der Ebene des Zwischenbronchus (*ZB*). b 1 cm peripher von a. Die Venen des Mittellappens münden in die V. pulmonalis inferior (*MA* A. lobi medii; *Tbs* Truncus venosus basalis superior)

A 4. Die *A. segmentalis lateralis* lob. med. dex., (R. lateralis — P.N.A.), A 4, ist in nicht ganz der Hälfte als einheitliche Segmentarterie vorhanden und gibt zwei Subsegmentäste, den *Ramus posterior*, *A 4a*, und den *Ramus anterior*, *A 4b*, ab. Diese können getrennt aus der A. intermedia oder A. lobi medii oder aus A 5 (s. oben) kommen. Als aberrierendes Gefäß kann A 4 aus A 7 bzw. A 8 entspringen.

A 5. Die *A. segmentalis medialis* lob. med. dex. (R. medialis — P.N.A.), A 5, besteht in $^2/_3$ als Segmentarterie mit einem *Ramus superior, A 5a,* und einem *Ramus inferior, A 5b.* Sonst gehen die Subsegmentäste von der A. intermedia, der A. lobi medii oder A 4, ausnahmsweise aber auch aus A 7 ab.

δ) Die Arterien des rechten Unterlappens

Die Fortsetzung der A. intermedia ist nach Abgang der ersten Arterie zum rechten Mittellappen die A. basalis. Wenn die A 6 tiefer als die Mittellappenarterie abgeht, so wird

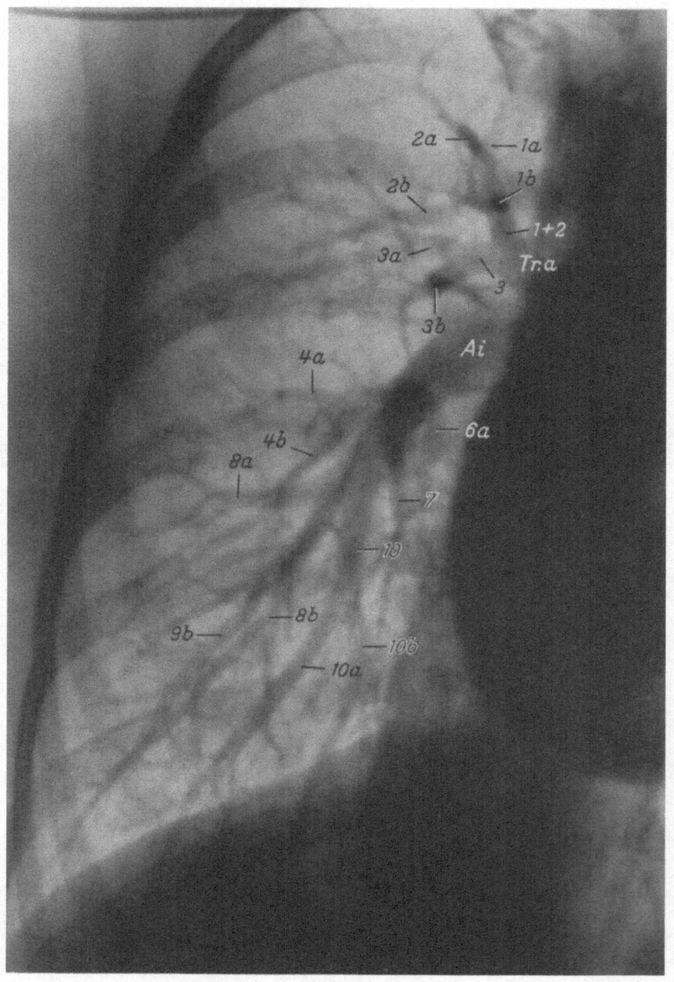

Abb. 68a. Arteriogramm der rechten Seite, vor allem der Aufzweigung der A. intermedia und basalis

das kurze Stück zwischen beiden Arterien A. lobi inferioris oder Truncus inferior (Boyden) und die Fortsetzung nach Abgang der A 6 Pars basalis (Boyden) genannt. Wegen der sehr großen Unterschiede in der Höhe der Ursprungsorte der einzelnen Gefäße und des Fehlens einer eigentlichen Unterlappenarterie in den Fällen, in denen A 6 höher als A 4 + 5 entspringt, erscheint es gerechtfertigt das zur Basis weiterziehende große Gefäß stets A. basalis zu nennen.

Die A. basalis hat eine dorsolaterale Verlaufsrichtung. Die Lateraltendenz hängt, wie Herrnheiser und Kubat betonen, von der Thoraxform ab. Zwei Faktoren bestimmen im Röntgenbild die laterale Verlaufsrichtung der A 8 und A 9 sowie ihrer Subsegmentäste (A 8b und A 9b):

1. Die absolute Höhe des craniocaudalen Durchmessers des rechten Unterlappens, der vom Konstitutionstyp abhängt (Astheniker — große Höhe, Pykniker — geringe Höhe) und

2. der Zwerchfellstand.

Bei der Gliederung der Unterlappenarterien sind entsprechend den Bronchien ein oberes Gebiet mit der A 6 und ein basales mit A 7—10 zu unterscheiden. Während die A 6 eines der konstantesten Gefäße der Lunge ist, sind A 7—10 durch häufige Varianten des Ursprungs, Transpositionen und Substitutionen gekennzeichnet.

HERRNHEISER und KUBAT sehen ein gewisses Ordnungsprinzip in der Aufteilung in ein ventrales (A 7 und A 8) und ein dorsales (A 9 und A 10) Arterienpaar, von denen

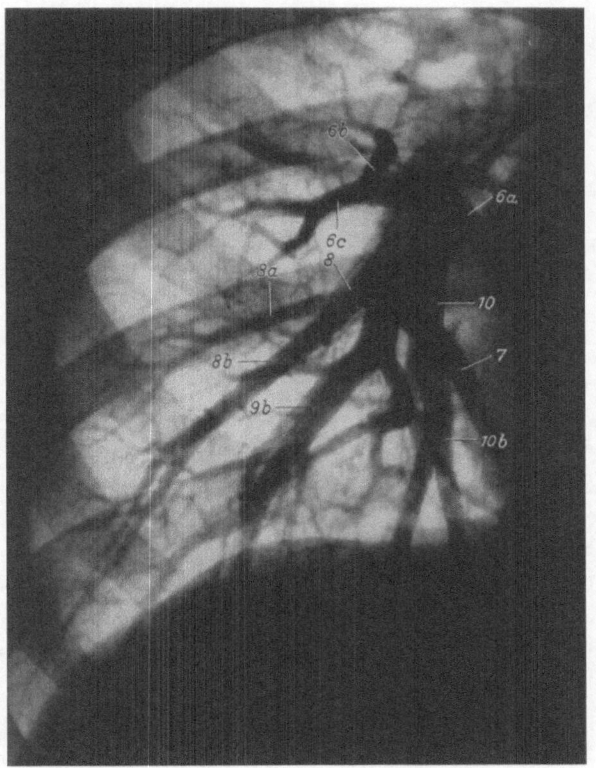

Abb. 68b. Arteriogramm der Arterien des rechten Unterlappens

jedes eine vertikal verlaufende (A 7 und A 10) und eine schräg lateral gerichtete (A 8 und A 9) Arterie enthält. Im dorsalen Paar ist die A 10 in ungefähr 50% kräftiger entwickelt als A 9 und bildet die Fortsetzung der A. basalis (MELNIKOFF). Gleich stark ausgebildete A 9 und A 10 liegen in 40% vor. Bei den restlichen Fällen sind mehrere kleinere Äste vorhanden.

Die Arterienanordnung weicht in vielen Fällen zentral von der Bronchienanordnung ab, so daß die Subsegmentebenen häufig von Gefäßen durchkreuzt werden.

Die *subsuperiore Zone* wird von einer oder selten mehreren Arterien aus der A. basalis versorgt. Akzessorische Äste (40%) kommen aus der A 10 oder seltener A 9.

Im basalen Unterlappen liegen die größeren Arterien allgemein der Oberfläche zugewandt. Ihnen sind die Bronchien nach innen angeschlossen. Die größeren Venen finden sich im Zentrum des Lappens und gegenüber den Bronchien mediastinumnäher. Die Segmentarterien haben ihren Ursprung mit Ausnahme von A 7 und einer eventuell isolierten A 6a innerhalb des Lappens.

ε) Die Segmentarterien des Unterlappens

A 6. Die *A. segmentalis superior lob. inf. dex.* (R. apicalis [superior] lobii inferioris — P.N.A.) entspringt an der Dorsalseite der A. basalis oder intermedia, meist gering unterhalb des Abganges von A 4 + 5, in 30 % aber gering oberhalb der Mittellappenarterie (Ferry und Boyden). Sie ist in über 80 % als einzelnes Gefäß angelegt. Drei Subsegmentäste gibt sie ab (Abb. 70): *Ramus medialis, A 6a, Ramus superior, A 6b,* und *Ramus lateralis, A 6c*. A 6a und A 6c sind meist kräftiger entwickelt als A 6b. A 6c trennt sich

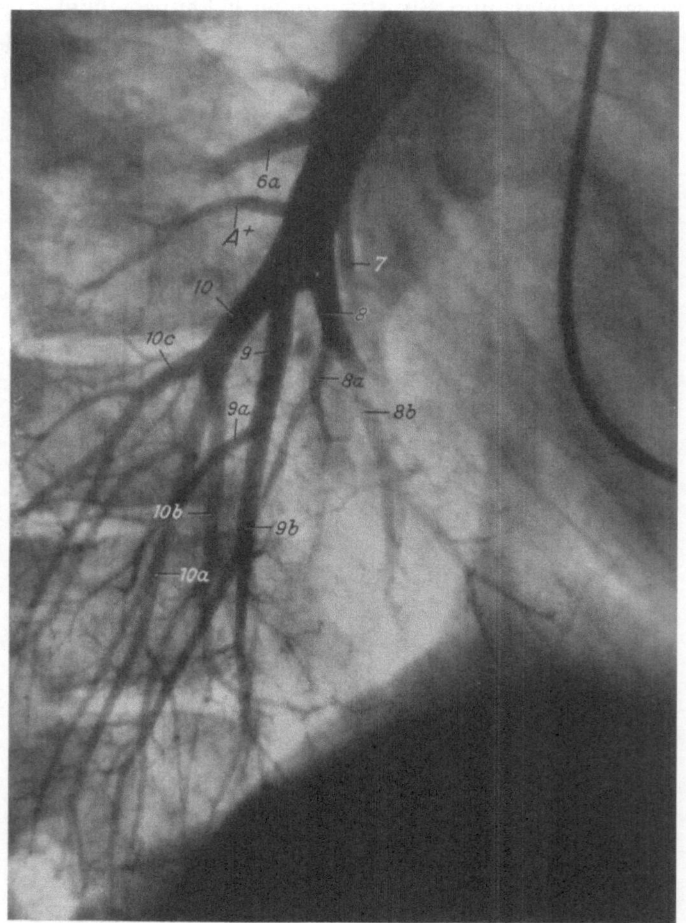

Abb. 69. Seitliches selektives Arteriogramm der Arterien des rechten Unterlappens

am frühesten von A 6. Wichtig ist, daß von der Arterie zum superioren Unterlappen in 10—14 % aberrierende und ascendierende Arterien zu S 2b ziehen.

A 7. Die *A. segmentalis basalis medialis lob. inf. dex.* (R. basalis medialis — P.N.A.) entspringt als einheitliche Segmentarterie in 38 % (Boyden) an der ventrolateralen Seite der A. basalis, noch außerhalb des Unterlappens. Sie findet sich vom Bronchus ventral und leicht medial. Nach Frodl, Ferry und Boyden bildet A 7 verhältnismäßig selten (18 %) einen gemeinsamen Stamm mit A 8. Nach Melnikoff, Herrnheiser und Kubat soll ein gemeinsames Stammgefäß der beiden ventralen Unterlappenarterien aber sehr häufig vorliegen. Hierbei ist aber wohl in einer Reihe von Fällen nur ein Subsegmentgefäß auf A 8 transponiert. A 7 hat zwei Subsegmentäste: *Ramus anterior, A 7a,* und *Ramus posterior, A 7b*. Diese haben in über der Hälfte einen getrennten Ursprungsort an der A. basalis oder an den Nachbararterien. A 7b ist bei isoliertem Abgang oft weit dorsal verlagert und gibt dann häufig einzelne ascendierende Äste zum subsuperioren Segment ab (AX^{+}).

A 8. Die *A. segmentalis basalis anterior lob. inf. dex.* (R. basalis anterior — P.N.A.) gehört zum vorderen basalen Arterienpaar und zieht in ventro-lateraler Richtung. Als Segmentarterie entspringt sie direkt aus der A. basalis in 48% nach BOYDEN und 70% nach FRODL. Gemeinsam bildet sie ein Stammgefäß mit der A 7 in 18% und kommt von der A 9 in 12% (BOYDEN). In den übrigen Fällen kommen die Subsegmentäste, der *Ramus lateralis, A 8a*, und der *Ramus basalis, A 8b*, von verschiedenen Gefäßen (A 7, A 9 oder A 10).

A 9. Die *A. segmentalis basalis lateralis lob. inf. dex.* (R. basalis lateralis — P.N.A.) bildet mit A 10 in fast der Hälfte das hintere basale Arterienpaar. Ihr Ursprungsort liegt an der ventrolateralen Fläche der A. basalis. Sie stellt den lateralen Endast der A. basalis

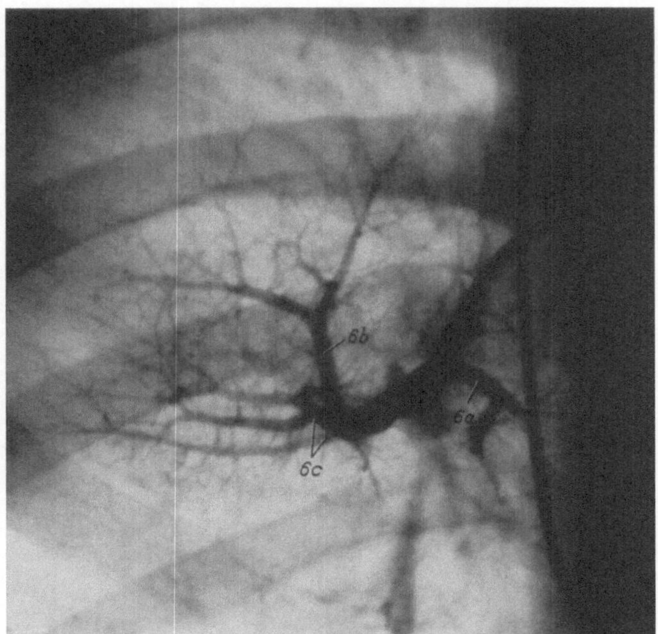

Abb. 70. Arteriogramm der A 6 mit den Subsegmentästen

dar. Wenn kein gemeinsamer Ast mit der A 10 vorliegt, ist sie mit A 8, A 7 und 8, A 10a oder einer subsuperioren Arterie verbunden. Die beiden Segmentäste, *Ramus lateralis, A 9a*, und *Ramus medialis, A 9b*, entspringen in ungefähr 20% getrennt. Häufig gehen Zweige aus dem Stromgebiet der A 9 zu Nachbarsegmenten.

A 10. Die *A. segmentalis basalis posterior lob. inf. dex.* (R. basalis posterior — P.N.A.) (A 10), kommt als medialer Endast aus der Bifurkation der A. basalis und ist meist ein kräftiges Gefäß mit vorwiegend dorsaler Verlaufsrichtung. Von ihren zwei Ästen ist der *Ramus lateralis, A 10a*, meist schwächer ausgebildet als der *Ramus medialis, A 10b*. Letzterer teilt sich häufig in zwei kräftige Zweige, die in dorsaler und ventraler Richtung ziehen.

e) Arteria pulmonalis sinistra

α) Arterien des linken Oberlappens

Die linke Pulmonalarterie zieht im Gegensatz zur rechten Seite über den linken Oberlappenbronchus hinweg. Ursprung und Lage der einzelnen Segmentgefäße weichen hierdurch auf beiden Seiten erheblich voneinander ab (Abb. 71 und 72a und b). Die zum Oberlappen laufenden Gefäße sind auf dem Bogen verteilt und entspringen an der ventralen, cranialen, dorsalen oder interlobären Fläche des linken Pulmonalisstammes. Die Zahl der den linken Oberlappen versorgenden Arterien wird von MELNIKOFF mit 3—4,

Ewart und Felix 4, Kent und Blades 4—7 und Boyden und Hartmann 4—8 angegeben. Nach Boyden und Hartmann liegen 4 Arterien in 18%, 5 Arterien in 40%, 6 Arterien in 28%, 7 Arterien in 12% und 8 Arterien in 2% vor.

An der *ventralen* Fläche der Pulmonalarterie entspringt stets eine Arterie, die zum vorderen und lateralen Teil des anterioren Segmentes führt (A 3b). Sie oder A 1 sind das erste Gefäß, das aus der linken Pulmonalarterie zum Oberlappen zieht. Ein Truncus anterior mit A 1 und A 3 oder A 3b besteht nur in ungefähr 10%. Auch Arterien zur Lingula können von der Vorderfläche des Bogenanteiles kommen, der ganze Lingulastamm in 8% und ein Ast zur Lingula in 22% (Boyden). An der *cranialen* Seite haben meist getrennt A 1 und A 2, letztere mehr dorsal, ihren Ursprungsort. Im Gegensatz zu

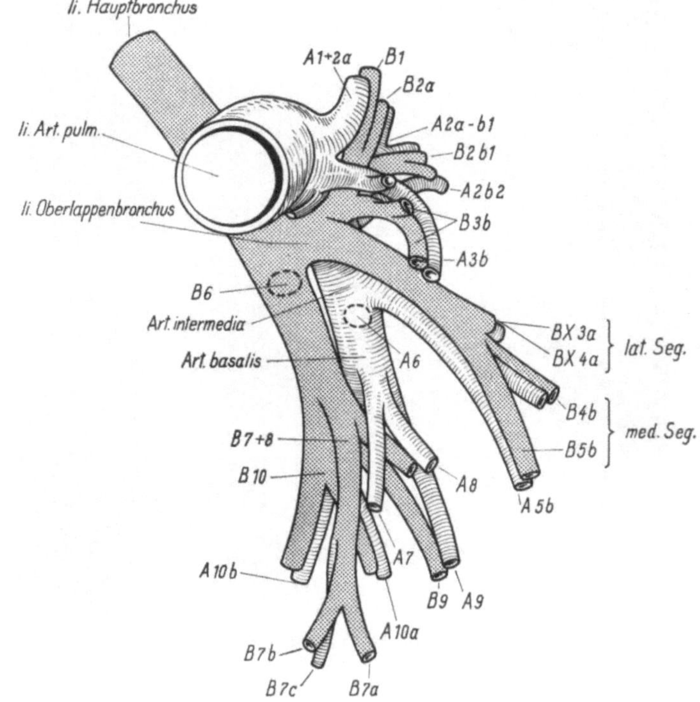

Abb. 71. Zentrale Aufzweigung der A. pulmonalis sinister mit Lagebeziehung zu den Bronchien, häufige Aufteilung nach Boyden (Nomenklatur angepaßt)

den Bronchien, bei denen B 1 und B 2 in ungefähr 80% zu einem Stamm verbunden sind, haben die Arterien getrennte Abgänge (78%). Von der *interlobären* Seite der A. intermedia kommen meist die Lingulaarterien und Äste zum lateralen Teil von S 3 und S 4. Die Abgänge der Lingulagefäße liegen hierbei meist unterhalb des Ursprungs der Arterie zum superioren Unterlappen.

Für den Abgangsort und den Verlauf der einzelnen Arterien des linken Oberlappens ist die Segmentgliederung und Größenordnung dieses Lungenteiles von besonderer Bedeutung (Melnikoff; Boyden; Esser u. a.).

Im allgemeinen lassen sich drei Gliederungen des Oberlappens unterscheiden, die wir als orientierende Aufteilungen bei den Bronchien schon beschrieben haben (s. S. 131). Der *1. Typ* wird gekennzeichnet durch ein gut entwickeltes Spitzensegment mit A 1a und A 1b. Das Gebiet der A 3b reicht von der Kerbe der 1. Rippe bis zum unteren Rande der Incisura cardiaca. Beim *2. Typ* fehlt A 1b. Dafür dringt A 3b 1 kompensatorisch in die Spitze hoch. Das Verzweigungsgebiet der A 3b ist auf diese Weise deutlich vergrößert. Der *3. Typ* wird bestimmt durch eine zusätzliche Arterie, die den akzessorischen Bronchus begleitet, der zwischen B 1 und B 3 eingeschaltet ist. Auf die Zuordnung dieses zusätzlichen

Elementes sind wir bei der Besprechung der Bronchien ausführlich eingegangen. BOYDEN betrachtet die zusätzliche Arterie als AX 3b. Bei einem Teil kann sie aber als isoliert abgehende A 1b betrachtet werden, besonders dann, wenn A 1b an typischer Stelle als Ast von A 1 fehlt.

Wie im apikalen und anterioren Gebiet A 1b und A 3b sich gegenseitig ergänzen, kompensieren sich im lateralen Lappen A 2b und A 3a, bzw. A 3a und A 4a.

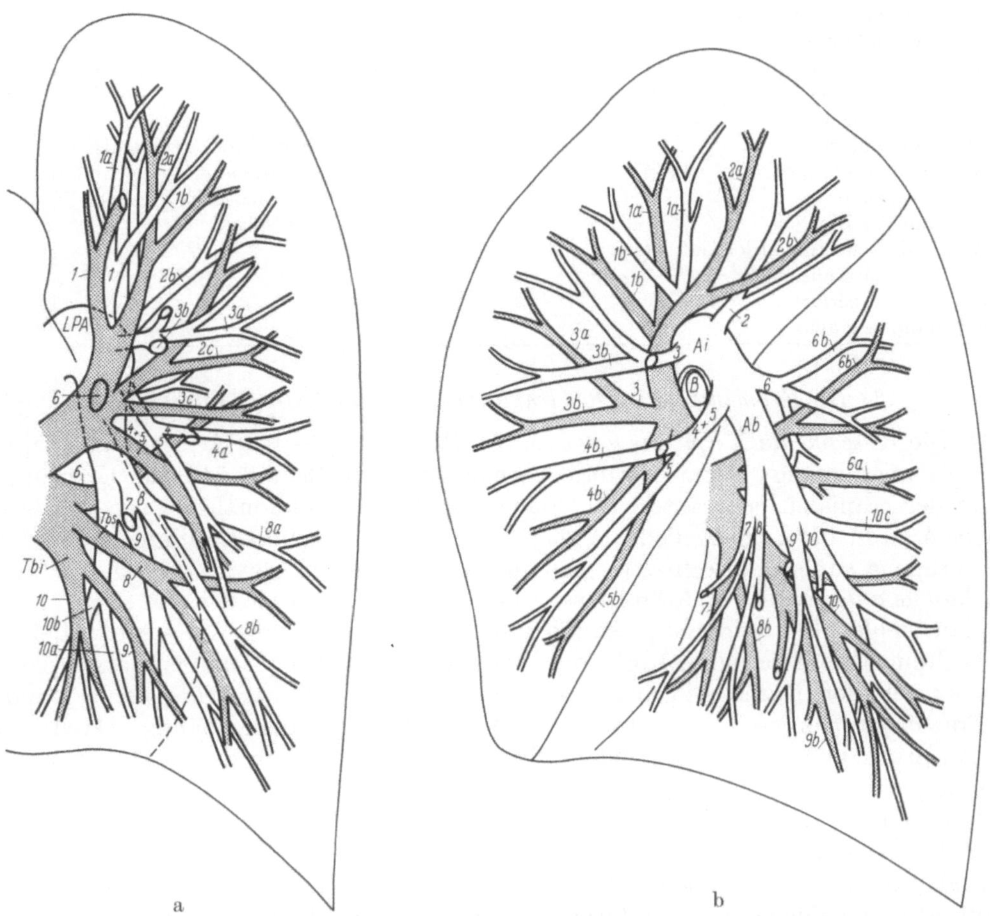

Abb. 72a u. b. Schematische Darstellung der Anordnung der Äste der A. pulmonalis sinistra und der Venae pulmonales sinistrae. a Im sagittalen Strahlengang. b In frontalem Strahlengang (auf Grund angiographischer und tomographischer Befunde). Die im Röntgenübersichts- und Schichtbild sichtbaren Gefäße sind vor allem berücksichtigt (Arterien hell, Venen dunkel)

Das Lingulagebiet hat in Abhängigkeit von den übrigen Lappenteilen eine wechselnde Größe. In Analogie zur Versorgung des rechten Mittellappens ist links oft ein gemeinsamer Arterienstamm (60%) nachzuweisen. Dieser bildet das Stammgefäß der A 4 und A 5 und geht in der Nähe der Interlobärfissur (52%) oder A 3 (8%) ab. Die Trennungsebene zwischen dem anterioren und dem oberen Lingulasegment wird gewöhnlich durch die Venen V 3b und V 3c markiert. Ein Lappenspalt ist hier nur selten nachzuweisen (7 bis 14%). Die Intersegmentalebene wird durch A 3a gekreuzt, wenn sie von A 4 oder dem gemeinsamen Lingulastamm abgeht.

Einzelne Arterien des Oberlappens können ausnahmsweise von Gefäßen des linken Unterlappens abgehen. So kann A 2b aus der Arterie zum apikalen Unterlappensegment A 6 (10% nach BOYDEN) oder ihrem Ast A 6b (2%) und sehr selten A 2 aus A 6 (2%) entspringen. A 5 oder einer ihrer Äste versorgt nach Durchkreuzung der Lappengrenze in seltenen Fällen Teile von S 7.

Tabelle 6. *Segmentarterien der linken Lunge*

A 1.	A. apicalis lob. sup. sinistri	A+	A. subapicalis seu subsuperior lob. infer. sinistri
	1a) Ram. apicalis	A 7.	A. medio-basalis lob. infer. sinistri
	1b) Ram. anterior		7a) Ram. antero-lateralis
A 2.	A. posterior lob. sup. sinistri		7b) Ram. antero-medialis
	2a) Ram. apicalis	A 8.	A. antero-basalis lob. infer. sinistri
	2b) Ram. lateralis		8a) Ram. lateralis
A 3.	A. anterior lob. sup. sinistri		8b) Ram. basalis
	3a) Ram. lateralis	A 9.	A. latero-basalis lob. infer. sinistri
	3b) Ram. anterior		9a) Ram. lateralis
A 4.	A. lingularis super. lob. sup. sinistri		9b) Ram. basalis
	4a) Ram. posterior	A 10.	A. postero-basalis lob. infer. sinistri
	4b) Ram. anterior		10a) Ram. laterobasalis
A 5.	A. lingularis infer. lob. sup. sinistri		10b) Ram. mediobasalis
	5a) Ram. superior		10c) Ram. dorsalis
	5b) Ram. inferior		
A 6.	A. apicalis seu superior lob. inf. sinistri		
	6a) Ram. medialis		
	6b) Ram. superior		
	6c) Ram. lateralis		

β) Die Segmentarterien des linken Oberlappens (Abb. 73 und 74)

A 1. Die *A. segmentalis apicalis lob. sup. sin.* (R. apicalis — P.N.A.) ist in ungefähr der Hälfte als unabhängige Segmentarterie vorhanden (Abb. 73 und 74). Ihr Ursprungsort liegt an der cranialen oder anterioren Fläche des linken Pulmonalisbogens. A 1 ist mit A 2 oder A 2a in 12%, mit A 3 oder A 3b in 18% zu einem Truncus anterior oder seltener einem Truncus superior (Boyden) verbunden. A 1 hat einen *Ramus apicalis, A 1a,* und einen *Ramus anterior, A 1b.* A 1b ist sehr unterschiedlich entwickelt. Er kann in $^1/_5$ der Fälle ganz fehlen und wird dann häufig durch einen Zweig von A 3 ersetzt. Bei stark entwickeltem S 1 entspringt A 1 oft isoliert von der A. intermedia und ist dann besonders kräftig ausgebildet. Durch die große Variationsbreite in der Entwicklung von S 1 und S 3 sind Transpositionen und Substitutionen der Arterien besonders häufig. Dieses findet ihren Ausdruck auch in den stark divergierenden Prozentzahlen der Gefäßabgänge und -verteilung, wie sie z. B. zwischen den Angaben von Boyden und Hartmann sowie Frodl bestehen.

A 2. Die *A. segmentalis posterior lob. sup. sin.* (R. posterior — P.N.A.) ist in über der Hälfte als unabhängige Segmentarterie vorhanden und entspringt dann meist von der cranioposterioren Fläche der A. intermedia, selten von der Dorsalfläche. Von den beiden Subsegmentästen, *Ramus apicalis,* A 2a, und *Ramus posterior,* A 2b, kommt A 2a in ungefähr 25% direkt aus der A. intermedia und in 14% von A 1 (Boyden), sehr selten einmal von A 3 (Frodl). A 2b entspringt in über 30% aus der A. intermedia und in 12% von A 6 oder A 6b (Boyden), manchmal fehlt der Ast A 1b ganz.

A 3. Die *A. segmentalis anterior lob.* sup. sin. ist als einheitliches Gefäß für das ganze S 3 nur in 50% nach Frodl und in 18% nach Boyden vorhanden. Wenn man aber bei der niedrigen Zahl Boydens berücksichtigt, daß der Subsegmentast *A 3a (Ramus lateralis* oder R. anterior lateralis — P.N.A.) in 40% fehlen kann, so liegt auch bei ihm eine einheitliche arterielle Versorgung in über 50% vor. Der arterielle Zufluß zu S 3 zeigt sehr große Variationen (s. A 1). Die A 3 und *A 3b (Ramus anterior* oder R. anterior descendens — P.N.A.) entspringen immer an der anterioren Seite der Pulmonalarterie nahe dem Mediastinum. Der Subsegmentast A 3a kommt bei isoliertem Abgang von der Lingulaarterie oder von der A. intermedia. A 3b ist bei einem Teil gedoppelt oder gibt bei einem Teil einen akzessorischen Zweig zu S 1b ab wie bei den Bronchien. Der Ast A 3b wird im Röntgenbild häufig orthograd getroffen und erscheint dabei lateral vom Bronchus, dessen Lumen sich ebenfalls abhebt. Der nach vorn ziehende Zweig von A 3b kann einen nach medial offenen Bogen beschreiben und so einen Ringschatten vortäuschen.

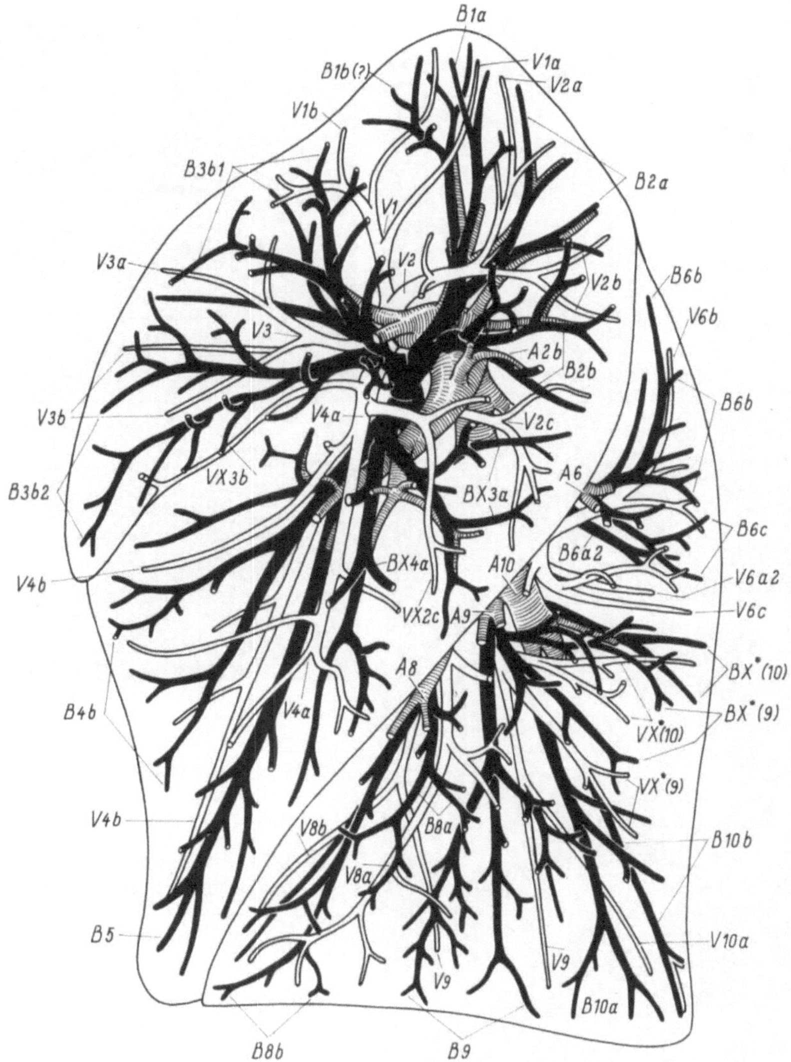

Abb. 73. Schematische Darstellung der Lage der Segment- und Subsegmentgefäße und -bronchien der linken Seite (auf Grund anatomischer Untersuchungen nach BOYDEN)

A 4. Die *A. segmentalis lingularis superior* lob. sup. sin. (R. lingularis superior — P.N.A.) kommt aus dem gemeinsamen Lingulastamm in ungefähr 60 % oder isoliert aus der A. intermedia in 20 % (BOYDEN). Ihr Ursprung liegt dann an der *anterioren oder interlobären* Seite in Höhe der A 6. Sonst haben ihr *Ramus posterior, A 4a,* und *Ramus anterior, A 4b,* getrennte Ursprungsorte. Von einem der beiden Rami geht nach BOYDEN in 28 % die A 5 ab.

A 5. Die *A. segmentalis lingularis inferior lob.* sup. sin. (R. lingularis inferior —P.N.A.) entspringt aus dem gemeinsamen Lingulastamm in 60 %. Von A 4a oder A 4b kommt sie in 28 % (BOYDEN), sonst geht sie direkt an der Interlobärfläche der A. basalis ab. Ihre Ursprungsstelle liegt dann häufig unterhalb des Ursprungs von A 7.

γ) Arterien des linken Unterlappens

Die Verzweigung der A. basalis sinistra zeigt gegenüber rechts gewisse Unterschiede (Abb. 75). Der linke Unterlappen ist im ganzen schlanker. Die Arterie tritt höher in den Lappen ein und verläuft steiler abwärts als rechts (s. Abb. 60b). Der Abgang der A 6 findet sich im Vergleich mit rechts weiter cranial. Der mediale Teil S 6a ist größer und reicht paravertebral weiter nach caudal.

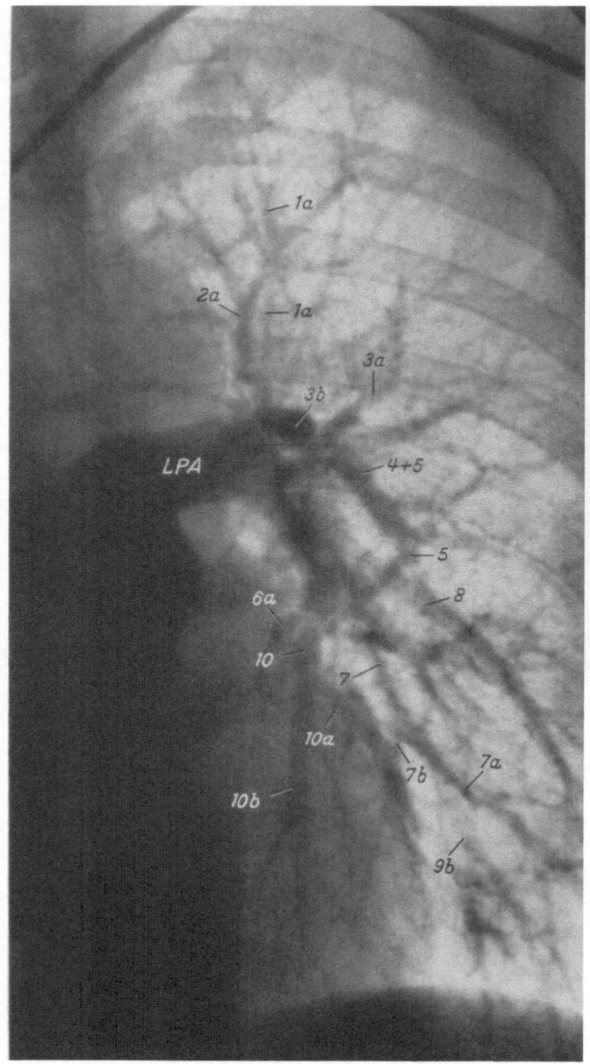

Abb. 74

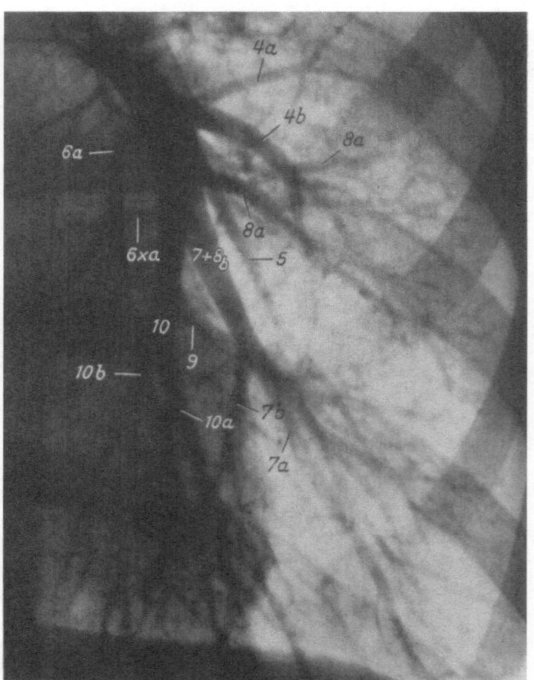

Abb. 75

Abb. 74. Angiogramm. Aufzweigung der A. pulmonalis sinistra, geringe Drehung nach links

Abb. 75. Arteriogramm der linken Arteria pulmonalis mit Darstellung der Aufzweigung der Arterien des linken Unterlappens

Die *subsuperiore Zone* ist daher häufig weniger ausgebildet.

Die Arterien zum subsuperioren Gebiet kommen auf der linken Seite im Gegensatz zu rechts nicht aus der A. basalis, sondern meistens aus dem Gefäßstamm A 7—9 oder A 9 + 10 bzw. aus den Segmentarterien A 9, A 10 oder aus ihren Ästen, besonders A 10a + A 10b.

Bei der Aufteilung der basalen Segmente ist das S 7 durch die topographische Beziehung zwischen dem anterioren Lungenteil und dem Herzen ventral und lateral verlagert. A 7 und A 8 haben in ungefähr 90% ein gemeinsames Stammgefäß. Infolge der starken Variation der Verzweigung von B 8 zeigt auch A 8 häufig Abweichungen.

Die Arterien zu den basalen Segmenten sind meist in zwei Gefäßgruppen zusammengefaßt:

Typ 1. A 7 und 8 bilden einen schwächeren und A 9 und 10 einen kräftigeren Stamm.

Typ 2. A 7, 8 und 9 bilden einen gemeinsamen Gefäßstamm und A 10 als Einzelgefäß die Fortsetzung der A. basalis. In ähnlicher Weise kann auch A 8 einmal das isolierte Gefäß bilden.

Typ 1 der Aufteilung kommt etwas häufiger als Typ 2 vor.

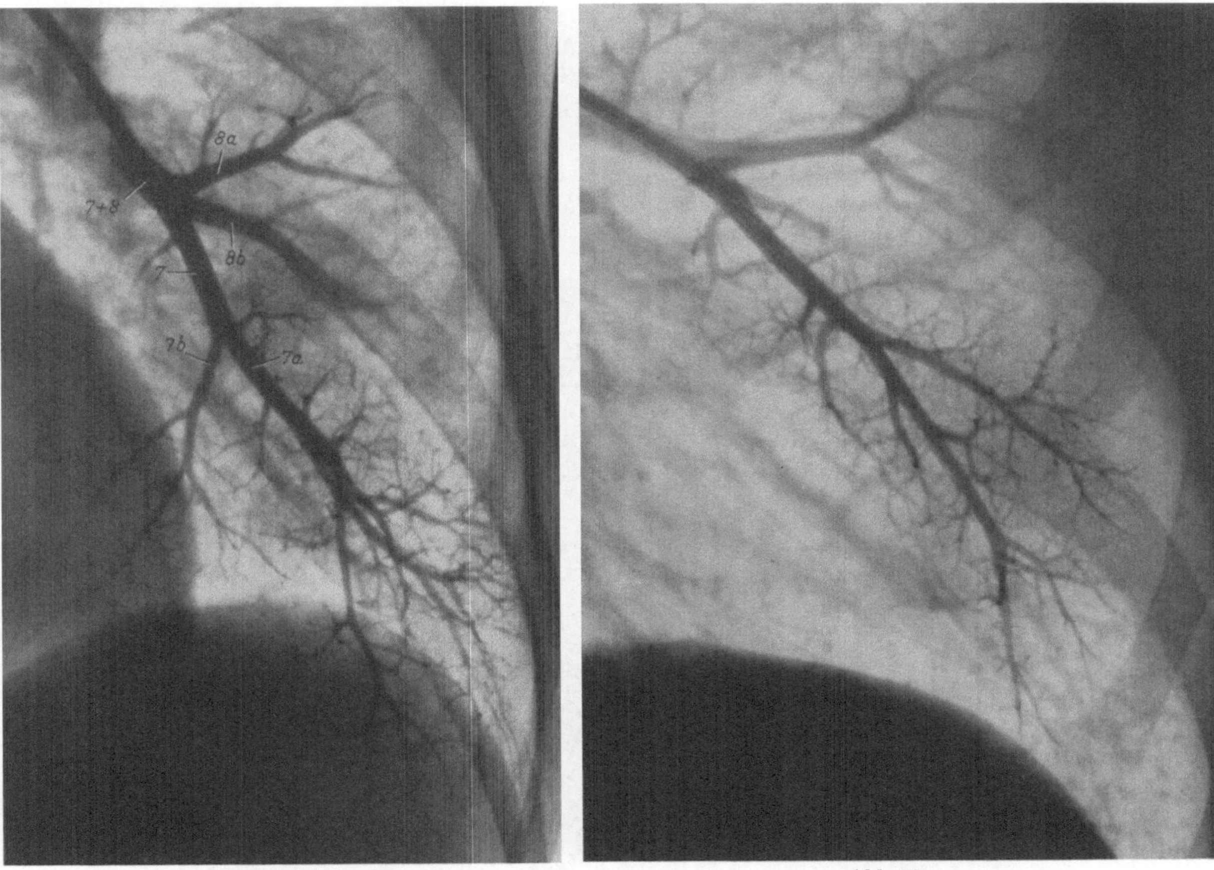

Abb. 76 Abb. 77

Abb. 76. Selektives Arteriogramm mit Darstellung der A 7 und der Stämme von A 8a und A 8b. Sehr starke Ausbildung von A 7

Abb. 77. Selektives Arteriogramm mit A 8a und A 8b

Die Aufzweigung der basalen Arterien liegt auf der linken Seite höher als rechts und erfolgt teilweise noch vor Eintritt in den Lappen (v. HAYEK).

δ) Segmentarterien des linken Unterlappens

A 6. Die *A. segmentalis superior* lob. infer. sin. (R. apicalis [superior] — P.N.A.) entspringt an der Rückseite der A. intermedia oder basalis, häufig etwas oberhalb der Lingulaarterie. Eine einheitliche Segmentarterie besteht bei ungefähr $^2/_3$, zwei Gefäße nach PITEL und BOYDEN in 34%, nach FRODL in 39%. Die zweite Arterie kommt hierbei in einem kleinen Prozentsatz von A 9 oder A 10. Die zweite Arterie und aberrierende Gefäße aus A 10 versorgen gewöhnlich das S 6a, wenn es weit nach caudal reicht. Die Subsegmentäste, der *Ramus medialis, A 6a, Ramus superior, A 6b,* und der *Ramus lateralis, A 6c,* sind in verschiedener Weise miteinander verbunden. Bei Vorhandensein einer einzelnen Segmentarterie kommt die Gliederung A 6a und A 6b + c sowie A 6b und A 6a + c fast gleich häufig vor.

A 7. Die *A. segmentalis basalis medialis,* lob. infer. sin. (R. basalis medialis — P.N.A.) bildet in über 90% einen gemeinsamen Stamm mit A 8, ähnlich wie die Bronchien. Selten kommt sie direkt aus der A. basalis. Sie hat zwei Subsegmentäste, den *Ramus antero-lateralis, A 7a,* und *Ramus antero-medialis, A 7b.* A 7a reicht dabei an der Lappenvorderfläche zum Teil weit nach lateral (Abb. 76); A 7b liegt vor dem Ligamentum pulmonale.

A 8. Die *A. segmentalis basalis anterior* lob. infer. sin. (R. basalis anterior — P.N.A.) hat in über 90% einen gemeinsamen Stamm mit der A 7. Selten bildet nur *A 8b*, *Ramus basalis*, das Stammgefäß mit A 7 und der *Ramus lateralis*, *A 8a*, fehlt oder ist auf A 9 verlagert.

A 9. Die *A. segmentalis basalis lateralis* lob. infer. sin. (R. basalis lateralis — P.N.A.) hat entweder mit A 10 einen gemeinsamen Stamm (ungefähr 50%), ist mit A 7 und A 8 verbunden oder geht von einem der Subsegmentäste von A 7, A 8 oder A 10 ab. Teilweise sind Äste der A 9, *Ramus lateralis*, *A 9a*, und *Ramus basalis*, *A 9b*, mit solchen der A 10 verbunden und umgekehrt. Die Variationen dieser Segmentarterie sind sehr vielgestaltig.

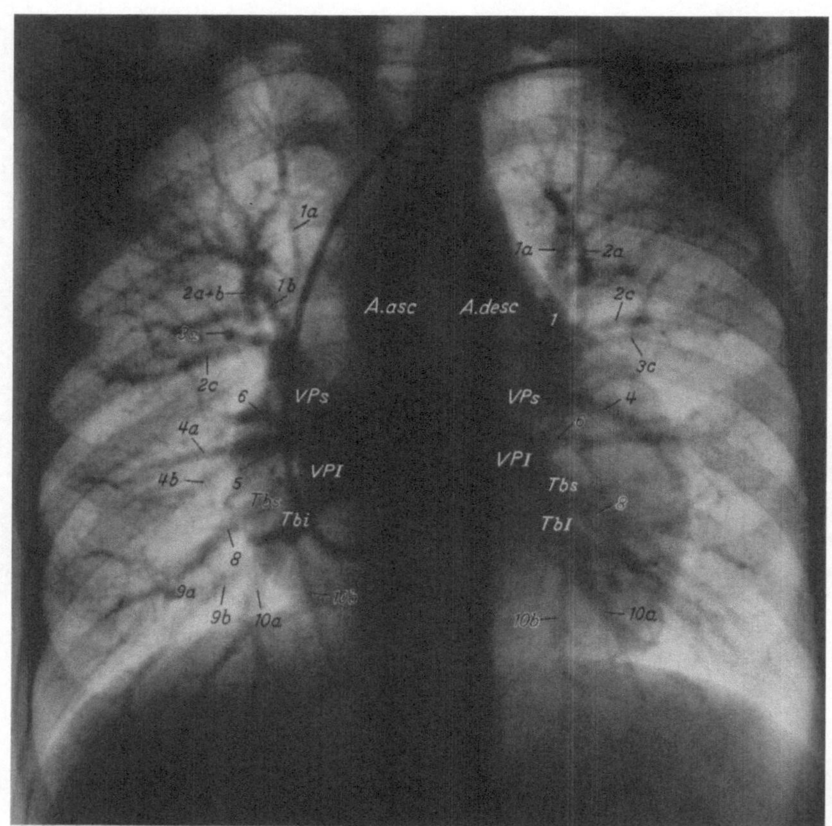

Abb. 78. a Venogramm der Lunge im sagittalen Strahlengang (gleicher Patient wie Abb. 60). b Venogramm der Lunge im frontalen Strahlengang. Einige Venenäste und -stämme gekennzeichnet. *VPs* V. pulmonalis superior; *VPI* V. pulmonalis inferior; *Tbs* Truncus venosus basalis superior; *Tbi* Truncus venosus basalis inferior; *A.asc.* Aorta ascendens; *A.desc.* Aorta descendens; *LVH* linker Vorhof

A 10. Die *A. segmentalis basalis posterior* lob. infer. sin. (R. basalis posterior — P.N.A.) stellt die Fortsetzung der A. basalis dar. Sie ist von den anderen Segmentarterien in über 40% isoliert als unabhängiger Stamm mit ihren Ästen, dem *Ramus lateralis*, *A 10a*, und *Ramus basalis*, *A 10b*, vorhanden. Mit der A 9 ist sie in ungefähr 50% zum hinteren Arterienpaar verbunden, mit A 7 nur in wenigen Fällen (8%, Boyden). Während ein Ast von A 10 nur selten von der A. basalis oder von A 9 abgehen, ist häufiger ein Ramus der A 9 auf A 10 transponiert. A 10b versorgt das paravertebrale Gebiet bis zum Ligamentum pulmonale.

f) Die Lungenvenen

Die Lungenvenen fließen am Lungenhilus auf beiden Seiten zu zwei Stämmen, der V. pulmonalis superior et inferior zusammen. Die obere Pulmonalvene sammelt das Blut des Oberlappens und des Mittellappens, bzw. der Lingula und die untere stellt den Zusammenfluß der Gefäße aus dem Unterlappen dar (Abb. 78). Beim Durchtritt durch das

Perikard sind die oberen und unteren Venenstämme meist noch getrennt. Rechts findet vorher schon eine Vereinigung zur V. pulmonalis dextra in 3%, links zur V. pulmonalis sinistra statt (Zenker, Heberer und Löhr). Im Hilus liegt die obere Pulmonalvene cranial und am weitesten ventral und die untere dorsal und caudal (s. Abb. 78b).

Die Venen der einzelnen Lungenlappen und der Zusammenfluß ihrer Äste im zentralen Lungenkern und Hilus zeigen zahlreiche Variationen. Eine Grundordnung ist aber zu erkennen, wenn der Ausgang der Gliederung von den Ästen genommen wird, die Subsegmente drainieren. Diese Venen sind auffallend konstante Elemente des Systems, sie

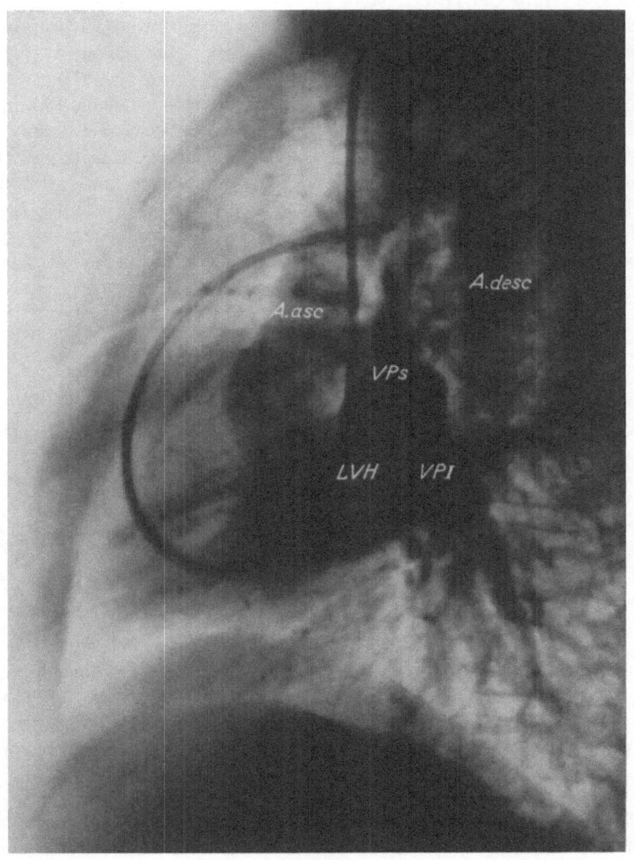

Abb. 78b

liegen im Grenzgebiet zwischen zwei Subsegmenten. Ihr Zusammenfluß zu den größeren Venenstämmen ist aber sehr unterschiedlich.

Die Intersubsegmentalvenen sind im Schichtbild oder bei der selektiven Angiographie röntgenologisch gut darzustellen und markieren den Abschnitt, in dem zwei Subsegmente und je nach Lage auch Segmente aneinander grenzen. Ihre Verlagerung weist auf Schrumpfungen oder Verziehungen der angrenzenden Lungenpartien hin.

Die Namensgebung der Venen ist (bei den verschiedenen Autoren) sehr unterschiedlich, und ihre intersegmentale Anordnung hat bei einzelnen Autoren ihren Ausdruck auch im Namen gefunden. Wie bereits oben dargelegt, haben wir uns Boyden angeschlossen und die Vene nach dem cranial zugeordneten Bronchus benannt.

g) Die Venen des rechten Oberlappens

Die durch den rechten Hilus ins Mediastinum eintretenden Venenstämme des Oberlappens kreuzen ventral die A. intermedia und verlaufen dorsal von der V. cava

Tabelle 7. *Venen der rechten Lunge*

V 1. V. apicalis lob. sup. dextri	V 6. V. apicalis seu superior lob. infer. dextri
1a) Ram. apicalis (zw. S 1a u. S 1b)	6a) Ram. medialis (zw. S 6a u. S 10)
1b) Ram. anterior (zw. S 1b u. S 3b)	6b) Ram. superior (zw. S 6b u. S 6c sowie S 6b 1 u. S 6b 2)
V 2. V. posterior lob. sup. dextri	6c) Ram. lateralis (zw. S 6a u. S 8a)
2a) Ram. apicalis (zw. S 1a u. S 2a)	V+ V. subapicalis seu subsuperior lob. infer. dextri
2b) Ram. posterior (zw. S 2a u. S 2b)	V 7. V. mediobasalis lob. infer. dextri
2c) Ram. intermedius (zw. S 2b u. S 3a)	7a) Ram. anterior (zw. S 7a u. S 7b)
2d) Ram. lateralis (zw. S 3a u. S 3b)	7b) Ram. posterior (zw. S 7b u. S 10b)
2i) Ram. interlobaris (Nähe der Interlobärfläche von S 2a)	V 8. V. anterobasalis lob. infer. dextri
V 3. V. anterior lob. sup. dextri	8a) Ram. lateralis (zw. S 8a u. S 8b)
3a) Ram. superior (zw. S 3b 1 u. S 3b 2)	8b) Ram. basalis (zw. S 8b, S 7a u. S 9b)
3b) Ram. inferior (zw. S 3b 2 u. S 5a)	V 9. V. latero-basalis lob. infer. dextri
V 4. V. lateralis lob. med. dextri	9a) Ram. lateralis (zw. S 9a u. S 9b)
4a) Ram. posterior (zw. S 4a u. S 4b)	9b) Ram. basalis (zw. S 9b u. S 10a)
4b) Ram. anterior (zw. S 4b u. S 5a)	V 10. V. postero-basalis lob. infer. dextri
V 5. V. medialis lob. med. dextri	10a) Ram. lateralis (zw. S 10a u. S 10b)
5a) Ram. superior (zw. S 5a u. S 5b)	10b) Ram. medialis (zw. S 10b 1 u. S 10b 2)
5b) Ram. inferior (nahe der Interlobärfläche von S 5b)	10c) Ram. dorsalis (zw. S 10c u. S 10b)

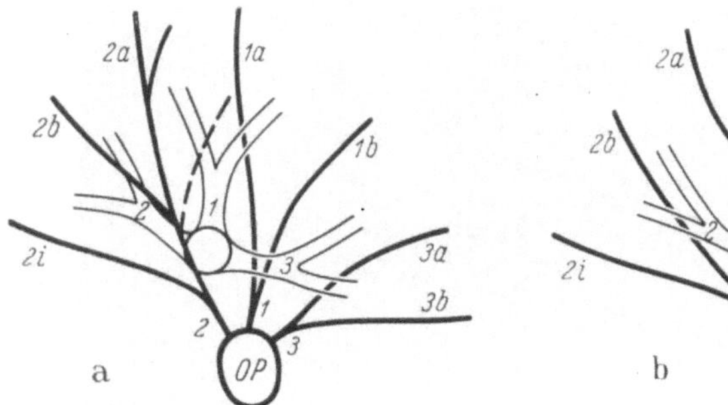

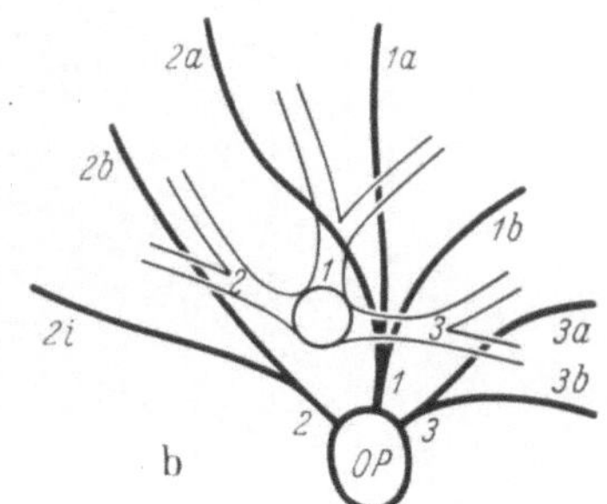

Abb. 79a u. b. Anordnung der Venen im rechten Oberlappen und ihre Lagebeziehung zu den Segment- und Subsegmentbronchien. a Zentraler Typ (1. Typ), gute Ausbildung der V 2 als tiefe Oberlappenvene, in die bei einem Teil auch V 1a (gestrichelte Linie) mündet (3. Typ). V 2 zieht unter B 3 hindurch zur V. pulmonalis superior (O.P.). b Peripherer Typ (2. Typ), Aufsplitterung der V 2. V 2a mündet vorzeitig in V 1a bzw. V 1 und V 2b bildet mit V 2i einen gemeinsamen Stamm

superior und Aorta ascendens. Vor Eintritt ins Mediastinum haben sie meist den Stamm der Mittellappenvenen aufgenommen.

Die Anordnung der Venen des rechten Oberlappens läßt eine oberflächliche subpleurale, und eine tiefliegende zentrale Gruppe unterscheiden. Zu den oberflächlichen Venen, die im paramediastinalen und interlobären Gebiet verlaufen, gehören die Äste der V. apicalis (V 1) und der V. anterior (V 3) sowie die am Interlobärspalt gelegene Vene V 2i, Ramus interlobaris, die ein dorsaler Ast der V 2 ist. Die tiefen Venen bilden die V. posterior (V 2) und ihre Äste und Zweige. Die pleuranahen Venen vereinigen sich entweder zu eigenen Gefäßen, die zur oberen Pulmonalvene ziehen, oder münden auf verschiedenen Wegen in die tiefe Oberlappenvene V 2. Auf Grund des unterschiedlichen Zusammenflusses der einzelnen tiefen und oberflächlichen Venen sind drei Baupläne zu unterscheiden (Appleton; Boyden; Hornykiewytsch und Stender).

1. Typ. Bei dieser Venenanordnung besteht eine weitgehende Trennung der oberflächlichen und tiefen Venen (Abb. 79). Die paramediastinale Vene V 1a, die im Grenzgebiet zwischen S 1a und S 1b verläuft, vereinigt sich mit V 1b, die zwischen S 1b und S 3b liegt, zur V. apicalis, V 1. Diese zieht vor B 3 zur V. pulmonalis superior (V. p. s.). Die tiefe Oberlappenvene, V. posterior (V 2), sammelt zwischen S 1 und 2 und in Hilusnähe zwischen S 2 und 3 ihre Äste. Sie verläuft zentral im Lappen, nimmt in Hilusnähe den oberflächlichen interlobären Ast V 2i auf und zieht unter B 3 zur V. p. s. Die V. anterior, V 3, mit ihren Ästen V 3a und V 3b verläuft paramediastinal von ventral zum Hilus und getrennt zur V. p. s. Sie verhält sich auch bei den anderen Typen fast in gleicher Weise.

2. Typ. Bei dieser Bauart fließt ein großer Teil des Blutes aus den tiefen Oberlappenteilen zu oberflächlichen Venen ab. V 1 und V 2i als pleuranahe Gefäße sind stärker entwickelt. V 2a, die aus der Segmentscheide zwischen S 1 und S 2 kommt, vereinigt sich im proximalen Lungenkern mit V 1a, die nach Aufnahme von V 1b dann vor B 3 zur V. p. s. zieht. Die übrigen Zweige aus dem tiefen Lappen, vor allem V 2b, werden von der kräftiger entwickelten V 2i aufgenommen. Die zentrale Lappenvene V 2 ist somit aufgesplittert und ihre Äste sind zum Teil auf pleuranahe Venen transponiert.

3. Typ. Während bei der vorhergehenden Venengliederung die oberflächlichen Venen, vor allem V 1 betont waren, wird beim 3. Bautyp ein Teil des Blutes aus pleuranahen Gebieten über die zentrale Vene V 2 abgeleitet. V 1a vereinigt sich mit V 2a. V 1b zieht getrennt zur V. p. s. Die oberflächliche Vene, V 2i, die am schrägen Lappenspalt gelegen ist, ist verschieden stark entwickelt und mündet in V 2.

Außer diesen drei Bautypen des Venensystems des Oberlappens können noch weitere Variationen vorkommen, die sich aber allgemein in eine der drei Anordnungen einpassen lassen. Auf die Einmündung der V. p. s. in die V. cava superior soll hier nur hingewiesen werden.

h) Die einzelnen Venenäste des rechten Oberlappens

V 1. Die *V. apicalis* lob. sup. dex. liegt in der vorderen Lappenwurzel paramediastinal vor B 1 und A 1. Sie entsteht durch den Zusammenfluß aus dem *Ramus apicalis, V 1a,* und *Ramus anterior, V 1b.* V 1a liegt zwischen den beiden Subsegmenten des S 1. V 1b ist die Grenzvene zwischen apikalem und anteriorem Segment, sie stellt ein sehr konstantes Element dar. Die Transposition ihrer Äste auf die V 2 ergibt sich aus der Zugehörigkeit zum Typ der Venengliederung. Hierbei zieht das entsprechende Gefäß, V 1a, oder seltener V 1, dann unter B 3 hindurch, wie es in 34% in Boydens Untersuchungen der Fall ist. V 1b mündet in 10% in V 3a oder V 2 vor oder im Hilus.

V 2. Die *V. posterior* lob. sup. dex. ist das tiefe Oberlappengefäß, das mit vielen Ästen das Blut aus den zentralen Teilen der rechten Oberlappensegmente ableitet. Zusätzlich nimmt sie die subpleural gelegenen Venen, *Ramus interlobaris, V 2i,* und *Ramus anterior, V 2d,* auf. Die tiefe Sammelvene liegt vor Eintritt in den Hilus zwischen S 2b und S 3a. Von ihren Ästen kommt *der Ramus subapicalis, V 2a,* aus dem cranialen Grenzgebiet zwischen S 1a und S 2a und der *Ramus posterior, V 2b,* aus der Subsegmentscheide zwischen S 2a und S 2b. Ein wichtiges Gefäß ist der *Ramus intermedius, V 2c,* der im Grenzgebiet zwischen S 2b und S 3a liegt und die Segmentgrenze zwischen S 2 und S 3, deren Tiefe in der Horizontalebene wechselt, im Bild im sagittalen und frontalen Strahlengang deutlich macht. Der Ramus interlobaris anterior, V 2d, der aus dem Grenzgebiet zwischen B 3a und B 3b kommt, mündet ebenfalls häufig in V 2 und nur in 25% in V 3. Wie bei den drei Typen des Venenbaues bereits besprochen, ist der zentral gelegene oder der interlobäre Venenstamm betont. Der zentrale Stamm mit V 2a ist in 18% transponiert auf V 1a oder V 1. Der interlobäre Stamm mit V 2i fehlt in 26% (Boyden). V 2b fließt zu V 2a oder vereint sich mit V 2i in fast gleicher Häufigkeit. V 2i tritt sehr selten tief in den Hilus ein, läuft hinter dem Zwischenbronchus und mündet in die untere Pulmonalvene. Eine kleine aberrierende Vene kommt selten aus S 6 und zieht zu V 2i oder V 2.

V 3. Die *V. anterior* lob. sup. dex. ist paramediastinal im vorderen Hilus im wechselnden Abstand unterhalb von B 3 gelegen. Ihre beiden Äste sind der *Ramus superior, V 3a,* und *Ramus inferior, V 3b.* V 3a verläuft zwischen S 3b 1 und S 3b 2. V 3b verläuft an der Basis von S 3b 2 nahe der Interlobärfläche. V 2d, die aus dem Grenzgebiet zwischen B 3a und B 3b kommt, mündet nur in 25—30% in V 3, sonst in V 2 oder einen ihrer Hauptäste. V 3b und V 3a fließen in nicht ganz einem Drittel getrennt in V 1, V 2 oder die

Mittellappenvene. V 3b zeigt durch seine Lage an der Basis des S 3 auch bei Fehlen des horizontalen Lappenspaltes die Grenze zwischen Ober- und Mittellappen an.

i) Die Venen des rechten Mittellappens

Die *V. lateralis, V 4,* und die *V. medialis, V 5,* sammeln das Blut aus den beiden Mittellappensegmenten. Sie vereinigen sich in über der Hälfte zu einem gemeinsamen Truncus venosus medius (Backman), dieser zieht medial vom Bronchus zur V. p. s. oder seltener direkt zum linken Vorhof, in den die zwei Venen auch getrennt münden können. Seltener drainieren drei Venen den Mittellappen (Boyden und Hamre, 12%). Eine Transposition der Venenmündung auf die V. pulmonalis inferior wird in ungefähr 10% beobachtet.

Die V. lateralis hat zwei Äste, den *Ramus posterior, V 4a,* und *Ramus anterior, V 4b.* Die V. medialis besteht aus dem *Ramus superior, V 5a,* und *Ramus inferior, V 5b.* Während

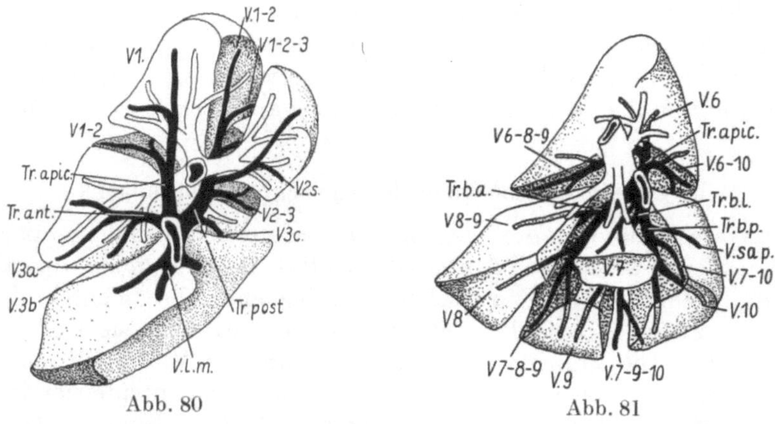

Abb. 80 Abb. 81

Abb. 80. Schematische Darstellung der Lage der Venen im rechten Ober- und Mittellappen mit gleichzeitiger Darstellung der Bronchien. Ansicht vom Mediastinum nach Kubik. Die im Bild angegebene Beschriftung heißt in der eigenen Nomenklatur: *V 1* = V 1a; *V 1—2* = V 1b; *Tr.apic.* = V 1; *V 1—2* = V 2a; *V 2s* = V 2b; *V 2—3* = V 2c; *Tr.post.* = V 2; *V 3a* = V 3b; *V 3b* = V 3a; *V 3c* = V 2i; *Tr.ant.* = V 3; *V lm* = V 4+5

Abb. 81. Venenanordnung im rechten Unterlappen in mediastinaler Sicht nach Kubik. Die im Bild angegebene Beschriftung heißt in der eigenen Nomenklatur: *V 6* = V 6b; *V 6—8—9* = V 6c; *V 6—10* = V 6a; *Tr.apic.* = V 6; *Tr. b. a.* = Tr. b. s.; *Tr. b. p. + l* = Tr. b. i.; *V 8—9* = V 8a; *V 7—8—9* = V 8b; *V 7—9—10* = V 9b; *V 10* = V 10b

V 4a, V 5a und V 5b zu den oberflächlichen Venen zählen, handelt es sich bei V 4b um eine tiefe Vene, die die zentralen Lappenteile drainiert. Die Venen des Mittellappens weichen häufig von der Segmentgliederung ab, so kann V 4b in V 5 und V 5a oder V 5b in V 4 fließen. V 4a und V 4b, die im Grenzgebiet zwischen S 4 und 5 liegen, sind bei ungefähr 50% nicht intersegmental angeordnet. Von den Ästen der V 5 ist der Ramus superior, V 5a, paramediastinal zwischen S 5a und S 5b gelegen. Der Ramus inferior befindet sich medial an der Basis von S 5b nahe dem schrägen Lappenspalt.

k) Die Venen des rechten Unterlappens

Die V. pulmonalis inferior dextra sammelt das Blut des Unterlappens und mündet unterhalb und hinter der rechten Oberlappenvene ungefähr in Höhe des Überganges des mittleren zum unteren Drittel des Unterlappens in den linken Vorhof. Sie entsteht in der überwiegenden Zahl (76%, Boyden) durch den Zusammenfluß zweier größerer Venen, der V. superior (V 6) und des *Truncus venosus basalis communis.* Der Truncus basalis communis stellt die Vereinigung eines *Truncus venosus basalis superior,* welcher Venen aus S 8 und 9 umfaßt, und eines *Truncus venosus basalis inferior,* der vorwiegend S 10 drainiert, dar (Abb. 82). Die einfache Zusammenfassung der basalen Venen in V 8 und 9 einerseits und V 10 andererseits, oder V 8 getrennt und V 9 mit 10 vereint, liegt nach FRODL in 75%, nach FERRY und BOYDEN aber nur in 38% vor. In den übrigen Fällen sind die Venenäste aus den verschiedenen Segmenten in mehrere Zweige aufgesplittert, so daß dem einfachen Typ ein Splittertyp (72% nach BOYDEN) gegenüber steht. Im letzteren Fall münden also Teile von V 8, V 9 oder V 10 sowohl in den superioren als auch inferioren basalen Venenstamm. In der überwiegenden Zahl ist V 9 bei dem Splittertyp in zwei oder mehrere getrennte Äste geteilt, die sich teils mit V 8 oder teils mit V 10 vereinen.

Die V 7 ist meist nur gering ausgebildet und in mehrere kleine Äste aufgesplittert, die in den oberen oder unteren Truncus oder auch direkt in den linken Vorhof münden. Die V. superior (V 6) drainiert das superiore Unterlappensegment. Sie ist nach FRODL in 20% doppelt vorhanden. Zunächst wird Blut aus der Spitze des Unterlappens (S 6) durch eine aberrierende akzessorische Vene in V 2 abgeführt und gelangt dadurch in die obere Pulmonalvene (24%, BOYDEN und SCANELL).

Unter den Anomalien ist besonders hervorzuheben, daß aberrierende Mittellappenvenen V 4 oder V 4 und 5 in 10% und in wenigen Prozent auch V 2 in die V. pulmonalis inferior münden können.

Sämtliche Venen der rechten Lunge fließen in 3% nach HEALEY und GIBBON zu einer einzigen Pulmonalvene zusammen.

Die Venen des rechten Unterlappens liegen vorwiegend in den zentralen Lappenbezirken. Sie werden im Lappenkern sowohl dorsal als auch ventral von den zugehörigen Bronchien und Arterien eingefaßt. Nur die medialen Äste von V 6, V 7 und V 10 liegen mediastinumnahe. Die Lage der Venen in den basalen Segmenten weicht bei einem Teil von den Segment- und Subsegmentscheiden ab. Für die Abgrenzung des superioren vom basalen Teil des Unterlappens ist von Bedeutung, daß im Grenzgebiet fast immer ein Ast der V 6 (V 6a) liegt.

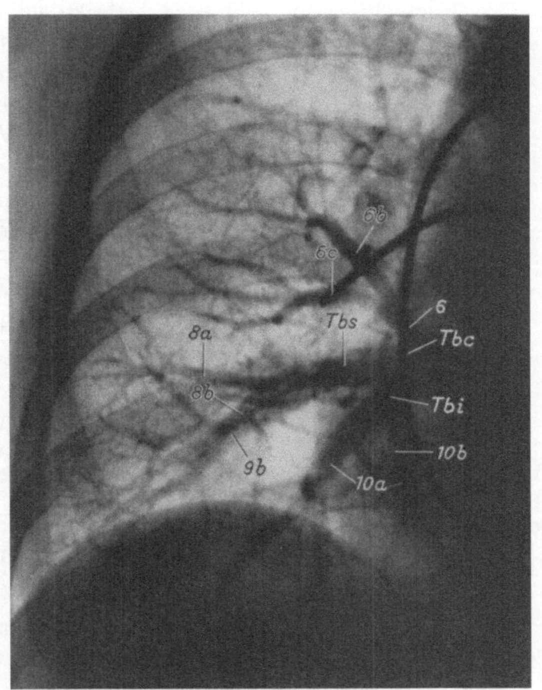

Abb. 82. Venogramm des rechten Unterlappens mit Darstellung der verschiedenen Trunci

Zwischen S 6 und S 10 ist die subsuperiore Zone eingeschaltet, die nach unten durch eine entsprechende Vene begrenzt wird. Diese mündet meist in einen der venösen Trunci.

l) Die einzelnen Venen des rechten Unterlappens

V 6. Die *V. superior lob. infer. dextri* setzt sich aus drei Ästen zusammen: dem *Ramus medialis, V 6a*, dem *Ramus superior, V 6b*, und dem *Ramus lateralis, V 6c*. Die Mündungsstelle der V 6 in die Unterlappenvene liegt medial von B 7. V 6b und V 6c bilden in der überwiegenden Zahl (60%) einen gemeinsamen Stamm, zu dem V 6a erst weit proximal stößt. V 6b kommt von dorsal oder dorsolateral und V 6c von lateral. Der Spitzenteil wird in 54% durch eine zusätzliche Vene drainiert, die zur V 2 fließt. V 6a oder mehrere ihrer kleinen Zweige bilden die Intersegmentalvene zu den basalen Segmenten bzw. zur subsuperioren Zone.

V 7. Die *V. medialis basalis lob. infer. dex.* ist meistens in mehrere Äste (1—6) aufgesplittert, die in den Truncus venosus superior oder inferior münden. Die Venenäste liegen meist medial zwischen S 7a und S 7b.

V 8. Die *V. basalis anterior lob. infer. dex.* liegt zentral im Unterlappen unterhalb des zugehörigen Bronchus und der Arterie. Sie wird durch den Zusammenfluß von zwei oder drei Rami gebildet. Die beiden konstanten Äste sind der *Ramus lateralis, V 8a,* und der *Ramus basalis, V 8b.* Beide Venen liegen mit ihren Zweigen teilweise zwischen S 8 und S 9. V 8a fließt in Ausnahmefällen zur V 9a oder auch einmal zur V 6 oder direkt zur V. pulmonalis inferior (Herrnheiser und Kubat). V 8b ist ein sehr konstantes venöses Gefäß, das häufig aus zwei kräftigen Zweigen besteht, von denen einer zwischen S 8 und S 7 liegt.

V 9. Die *V. basalis lateralis lob. infer. dex.* zeigt zahlreiche Varianten. Sie ist oft mit V 8 (32%, Boyden) oder V 8 und 10 (14%) verbunden und mündet in den Truncus venosus basalis superior, sie liegt dabei vor B 9. Seltener fließt sie in den unteren Truncus, dabei ist sie dann hinter B 9 verlagert. Sehr häufig vereinigen sich ihre Äste *(Ramus lateralis, V 9a,* und *Ramus basalis, V 9b)* nicht zu einem gemeinsamen Gefäß, sondern ziehen getrennt zum oberen und unteren basalen Venentruncus (44%, Boyden). V 9a läuft in Ausnahmefällen zur V 6 oder direkt zum Vorhof (Herrnheiser und Kubat). V 9b kann auch die Vene des subsuperioren Gebietes aufnehmen.

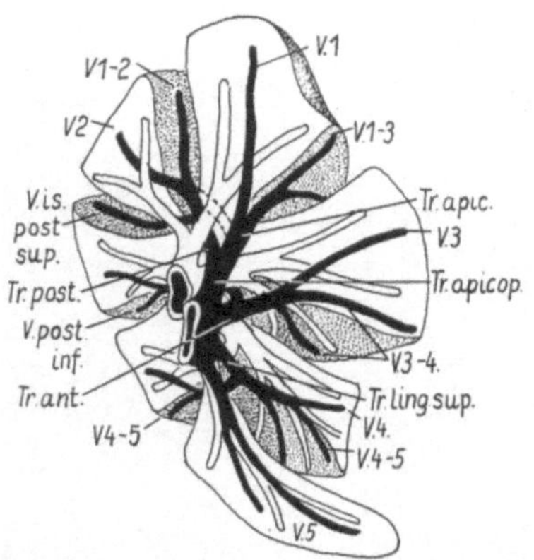

Abb. 83. Venenanordnung im linken Oberlappen in mediastinaler Sicht nach Kubik. Die im Bild angegebene Beschriftung heißt in der eigenen Nomenklatur: *V 1* = V 1a; *V 1—3* = V 1b; *Tr.apic.* = V 1; *V 1—2* = V 2a; *Tr. apicop.* = V 1+2; *V.i.s.* = V 2c; *V 2* = V 2b; *Tr.post.* = V 2; *V 3* = V 3a; *V 3—4* = V 3b; *Tr.ant.* = V 3; *V 4* = V 4b; *V 4—5* = V 4a?; *Tr.ling. sup.* = V 4

V 10. Die *V. basalis posterior lob. infer. dex.* hat gewöhnlich zwei Äste, den *Ramus lateralis, V 10a,* und den *Ramus medialis, V 10b.* Sie ist fast immer ein Gefäß des Truncus venosus basalis inferior, wenn sie ihn nicht allein bildet (32%, Boyden und Ferry). Sie befindet sich mediastinumnahe, fast in der Ebene des Ligamentum pulmonale. V 10a liegt meist zwischen S 9 und S 10 und V 10b zwischen S 7 und S 10.

m) Die Venen des linken Oberlappens

Die Venen des linken Oberlappens bilden in der Lappenwurzel die Gefäßgruppe, die am weitesten ventral liegt (Abb. 83). Sie ziehen ventral von der A. intermedia und vom Bronchus intermedius zum Mediastinum und vereinigen sich meist zur V. pulmonalis superior sinistra und münden in den linken Vorhof. Die linke obere Pulmonalvene nimmt meistens drei größere Stämme auf:

1. den apico-posterioren Venenstamm mit V 1 und 2,
2. den mittleren Stamm mit V 3 und
3. den Lingulastamm mit V 4 und 5.

Die Venenäste und Venenstämme der oberen Lappenhälfte (S 1—3) können sich untereinander auf verschiedene Weise vereinigen. Herrnheiser und Kubat unterscheiden einen Typ der getrennten und einen der vereinten Spitzenäste. Ewart legt den ersten, Melnikoff den zweiten Typ der Venengliederung zugrunde. Boyden und Hartmann gehen vom Verhalten der V 2 aus und kommen zu drei Varianten des Venenbauplanes. Auch wir unterscheiden in Analogie zur Gliederung des rechten Oberlappens und in Anlehnung an Boyden und Hartmann drei verschiedene Venenanordnungen in der oberen Lappenhälfte.

1. Typ. Die aus dem apico-ventralen Gebiet kommende V 1 verläuft isoliert zur oberen Pulmonalvene, selten nimmt sie V 3a auf. Aus dem apico-posterioren Teil kommt V 2 mit ihren Ästen und zieht, da B 3a und A 3a in diesen Fällen meist fehlen, wie rechts unter B 3 hindurch zur oberen Pulmonalvene. Auf diesem Wege nimmt sie oft den lateralen Ramus V 3c auf und schlägt dabei dessen Verlaufsrichtung ein. Dieses Gefäß liegt zwischen S 3 und S 4. Dieser Bauplan entspricht dem Typ der getrennten Spitzenäste von Herrnheiser und Kubat.

Tabelle 8. *Venen der linken Lunge*

V 1. V. apicalis lob. sup. sinistri	V 6. V. apicalis seu superior lob. infer. sinistri
1a) Ram. apicalis (zw. S 1a u. S 1b)	6a) Ram. medialis (zw. S 6a u. S 10)
1b) Ram. anterior (zw. S 1b u. S 3b)	6b) Ram. superior (zw. S 6b u. S 6c sowie S 6b 1 u. S 6b 2)
V 2. V. posterior lob. sup. sinistri	6c) Ram. lateralis (zw. S 6a u. S 8a)
2a) Ram. apicalis (zw. S 1a u. S 2a)	V+ V. subapicalis seu subsuperior lob. infer. sinistri
2b) Ram. posterior (zw. S 2a u. S 2b)	V 7. V. mediobasalis lob. infer. sinistri
2c) Ram. intermedius (zw. S 2b u. S 3a)	7a) Ram. anterior (zw. S 7a u. S 7b)
2d) Ram. lateralis (zw. S 3a u. S 3b)	7b) Ram. posterior (zw. S 7b u. S 10b)
2c) Ram. interlobaris (nahe der Interlobärfläche von S 2a)	V 8. V. anterobasalis lob. infer. sinistri
V 3. V. anterior lob. sup. sinistri	8a) Ram. lateralis (zw. S 8a u. S 8b)
3a) Ram. superior (zw. S 3b 1 u. S 3b 2)	8b) Ram. basalis (zw. S 8b, S 7a u. S 9b)
3b) Ram. inferior (zw. S 3b 2 u. S 4b)	V 9. V. latero-basalis lob. infer. sinistri
3c) Ram. lateralis (zw. S 3a u. S 4a)	9a) Ram. lateralis (zw. S 9a u. S 9b)
V 4. V. lingularis superior lob. sub. sinistri	9b) Ram. basalis (zw. S 9b u. S 10a)
4a) Ram. posterior (zw. S 4a u. S 5)	V 10. V. postero-basalis lob. infer. sinistri
4b) Ram. anterior (zw. S 4b u. S 5)	10a) Ram. lateralis (zw. S 10a u. S 10b)
V 5. V. lingularis inferior lob. sub. sinistri	10b) Ram. medialis (zw. S 10b 1 u. S 10b 2)
5a) Ram. superior (zw. S 5a u. 5 b)	10c) Ram. dorsalis (zw. S 10c u. S 10b)
5b) Ram. inferior (zw. S 5b 1 u. S 5b 2)	

2. Typ. V 1 und V 2 vereinen sich zu einem gemeinsamen Venenstamm, wobei V 2 nicht B 3 wie beim Typ 1, unter-, sondern überkreuzt und vor ihm zur oberen Pulmonalvene zieht (s. Abb. 84). Herrnheiser und Kubat sprechen in diesem Fall von vereinten Spitzenästen. Nach ihnen sowie Boyden und Hartmann (58%) und Hornykiewytsch und Stender (62%) ist dieser Typ am häufigsten zu beobachten.

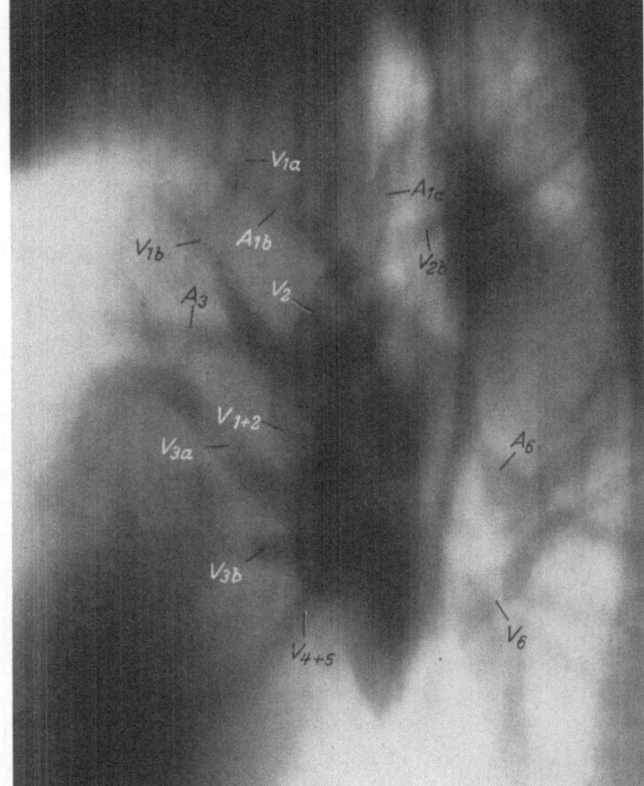

Abb. 84. Seitliches mediastinumnahes Schichtbild des linken Obergeschosses. Lage der Oberlappenvenen: Typ 2 der Venenanordnung

3. Typ. Es kommt nur zu einer Vereinigung der oberen Rami von V 2, und zwar von V 2a und teils V 2b, mit V 1. Diese Vene überkreuzt dann B 3, während die übrigen Rami V 2c allein oder verbunden mit V 2b nach Vereinigung mit V 3c, wie beim Typ 1, unter B 3 hindurch zur oberen Pulmonalvene verlaufen.

Während das Verhalten der V 3 rechts weitgehend einheitlich ist, liegen links infolge einer größeren Aufgliederungs- und Variationsbreite der anterioren Arterien und Bronchien auch verschiedene Zahlen und lagemäßig bedingte Varianten dieser Vene vor. Der Ramus superior (V 3a) und inferior (V 3b) vereinigen sich in fast der Hälfte der Fälle zu einer V 3, sonst münden sie einzeln in die obere Pulmonalvene, in V 1 + 2 oder V 4 + 5. Auch V 3 selbst kann als ganzes zur oberen Pulmonalvene zum gemeinsamen Stamm der

V 1 + 2 oder zur Lingulagruppe ziehen. Besonders deutlich tritt V 1b im Venenbild des anterioren Gebietes des linken Oberlappens bei isolierter und kräftiger A 1b hervor.

Auf eine weitere Besonderheit der Venen des linken Oberlappens machen Boyden und Hartmann aufmerksam. Es handelt sich um eine kleinere obere Hilusvene, die in 38% nachzuweisen ist.

Die Venen der Lingula, V 4 und 5, vereinigen sich in der Hälfte zum Truncus venosus medius (52%, Boyden und Hartmann). Sonst münden beide Venen getrennt in die obere Pulmonalvene. V 5 kann aber in 13% auch zur unteren Pulmonalvene ziehen.

Die Venen liegen in der Peripherie und im distalen Teil des Lappenkernes des Oberlappens meist in den Scheiden zwischen den Segmenten und Subsegmenten. In der Nähe der Lappenwurzel kreuzen vor allem die tiefen Venen häufig die Segment- und Subsegmentgrenzen, wie die Darstellung der verschiedenen Typen der Venengliederung zeigt. Die Venenäste befinden sich in der vorderen Lappenhälfte caudal, in der hinteren ventral vor den zugehörigen Bronchien und Arterien. Die mediastinumnahen Zweige sind fächerförmig angeordnet. Die Äste lateraler Verlaufsrichtung sind treppenförmig von cranio-dorsal nach caudo-ventral angeordnet.

n) Die einzelnen Venen des linken Oberlappens

V 1. Die *V. apicalis lob. sup. sin.* stellt die Vereinigung des *Ramus apicalis, V 1a,* und des *Ramus anterior, V 1b,* dar. Beide Äste liegen nahe dem Mediastinum; V 1a in der Subsegmentscheide zwischen S 1a und S 1b, und V 1b zwischen S 1b und S 3b. Wenn ein akzessorischer B 1b und A 1b vorhanden sind, ist auch V 1b gedoppelt. Wenn A 1b von A 1 getrennt ist, zieht auch V 1b meist isoliert von V 1a zu V 2, V 3 oder direkt zur oberen Pulmonalvene. V 1a verbindet sich dann immer mit V 2. Am häufigsten vereinigen sich V 1 und V 2 im vorderen Hilus zu einem apico-posterioren Venenstamm — V 1+2 — (Abb. 84) (58%, nach Boyden). Weniger häufig mündet sie getrennt in die VPS (20%), nachdem sie frühzeitig V 2a oder auch V 2b aufgenommen hat.

V 2. Die *V. posterior lob. sup. sin.* hat hauptsächlich drei Äste: *Ramus apicalis, V 2a,* der in der Segmentscheide zwischen S 1a und S 2a liegt, *Ramus posterior, V 2b,* zwischen S 2a und S 2b und *Ramus intermedius, V 2c,* zwischen S 2b und S 3a. V 2a markiert wie auf der rechten Seite die wichtige Grenze zwischen S 1 und 2. Der *Ramus V 2i,* der auf der rechten Seite am dorsalen Rand von S 2a nahe dem Hauptspalt liegt, fehlt meistens auf der linken Seite. Als kräftiges Gefäß verläuft V 2 im Lappenzentrum lateral von B 1a und B 2a zunächst medio-caudal. In der Nähe der Lappenwurzel zieht sie ventralwärts und liegt dann fast horizontal (Herrnheiser und Kubat). Sie überkreuzt A 3 und B 3 im Gegensatz zur rechten Seite in der überwiegenden Zahl (50% nach Boyden, 60% nach Frodl) und vereinigt sich mit V 1 (s. Abb. 84). Wenn V 2a und bei einem Teil auch V 2b auf V 1 (V 1a) transponiert sind (Abb. 85), so fließt V 2c allein oder gemeinsam mit V 2b zur V 3c, die unter B 3 zur VPS zieht. Der aberrierende Verlauf der gesamten V 2 unter B 3 hindurch ist gegenüber rechts selten. Der tiefe Venenverlauf von V 2 zunächst zwischen S 2 und S 3 und dann zwischen S 3 und S 4 wird vor allem beobachtet, wenn B 3a fehlt.

V 3. Die *V. anterior lob. sup. sin.* hat gewöhnlich drei Äste. Der *Ramus superior, V 3a,* liegt zwischen S 3b 1 und S 3b 2, der *Ramus inferior, V 3b,* mediastinumnahe im Grenzgebiet zwischen S 3b und S 4. Der *Ramus lateralis, V 3c,* kommt aus dem hinteren Teil der Segmentscheide zwischen S 3 und S 4. V 3b und V 3c kennzeichnen die Grenze zwischen S 3 und S 4. Die drei Äste vereinen sich nur in nicht ganz der Hälfte zur V 3, die dann direkt in die obere Pulmonalvene mündet (36%, nach Boyden), in V 1 + 2 oder selten in die Lingulavene fließt. Sonst ziehen die Äste einzeln oder zu zweit zu einer Nachbarvene oder direkt in die V. pulmonalis superior.

V 4. Die *Lingulavenen V 4 und 5* bilden in ungefähr der Hälfte einen gemeinsamen Venenstamm. Die *V. lingularis superior* lob. sup. sin. *(V 4),* die zentral zwischen B 4 und B 5 liegt, hat zwei Äste, den *Ramus posterior*, *V 4a*, und den *Ramus anterior*, *V 4b*, die fast immer zusammenfließen. V 4a liegt unter B 4a, V 4b nahe dem Herzrand zwischen S 4 und 5. Bei einem Teil vereinigt sich V 4 mit V 3b, V 3c oder V 3.

V 5. Die *V. lingularis inferior lob. sup. sin.* besteht meistens aus dem *Ramus superior*, *V 5a*, und *inferior*, *V 5b*. Die Venenäste liegen peripher unterhalb der zugehörigen Bronchien, V 5a dabei zwischen S 5a und S 5b. Zentral kann V 5 in cranialer Richtung an B 5 vorbeilaufen, besonders wenn sie isoliert zum linken Vorhof zieht. V 5 mündet in die untere Pulmonalvene nach BOYDEN in 10%, nach FRODL nur in 3%. Ein Venenast aus dem S 7 nimmt sie in 6% auf (BOYDEN und HARTMANN).

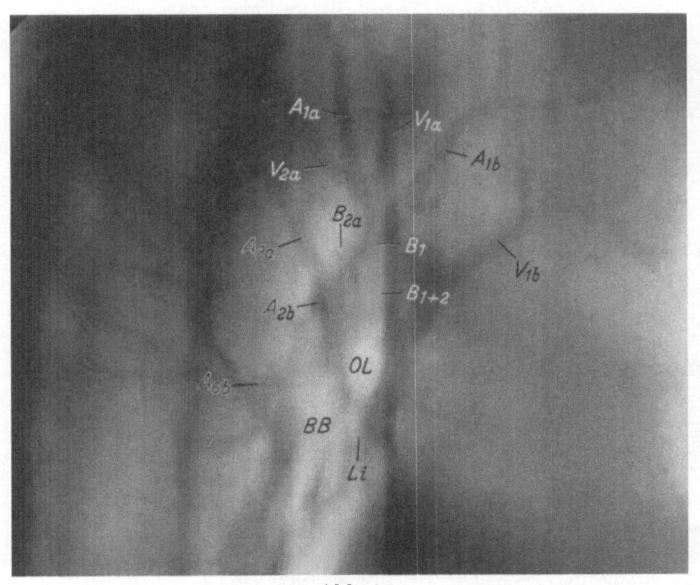

Abb. 85

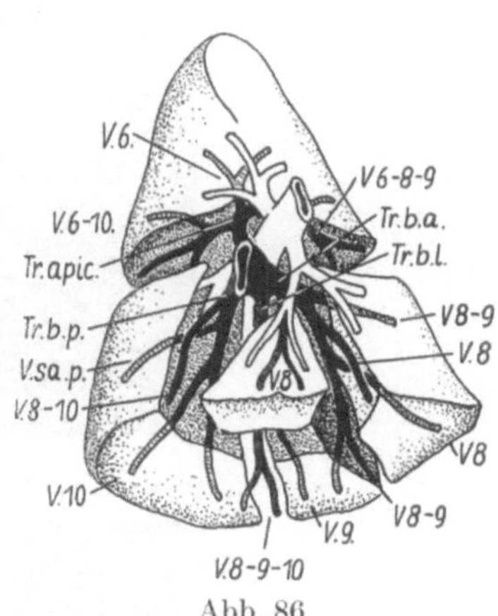

Abb. 86

Abb. 85. Seitliches Schichtbild der linken Seite in Höhe der Aufzweigung des Oberlappenbronchus. V 2a mündet in V 1a

Abb. 86. Schematische Darstellung der Venen im linken Unterlappen in mediastinaler Sicht nach KUBIK. Die im Bild angegebene Beschriftung heißt in der eigenen Nomenklatur: *V 6* = V 6b; *V 6—8—9* = V 6c; *V 6—10* = V 6a; *Tr.apic.* = V 6; *Tr. b. a.+l* = Tr. b. s.; *Tr. b. p.* = Tr. b. i.; *V 8—9* = V 8b; *V 8—9—10* = V 9b; *V 10* = V 10b

o) Venen des linken Unterlappens

Die *V. pulmonalis inferior sinistra* wird gebildet von der V. superior (V 6) und dem Truncus basalis communis (Abb. 86). Ihre Einmündung in den Vorhof liegt im Vergleich zur rechten Seite höher. Die V. superior (V 6) sammelt das Blut aus dem superioren Segment des Unterlappens. Ihr Ramus medialis (V 6a) und Ramus lateralis (V 6c) verlaufen im Grenzgebiet des S 6 zu den basalen Segmenten. Im Gegensatz zur rechten Seite fließt nur selten eine akzessorische Vene aus S 6 zur oberen Pulmonalvene (6%, nach BOYDEN).

Der *Truncus venosus basalis communis* stellt das Sammelgefäß der basalen Venen dar. Er wird fast immer durch den Zusammenfluß eines Truncus venosus basalis superior und inferior gebildet. In 6% (PITEL und BOYDEN) liegt eine Trifurkation vor, bei der zu dem superioren und inferioren Venentruncus noch eine mittlere Vene hinzukommt, die meist durch V 9 oder durch die Vene der subsuperioren Zone dargestellt wird. Diese Dreigliederung kommt nach FRODL wesentlich häufiger, nämlich in 30% vor.

Beim Zusammenfluß der Unterlappenvenen überwiegt der einfache Typ der Truncusbildung mit dem Zusammenfluß zweier kräftiger Venenstämme dem Typ der Aufsplitterung, im Gegensatz zur rechten Seite. Er kommt in 76% vor. Dabei bilden V 8 den

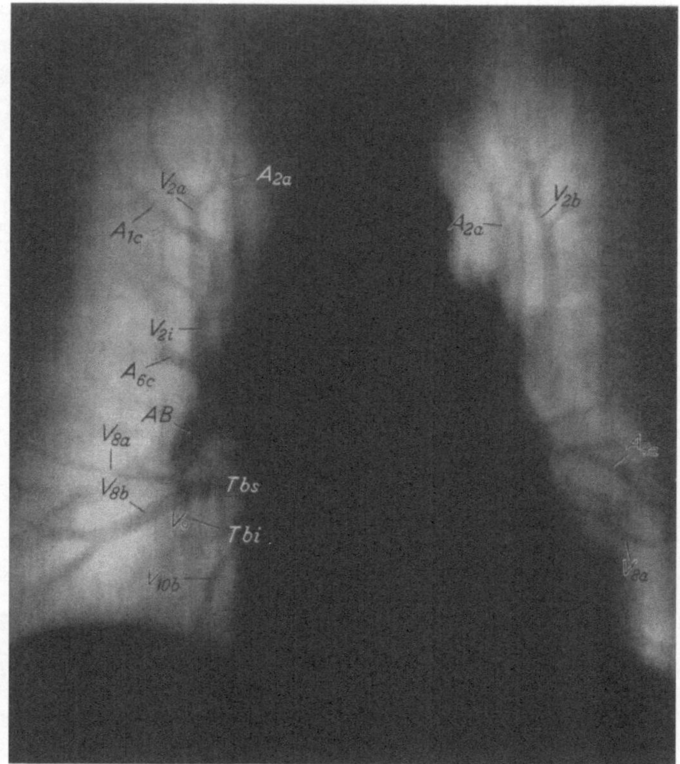

a

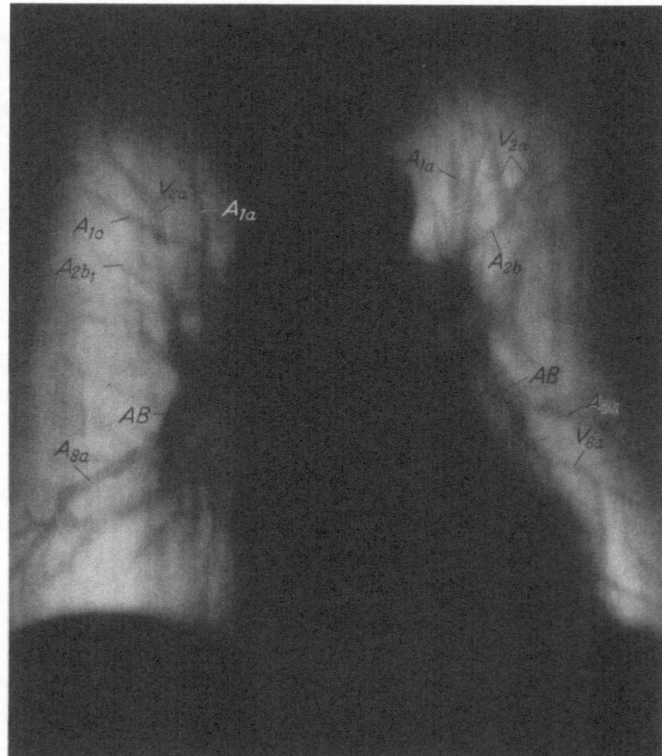

b

Abb. 87 a—d. Schichtbilder der Lunge in Tiefen von a 11 cm; b 12,5 cm; c 14 cm; d 15 cm. Einige Lungengefäße gekennzeichnet

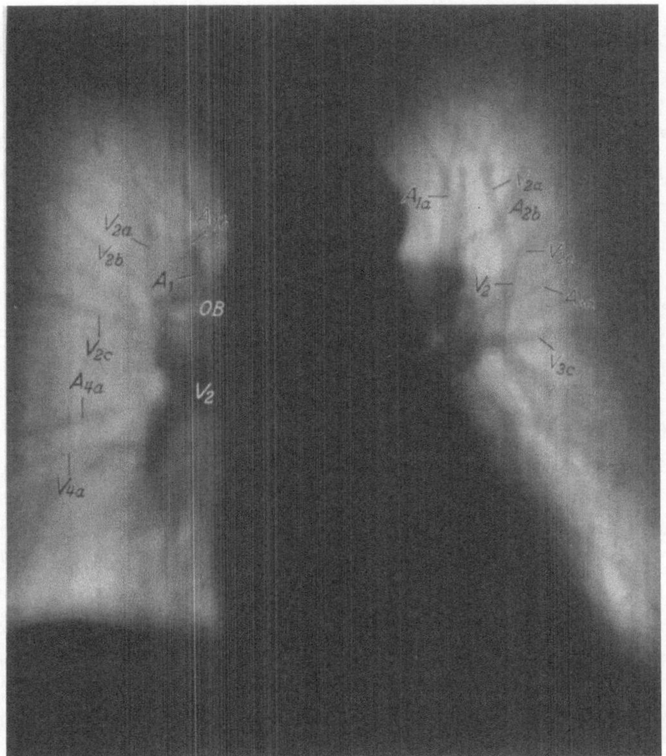

Abb. 87 c

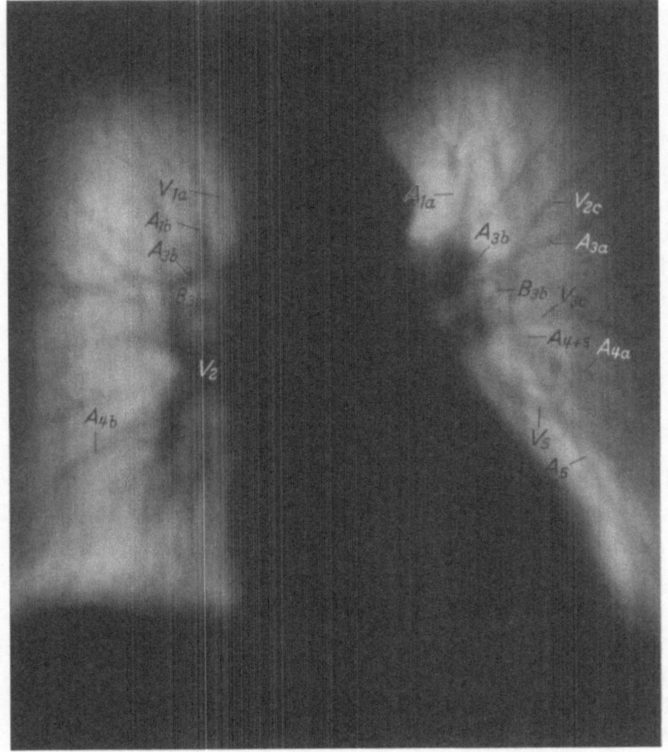

Abb. 87 d

superioren und V 9 und 10 den inferioren Truncus in 44% oder V 8 und 9 den superioren und V 10 den inferioren in 32%. Bei der Aufsplitterung wird einer der beiden Trunci von einer kleineren Vene gebildet, während die anderen Gefäße, V 8 bis 10, zu einem kräftigen Stamm zusammengefaßt sind.

Zur unteren Pulmonalvene fließt V 5 in 13% als aberrierendes Gefäß.

Die subsuperiore Zone wird durch eine Vene drainiert, die in V 6 oder den Truncus superior bzw. V 8 oder 9 mündet.

p) Die einzelnen Venen des linken Unterlappens

Es besteht allgemein eine Übereinstimmung mit der rechten Seite, daher kann die Darstellung der einzelnen Venen auf das Wesentliche beschränkt werden.

V 6. Die *V. superior lob. infer. sin.* liegt medial vom Bronchus basalis. Sie besteht aus drei Ästen, dem *Ramus medialis, V 6a,* dem *Ramus superior, V 6b,* und dem *Ramus lateralis, V 6c.* V 6 ist links meist kräftiger als rechts ausgebildet. V 6a und V 6c stellen Intersegmentalvenen zur subsuperioren Zone bzw. zu den basalen Segmenten dar. Beide Venen können in 10% fehlen (Boyden). V 6c vereinigt sich meistens mit einem der anderen Rami bevor durch den Zufluß des dritten Astes die V 6 entsteht.

V 7. Die *V. basalis medialis lob. infer. sin* ist ein kleines Gefäß, das häufig in mehrere Zweige aufgesplittert ist. Der *Ramus anterior, V 7a,* liegt zwischen den beiden Subsegmenten und mündet in Zweidrittel in V 8b (Boyden). Bedeutung hat der *Ramus posterior, V 7b,* der am Ligamentum pulmonale läuft und die Segmentscheide zum S 10 kennzeichnet. Sie fließt meist zum Truncus inferior oder direkt zum Truncus communis.

V 8. Die *V. basalis anterior lob. inf. sin.* hat zwei kräftige Äste, den *Ramus lateralis, V 8a,* und den *Ramus medialis, V 8b.* V 8 bildet den Truncus superior in 46% allein, sonst haben sie oder einer ihrer Äste an ihm teil. V 8a kommt tief aus dem Segment und liegt mit einem starken Ast in der Subsegmentscheide. V 8b erhält Zufluß aus S 7, 8 und 9 liegt in der Intersegmentalebene zwischen S 7 und S 9.

V 9. Die *V. basalis lateralis lob. inf. sin.* hat zwei Äste, den *Ramus lateralis, V 9a,* und den *Ramus medialis, V 9b.* Die Vene der subsuperioren Zone zieht häufig zu V 9. V 9 selbst mündet in der Hälfte der Fälle in den Truncus basalis inferior und in den superioren Truncus in 44%, sonst ist sie aufgesplittert oder stellt den mittleren Zweig einer Trifurkation dar (2%). V 9a kommt aus S 9 und liegt peripher in der Subsegmentgrenze. V 9b verläuft meist in der Segmentscheide zum S 10.

V 10. Die *V. basalis posterior lob. infer. sin.* besitzt den *Ramus lateralis, V 10a,* und den *Ramus medialis, V 10b.* V 10 bildet entweder allein (40%) oder mit V 9 (54%) den Truncus venosus basalis inferior. V 10b liegt meist medial von B 10a, während V 10a zwischen den beiden Subsegmenten verläuft. Teilweise zieht ein Zweig der V 10 in der Segmentscheide zum S 6a, vor allem wenn V 6a fehlt.

Abb. 87a—d zeigt Gefäße im Schichtbild der Lunge.

7. Lymphsystem

a) Lymphgefäßsystem

Die Lymphgefäße bilden in der Lunge ein weit verzweigtes System und sind im interstitiellen Gewebe gelegen. Die Gewebsflüssigkeit und kleine in die Lunge gelangte Partikel (Ruß, Staub, Erreger u.a.) werden durch sie abtransportiert. Die Lymphwege beginnen außerhalb des eigentlichen Lungenparenchyms und sind von ihm durch die Grenzmembranen getrennt (v. Hayek). Die Alveolarwände sind frei von Lymphkanälen (Miller; Suschko; v. Hayek). Zwei Gruppen von Lymphgefäßen lassen sich aufgrund ihrer Lage und Anordnung unterscheiden:

a) ein tiefes intrapulmonales Kanalsystem und

b) ein oberflächliches Lymphgefäßnetz.

Über beide erfolgt der Abfluß der Gewebsflüssigkeit.

α) Die *tiefen Lymphwege* beginnen blindsackartig im Inneren des Lungenläppchen im periarteriellen Gewebe in Höhe der Bronchioli alveolares und nehmen die Flüssigkeit auf, die aus den interalveolären Septen durch die Grenzmembran in das periarterielle Zwischengewebe gelangt. Eine kleine Arterie wird von mehreren (2—4) Lymphgefäßen begleitet und in großen Teilen von ihnen weit umfaßt. Die Weite der Lymphgefäße nimmt, durch ihre Lage direkt an der Arterienwand, bei arterieller Engstellung zu und bei Dilatation ab, ohne daß das anliegende Lungenparenchym beeinflußt wird.

Lymphkanäle treten in Begleitung der Bronchien (peribronchial) erst am Bronchiolus terminalis auf. Diese stehen mit den periarteriellen Lymphgefäßen in Verbindung.

In der Bronchialwand selbst sind eigene Lymphnetze erst im Bereich der Bronchien (v. HAYEK) nachzuweisen. Ein äußeres Netz dient dem Abfluß aus der Bronchuswand und dem benachbarten Lungenparenchym, d.h. den peribronchialen Alveolarbezirken, deren Grenzmembran sie naheliegen (Abb. 88). Ein inneres Netz befindet sich um die bronchialen Venen und nimmt die feinen Lymphzweige aus der Bronchialschleimhaut auf (MILLER; v. HAYEK).

Die im Lobulus beginnenden Lymphgefäße sind zartwandig, bekommen in Höhe des Überganges der Bronchioli in die Bronchi Klappen, und ihre Wände werden durch Muskelfasern verstärkt. Sie begleiten die Arterien und Bronchien im interstitiellen Gewebe zum Hilus und führen die Lymphe über die verschiedenen Lymphknotenstationen ab.

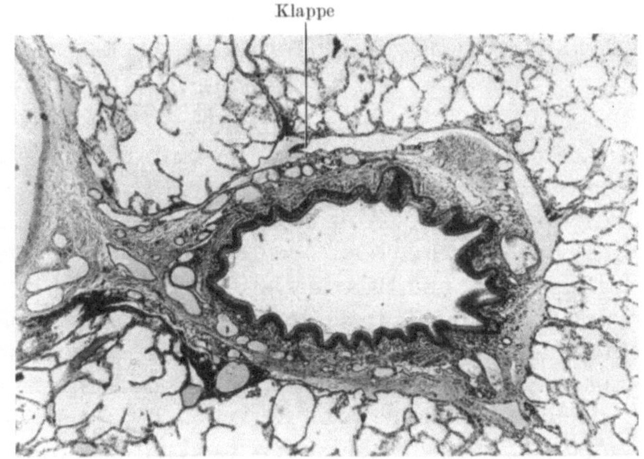

Abb. 88. Kleiner Bronchus mit querverlaufenden, den Bronchus weitgehend umfassenden Lymphgefäßen mit Klappe (Hinweis) (30×) nach VON HAYEK

β) Das *oberflächliche Lymphgefäßnetz* liegt um die peripheren Lobuli in den Septa interlobularia und subpleural. Ein weitverzweigtes Netz, dessen einzelne Zweige im gefüllten Zustand Durchmesser bis zu 0,5 mm erreichen, ist im subpleuralen Gewebe ausgebreitet. Es ist rechts bei der Dreilappengliederung mit der stärker ausgebildeten Pleura visceralis umfangreicher. Hierdurch werden Pleuratranssudationen bei Stauungen auf der rechten Seite gegenüber der linken begünstigt. Vom Subpleuralraum aus strahlen Lymphgefäße in die interlobulären Septen hinein und reichen bis an die hier gelegenen Venen. Während nach MILLER, der sich vorwiegend auf Untersuchungen an Hunden stützt, kräftige Lymphgefäße die Venen weiter zum Hilus begleiten, kann v. HAYEK größere perivenöse Lymphkanäle beim Menschen nicht nachweisen. Nur feine Lymphbahnen treten bei einem Teil auf. Der Anschluß des oberflächlichen Lymphnetzes an die ableitende Lymphknotenkette erfolgt entlang der Pleura vorwiegend an die tracheobronchialen und mediastinalen Lymphknoten.

Die Lymphgefäße sind allgemein beim Neugeborenen viel stärker und umfangreicher als beim Erwachsenen (PARFENOWA; v. HAYEK). PARFENOWA injizierte beim Neugeborenen Kontrastmittel an umschriebener Stelle unter die Pleura visceralis und konnte nachweisen, daß das Kontrastmittel über die tiefen Lymphgefäße zum Hilus gelangte. Beim Neugeborenen sind somit zahlreiche Verbindungen zwischen oberflächlichen und tiefen Lymphgefäßen vorhanden, diese scheinen beim Erwachsenen aber stark eingeschränkt oder nicht mehr zu bestehen.

Die Lymphgefäße, die im Zwischengewebe liegen, sind unter normalen Bedingungen im Röntgenbild nicht nachzuweisen. Sie können das Lungenbild aber bei Erweiterung der dünnwandigen klappentragenden Kanäle im periarteriellen, peribronchialen, subpleuralen und interlobulären Raum infolge einer Stauung, entzündlicher oder tumoröser Infiltration mitgestalten. Beim Neugeborenen und Kleinstkind rufen dilatierte Lymphgefäße eine Vermehrung und Verstärkung der Lungenstruktur hervor (Zsebök).

b) Die Lymphknoten im Abflußgebiet der Lunge

Die Lymphknoten, durch die Gewebsflüssigkeit aus der Lunge und dem subpleuralen Gewebe abfließt, liegen an den Lappenbronchien, an den Hauptästen der Pulmonalarterie, am Tracheobronchialbaum, im Mediastinum und am Zwerchfell (Abb. 89). Sie sind in mehrere Gruppen zusammenzufassen:

1. Lymphonoduli bronchopulmonales oder bronchiales.
2. Lymphonoduli tracheobronchiales superiores und inferiores.
3. Lymphonoduli paratracheales.
4. Lymphonoduli mediastinales anteriores und posteriores.

Unsere Kenntnisse über die Lage der Lymphknoten gehen vor allem auf Sukiennikow, Engel, Rouvière, Parfenowa, v. Hayek, Kubik und Brock zurück.

α) Lymphonoduli bronchopulmonales

Die am weitesten distal gelegenen kleinen Lymphknoten, die *Lymphonoduli bronchopulmonales oder bronchiales*, befinden sich an den ersten Teilungen der Lappenbronchien in die Segmentäste (Abb. 90). Sie bilden die sog. „Hiluslymphknoten". Lymphknoten, die noch weiter peripher an den Teilungen der Segmentbronchien gelegen sind, werden von Sukiennikow und Bartels beschrieben. Nach Beitzke und Felix können Lymphknoten bis zu 3 cm vom Hilus entfernt im Lungenkern liegen. v. Hayek hält auf Grund seiner Untersuchungen diese Knoten eher für anthrakotische Schwielen als für echte Lymphknoten. Es ist aber wahrscheinlich, daß unter pathologischen Bedingungen distal der Lappenaufzweigungen am Beginn der Subsegmentäste der Bronchien und Arterien im lymphoiden Gewebe kleine Lymphknoten auftreten (Abb. 90).

Der Abfluß aus den Lymphonoduli bronchopulmonales superiores an der Teilung des Oberlappenbronchus erfolgt zu den Lymphonoduli tracheobronchiales superiores, aus den am Zwischenbronchus und Unterlappenbronchus gelegenen zu den Lymphonoduli tracheobronchiales inferiores, d. h. den Bifurkationslymphknoten.

β) Lymphonoduli tracheobronchiales

Die tracheobronchialen Lymphknoten bestehen aus einer oberen und einer unteren Gruppe. Die *Lymphonoduli tracheobronchiales inferiores* liegen in der Bifurkation; sie reichen nach oben in den Bifurkationswinkel und sind seitlich beiderseits nahe an die Hauptbronchien herangerückt; hinten grenzen sie an den Oesophagus. Die unteren Lymphknoten erhalten zum Teil Zufluß von den tiefen mediastinalen. Die Lymphe aus dem Unterlappen und den Segmenten S 4 und 5 fließt vorwiegend in die Bifurkationsknoten, wobei sich die Gefäße beider Lungenseiten teilweise vereinen (Engel).

Die *Lymphonoduli tracheobronchiales superiores* befinden sich beiderseits im stumpfen Winkel zwischen Trachea und Hauptbronchus. Rechts sind sie meistens stärker ausgebildet als links. Sie grenzen vorn auf der rechten Seite an die Vena cava superior und die Aorta ascendens und auf der linken Seite an die Arteria pulmonalis. Einzelne Lymphknoten sitzen rechts der Vena azygos nahe und können bei Vergrößerungen im Röntgenbild mit diesem Gefäß verwechselt werden. Links gehört der Lymphknoten, der in der Gegend des Ligamentum Botalli sitzt, zu dieser Gruppe. Bei Vergrößerungen erscheint er im Röntgenbild auf dem Pulmonalbogen oder zwischen Aorta und Pulmonalis. Er schließt an die paraaortalen Lymphknoten an. Rechts läuft der Nervus vagus, links der Nervus recurrens nahe den oberen tracheobronchialen Lymphknoten. Beide Nerven können bei Erkrankungen schnell mitergriffen werden. Die Lymphe aus dem Oberlappen und zum größten Teil auch aus der unteren Lymphknotengruppe fließt in die oberen tracheo-

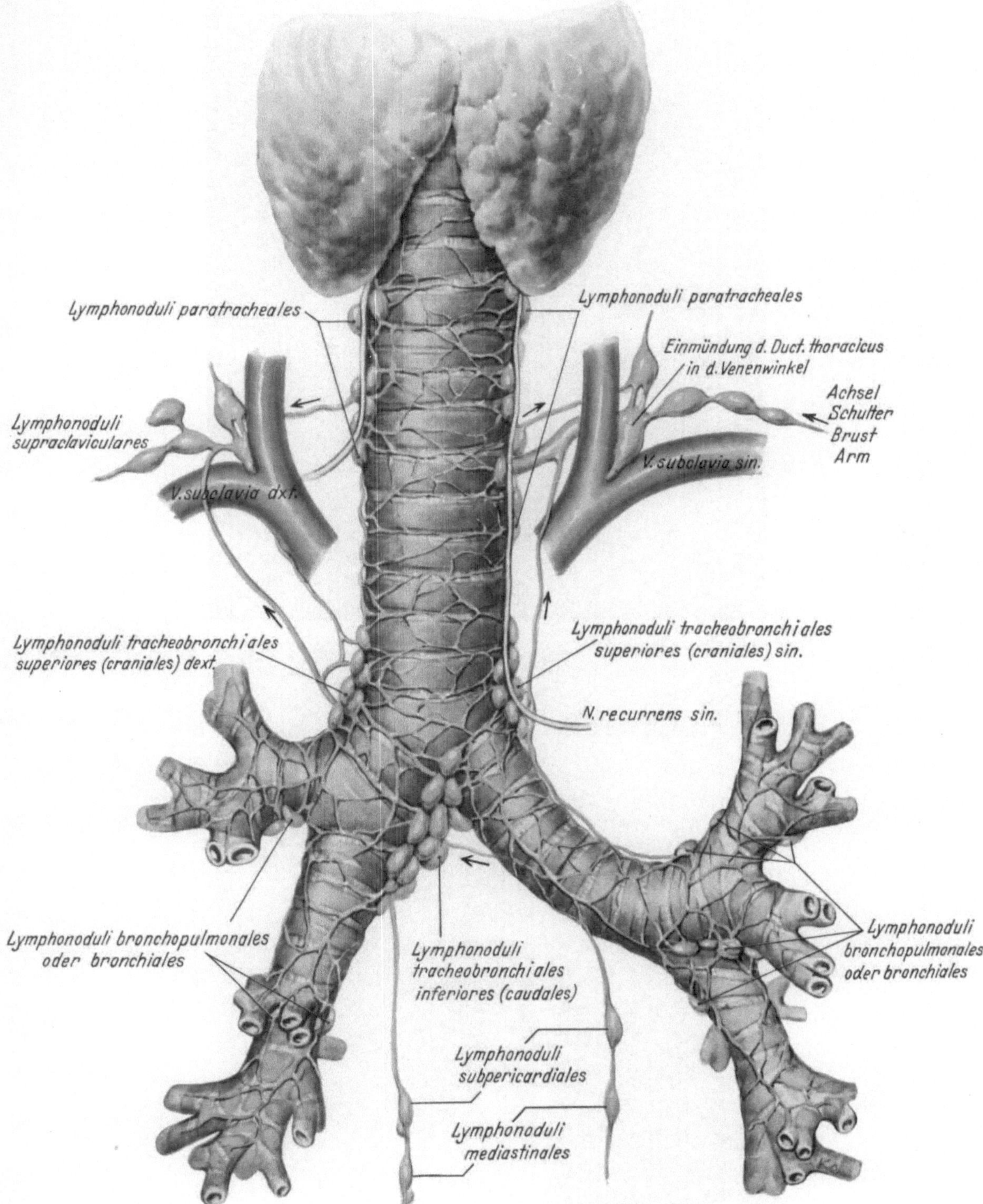

Abb. 89. Lymphgefäße und Lymphknoten im Bereich des Tracheobronchialbaumes nach LINK und STRNAD

bronchialen Lymphknoten. Die Weiterleitung von hier erfolgt über die Trunci bronchomediastinales anteriores und posteriores (Abb. 91) (BARTELS; TANDLER und PERNKOPF). Der Truncus bronchomediastinalis posterior zieht rechts zum Truncus lymphaticus dexter, links zum Ductus thoracicus (v. HAYEK). Ein Teil der Lymphe aus den oberen tracheo-

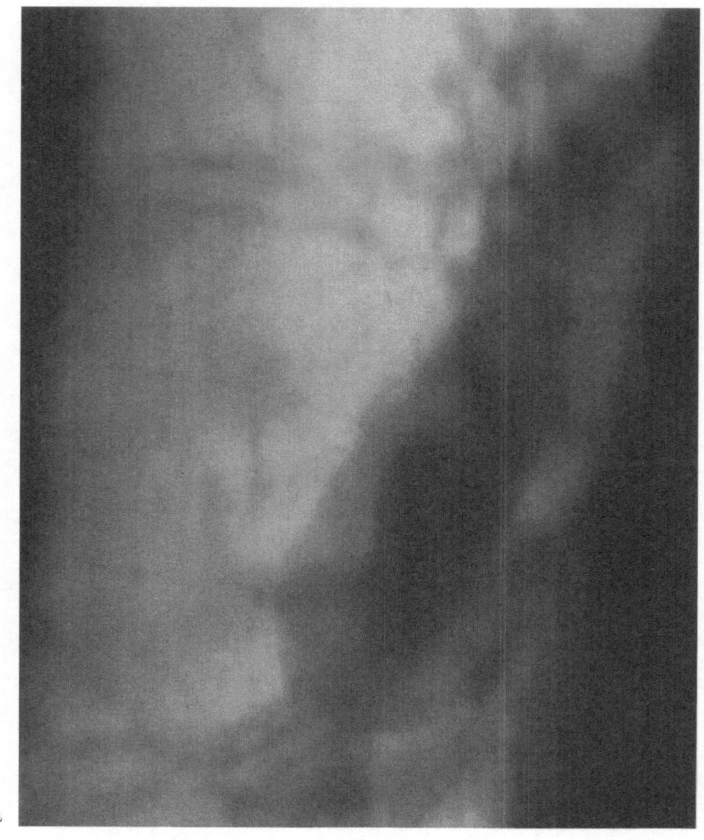

a

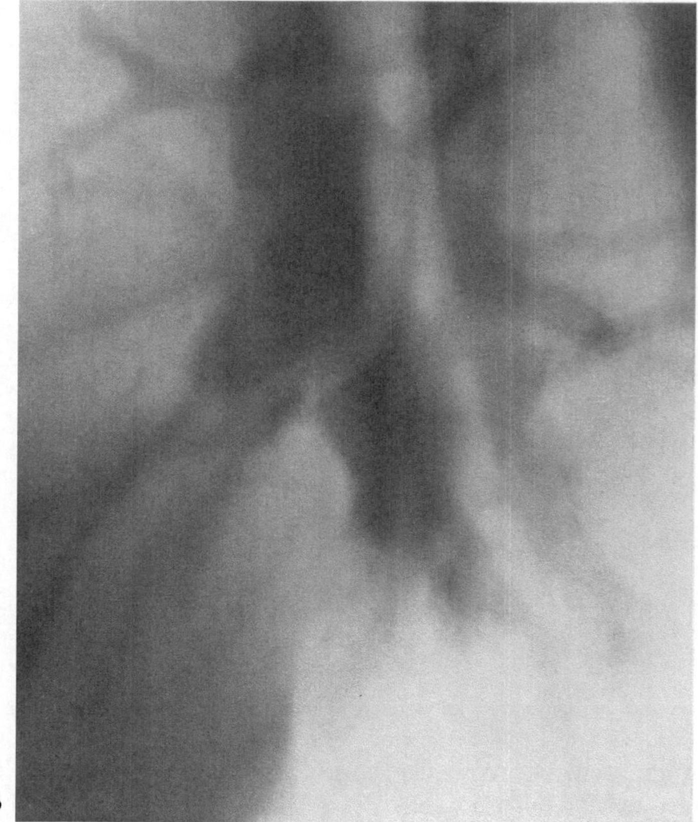

b

Abb. 90a u. b. Schichtbild des rechten Hilus in sagittalem und frontalem Strahlengang. Vergrößerung der bronchopulmonalen Lymphknoten

bronchialen Lymphknoten fließt zu den paratrachealen Knoten weiter. Die Lymphknotenstationen und Abflußbahnen sind rechts oft stärker ausgebildet. Nach ENGEL fließt die Lymphe aus dem linken Unterlappen überwiegend über die Bifurkationsgruppe zu den rechten Tracheobronchialknoten.

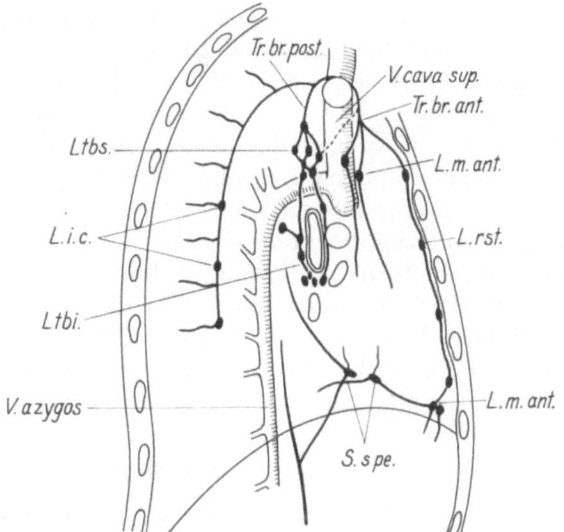

Abb. 91. Lymphknoten und Lymphgefäße im Thorax von rechts gesehen. *L. i. c.* Lymphonodi intercostales; *S. spe.* Lymphonodi subpericardiales; *L. rst.* Lymphonodi retrosternales; *L. m. ant.* Lymphonodi mediastinales anteriores; *Tr. br.* Truncus bronchomediastinalis; *L. tbs.* Lymphonodi tracheobronchiales superiores; *L. tbi.* Lymphonodi tracheobronchiales inferiores. (Nach VON HAYEK)

γ) *Lymphonoduli paratracheales*

Die Lymphonoduli paratracheales sind zu beiden Seiten der Trachea aufgereiht. Sie halten Abstand von den Lymphonoduli tracheo-bronchiales. Der Nervus recurrens läuft zwischen ihnen hindurch.

δ) *Lymphonoduli mediastinales*

Die *Lymphonoduli mediastinales anteriores* finden sich am vorderen Mediastinum verstreut (Abb. 91). Zu Gruppen zusammen liegen sie oberhalb des Zwerchfells vor der V. cava inferior, im Bereich des vorderen Phrenicocostalwinkels und oben an der V. anonyma, sowie beiderseits nahe dem Thymus. Sie nehmen Lymphe von Pleura, Perikard und Thymus sowie aus den Lymphonoduli tracheobronchiales, paratracheales und sternales auf und leiten sie rechts über die Trunci bronchomediastinales zum Venenwinkel (Angulus venosus) und links direkt in den Ductus thoracicus.

Die *Lymphonoduli mediastinalis posteriores* liegen vorwiegend an der Aorta und am Oesophagus. Sie haben Verbindung mit dem Truncus bronchomediastinalis posterior. Zu dieser Gruppe gehören nach v. HAYEK auch die kleinen *Lymphknoten im Ligamentum pulmonale.*

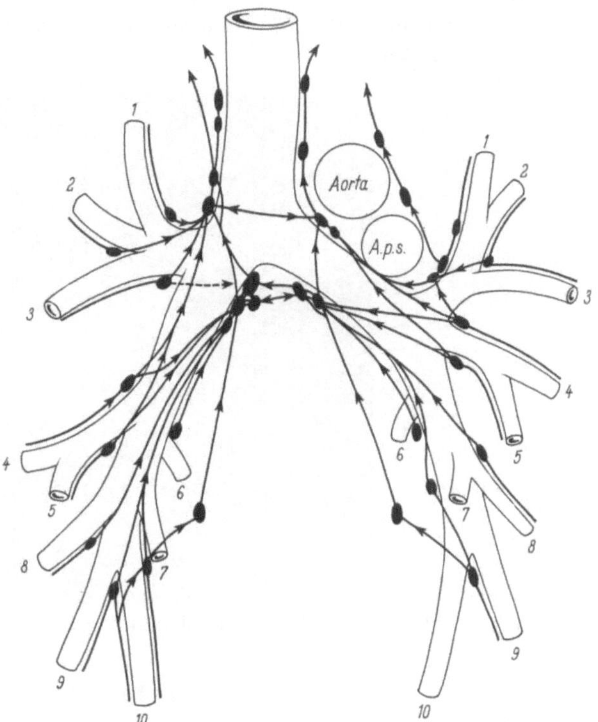

Abb. 92. Schematische Darstellung des Lymphabflusses aus den Lungensegmenten

ε) *Lymphabfluß aus den Segmenten*

Der Abfluß der Lymphe aus den verschiedenen Lungenabschnitten und Lungensegmenten ist näher von ENGEL, ROUVIÉRE und KUBIK untersucht. Jedes Segment besitzt ein eigenes Lymphgefäßsystem. Die Lymphbahnen aus mehreren Segmenten enden im gleichen Lymphknotengebiet. Die einzelnen Lymphknotengruppen erhalten ihren Zufluß bevorzugt aus bestimmten Lungensegmenten. Zwischen ihnen bestehen oft direkte oder indirekte Verbindungen.

Nach den Untersuchungen von Kubik fließt die Lymphe aus den drei Oberlappensegmenten auf beiden Seiten zu den Lymphonoduli tracheobronchiales superiores. Vom lateralen Gebiet des S 2 und S 3 besteht nach Rouvière teilweise eine Verbindung zu den Bifurkationslymphknoten. Aus den Segmenten 4 und 5 führen die Lymphwege zu den unteren tracheobronchialen Stationen an der Bifurkation. Auf ihrem Wege sitzen dem Mittellappenbronchus Lymphonoduli bronchopulmonales auf, die bei Erkrankung den Bronchus komprimieren können. Kubik hebt hervor, daß vom Mittellappen her der Weg sowohl zum rechten als auch zum linken Bifurkationsknotengebiet führt. Unterlappensegmente haben bronchopulmonale Stationen an der zentralen Bronchusaufzweigung im Hilus. Von hier führen Verbindungen zu den Lymphknoten der Bifurkation und der Tracheobronchialwinkel der zugehörigen Seite. Vom linken Unterlappen bestehen nach Engel aber auch Abflußwege über die Bifurkationslymphknoten zum rechten Tracheobronchialwinkel.

8. Interstitielles Lungengewebe

Das interstitielle Gewebe der Lunge setzt sich nach Giese zusammen aus:

1. Den Septen zwischen den Lobuli, Subsegmenten und Segmenten.
2. Dem subpleuralen Gewebe.
3. Dem peribronchialen und perivasculären Bindegewebe.
4. Den intralobulären Septen der Acini und Alveolen.

Diese interalveolären und interacinösen Septen sind mit dem Fasernetz der Bronchiolen und kleinsten Blutgefäßen eng verbunden und stellen das Gerüst des Lungenparenchyms dar.

Die Anordnung des Zwischengewebes hat v. Hayek in einem Schema übersichtlich dargestellt (s. Abb. 4).

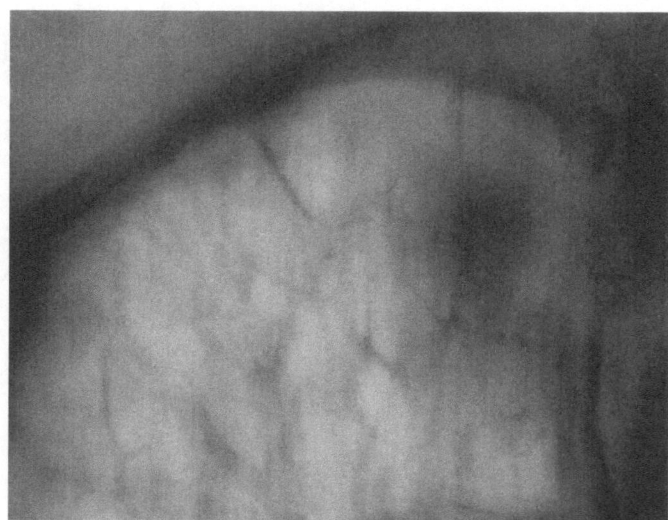

Abb. 93. Verdickte interlobuläre Septen im Schichtbild der rechten Lungenspitze

a) Interlobuläre Septen

Wenn wir das System der Aufzweigung der Bronchien der Gliederung des Lungengewebes, d. h. des Alveolarraumes, zugrunde legen, so stellt der Lobulus ein gleichwertiges Bauelement dar (Miller; Felix; v. Möllendorf und Giese). Die bindegewebigen Septen sind dann zwischen den Lobuli in unterschiedlicher Stärke ausgebildet. Hierzu steht die Anschauung der alten Anatomen und von v. Hayek im Gegensatz, die unter einem Läppchen einen Lungenbezirk verstehen, der durch bindegewebige Septen abgesetzt und in den einzelnen Lungenteilen unterschiedliche Ausdehnung (0,5—3 cm) hat.

Interlobuläre Septen sind stärker entwickelt in den lateralen Unterlappen, wo sie zum Teil horizontal verlaufen und bei Verbreitung infolge Ödem, Entzündung oder Fibrose im Röntgenbild als B-Linien (KERLEY) oder costodiaphragmale Septumlinien (SHORT) zur Darstellung kommen. Auch im Gebiet der Lungenspitze (v. HAYEK), des vorderen Mittellappens und der Lingula, sowie der Zwerchfellfläche sind sie deutlicher ausgebildet und bei Verbreitung röntgenologisch zu erfassen (Abb. 93).

Die bindegewebigen Septen schneiden von der Oberfläche verschieden tief in die Lunge ein. Nur selten dringen sie bis zum Bronchus vor. Auch von den Bronchien ziehen bei einem Teil kurze bindegewebige Formationen peripherwärts. Das septale Zwischengewebe ist im peripheren Lungenmantel pleuranahe stärker entwickelt als im Lungenkern. In den einzelnen Lappenteilen hat es unterschiedliche Dicke. Während die Septen peripher immer annähernd senkrecht zur Pleuraoberfläche stehen, sind sie im zentralen Gebiet zum Hilus hin ausgerichtet. In dieser Zone können sich verbreiterte Septen als hilusgerichtete Strichschatten im Röntgenbild abbilden (A-Linien nach KERLEY, zentrale Septumlinien nach GRAINGER).

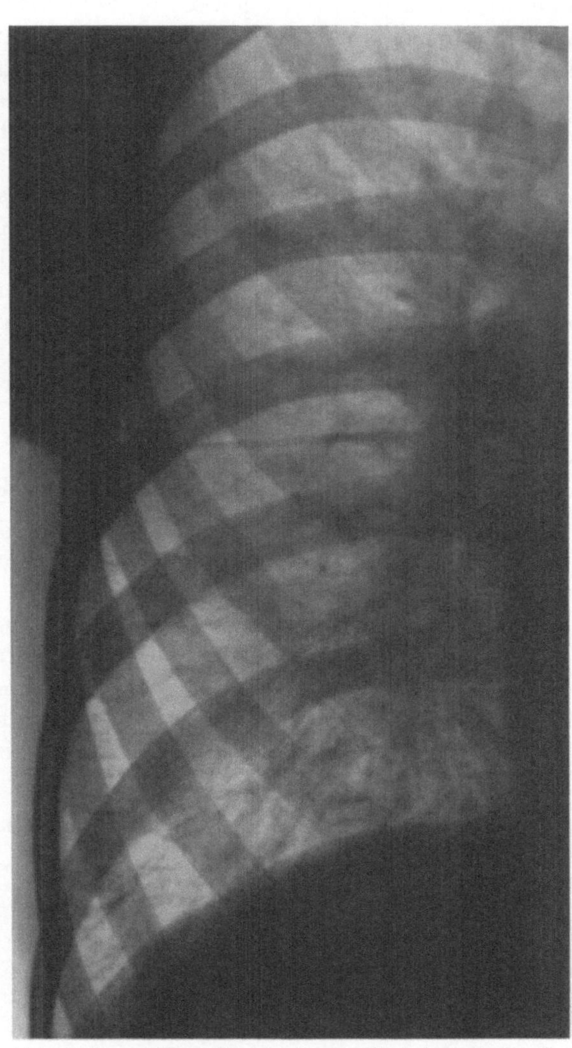

Abb. 94. Darstellung des erweiterten Zwischengewebes bei interstitiellem Ödem im peribronchialen, perivasculären und perihilären Gewebe sowie im subpleuralen und interlobulären Interstitium

Die interlobulären Septen bestehen aus faserarmem, lockerem und flüssigkeitsreichem Bindegewebe, in dem Lymphgefäße verlaufen. Von den Alveolen sind sie durch eine Grenzmembran getrennt. In der Tiefe der Septen begleitet Bindegewebe die Lungenvenen, die das Blut aus den zwei anliegenden Lobuli aufnehmen. Mit den Venen zieht es zum Hilus, vereinigt sich hier mit dem peribronchialen und periarteriellen Gewebe und stellt so die Verbindung des Interstitiums des oberflächlichen subpleuralen und zentralen Raumes her.

Die Segmente und Subsegmente sind nicht durch eigenständige Septen von der Nachbarschaft getrennt. Die Grenze wird zum Teil durch die interlobulären Septen gebildet, zum Teil markieren die intersegmental verlaufenden Lungenvenen und das verstärkte perivenöse Bindegewebe den Rand der Segmente und Subsegmente.

b) Das subpleurale Gewebe

Das Zwischengewebe der Septen geht an der peripheren Grenze der Lobuli in das subpleurale Gewebe über, das den Raum zwischen der Grenzmembran des Lungenparenchyms und der Pleura ausfüllt. In diesem lockeren Gewebe liegt ein weites Lymphgefäßnetz dem Lungengewebe auf. Die Schicht der Blutgefäße ist ihm zur Pleura hin mit einem großen Capillarnetz vorgelagert. Im Röntgenbild ist eine Verbreiterung des subpleuralen

Interstitiums an den Interlobärspalten, an denen sich die Vorgänge unter zwei Pleurablättern summieren, nachzuweisen (Grainger; Stender und Schermuly) (Abb. 94).

c) Das peribronchiale und perivasculäre Gewebe

Das peribronchiale und periarterielle Gewebe hängen eng zusammen. Am Bronchialbaum reicht das Zwischengewebe bis zum Bronchiolus terminalis, der fest in das Lungenparenchym eingebaut ist. An der Arterie dringt es bis zum Bronchiolus alveolaris vor, in dessen Höhe auch die Lymphgefäße beginnen. Das peribronchiale Gewebe, von Policard "peribronche" genannt, besteht aus lockerem, faserreichem Gewebe mit Fett und lymphoiden Anteilen. Starke Lymphgefäße, die Bronchialarterien und -venen sowie Nerven verlaufen in ihm. Zum Lungenparenchym ist es durch eine Grenzmembran abgesetzt und gestattet eine ausreichende Verschieblichkeit im Lungenkern.

Auch die Venen sind vom Bindegewebe umgeben. Im zentralen Lappenkern und in der Lungenwurzel geht das Zwischengewebe der Bronchien und Arterien einerseits und der Venen andererseits ineinander über und ist hier angereichert. Normalerweise ist das interstitielle Gewebe an der Gestaltung des Röntgenbildes der Lunge nicht beteiligt. Wenn aber eine lymphogene oder vasculäre Stauung, eine Entzündung, Fibrose oder Tumorinfiltration vorliegt, wird es verbreitert und tritt als Verdickung oder unscharfe Zone um die Gefäße in Erscheinung (s. Abb. 94).

d) Funktionelle Bedeutung des interstitiellen Gewebes

Die Lunge stellt ein elastisches System dar, das dauernd gespannt ist und dessen Spannungsgrad mit den Atembewegungen wechselt. Das lockere Zwischengewebe gewährleistet in den verschiedenen Atemphasen eine gute Verschieblichkeit der Lungenteile untereinander (v. Hayek) und der Bronchien und Gefäße gegen ihre Umgebung (Policard). Im Interstitium herrscht ein Unterdruck, der für den Flüssigkeitsstrom bestimmend ist. Die Lymphgefäße saugen unter dem subatmosphärischen Druck die Lymphe an und werden offengehalten. Interstitielle Ödeme und Fibrose erhöhen die Rigidität der Lunge, setzen die Elastizität herab und behindern den Lymphstrom.

9a. Bronchialkreislauf

Die Aa. bronchiales sind viscerale Äste der Aorta descendens, die an der ventralen Seite entspringen. Sie zeigen zahlreiche Variationen in Zahl und Verlauf. Meistens sind 2—4 Bronchialarterien vorhanden, selten nur ein gemeinsamer Stamm, von dem ein Ast zum rechten und linken Hilus abgeht (s. Abb. 1). Je eine Arterie für die rechte und linke Seite bestehen in 21 %, eine für die rechte und zwei für die linke Seite in 40 % und zwei für die rechte wie auch für die linke Seite in 20 %. Die rechte A. bronchialis kann auch aus der 4. Intercostalarterie entspringen. Die Aa. bronchiales sinistrae ziehen meist links vor dem Oesophagus zur Trachealbifurkation. Die rechten Bronchialarterien laufen in ungefähr der Hälfte vor oder hinter der Speiseröhre vorbei. Auf ihrem Weg zu den Lungenwurzeln geben sie Äste zur Speiseröhre und den Lymphknoten ab und anastomieren mit der A. pericardiophrenica, die den N. phrenicus begleitet.

Die Bronchialarterien bilden am Hilus einen Ring kommunizierender Äste (Cudkowicz und Armstrong). Von diesem gehen die Bronchialarterien im engeren Sinne aus. Zwei Äste folgen einem Segmentbronchus bis in die Peripherie und dringen bis zu den Bronchioli terminales vor. An der Bronchuswand im Peribronchium bilden sie ein anastomosierendes Netz und kleine Zweige dringen in die Lamina propria vor. Zusätzliche Äste ziehen zur Pleura visceralis vor allem an der Mediastinal- und Interlobärfläche, zu den interlobulären Septen, den Lymphknoten, Nerven und den Arterienwänden.

Das venöse Blut wird im Plexus venosus peribronchialis gesammelt. Aus diesem Plexus fließt es im Lungenkern über kleine Zweige in die Vv. pulmonales, die so nichtarterialisiertes Blut erhalten. Eigentliche Vv. bronchiales treten erst in Hilusnähe auf und führen das Blut aus den größeren Bronchien, Lymphknoten, Mediastinum und Oesophagus in die V. azygos bzw. hemiazygos (ZUCKERKANDL). In die Vv. bronchiales münden in Hilusnähe auch Pleuravenen. Zur V. cava bestehen Verbindungen.

9b. Anastomosen zwischen Bronchial- und Pulmonalkreislauf

Arterio-arterielle Anastomosen bestehen im Bereich der mittelgroßen und kleineren Bronchien. Die Richtung des Blutdurchflusses ist umstritten. So sprechen v. HAYEK von pulmo-bronchialen, TÖNDURY u.a. von broncho-pulmonalen Anastomosen.

Veno-venöse bronchopulmonale Verbindungen führen venöses Blut in die Vv. pulmonales, die die Drainage aus dem Plexus venosus peribronchialis übernehmen. Dieser Plexus erhält aber über Anastomosen arterialisiertes Blut aus kleinen Venulae pulmonales (TÖNDURY) und durch arterio-venöse bronchiale Anastomosen (v. HAYEK; TÖNDURY u.a.). Arterio-venöse Anastomosen befinden sich auch unter der Pleura (v. HAYEK). Direkte pulmonale arterio-venöse Anastomosen bestehen nicht (TÖNDURY).

10. Pleura

Beide Hälften der Brusthöhle, die durch das Mediastinum getrennt werden, sind von serösen Häuten ausgekleidet. Die Pleura jeder Seite hat zwei Blätter, wobei man sich vorstellen kann, „daß jeder Lungenflügel vom Mediastinum her sich in einen geschlossenen Pleurasack einstülpt“ (BENNINGHOFF). Ein Blatt stellt das Lungenfell, die Pleura pulmonalis oder visceralis, und das zweite Blatt die wandauskleidende Pleura parietalis dar. Zwischen den Pleurablättern besteht ein virtueller Raum, in dem sie sich gegeneinander verschieben können. Es ist nur eine geringe Menge seröser Flüssigkeit vorhanden, um die freie Verschieblichkeit der Flächen zu ermöglichen.

Am Lungenstiel oder der „Lungenwurzel“, der Radix pulmonis, tritt das interstitielle Bindegewebe mit den Arterien, Venen, Bronchien, Lymphgefäßen und Nerven in das Mediastinum ein. Vom unteren Rand des Lungenstieles reicht nach caudal eine frontal gestellte, zarte bindegewebige Brücke, das Ligamentum pulmonale bzw. die Plica mediastino-pulmonalis. Diese praktisch leere Pleuraduplikatur reicht hinter dem Herzen fast bis zum Zwerchfell. An der Lungenwurzel und am Ligamentum pulmonale schlägt die Pleura pulmonalis in die Pleura parietalis um (Abb. 95a und b).

a) Pleura pulmonalis

Die Pleura pulmonalis, das Lungenfell, überzieht faltenlos die Lungenoberfläche und reicht in den Lappenspalten als Pleura interlobaris bis an den Hilus heran. In der Tiefe der Spalten geht die viscerale Pleura von der Oberfläche des einen auf die des anderen Lappens über. Die interlobären Pleurablätter reichen (v. HAYEK; BOYDEN; MEDLAR) nicht immer bis zum Hilus, besonders zwischen dem rechten Ober- und Mittellappen und zwischen Lingula und Unterlappen. Es bestehen mehr oder weniger breite Parenchymbrücken zwischen den einzelnen Lappen (s. Kap. 5).

Die *akzessorischen Lappenspalten* sind die Grundlage für die Abtrennung überzähliger Lungenlappen (s. Abschnitt: Lungenlappen und -Segmente). Sie reichen nur selten bis zur Lungenwurzel.

Die Pleura pulmonalis haftet mit ihren Schichten der Grenzmembran des Lungengewebes an, nur im Bereich der Fissurae interlobares liegt sie auf reichlich interstitiellem Bindegewebe. Auf die Grenzmembran folgen in Richtung nach außen im subpleuralen interstitiellen Gewebe das oberflächliche Lymphgefäßsystem und die aus einem großen Capillarnetz bestehende Gefäßschicht. Dann schließen sich die aus kollagenen und elastischen Fasern bestehende Hauptschicht und die aus einem Bindegewebshäutchen und einem einschichtigen Plattenepithel bestehende oberflächliche Schicht an. Die Deckzellen der Pleura können sich (v. HAYEK), wie auch am Peritoneum (NIESSING), auf Reiz kontrahieren. Dadurch wird die Zwischensubstanz der Intercellularspalten verbreitert. Möglicherweise steht dieser Vorgang mit der Resorption seröser Flüssigkeit in Zusammenhang. Die zarte Endopleura schließt gegen den Gleitspalt ab. An den scharfen Rändern der Lunge findet man schwächere und stärkere Pleurazotten, Villi pleurales. Sie sind den Synovialzotten ähnlich.

Die mechanische Aufgabe der Pleura besteht darin, die nur locker zusammenhängenden Läppchen zusammenzuhalten und trotzdem die Verschieblichkeit zu gestatten (v. Hayek).

Die normale viscerale Pleura ist im *Röntgenbild* nur dann im Bereich der Interlobärspalten als feine Haarlinie nachweisbar (Hotz), wenn sie mehrere Zentimeter orthograd getroffen und von lufthaltigem Gewebe umgeben ist (Crecelius; Schall) (Abb. 96). Partielle Verklebungen oder Verdickungen sind nicht so häufig die Voraussetzung zur röntgenologischen Darstellung der feinen Lappenspalten, wie früher angenommen wurde (Hotz; Wierig). Es sei erwähnt, daß andererseits nicht nur ein Erguß, sondern bereits ein interstitielles Ödem im subpleuralen Interstitium bei orthograder Projektion zu einer Verbreiterung des kleinen und großen Lappenspaltes führen kann (Stender u. Schermuly).

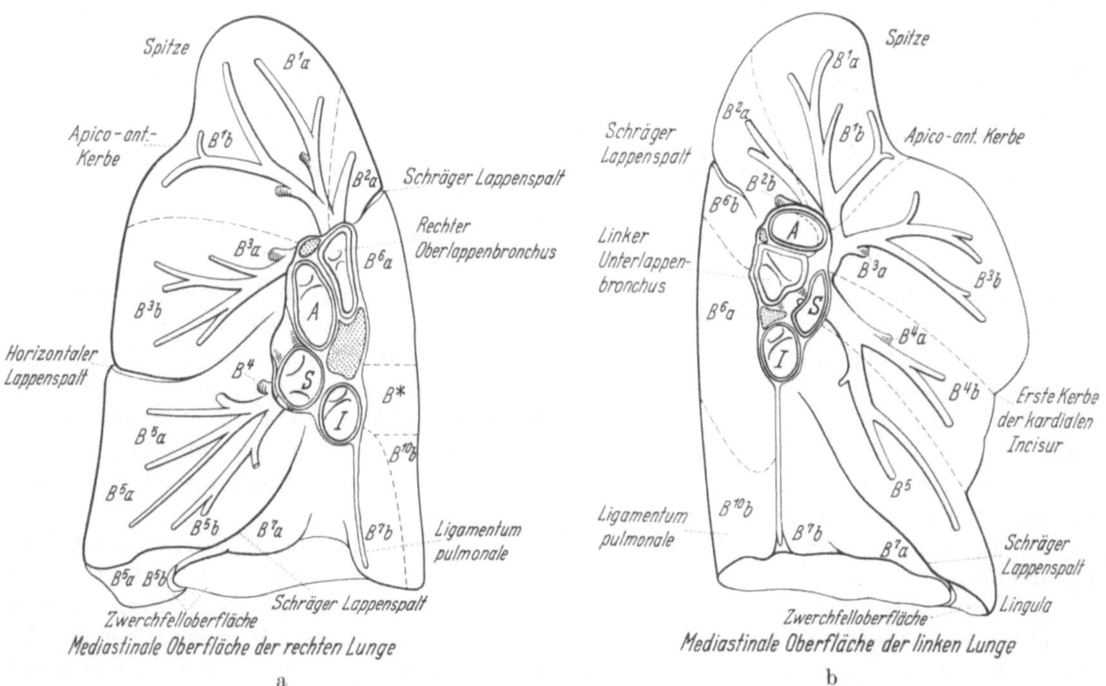

Abb. 95. a Mediastinale Oberfläche der rechten Lunge mit Ligamentum pulmonale und den Interlobärspalten. Lagebeziehung des S 7a und S 7b zum Ligamentum pulmonale. Bezeichnung der Segmente durch die entsprechenden Bronchien (nach Boyden). b Mediastinale Oberfläche der linken Lunge mit Ligamentum pulmonale und Interlobärspalten. Lagebeziehung des S 7b und S 10b zum Ligamentum pulmonale. Bezeichnung der Segmente durch die entsprechenden Bronchien. *A* A. pulmonalis, *S* V. pulmonalis superior, *I* V. pulmonalis inferior

Der horizontale oder kleine Lappenspalt zwischen Ober- und Mittellappen rechts ist im sagittalen Strahlengang in Höhe der vierten rechten vorderen Rippe zu erkennen. Schall findet die sog. horizontale Haarlinie 727mal unter 4508 Fällen (16,1%). Der kleine Lappenspalt fällt im Seitenbild im vorderen Teil häufig leicht nach caudal ab oder verläuft stufenförmig. Im Sagittalbild sieht man dann zwei parallel oder nach medial konvergierende feine Linien. Die schrägen Lappenspalten zwischen Unter- und Oberlappen bzw. Mittellappen rechts und zwischen Unter- und Oberlappen links sind im frontalen bzw. leicht schrägen Strahlengang oder im Schichtbild darzustellen. Die Pleura interlobaris zwischen Ober-, Mittellappen und Unterlappen rechts bzw. Ober- und Unterlappen links verläuft von cranial dorsal nach caudal ventral (Abb. 97a und b). Rechtsseitig beginnt dieser große und schräge Lappenspalt dorsal in Höhe des 4. ICR mit Schwankungen zwischen dem 2.—6. ICR und verläuft zum vorderen Phrenicocostalwinkel. Der große Lappenspalt ist im cranialen Teil leicht nach lateral geneigt, d.h. er erreicht das Mediastinum weiter ventral als die laterale Thoraxwand (s. Abb. 97a). Umgekehrt verläuft er im caudalen Teil nach medial geneigt. Der Mittellappen liegt deshalb medial dem Zwerchfell breit an. Ebenso verläuft der große oder schräge Lappenspalt links im cranialen Teil nach lateral, im caudalen Teil nach medial geneigt (s. Abb. 97b). In seitlicher Projektion verursachen die großen und schrägen Lappenspalten einen schrauben- oder propellerartigen Schatten (Dietlen). Er beginnt links etwa 1 ICR höher als rechts (Abb. 98) in Höhe des 3. ICR und endet in 25% an der vorderen Thoraxwand, erreicht also den vorderen Phrenicocostalwinkel nicht immer. Der laterale Rand des großen Lappenspaltes verläuft von der dritten hinteren zur siebten vorderen Rippe.

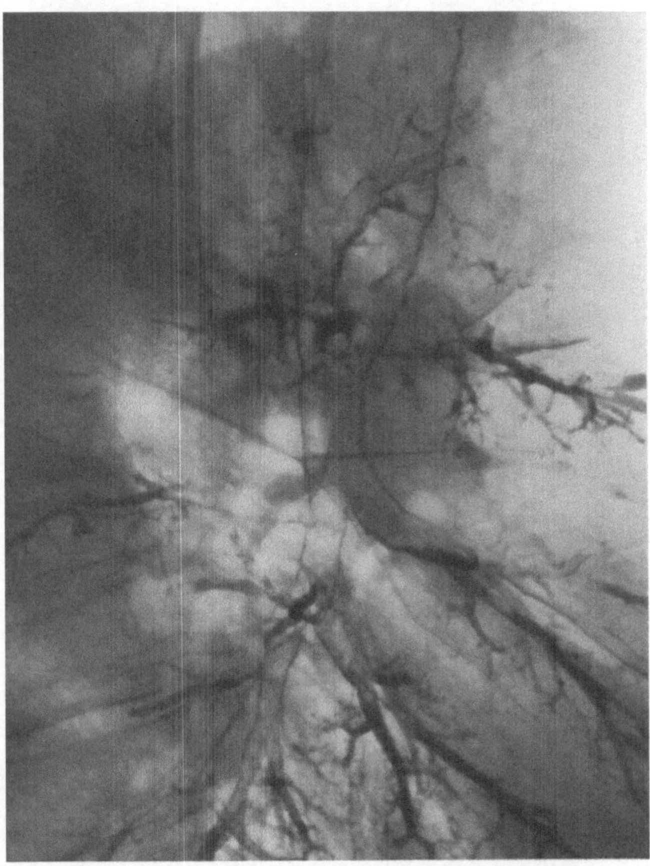

Abb. 96. Spontandarstellung der Pleura interlobaris des großen und kleinen Lappenspaltes im Bereich des sog. Lappenzwickels rechts. Bronchogramm

Im sagittalen Strahlengang stellen sich die akzessorischen Spalten eines linken Mittellappens, eines Lobus venae azygos, Lobus cardiacus und Lobus posterior dar. Der Lappenspalt des linksseitigen Lobus cardiacus wird wegen seiner Lage hinter dem Herzen bei leichter Drehung in den zweiten schrägen Durchmesser orthograd getroffen. Akzessorische unvollständige Unterteilungen der Oberlappen zwischen Segment 1 und 2, ferner ein axillarer Lappen und die Abtrennung eines Lobus posterior sind im frontalen Strahlengang zu erkennen (s. Abb. 55). Unvollständige Spalten der visceralen Pleura können zwischen fast allen Segmenten auftreten (Lambertini u. Catalano). Sie sind rechts häufiger als links.

b) Pleura parietalis, Pleurasinus und Lungengrenzen

Die Pleura parietalis liegt verschiedenen Wandbezirken an und wird dementsprechend Pleura costalis, mediastinalis oder diaphragmatica genannt (P.N.A. 1955). Nach der Jenaer Nomenklatur (J.N.A. 1935) unterschied man eine Pars mediastinalis und eine

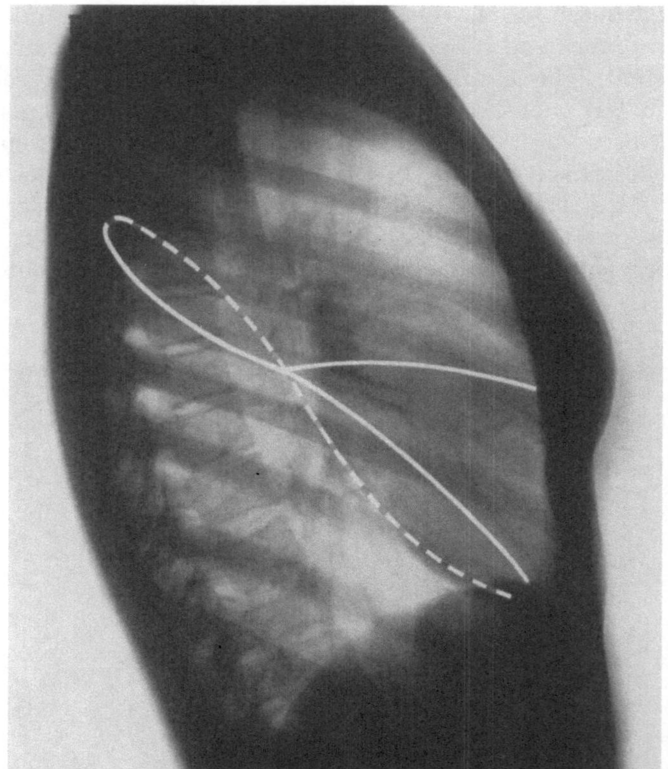

a

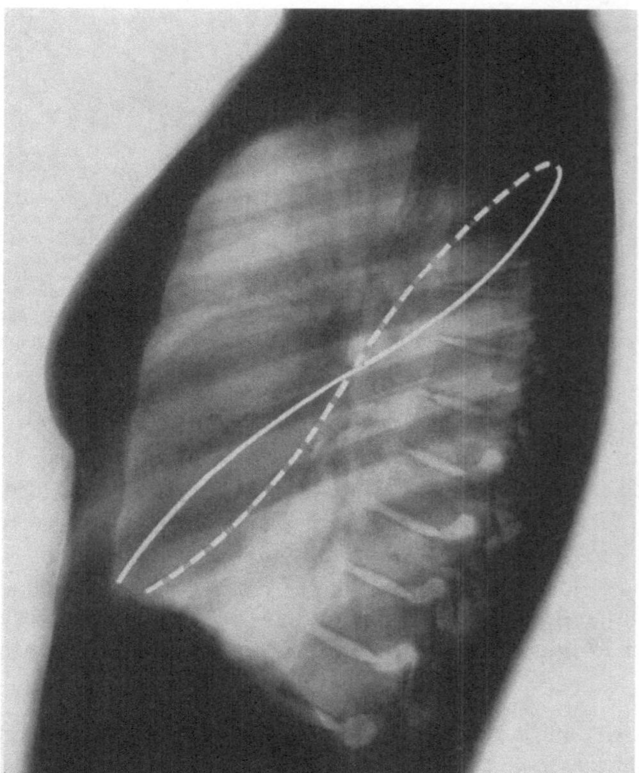

b

Abb. 97a u. b. Lage der Interlobärspalten im seitlichen Röntgenbild. a Rechte Seite. b Linke Seite. Costale Seite ———, mediastinale Seite – – –

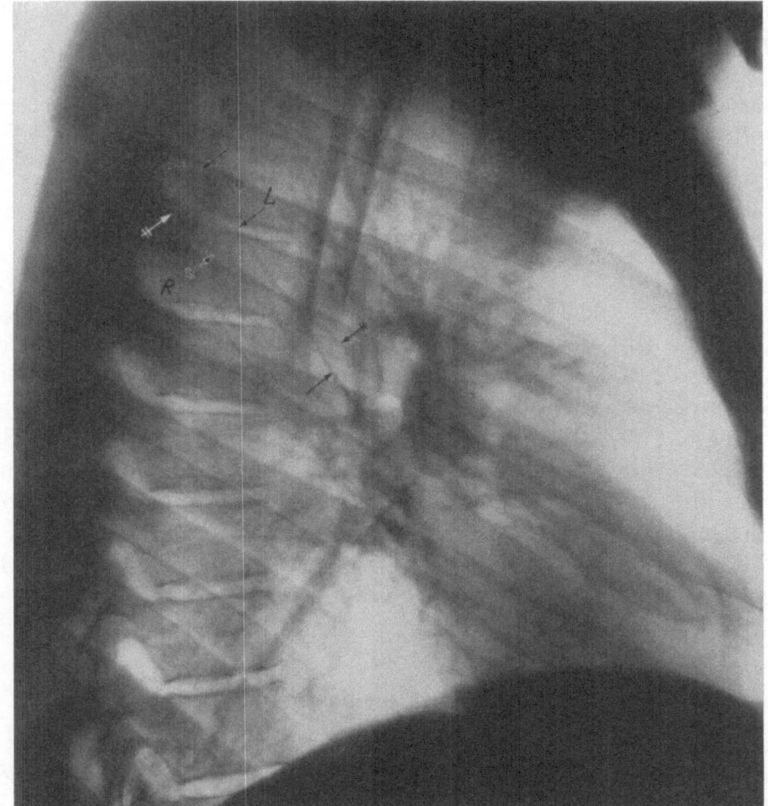

Abb. 98. Seitenbild mit dargestellten Teilen der interlobären Pleura im Bereich des oberen Teiles des Hauptspaltes. Dieser steigt links stärker an als rechts. Rechts ‖→, links →

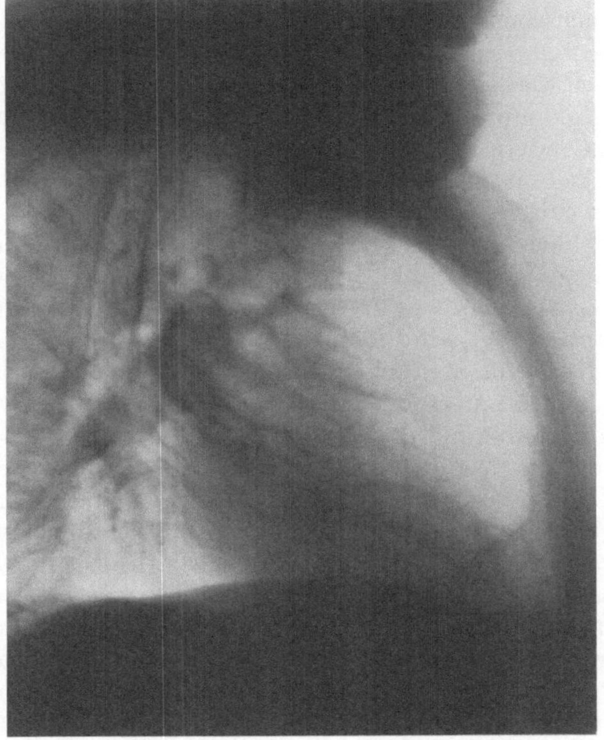

Abb. 99. Schatten durch Fettablagerungen im Sinus costomediastinalis anterior

Pars diaphragmatica der Pleura (Kopsch-Knese). Die einzelnen Teile der parietalen Pleura bilden an den Übergangsstellen Buchten, sog. Sinus.

Die Rippen werden von Fettstreifen bedeckt, die bis zum Ansatz der Intercostalmuskulatur reichen. Im Bereich des Zwerchfells und der Pleura pericardiaca bildet das Fettgewebe oft grobe Knollen und führt teilweise zu flächenhaften Fettablagerungen. Diese können dann im sagittalen Röntgenbild zu Verdichtungen des Herz-Zwerchfellwinkels und im Seitenbild zu wandständigen Verschattungen hinter der vorderen Thoraxwand im Sinus costo-mediastinalis und phrenico-cardialis führen (Abb. 99).

Das Pleuraepithel geht ohne Zwischenschaltung einer Basalmembran in die Bindegewebsschicht über, in der der Anteil kollagener und elastischer Fasern stark wechselt.

c) Pleura costalis

Das Thoraxskelet gibt der Pleura costalis eine relativ konstante Form. Die Pleura folgt dem wellenförmigen Verlauf, der durch die knöchernen Rippen mit den Fettstreifen und durch die Intercostalmuskulatur hervorgerufen wird. Das subpleurale Fettgewebe kann in Höhe der 5. bis 7. Rippe einen schmalen, häufig wellenförmigen Streifen verursachen. Dieser physiologische Begleitschatten ist doppelseitig und nimmt zum Sinus phrenico-costalis hin an Breite ab. Dadurch ist er von pathologischen Verbreiterungen der costalen Pleura zu unterscheiden (Kubat; Neugebauer). Im sagittalen und schrägen Röntgenbild kann der physiologische Begleitschatten der Weichteile an der Innenseite der 2., selten der 1. bis 3. Rippe 2 mm breit und dicker sein (Abb. 100).

Die Begleit- und Überlagerungsschatten sind in Abb. 101 schematisch im Thoraxbild eingezeichnet.

d) Pleura mediastinalis

Die Pleura costalis geht vorn im Sinus costo-mediastinalis in die Pleura mediastinalis über (Abb. 102). Im *vorderen Mediastinum* in Höhe der 2. bis 4. Rippe liegen das rechte und linke mediastinale Pleurablatt dicht aneinander. Je nach Lage des Herzens kann die Pleuraduplikatur tiefer herunterreichen. Felix unterscheidet entsprechend einen Situs cordis profundus und superficialis. Die Pleurablätter beider Seiten laufen nach vorn leicht aufeinander zu (F. E. Stieve). Beim Kind liegen im vorderen Mediastinum der Thymus, beim Erwachsenen lediglich Thymusreste und Fettgewebe. Je nach Involution des Thymus ist das vordere Mediastinum verschieden breit. Drei gut gegeneinander abgrenzbare Regionen werden von Grandgérard und Weber unterschieden: Eine obere Region in Höhe des Manubrium sterni, eine mittlere Region in Höhe des 2. bis 4. Intercostalraums und eine untere Region, in der die Pleurablätter wieder auseinanderweichen. Die mittlere Region stellt nach Nitsch die schwächste Stelle dar. Die beiden mediastinalen Pleurablätter liegen mittelständig vor dem Herzen. Weiter nach caudal verläuft die rechte mediastinale Pleura im ventralen Bereich am Sternalrand, die linke macht eine leichte Ausbuchtung nach lateral. Bei Inspiration nähern sich die Pleurablätter im Bereich des Sinus costo-mediastinalis mehr oder weniger und der Anteil des Herzens, der der vorderen Thoraxwand anliegt, wird kleiner.

Die Darstellung der vorderen mediastinalen Pleurablätter erfolgt am günstigsten durch transversale Schichtuntersuchung (Gebauer; Knutsson; F. E. Stieve).

Das *hintere Mediastinum* und damit der Abstand zwischen den Blättern der Pleura mediastinalis („quod per medium stat") werden in anatomischen Lehrbüchern und Atlanten meist breiter angegeben, als sie am Lebenden sind. Dagegen ist die Distanz zwischen Oesophagus und Wirbelsäule im unteren hinteren Mediastinum beim Lebenden im Stehen größer als bei der Leiche in Rückenlage. Die Pleura verläuft im cranialen Teil paravertebral und zieht dann vor der Wirbelsäule von rechts über die Medianebene nach links. Poirier beschreibt in Höhe von Th 9 blindsackähnliche Ausstülpungen von rechts zwischen der Wirbelsäule und dem Oesophagus als „cul-de-sac pleural interazygo-oesophagien" und von links zwischen Aorta und Oesophagus als „cul-de-sac pleural interaortico-oesophagien", ferner eine 2—3 cm große dreieckige Ausstülpung „cul-de-sac pleural pré-oesophagien" zwischen Zwerchfell, Herz und Oesophagus. Lachman weist solche reces-

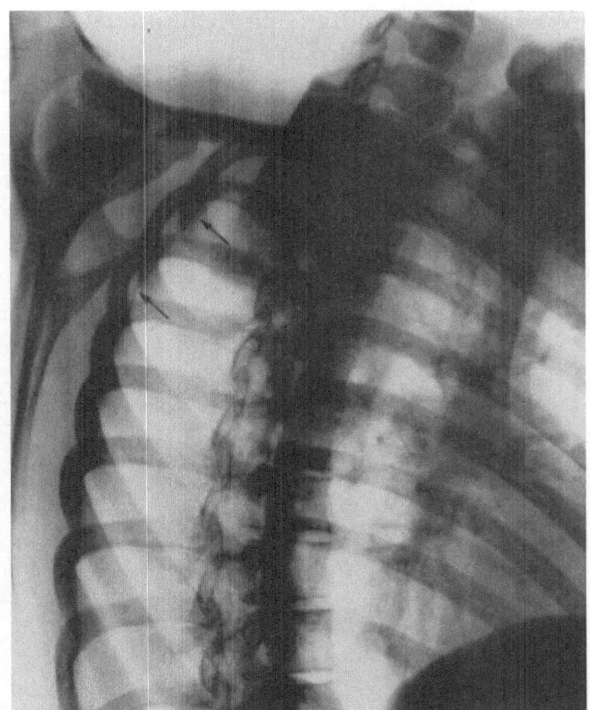

Abb. 100. Schrägbild, Ausschnitt des rechten oberen Thorax: Dorsolaterale Begleitschatten im Bereich des 1.—3. Intercostalraumes

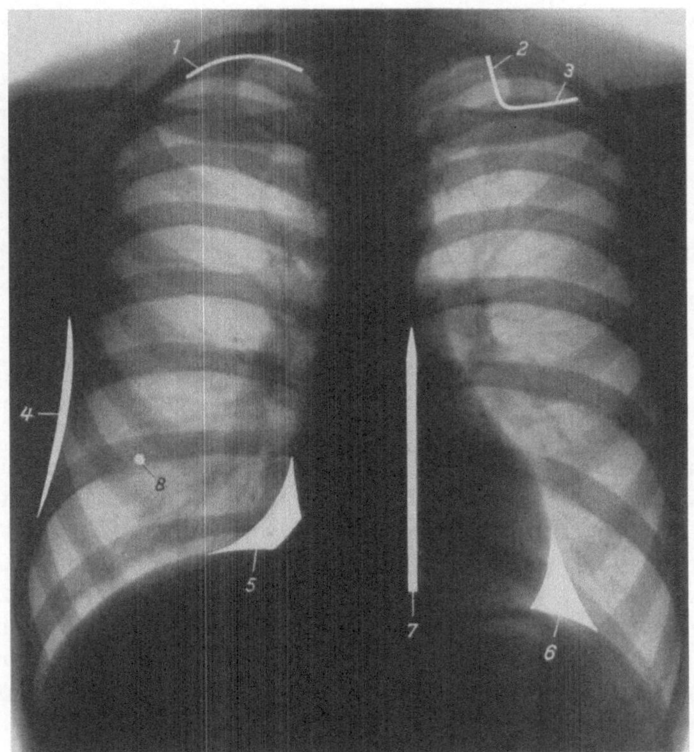

Abb. 101. Begleit- oder Überlagerungsschatten auf dem Thoraxbild in schematischer Darstellung: *1* Begleitschatten der 2. Rippe; *2* Schatten des Randes des Musculus sternocleidomastoideus; *3* Begleitschatten der Clavicula; *4* Schatten durch subpleurale Fettablagerungen; *5* Fettablagerungen im Sinus costomediastinalis; *6* präkardiales Fettbürzel; *7* paravertebraler Begleitschatten; *8* Mamille

susartige Vorstülpungen auch im oberen hinteren Mediastinum nach. Wichtige Vorstellungen über die Topographie des hinteren Mediastinums vermitteln uns die Untersuchungen von Heiss. Er zeigt, daß die rechte Grenze der hinteren Pleura mediastinalis in Höhe von Th 5—10 über die Mitte der Wirbelkörper hinausreicht, der Abstand zur linken Pleura mediastinalis nur 1 cm beträgt und die linke Pleura mediastinalis am linken Rand der Wirbelkörper verläuft. Heiss spricht daher von einem Recessus retrooesophagicus, Hafferl von einem beidseitigen retrooesophagealen Recessus mediastino-vertebralis. Solche Recessus sind jedoch nur an der Leiche deutlich. Röntgenologisch (Abb. 103) läßt sich der nach medial gerichtete Verlauf der Pleura von der Lungenspitze zum Mediastinum

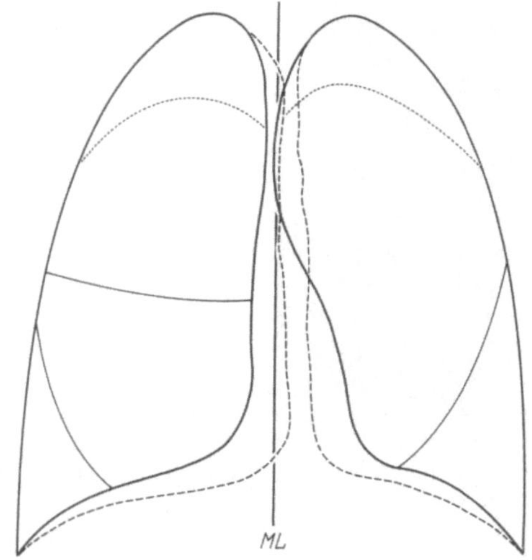

Abb. 102. Schematische Darstellung der Pleura mediastinalis im vorderen Abschnitt vor dem Herzen ———, im hinteren Mediastinum – – –.
ML Mittellinie

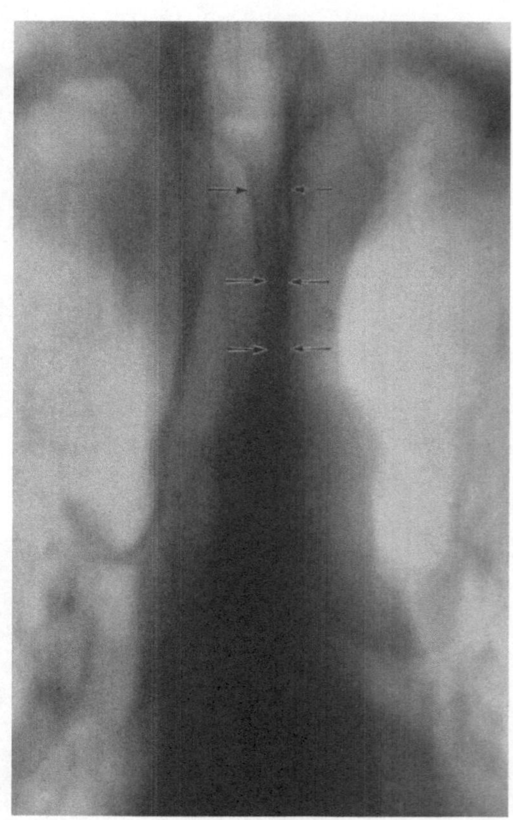

Abb. 103. Schichtbild im sagittalen Strahlengang. Darstellung der hinteren prävertebralen Pleura mediastinalis im oberen Mediastinum

Abb. 103

hin nachweisen (Danelius). In Höhe von Th 4—5 laufen die beiden Pleuren fast zusammen (Gladnikoff; Edling). Billing untersuchte den Verlauf der paravertebralen Pleurakonturen in verschiedenen Projektionen.

Die Tiefe und Breite des hinteren Mediastinums sind von Körperbau, Haltung und Atemphase abhängig. Knutsson findet auf Grund transversaler Schichtuntersuchungen, daß das hintere Mediastinum beim Lebenden nicht breiter als 2 cm ist.

Die Grenzen der dorsalen mediastinalen Pleura sind gelegentlich auf Übersichtsaufnahmen zu sehen (Stephani u. Kirsch). Sowohl die rechte Kontur als auch die linke vom Wirbelsäulenschatten und von der Aorta zu trennende, vom Hilus bis zum Zwerchfell reichende Kontur des Mediastinums sind als sog. Begleitschatten auf Hartstrahlaufnahmen der Lunge zu erkennen. Zur Darstellung sind auch das sagittale und besonders das transversale Schichtbild geeignet (Gebauer; Knutsson u. Stieve).

In dem Dreieck zwischen Aortenvorderwand, Oesophagushinterwand und Zwerchfell sind zwischen den nahe aneinandergelegenen Pleurablättern zwar Bindegewebszüge eingefügt, nach Nitsch handelt es sich aber um eine weitere schwache Stelle des Mediastinums, die bei Druckänderungen im Thoraxraum nachgibt. Schließlich ist nach Dane-

LIUS ein dritter Locus minoris resistentiae oberhalb des Aortenbogens vor der Wirbelsäule anzunehmen. BARSONY und WALD beschreiben als erste im Röntgenbild eine Mediastinalhernie an der sog. hinteren oberen schwachen Stelle des Mediastinums.

Drei Stellen des Mediastinums sind also besonders schwach ausgebildet und als Ort für das Auftreten von Mediastinalhernien disponiert:

1. Das vordere obere Mediastinum in Höhe der 2.—4. Rippe,
2. das hintere Mediastinum zwischen Aortenvorderwand, Oesophagushinterwand und Zwerchfell und
3. das obere hintere Mediastinum oberhalb des Aortenbogens vor der Wirbelsäule.

e) Pleura diaphragmatica

Die Pleura costalis geht in der ganzen Circumferenz scharfwinklig im Sinus phrenicocostalis auf die Pleura diaphragmatica über. Diese erhält ihre Form durch das Zwerchfell. Während die Unterseite des Zwerchfells nur unvollständig vom Peritoneum bedeckt wird, der rechte Leberlappen um die V. cava-Öffnung unmittelbar dem Zwerchfell anliegt und dieser Bezirk für die Verschleppung von Infektionserregern oder Tumorzellen zwischen Bauch- und Brustseite des Zwerchfells von großer Bedeutung ist, wird die den Thoraxorganen zugewandte Zwerchfellseite vollständig von der Pleura diaphragmatica bzw. dem Pericardium diaphragmaticum bedeckt.

f) Pleurakuppel

Im Bereich der Pleurakuppel, Cupula pleurae, überragt der Pleurasack die obere Kontur der 1. Rippe um $^1/_2$ cm und mehr und reicht bis zur Mitte des 7. Halswirbelkörpers (HWK) unter die Musculi scaleni.

Die Pleurakuppel wird durch die Verbindung des Periosts und unterschiedlich ausgeprägte Bandzüge fixiert. Präparatorisch läßt sich ein Ligamentum costopleurale und ein Ligamentum vertebropleurale darstellen. Letzteres kommt vom Querfortsatz des 7. HWK. Diese Bänder umscheiden den letzten Cervicalnerven. POIRIER und CHARPY beschreiben unter dem Namen eines Ligamentum vertebropleurale ein Band, das von den Wirbelkörpern zur Pleurakuppel zieht. Auch der inkonstante Musculus scalenus minimus (HAFFERL) und gelegentlich der Musculus scalenus ventralis strahlen Fasern in die Kuppel aus.

Die Pleurakuppel ist der am stärksten nachgiebige Teil der Thoraxwand. Bei intrathorakaler Druckerhöhung, insbesondere beim Hustenstoß wird sie ausgeweitet. Die Ausweitung erscheint als Aufhellung der Lungenspitzen im Durchleuchtungsbild.

g) Die Pleurasinus

Beim Lebenden kann man an der dorsalen Pleura mediastinalis zwar mehrfache, zum Teil recessusartige Einstülpungen, aber keinen eigentlichen Sinus mediastino-vertebralis nachweisen. Größere Buchten infolge eines spitzwinkligen Pleuraumschlages finden sich beiderseits am Übergang der Pleura costalis auf die Pleura diaphragmatica als Sinus phrenico-costalis und an der vorderen Thoraxwand an der Stelle, an der das Herz anliegt und die Pleura costalis auf die Pleura mediastinalis übergeht. Diese Sinus sind in Exspirationsstellung spaltförmig und nicht entfaltet. Sie öffnen sich bei den Atembewegungen und machen Raum für die Entfaltung der Lunge frei. Sie werden deshalb auch Komplementärräume genannt.

Bei ruhiger Atmung muß sich der betreffende Zwerchfellrippenwinkel nicht ändern. Bei forcierter Atmung kann der Sinus phrenicocostalis bis zu 80^0 eröffnet werden (HASSELWANDER). Der Sinus phrenico-costalis reicht im dorsalen Teil tiefer herunter als lateral, steht lateral aber tiefer als an der vorderen Thoraxwand. Entsprechend der tieferen Stellung des Zwerchfells links reicht der linksseitige Sinus phrenicocostalis tiefer als rechts herunter.

Die untere Lungengrenze steht in Exspiration höher als der Sinus, während in Inspiration Pleurasinus und untere Lungengrenze zusammenfallen. Die Lungengrenzen sind vom Zwerchfellstand, dieser von der Retraktionskraft der Lungen, vom Spannungszustand des Zwerchfells und der thorakalen Atemmuskulatur, vom Alveolardruck, vom intraabdominellen Druck und der Thoraxform abhängig. Frik, Hesse u. Zeilhöfer berechnen einen mittleren Stand der Zwerchfellkuppe in Höhe der 10. Rippe. Die laterale Lungengrenze steht im Mittel 5,25 cm tiefer als die Zwerchfellkuppe. Die Änderung der Lage der Pleuraumschlagfalte und der Lungengrenzen wird beim Gesunden vorwiegend vom Atemtyp bestimmt. Bei diaphragmaler Atmung werden nach Hitzenberger alle Zwerchfellabschnitte gesenkt, der dorsale Abschnitt aber wesentlich stärker als der ventrale. Die Atemexkursionen sind groß, da dieser Atemtyp häufig bei Zwerchfellhochstand angetroffen wird. Beim costalen Atemtyp, der vorwiegend bei Leptosomen mit Zwerchfelltiefstand vorkommt, wird das Zwerchfell demgegenüber dorsal nur mäßig gesenkt, ventral kann es sogar angehoben werden.

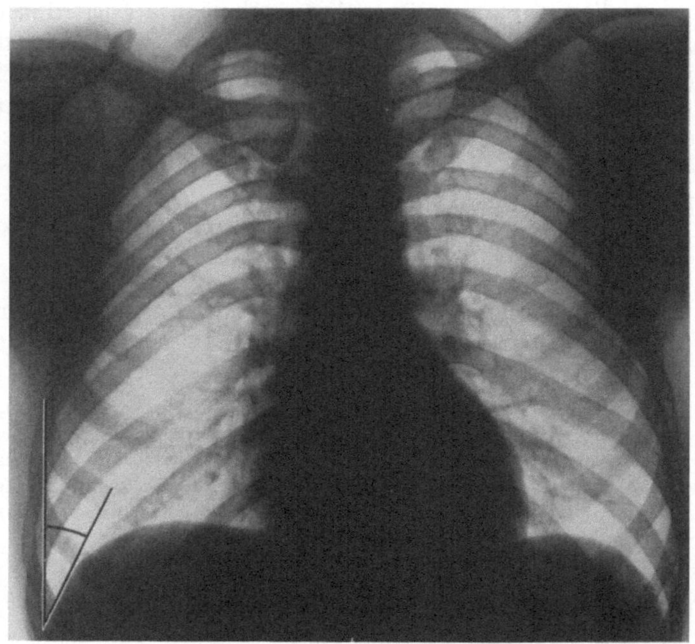

Abb. 104. Einzeichnung des Zwerchfellrippenwinkels im lateralen Teil des Sinus phrenicocostalis

Der *Zwerchfellrippenwinkel*, dessen einer Schenkel eine Senkrechte, also eine Parallele zur Körperlängsachse und dessen anderer Schenkel eine Tangente zum Zwerchfell bildet, wobei der Scheitel im tiefsten Punkt des Sinus phrenico-costalis liegt, ist im ventralen, lateralen und dorsalen Teil verschieden groß. Er beträgt im lateralen Teil bei Gesunden im sagittalen Strahlengang in tiefer Inspiration weniger als 45° (Frik, Hesse u. Zeilhöfer). Es ist zu beachten, daß der erste Schenkel des so definierten Phrenicocostal-Winkel eine Senkrechte ist und nicht mit der konkav oder konvex verlaufenden unteren Thoraxwand zusammenfällt (Abb. 104).

Der *Sinus costomediastinalis* ist in dem Bereich ausgebildet, in dem das Herz der vorderen Thoraxwand anliegt. Rechts folgt der Sinus etwa dem Sternalrand, links verläuft der Sinus in Höhe des 5.—6. Rippenknorpels in einem individuell unterschiedlich ausgeprägten Bogen nach lateral. Form und Ausdehnung dieses Sinus wechseln stark. Die sagittale Röntgenaufnahme ist für eine Beurteilung der Tiefe und des Winkels des Sinus costomediastinalis nicht geeignet. Die frontale Aufnahme vermittelt nur einen Eindruck von der Höhe des Kontakts des Herzens mit der Thoraxwand. Dagegen gibt das transversale Schichtbild einen guten Einblick in die Ausdehnung des Sinus costomediastinalis und den Stand der medialen Lungengrenze.

h) Die Verschieblichkeit der Lunge im Pleuraraum

Die beiden Pleurablätter sind in dem mit geringer Menge seröser Flüssigkeit gefüllten Pleuraspalt gegeneinander verschieblich. Wie bereits aus dem Vergleich der Anatomie am Lebenden und an der Leiche hervorgeht, sind Verschiebungen der Thoraxorgane in sich und untereinander allein durch Lageänderung des Körpers möglich.

α) Verhalten in verschiedenen Körperlagen

In *Rückenlage* tritt die Zwerchfellkuppe infolge des Eigengewichts der Bauchorgane dorsal höher, die Lungen verschieben sich im hinteren Teil nach cranial und an der vorderen Thoraxwand nach caudal (Abb. 105). Die Mediastinalorgane sinken nach dorsal. An der dorsalen Pleura kommt es zu recessusartigen Aussackungen, wie sie an der Leiche beschrieben wurden (HEISS). Die Pleurablätter im vorderen Mediastinum treten näher zur Medianlinie, die Sinus costomediastinalis werden größer. Die Längsachse der Lunge dreht in Rückenlage nach ventral und einwärts.

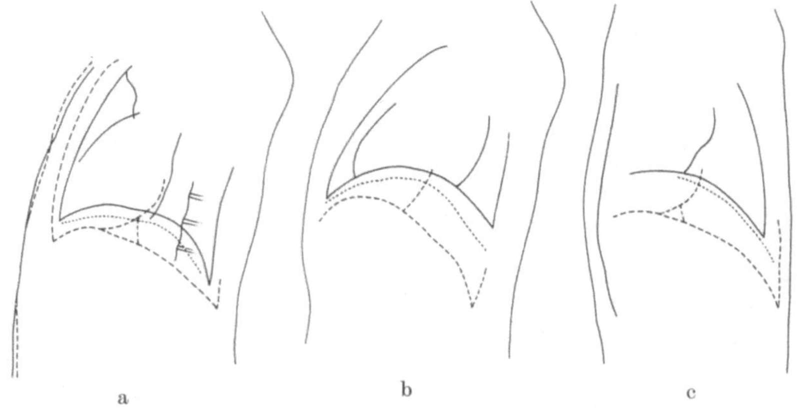

Abb. 105a—c. Zwerchfellform im seitlichen Bild. a Im Stehen. b In Rückenlage. c In Bauchlage. Bei Inspiration und verschieden starker Exspiration nach JAMIN. —— Ruhige Ausatmung; - - - ruhige Einatmung; — — — tiefe Einatmung

In *Seitenlage* tritt das Zwerchfell der aufliegenden Seite höher, der Sinus phrenicocostalis der Gegenseite wird praktisch vollständig eröffnet (HOLZKNECHT u. HOFBAUER; JAMIN).

In *Bauchlage* wird der vordere Zwerchfellanteil infolge des Eigengewichtes der Bauchorgane hochgedrängt, der vordere Sinus phrenicocostalis wird spitzwinkliger, der dorsale Sinus entfaltet sich stärker. Die Umschlagfalten der beiden Sinus costomediastinales werden auseinandergedrängt.

Die Druck- und Zugwirkung der hermetisch im Bauchraum abgeschlossenen Bauchorgane macht bei wechselnder Körperhaltung eine Belüftung der Lunge möglich. Durch Kippbewegungen mit 45^0 Abweichung von der Horizontalen kann eine künstliche Beatmung durchgeführt werden.

β) Verhalten während der Atmung

Die Formänderung des Thorax und das Tiefertreten des Zwerchfells führen während der Inspiration zu einer Erweiterung des Thoraxraumes und einer Verminderung des intrapleuralen Druckes (Abb. 106). Die Lunge wird so weit gedehnt, bis der stärker verminderte intrapleurale Dondersche Druck die elastische Spannung der Lunge dem atmosphärischen Druck angeglichen hat.

Die Elastizität der Lunge ist die Ursache dafür, daß die Form der Lunge unabhängig vom Dehnungszustand annähernd beibehalten wird. Bei den verschiedenen Atemtypen tritt das Zwerchfell verschieden tief, Rippen und Sternum werden unterschiedlich stark angehoben (v. Hayek). Die Lunge verschiebt sich entsprechend in unterschiedlicher Weise in sich und gegen den Brustkorb.

Bei gleichmäßiger *thoracoabdomineller Atmung* wird der Thorax annähernd geometrisch gleichmäßig erweitert. Auf Grund bronchographischer Untersuchungen (Stutz; Stutz u. Vieten) ist anzunehmen, daß die Unterlappen stärker als die Oberlappen, die jeweiligen anterioren Segmente des Oberlappens und die Lingula, bzw. der Mittellappen stärker als die posterioren Segmente belüftet werden. Im Unterlappen wird dagegen das posterobasale Segment stärker als das anterobasale entfaltet. Die Lungenspitze ist der am geringsten bewegte Teil der Lunge.

Bei überwiegender *diaphragmaler Atmung* erfolgt eine Entfaltung der Lunge, bei der die Caudalverlagerung des Unterlappens stärker als die Querausdehnung der übrigen

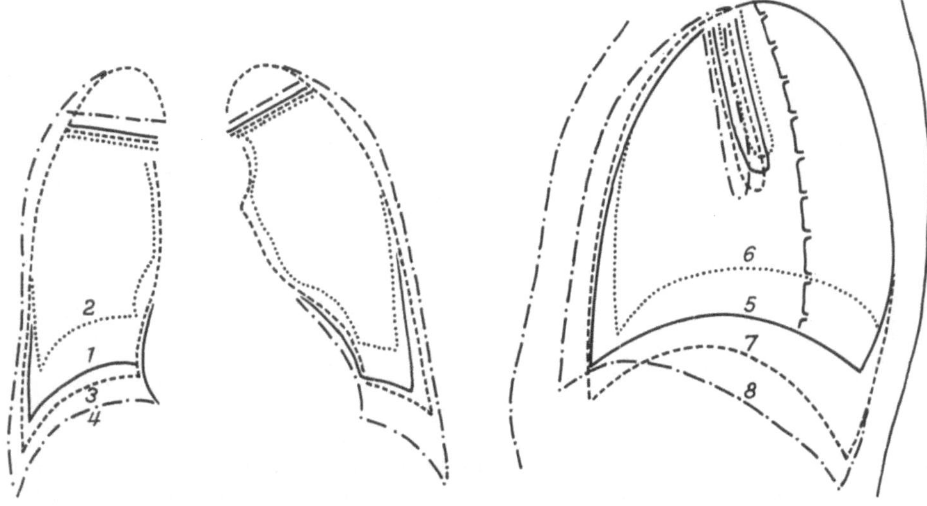

Abb. 106. Schematische Darstellung der Thoraxformen und des Zwerchfellstandes in verschiedenen Atemlagen. *1* und *5* ruhige Exspiration; *2* und *6* maximale Exspiration; *3* und *7* ruhige Inspiration; *4* und *8* maximale Inspiration (nach Schinz, Baensch, Friedl, Uehlinger)

Lunge ist. Auch der Hilus führt bei diesem Atemtyp während der Inspiration eine Bewegung nach caudal und leicht nach dorsal aus (Macklin; Huizinga; Stutz). Überwiegt die Flankenatmung *(costo-diaphragmaler Atemtyp)*, so wird die untere zylindrisch geformte Thoraxpartie bei der Inspiration stärker erweitert als die kegelförmige obere Thoraxpartie. Überwiegt dagegen die thorakale Atmung *(costo-sternaler Atemtyp)*, so geht die Entfaltung der Lunge gegenüber der diaphragmalen Atmung mit einer stärkeren Ausweitung der vorderen und lateralen Partien einher. Die Kontaktflächen der Lappen können dabei wechseln (Heiss; Braus; Blechschmidt). Die costale Atmung hat zur Folge, daß alle Lungenabschnitte gleichmäßiger als bei der rein diaphragmalen Atmung belüftet werden. Ein zentral gelegener Herd braucht seinen Standort bei der überwiegenden costalen Atmung kaum zu ändern.

Die unterschiedliche Entfaltung der verschiedenen Lungenpartien während der Atmung läßt sich im Bronchogramm gut analysieren. Nach Stutz vergrößert sich der Winkel zwischen Ober- und Unterlappenbronchus inspiratorisch um 5—10°. Die weiteren Aufzweigungswinkel der Segment- und Subsegmentbronchien werden während der Inspiration zum Teil größer, zum Teil aber auch kleiner, je nach der Verlaufsrichtung der Bronchien und je nach dem Längs- und Querzug des gespannten Lungengewebes.

Literatur

ADACHI, B.: Anatomie der Japaner. II. Das Venensystem der Japaner. Kyoto: Kenkyusha Press 1933.

ADAMS, R., and L. F. DAVENPORT: The technique of bronchography and a system of bronchial nomenclature. J. Amer. med. Ass. **118**, 111—116 (1942).

AEBY, CHR.: Die Gestalt des Bronchialbaumes und die Homologie der Lungenlappen beim Menschen. Zbl. med. Wiss. Nr. 16 S. 289 (1878).

— Der Bronchialbaum der Säugetiere und des Menschen. Nebst Bemerkungen über den Bronchialbaum der Vögel und der Reptilien. Leipzig: Wilhelm Engelmann 1880.

APPLETON, A. B.: Segments and blood vessels of the lungs. Lancet **1945 II**, 592—594.

— The arteries and veins of the lungs. I. Right upper lobe. J. Anat. (Lond.) **79**, 97—120 (1945).

ARMSTRONG, J. B., and L. CUDCOWICZ: Die pathologische Anatomie der Bronchialarterien. Ergebn. ges. Tuberk.- u. Lung.-Forsch. **14**, 191—206 (1958).

ARNSPERGER, H.: Die Röntgenuntersuchung der Brustorgane. Leipzig 1909.

ASSMANN, H.: Das anatomische Substrat der normalen Lungenschatten im Röntgenbild. Fortschr. Röntgenstr. **17**, 141—149 (1911).

— Die klinische Röntgendiagnostik der inneren Erkrankungen. Berlin: Springer 1934.

BACKMAN, G.: Gefäße der Lungen und Modus der Abzweigung der Bronchien. Upsala Läk-Fören. Förh. **29**, 345—408 (1924).

BARCLEY, A. E., K. J. FRANKLIN, and R. G. MACBETH: A contribution to the study of ciliary movement. J. Physiol. (Lond.) **90**, 347—348 (1937).

— Roentgenographic studies in the excretion of dusts from the lungs. Amer. J. Roentgenol. **39**, 673—686 (1938).

— — The rate of excretion of indian ink injected into the lungs. J. Physiol. (Lond.) **90**, 482—484 (1937).

BARTELS, P.: Lymphgefäße. In: BARDELEBEN, Handbuch der Anatomie, Bd. III/4. Jena 1910.

BEAU, CAYOTTE, GILLE et BRULÉ: Systématisation du lobe inférieur du poumon humain. C. R. Ass. Anat. **38**, 140—146 (1951).

— — LUX et STREIFF: La parabronche externe du lobe supérieur du poumon humain. C. R. Ass. Anat. **38**, 128—133 (1951).

— — PRÉVÔT et DELESTRE: Systématisation du lobe moyen du poumon humain. C. R. Ass. Anat. **38**, 134—139 (1951).

BELCHER, J. R., L. CAPEL, J. N. PATTINSON, and J. SMART: Hypoplasia of the pulmonary arteries. Brit. J. Dis. Chest **53**, 253—262 (1959).

BENDICK, A. J., and H. WESSLER: The azygos lobe of the lung. Amer. J. Roentgenol. **20**, 1—6 (1928).

BENNINGHOFF, A.: Über den funktionellen Bau des Knorpels. Verh. anat. Ges. (Jena) **31**, 250—267 (1922).

— Lehrbuch der Anatomie des Menschen, Vol. II/1. München u. Berlin: J. B. Lehmann 1942.

BERG, R. M., E. A. BOYDEN, and F. R. SMITH: An analysis of variations of the segmental bronchi of the left lower lobe of fifty dissected, and ten injected lungs. J. thorac. Surg. **18**, 216—236 (1949).

BILLING, L.: On retrocardiac pulmo-pleural demarcation lines and their diagnostic significance. Acta radiol. (Stockh.) **27**, 257—263 (1946).

BIRCH-HIRSCHFELD, F. V.: Über den Sitz und die Entwicklung der Lungentuberkulose. Dtsch. Arch. klin. Med. **64**, 58—128 (1899).

BIRZLE, H.: Das Bifurkations-Veratmungstomogramm. Fortschritte Röntgenstr. **91**, 483—487 (1959).

BLADES, B.: The segments of the lungs from the standpoint of surgical procedures. Dis. Chest **11**, 203—212 (1945).

BLECHSCHMIDT, E.: Konstruktionsplan der Neugeborenen-Lungen. Z. Anat. Entwickl.-Gesch. **105**, 1—14 (1936).

BLUNTTSCHLI, H.: Bemerkungen über einen abnormen Verlauf der Vena azygos in einer den Oberlappen der rechten Lunge durchsetzenden Pleurafalte. Morph. Jb. **33**, 562—576 (1905).

BORGSTRÖM, K. E., U. ISING, E. LINDER, and A. LUNDERQUIST: Experimental pulmonary edema. Acta radiol. (Stockh.) **54**, 92—119 (1960).

BOYDEN, E. A.: The intrahilar and related segmental anatomy of the lung. Surgery **18**, 706—731 (1945).

— The anatomical hazards of lingulectomy. Surgery **20**, 828—829 (1946).

— A synthesis of the prevailing patterns of the bronchopulmonary segments in the light of their variations. Dis. Chest **15**, 657—688 (1949).

— Cleft left upper lobes and the split anterior bronchus. Surgery **26**, 167—180 (1949).

— The distribution of bronchi in gross anomalies of the right upper lobe, particularly lobes subdivided by the azygos vein and those containing preepartial bronchi. Radiology **58**, 797—807 (1952).

— Lateral views of the segmental bronchi and related pulmonary vessels in injected preparations of the lungs. Radiology **61**, 183—188 (1953).

— A critique of the international nomenclature on bronchopulmonary segments. Dis. Chest **23**, 266—269 (1953).

— Observations in the anatomy and development of the lungs. J.-Lancet **73**, 509—512 (1953).

— Segmental anatomy of the lungs. New York-Toronto-London: Mc Graw-Hill Book Co. Inc. 1955.

—, and J. HAMRE: An analysis of variations in the bronchovascular patterns of the middle lobe in fifty dissected and twenty injected lungs. J. thorac. Surg. **21**, 172—188 (1951).

—, and J. HARTMANN: An analysis of variations in the bronchopulmonary segments of the left upper lobes of fifty lungs. Amer. J. Anat. **79**, 321—360 (1946).

—, and J. SCANNELL: An analysis of variations in the bronchovascular pattern of the right upper lobe of the fifty lungs. Amer. J. Anat. **82**, 27—74 (1948).

Brantigan, O. C.: Anomalies of the pulmonary veins — their surgical significance. Surg. Gynec. Obstet. **84**, 653—658 (1947).

Braune, W., u. H. Stahel: Über das Verhältnis der Lungen, als zu ventilierender Lufträume, zu den Bronchien, als luftzuleitenden Röhren. Arch. Anat. **10**, 5—44 (1886).

Braus, H.: Anatomie des Menschen, Bd. 1 u. 2, Berlin 1921 u. 1924; 2. Bd. Berlin 1934.

Brock, R. C.: Observations on the anatomy of the bronchial tree. With special reference to the surgery of lung abscess: Part I. The right upper lobe. Guy's Hosp. Rep. **91**, 111—130 (1942); — Part II. The left upper lobe. Guy's Hosp. Rep. **92**, 26—37 (1943); — Part III. The middle lobe. Guy's Hosp. Rep. **92**, 82—88 (1943); — Part IV. The lower lobes. Guy's Hosp. Rep. **92**, 123—144 (1943); — Part V. The whole lung: Anomalies and compound abscesses. Guy's Hosp. Rep. **93**, 90—107 (1944).

— The anatomy of the bronchial tree. With special reference to the surgery of lung abscess, 2. ed. New York: Oxford University Press. 1954.

— The nomenclature of broncho-pulmonary anatomy. An international nomenclature accepted by the thoracic society. Thorax **5**, 222—227 (1950).

— Post-tuberculous broncho-stenosis and bronchiectasis of the middle lobe. Thorax **5**, 5—39 (1950).

Brückner, H.: Eine stereoskopische Röntgenstudie über den Einfluß des Kropfes auf die Anatomie und Topographie des Tracheobronchialbaumes. Fortschritte Röntgenstr. **74**, 329—396 (1951).

— Die Anatomie der Luftröhre beim lebenden Menschen. Z. Anat. Entwickl.-Gesch. **116**, 276—298 (1952).

— Die Auswirkungen des Bronchialkarzinoms auf die Atembeweglichkeit des Tracheobronchialbaumes, des Zwerchfells und des Brustkorbs. Fortschr. Röntgenstr. **80**, 439—453 (1954).

Brünings, W.: Die direkte Laryngoskopie, Bronchoskopie und Oesophagoskopie. Wiesbaden: J. F. Bergmann 1910.

—, u. W. Albrecht: Direkte Endoskopie der Luft- und Speisewege. In: Neue deutsche Chirurgie, Bd. 16. Stuttgart: Ferdinand Enke 1915.

Carstens, M.: Ein Beitrag zur Klinik der gutartigen Bronchialtumoren — ein Fall von Bronchuszylindrom. Fortschr. Röntgenstr. **71**, 230—238 (1949).

Carvalho, L. de: Les aspects radiologiques du hile et leur interpretation. X. Conf. da Vniao Internat. Contra A. Tuberculose. Lisboa 1936.

Caspani, F., e M. Romagnoli: L'undagine radiologica nella diagnosi delle anomalie del bronco lobare superiore di destra. Radiol. lat. (Milano) **2**, 81—94 (1959).

Chiari, H.: Über das Vorkommen eines doppelten epartiellen Seitenbronchus an dem rechten Stammbronchus des Menschen. Prag. med. Wschr. **14**, 560 (1889); Z. Heilk. **10**, 470—478 (1889).

— Über einen neuen Typus von Mißbildung an der Trachea des Menschen. Beitr. path. Anat. **5**, 329—344 (1889).

Chiari, H.: Über eine neue Form von „Dreitheilung der Trachea" bei einem 16 Tage alten Knaben mit sonstigen Bildungs-Anomalien, darunter auch Mangel der Milz und Verlagerung des Ligamentum hepato-duodenale. Prag. med. Wschr. **16**, 89—92 (1891).

Churchill, E. D., and R. Belsey: Segmental pneumonectomy in bronchiectasis. Ann. Surg. **109**, 481—499 (1939).

Clive, F. T.: Mass radiography in women: Review of 30,000 examinations in W.A.A.F. recruits. Tubercle (Edinb.) **24**, 63—67 (1943).

Cocchi, U.: Die Lungensegmente und Segmentpneumonien. Fortschr. Röntgenstr. **75**, Suppl-57—72 (1951). Sonderheft zum 60. Geburtstag H. R. Schintz.

Concina, E., e E. Minetto: L'architettura segmentaria del pulmone. Studio anatomico clinico e radiologico. Minerva med. **42** (1951). Zit. nach Esser.

Cordier, G., et C. Cabrol: Les pédicules segmentaire du poumon. Toma I. Le Poumon Droit. Expansion Scientifique Francaise. Vichy: Wallon 1952.

Cordier, G., et N. Huu: Les gaines vasculaires des pedicules pulmonaires. Leur intérêt anatomochirurgical. J. franç. Méd. Chir. thor. **6**, 409—422 (1952).

Coulouma, P.: Zones pulmonaires et zonites. Anatom. Radiologie des Zenites partielles ventrales moyennes droites. Schweiz. med. Wschr. **1944**, 886—890.

Crecelius, W.: Ist die normale Interlobärpleura röntgenologisch darstellbar? Dtsch. med. Wschr. **53**, 753 (1927).

Cudkowicz, L., and J. B. Armstrong: Observations of the normal anatomy of the bronchial arteries. Thorax **6**, 343—358 (1951).

Daan, A.: Der Lobus venae azygos im Röntgenbild. Acta radiol. (Stockh.) **14**, 375—390 (1933).

Dahm, M.: Rechtsseitige Nebenlunge bei 3 Bronchialästen der Trachea. Röntgenpraxis **10**, 355—356 (1938).

Dalla Rosa, L.: Beiträge zur Casuistik und Morphologie der Varietäten des menschlichen Bronchialbaumes. Wien. klin. Wschr. **1889**, 437—438, 460—463, 483—487.

Danelius, G.: Experimentelles über den Verlauf der oberen Lungengrenze im Röntgenbilde. Fortschr. Röntgenstr. **40**, 249—261 (1929).

Dehn, O., u. T. Troitzkaja-Tregubova: Varianten der Lungenarterien im Röntgenbild. Fortschr. Röntgenstr. **47**, 469—471 (1933).

Dévé, M. F.: Les lobes surnuméraires du poumon. Le lobe postérieur. Le lobe cardiaque. Valeur du lobe superiéur du poumon gauche. Bull. Mém. Soc. Anat. **75**, 341—374 (1900).

Devos, L.: Les Zones pulmonaires. Thèse Méd. Lille 1938.

D'Hour, D.: La radiologie des scissures pulmonaires. Paris: Doin 1934.

— Y. Devin et P. Langeron: Orifices bronchoscopiques et anatomie bronchique du lobe supérieur droit. Rev. Tuberc. (Paris) **10**, 81—96 (1946).

Dietlen, H.: Über interlobäre Pleuritis. Ergebn. inn. Med. Kinderheilk. **12**, 196—217 AF. (1913).

Di Guglielmo, L.: Le zone pulmonari. Napoli: Edizinione Scienifichi Italiane 1950.

Di Rienzo, S.: Pathophysiologie des Hustens. Fortschr. Röntgenstr. **78**, 1—14, 400—413 (1953).

—, u. H. H. Weber: Radiologische Exploration des Bronchus. Stuttgart: Georg Thieme 1960.

Dotter, C. T., and J. Steinberg: Angiocardiographic masurement of the normal great blood vessel. Radiology **52**, 353—357 (1949).

Dünner, L., u. A. Cahn: Die Röntgenologie der Gefäße, insbesondere Lungengefäße am lebenden Menschen. Z. Röntgenstr. **31**, 635—636 (1924).

Dybicki, J., K. Bochinski u. W. Dworak: Über einen Fall von zusätzlichem Trachealbronchus. Schweiz. Z. Tuberk. **15**, 70—75 (1958).

Edling, N.: Zur Röntgendiagnose retrocardialer und retrodiaphragmaler Lungenverdichtungen. Acta radiol. (Stockh.) **23**, 395—602 (1942).

Elze, C.: Anatomie des Tracheobronchialbaumes. In: Handbuch der Hals-Nasen-Ohren-Krankheiten, Bd. I. Berlin: Springer 1925.

Engel, St.: Die Topographie der bronchialen Lymphknoten und ihre präparative Darstellung. Beitr. Klin. Tuberk. **64**, 488—491 (1926).

— Die Lunge des Kindes. Stuttgart: Georg Thieme 1950.

Epstein, B. S.: The roentgenographic demonstration of pulmonary veins. Radiology **31**, 418—422 (1938).

Esser, Cl.: Lungensegmente. Fortschr. Röntgenstr. **71**, 395—402 (1949).

— Beitrag zur Vorstellung von der Form der Lungenlappen. Fortschr. Röntgenstr. **71**, 403—406 (1949).

— Topographische Ausdeutung der Bronchien im Röntgenbild. Ergänzungsbd. 66 zu Fortschritte auf dem Gebiet der Röntgenstrahlen, 2. Aufl. 1957. Stuttgart: Georg Thieme 1951.

— Die Erfaßbarkeit der Bronchien im Tomogramm. Münch. med. Wschr. **102**, 434—442 (1960).

Ewart, W.: The Gulstonian lectures on pulmonary cavities: Their origin, growth and repair. Brit. med. J. **1882I**, 333—337, 369—372, 415—418, 453—456, 493—496, 530—533, 569—572.

— The bronchi and pulmonary blood vessels: Their anatomy and nomenclature; with a criticism of Professor Aeby's views on the bronchial tree of mammalia and of man. London: Baillière, Tindall & Cox 1889.

Fasano, E., e O. Caspari: L'angiopneumocardiografia nelle adenopatie della tuberculosi postprimaria. Minerva med. **42**, 567 (1951).

Felix, W.: Die Anatomie der Lungen und Brustfelle. In: Ferdinand Sauerbruch, Die Chirurgie der Brustorgane, 2. Aufl., S. 55—107. Berlin: Springer 1920.

— Topographische Anatomie des Brustkorbes, der Lungen und der Lungenfelle. In: Sauerbruch, Die Chirurgie der Brustorgane, 3. Aufl., Bd. 1, S. 4—425. Berlin: Springer 1928.

Ferraris, A.: Sul lobo medio di sinistra. Ann. med. Sondalo **5**, 378—387 (1957).

Ferry jr., R. M., and E. A. Boyden: Variations in the bronchovascular patterns of the right lower lobe of fifty lungs. J. thorac. Surg. **22**, 188—201 (1951).

Feyerter, F.: Über die Unterschiedlichkeit des menschlichen Fettgewebes. Wien. klin. Wschr. **59**, 477—480 (1947).

Fischer, F. K.: In: H. R. Schinz, W. Baensch, E. Friedl u. E. Uehlinger, Lehrbuch der Röntgendiagnostik, Bd. III. Stuttgart: Georg Thieme 1952.

Fleischner, F. G.: Die Grenzen des Normalen und Pathologischen im Lungenröntgenbilde. Röntgenpraxis **3**, 913—926 (1931).

— Der Lobus inferior accessorius der Lunge und seine Bedeutung für die Röntgendiagnostik. Fortschr. Röntgenstr. **47**, 623—644 (1935).

— Reversible Bronchiectasis. Amer. J. Roentgenol. **46**, 166—172 (1941).

— Pathogenesis of Bronchiectasis. Radiology **53**, 818—833 (1949).

Foster-Carter, A. F.: The anatomy of the bronchial tree. Brit. J. Tuberc. **36**, 19—39 (1942).

— Broncho-pulmonary abnormalities. Brit. J. Tuberc. **40**, 111—124 (1946).

— Bronchopulmonary anatomy. Kap. I in: Sir Geoffrey Marshall's Diseases of the chest. London: Butterworth & Co., Ltd. 1952.

— and Cl. Hoyle: The segments of the lungs. A commentary of their investigation and morbid radiology. Dis. Chest **11**, 511—564 (1945).

Fracassi, H.: La segmentación bronquial del lóbulo superior. Arch. Soc. argent. Anat. **1**, 392 (1939).

Fränkel, Fr., u. A. Lorey: Das anatomische Substrat der sog. Hiluszeichnung im Röntgenbild. Fortschr. Röntgenstr. **14**, 155—161 (1909/10).

Fränklin, K. J., and R. Janker: Coughing studied by means of x-ray cinematographie. J. Physiol. (Lond.) **92**, 467—472 (1938).

Frik, W., R. Hesse u. R. Zeilhöfer: Die Röntgendiagnostik des Lungenemphysems. Fortschr. Röntgenstr. **88**, 125—145 (1958).

Frodl, F. K. O.: Bronchialboom, segmenten an blodevaten an de long met hun variaties. Thesis Utrecht 1953.

Fröhlich, F.: Die „Helle Zelle" der Bronchialschleimhaut und ihre Beziehungen zum Problem der Chemorezeptoren. Frankfurt. Z. Path. **60**, 517—559 (1949).

Gandini, D., G. Juliani et E. Testa: Etude radiologique des mouvements respiratoires bronchiques; recherches experimentales sur leurs facteurs neuro-musculaires. Bronches **7**, 500—538 (1957).

Gebauer, A.: Diagnostische Vorteile und Indikationsstellung der Körperschichtaufnahmen in transversalen Ebenen gegenüber denen in Vertikalen. Fortschr. Röntgenstr. **75**, 9—21 (1951).

— E. Muntean, E. Stutz u. H. Vieten: Das Röntgenschichtbild. Stuttgart: Georg Thieme 1959.

Gernez-Rieux, Ch., A. Breton et J. Merreau: Reflexions à propos de la nomenclature pulmonaire et bronchique. J. franç. Méd. Chir. thor. **4**, 368—391 (1950).

— — — et G. Bonte: Cartes de topographie bronchique et de topographie zonaire. Presse méd. **74**, 866—867 (1947).

Ghigi, C.: Contributo allo studio anatomo-topografico della distribuzione e dispozizione intraviscerale dei bronchi, delle arterie e delle vene pulmonari. Ric. morf. **15**, 273 (1936).

Giese, W.: Über die Endstrombahn der Lunge. In: Lungen und kleiner Kreislauf. Bad Oeynhausener Gespräche I, S. 54—58. Berlin-Göttingen-Heidelberg: Springer 1957.

— Die Atmungsorgane. In: E. Kaufmann, Lehrbuch der speziellen pathologischen Anatomie, Bd. II/3. Berlin: W. de Gruyter & Co. 1960.

Gladnikoff, H.: Röntgenographic study on the mediastinum in health and in primary carcinoma. Acta radiol. (Stockh.), Suppl. **73** (1948).

Grainger, R. G.: Pulmonary hypertension. A Symposium. Brit. J. Radiol. **31**, 201—217 (1958).

Grandgérard, R., et P. Weber: Les plans scisureaux du poumon et leurs rapports mediastino-diaphragmatiques. Étude anatomo-radiologique. J. Radiol. Électrol. **17**, 649 (1933).

— — L'orientation des bronches et des artères pulmonaires et la répartition périphérique de leur territoire. Arch. méd.-chir. Appar. resp. **10**, 181—220 (1935).

— Les vrais et les faux interlobes infracardiaques droits. Etude anatomo-radiologique de leur territoire. Arch. méd.-chir. Appar. resp. **9**, 209—236 (1934).

Guglielmo, L., di, e A. Gaudiere: Les zones axillaires territoires par bronchique externes. Arch. Fisiol. **4**, 513 (1949). Ref. Presse méd. **1951**, 131.

Haas, E.: Über die elastischen Netze der Pleura. Z. Anat. **108**, 337—355 (1938).

Haefliger, E., u. G. Mark: Segment- und Lungentuberkulose. Berlin-Göttingen-Heidelberg: Springer 1956.

Hafferl, L.: Lehrbuch der topographischen Anatomie. Berlin-Göttingen-Heidelberg: Springer 1953.

Hansemann, v.: In: Heymann, Handbuch der Laryngologie, Bd. I/2. Wien 1898.

Hardie-Neil, J., and W. Gilmour: Bronchopulmonary segments of the lung and their terminology. Brit. med. J. **1949**, No. 4622, 309—311.

Hasselwander, H.: Über die Gestalt des Zwerchfells und die Lage des Herzens. Z. Anat. Entwickl.-Gesch. **114**, 375—398 (1949).

Hayek, H. v.: Die menschliche Lunge. Berlin-Göttingen-Heidelberg: Springer 1953.

Healy jr., E., and M. Gibbon: Intrapericardial anatomy in relation to pneumonectomy for pulmonary carcinoma. J. thorac. Surg. **19**, 804—874 (1950).

Heckmann, K.: Das Krankheitsbild der Bronchialinsuffizienz. Ein Beitrag zum aktiven Verhalten der Lungen bei der Atmung. Fortschr. Röntgenstr. **24**, 23—39 (1951).

Hein, J., u. K. G. Steff: Zum Problem des sog. neurovegetativen Lungentonus. Schweiz. Z. Tuberk. **9**, 118 (1952).

Heiss, R.: Über die frühe Entwicklung der menschlichen Lunge, nebst einem Versuch einer mechanischen Begründung der Lungenlappen. Anat. Anz. **41**, 62—75 (1912).

Heiss, R.: Über die hinteren Pleuragrenzen. Arch. Anat. **43**, 130—136 (1919).

— Der Atmungsapparat. In: Handbuch der mikroskopischen Anatomie des Menschen. Springer 1936.

Heller, R., u. H. v. Schrötter: Die carina tracheae. Ein Beitrag zur Kenntnis der Bifurcation der Luftröhre, nebst vergleichend anatomischen Bemerkungen über den Bau derselben. Denkschriften der Akademie der Wissenschaften Wien, math.-nat. Kl. **61**, 397—438 (1897).

Henle, J.: Grundriß der Anatomie des Menschen. Braunschweig. F. Vieweg & Sohn 1866, 1873, 1880, 1901.

Herrmann, A., u. W. Schopper: Experimentelle Untersuchungen über Lungenveränderungen nach Bronchialverschlüssen. Hals-, Nas.- u. Ohrenarzt, 1. Teil **28**, 206—226 (1937).

Herrnheiser, G.: Die Topik der Versorgungsgebiete der Lungenarterien und Bronchien erster Ordnung. Fortschr. Röntgenstr. **53**, 251—260 (1936).

— Röntgenanatomie der Lunge. Fortschr. Röntgenstr. **74**, 623—648 (1951).

— Zur Röntgendiagnostik des Lungenödems. Fortschr. Röntgenstr. **89**, 125—135 (1958).

—, and K. F. V. Hinson: An anatomical explanation of the formation of butterfly Shadows. Thorax **9**, 198—210 (1954).

—, u. A. Kubat: Systematische Anatomie der Lungengefäße. Z. Anat. Entwickl.-Gesch. **105**, 570—653 (1936).

Hilber, H.: Der formative Einfluß der Luft auf die Atemorgane. Gegenbaurs morph. Jb. **71**, 184—265 (1933).

Hitzenberger, K.: Das Zwerchfell im gesunden und kranken Zustand. Wien: Springer 1927.

Hoffmann, A.: Die Entwicklung des Fettgewebes beim Menschen. Anat. Anz. **97**, 242—250 (1950).

Hohn, M., u. H. Vieten: Röntgenologische Studien über die Aufteilung des Bronchialbaumes. Fortschr. Röntgenstr. **73**, 669—682 (1950).

Holzknecht, G.: Die röntgenologische Diagnostik der Erkrankungen der Brusteingeweide. Hamburg 1901.

—, u. Hofbauer: Physiologie und Pathologie der Atmung. Holzknechts Mitt., 2. Heft. Jena 1907.

Hornkiewytsch, Th., u. St. Stender: Normale und pathologisch veränderte Lungengefäße im Schichtbild. I. Mitt. Allgemeiner Teil. Fortschr. Röntgenstr. **79**, 44—51 (1953); — II. Mitt. Arterien des rechten Oberlappens. Fortschr. Röntgenstr. **79**, 639—650 (1953); — III. Mitt. Venen des rechten Oberlappens. Fortschr. Röntgenstr. **79**, 704—713 (1953); — IV. Mitt. Gefäße des rechten Mittellappens. Fortschr. Röntgenstr. **80**, 458—467 (1954); — V. Mitt. Arterien des linken Oberlappens. Fortschr. Röntgenstr. **81**, 36—45 (1954); VI. Mitt. Venen des linken Oberlappens. Fortschr. Röntgenstr. **81**, 134—143 (1954); — VII. Mitt. Arterien des rechten Unterlappens. Fortschr. Röntgenstr. **81**, 455—467 (1954); — VIII. Mitt. Venen des rechten Unterlappens. Fortschr. Röntgenstr. **81**, 642—655 (1954); — IX. Mitt. Arterien des linken Unterlappens. Fortschr. Röntgenstr. **83**, 228—236 (1955); — X. Mitt. Venen des linken Unterlappens. Fortschr. Röntgenstr. **83**, 331—337 (1955).

HOTZ, A.: Zur Kenntnis der interlobären Schwarten im Röntgenbild der kindlichen Lungen. Fortschr. Röntgenstr. **27**, 384—388 (1920).

HUBER, J. F.: Practical correlative anatomy of the bronchial tree and lungs. J. nat. med. Ass. (N.Y.) **41**, 49—60 (1949).

HUIZINGA, E.: Über die Weite und das Wachstum des Bronchialbaumes. Z. Hals-, Nas.- u. Ohrenheilk. **33**, 546—558 (1953).

— Über den Bau des Bronchialbaumes. Z. Hals-, Nas.- u. Ohrenheilk. **33**, 534—545 (1933); **43**, 141—148 (1937).

— Physiologie des Bronchialbaumes. Pflügers Arch. ges. Physiol. **238**, 767—779 (1937).

— Segmentale Ausbreitungen von Lungenabweichungen. Acta radiol. (Stockh.) **24**, 294—305 (1943).

— Eine internationale Regelung der Nomenklatur der Bronchi. Pract. oto-rhino-laryng. (Basel) **12**, 109—113 (1950).

—, and G. J. SMELT: Bronchography. Assen/Niederl.: Van Gorcum Comp. Ltd. 1949.

JACKSON, CH. L., and J. F. HUBER: Correlated applied anatomy of the bronchial tree and lungs with a system of nomenclature. Dis. Chest **9**, 319—326 (1943).

— — Nomenclature of the bronchi. Proc. of 5. Internat. Congr. of Oto-rhino-laryngology 1955, p. 366—368.

JAMIN, F.: Zwerchfell und Atmung. In: F. M. GROEDEL, Röntgendiagnostik in der inneren Medizin und den Grenzgebieten, 3. Aufl., S. 190—222. München: J. F. Lehmann 1921.

JANKER, R.: Röntgenologische Funktionsdiagnostik. Wuppertal: Girardet 1956.

KAHNT, U.: Die Stellung der Venae pulmonales im Bauplan der Lungen. Thesis, Leiden 1953.

KALBFLEISCH, H. H.: Über die funktionellen Lungensegmente und andere Zeichen nervaler Einwirkungen bei der chronischen Lungentuberkulose und anderen Lungenkrankheiten, erschlossen aus pathologisch-anatomischen Befunden. Beitrag Klin. Tuberk. **102**, 258—273 (1949/50).

KASSAY, D.: A Tudö segmentumai. Budapest: Akadémiai Kiadó, Budapest 1950.

— Zur Frage der Nomenklatur der Bronchi. Mschr. Ohrenheilk. **85**, 55 (1951).

KAUTZKY, A.: Neuere bronchographische Ergebnisse bei Ektasien der Bronchien. Fortschr. Röntgenstr. **54**, 219—226, 345—360 (1936).

KENT, E. M., and B. BLADES: The surgical anatomy of the pulmonary lobes. J. thorac. Surg. **12**, 18—30 (1942).

KERLEY, P.: Radiology in heart disease. Brit. med. J. **1933 II**, 594—597.

— Cardio-vascular system. In: A text-book of x-ray diagnosis. London: H. K. Lewis & Co., Ltd 1938.

— Lung changes in acquired heart disease. Amer. J. Roentgenol. **80**, 256—263 (1958).

KNUTSSON, F.: Die Mediastinalpleura. Acta radiol. (Stockh.) **43**, 265—275 (1955).

KOPSCH, F. R., u. K. H. KNESE: Nomina anatomica, 5. Aufl. Stuttgart: Georg Thieme 1957.

KOVÁTS jr., F.: Die Röntgenanatomie der Lungenoberflächen. Tuberk.-Arzt **14**, 137—143 (1960).

—, u. Z. ZSEBÖK: Röntgenanatomische Grundlagen der Lungenuntersuchung. Budapest: Akadémiai Kiadó 1953.

KRAMER, R., and A. GLASS: Bronchoscopic localization of lung abscess. Ann. oto.-rhino-laryng. **41**, 1210—1220 (1932).

KREUZFUCHS, S.: Die radiologische Untersuchung der Lungenspitzen. Das Hustenphänomen. Münch. med. Wschr. **1912 I**, 80—81.

—, u. O. SCHUHMACHER: Die topographischen Verhältnisse der interlobären Spalten der Lunge. Acta radiol. (Stockh.) **1**, 284—307 (1920/21).

KUBAT, A.: Systematische Anatomie der Lungengefäße. Prager Röntgenkongr. 1935. Ref. Fortschr. Röntgenstr. **53**, 178 (1936).

— Das Substrat der Begleitstreifen in der Seitenkrümmung der mittleren und unteren Rippen (lamelläre Pleuritis). Fortschr. Röntgenstr. **53**, 53—61 (1936).

KUBIK, ST.: Bau und Blutversorgung der bronchopulmonalen Segmente und ihre Varianten. Ergebn. Anat. Entwickl.-Gesch. **36**, 112—270 (1962).

LACHMANN, E.: A comparison of the posterior boundaries of lungs and pleura as demonstrated on cadaver and on the roentgenogram of the living. Anat. Rec. **83**, 521—542 (1942).

LAMBERTINI, G., e D. CATALALO: Le zone polmonari. Anatomia e morfogenesi. Napoli 1950.

LEMOINE, J. M., et A. GAGNON: Principeaux modes de division et anomalies anatomiques de la trachée et des bronches. Bronches **2**, 409—421 (1952).

LERNER: Zit. nach KOVÁTS u. ZSEBÖK, Das Bronchialsystem der Lunge. Chirurgija **2**, 34 (1948).

LIARD, A. R.: Contribución al estudio de los pediculos pulmonares. Pediculo lobar superior derecho. An. Fac. Med. Montevideo **32**, 1029—1052 (1947).

— Contribución al estudio de los pediculos plumonares. II. Pediculo lobar medio derecho. An. Fac. Med. Montevideo **35**, 41—74 (1950).

LIEBOW, A. A., M. R. HALES, and G. E. LINDSKOG: Enlargement of the bronchial arteries, and their anastomoses with the pulmonary arteries in bronchiectasis. Amer. J. Path. **25**, 211—231 (1949).

LIEBSCHER, K., u. H. VIETEN: Das Veratmungsbronchogramm, eine Möglichkeit zur Erfassung pathologischer Bifurkationsbewegungen. Fortschr. Röntgenstr. **76**, 445—451 (1952).

LINDSKOG, G. E., and A. LIEBOW: Thoracic surgery and related pathology. New York: Appleton Century Crofts, Inc. 1953.

— —, and M. R. HALES: Bilobectomy — Surgical and anatomic considerations in resection of right middle and lower lobes throught the intermediate bronchus. J. thorac. Surg. **18**, 616—629 (1949).

LODGE, T.: The anatomy of the blood vessels of the human lung as applied to chest radiology. Brit. J. Radiol. **19**, 1—13 (1946).

LOESCHKE, H.: Die Morphologie des normalen und emphysematösen Acinus der Lunge. Beitrag path. Anat. **68**, 213—223 (1921).

Loeschke, H.: Bronchiektasen der präterminalen Bronchialsysteme. (Zugleich ein Beitrag zur Brauerschen Lehre von den Caverniculae.) Beitrag Klin. Tuberk. **64**, 382—386 (1926).

— Über das Wesen der Lungenspitzendisposition zur Tuberkuloseerkrankung. Beitrag Klin. Tuberk. **64**, 344—365 (1926).

— Störungen des Luftgehaltes der Lunge. In: Henke-Lubarsch, Handbuch der speziellen pathologischen Anatomie und Histologie, Bd. III/1. Berlin: Springer 1928.

Lorey, A.: Über den Wert der Kontrastfüllung der Bronchien zur Darstellung der Bronchiektasen. Fortschr. Röntgenstr. **33**, Kongreßheft, 58—60 (1925).

Lucien, M.: Bronches intrapulmonaires. In Testut et latarjet. Trait d'anatomie humaine, III édit. p. 948—962. Paris: Doin 1930.

—, et E. Beau: Anatomie médico-chirurgicale de l'arbre bronchique. Rev. méd. Nancy **71**, 93—97 (1946).

—, et P. Weber: Le système parabronchique externe du poumon humain. C. R. Ass. Anat. Avril **28**, 427 (1933).

— — Le territoire parabronchique interne (Lobe infra-cardique) des poumons humains. Etude anatomique et topographique. C. R. Ass. Anat. **29**, 376 (1934).

— — Variations dans la segmentation pulmonaire. Ann. Anat. path. **2**, 850—856 (1934).

— — La systématisation pulmonaire chez l'homme. Caractéres généraux et morphologie de la ramescence des bronches intrapulmonaires. Leur répartition topographique. Arch. Anat. (Strasbourg) **21**, 109—142 (1936).

— — L' Opacité comparée des bronches et des vaisseaux pulmonaires. Étude expérimentale anatomo-radiologique. C. R. Ass. Anat. **32**, 278 (1937).

— — et R. Grandgérard: Rapports des ramifications de l artère pulmonaire avec le dispositif bronchique des poumons humains. C. R. Ass. Anat. **30**, 333—346 (1935).

Lüdin, M.: Demonstration von Röntgenaufnahmen der Lunge und des Zwerchfells. Radiol. clin. (Basel) **19**, 300—311 (1950).

Macklin, C. Ch.: X-ray studies on bronchial movement. Amer. J. Anat. **35**, 303—329 (1925).

Marcus, H.: Vorwort zu Lungenstudien VIII und Berichtigung des vorigen. Gegenbauers morph. Jb. **71**, 181—183 (1933).

Maurer, A., et F. Tobé Fils: Les pedicules des lobes pulmonaires supérieurs. Poumon **4**, 7—20 (1948).

Medlar, E. M.: Variations in interlobar fissures. Amer. J. Röntgenol. **57**, 723—725 (1947).

— The pathogenesis of minimal pulmonary lesions. Amer. Rev. Tuberc. **58**, 583—611 (1948).

Melnikoff, A.: Die Varianten der intrapulmonalen Gefäße des Menschen. Z. Anat. **71**, 185—232 (1924).

— Die chirurgische Anatomie der intrapulmonalen Gefäße und der Respirationswege. Langenbecks Arch. klin. Chir. **124**, 460—510 (1923).

Miller, W. S.: The lung. Springfield (Ill.) 1937.

Minetto, E., e F. Concina: Le stenosi bronchiali infiammatorie nelle suppurazioni polmonari. Minerva med. **42**, 573 (1951).

Möllendorf, W. v.: Beiträge zum Verständnis der Lungenkonstruktion. Z. Anat. Entwickl.-Gesch. **111**, 224—225 (1941).

Müller, H.: Über Lappungsanomalien der Lungen, insbesondere über einen Fall von Trachealer Nebenlunge. Virchows Arch. path. Anat. **225**, 284—299 (1918).

Narath, A.: Der Bronchialbaum der Säugethiere und des Menschen. Eine vergleichend anatomische und entwicklungsgeschichtliche Studie. Bibliotheca Med., Abth. A. Anatomie S. 1—380. Stuttgart: Erwin Nägele 1901.

Neil, J. H., W. Gilmour, and F. J. Gwynne: The broncho-pulmonary segments; radiological, pathological and bronchoscopic considerations; with special reference to the subapical bronchopulmonary segment. Med. J. Aust. **2**, 165—172 (1937).

— — — The anatomy of the bronchial tree. Brit. med. J. **1939I**, 495—498.

Nelson, H. P.: The tracheo-bronchial lymphatic glands. J. Anat. **66**, 228—241 (1932).

— Postural drainage of the lungs. Brit. med. J. **1934II**, 251—255.

Neugebauer, W.: Über das Vorkommen von Fettwülsten in der normalen Pleura parietalis. Fortschr. Röntgenstr. **53**, 61—66 (1936).

Niessing, K.: Das Verhalten der Deckzellen des Meerschweinchennetzes unter dem Einfluß verschiedener Reizmittel. Z. Zellforsch. **28**, 238—273 (1938).

— Über den Formwandel der Serosadeckzellen und über seine Bedeutung für die Durchlässigkeit der serösen Häute. Z. mikr.-anat. Forsch. **52**, 503—529 (1942).

Nitsch, E.: Die „schwachen Stellen" des Mediastinums und ihre klinische Bedeutung bei pleuritischem Exsudat und Pneumothorax. Beitrag Klin. Tuberk. **18**, 1—20 (1910).

Oderr, Ch. P., P. Pizzolato, and J. Ziskind: Emphysema studied bei Microradiology. Radiology **71**, 236—245 (1958).

Oliveros, L.: Arterias y venas pulmonares. Su relacíon con la anatomía bronquial segmentaria. Suppl. III de la Rev. Arch. esp. Morfol. (1951).

Overholt, R. H., F. M. Woods, and B. H. Ramsay: Segmental pulmonary resection. J. thorac. Surg. **19**, 207—220 (1950).

Pablo, V. E. de: La architectura bronchopulmonar. Buenos Aires: A. Guidi Buffarini 1940.

Parfenowa: Limfatitscheskaja sistema normal nogo legkogo w.w. anatomo-rentgenologitscheskom otobrazsenü. Probl. Tuberk. **1**, 29 (1952). Zit. nach Zsebök.

Peirce, C. B., and B. W. Stocking: The roentgenological anatomy of the chest II. The bronchial distribution. Amer. Rev. Tuberc. **39**, 516—527 (1939).

Pernkopf, E.: Topographische Anatomie, Bd. I/1. Wien: Urban & Schwarzenberg 1943.

PIERRET, O., A. COULOUMA, A. BRETON et L. DEVOS: A propos du problème topographique de la pneumonie; 6 pneumonies de Fowler. Echo Medical du Nord; (Lille) 29. August 1939.

— — — — Nouvelle conception anatomique de la structure des poumons. Les zones pulmonaires. Brux. méd. **18**, 1080—1083 (1938).

— — — — Etude anatomique de la zone dorsal moyenne du poumon (Lobe moyen postérieur de Dévé, sommet de Fowler). Ann. Anat. path. **15**, 233—247 (1938).

PIGORINI, FR.: Anomalie di subdivisione bronchiale del distretto superiore. Il bronco tracheale (studio anatomo-radiologico e considerazioni cliniche). Riv. Tuberc. **5**, 28—61 (1958).

PITEL, M., and E. A. BOYDEN: Variations in the bronchovascular patterns of the left lower lobe of fifty lungs. J. thorac. Surg. **26**, 633—653 (1953).

POHL, R.: Der Lobus posterior der Lunge. Fortschr. Röntgenstr. **46**, 583—587 (1932).

POIRIER, P.: Traité d'anatomie humaine. Paris: Masson & Cie. 1895.

POLICARD, A.: Le poumon. Paris: Masson & Cie. 1938.

—, et P. GALY: Les Bronches. Paris: Masson & Cie. 1945.

PRICHARD, M. M. L., P. M. DANIEL, and G. M. ANDRAN: Peripheral ischaemia of the lung. Some experimental observations. Brit. J. Radiol. **27**, 92—96 (1954).

PRIESEL, R.: Der Lobus venae azygos im Röntgenbilde. Fortschr. Röntgenstr. **40**, 804—809 (1929).

PRYCE, D. M.: Lower accessory pulmonary artery with intralobar sequestration of lung: a report of seven cases. J. Path. Bact. **58**, 457—467 (1946).

— T. HOLMES SELLORS, and L. G. BLAIR: Intralobar sequestration of lung associated with an abnormal pulmonary artery. Brit. J. Surg. **35**, 18—29 (1947).

RAMSEY, H.: The anatomic guide to the intersegmental plane. Surgery **25**, 533—538 (1949).

RAUBER-KOPSCH und v. FR. KOPSCH: Lehrbuch und Atlas der Anatomie des Menschen. Leipzig: Georg Thieme 1941.

REINHARDT, E.: Beiträge zur Kenntnis der Lunge als neurovaskularen und neuromuskularen Organs nach Beobachtungen an der Lunge des lebenden Kaninchens. Virchows Arch. path. Anat. **292**, 322—355 (1934).

— Kreislauf und Lungenmuskulatur bei Atelektase und Emphysem. Verh. dtsch. Ges. Kreisl.-Forsch. 8, 173—184 (1935).

REKTORZIK, E.: Über accessorische Lungenlappen. Wiss. Ges. Ärzte Wien 17 (1861). Zit. nach ESSER.

ROUVIÈRE, H.: Anatomie des vasseaux lymphatiques de l'homme. Paris: Masson & Cie. 1932.

SCANNELL, J. G.: A study of variations of the bronchopulmonary segments in the left upper lobe. J. thorac Surg. **16**, 530—537 (1947).

— An anatomic approach to segmental resection. J. thorac. Surg. **18**, 64—74 (1949).

—, and E. A. BOYDEN: A study of variations of the bronchopulmonary segments of the right upper lobe (in 13 injected specimens). J. thorac. Surg. **17**, 232—237 (1948).

SCHALL, L.: Die Interlobärspalten, Anatomie, Röntgendarstellung und deren klinische Bedeutung. Ergebn. ges. Tuberk.- u. Lung.-Forsch. **2**, 403—474 (1931).

SCHAEPELYNCK, J.: Lobes et zones des poumons. Paris: Maloine 1948.

SCHAFFER, J.: Epithelgewebe. In: Handbuch der mikroskopischen Anatomie, Bd. 2. Berlin: Springer 1927.

SCHAFFNER, G.: Über den Lobus inferior accessorius der menschlichen Lunge. Virchows Arch. path. Anat. **152**, 1—25 (1898).

SCHMID, P. CH.: Die topographische Darstellung des Bronchialbaumes nach dem Röntgenbild. Fortschr. Röntgenstr. **73**, 307—317 (1950).

— Die topographische Darstellung der Lungensegmente im Röntgenbild. Fortschr. Röntgenstr. **73**, 318—332 (1950).

— Über die segmentale Anordnung schrumpfender Lungenabschnitte mit Bronchiektasenbildungen. Fortschr. Röntgenstr. **73**, 689—702 (1950).

SCHMITZ-CLIEVER, E.: Über das Vorkommen des Lobus venae azygos der linken Lungenseite. Fortschr. Röntgenstr. **72**, 728—731 (1950).

SCHOLTZE, H., u. H. ST. STENDER: Röntgenologische Segmentdiagnostik der umschriebenen Lungentuberkulose. Fortschr. Röntgenstr. **93**, 44—53 (1960).

SCHWEDEL, J. B., D. W. ESCHER, R. S. AARON, and D. YOUNG: Roentgenologic diagnosis of pulmonary hypertension in mitral stenosis. Amer. Heart. J. **53**, 163—170 (1957).

SCHUHMACHER, S. v.: Histologie der Luftwege. In: Handbuch der Hals-Nasen-Ohren-Krankheiten, Bd. I. 399—424: Springer 1925.

SEROVA, E. V.: Die zweiteilige viszerale vierzonale Struktur der Lungen. Probl. Tuberk. **2**, 37—43 (1950). Ref. Zbl. ges. Tuberk.-Forsch. **57**, 257 (1950).

SHORT, D. S.: Radiology of the lung in severe mitral stenosis. Brit. Heart J. **17**, 33—40 (1955).

— Radiology of the lung in left heart failure. Brit. Heart J. 18, 233—240 (1956).

SMITH, F. R., and E. A. BOYDEN: An analysis of variations of the segmental bronchi of the right lower lobe of fifty injected lungs. J. thorac. Surg. **18**, 195—215 (1949).

SOULAS, A.: Topographie bronchique et pulmonaire. J. franç. Méd. Chir. thor .**2**, 123—131 (1948).

—, et P. MOUNIER-KUHN: Bronchologie. Paris: Masson & Cie. 1949.

STECHER, W.: Verschiedene Bezeichnungen für gleiche Durchleuchtungs- und Aufnahmepositionen des Rumpfes. Fortschr. Röntgenstr. **90**, 499—510 (1959).

STENDER, H. ST.: Ein Beitrag zum Krankheitsbild des Cor pulmonale chronicum. Fortschr. Röntgenstr. **76**, 324—331 (1952).

—, u. W. SCHERMULY: Das interstitielle Lungenödem im Röntgenbild. Fortschr. Röntgenstr. **95**, 461—471 (1961).

STEPHANI, J., et R. KIRSCH: Contribution á l'étude des hernies médiastinales, sans rapport avec le pneumothorax arteficiel. Rev. Tuberc. (Paris) **1**, 607—611 (1933).

Stephani, J.: Étude radiographique de l'éxpansion interne du poumon droit. Condition nécessaire pour qu'elle se réalise et que son image radiographique apparaise. Presse méd. **44**, 1585—1586 (1936).

Stibbe, E. P.: The accessory pulmonary lobe of the vena azygos. J. Anat. (Lond.) **53**, 305—314 (1919).

Stieve, F. E.: Untersuchungen über Lage und Darstellbarkeit der Mediastinalgrenzen im Röntgenbild. Fortschr. Röntgenstr. **89**, 499—517 (1958).

Sturm, A.: Die Wirkung des Pneumothorax auf den vegetativ nervösen Lungentonus. Med. Klin. **41**, 33—36 (1946).

— Der Lungenkrampf. Kontraktionsatelektase durch pulmonalen Spasmus. Dtsch. med. Wschr. **71**, 201—206, 255—259 (1946).

— Die klinische Pathologie der Lunge in Beziehung zum vegetativen Nervensystem. Stuttgart: Wissenschaftliche Verlagsgesellschaft 1948.

— Ist die Lunge kontraktil? Schweiz. Wschr. **1951**, 859—862.

— Über Lungensegmente und Neuropathologie. Tuberk.-Arzt **5**, 465—468 (1951).

Stutz, E.: Bronchographische Beobachtungen beim Husten. Klin. Wschr. **6**, 536—540 (1948).

— Bronchographische Beiträge zur normalen und pathologischen Physiologie der Lunge. Fortschr. Röntgenstr. **72**, 129—143, 309—338, 447—469 (1950).

— Bronchographische Untersuchungen zur normalen und pathologischen Physiologie der Lungen. Tuberk.-Arzt **4**, 203—206 (1950).

— Über die Funktion der Lungenmuskulatur. Beitr. Klin. Tuberk. **105**, 221—239 (1951).

— Bemerkungen zu der Arbeit von Di Rienzo, Pathophysiologie des Hustens. Fortschr. Röntgenstr. **79**, 187—192 (1953).

—, u. H. Vieten: Die Bronchographie. Stuttgart: Georg Thieme 1955.

Süsse, H.-J., u. R. Julitz: Über den Lobus venae azygos und die Kontrastdarstellung der Vena azygos. Fortschr. Röntgenstr. **86**, 310—315 (1957).

Sukiennikow, W.: Topographische Anatomie der bronchialen und trachealen Lymphknoten. Berl. klin. Wschr. **1903**, 316—318, 347—349, 369—372.

Suschko, A. A.: Das innere Lymphgefäßsystem der Organe. Budapest: Akadémiaí Kiadó 1960.

Symington, J.: The topographical anatomy of the child. London 1887.

Szüos, S., G. Miskovits u. J. Gaál: Durch Azygographie verifizierte Lobus venae azygos. Radiol. diagn. (Berl.) **1**, 119—124 (1960).

Tandler, J.: Herz. In: Bardeleben, Handbuch der Anatomie, Bd. III/1. Jena 1913.

Temple, H. L., and J. A. Evans: The bronchopulmonary segments. Amer. J. Roentgenol. **63**, 26—46 (1950).

Tendeloo, N. Ph.: Studien über die Ursachen der Lungenkrankheiten. Wiesbaden: J. F. Bergmann 1902.

Tobin, Ch. E.: The bronchial arteries and their connections with other vessels in the human lung. Surg. Gynec. Obstet. **95**, 741—750 (1952).

—, and M. O. Zariquiey: Bronchopulmonary segments and blood supply of the human lung. A radiographic and anatomic study. Med. Radiogr. Photogr. **26**, 38—45, 84 (1950).

Tobin, Ch. E., and M. O. Zariquiey: Some observations on the blood supply of the human lung. Med. Radiogr. Photogr. **29**, 9—19, 21 (1953).

Töndury, G.: Angewandte und topographische Anatomie. In: Fretz u. Wasmuth, Zürich 1949. Zur Segment-Anatomie der Lungenlappen. Schweiz. Z. Tuberk. **11**, 227—236 (1954).

— Anatomische Vorbemerkungen. In: Handbuch der Inneren Medizin, Bd. IV/1, S. 1—38. Berlin-Göttingen-Heidelberg: Springer 1956.

—, u. E. Werbel: Anatomie der Lungengefäße. Ergebn. ges. Tuberk.- u. Lung.-Forsch. **14**, 59—100 (1958).

Twining, E. W.: Respiratory system. A text-book of radiology, vol. I. London: H. K. Lewis & Co. Ltd. 1938.

Velde, G.: Ein eigentümlicher Schattenstreifen in der rechten Lungenspitze. Fortschr. Röntgenstr. **36**, 315—318 (1927).

Warembourg, H., et P. Graux: Pathologie des zones pulmonaires. Paris: Masson & Cie. 1948.

— — Pathologie et structure pulmonaires. Paris: Masson & Cie. 1953.

— — et R. Prévost: Territoire parabronchique externe et zones axillaires des poumons. Douai, Lefevre et Lévêque, Lille, 1947.

Wassermann, F.: Fettorgane und lymphatische Organe. S.-B. Morph. u. Physiol., München 1933, S. 42.

Weber, E., u. W. Owen: Anatomische Studien über das Substrat der normalen Lungenzeichnung im Röntgenbilde. Fortschr. Röntgenstr. **17**, 322—327 (1911).

Weber, H. H.: Ergebnisse der Röntgenkymographie. Atemmechanische Röntgenstudien. Beitr. Klin. Tuberk. **84**, 99—118 (1934).

— Röntgenographie der Atemmechanik. Fortschr. Röntgenstr. **56**, 9—12 (1937).

— Die normale Atmung. In: Stumpf, Weber u. Weltz, Röntgenkymographische Bewegungslehre innerer Organe. Leipzig: Georg Thieme 1938.

— Radiologische Exploration des Hustenaktes. Fortschr. Röntgenstr. **90**, 275—290, 452—474 (1959).

Weber, H. W.: Über die anatomischen Grundlagen und die Bedeutung der Lungensegmente. Tuberk.-Arzt **4**, 254—260 (1950).

— Untersuchungen über die Bedeutung der Lungensegmente. Frankfurt. Z. Path. **62**, 523—536 (1951).

Weingärtner, M.: Physiologische und topographische Studien am Tracheo-Bronchialbaum des lebenden Menschen. Fränkel-Arch. Laryng. **32**, 1—88 (1920).

Wessler, H., and L. Jaches: Clinical Roentgenology of diseases of the chest. New York 1923.

Westermark, N.: On bronchostenosis, a roentgenological study. Acta radiol. (Stockh.) **19**, 285—312, 313—336 (1938).

— On tuberculosis of bronchial lymphglands. A roentgenological investigation. Acta radiol. (Stockh.) **21**, 399—422, 423—442 (1940).

— Roentgen studies of the lungs and heart. Minneapolis: Minnesota Press 1948.

WESTERMARK, N.: The motility of the bronchial wall. Bronches **2**, 12—23 (1952).

WETH, G. v. D.: Das Röntgenbewegungsbild der Brustorgane. Beitr. Klin. Tuberk. **85**, 469—482 (1934).

— Krankhafte Veränderungen der Atmungsmechanismen bei Lungentuberkulose. In: STUMPF-WEBER-WELTZ, Röntgenkymographische Bewegungslehre innerer Organe. Leipzig: Georg Thieme 1936.

WIERIG, A.: Der Wert der räumlichen Vorstellung für die Röntgendiagnose der Lungenerkrankungen. Beitr. Klin. Tuberk. **63**, 204—215 (1926).

WOLF-HEIDEGGER, G.: Die funktionelle Struktur der Ligamenta annularia der menschlichen Trachea. Acta anat. (Basel) **4**, 295—310 (1947/48). Suppl. 6 u. 7.

WRISBERG, H. A.: Observationes anatomicae de vena azyga duplici, aliisque huius venae varietatibus. Novis Commentariis Reg. Scient Göttingen Anno 1777.

ZENKER, R., G. HEBERER u. H. LÖHR: Die Lungenresektionen. Anatomie, Indikation und Technik. Berlin-Göttingen-Heidelberg: Springer 1954.

ZSEBÖK, Z.: Das Schnittbild des Larynx. Radiol. clin. (Basel) **21**, 307—316 (1952).

— Röntgenanatomie der Neugeborenen- und Säuglingslunge. Stuttgart: Georg Thieme 1958.

ZUCKERKANDL, E.: Die Anastomosen der Vena pulmonalis mit den Bronchialvenen. S.-B. Akad. Wiss. Wien, math.-nat. Kl., Abt. **3**, **84**, 110 u. Abb. 2, 87 (1883). Zit. nach TÖNDURY, Ergebn. Tuberk.-Forsch. **14**, 59—100 (1958).

II. Allgemeine Röntgensymptomatologie der Lungenerkrankungen

Von

H. St. Stender und W. Schermuly

Mit 123 Abbildungen

1. Darstellungsbedingungen der Lunge im Röntgenbild

Das Röntgenbild der Lunge wird durch das Verhältnis der weichteildichten Strukturen zum Luftgehalt der Alveolen und Bronchien bestimmt. Der Luft-Gewebequotient ist für die Abbildung maßgebend. Die Arterien und Venen prägen infolge ihrer größeren Dichte die Strukturzeichnung des normalen Lungenbildes. Der Bronchuswand, dem Interstitium, den Lymphbahnen und Lymphknoten kommt bei der Bildgestaltung unter normalen Bedingungen nur eine untergeordnete Bedeutung zu. Die überlagernden Elemente der Thoraxwand, des Pleuraraumes und des Mittelfeldes sollen hier außer acht gelassen werden. Eine Zunahme des Luftgehaltes oder eine Abnahme der weichteildichten Strukturen führen zu Aufhellungen, wie umgekehrt ein Anwachsen des weichteildichten Anteiles oder eine Verminderung des Luftgehaltes Verschattungen ausgedehnter oder umschriebener Art bedingen.

Das Röntgenbild stellt ein Summations- und Superpositionsbild dar, auf dem die im Raum ausgedehnten und verteilten Elemente in eine Fläche projiziert werden. Lage, Ausdehnung, Dichte und atomare Zusammensetzung der Gebilde, die eine unterschiedliche Absorption der Strahlen bedingen, bestimmen den Energiebetrag, der hinter dem Objekt auf die sensible Schicht des Röntgenfilms trifft und im Bild für Aufhellung oder Verschattung verantwortlich ist. Summation und Überlagerung sowie Subtraktion führen so zu Schattengebungen, die kein wirklichkeitsgerechtes Bild von den tatsächlichen Verhältnissen geben (Schinz). Filmnahe gelegene Gewebeteile tragen stärker zur Gesamtzahl der abgebildeten Details als filmferne bei.

Zugang zur räumlichen Anordnung und Entfaltung der anatomischen Gebilde in der Lunge liefern Bilder in zwei Ebenen, die am besten senkrecht zueinander stehen. Einblick in die Raumgestalt geben auch stereoskopische Aufnahmen. Eine Analyse der Veränderungen im Lungenbild nach Lage, Größe, Form, Kontur, Dichte und Homogenitätsgrad erfordern eine Abbildung in mindestens zwei Ebenen. Die Überlagerungen lassen sich durch die Schichtuntersuchung aufschlüsseln. Von den Bauelementen können das Bronchialsystem durch die Bronchographie und der Gefäßbaum durch die Angiographie der Pulmonal- und Bronchialgefäße dargestellt werden.

a) Allgemeine Bildanalyse

Der Vergleich der dargestellten Strukturen im Röntgenbild mit dem normalen Bau und die Frage nach dem Vorliegen pathologischer Veränderungen, sowie ihre exakte Beschreibung und — wenn möglich — die Zuordnung der Strukturabweichungen zu den anatomischen Substraten, stehen am Anfang der Analyse des Röntgenbildes der Lunge oder der speziellen Darstellung eines seiner anatomischen Systeme.

Die Veränderungen, die sich im Lungenbild darstellen, betreffen die makroskopischen Elemente (Assmann). Eine Qualitätsdiagnose ist in der Regel nur im Zusammenhang mit den klinischen Befunden möglich, wenn die Erscheinungsformen einer Strukturänderung und ihr Verhalten in der Zeit die ätiologischen und pathogenetischen Möglichkeiten häufig auch in bestimmter Weise einschränken. Die gemeinsame Beurteilung klinisch-pathologischer und röntgenologischer Befunde ermöglicht dann in vielen Fällen die Artdiagnose.

Am Anfang der röntgenologischen Befundung steht die Strukturaufschlüsselung. Die Charakterisierung der Veränderungen geschieht in deskriptiven Begriffen (Lusted). Die Analyse des veränderten Bildes zielt darüber hinaus auf die Erkennung der Grundlagen der Strukturabweichung und eine Zuordnung zum anatomischen Substrat im Übersichtsbild, Schichtbild, Bronchogramm oder Angiogramm. Die veränderten Schattengebungen werden als Verdichtung oder Aufhellung, Herd-, Rund- oder Ringschatten, streifige oder bandförmige Verschattung deskriptiv charakterisiert. Sie können durch eine Strukturanalyse und den Einsatz spezieller Untersuchungstechniken auf Veränderungen der makroskopischen Bauelemente der Lungen zurückgeführt werden. Die analytische Röntgenphänomenologie und Röntgensymptomatologie erweitern sich so zu einer allgemeinen Röntgenpathologie.

Im Folgenden sollen die hauptsächlichen pathologischen Veränderungen der einzelnen Bauelemente der Lunge und ihre röntgenologischen Erscheinungsformen dargestellt werden. Bei dieser allgemeinen Charakterisierung steht das veränderte anatomische Substrat im Vordergrund. Die Ursache und der spezielle Prozeß, der zu dieser Veränderung geführt hat, werden weniger berücksichtigt.

2. Veränderungen des Lungenparenchyms

Der Luftgehalt der Alveolen kann durch pathologische Störungen sowohl vermehrt als auch vermindert sein. Die Folge einer Reduktion der Alveolarluft ist die Parenchymverdichtung, die im Röntgenbild als Trübung oder Verschattung erscheint. Die Zunahme des Luftgehaltes führt demgegenüber zu einer Erhöhung der Transparenz und damit zu einer Aufhellung.

a) Verminderung des Luftgehaltes

Die Luft wird durch entzündliche Exsudate und Transsudate, Hämorrhagien, Aspirationen und tumoröse Infiltrationen aus dem Alveolarraum verdrängt. Auch eine Verbreiterung der interalveolären und interacinösen Septen durch Flüssigkeitsanreicherung, Entzündungen, Fibrosen und Tumorinfiltration setzt den Luftgehalt der Alveolen herab. Bei den Atelektasen ist die Luftzufuhr aus unterschiedlicher Ursache reduziert oder ganz aufgehoben. Das Verhältnis von weichteildichtem Gewebe zum Luftgehalt wird so zugunsten des dichteren Anteiles verschoben.

Die genannten Parenchymverdichtungen steigern die stärker schattengebenden Gewebsanteile und führen zu Verschattungen im Röntgenbild. Größe, Ausdehnung, Anordnung, Dichte und Verhalten der umgebenden Gewebsteile geben der röntgenologischen Verschattung bestimmte Kennzeichen, die auf die Art des primären pathologischen Geschehens hinweisen können.

α) Intraalveoläre Verdichtungen

Der Ersatz von Luft in den Alveolen durch die obengenannten Vorgänge kann auf mehrere Ductus alveolares beschränkt bleiben oder Areale bis zur Lappengröße ergreifen (Abb. 1). Die Ausdehnung des erkrankten Gebietes bestimmt die Schattengröße im Röntgenbild, wobei für den Einzelschatten stets Überlagerung und Summation zu berücksichtigen sind. Allgemein werden einzelne herdförmige Veränderungen, die 0,5 bis 1 mm groß sind, im Nativ-Röntgenbild nicht dargestellt (Assmann; Rigler). Ein kleiner Acinus (Engel) oder ein Pulmon (Braus) hat einen Rauminhalt von 3—5 mm^3 beim Erwachsenen und einen Durchmesser von ungefähr 1—2 mm (Di Rienzo und Weber). Eine Verdichtung seines Parenchyms kommt unter günstigen Bedingungen gerade zur Darstellung. Die Veränderung eines großen Acinus führt zu kleinfleckigen Herdschatten

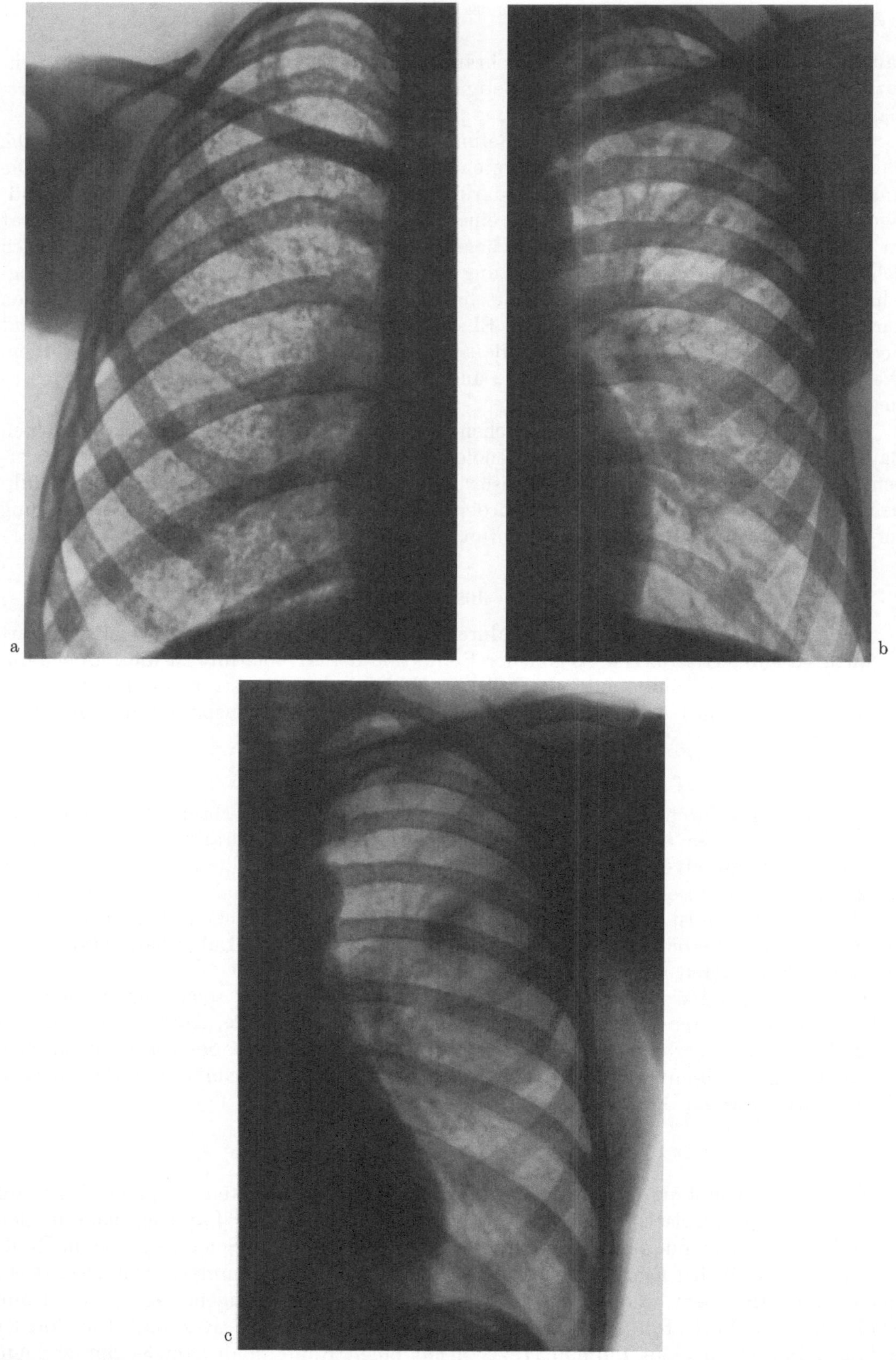

Abb. 1a—c. Unterschiedlich große Lungenherde. a Miliare Verdichtungen in der rechten Lungenhälfte bei Miliartuberkulose. b Kleinfleckige Verdichtungen in der oberen linken Lungenhälfte durch Herde von der Ausdehnung eines großen Acinus. c Lobuläre Verdichtung in Projektion auf den vorderen Rand der 3. Rippe links durch Lungeninfarkt

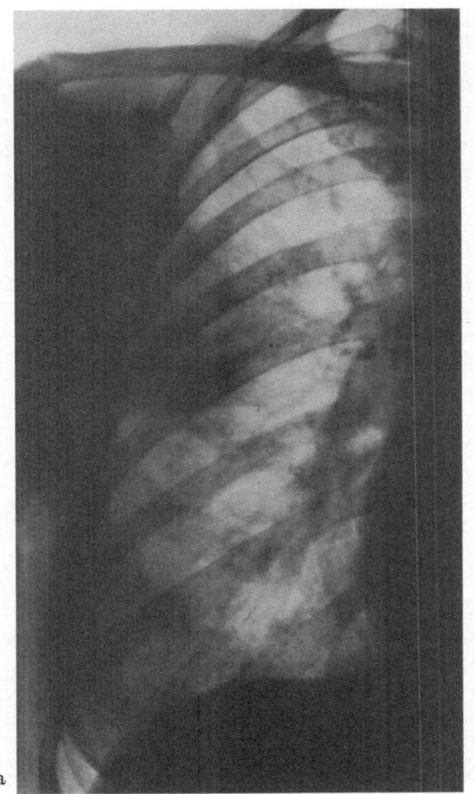
a

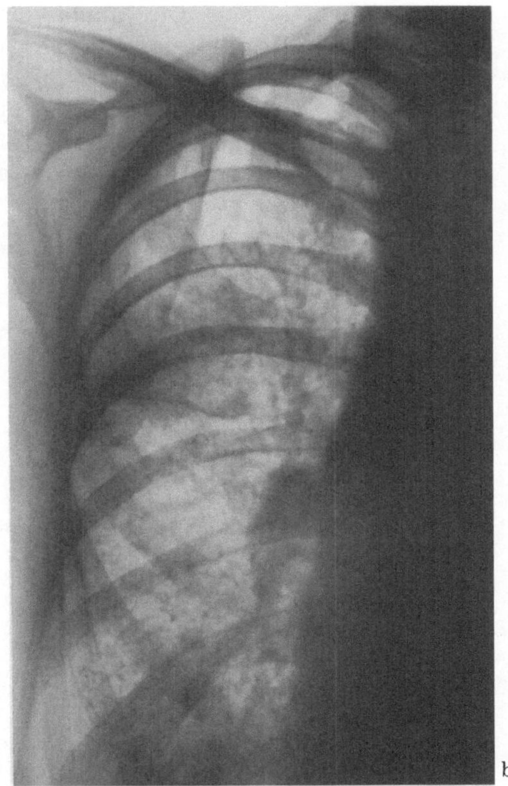
b

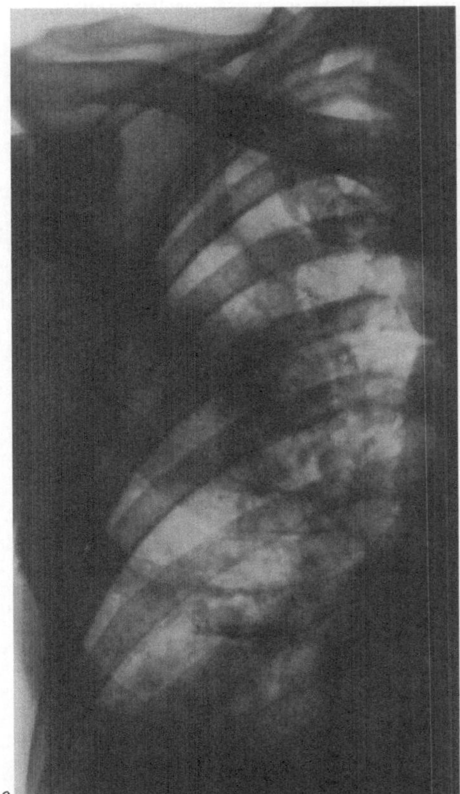
c

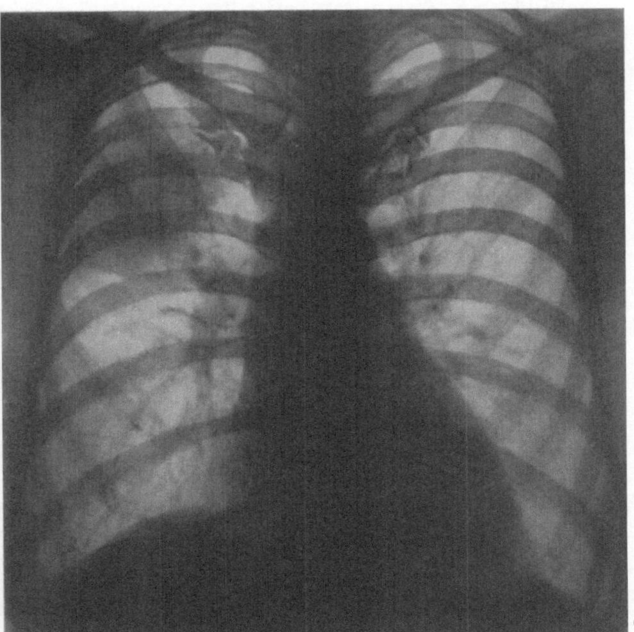
d

Abb. 2a—d. Parenchymverdichtungen verschiedener Ursache im S 2b. a Pneumokokkenpneumonie. b Candidamykose. c Lungeninfarkt, gleichzeitig besteht ein Infarkt in Teilen des rechten Unterlappens mit basalem Pleuraerguß. d Aktinomykose

von ungefähr 4—6 mm. Der lobuläre Herd hat einen Durchmesser von 10 bis maximal 25 mm (Felix; Herrnheiser; Strnad).

Das veränderte Subsegment zeigt eine Ausdehnung von 4—6 cm (Abb. 2). Verdichtungen eines Segmentes haben die typische Gestalt mit breiter pleuralgerichteter Basis und kegelförmiger Verjüngung zum Hilus (Cocchi) und der charakteristischen Lage, wie sie im Kapitel „Normale Röntgenanatomie" beschrieben ist. Lappenverdichtungen sind durch die typische Anordnung im Thoraxraum und die Begrenzung durch die Lappenspalte charakterisiert (s. Abb. 15).

Tabelle 1. *Die verschiedenen Arten der pneumonischen Lungenerkrankungen*

Unter ätiologischen Gesichtspunkten lassen sich die pneumonischen Lungenerkrankungen in folgender Weise unterteilen (modifiziert nach Hegglin):

A. Primäre Pneumonien.

1. Bakterielle Pneumonien durch
   Pneumokokken Typ 1—32,
   Streptokokken,
   Staphylokokken,
   Bacterium influenzae Pfeiffer,
   Bacillus mucosus encapsulatus (Friedländer),
   Enterokokken und Coli,
   Rotz,
   Pasteurella pestis,
   Bacterium tularense,
   Listeria monocytogenes.
2. Viruspneumonien.
   Ornithose und Psittakose,
   pseudoluische Wassermann-positive Pneumonien (Fanconi-Hegglin),
   primäre atypische Pneumonie (Viruspneumonien im eigentlichen Sinne),
   Pneumonie bei Adenovirusinfektion,
   Grippe,
   Masern, Hepatitis epidemica, Choriomeningitis, Mononukleose,
   Febris monocytaria-eosinophilica (Magrassi).
3. Rickettsienpneumonien.
   Q-Fieber.
4. Brucellenpneumonien.
   Morbus Bang, Maltafieber.
5. Spirochätenpneumonien.
   Spirochaeta pallida (Lues),
   Spirochaeta bronchialis Castellani.
6. Pneumonie durch Protozoen.
   Toxoplasma gondii.
7. Allergische Pneumonien.
   Eosinophiles Infiltrat (Loeffler), Infiltrat bei Asthma, tropische eosinophile Lunge.
   Rheumatische Pneumonien.
8. Pneumonien, durch Pilze verursacht (Pneumomykosen).
   Aktinomykose, Nocardiose, Torulose, Aspergillose, Candida-Mykose, Coccidioidomykose, Streptotrichose, Leptotrichose, Histoplasmose, Oosporose, Oidiomykose.

B. Sekundäre Pneumonien.

1. Folge von Kreislaufstörungen:
   Hypostatische Pneumonie, Stauungspneumonie, Infarktpneumonie, Lungenödem.
2. Folge von Bronchusveränderungen bei Bronchiektasen, Bronchusstenose, Bronchusadenom, Bronchuscarcinom.
3. Nach toxischen Einflüssen durch Gase (Nitrose, Kohlenoxyd, Phosgen),
   durch Dämpfe von Salpetersäure, Salzsäure und Schwefelsäure,
   durch Ingestion von aromatischen und aliphatischen Kohlenwasserstoffverbindungen,
   bei Urämie.
4. Bakterielle Superinfektion
   bei verschiedenen Erkrankungen,
   (Pertussis, Grippe, Typhus, Paratyphus, Leptospirosen, Malaria),
   als Folge von Aspirationen (Aspirationspneumonie) und von stumpfen Brusttraumen (Kontusionspneumonie).
5. Nach Einatmen von Thomasschlackenmehl, Mangan-, Cadmium- und Berylliumstaub.
6. Lipoidpneumonien.
7. Kontusionspneumonie.

Bei Verdichtungen von der Größenordnung eines Subsegmentes bis Lappens können wir durch genaue Strukturanalyse in der Regel feststellen, ob die Veränderung wirklich eine anatomische Einheit und nicht nur Teile verschieden definierter Areale betrifft. Diese Zuordnung ist bei acinösen und lobulären Herden nicht möglich.

Verdichtungen größerer Parenchymeinheiten finden sich häufig isoliert. Prozesse, die im Bereich umschriebener Acini oder Lobuli ablaufen, sind bevorzugt gruppenweise angeordnet oder multifocal verstreut. Disseminierte Herdbildungen werden durch mehr als 150 verschiedene Lungenerkrankungen hervorgerufen (Gould und Dalrymple).

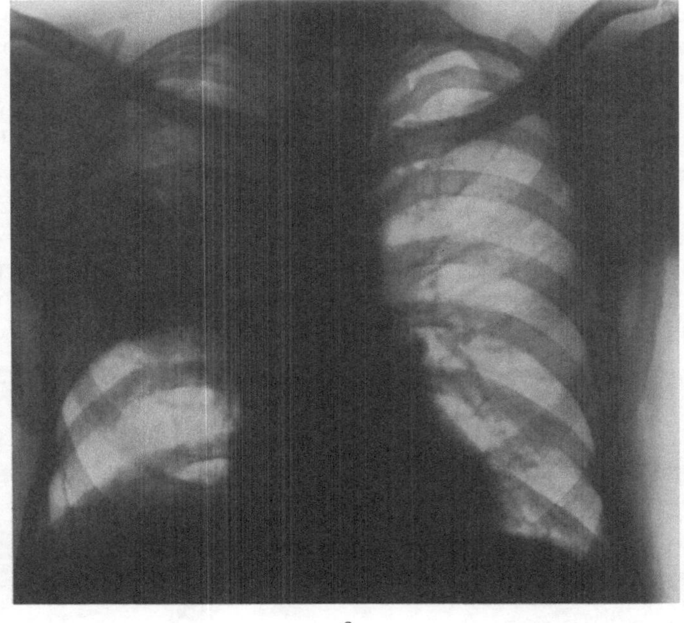

a

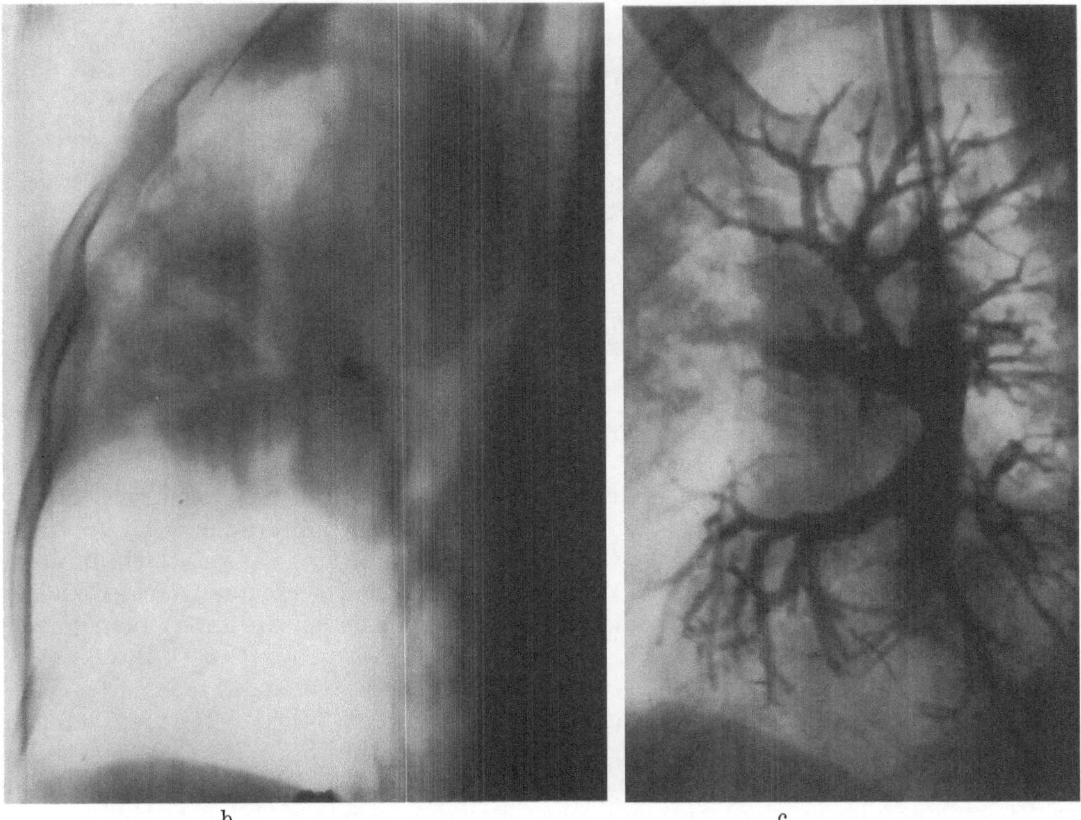

b c

Abb. 3a—c. Parenchymverdichtung großer Teile des rechten Oberlappens, vor allem S 3 und S 2 bei weitgehendem Bronchusverschluß durch einen Lymphknoteneinbruch. a Übersichtsbild: Verschattung von S 2 und 3 mit Tiefertreten der Lappenbasis. Zwerchfelladhäsion rechts. b Schichtbild in 9 cm Tiefe. Zwei Tage nach Anfertigung des Übersichtsbildes nach stärkerem Abhusten eines eitrigen Sekretes. Weitgehende Einengung des B 2 und 3 am Abgang, im Bronchuslumen ein bizarrer Kalkschatten. Die peripheren Bronchien sind ektasiert. c Bronchogramm in 30° Drehung nach rechts. Auffüllung des B 1 vom Oberlappenbronchus aus. Einengung des B 2 und 3. Ein Teil des Kontrastmittels dringt über die Stenose in den poststenotischen Teil vor

Die pneumonischen Prozesse, die zu Lungenveränderungen im Röntgenbild führen, sind in Tabelle 1 zusammengestellt. Ihre Erscheinungsform im Röntgenbild gestattet nur selten sichere Rückschlüsse auf die Ätiologie (Abb. 2a—d).

Die erkrankten Lungenparenchymeinheiten behalten bei exsudativen und transsudativen Prozessen sowie Hämorrhagien zunächst die normale Größe. Hinzukommende Bronchusverschlüsse können aber zu einer Sekretaufstauung und Ausweitung des Lungenareals führen (Abb. 3a—c). Dieser Vorgang geht teilweise einer Abszedierung voraus (Esser, Anacker und Stender).

Vorhandene Bronchusverschlüsse bedingen nach Einsetzen der Resorption des Alveolarinhaltes eine Volumenverkleinerung der erkrankten Gebiete. Bei ungleichmäßiger Resorption und Wiederbeatmung nur eines Teiles der Alveolarbezirke oder Lobuli, bei

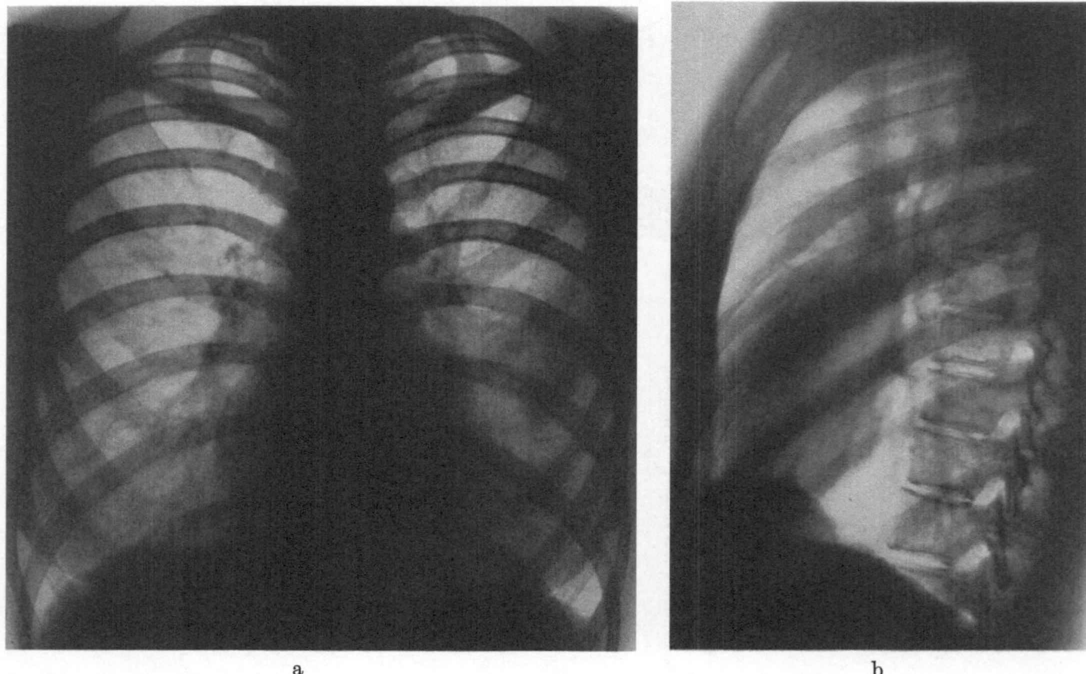

a b

Abb. 4a u. b. Verdichtung der Lingula bei eosinophilem Infiltrat, infolge der geringen Tiefenausdehnung auffallende Transparenz der Verschattung

fibrotischer Umwandlung und nach Gewebseinschmelzungen mit nachfolgender narbiger Organisation und Schrumpfung treten Atypien der räumlichen Anordnung und Volumenverkleinerung ein. Wenn diese ungleichmäßige Rückbildung und teilweise Schrumpfung größere Bezirke betrifft, so sind die Veränderungen an den Verlagerungen der kleinen und mittelgroßen Gefäße und Bronchien sowie an Verziehungen des Interlobiums nachzuweisen (Heckmann; Esser).

Die *Schattendichte* der Veränderungen im Röntgenbild, die durch den reduzierten Luftgehalt der Alveolen hervorgerufen sind, hängt überwiegend von der Tiefenausdehnung der verdichteten Bezirke ab (Abb. 4). Gleichzeitig ist mitbestimmend, ob alle Alveolen von dem Prozeß ergriffen sind oder ein Teil noch lufthaltig ist. Wenn im Anfang oder in der Rückbildungsphase eines pneumonischen Prozesses nur ein Teil der Alveolen mit Exsudat gefüllt ist, sind die Verschattungen transparenter als zur Zeit der maximalen Exsudation (Teschendorf; Rigler).

Auch die vorwiegend interstitiellen Prozesse sind in der Regel transparenter (s. Abb. 23), da ein Teil der Alveolen des erkrankten Gebietes zwar eingeengt, aber noch partiell lufthaltig ist (Schmid). Eine Zunahme der Schattendichte wird durch den Gehalt an stärker strahlenabsorbierenden Atomen bedingt. Calcium findet sich in verkalkten Herden

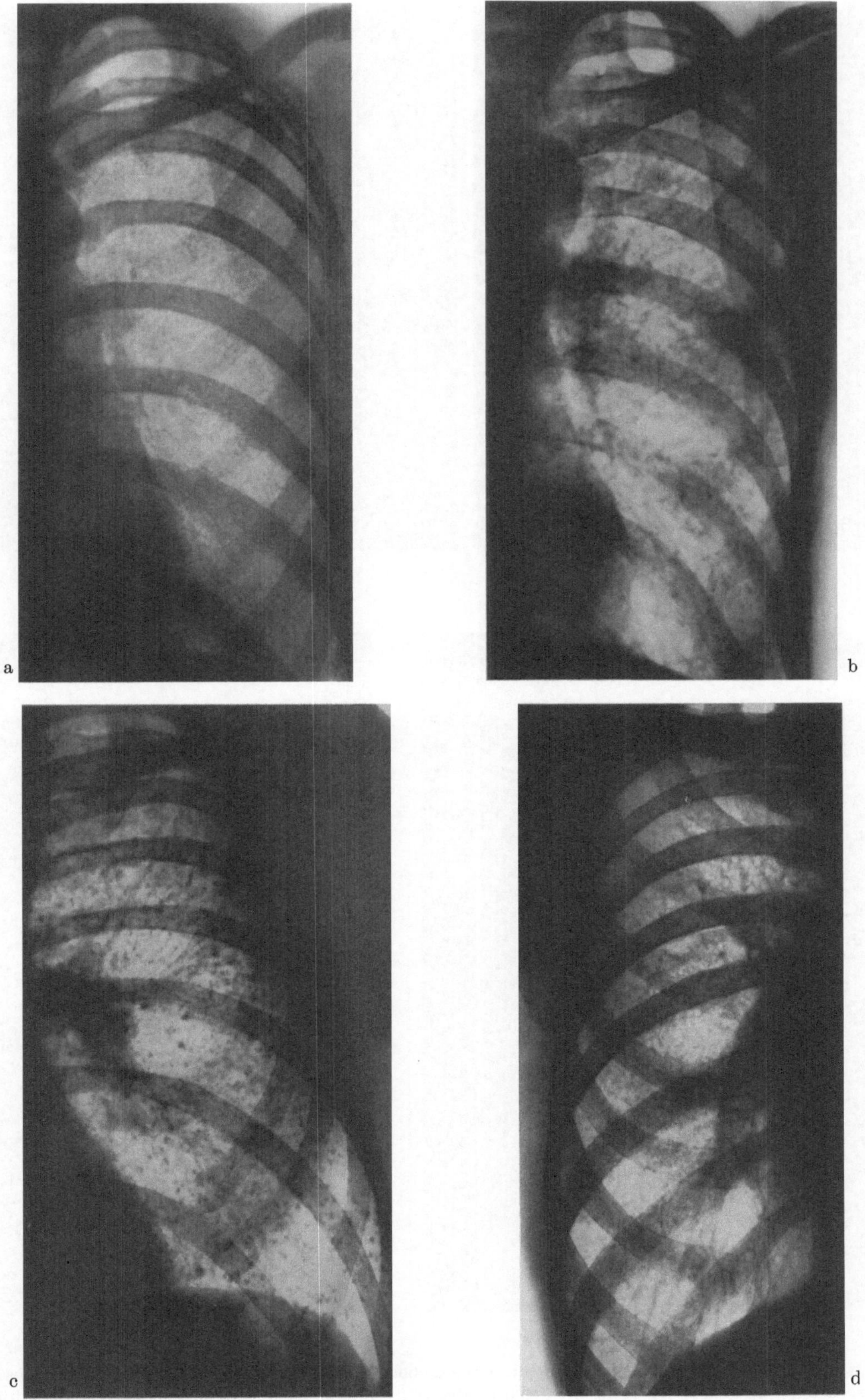

Abb. 5a—d. Feinherdige Lungenverschattungen. a Miliartuberkulose. b Carcinose. c Silikose (Steinhauer-Lunge). d Sekundäre Hämosiderose bei Mitralstenose

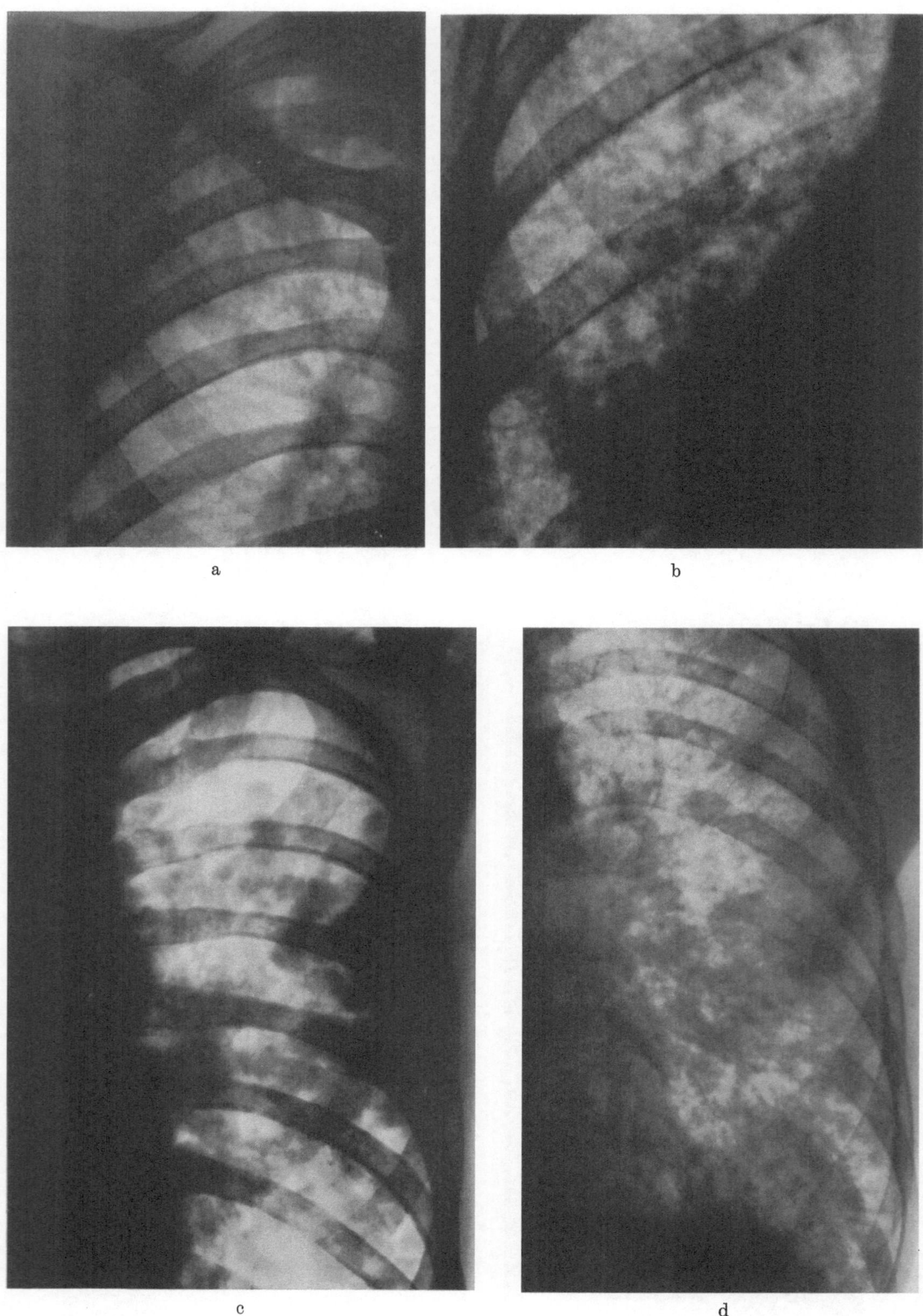

Abb. 6a—d. a Weiche konfluierende Verdichtungsherde bei exsudativer Tuberkulose. b Weiche konfluierende Herdschatten bei Periarteriitis nodosa. c Schärfer abgesetzte Rundherde infolge Metastasen bei Schilddrüsencarcinom. d Weichfleckige und streifige Verdichtungen infolge Lungenmetastasen und einer Lymphangosis bei Sarkom

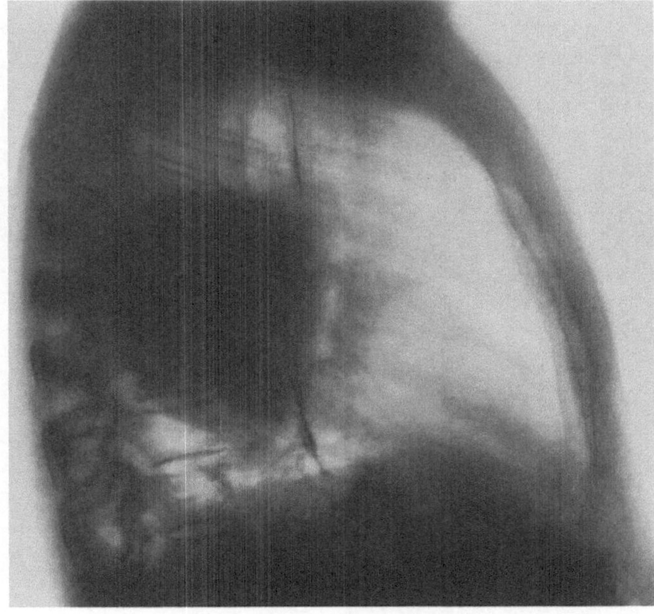

a

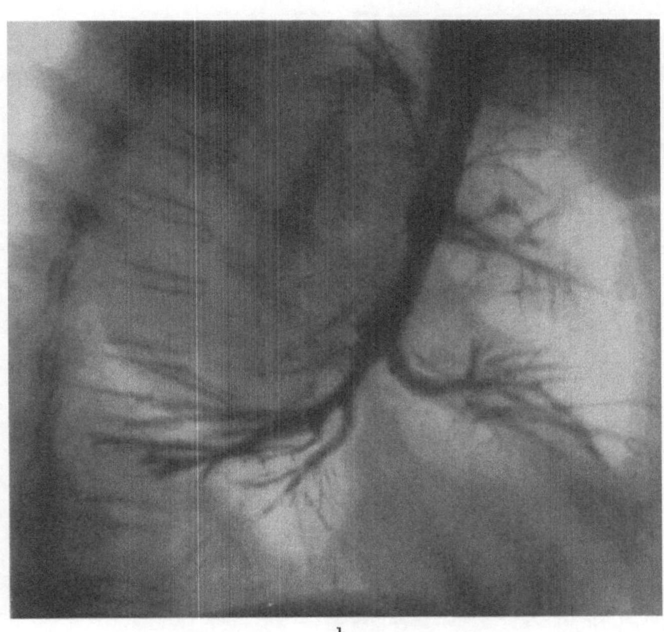

b

Abb. 7a u. b. Seitliches Übersichtsbild und Bronchogramm. Ausgedehntes, expansiv wachsendes und verdrängendes Neurofibrom. Starke Abdrängung des Bronchialbaumes

nach Verkäsungen und Nekrosen (Abb. 5). Eisen ist bei der Siderose und Haemosiderose angereichert. Barium wird in der Barytlunge deponiert.

Die *Begrenzung herdbedingter Einzelschatten* (Abb. 6) ist bei entzündlichen Prozessen, Oedemen und Hämorrhagien meist unscharf und verwaschen, soweit sie nicht durch interlobuläre oder interlobäre Septen eine einseitig scharfe Kontur erhalten. Die Unschärfe beruht teils auf einer Überlagerung verdichteter und lufthaltiger Alveolen, teils auf einer perifocalen Atelektase. Bei längerem Bestehen entzündlicher Herde, der Bildung eines Granulationsgewebes oder bindegewebiger Organisationen grenzen sich die Herde zur Umgebung schärfer ab. Die Glättung der Kontur beruht auf einer deutlicheren

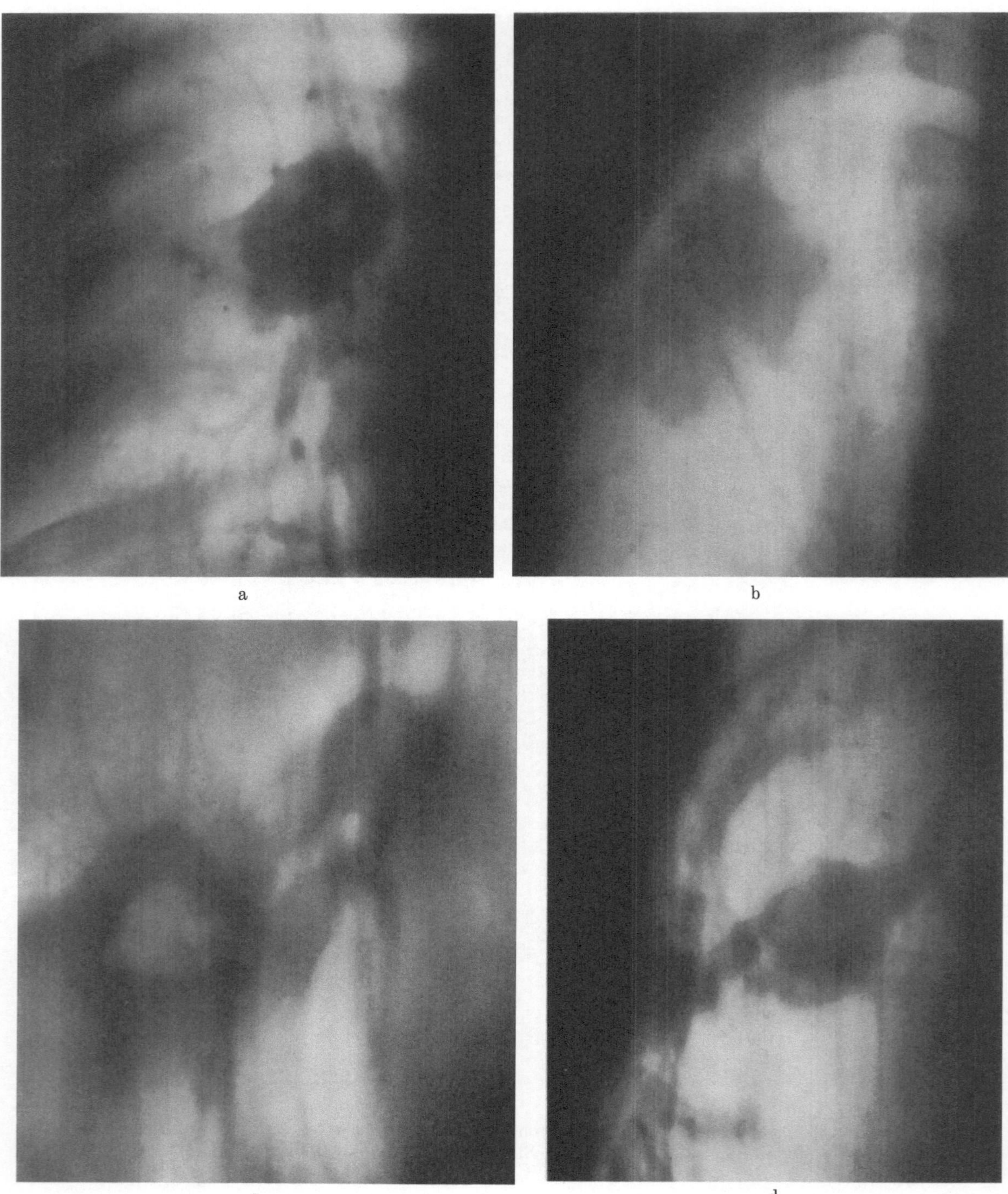

Abb. 8a—d. Rundherde der Lunge im Schichtbild. a Tuberkulom mit kleiner zentraler Sequestration, außerdem einzelne kleine Herde lateral. b Peripheres Bronchuscarcinom mit feinen Ausläufern. c Seitliches Schichtbild. Eingeschmolzenes Bronchialcarcinom mit Bronchusverschluß und feinen Tumorausläufern. d Zylindrom mit schwanzförmigem Ausläufer nach lateral

anatomischen Absetzung zur Umgebung. Die peripher gelegenen veränderten Alveolarareale werden infolge Schrumpfung in den Randbezirk einbezogen und induzieren ein perifocales Emphysem. Feine Unebenheiten des Herdrandes werden durch diese perifocale Aufhellung fortgeleuchtet.

Tumoröse Prozesse sind, wenn sie expansiv in der Lungenperipherie wachsen, häufig durch eine vorwiegend glatte Kontur charakterisiert. Die Bronchien und Gefäße der Umgebung werden verdrängt und rücken hierdurch am Rande zusammen (Abb. 7). Infiltrierend wachsende Tumoren oder Metastasen zeigen aber oft mehr oder minder zahlreiche feine Ausläufer zur Umgebung (Abb. 8). Sie unterscheiden sich oft durch eine gewisse Regelmäßigkeit von entzündlichen Veränderungen, soweit nicht anliegende pneumonische, hämorrhagische und atelektatische Prozesse das Erscheinungsbild der Randzone verändern. Wenn bei den Herdbildungen in der Lunge gleichzeitig die Lymphknoten im Hilus oder Mediastinum vergrößert sind, so handelt es sich am häufigsten um eine Sarkoidose, seltener um eine Lymphogranulomatose oder bei den schon genannten Strukturbesonderheiten um Metastasen.

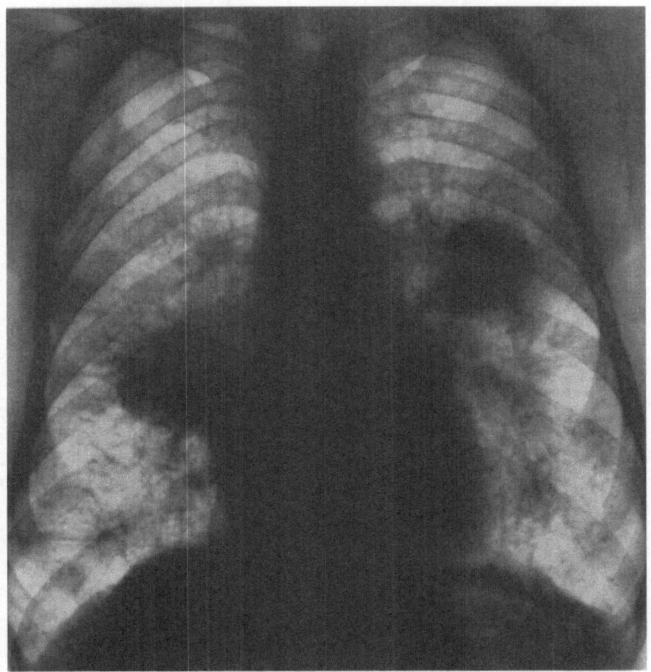

Abb. 9. Rundherde bei Silikose. Caplan-Syndrom

Eine Parenchymverdichtung mit charakteristischer Erscheinungsform stellt der Rundherd dar, der benigner oder maligner Genese sein kann. Schnelle Größenzunahme, hervortretende wellige Konturierung und Auflockerung der Oberfläche weisen auf Malignität hin (Bronchialcarcinom, Sarkom, Lungenadenom — Rübe, Lindig, Schlungbaum und Schondorf). Neurofibrome und Symphaticustumoren liegen in der Regel in den dorsalen Lungenabschnitten. Die semimalignen Prozesse, Bronchuscarcinoid und Zylindrom, zeigen eine wesentlich geringere Wachstumstendenz. Am häufigsten liegt dem Rundherd ein Tuberkulom zugrunde. In seiner Umgebung finden sich nach Schaich in 46% und in den entfernteren Lungenteilen in 18% weitere, meist kleinere Rundherde (Abb. 8a). Zentrale Verkalkungen, die bevorzugt beim Tuberkulom nachzuweisen sind, finden sich auch bei anderen nekrotisierten Veränderungen (Myom — Musshoff und Weinreich). Schalenförmige Verkalkungen sind ein wichtiger Hinweis auf die tuberkulöse Genese. Ravelli führt 71 Krankheiten auf, die Rundherde in der Lunge bilden können.

Erscheinungen bei der Rückbildung. Die Rückbildungsvorgänge der ausgedehnten entzündlichen Verdichtungen zeigen vielgestaltige Bilder. Das Ausmaß und die Art der Rückbildung hängen vom Grad der Reversibilität der gesetzten Schädigung und der Reaktionseigenart der Erkrankung ab. Das Intaktbleiben oder die Restitution des anatomischen Gerüstes und das Ausmaß des Strukturschadens bestimmen den Ablauf. Mit

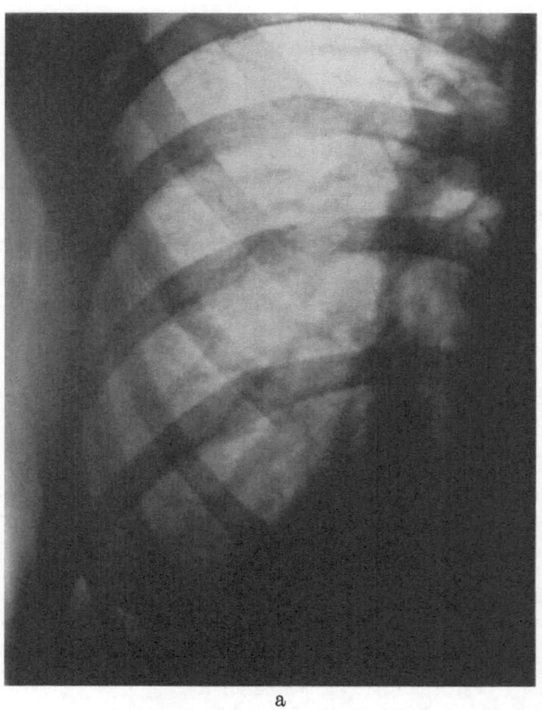

a

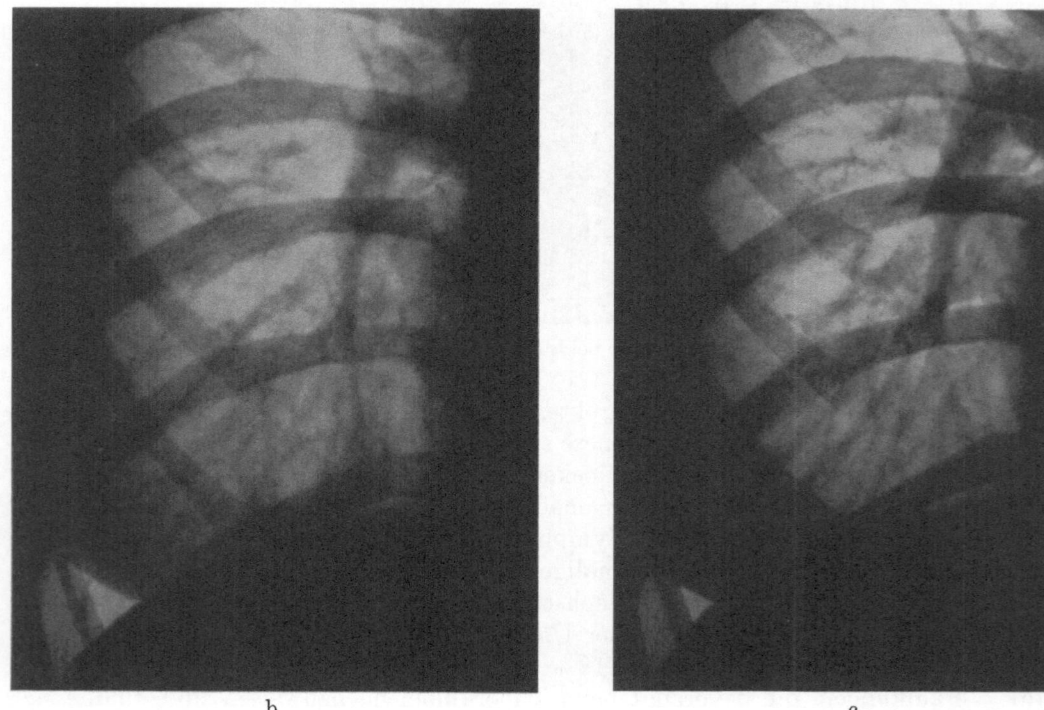

b c

Abb. 10a—c. a Segmentpneumonie in S 10 mit intensiver Verschattung. b Deutliche Rückbildung mit Restinfiltraten um die Gefäße und Bronchien. c Vollständige Rückbildung. Die Gefäßstrukturen sind wieder scharf begrenzt

Einsetzen der Rückbildung werden die mehr oder minder homogenen Verschattungen aufgehellt und bekommen einen inhomogenen Charakter (Abb. 10). Die Resorption verläuft bei einem Teil gleichmäßig in fast allen erkrankten Bezirken ab. Bei einem anderen Teil ist sie aber von unterschiedlicher Intensität, so daß die Randbezirke bevorzugt werden oder zentral die Aufhellung schneller fortschreitet. Infolge eines ungleichmäßigen Ablaufes der regressiven Veränderungen kann es zu umschriebenen Aufhellungen kommen, die durch wiederbeatmete Alveolargebiete, focale Emphyseme oder auch einfache Überlagerungen bedingt sind (Abb. 11). Die schnelle Strukturänderung, die Anzahl gleichartiger Figuren im Schichtbild und der klinische Verlauf gestatten in der Regel eine Differenzierung von Gewebedestruktionen (Abszedierung, Kavernisierung, Sequestrierung, Bronchiektasenbildung, Resorptionszone). Ein Ventilmechanismus an einem Bronchus kann zur Pneumatocele oder Pseudocyste führen (Abb. 12). Mit fortschreitender anatomischer Rückbildung und Wiederbeatmung von Alveolen tritt anstelle der massiven Verdichtung eine Verschattung mehr fleckig-streifigen Charakters (Abb. 13). Zum Hilus hin sind die Strukturen verstärkt, da die Lymphwege und das peribronchiale sowie perivasculäre Zwischengewebe mitreagieren. Über grob-netzförmige und fein-streifige Veränderungen, die durch Reste im Interstitium und in kleineren Alveolarzonen bedingt sind, tritt eine weitgehende Reinigung der Lungenfelder im Röntgenbild ein.

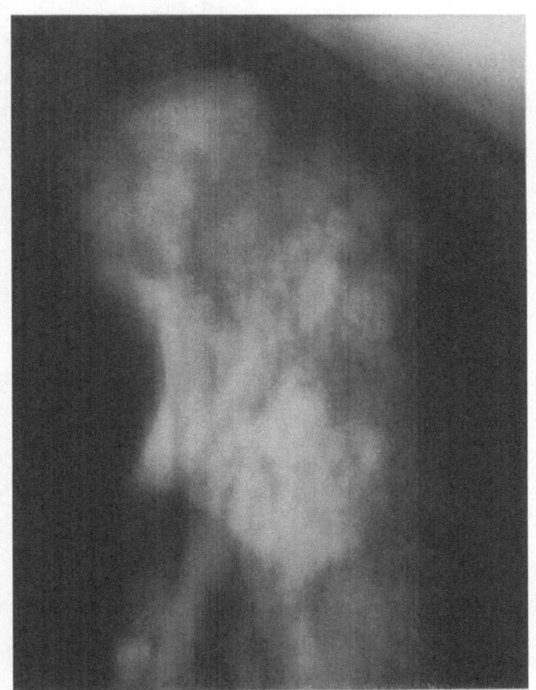

Abb. 11. Schichtbild eines in Rückbildung befindlichen pneumonischen Prozesses mit unregelmäßigen kleinen Strukturaufhellungen infolge ungleichmäßiger Resorption

Bei der Rückbildung einer Parenchymverdichtung fällt häufig eine Verstärkung und Verbreiterung der Strukturen des Lungenkernes auf. Die Gefäßschatten sind vom peripheren Prozeß aus in hilusradiärer Richtung noch längere Zeit verstärkt und z. T. verwaschen konturiert (Abb. 10). Diesen Veränderungen liegen nach Assmann Restinfiltrate zugrunde. Exsudatgefüllte verdichtete, kollabierte oder indurierte Alveolarbezirke finden sich um die Gefäße und Bronchien und bleiben in diesen weniger beweglichen Gebieten noch eine Zeit lang nach Resorption der übrigen Infiltrationen fortbestehen. Bei orthograd getroffenem Bronchus erscheinen sie als verbreiterter Ringwall. Heckmann nimmt an, daß die Restherde sich auf die weniger nachgiebigen Gefäße und Bronchien niederschlagen. Er spricht daher von einer pericanaliculären Retraktion. Die Veränderungen gehen mit der Zeit weiter zurück. Die bronchusnahen Alveolen werden entweder wieder lufthaltig oder schrumpfen und legen sich an die Gefäße und Bronchien. Hier werden sie dann bindegewebig umgebaut. Es bildet sich eine Fibrose, die im Röntgenbild als verstärkte hilusradiäre Zeichnung erscheinen kann. Mit fortschreitender Regression verschwinden diese umschriebenen Fibrosen häufig ganz im Röntgenbild.

Erscheinungsformen der Schrumpfungsvorgänge. Der Rückbildung des röntgenologischen Befundes, der Reinigung des Lungenfeldes, liegt nur bei einem Teil der Erkrankten eine restitutio ad integrum zugrunde. Nicht immer wird die Gesamtheit der Alveolen wieder lufthaltig. Das Wiedereindringen der Luft in das Parenchym kann bei einem Teil infolge irreparabler Alveolarschädigungen oder kleiner bronchialer Verschlüsse ausbleiben (Heckmann). Diese Alveolen veröden und die erkrankten Lungenbezirke werden kleiner.

Die Volumenabnahme wird auf Grund des Lungenbaues durch die Weitstellung der umgebenden Alveolen, durch ein Dehnungsemphysem, zum großen Teil ausgeglichen. Wenn der Ausfall der Alveolargebiete durch das Emphysem nicht voll kompensiert wird,

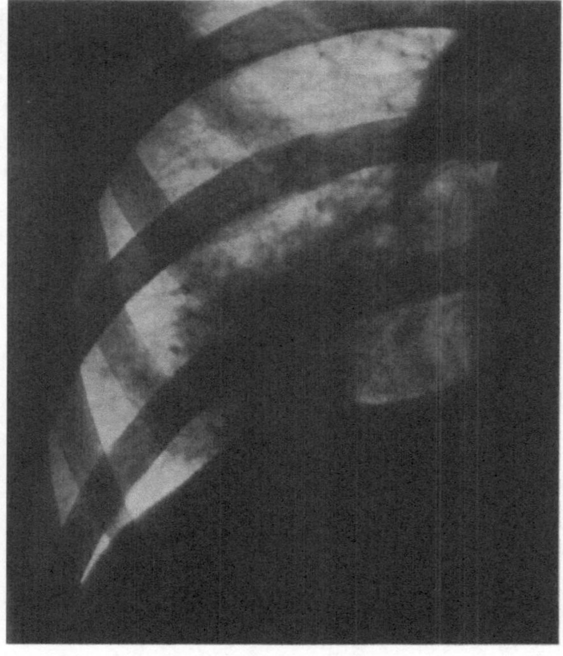

a

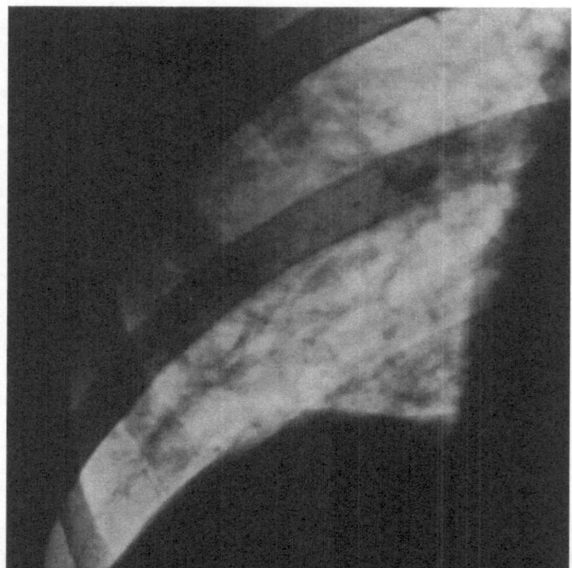

b

Abb. 12a u. b. a Staphylokokkenpneumonie oberhalb des rechten Zwerchfelles. b 14 Tage später: Weitgehende Resorption der Pneumonie, aber im alten Erkrankungsgebiet besteht eine Ringschattenbildung mit zentraler Aufhellung im Sinne einer Pneumatocele bzw. Pseudocyste (im Bild teils von Rippe überlagert)

resultiert eine Verkleinerung der ehemals erkrankten, jetzt normal transparenten Bezirke. Die Verkleinerung ist an einer Verlagerung des kleinen bzw. großen Lappenspaltes oder der Gefäße und Bronchien zu erkennen (Abb. 14, 15).

Wenn die irreversibel geschädigten Alveolargebiete einem weniger nachgiebigen Gebilde wie der Thoraxwand, dem Mediastinum und dem Zwerchfell, den Gefäßen und Bronchien anliegen, so erfolgt ihre Schrumpfung auf den unnachgiebigen Rand hin

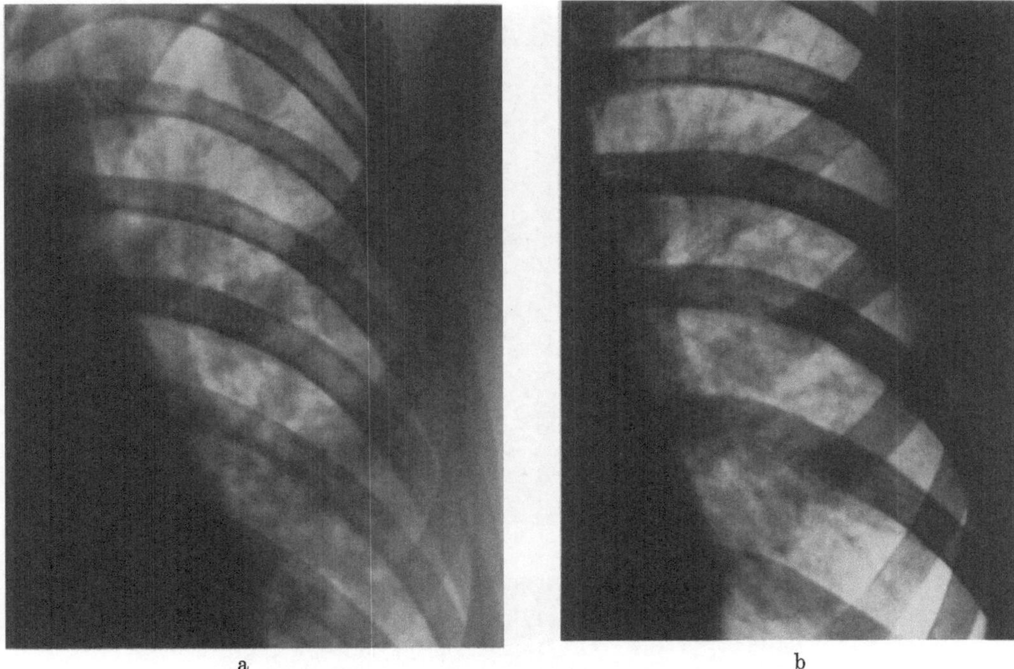

a b

Abb. 13a u. b. a Bronchopneumonische Herde in Form weicher, teils konfluierender Verdichtungen. b 8 Tage später: Deutliche Rückbildung, weichstreifige Reste vorwiegend im Lungenkern

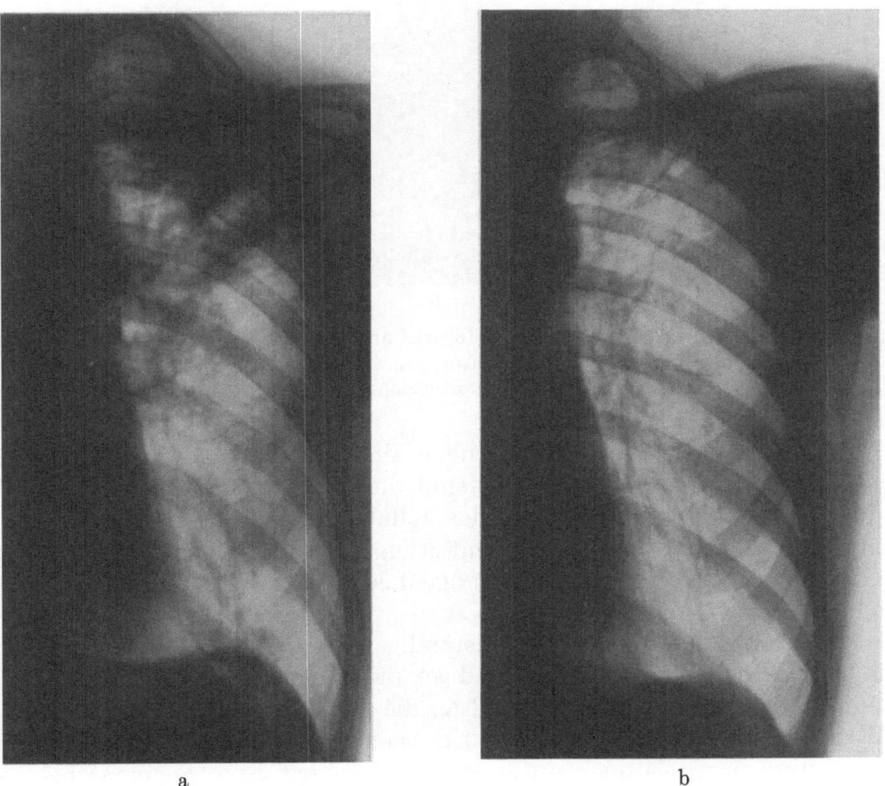

a b

Abb. 14a u. b. a Dichte weiche konfluierende Verschattungen im linken Oberlappen bei exsudativer Tuberkulose. b 1 Jahr später: Streifige Restverdichtungen mit Hochziehung der Gefäße und Raffung des linken Hilus. Weitgehende fibrös-narbige Umwandlung

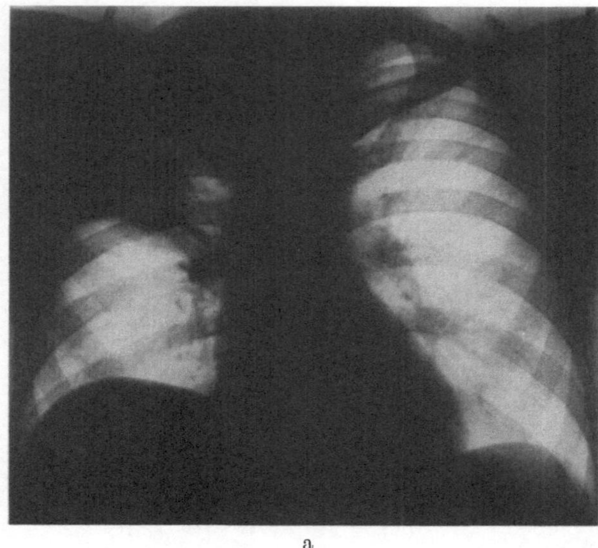

a

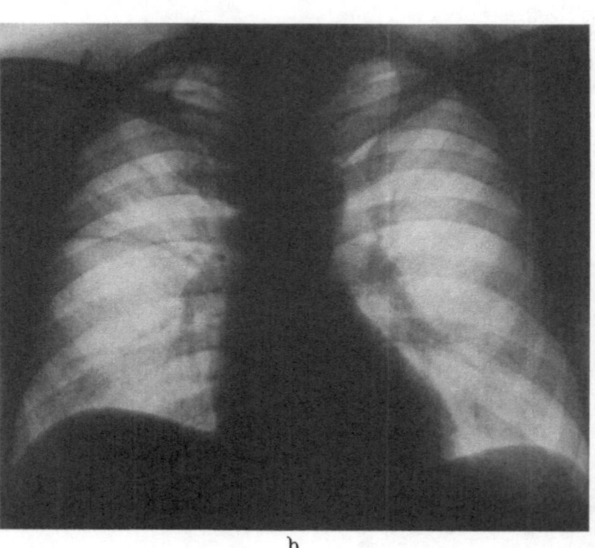

b

Abb. 15a u. b. a Oberlappenpneumonie rechts mit Hochziehung des kleinen Lappenspaltes infolge beginnender Schrumpfung. b Rückbildung der Parenchymverdichtung, Lappenverkleinerung durch Parenchymschrumpfung mit Hochrücken des kleinen Lappenspaltes

(Abb. 16), da hier keine Alveolen vorhanden sind, die bei der Retraktion nachgeben oder sich erweitern können. Heckmann nennt diesen Vorgang Randretraktion des Herdes, bei der es zu einer Verschmelzung der kollabierten, indurierten Alveolarzonen mit dem Rand kommt. Durch diese ,,Sedimentierung" auf den Rand kann das narbig veränderte Gewebe weitgehend aus dem Lungenfeld verschwinden und eine vollständige Resorption vortäuschen.

Die Schrumpfungsvorgänge bei unvollständiger Rückbildung und narbiger Umwandlung parenchymatöser Verdichtungen sind an die Bauelemente der Lunge, die Lobuli, Subsegmente, Segmente und Lappen, und an die Durchlüftung der Bronchien gebunden (Esser, Warembourg und Graux). Es ist dabei zu unterscheiden, ob nur umschriebene Bezirke des Lungenmantels oder ein ganzes Subsegment bzw. Segment betroffen sind. Auch Pleuraschwarten können durch periphere Fixation die Schrumpfungsrichtung bestimmen (Abb. 17). Die Schrumpfung peripherer Gebiete des Lungenmantels kann über keil- und kegelförmige Gebilde zu länglichen Strängen (Atelektase, Fibrose, Abb. 19) führen, die häufig an der Brustwand münden, oder dem Zwerchfell als kleines Zeltdach (FLEISCHNER) oder Streifen aufsitzen. Die Mantelzone des apicalen und posterioren Segmentes schrumpft bevorzugt spitzenwärts, vor allem dann, wenn eine apicale Pleuraverklebung besteht. Retrahierte Subsegmente und Segmente lagern sich bei entsprechender Position dem oberen und unteren Mediastinum an. Dies trifft vor allem für die medial gelegenen Subsegmente von S 1, 2, 3, 5, 6 und 10 sowie die ganzen Segmente S 1, 5, 7 und 10 zu.

Die Oberlappen schrumpfen in Richtung auf das obere Mediastinum der rechte apicomediastinal, der linke hilo-mediastinal, während die Unterlappen an das untere Mediastinum rücken (Abb. 20) und teilweise vollständig hinter dem Herzen verschwinden (TWINNING; ESSER; LONGIN; ZDANSKY). Vorhandene Pleuraschwarten können die

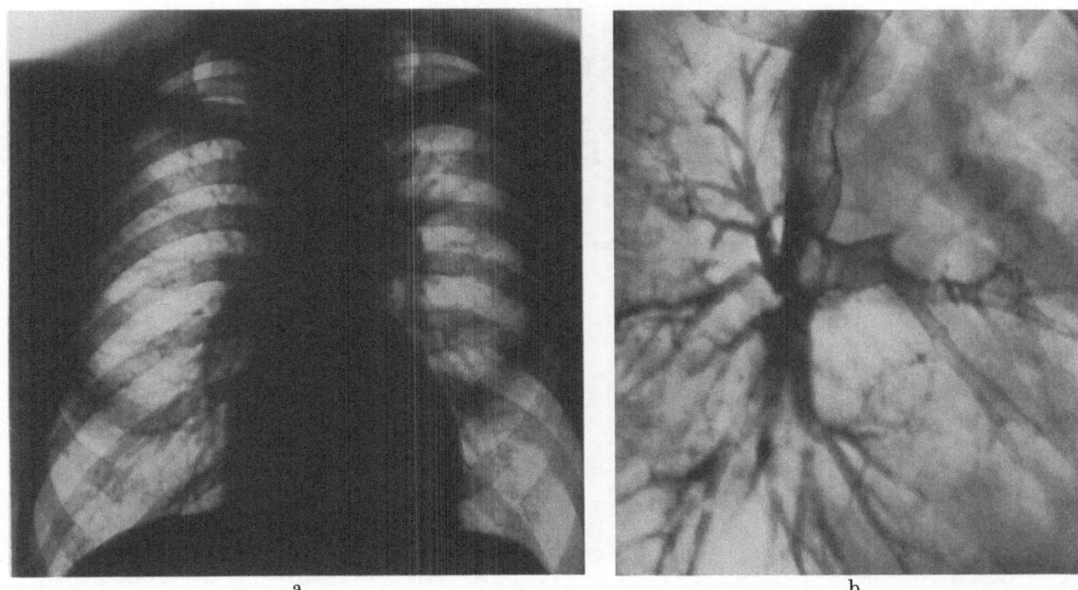

Abb. 16a u. b. a Übersichtsbild. Hochziehung der linken Hilusarterie. Schmale Trübungszone links paramediastinal. b Bronchogramm im ersten schrägen Durchmesser. Verschluß des B 1—3. Es liegt eine weitgehende Schrumpfung der oberen drei Oberlappensegmente links vor, die ganz an das Mediastinum gerückt sind

Schrumpfungsrichtung ändern, da die Lunge an ihnen fixiert ist und demzufolge die Retraktion in Richtung auf die Verschwartung geändert wird.

Die Verkleinerung eines Lungenbezirkes ruft eine Verlagerung der benachbarten Arterien und Bronchien hervor (LODGE). Der geschrumpfte Lungenteil läßt sich vor allem durch die Positionsänderung der angrenzenden zwischen den Segmenten und Subsegmenten liegenden Venen gut bestimmen. Bei randnaher Lage wandern die Gefäße zum Rand hin, im freien Lungengewebe rücken sie aufeinander zu. Die Gefäße der gesunden, anliegenden Lungenpartien werden gespreizt. Darüberhinaus zeigt die benachbarte Lunge häufig ein Emphysem, das entweder auf einen Lappen beschränkt ist oder eine ganze Lungenseite betrifft. Die Verziehung des kleinen und großen Lappenspaltes (Abb. 21) folgt der Gewebsverkleinerung soweit die interlobäre Pleura nicht durch Verwachsungen an einer unbeweglichen Randzone festhängt. Wenn dieses der Fall ist, paßt sich das Interlobium den wirksamen Zugkräften an und wird in verschiedener Weise bogenförmig deformiert (Abb. 22).

β) Interstitielle Verdichtungen

Verdichtungen des Lungenparenchyms werden auch durch Veränderungen des Lungeninterstitiums hervorgerufen. Ödeme, Entzündungen, Fibrosen und tumoröse Infil-

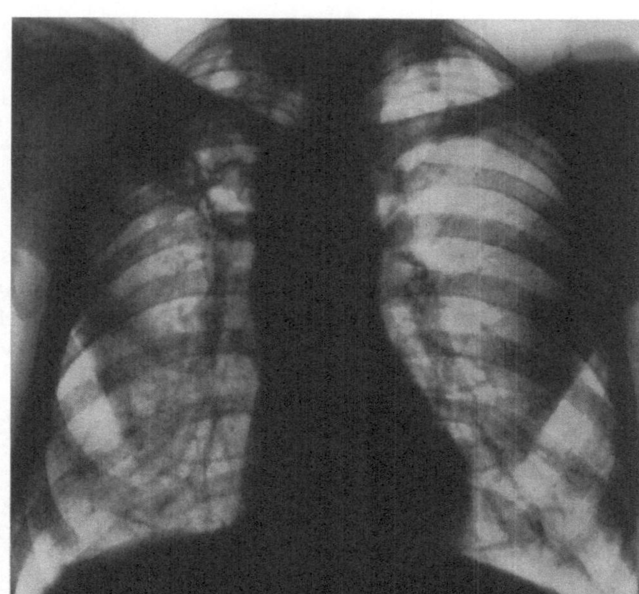

a

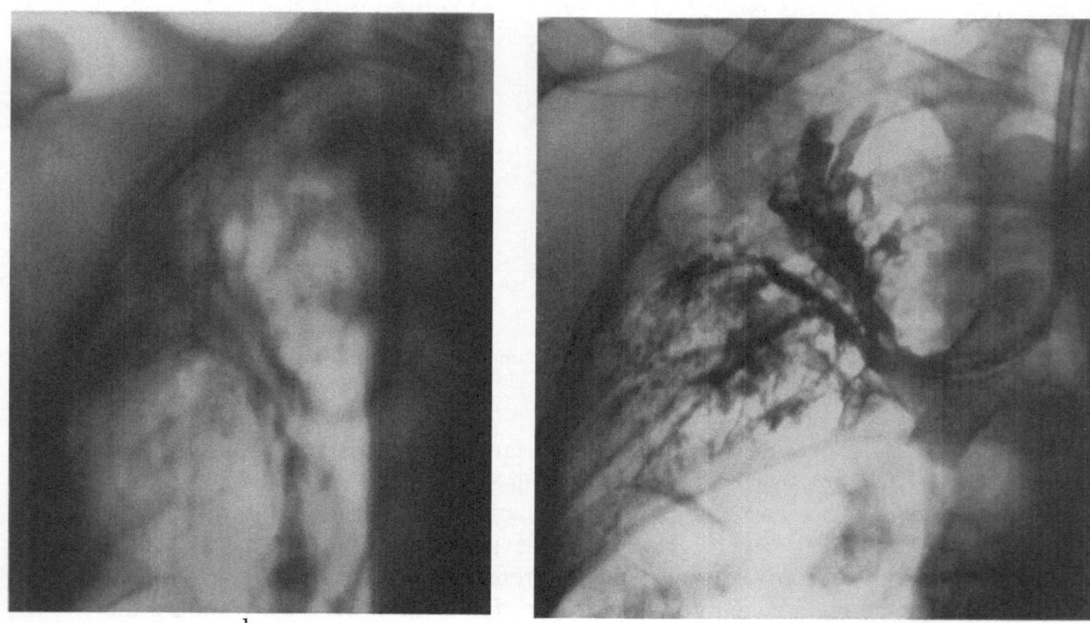

b c

Abb. 17a—c. a Übersichtsbild: Alte schrumpfende tuberkulöse Veränderungen im S 1 und 2 mit Verziehung des rechten Hilus. Periphere Pleuraschwarte. b Schichtaufnahme. Lateral besteht eine größere Schrumpfungszone mit zusammengerückten und ektatischen Bronchien. Medial und caudal des geschrumpften Gebietes findet sich ein kompensatorisches Emphysem. c Bronchogramm des rechten Oberlappens. Bündelung und Verziehung des B 1 und 2 und ihrer Äste im Schrumpfungsgebiet mit Bronchiektasen

trierungen führen zu einer Vergrößerung des interstitiellen Raumes und rufen in umschriebenen Zonen oder diffus ausgebreitet eine Vermehrung des weichteildichten Gewebsanteiles hervor. Die Veränderungen können dabei bestimmte Abschnitte des Zwischengewebes bevorzugen. Nach von Hayek lassen sich folgende Anteile unterscheiden:

1. das periarterielle und peribronchiale Gewebe, das vom Hilus in das Lungengewebe einstrahlt,

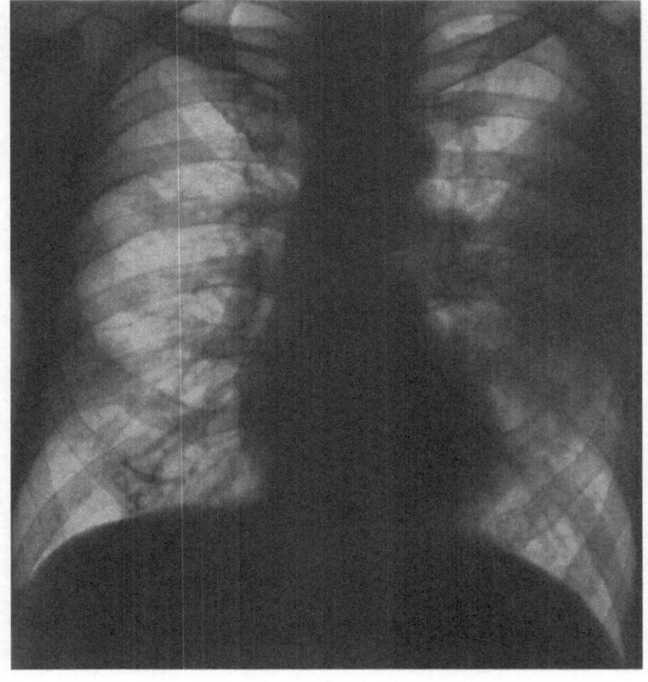

a

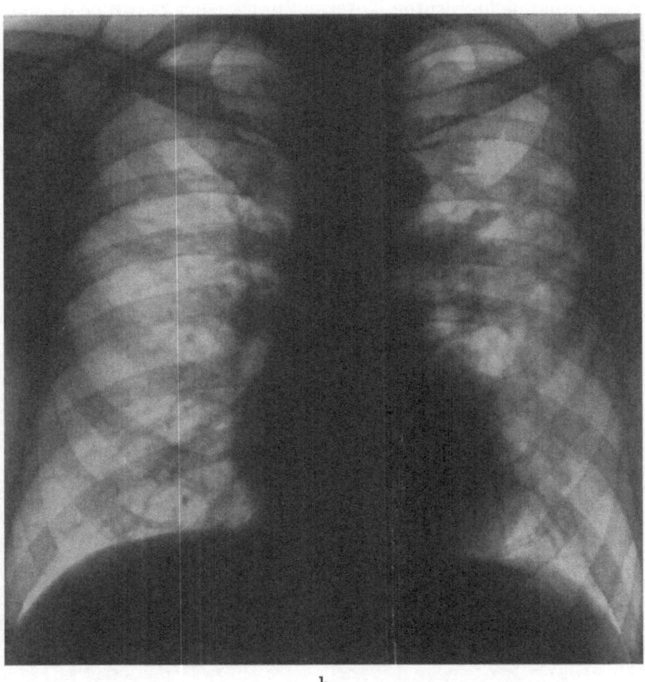

b

Abb. 18a u. b. Aktinomykose. a Ausgedehnte Verdichtung der linken lateralen Lungenabschnitte mit Verdichtung und Verbreiterung des linken Hilus. b 2 Jahre später: Schrumpfung und narbige Umwandlung der erkrankten Lungenabschnitte mit Verziehung des linken Hilus und der Pleura mediastinalis

2. die Septen zwischen den Lobuli, Subsegmenten und Segmenten, die vom subpleuralen Gewebe vorwiegend hiluswärts gerichtet sind und in denen die Lungenvenen verlaufen,

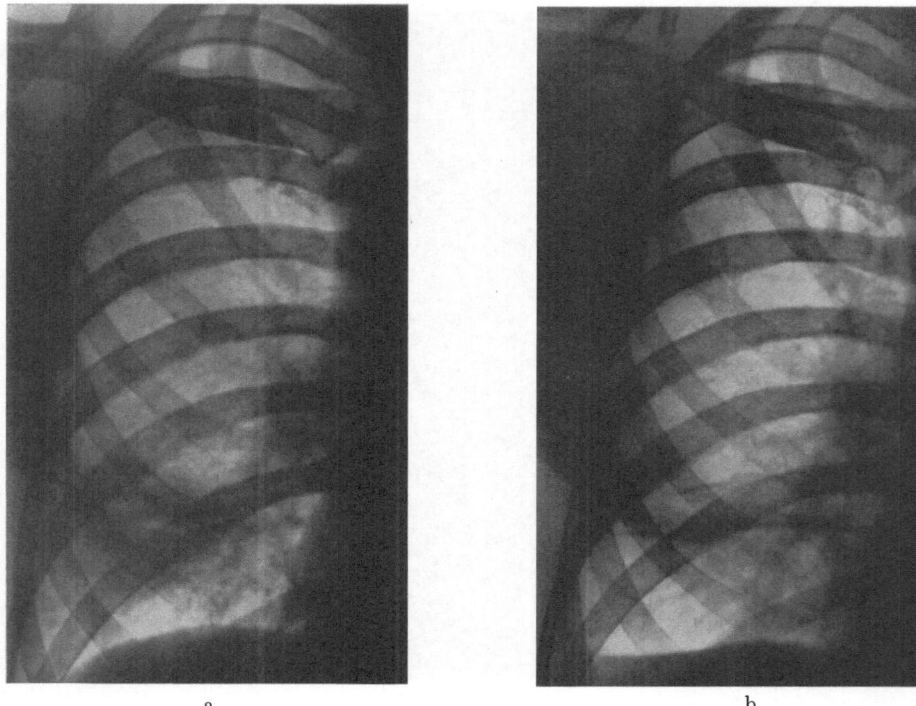

a b

Abb. 19a u. b. a Bronchopneumonie im rechten Unterfeld mit kleiner zentraler Aufhellung. b 8 Monate später: Im alten Infiltrationsgebiet Streifenatelektase infolge plattenförmiger Schrumpfung

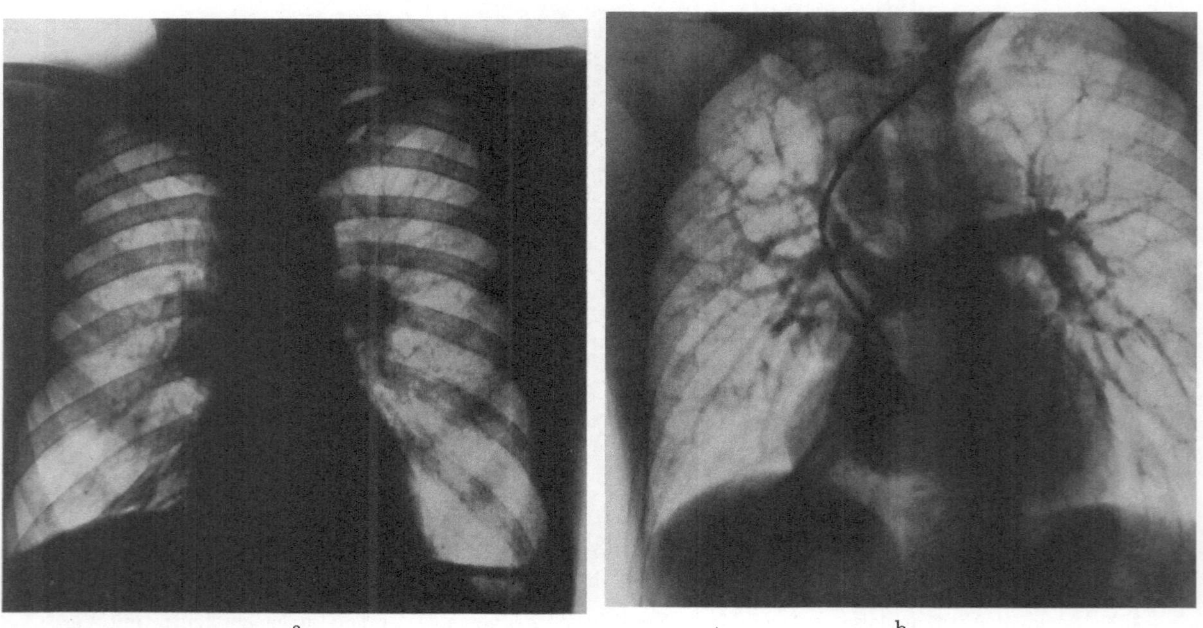

a b

Abb. 20a u. b. a Übersichtsbild: Starke Schrumpfung des rechten Unter- und Mittellappens bei Tumor im rechten Hilus. Der Tumor hat die A. intermedia weitgehend eingeengt und zum Verschluß des Bronchus intermedius geführt. Atypische Gefäßanordnung auf der rechten Lungenseite. b Angiogramm. Starke Einengung der rechten Pulmonalarterie nach Abgang des Truncus anterior zum rechten Oberlappen. Von der eingeengten A. intermedia geht noch ein ascendierender Ast zum rechten Oberlappen. Das Angiogramm zeigt, daß der überblähte rechte Oberlappen den rechten Thoraxraum bis auf ein schmales Gebiet paracardial ausfüllt, in dem der geschrumpfte Unter- und Mittellappen liegen

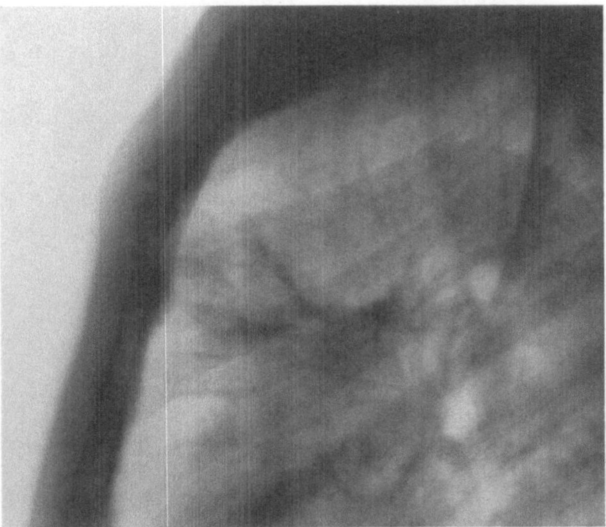

Abb. 21. Umschriebene, flach-bogige Hochziehung des kleinen Lappenspaltes bei narbig schrumpfenden Veränderungen an der Basis des S 3

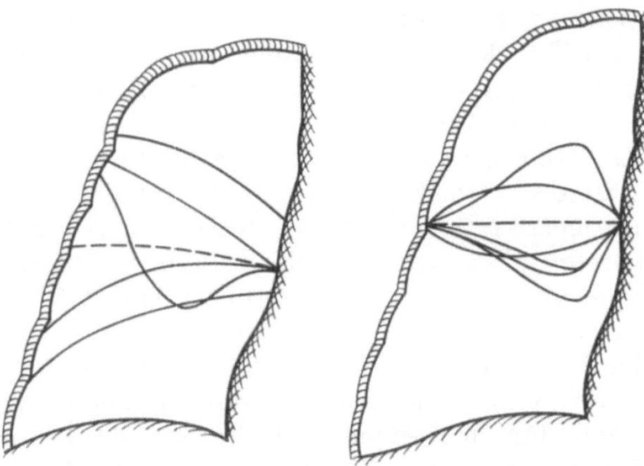

Abb. 22. Synoptische Darstellung verschiedener Deformierungen des kleinen Lappenspaltes, die bei unverschatteten Lungenfeldern beobachtet wurden. Links bei freier peripherer Pleura, rechts bei Pleuraobliteration (nach HECKMANN)

3. die intralobulären Septen der Alveolen und Acini, die mit dem Fasernetz der Bronchiolen und der kleinsten Gefäße eng verbunden sind und das Gerüst des Lungenparenchyms darstellen.

Die unter 1 und 2 aufgeführten Anteile bilden das extralobuläre und die unter 3 aufgeführten das intralobuläre Interstitium. Im periarteriellen und peribronchialen Raum und teilweise im perivenösen Gewebe verläuft das Lymphgefäßsystem, das zusätzlich noch im subpleuralen Raum und in den interlobulären Septen entwickelt ist (s. Kapitel „Normale Röntgenanatomie"). Der intralobuläre Teil ist größtenteils frei von Lymphgefäßen.

Das interstitielle Gewebe ist normalerweise im Röntgenbild nicht zu erkennen, erst Prozesse, die zu einer Volumenzunahme führen, bringen es zur Darstellung. Die wichtigsten Prozesse des Lungeninterstitiums sind in folgender Aufstellung zusammengefaßt:

I. Ödeme des Lungengerüstes.
  a) Interstitielles Ödem bei Lymphabflußbehinderung.
  b) Interstitielles Ödem bei Erhöhung des Venen- und Capillardruckes.
  c) Interstitielles Ödem bei erhöhter Capillarpermeabilität.
  d) Folgezustände interstitieller Ödeme: Interstitielle Fibrose und Induration.

II. Entzündliche Lungengerüstprozesse.
  a) Interstitielle plasmacelluläre Pneumonie.
  b) Interstitielle Pneumonie bei Virus- und Rickettsienerkrankungen.
  c) Interstitielle bakterielle Pneumonie.
  d) Interstitielle Prozesse bei Tuberkulose, vor allem chronischer Miliartuberkulose.
  e) Interstitielle Veränderungen beim Morbus Boeck (Infiltration und Fibrose).
  f) Interstitielle Prozesse bei Lues.
  g) Diffuse progressive interstitielle Lungenfibrose (Hamman-Rich-Syndrom).
  h) Sekundäre Wabenlunge, muskuläre Lungencirrhose.

III. Kollagenkrankheiten des Lungengerüstes.
  a) Panarteriitis nodosa.
  b) Lungengerüstveränderungen bei Sklerodermie.
  c) Lungengerüstveränderungen bei Dermatomyositis.
  d) Lungengerüstveränderungen bei Lupus erythematodes.
  e) Rheumatische Pneumonie.

IV. Nicht entzündliche Lungengerüstprozesse.
  a) Staublungen (Silikose, Mischstaublunge, Berylliose, Asbestose, Aluminiose, Talkose, Siderose).
  b) Strahlenpneumonitis und Strahlenfibrose.
  c) Speicherkrankheiten (Eosinophile Granulomatose, Morbus Hand-Schüller-Christian, Morbus Abt-Letterer-Siewe).

V. Maligne interstitielle Infiltration (Lymphangosis carcinomatosa, sarkomatosa, lymphogranulomatosa, leukaemica).

Umschriebene Verdichtungen des Interstitiums. Die vorwiegend extraalveolären Entzündungen, die bei einem Teil der Virusinfektionen im Vordergrund stehen, sind durch eine diffuse Verschleierung, transparente Trübung und verwaschene, netzförmig-streifige Verschattungen gekennzeichnet (Abb. 23). Diese werden vor allem durch eine allgemeine Einengung der Alveolarräume durch die verbreiterten intralobulären Septen bedingt. Bei der Rückbildung ruft das verdickte Septensystem im Überlagerungs- und Summationsbild eine verstärkte netzförmige Struktur (Retikulation) hervor. Die verbreiterten interlobulären Septen treten als feinstreifige Strukturen in Erscheinung und das angeschwollene peribronchiale und perivasculäre Gewebe führt zu einer Verbreiterung und unscharfen Begrenzung der Gefäßschatten. Leukämische und tumoröse Infiltrationen können ähnliche Bilder hervorrufen (Abb. 24). Nicht resorbierte Exsudate und Transudate werden bindegewebig umgewandelt und führen zur Einengung und zum Untergang von Alveolen mit Narbenbildung und sekundärem Emphysem. Die Folge ist eine streifige Strukturvermehrung im geschrumpften Lungenbezirk mit perifocalem Emphysem.

Die *interlobulären Septen* stellen sich besonders gut im costodiaphragmalen Winkel als Septumlinien oder B-Linien nach Kerley dar (Abb. 25). Aber auch im vorderen Teil des Mittel- und Unterlappens treten sie bei ihrer Verdickung als feine Strich- und Streifenschatten hervor. Weniger deutlich sind sie im Oberlappen als hilusgerichtete Strichschatten (A-Linien nach Kerley) zu erkennen (Abb. 26). Die Verdickung und Verbreiterung der interlobulären Septen wird vor allem bei Ödemen, Lymphstauungen, malignen Infiltrationen und Fibrosen beobachtet. Entzündungen der Pleura greifen gern auf dieses Gewebe über. Entzündliche und ödematöse Veränderungen kommen gleichzeitig und nacheinander vor. Sie sind nicht immer sicher von fibrösen Narbenbildungen im Röntgenbild zu unterscheiden. Differentialdiagnostisch müssen die peripheren Septumlinien von pleuralen Verdickungen, geschrumpften lobulären und sublobulären Atelektasen getrennt werden (Heuck).

Die Veränderungen des *peribronchialen Zwischengewebes* sind oft die Folge von Entzündungen der Bronchuswand und der bronchusnahen Alveolen, von Lymphstauungen, Mykosen, Tumorinfiltrierungen und Fibrosen. Da das interstitielle Gewebe hiluswärts zunimmt, erscheint bei den genannten Veränderungen die Strukturzeichnung um die Gefäße und Bronchien im Lungenkern im Röntgenbild verstärkt (Abb. 27). Zum Teil kommen diese Veränderungen infolge eines gleichzeitigen Emphysems nicht zur Darstellung.

Behinderungen des Lymphabflusses, die Folge einer Verlegung größerer Lymphknotengebiete sind, werden verhältnismäßig selten im Röntgenbild beobachtet, da zahlreiche Anastomosen zwischen den zentralen Lymphgefäßen bestehen.

Umschriebene Lymphstauungen treten als feine weiche, um die Bronchien und Gefäße angeordnete Begleitschatten auf. Sie reichen weit in die Peripherie und nehmen nach zentral an Intensität zu. Die interlobulären und intersegmentalen Septen können verdichtet werden und A- und B-Linien auftreten. Bei der Lymphangosis carcinomatosa bestehen tumoröse Infiltrierung und Ödeme häufig gleichzeitig (STENDER und SCHERMULY).

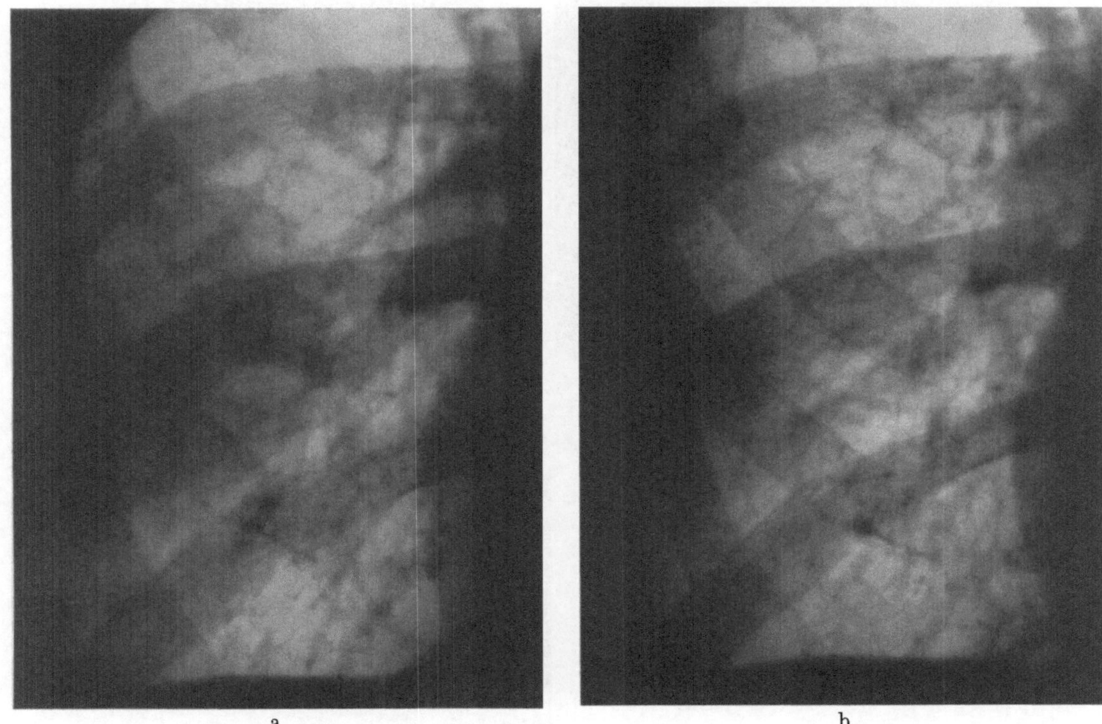

Abb. 23a u. b. a Diffuse Verschleierung bei Ornithosepneumonie. b 11 Tage später: Rückbildungsphase, fein-streifige, grob-netzförmige Lungenstruktur

Diffus verteilte Verdichtungen im Interstitium. Ausgedehnte *interstitielle Pneumonien* treten vor allem bei Virusinfektionen (Ornithose, Grippe und Q-Fieber) auf (Abb. 28). Sie zeigen häufig flächenhafte und ungleichmäßig verteilte transparente Trübungen.

Interstitielle Ödeme werden bei Druckerhöhungen in den Lungenvenen und -capillaren bei Herzfehlern, bei Versagen des linken Ventrikels und bei mechanischen Abflußhindernissen im venösen Pulmonalisschenkel infolge Herztumoren oder Thrombosen, durch Lymphstauungen bei Lymphabflußblockade im Hilus und Mediastinum und durch Störungen der Capillarpermeabilität hervorgerufen. Die vorwiegende Beschränkung der Transudation bei chronischen Herzerkrankungen auf das Interstitium, d. h. den extraalveolären Raum, wird durch die Verdickung der Alveolarwände bei chronischer Lungenstauung begünstigt. Das interstitielle Ödem ist die Folge einer Störung des Gleichgewichtes zwischen der Ausscheidung und dem Abtransport der Gewebsflüssigkeit.

Das Röntgenbild des interstitiellen Ödems ist charakterisiert durch unscharfe Konturen der Gefäßschatten, Trübungen der perihilären interstitiumreichen Bezirke und durch Septumlinien (Abb. 29). Bei einem Teil finden sich kleine Winkelergüsse (STENDER, SCHERMULY). Die Septumlinien gehen dem Erguß zum Teil voraus, zum Teil folgen sie ihm nach.

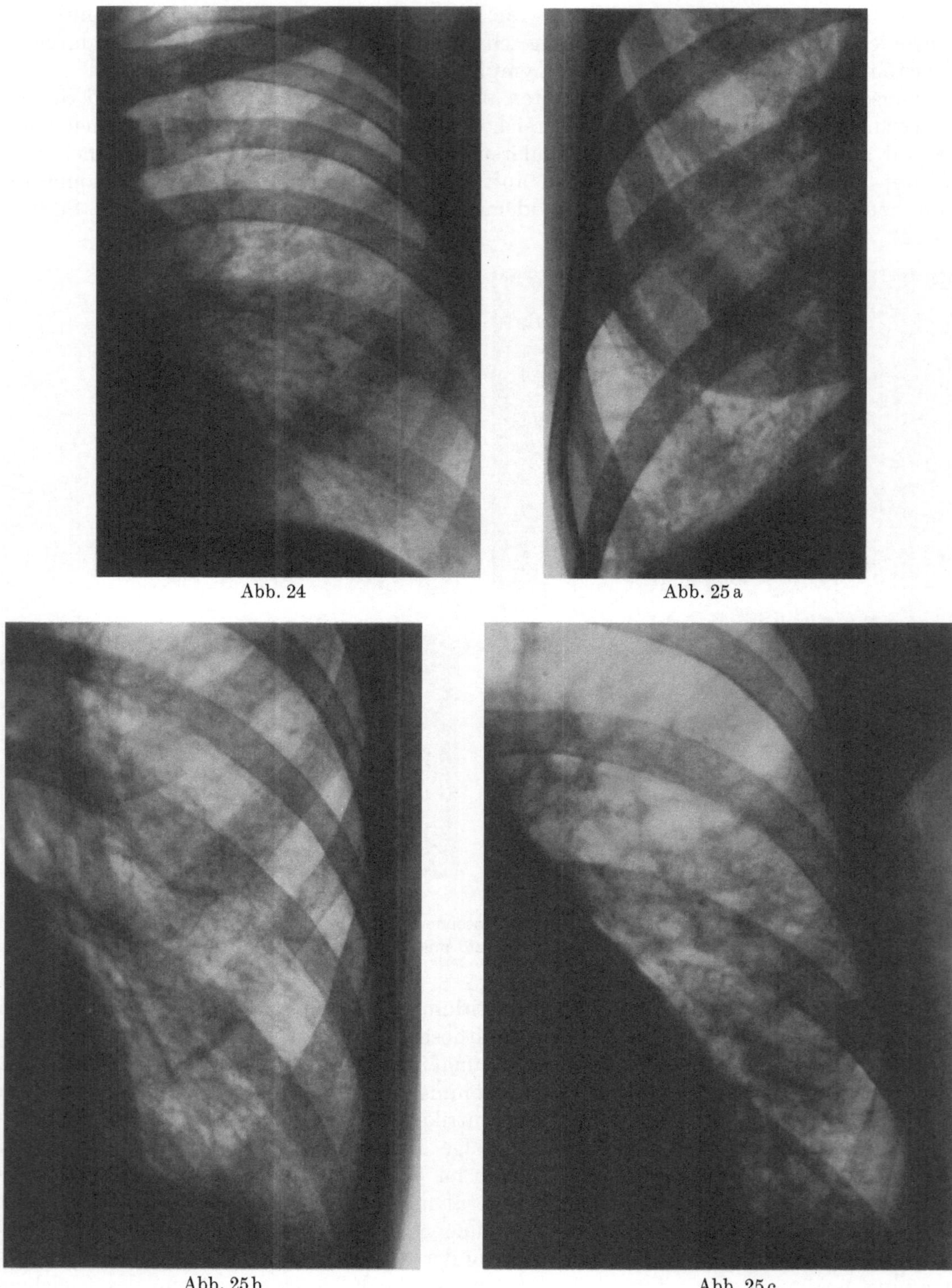

Abb. 24 Abb. 25a

Abb. 25b Abb. 25c

Abb. 24. Interstitielle leukämische Infiltration im peribronchialen und perivasculären Zwischengewebe und im intralobulären Gerüst

Abb. 25a—c. Interlobäre Septumlinien und Vermehrung der interstitiellen Strukturen bei verschiedenen Lungenprozessen. a Costodiaphragmale Septumlinien und Vermehrung der peribronchialen und perivasculären Strukturen bei interstitiellem Lungenödem. b Verdickung der interlobulären Septen und Vermehrung der interstitiellen Struktur bei Silikose. c Carcinomatöse Infiltration in den interlobulären Septen und im übrigen Interstitium

Tumoren können diffus das Interstitium infiltrieren und ein Bild hervorrufen, das einem Ödem sehr ähnlich ist (s. Abb. 30c). Die charakteristischen Strukturen sind hierbei in der Regel aber ungleichmäßiger. Begleitende Lymphstauungen rufen häufig eine Homogenisierung des Bildes hervor.

Diffus verteilte, herdförmige, interstitielle Prozesse finden sich im intralobulären Zwischengewebe bei miliaren Pneumonien, Miliartuberkulose, Sarkoidose, Granulomatosen, rheumatischer Erkrankung und Pneumokoniosen. Je nach der im Vordergrund stehenden Gewebsreaktion erscheinen sie im Röntgenbild als miliare bis feinfleckige Ver-

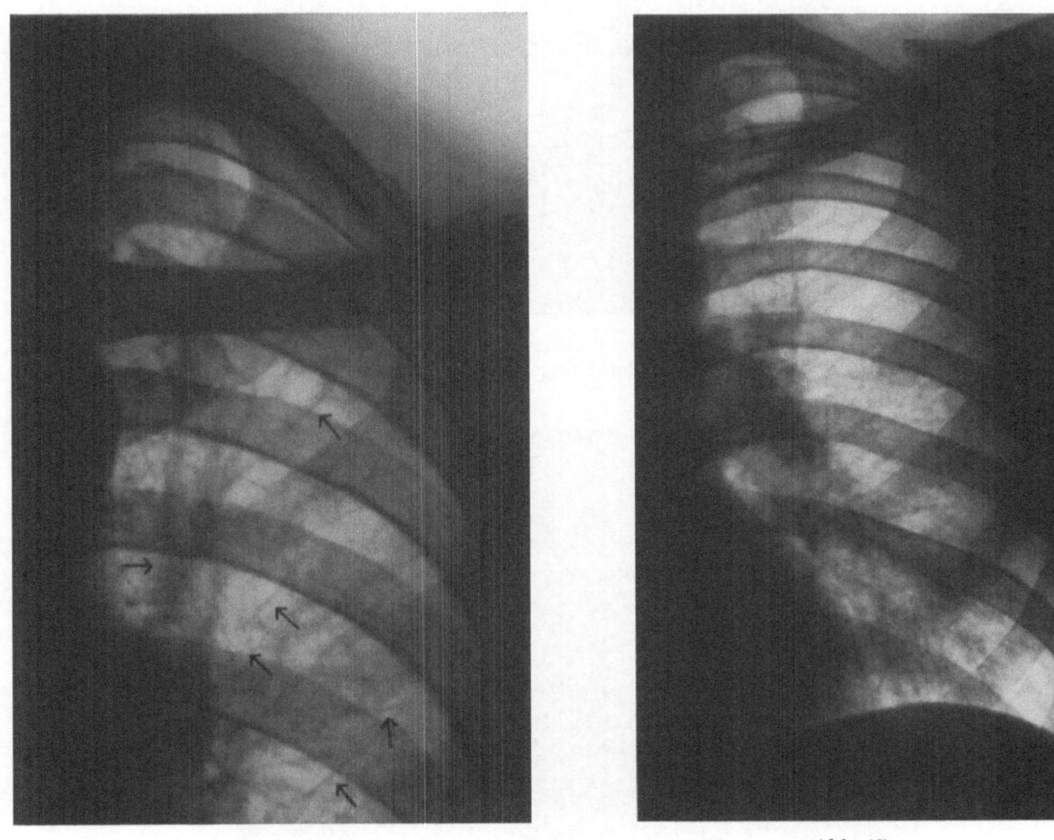

Abb. 26 Abb. 27

Abb. 26. Verdickung der interlobulären Septen im Oberlappen, A-Linien nach KERLEY

Abb. 27. Verdichtung des peribronchialen und teils perivasculären Gewebes bei entzündlichem Prozeß

dichtungen, oder auch durch netzförmig-streifige Strukturen (Retikulation) (Abb. 30). Wenn die reaktiv-bindegewebige Komponente bei den kleinen Herden in den Vordergrund tritt, haben sie häufig einen mehr sternförmigen Charakter. Wenn die interstitiellen Herde in größerem Umfang auch zu einer Verdichtung der Alveolen führen und durch bindegewebige Schrumpfung Alveolargebiete einengen, treten im Röntgenbild meist ungleichmäßig angeordnete, gröbere Herdschatten oder grob-maschige bis wabige Strukturen infolge eines sekundären perifocalen Emphysems auf. Diese Vorgänge sind meist der Ausdruck einer Fibrose (Abb. 31, 32).

Die *Gerüstfibrose* (UEHLINGER) stellt eine weitgehende uniforme Reaktion des mesenchymalen Anteiles des Lungengewebes dar. Sie wird im Verlauf einer Vielzahl von Erkrankungen beobachtet, so bei der Sarkoidose, Tuberkulose, Histoplasmose, tuberösen Sklerose, Sklerodermie, „rheumatoiden Arthritis", Periarteriitis, Hämosiderose, Lymphangosis carcinomatosa, dem Lupus erythematodes, bei Pankreasfibrosen, Bronchiolitiden,

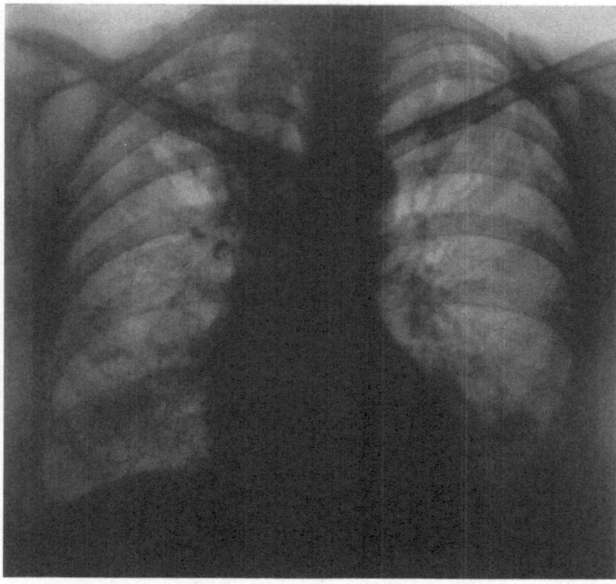

Abb. 28. Weiche, streifig durchzogene Trübungen in beiden cranialen und basalen Lungenhälften mit einzelnen fleckig konfluierenden Herden in beiden Unterlappen bei ausgedehnter Grippepneumonie

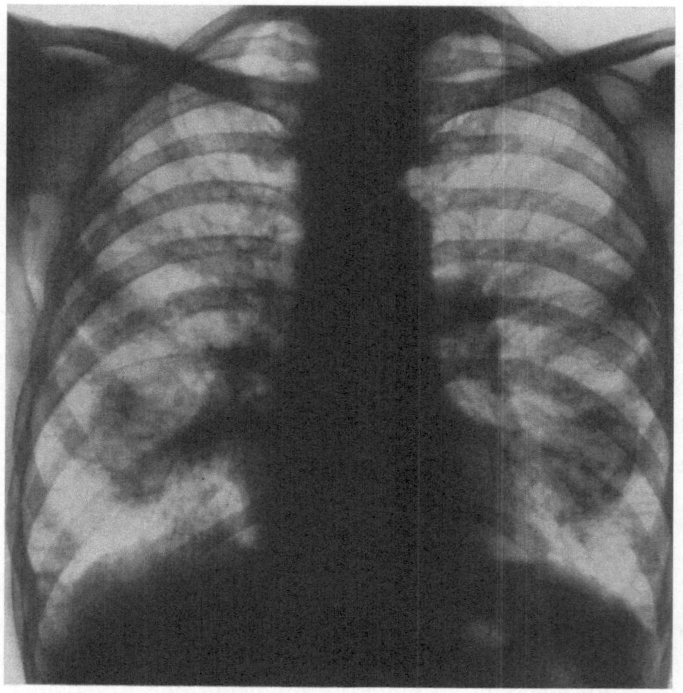

Abb. 29. Interstitielles Ödem mit A- und B-Linien, peribronchialem und perivasculärem sowie subpleuralem Ödem. Kleine Winkelexsudate

verschiedenen Granulomatosen, eosinophilen xanthomatösen Granulomen und bei dem ätiologisch ungeklärten Hamman-Rich-Syndrom (Hamman und Rich; Scadding; Gough; Lodge; Uehlinger und Schoch; Meessen; Grosse-Brockhoff; Ellman und Ball; Cruickshank).

Die Bindegewebsbildung beginnt meist in den Alveolarsepten, seltener geht sie im Gefolge einer Bronchiolitis von der Wand der Bronchiolen und den angrenzenden Alveo-

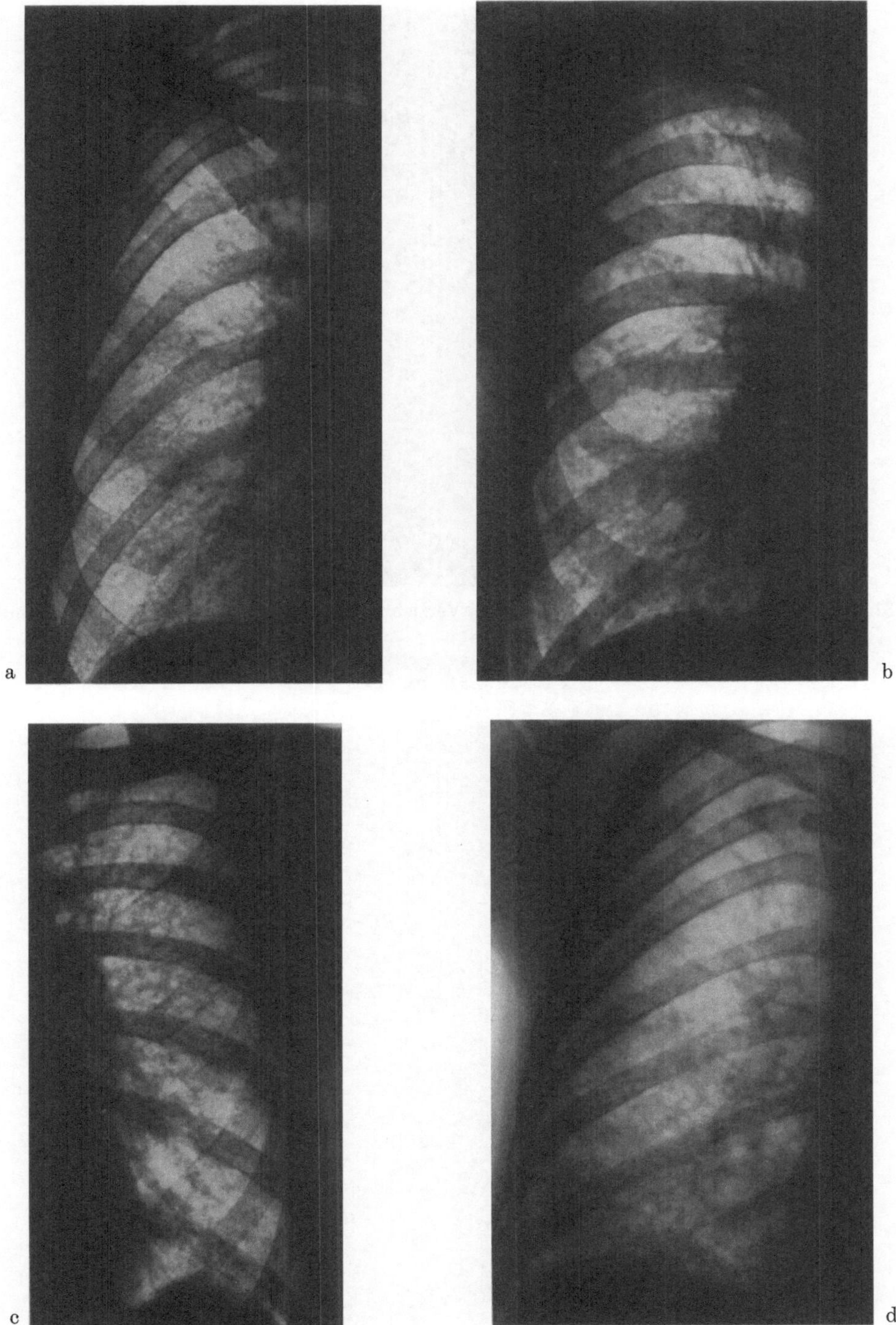

Abb. 30a—d. Erscheinungsformen verschiedener interstitieller Veränderungen. a Feine Vermehrung der Netzstruktur bei Silikose. b Allgemeine Strukturvergröberung mit einzelnen herdförmigen Verdichtungen bei Reticulo-Histiocytose. c Unregelmäßige Vermehrung und Vergröberung der Struktur bei Lymphangosis carcinomatosa. d Grobe netzförmige Strukturvermehrung im rechten Mittel- und Untergeschoß infolge Lungenfibrose bei Sklerodermie

larsepten aus. Bei einigen Granulomatosen folgt die Fibrosierung der peripher weiterfortschreitenden Knötchenbildung nach (Schermuly). Die Folgen der Bindegewebsbildung sind einerseits Einengung und Untergang von Alveolen im Narbengebiet und andererseits die

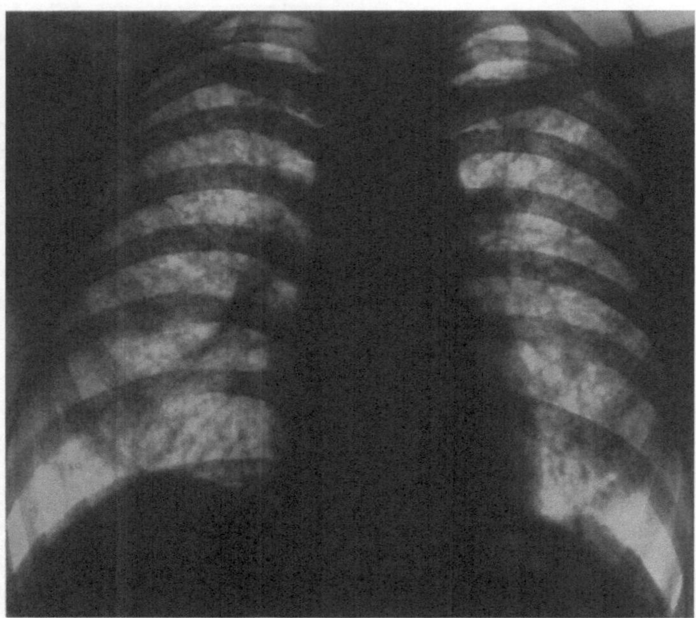

Abb. 31. Morbus Boeck mit interstitieller Fibrose, Verziehung der Gefäße und Hili infolge Schrumpfung

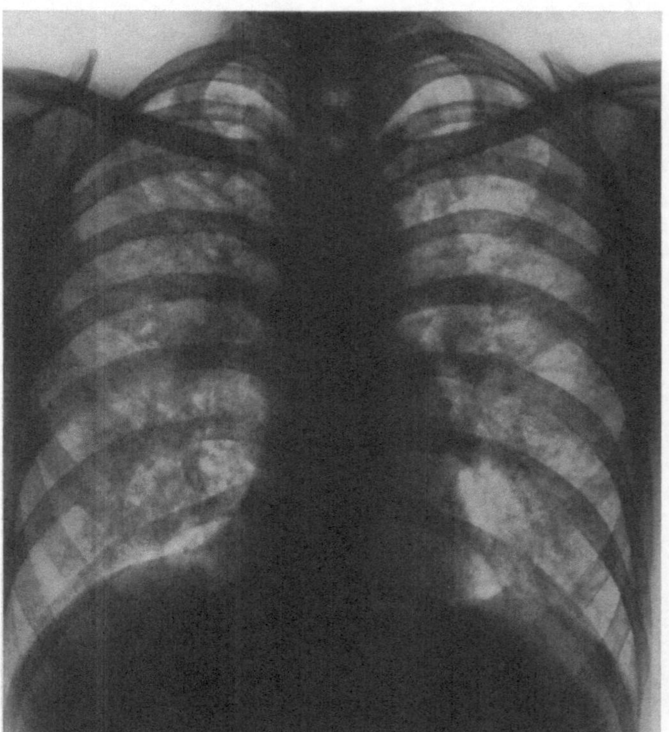

Abb. 32. Ausgedehnte interstitielle Fibrose mit Schrumpfungen und Verziehungen der Gefäße und Hili. Umschriebene Aufhellungen durch Emphysemblasen. Berylliose

Ausweitung von Bronchiolen (Bronchiolektasien), ein broncho-alveoläres Emphysem und eine Vermehrung der Bronchialmuskulatur. Die Spätformen des fibrotischen Umbaues bilden, soweit nicht der Grundkrankheit eigene Faktoren die Entwicklung bestimmen, die sekundäre Wabenlunge (Uehlinger), die Lungencirrhose (Meessen; Grosse-Brockhoff) oder die Honey comb lung (Oswald und Parkinson).

Die interstitielle Fibrose tritt im Röntgenbild allgemein als vermehrte reticuläre und streifige Grundzeichnung in Erscheinung. Mit dem Fortschreiten der Bindegewebsbildung, dem Untergang von Alveolen und dem Auftreten von Schrumpfungen wird die Strukturzeichnung derber, schärfer konturiert und im ganzen ungleichmäßiger. Focale Emphyseme oder Cystenbildungen werden in Form wabiger Aufhellungen und z. T. auch als Randemphyseme eingestreut (FELSON; FLEISCHNER; MCDONALD und RABIN, UEHLINGER und SCHOCH; GROSSE-BROCKHOFF). Durch die Schrumpfungen werden die Gefäße verzogen und im Angiogramm fehlt der Capillarschleier als Folge der umfangreichen Zerstörungen im Bereich der Capillaren. Hinweise auf das Ausmaß der Schrumpfungen liefern die Verziehungen der Hili, des Mediastinums und des Zwerchfells (s. Abb. 31, 32). Ausgedehntere Schwielenbildungen treten bei den Mischstaublungen und der Sarkoidose auf. Während die pneumokoniotischen Schwielen, die bevorzugt im Segment 2 und 6 liegen, meist vom Hilus distanziert in der Mantelzone zu finden sind, zeigen die Konglomerate und massiven Fibrosen der Sarkoidose in der Regel eine Beziehung zum Hilus.

Die Verdickung der Alveolarsepten steht beim Hamman-Rich-Syndrom, bei der Asbestose und beim interstitiell wachsenden Alveolarzellcarcinom im Vordergrund. Der Gasaustausch wird hierdurch erheblich gestört (READ). Knötchenförmige Herde und Granulome bestimmen zunächst das Bild der Miliartuberkulose, der Sarkoidose und Silikose. Bei diesen Prozessen ist die Störung des Gasaustausches längere Zeit nur gering. Ein interstitielles Ödem und die Bildung abnormen Gewebes in den Lymphbahnen, im Interstitium und um die Bronchien und Gefäße führt zu einer stärkeren Herabsetzung der Dehnungsfähigkeit der Lunge (READ).

γ) Lungenverdichtungen durch Atelektase

Die Atelektase stellt einen Zustand aufgehobener Luftfüllung der Alveolarräume dar. Sie kann unterschiedlich große Lungenteile befallen. Folgende Formen werden unterschieden:

1. Das Volumen pulmonum diminutum oder die Dystelektase.
2. Die Entspannungsatelektase.
3. Die Kompressionsatelektase.
4. Die Obstruktionsatelektase.

Als Folgezustand kann sich die atelektatische Induration entwickeln (GIESE). Für die Gestaltung des Röntgenbildes ist das Wesentliche, daß die genannten Formen infolge der Belüftungs- und Durchblutungsstörung zu einer Verminderung oder zum völligen Verlust der Luft in den Alveolarräumen führen und mit einer Verkleinerung der betroffenen Lungenbezirke verbunden sind.

Dystelektatische Bezirke haben einen verminderten Luftgehalt. Sie sind weniger entfaltet und in der Regel blutreich. Sie werden häufig bei Ventilationsstörungen infolge cerebraler oder bulbärer Prozesse, bei Lähmungen der Atemmuskulatur und nach Brustkorbtraumen beobachtet. Sie erscheinen im Röntgenbild als diffuse Verschleierungen, in denen die Gefäßzeichnung teilweise durchscheint (Abb. 33). Bei der Angiographie ist die Durchflußzeit des Kontrastmittels verlängert (JACOBSON, RUBINSTEIN u. ESCHER). Dystelektasen können in Atelektasen übergehen (Abb. 34).

Die *Entspannungsatelektasen* treten auf, wenn die inspiratorische Luftfüllung der Alveolen infolge eines Pneumothorax oder eines Pleuraergusses, raumfordernder intrathorakaler Prozesse, bei Zwerchfellhochstand oder Zwerchfellähmung behindert ist. Sie liegen bevorzugt in der Lungenmantelzone. Das Röntgenbild zeigt die Verschleierung in den am meisten in der Entfaltung behinderten Bezirken. Der Lungenmantel wird bei den Entspannungsatelektasen innerhalb der betroffenen anatomischen Einheiten gegenüber dem Lungenkern deutlich bevorzugt.

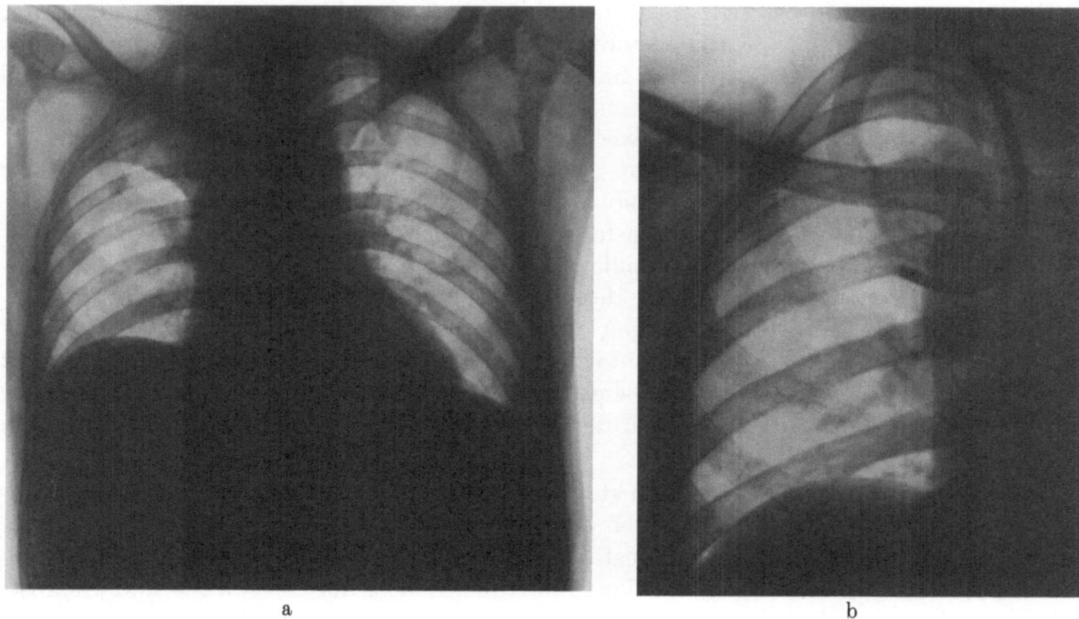

Abb. 33a u. b. a Dystelektase des rechten Oberlappens mit Hochrücken des kleinen Lappenspaltes infolge Oberlappenverkleinerung bei Poliomyelitis. Nach gezielter Sekretabsaugung keine Lappenentfaltung. b Entfaltung des Oberlappens im Anschluß an eine gezielte O_2-Insufflation durch einen Bronchuskatheter

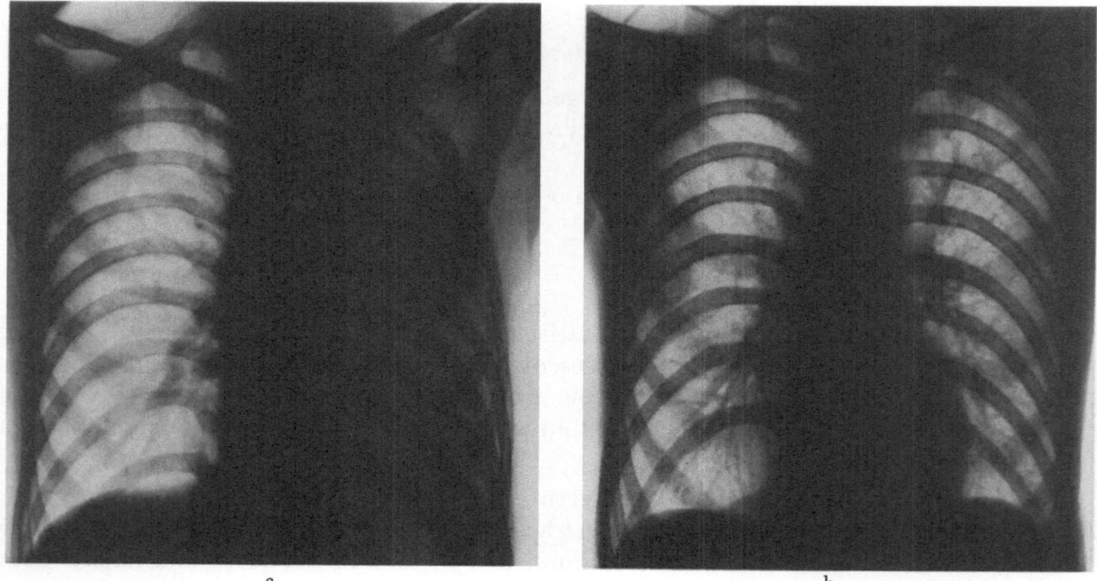

Abb. 34a u. b. a Totalatelektase des linken Ober- und Unterlappens mit erheblicher Abflachung des linken Thoraxraumes und Verlagerung des Mediastinums nach links sowie Zwerchfellhochstand bei Poliomyelitis. Nach Sekretabsaugung keine Entfaltung der linken Lungenhälfte. b Erst nach Überdruckatmung entfalten sich der linke Ober- und Unterlappen

Der Luftgehalt der Alveolen wird durch *Kompression* in den verkleinerten Lungenarealen herabgesetzt. Bei der Gestaltung des Röntgenbildes kommt diesen Atelektasen vor allem Bedeutung zu, wenn sie als atelektatischer Saum um intrapulmonale Herde liegen und hier eine unscharfe Begrenzung oder einen Randwall hervorrufen, wie es bei Blähkavernen, entzündlichen sowie gutartigen und bösartigen Tumorherden, bei unter Spannung stehenden Cysten und bei Emphysemblasen der Fall sein kann. Die Kompres-

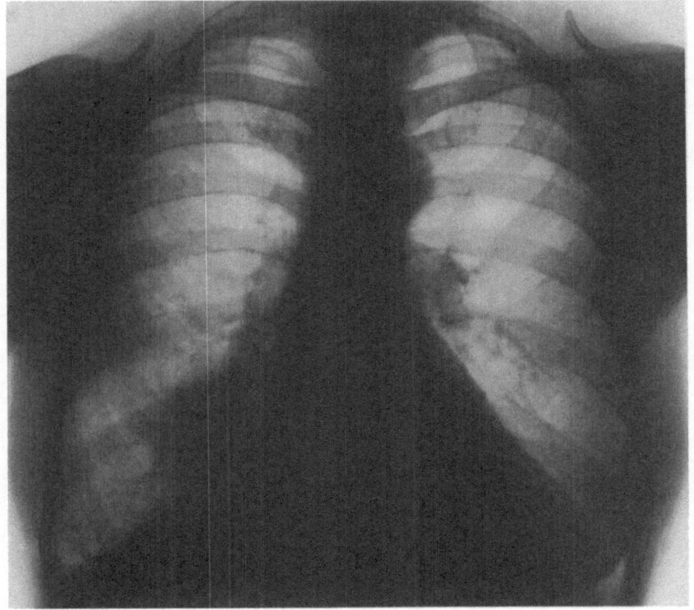

a

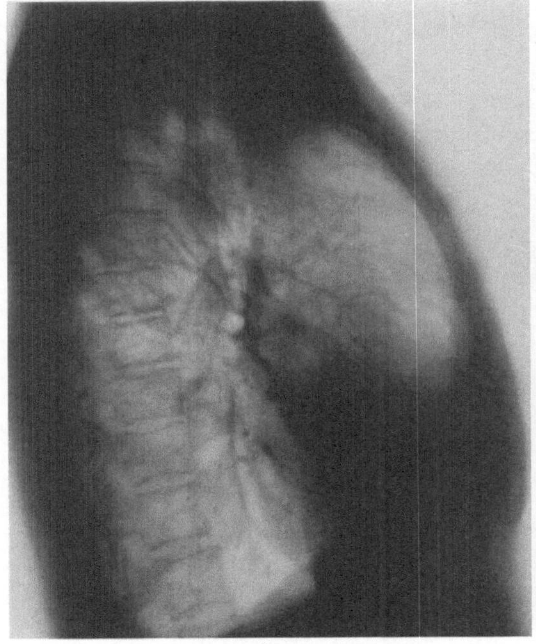

b

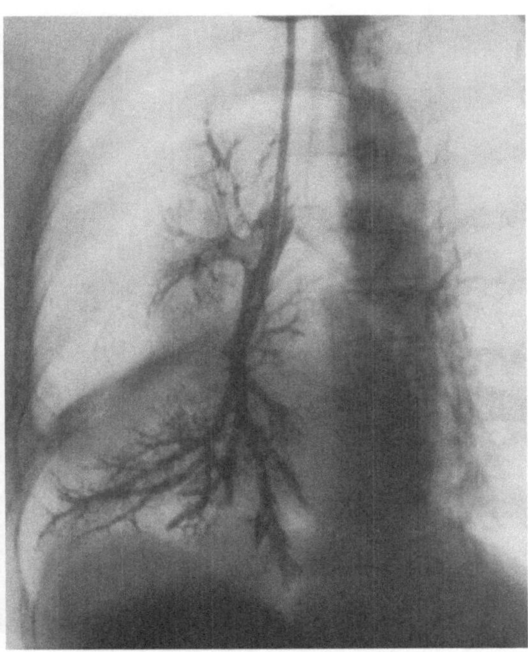

c

Abb. 35a—c. a u. b Übersichtsbilder im sagittalen und frontalen Strahlengang. Atelektase des rechten Mittellappens mit Lappenverkleinerung. c Bronchogramm. Totaler Verschluß des Mittellappenbronchus durch ein Bronchuscarcinom

sionsatelektasen sind nach GIESE nicht gut rückbildungsfähig, da sich in der Druckzone häufig Fibrosen entwickeln.

Die bisher aufgeführten Atelektasen einschließlich des massiven Lungenkollapses sind nicht selten mit einer Obstruktion im Bereich der Bronchien kombiniert. Der *Bronchusobstruktion* kommt in der Atelektaseentstehung allgemein die überragende Bedeutung zu (Abb. 35, 36, 37). Eine Bronchusstenose oder ein vollständiger Bronchusverschluß können durch Prozesse, die von der Bronchuswand ausgehen, wie maligne und benigne

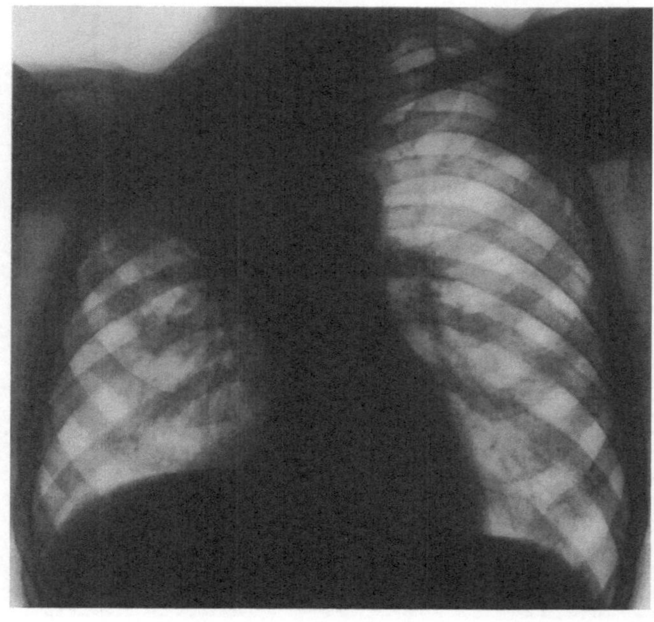

a

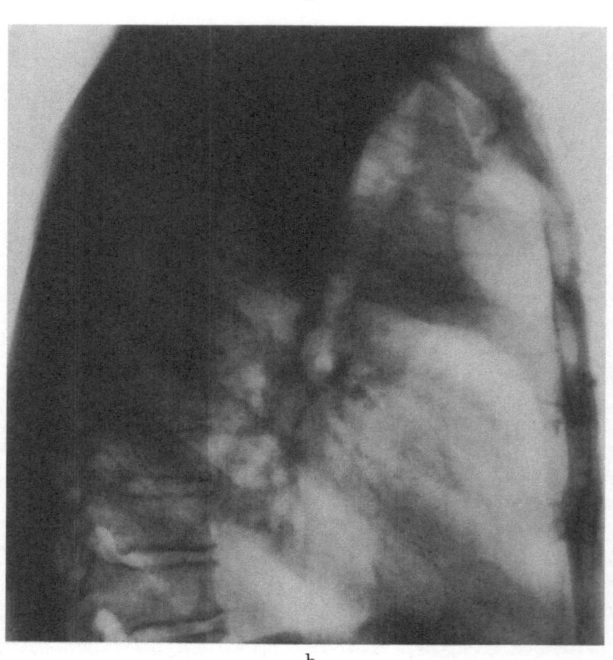

b

Abb. 36a—d. a u. b Übersichtsbilder im sagittalen und frontalen Strahlengang. Atelektase des rechten Oberlappens bei Verschluß des Oberlappenbronchus durch ein Carcinom. Retraktion des Oberlappens nach apico mediastinal. c u. d Zusätzliche Atelektase des rechten Mittellappens mit Mittellappenbronchusverschluß durch Lymphknotenmetastasen. Retraktion des Mittellappens vorwiegend nach mediastinal

Bronchustumoren, tuberkulöse Lymphknoteneinbrüche und proliferative Entzündungen und Narbenbildungen, hervorgerufen werden. Aber auch von außen kommende Veränderungen, wie tumoröse oder entzündliche, granulomatöse und silikotische Lymphknotenprozesse oder Verlagerungen des Bronchuslumens von innen durch Fremdkörper, Schleimpfröpfe oder Blutkoagula können die Bronchien verschließen.

Die Beeinträchtigung der Ventilation hängt bei der inkompletten Bronchuseinengung, der Stenose, von ihrer Konsistenz ab. Bei einer *starren* Stenose treten die physiologischen

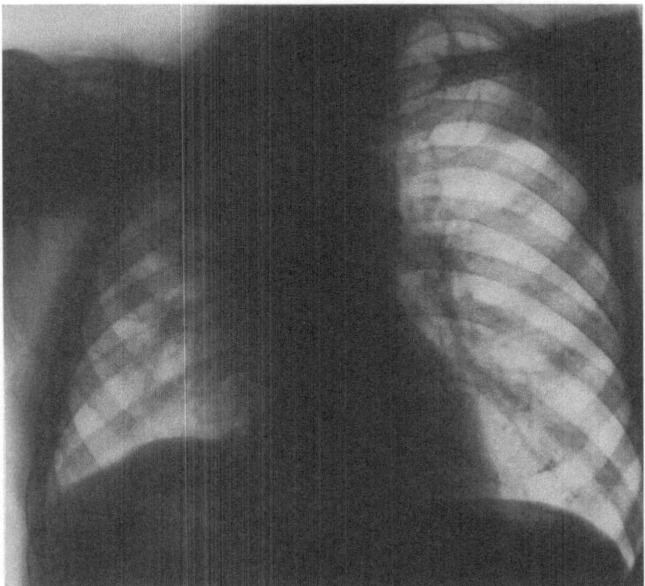

Abb. 36c

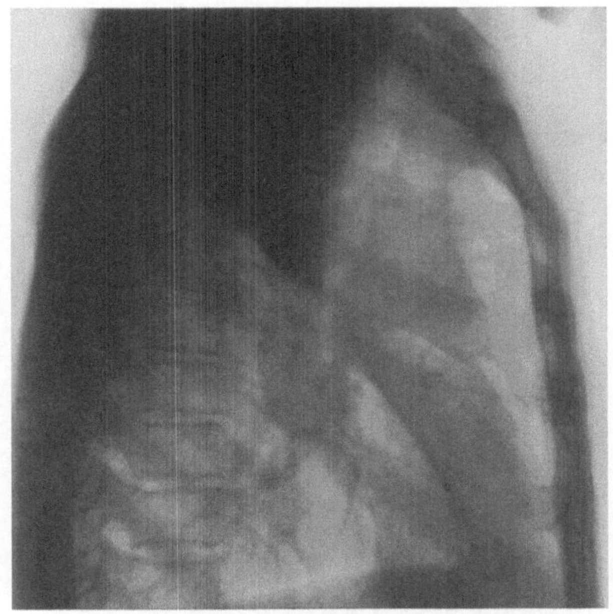

Abb. 36d

Schwankungen mit der Lumenerweiterung bei Inspiration und der -verengerung bei der Exspiration nicht mehr auf. Der Ein- und Austritt der Luft sind in gleicher Weise behindert, und es resultiert eine verminderte Belüftung unter dem Bilde einer Dystelektase oder Atelektase. Das Röntgenbild zeigt eine Verschleierung und Verkleinerung des betroffenen Areals mit zusammengerückten Gefäßen und Bronchien. Einige kleinere vikariierende Emphyseme können als fleckige Aufhellungen eingestreut sein (ANACKER).

Bei der Bronchographie dringt infolge des verminderten respiratorischen Soges das Kontrastmittel nur unvollständig in das betroffene Gebiet. Eine gezielte Auffüllung unter Druck ist daher zur Darstellung der Bronchien notwendig.

Bei der *elastischen Bronchusstenose* kann während der inspiratorischen Dehnung zwar noch Luft eindringen, exspiratorisch ist das Lumen aber weitgehend verlegt. Es besteht

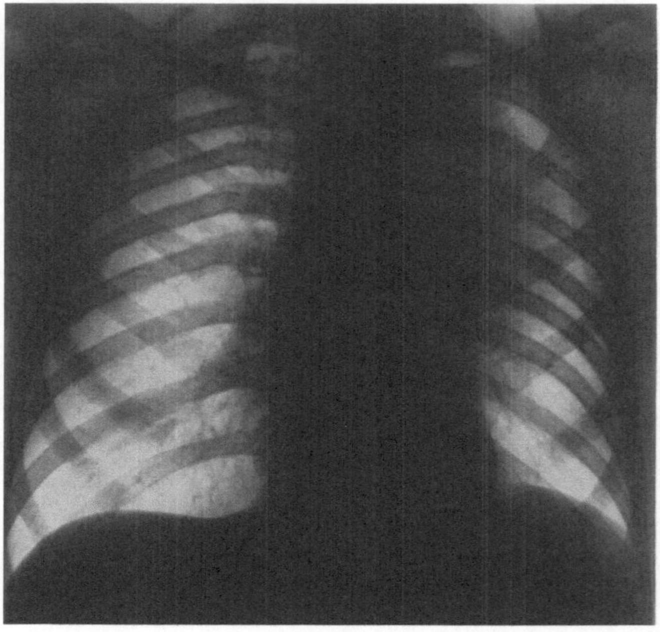

a

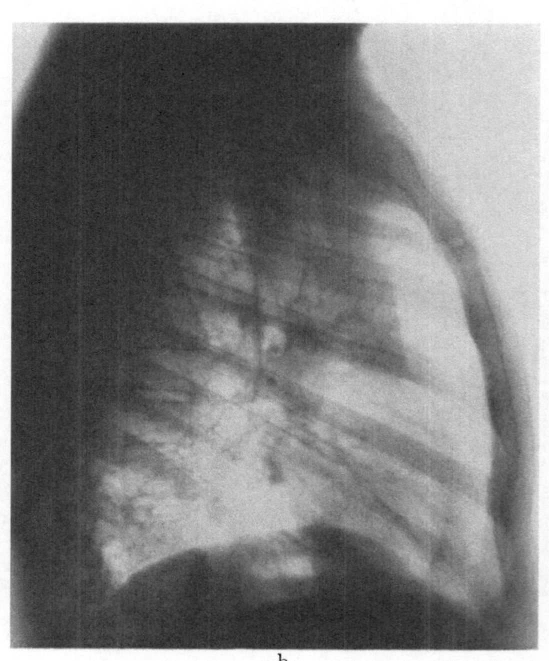

b

Abb. 37a u. b. Übersichtsbild im sagittalen und frontalen Strahlengang. Atelektase des linken Oberlappens mit Retraktion in Richtung Hilus

eine exspiratorische Ventilstenose mit Überblähung des an den Bronchus angeschlossenen Lungenbezirkes.

Die vollständige Verlegung eines Bronchus führt zum *Bronchusverschlußsyndrom*. Die Luftzufuhr ist gesperrt, und die hinter dem Verschluß gelegene Luft wird resorbiert. Die Alveolen kollabieren und legen sich mit ihren Wänden aneinander (Giese). Das Volumen ist verkleinert. Die Luft einer Alveole kann bei intakter Zirkulation in wenigen Minuten resorbiert werden. In einem Lappen dauert der Vorgang 24—48 h. Die Blutfüllung der luftleeren Zonen nimmt zu, und es kommt zur Transsudation in die Alveolen, d. h. zu

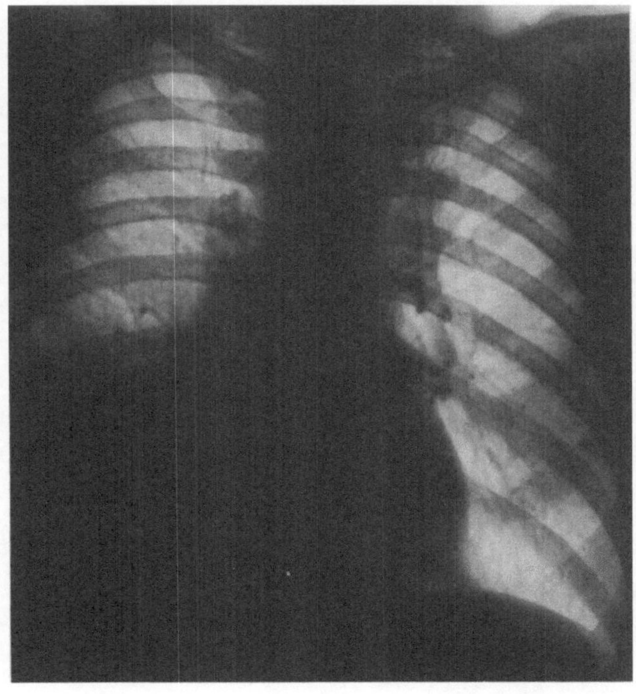

a

b c

Abb. 38a—c. a Übersichtsbild: Dichte Verschattung der basalen Segmente des rechten Unterlappens durch Atelektase bei Carcinom des Bronchus intermedius. b Seitliches Schichtbild. Die basalen Segmente sind dicht verschattet, S 6 ist lufthaltig. c Seitliches Bronchogramm. Verschluß des Zwischenbronchus. Der Mittellappenbronchus füllt sich noch auf. B 6 ist verschlossen. Auch bei gezielter Sondierung ist kein Vordringen des Kontrastmittels in diesen Bronchus zu erzielen. Die basalen Segmente sind dicht verschattet. S 6 ist lufthaltig als Folge einer kollateralen Ventilation

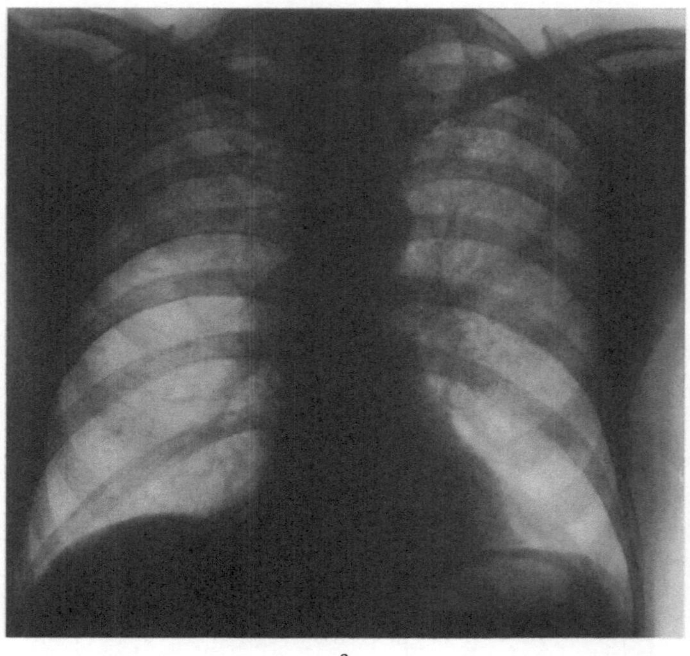

a

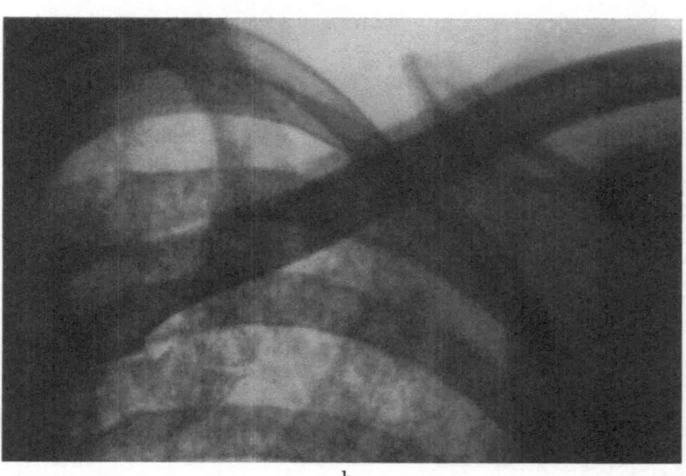

b

Abb. 39a—c. a Weich-fleckige Verdichtungen in beiden Obergeschossen infolge multipler kleiner Atelektasen nach Sägemehlaspiration. Der Patient war kopfüber in einen Sägemehlbunker gestürzt. b Ausschnitt des linken Spitzen- und Oberfeldes. c 1 Tag später: Weitgehende Rückbildung der fleckförmigen Atelektase. Streifenatelektase oberhalb des Zwerchfelles links

einem „atelektatischen Ödem" (Drinker, Giese). Die Lobulär- und Segmentgefäße sind in den Atelektasen enggestellt. Im Röntgenbild zeigt sich ein verkleinerter und homogen verschatteter Lungenbezirk, der in der Regel dem Versorgungsgebiet des betroffenen Bronchus entspricht. Lungenareale, deren zugehöriger Bronchus verlegt ist, werden z. T. aber auf kollateralem Wege ventiliert (Van Allen; Haag und Eisenreich; Schulze). Die Luft passiert dann infolge des Druckgefälles zwischen nichtbelüftetem und belüftetem Bezirk durch die Kohnschen Poren der Alveolarwände in den atelektatischen Bezirk und führt so zu einer mäßigen Luftauffüllung. Schwellung und Infiltration der Alveolarwände behindern die Luftpassage (Miller). Die kollaterale Ventilation kann im Lobulus und Segmentbereich wirksam werden. Zwischen den Lappen ist sie nur möglich, wenn Parenchymbrücken bestehen (Abb. 38). Im Röntgenbild führt sie zu einer weitgehenden Normalisierung der Transparenz. Der primär veränderte Bezirk bleibt aber in der Regel verkleinert. Bei einem Verschluß der Bronchien bis zur Lobulusgröße ist die kollaterale Ventilation allgemein wirksamer als bei der Verlegung von Bronchien höherer Ordnung. Wenn bei der kollateralen Ventilation zwar ein inspiratorisches Eindringen der Luft ermöglicht wird, exspiratorisch der Luftaustausch aber blockiert ist, entwickeln sich Emphysemblasen mit erheblichen Überblähungszonen (SANTE; CULINER und REICH).

Die Atelektasen sind längere Zeit rückbildungsfähig (SANTE). Durchblutungsstörung, Transsudation in den Alveolarraum und Aufstauung des Sekretes bilden aber einen günstigen Boden für Infektionen. Es kommt bei einem Teil der Atelektasen dann zu Obstruktionspneumonien. Wenn die Resorption gestört ist, tritt eine Karnifikation des Lungengewebes ein. Diese führt wie eine interstitielle Fibrose zu einer stärkeren Schrumpfung des atelektatischen Areals.

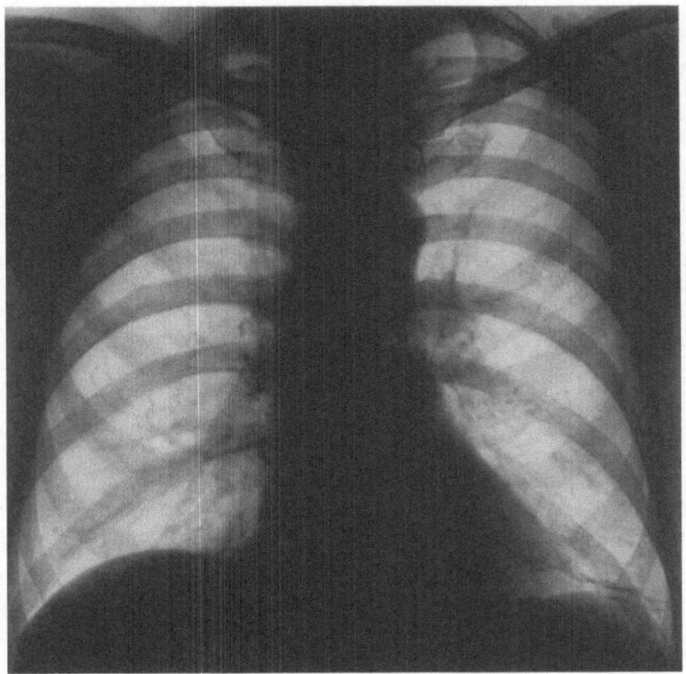

Abb. 39c

Umschriebene *herd- oder plattenförmige Atelektasen* treten vor allem bei Entzündungen und ödematösen Verengerungen der kleineren Bronchien und Bronchiolen auf. Bronchiolitiden sowie fibrinöse und allergische Bronchitiden können zu multiplen kleinen Atelektasen führen, die subpleural wesentlich dichter als im Lungenkern liegen. Auch kleine aspirierte Stoffe geringer Größe verschließen die kleinen Bronchien (Abb. 39). Die multiplen herdförmigen Atelektasen werden bevorzugt in schlechter belüfteten Lungenteilen (STRNAD) und in hypostatischen oder vasculär gestauten Gebieten (ZDANSKY; SCHERMULY) beobachtet. Sie erscheinen im Röntgenbild entweder als kleine, unscharfe Herdschatten oder bei deutlicher Retraktion als feine Strichschatten (FLEISCHNER; HEUCK). Lobuläre Atelektasen haben zunächst je nach Projektion eine mehr kegelförmige, längsovale oder rundliche Form und gehen mit zunehmender Schrumpfung über kegel- in plattenförmige Gebilde über. Wenn die Lobuli der subpleuralen Zone betroffen sind, bilden die lobulären Atelektasen kleine, der Pleura aufsitzende, mit der Spitze in Richtung Hilus zeigende Dreieckschatten. Mit zunehmender Schrumpfung nehmen sie in dem der Lunge zugewandten Teil streifenförmige Gestalt an. Einen allmählichen Gestaltwandel vom Dreiecksschatten zum plattenförmigen Gebilde oder zum Streifenschatten machen auch die Atelektasen der Lungenareale bis zur Segmentgröße durch (ESSER; FLEISCHNER; SIMON; HEUCK) (Abb. 41, 42).

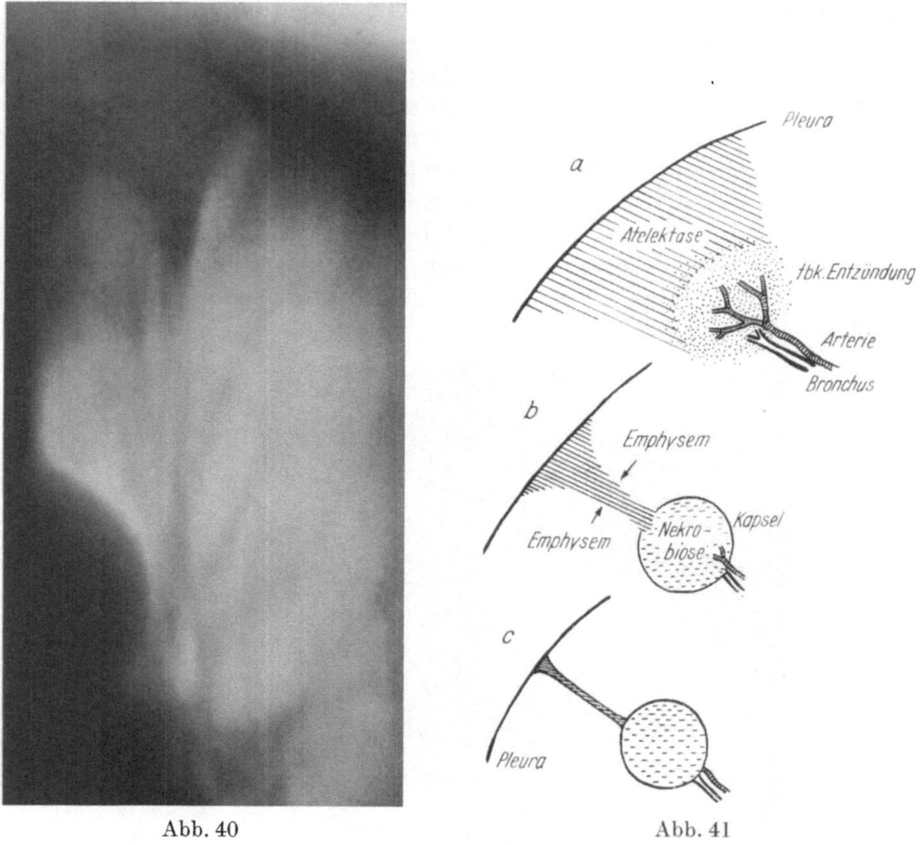

Abb. 40 Abb. 41

Abb. 40. Schichtbild des linken Obergeschosses. Kegelförmige Verdichtung der linken Spitze bei Bronchusverschluß infolge Bronchustuberkulose. Einziehung der Ränder der Atelektase

Abb. 41. Schematische Darstellung der Umformung einer Atelektase vom kegelförmigen Gebilde zu einer platten- bzw. strangförmigen Struktur bei gleichzeitiger Ausbildung eines tuberkulösen Rundherdes. (Nach Gürich)

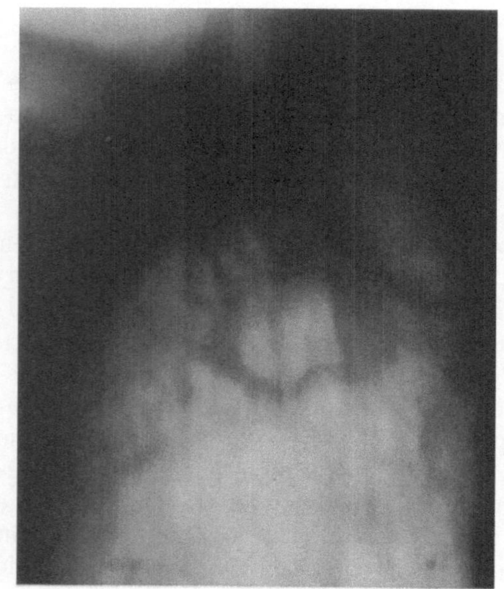

Abb. 42. Streifenförmige Atelektasen peripher von einer Caverne

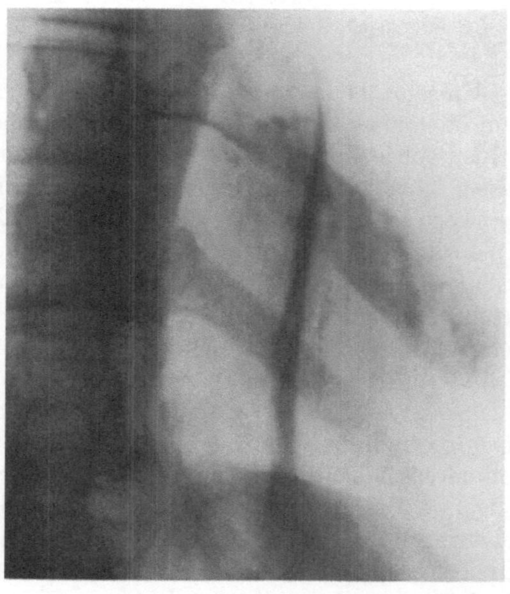

Abb. 43. Vertikal gestellt streifenförmige Atelektase in S 10

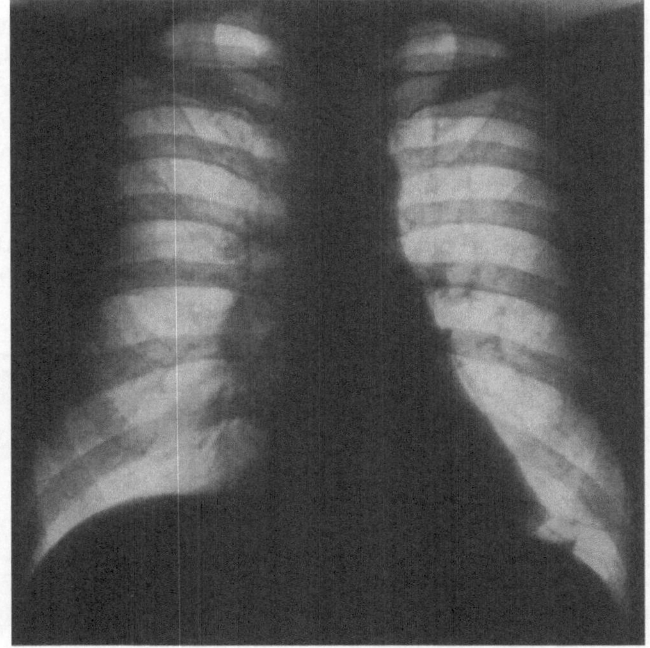

a

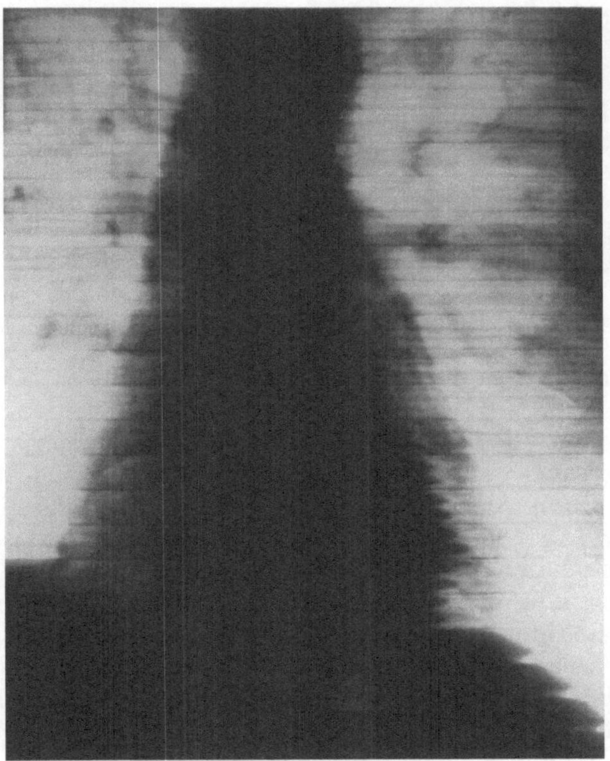

b

Abb. 44a u. b. Atelektatische Schrumpfung des linken Unterlappens. Der geschrumpfte linke Unterlappen überlagert den linken Herzrand. „Silhouettenzeichen". Aufgehellte linke Lungenseite mit atypischer Gefäßanordnung im Hilus und in der Lunge. b Die Überlagerung stellt sich bei leicht gedrehtem Kymogramm (b) deutlicher dar. Bronchogramm s. Abb. 111

Je nach der Verlaufsrichtung des ergriffenen Bronchus und der Lage des zugehörigen Lungengewebes, stehen die Platten- oder Streifenatelektasen mehr horizontal oder seltener vertikal. In den basalen Unterlappen liegen sie in den lateralen Subsegmenten horizontal, in den medialen mehr vertikal (Abb. 43). Atelektatische Schrumpfungen der Subsegmente und Segmente retrahieren sich über dreiecks- und bandförmige Gebilde auf das Mediastinum oder die interlobäre Pleura. Wenn die retrahierten Teile dem Herzen anliegen oder den Herzrand gering überragen, führen sie zu einer schmalen unscharf konturierten Auflagerung und rufen das „Silhouettenzeichen" hervor (Felson und Schoch) (Abb. 44). Der Hilus bildet einen der Fixpunkte bei der Retraktion von Lungengewebe. Die Schrumpfungsrichtung wird durch Pleuraadhäsionen modifiziert (Heckmann). Gerade in diesen Fällen wird der Hilus dann besonders stark verzogen. Auch die Lappen retrahieren sich am Drehpunkt im Hilus in Richtung Mediastinum (Esser; Longin; Zdansky). Der rechte Oberlappen wandert in apico-mediastinaler, der linke mehr in hilärer Richtung (Abb. 36, 37). Die vertikal gestellten Atelektasen, die durch interkurrente Bronchusokklusionen hervorgerufen werden, bilden sich in der Regel schneller zurück als die horizontalen, die größtenteils ebenfalls rückbildungsfähig sind. Nicht immer scheint bei Plattenatelektasen ein Bronchusverschluß vorzuliegen (Fleischner; Sturm). Heuck zeigt, daß außer einer Belüftungsstörung durch Bronchusverschluß auch umschriebene Durchblutungsstörungen broncho-arterieller Einheiten (Lobulus bis Subsegment) zu Streifenatelektasen führen können.

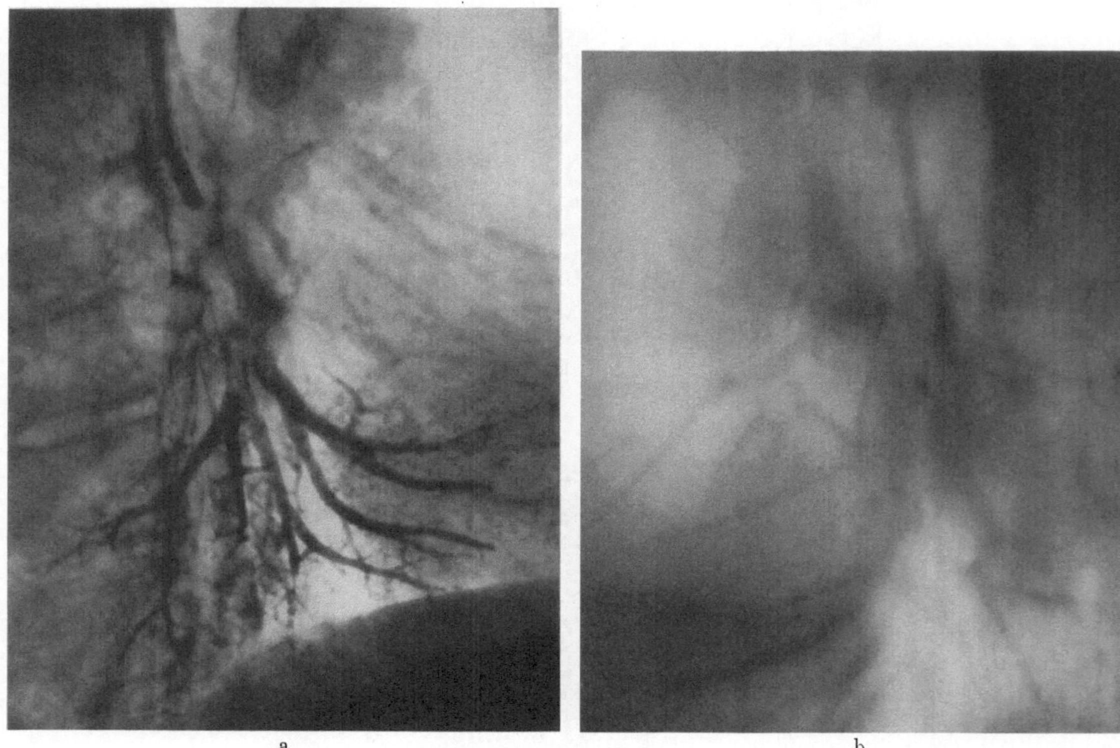

Abb. 45a u. b. a Bronchogramm: Verschluß des rechten Unterlappenbronchus durch polypösen Tumor mit Unterlappenatelektase. Überdehnung und stärkere Entfaltung der Äste des rechten Mittellappenbronchus. b Schichtbild: Atypische Anordnung der Gefäße des rechten Mittel- und Oberlappens

Die Streifenatelektasen müssen von den Septumlinien und von Verwachsungen umschriebener Lungenrandbezirke nach Pleuritiden (Schümmelfeder), feinen Pleuraschwarten und Gefäßthromben (Simon) unterschieden werden.

Folgen einer atelektatischen Schrumpfung. Die *Folge einer Atelektase* oder einer atelektatischen Schrumpfung eines größeren Lungenbezirkes sind am umgebenden Gewebe vor allen Dingen an den im Röntgenbild gut zu erkennenden Gefäßen nachzuweisen. Die Gefäße sind auf die verkleinerte Zone hin verlagert. Bei Schrumpfung von Gebieten, die die Größe eines Subsegmentes überschreiten, sind vor allem die intersubsegmental und intersegmental gelegenen Venen in Richtung auf den verkleinerten Lungenbezirk verlagert. Wenn ein verkleinertes Lungenareal wieder beatmet wird, so sind die Gefäße in diesem Bezirk aneinandergerückt und pro Gewebeeinheit vermehrt. Bei fortschreitender Volumenverminderung des atelektatischen Gebietes entwickelt sich ein Emphysem der umgebenden Lungenteile (Abb. 44). Wenn mehrere Segmente oder Lappen atelektatisch geschrumpft sind, ist der Gefäßbaum je nach den ergriffenen Abschnitten in charakteristischer Weise verändert (Lodge; Bolt; Rink; Löhr). Während die Gefäße und Bronchien im atelektatischen oder dystelektatischen Bezirk gerafft oder zusammengerückt

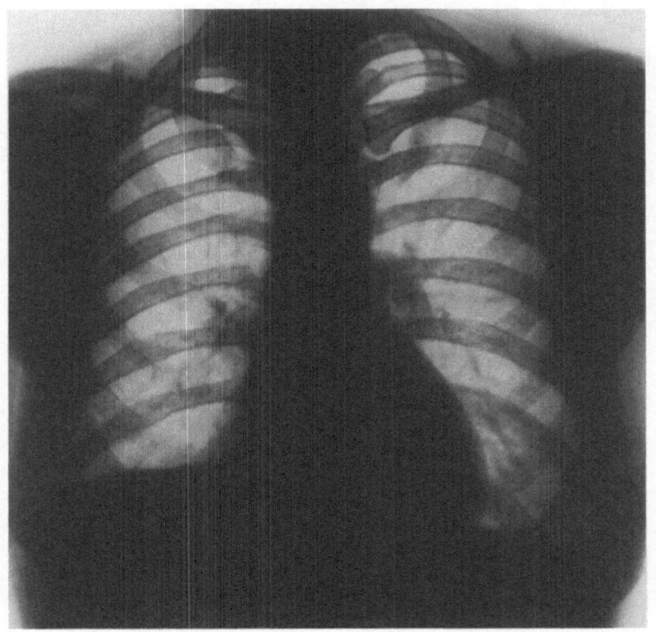

Abb. 46. Amputationszeichen am rechten Hilus bei völliger Schrumpfung des rechten Mittel- und Unterlappens. Die 2 cm breite Verdichtung paracardial entspricht dem geschrumpften rechten Mittel- und Unterlappen. Verminderte Gefäßstruktur der rechten Lungenhälfte, die nur vom rechten Oberlappen gebildet wird

sind, erscheinen sie in den sekundär überblähten Teilen auseinandergerückt, entfächert, verlagert und meist verschmälert (Abb. 45). Die Gefäßanordnung im Hilus ist in typischer Weise verändert und bei einem Teil ist der Hilus mit den größeren Gefäßstämmen verzogen.

Bei atelektatischen Schrumpfungen des Oberlappens erscheint der obere Hiluspol amputiert (s. Abb. 16). Die nach apical und lateral gerichteten Gefäße sind stark vermindert. Die tiefe Oberlappenvene, die im mittleren Drittel in den Hilus eintritt, wird vermißt. Ein ähnliches *Amputationsphänomen* wird auch bei starken Schrumpfungen der Unterlappen beobachtet (Twinning). Die zahlreichen kräftigen Gefäße der basalen Abschnitte werden vermißt (s. Abb. 20) und vor allem im rechten Hilus stellt sich die kräftige Hilusarterie, die Arteria intermedia, nicht in typischer Weise dar (Abb. 46). Die in Richtung zum linken Vorhof ziehenden großen Venen fehlen. Die Verteilung und Anordnung der Arterien und Venen der betroffenen Seiten sind atypisch, die Gefäße selbst sind bei deutlicher Überblähung der beatmeten Teile verschmälert (Abb. 44). Die Schichtuntersuchung in zwei Ebenen und die Bronchographie erlauben in der Regel eine Analyse des Gefäßbildes und eine Festlegung des geschrumpften Lungenteiles.

Als Folge der Volumenverkleinerung ist der Interlobärspalt verlagert und oft nicht darstellbar. Das Zwerchfell steht auf der erkrankten Seite in der Regel mäßig höher und ist in seiner Beweglichkeit eingeschränkt. Auch das Mediastinum ist leicht zur betreffenden Seite hin verlagert. Diese Verlagerung des Mittelschattens kann bei der Atmung infolge stärkerer inspiratorischer Exkursion der gesunden Lungenseite noch deutlicher werden. Ein typisches Mediastinalpendeln kommt vor allem bei Stenosen eines Hauptbronchus vor.

δ) *Besonderheiten der Lungenödeme*

Transsudationen von Flüssigkeit in Interstitium und Alveolen sind die Folge von Steigerungen des Capillardruckes über 25—30 mm Hg sowie von toxischen, hypoxämischen und allergischen Capillarschäden und von nervaler Dysregulation. Wenn die Flüssigkeitsausscheidung auf den extraalveolären Raum beschränkt bleibt, besteht ein interstitielles Ödem, auf das an anderer Stelle eingegangen wird.

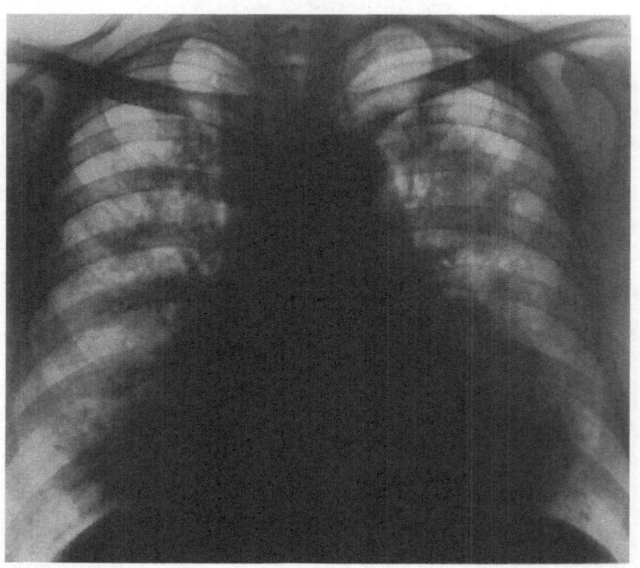

Abb. 47. Akutes zentrales Lungenödem mit wolkigen Verdichtungen des Lungenkernes beiderseits bei akuter Dekompensation des linken Herzens

Die im Röntgenbild erfaßten Folgen der alveolären Transsudate sind in der Art nicht von den Verdichtungen zu unterscheiden, die durch Exsudate und Hämorrhagien verursacht werden. Ihre Anordnung weicht aber in der Regel deutlich von diesen ab. Die akuten Formen der Ödeme bevorzugen allgemein den Lungenkern und greifen erst, nachdem diese Zone mehr oder minder umschrieben verändert ist, auf den Lungenmantel über (Abb. 47). Die Verdichtungen bei kreislaufbedingten und allergischen Ödemformen erscheinen mehr homogen, während die toxischen und hypoxämischen eher fleckig konfluierend sind (Abb. 48).

Die Verdichtungen beim zentralen Lungenödem sind im Röntgenbild durch folgende Charakteristika gekennzeichnet (Zdansky; Herrnheiser):

1. Die Verschattungen liegen im Lungenkern.
2. Sie lassen eine 2—4 cm breite Mantelzone frei.
3. Das para-mediastinale Lungengewebe, das zum Lungenmantel gehört, bleibt in der Regel frei.
4. In Höhe des Ober- und Mittellappenspaltes und an der Grenzzone zwischen dem superioren Unterlappensegment und den basalen Segmenten ist durch den hier gelegenen Lungenmantelbereich häufig eine taillenförmige Einschnürung zu beobachten. Bei typischer Ausdehnung der Verdichtungen haben diese Schmetterlingsform (butterfly edema, Herrnheiser und Hinson).

(Schema s. Kap. ,,Normale Röntgenanatomie, S. 90.)

Die Ursache dieser Verteilung der Ödemflüssigkeit dürfte im unterschiedlichen anatomischen Bau der zentralen und peripheren Lunge, wie wir sie im Kapitel über die normale Röntgenanatomie beschrieben haben und hier nur noch kurz anführen wollen, liegen:

1. Die Verzweigung der Arterien im Lungenkern und Lungenmantel ist unterschiedlich; während die Verzweigungen peripher proportioniert sind, sind sie zentral disproportioniert (HERRNHEISER und KUBAT).

2. Das Capillarnetz ist im Lungenkern länger und weiter verzweigt als in der peripheren Zone (ODERR, PIZZALATO und ZISKIND; BARDEN).

3. Ein kräftiges Bronchialarteriensystem ist vorwiegend im Kerngebiet ausgebildet (BRUNNER und SCHMIDT; BERGSTRÖM, ISING, LINDER und LUNDERQUIST).

4. Der Blutdurchfluß kann in den zentralen und peripheren Zonen bei veränderten anatomischen Bedingungen funktionell unterschiedlich reguliert werden (PRICHARD, DANIEL und ARDEN).

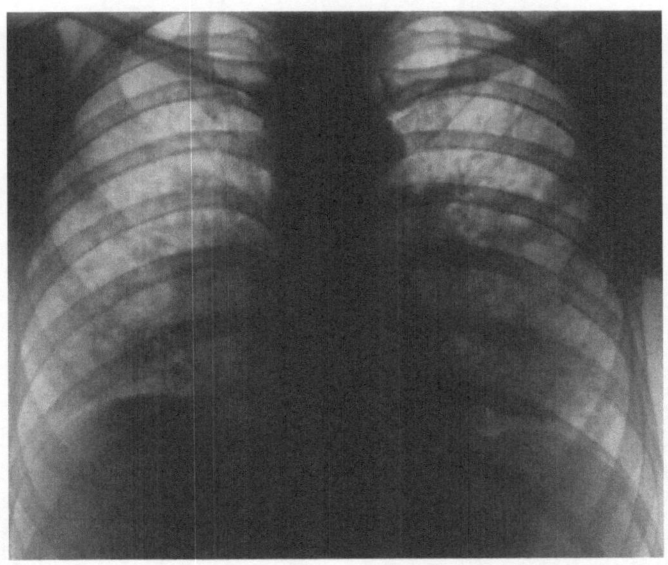

Abb. 48. Toxisches Lungenödem nach Einatmen von Nitrose-Gas. Fleckig-wolkige Verschattung vor allem im Lungenkern, dicht und konfluierend, zur Mantelzone hin nehmen die Verdichtungen ab

Während das beschriebene akute Ödem den Lungenkern bevorzugt, liegt das chronische Stauungsödem mehr in den basalen und dorsalen Abschnitten und hat mehr fleckigen Charakter. Aber auch in der chronischen Stauungslunge gewinnt der Zustand der Gefäßwand und die Größe des Blutdurchflusses für die Verteilung der Ödemflüssigkeit Bedeutung. Bei längere Zeit bestehender Mitralstenose tritt infolge chronischer Rückstauung ein Gefäßumbau mit Pulmonalsklerose und Lungeninduration ein. Diese Veränderungen sind in den Unterlappen weiter fortgeschritten als in den Oberlappen. Der Grund hierfür kann in dem höheren hydrostatischen Druck und in Diffusionsstörungen mit Hypoxie in den basalen Abschnitten liegen. Als Folge dieses Gefäßumbaues, der im Röntgenbild in enggestellten basalen Arterien und Venen bei weiten Oberlappenvenen zu erkennen ist, werden die Oberlappen stärker durchblutet und die vermehrte Flüssigkeitsausscheidung beim akuten Ödem erfolgt dann ganz überwiegend im Kern der Oberlappen (Abb. 49).

Die Rückbildung des akuten Ödems schreitet in der Regel schnell fort (Abb. 49). Die Verdichtung wird diffus aufgelockert und aufgehellt. Die Alveolarbezirke um die Gefäße und Bronchien hinken bei der Resorption mäßig nach. Im interstitiellen Gewebe ist das Ödem noch längere Zeit nachzuweisen.

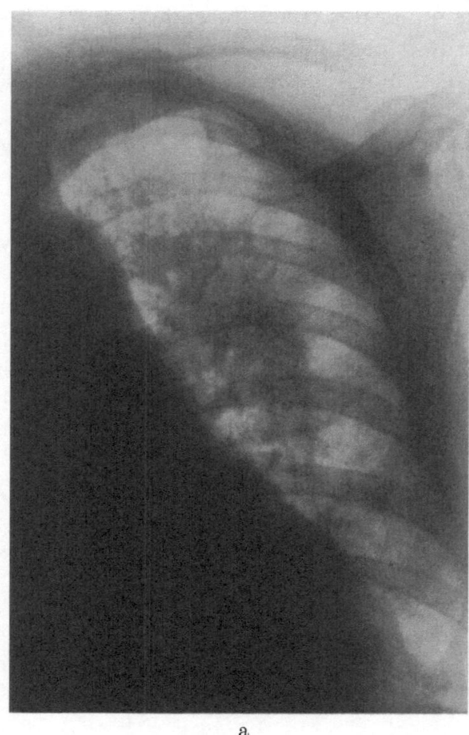

a

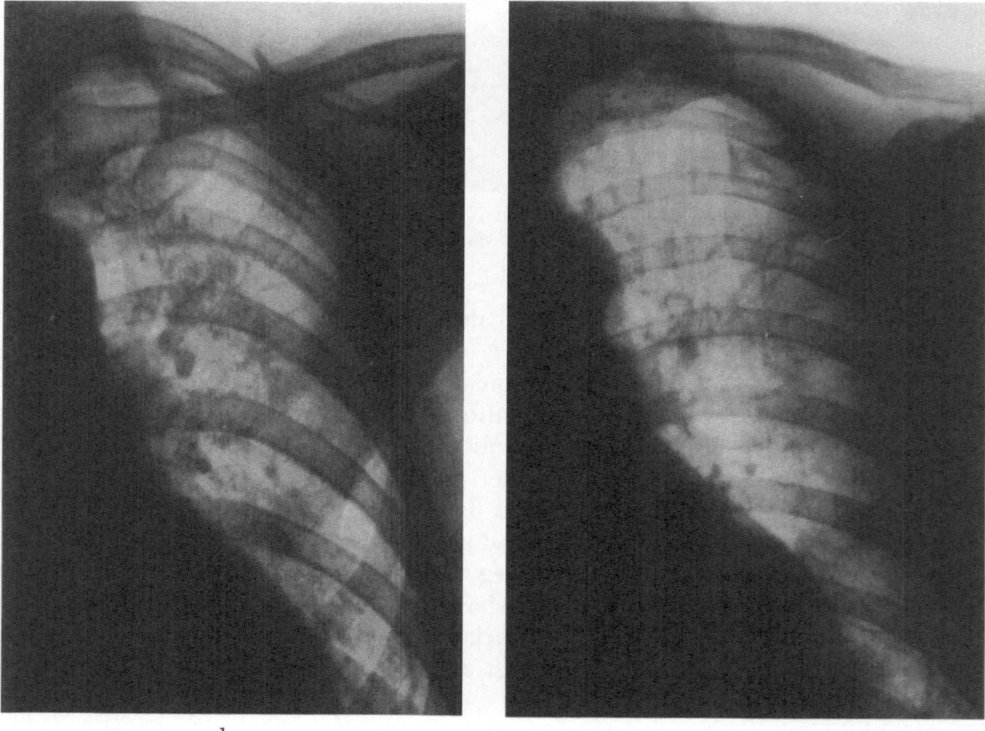

b c

Abb. 49a—c. Ausschnitt aus der linken Lungenseite. a Ödem im Lungenkern des Oberlappens. b 4 Tage später: Deutliche Auflockerung der zentralen Verdichtung mit streifigen Reststrukturen. c 7 Tage später: Vollständige Rückbildung des Ödems im Lungenkern

b) Aufhellungen der Lungenstruktur

Die Zunahme des Luftgehaltes in umschriebenen Lungenteilen oder in beiden Lungenflügeln führt zu einer vermehrten Strahlendurchlässigkeit. Die hierdurch hervorgerufene Aufhellung kann durch einen absolut vermehrten Luftgehalt bei regulärem Parenchymanteil oder durch eine relative Luftzunahme bei Parenchymminderung verursacht sein (VOTH). Die erhöhte Strahlendurchlässigkeit wird vor allem durch eine Überblähung der lufthaltigen Alveolen, durch einen Verlust an Lungenstruktur und durch verminderte Vascularisierung hervorgerufen (HAMM und GAENSLER). Die Feststellung der Art und des Grades der Aufhellung im Röntgenbild kann große Schwierigkeiten bereiten, da

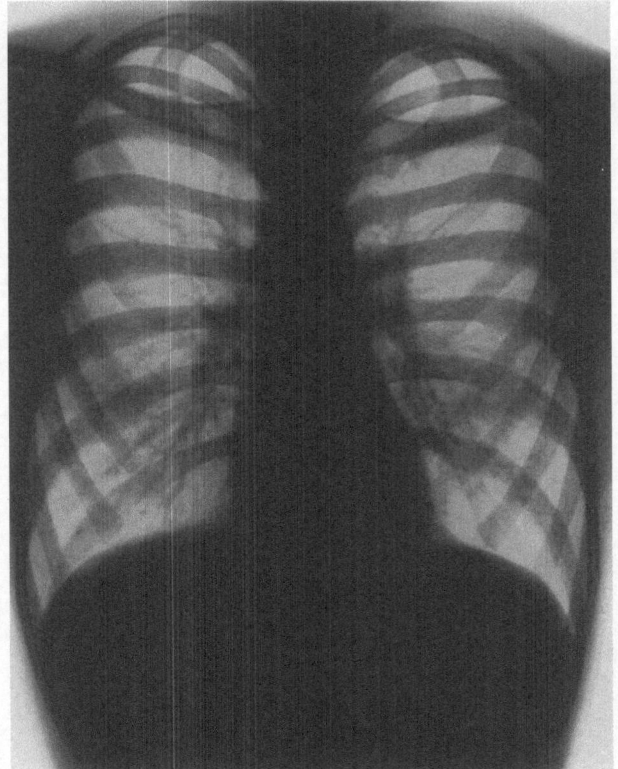

Abb. 50. Volumen pulmonum auctum bei Asthma bronchiale

Überlagerungs- und Überstrahlungseffekte sowie technische und konstitutionelle Faktoren eine große Bedeutung haben. Spezielle technische Untersuchungsverfahren und eine Analyse des Verhaltens der angrenzenden Organteile und der Nachbarorgane liefern für die Beurteilung wesentliche Kriterien. Die röntgenologische Untersuchung darf sich nicht mit der Erfassung statischer Situationen zufrieden geben, sondern muß sich bemühen, in die dynamischen Vorgänge und in die Atemmechanik Einblicke zu gewinnen (BARDEN).

α) *Universelle Aufhellung der Lunge*

Eine allgemeine Vermehrung des Luftgehaltes der Lunge kann durch einen reversiblen Vorgang oder durch irreversible Veränderungen hervorgerufen sein.

Das reversible *Volumen pulmonum auctum* ist durch einen vermehrten Luftgehalt bei relativem Zwerchfelltiefstand und weiten Zwischenrippenräumen gekennzeichnet (Abb. 50). Der normale Lungenbau ist erhalten. Durch das vergrößerte Lungenvolumen werden die Arterien und Venen sowie die Bronchien gestreckt und die Verzweigungswinkel gleichmäßig vergrößert (SCHOENMACKERS und VIETEN; HORNYKIEWYTSCH und STENDER). Die

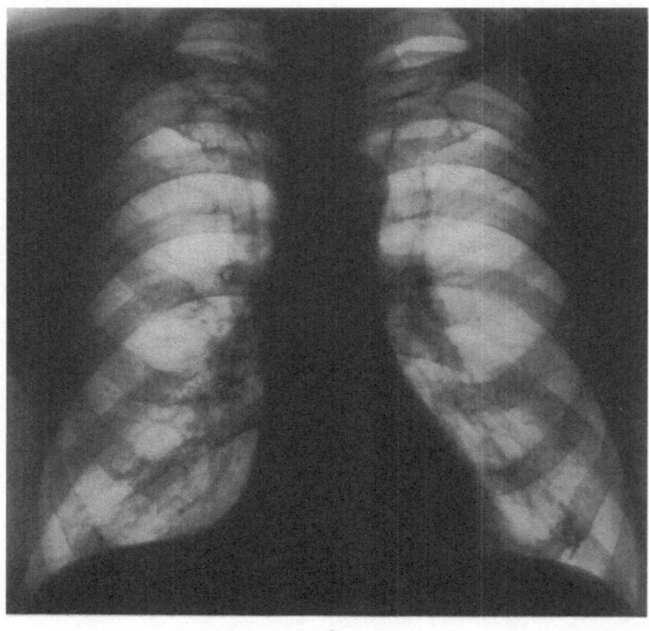

a

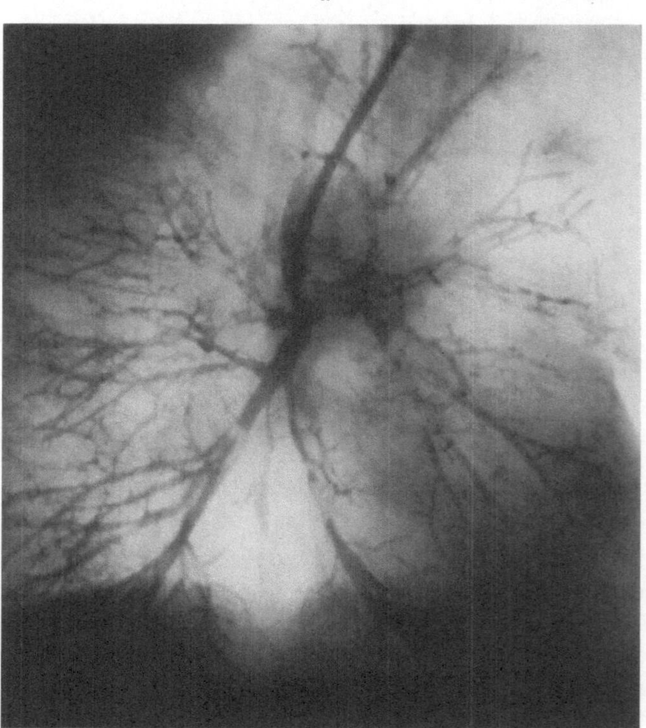

b

Abb. 51a u. b. a Chronisches Lungenemphysem. b Seitliches Bronchogramm der linken Lungenseite. Auffallend gestreckter Verlauf der Bronchien

feineren Gefäße in der Peripherie werden überstrahlt und sind im Röntgenbild nicht mehr zu erkennen. Ein akutes obstruktives Emphysem, wie es im akuten Asthmaanfall oder bei akuten Bronchiolitiden auftritt, führt zu einem gleichen Bild.

Diesen rückbildungsfähigen Lungenblähungen stehen die Erkrankungen gegenüber, die mit einer irreversiblen Erweiterung der Alveolen tragenden Lufträume verbunden sind, die zu einem Verlust der Alveolarstruktur und zur Erhöhung der Residualluft geführt haben (GIESE). Die erhöhte Transparenz der Lunge ist hierbei Folge einer Überdehnung der respiratorischen Räume, einer Atrophie des Lungengewebes mit Schwund der Alveolarstruktur und einer Anämie durch Reduktion der Blutcapillaren (LOESCHKE). Bei diesen *chronischen Emphysemformen* werden nach BARDEN, GIESE und HARTUNG verschiedene Gruppen unterschieden:

1. das primäre oder genuine atrophische oder senile Emphysem und
2. das sekundäre Emphysem als broncho-stenotisches oder obstruktives Emphysem, als Narbenemphysem und Überdehnungsemphysem, welches auch vikariierendes, kompensatorisches oder komplementäres Emphysem genannt wird.

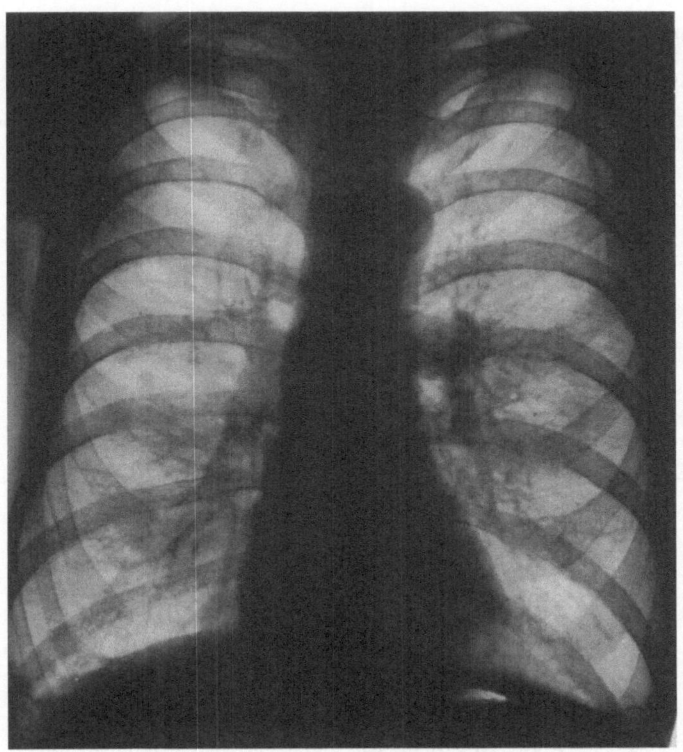

Abb. 52. Chronisches Lungenemphysem. Allgemeine Verminderung der peripheren Gefäßstrukturen, besonders stark im rechten Oberlappen. Ungleichmäßige Gefäßbesetzung der verschiedenen Lungenpartien

Während die Erkennung der chronischen diffusen Lungenüberblähung im Röntgenbild allgemein schwierig ist und nur die schwereren Formen sicher erfaßt werden, lassen sich die lokalisierten und ungleich verteilten Emphyseme (Riesenblasenemphysem, Narbenemphysem, focales Emphysem, Überdehnungsemphysem) besser beurteilen.

Die von HOLZKNECHT 1901 herausgestellten röntgenologischen Symptome des *allgemeinen Emphysems* besitzen nur einen begrenzten Aussagewert. Die Feststellung einer vermehrten Strahlendurchlässigkeit und eines vergrößerten Lungenvolumens stellen für die Diagnose eines generalisierten Emphysems keine verbindlichen Kriterien dar. Schlüssigere Hinweise liefern die sekundären Erscheinungen am Zwerchfell (FRIK, HESSE und ZEILHOFER), die Abnahme der Zwerchfellhöhe, die Vergrößerung des Phrenicocostalwinkels und vor allem die Beweglichkeit des Zwerchfells, dessen dorsaler Anteil besonders über die Dynamik Auskunft gibt (MANECKE, WICKE und HAMM). Die Röntgenaufnahmen im frontalen Strahlengang bei forcierter Ein- und Ausatmung liefern für die Diagnose der diffusen Lungenblähung weitere wertvolle Hinweise (KALINOWSKI, LICHTERFELD und SPENGLER; STEINER; WORTH). Der Retrosternal- und Retrocardialraum sind erweitert und verkleinern sich im Exspirium kaum. Der exspiratorische Verdunklungseffekt bleibt aus. Die Einschränkung der diaphragmalen und costalen Atemdynamik beim Lungenemphysem ist übersichtlich im Atmungskymogramm zu erfassen (Weber; Weltz; Dahm; Haubrich). Ein entscheidendes Emphysemzeichen ist die Reduktion der peripheren Pulmonalarterien an Kaliber und Zahl, die eine Ursache der erhöhten Transparenz ist. Die Gefäße und Bronchien verlaufen auffallend gerade und gestreckt (Abb. 51). Eine deutliche Verengerung ist nach der 3.—5. Teilung festzustellen. Gleichzeitig fällt eine unregelmäßige Anordnung und Lage der Gefäße (Abb. 52) infolge der oft inhomogenen ventilatorischen Verteilungsstörung auf (Giese). Die Verminderung der Arteriendurchmesser ist ein wichtiger Hinweis auf ein chronisches Emphysem (Kerley; Lodge; Simon; Galbraight; Laws und Heard).

β) *Ausgedehnte, vorwiegend einseitige Aufhellung der Lungenstruktur*

Die Änderung der Transparenz ausgedehnter Lungenpartien kann die Folge einer veränderten Durchblutung, eines Überdehnungsemphysems, des Fehlens von Lungen-

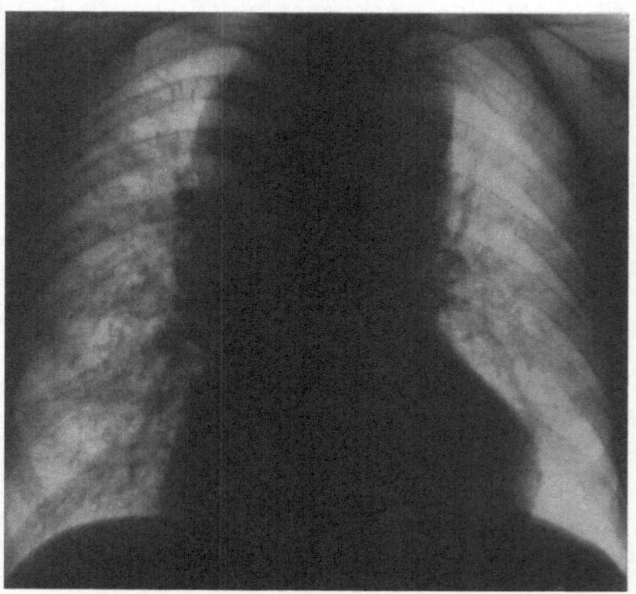

Abb. 53. Erhebliche Hypoplasie der A. pulmonalis, die atypischen schmalen Gefäßstrukturen der linken Lunge im Röntgenbild werden durch die erweiterten Bronchialarterien und die ausgebildeten Pulmonalvenen hervorgerufen. Die Hilusstruktur ist dabei atypisch, die Verbreiterung des oberen Mediastinums ist durch ein Aneurysma des Truncus brachiocephalicus und eine Blutung nach Ruptur dieses Aneurysmas bedingt. Es besteht ein Truncus communis

gewebe auf dem Boden einer Anomalie, einer Schrumpfung oder einer Gewebsdestruktion und auch die Folge einer partiellen Bronchusobstruktion sein. Bei einem Teil der Fälle sind die genannten Veränderungen und Prozesse miteinander kombiniert.

Eine verminderte Durchblutung ist bei *Aplasien und Hypoplasien der Pulmonalarterie* zu beobachten. Die Lungenvenen sind nur bei einem Teil in gleicher Weise wie die Arterien verändert. Bei arteriellen Aplasien geschieht die Versorgung des Lungenparenchyms allein durch die Bronchialarterien (Abb. 53). Die typischen Hilusgefäße fehlen in diesen Fällen und die allgemeine Strukturzeichnung der Lunge ist vermindert. Bei einseitiger Ausbildung einer Hypoplasie ist im Röntgenbild charakteristisch, daß die gesamte Pulmonalarterie vom Stamm bis zu den peripheren Ästen als Ursache für die erhöhte Transparenz verschmälert ist (Kröker) (Abb. 54, 55). Als zusätzliche Anomalie bestehen seltener umschriebene Ektasien. Die arterielle Hypoplasie ist bei einem Teil mit cystischen Lungenparenchymveränderungen kombiniert (Bücheler und Thurn). Das gleiche Bild der Verarmung an Gefäßstrukturen tritt bei Obstruktion einer größeren Arterie durch *Embolie*, *Thrombose*, *Tumor oder narbige* Striktur auf (Abb. 56). Der vor

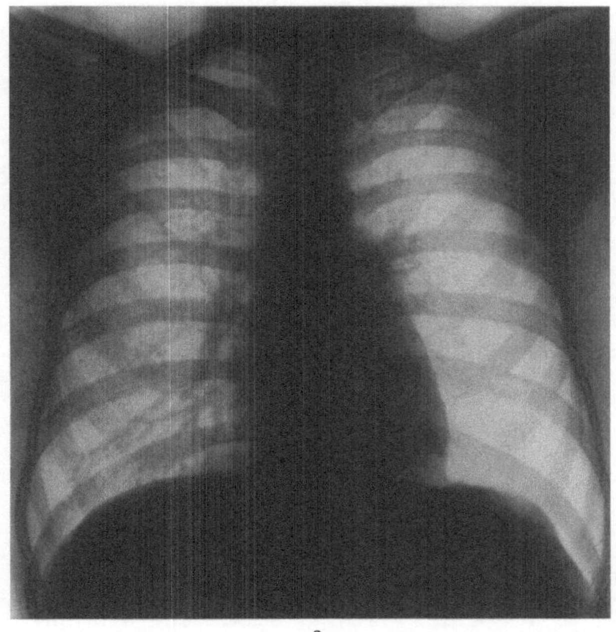

a

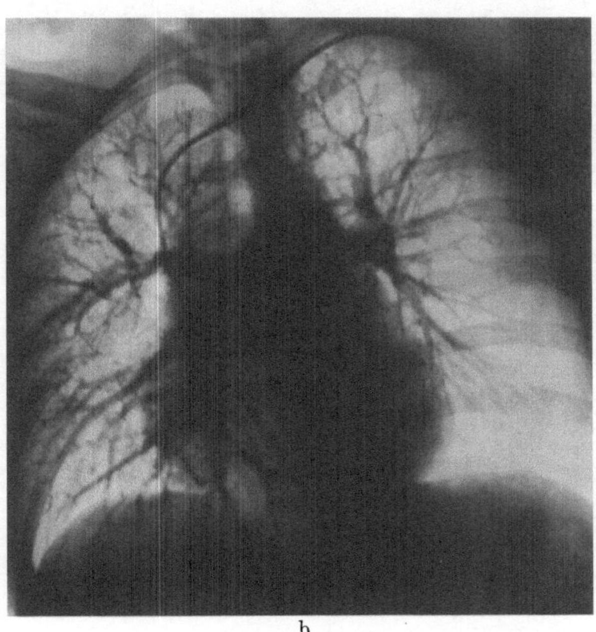

b

Abb. 54a u. b. a Übersichtsbild: Verminderte Gefäßstruktur links mit Aufhellung der linken Lungenseite infolge Einengung der linken Pulmonalarterie. b Pulmonalisarteriogramm in leichter Drehung nach rechts: Deutliche Hypoplasie der linken Pulmonalarterie und ihrer Äste

der Stenose oder dem Verschluß gelegene Gefäßabschnitt ist in diesen Fällen häufig erweitert. Der betroffene Lungenteil wird oft im ganzen gering verkleinert (SCHULZE).

Das *Fehlen von Lungengewebe* und *partielle Schrumpfungen* führen in der Regel zu einem Überdehnungsemphysem der erhaltenen Lungenpartien. Die verschmälerten Gefäße zeigen hierbei im erhöht transparenten Gebiet eine atypische Anordnung und Verteilung. Auf Grund der Gefäßanalyse im Schichtbild und Angiogramm sind die fehlenden und kollabierten oder geschrumpften Lungenabschnitte zu bestimmen. Aplasie oder Hypoplasie eines Lappens oder größerer Lappenteile sowie Lappen- und Segmentatelektasen

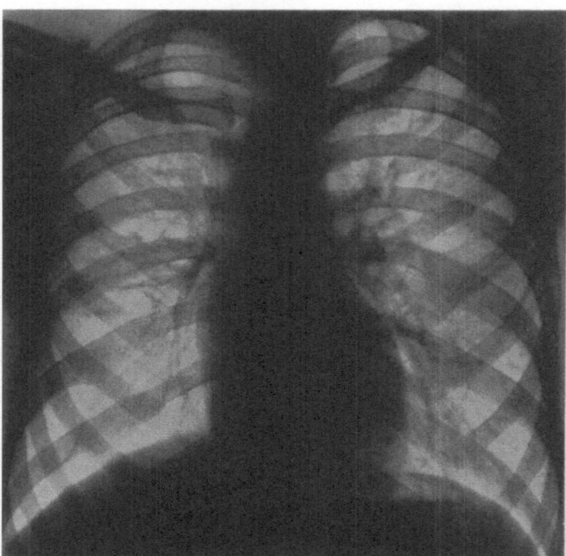

Abb. 55. Hypoplasie der Gefäße des rechten Mittel- und Unterlappens. Vermehrte Füllung und mäßige Erweiterung der Gefäße des rechten Oberlappens und der linken Lungenseite

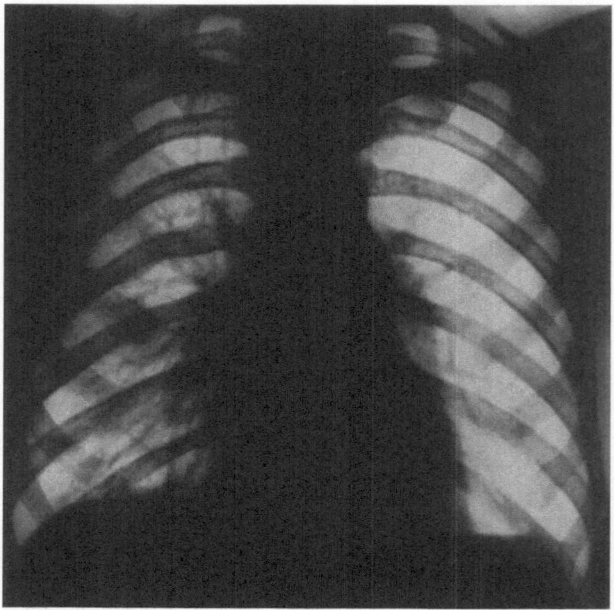

Abb. 56. Verminderte Gefäßzeichnung der linken Lungenhälfte infolge sekundärer Thrombosen mehrerer größerer Pulmonalarterienäste. Streifige Infarktnarbe oberhalb des linken Zwerchfells. Pflaumengroße weiche Verdichtung im rechten Mittelfeld durch „unvollständigen Infarkt". Cor pulmonale chronicum

oder auch die Folgen von Lappen- und Segmentresektionen können so erkannt werden. Das Verhalten des Bronchialbaumes muß bei diesen Fällen stets durch eine Bronchographie geklärt werden. Das Fehlen von Lungenparenchym und sein Ersatz durch eine oder mehrere Lungencysten kann ebenfalls zu einer erhöhten Transparenz führen. Häufig sind die Cystenwände im Röntgenbild als ringförmige oder halbbogige Streifenschatten nachzuweisen. Die Strahlendurchlässigkeit ist auch bei größeren Gewebsdestruktionen durch Abscesse und Cavernen erhöht.

Partielle Bronchusobstruktionen können zur Überblähung umschriebener normaler oder veränderter Lungenteile führen und so eine Aufhellung bedingen (Abb. 57). Endobronchiale Tumoren und Strikturen sowie exobronchial bedingte Stenosen durch Tumoren,

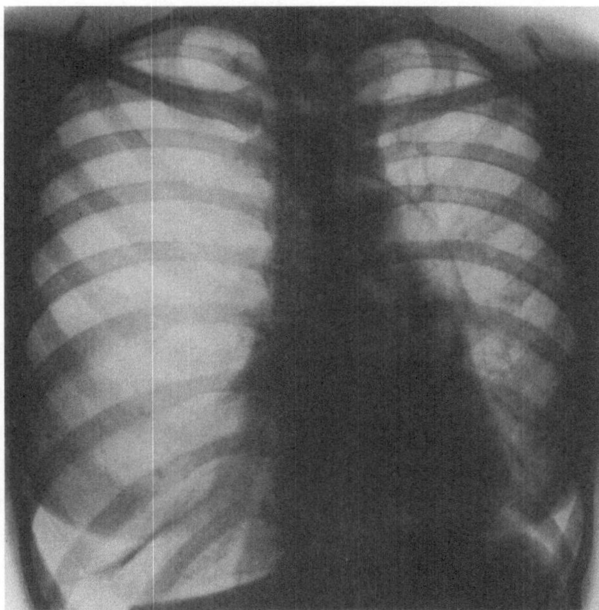

Abb. 57. Große Lungenblähcyste rechts mit vorderer Mediastinalhernie

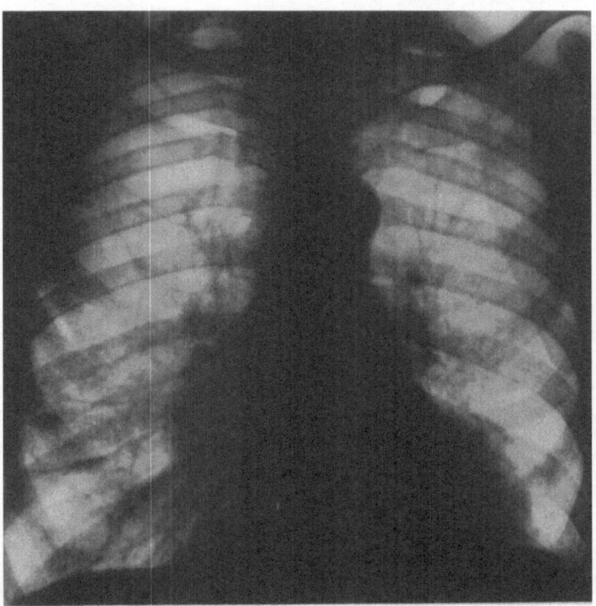

Abb. 58. Bullöse Emphysemblase im rechten Obergeschoß bei chronischem Lungenemphysem. Sekundäre Pulmonalsklerose. Cor pulmonale chronicum

Lymphknotenvergrößerungen und abnorme Gefäße, aber auch Anomalien oder Malacien der Bronchialknorpel können die Ursache der Bronchusobstruktion sein (HAMM und GAENSLER). Die exspiratorische Ventilstenose eines kleineren Bronchus kann zur bullösen Emphysemblase (Abb. 58, 59), zum Riesenblasenemphysem oder zum Bild der sog. ,,progressiven Lungendystrophie" (HEILMEYER und SCHMID) führen. Da die Überblähung in diesem Fall von einem kleineren Lungenbezirk (Lobuli oder Praelobuli, HARTUNG) ausgeht, werden die übrigen Teile des betroffenen Lungenflügels verdrängt (s. Abb. 56), und in Exspiration tritt eine progressive Verlagerung des Mediastinums zur nicht ergriffenen Seite auf.

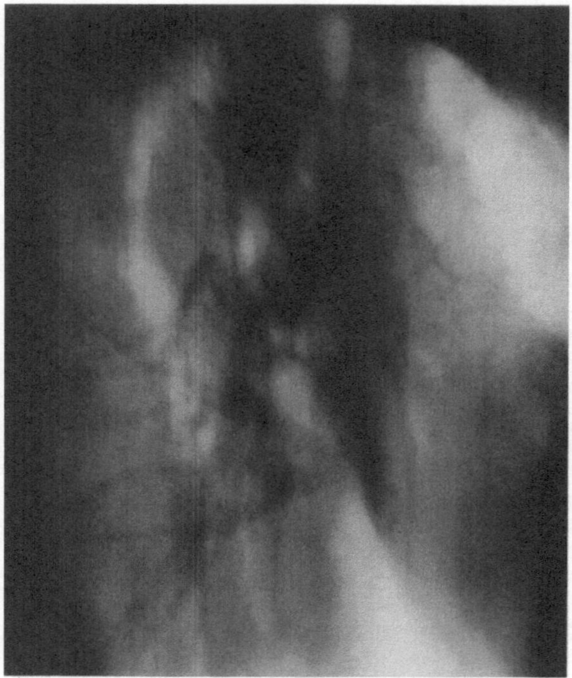

Abb. 59. Seitliches Schichtbild rechts. Umschriebene Emphysemblase im S 6 mit Verdrängung der Gefäße

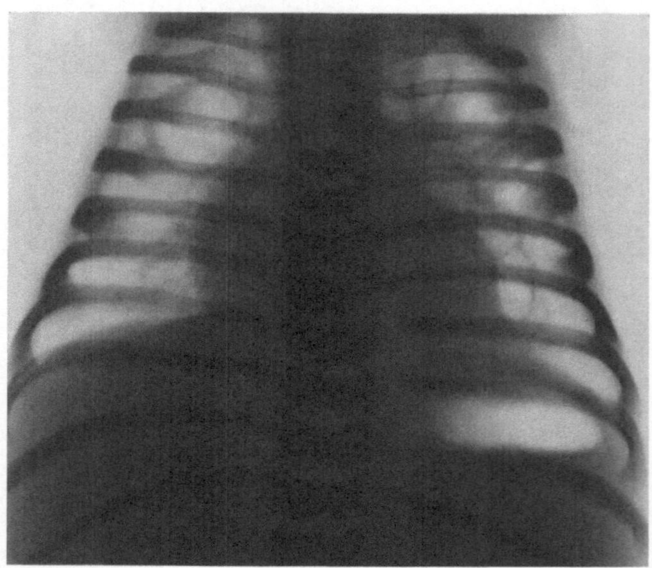

Abb. 60. Zart begrenzte Ringschatten in beiden Lungenhälften (Pseudocysten) nach Staphylokokkenpneumonie

Eine Zunahme der Transparenz wird auch im Gebiet der Hohlräume beobachtet, deren Bronchus eine partielle Obstruktion aufweist, wie es bei Blähcavernen und Pseudocysten oder Pneumatocelen (Abb. 60) der Fall ist.

γ) *Umschriebene Aufhellungen*

Die Strahlendurchlässigkeit ist im Bezirk zircumskripter Überblähung oder umschriebenen Gewebsverlustes, in den Luft eingedrungen ist, erhöht. Sie tritt deutlicher in Erscheinung, wenn sie von einem nicht zu großen Gebiet verdichteten Gewebes umgeben

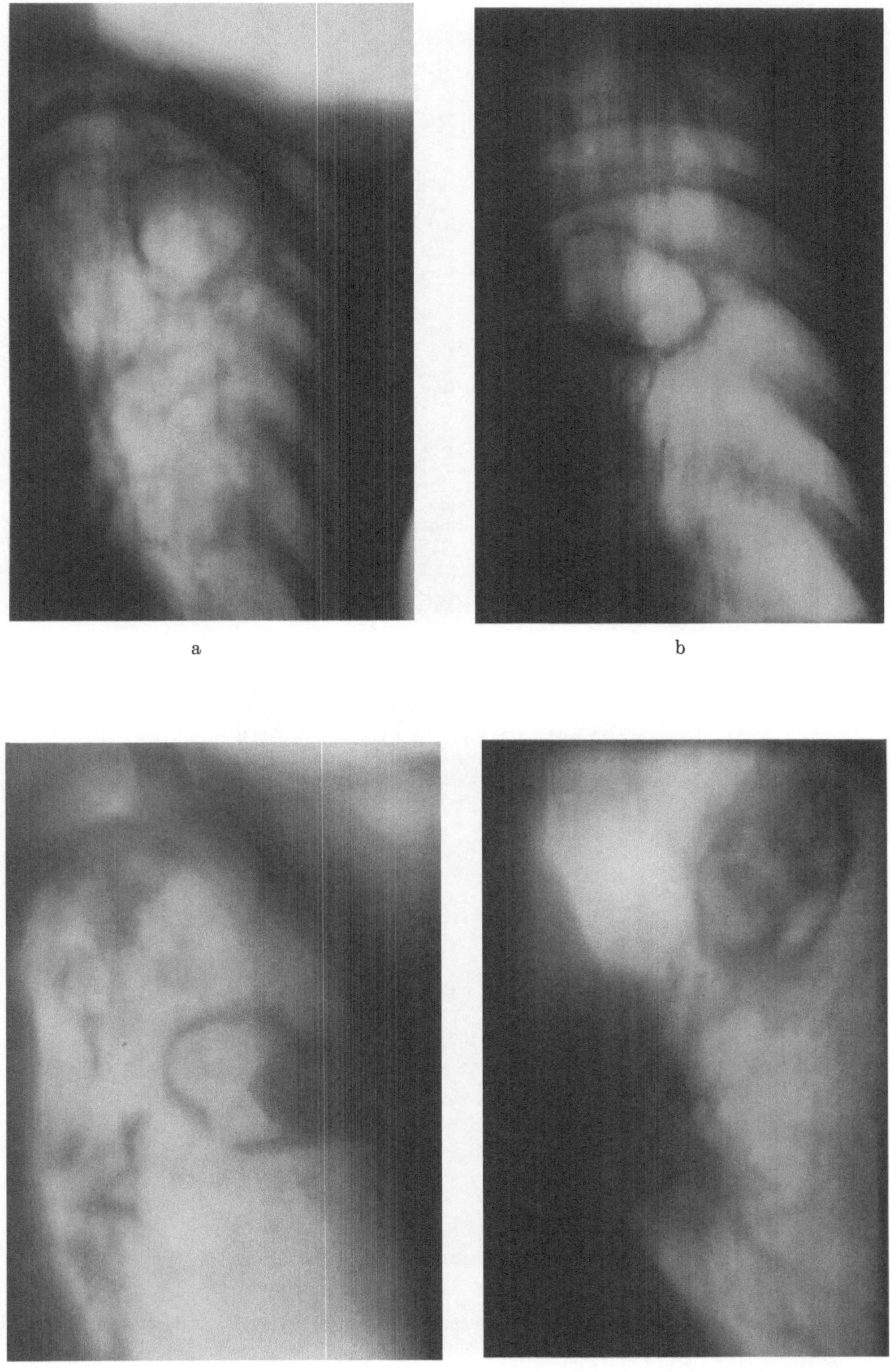

Abb. 61 a—g. Umschriebene Hohlräume der Lunge im Schichtbild. a Tuberkulöse Caverne. b Emphysematöse Überblähungszone mit atelektatischem Randgebiet oberhalb eines narbig geschrumpften Lungenteiles. c Sequestriertes Tuberkulom im lateralen Teil, kleine Caverne medial gelegen. d Zerfallendes peripheres Bronchuscarcinom mit Hiluslymphknotenmetastasen

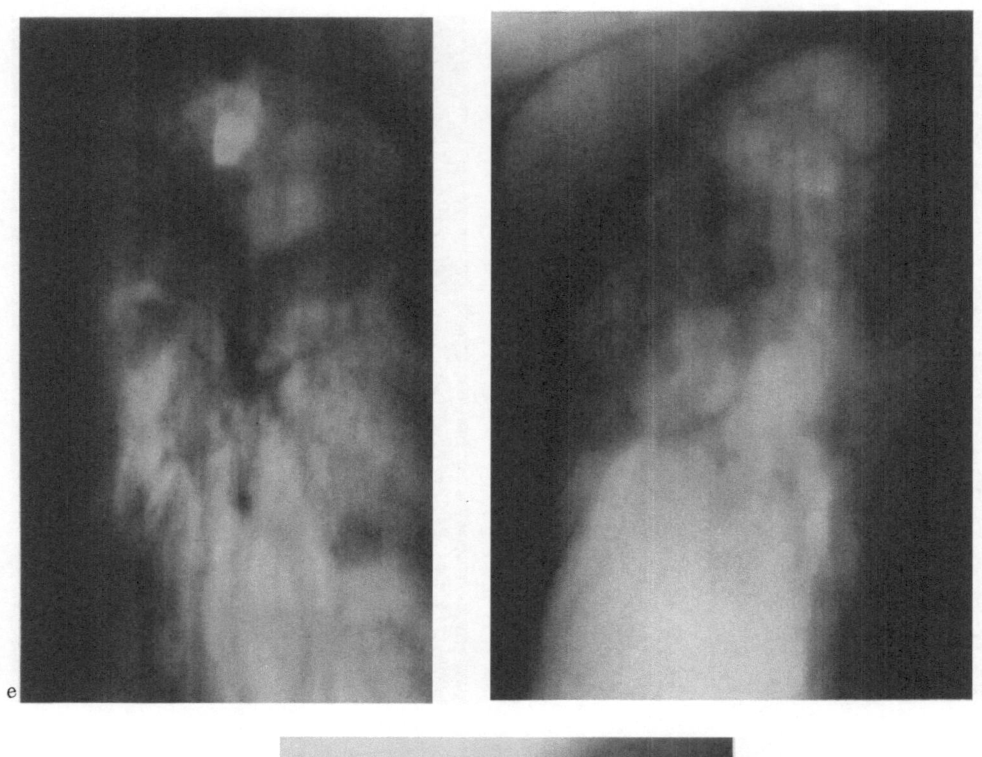

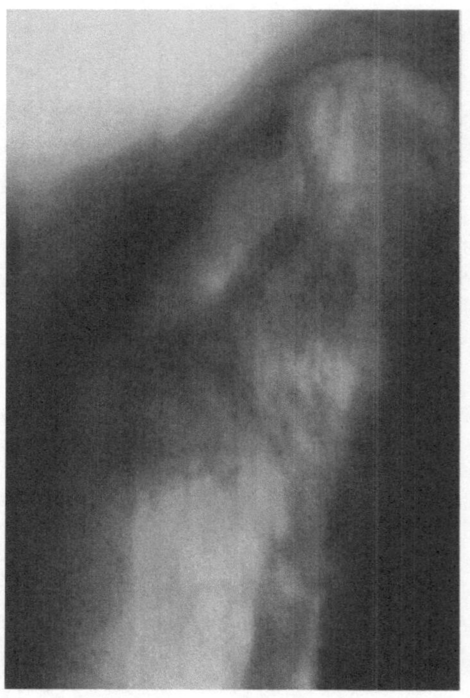

Abb. 61 e—g. e Destruktionshöhle in einer silikotischen Schwiele. f Abscedierende Infarktpneumonie. g Randemphysem bei silikotischer Schwiele

ist. Wenn der verdichtete Gewebsteil im Vergleich zum erhöht transparenten stark überwiegt, kann die Zone erhöhter Durchlässigkeit im Übersichtsbild nicht ausreichend zur Darstellung kommen. Hier bringt das Schichtbild (Abb. 61) und die Auffüllung der Hohlräume mit Kontrastmittel (Abb. 62) Klarheit.

Die Gebiete, in denen durch Zerstörung ein Gewebsverlust eingetreten ist, sind in der Regel von verdichteten Teilen umgeben. Wenn am zuführenden Bronchus ein Ventilmechanismus wirksam wird, werden sie aufgebläht und die innere Begrenzung glättet sich (Abb. 161). Überblähte Bezirke liegen bevorzugt am Rand von geschrumpftem Gewebe. Für die Gestaltung des Hohlraumes sind der spezielle Gewebsprozeß und die Verbindung zum Bronchialbaum von Bedeutung. Die Hohlräume bei Lungenabscessen, sequestrierten Tuberkulomen sowie silikotischen Schwielen und zerfallenden Tumoren haben häufiger eine unregelmäßige Begrenzung (Abb. 61). Tuberkulöse Cavernen in frischen Prozessen zeichnen sich in der Regel durch eine glatte Innenkontur aus. Die Dicke und Gestalt des umgebenden Walles und Gewebes gestatten nur in typischen Fällen Rückschlüsse auf die

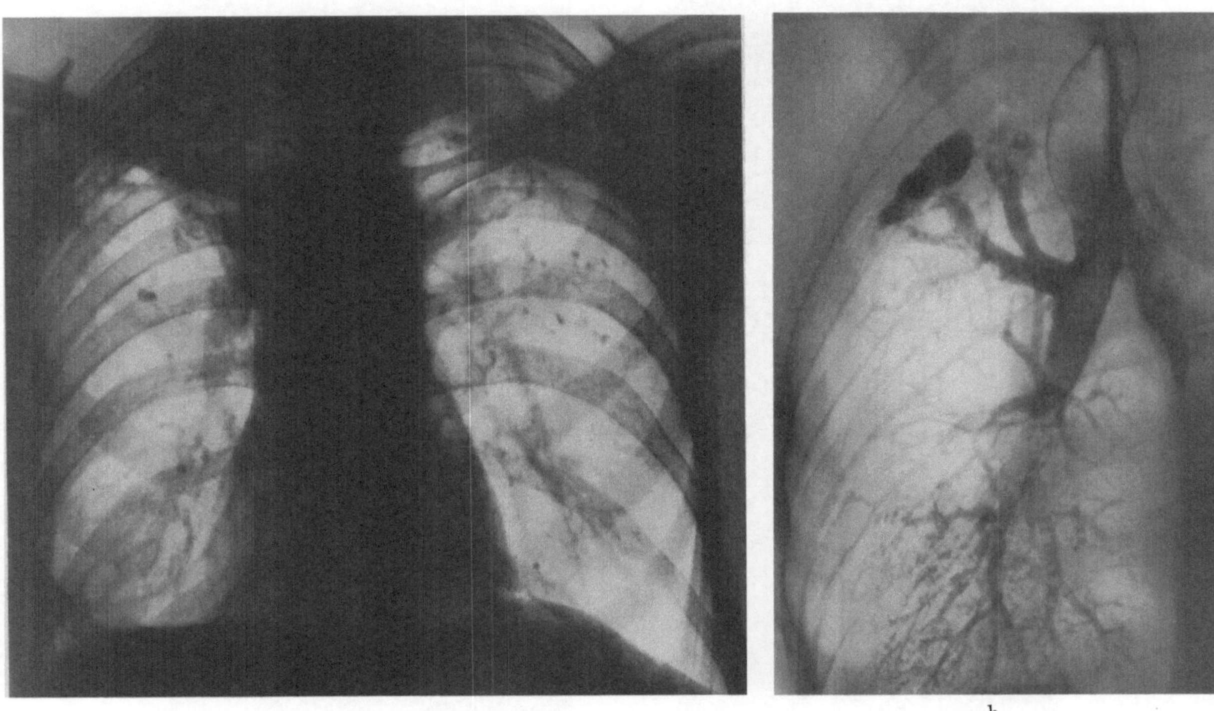

a b

Abb. 62a u. b. a Übersichtsbild. Ältere doppelseitige Oberlappentuberkulose mit stärkeren Schrumpfungen und Pleuraschwielen vor allem auch im apicalen Gebiet. Links Zustand nach Pneumolyse. Hohlraumbildung rechts infraclaviculär. b Bronchogramm. Vollständige Zerstörung der Segmente 1 und 2 mit großen bronchiektatischen Cavernen

Art der Erkrankung. Bullöse Emphyseme, Pneumatocelen und aufgeblähte Cysten besitzen eine feine Kontur, die eine Dicke von 1—3 mm hat und durch komprimiertes Lungengewebe bedingt ist. Angeborene Cysten erscheinen als feine Ringschatten (Abb. 63).

Auch *erweiterte Bronchien* rufen kleine ringförmige oder längliche Aufhellungen in verdichteten Gewebspartien hervor (Abb. 64). Sie werden vor allem bei älteren Parenchymprozessen und Fibrosen beobachtet und behalten auch bei weitgehender Rückbildung oder Verkleinerung der Veränderungen im Parenchym eine mäßig verdickte Kontur, die vor allem im Schichtbild erkennbar wird. Durch den verdickten Rand sind sie in der Regel von kleinblasigen Narbenemphysemen zu unterscheiden, wie es sich um schrumpfende Veränderungen bildet (Abb. 65, 66). Die peri- und intrafocal gelegenen Emphysemblasen bei schrumpfenden Parenchym-Prozessen, vor allem bei Tuberkulosen, ordnen sich teilweise wie eine Blütenkrone um den Herd (Cignolini).

Zonen erhöhter Transparenz, die teils durch ein Narbenemphysem, teils durch ein Überdehnungsemphysem bedingt sind, bilden sich in der Regel in dem Gewebe, das um schrumpfende Lungenprozesse gelegen ist. Bei fibrosierenden Prozessen im Lungengerüst und Granulomatosen entstehen kleine Narbenemphyseme, die bei dichtstehenden Herden zu kleinen Emphysemblasen zusammenfließen und hierdurch besonders in der verdichteten Umgebung im Röntgenbild erkennbar werden können. Bei *interstitiellen Fibrosen* entwickelt sich ein System von kleinen Emphysemblasen (Abb. 67), die das Bild der sekundären Wabenlunge (honeycomb-lung) prägen (Oswald und Parkinson). Funktionell besteht ein restriktives Syndrom und eine Diffusionsstörung. Ein gleiches Bild rufen wabige Bronchiektasen hervor (Hartung). Die angeborene Wabenlunge beruht auf einer

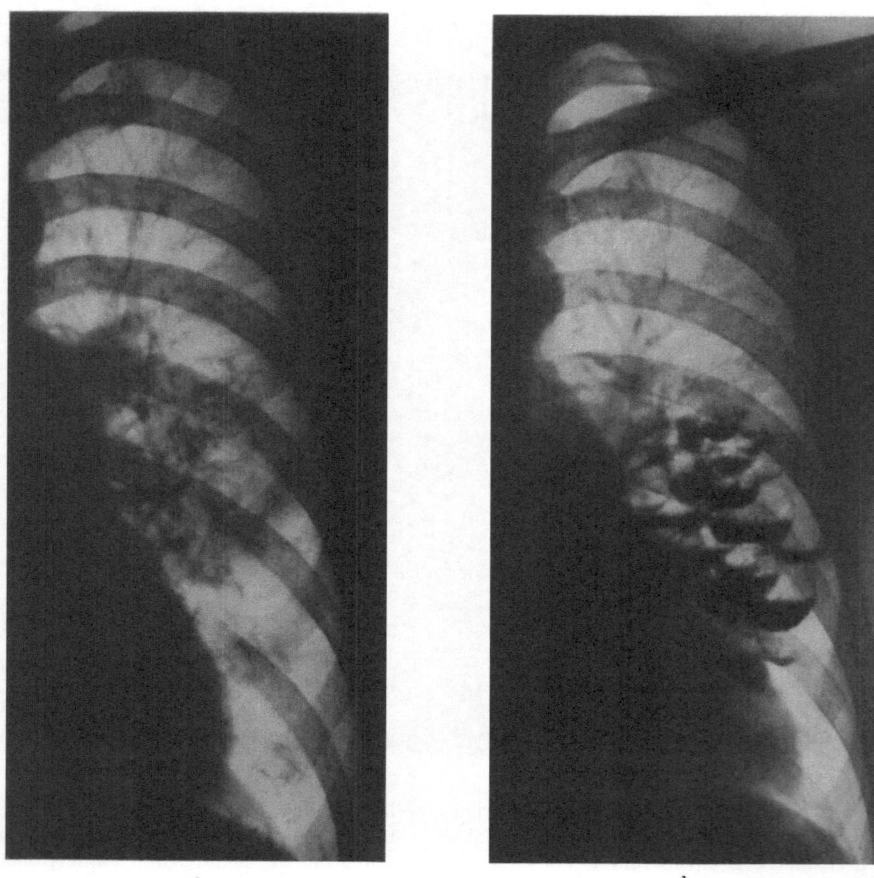

a b

Abb. 63a u. b. a Übersichtsbild. Zahlreiche feine Ringschatten in der Lingula bei multiplen Cysten. b Bronchogramm. Spiegelbildung des Kontrastmittels in den Lungencysten

klein-cystischen Degeneration bei fehlender oder verminderter Entwicklung des respiratorischen Gewebes. Wegen der charakteristischen Veränderungen spricht Loeschke von einem „bronchiolären Emphysem". Im Röntgenbild sind kleine bis erbsgroße, zart begrenzte Aufhellungen zu erkennen. Demgegenüber besteht beim obstruktiven Emphysem ein generalisierter Septenschwund mit bronchial-obstruktiven Funktionsstörungen und einer Reduktion der Strukturelemente im Röntgenbild

Die größeren Blasen, die in der Lunge bei Gerüstprozessen auftreten, sind entweder die Folge bronchiolostenotischer Vorgänge oder eines Überdehnungsemphysems. Sie liegen bevorzugt in den Randgebieten und sind häufig in der Umgebung silikotischer Schwielen, fibrös-cirrhotischer Tuberkulosen oder im fibrösen Stadium des Morbus Boeck zu beobachten. Narbige Herdemphyseme bestehen häufig bei alten tuberkulösen Spitzenstreuungen (Abb. 65).

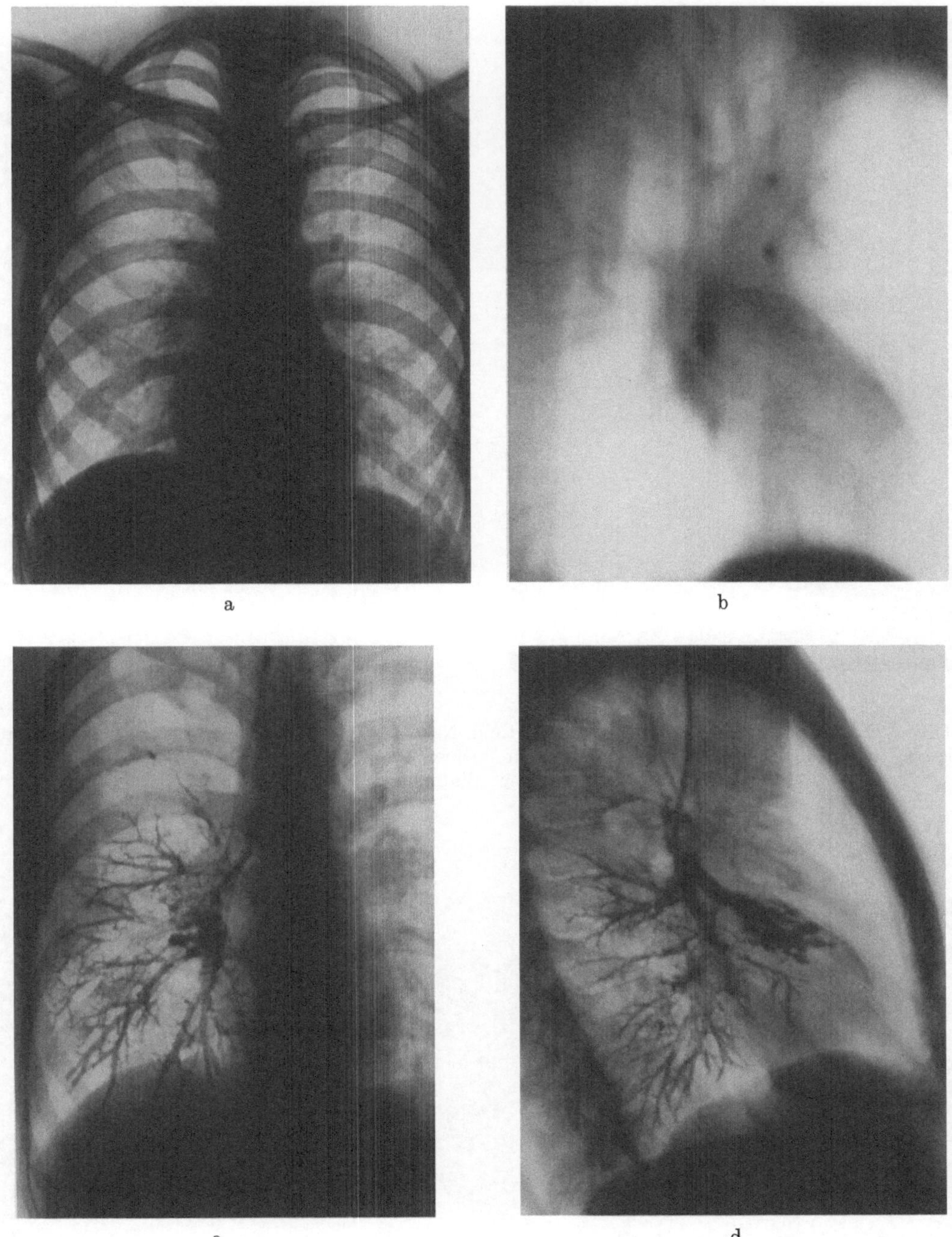

a b

c d

Abb. 64a—d. Bronchiektasen im geschrumpften Mittellappen. a Übersichtsbild: Verdichtung vor dem rechten unteren Hilus mit wabiger Strukturzeichnung. b Schichtbild seitlich: Geschrumpfter, verdichteter Mittellappen mit wabigen Aufhellungen. c Bronchogramm im annähernd sagittalen Strahlengang. d Bronchogramm im frontalen Strahlengang. Stark geschrumpfter Mittellappen mit multiplen Bronchiektasen bei nicht eingeengtem Mittellappenbronchus

Die Hohlräume in der Lunge enthalten teils mehr oder weniger viel Flüssigkeit und lassen im Röntgenbild lageabhängige Spiegelbildungen erkennen. Seltener sind sie mit Pilzrasen ausgefüllt (Pierce; Höffken). Hierbei bleibt dann in der Regel eine feine Ringzone oder ein halbmondförmiger Bezirk frei, der als schmale Aufhellungszone persistiert.

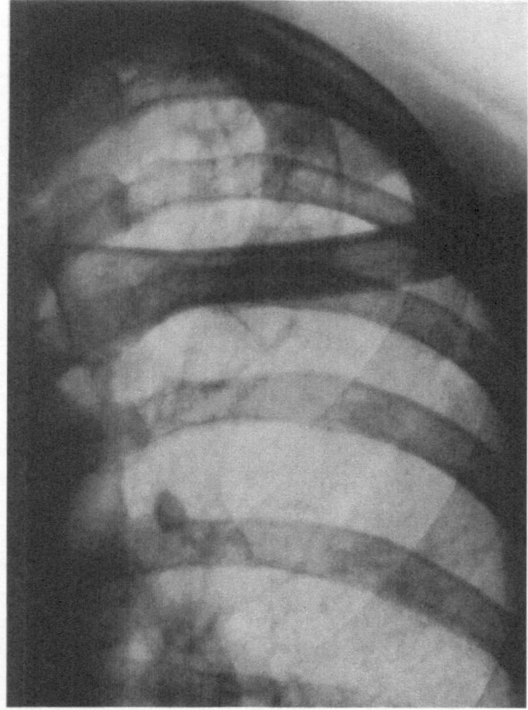

a

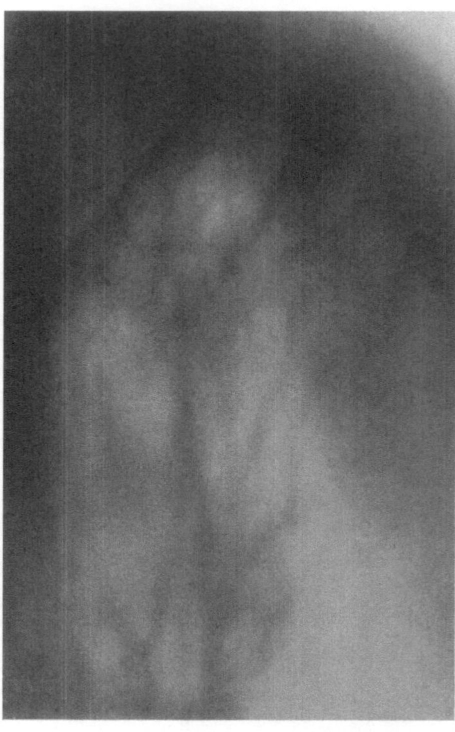

b

Abb. 65a u. b. Übersichtsbild und seitliches Schichtbild. Narbige Spitzenveränderungen mit kleinen Emphysemblasen. Im seitlichen Schichtbild stellt sich ein kleiner Herd mit umgebenden Emphysemblasen dar, so daß das Bild einer „Blütenkrone" entsteht

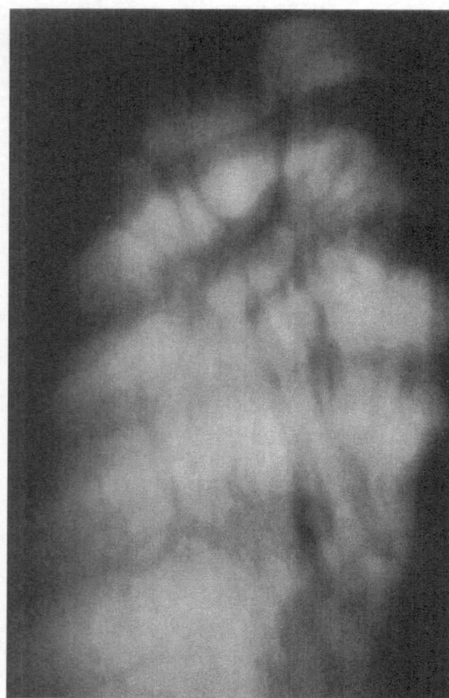

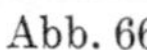

Abb. 66

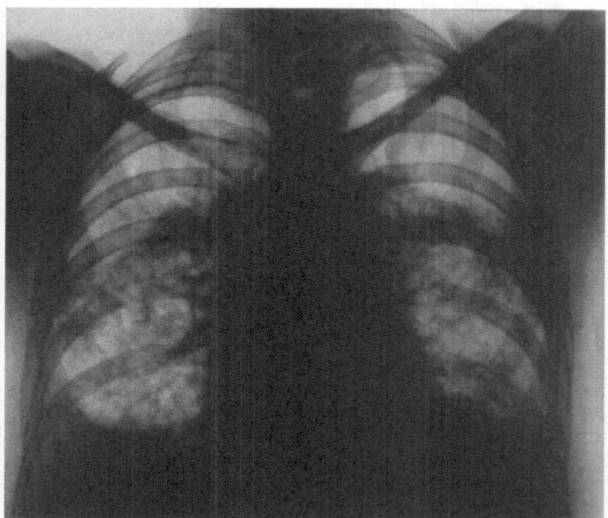

Abb. 67

Abb. 66. Caverne umgeben von strangförmigen Veränderungen. Zwischen den Narbensträngen Emphyseblasen. Peribronchiale Strukturvermehrung zum Hilus

Abb. 67. Schwere Lungenfibrose bei Sklerodermie. Sekundäre Wabenlunge, Pleuraveränderungen diaphragmal, pericardial und mediastinal (Fall Dr. Naegele)

3. Veränderungen der Lungengefäße

a) Gestaltungsfaktoren des Gefäßbildes

Die Gefäße sind das bestimmende Strukturelement des normalen Lungenbildes. Arterien und Venen haben in den Lungenzonen eine charakteristische Anordnung (s. Kapitel „Normale Röntgenanatomie"). Die Arterien ziehen von den großen Gefäßstämmen im Hilus mit den Bronchien zur Peripherie, sie teilen sich im Lungenmantel dichotom und verzweigen sich harmonisch. Die Venen verlaufen von der Peripherie zum Hilus. Ihr Zusammenfluß am linken Vorhof liegt tiefer als der Ursprungsort vieler Arterien an

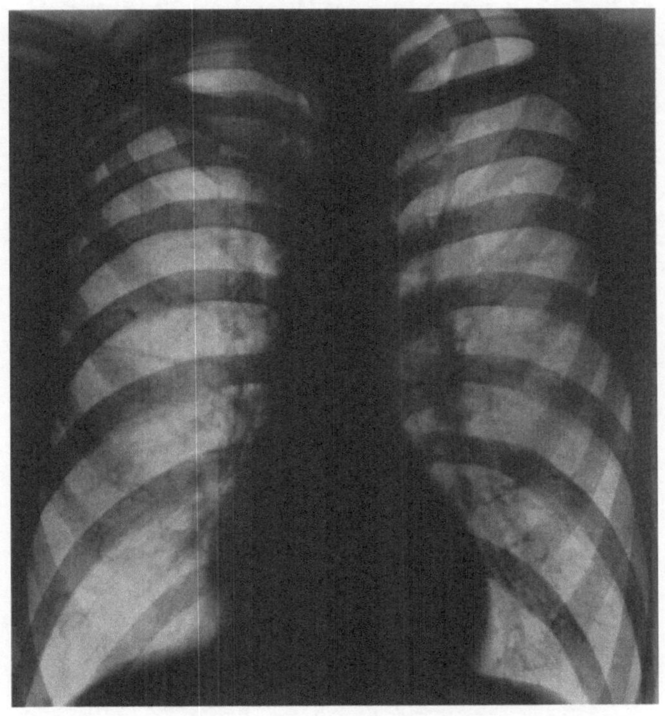

a

Abb. 68a—c. Hypoplasie der rechten A. pulmonalis. a Aufnahme im Stehen. Feine Gefäße im Bereich der rechten Lungenhälfte, vermehrte Gefäßfüllung links. b Aufnahme in Bauchlage. Links: Volumenzunahme der Gefäße. Rechts: Engbleibende Arterien, aber deutliche Ausweitung der Oberlappenvenen. c Aufnahme im Valsalva: Abnahme der Gefäßfüllung beiderseits. Verkleinerung des Herzschattens

den zentralen Arterienstämmen. Durch diese Anordnung treten charakteristische Kreuzungen zwischen beiden Gefäßarten im zentralen Gebiet auf. Die Gestalt der Venen zeigt im Lungenkern und in der Lungenwurzel nicht die Gleichmäßigkeit der Arterien, da in verschiedenen Bezirken Sammelvenen vorhanden sind, die plumper geformt erscheinen. Während die Arterien mit den Bronchien zentral in den broncho-arteriellen Segmenten und ihren Untereinheiten gelegen sind, finden sich die Venen in den interlobulären und intersegmentalen Ebenen.

In der normalen Lunge sind die einzelnen Parenchymeinheiten von einer bestimmten Zahl von Gefäßen besetzt (Dotter u. Steinberg; Schoenmackers und Vieten; Löhr, Scholtze, Grill und Schölmerich). Im Lungenmantel besteht ein reich gegliedertes Gefäßnetz, das die periphere Lungenzeichnung prägt. Verkleinerungen oder Vergrößerungen eines Lungenareals führen zur Änderung der Netzzeichnung und der Anordnung der größeren Äste im Lungenkern. Ausgedehnte Veränderungen des Lungenparenchyms und des Gefäßsystems rufen eine unterschiedliche Schwerpunktbildung der Gefäßzeichnung im Röntgenbild hervor (Schoenmackers und Vieten).

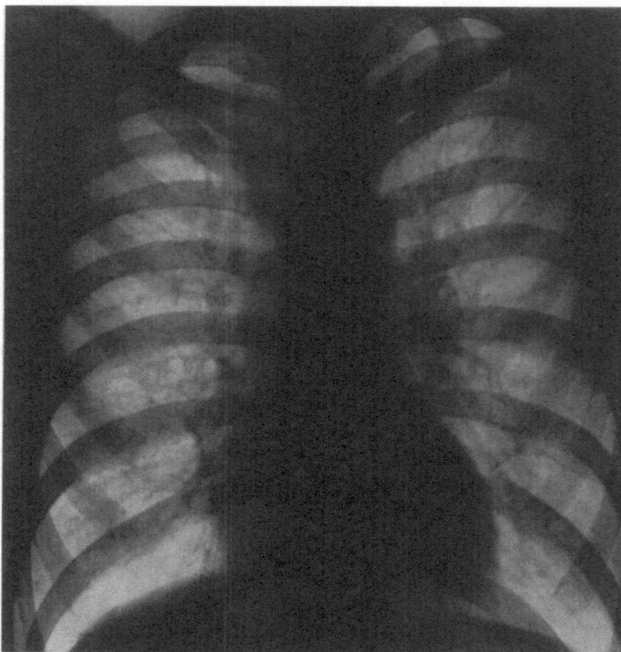

Abb. 68b

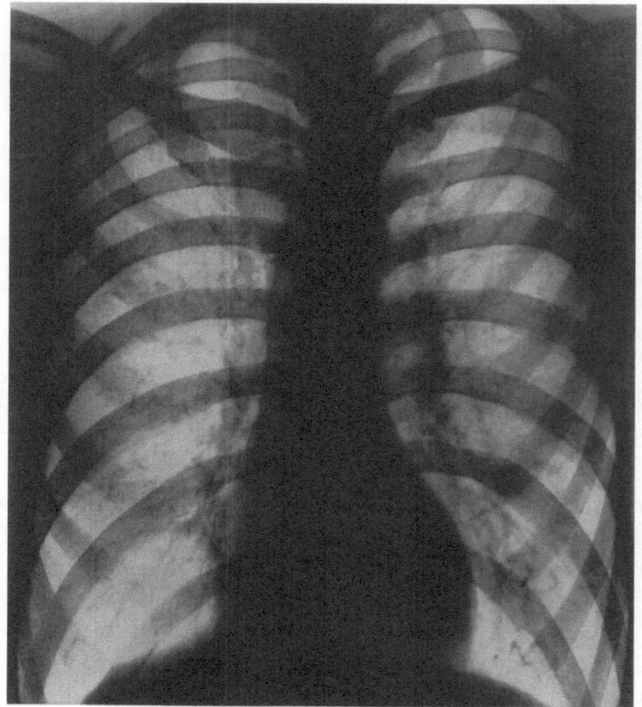

Abb. 68c

Das Bild der Lungengefäße wird allgemein bestimmt durch anatomische und funktionelle Faktoren. Die gefäßabhängige Strukturzeichnung der Lungenfelder ist geprägt durch die anatomische Gestalt und Lage der Arterien und Venen, die intravasalen Drucke, die Größe der Blutfüllung, den Luftgehalt des Gesamtorgans und seine Änderungen in umschriebenen Abschnitten sowie durch die intrathorakalen Druckverhältnisse.

b) Einfluß der Körperlage auf das Gefäßbild

Die Füllung der Lungengefäße wird durch die Körperhaltung verändert (Assmann; Laurell; Kuhlmann). Die basalen Gefäße sind in aufrechter Körperhaltung weitergestellt als die cranialen. Das intrathorakale Blutvolumen ist im Liegen in der Regel vermehrt. Es tritt eine prallere Füllung der Gefäße der oberen Lungenhälfte ein, die dann infolge einer stärkeren Lungendurchblutung weitlumiger erscheinen (Abb. 68). Diese Füllungsänderungen treten an den Venen in der Regel deutlicher in Erscheinung als an den Arterien.

c) Einfluß der Atmung und Belüftung

Füllungsunterschiede der Lungengefäße bestehen allgemein in Inspiration und Exspiration. Sie werden im Versuch nach Müller und Valsalva noch verstärkt (Abb. 68).

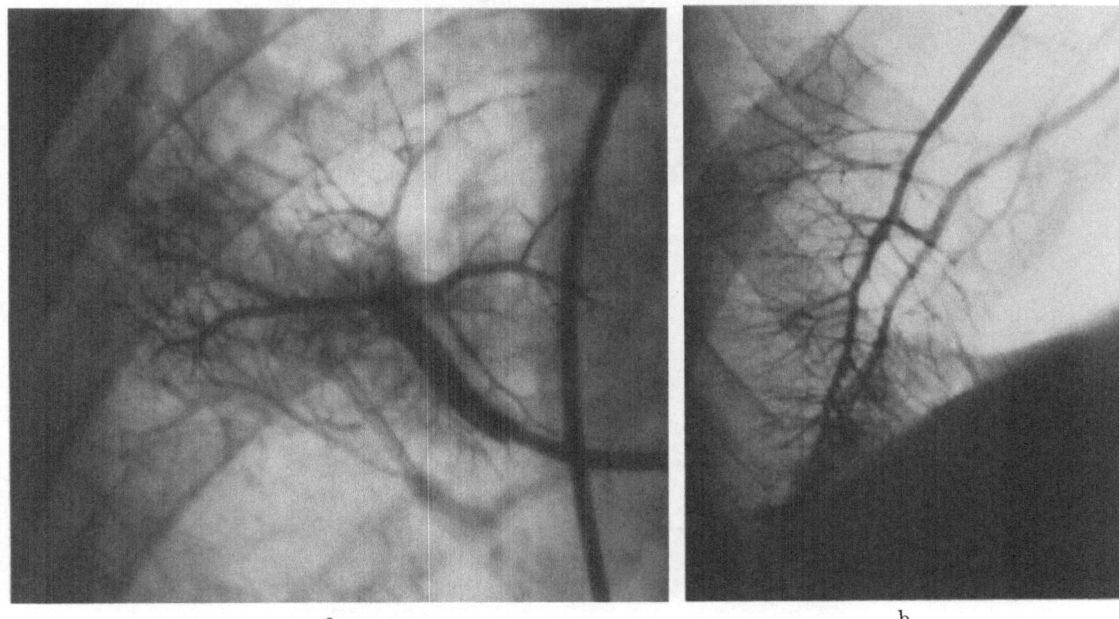

Abb. 69a u. b. a Selektives Arteriogramm der A 6 mit teilweiser Darstellung des venösen Rückflusses. Verschmälerte Arterien mit Rarifizierung der kleinen Zweige und weitgehend fehlendem Capillarschleier bei Emphysem. b Selektives Arteriogramm der A 9b. Stark verschmälerte und gestreckte Äste mit Rarifizierung der kleinen Zweige. Fehlender Capillarschleier. Darstellung verschmälerter Rückflußvenen bei Emphysem

Die Herabsetzung des intrathorakalen Druckes im Müllerschen Versuch führt zu einer stärkeren Gefäßfüllung. Die Gefäße erscheinen im Röntgenbild breiter und die Hili treten deutlicher hervor. Die Steigerung des intrathorakalen Druckes im Valsalva-Versuch vermindert die Gefäßfüllung. Die Gefäße werden in allen Lungenabschnitten verschmälert. Auch der Herzschatten erscheint infolge des verminderten Blutzuflusses verkleinert. Während die gefäßbedingte Zeichnung des Lungenbildes im Valsalva-Versuch zurückgeht, wird die Strukturvermehrung infolge interstitieller Prozesse nicht beeinflußt. Eine über längere Zeit forcierte Atmung führt zu einer aktiven Hyperämie mit verstärkter peripherer Gefäßzeichnung im Röntgenbild.

Die Belüftung bestimmt allgemein die Stärke der Gefäßfüllung und der Luftgehalt ist an der Gestaltung der Gefäßzeichnung im Röntgenbild beteiligt. Eine allgemeine Lungenblähung führt zu einer Streckung und Verschmälerung der Arterien und Venen. Die Verzweigungswinkel werden vergrößert (Schoenmackers und Vieten; Hornykiewytsch und Stender). Ein ähnliches Bild besteht beim chronischen Emphysem, bei dem der Luftgehalt bei gleichzeitigem Schwund funktionierenden Lungenparenchyms und einer Rarifizierung der peripheren Gefäße vermehrt ist (Abb. 69). Hier kommt

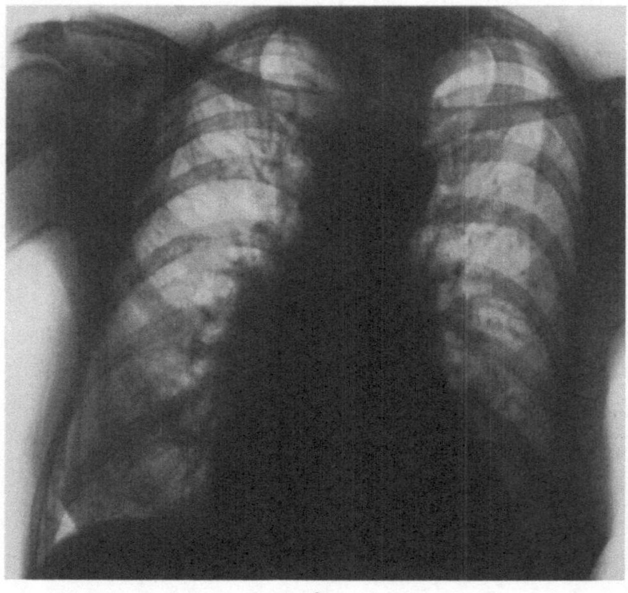

a

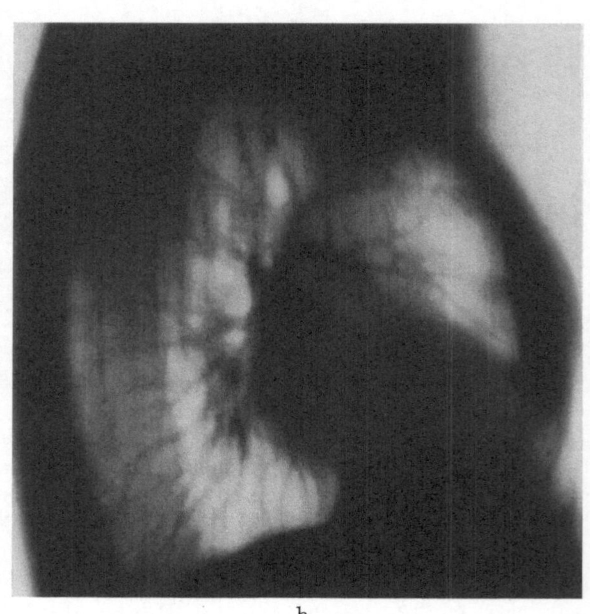

b

Abb. 70a u. b. Übersichtsbild und seitliches Schichtbild. Erweiterte und vermehrt gefüllte Lungengefäße bei Polycythaemia vera

jedoch häufig eine Störung der Harmonie des Gefäßbildes durch eine ungleichmäßige Ausbildung des Parenchymunterganges und die Entwicklung umschriebener stärkerer Emphysemblasen hinzu.

Die Belüftungsstörungen in umschriebenen Lungenbezirken bei inkompletter oder kompletter Bronchusobstruktion sowie bei Ventilstenosen rufen Veränderungen im Gefäßbild hervor. In minderbelüfteten Arealen sind die größeren Gefäße enggestellt (Strnad). In Dystelektasen und Atelektasen rücken sie zusammen. Ventilstenosen zeigen im überblähten Bezirk eine Rarifizierung, Engstellung und Verdrängung der Gefäße. Röntgenaufnahmen in Inspiration und Exspiration, Schichtbilder und Angiogramme lassen die Folgen der Belüftungsstörungen gut erkennen (Assmann; Hamm und Gaensler; Haubrich; Bolt, Forssmann und Rink; Semisch; Löhr, Scholtze, Grill und Schölmerich).

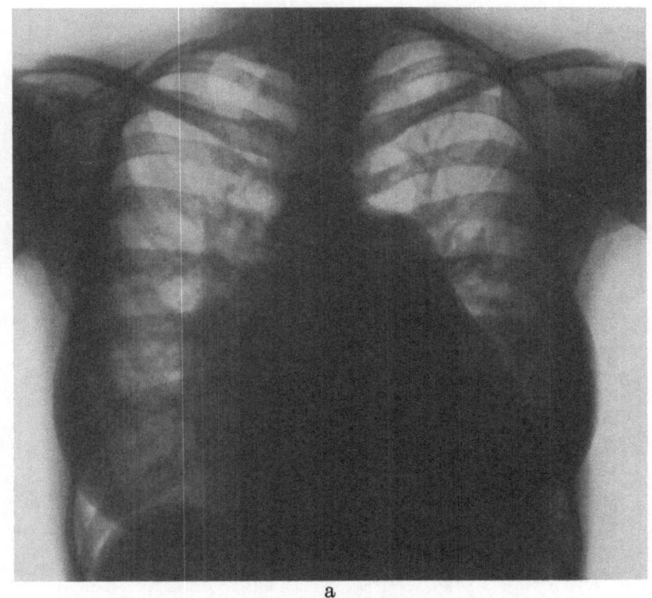

a

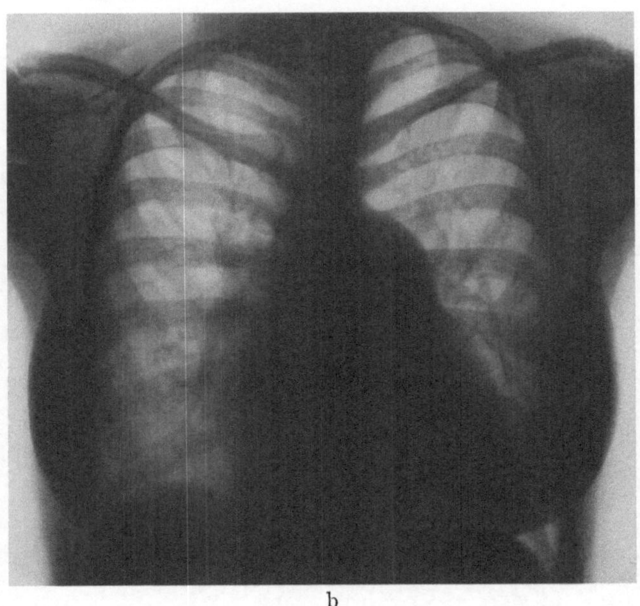

b

Abb. 71a u. b. a Dilatierte Lungengefäße bei Vorhofseptumdefekt mit stark vermehrtem Zirkulationsvolumen im kleinen Kreislauf. b Normalisierung des Lungengefäßbildes nach operativem Septumverschluß

d) Einfluß der Blutfüllung

Der Blutgehalt der Lunge ist bei aktiv entzündlichen Hyperämien, z.B. bei Bronchitiden und Bronchiolitiden, allgemein vermehrt (Lodge). Die periphere Netzzeichnung kann hierdurch verstärkt werden. Bei stärkeren Graden, besonders bei gleichzeitiger Hypostase, können zarte Trübungen auftreten. Ein gesteigerter Blutgehalt bei der Polycythaemia vera führt zur Strukturvermehrung im Röntgenbild (Abb. 70).

Bei akuten entzündlichen Parenchymprozessen können auch die zu- und abführenden Gefäße weitergestellt sein. Differentialdiagnostisch muß bei diesen Weiteänderungen der Gefäßschatten aber auch an Verdichtungen des perivasculären Bindegewebes und eine Erweiterung perivasculärer Lymphbahnen gedacht werden, die eine Gefäßerweiterung vortäuschen können.

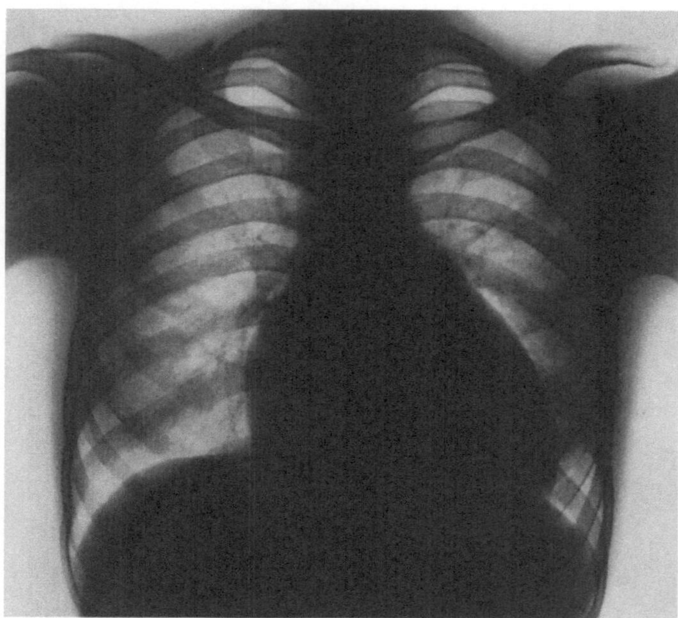

Abb. 72. Verminderte Lungengefäßfüllung bei Ebstein-Anomalie

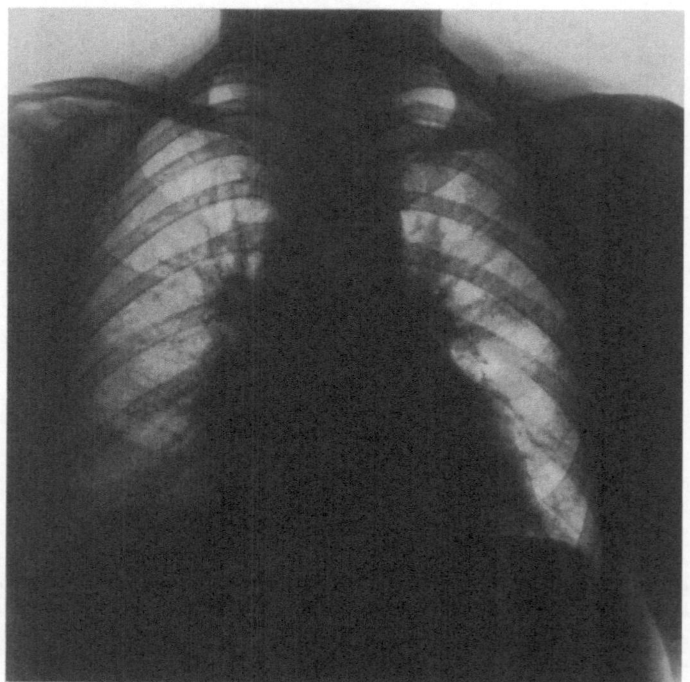

Abb. 73. Deutliche Venenerweiterung bei initialer Lungenstauung

Wenn größere Lungenteile durch Erkrankung oder Operation ausfallen, werden die erhaltenen vermehrt durchblutet (s. Abb. 54 und 55). Die größeren Gefäße sind weitgestellt und die Netzzeichnung ist verstärkt. Regulationsstörungen können ebenfalls eine vermehrte Gefäßfüllung hervorrufen (Hochrein; Sturm). So ist bei stark eingeschränkter Hautdurchblutung die Blutfüllung der Lunge in der Regel vermehrt. Blutverteilungsstörungen treten auch bei verminderter Zwerchfellbeweglichkeit auf. Hierbei können die basalen Abschnitte mit Blut angereichert sein. Die vermehrte Gefäßfüllung und die Verminderung des Luftgehaltes führen dann zu einer Trübung dieser Zonen im Röntgenbild.

Eine Steigerung des Zirkulationsvolumens im kleinen Kreislauf, wie sie bei arteriovenösen Fisteln in der peripheren Strombahn, bei Vorhof- und Kammerseptumdefekten, bei offenem Ductus Botalli und bei Lungenvenentranspositionen besteht, geht mit einer verstärkten Blutfüllung und einer Verbreiterung der Gefäßschatten in allen Zonen einher, wenn das Zirkulationsvolumen um einige Liter gesteigert ist (Abb. 71). Die Lungenfelder erscheinen stark vermehrt gezeichnet, die Konturen der Gefäße sind scharf.

Eine Verminderung des Durchflußvolumens (Pulmonalstenose und Anomalien der Tricuspidalklappe, Ebsteinanomalie) ist mit einer Abnahme der Weite der Arterien und Venen verbunden. Die Lunge erscheint strukturarm (Abb. 72).

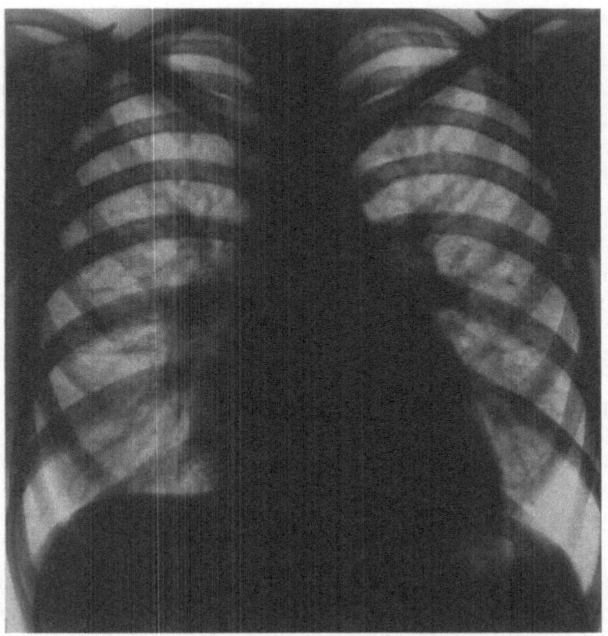

Abb. 74. Erweiterung der Arterien und Venen besonders im Oberlappen, unscharf verwaschene Gefäßkonturen, vergrößerte und unscharf abgesetzte Hili infolge Lungenstauung bei Mitralstenose

e) Einfluß des intravasalen Druckes auf das Gefäßbild

Eine Drucksteigerung in den Lungenvenen tritt bei einer Insuffizienz des linken Ventrikels, bei Veränderungen im Bereich der Mitralklappe und bei Abflußbehinderungen in Höhe des linken Vorhofes durch Schwielen und Tumoren ein. Die Lungenvenen werden verstärkt mit Blut aufgefüllt und ausgeweitet (Abb. 73). Die Dilatation tritt frühzeitig an den Oberlappenvenen im Röntgenbild in Erscheinung. Eine allgemeine Venendilatation führt zu einer Verbreiterung der Hili (Assmann; Rigler; Simon). Die Drucksteigerung greift aber schon nach kurzer Zeit wegen des niedrigeren Druckgefälles im Pulmonalkreislauf auf die Arterien über, und auch diese werden vor allem im Oberlappen erweitert. Im Unterlappen kann schon frühzeitig eine funktionelle Engstellung der Venen und Arterien durch segmentale Spasmen auftreten (Simon). Da es bei zunehmender Rückstauung auch zu einer Flüssigkeitsanreicherung im Interstitium um die Lungengefäße kommt, werden die Konturen der Gefäße unscharf (Abb. 74). Die Hili sind vergrößert und verwaschen begrenzt. Die Lungenperipherie erscheint neben der Strukturzunahme getrübt. Es besteht das typische Bild der Lungenstauung.

Funktionelle und morphologische Engstellungen der Arteriolen sind die Ursache einer arteriellen Drucksteigerung (s. Tabelle 2). Eine Engstellung in der Lungenperipherie ist mit einer Dehnung und Erweiterung der Arterien in der Lungenwurzel und im zentralen Lungenkern verbunden. Während die Peripherie im Röntgenbild aufgehellt ist, treten zentral die erweiterten Arterienstämme deutlicher hervor (Hohenner). Die Lun-

Tabelle 2. *Die Ursachen der primären Widerstandserhöhungen im Lungenkreislauf* (nach Grosse-Brockhoff)

A. Akute Widerstandserhöhung.
1. Massive Lungenembolie.
2. Große Lungenresektionen, besonders Pneumektomie, akute Überblähung der verbliebenen Lunge.
3. Akute Kompressionsatelektasen größerer Ausdehnung.
4. Ventilpneumothorax.
5. Lungenödem.

B. Subakute Widerstandserhöhung.
1. Miliartuberkulose.
2. Hämatogene Lungencarcinose.
3. Atelektasen größerer Ausdehnung.

C. Chronische Widerstandserhöhung.
I. Gruppe: Verkleinerung der Lungenstrombahn bei normaler alveolarer Belüftung.
1. Ohne arterielle Hypoxämie.
2. Mit arterieller Hypoxämie infolge Diffusionsstörungen (Verdickung der Diffusionsmembranen, zu hohe Strömungsgeschwindigkeit des Blutes).
Zur Gruppe I gehören hauptsächlich folgende Erkrankungen:
a) Primäre Pulmonalsklerose.
b) Angitiden verschiedener Genese.
c) Thrombosen der Lungengefäße und rezidivierende Embolien.
d) Fibrosen und Granulomatosen (Silikose und andere Staublungen, produktiv cirrhotische Lungentuberkulose, Boecksches Sarkoid, chronische Fibrosen).
e) Verkleinerung der Lungenstrombahn nach thoraxchirurgischen Eingriffen, besonders Pneumektomie.

II. Gruppe: Mangelhafte alveoläre Belüftung mit arterieller Hypoxämie. Emphysem. Multiple kleine Obstruktionsatelektasen bei Bronchiolitis, Kyphoskoliose mit Emphysem. Neuromuskuläre Störungen bei Poliomyelitis, Myasthenie. Vielfach sind Gruppe I und II miteinander kombiniert.

III. Gruppe: Funktionelle idiopathische pulmonale Hypertonie?

genvenen haben annähernd normale Weite. Wenn die Drucksteigerung über längere Zeit besteht, entwickelt sich eine Pulmonalsklerose (Heath und Whitacker; Harrison; Meyer). Die Ausweitung der zentralen Arterien nimmt zu und Kalibersprünge an den einzelnen Aufzweigungsetagen, vor allem in Höhe der 2.—5. Aufzweigung, treten deutlicher hervor (Abb. 75).

Die chronische venöse und arterielle Drucksteigerung der *Stauungslunge* führt über eine funktionelle Engstellung der Arteriolen und der peripheren kleinen Arterien zu einem anatomischen Gefäßumbau. Der Druckgradient zwischen den beiden Schenkeln des Pulmonalkreislaufes wird erhöht. Die Blutfüllung der Lungen geht zurück (Fleischner und Segall). Die Arterien und Venen der unteren und oberen Lungenpartien verhalten sich zunächst unterschiedlich (Abb. 76, 77). Während die Erweiterung der Venen und Arterien noch für längere Zeit in den Oberlappen bestehen bleibt, werden die Gefäße im Lungenmantel und -kern der basalen Abschnitte zunächst funktionell enggestellt und nachfolgend anatomisch umgebaut (Grainger und Harrison). Diese progressive Engstellung der basalen Gefäße in der chronischen Stauungslunge soll durch die zusätzliche hydrostatische Druckkomponente in den abhängigen Partien oder durch die stärkere Hypoxämie infolge Diffusions- und Ventilationsstörung in den basalen Abschnitten (verstärkte Transsudation, Lungeninduration, Gerüstsklerose) bedingt sein. Wenn die Stauung mit der Drucksteigerung lange genug besteht, werden auch die Arterien und Venen der mittleren und oberen Lungenpartien verengt und sklerotisch verändert.

f) Einfluß der morphologischen Gefäßveränderungen

Lokalisierte und allgemeine Änderungen der Gefäßgestalt sind in Abweichungen der Lungenzeichnung nachzuweisen. Umschriebene einseitige Hypoplasien treten als verminderte Strukturzeichnung in Erscheinung (Kröker) (s. Abb. 55). Embolien und Throm-

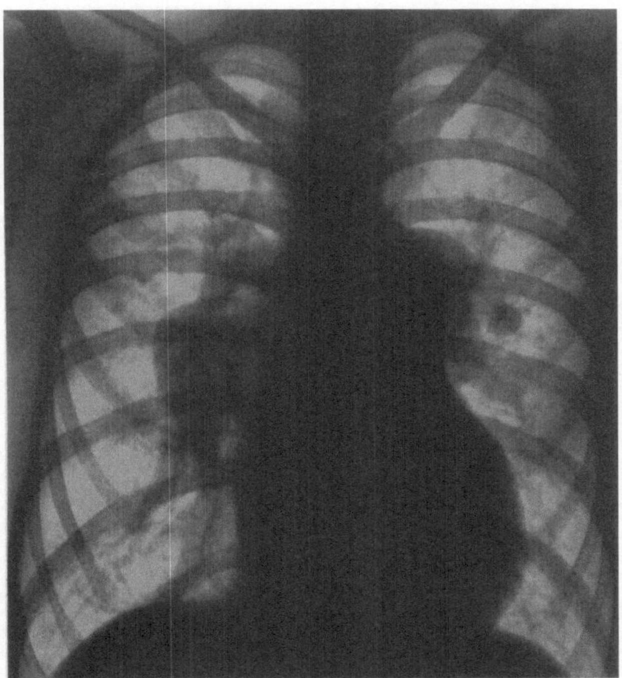

Abb. 75. Pulmonale Hypertonie und Sklerose bei Vorhofseptumdefekt. Extreme Ausweitung der zentralen Pulmonalarterien, starker Kalibersprung an den zentralen Aufzweigungsstellen

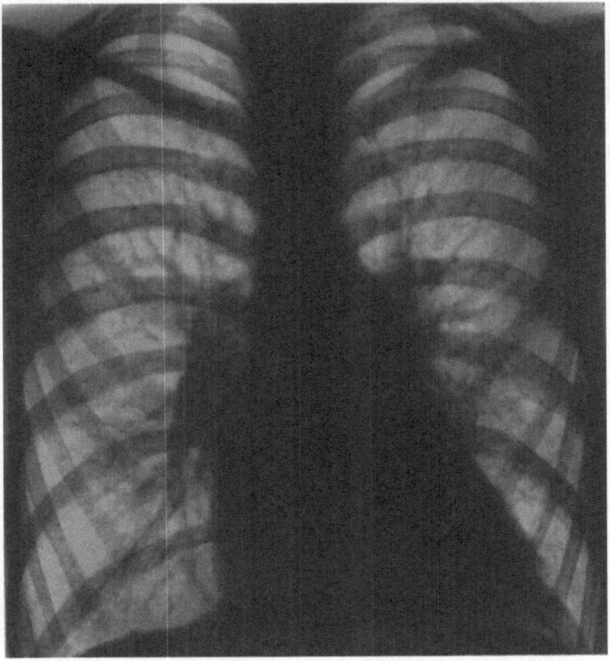

Abb. 76. Erweiterte Arterien und Venen im Oberlappen. Verengerung der basalen Gefäße. Scharfe Gefäßkonturen. Chronische Stauungslunge mit pulmonalem Hochdruck und Gefäßumbau bei Mitralstenose

bosen in den großen Arterien führen peripher häufig zu einer Strukturverarmung, teilweise mit erkennbarer Aufhellung der zugehörigen Lungenpartien (s. Abb. 56) (WESTERMARK; SHAPIRO und RIGLER; FLEISCHNER; BARDEN; LAUR und WEDLER), während der zentrale Teil vor dem Verschluß ausgeweitet sein kann (LOCHHEAD, ROBERTS und DOTTER). Gefäßlücken treten in Höhe des Embolus oder als Folge einer funktionellen

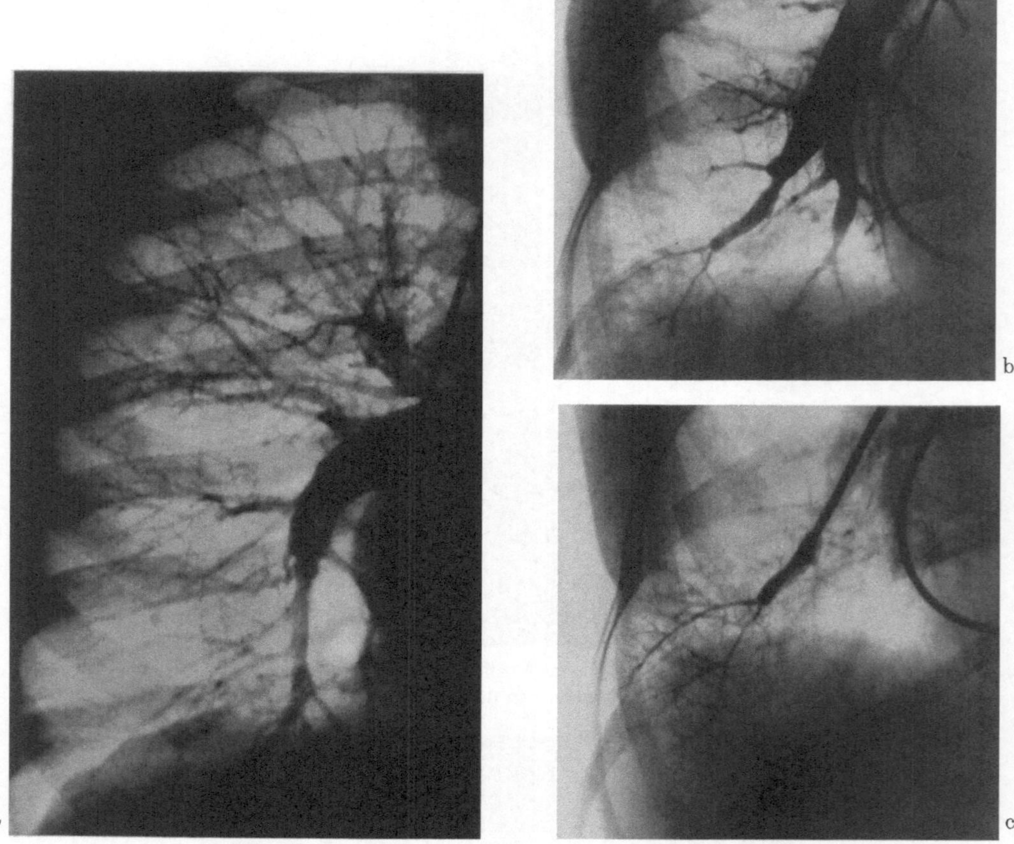

Abb. 77a—c. a Arteriogramm der rechten A. pulmonalis. Annähernd normal weite Arterien in den oberen Lungenteilen, Engstellung in den basalen Partien. Pulmonaler Hochdruck bei Mitralstenose. b Angiogramm der basalen Arterien. Weitgehender Umbau mit sprungweiser, stärkerer Einengung bei chronischer Stauungslunge. c Peripheres Arteriogramm von b. Starke Einengung der peripheren Zweige

Tabelle 3. *Das Lungenbild bei veränderter pulmonaler Hämodynamik*

Änderungen im Pulmonalkreislauf	Gefäßverhalten im Röntgenbild		
	Arterien	Struktur der Lungenperipherie	Venen
Vergrößertes Zirkulationsvolumen	verbreitert	vermehrt	verbreitert
Vermindertes Zirkulationsvolumen	verschmälert	vermindert	verschmälert
Steigerung des arteriellen Druckes	zentral verbreitert	vermindert	normal
Rückstauung mit erhöhtem Venendruck und geringer arterieller Druckerhöhung	normal oder gering verbreitert	netzförmig verstärkt und vermehrt	mäßig verbreitert
Chronische Rückstauung mit Gefäßumbau bei über viele Jahre bestehender venöser und arterieller Druckerhöhung	zentral verbreitert, im Unterfeld verengert	verstärkt	im Oberfeld verbreitert, im Unterfeld verengert

Engstellung hervor (Laur). Der betroffene Lungenbezirk ist bei Embolien und Thrombosen z. T. gering verkleinert, während die strukturarmen Partien bei lokalisierten Überblähungen, bronchialen Ventilstenosen, bullösen Emphysemblasen und bei der „Lungendystrophie" stärker ausgedehnt sind und die umgebenden Gefäße verlagert werden (s. Abb. 57, 58). In den Gebieten alter Parenchymzerstörungen, isolierter oder multipler Cysten fehlen die Gefäße oder sind z. T. zusammengerückt.

Eine dichtere Gefäßbesetzung besteht in den nicht wieder voll entfalteten Bezirken nach Atelektasen und chronischen Parenchymprozessen. Die Gefäße selbst erscheinen in diesen Gebieten aber in der Regel verengert, und die kleinen Äste sind z. T. verödet (Abb. 78). Der Gefäßbaum ist im Angiogramm rarifiziert. Der Durchfluß des Kontrastmittels wird infolge der arteriellen *Engstellung*, der bindegewebigen Organisation von Alveolen und des Schwundes von kleinen Gefäßen verlangsamt und erfolgt vorwiegend über die Stromcapillaren. Der sog. Capillarschleier fehlt im Angiogramm (LÖHR, SCHOLTZE und KLINNER; SEMISCH; SCHOLTZE und STENDER). Der fehlende Capillarschleier ist das röntgenologische Zeichen der gestörten Lungenfunktion (BOLT, SCHERMULY). Durch Schrumpfungen treten erhebliche Verziehungen auf, die zu einer atypischen Gefäßanordnung führen; je nach der Größe des geschrumpften Areals treten charakteristische Bilder auf (Abbildung 79). Die Gefäße sind in den vermindert entfalteten Zonen zusammengerückt und gebündelt, während sie in den sekundär überblähten Gebieten entfächert

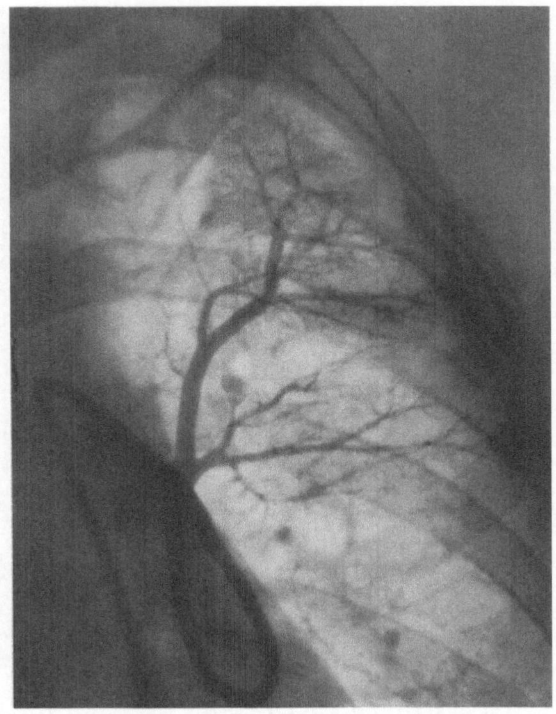

Abb. 78. Selektives Arteriogramm. Der untere der beiden dargestellten Äste ist stark eingeengt und die kleinen Zweige sind vermindert. Die großen Zweige erscheinen zusammengerückt. Es handelt sich um den Folgezustand einer Atelektase. Im Aufzweigungsgebiet des oberen Astes umschriebene Störungen im Gefäßbild infolge alter Herdbildungen

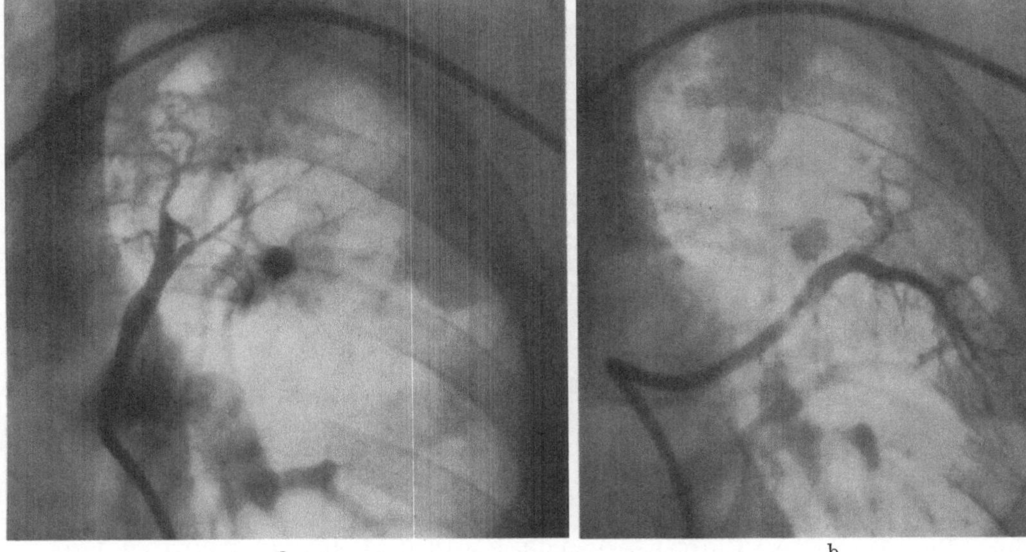

a b

Abb. 79a u. b. Selektives Arteriogramm bei linksseitiger cirrhotischer Oberlappentuberkulose mit einem kleinen Tuberkulom. a Darstellung der A 1b: Verengerung, unregelmäßige Begrenzung und Verziehung der dargestellten Äste. Starke Verminderung der feinen Zweige. Fehlender Capillarschleier. Gleiche Veränderungen auch an den dargestellten Venen. Die kreisrunde Verdichtung ist durch eine orthograd dargestellte Vene bedingt. b Gleicher Patient. Darstellung der A 2b: Verschmälerte, verzogene, unregelmäßig verlaufende Zweige. Es entsteht so das Bild einer Trauerweide. Lateral oben Ausspareffekt durch Tuberkulom. Darstellung der abführenden Vene

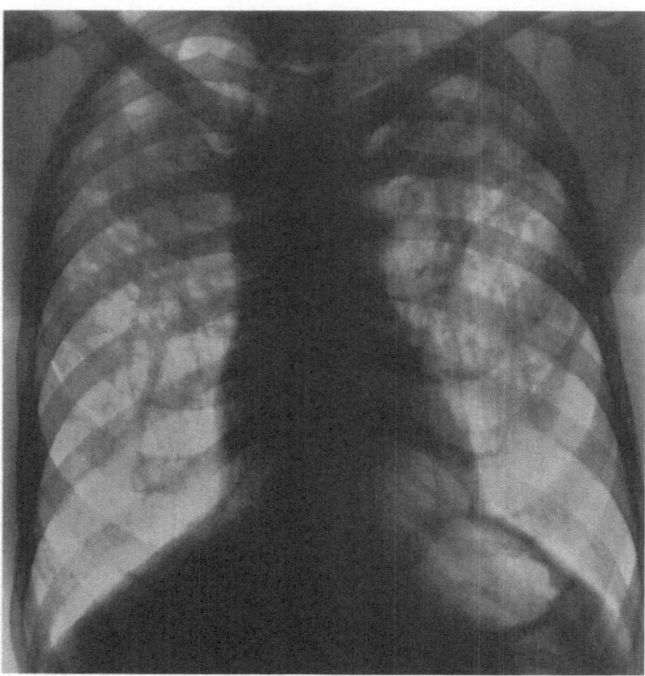

Abb. 80. Mischstaublunge mit Schwielenbildungen in beiden Oberlappen. Links in der Schwiele eine Destruktionshöhle. Infolge Schrumpfung Verziehung der Gefäßstämme der Hili und der zu den Unterlappen verlaufenden großen Äste. Hierdurch entsteht das Bild von „Regenstraßen"

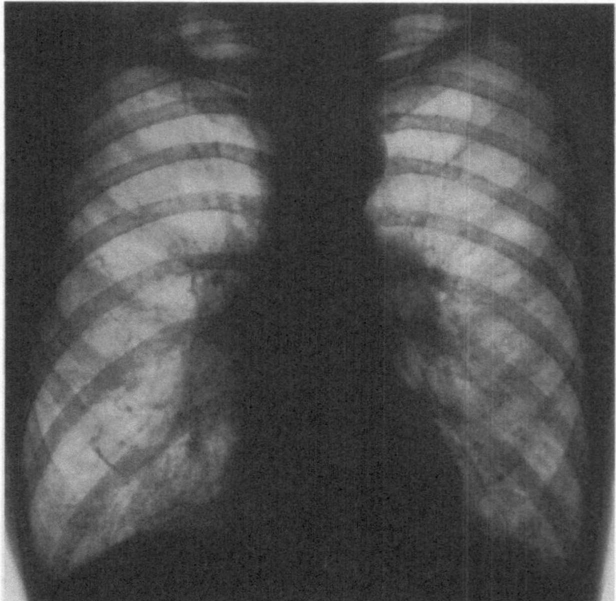

Abb. 81. Erweiterung der zentralen Arterien im Hilusgebiet bei Lungenemphysem mit pulmonaler Hypertonie. Das Emphysem ist vor allem in den oberen Lungenpartien stärker ausgebildet

erscheinen. Eine Analyse des Entfächerungsbildes ermöglicht eine anatomische Zuordnung des geschrumpften Gebietes. Bei der Schrumpfung großer Lungenteile werden die zentralen Hilusäste (Arteria intermedia) stärker verzogen (Abb. 80). Bei Lappenschrumpfungen tritt eine zentrale Gefäßamputation bei gleichzeitiger Auffächerung der Äste in den stärker entfalteten Bezirken in Erscheinung.

Erweiterungen der zentralen Pulmonalarterien bestehen bei der pulmonalen Hypertonie und der ihr folgenden Pulmonalsklerose (Abb. 81, S. 75). Ohne Drucksteigerung

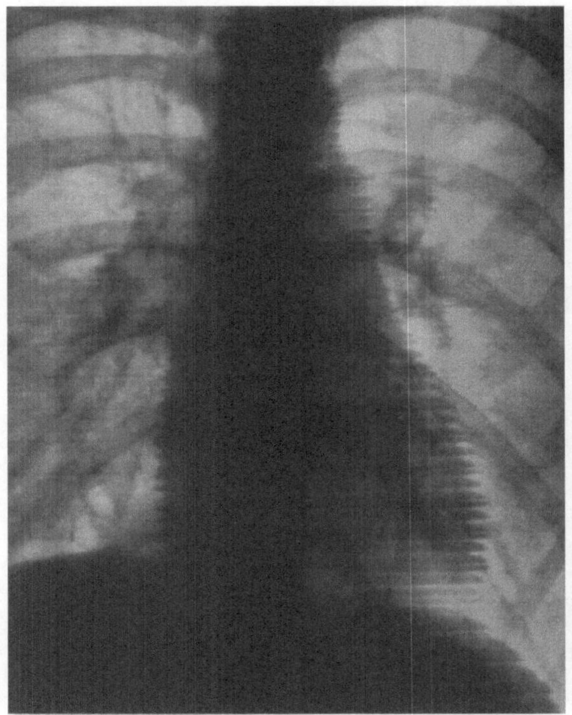

a

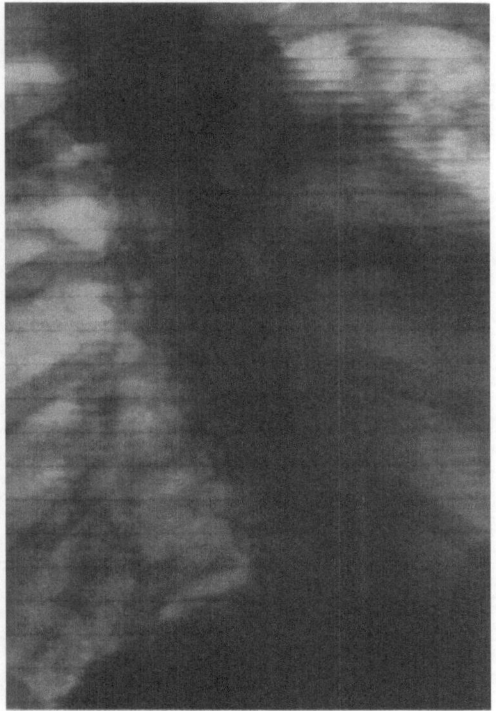

b

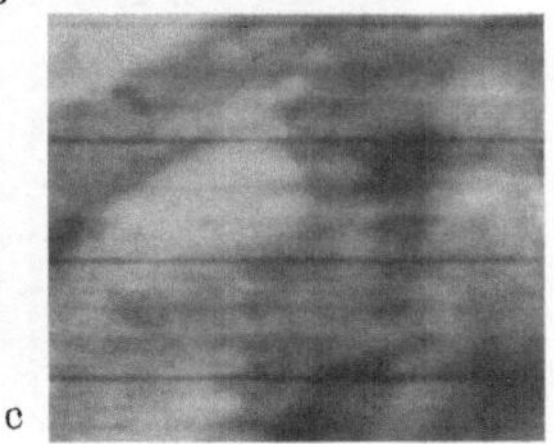

c

Abb. 82a—c. Flächenkymogramm bei Vorhofseptumdefekt mit erheblich gesteigertem Zirkulationsvolumen. a Im Kymogramm im sagittalen Strahlengang nicht eindeutig zu analysierende Randbewegungen der A. intermedia und basalis. b In Schräglagerung: Eindeutige systolische Expansivbewegungen an beiden Gefäßrändern. c Ausschnitt aus b

sind sie bei der senilen Sklerose zu beobachten. Auch bei vermehrtem Zirkulationsvolumen im kleinen Kreislauf sind die zentralen Pulmonalarterien einschließlich des Pulmonalisstammes dilatiert. Bei stark vermehrtem Kurzschlußvolumen sieht man bei der Durchleuchtung „tanzende Hili" (Pezzi) und im Flächenkymogramm an beiden Gefäßrändern in der Systole Distensionen (Heckmann; Haubrich; Thurn), die besonders bei Schräglagerung zur Darstellung kommen (Schermuly) (Abb. 82). Umschriebene zentrale Arterienausweitungen finden sich bei Aneurysmen (Abb. 83). Als poststenotische Dilatation treten sie am Pulmonalisstamm und bei einem Teil der linken Äste bei valvulärer Pulmonalstenose auf. Umschriebene Ektasien von Arterien und Venen im Lungenkern oder -mantel führen zu ovalen, spindeligen, bandförmigen oder bogenförmigen Strukturen (Stecken). Die arteriovenösen Aneurysmen in der Lunge sind mit einer breiten, meist leicht geschlängelten Arterie oder Vene verbunden (Abb. 84). Multiple Aneurysmen auf angeborener oder erworbener Grundlage erscheinen als Rundschatten (Weise).

Folgen von Störungen der kleinen Lungengefäße im Röntgenbild

Die kleinen Lungenarterien und -venen sowie die Lungencapillaren kommen im Röntgenbild nicht direkt zur Darstellung. Sie sind aber an der Gestaltung des feinen Netzwerkes, das durch Summation und Superposition zustande kommt, beteiligt. Die Darstellungsgrenze der kleinen Arterien im Arteriogramm liegt nach Löhr bei 0,15 mm. Die Folgen von Füllungsänderungen und Permeabilitätsstörungen der kleinen Lungengefäße sind im Lungenbild nachweisbar. Die Tabelle 4 gibt einen Überblick über die Veränderungen der Gefäßstrukturen des Lungenmantels.

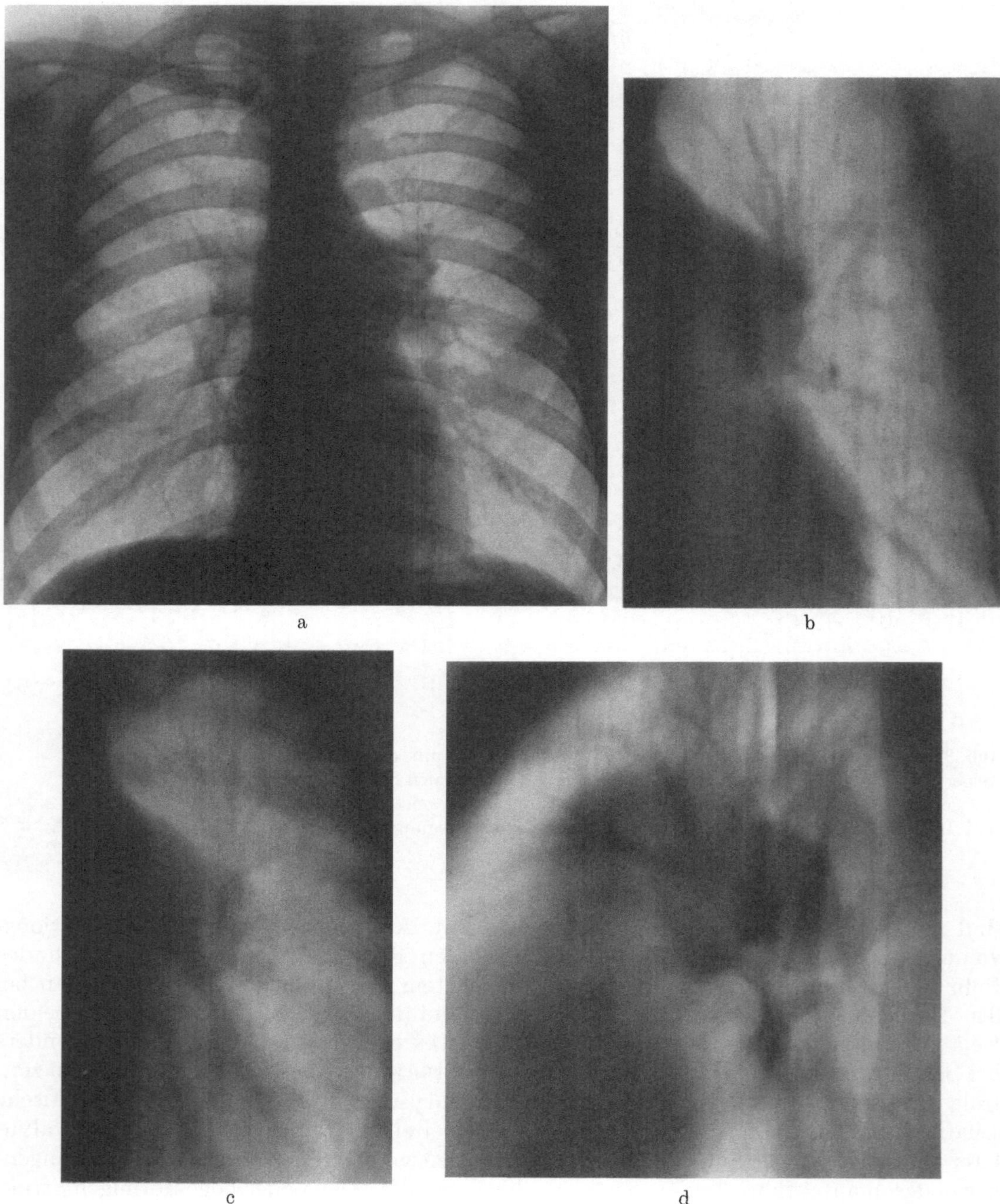

Abb. 83a—c. Aneurysma des Stammes und des linken Hauptastes der A. pulmonalis. a Übersichtsbild. b und c Schichtaufnahmen im sagittalen Strahlengang in Tiefen von 12 und 9 cm: Erweiterung des Stammes und des linken Hauptastes der Pulmonalarterie bis zum Abgang der A 6. d Schichtaufnahme im frontalen Strahlengang in 10 cm. Der dilatierte zentrale Abschnitt der linken Pulmonalarterie ist gut dargestellt

Eine stärkere Füllungszunahme der kleinen Gefäße, wie sie bei vermehrtem Lungendurchfluß auftritt, ruft eine allgemein verstärkte, scharf gezeichnete Netzstruktur hervor (s. Abb. 71). Die feinen Zweige sind weiter in die Peripherie hinein zu verfolgen. Die strukturarme Randzone des Lungenmantels ist verschmälert. Die Darstellung dieser Strukturfeinheiten hängt entscheidend von den technischen Bedingungen bei der Bilderzeugung ab. Auch bei der Polycythaemia vera führt eine vermehrte Gefäßfüllung zu einer allgemeinen Strukturverstärkung (s. Abb. 70). Die venösen Rückstauungen rufen

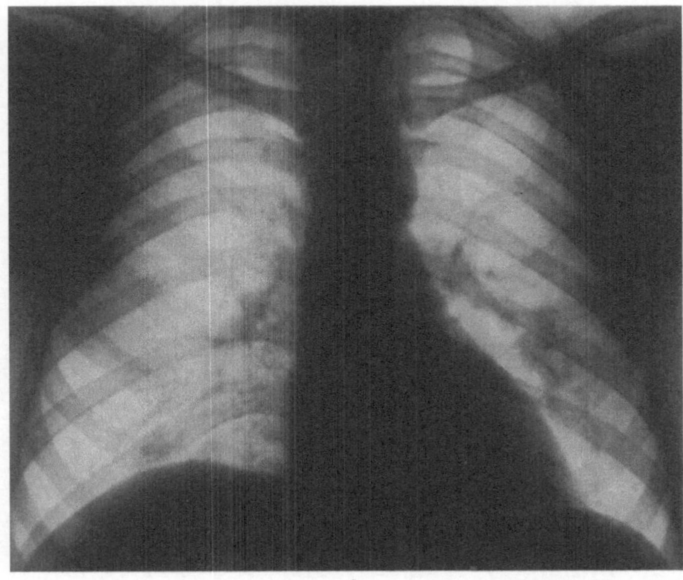

a

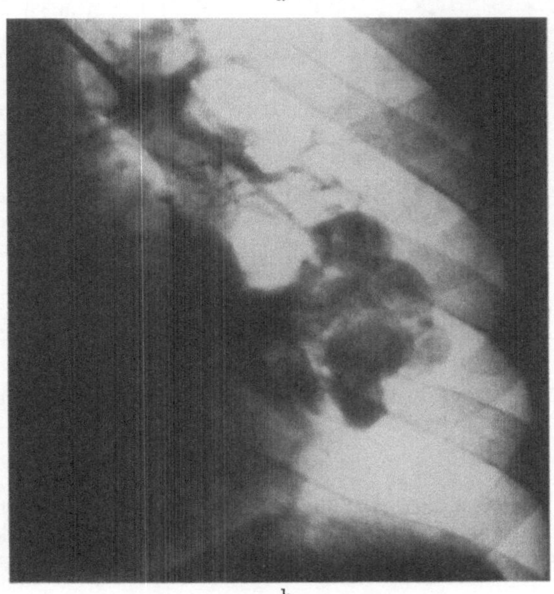

b

Abb. 84a u. b. a Angeborene arterio-venöse Aneurysmen. Übersichtsbild: Links paracardial in Höhe der 4. Rippe unregelmäßige knäuelartige Verschattung mit einer breiten bandförmigen Verbindung zum unteren Hilus. b Angiogramm: Im Verzweigungsgebiet der stark verbreiterten A 8a stellen sich aneurysmatisch erweiterte Gefäßkonvolute dar

ebenfalls eine Vergröberung und Verdichtung der peripheren Netzstruktur hervor. Da in diesem Falle aber frühzeitig eine deutliche Drucksteigerung in den Capillaren besteht, ist die vermehrte Gefäßfüllung bald von transsudativen Vorgängen in das Interstitium und teils in die Alveolen begleitet. Die Strukturzeichnung wird hierdurch unscharf und verwaschen (s. Abb. 74, 85). Durch die gleichzeitige starke Ausweitung der Capillaren und die Flüssigkeitsanreicherung im Interstitium und in den Alveolen wird der lufthaltige Alveolarraum verkleinert. Es tritt eine diffuse Trübung der betroffenen Lungenteile ein. Eine Thrombose einzelner Lungenvenen kann im vorgeschalteten Zuflußgebiet eine Strukturvermehrung hervorrufen. Ein arterieller Verschluß führt, vor allem wenn gleichzeitig eine spastische Reaktion der betroffenen Äste besteht und der Kollateralkreislauf über die Bronchialarterien gestört ist, zu einer peripheren Strukturabnahme.

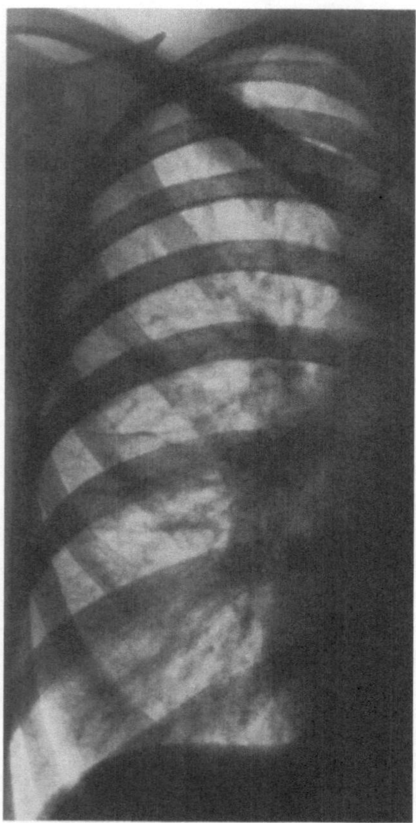

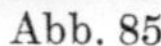

Abb. 85

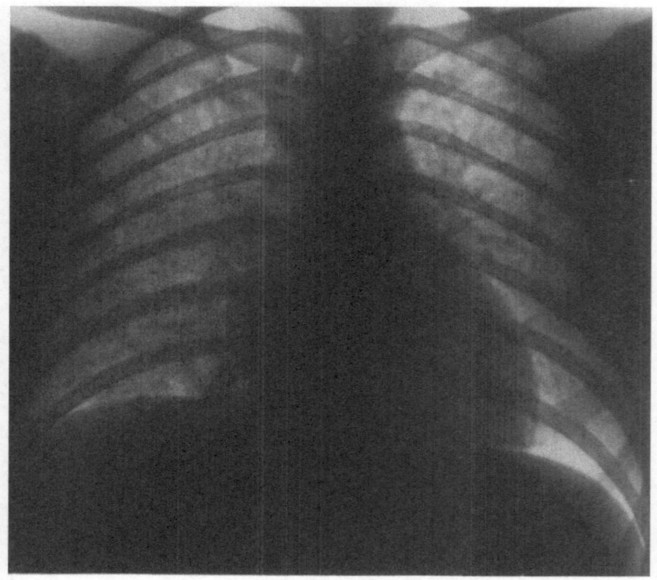

Abb. 86

Abb. 85. Allgemein vermehrte und vergröberte Lungenstruktur mit verwaschenen Gefäßkonturen und breitem, unscharf begrenztem Hilus. Verdichtung des interstitiellen Gewebes am Lappenspalt bei Lungenstauung

Abb. 86. Periarteriitis nodosa. Ausgedehnte weiche konfluierende und paravasculäre Verschattungen vor allem durch ödematöse Veränderungen

Tabelle 4. *Veränderungen der Gefäßstrukturen des Lungenmantels*

1. *Vermehrte Gefäßfüllung.*
   Aktive Hyperämie. Venöse Stauung bei Mitralvitien, Dekompensation des linken Ventrikels, Tumoren des linken Vorhofes und Pericardschwiele. Vermehrter Lungendurchfluß bei kongenitalen Herzanomalien. Polycythaemia vera.
2. *Verminderte Gefäßfüllung.*
   Hypoplasie, Arteriitiden, Pulmonalsklerose, Embolie, Thrombose, periphere arterielle Stenose bei Gefäßanomalie, Gefäßwandprozeß, Tumor- oder Lymphknotenkompression, Ventilationsstörungen, Emphysem, Dystelektase, Lungenfibrose, Parenchymzerstörung. Kongenitale Herzanomalien mit vermindertem Lungendurchfluß.
3. *Gefäßverschlüsse.*
   Embolie, Thrombose, Gefäßwandprozeß, Leukämie, Tumorzellembolie, Parasiten, Parenchymuntergang, Fibrosierung. Angeborene Gefäßstenose.
4. *Gefäßwanderkrankungen.*
   Panarteriitis, Endarteriitis obliterans, hyperergische Angiitis, Pulmonalsklerose, rheumatische Pneumonie, Lupus erythematodes, Lues, essentielle Lungenhämosiderose.
5. *Gefäßobliterationen* bei Lungenerkrankungen.
   Emphysem, Tuberkulose, chronische Pneumonie, Silikose, interstitielle Fibrose, Sklerodermie, Morbus Boeck, Tumoren, Lungenabsceß, Mykosen.

Störungen der Permeabilität sind die Folge einer Capillarwandschädigung (Abb. 86) und einer capillaren Drucksteigerung über die kritische Grenze, die bei nicht veränderter Gefäßwand um 25—30 mm Hg liegt. Der Wandumbau in einer chronischen Stauungslunge erhöht die Gefäßdichte. Darüberhinaus kommt der Innervation, der Durchblutungsgröße und der Stärke der Beatmung bei der Flüssigkeitsausscheidung eine mitbestimmende Bedeutung zu. Die akuten Ödeme, die als Folge einer Capillardrucksteigerung auftreten, sind bevorzugt im Lungenkern zu finden aus Gründen, die wir an anderer Stelle beschrieben haben (s. S. 268). Die chronischen Formen treten häufiger in den basalen Randbezirken auf. Die toxischen Ödeme sind meistens in den basalen und zentralen Abschnitten nachzuweisen (s. Abb. 48). Eine Reduktion der Beatmung kann in Verbindung mit der geringen hydrostatischen Drucksteigerung in den abhängigen Lungenpartien, z.B. in den basalen Partien und bei Seitenlagerung im aufliegenden Teil, bei toxisch oder hypoxämisch vorgeschädigten Capillarwänden zu einer Flüssigkeitsausscheidung in die Alveolen führen (Drinker) (Abb. 87).

Eine Fehlbildung der kleinen Lungengefäße oder eine Minderwertigkeit des elastischen Fasergewebes (Hirrle; Hartl), wie sie bei der essentiellen Lungenhämosiderose

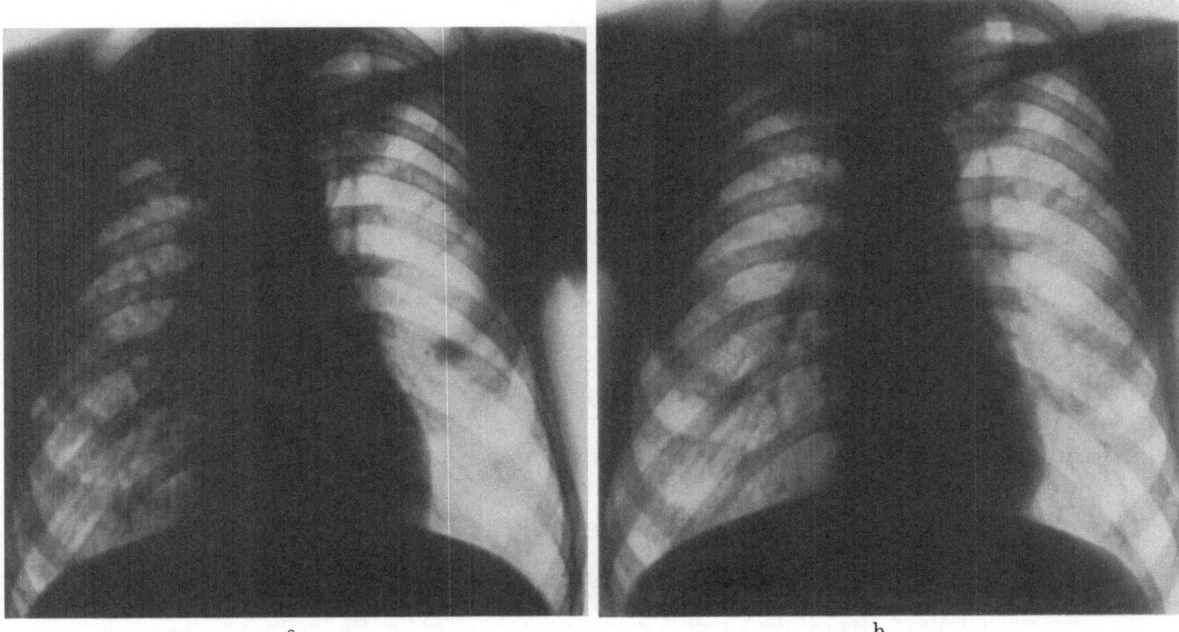

Abb. 87a u. b. a Diffuse Verschleierung und perivasculäre Verdichtungen der rechten Lungenhälfte nach mehrtägiger Rechtsseitenlage bei Luminalintoxikation. b 8 Tage später: Weitgehende Rückbildung des Ödems nach Behandlung

angenommen wird, sind die Ursache der rezidivierenden Diapedesisblutungen der Lungencapillaren. Die durch die akuten Blutungen hervorgerufenen Trübungen sind bevorzugt in der unteren Lungenhälfte nachzuweisen. Als Folge der wiederholten Blutungen kommt es zu stärkeren Hämosiderinablagerungen und zu einer Vermehrung des interstitiellen Gewebes, die im Röntgenbild zu einer grobnetzförmigen und feinkörnigen Struktur der Lungen führen.

Lungenblutungen bei Gerinnungsstörungen oder bei Thrombopenien sind in der Regel fleckförmig verstreut. Sie liegen bevorzugt in den Mittel- und Unterfeldern. Lungenblutungen nach Traumen oder Kontusionen sind meistens auf umschriebene periphere Bezirke beschränkt und rufen grobfleckige oder flächenhafte, aber auch peribronchiale und perivasculäre Verdichtungen hervor, die häufig nur flüchtig in Erscheinung treten. Umschriebene Hämatome können die Gestalt eines Rundherdes haben (Milne und Dick).

Die Feinstruktur des Lungenbildes, die durch die kleinen Gefäße bedingt ist, wird bei *Abnahme der Gefäßfüllung* oder des Zirkulationsvolumens im ganzen reduziert (s. Abb. 55, 68, 72). Umschriebene Strukturminderungen finden sich hinter Embolien und arteriellen Thrombosen. Auch funktionelle Engstellungen der Gefäße in minderbelüfteten und hypoxämischen Gebieten rufen eine Strukturverminderung hervor (Strnad). Das gleiche gilt für Gefäßstenosen und Hypoplasien (s. Abb. 54). Eine diffuse, zunächst funktionelle, später morphologisch bedingte Verengerung der kleinen Gefäße besteht bei der pulmonalen Hypertonie. In den Frühstadien der Pulmonalsklerose kann die periphere Lungenstruktur vorübergehend vermehrt sein (Rigler).

Beim umschriebenen und diffusen chronischen Lungenemphysem besteht eine Reduktion der kleinen Gefäße, die neben dem vermehrten Luftgehalt für die Verminderung der Feinstruktur und die erhöhte Transparenz verantwortlich ist (s. Abb. 52, 57). Die Gefäße fehlen in den Bezirken, in denen das Parenchym zerstört ist.

Die Veränderungen der kleinen Lungengefäße bei Parenchymprozessen werden in der überwiegenden Zahl durch die gleichzeitig vorhandenen Veränderungen der Alveolen oder des Interstitiums überdeckt, so daß sie im Nativröntgenbild nicht in Erscheinung treten. Erst das Pulmonalisangiogramm gibt Einblicke in den Gefäßbau.

4. Veränderungen der Bronchien

Die Veränderungen der Bronchien sind nur in einem geringen Prozentsatz direkt im Nativbild der Lunge zu erkennen. Häufig weisen aber Strukturabweichungen des Lungengewebes und Änderungen der Gefäßanordnung auf ihr Vorliegen hin. Im Hartstrahlbild sind die zentralen Bronchien bis zu den Subsegmentästen ausreichend zu überschauen. Die Schichtuntersuchung des zentralen Bronchialbaumes gestattet eine grobe Beurteilung des Bronchuslumens bis in den Bereich der Subsegmentäste. Wandverdickungen sind in diesem Gebiet erkennbar. Die Bronchusdynamik der größeren Äste kann durch Bronchogramme in verschiedenen Atemphasen erfaßt werden (Stutz; Gandini und Juliani; Marshall und Holden; Stender). Die speziellen Verhältnisse der Bronchuslichtung und des Wandinneren werden durch die Bronchographie und Bronchotomographie dargestellt.

Die hauptsächlichsten pathologischen Abweichungen der Bronchien bestehen in Veränderungen ihres Lumens in Form von Wandprozessen, Einengungen und Erweiterungen oder in Änderung ihres Verlaufes als Dislokationen, Spreizungen oder Raffungen.

a) Wandprozesse der Bronchien

Die Bronchuswandveränderungen treten im Nativbild in Erscheinung, wenn gleichzeitig eine Beteiligung des peribronchialen Gewebes vorhanden ist, ein entzündlicher Prozeß auf die Lymphbahnen mit dem interstitiellen Gewebe oder die bronchusnahen Alveolen übergegriffen hat oder ein Tumor in die Lymphbahnen und das Interstitium eingewachsen ist. Auf diese Weise werden Bronchuswand und Umgebung verdickt und treten im Röntgenbild als streifige oder bandförmige Verdichtung in Erscheinung. Im Schichtbild sind die Wandstruktur und Kontur deutlicher zu erkennen (Abb. 88). Die tumoröse Infiltration der Bronchuswand führt in der Regel zu einer Stenose oder zu einem vollständigen Verschluß des Lumens. Die entzündlichen Prozesse können demgegenüber sowohl mit einer Einengung als auch mit einer Ausweitung des Bronchiallumens einhergehen, da hypertrophische (Abb. 89), atrophische und narbige Veränderungen gleichzeitig oder nacheinander vorhanden sind.

Wenn es im Rahmen einer Bronchopathia osteoplastica zu Kalkeinlagerungen in den Knorpel und teils auch in das Bindegewebe der großen Bronchien kommt, tritt die Bronchuswand im Röntgenbild deutlicher hervor (Abb. 90) (Eckert; Schmitz-Dräger; Bohlig). Die häufig gleichzeitig vorhandenen kissenartigen Vorwölbungen in das Bronchiallumen (Matzker und Claus) begünstigen nach Bohlig Ventilationsstörungen sowie entzündliche und fibrotische Lungenveränderungen. Um die Dynamik und Gefügefestigkeit der Wand der zentralen Bronchusäste beurteilen zu können, sind Aufnahmen im In- und Exspirium erforderlich. Exzessive Kaliberschwankungen sind die Folge lokaler Wandschädigungen oder von Veränderungen des umgebenden Gewebes. Bei einer Bronchusmalacie (Abb. 91), wie sie bevorzugt bei älteren Patienten oder nach chronisch-entzündlichen Destruktionen auftritt, erfolgt im Exspirium ein stärkerer Kollaps umschriebener

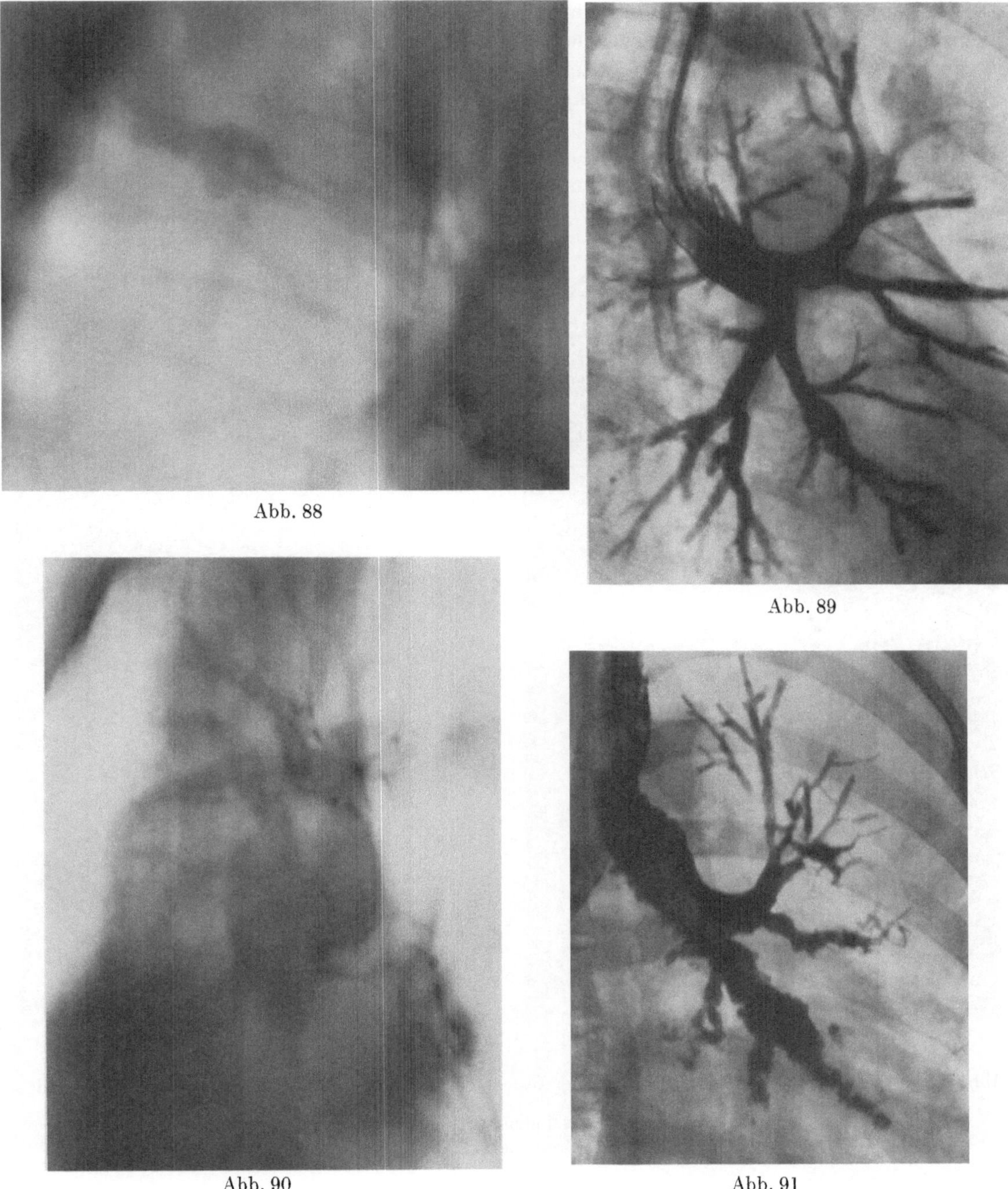

Abb. 88

Abb. 89

Abb. 90

Abb. 91

Abb. 88. Seitliches Schichtbild: Sequestriertes Tuberkulom. Verdickung der Wand des ableitenden Bronchus (B 2a)

Abb. 89. Bronchogramm: Flachbogige Eindellungen vor allem am Lingulabronchus bei chronischer Bronchitis mit hypertrophischen Veränderungen

Abb. 90. Seitliches Schichtbild: Verkalkungen im Knorpel der Bronchialwände bei Bronchopathia osteoplastica

Abb. 91. Bronchusmalacie mit weitgehender Zerstörung der Bronchuswand. (Nach ANACKER)

oder größerer Abschnitte der Bronchien und unteren Trachea. Bei der Chondromalacie können Destruktionen der Bronchialknorpel ebenfalls zum Kollaps der Wand führen (RUBIN).

Die akute Bronchitis und ihre chronischen Formen führen im Übersichtsbild nur ausnahmsweise zu einer Strukturvermehrung infolge einer vermehrten Gefäßfüllung oder zu einer doppelkonturierten Streifenzeichnung der mittleren Bronchien durch Wandverdickungen, peribronchiale Veränderungen oder Sekretfüllung (Stutz und Vieten). Bei den verschiedenen Formen der Bronchiolitis, die zu einer Einengung oder Verlegung des Lumens in Höhe des Bronchiolus terminalis führen, treten herdförmige Atelektasen oder Emphysemblasen sowie kleine bronchopneumonische Herde auf. Im Röntgenbild können sowohl die Folgen der sekundären Überblähung als auch die herdförmig-miliaren Verdichtungen im Vordergrund stehen.

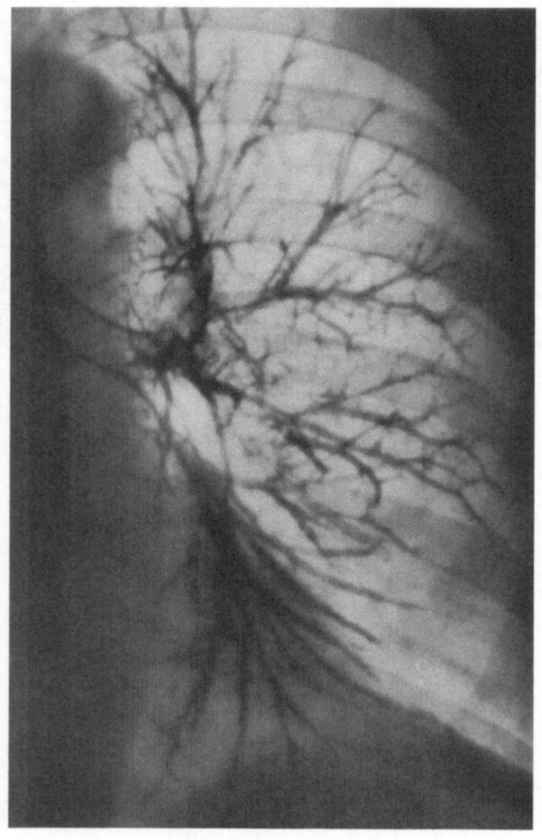

Abb. 92

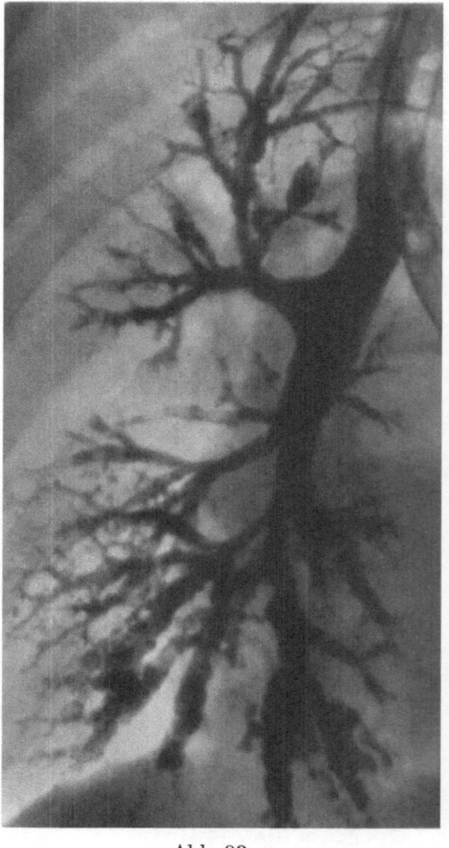

Abb. 93

Abb. 92. Bronchogramm: Diffuse Engstellung der Bronchien vor allem im Unterlappen bei akuter Bronchitis

Abb. 93. Deformierende Bronchitis mit wechselnden Weit- und Engstellungen, Wandzerstörungen und Bronchiektasen

Im bronchographischen Bild finden sich bei der akuten Bronchitis in der Regel nur funktionelle Engstellungen des Lumens (Fischer) (Abb. 92). Bei der chronischen Bronchitis sind infolge der Schleimhaut- und Wandveränderungen sowie begleitender funktioneller Reaktionen eine unregelmäßige Konturzeichnung und wechselnde Weit- und Engstellungen durch atrophische oder hypertrophische Areale nachzuweisen (Freimanis und Molnar) (Abb. 93). Bronchusspasmen führen auf kürzeren oder längeren Abschnitten zu Engstellungen, die z. T. als exspiratorisches Ventil wirken und umschriebene Emphyseme oder Atelektasen induzieren. An den großen Bronchien stellen sich kleine sackförmige Ausstülpungen dar, die den erweiterten Ausführungsgängen tiefer Schleimdrüsen (Fischer; Stutz), teilweise aber auch echten Schleimhautdivertikeln entsprechen sollen (s. Teil I). Durch ausgeprägte Hypersekretion, durch Mucoidimpactation und beim Asthma bronchiale können größere Bronchusäste intercurrent verschlossen werden (CARMICHAEL und WOODROWS; WALDBOTT; HEWLETT, PUGLISI und BOWERS). Peripher füllt sich ein Teil der kleinen Bronchuszweige infolge Sekretauffüllung oder narbiger Einengungen nicht auf. Kleine periphere bronchographische Endstücke können zirkulär erweitert sein (peripheral pooling, SIMON) (Abb. 94); eine Erscheinung, die durch ausgeweitete Bronchiolen hervorgerufen werden soll. Wenn gleichzeitig Obstruktionen kleiner Äste mit Überblähungszonen vorliegen, sind umschriebene Verlagerungen feiner Bronchuszweige in der Umgebung nachzuweisen. Die Untersuchung der Bronchusdynamik ergibt bei der chronischen Bronchitis Zeichen der Wandinstabilität der mittleren und größeren Bronchien (STENDER).

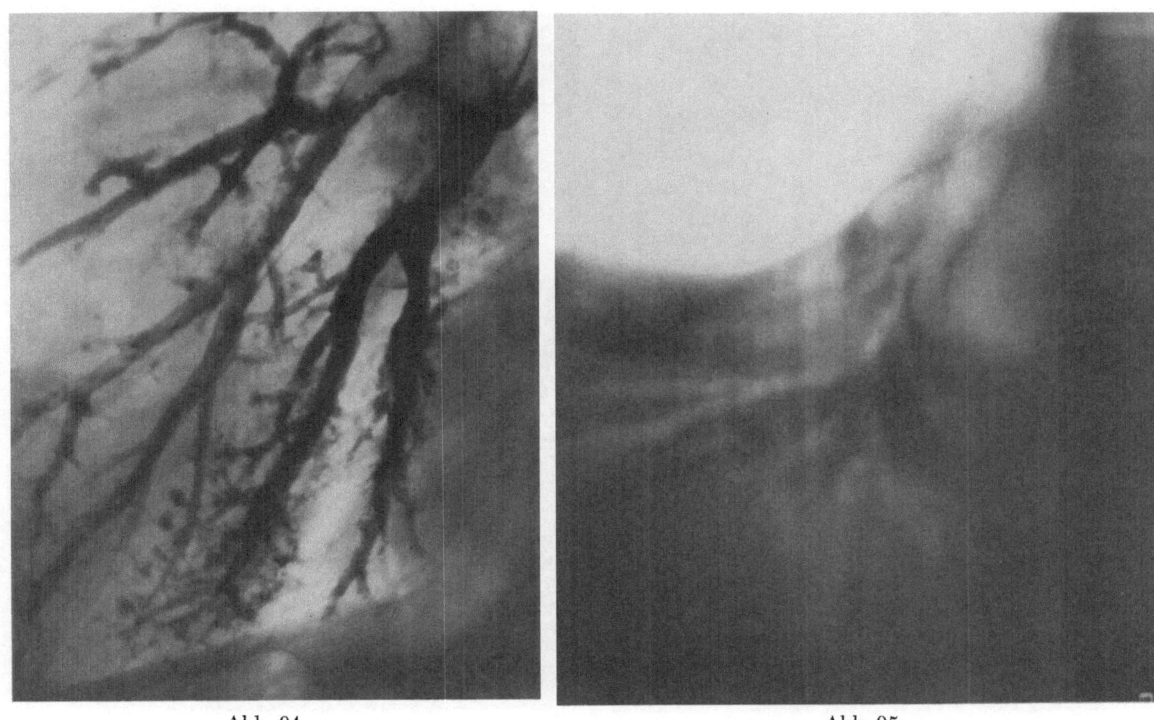

Abb. 94 Abb. 95

Abb. 94. Bronchogramm: „Peripheral pooling" bei chronischer Bronchitis im Bereich des B 8 li.

Abb. 95. Schichtbild: Pneumonie re. Unterlappen. Lufthaltige Bronchien

Bei pneumonischen Prozessen sind die Bronchien des erkrankten Gebietes in der Regel lufthaltig (FLEISCHNER, ESSER). Sie scheinen bei entsprechender Technik im Nativbild durch und stellen sich im Schichtbild als Aufhellungen dar (Abb. 95). Sie sind teilweise deutlich weitgestellt. Durch eine Parenchymschrumpfung bei chronisch pneumonischem Prozeß rücken die Bronchusäste zusammen und erscheinen gerafft. Die Bronchuswände sind durch gleichzeitig vorhandene chronische, oft deformierende Bronchitiden unregelmäßig konturiert, teilweise verplumpt und erweitert. Da die Bronchuswandveränderungen und die Parenchymverkleinerung in gleicher Weise auch bei den Obstruktionspneumonien (LÜDEKE) infolge eines partiellen oder interkurrenten totalen Bronchusverschlusses auftreten können, muß der zuführende Bronchus besonders sorgfältig auf einen stenosierenden Wandprozeß hin untersucht werden.

Die bei einer Tuberkulose auftretenden Bronchuswandveränderungen können eine spezifische oder unspezifische Ursache haben (Abb. 96, 97). Sie gleichen allgemein dem Bild bei anderen chronischen Entzündungen. Ein Übergreifen der Tuberkulose auf die Bronchuswand von Lymphknoten oder vom Parenchymprozeß aus führt zu Wandaufrauhungen. Das Lumen kann durch Schleimhautschwellung, Wandhypertrophie und Schrumpfung eingeengt sein. Wandzerstörungen, aber auch Zug durch Schrumpfung des anliegenden Lungengewebes führen zur Erweiterung. Durch den Wechsel erweiterter und eingeengter Bronchusabschnitte entstehen „perlschnurartige" Bilder. Als Folge der Wand- und Parenchymprozesse können sich Bronchiektasen entwickeln. Ausgedehnte destruierende Prozesse führen zur „destroyed lung" mit z. T. großen bronchiektatischen Hohlräumen (s. Abb. 62).

Die Wandveränderungen, Deformierungen, Verziehungen, funktionellen Engstellungen, anatomischen Einengungen, Dilatationen und Bronchiektasien sind bronchographische Zeichen, die auf keine bestimmte Grunderkrankung hinweisen. Es handelt sich um die

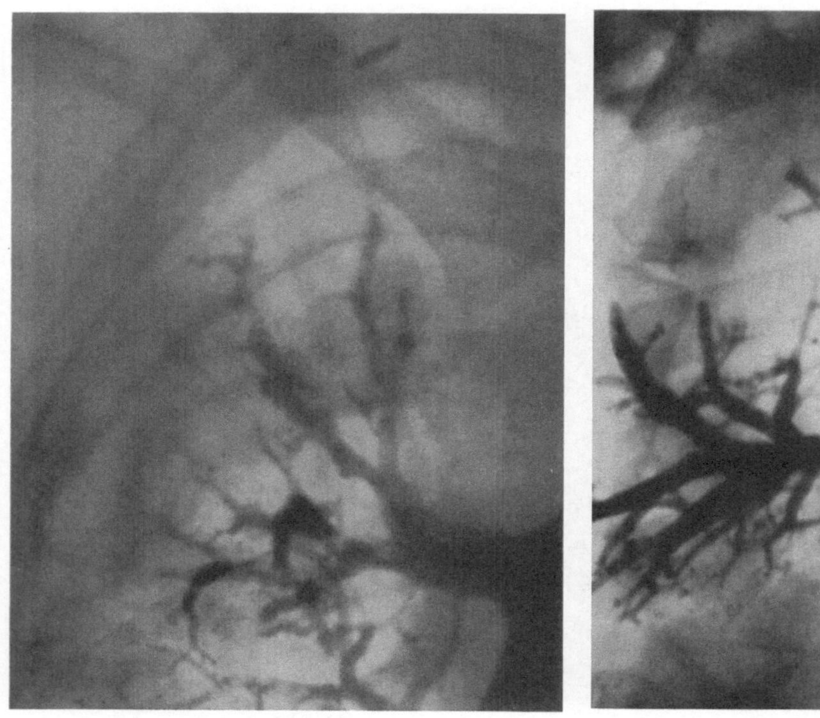

Abb. 96

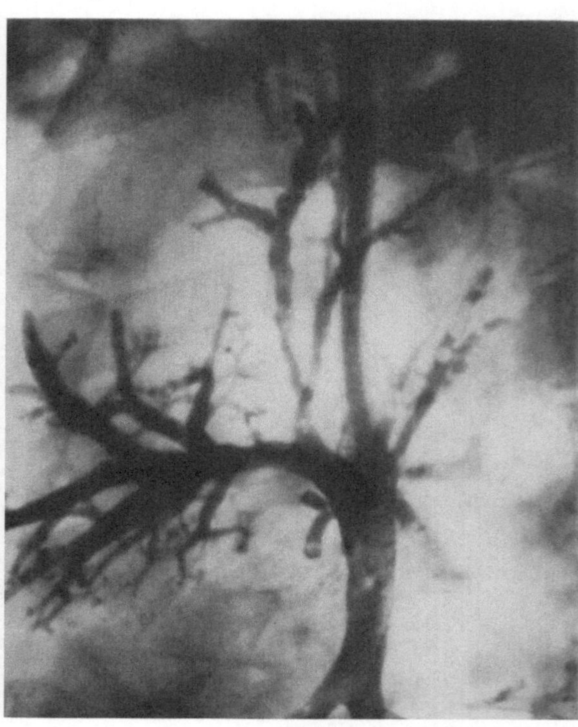

Abb. 97

Abb. 96. Schwere tuberkulöse Bronchuswandveränderungen am B 1, B 2 und an Teilen von B 3

Abb. 97. Bronchogramm des rechten Oberlappens im II. schrägen Durchmesser: Unregelmäßige Einengung der zentralen Teile des B 1a und B 1b sowie des B 1 mit teilweiser Erweiterung und umschriebener Aussackung der peripheren Abschnitte von B 1b, zusätzlich sind die Äste nach dorsal verzogen. Bronchusveränderungen bei alter Oberlappentuberkulose in S 1 und S 2

funktionell und morphologisch begrenzten Ausdrucksmöglichkeiten primärer und sekundärer Strukturänderungen der Bronchien, die ihre Ursache im Prozeß der Bronchusschleimhaut und Bronchuswand, in Störungen der Wanddurchblutung (Delarue u. Mitarb.) oder in der Erkrankung des umgebenden Lungengewebes haben.

b) Bronchuserweiterungen

Der intrabronchiale Druck, der Tonus der Bronchuswand, ihr morphologischer Zustand, ihre Durchblutung und der elastische Zug der Umgebung bestimmen allgemein die Weite des Bronchuslumens. Normalerweise verjüngen sich die Bronchien harmonisch zur Peripherie (s. Kap. I). Wenn diese Verjüngung ausbleibt oder sogar eine Dilatation eintritt, liegen Veränderungen in der Funktion oder in der Wandstruktur vor. Die Erweiterungen, die in pneumonischen Gebieten oder in Atelektasen auftreten, sind häufig rückbildungsfähig und funktionell bedingt (FLEISCHNER; STUTZ und VIETEN), solange es nicht durch Infektionen zu Veränderungen der Bronchuswand selbst oder zu stärkeren Parenchymschrumpfungen kommt. Im weiteren Verlauf nehmen sie mit Einsetzen der regulären Beatmung wieder die normale Form und Weite an.

Wenn eine konstante Erweiterung des Bronchuslumens in peripherer Richtung vorhanden ist, bestehen Bronchiektasen (Abb. 98, 99). Sie haben eine unterschiedliche Gestalt. Wenn von ihrer Form auch nicht zuverlässig auf ihre Ursache und Entwicklung geschlossen werden kann, so liefert sie doch gewisse Hinweise. Tubuläre Erweite-

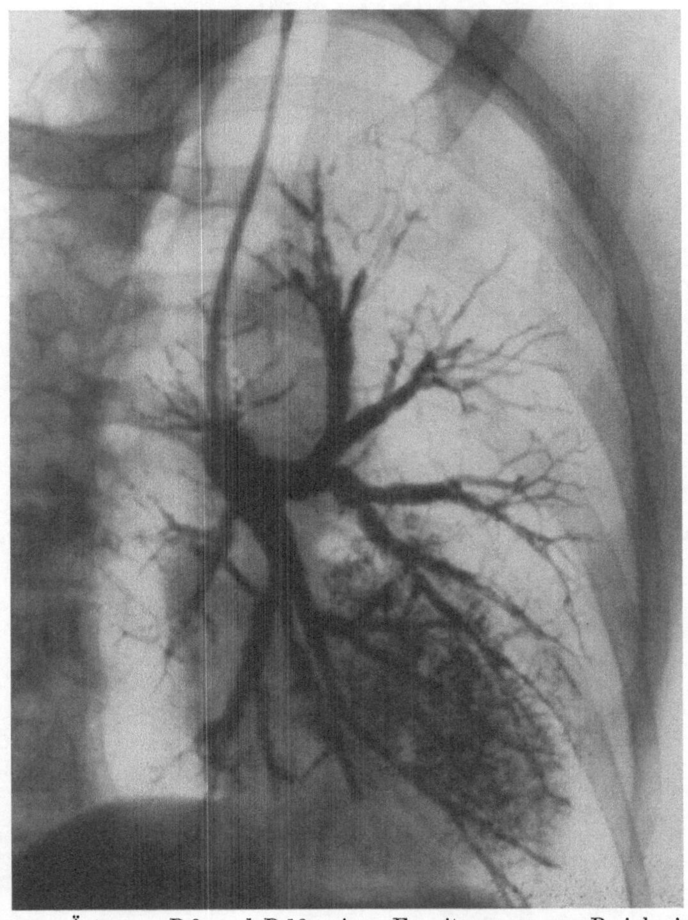

Abb. 98. Bronchogramm: Äste von B 9 und B 10 zeigen Erweiterungen zur Peripherie sowie eine unregelmäßige Begrenzung. Auch am B 8 und B 5 ist eine ungleichmäßige Bronchusbegrenzung dargestellt. Es handelt sich um eine bisher mäßig ausgeprägte Bronchiektasie am B 9 und B 10 und Zeichen einer chronischen Bronchitis an den anderen Bronchien

rungen sind bevorzugt nach vorübergehenden Bronchusstenosen mit Atelektasen durch Tumoren, Fremdkörper, Lymphknotenkompression oder lokale tuberkulöse Ulcera zu finden (SIMON, LANDER). Auch Schrumpfungen des Parenchyms mit gleichzeitiger Schädigung der Bronchuswände oder Störungen ihrer Durchblutung (DELARUE, SORS und MIGNON) führen häufig zu tubulären Bronchiektasen. Das Volumen des betroffenen Lungengebietes ist meist verkleinert und das umgebende Parenchym kann Reste atelektatischer oder entzündlicher Prozesse zeigen. Rosenkranzartige Bronchusbilder sind in der Regel die Folge von Entzündungen, die zur Schleimhautatrophie oder Narbenbildung mit Erschlaffung angrenzender Partien geführt haben.

Durch lokale Wanddestruktion und Wandmalacie können zusätzliche umschriebene Lumenausweitungen eintreten (s. Abb. 91).

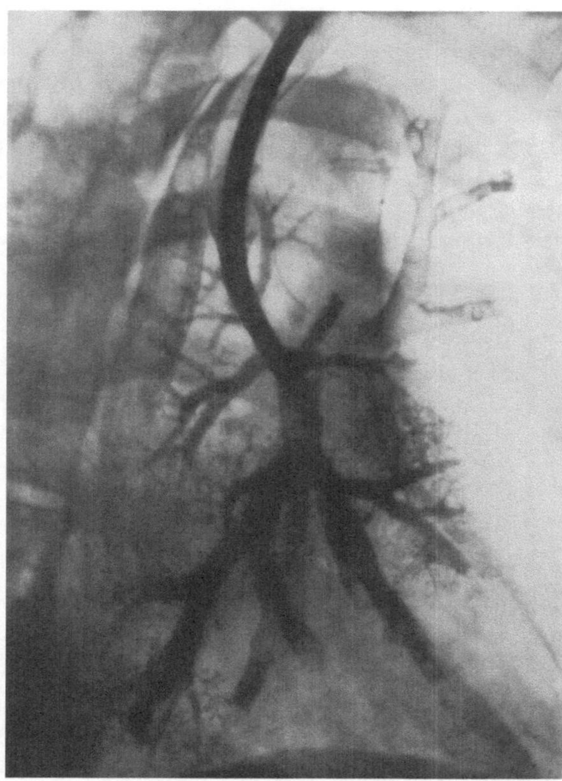

Abb. 99. Tubuläre Ektasien an B 9—10, unvollständige Füllung infolge Schleimansammlung im Bronchuslumen

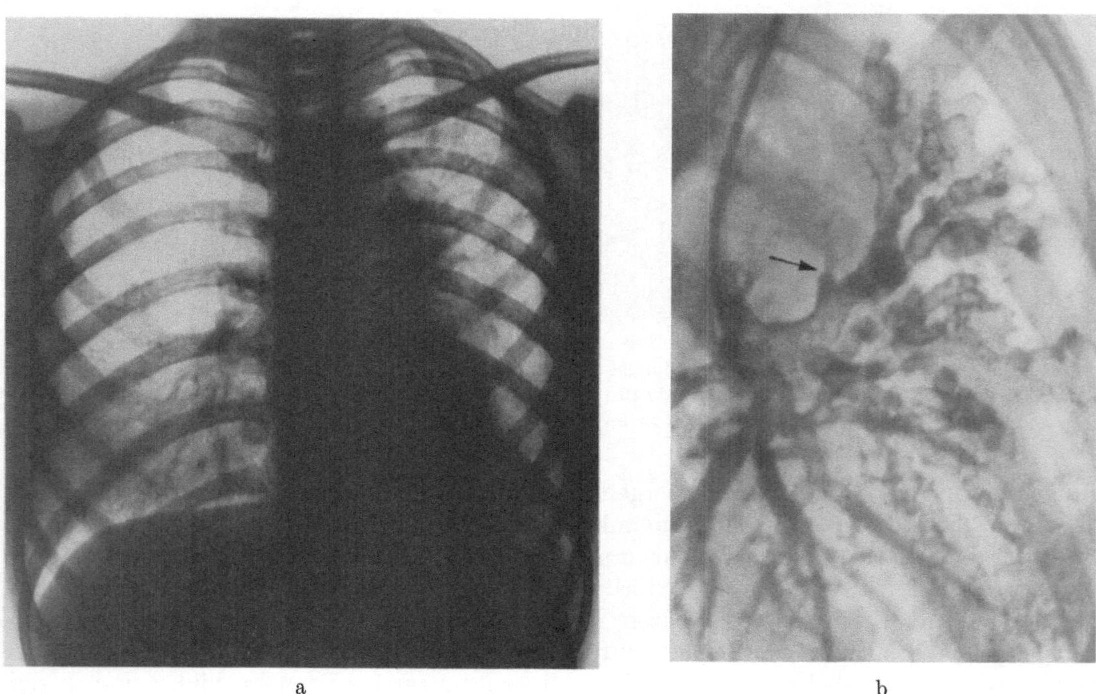

a b

Abb. 100a u. b. a Übersichtsbild. Strangförmig-streifige Schatten im linken Oberlappen mit umschriebener Verdichtung oberhalb des Hilus und Verziehung desselben. Verlagerung des Herzens und Mediastinums nach links. Zustand nach ausgedehnter Oberlappentuberkulose. b Bronchogramm. Stenose des B 1 + 2. Ausgedehnte Bronchiektasen im Bereich des anterioren Segmentes und der Lingula

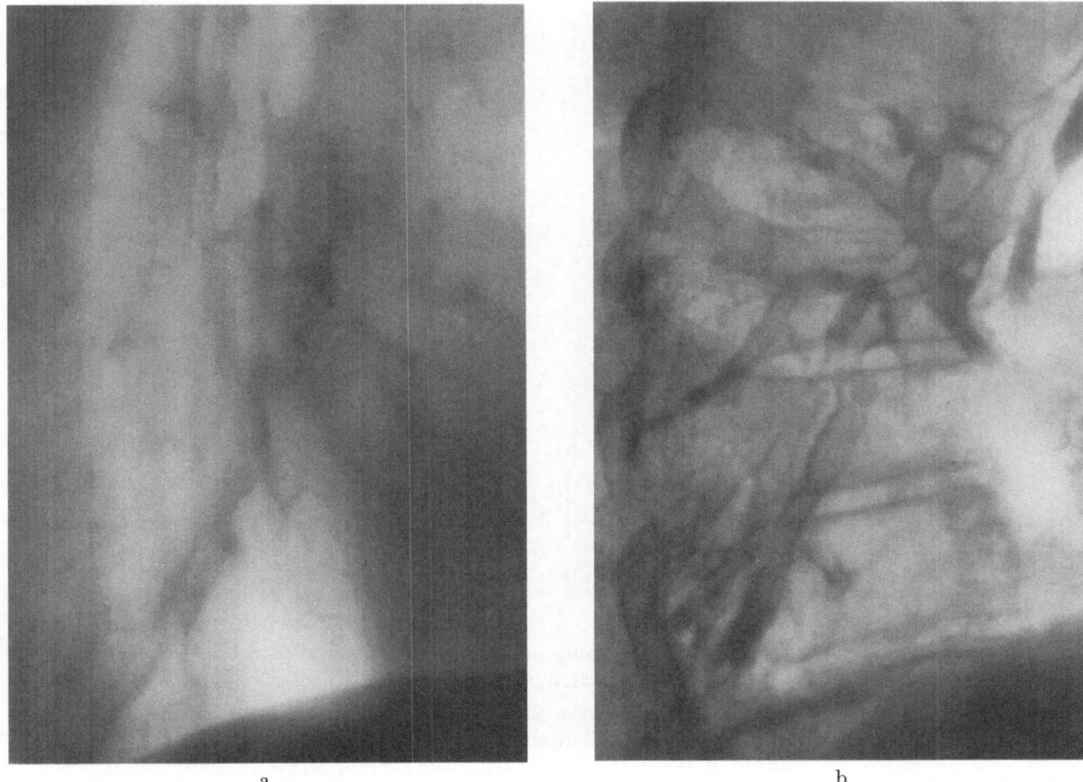

a b

Abb. 101 a u. b. a Seitliches Schichtbild: Verdickungen der Bronchuswände im Bereich des B 10. b Bronchogramm: Erweiterung des Bronchuslumens im Bereich des B 10 infolge Bronchiektasen

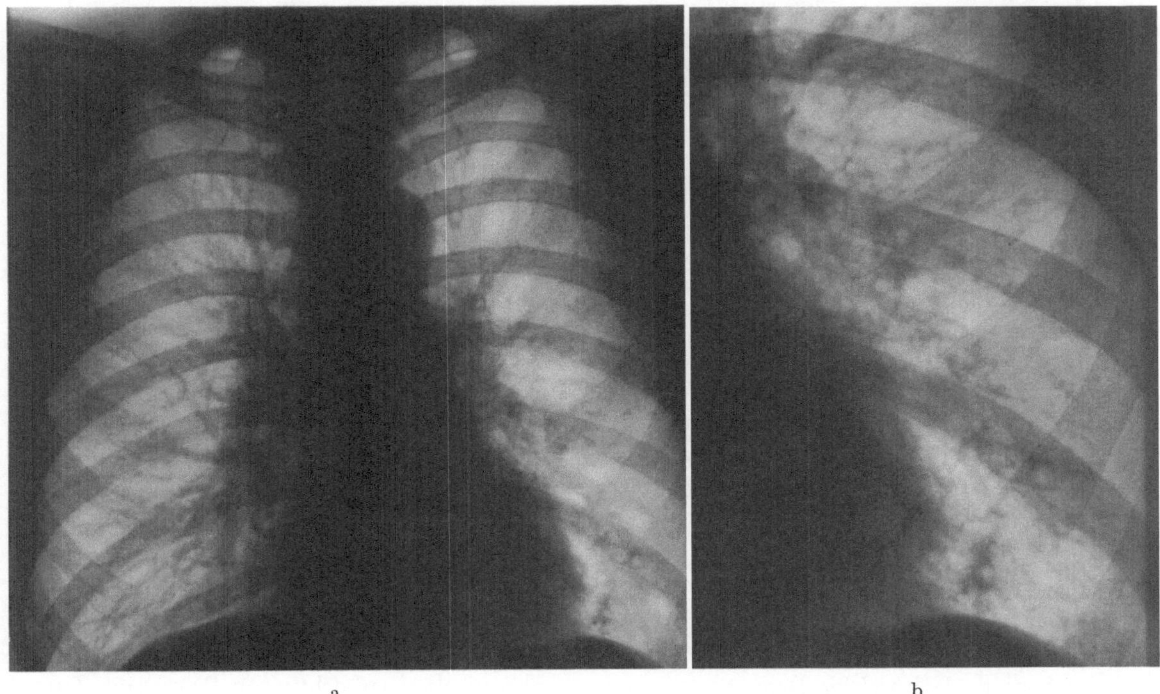

a b

Abb. 102 a u. b. Übersichtsbild und Ausschnitt des linken Unterfeldes: Links paracardial vermehrte streifig-ringförmige Strukturen, die den Herzrand überlagern. Die Transparenz ist in diesem Gebiet erhöht. Es liegen gereinigte Bronchiektasen im linken Unterlappen vor

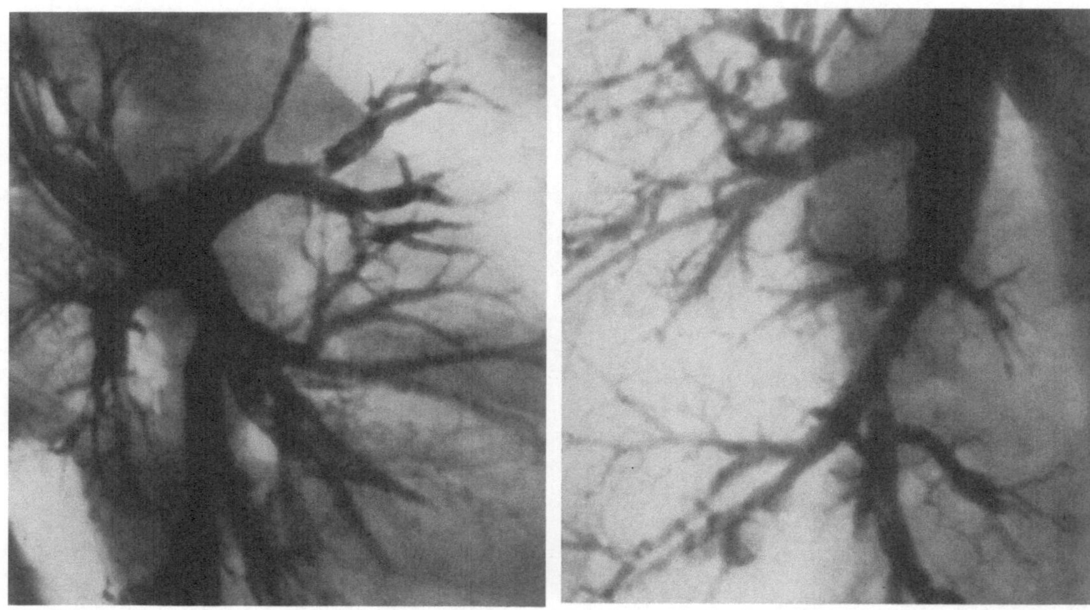

Abb. 103 Abb. 104

Abb. 103. Bronchogramm: Ausgedehnte unregelmäßig konturierte Einengung des B 1 und 2 bei Bronchuscarcinom

Abb. 104. Bronchogramm: Zirkuläre Einengung des Bronchus basalis durch ein Bronchialcarcinom. Im Bereich des B 8b zwei kleine mit Kontrastmittel gefüllte Lungencysten

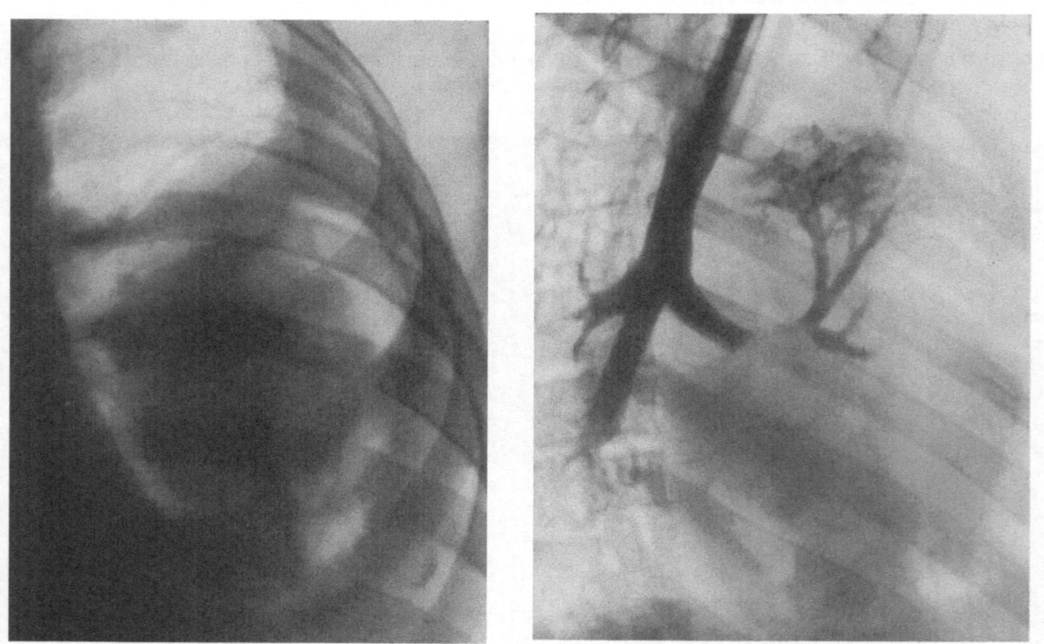

a b

Abb. 105a u. b. a Ausschnitt: Kindskopfgroße kompakte Verschattung im linken Mittel- und Untergeschoß mit Pleuraerguß bei Retothelsarkom. b Bronchogramm, 7 Tage später: Weitgehende Einengung des linken Hauptbronchus; nur eine schmale Kontraststraße führt zu den Ästen des Oberlappens, die zusammengerückt sind

Zu spindelförmigen Dilatationen kommt es nach Simon besonders nach Aspirationspneumonien, asthmoider Bronchitis und nach chronischen tuberkulösen Prozessen. Umschriebene Wandarrosionen führen an kleinen und mittelgroßen Bronchien zu erbsgroßen Aussackungen, die Brauer und Lorey Caverniculae nennen. Diese entsprechen in der Peripherie teilweise den „peripheral pooling" von Simon (s. Abb. 94).

Sackförmige Ektasien sind bevorzugt an den kleineren zentralen Bronchien oder den peripheren Ästen zu finden. Häufig sind sie die Folge chronischer entzündlicher Parenchymprozesse. Große sackförmige Erweiterungen bestehen in der Regel dann, wenn Lappen oder Segmente mehr oder weniger zerstört sind (s. Abb. 62).

Die angeborenen cystischen Bronchiektasen und die Wabenlunge zeigen das Bild multipler peripherer, kreisförmiger oder ovaler Ausweitungen. Größere bronchogene Cysten haben meist einen dichteren Rand. Die Zahl der kleinen Bronchien in der Umgebung ist vermindert. Die Größe der Hohlräume kann sich im Gegensatz zur Emphysemblase mit der Atmung verändern (Di Rienzo und Weber; Anacker). Bei größeren Cysten

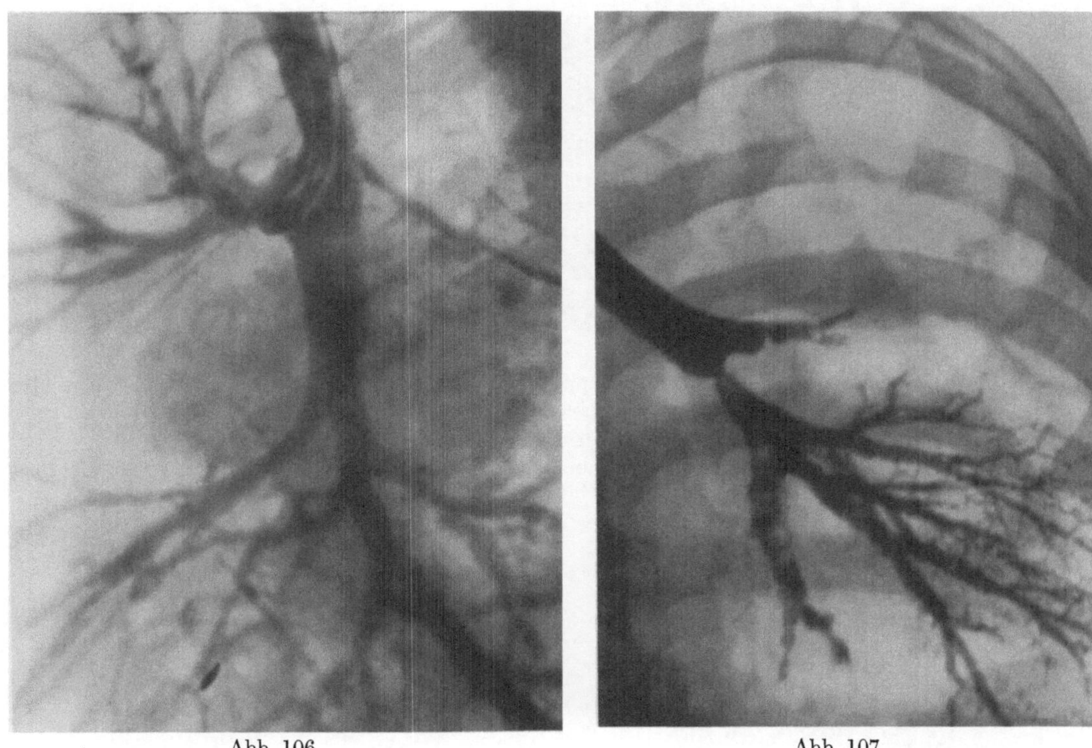

Abb. 106 Abb. 107

Abb. 106. Bronchogramm: Vollständiger Verschluß des B 6 bei Bronchuscarcinom

Abb. 107. Bronchogramm: Ringförmige Stenose des linken Ober- und Unterlappenbronchus dicht hinter dem Abgang vom linken Hauptbronchus bei älterer Tuberkulose. Nur geringes Vordringen des Kontrastmittels in den Oberlappenbronchus. Ektasie und Wandveränderungen am B 10

treten an den benachbarten Bronchien zum Teil Entzündungen und Bronchiektasen auf. Cystische Veränderungen, die umschrieben im hinteren oder mittleren Unterlappen liegen, bestehen bei einer intralobulären Sequestration (Pryce; Kuenast; Wellauer). Zum Teil sind die Cysten mit Flüssigkeit gefüllt. Im Röntgenbild erscheint dann eine rundliche Verdichtung. Der cystisch veränderte Lungenbezirk (meist ein Teil von S 10) besitzt eine anormale Arterienversorgung aus der Aorta oder einem ihrer Äste. Bei der Bronchographie erfolgt meist keine Auffüllung und die Bronchien der Umgebung sind verlagert.

Die Darstellung der Bronchiektasen im Übersichtsbild hängt von der Wanddicke der Hohlräume und von den begleitenden entzündlichen, atelektatischen und schrumpfenden Vorgängen ab. Die Analyse der Gefäßanordnung kann wichtige Hinweise auf die Ausdehnung der Veränderungen geben. Bei paramediastinaler Lage und gleichzeitig starker Schrumpfung können die betroffenen Partien ganz aus den einsehbaren Bildabschnitten

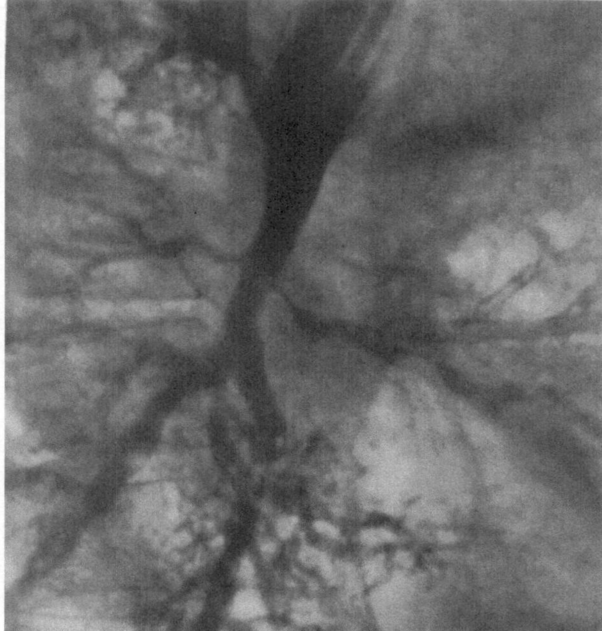

Abb. 108

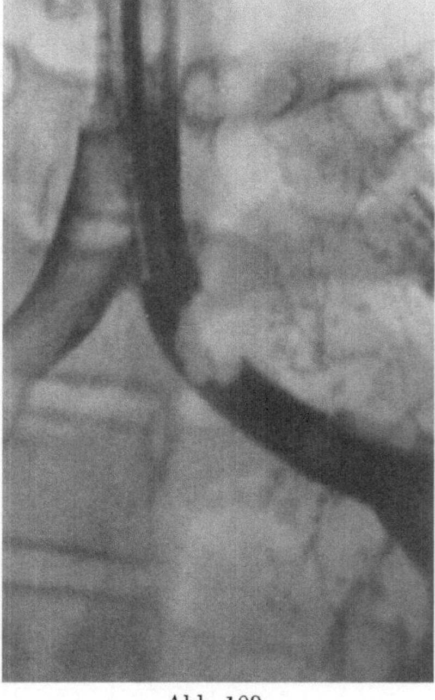

Abb. 109

Abb. 108. Bronchogramm: Einengung des Mittellappenbronchus und des B 6 sowie weitgehender Verschluß des B 3 durch vergrößerte Lympkhnoten bei Silikose. Teils deformierende Veränderungen und Verziehungen der übrigen Bronchien

Abb. 109. Totaleinbruch eines tuberkulösen Lymphknotens in den linken Hauptbronchus bei einem 8jährigen Mädchen

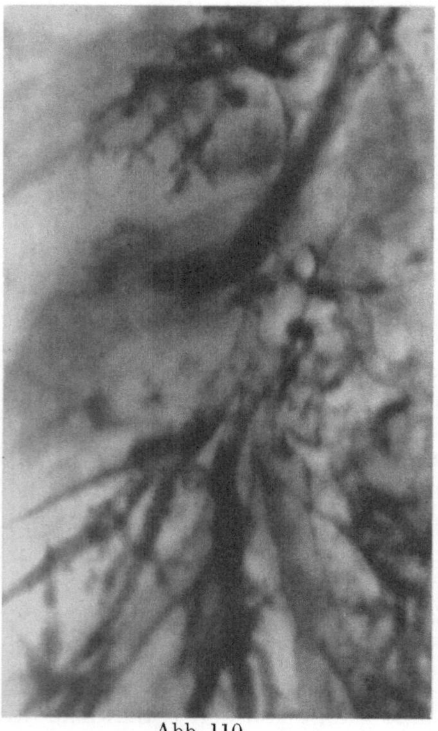

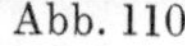

Abb. 110

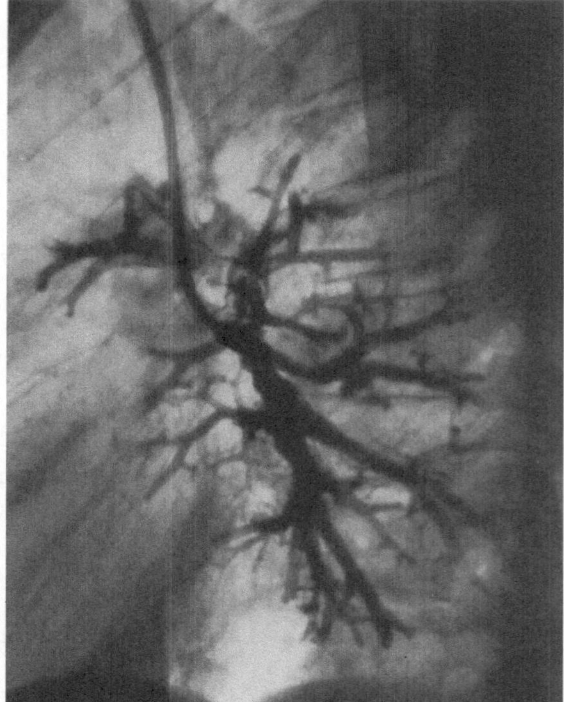

Abb. 111

Abb. 110. Verschluß des Mittellappenbronchus. Bei direkter Sondierung des Mittellappenbronchus werden eine tuberkulöse Lymphknotenfistel und eine Lymphknotencaverne dargestellt (Bild Anacker)

Abb. 111. Atelektase des linken Unterlappens. Der Lingulabronchus ist mit seinen Ästen nach dorsal und caudal verlagert und stark entfaltet. Bronchogramm zu Abb. 44

verschwinden. Wenn die bronchiektatischen und geschrumpften Bezirke in den Oberlappen liegen, fehlen bei den günstigen Abflußbedingungen des Sekretes meist auch klinische Erscheinungen.

Das Nativbild zeigt beim Vorliegen von Bronchiektasen häufig umschriebene entzündliche Veränderungen im umgebenden Gewebe. SPRUNT fand im Nativbild bei Vorliegen von Bronchiektasen eine vermehrte Struktur in 86%, Pleura- und Zwerchfelladhäsionen in 60%, eine Verminderung des Lungenvolumens in 48%, chronische

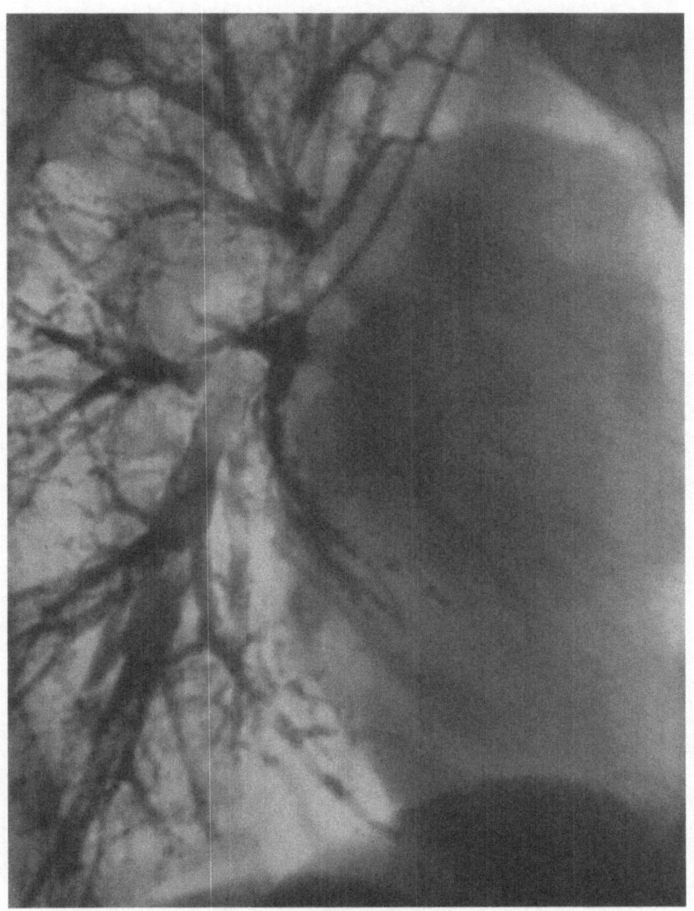

Abb. 112. Bronchogramm: Expansiv wachsender Lungentumor mit Verdrängung des Bronchialbaumes

Lungeninfiltrationen in 36% und ring- bzw. wabenförmige Schatten in 23%. Wenn entzündliche, atelektatische und fibrotische Prozesse fehlen, kann die Strahlendurchlässigkeit im betroffenen Gebiet erhöht sein, da die Gefäße enggestellt oder an Zahl vermindert und erhaltene Alveolarbezirke überbläht sind (Abb. 102).

c) Bronchuseinengungen

Die Einengung eines Bronchus kann durch entzündliche (s. Abb. 96), schrumpfende, narbige (s. Abb. 97, 107), hyperplastische oder neoplastische Prozesse der Bronchuswand (Abb. 103, 104), durch Ausfüllung des Lumens mit Sekret, Blut oder Fremdkörper, durch extrabronchiale Kompression, durch Verlagerung, Verziehung und Torsion verursacht sein. Funktionell-tonische Engstellungen treten beim Asthma bronchiale, bei der akuten oder chronischen Bronchitis auf (s. Abb. 92). Sie betreffen Abschnitte der mittelgroßen oder kleineren Bronchien. Umschriebene Einengungen sind vor allem an den Verzweigungsstellen der Bronchien nachzuweisen. Sie treten hier häufig normaler-

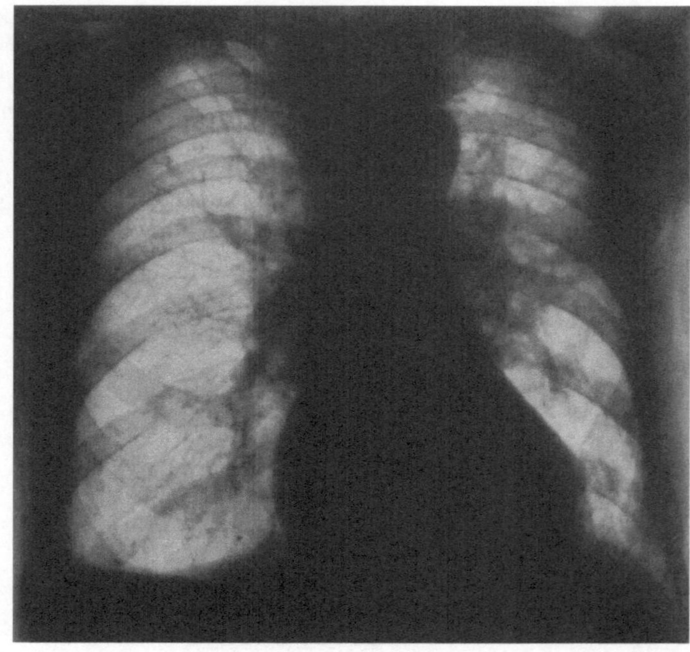

a

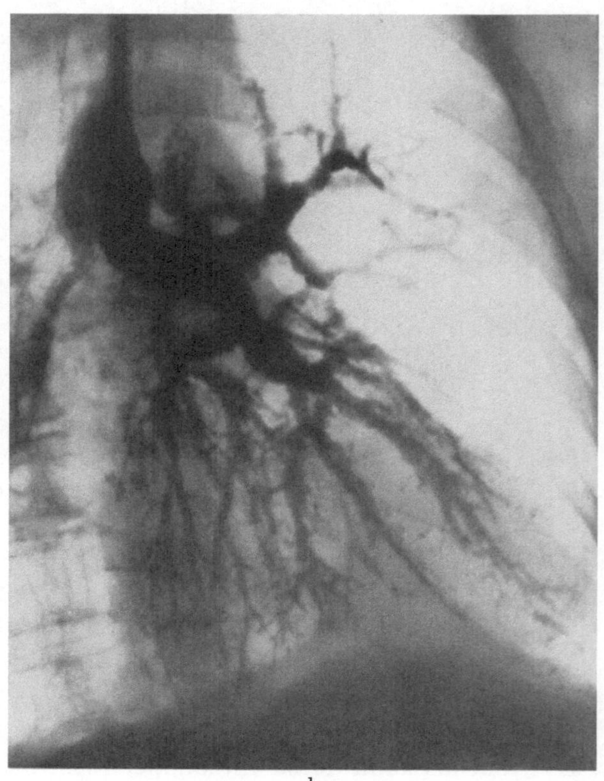

b

Abb. 113a—c. a Übersichtsbild: Zustand nach linksseitiger chronischer Pneumonie vor allem im S 6 und ausgedehnte Pleuraverschwielung. b u. c Bronchogramm im ersten und zweiten schrägen Durchmesser: Starke Verziehung des Bronchialbaumes und teils deformierende Bronchuswandveränderungen

weise schon im Exspirium oder beim Hustenstoß auf (Di Rienzo). Zusätzlich können aber technische Bedingungen sowohl im Schichtbild als auch bei der Bronchographie eine Verengerung des Lumens vortäuschen.

Die exakte Darstellung der Struktur im Stenoseabschnitt erfordert oft eine gezielte Auffüllung (BEUTEL und STRNAD) (Abb. 105, 110). Bei vollständigem Bronchusverschluß ist die Passage des Kontrastmittels blockiert (Abb. 106). Die Gestalt des Endstückes der Kontrastsäule gestattet in der Regel keine Aussage über die Art des vorliegenden Prozesses. Wenn nur eine Stenose, d.h. eine partielle Einengung, besteht, weist eine unregelmäßige Kontur mehr in Richtung eines Bronchialcarcinoms, während eine glatte und längliche Bronchuseinengung eher für eine Entzündung oder deren Folgen (Abb. 107) spricht. Aber auch in diesen Fällen kann nur eine Bronchoskopie mit Probeentnahme die Abklärung bringen, da das Bild des Bronchuscarcinoms sehr vielgestaltig ist (BEUTEL

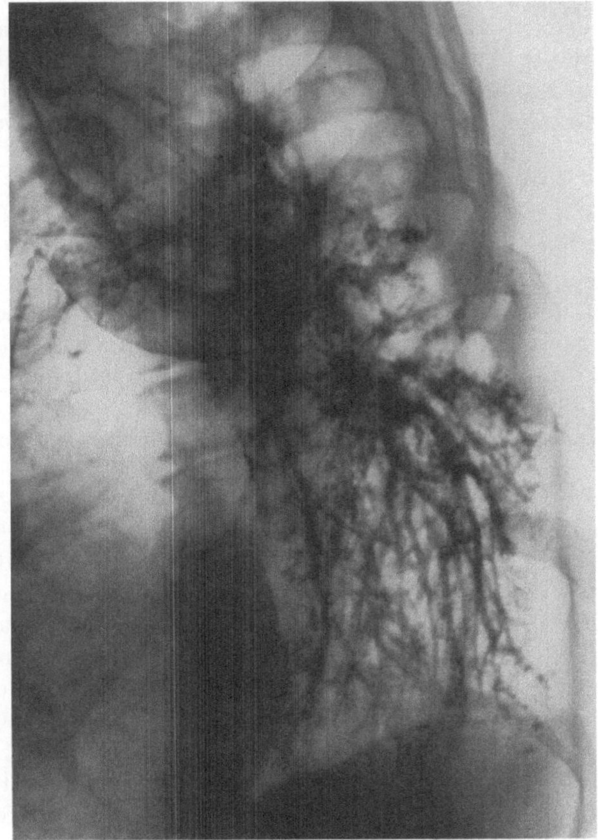

Abb. 113c

und STRNAD; ANACKER) und auch entzündliche Prozesse die Erscheinungsformen einer malignen Wanddestruktion imitieren können (STUTZ und VIETEN, MÜNZ).

Die durch vergrößerte Lymphknoten bedingten Einengungen haben in der Regel eine glatte Kontur und ragen bogig in das Lumen hinein (Abb. 108, 109). Kleine Füllungsdefekte können durch Schleimhautschwellung, Granulationsgewebe, lymphatische Infiltration, aber auch durch ein kleines Carcinom bedingt sein. Ringförmige Stenosen kleiner Bronchien durch atrophische Schleimhaut finden sich beim Emphysem. Kleine Zweige werden vor allem in den abhängigen Partien durch Schleimhautschwellung oder Sekretansammlung verschlossen und rufen durch Kollaps der zugehörigen Parenchymteile das Bild der fleckförmigen, streifigen oder plattenförmigen Atelektasen hervor (FLEISCHNER; STRNAD; HEUCK). Kleine Bronchien werden auch im Ablauf fibrotischer Prozesse eingeengt und verschlossen. Die Störungen der Ab- und Zufuhr der Luft bei den Stenosen und ihre Folgen für die zugehörigen Parenchymabschnitte als Atelektase oder Emphysem sind an anderer Stelle besprochen. Durch gezielte Auffüllung können Lymphknotenfisteln und -cavernen dargestellt werden (Abb. 110).

d) Lageänderungen der Bronchien

Die einzelnen Bronchusäste nehmen in der normalen Lunge eine charakteristische Lage ein. Dieses trifft vor allem für die Subsegmentäste und ihre Zweige zu. Aus Änderungen ihrer Lage können daher Rückschlüsse auf im Parenchym ablaufende oder abgelaufene Veränderungen gezogen werden. Bei Atelektasen und Schrumpfungen umschriebener Lungenteile oder eines ganzen Lungenflügels wird der Bronchialbaum der nicht erkrankten Partien stärker entfaltet, gespreizt und entfächert (Abb. 111). In den verkleinerten Abschnitten rücken die Bronchusäste zusammen, werden gerafft und die Verzweigungswinkel sind verkleinert. Expansive Prozesse, vor allem Tumoren (Abb. 112), oder umschriebene Emphyseme rufen Verdrängungen, Dislokationen und Kompressionserscheinungen an den benachbarten Bronchien hervor. In den Gebieten, in denen geschrumpfte und überblähte Abschnitte wechseln, entwickeln sich Bilder bizarrer Bronchusanordnung, wie es bei der Tuberkulose, Silikose, im fibrösen Stadium des Morbus Boeck, bei der Aktinomykose und bei chronischen Pneumonien bekannt ist (Abb. 113).

5. Änderungen der Hilusstrukturen

Das Bild der Lungenwurzel wird geprägt durch die großen Arterien und Venen. Die Bronchusstämme sind bei ausreichender Durchstrahlung bis in die Segmentaufzweigungen als Aufhellungsstreifen zu erkennen. Auf Hartstrahlbildern und Schichtaufnahmen sind sie noch 1—2 Aufzweigungen weiter zu verfolgen. Die Lymphknoten und das interstitielle Gewebe treten unter normalen Bedingungen nicht in Erscheinung. Das Bild der Hili wird umgestaltet durch Änderungen der Größe, Form und Lage der Gefäße, durch Schwellung der Lymphknoten und Lymphbahnen, durch Prozesse der Bronchuswand und durch Ödeme, Entzündungen und tumoröse Infiltrationen des interstitiellen Gewebes.

a) Veränderungen der zentralen Gefäßstämme

Die *Erweiterung der zentralen Arterien* ist bei erheblicher Zunahme des Durchflußvolumens und bei einer pulmonalen Drucksteigerung sowie Pulmonalsklerose zu beobachten. Der Pulmonalisstamm, das sog. pulmonalarterielle Segment oder der Pulmonalbogen, springen deutlich vor. Der Durchmesser der Arteria intermedia, die als „Kommaschatten" die Achse des Hilus bildet, ist erweitert. Er beträgt im rechten Hilus dicht oberhalb des Abganges der Mittellappenarterie mehr als 1,5 cm (Schwedel; Assmann; Stender; Richter). Bei den arteriellen Erweiterungen infolge einer Drucksteigerung oder eines erhöhten Zirkulationsvolumens bleibt die anatomische Gestalt allgemein erhalten (Abb. 114). Erst die Pulmonalsklerose führt zu einer Verplumpung der Form (Abb. 115). Es entsteht das Bild eines knorrigen Baumes mit deutlichen Kalibersprüngen zur Peripherie. Linksseitig tritt eine partielle poststenotische Arteriendilatation bei valvulärer Pulmonalstenose auf. Aneurysmen der Hilusäste sind meist einseitig und erscheinen als sackförmige oder zylindrische Ausweitung (s. Abb. 83).

Eine *Dilatation der Venen* führt zu einer allgemeinen Größenzunahme der Hili, da die Venenstämme sternförmig auf die Lungenwurzel ausgerichtet sind (Abb. 116). Vor allem ruft die Dilatation der tiefen Oberlappenvene (V 2) eine Größenzunahme und Strukturänderung der oberen Hilushälfte hervor (Limde; Lavender, Shawdon und Steiner). Schrumpfende periphere Prozesse *verziehen* den zentralen Bronchialbaum und die Hilusgefäße in Richtung auf den erkrankten Lungenbezirk (Abb. 117). Die Verziehungen werden vor allem an der Verlagerung der zentralen Hilusarterien, der Arteria intermedia und basalis deutlich (Twinning; Lodge; Esser). Hierbei erfolgt häufig durch Zug eine Erweiterung des Gefäßlumens. Durch die Verziehung des Stammgefäßes für die Unterlappenarterien tritt eine Auffächerung ein, bei der die Segment- und Subsegmentäste mit ihren Zweigen nach peripher verlagert werden und so das Bild der Regenstraßen hervorrufen (Reichmann). Wenn größere Lungenabschnitte, ein Lappen oder mehrere Segmente als Ganzes schrumpfen und in Richtung Mediastinum verlagert werden, so entsteht das Bild des kleinen Hilus (Strnad; Longin) (s. Abb. 46).

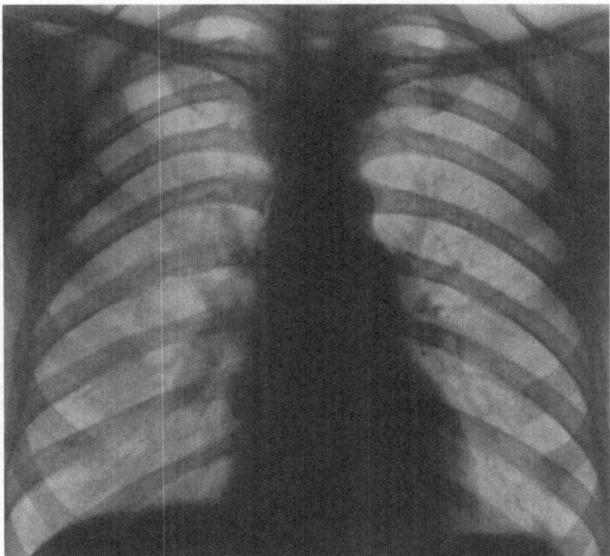

Abb. 114. Erweiterung der zentralen Pulmonalarterien bei verminderter peripherer Gefäßzeichnung. Pulmonaler Hochdruck, Cor pulmonale chronicum

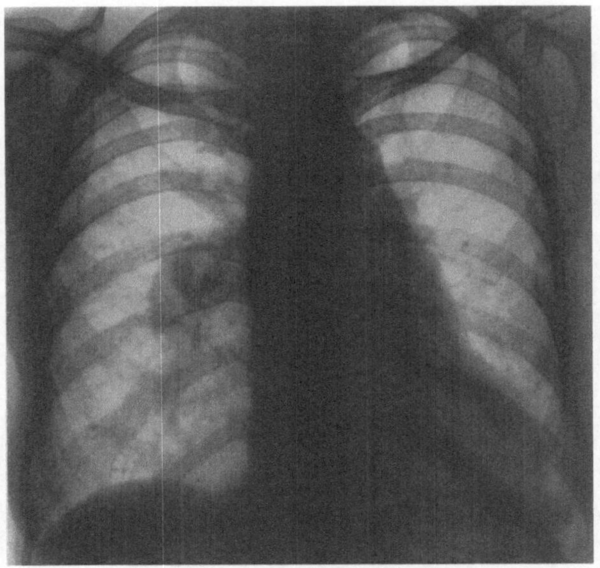

Abb. 115. Pulmonalsklerose bei pulmonaler Hypertonie. Starke Ektasie des rechten Pulmonalisastes im Hilusgebiet, erheblicher Kalibersprung zur Peripherie. Cor pulmonale nach links verzogen durch Pleuraschwarte und Unterlappenschrumpfung

b) Veränderungen der zentralen Lymphknoten

Vergrößerte *Lymphknoten* sind vor allem dann im Nativröntgenbild nachzuweisen, wenn sie zu einer Strukturänderung des Hilus führen und sich gegenüber lufthaltigem Gewebe als Verdichtung abheben. Eine deutliche Volumenzunahme der broncho-pulmonalen und superioren tracheo-bronchialen Lymphknoten kommt daher in der Regel im Übersichtsbild in zwei Ebenen und im Schichtbild zur Darstellung. Demgegenüber werden Vergrößerungen der inferioren tracheo-bronchialen Lymphknoten nur z. T. im Schichtbild erfaßt oder sind an Verlagerung, Einengung oder Bewegungseinschränkung der zentralen Bronchien, der Bifurkation (STUTZ) oder des Oesophagus (STRNAD; KRAUS) nachzuweisen.

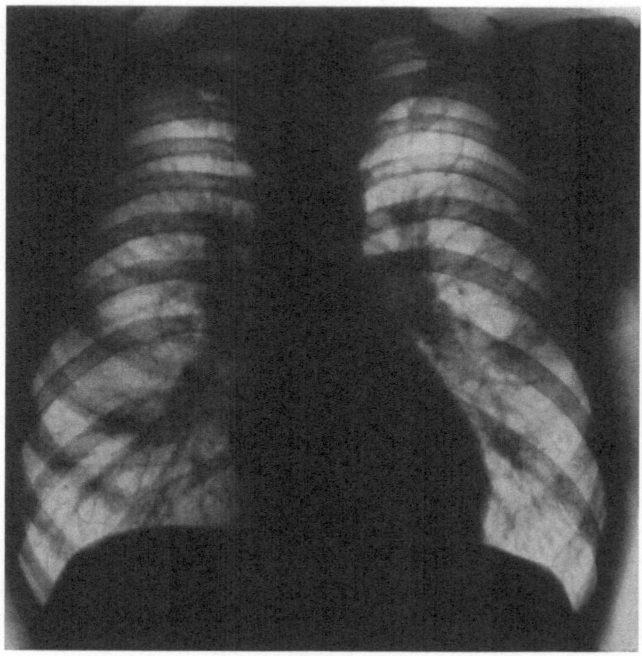

Abb. 116. Lungengefäßstauung mit deutlicher Venenerweiterung. Hierdurch Betonung vor allem der oberen Hilushälften

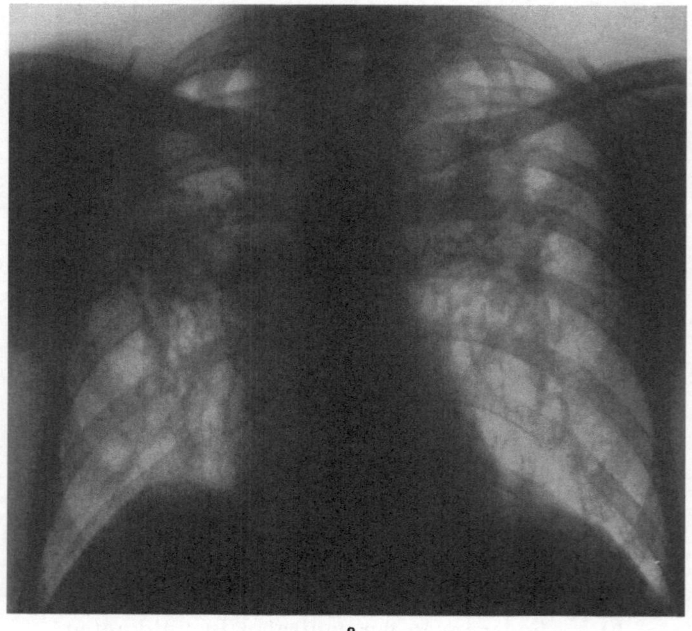

a

Abb. 117a—c. a Übersichtsbild: Lungenboeck. Ausgedehnte Fibrosierungen und Schwielenbildung mit Verziehung der Hili und Gefäße. b Schichtbild: Große kompakte Verdichtungen und geschrumpfte Areale in beiden Obergeschossen mit Verziehung der Bronchien und Gefäße. c Arteriogramm: Erhebliche Verziehung und Ausweitung der zentralen Stämme der A. pulmonalis. Diese bilden zum großen Teil den dichten Kern der Verschattungen. Verziehung und Verlagerung der Unterlappenäste

Die vergrößerten bronchopulmonalen Lymphknoten sitzen den Gefäßen und Bronchien auf und sind im Schichtbild von ihnen durch Form und Lage zu differenzieren. Sie besitzen in der Regel eine nach lateral konvexe Begrenzung, die halbbogig oder polycyclisch erscheint (Abb. 118). Ihre Kontur bleibt scharf, solange kein stärkeres Ödem

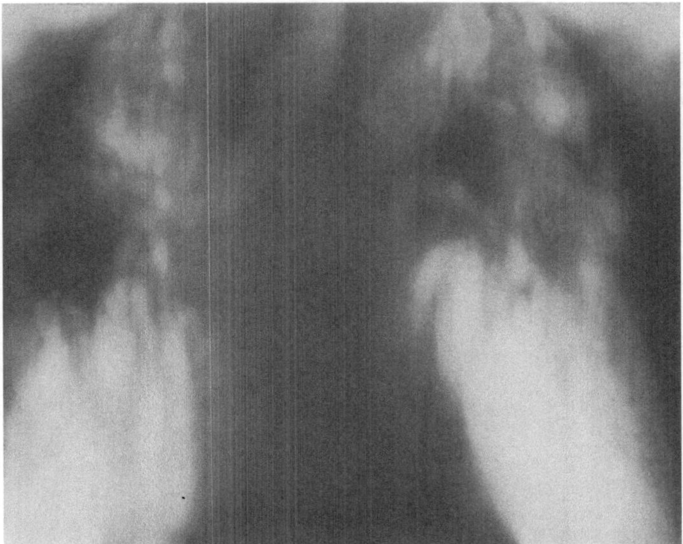

Abb. 117b

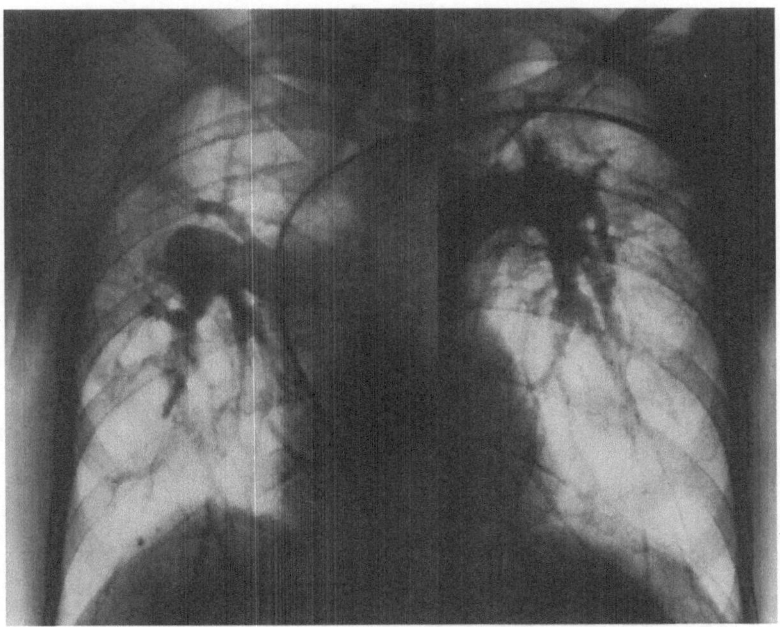

Abb. 117c

im umgebenden interstitiellen Gewebe infolge Lymph- oder Venenstauung auftritt oder der entzündliche bzw. tumoröse Prozeß nicht diffus in das benachbarte Gewebe infiltriert (Abb. 119). Wenn die vergrößerten Lymphknoten den Bronchien anliegen, hängt es von der Resistenz der Bronchuswand und dem Gewebsdruck des Lymphknotenprozesses ab, ob der Bronchus eingeengt und verschlossen wird. Sekundäre Entzündungen der Bronchuswand, Fistelbildungen und Ödeme der Bronchialschleimhaut sowie Narbenbildungen begünstigen und verstärken die Einengung des Bronchiallumens. Die entzündlichen Veränderungen im lymphoreticulären Gewebe, die Parenchymprozesse der Lunge begleiten, ergreifen meistens gemeinsam Lymphknoten, Lymphwege und das umgebende interstitielle Gewebe. Sie führen im Röntgenbild zu einer diffusen Verdichtung und Verbreiterung der Hili mit unscharfer Begrenzung.

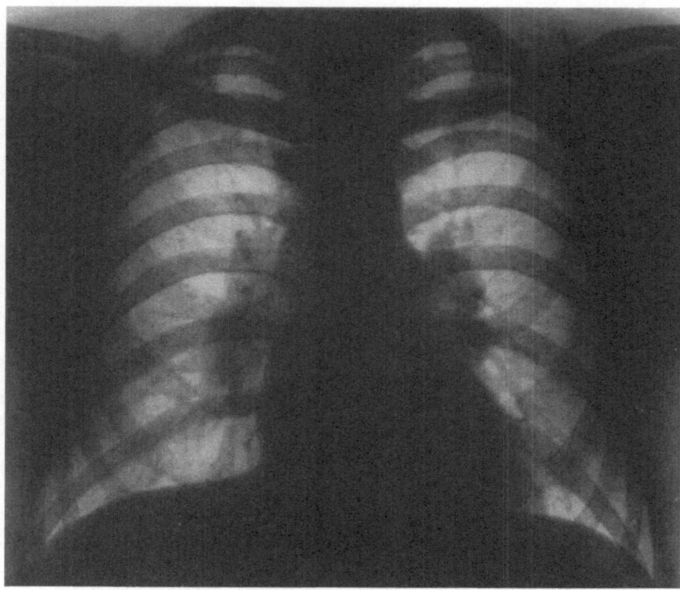

Abb. 118. Scharf konturierte Vergrößerung der bronchopulmonalen und tracheobronchialen Lymphknoten bei Morbus Boeck

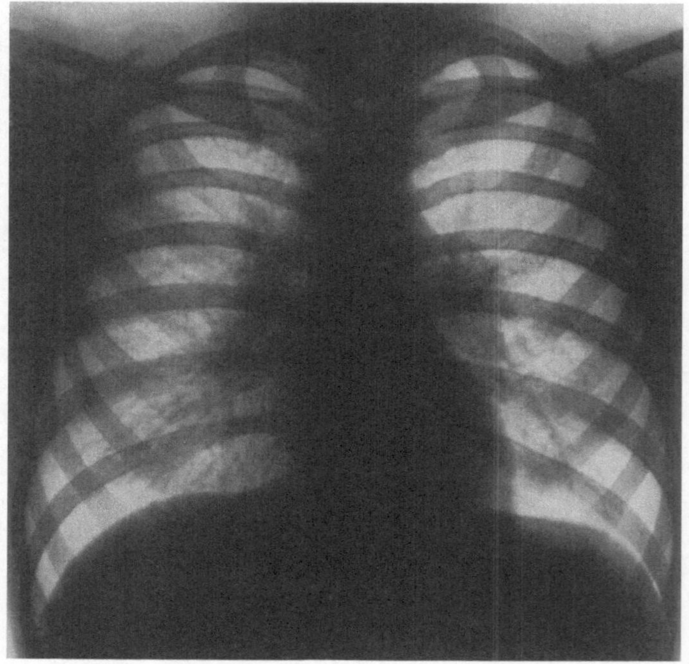

Abb. 119. Vergrößerte bronchopulmonale und tracheobronchiale Lymphknoten. Ihre Begrenzung zum Lungenkern hin ist unscharf. Vom Hilus aus ins interstitielle Gewebe besteht eine Infiltration. Morbus Boeck

Kalkeinlagerungen treten in den Lymphknoten nach Tuberkulose und Histoplasmose auf, sie haben in der Regel einen krümeligen Charakter. Selten finden sich Verkalkungen nach anderen nekrotischen Prozessen. Schalenförmige Verkalkungen sind ganz überwiegend die Folge einer Stauberkrankung (Eierschalenhili) (Abb. 120). Sie kommen aber auch nach entzündlichen bzw. tuberkulösen Prozessen vor.

Bestimmte Erkrankungen schreiten von den hilären Lymphknoten über die Lymphbahnen in das interstitielle Gewebe fort (Morbus Boeck, Lymphogranulomatose, Bronchialcarcinom, Sarkome, metastatische Lymphangosis, Lues) (Abb. 121). Die gutartigen

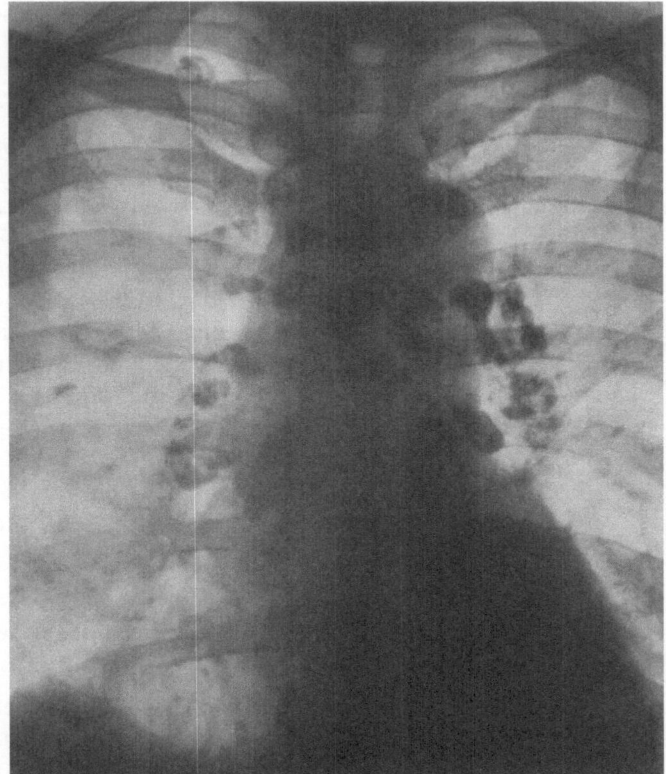

Abb. 120. Verkalkte Lymphknoten bei Silikose (Eierschalenhili)

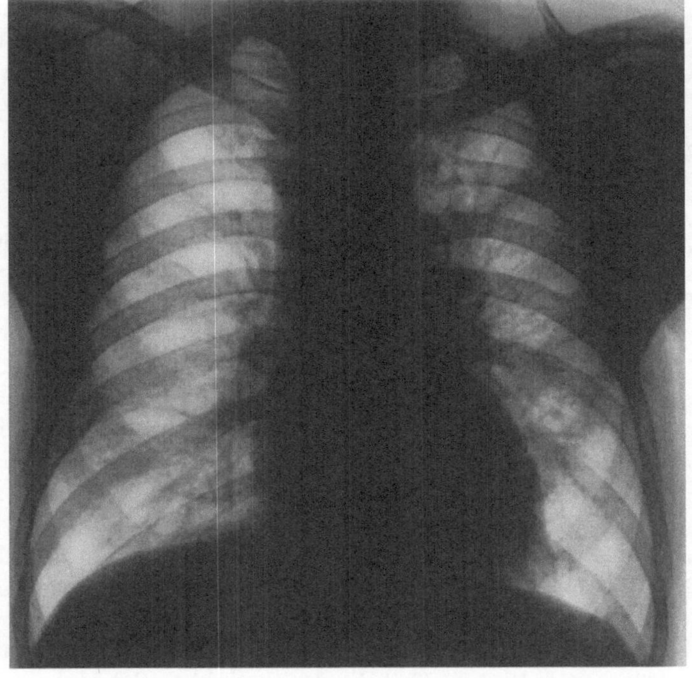

Abb. 121. Verdichteter, unscharf konturierter linker Hilus. Deutlicher hervortretende, verwaschen konturierte Lungengefäße. Verbreitertes Mediastinum. Linksseitige Lymphstauung mit interstitiellem Ödem bei zentralem kleinzelligen Bronchuscarcinom mit mediastinalen Metastasen

Prozesse bleiben hier allgemein an die vorgegebenen anatomischen Strukturen gebunden, während die malignen Prozesse sie schon perihilär häufig überschreiten. Lymphadenitiden können wie Tumoren zur Lymphstauung führen (Prosorov) (Abb. 121). Ödeme und Entzündungen der Lymphbahnen und des Interstitiums verursachen eine diffuse Verdichtung und Verbreiterung der Hili. Sie setzen sich in das perivasculäre und peribronchiale Gewebe fort und erscheinen als strahlenförmige, vom Hilus ausgehende Verdichtung des Lungenkerns mit breiter erscheinenden, unscharf konturierten Gefäßschatten (s. Abb. 29). Bei Ödemen sind die Veränderungen, soweit nicht ein einseitiger zentraler Prozeß vorliegt, meist beidseitig vorhanden und treten in den mittleren und unteren Zonen deutlicher hervor. Bei Entzündungen (Virusinfektionen, Morbus Bang, Tularämie) sind die streifigen Strukturverdichtungen häufig einseitig und z. T. nur im Interstitium eines Lappens oder einzelner Segmente nachzuweisen (s. S. 243ff.). Darüber hinaus haben sie oft nicht das gleichmäßige, fast uniforme Bild der interstitiellen Ödeme.

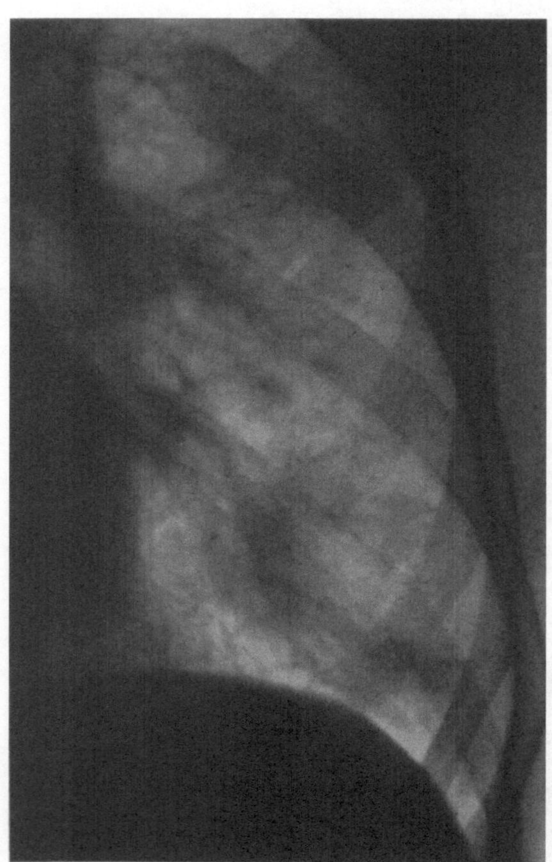

Abb. 122. Streifige Verdichtungen im linken Unterlappen, die peripher ausgedehnter sind. Es handelt sich um die lymphogene Ausbreitung eines lymphoepithelialen Tumors (Schminke-Tumor)

c) Veränderungen der peripheren Lymphknoten und Lymphbahnen

Die röntgenologischen Erscheinungen der Lymphknotenveränderungen in den zentralen Lungenteilen sind im vorausgehenden Abschnitt beschrieben. Verdichtungen, die durch vergrößerte Lymphknoten bedingt sind, können nach Beitzke und Felix im Lungenkern an den Subsegment- und Segmentaufzweigungen bis zu 3 cm vom Hilus entfernt liegen. Lymphknoten, die sich im oberflächlichen subpleuralen Lymphgefäßnetz vergrößern, führen im Röntgenbild zu Verdichtungen, die bis zu Haselnußgröße erreichen (Greenberg).

Die *Lymphgefäße*, die in ein tiefes intrapulmonales Kanalsystem und in ein sehr kräftiges oberflächliches subpleurales Lymphgefäßnetz gegliedert sind, treten im Röntgenbild der normalen Lunge nicht in Erscheinung. Die tiefen Lymphkanäle beginnen erst in Höhe der Bronchioli alveolares außerhalb des eigentlichen respiratorischen Parenchyms im periarteriellen Gewebe. Sie nehmen die Gewebsflüssigkeit aus den interalveolären Septen auf und leiten sie gemeinsam mit den peribronchialen Bahnen zu den zentralen Lymphknotenstationen. Die tiefen Lymphwege erhalten zusätzlich Zufluß aus der Bronchuswand, die selbst ein kräftiges Lymphgefäßnetz enthält. Infolge ihrer Transportfunktion sind sie bei ödematösen, entzündlichen und tumorösen Prozessen schon frühzeitig verändert. Bei Verschluß der Lymphgefäße tritt die eiweißreiche Flüssigkeit in die Alveolen (Rusznyak, Földi und Szabo). Im Röntgenbild wird die Beteiligung der Lymphwege nur im begrenzten Umfang erkennbar, da die Erweiterung oder Infiltration der Lymphkanäle nur bei einem Teil der Prozesse ein solches Ausmaß erreicht, daß sie zur Darstellung kommt (Abb. 122). Die Abbildung erfolgt in größerer Regelmäßigkeit, wenn das umgebende interstitielle Gewebe mit ergriffen ist. Hierbei werden die

Gefäßschatten verbreitert und erscheinen unscharf konturiert, die Lungenzeichnung wird allgemein netzförmig vergröbert (PROSOROV; PARFENOVA) (s. Abb. 25, 30).

Bei Parenchymprozessen, die im Lungenmantel liegen, sind die zum Hilus ziehenden Lymphbahnen z. T. stärker verändert. Es besteht dann eine Erweiterung der Lymphbahnen selbst und eine Verdichtung des perivasculären und peribronchialen Gewebes. Besonders deutlich treten die Veränderungen auf, wenn die Bronchusschleimhaut und Bronchuswand an den Prozessen beteiligt sind. Der periphere Herd wird hierdurch mit der Lungenwurzel im Röntgenbild verbunden (s. Abb. 66). Es entsteht das sog. Tennisschlägerbild. Beim peripheren Bronchialcarcinom weisen die verdickten Lymphbahnen auf eine lymphogene Metastasierung hin (HOFFMAN und MODER). Auch bei Pleuraergüssen können die tiefen Lymphwege verbreitert sein.

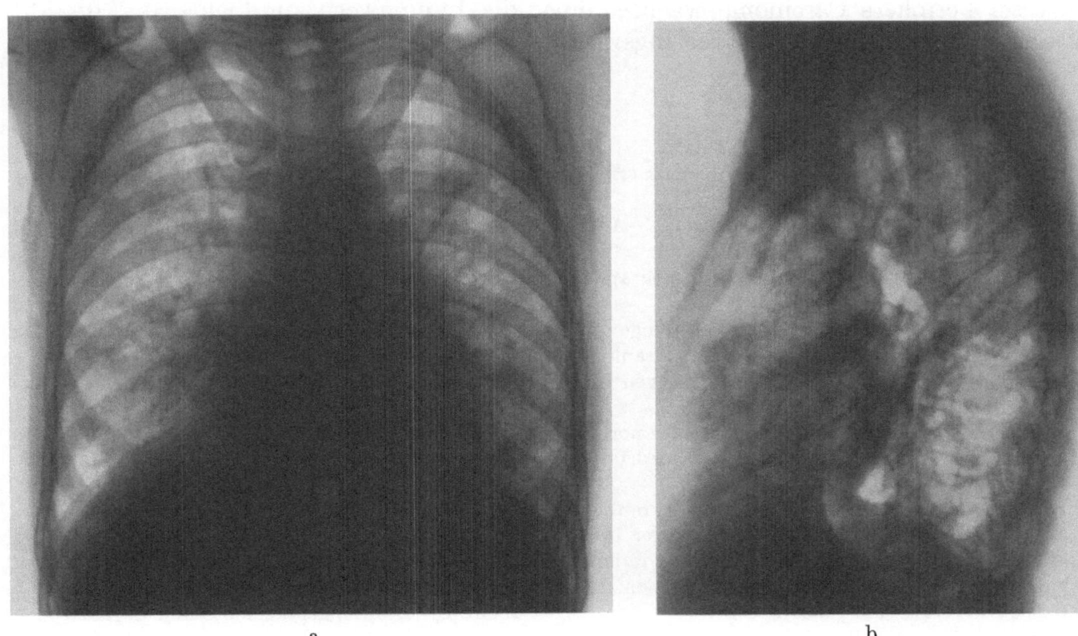

a b

Abb. 123a u. b. Ausgedehnte Lymphangosis carcinomatosa bei Magencarcinom

Erweiterte Lymphgefäße rufen vor allem bei Kleinstkindern, bei denen das Lymphgefäßnetz noch wesentlich stärker ausgebildet ist als beim Erwachsenen (PARFENOVA) eine Verstärkung der netzförmigen Lungenstruktur hervor (ZSEBÖCK). Frische tuberkulöse Streuungen treten hierdurch frühzeitig in Erscheinung (JUDIN und ERENSTEJN; PARFENOVA). Lymphstauungen als Folge einer Verlegung der zentralen Lymphknoten rufen im Röntgenbild eine Erweiterung und Verdichtung des perivasculären und peribronchialen Zwischengewebes hervor (Abb. 121). Die Gefäßschatten werden hierdurch verbreitert und unscharf konturiert. Die gleichen Veränderungen treten diffus und häufig verstärkt in der Stauungslunge auf, in der die Transportkapazität der Lymphwege zum Abtransport der vermehrt anfallenden Gewebsflüssigkeit nicht ausreicht (s. Abb. 74). Diffuse carcinomatöse Infiltrationen der Lymphwege sind bei gleichmäßiger Ausbreitung nur schwer vom Ödem zu unterscheiden, besonders wenn gleichzeitige Lymphstauungen zur Homogenisierung des Bildes führen (Abb. 123).

Das oberflächliche Lymphgefäßnetz ist vor allem an Pleuraprozessen beteiligt. Es wird auch bei pulmonaler Stauung stärker gefüllt, da die Flüssigkeitsableitung aus der Lunge in diesen Fällen mit über die Pleura visceralis, den Pleuraraum und die Pleura parietalis (v. HAYEK) stattfindet. Wenn die Resorption aus dem Pleuraraum gestört ist, z.B. durch zusätzliche Stauung im großen Kreislauf, bilden sich Pleuraergüsse. Die Flüssigkeitsanreicherung in dem oberflächlichen subpleuralen Lymphgefäßnetz und in dem zugehörigen subpleuralen Gewebe führt zu einer Trübung der Lungenrandzone und tritt am Lappenspalt als unscharfe, breite lineare Verdichtung in Erscheinung (Kerley; Grainger; Stender und Schermuly). Die peripheren interlobulären Septen, in denen Lymphgefäße verlaufen, werden ebenfalls verdickt. Periphere Entzündungsherde, z.B. der tuberkulöse Primärherd, können über die äußeren Lymphbahnen zur Pleura vordringen (Giese).

Entzündliche Pleuraprozesse greifen über die Lymphgefäße auf das interstitielle Gewebe über und führen zu Verdichtungen, die auch im Röntgenbild erkennbar sind. Sie können entweder entlang der Lungenvenen zu den hilären Lymphknoten oder entlang des Lymphgefäßnetzes der Pleura zu den tracheobronchialen und mediastinalen Lymphknoten vordringen. Den gleichen Wegen folgen auch metastatische tumoröse Prozesse. Periphere Carcinome wachsen über die Lymphwege zur Pleura (s. Abb. 8b). Im Schichtbild ist dieser Ausbreitungsweg gut zu erfassen.

Literatur

Albers-Schönberg, H.: Die Röntgentechnik. Hamburg 1910.

Allen, C. M. van: Kollaterale Respiration. Z. Anat. Entwickl.-Gesch. **98**, 453—474 (1932).

Anacker, H.: Lungenkrebs und Bronchographie. Stuttgart: Georg Thieme 1955.

—, u. H. St. Stender: Krankheiten der Lunge. In: Klinische Röntgendiagnostik innerer Krankheiten (Hrsg. R. Haubrich). Berlin-Göttingen-Heidelberg: Springer 1963.

Assmann, H.: Das anatomische Substrat der normalen Lungenschatten im Röntgenbild. Fortschr. Röntgenstr. **17**, 141—149 (1911).

— Die Röntgendiagnostik der inneren Erkrankungen. Berlin-Göttingen-Heidelberg: Springer 1949.

Barden, R. P.: The interpretation of some radiological signs of abnormal pulmonary function. Radiology **59**, 481—486 (1952).

—, and D. A. Cooper: Roentgen appearance of the chest in diseases affecting the peripheral vascular system of the lungs. Radiology **51**, 44—56 (1948).

Beitzke, H.: Respirationsorgane. In: Aschoffs Lehrbuch der pathologischen Anatomie, Bd. II. Jena: Gustav Fischer 1909.

Belcher, J. R., L. Capel, J. N. Pattinsons, and J. Smart: Hypoplasia of the pulmonary arteries. Brit. J. Dis. Chest **53**, 253—262 (1959).

Bergerström, K. E., U. Ising, E. Linder, and A. Lunderquist: Experimental pulmonary edema. Acta radiol. (Stockh.) **54**, 97—119 (1960).

Beutel, A., u. F. Strnad: Die Analyse und Differentialdiagnose der raumbeschränkenden Prozesse im Bronchogramm. Fortschr. Röntgenstr. **55**, 118—155 (1937).

Bohlig, H.: Zur Distorsion des Bronchialbaumes bei Silikose. Fortschr. Röntgenstr. **88**, 526—533 (1958).

— Zur klinischen Bedeutung der Bronchopathia osteoplastica. Fortschr. Röntgenstr. **100**, 454—459 (1964).

Bolt, W., W. Forssmann u. H. Rink: Selektive Lungenangiographie. Stuttgart: Georg Thieme 1957.

—, u. H. Rink: Die terminale Lungenstrombahn im normalen und im pathologischen Angiogramm. Fortschr. Röntgenstr. **93**, 21—37 (1960).

Brauer, L., u. A. Lorey: Die röntgenologische Darstellung der Bronchien mittels Kontrastfüllung. Ergebn. med. Strahlenforsch. **3**, 115—174 (1928).

Brednow, W.: Die Kollagenkrankheiten der Lunge. Beitr. Klin. Tuberk. **124**, 3—20 (1961).

Bruner, H. D., and C. F. Schmidt: Blood flow in the bronchial artery of the anesthetized dog. Amer. J. Physiol. **148**, 648—666 (1947).

Bücheler, E., u. P. Thurn: Zur Kombination von arteriellen Gefäßhypoplasien und cystischen Lungenveränderungen. Radiologe **2**, 347—353 (1962).

Carmichael, H. E., and J. G. Woodrow: Complete bronchial obstruction in asthma. Brit. J. Radiol. **32**, 552—552 (1959).

Cignolini, P.: Il segno stratigrafico della "corolla" per riconoscere l'enfisema polmonare. Accad. med. **67**, 359—362 (1952).

Cocchi, U.: Die Lungensegmente und Segmentpneumonien. Fortschr. Röntgenstr., Suppl. **75**, 57—72 (1951).

Cruickshank, B.: Interstitial pneumonia and its consequences in rhematoid disease. Brit. J. Dis. Chest **53**, 226—236 (1959).

Culiner, M. M., and St. B. Reich: Collateral ventilation and localized emphysema. Amer. J. Roentgenol. **85**, 246—252 (1961).

Dahm, M.: Atmungshemmungen bei pathologischen Zuständen. In: Stumpf, Weber, Weltz, Röntgenkymographische Bewegungslehre innerer Organe. Leipzig: Georg Thieme 1936.

Delarue, J., Ch. Sors et J. Mignon: Les modifications vasculaires au cours des bronchiektasies. J. franç. Méd. Chir. thor. **7**, 225—238 (1953).

Doering, P.: Die idiopathische Lungenhaemosiderose. Ergebn. inn. Med. Kinderheilk. **14**, 481—556 (1960).

Dotter, C. T., and J. Steinberg: Angiocardiografic measurement of the normal great blood vessel. Radiology **52**, 353—357 (1949).

Drinker, C. K.: Pulmonary edema and inflammation. Cambridge: Harvard University Press 1945.

Eckert, F.: Beiderseitige ausgiebige Verkalkung der Bronchialwände. Fortschr. Röntgenstr. **75**, 744—745 (1951).

ELLMAN, P., and L. CUDKOWICZ: Pulmonary manifestations in the diffuse collagen diseases. Thorax **9**, 46—57 (1954).

ENGEL, ST.: Die Lunge des Kindes. Stuttgart: Georg Thieme 1950.

ESCH, D., u. P. THURN: Kostodiaphragmale Septumlinien bei Mitralstenose. Fortschr. Röntgenstr. **87**, 7—16 (1957).

— — Zur Diagnose der pulmonalen Hypertonie im gewöhnlichen Röntgenbild. Fortschr. Röntgenstr. **90**, 434—451 (1959).

ESSER, CL.: Über hochgradige Schrumpfung ganzer Lungenlappen. Fortschr. Röntgenstr. **71**, 28—54 (1949).

— Über radiäre Streifenschatten im rechten Oberfeld. Fortschr. Roentgenstr. **71**, 205—216 (1949).

— Lungensegmente. Fortschr. Röntgenstr. **71**, 395—402 (1949).

— Topographische Ausdeutung der Bronchien im Röntgenbild, II. Aufl. Stuttgart: Georg Thieme 1957.

FELIX, W.: Topographische Anatomie des Brustkorbes, der Lungen und der Pleura. In: SAUERBRUCH, Chirurgie der Brustorgane, Bd. I. Berlin: Springer 1928.

FELSON, B., and H. FELSON: Localisation of intrathoracic lesions by means of the postero-anterior-Roentgenogramm. Radiology **55**, 363—374 (1950).

— Acute miliary diseases of the lung. Radiology **59**, 32—48 (1952).

— F. G. FLEISCHNER, J. R. MC. DONALD, and C. B. RABIN: Some basic principles in the diagnosis of chest diseases. Radiology **73**, 740—748 (1959).

FISCHER, F. K.: Beiträge zur Kenntnis der Veränderungen im Bronchogramm bei chronischer Bronchitis. Fortschr. Roentgenstr. **72**, 653—659 (1950).

FLEISCHNER, F.: Das Roentgenbild der interlobären Pleuritis und seine Differentialdiagnose. Ergebn. med. Strahlenforsch. **2**, 197—248 (1926).

FLEISCHNER, F. G.: Reversible bronchiectasis. Amer. J. Roentgenol. **46**, 166—172 (1941).

— Unilateral pulmonary embolism with increased compensatory circulation through the unoccluded lung. Radiology **73**, 591—597 (1959).

—, and E. L. SAGALL: Pulmonary arterial oligaemia in mitralstenosis as revealed on the plain Roentgenogram. Radiology **65**, 857—867 (1955).

FLEISCHNER, G.: Der sichtbare Bronchialbaum, ein differentialdiagnostisches Symptom im Röntgenbild der Pneumonie. Fortschr. Röntgenstr. **36**, 319—323 (1927).

FREIMANIS, A. K., and W. MOLNAR: Chronic bronchitis and emphysema at bronchography. Survey of diagnostic features obtained by receiving 2000 bronchograms. Radiology **74**, 194—205 (1960).

FRIK, W., R. HESSE, u. R. ZEILHOFER: Die Röntgendiagnostik des Lungenemphysems. Vergleiche mit spirometrischen und gasanalytischen Untersuchungen. Fortschr. Röntgenstr. 88, 125—133 (1958).

GANDINI, D., e J. JULIANI: La broncografia nella fisiopatologia bronchiale. Torino 1957.

GARLAND, L. H.: On the reliability of roentgen survey procedures. Amer. J. Roentgenol. **64**, 32—41 (1950).

— E. R. MILLER, H. B. ZWERLING, J. T. HARKNESS, H. C. HINSHAW, S. J. SHIPMAN, and J. YERUSHALMY: Studies on the value of serial films in estimating the progress of pulmonary disease. Radiology **58**, 161—177 (1952).

GEBAUER, A., E. MUNTEAN, E. STUTZ u. H. VIETEN: Das Röntgenschichtbild. Stuttgart: Georg Thieme 1959.

GIESE, W.: Die Atmungsorgane. In: E. KAUFMANN u. M. STAEMMLER, Lehrbuch der speziellen pathologischen Anatomie, Bd. II/3. Berlin: W. de Gruyter & Co. 1960.

— Besteht zwischen dem Ergebnis einer Lungenfunktionsprüfung und der pathologischen Anatomie der Lunge eine Korrelation. Verh. dtsch. Ges. inn. Med. **69**, 270—277 (1963).

GLAUNER, R.: Über Lungenverschattungen bei Q-Fieber. Fortschr. Röntgenstr. **74**, 411—416 (1951).

GOLDEN, R.: Abnormally wide respiratory movement of lower lung structures; Roentgen evidence of obstructive emphysema. Amer. J. Roentgenol. **44**, 325—331 (1940).

GOODWIN, J. F.: The nature of pulmonary hypertension. Brit. J. Radiol. **31**, 174—188 (1958).

GOUGH, J.: Correlation of radiological and pathological changes in some diseases of the lung. Lancet **1955I**, 161—162.

— Generalised and primary fibrosis of the lungs. Brit. J. Radiol. **29**, 641—645 (1956).

GOULD, D. M., and G. V. DALRYMPLE: A radiological analysis of disseminated lung disease. Amer. J. med. Sci. **238**, 621—637 (1959).

GRAINGER, R. G.: Interstitial pulmonary oedema and its radiological diagnosis. Brit. J. Radiol. **31**, 201—217 (1952).

GREENBERG, H. B.: Benigne subpleura lymph node appearing as a pulmonary "Coin" lesion. Radiology **77**, 97—99 (1961).

GROSSE-BROCKHOFF, F.: Pathophysiologie des Lungenkreislaufs. In: Lungen und kleiner Kreislauf. Berlin-Göttingen-Heidelberg: Springer 1957.

HAAG, W., u. F. EISENREICH: Experimentelle Untersuchungen zur pathophysiologischen Bedeutung der Kollateralventilation. Thoraxchirurgie **4**, 52—64 (1956).

HAMM, J., u. E. A. GAENSLER: Einseitig helle Lunge. Radiologe **2**, 333—347 (1962).

HAMMAN, L., and A. R. RICH: Acute diffuse interstitial fibrosis of the lungs. Bull. Johns Hopk. Hosp. **74**, 177—179 (1944).

HARRISON, C. V.: The pathology of the pulmonary vessels in pulmonary hypertension. Brit. J. Radiol. **31**, 217—226 (1958).

HARTUNG, W.: Lungenemphysem. Berlin-Göttingen-Heidelberg: Springer 1963.

HAUBRICH, R.: Beiträge der Roentgenologie zur Lungenfunktionsprüfung. Verh. dtsch. Ges. inn. Med. **69**, 255—270 (1963).

HAYEK, H. v.: Die menschliche Lunge. Berlin-Göttingen-Heidelberg, Springer 1953.

Heath, D., and W. Whitacker: The pulmonary vessels in mitralstenosis. J. Path. Bakt. **70**, 291—298 (1955).

Heckmann, K.: Das Schicksal des Lungenherdes im Röntgenbild. Fortschr. Röntgenstr. **71**, 552—571 (1949).

Hegglin, R.: Differentialdiagnostik innerer Erkrankungen. Stuttgart: Georg Thieme 1960.

Heilmeyer, L., u. F. Schmid: Die progressive Lungendystrophie. Dtsch. med. Wschr. **81**, 1923—1927 (1956).

Herrnheiser, G.: Frühdiagnostik der Lungentuberkulose vom röntgenologischen Standpunkt aus. Morphologie und Morphogenese des Frühherdschattens. Beitr. Klin. Tuberk. **81**, 720—735 (1932).

— Röntgenanatomie der Lunge. Fortschr. Röntgenstr. **74**, 623—659 (1951).

— Zur Röntgendiagnostik des Lungenoedems. Fortschr. Röntgenstr. **89**, 125—135 (1958).

—, and K. F. W. Hinson: An anatomical explanation of the formation of butterfly shadows. Thorax **9**, 198—210 (1954).

Heuck, F.: Die Streifenatelektasen der Lunge. Stuttgart: Georg Thieme 1959.

Hewlitt, T. H., A. J. Puglisi u. W. F. Bowers: Bronchospasme in Bronchography. J. thorac. Surg. **33**, 609—616 (1957).

Hodes, P. J., and J. Q. Griffith: Chest roentgenograms in polycythaemia vera and polycythaemia secondary to pulmonary arteriosclerosis. Amer. J. Roentgenol. **46**, 52—58 (1941).

Hoffmann, E., u. H. Moder: Die Röntgendiagnose des peripheren Bronchuscarcinoms unter Berücksichtigung der lymphogenen Metastasierungswege. Fortschr. Röntgenstr. **91**, 470—478 (1959).

Hohenner, K.: Das klinische Bild der Pulmonalsklerose. Arch. Kreisl.-Forsch. **6**, 293—324 (1940).

Holzknecht, G.: Die Röntgendiagnostik der Erkrankungen der Brusteingeweide. Hamburg 1901.

Hornykiewytsch, Th., u. H. St. Stender: Die Gefäßveränderungen bei Emphysem und Pulmonalsklerose. Fortschr. Röntgenstr. **82**, 642—655 (1955).

— — Verhalten der Lungengefäße bei angeborenen und erworbenen Herzfehlern. Fortschr. Röntgenstr. **83**, 26—40 (1955).

Huizinga, E., and G. J. Smelt: Bronchography. New York: Stechert-Hafner 1949.

Huzly, A., u. F. Böhm: Bronchus und Tuberkulose. Stuttgart: Georg Thieme 1955.

Jacobson, H. G., B. M. Rubinstein, and D. J. W. Escher: Opacification of an atelectatic lungsegment during selective angiocardiography. Radiology **73**, 95—99 (1959).

Judin, L. B., u. L. S. Erenstejn: Lymphogene Phasen und Ausbrüche in der Pathologie und Klinik der Lungentuberkulose. Zit. nach Parfenova.

Kalinowski, G., A. Lichterfelder, u. F. Spengler: Röntgenologisches Verfahren zur Beurteilung des Emphysemschweregrades. Fortschr. Röntgenstr. **90**, 53—61 (1959).

Kerley, P.: In: Shanks and Kerley, A textbook of X-ray diagnosis by British authors, 2. ed. London: Lewis 1951.

Kraus, R., u. F. Strnad: Das umschriebene vikariierende Emphysem als wertvolles Differentialdiagnosticum des beginnenden Lungentumors. Morphologische Studie der Lungenzeichnung im Röntgennativbild. Radiologe **1**, 43—51 (1961).

Kröker, P.: Beobachtungen über einseitige Staublungen im Zusammenhang mit einseitigen Gefäßhypoplasien der Lunge. Röntgenpraxis **17**, 127—139 (1948).

— Zur Frage der sogenannten progressiven Lungendystrophie. Fortschr. Röntgenstr. **93**, 1—20 (1960).

Kuenast, W.: Intralobäre Sequestration der Lunge: Bericht eines Falles. Fortschr. Röntgenstr. **87**, 476—482 (1957).

Laws, J. W., and B. E. Heard: Emphysema and the chest film; a retrospective radiological and pathological study. Brit. J. Radiol. **35**, 750—761 (1962).

Lander, F. P. L.: Bronchiektasis and atelectasis: temporary and permanent changes. Thorax **1**, 198—206 (1946).

Laur, A., u. H. W. Wedler: Die einseitig helle Lunge im Röntgenbild. Fortschr. Röntgenstr. **82** 305—315 (1955).

— Röntgendiagnostik des Lungenemphysems heute. Radiologe **2**, 317—327 (1962).

— Gefäßlücken im Röntgenbild bei Lungenembolie. Fortschr. Röntgenstr. **99**, 616—624 (1963).

Laurell, H.: Über respiratorische Veränderungen in Lungenfeld, Mediastinum und Zwerchfell unter normalen Verhältnissen und bei gewissen krankhaften Zuständen der Lunge und des Brustfelles. Acta radiol. (Stockh.) **8**, 555—562 (1927).

Lavender, J. P., and J. Doppman: The hilum in pulmonary venous hypertension. Brit. J. Radiol. **35**, 302—313 (1962).

— — H. Shawdon, and R. E. Steiner: Pulmonary veins in left ventricular failure and mitral stenosis. Brit. J. Radiol. **35**, 293—302 (1962).

Link, R., u. F. Strnad: Tumoren des Bronchialsystems. Berlin-Göttingen-Heidelberg: Springer 1956.

Lodge, T.: Pulmonary fibrosis and collagen diseases: radiological aspect. Brit. J. Radiol. **29**, 645—656 (1956).

— The anatomy of the blood vessels of the human lung as applied to chest radiology, part I—III. Brit. J. Radiol. **19**, 1—13 (1946; part IV—V. Brit. J. Radiol. **19**, 77—87 (1946).

Lodin, H.: The value of tomography in examinations of intrapulmonary bronchi. Acta radiol. (Stockh.), Suppl. **101** (1953).

Löffler, L.: Die Arteriographie der Lunge. Leipzig: VEB Georg Thieme 1955.

Löhr, H. H., W. Grill, H. Scholtze u. P. Schölmerich: Beiträge zur Angiographie chirurgischer Lungenerkrankungen. Berlin-Göttingen-Heidelberg: Springer 1964.

— H. Scholtze u. W. Klinner: Röntgendiagnostische Probleme der Lunge. Medizinische **1957**, 1697—1708.

— — — Zur Klärung der angiographischen Symptomatologie bei der Lungentuberkulose. Fortschr. Röntgenstr. **86**, 192—203 (1957).

LÖHR, H. H., H. SCHOLTZE u. W. KLINNER: Normale und pathologische Lungensegmente im selektiven Angiogramm. Acta radiol. (Stockh.) **51**, 33—51 (1959).

LONGIN, F.: Zur Erkennung des verkleinerten Unterlappens der linken Lunge im Röntgennativbild. Fortschr. Röntgenstr. **90**, 665—678 (1959).

LÜDEKE, H.: Bronchialcarcinom und Obstruktionspneumonitis. Langenbecks Arch. klin. Chir. **277**, 36—88 (1953).

LUSTED, L. B.: Logical analysis in Roentgen diagnosis. Radiology **74**, 178—193 (1960).

MANECKE, H., H. WICKE u. J. HAMM: Untersuchungen zur Röntgendiagnostik des Lungenemphysems. Fortschr. Röntgenstr. **95**, 42—50 (1961).

MARSHALL, R., and W. S. HOLDEN: Changes in calibre of the smaller airways in man. Thorax **18**, 54—58 (1963).

MATZKER, J., u. H. J. CLAUS: Zum endoskopischen und röntgenologischen Bild der Techeopathia chondro-osteoplastica. Laryngologie **42**, 452—460 (1963).

MEESSEN, H.: Über Lungenzirrhose. Beitr. path. Anat. **110**, 1—14 (1949).

MEYER, W. W.: Zur Morphologie der hypertonischen Arteriosklerose im kleinen und großen Kreislauf. Bull. schweiz. Akad. med. Wiss. **13**, 115—126 (1957).

MILLER, W. S.: The lung. Springfield (Ill.): Ch. C. Thomas 1947.

MILNE, E., and A. DICK: Circumscribed intrapulmonary haematoma. Brit. J. Radiol. **34**, 587—595 (1961).

MÜNZ, J.: Die Bronchotomographie mit besonderer Berücksichtigung der postoperativen Zustände. Leipzig 1963.

MUSSHOFF, K., u. J. WEINREICH: Differentialdiagnose seltener Lungenerkrankungen im Röntgenbild. Berlin-Göttingen-Heidelberg: Springer 1962.

NEWELL, R. R., W. EDWARD, and L. RIGLER: Descriptive classification of pulmonary shadows. Amer. Rev. Tuberc. **69**, 566—584 (1933).

ODERR, C. P., P. PIZZOLATO, and J. ZISKIND: Emphysema studied by microradiology. Radiology **71**, 236—245 (1958).

OLSSON, O.: Some radiological problems connected with Bright's diseases. Brit. J. Radiol. **27**, 86—92 (1954).

OSWALD, N., and T. PARKINSON: Honey comb lungs. Quart. J. Med. **18**, 1—20 (1949).

PARFENOVA, J. P.: Die Bedeutung des lymphatischen Systems für Veränderungen der Lungenzeichnung bei Tuberkulose. Radiol. diagn. (Berl.) **3**, 429—437 (1962).

PRICHARD, M. M. L., P. M. DANIEL, and G. M. ARDEN: Peripheral ischaemia of the lung. Brit. J. Radiol. **27**, 93—96 (1954).

PROSOROV, A. E.: In: Röntgenuntersuchung bei einigen Infektionen. Moskau 1950.

PRYCE, D. M.: Lower accessory pulmonary artery with intralobar sequestration of lung, a report of seven cases. J. Path. Bact. **58**, 457—467 (1946).

RABKIN, J. CH.: Röntgendiagnostika aneurism legotschnoi arterii. Vestn. Rentgenol. Radiol. **37**, 29—36 (1962).

RADENBACH, K. L., u. H. JUNGBLUTH: Tuberkulöse Rundherde und Tuberkulome der Lunge. Radiologe **2**, 233—246 (1962).

READ, J.: Diffuse lung disease. Clinical and radiological features. Med. J. Aust. **2**, 241—244 (1961).

REICHMANN, V.: Über die Entwicklung der Silikosis, ihre Beziehungen zur Tuberkulose nebst Bemerkungen über ihre Begutachtung an Hand von 2300 Fällen. Beitr. Klin. Tuberk. **74**, 452—478 (1930).

REID, L., and G. SIMON: The peripheral pattern in the normal bronchogram and its relation to peripheral pulmonary anatomy. Thorax **13**, 103—109 (1958).

RICHTER, K.: Pulmonale Gefäßveränderungen bei Polycythaemia vera. Fortschr. Röntgenstr. **90**, 179—184 (1959).

— Die zentrale Lungenschlagader im Röntgenbild. Berlin: Akademie-Verlag 1963.

RIENZO, S. DI u. H. H. WEBER: Radiologische Exploration des Bronchus. Stuttgart: Georg Thieme 1960.

RIGLER, L. G.: The possibilities and limitations of roentgen diagnosis. Amer. J. Roentgenol. **61**, 743—761 (1949).

— The chest. A handbook of roentgen-diagnosis, II. ed. Chicago 1956.

RONJEAU, J., J. DELARUE et R. DEPIERRE: Lymphangiectasie pulmonaire, diffuse pneumonie chyleuse et chylothorax après thrombose puèrpérale de la veine sous-clavière gauche. J. franç. Med. Chir. thor. **4**, 488—503 (1950).

RUBIN, E. H., and M. RUBIN: Thoracic diseases. Philadelphia and London: W. B. Saunders Co. 1962.

RUSZNYAK, J., M. FÖLDI u. G. SZABO: Physiologie und Pathologie des Lymphkreislaufes. Jena: Gustav Fischer 1957.

SANTE, L. R.: The anatomy and physiology of the lesser circulation. Amer. J. Roentgenol. **61**, 1—16 (1949).

SCADDING, J. G.: Clinical problems of diffuse pulmonary fibrosis. Brit. J. Radiol. **29**, 633—641 (1956).

SCHERMULY, W.: Das Lungenbild beim Herzversagen. Internist (Berl.) **2**, 22—30 (1961).

— Der kymographische Nachweis der Eigenbewegungen bei Links-Rechts-Shunt. Fortschr. Röntgenstr. **99**, 454—460 (1963).

—, u. H. BEHREND: Multiple, kleine Atelektasen nach Sägemehlaspiration. Fortschr. Röntgenstr. **100**, 147—148 (1964).

— — Die räumliche Ordnung der Lungenstrukturen bei der Sarkoidose. Fortschr. Röntgenstr. **104**, 607—625 (1966).

— — Häufigkeit und Lokalisation der Lungenfibrose bei Sarkoidose. Fortschr. Röntgenstr. **105**, 693—702 (1966).

— — J. HAMM, H. FABEL u. K. H. WILKE: Das röntgenologisch erkennbare anatomische Substrat der gestörten Lungenfunktion. Untersuchungen bei Sarkoidose. Fortschr. Röntgenstr. **104**, 206—266 (1966).

— H. NIETH u. K. BISKAMP: Das Lungenoedem bei Nierenkranken: Deutscher Röntgenkongreß 1963. Stuttgart: Georg Thieme 1964.

Schinz, H. R., W. E. Baensch, E. Friedl u. E. Uehlinger: Lehrbuch der Röntgendiagnostik, Bd. III. Stuttgart: Georg Thieme 1952.

Schlungbaum, W., u. K. W. Schondorf: Gibt es einen für die Malignität solitärer pulmonaler Rundherde pathognomonischen Röntgenbefund. Radiologe **2**, 246—255 (1962).

Schmid, F.: Die unspezifischen entzündlichen Lungenerkrankungen des Säuglings- und Kleinkindesalters. Radiologe **2**, 5—13 (1962).

Schmitz, H., u. P. Thurn: Zur Asymmetrie der Lungenarterien. Fortschr. Röntgenstr. **88**, 133—145 (1958).

Schmitz-Dräger, H. G.: Generalisierte Wandverknöcherung von Trachea und großen Bronchien. Fortschr. Röntgenstr. **97**, 107—109 (1962).

Schmorl, G.: Über die Beziehungen anthrakosilikotischer bronchialer Lymphknoten zu Bronchialerkrankungen und über Bronchitis deformans. Münch. med. Wschr. **1925**, 757—758.

Schoch, G.: Das Silhouettenzeichen. Fortschr. Röntgenstr. **88**, 503—520 (1958).

Schoenmackers, J., u. H. Vieten: Das Verhalten der Lungengefäße bei verändertem Luftgehalt der Lunge. Fortschr. Röntgenstr. **76**, 24—44 (1952).

— — Atlas postmortaler Angiogramme. Stuttgart: Georg Thieme 1954.

Scholtze, H., u. H. St. Stender: Röntgenologische Segmentdiagnostik der umschriebenen Lungentuberkulose. Fortschr. Röntgenstr. **93**, 44—53 (1960).

Schümmelfeder, N.: Umfaltungen und Verwachsungen an freien Lungenrändern. Beitr. path. Anat. **116**, 422—435 (1956).

Schulze, W.: Röntgenologische Aspekte des oligämischen Obstruktionssyndroms im Lungenkreislauf bei chronischer massiver Pulmonalarterienthrombose. Radiologe **1**, 37—42 (1961).

— Die Bedeutung der Kollateralventilation für die Röntgensymptome der Bronchialstenosen. Dtsch. Röntgenkongr. 1963. Stuttgart: Georg Thieme 1964, S. 200—201.

Semisch, R.: Diagnostische Möglichkeiten der selektiven Lungenangiographie. Thoraxchirurgie **6**, 551—564 (1959).

Shapiro, R., and L. Rigler: Pulmonary embolism without infarction. Amer. J. Roentgenol. **60**, 460—465 (1948).

Siebert, H.: Eine neue Methode einzelne Lungenabschnitte vergleichend röntgenologisch-anatomisch zu untersuchen. Beitr. Klin. Tuberk. **82**, 261—264 (1933).

Simon, G.: Radiological changes in emphysema. Brit. J. Radiol. **32**, 303—305 (1959).

— Principles of chest X-ray diagnosis. London: Butterworth & Co. 1962.

Simon, M.: The pulmonary vessels in incipient left ventricular decompensation. Circulation **24**, 185—190 (1961).

Sprunt, W. H.: The diagnostic accuracy of plain films in bronchiektasis. Sth med. J. (Bgham, Ala.) **51**, 67—72 (1958).

Stecken, A.: Gefäßanomalien der Lunge. In: W. Hirsch, Lungenkrankheiten im Röntgenbild, Bd. II. Leipzig: VEB Georg Thieme 1957.

Steinberg, J., and W. Finley: Clinical and angiographic features of congenital anomalies of the pulmonary circulation; a classification and review. Angiology **7**, 378—395 (1956).

Steiner, R. E.: Radiological appearances of the pulmonary vessels in pulmonary hypertension. Brit. J. Radiol. **31**, 188—200 (1958).

Stender, H. St.: Die Röntgensymptomatologie der Arteriitis pulmonalis und ihrer Folgezustände. Fortschr. Röntgenstr. **76**, 316—323 (1952).

— Beitrag zum Krankheitsbild des Cor pulmonale chronicum. Fortschr. Röntgenstr. **76**, 324—331 (1952).

— Aspects bronchographiques de la bronchite chronique. Bronches **16**, 443—450 (1966).

—, u. W. Schermuly: Das interstitielle Lungenoedem im Röntgenbild. Fortschr. Röntgenstr. **95**. 461—471 (1961).

— — H. Schlitter, P. Schölmerich u. E. Stein: Der Aussagewert des Lungengefäßbildes bei Mitralstenosen. Verh. dtsch. Ges. inn. Med. **67**, 403—407 (1961).

Strnad, F.: Zur Frage der Mitbeteiligung des Mediastinums beim Bronchialcarcinom. Fortschr. Röntgenstr. **80**, 427—438 (1954).

— In: R. Link u. F. Strnad, Tumoren des Bronchialsystems. Berlin-Göttingen-Heidelberg: Springer 1956.

Sturm, A.: Die klinische Pathologie der Lunge in Beziehung zum vegetativen Nervensystem. Stuttgart: Georg Thieme 1948.

Stutz, E.: Ein neuartiger bronchographischer Befund bei der chronischen eitrigen Bronchitis. Röntgenpraxis **17**, 91—98 (1948).

— Bronchographische Beiträge zur normalen und pathologischen Physiologie der Lungen. Fortschr. Röntgenstr. **72**, 129—143, 309—338, 447—469 (1950).

—, u. H. Vieten: Die Bronchographie. Stuttgart: Georg Thieme 1955.

Teschendorf, W.: Lehrbuch der röntgenologischen Differentialdiagnostik. Stuttgart: Georg Thieme 1958.

Twinning, E. W.: In: S. C. Shanks et al., Textbook of X-ray diagnosis. London: Lewis & Co. 1938.

Uehlinger, A., W. A. Fuchs, A. Bütelmann u. E. Uehlinger: Über Lungenfibrosen. Klinik, Radiologie, Pathophysiologie und pathologische Anatomie. Dtsch. med. Wschr. **85**, 1829—1841 (1960).

Uehlinger, E., u. G. Schoch: Zur Diagnose und Differentialdiagnose der Lungenerkrankungen: Entzündung und Dystrophien. In: Röntgendiagnostik, Ergebnisse 1952—1956. Stuttgart: Georg Thieme 1957.

Voth, H.: Die pathogenetische Bedeutung der Lungenzeichnung im Röntgenbild. Habil.-Schr. Göttingen 1959.

Waldbott, G. L.: Emergency treatment in asthma (asthmatic crisis). J. Amer. Med. Ass. **110**, 1423—1427 (1938).

WAREMBOURG, H., et P. GRAUX: Pathologie et structure pulmonaires. Paris: Masson & Cie. 1953.

WEBER, H.: Die normale Atmung. In: STUMPF, WEBER, WELTZ, Röntgenkymographische Bewegungslehre innerer Organe. Leipzig: Georg Thieme 1936.

WEINGÄRTNER, L.: Idiopathische Lungenhaemosiderose. Fortschr. Röntgenstr. **87**, 482—487 (1957).

WEISE: Beitrag zur Röntgendiagnose multipler Aneurysmen der Pulmonalarterie. Fortschr. Röntgenstr. **72**, 345—349 (1950).

WELLAUER, J.: Die Lungensequestration und die Herzzwerchfellwinkel. Radiologe **2**, 74—81 (1962).

WELTZ, G. A.: Die pathologische Atmung. In: STUMPF, WEBER, WELTZ, Röntgenkymographische Bewegungslehre innerer Organe. Leipzig: Georg Thieme 1936.

WESTERMARK, N.: On bronchostenosis, a roentgenological study. Acta radiol. (Stockh.) **19**, 285—336 (1938).

WESTERMARK, N.: The roentgen diagnosis of lung embolism. Acta radiol. (Stockh.) **19**, 357—372 (1938).

WOJLOWICZ, J.: Some tomographic criteria for an evaluation of the pulmonary circulation. Acta radiol., (N. S.) **2**, 215—224 (1964).

WORTH, G.: Zur Röntgenologie des Lungenemphysems bei der Pneumokoniose. Radiologe **2**, 327—333 (1962).

—, u. E. SCHILLER: Die Pneumokoniosen. Köln: Staufenverlag 1954.

ZDANSKY, E.: Über das Röntgenbild des Lungenoedems. Röntgenpraxis **5**, 248—251 (1933).

— Die Entwicklung der Lungentuberkulose im Röntgenbild. Wien: Springer 1949.

— Röntgendiagnostik des Herzens und der großen Gefäße. Wien: Springer 1962.

— Bemerkung zur atelektatischen Retraktion des linken Oberlappens. Fortschr. Röntgenstr. **100**, 725—726 (1964).

ZUPPINGER, A., u. L. FRANK: Neueres zur Thorax-Röntgenuntersuchung. Fortschr. Röntgenstr. **86**, 419—431 (1957).

III. Methodik der Thoraxuntersuchungen

Von

F. Strnad und Th. Stolze

Mit 24 Abbildungen

Einleitung

Bei der Röntgenuntersuchung des Thorax lassen sich die Routinemethoden von den Spezialmethoden abgrenzen. Erstere betreffen die Technik der Thoraxdurchleuchtung und der Röntgenaufnahmen des Thorax (Standardaufnahme). Zu den letzteren zählen wir die Schichtuntersuchung des Tracheobronchialbaumes bzw. des Lungenparenchyms, ferner die Kontrastmitteluntersuchung des Tracheobronchialbaumes (Bronchographie) und die röntgenologische Untersuchung intrathorakaler bzw. intrapulmonaler Resthöhlen und Fisteln mit Hilfe der Injektion von Kontrastmitteln. Als weitere Spezialmethoden seien das Pneumomediastinum genannt sowie Spezialuntersuchungsmethoden, wie die Kontrastmitteldarstellung des Herzens und der Lungenstrombahn (Angiokardiographie, Angiopneumographie bzw. pulmonale Angiographie). Die Flächenkymographie und die Elektrokymographie gestatten Aussagen über den Atemmechanismus und die kardiovasculären Bewegungsabläufe.

1. Thoraxdurchleuchtung

a) Die Indikation der Thoraxdurchleuchtung

Aufgaben der konventionellen Thoraxdurchleuchtung, aber auch der Durchleuchtung mit dem elektronischen Bildverstärker (RBV) in Verbindung mit der Fernsehkamera (Bildverstärkerfernsehkette) sind:

1. Funktionsprüfung der verschiedenen Thoraxorgane, d.h. der Lunge, des Zwerchfells, des Herzens, des Mediastinums und des knöchernen Thorax;

2. Feststellung und Lokalisation pathologischer Prozesse der Lunge, des Herzens, des Mediastinums, der Thoraxwand und des Zwerchfells.

Durch Drehung des Patienten kann die für die Analyse des Prozesses jeweils günstigste Projektionsrichtung eingestellt werden. Die wesentlichste Aufgabe ist die räumliche Zuordnung und damit die Agnostizierung des pathologischen Geschehens im Thoraxraum.

Schon an dieser Stelle sei hervorgehoben, daß die Markierung der Speiseröhre durch Kontrastmittel (Bariumpaste), die Orientierung im Thoraxraum wesentlich erleichtert.

Bestimmte Prozesse, die auf den Oesophagus verlagernd oder imprimierend wirken, lassen sich auf diese Weise hinsichtlich ihrer Organzugehörigkeit besser deuten.

3. Abgrenzung freier oder abgekapselter intrapleuraler Flüssigkeitsansammlung gegenüber Pleuravernarbungen bzw. Verschwartungen.

4. Anfertigung gezielter Aufnahmen unter Durchleuchtungskontrolle in speziellen Positionen.

5. Gezielte Sondierung der Lungenlappen und Segmente bei der Bronchographie (Abb. 1) und die Kontrolle der Sondenlage im Herzen (Abb. 2) oder in den Gefäßen der Lungenstrombahn bei kardiovasculären Spezialuntersuchungen (Abb. 3).

Beim Herzkatheter dürfte aus Gründen des Strahlenschutzes und der Detailerkennbarkeit die Bildverstärker-Fernsehkette die Methode der Wahl sein.

2. Vorbemerkung zur Physik der Röntgenstrahlen und zur Optik des Durchleuchtungsbildes

a) Entstehung des Strahlenreliefs

Die Eigenschaften der Röntgenstrahlen, gewisse Stoffe zur Luminescenz anzuregen, wird bei der Durchleuchtung des Thorax ausgenützt. Abhängig von der Objektdicke, der Dichte und dem speziellen Massenschwächungskoeffizienten sowie der Streustrahlung

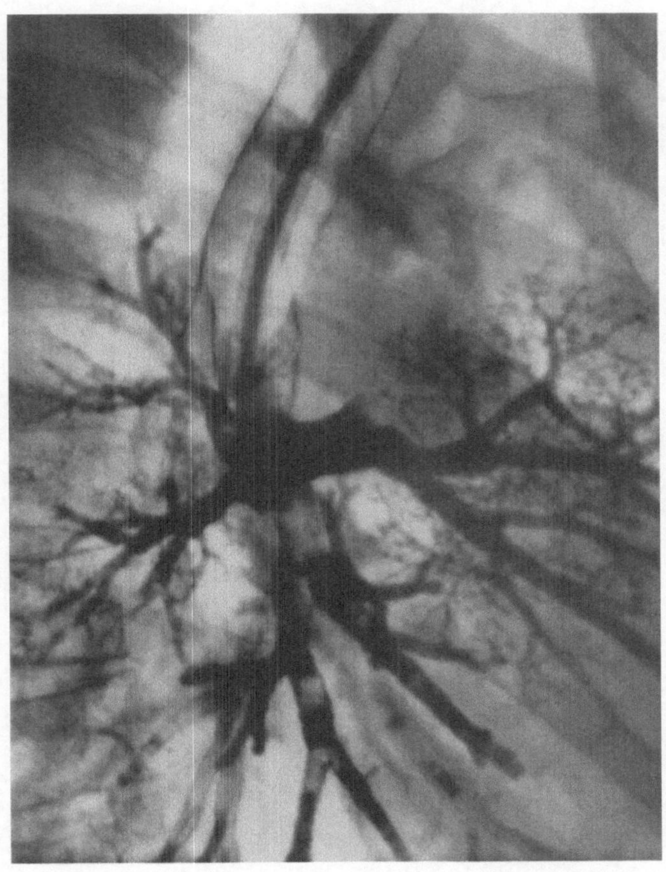

Abb. 1. Bronchographie der linken Lunge im 1. schrägen Durchmesser: Raumbeschränkender Prozeß vom Typ des Bronchusadenoms mit konvexbogigem Verschluß des linken Oberlappens im Bereich der Pars superior

entsteht bei der Röntgendurchstrahlung eines Körpers ein Strahlungsrelief und durch die Luminescenz der Leuchtschirmfolie das Durchleuchtungsbild. Auf Grund der unterschiedlichen Intensität der aus dem Körper austretenden Strahlung weist das Strahlungsrelief Schwärzungsdifferenzen auf (Kontraste), die diagnostische Rückschlüsse ermöglichen. Die von einem Strahlungsrelief gelieferte Information (Leuchtschirmbild) entspricht der Größe des kleinsten, erkennbaren Details, dem Detailkontrast und dem Grad der Adaptation des Untersuchers bei der Durchleuchtung.

b) Die Unschärfe

Die Unschärfe setzt sich zusammen
1. aus der geometrischen Unschärfe,
2. der Bewegungsunschärfe und
3. der inneren Unschärfe.

Die geometrische Unschärfe ist proportional der Größe des Fokus, dem Objekt-Leuchtschirmabstand und umgekehrt proportional dem Fokus-Objektabstand. Die Bewegungsschärfe spielt bei der Durchleuchtung keine wesentliche Rolle, dagegen hängt die innere Unschärfe, in diesem Falle des Leuchtschirmes, weniger von der Korngröße des Luminescenzmaterials als von der Belegdichte des fluoreszierenden Materials ab und ist bei den zur konventionellen Durchleuchtung benutzten Leuchtschirmen bei bis zu 1 mm Leuchtschirmdicke erheblich.

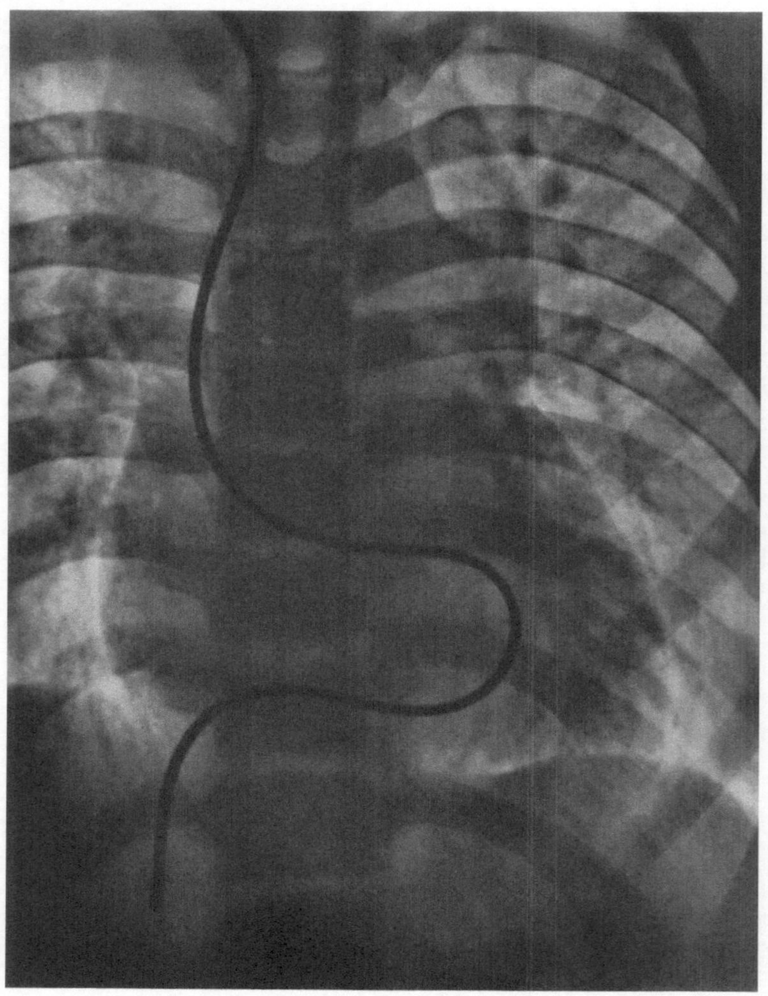

Abb. 2. Katheterschleife im großen Vorhofseptumdefekt bei totaler Lungenvenentransplantation (figure of eight-Syndrom)

Je größer der Verstärkungsfaktor und damit das Korn der Folie, desto größer die Unschärfe auch im speziellen Fall der Thoraxdurchleuchtung.

c) Der Bildumfang

Unter Bildumfang versteht man die Differenz der Schwärzung im nutzbaren Bereich eines Filmes bzw. des Leuchtschirmbildes. Er steht in enger Beziehung zum Belichtungsbereich. Mit der Zunahme der Röhrenspannung vergrößert sich der Bildumfang, da harte energiereiche Röntgenstrahlen eine größere Durchdringungsfähigkeit haben als weiche, energiearme, und somit wächst die Austrittsdosis mit steigender Spannung bei gleichzeitig vermehrtem Streuzusatz.

d) Superponierung und Parallaxe

Das Thoraxleuchtschirmbild setzt sich aus superponierten, den Thoraxraum in differenten Ebenen durchlaufenden Strukturen zusammen. Fallen mehrere im Strahlengang in unterschiedlicher Tiefe hintereinander liegende Objekte in der Bildebene in einem Bildpunkt zusammen, kann man auf Grund der parallaktischen Verschiebung der Abbildung der Punkte auf der Bildebene auf die räumliche Entfernung der Punkte gegeneinander schließen. Man könnte den Fokus aus der Achse Objekt-Durchleuchtungsschirm herausschieben. Diese Möglichkeit war früher gegeben, als die Koppelung von Röhre und Durchleuchtungsschirm noch nicht gesetzliche Vorschrift war. Seinerzeit konnte man ohne weiteres durch Verschiebung der Röhre nach links und nach rechts, nach oben und nach unten, die entsprechende parallaktische Tiefenlokalisation einzelner Herde in der Lunge vornehmen. Derzeit ist die Parallaxe, d.h. der Winkel, unter dem einzelne in differenter Tiefe gelegene Punkte vom Fokus gesehen werden, nur dadurch gegeben, daß man nicht den Fokus verschiebt, sondern das Objekt und somit den Patienten entsprechend dreht.

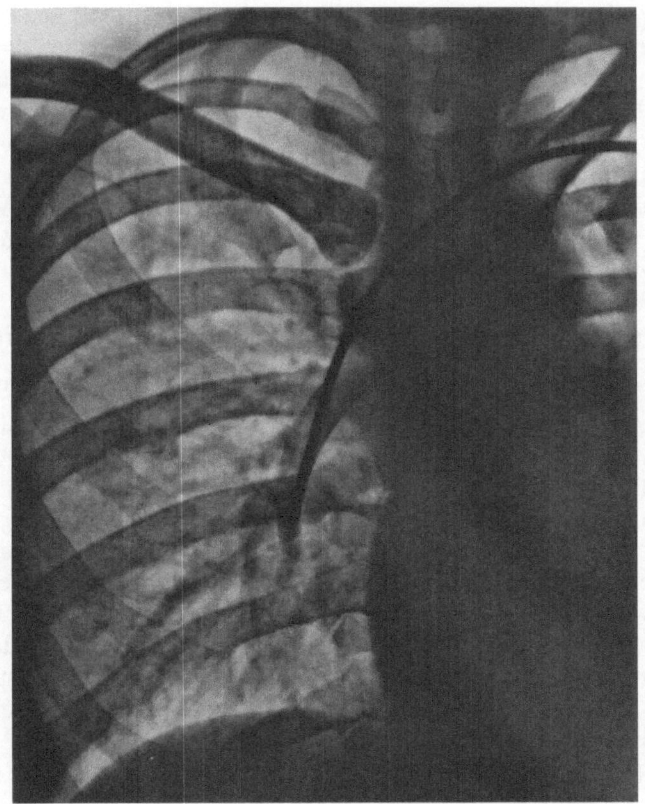

Abb. 3. Katheter in einer rechts in die Vena cava sup. fehlgeleiteten Lungenvene

Auf Grund der parallaktischen Verschiebung der Abbildung der Punkte auf der Bildebene, im speziellen Fall dem Leuchtschirm, kann dann auf die räumliche Lage und die mehrdimensionale Entfernung der Punkte gegeneinander geschlossen werden.

e) Funktion der Blenden

Die Aufgabe der Blenden, und zwar der fokusnahen Blenden ist es, die Primärstrahlung auf den zum Bildaufbau unbedingt notwendigen Strahlenkegel zu begrenzen. Die Einfallsdosis und die sich auf den Bildkontrast nachteilig auswirkende zusätzliche ungerichtete Streustrahlung sind abhängig außer von der Strahlenqualität, von der Größe des zu durchstrahlenden Objektvolumens und damit auch von der ausgeblendeten Feldgröße. Bei der Thoraxdurchleuchtung wird außerdem eine fokusferne Blende (Feinrasterblende), eine Art Buckyblende, zwischen Objekt und Leuchtschirm gesetzt. Aufgabe dieser fokusfernen Blende ist die Beseitigung der restlichen, aus dem Objekt austretenden Streustrahlen und damit die Verbesserung des Kontrastes. Die Leistung eines Streustrahlenrasters wird dabei bestimmt durch das Schachtverhältnis und durch die spezielle Selektivität.

Unter Selektivität versteht man die Beziehung des prozentualen Anteiles der Primärstrahlung hinter dem Raster zum prozentualen Anteil der Streustrahlung in gleicher Lokalisation. Je größer die Selektivität, je ausgeprägter die Streustrahlenbeseitigung, desto größer jedoch auch der Blendenfaktor. Der Blendenfaktor ist dabei das Verhältnis der erforderlichen Belichtung bzw. der erforderlichen Dosis einer Durchleuchtung mit Raster zur Durchleuchtung ohne Raster bei gleicher Aufnahmeschwärzung. Von besonderer Wichtigkeit, insbesondere bei Verwendung von Streustrahlenraster mit hoher Selektivität, ist die exakte Fokusierung. Bei Defokusierung durch Veränderung des Fokusrasterabstandes bzw. der exakten Zentrierung kommt es zum Verlust an Primärstrahlung in Form von Vignettierung oder der Unterbelichtung der gesamten Röntgenaufnahme, im speziellen Fall der Thoraxaufnahme.

3. Die konventionelle Methode der Thoraxdurchleuchtung

a) Aufbau und Flächenhelligkeit moderner Leuchtschirme

Der optimale Aufbau des Leuchtschirmes ist nach Frik ein Zinkcadmiumsulfid-Schirm mit 62,5% ZnS-Anteil bei einer Belegstärke von 100 mg/cm². Zweckmäßig bei der konventionellen Thoraxdurchleuchtung sind die Angaben von Frik mit 90 kV 6 mm Aluminium Gesamtfilterung bei 1,0 mA. Diese Daten dürften unter Berücksichtigung der Einsparung an Integraldosis, bei geringem Anstieg der Gonadendosis, vorteilhaft sein (Lorenz). Die Flächenhelligkeit hochverstärkender, moderner Leuchtschirme ist minimal und beträgt nur etwa 0,01—0,001 cd m² im Vergleich zur Helligkeit des Filmbetrachtungskastens von 500 cd m² und dies, obgleich das menschliche Auge für das Gelb-Grünlicht des Zinksulfids am empfindlichsten ist (van der Plaats). Störend ist ferner die innere Unschärfe (0,5—1 mm Leuchtschirmdicke) hochverstärkender Leuchtschirme infolge größerer Leuchtstoffdicke.

b) Die Adaptation

Um bei der konventionellen Thoraxdurchleuchtung eine diagnostisch verwertbare Information zu erhalten, ist eine optimale Dunkeladaptation unerläßlich. Dies ist auch zur Dosiseinsparung (Abkürzung von Durchleuchtungszeit) aus Gründen des Strahlenschutzes dringend zu fordern. Nach Untersuchungen von Adam beginnt die Adaptation in den ersten 10 min langsam und erreicht erst nach 30—35 min ihr Optimum. Diese Werte finden sich im allgemeinen nur bei jüngeren Leuten (Seelentag). Mit fortschreitendem Alter verläuft die Adaptation langsamer und bei älteren Leuten ist der 90%ige Wert der Adaptation erst etwa 40—50 min nach Adaptationsbeginn erreicht (Seelentag). Die Zeit der Adaptation soll der Röntgenologe tunlichst bei voller Abdunkelung verbringen. Die mancherorts gepflegte Adaptation bei relativ hellem Rotlicht ist unzureichend, ebenso die Voradaptation mit einer Adaptations- oder Sonnenbrille.

Adaptationsbrillen dürften allenfalls eine erlangte Adaptation aufrechterhalten. Auch nach Erzielung einer guten Adaptation ist der Informationsgehalt des Strahlungsreliefs auf dem Leuchtschirm geringer im Vergleich zur Thoraxaufnahme, auf Grund des Einsatzes des unscharfen Stäbchenapparates bei geringer Helligkeit. Bekanntlich werden größere Bildhelligkeiten durch die Zapfen der Netzhaut, geringere durch die unscharfen Stäbchen wahrgenommen. Die einseitige Adaptation ist infolge Fehlens des räumlichen Sehens aufgegeben worden.

c) Möglichkeiten der Verringerung der Strahlenbelastung

Die mAs-Werte und damit die Strahlenbelastung des Körpers und der Gonaden sind bei der konventionellen Thoraxdurchleuchtung und auch bei der noch zu besprechenden RBV-Fernsehdurchleuchtung bei guter Technik wesentlich größer als bei der Thoraxaufnahme. Sie sind im 1. Fall abhängig von der optimalen Dunkeladaptation und der daraus im wesentlichen resultierenden Durchleuchtungszeit (mAs-Produkt), von der Röhrenfilterung, der Strahlenqualität und der Blendentechnik. Zur Verkürzung der Durchleuchtungszeit wird daher von FRIK als zweckmäßig angegeben, diese gezielt nach der Thoraxübersichtsaufnahme durchzuführen. Der Untersucher wird sich an Hand der Thoraxaufnahme über Herzform und -größe, über das Mediastinum und die Lungenstruktur orientieren. Bei der folgenden Thoraxdurchleuchtung kann er sich im wesentlichen mit funktionellen Momenten, der Lagebestimmung pathologischer intrathorakaler Veränderungen und Fremdkörperschatten befassen und braucht sich zeitlich mit der Differenzierung weniger auffälliger Lungenveränderungen nicht aufzuhalten. Allein hieraus wird bereits eine nicht unerhebliche Reduzierung des mAs-Produktes (Durchleuchtungszeit) und damit der Einfallsdosis ermöglicht. Ebenso wie durch die Durchleuchtungszeit (mAs), steigt die Dosis bei alleiniger Erhöhung des Röhrenstromes an. Der Röhrenstrom soll daher bei optimaler Dunkeladaptation auf den eben erforderlichen Wert gesenkt werden, bei möglichst niedriger Spannung. Zweckmäßig ist es, den Röhrenstrom zur Dosisminderung nicht über 2 mA zu wählen (SEELENTAG). Prinzipiell soll man bei der Durchleuchtung die Einfallsstrahlung auf ein möglichst kleines Feld beschränken. Das resultierende Durchleuchtungsbild ist weniger hell, jedoch kontrastreicher, und die Dosis, insbesondere die bei maximaler Abblendung, speziell bei Kindern und Erwachsenen kleinerer Körpergröße, nicht zu vernachlässigende Keimdrüsendosis, wird durch Senkung der Streustrahlung entscheidend reduziert (OESER u. Mitarb.).

Zweckmäßig ist es auch, gelegentlich, besonders bei der Lokalisation größerer pulmonaler Prozesse, die Sekundärblende (Feinraster) zu entfernen. Dadurch wäre eine nicht unbeträchtliche Dosiseinsparung zu erzielen. Der Kontrastverlust könnte in diesen speziellen Fällen bei der konventionellen Durchleuchtung in Kauf genommen werden.

4. Röntgen-Bild-Verstärker-(RBV-) Durchleuchtung bzw. RBV-Fernsehdurchleuchtung

a) Die Information des RBV-Fernsehens

Zweckmäßiger als die konventionelle Leuchtschirmdurchleuchtung ist bei der Thoraxdurchleuchtung in jedem Fall die Bildverstärker-, besser die Bildverstärker-Fernsehdurchleuchtung. Im Gegensatz zur steten Verbesserung der Qualität der Thoraxaufnahme entspricht der geringere Informationsgehalt und die damit unzureichende Aussage der konventionellen Thoraxdurchleuchtung auch jetzt fast dem Stand der Frühzeit der Röntgenologie (O. SCHOTT).

Der grundlegende Wandel ist erst in jüngerer Zeit durch die Röntgenbildverstärker-Fernsehdurchleuchtung eingetreten. Diese letztgenannte moderne Untersuchungsmethode wird auf Grund ihrer größeren Aussage die konventionelle Röntgendurchleuchtung auf längere Sicht ersetzen. Insbesondere zur Thoraxdurchleuchtung erscheint uns die Bildverstärker-Fernsehkette sehr zweckmäßig, speziell bei der dabei möglichen Kontrastmodellierung auf der Seite der Elektronik. Im Gegensatz zur konventionellen Thoraxdurchleuchtung fällt bei der Röntgenbildverstärker-Durchleuchtung und der RBV-Fernsehdurchleuchtung die zeitfordernde Dunkeladaptation weg. Die Untersuchung findet bei nur geringer Abdunkelung, praktisch in fast hellem Raum statt. Das Durchleuchtungsbild bei der RBV-Fernsehdurchleuchtung auf dem Schirm des Sichtgerätes ist so hell, daß es subjektiv für den Untersucher fast die gleiche Information aufzuweisen scheint, wie die der Thoraxaufnahme. Daß dies objektiv nicht der Fall ist, wird gleich ausgeführt.

Die Bildauflösung der Fernsehsysteme, z.B. bei röntgenseitigem 7″ Eingangsformat, beträgt gegenwärtig etwa (BISCHOFF) 1 Per/mm, die der Direktaufnahme (ca. 5—6 Per/mm). Die Bildauflösung bzw. Detaillierbarkeit der RBV-Fernsehdurchleuchtung ist somit trotz im Vergleich zur konventionellen Durchleuchtung größerer Information gegenüber der Direktaufnahme erheblich kleiner. Die Anhebung der Bildauflösung der Röntgenfernsehdurchleuchtung auf das Niveau der Direktaufnahme (5—6 Per/mm) ist jedoch nicht erforderlich. Der fortlaufende zeitliche Informationsfall der Durchleuchtung ergibt eine größere Information und vermittelt subjektiv den Eindruck einer größeren Schärfe als der von 1 Per/mm. In diesem Zusammenhang muß auf die bewiesene Brauchbarkeit der Schirmbild-Bildsysteme mit einer Auflösung von 2 Per/mm hingewiesen werden.

b) Strahlenbelastung beim Röntgenfernsehen

Auf Grund des im Vergleich zur konventionellen Durchleuchtung größeren Informationsgehaltes der RBV-Fernsehdurchleuchtung müßte bei letzterer mit einer erheblichen Dosiseinsparung durch verkürzte Durchleuchtungszeit bei kleinerem mAs-Produkt gerechnet werden. Daß dies in der Regel nicht der Fall zu sein braucht, zeigen die experimentellen Untersuchungen von FRIK. FRIK fand, daß im Vergleich zur konventionellen Durchleuchtung bei der RBV-Vidikon-Fernsehdurchleuchtung nur bei dünnen Patienten eine Dosiseinsparung besteht, während bei dicken Patienten eine ausreichende Detailerkennbarkeit nur mit einer zur konventionellen Thoraxdurchleuchtung größeren Strahlenlast erzielt wird. Wir halten diese Feststellung im Hinblick auf die in dieser Hinsicht in der Regel unklaren Vorstellungen der röntgenologisch tätigen Ärzte für äußerst wichtig. Diese Feststellungen bedeuten keine Wertminderung der RBV-Fernsehdurchleuchtung, mahnen jedoch zur kritischen Anwendung dieser neuen Methode. Bei Anwendung einer Dosisleistungsautomatik gelingt es jedoch, die mittlere Belastung für Untersucher und Patienten auf etwa 40% zu senken (FRIK). Zweckmäßig wird zum Strahlenschutz die niedrigste Dosisleistungsstufe gewählt, mit der jedoch eine ausreichende Bildqualität erzielt werden muß (O. SCHOTT).

c) Die Kenngrößen des RBV-Fernsehens

Die Kenngrößen des RBV-Fernsehens und damit seiner Leistungen sollten dem modernen Röntgenologen geläufig sein (O. SCHOTT) und seien kurz definiert. Sie sind im wesentlichen bestimmt durch die Größe des RBV-Eingangsleuchtschirmes, den Verstärkungsfaktor, die Auflösung, das Verstärkungsverhältnis, die Vignettierung und die Verzeichnung.

1. Die Eingangsleuchtschirme der z. Z. im Handel befindlichen RBV haben einen Bilddurchmesser von 5″; 7″ und 9″, entsprechend 12,5; 17,5 und 22,5 cm Eingangsleuchtschirmdurchmesser. Eine wesentliche Vergrößerung des Eingangsleuchtschirmes ist mit Hilfe der modernen Cinelix-Kamera ermöglicht worden (12,5″ = 32,5 cm) (s. dort).

2. Der Verstärkungsfaktor ist das Verhältnis: Ausgangsleuchtdichte cd/m² zur Eingangsdosisleistung in mR/s. Bei modernen RBV beträgt dieses Verhältnis etwa 50—100 (SCHOTT) und ist abhängig vom Verkleinerungsverhältnis.

3. Das Verkleinerungsverhältnis beträgt bei hochverstärkenden RBV 10—14, beeinflußbar durch die Spannung an der elektrostatischen Linse. Man versteht darunter die Beziehung der Größe des RBV-Eingangsleuchtschirmes zu der des RBV-Ausgangsleuchtschirmes. Die kissenförmige Verzeichnung des RBV mit leichter konvexer Ausbiegung der am Rand gelegenen Linien kann für medizinische Zwecke vernachlässigt werden.

4. Unter dem Auflösungsvermögen versteht man die sichtbare Zahl der Perioden pro mm eines auf die Eingangsfläche des RBV-Eingangsleuchtschirmes gebrachten Strichrasters. Da die höchsten Auflösungswerte in der Mitte des Bildes auftreten mit Absinken zum Bildrand, abhängig von der Elektronenoptik, ist eine Kompromißeinstellung der Spannung zweckmäßig von etwa 1—2 Perioden pro mm (angenähert gleiche

Auflösung im ganzen Bild bei nur gering niedrigerer Auflösung in Bildmitte). Kleinere RBV haben aus optischen Gründen höhere Auflösungswerte als solche mit großen Eingangsleuchtschirmen.

d) Die Detaillierbarkeit beim RBV-Fernsehen

Im Vergleich zum konventionellen Leuchtschirmbild zeigt die Bildverstärkerdurchleuchtung eine größere Leuchtdichte und damit Detaillierbarkeit, erreicht jedoch bei Erhöhung des Röhrenstromes nicht die Detailerkennbarkeit der Thoraxaufnahme. Die zur Thoraxaufnahme geringere Detaillierbarkeit der RBV-Fernsehdurchleuchtung ist unter anderem durch Quantenschwankungen bedingt. Diese Helligkeitsschwankungen äußern sich auf dem Bildschirm und auch auf dem Sichtgerät bei der Röntgenbildverstärker-Fernsehkette in einem störenden Flimmern („Rauschen"). Die Quantenschwankungen sind am auffälligsten bei kleinerer Quantenzahl pro Zeiteinheit; ein Kontrast wird erst dann sichtbar, wenn er an Größe die Quantenschwankungen dreimal übersteigt.

Die Verstärkung kann man beim Röntgenfernsehen erheblich steigern. Die damit theoretisch mögliche Verringerung der Strahlenlast und damit der Belastung des Patienten wird jedoch durch das störende „Quantenrauschen" bei geringer Dosisleistung begrenzt.

In diesem Zusammenhang ist zu sagen, daß das Auflösungsvermögen und die Empfindlichkeit des aufwendigen Superorthikons bei geringer zu vernachlässigender Trägheit erheblich größer ist als beim Vidikon.

Störend im Vergleich zum Vidikon ist beim Superorthikon das Röntgen-Quantenrauschen. Es ist daher beim Superorthikon nicht möglich, mit niedrigerer Strahlenlast als beim Vidikon zu durchleuchten (O. Schott).

Zur Vermeidung von Unschärfen ist es zweckmäßig, prinzipiell beim RBV mit kleinem Fokus zu arbeiten. Im Hinblick auf die Detailerkennbarkeit ist die konventionelle Thoraxdurchleuchtung und auch die RBV-Fernsehdurchleuchtung, wie bereits erörtert, der Thoraxaufnahme deutlich unterlegen und dies auch bei bester Dunkeladaptation.

5. Methodisches Vorgehen bei der Durchleuchtung

a) Blendentechnik

Die Thoraxdurchleuchtung soll im allgemeinen mit einer kurzen orientierenden Übersichtsdurchleuchtung beginnen, um einen eventuell vorliegenden Prozeß festzustellen. Somit ist es erforderlich, daß einmal ganz aufgeblendet wird, wobei jedoch darauf zu achten ist, daß die Blendenränder stets noch auf dem Schirm erkennbar bleiben. Dieses Vorgehen hat den Vorteil, daß aus einer asymmetrischen Einblendung eine eventuell eingetretene Dezentrierung der Röhre sich klar anzeigt. Der weitere Vorgang besteht in der systematischen Durchleuchtung im kleinen Feld. Gerade bei diesem Vorgehen hat sich bei jedem Untersucher im Laufe der Tätigkeit ein bestimmtes Schema herausgebildet.

b) Prüfung der Zwerchfellfunktion

Im allgemeinen ist es ratsam, mit der Beurteilung des Zwerchfells zu beginnen. Dazu eignet sich sehr ein quereingeblendetes Feld, das beide Zwerchfellhälften oder aber nur die eine Hälfte erfassen soll. Es erfolgt die Prüfung der Bewegung im In- und Exspirium, wobei je nach Vorliegen der Lungenveränderungen (Vorsicht vor Infektion bei eventuell bestehender kavernöser Lungen-Tbc) auch die maximale In- und Exspiration im seitlichen Strahlengang durchgeführt werden soll (Kalinowski u. Mitarb.), insbesondere zur Feststellung des Lungenemphysems (Transparenzwechsel). Bei Anwendung des „Hitzenbergischen Schnupfversuches" wird die ruckartige Atembewegung in ihrer Intensität und Seitengleichheit geprüft. Dieser „Schnupfversuch" ist eine exakte Prüfung der Innervationsverhältnisse des Zwerchfells.

c) Parallaxe

Ebenfalls in quereingeblendeten schmalen Feldern kann nun systematisch die eine Lungenseite von unten nach oben abgesucht werden, wobei es ratsam ist, häufig den Vergleich mit der korrespondierenden Stelle der Gegenseite vorzunehmen. Gleichzeitig soll der Patient stets kleine Drehungen nach rechts und links ausführen, um eventuell in Deckung liegende Veränderungen auseinander zu projizieren und dadurch sichtbar zu machen (Parallaxe) (Abb. 4—6). Diese parallaktische Verschiebung der Gebilde zueinander bzw. der Rippenschatten, der Wirbelsäule etc. ermöglicht eine mehrdimensionale Lokalisation. Die oberen Lungenpartien erfordern zur genaueren Erfassung das Herausdrehen der Schulterblätter, was durch Innenrotation des Oberarmes und Abduktion des jeweiligen Oberarmes leicht zu erreichen ist. Gleichzeitig erfolgt dadurch eine Drehung des Patienten.

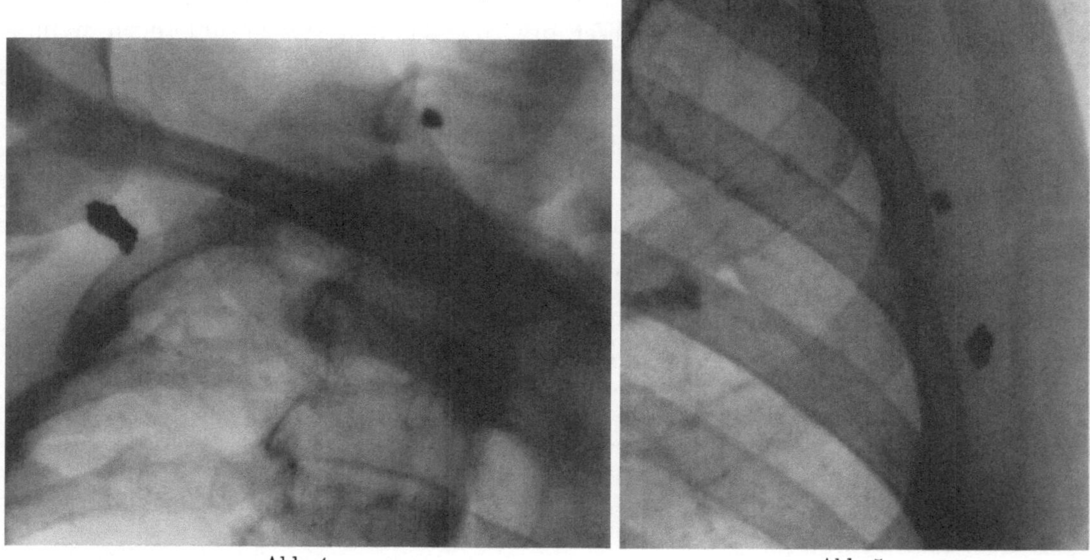

Abb. 4 Abb. 5

Abb. 4—6. Tangentialaufnahmen der Thoraxwandung zum Nachweis der extrathorakalen Lage mehrerer Granatsplitter

d) Freiprojektion der Lungenspitzen

Die Betrachtung der Spitzenfelder bzw. Spitzengeschosse ist äußerst wichtig, und auch hier ist der Vergleich zwischen der rechten und linken Seite sehr wesentlich. Bei vielen Kranken werden die Spitzenfelder erst frei, wenn sie aufgefordert werden, einen Rundrücken zu bilden (eine Art Katzenbuckel). Es ist meistens nicht erforderlich, den Kranken zu einem kurzen Hustenstoß aufzufordern (Vorsicht Infektion!), da sich Spitzenfelder beim Hustenstoß eigentlich nur bei Vergrößerung der Schilddrüse etwas aufhellen. Wichtig wird dieser Hustenstoß somit nur bei der Prüfung der Verschieblichkeit an der vergrößerten Thyreoidea (bei großem Strumaschatten). Die Spitzenfelder können frei projiziert werden, indem der Patient sich nach hinten beugt. In dieser Position können die Schlüsselbeine über den Spitzengeschossen liegen.

Genauso wie die eine Lungenseite von unten nach oben unter stetem Vergleich mit der Gegenseite untersucht wird, wird jetzt mit der zweiten Lungenseite verfahren, wieder mit dem Vergleich der Gegenseite in schmalem Feld, entweder Quer- oder Längsfeld oder im quadratischen Feld.

e) Durchleuchtung in den Schrägdurchmessern

Die weitere Durchleuchtung erfolgt in den jeweiligen schrägen Durchmessern und im rein seitlichen Strahlengang. Die Durchleuchtung in den jeweiligen schrägen

Durchmessern hat den großen Vorteil, daß die Komplementärräume rechts hinten bzw. links hinten und links vorn bzw. rechts vorn und die großen Gefäße, speziell die Aorta thoracica, genau untersucht werden können. Auf diese Weise sind eventuell Verwachsungen des Zwerchfells leichter feststellbar. Die Durchleuchtung im schrägen Durchmesser hat außerdem den Vorteil, daß bei weiblichen Patienten die Deckung durch den Mammaschatten wegfällt.

f) Die Beurteilung der Hili (Lungenwurzeln)

Nach genauem Studium der Lungenfelder erfolgt vergleichend rechts und links das Studium der Hilusregion. Man blendet auf die Hili beiderseits im engen Feld ein und vergleicht die Größe des jeweiligen Hilus. Durch entsprechende Drehung werden die Gefäße auseinanderprojiziert. Eventuell werden orthograd getroffene Gefäße, die als Verkalkungsstellen angesprochen wurden, auf diese Weise klar von Kalkherden abgegrenzt. Beim Preßversuch kann man die Größenvariabilität der Gefäßlumina studieren. Mitunter gelingt es schon bei der Durchleuchtung, Gefäßschatten von Weichteilschatten und Lymphknotenvergrößerungen abzugrenzen.

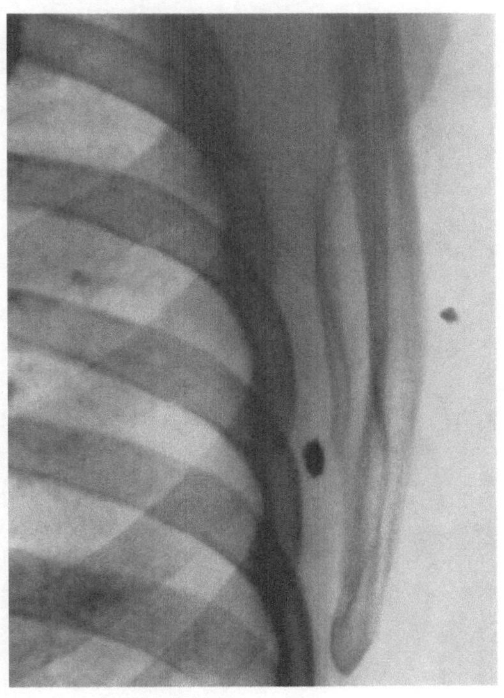

Abb. 6

g) Durchleuchtung im seitlichen Strahlengang

Die weitere Untersuchung erfolgt im rein seitlichen Strahlengang. Man kann auf diese Weise das vordere und das hintere Mediastinum durchleuchten, wobei, wie schon angedeutet, die Kontrastmitteldarstellung der Speiseröhre wesentlich zur Orientierung im Thoraxraum beiträgt. Gerade die Drehung in den rein seitlichen Strahlengang ermöglicht sehr oft die Feststellung adhäsiver vorderer costomediastinaler bzw. costodiaphragmaler Veränderungen, die sich sonst dem Nachweis entziehen.

h) Prüfung der mediastinalen Verschieblichkeit

Eine wesentliche Aufgabe der Durchleuchtung ist auch die Prüfung der mediastinalen Verschieblichkeit. Normalerweise erfolgt beim Inspirium keine Verlagerung des Mediastinums. Nur bei Bronchialstenosen wird das Mediastinum, d.h. der gesamte mediastinale Schatten, also auch der Herzschatten, in die Seite verlagert, auf welcher der stenosierende Prozeß liegt. Da bei der normalen tiefen Inspiration diese Verlagerung oft nur schwer erkennbar ist, wird nach der Wiener Schule hier der Hitzenberger Schnupfversuch besonders gern angewandt. Bei dieser inspiratorischen, ruckartigen Bewegung sieht man die ruckartige Links- oder Rechtsverlagerung des Mediastinalschattens, je nach Lage der Stenose. Diese Verlagerungstendenz wird im Schrifttum allgemein als positives Holzknecht-Jakobsches Phänomen bezeichnet. Leider hat es sich in der letzten Zeit im Schrifttum eingebürgert, und zwar in Unkenntnis der historischen Zusammenhänge, eine inspiratorische Verlagerung des Mediastinums als positiven Hitzenbergerschen Schnupfversuch zu werten. Diese Bezeichnung ist falsch.

i) Intrapulmonale Herdlokalisation

Falls ein bestimmter pathologischer Prozeß in der Lunge festgestellt ist, ist es Aufgabe des durchleuchtenden Röntgenologen, diesen genauer im Thorax zu lokalisieren. Dabei ist zu prüfen: die Lage im Thorax, die Schattendichte, die Grenzen der Veränderung, Einzelheiten der Struktur und die respiratorische Verschieblichkeit. Falls mehrere Herdschatten vorliegen, müssen die Beziehungen derselben untereinander und zu den Nachbargebilden festgestellt werden. In sehr vielen Fällen gelingt es, den Prozeß

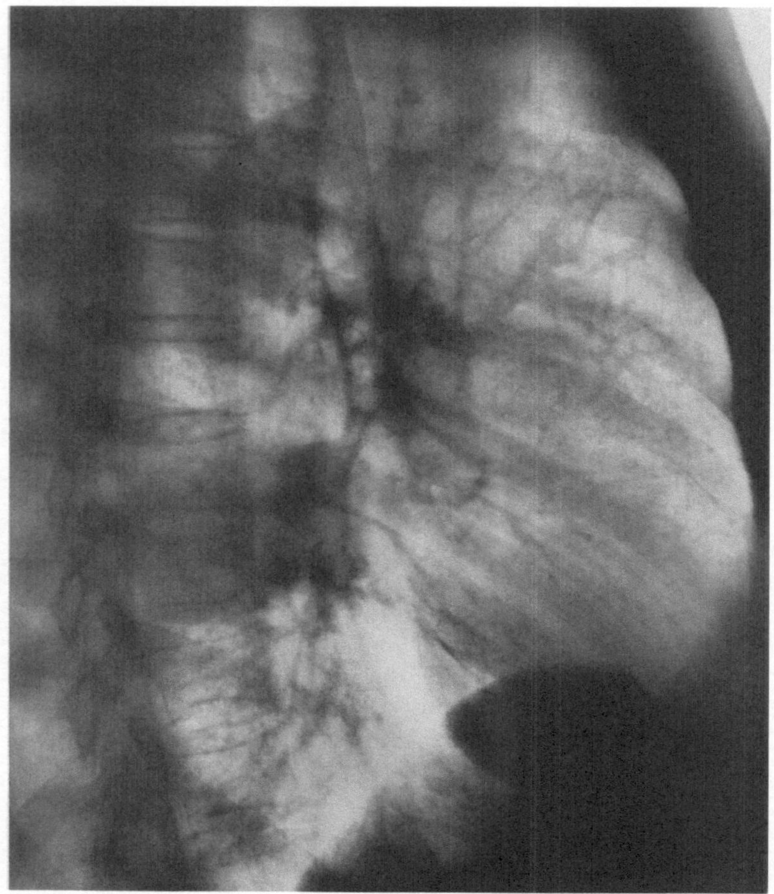

Abb. 7. Thoraxübersichtsaufnahme im seitlichen (s.-d. Strahlengang). Raumbeschränkender Prozeß im apikalen bis subapikalen rechten Unterlappensegment

durch Drehungen in den ersten und zweiten schrägen Durchmesser und durch die Einstellung im rein seitlichen Strahlengang in den jeweiligen Lappen oder das Lappensegment zu lokalisieren (Abb. 7). Auf Grund der bestimmten Symptomatologie kann auch eine Agnostizierung des jeweiligen Verdichtungsprozesses erfolgen. Was die respiratorische Verschieblichkeit eines pathologischen Prozesses betrifft, ist bekannt, daß Prozesse, die basal im Unterlappen gelegen sind, in der Regel eine Verschieblichkeit mit dem Zwerchfell aufweisen, während Prozesse, die im Oberlappen gelegen sind, in der Lingula oder auch im Mittellappen, diese Mitbewegung nicht zeigen, eher eine Verschieblichkeit mit der Rippenbewegung aufweisen. In der Regel werden Ober-Mittellappen und Lingula sternocostal und die Unterlappen diaphragmal beatmet. Wichtig ist auch die Tiefenlokalisation der krankhaften Prozesse. Diese erfolgt durch die Drehung des Patienten während der Durchleuchtung. Dabei ist von Bedeutung, daß Schattengebilde, die sich gleichsinnig mit der Drehung des Patienten bewegen, mehr ventral, während solche, die sich in der Gegenrichtung bewegen, mehr dorsal liegen (Parallaxe). Man kann sich diese gleichsinnige oder gegensinnige Bewegung besonders dadurch genau vor Augen führen, daß man während der Durchleuchtung den Daumen der rechten Hand, selbstverständlich unter Benützung eines Streustrahlenhandschuhes, auf den Prozeß legt, diesen sozusagen mit dem Schatten des Bleigummihandschuhes in Deckung bringt und nun bei Drehung beobachtet, in welcher Richtung sich der Prozeß mit dem Daumen bewegt, ob gleichsinnig oder gegensinnig. Das schnelle gegensinnige Bewegen bedeutet sehr weite Lage hinten, die schnelle Mitbewegung die Lage vorne.

In manchen Fällen ist es wichtig, den kürzesten Abstand zur Thoraxwand festzustellen, was bei größeren Verschattungen ohne weiteres gelingt (tangentiale Durchleuchtung).

k) Abgrenzungen gegen mediastinale, pleurale oder Thoraxwandveränderungen

Wesentliche Aufgabe der Durchleuchtung ist die Feststellung der intrapulmonalen Lage eines Prozesses oder der Zugehörigkeit desselben zur Thoraxwand oder zum Pleuraraum. Von Vorteil ist gelegentlich die Durchleuchtung in Kreuzhohlstellung. Diese läßt sich dadurch ausführen, daß man den Patienten bittet, sich mit der Schulterregion der Tischplatte anzulegen und das Abdomen herauszustrecken.

Prozesse, die im reinen dorso-ventralen Strahlengang eine diffuse Verschattung erzeugen, können in Kreuzhohlstellung plötzlich eine scharfbegrenzte Randzone erhalten und entpuppen sich auf diese Weise als entweder interlobär gelegene Prozesse oder solche, die dem Lappenrand breitflächig anliegen, besonders bei gleichzeitiger Verwertung des seitlichen Durchleuchtungsbildes. Die Beziehungen gewisser Prozesse zum Mediastinalraum können auf diese Weise gesichert werden. Von Zuppinger wird besonders auf die Möglichkeit hingewiesen, kleine Pleuraergüsse durch reine Seitenlagerung des Patienten zu verifizieren. Der Autor hat aus diesem Grunde ein Kippgerät für die Durchleuchtung und Aufnahme im dorso-ventralen Strahlengang in beliebiger Seitenlage konstruiert und es gelingt ihm, kleine Ergüsse aus den basalen Partien entlang der Thoraxwand nach oben fließen zu lassen und diese dann röntgenologisch festzustellen. Die gleiche Möglichkeit des Kippens des Patienten liegt in dem Untersuchungsgerät UGX der Fa. CHF Müller, bei welchem auch bei konstantem dorso-ventralem Strahlengang der Patient in die seitliche Lage gebracht werden kann. In Ermangelung eines Spezialgerätes (UGX) ist es möglich, freie basale Pleuraergüsse, besonders diaphragmale Ergüsse, in Rechts- bzw. Linksseitenlagerung des Patienten auf einen schmalen quer zwischen Explorator, d.h. Leuchtschirm, und verschiebbarer Tischplatte angebrachten verschiebbaren Tisch (Stolze), nachzuweisen. Freie basale bzw. diaphragmale Ergüsse findet man in Rechts- bzw. Linksseitenlage als breiten, lageverschieblichen Thoraxwandbegleitschatten. Sie lassen sich so gegenüber abgekapselten basalen Pleuraergüssen oder Verschwartungen gut abgrenzen.

Zuppinger weist in diesem Zusammenhang darauf hin, daß ein pleuraler Erguß von 300—400 cm^3 vorhanden sein muß, um röntgenologisch sichtbar zu werden.

In rein seitlicher Lage oder in einer seitlichen Stellung von 50—60 Grad werden schon Ergüsse sichtbar, die etwa 100 cm^3 betragen. Nach Zuppinger wird die keineswegs immer leichte Entscheidung zwischen pleuraler Adhäsion und pleuralem Erguß mit dieser Untersuchungstechnik möglich. Diaphragmale Ergüsse können einen Zwerchfellhochstand vortäuschen und auf diese Weise als Erguß erkannt werden. Zuppinger gibt an, daß ein Zwerchfell, das sich beim stehenden Patienten kaum bewegt, in der Seitenlage oft noch gute Exkursionen aufweist. Es sind somit mit dieser Untersuchungsmethode in funktioneller und damit auch prognostischer Hinsicht Aussagen möglich. Auch die Prüfung der Verschieblichkeit des Mediastinums ist in der Seitenlage möglich. Normalerweise verschiebt sich das Mediastinum um etwa 2 cm; liegt ein Tumor vor, so wird ein starres Mediastinum, also die fehlende Verschieblichkeit, die Operationsindikation wesentlich beeinflussen.

Das gesamte hier geschilderte methodische Vorgehen bei der konventionellen Thoraxdurchleuchtung ändert sich nicht bei Verwendung der Bildverstärker-Fernseheinheit. Das begrenzte Eingangsfeld (5″ = 12,5 cm, 7″ = 17,5 cm, 9″ = 22,5 cm, 12″ = 32 cm) und damit das Fehlen der Möglichkeit des Aufblendens zwecks Erfassung der gesamten Thoraxorgane ist für den versierten Röntgenologen kein Nachteil, da durch entsprechende Verschiebung der Bildverstärkerröhre eine Gesamtbeurteilung der Thoraxorgane jeweils ermöglicht werden kann. Auf die großen Vorteile der besseren Detailerkennbarkeit, des Wegfallens der Dunkeladaptation, des schnellen Erfassens der Veränderungen und damit die Abkürzung der Durchleuchtungszweiten usw. ist schon oben hingewiesen worden.

6. Die Thoraxaufnahme

a) Technische Vorbemerkungen

α) Informationsgehalt

Die technisch einwandfreie Thoraxaufnahme soll einen optimalen Informationsgehalt aufweisen. Dieser ist abhängig vom kleinsten erkennbaren Detail, d.h. von der Unschärfe und dem Bildumfang der Aufnahme. Die Unschärfe beinhaltet 1. die geometrische Unschärfe, 2. die Folienunschärfe und 3. die Bewegungsunschärfe.

β) Bildschärfe

Zur Erzielung einer Thoraxröntgenaufnahme mit minimaler geometrischer Unschärfe muß ein möglichst kleiner Röhrenfokus (0,3—1,2 mm) bei ausreichend großem Fokusobjektabstand (1,5—2 m) und kleinstem Objekt-Film-Abstand verwendet werden. Zwecks Vermeidung der Folienunschärfe ist bei harter Strahlenqualität die Verwendung von Folien mit kleiner Korngröße angezeigt (feinzeichnende Folien). Die Kassetten müssen ohne Defekt sein zur Vermeidung einer Folienunschärfe durch mangelnden Kontakt Film—Folie. Die absolute Bewegungsruhe kann für die Lungenaufnahme erreicht werden durch kürzeste Belichtungszeit unter Mitwirkung des entsprechend fixierten Patienten, das heißt durch kurzfristige Exposition bei Erhöhung der kV-Zahl und Reduzierung des mAs-Produktes. Diese Technik ermöglicht die Verwendung eines kleinen Fokus (Drehanode) mit geringer Röhrenbelastung. Bei gleichzeitiger Dosiseinsparung ist dadurch eine größtmögliche Bildschärfe gewährleistet. Am Herzen wird die Bewegungsunschärfe durch sehr kurzfristige Belichtungszeiten verkleinert, eventuell durch herz-synchrongeschaltete Aufnahmen in der Diastole mit dadurch maximaler Randschärfe.

An dieser Stelle sei hervorgehoben, daß von seiten der technischen Assistentin sehr oft Fehler bei der Exposition der Lungenaufnahmen begangen werden. Es ist erforderlich, daß das Kommando „Einatmen, Atemanhalten“ in klarer und deutlicher Sprache erfolgt. Außerdem muß von der technischen Assistentin eine gewisse suggestive Strenge ausgestrahlt werden. Nur so wird es möglich sein, daß die Exposition der Aufnahme erst in einer absoluten Atemruhepause erfolgt, also nicht im Moment des Einatmens bzw. am Ende der Einatmung, sondern wenn sich der Patient tatsächlich in Atemruhe befindet. Bei vielen Patienten schwankt das Zwerchfell trotz bestehender Atemruhe einige Male nach oben und unten.

γ) Die Information (Detaillierbarkeit der Thoraxaufnahme mit weicher und harter Strahlenqualität)

Eine technisch optimale Thoraxaufnahme muß zur Darstellung der interessierenden Details einen ausreichend großen Bildumfang aufweisen. Unter dem Bildumfang versteht man die Differenz der Schwärzung im ausnutzbaren Bereich der Schwärzungskurve eines Filmes. Er steht in enger Beziehung zum Belichtungsbereich. Mit Zunahme der Röhrenspannung vergrößert sich der Bildumfang, da harte, energiereiche Röntgenstrahlen eine größere Durchdringungsfähigkeit des Objektes haben und somit die Austrittsdosis mit steigender Spannung bei gleichbleibender Eintrittsdosis wächst. Ein Nachteil der harten, energiereichen Spannung ist die Abnahme des Strahlungskontrastes infolge Zunahme der restlichen, aus dem Körper austretenden Streustrahlen. Der Schwächungskoeffizient der im Körper enthaltenen strahlenabsorbierenden Stoffe, insbesondere derjenigen, die sich aus Stoffen hoher Ordnungszahlen zusammensetzen, ist dabei verkleinert. Die Verringerung der störenden, den Bildkontrast abflachenden Streustrahlung, die mit der härteren Strahlung ansteigt, ist Ziel einer sinnvoll eingesetzten Blendentechnik.

Thoraxaufnahmen werden entsprechend der diagnostischen Zielsetzung mit weicherer Strahlenqualität (etwa 50—60 kV und etwas darüber) oder mit harter Strahlenqualität (100—125 kV, eventuell bis 150 kV) vorgenommen. Eine Anhebung der kV-Zahl über 125 kV bringt keinen wesentlichen zusätzlichen Gewinn.

Prinzipiell ziehen wir bei unseren Untersuchungen Filme mit weißem Schichtträger denen mit blauer Unterlage vor. Unseres Erachtens sind Filme mit weißer Unterlage subjektiv klarer und kontrastreicher als die mit blauem Schichtträger. Störende Streustrahlung wird subjektiv weniger auffällig den Bildkontrast abflachen. Thoraxaufnahmen mit weicher Strahlenqualität zeigen abhängig von der Dichte und dem Massenschwächungskoeffizienten des durchstrahlten Objektes in der Regel ein kontrastreiches Strahlungsrelief mit entsprechender Schwarz-Weiß-Zeichnung und dies, obwohl bei normaler Weichstrahltechnik der Streustrahlenanteil am Bildaufbau ungefähr 60% beträgt (Frik).

Die pulmonale Gefäßzeichnung läßt sich bei guter Technik kontrastreich bis in die Peripherie verfolgen und kleinere pneumonische oder bronchopneumonische Infiltrate kommen gut kontrastierend zur Darstellung. Störend ist jedoch bei Aufnahmen mit im Verhältnis zur Objektdichte und Schwächungskoeffizienten zu weicher Strahlungsqualität der z. T. geringe Bildumfang. Bekanntlich weisen Stoffe mit hoher Ordnungszahl, wie Rippen (Kalkgehalt), einen höheren Schwächungskoeffizienten auf als die mit niedrigerer Ordnungszahl, wie lufthaltiges Lungengewebe. Weiche, kontrastreiche Strahlung wird abhängig von der Wellenlänge, im Gegensatz zu kurzwelliger, harter, durchdringender Röntgenstrahlung im Gewebe bevorzugt absorbiert. Dies äußert sich in einem nicht selten zu geringen Bildumfang. Man kann trotz guter Schwärzungsdifferenz auf Grund der Dichte des knöchernen Thorax nicht die Lungenspitzen einsehen, und auch im weiteren Thoraxbereich verdecken die Rippen mit ihrem hohen Calciumgehalt superponierend Teile der pulmonalen Struktur. Der Mittelschatten (Mediastinalschatten), insbesondere die Herzkonfiguration bei Herzfehlern (z.B. Mitralvitium), ist auf Grund des relativ geringen Objektumfanges weicherer Strahlung nicht ausreichend zu differenzieren. Bei der Mitralstenose, auch bei den kombinierten Mitralvitien (Stenose und Insuffizienz), wird der erweiterte linke Vorhof durch die dilatierte rechte Kammer nach dorsal und rechts verlagert und wird mehr oder weniger ausgeprägt am rechten Herzrand cranial randbildend. Bei weicher, energiearmer Strahlung ist die Differenzierung des erweiterten, den rechten Herzrand mitbildenden linken Vorhofs im Herzschatten auf Grund der Thoraxübersichtsaufnahme im dorsoventralen Strahlengang nicht möglich. Ebensowenig wird man die durch den vergrößerten linken Vorhof gespreizte Bifurkation und möglicherweise bestehende Herzklappen- oder Perikardverkalkungen bei kardialen Erkrankungen und Anomalien bei Weichteiltechnik sehen. Auch die Konfiguration der Aorta und die Struktur der Gefäße der Hili wird bei geringem Bildumfang weniger übersichtlich sein. Gleiches ist bei durch Pleuraschwarten oder Tumorverschattungen bzw. -atelektasen bedingten Gewebsverdichtungen zu sagen. Auch hier ist im speziellen Fall eine zu weiche Strahlenqualität in der Aufnahmetechnik unzweckmäßig, die in einem anderen Falle wieder zu empfehlen wäre. Wie in der Röntgentherapie muß der Röntgenologe entsprechend der Fragestellung und der Objektdichte die entsprechende Strahlenqualität wählen, um optimale Resultate auch in der Röntgendiagnostik zu erzielen.

Unrationell ist bei zu weicher Strahlenqualität das Verhältnis der Intensität der Körpereintrittsstrahlung zur Intensität der aus dem Objekt austretenden Strahlung und damit die Strahlenbelastung des Patienten. Ein weiterer Nachteil ist im Vergleich zur Hartstrahltechnik die weniger kurzfristige Aufnahmeexposition (Gefahr der Bewegungsunschärfe bei Herzuntersuchung) und die bei Weichstrahlaufnahmen in der Regel nicht mögliche Verwendung des Feinstfokus und der Feinststrukturfolien (größere geometrische Unschärfen). Trotz allem sind Thoraxaufnahmen mit Weichstrahlqualität bei guter Technik und richtiger Indikation auf Grund ihres Kontrastreichtums zur Beurteilung der peripheren Lungenstruktur, insbesondere der Infiltrate, gelegentlich gut diagnostisch zu verwenden.

Für die Röntgenologie erworbener und angeborener Herzfehler und zur Differenzierung gröberer pulmonaler Verschattungen (Verschwartungen pleuraler und pulmonaler Genese) und in der Tumordiagnostik halten wir jedoch Thoraxaufnahmen mit harter Strahlenqualität aus Gründen des größeren Bildumfanges (W. Frik), der Schärfe und der Dosiseinsparung für angezeigt. Zweckmäßig zur Differenzierung sind auch bei dichten Objekten unter der Durchleuchtung gezielt vorgenommene, eingeblendete Aufnahmen mit harter Strahlenqualität. Die Thoraxaufnahme mit harter Strahlenqualität (Hartstrahltechnik) bei Aufnahmespannungen zwischen 100 und 125 kV zeigt gegenüber der Aufnahme der Weichstrahltechnik sowohl in der Aufnahmetechnik als auch im Bildcharakter der Strahlenausbeute und der Patientendosis erhebliche Unterschiede. Bekanntlich wirkt sich eine Änderung der Aufnahmespannung auf die Filmschwärzung in weitaus größerem Maße aus als eine prozentual gleiche Änderung des mAs-Produktes. Bei Anwendung geeigneter Hartstrahlraster tritt jedoch bei der Hartstrahltechnik im Vergleich zur Normaltechnik eine Kontrasteinbuße nicht auf (H. Gajewski). Im übrigen ist (W. Frik) bei der Hartstrahltechnik eine gewisse Abflachung des Kontrastes infolge nicht übermäßiger Streustrahlung für die Detaillierbarkeit sehr von Vorteil.

Bei der Hartstrahltechnik kann man zur Verringerung der aus dem Objekt ausstrahlenden vermehrten Streustrahlung, in Ermangelung geeigneter Streustrahlenraster, sich der Groedeltechnik bedienen. Man wählt einen etwas größeren Objekt-Filmabstand (etwa 15 cm), erhält dadurch zwar eine etwas größere geometrische Unschärfe, reduziert jedoch gleichzeitig den Streuzusatz, der dann zum Teil ungerichtet neben dem Film verläuft. Diese Methode ist jedoch aus Gründen der Geometrie nur mit einem Feinfokus und großem Abstand (am besten 3 m Fokus-Objektabstand) durchführbar.

δ) Strahlenbelastung der Gonaden und Blendentechnik

Die Streustrahlenbelastung bei der Hartstrahltechnik ist mit geringerer Einfallsdosis abhängig von der Strahlenhärte, von der Feldgröße und dem Abstand des Strahleneintrittsfeldes von den Generationsorganen. Die vermehrte Streustrahlung bedeutet bei großem Feld eine bei Jugendlichen und körperlich kleinen Individuen nicht unerhebliche streustrahlenbedingte Genbelastung (H. Oeser; H. G. Mehl; P. Schaefer). Auf gute Blendentechnik ist, nicht nur bei der Hartstrahltechnik, insbesondere bei Kindern und Jugendlichen unbedingt Wert zu legen.

b) Aufnahmepositionen des Thorax

α) Die dorsoventrale Lungenübersichtsaufnahme, Aufnahme im posterior-anterioren (p. a.) Strahlengang

Die Thoraxaufnahme im sagittalen, dorso-ventralen (d.-v.) Strahlengang ist die Routineaufnahme der röntgenologischen Herz-Lungendiagnostik. Die vordere Thoraxwand liegt filmnahe der Kassette an bei aus dem knöchernen Brustkorb herausgedrehten Schulterblättern. Im Hinblick auf die endliche Größe des Fokus wird die d.-v. Thoraxaufnahme bei ausreichend großem Fokus-Objekt bzw. kleinstem Objekt-Filmabstand vorgenommen. Zur Vermeidung einer geometrischen Unschärfe ist es zweckmäßig, den Fokus-Filmabstand nicht kleiner als 2 m zu wählen. Bei Einhaltung dieser Bedingungen und guter Technik erhält man eine für die Praxis ausreichende Aussage über Herzform und -größe.

Das Herz liegt näher der vorderen, als der hinteren Thoraxwand. Es wird daher im dorsoventralen (d.-v.) Strahlengang geometrisch weniger vergrößert, als im ventro-dorsalen Strahlengang. Die dorsalen Anteile der Rippen werden vergrößert, durch Halbschattenbildung unscharf und stören den Bildaufbau der Lungenstruktur relativ wenig, während die vorderen, zum Teil knorpeligen Bereiche der Rippen zwar scharf dargestellt werden, mangels Kalkgehalt in ihrem knorpeligen Anteil jedoch weniger ausgeprägt in Erscheinung treten (Abb. 8). (Abb. 8 bis Abb. 13b aus Beitrag Vieten, H.; in: Handbuch der Thoraxchirurgie. Hrsg. v. E. Derra, Bd. I., allgem. Teil. Berlin-Göttingen-Heidelberg: Springer 1958.)

β) Die Thoraxaufnahme im seitlichen Strahlengang

Die Thoraxaufnahme im frontalen sinistro-dextralen (s.-d.) oder dextro-sinistralen (d.-s.) Strahlengang ist indiziert zur Lappen- und Segmentlokalisation pathologischer Lungenveränderungen. Je nach Lage des pathologischen Substrates in der rechten oder linken Thoraxhälfte liegt filmnahe, aus Gründen der Geometrie, die rechte oder die linke Lunge bzw. Thoraxwand. Die geometrische Unschärfe (Halbschattenbereich) diagnostisch interessierender Objekte wird dadurch bei entsprechendem Fokus-Objektabstand (mindestens 2 m), kleinem Fokus und zweckentsprechender Folie in vertretbaren Grenzen gehalten.

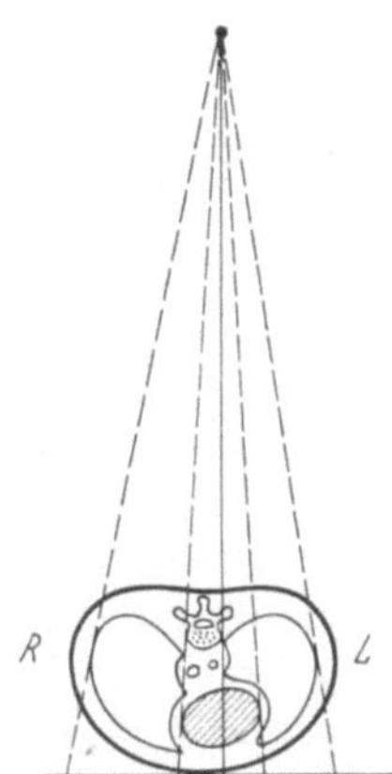

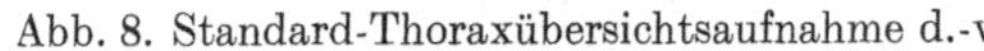

Abb. 8. Standard-Thoraxübersichtsaufnahme d.-v

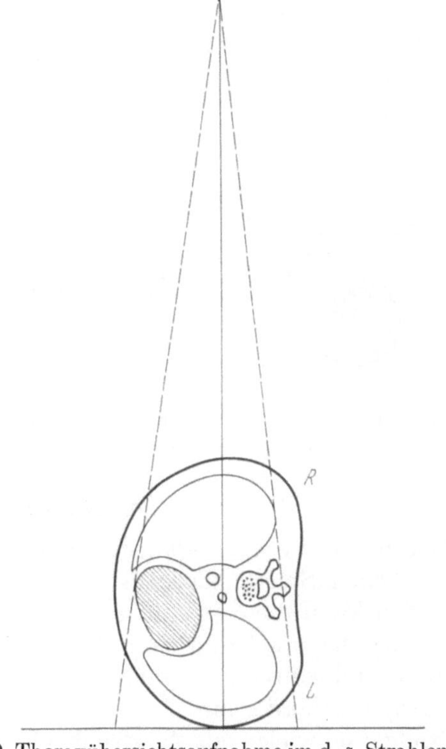

Abb. 9. Thoraxübersichtsaufnahme im d.-s. Strahlengang

In der Herzdiagnostik von besonderem Interesse ist die Konfiguration des linken Vorhofes. Linker Vorhof und linke Kammer liegen in der Regel mehr oder weniger links der Medianebene. Der Schärfeverlust und damit die geometrische Randunschärfe dieser speziellen Objektdetails ist daher im d.-s. Strahlengang am geringsten.

Der d.-s. Strahlengang (Abb. 9) bzw. diese Aufnahmeprojektion ist auch unerläßlich zur Beurteilung des retrokardial gelegenen linken Lungenunterlappens. Die d.-s. bzw. s.-d. Strahlenprojektion ermöglicht ferner die röntgenologische Beurteilung des Retrosternalraumes und ist unumgänglich zur Analyse der Atemmechanik und damit der Lungenfunktion. Man kann funktionell abgrenzen die sterno-costale Ober-Mittellappenbeatmung von der vorwiegend diaphragmalen Unterlappenbeatmung, letztere speziell im hinteren Zwerchfellbereich. Die Prüfung der respiratorischen Zwerchfellbeweglichkeit im seitlichen Strahlengang ermöglicht in dieser Projektion somit wichtige Aussagen zur Röntgenologie des Lungenemphysems (Broghammer u. Stolze).

γ) Die Thoraxaufnahme im 1. u. 2. schrägen Durchmesser

Die Aufnahme des Thorax d.-v. bzw. v.-d. im (I.) Schrägdurchmesser projiziert im hinteren Mediastinum gelegene pathologische Veränderungen frei (Abb. 10a, b). Es werden die Trachea mit Bifurkation, der Oesophagus, Aorta thoracica ascendens und der Pulmonalarterienstamm dargestellt. Dasselbe gilt spiegelbildlich für die Aufnahme im ersten Schrägdurchmesser v.-d.

Die Aufnahme des Thorax d.-v. bzw. v.-d. im zweiten (II.) Schrägdurchmesser (Abbildung 11a, b) ermöglicht die Beurteilung der Aorta thoracica, besonders des Aortenbogens mit Aorta descendens, der Arteria pulmonalis sinistra und der hinteren Begrenzung des linken Herzens, besonders auch des linken Ventrikels (ZDANSKY). Zur Beurteilung des rechten oder linken Oberlappens erscheint uns z.B. bei der Bronchographie auch die Projektion im zweiten bzw. ersten v.-d. Strahlengang zweckmäßig.

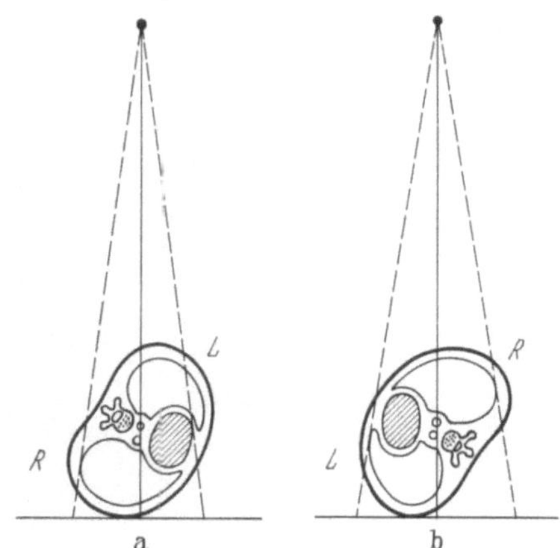

Abb. 10a u. b. Thoraxaufnahme im 1. schrägen Durchmesser d.v. bzw. v.-d.

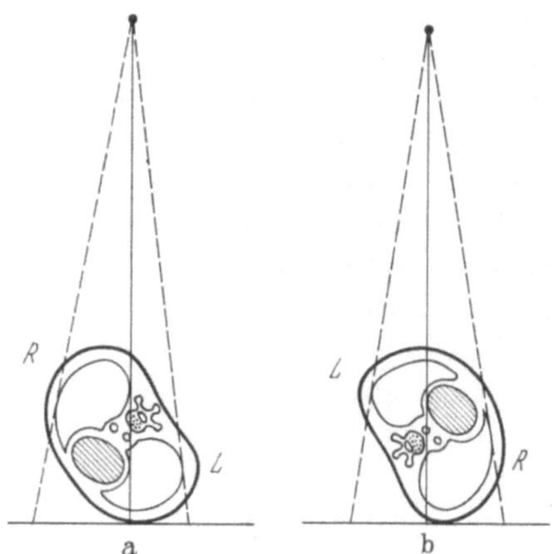

Abb. 11a u. b. Thoraxaufnahme im 2. schrägen Durchmesser d.-v. bzw. v.-d.

δ) Die Lungenspitzenaufnahmen

Bei der Suche nach kleinsten Veränderungen in den Spitzenfeldern, so vor allem der hämatogenen Spitzenherde, ist die Spezialaufnahme der Lungenspitze besonders wertvoll. Man kann diese sowohl im Zuge der Durchleuchtung im eingeblendeten Feld herauszielen, aber auch mit dem Tubus am liegenden Patienten können die Spitzenfelder entsprechend röntgenographisch erfaßt werden. Es sei hervorgehoben, daß mitunter ganz kleine Spitzenherde, mit Hilfe einer idealen Spitzenaufnahme noch erfaßt werden. Auch die Spitzenschwielen als Ausdruck abgelaufener Spitzenpleuritiden sind auf diese Weise nachweisbar.

ε) Die Aufnahme in Kreuz-Hohlstellung

Bei Kreuz-Hohlstellung kommt es zu einem Strahlengang, der fast apico-caudal gerichtet ist. Auf diese Weise können Prozesse, z.B. des Mittellappens, klarer erkannt werden und man kann auch interlobäre Prozesse röntgenographisch genauer fixieren.

Neben diesen typischen Aufnahmen, kann selbstverständlich im Zuge einer Thoraxdurchleuchtung in jeder Position bei der Durchleuchtung Erkanntes im eingeblendeten Feld aufgenommen werden. Wenn man Röhren mit kleinem Fokus besitzt, gewinnen diese „gezielten“ Aufnahmen mitunter eine ziemlich hochgradige Bildschärfe, die der Bildschärfe der Fernaufnahme subjektiv nicht auffällig unterlegen sein müssen.

Die röntgenologisch tätigen Ärzte, die die Möglichkeit einer Anfertigung einer Schichtaufnahme nicht haben, können sich mit Hilfe der durchexponierten Aufnahme mit härterem Strahlengang wesentlich helfen. So gelingt es z.B. ohne weiteres, bei 90—100 kV Veränderungen im proximalen Tracheobronchialsystem unter der Durchleuchtung

„gezielt" so deutlich zur Darstellung zu bringen, daß mitunter auf die Schichtaufnahmen verzichtet werden kann; auch innerhalb von dichten Infiltrationsprozessen können mit dieser Methode bestehende Zerfallshöhlen deutlich dargestellt werden.

ζ) Die Thoraxaufnahmen in exzentrischen Projektionen

Thoraxaufnahmen in exzentrischer Projektion werden zur Zeit selten durchgeführt. Die Einstellung ist umständlich, und eine unter Durchleuchtung gezielt vorgenommene Einstellung in exzentrischer Projektion ist bei der starren Koppelung von Röntgenröhre und Leuchtschirm bei modernen Geräten nicht möglich. Die Lungenpforten

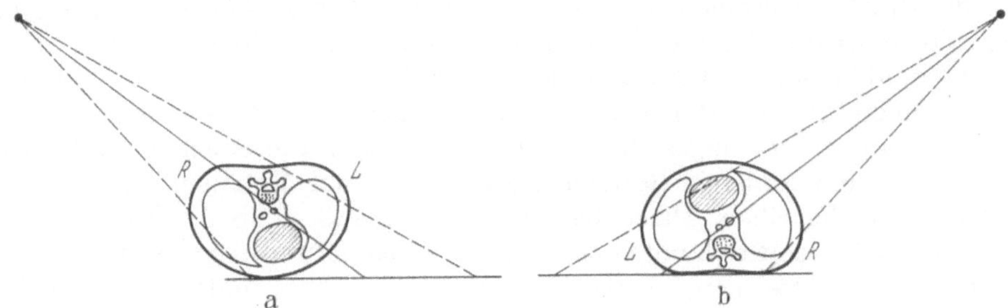

Abb. 12a u. b. Rechtsexzentrische Projektion (nach GROEDEL). a Dorso-ventral, b ventro-dorsal

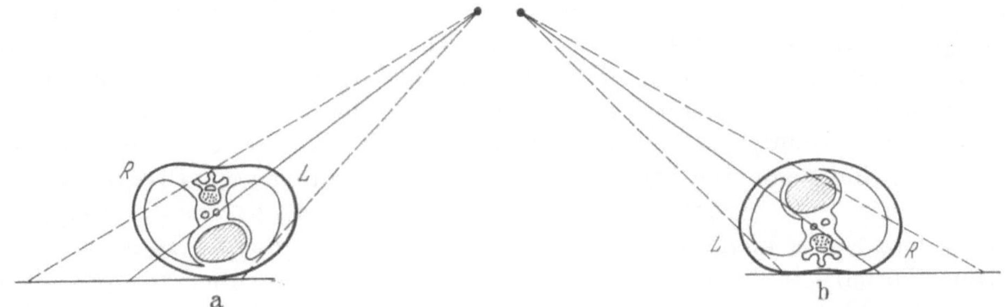

Abb. 13a u. b. Linksexzentrische Projektion (nach GROEDEL). a Dorso-ventral, b ventro-dorsal

lassen sich, sowohl bei der rechtsexzentrischen, wie bei der linksexzentrischen Projektion (Abb. 12a, b und Abb. 13a, b), mit zur Röhre gegenseitig verschobenem Röntgenfilm im d.-v. bzw. v.-d. Strahlengang vorteilhaft beurteilen (VIETEN). Zweckmäßig ist die Inspektion des Oesophagus im v.-d. rechtsexzentrischen und der Aorta im v.-d. linksexzentrischen Strahlengang.

7. Die Schichtuntersuchung

a) Prinzip der Schichtuntersuchung

Auf der Thoraxübersichtsaufnahme wird die Summation differenter in unterschiedlicher Tiefe gelegener Objektpunkte abgebildet. Diese Punkte fallen in der Projektionsebene aufeinander und gestatten in der Regel keine räumliche Zuordnung. Unumgänglich zur Differenzierung der in unterschiedlicher Tiefe gelegenen Bilddetails ist es daher, das Objekt in einzelne Schichten fortlaufend zu zerlegen und diese im Röntgenbild einzeln zu analysieren.

Prinzipiell kann die Schichtuntersuchung ausgeführt werden als Stratigraphie (VALLEBONA — BOZETTI): Objekt und Film werden dabei um einen wählbaren Winkel gedreht, als Tomographie (GROSSMANN): Röhre und Filme werden bei Bewegungsruhe des Objektes gegenläufig auf Kreisbögen bewegt, oder vereinfachend durch die Schichtung mit linearer Verwischung. Letztere Methode hat sich allgemein eingebürgert und ist technisch wenig aufwendig. Kompliziertere, apparativ aufwendigere Schichtuntersuchungsmethoden mit hypocycloidalen, kreisförmigen oder elliptischen Verwischungsbewegungen, wie sie besonders bei längerem Verwischungsweg in der Knochendiagnostik (insbesondere Schädeldiagnostik) zweckmäßig sind, erübrigen sich in der Regel in der Thoraxdiagnostik.

Das Prinzip der Schichtaufnahmetechnik basiert auf der Verwischung der Objektpunkte der außerhalb der Drehebene gelegenen Schichtebenen. Diese Verwischung ist Folge einer gekoppelten gegensinnigen Bewegung von Röhre und Film bei unbewegtem Objekt. Relativ scharf abgebildet werden nur die in der Drehebene gelegenen Objektpunkte.

Diese Verwischungsbewegung bringt gute Resultate in der Lungendiagnostik, wo mit Ausnahme der Brustwirbelsäule bei Schichtuntersuchung im seitlichen Strahlengang keine Knochenstrukturen parallel zur Verwischungsrichtung liegen. Die Güte einer Schichtaufnahme ist dabei abhängig vom Ausmaß der Verwischung der Störschatten außerhalb der Drehebene. Kleinere Störschatten können bei der Linearverwischung ausreichend verlängert werden, abhängig vom eingestellten Bewegungswinkel. Das Ausmaß der Verwischung der Störschatten steht ferner in Beziehung zur Größe, zum Volumen und zur speziellen Strahlenabsorption derselben. Die Schattenintensität außerhalb der Drehebene gelegener Störschatten verringert sich mit zunehmender Verlängerung der Schattenverwischung. In der Regel ist zur ausreichenden Verwischung eine drei- bis fünffache Schattenverlängerung erforderlich. Das Ausmaß der Verwischung ist somit abhängig vom Schichtwinkel, und es ist zweckmäßig, diesen möglichst groß zu wählen. In der Thoraxdiagnostik, speziell zur Analyse der Lungenpforten, dürfte ein Schichtwinkel von 60—70° ausreichend sein. Prinzipiell muß die Exkursion der Röhre, d.h. der Schichtwinkel so groß sein, daß eine 0,5—1 cm dicke Schichtebene relativ scharf abgebildet wird. Je größer der Schichtwinkel bzw. die Röhrenexkursion, um so dünner und schärfer die dargestellte Schicht in der Drehebene und damit auch deren Detaillierbarkeit. Da der Übergang von Schärfe zu Unschärfe in den Schichten progressiv mit der Entfernung vom Drehpunkt ansteigt, muß bei kleinerem Schichtwinkel und dadurch dickerer Schicht eine im Vergleich zum größeren Schichtwinkel nicht unerhebliche Unschärfe der Schicht einkalkuliert werden.

Die Detaillierbarkeit der Objektpunkte der Drehebene ist außer von der Größe des Schichtwinkels abhängig von der Größe des Röhrenfokus, der Vibrationsfreiheit des Gerätes und von der Bewegungsruhe des Patienten.

Objektpunkte zwischen Drehebene und Röhrenfocus werden gegenüber den in der Drehebene gelegenen Objektpunkten schneller bewegt und damit verlängert, d.h. verwischt. Objektpunkte zwischen Drehebene und Film bewegen sich hingegen im Vergleich zu denen in der Drehebene gelegenen, die in ihre eigene Projektion fallen und damit unbeweglich sind, langsamer und legen bei der Röhrenexkursion gegenüber dem Film eine kürzere Strecke zurück.

b) Methodik der Schichtuntersuchung

Röntgenschichtuntersuchungen können in frontalen, sagittalen, transversalen und schrägen Schichtebenen ausgeführt werden. Prinzipiell wird die Wahl der Schichtebene auf Grund der vorhergehenden Thoraxanalyse, erforderlichenfalls mit Frontalaufnahmen, ausgeführt. Die in der Regel als erste angewandte und häufig ausreichende Schichtuntersuchung ist die mit ventro-dorsalem Strahlengang bei frontaler Schichtebene, Röhrenexkursion parallel zur Körperlängsachse.

Zweckmäßig bei Schichtuntersuchungen im Thoraxbereich ist die Verwendung ausreichend großer Filmformate. Wir benutzen in der Regel das Format 18/24, bei Unklarheiten in der Lungengefäßstruktur das Format 24/30 und schichten zusammenhängend in jeweils 1 cm Abstand, erforderlichenfalls in Abständen von 0,5 cm. Auf Grund vielfacher Erfahrungen ist bei Schichtuntersuchungen pathologischer, speziell spezifischer Veränderungen, die Miterfassung der dorsalen Lungenabschnitte in einem Teil der Fälle unbedingt erforderlich. Bekanntlich liegen tuberkulöse Prozesse in einer großen Fallzahl in den posterioren Oberlappensegmenten, den apikalen Unterlappensegmenten und den posterobasalen Unterlappenabschnitten, und zwar im Lappenmantel.

Neben der Analyse pathologischer Einlagerungen im Lungenmantel, spezifischer oder unspezifischer Natur, ist auf Grund der Fortschritte der Lungen-, Herz- und Gefäßchirurgie die Differenzierung der Gefäß- und Bronchialstruktur in den charakteristischen Ebenen der Lungenpforten von speziellem Interesse. Die Schichtaufnahmen der Lungenpforten gleichen bei entsprechender Technik in der Gefäßzeichnung fast den Aufnahmen der Angiokardiographie. Die Bronchien und Gefäße der Lungenpforten liegen in einem Areal relativ geringer Tiefenausdehnung. Diagnostisch ausschlaggebend bei der Schichttechnik ist daher die parallele Lage von Film und Lungenpforte. Bekanntlich verlaufen beiderseits die inferioren Pulmonalarterien und die ihnen zugeordneten Bronchien schräg von cranial-ventral nach caudal-dorsal. Zweckmäßig ist es daher (Kovats — Zsebök), das Kreuzbein zu unterpolstern und dadurch den 1. und 2. Lendenwirbelkörper und die Trachea in eine Linie zu bekommen. Film und Lungenpforten mit Bronchial- und Gefäßverlauf liegen dann in der Regel parallel und können bei Schichtung im a.p. Strahlengang etwa in 8—13 cm Tiefe von dorsal gerechnet übersichtlich durch die Schichtung dargestellt werden.

Zur Analyse der rechten Lungenpforte mit Schichtuntersuchung des Gefäß- und Bronchialverlaufes im sinistro-dextralen (s.-d.) Strahlengang oder der linken Lungenpforte im dextro-sinistralen (d.-s.) Strahlengang ist es ebenfalls erforderlich, die Bronchien und Gefäße (speziell die Arterien) möglichst parallel zur Filmebene zu bringen. Hierzu wird der Patient so gelagert, daß die Körperlängsachse mit der Filmebene bzw. der Tischplatte einen Winkel von etwa 20^0 bildet. Diese Lagerung wird erlangt durch Unterpolsterung der Beckenhälfte, die der Tischplatte anliegt, in Seitenlage. Filmebene und Lungenpforten mit Bronchus- und Gefäßverlauf liegen dann weitgehend parallel. Die charakteristische Ebene der rechten Lungenpforte im s.-d. Strahlengang liegt etwa bei 9,5 cm Tiefe, gerechnet von der rechten lateralen Thoraxwand aus, die der linken Lungenpforte im d.-s. Strahlengang etwa in 8,5 cm Tiefe, gerechnet von der linken lateralen Thoraxwand aus.

Die Schichtuntersuchung umfaßt in der Regel eine zusammenhängende Serie von etwa sechs Röntgenaufnahmen mit einem Schichtabstand von jeweils 0,5—1,0 cm. Häufig handelt es sich dabei um wiederholte Kontrolluntersuchungen (z.B. Lungentuberkulose). Es kommt daher im Verlauf der Jahre, auch unter Beachtung einer gewissenhaften Einblendung auf das gewünschte Filmformat, zu einer nicht unerheblichen Strahlenbelastung der Patienten. Diese nicht unerhebliche Strahlendosis tritt besonders bei der Schichtuntersuchung mittels Einzelschichtaufnahmen auf. Bei Einsatz der Simultanschichttechnik wird die Strahlenbelastung erheblich herabgesetzt.

a) *Simultanschichtuntersuchung*

Man arbeitet bei dieser Schichttechnik mit einem Magazin bzw. einem Folienbuch, in welchem in parallelen Abständen von 0,5—1,0 cm gelegene Filmfoliensätze die simultane Exposition von jeweils sechs Röntgenaufnahmen gleichen Formats gestatten. Jeder Film-Folienkombination ist die entsprechende Drehebene zugeordnet, und es ist damit möglich, mit einer Röhrenexkursion, d.h. mit einer Belichtung, die erforderliche Schichtaufnahmeserie durchzuführen.

Der Vorzug dieser Methode gegenüber der Einzelschichtaufnahme ist die Dosiseinsparung und die Erlangung einer Schichtaufnahmeserie in gleicher Atemphase des Patienten. Ein gewisser Nachteil ist die etwas geringere Bildqualität der Simultanschicht gegenüber der Einzelschicht. Dieser Nachteil wird jedoch gegenüber dem grundsätzlichen Vorteil der Dosiseinsparung, der Einsparung an Untersuchungszeit für Patient und Arzt und dem wesentlichen Vorteil der gleichen Atemphase bei der Schichtuntersuchung mehr als aufgewogen.

β) Transversale Schichtaufnahmen

Gelegentlich erfordern spezielle Fragestellungen die Schichtuntersuchung in der transversalen Ebene. Diese Schichtuntersuchung ist unter anderem indiziert zur diagnostischen Klärung organischer Veränderungen in den „toten Winkeln“ (GEBAUER) des Thorax. Die toten Winkel umfassen das hintere und vordere Mediastinum, die paravertebralen Thoraxabschnitte und die dorsalen und ventralen costomediastinalen Räume. Querschichtaufnahmen ergeben bei gleichzeitiger Erfassung beider Lungen einen räumlichen Überblick über pathologische Veränderungen an Herz, Lungen und Rippenfell, die mit dem Linearschichtverfahren nicht ausreichend geklärt werden können. Die Methode wird vorzugsweise zur Differenzierung von Tumoren im Thorax in Verbindung mit Luft- oder Gaseinblasung vorgenommen (Pneumomediastinum). Auch aneurysmatische Ausweitungen der Gefäße, insbesondere der Aorta, und auch der zentralen Pulmonalarterien, kommen dabei gut zur Darstellung. Im übrigen sind pathologische Gefäßveränderungen (A. STECKEN) besser durch das Linearschichtverfahren darzustellen, zweckmäßig in beiden Ebenen.

Röhrenbrennfleck, Objektquerschnitt und Film liegen bei der Transversalschichttechnik nicht in einer Ebene und der Zentralstrahl trifft die Filmfläche in einem spitzen Winkel von etwa 20°. Nach Einstellung der Schichtebene, nach vorangegangener Durchleuchtungskontrolle, werden Patient und Film während der Belichtung gekoppelt, gleichzeitig und gleichsinnig um 360° gedreht (GEBAUER): im Vorlauf Drehung um 300° (vor der Belichtung) und im Nachlauf um 60° (nach Belichtung). Nachteilig an der Methode ist die Unschärfe bei großem Objekt-Filmabstand. Feinere Strukturen werden daher nicht ausreichend scharf abgebildet und nur relativ große Objektschatten kommen diagnostisch ausreichend zur Darstellung. Zur Gefäß- und Bronchusschichtdarstellung eignet sich die Methode daher in der Regel nicht, zur Lokalisation größerer raumfordernder Prozesse (Tumoren, Cysten etc.) ist die Anwendung dieser Untersuchungsmethode durchaus zu empfehlen. In der Routinediagnostik des Thorax wird jedoch die Transversalschichtmethode im Vergleich zur Linearschichtung weniger häufig durchgeführt. Die Schichtung mit linearer Verwischung bei gegensinniger linearer Bewegung von Röhre und Film auf parallelen Ebenen bleibt die Schichtmethode der Wahl in der Thoraxdiagnostik.

c) Indikationen der linearen Schichtuntersuchung in der Thoraxdiagnostik

Prinzipiell setzt sich das röntgenologisch sichtbare Substrat der Lungenpforten (Hili) auf der Lungenaufnahme aus Lungenarterien und -venen und, falls vergrößert, aus bronchopulmonalen, tracheobronchialen und Hiluslymphknoten zusammen. Das proximale Bronchialsystem tritt röntgenologisch in der Regel nativ nicht in Erscheinung.

Die Gefäße der Lungenpforten liegen wie die Bronchien in einem Areal relativ geringer Tiefenausdehnung. Die Anordnung der Lungenarterien entspricht in ihrem Verlauf der des Bronchialbaumes mit Ausnahme gewisser Verlaufsvarianten im linken Oberlappen. Die Venen der Lungen stehen dazu im Gegensatz in keiner direkten Beziehung zur Architektur des Bronchialbaumes.

TH. HORNYKIEWYTSCH und H. ST. STENDER berichteten eingehend über die Topographie der Lungengefäße. Sie haben an einem großen Krankengut mit Schichtuntersuchungen das Lungengefäßsystem analysiert und grundsätzliche, sehr eindrucksvolle Befunde erhoben. Auch F. KOVATS und Z. ZSEBÖK verdanken wir eingehende Untersuchungsergebnisse über die Anordnung des Bronchial- und Lungengefäßsystemes, insbesondere letztere im Schichtbild.

C. ESSER bespricht in seiner Monographie ausführlich die Topographie des Bronchialbaumes und der Lungengefäße im Tomogramm auch mit Berücksichtigung der Varianten.

Vorderstes Stammgebilde der rechten Lungenpforte ist der ventral unter der Art. pulm. dextra gelegene truncus venae pulmonalis sup. dext. In diesen münden die rechten Ober- und Mittellappenvenen. Hinter dem truncus venae pulmonalis sup. dext. liegen die Arterien der rechten Lunge. Sie entsprechen in ihrer Anordnung den Bronchien.

Hinterstes und unterstes Stammgebilde der rechten Lungenpforte ist der truncus v. pulmonalis inferior dexter. Er liegt dorsal im rechten Lungenuntergeschoß. Auf optimal exponierten Lungenaufnahmen im dorso-ventralen Strahlengang sieht man die horizontal verlaufenden Venen des rechten Unterlappens mit Einmündung in den unteren rechten Venentrichter (Truncus v. pulmonalis inferior dexter).

An der linken Lungenpforte kreuzt die linke Pulmonalarterie den linken Hauptbronchus und verläuft dorsal nach Abgang der linken Oberlappenarterien als A. pulmonalis inferior sinistra caudal-dorsal. Der Stamm der linken V. pulmonalis liegt ventral und caudal der A. pulmonalis sinistra. In ihn münden ein die linken Unterlappenvenen von dorsal und die linken Oberlappenvenen von ventral.

Prinzipiell lassen sich auf Grund der Röntgenmorphologie kardiovasculär bedingte Umbauten der Lungenpforten von solchen abgrenzen, deren Ursachen in Veränderungen der Bronchusstruktur oder der bronchopulmonalen Lymphknoten, der Hiluslymphknoten bzw. der tracheobronchialen Lymphknoten liegen.

Bei Kenntnis der röntgenologischen Morphologie im Normalfall ermöglicht bereits die Thoraxübersichtsaufnahme differentialdiagnostisch entscheidende Aussagen. Bestehen in der Differentialdiagnostik Unklarheiten über das morphologische Substrat der Lungenpforten, so sollte man stets die Schichtung derselben in den charakteristischen Ebenen durchführen, zweckmäßig im frontalen und sagittalen Strahlengang.

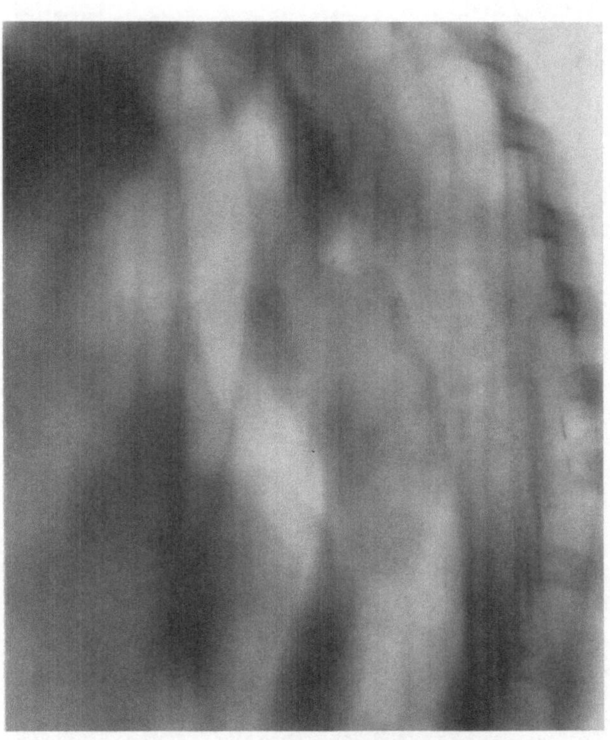

Abb. 14. Schichtung der Aorta thoracalis descendens im d.-s. Strahlengang: Darstellung der Aortenisthmusstenose

Die fortlaufende Analyse der einzelnen Schichtebenen der Lungenpforten gestattet die Differenzierung stauungsbedingter Umbauten der Lungenhili (Mitralstenose, kombiniertes Mitralvitium, Mitralinsuffizienz) gegenüber solchen, deren Ursachen in einem vermehrten Stromvolumen [Vorhofseptumdefekt (ASD), Ventrikelseptumdefekt (VSD), Ductus arteriosus apertus] liegen.

Ähnliches ist im Grundsätzlichen zu weiteren Anomalien, wie z.B. dem Truncus arteriosus, den kongenitalen Vitien der Fallot-Gruppe zu sagen. Es ist möglich, auch eine Aortenisthmusstenose (Abb. 14) (A. Stecken) sowie Herzklappenverkalkungen (Abb. 15) (D. Kolmar u. Th. Stolze) durch die Schichtuntersuchung nachzuweisen.

Eine weitere Indikation der Schichtuntersuchung, speziell der Gefäßschicht der Lungenpforten, ist die Schichtdiagnostik rechts fehleinmündender Lungenvenen (A. Stecken; F. Longin u. G. Peppmeier). Der Erfahrene sieht größere Dislokationen rechts fehlgeleiterer Lungenvenen gelegentlich bereits auf gut belichteten Thoraxübersichtsaufnahmen. Gesichert wird dieser Befund jedoch erst durch die Gefäßschichtaufnahme der Lungenpforten frontal und sagittal in den charakteristischen Ebenen.

Gremmel (1962) berichtete über Erfahrungen mit der Schichtuntersuchung bei der Diagnostik anomaler Herzkreislaufveränderungen, unter anderem auch bei rechtsfehlgeleiteten Lungenvenen.

Domäne der Schichtuntersuchung ist ferner im Lungenmantel die überlagerungsfreie Darstellung pathologischer Herdschatten unterschiedlicher Größe und Ätiologie, insbesondere solcher lobulärer bzw. sublobulärer-acinöser Anordnung oder auch gefäßbedingter Genese (z. B. a.-v. Aneurysmen). Die Morphologie dieser Veränderungen läßt sich in der Regel durch das Summationsbild der Thoraxübersichtsaufnahme allein nicht klären, und eine Schichtuntersuchung ist daher unerläßlich. In der Regel ist eine endgültige Klärung gefäßbedingter Veränderungen jedoch nur durch die Angiographie bzw. Angiokardiographie möglich.

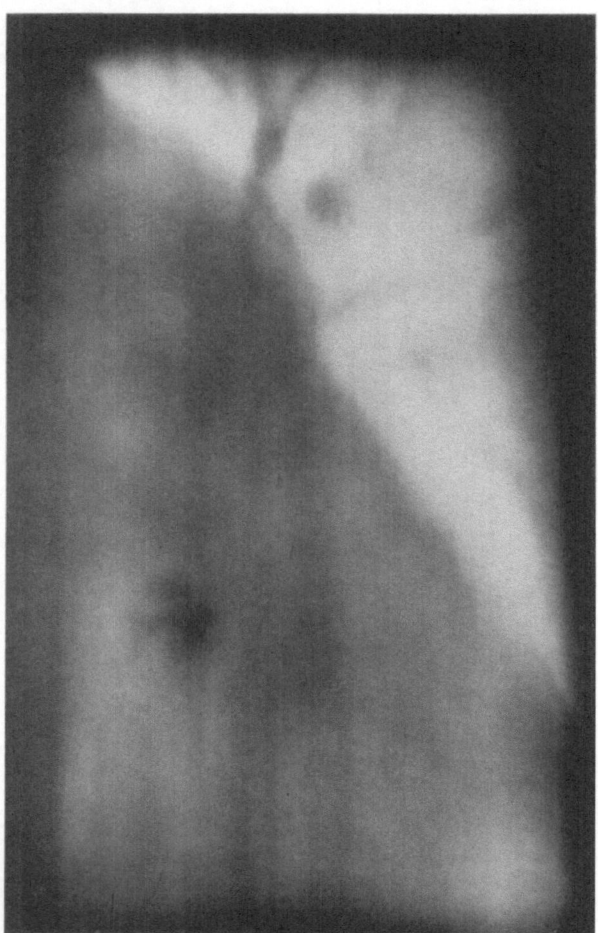

Abb. 15. Schichtung des Herzens mit Darstellung der verkalkten Mitralklappe. Schichtung in der Diastole durch EKG synchron gesteuert

Durch die Schichtung lassen sich Tumoren im Mantelgebiet gelegentlich gegenüber Tuberkulomen, flüssigkeitsgefüllten Cysten etc. durch flachbogige Kontur-Vorwölbungen abgrenzen. Das arteriovenöse Aneurysma des Lungenmantels läßt sich durch die zu- bzw. abführenden Gefäße sichern.

Eine wesentliche Aufgabe der Schichtuntersuchung ist unter anderem der Nachweis von Einschmelzungen. So neigt das im Lungenmantel gelegene periphere Lungenparenchym-Carcinom (Salzer u. Mitarb.) im Gegensatz zum zentralen Lungencarcinom bevorzugt zur Einschmelzung (Tumorkaverne). Das Bild der „Tumorkaverne“ ist dabei vielgestaltig, zeigt im Gegensatz zum Lungenabsceß oder zur tuberkulösen Kaverne eine dickere, mehr unregelmäßig begrenzte Höhlenwandung und läßt sich damit abgrenzen gegen anderweitige Aufhellungsformationen unterschiedlicher Ätiologie.

Zur optimalen Erfassung pathologischer Veränderungen ist es nicht selten zweckmäßig, die Schichtung in mehreren Ebenen durchzuführen, so z. B. zur Differenzierung der apikalen Segmentbronchien beider Unterlappen und der Segmentbronchien der Unterlappenbasis beiderseits. Die Schichtung des Mittellappensegmentbronchus wird zweckmäßig in Schrägposition oder im sinistro-dextralen Strahlengang vorgenommen; das gilt sinngemäß auch für die Lingula.

Zweckmäßig zur Darstellung der Trachea, der Bifurkation, der Haupt- und Stammbronchien in der frontalen Ebene sind am besten die Schichttiefen 1—2 cm dorsal der Thoraxmitte. Zur Darstellung der vorwiegend dorsal und ventral verlaufenden Bronchien (Mittellappen-, Unterlappenspitze, Lingula) eignet sich auch die Schichtung in der sagittalen Ebene. Bei Seitenlage des Patienten werden vom Abstand Tischplatte—Dornfortsatzlinie jeweils 2—3 cm abgezogen. Die Schichttiefe liegt dann etwa in der Ebene der Lungenpforten.

d) Die differentialdiagnostische Wertigkeit der Schichtbefunde der Hilusregion

Änderungen der Konfiguration der Lungenpforten (Hili) gehen in der Regel konform mit solchen im Lungenmantel. Dies ist sowohl der Fall bei kardio-vasculär bedingten

Hilusumbauten als auch bei solchen, deren Ursachen raumbeschränkende Veränderungen endo- oder exobronchialer Natur sind.

Raumbeschränkende, zentral gelegene Prozesse können benigner Genese (sog. „benigne Bronchusblastome") oder maligner Genese sein. Als häufigste „benigne" Bronchusblastome gelten die Adenome. Sie treten vorwiegend zentral in den Haupt-, Zwischen- und großen Lappenbronchien auf, bevorzugt in den Unterlappenbronchien.

Häufigste maligne Blastome sind die Lungencarcinome, die über 90% aller Lungentumoren ausmachen. Bevorzugter Sitz der Bronchialtumoren (80%) ist das proximale Bronchialsystem (Haupt-, Lappen-, Segmentbronchien) und nur der geringere Teil (20%) liegt in der Peripherie.

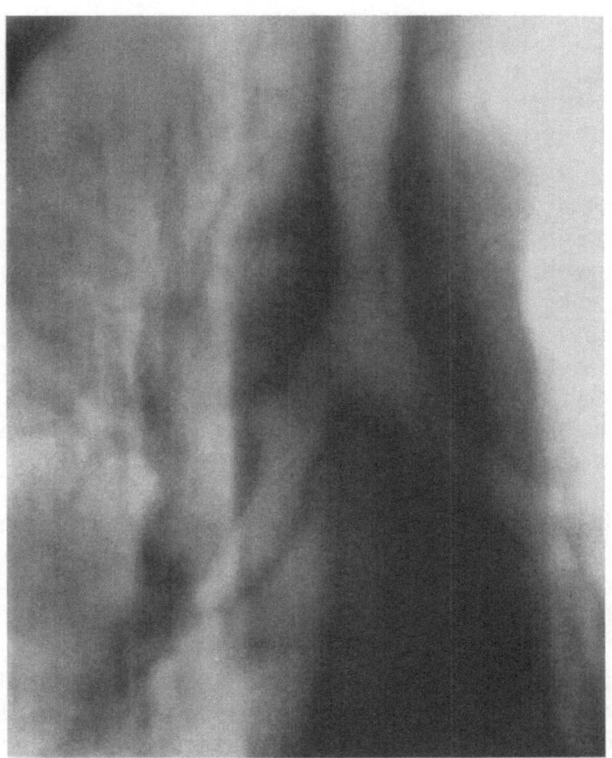

Abb. 16. Schichtung des rechten Hilus: Zirkuläre Tumorstenose des rechten Oberlappenstammbronchus an seiner Basis mit Tumoreinbruch in den rechten Hauptbronchus

Ein Verschluß bzw. eine Stenose im Bereich der Haupt-, Lappen- oder Segmentbronchien geht stets mit einer Belüftungsstörung im poststenotischen Lungenabschnitt einher. Diese Störung kann sich äußern auf Thoraxübersichtsaufnahmen als indirektes „Frühsymptom" in Form schmaler Lungenatelektasen (Zdansky; Overholt u. Schmidt), bzw. als lokalisiertes, poststenotisches Ventilemphysem (Kraus u. Strnad; Frommhold u. Schlungbaum). Indirekte Hinweise auf eine proximal gelegene Bronchusstenose bzw. einen -verschluß sind ferner die Dystelektase bzw. Atelektase eines Lungensegmentes bzw. Lungenlappens, ferner das vikariierende Randemphysem angrenzender Lungenabschnitte (Strnad u. Mitarb.). Strnad fand beim proximalen Bronchial-Carcinom fast stets im Lungennativbild neben dem vikariierenden Lungenemphysem eine Verkleinerung des entsprechenden Hilus. Andererseits findet man beim zentralen Bronchialcarcinom häufig auch eine Hilusvergrößerung durch Lymphknoten bedingt (Zdansky).

Der Erfahrene wird anhand dieser indirekten Zeichen stets an einen raumbeschränkenden Prozeß im proximalen Bronchialsystem denken und eine Schichtuntersuchung der entsprechenden Lungenpforten durchführen. Die Schichtuntersuchung ist keine aufwendige Methode und besonders in Form der Simultanschichtung auch schwerkranken Tumorpatienten zuzumuten. Wir sind mit Salzer u. Mitarb. sowie mit Gebauer der Ansicht, daß ein großer Teil der zentralen, bronchusstenosierenden Veränderungen bei guter Technik durch die Schichtuntersuchung geklärt werden kann (Abb. 16). Es ist dabei stets zweckmäßig, die Schichtung der Lungenpforten mit der des Mediastinums, speziell der Bifurkation, zu verbinden. Es lassen sich damit mediastinale, tracheo-bronchiale bzw. paratracheale Lymphknotenvergrößerungen und solche des Hilus, die sich raumbeschränkend auf die Trachea bzw. die Bifurkation auswirken, nachweisen. Dadurch wird eine Aussage über eine „mediastinale Mitbeteiligung", d.h. über eine mediastinale Lymphknotenmetastasierung möglich.

Der Vorteil der Schichtuntersuchung gegenüber speziellen bronchologisch-röntgendiagnostischen Verfahren, wie z.B. der Bronchographie, ist neben ihrer geringen Aufwendigkeit und Gefahrlosigkeit die Möglichkeit, nicht nur einen Einblick in die Beschaffenheit der bronchialen Lumina zu erhalten, sondern gleichzeitig auch eine Aussage zu bekommen über die Beschaffenheit des angrenzenden Lungenparenchyms (Einschmelzungen etc.) und das Vorhandensein von bronchopulmonalen, paratrachealen und tracheobronchialen Lymphknotenvergrößerungen (Lymphknotenmetastasen). Außerdem ermöglicht diese Methode auch Einblicke in das Gefäßsystem, welches im Sinne des vikariierenden Lungenemphysems mit Rarifizierung und Verlagerung der Gefäßstruktur (Strnad u. Mitarb.) bei zentralen, raumbeschränkenden Prozessen der Lungenpforten verändert ist.

8. Bronchographie

a) Indikation der Bronchographie

Die Bronchographie ist eine Untersuchungsmethode mit festumrissener Indikation Bedenkt man, daß vom Chirurgen präoperativ nicht nur die selektive Darstellung eines Segmentes sondern aus Gründen der Topographie die Übersichtsbronchographie einer Lunge verlangt werden kann, so muß bei kranken, in ihrer Lungenfunktion bereits beeinträchtigten Patienten als Folge der Bronchographie eine mehr oder weniger ausgeprägte Funktionsbeeinträchtigung der bronchographierten Lunge bei der Untersuchung einkalkuliert werden. Sie darf daher nur bei Kenntnis der Klinik, insbesondere auch der Lungenfunktion, d.h. nach Ausführung spirometrischer Untersuchungen und nach gründlicher, röntgendiagnostischer Voruntersuchung durchgeführt werden (Abb. 17a u. b.).

Erst nach eingehender, röntgenologischer Lungenanalyse, welche im Prinzip bereits besprochen wurde und unter Einbeziehung der Schichttechnik, ist bei auch dann noch unklarem Befund die Indikation zur Bronchographie gegeben. Eine Bronchoskopie mit cytologischer Untersuchung des Bronchialsekretes sollte der Bronchograpie erforderlichenfalls vorangehen.

Technisch gute Schichtaufnahmen gestatten zumeist eine exakte Beurteilung des proximalen Bronchialsystems (G. Salzer u. Mitarb.; Frommhold; Gebauer). Eine Stenosierung bzw. ein Verschluß der Haupt-, Lappen- oder Segmentbronchien wird daher bereits durch die Schichtuntersuchung, gelegentlich auch durch eine durchexponierte Hartstrahlaufnahme, ausreichend geklärt. In solchen Fällen kann die folgende Bronchoskopie, eventuell mit gleichzeitiger Probeexcision und gezielter Sekretabsaugung die Diagnose dann endgültig sichern und eine Bronchographie überflüssig machen.

Die Bronchographie tritt daher in der Röntgendiagnostik heute gegenüber der weniger aufwendigen und risikolosen Schichtuntersuchung auch nach unserer Erfahrung mehr in den Hintergrund.

Wir führen die Bronchographie bei strenger Indikation nur dann aus, falls eine Schichtuntersuchung eine exakte Beurteilung der Bronchiallumina nicht gestattet, z.B. zum *Nachweis einer Bronchialstenose* (Abb. 18), bei auf der Übersichtsaufnahme ersichtlichen Lappen- oder Segmentatelektasen. Die Bronchographie ermöglicht auch zur Erfassung pathologischer, peripher im Lungenmantel gelegener lobulärer tumorverdächtiger Strukturen durchaus nicht immer eine diagnostische Aussage. Tumoren im Lungenmantel bzw. Parenchym haben ihren Ursprung bekanntlich in den Bronchiolen oder sublobulär im Lungenacinus.

Es ist verständlich, daß sich kleine, periphere Herdschatten, die z.B. einem Tumor entsprechen, im geometrisch unscharfen, Summationsbronchogramm sich überlagernder terminaler Bronchiolen und Acini röntgenologisch nicht differenzieren lassen.

Trotzdem gestattet die Bronchographie bei der Erfassung mehr zentral gelegener bronchusstenosierender Frühveränderungen, die mit der Schichtung und bronchoskopisch nicht eindeutig geklärt werden können, oft entscheidende diagnostische Aussagen

(ZDANSKY). Keine andere diagnostische Methode ermöglicht bei richtiger Indikationsstellung und optimaler Technik eine so gute morphologische und insbesondere auch topographische Beurteilung des zentralen und zum Teil auch des mehr peripheren Bronchialbaumes.

Poststenotisch, entzündliche oder postoperativ bedingte Lappen- oder Segmentverlagerungen lassen sich prä- oder postoperativ nur durch die Bronchographie hinreichend klären. Für den Thoraxchirurgen ist daher zur exakten topographischen Herdlokalisa-

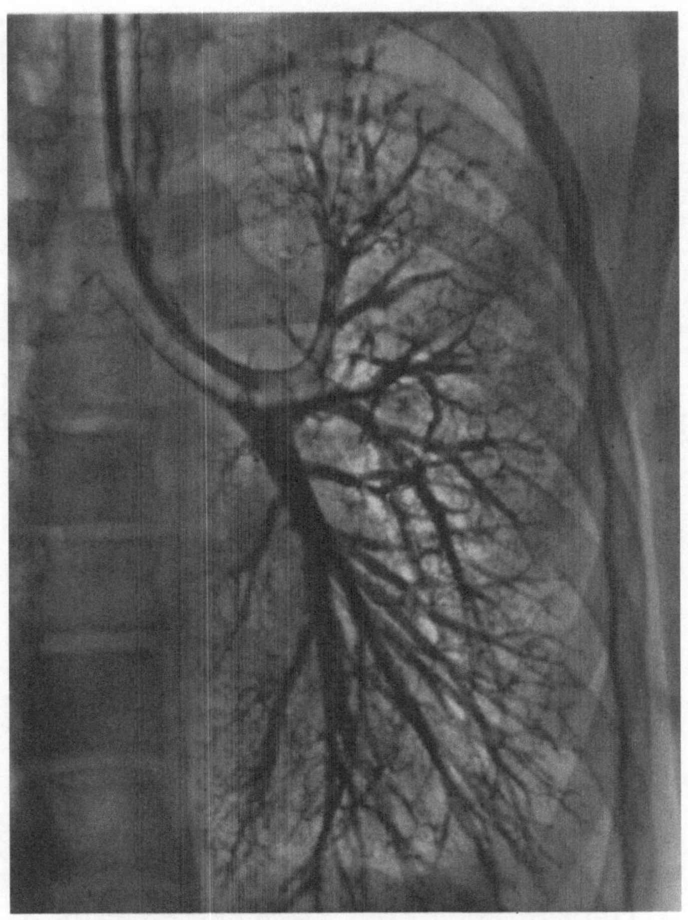

Abb. 17a u. b. Zum Ausschluß einer Anomalie des Bronchialsystems: Bronchographie der linken Lunge im d.-v. und d.-s. Strahlengang bei totaler Lungenvenenfehlleitung mit großem Vorhofseptumdefekt (figure of eight-Syndrom). Unauffälliges Bronchogramm der linken Lunge bei normal angelegtem Bronchialbaum

tion präoperativ in der Regel eine Übersichtsbronchographie des entsprechenden Lungenlappens bzw. der ganzen Lunge unerläßlich, unter anderem *speziell beim Vorliegen von Bronchiektasen* (Abb. 19). Ein Bronchiektasenrezidiv der Restlunge nach Unterlappenresektion kann postoperativ exakt nur durch die Bronchographie gesichert werden (ANACKER, G. LINDEN u. F. X. EISENREICH).

b) Bronchographie und Lungenfunktion

Grundsätzlich belastet die Bronchographie die Atemfunktion im Gegensatz zur Schichtuntersuchung nicht unwesentlich. In diesem Zusammenhang muß auf die Untersuchungen von SCHOSTOCK und HÖFFKEN hingewiesen werden, die unabhängig voneinander feststellten, daß die Lungenfunktion zumindestens vorübergehend durch die Bronchographie eingeschränkt wird.

SCHOSTOCK (1953) führte bei Verwendung wasserlöslicher hypertonischer Kontrastmittel (Joduron B, Bronchoselektan) mit dem großen Knipping-Gerät spirographische Untersuchungen an Patienten vor und nach der Bronchographie durch. Die Bronchographie nahm er bei einem Teil der Patienten in Lokalanästhesie, bei dem anderen Teil in Intubationsnarkose vor (Inaktin-Succinyl).

Bei der Analyse der spirographischen Ergebnisse fand SCHOSTOCK im Mittelwert ein Absinken der Vitalkapazität gegenüber dem Ausgangswert vor der Bronchographie um

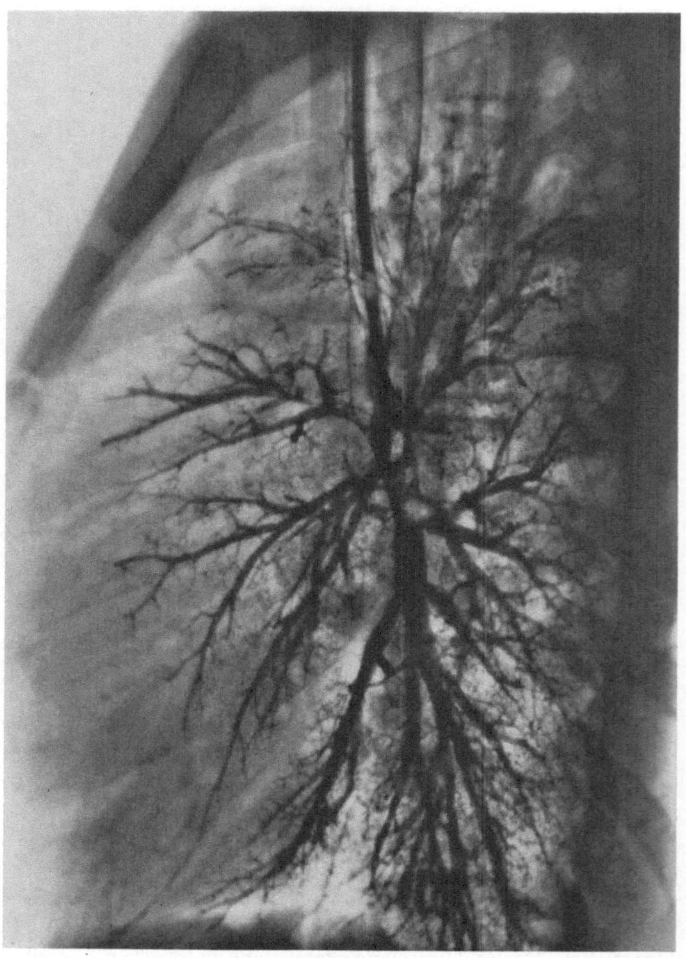

Abb. 17b

21,1% am 1. Tag und um 3% am 5. Tag nach der Bronchographie. Die volle Lungenfunktion wurde im Mittel erst wieder am 7. Tag nach der Bronchographie, die in lokaler Betäubung ausgeführt worden war, erreicht. Die Reserveluft nahm bei obigen Untersuchungen am 1. Tag um 28% ab.

Die Lungenfunktionseinschränkung nach den Bronchographien in örtlicher Betäubung führte SCHOSTOCK weniger auf die Lokalanästhesie zurück als auf die akut entzündlichen Bronchus- bzw. Parenchymreaktionen. Diese Reaktionen sind nach SCHOSTOCK durch das längere Verweilen des hypertonischen Kontrastmittels im Bronchialbaum infolge unzulänglichen Kontrastmittelabhustens bedingt.

Dazu im Gegensatz konnte SCHOSTOCK spirographisch nach Bronchographien in Intubationsnarkose (Inaktin-Succinyl) keine Einschränkung der Atemfunktion feststellen. Diese fehlende Einschränkung der Atemfunktion nach Bronchographie in Intubationsnarkose ist nach SCHOSTOCK bedingt durch die Möglichkeit des sofortigen gezielten

Absaugens des Kontrastmittels, in diesem Fall des wasserlöslichen hypertonischen Kontrastmittels (Joduron B, Bronchoselektan).

ANACKER (1953) führte Untersuchungen zur selektiven Spirometrie der Lungenlappen durch. Er fand die Unterlappenbelüftung am ausgeprägtesten, besonders die der Unterlappenspitze, weniger ausgeprägt die Belüftung der Oberlappen und die geringste Belüftung im Bereich des Mittellappens. ANACKER fand ferner bei seinen Untersuchungen zur Lappenspirometrie die Vitalkapazität der Lunge durch die Anaesthesie (10—15 ml Salicain mit 2—3 Tropfen Suprarein 1:1000) im Mittel um 15—20% erniedrigt.

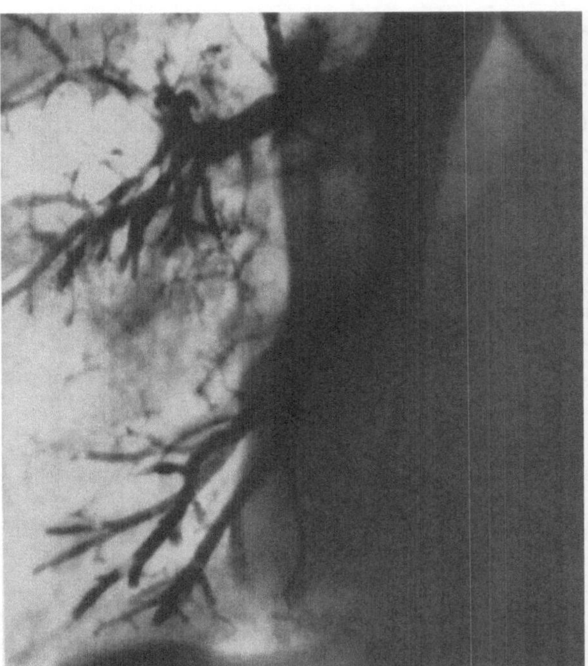

Abb. 18

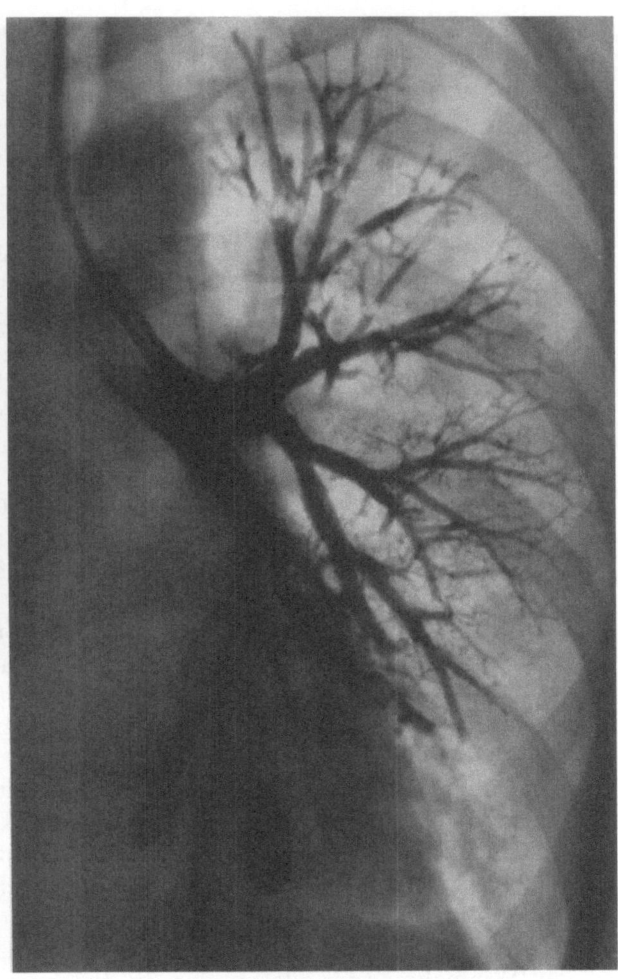

Abb. 19

Abb. 18. Bronchographie der rechten Lunge: Zirkuläre Tumorstenose am Ursprung des rechten Unterlappens direkt unterhalb des Abganges des Mittellappenstammbronchus mit Füllungsausfall der Unterlappensegmente

Abb. 19. Bronchographie der linken Lunge: Zylindrisch-sackförmige Bronchiektasen des linken Unterlappens, zylindrische Bronchiektasen auch des inferioren Segmentes der Lingula, die sekretgefüllt sind und daher das Kontrastmittel unzulänglich aspirieren

Nach HÖFFKEN bewirkt die Kontrastmittelblockade eine sofortige Reduzierung der Sauerstoffsättigung. Die Sauerstoffwerte stiegen nach den Untersuchungen von HÖFFKEN nach Abhusten des Kontrastmittels langsam an, normalisierten sich jedoch schneller bei zusätzlicher Sauerstoffgabe. HÖFFKEN (1954) schlägt daher vor, die Bronchographie in örtlicher Betäubung unter Sauerstoffzufuhr durch einen zusätzlichen Nasenkatheter durchzuführen. Dieser Vorschlag ist von besonderer Bedeutung bei der Bronchographie von in ihrer Lungenfunktion bereits eingeschränkten Patienten.

HÖFFKEN (1954) ist im Gegensatz zu SCHOSTOCK der Ansicht, daß sich die Verhältnisse der Lungenfunktion bei der Bronchographie in Narkose und der in Lokalanaesthesie vor und nach der Untersuchung praktisch gleichen. Das Kontrastmittel wird bei der Bronchographie in Lokalanaesthesie in der Regel fast völlig abgehustet. Ausnahmen bilden lediglich Bronchiektasen und poststenotische Kontrastmittelreste, die wie bei der Bronchographie in Intubationsnarkose auch bei der Bronchographie in örtlicher Betäubung abgesaugt werden können. Unseres Erachtens treten Kontrastmittelretentionen in gesunden Lungenarealen bevorzugt auf bei zu ausgiebiger Aspiration des Kontrastmittels in die Peripherie mit dadurch bedingter geringerer Eliminationsmöglichkeit durch Abhusten.

c) Methodisches Vorgehen bei der Bronchographie

(Prämedikation, Anaesthesieprobleme)

Prinzipiell kann die Bronchographie in lokaler Betäubung und in Intubationsnarkose als Beatmungsbronchographie unter Verwendung von Relaxantien ausgeführt werden. Der Vorteil der Bronchographie in Lokalanaesthesie gegenüber der in Vollnarkose beruht bekanntlich auf der erhaltenen aktiven Beweglichkeit des Patienten und der Möglichkeit der Funktionsdiagnostik bei aktiver inspiratorischer Kontrastmittelinspiration durch die gesunden Lungensegmente, bei fehlender bzw. nur geringer Aspiration des Kontrastmittels durch die kranke Lunge. Nicht aspirierende Lungenareale müssen in ihren Segmenten dann gezielt, d.h. mit lenkbaren Sonden gefüllt werden.

Wir führen die Bronchographie nicht ambulant aus und nehmen die Patienten stets zu dieser Untersuchung für mehrere Tage stationär auf. Wir nehmen die Bronchographie in der Mehrzahl der Fälle in Lokalanaesthesie und in der geringeren Zahl der Fälle als Beatmungsbronchographie in Intubationsnarkose vor.

Eine zweckmäßige Vorbereitung des Patienten ist zur Bronchographie unumgänglich. So verabfolgen STUTZ und VIETEN (1955) am Vorabend 0,2 g Luminal (Nembutal) per os und geben 2 Std vor der Untersuchung bei nüchternem Patienten 0,1 Luminal natrium s. c. sowie $^1/_2$ Std vor der Untersuchung 0,0005 Atropin sulf. Sie empfehlen die zusätzliche Prämedikation von 0,025 Atosil per os am Vorabend und von 0,025 Megaphen mit 0,025 Atosil s. c. 2 Std vor der Untersuchung.

STRNAD (1956) legt großen Wert auf eine Dämpfung bzw. psychische Beruhigung der zu bronchographierenden Patienten. Er gibt 2—3 Tage lang abend jeweils 1 Tablette Phanodorm bzw. 0,1 Luminal, erforderlichenfalls diese Medikation morgens und abends vor der Untersuchung. Am Untersuchungstag Phanodorm bzw. Luminal, eventuell in Kombination mit Atosil. 15—20 min vor der Bronchographie 0,00025—0,0005 Atropin sulf. s. c.

Die mit Luminal vorgenommene Sedierung kann entsprechend dem obigen Düsseldorfer Vorschlag (IRMER u. KOSS; VIETEN) durch Phenothiazin-Derivate wie Atosil und Megaphen potenziert werden. Atosil und Megaphen wirken zentral und peripher, blockieren das vegetative Nervensystem, reduzieren den Stoffwechsel und senken den Sauerstoffverbrauch. Nach KEIL (persönliche Mitteilung an STUTZ u. VIETEN) potenziert Megaphen ohne Zunahme des toxischen Effektes den lokalanaesthetischen Effekt.

Wir nehmen im allgemeinen die Potenzierung der Schleimhautanaesthesie mit diesen Phenothiazin-Derivaten nicht vor, besonders auch nicht bei einer der Hauptindikationen der Bronchographie, der Diagnostik der Bronchiektasie und der dieses Leiden ursächlich mitbedingenden deformierenden Bronchitis.

Phenothiazin-Derivate können durch vegetative Blockade eine Atonie der Bronchien hervorrufen und damit zylindrische Bronchiektasen vortäuschen. Auf diese Irrtumsmöglichkeit haben bereits STUTZ und VIETEN (1955) hingewiesen.

Die lokale Anaesthesie wird stets am nüchternen Patienten vorgenommen. Künstliche Gebisse, die nicht fixiert sind, werden herausgenommen. Die Lokalanaesthesie kann mit unterschiedlichen Lokalanaesthetica durchgeführt werden. Pantocain sollte jedoch unseres Erachtens als Lokalschleimhautanaestheticum (KEIL u. VIETEN) nicht mehr verwandt werden. Bekanntlich beträgt die zu verantwortende Höchstdosis zur Schleimhautanaesthesie des Tracheobronchialbaumes 40 mg, *ohne Zusatz von Adrenalin.* Wir benutzten seit geraumer Zeit zur Schleimhautanaesthesie bei der Bronchographie Novesine

1 % (WANDER) und sind mit der erzielten Schleimhautanaesthesie im allgemeinen zufrieden. Man kann insgesamt zur Anaesthesie von diesem Anaestheticum bis 10 ml verwenden, kommt aber in der Regel mit etwa 6 ml Novesine 1 % aus.

Prinzipiell kann man die Anaesthesie unter Verwendung des Kehlkopfspiegels (STUTZ u. VIETEN, u. a.) oder mit dem kleinen Laryngoskop entsprechend dem Vorschlag von STRNAD und BERNHARD ausführen. Wir verwenden im allgemeinen die letztere Methode (Laryngoskop), die sich sehr schnell auch für den Ungeübten erlernen läßt. Wir sind jedoch der Ansicht, daß auch die erstere Methode (Verwendung des Kehlkopfspiegels) bei Ausführung der Schleimhautanaesthesie ihre Vorteile hat, besonders bei Patienten mit intaktem, kräftigem Oberkiefergebiß und bei älteren Patienten, die den Kopf nicht ausreichend reklinieren und auch den Mund nicht weit öffnen können.

In der Regel benutzt man zur Applikation des Lokalanaestheticums bei Arbeit mit dem Kehlkopfspiegel einen Zerstäuber mit gebogener Kehlkopfspritze. Bei Verwendung des kleinen Laryngoskops zur Schleimhautanaesthesie des Pharynx und des Larynx benutzen wir eine 5 ml fassende Zweiringspritze mit geradem Kehlkopfzerstäuberansatz. Dieser ist mit der Spritze durch einen Bajonettverschluß gegen ein Abgleiten in die Trachea gesichert. Man kann zur Schleimhautanaesthesie des Pharynx und Larynx jedoch auch einen Watteträger zur Schleimhautpinselung verwenden. Bei der Anaesthesie gehen wir systematisch vor, anaesthesieren unter kräftigem Zerstäuben nacheinander die obere Zahnleiste, falls zahnlos, Zahngrund, Uvula, Rachenhinterwand, Epiglottis und die Stimmbänder. Der Kehlkopf mit den Stimmbändern läßt sich in der Regel mit dem Laryngoskop gut einstellen. Es wird mehrmals bei tiefer Inspiration des Patienten Anaestheticum durch die Stimmritze gesprüht, man erhält dadurch bereits eine weitgehende Anaesthesie der Trachea, speziell auch der Carina. Bei der Anaesthesie muß man sich etwas Ruhe lassen, darf nicht überstürzt arbeiten und muß auf den Patienten beruhigend wirken. Wenn man den Eindruck hat, daß die Anaesthesie, wie vorgehend beschrieben, ausreichend wirksam ist, führt man unter Sicht des Laryngoskopes die angefeuchtete Sonde durch die Trachea ein und setzt die Anaesthesie endobronchial fort. Hierbei ist es zweckmäßig, die Carina, die Haupt-, Lappen- und Segmentbronchien unter Röntgenbildverstärker-Fernsehdurchleuchtung zu sondieren und entsprechend zu anaesthesieren. Es empfiehlt sich dabei, nicht nur die zu bronchographierende Lunge zu anaesthesieren, sondern auch die der Gegenseite.

In Ausnahmefällen führen wir die Bronchographie in endotrachealer Narkose aus. FROMMHOLD (1951) sowie IRMER und LIEBSCHNER (1952) haben als erste über die Vorteile der Bronchographie in Intubationsnarkosen berichtet und die Methode beschrieben. Für einige Autoren (A. LEB; W. NEFF; K. AMMEN) ist die Narkosebronchographie die Routinemethode.

Die Narkosebronchographie ist die Methode der Wahl bei Kindern (C. J. J. MORKANE u. W. J. PRYROR; W. NEFF; W. THAL) und bei sensiblen, vegetativ-stigmatisierten Patienten, für die die Bronchographie in Lokalanaesthesie eine unzumutbare psychische Belastung wäre. Auch bei Patienten mit Emphysem und mit mehr oder weniger ausgedehnten Bronchiektasen und dadurch bedingter respiratorischer Insuffizienz ist die endotracheale Narkose, d.h. die Intubationsbronchographie eine absolute Indikation.

Gleiches ist auch bei Patienten mit Tumoren und Lungenerkrankungen jeglicher anderer Ätiologie, die diagnostisch einer Bronchographie zugeführt werden müssen, verbindlich. Beim Bronchiektatiker wird in der Regel eine Übersichtsbronchographie großer Lungenareale, auch mit Darstellung der Lunge der Gegenseite, verlangt. Dies bedeutet eine zusätzliche Einschränkung der Atemreserven. Im übrigen ist das Problem der Anaesthesie in lokaler Betäubung, besonders bei den sog. feuchten Lungen der Bronchiektatiker bzw. der Patienten mit deformierender Bronchitis, nicht selten ein unlösbares Problem.

Die Vorteile der Bronchographie in Intubationsnarkose sind daher, die Schonung der Psyche, die retrograde Amnesie der Patienten, die Möglichkeit der Serienbronchographie mehrerer Lungenlappen (K. AMMEN), auch bei Patienten im geschwächten Allgemeinzustand, insbesondere bei Patienten mit herabgesetzter Lungenfunktion. Die Nachteile der Bronchographie in Allgemeinnarkose, wie die mangelnde aktive Beweglichkeit des Patienten und die weniger physiologische Art der Bronchographie im Gegensatz zu der in Lokalanaesthesie, sind in diesen speziellen Indikationen von geringerer Bedeutung.

Der größere personelle und apparative Aufwand fällt nach unserer Erfahrung an größeren Kliniken mit ausgebildeten Anaesthesisten, als nicht nachteilig ins Gewicht. Ein im Vergleich zur Bronchographie in Lokalanaesthesie größerer Zeitaufwand entsteht nicht. Das Gegenteil ist bei zielbewußter, schneller Zusammenarbeit zwischen geübten Anaesthesisten und Röntgenologen der Fall.

Uns hat sich bei der Bronchographie in endotrachealer Narkose folgende Technik bewährt:

Am Abend vor der Narkose erhalten die Patienten als Prämedikation 0,75 mg/kg (Körpergewicht) Dolantin + 0,35 mg/kg Atosil subcutan, am frühen Morgen des Untersuchungstages 0,3 mg/kg Psyquil intramuskulär und eine Stunde vor Narkosebeginn 1,5 mg/kg Dolantin + 0,007 mg/kg Atropinum sulfuricum subcutan.

Die Einleitung der Endotracheal-Narkose erfolgt mit Inactin 5 mg/kg i.v. Nach Einschlafen des Patienten wird Succinylcholin in gleicher Applikation 1 mg/kg verabreicht. Bis zur völligen Relaxation des Patienten wird mit O_2 beatmet. Anschließend erfolgt die Intubation mit einem Magill-Tubus, der mit einem T-förmigen Konnektionsstück zum Narkosesystem hin verbunden ist. Durch die Absaugöffnung dieses Verbindungsstückes wird der Katheter zur Instillation des Kontrastmittels eingeführt. Die Beatmung erfolgt im halbgeschlossenen System mit einem Gasflow von 2 l O_2 und 6 l N_2O. Die Absaugöffnung wird dabei mit dem Daumen verschlossen und nur zur Instillation des Kontrastmittels intermittierend freigegeben. Die Narkose wird mit kleinen Gaben von Inactin und Lysthenon bei Vermeidung einer Hypoxämie bzw. einer Hypercapnie aufrechterhalten. Nach Beendigung der bronchographischen Untersuchung läßt sich unter starkem Sog mit Hilfe des liegenden Katheters und anschließend eines weitlumigen, das Kontrastmittel weitgehend absaugen. Der Tubus wird bei ausreichender Spontanatmung entfernt.

d) Das Kontrastmittelproblem bei der Bronchographie

Ölige Kontrastmittel (Jodipin-Merck, Lipiodal-Lafay) wurden lange Zeit zur Bronchographie verwandt. Diese öligen Kontrastmittel benötigten im Vergleich zu den jetzt gebräuchlichen, wasserlöslichen, schnell resorbierbaren Kontrastmittel eine weniger ausgiebige Schleimhautanaesthesie, wiesen jedoch gewichtige Nachteile auf, wie eine zu geringe Oberflächenspannung mit dadurch bedingter tropfenartiger Anordnung des Kontrastmittels. Ölige Kontrastmittel hatten ferner eine zu geringe Viscosität mit dadurch zu schnellem Kontrastmittelabfluß in die Peripherie. Wesentliche Nachteile der öligen Kontrastmittel waren ferner die lange Verweildauer und das Auftreten erheblicher Gewebsschäden mit Entstehung von Jodölgranulomen und Lungenfibrosen. Schattengebende Jodölreste wirkten störend bei Kontrolluntersuchungen (STRNAD). R. HESS fand nach Bronchographien mit carboxymethylzellulosehaltigen Kontrastmitteln in 18 Fällen nach Verwendung von Joduron B und einmal nach Umbradil viscös B Fremdkörperreaktionen (Fremdkörpergranulome).

Gegenwärtig werden wasserlösliche Kontrastmittel zur Bronchographie verwandt.

Die neuerdings verwandten Kontrastmittel sind isotonische, wäßrige Kontrastmittelsuspensionen wie z.B. das Broncho-Abrodil (Bayer) und das Propyliodon (Cilag). Diese isotonischen, wäßrigen Kontrastmittel reizen die Schleimhäute im Vergleich zu den vorher gebräuchlichen hypertonischen, wäßrigen Kontrastmitteln erheblich weniger. Nach Angaben der Hersteller des Broncho-Abrodil (Bayer) ist daher eine besonders tiefe Schleimhautanaesthesie endobronchial nicht erforderlich. Wir verwenden als Kontrastmittel das isotonische, wäßrige Propyliodon (Cilag), neuerdings (Stolze) mit gutem Erfolg das kontrastreiche isotonische wasserlösliche Hytrast (Byk-Gulden), halten jedoch auch bei diesen Kontrastmitteln eine gute endobronchiale Schleimhautanaesthesie zum Gelingen der Bronchographie für unerläßlich.

Wesentlich für die Brauchbarkeit eines Kontrastmittels und ganz allgemein für das Gelingen der Bronchographie ist unter anderem seine Viscosität und damit die Abflußgeschwindigkeit des Kontrastmittels in die Peripherie. Ein zu schnelles Abfließen des Kontrastmittels, wie im Fall der früher gebräuchlichen öligen Kontrastmittel ist unerwünscht und führt zu einer störenden, diagnostisch nicht erwünschten Füllung der Bronchiolen und Acini. Die Viscosität auch der wasserlöslichen isotonischen Kontrastmittel ist unter anderem auch temperaturabhängig. Broncho-Abrodil hat dabei ein „umgekehrtes Fließverhalten“, d.h. es wird mit zunehmender Erwärmung dickflüssiger und hat damit eine größere Viscosität. Im allgemeinen soll es daher bei Zimmertemperatur endobronchial instilliert werden.

Vieten u. Mitarb. messen der Viscositätszunahme des Abrodil bei Temperaturerhöhung wesentliche Bedeutung bei. Sie begründen diese Annahme ausführlich physikalisch.

Wir sind mit Schulz u. Swart der Ansicht, daß die Fließeigenschaften der Kontrastmittel neben deren spezieller Viscosität auch abhängig sind von der Weitstellung der Peripherie und damit vermutlich auch von einer eventuell zu ausgedehnten Anaesthesie des peripheren Bronchialbaumes. Man darf bei der endobronchialen Schleimhautanaesthesie nicht in den Fehler der zu ausgedehnten Anaesthesie verfallen, besonders bei Prämedikation mit Phenothiazin-Derivaten, die wir — wie bereits gesagt — in der Regel nicht verwenden. Stutz u. Vieten haben bereits früher (1955) darauf hingewiesen, daß die Lungenperipherie nicht anaesthesiert werden sollte. Gelangt nämlich Kontrastmittel bei zu ausgiebiger Anaesthesie des Lungenmantels in die Peripherie, so kommt es zur diagnostisch störenden Füllung derselben mit dem Bild des sog. „belaubten Baumes“. Die Vermeidung dieses unerwünschten Befundes ist somit nicht nur eine Viscositäts- bzw. Kontrastmittelfrage, sondern möglicherweise auch ein Problem der endobronchialen Anaesthesie vor allem des Adrenalin-Zusatzes, der die Bronchiolen erweitert.

Von spezieller Bedeutung ist dabei unseres Erachtens die Tatsache, daß eine Kontrastmittelretention bzw. -speicherung nur dann auftritt, wenn das Kontrastmittel bei der Bronchographie zu weit in die Peripherie, wie vorgehend beschrieben, abfließt.

A. Distelmaier, Ch. Gloxhuber, H. Gremmel, G. Hecht, H. Scholtan, H. Vieten und K. H. Willmann sahen bei gezielter endobronchialer Kontrastmittelinjektion in geschädigte Lungenabschnitte Kontrastmittelretentionen, im Gegensatz zur Kontrastmittelinjektion in gesunde Lungenabschnitte, wo das Kontrastmittel aktiv aspiriert, aber auch schnell eliminiert wurde. Wir haben gleiche Beobachtungen bei unseren Untersuchungen gemacht.

e) Technik der Instillierung des Kontrastmittels

Ungezielte Kontrastmittelinstillationen in Form der transglottischen Verschluckmethode oder der nicht ungefährlichen percutanen Punktion der Trachea durch die Membrana cricothyreoidea werden heute allgemein nicht mehr durchgeführt.

Man bedient sich heutzutage zur Bronchographie spezieller steuerbarer Sonden, mit denen man die interessierenden Lungenlappen und -segmente gezielt aufsucht und das Kontrastmittel dann instilliert.

Die erste steuerbare Sonde, die eine gezielte Kontrastmittelapplikation ermöglichte, ist die auch heute noch gebräuchliche und sehr zweckmäßige Sonde nach STRNAD. Es handelt sich hierbei um eine halbstarre Sonde von etwa 45 cm Länge mit gekrümmtem, weichem Zwischenstück aus Paragummi an ihrem distalen Ende, das mit einer Metallolive armiert ist. Diese Sonde ist über einen in ihrem Lumen laufenden Seidenfaden steuerbar und ermöglicht eine Sondierung der Lungenlappen und -segmente. STRNAD hebt als besonderen Vorteil seiner Sonde die Möglichkeit der Blockierung des sondierten Segmentbronchus durch die Metallolive des Sondenkopfes hervor. Durch diese Blockierung erreicht man ein Vollfüllungsbild des bronchographierten Lungenareals und somit unseres Erachtens ein diagnostisch optimales bronchographisches Resultat. Ein gewichtiger Vorteil der Strnadschen Sonde ist es, daß man mit einer Sonde sämtliche Lungenlappen und auch die entsprechenden Segmente sondieren kann, während beim Métras-Katheter ein ganzer Satz verschiedener Spezialkatheter mit speziellen Biegungen für die Sondierung der einzelnen Lappen- und Segmentbronchien vorgesehen ist und zusätzlich auch ein Mandrin zum Einführen der Katheter durch die Stimmritze erforderlich wird. Die Einführung der Strnadschen Sonde durch die Stimmritze in die Trachea erfolgt mittels eines distal beleuchteten Laryngoskops.

Die später (1947) zur gezielten Sondierung und Kontrastmittelapplikation eingeführten Métras-Katheter sind halbstarre Sonden, deren distale Enden entsprechend den Abgängen der Bronchien gekrümmt sind. Sie sind in verschiedenen Stärken erhältlich mit Krümmungen für die Unterlappen rechts und links (gerade), die Oberlappen (stark gekrümmt), Lingula und Mittellappen (leicht gekrümmt) und doppelt gekrümmt für die apikalen Unterlappensegmente.

Die Métras-Katheter werden bei der peroralen Methode mittels Kehlkopfspiegel auf einen eingefetteten, vorne entsprechend dem Oberlappenkatheter gekrümmten Metallmandrin aufgezogen. Die Spitze des Mandrins liegt dicht vor dem Katheterende. Unter Sicht des Kehlkopfspiegels oder Fernsehdurchleuchtung wird die Spitze des Katheters in die Stimmritze gelegt und der Katheter über das Mandrin in die Trachea eingeführt. Man kann den Métras-Katheter auch mittels eines Laryngoskops einführen (STOLZE). Zur Behebung der Spitzenkrümmung, z.B. des Oberlappenkatheters, die bei dieser Einführungsmethode am Kehlkopf stört, ist es dann zweckmäßig, diese durch eine bis dicht vor die Katheterspitze geführte Frommhold-Gaulsche Sonde zu strecken. Prinzipiell entspricht der Einführungsmodus sonst dem der Strnadschen Sonde.

Bei der transnasalen Einführung des Métras-Katheters (HÖFFKEN; STUTZ und VIETEN) ist eine zusätzliche Anaesthesie einer Nasenseite erforderlich. Die Einführung erfolgt am seitlich vor dem Leuchtschirm stehenden Patienten durch den unteren Nasengang, Spitze des Katheters nach unten. Der Katheter wird bis in Höhe des Schlundes unter Durchleuchtungssicht vorgeschoben. Die Katheterspitze liegt in der Regel dann in einer der Valleculae. Der Patient wird nun aufgefordert, den Kopf nach hinten zu beugen. Der Katheter wird dann um 180 Grad gedreht und langsam unter Durchleuchtungssicht durch die Stimmritze in die Trachea geschoben. Vorteil dieser Methode ist die gute Fixierung des Katheters, insbesondere auch beim Hustenstoß unter der endobronchialen Anaesthesie. STUTZ u. VIETEN bevorzugen gegenüber der peroralen die transnasale Einführung des Katheters, da sie gleichzeitig durch den Mund Sauerstoff zuführen. Dadurch wird ein zusätzlicher endonasaler Katheter überflüssig.

Nach endotrachealer Einführung des Katheters, sei es die Strnadsche Sonde, die wir bevorzugen, oder der sonst gebräuchliche Métras-Katheter, wird die Anaesthesie endotracheal und endobronchial fortgesetzt, wie bereits beschrieben. Die gezielte Kontrastmittelapplikation mittels einer steuerbaren Sonde wird erst nach Abschluß der endobronchialen Anaesthesie vorgenommen.

Prinzipiell streben wir im Bronchogramm, wie auch C. ESSER, die Vollfüllung der Bronchien, speziell der Lappen- und Segmentbronchien an. Beschlagaufnahmen der

Bronchialwandungen ergeben unseres Erachtens auf Grund der inkompletten Füllung, besonders zum Nachweis lokalisierter Bronchusstenosen, nicht unbeträchtliche Möglichkeiten der Fehlinterpretation. Unumgänglich zur Segmentlokalisation ist bei der Bronchographie neben der Aufnahme im d.-v. Strahlengang, die im sinistro-dextralen (s.-d.) bzw. dextro-sinistralen (d.-s.) Strahlengang, erforderlichenfalls auch im 1. und 2. Schrägdurchmesser. Bei exakter Indikation, optimaler Technik und Kenntnis der Varianten des Tracheobronchialbaumes, wird die Bronchographie in ihrer Aussage für den Erfahrenen eine wertvolle Ergänzung der vorgehenden Untersuchungsmethoden sein. Sie ist keinesfalls eine Konkurrenzmethode der Schichtuntersuchung, sondern ergänzt diese bei sinnvollem Einsatz.

9. Fistelfüllung im Thoraxbereich

Häufigste Indikation der Fistelfüllung im Thoraxbereich ist die Darstellung pleuraler Resthöhlen nach Lappen- oder Segmentresektionen und bei chronischem Lungenempyem.

Prinzipiell werden Röntgenaufnahmen der kontrastmittelgefüllten Resthöhlen in beiden Ebenen vorgenommen. Zweckmäßig ist die Durchführung der Kontrastmittelinstillation unter RBV-Fernsehdurchleuchtung mit gezielten Aufnahmen der Resthöhle in beiden senkrecht aufeinander stehenden Ebenen nach optimaler Füllung. Zur Vermeidung von Irrtümern ist sorgfältig darauf zu achten, daß das Kontrastmittel nicht retrograd aus dem Fistelkanal bzw. neben dem Drain auf die äußere Thoraxwand läuft.

Die Technik der bronchocutanen oder der cutaneo-pleurobronchialen Fistelfüllung entspricht der der Resthöhlen und erfolgt von außen.

Fisteln im Bronchialsystem, seien sie Folge von Einschmelzungen von Lymphknoten (broncho-nodulär) oder Folge pulmonaler Einschmelzungen mit bronchogener Beteiligung, können durch Schichtung, gelegentlich bronchographisch dargestellt werden (Vieten).

Schwierig ist die Diagnose bronchopleuraler Fisteln, die selten durch Schichtung, häufiger und besser durch selektive Bronchographie nachgewiesen werden.

10. Das Pneumomediastinum in der Thoraxdiagnostik

Das Pneumomediastinum, inauguriert von Condorelli, ermöglicht eine gewisse Differenzierung und Isolierung des sonst nicht kontrastierenden Mittelfellraumes (Cocchi).

Diese Methode gestattet in Verbindung mit der Schichtung (Pneumomediastinotomographie) von Fall zu Fall Aussagen über Ätiologie, Morphologie und Lokalisation raumfordernder mediastinaler Prozesse mit Zuordnung zum lymphatischen, bronchialen oder vasculären System.

Man kann das Pneumomediastinum direkt oder indirekt anlegen.

Die direkte Anlage des Pneumomediastinums (mindestens 300 ml Gas) erfolgt retrosternal mit einer gewinkelten Nadel. Die Nadel wird oberhalb des Manubrium sterni medial eingestochen und retrosternal parallel zum Sternum im oberen Mediastinum vorgeführt.

Man kann das Pneumomediastinum, je nach Indikation, auch direkt transtracheal, laterodorsal (Retrooesophagealraum) oder epigastrisch-retroxiphoidal anlegen.

Die indirekte Anlage des Pneumomediastinums wird präcoccygeal (L. Oliva u. P. de Albertis) oder laterococcygeal vorgenommen (800—2000 ml Gas beim Erwachsenen, bei Kindern entsprechend weniger).

Gegenindikationen der direkten Methode sind vor allem die subakute bzw. akute Mediastinitis, eine respiratorische Insuffizienz und abnorme Gefäßverhältnisse im oberen Mediastinum.

Für die indirekte retroperitoneale Gasinsufflation des Mediastinums, insbesondere die präcoccygeale, sind dagegen keine wesentlichen Kontraindikationen bekannt. Komplikationen der indirekten Methode sind hauptsächlich technischer Natur.

11. Die Angiokardiographie

Die Angiokardiographie ist eine speziell für die moderne Herzchirurgie unentbehrliche röntgenologische Untersuchungsmethode.

An Verfahren stehen zur Verfügung:

1. Das direkte Aufnahmeverfahren im Großformat 24 ×30 und 35 ×35 (Kassetten-, Rollfilm-, Blattfilmwechsler).

2. Das indirekte Aufnahmeverfahren, d.h. im wesentlichen

a) die Röntgenkinematographie mit der Arriflexfilmkamera (16 oder 35 mm Filmbreite), neuerdings mit dem RBV (Röntgenbildverstärker)-Fernsehkette.

b) Schnellserienaufnahmen mit Schirmbildkameras (Frequenzen entsprechen den Großfilmgeräten) im Format 70 ×70 mm bzw. 100 ×100 mm, zweckmäßig mit der Odelca Kamera.

Die zur Angiokardiographie benötigte Kontrastmittelmenge der zur Zeit verwandten trijodierten Kontrastmittel richtet sich nach dem Körpergewicht und beträgt bis 1,5 ml/kg Körpergewicht (maximal).

Die Injektionsgeschwindigkeit soll kurzfristig sein und beträgt, abhängig von Herzfrequenz, Schlagvolumen und Injektionsort, gelegentlich mehr als 50 ml Kontrastmittel in 1—1,5 sec (H. GREMMEL, H. H. LÖHR, F. LOOGEN u. H. VIETEN).

Die Bildfrequenz wird abhängig von der speziellen Hämodynamik über einen automatischen Programmwähler gesteuert. Die apparativ maximale Frequenz soll dabei nicht unter 6 Aufnahmen/sec liegen. Die Kontrastmittelinjektion wird mit einer automatischen Elema-Gidlund-Hochdruckspritze, die mit dem Programmwähler gekoppelt ist, vorgenommen.

Die relativ großen Filmkosten sind bei der diagnostischen Aussage des Verfahrens durchaus vertretbar. Vorteile des uns am zweckmäßigsten erscheinenden direkten Aufnahmeverfahrens im Großformat sind die gute Detaillierbarkeit, die Möglichkeit der Simultanaufnahmen in den beiden senkrecht aufeinanderstehenden Ebenen und die im Vergleich zum indirekten Aufnahmeverfahren wesentlich geringere Strahlenbelastung des Patienten.

Das weniger gebräuchliche indirekte Aufnahmeverfahren (Röntgenkinematographie) hat gegenüber dem direkten Aufnahmeverfahren eine höhere Bildfrequenz (24—48 Aufnahmen pro sec und höher) bei geringeren Filmkosten. Auf Grund der hohen Bildfrequenz ist eine eingehende Analyse der Hämodynamik möglich. Nachteilig erscheinen jedoch die im Vergleich zum direkten Aufnahmeverfahren geringere Detaillierbarkeit, der kleinere Bildausschnitt, die nur eingeschränkt möglichen und kostenaufwendigen Simultanaufnahmen sowie die größere Strahlenbelastung des Patienten.

Unseres Erachtens ist daher das direkte Aufnahmeverfahren im Großformat die Methode der Wahl. Im Spezialfall, z.B. zum Nachweis einer valvulären Pulmonalstenose wird jedoch auch das indirekte Aufnahmeverfahren, d.h. die Röntgenkinematographie mit der Arriflex-Kinokamera zur Diagnose ausreichen. Man kann dabei selektiv bei vor der Pulmonalisklappe gelagertem Katheter die valvuläre Pulmonalstenose mit Injektion weniger Kubikzentimeter Kontrastmittel nachweisen.

Prinzipiell ergeben sich die Indikationen zur Angiokardiographie aus der Klinik und den Ergebnissen der Herzkatheteruntersuchung. So wird die Angiokardiographie, bei den cyanotischen Vitien mit Rechts-Links-Shunt, bei denen in der Regel eine Mehrzahl von Anomalien vorliegt, durchgeführt. Die Anatomie dieser Anomalien kann in der Regel nur mit der Angiokardiographie präoperativ geklärt werden.

Die Angiographie wird bei den Vitien der Fallot-Gruppe z.B. durchgeführt zum Nachweis und zur Lokalisation des Septumdefektes und zum Nachweis des Hindernisses in der pulmonalen Strombahn, ferner auch zur Klärung der Topographie der Ausflußbahnen der Ventrikel speziell der Abgänge der Aorta und der Art. pulmonalis.

Zweckmäßig ist es, die Herzkatheteruntersuchung und die Angiokardiographie in einer Sitzung vorzunehmen. Man reduziert dadurch die Strahlenbelastung und erübrigt eine wiederholte Katheterisierung der Patienten mit mehrfacher Venae sectio. Damit wird auch das Risiko, das auch diese Untersuchungen beinhaltet, verkleinert.

In der Regel wird das Kontrastmittel in den rechten Ventrikel, in einem Teil der Fälle auch in den Stamm der Art. pulmonalis injiziert. Nur bei Verdacht auf Venenanomalien oder bei Annahme einer Tricuspidalatresie bzw. -stenose ist eine Injektion in die dem rechten Herzen vorgelagerten Venen bzw. in den rechten Vorhof vorzunehmen (R. Künzler u. N. Schad).

Neuerdings wird die selektive Angiokardiographie des linken Herzens nach transseptaler Katheterisierung desselben vom rechten Herzen her durchgeführt. Mit dieser Methode lassen sich überlagerungsfrei das linke Herz betreffende, angeborene bzw. erworbene kardiovasculäre Anomalien feststellen, auf die hier im einzelnen nicht eingegangen werden kann (A. J. Beuren u. J. Apitzki; J. S. MacDonald u. B. Lynn Miller).

Kontraindikationen der Angiokardiographie sind schwere Herzinsuffizienz, schwere Nieren- und Leberschädigungen. Bei cyanotischen Vitien sollte vor der Katheterisierung und der Angiokardiographie eine sog. relative Anämie ausgeschlossen werden. Hierbei besteht eine Polyglobulie mit vermindertem Färbeindex.

Patienten mit cyanotischen Vitien sind bei der Angiokardiographie mehr gefährdet als solche mit nicht cyanotischen Vitien.

Die Letalität der Angiokardiographie liegt nach den Angaben im Schrifttum bei 0,5—3% der Fälle [Vieten (Rom) 10 † bei 3501 Untersuchten $\approx$ 0,3%]. Nach Künzler und Schad vertragen auch Säuglinge die Angiokardiographie gut und diese Verff. empfehlen die Angiokardiographie bereits im frühen Kindesalter, da sich mit zunehmendem Alter die Hämodynamik des Herzens bei der Mehrzahl der cardialen Anomalien verschlechtert.

Zusammenfassend ist die Angiokardiographie eine spezielle röntgenologische Untersuchungsmethode, die präoperativ bei all den kardiovasculären Anomalien durchzuführen ist, deren Morphologie durch die Klinik und die Herzkatheteruntersuchung nicht hinreichend geklärt werden kann. Die Indikation ist gegeben durch die Klinik und die Ergebnisse der vorangegangenen Herzkatheterung.

12. Die selektive Lungenangiographie

Die manuelle Technik der selektiven Lungenangiographie entspricht im wesentlichen der der Herzkatheterisierung bzw. Angiokardiographie. Einführung des Herzkatheters (Cournand-Katheter 9 F) nach Venae sectio (Bolt) über die V. basilica, das rechte Herz in die Art. pulm. zur Lungenperipherie. Injektion von jeweils 5—10 ml Urografin 76% oder Conray 60 bzw. 70 unter Durchführung von Einzelaufnahmen, besser Schnellserienaufnahmen.

Die Lungenangiographie, speziell die selektive Lungenangiographie (W. Bolt; W. Bolt, A. Stanischeff u. O. Zorn; W. Bolt, W. Forssmann u. H. Rink) ermöglicht funktionelle und morphologische Aussagen über die Lungenstrombahn. Angiographisch lassen sich pathologische Gefäßveränderungen bei der Parenchymdestruktion, der Parenchymsklerose und der Parenchymatrophie der Lunge differenzieren (Bolt).

Die Diagnose dieser Veränderungen im selektiven Angiogramm mit Zuordnung zur entsprechenden Lungenerkrankung erfolgt auf Grund der Analyse der arteriellen, der capillaren und der venösen Füllungsphase (Bolt). Der capillären Phase kommt im Hinblick auf die Prognose pathologischer Lungenveränderungen (BOLT) eine besondere Bedeutung zu (Ausfall der capillären Füllung bei der irreversiblen Atelektase im Gegensatz zur reversiblen Atelektase).

a) Arteriographie der Arteria bronchialis

SCHOBER berichtete 1964 über die selektive Bronchialis-Arteriographie, nachdem bereits seit längerer Zeit an postmortalen Korrosionspräparaten Studien über das Bronchialarteriensystem vorlagen (W. FLORANGE; P. MARCHAND et al.; F. B. COCKETT and C. C. N. VASS; L. CUDKOWICZ and J. B. ARMSTRONG u. a.).

SCHOBER sondiert die Bronchialarterien nach dem Seldinger-Prinzip mit einem Katheter vom Typ KEFA rot von der A. femoralis aus. Nach SCHOBER gibt die Arteriographie der Art. bronchialis beim Bronchialcarcinom diagnostisch typische Hinweise.

13. Mediastinale Venographie

Die obere Einflußstauung (V. cava sup.-Syndrom) wird verursacht durch raumbeschränkende Veränderungen, die sich vom Mediastinum aus oder paramediastinal vom rechten Oberlappen komprimierend auf das Lumen der V. cava sup. auswirken.

Ursächlich handelt es sich in der Mehrzahl um maligne Tumoren, besonders das Bronchialcarcinom, bzw. Metastasen (Bronchialcarcinom, Mammacarcinom, Oesophaguscarcinom etc.), die mediastinale Lymphogranulomatose oder das Lymphosarkom [E. SCHERER u. G. UHLENDORFF (1961); SCHECHTER M. MURRAY (1954)].

Gelegentlich kann es sich auch um eine intrathorakale Struma handeln (E. SCHERER u. G. UHLENDORFF; BUCHTALA; TH. STOLZE) oder um im vorderen Mediastinum gelegene, sich raumbeschränkend auf die V. cava sup. auswirkende teratoide Cysten. Die phlebographische Röntgendiagnose der Kompression bzw. Stenosierung der V. cava sup. wird durch die mediastinale Venographie gestellt (J. WELLAUER; F. K. FISCHER; E. SCHERER u. G. UHLENDORFF; A. GEBAUER u. E. SCHNEIDER). Aortenaneurysmen, die die V. cava sup. komprimieren (SCHECHTER M. MURRAY), müssen gelegentlich durch die Angiokardiographie gesichert bzw. ausgeschlossen werden (W. IRMER u. H. GREMMEL).

Bei der Venographie der V. cava sup. injiziert man unter hohem Druck (Druckapparat) 40—60 ml eines 60% trijodierten Kontrastmittels beiderseits in die V. basilica innerhalb 1—3 sec (J. WELLAUER). Die Aufnahmen werden mit einem Kassettenwechsler (Serienaufnahmen) angefertigt. Die venöse Strömungsgeschwindigkeit variiert beim V. cava sup.-Syndrom stark. Auf eine ausreichende Zahl über einen entsprechenden Zeitraum verteilter Serienaufnahmen, wenn möglich in zwei Ebenen, ist Wert zu legen.

14. Das Flächenkymogramm in der Thoraxdiagnostik

a) Prinzip und Methodik[1]

In der Kardiologie ermöglicht das Flächenkymogramm diagnostisch verwertbare Aussagen über Bewegungsabläufe am Herzen und den Gefäßen. Auf Grund der differenten kymographischen Lateralbewegung am Herzrand ist es möglich, die Herzvorhöfe von den Herzkammern zu unterscheiden und die typischen Bewegungen an den herznahen Gefäßen, speziell den Arterien, zu registrieren. Unter Beachtung der Form, Größe und zeitlichen Zuordnung der im Flächenkymogramm auftretenden Bewegungen ergeben sich Einblicke in die Hämodynamik des Herzens, des kleinen Kreislaufs und der dem linken Herzen nachgeordneten Aorta thoracalis, die für die Diagnostik entscheidend sein können.

Gegenüber der früher zum Studium der Bewegungsabläufe an Herz und angrenzenden Gefäßen angewandten Ein- und Mehrschlitzkymographie hat sich die Flächenkymographie (STUMPF) durchgesetzt. Hierzu wird ein mehrschlitziges Raster (Blende) benutzt,

[1] Ausführlich in den Bänden III und X/1.

das den Film abdeckt, und dessen 1—1,2 mm breite Schlitze jeweils 12 mm, d.h. um Rasterbreite, auseinander liegen. Die Blende bzw. der Film verschiebt sich während der Belichtung um Rasterbreite, in der Regel um 12 mm in etwa 2,4 sec.

Zur Kennzeichnung der Bewegungen am Herzen und an den Gefäßen ist die Kymographie bei horizontalem Raster in mittlerer Inspiration auszuführen mit Registrierung der Bewegungsausschläge am linken Herzrand, am Hilus und an der Aorta.

Die Herzrandkurve ändert sich im Flächenkymogramm, im Gegensatz zum Stufenkymogramm bei durchfallendem Film, gegenüber der normalen Thoraxübersichtsaufnahme nicht. Prinzipiell kann das Raster horizontal, vertikal und schräg gestellt werden.

Die Hauptbewegungsausschläge werden unterschieden in Vorhof- und Kammerzacken. Die Vorhofbewegungen sind doppelzipflig und von kleinerer Amplitude als die eingipfligen Kammerausschläge. Ein Teil der Doppelzacke ist Folge der Vorhofkontraktion, der andere kann Ausdruck einer rückläufigen Fortleitung der Kammerkontraktion auf den Vorhof sein. Vorhofzacken kommen vor, insbesondere bei Mitralvitien, am linken Herzohr und cranial am rechten Herzrand, wo in diesem Fall der erweiterte linke Vorhof mehr oder weniger herzrandbildend werden kann. Am mehr caudal gelegenen rechten Herzrand treten Mischpulsationen auf, d.h. Vorhofzacken, die von Ventrikelzacken überlagert werden. Kammerausschläge sind am linken Herzrand zu beobachten. STUMPF beschreibt sie mit „Nase nach unten". Der schräge Nasenrücken, d.h. die Lateralbewegung, ist länger als die mehr oder weniger horizontal verlaufende, kürzere mediale Bewegung. Erstere betrifft die diastolische Phase, letztere die systolische Phase der Herzbewegung.

Wir sagen absichtlich Lateralbewegung statt Diastole und Medialbewegung statt Systole, obgleich die Systole und die Diastole die Hauptanteile dieser Bewegungen ausmachen. Die Herzbewegung setzt sich bekanntlich aus mehreren Bewegungskomponenten, der Systole und der Diastole, der Pendelung, einem Drehungseffekt und der Atemverschieblichkeit zusammen. Die wesentliche Rolle dürfte hauptsächlich den Füllungs- und Entleerungsvorgängen des Herzens und der Pendelung zukommen. Bei der Pendelung handelt es sich um Massenverschiebungen im Gegensatz zu den Füllungsschwankungen des Herzens wie in der Herzdiastole und Systole. Erstere gehen ohne intrakardiale Dichteschwankungen des Herzens einher, letztere dagegen haben eine Änderung der Dichte und Absorptionsdifferenz im Herzschatten zur Folge. Diese äußern sich im Flächenkymogramm in Aufhellungs- und Verdichtungslinien entsprechend der systolischen Herzverkleinerung und der diastolischen Herzvergrößerung und verlaufen stets parallel den Zacken der Randkurve.

Die Herzfüllung und Pendelung in gleicher Phase führen durch Addition zu Lateralbewegungen mit Großamplitude. Bei zeitlicher Versetzung dieser Bewegungen verlaufen diese gegensinnig bei kymographisch bewegungslosem Herzrand. Die im letzten Fall auftretenden Dichteänderungen zeigen, daß am Herzen keine Bewegungsruhe herrscht. Verbindet man am Herzen die lateralen und medialen Endpunkte der Kammerausschläge durch Linien, so erhält man den Bewegungsraum (STUMPF). Beim Typ I ist der Bewegungsraum an der Herzspitze am größten und an der Herzbasis am kleinsten, bei Typ II umgekehrt.

Im Flächenkymogramm werden Bewegungen, die nicht senkrecht zum Rasterablauf bzw. der Projektionsrichtung verlaufen, entweder verkleinert oder kommen bei parallelem Verlauf überhaupt nicht zur Darstellung.

b) Indikationen und Aussagewert

Die Analyse der Herzform (ZANDSKY) und der Bewegungsabläufe ermöglicht in einigen Fällen eine gezielte kardiologische Röntgendiagnostik vor Einsatz aufwendiger Methoden (Herzkatheter, Angiokardiographie). So kann man im Flächenkymogramm qualitativ die Aorteninsuffizienz von der aortalen Herzform des Hypertonikerherzens, der Aorten-

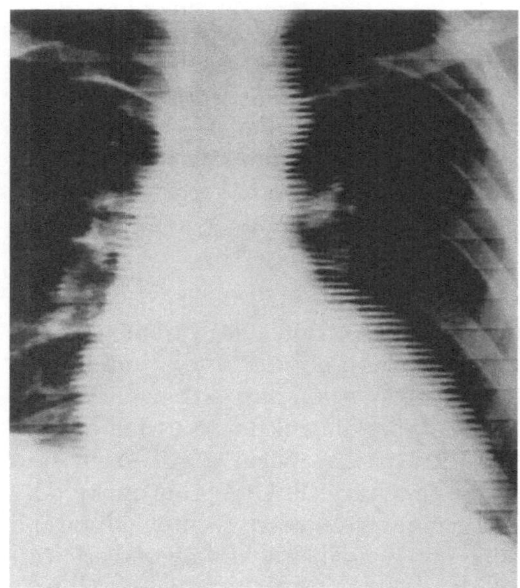

Abb. 20. Herzflächenkymogramm bei der Aorteninsuffizienz. Typ II (n. Stumpf) Schleuderzacken am Aortenbogen (Aortenknopf), Schlagzacken am Gefäßband rechts. Laterale Plateaubildungen mit hohen Anspannungszacken ventriculär am linken Herzrand zur Herzspitze

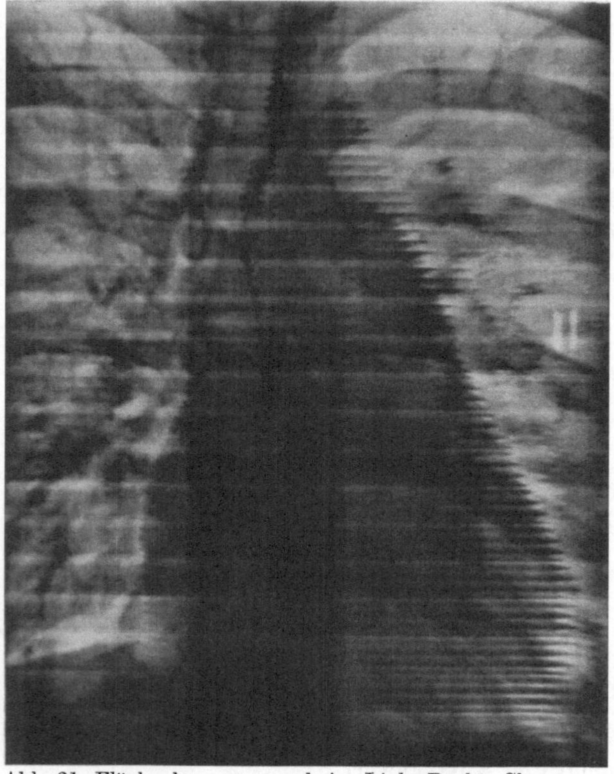

Abb. 21. Flächenkymogramm beim Links-Rechts-Shunt vom Typ des Vorhofseptumdefektes: Vorhofseptumdefekt (ASD), Kriterien der Rezirkulation. Kleine Amplituden am Aortenknopf, große Amplituden am prominenten Pulmonalissegment, expansive Pulsationen (Eigenpulsationen) der zentralen Lungenarterien

stenose und auch der Aortenisthmusstenose abgrenzen. Bei der Aorteninsuffizienz (Abbildung 20) fallen im Flächenkymogramm am Aortenbogen links typische Schleuderzacken mit spitzem Auslauf der systolischen Lateralbewegung und bogenförmiger Medialbewegung auf; rechts am Gefäßband Schlagzacken, den Schleuderzacken entsprechend, die mit interponierten, kleineren Bewegungen ungleichmäßigen Doppelbewegungen gleichen. Am linken Herzrand findet man in der Regel einen Bewegungsraum vom Typ II (nach STUMPF) mit spitzen Lateralbewegungen am oberen linken Herzrand und lateralem Plateau bei hoher Anspannungszacke am unteren linken Herzrand.

Im Gegensatz zu den typischen Kriterien der Aorteninsuffizienz sind die kymographischen Zeichen der Aortenstenose und des Hypertonikerherzens wenig charakteristisch. Demgegenüber kann man bei der Aortenisthmusstenose im gut durchexponierten Flächenkymogramm an der Aorta thoracalis descendens poststenostisch eine abgeschwächte Gefäßpulsation nachweisen. Prästenotisch sind die Ausschläge am Aortenbogen in der Regel recht kräftig und links mehr oder weniger auffällig, auch an der aufgeweiteten A. subclavia sinistra nachweisbar.

Eine entscheidende und methodisch wenig aufwendige Differentialdiagnostik ermöglicht das Flächenkymogramm in der Abgrenzung angeborener Herzgefäßanomalien mit Links-Rechts-Shunt (ASD = Vorhofseptumdefekt, VSD = Ventrikelseptumdefekt, PVT = Pulmonalvenentranspositionen, Ductus arteriosus apertus) von erworbenen (Mitralvitien, Mitralstenose, kombiniertes Mitralvitium, Mitralinsuffizienz).

Erstere (ASD und VSD, PVT, Ductus arteriosus apertus) zeigen bei hämodynamisch auffälliger Rezirkulation typische kymographische Kriterien, speziell an der A. pulmonalis und an der Aorta thoracalis. Beim ASD und VSD (Abb. 21) sieht man große Gefäßamplituden am schlanken Aortenbogen, expansive Pulsationen an den zentralen Pulmonalarterien, besonders an der A. pulmonalis inferior dextra. Beim Ductus arteriosus apertus sind die Gefäßzacken an Aorta und Pulmonalisbogen etwa gleich groß. In einem Teil der Fälle findet man diastolische Zwischenzacken am nicht immer prominenten Pulmonalissegment. Expansive Eigenpulsationen an den zentralen Pulmonalarterien sind, abhängig von der Größe des Shunt-Volumens, nicht immer nachweisbar. Im Gegensatz zu den kongenitalen Vitien mit vermehrter kleiner Kreislaufzirkulation fehlen beim erworbenem Vitium mit Stauung im kleinen Kreislauf (Mitralstenose, kombiniertes Mitralvitium, Mitralinsuffizienz) sowohl expansive Eigenpulsationen der zentralen Lungenarterien wie die für erstgenannte Herzgefäßanomalien typischen Bewegungsabläufe an Aorta und Pulmonalisbogen.

Auf Grund der unterschiedlichen Vorhof- und Kammerbewegungen kann man im Flächenkymogramm die Vorhofkammergrenze feststellen. Stumpf legt zur Differenzierung Mitralstenose — Mitralinsuffizienz Wert auf die Größe des sog. Winkels Gamma. Der horizontale Schenkel dieses Winkels wird durch den Abstand des linken unteren Herzrandes von der Medianen, der andere durch die Vorhofkammergrenze links gebildet. Werte unter 43 Grad sollen für Mitralstenose, Werte über 48 Grad eher für Mitralinsuffizienz sprechen. Unseres Erachtens kann beim nicht verkleinerten Winkel Gamma durchaus eine Mitralstenose vorliegen mit dilatierter, randbildender rechter Kammer und Rechtsverlagerung von linker Kammer und linkem Vorhof. Die Aussage des sog. Winkels Gamma ist differentialdiagnostisch nicht verbindlich (Thurn).

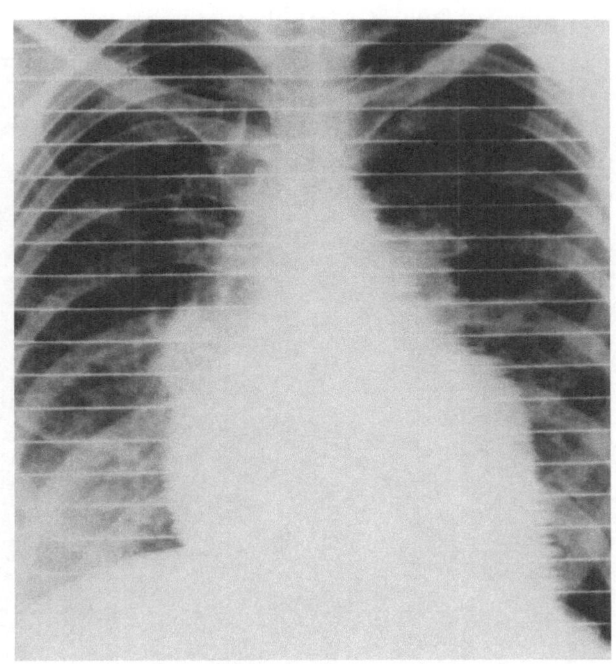

Abb. 22. Flächenkymogramm bei der Mitralstenose: Winkel Gamma klein (unter 43 Grad). Extrasystolie mit postextrasystolischer Pause (Trapezform der Lateralbewegungen). Randbewegungen an Aorta und Pulmonalissegment klein. Bewegungsruhe an den zentralen Lungengefäßen. Prominenz des linken Herzohres. Erweiterter rechts cranial randbildender, nach dorsal rechts verlagerter linker Vorhof

Im allgemeinen sind bei Mitralvitien die Gefäßamplituden am Pulmonalisstamm etwas größer als die am Aortenbogen. Die Ausschläge am Pulmonalisstamm sind wahrscheinlich größer, als es ihren tatsächlichen Volumenschwankungen entspricht. Es dürfte sich wahrscheinlich um gegenseitige Beeinflussung von Aorta und Pulmonalis mit additiver Superponierung von Bewegungen der Aorta auf die Pulmonalis handeln. Charakteristisch für die Mitralinsuffizienz soll die Dikrotie, eine Zwischenzacke in der Medialbewegung der Pulmonalis, sein, die von Stumpf auf den erhöhten Druck zurückgeführt wird. Nach unseren Erfahrungen ist diese Dikrotie kein obligatorisches Zeichen einer Erhöhung des Druckes im kleinen Kreislauf.

Auffällig bei den Mitralvitien ist die Bewegungsruhe der Gefäße im Lungenkern, besonders im Vergleich mit dem „Hilustanzen" der Septumdefekte. Man registriert allenfalls geringe mitgeteilte Bewegungen. Extrasystolen erscheinen im Kymogramm in Form ungleich großer Bewegungen der Herzränder (Abb. 22). Der Extrasystole folgt die kompensatorische Pause, die im Kammergebiet aus einer lateral abgeflachten Bewegung besteht und sich über einen längeren Zeitraum erstreckt. Die systolische Kontraktion nach der kompensatorischen Pause fällt größer aus als die vorangegangene Extrasystole.

Kymographisch ist ersichtlich, ob sich die Extrasystole auf alle Herzteile erstreckt, und ob sich alle Druckwellen in die Aorta fortpflanzen oder frustran bleiben. Der Ursprung der Extrasystolie ist nicht zu erkennen.

Vorhofflimmern wird kymographisch als Bewegungslosigkeit der Vorhöfe erscheinen, falls man nicht mit einem sehr schnellen Rasterablauf arbeitet. Flatternde Vorhöfe dürften eher zur Darstellung kommen. In der Regel wird wohl die ,,Bewegungsruhe" der Vorhöfe durch rückläufig fortgeleitete Kammerbewegungen überdeckt.

Kymographisch bewegungslose, sog. stumme oder auch bewegungs arme, verzitterte Zonen kommen hauptsächlich beim Herzinfarkt (Abb. 23) und bei Herzmuskelschwielen vor, müssen jedoch gegenüber pulsationslosen Randgebieten beim systolischen Linkspendeln und im Vergleich mit Aufnahmen bei tiefer Inspiration bei gleichzeitigem Valsalva und gegen Bewegungsruhe bei der Perikarditis abgesichert werden. Da das Kymogramm nur Ausschläge an den Herzrändern registriert, dürfte die Aufdeckung einer solchen stummen Zone scheinbar zufällig sein. Auf Grund der Erfahrungen im Schrifttum ist es jedoch wahrscheinlich, daß ein Infarkt ausgedehntere Bewegungseinschränkungen hervorruft, als nach seiner anatomischen Lokalisation anzunehmen wäre (STUMPF). Typisch für den Infarkt mit Myokardveränderungen im frühen oder späteren Stadium und für Herzmuskelschwielen oder Atrophien sind nicht nur bewegungsstumme Zonen mit Kontraktionsverlust, sondern auch aufgesplitterte, verzitterte, unregelmäßig mit systolischen Lateralbewegungen durchsetzte Randgebiete.

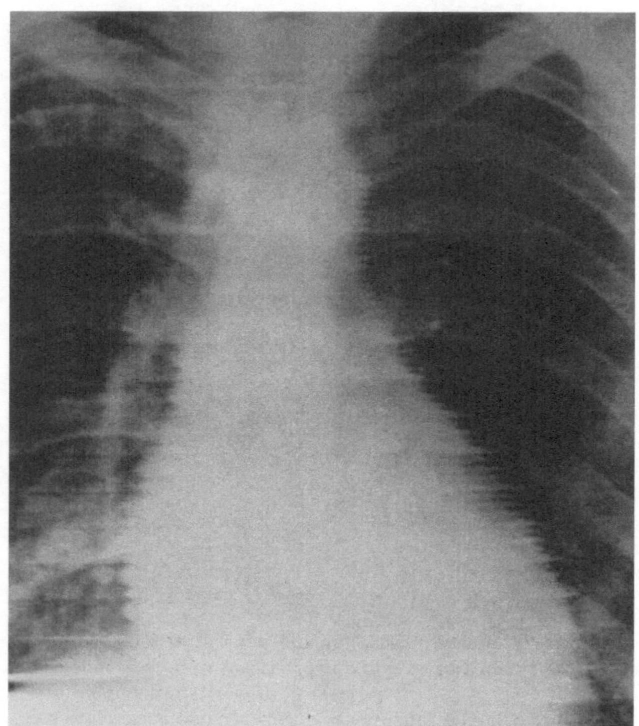

Abb. 23. Herzflächenkymogramm: Aufsplitterung der Kammerzacken nach Herzspitzeninfarkt (systolische Lateralbewegung)

Bewegungsruhe, d.h. Aufhebung der Randpulsation und der Herzverschieblichkeit, findet man bei Accretio und Concretio pericardii. In diesem Zusammenhang möchten wir auf das systolische Zwerchfellzucken hinweisen. Hierzu muß man das Raster senkrecht stellen. Es ist ein Zeichen für Verwachsungen zwischen Herzbeutel und Zwerchfell und tritt besonders beim Panzerherzen auf. Das Zwerchfell wird dabei während der Systole angehoben und ausgezackt.

Bei der Pericarditis exsudativa lassen sich in der Regel, abhängig vom Ausmaß des Perikardergusses, keine Dichteschwankungen am Herzen feststellen. Die Lateralbewegungen sind klein und lateral abgestumpft. Bei größeren Ergüssen ist der Herzrand bewegungslos. Von HECKMANN wurden bei Perikardergüssen feine Undulationen am Herzrand in Form feiner, aufgelagerter Zacken beschrieben.

Zusammenfassend ist festzustellen, daß das Flächenkymogramm in der röntgenologischen Kreislaufdiagnostik unter Berücksichtigung der Klinik und der weiteren Röntgensymptomatik entscheidende Aussagen nicht nur im Normalfall, sondern auch speziell im Hinblick auf die Hämodynamik der zu analysierenden kardiovasculären Anomalien gestattet.

Von besonderer Bedeutung erscheint uns auch die Möglichkeit, im Flächenkymogramm dem Mediastinum oder den Hili untrennbar angelagerte, tumor- oder cystenbedingte Verschattungen auf Grund ihrer kymographischen Bewegungsruhe oder ihrer mitgeteilten Bewegungen mit gewisser Wahrscheinlichkeit als nicht gefäßbedingt abzugrenzen.

15. Das Elektrokymogramm

Bei der Elektrokymographie wird der Schlitz des Aufnahmegerätes während der Durchleuchtung an mehreren Punkten auf den Herzrand senkrecht eingestellt. Die elektrokymographischen Kurven werden synchron geschrieben, fortlaufend mit dem Elektrokardiogramm und dem Herzschall.

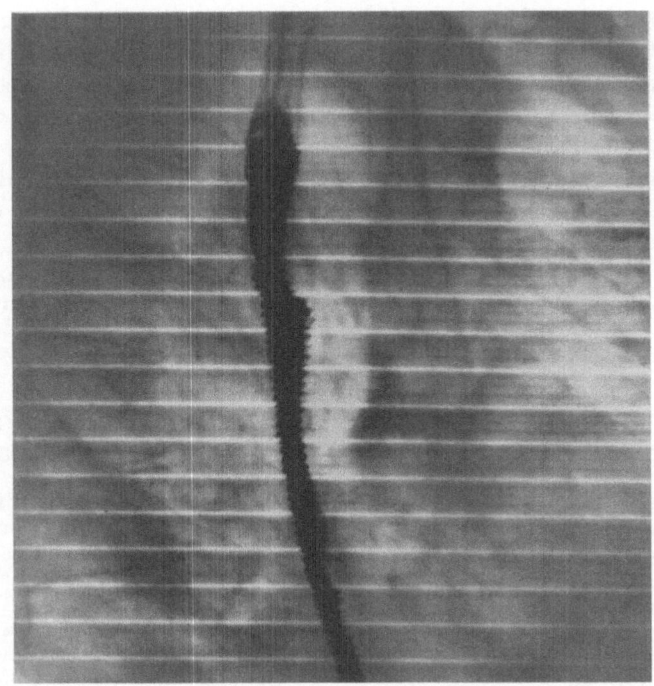

Abb. 24. Oesophaguskymogramm im 1. schrägen Durchmesser: Einschränkung der Übertragung der Pulsationsamplitude der Aorta auf den Oesophagus oberhalb der Bifurkation als Zeichen der mediastinalen Metastasierung bei weitgehend undifferenziertem klein-mittelgroß-zelligem Bronchialcarcinom des rechten Unterlappens

Das Elektrokymogramm gestattet eine exaktere Beurteilung der Bewegungsabläufe am Herzen und am Gefäßband als das Flächenkymogramm. Die Bewegungen der Herzgrenzen werden im Elektrokymogramm zeitlich und räumlich vergrößert, und die „Phasenanalyse" (Heckmann) ermöglicht die Analyse der Herzrandbewegungen frei von Sekundärbewegungen (Pendelung, Rotation).

Diagnostisch von besonderem Vorteil ist die Elektrokymographie in der Diagnostik der Myokardläsionen (contractile Dysfunktion) und des Herzwandaneurysmas (systolische, paradoxe Lateralbewegung am Herzrand). Auch Perikarderkrankungen (Perikardschwiele) lassen sich im Elektrokymogramm besser differenzieren als im Flächenkymogramm. Raumfordernde, mediastinale oder pulmonale Neoplasmen können gegenüber dem Aortenaneurysma, falls keine Thrombose vorliegt, durch den Nachweis von Volumenschwankungen geklärt werden.

Lissner hat in letzter Zeit elektrokymographische Untersuchungen zur Analyse raumbeengender Prozesse im Mediastinum bzw. zur Differenzierung tumorverdächtiger Lungenverschattungen durchgeführt.

Beim Studium der Herzbewegungen tritt die Kinematographie zur Feststellung und zum genaueren Studium verdächtiger Befunde immer mehr in den Vordergrund, besonders bei gepulstem Röhrenstrom mit sehr schneller Bildfolge. Neben dem kinematographischen Festhalten dieser Phänomene kann man auch Bildspeicher verwenden.

16. Das Oesophaguskymogramm

Beim Oesophaguskymogramm nach STRNAD wird der kontrastmittelgefüllte Oseophagus in mittlerer Inspiration im 1. Schrägdurchmesser aufgenommen. Während der Belichtung bewegt sich das Raster von oben nach unten mit einer Ablaufzeit von etwa 2,5 sec.

STRNAD registriert mit dem von ihm inaugurierten Oesophaguskymogramm die Übertragung der Pulsation des Herzens und der Aorta auf den angelagerten Oesophagus.

Raumbeschränkende, neoplastische Prozesse mit Einbeziehung mediastinaler Lymphknoten (mediastinale Mitbeteiligung) oder von der Lunge in das Mediastinum einbrechende Tumoren behindern die Übertragung der Pulsationsamplitude auf den Oesophagus oder machen diese unmöglich (Abb. 24).

Rein entzündliche mediastino-pulmonale Prozesse spezifischer oder unspezifischer Genese scheinen die Übertragung der Pulsation auf den Oesophagus nicht zu hemmen (KRAUS).

In geeigneten Fällen ermöglicht das Oesophaguskymogramm, so besonders beim Bronchialcarcinom, eine Aussage über das Vorliegen mediastinaler Lymphknotenmetastasen.

Literatur

AMMEN, K.: Zur Bronchologie der Tuberkulose. Fotobronchoskopie, Stereobronchogramme, bronchologische Technik, Nachbehandlung. Tuberk.-Arzt **15**, 698 (1961).

ANACKER, H.: Untersuchungen zur Spirometrie der Lungenlappen. Thoraxchirurgie **1**, 254 (1953).

— Die Entwicklungsstadien des Bronchialcarcinoms. Radiologe **1**, 52 (1961).

— G. LINDEN u. F. X. EISENREICH: Das Verhalten der Restlunge nach Teilresektionen der Lunge. Radiologe **3**, 327 (1963).

—, u. G. LINDEN: Differentialdiagnose zwischen Karzinom und Entzündung im Lungenmantel mit Hilfe des Bronchogramms. Fortschr. Röntgenstr. **93**, 665 (1960).

BEUREN, A. J., u. J. APITZ: Die selektive Angiokardiographie des linken Herzens nach transseptaler Punktion des linken Vorhofes. Bericht über 120 Angiokardiographien bei 220 Punktionen. Arch. Kreisl.-Forsch. **41**, 42 (1962).

BISCHOFF, K.: Die Bedeutung des Röntgenfernsehens für eine Erweiterung des Durchleuchtungseinsatzes in der medizinischen Diagnostik. Fortschr. Röntgenstr. **95**, 104 (1961).

— Ist noch eine wesentliche Steigerung der diagnostischen Befundsicherheit bei der Durchleuchtung durch eine Weiterentwicklung der Fernsehverfahren zu erwarten? Radiologe **4**, 136 (1964).

BOLT, W.: Lungenangiographie. In: Klinik der Lungenkrankheiten. Stuttgart: F. K. Schattauer 1964.

— FORSSMANN u. H. RINK: Technik und praktische Bedeutung der Herzkatheterung für die funktionelle Diagnostik und die Therapie von Herz- und Lungenerkrankungen. Med. Klin. **48**, 1614 (1953).

BOLT, W., A. STANISCHEFF u. O. ZORN: Die selektive Angiographie der Lungengefäße. Münch. med. Wschr. **93**, 305 (1951).

BROGHAMMER, H., u. TH. STOLZE: Vergleichende lungenfunktionelle und röntgenologische Untersuchungen zur Bestimmung des Emphysemgrades bei Patienten mit Lungentumoren. Med. Welt **17** (N.F.), 2325 (1966).

BUCHTALA, V.: Oesophagusvaricen bei sehr großen Strumen und gleichzeitigem Magenvolvulus. Fortschr. Röntgenstr. **73**, 585 (1950).

COCCHI, U.: Retropneumoperitoneum und Pneumomediastinum. Stuttgart: Georg Thieme 1957.

— In: Röntgendiagnostik. Ergebnisse 1952—1956. Herausgeg. von H. R. SCHINZ, R. GLAUNER u. E. UEHLINGER. Stuttgart: Georg Thieme 1957.

COCKETT, F. B., and C. C. N. VASS: A comparison of the role of the bronchial arteries in bronchiektasis and in experimental ligation of the pulmonary artery. Brit. J. Surg. **38**, 97 (1950).

CONDORELLI: Zit. von L. OLIVA u. P. DE ALBERTIS, Radiologe **3**, 58 (1963).

CUDKOWICZ, L., and J. B. ARMSTRONG: Observations on the Normal Anatomy of the Bronchial Arteries. Thorax **6**, 343 (1951).

— — The bronchial arteries in pulmonary emphysema. Thorax **8**, 46 (1953).

DISTELMAIER, A., CH. GLOXHUBER, H. GREMMEL, G. HECHT, H. SCHOLTAN, H. VIETEN u. K. H. WILLMANN: Ein neues Kontrastmittel für die Bronchographie „Broncho-Abrodil". Fortschr. Röntgenstr. **95**, 155 (1961).

ESSER, C.: Topographische Ausdeutung der Bronchien im Röntgenbild. Stuttgart: Georg Thieme 1951.

FISCHER, F. K.: In Lehrbuch der Röntgendiagnostik von H. R. SCHINZ, W. E. BAENSCH, E. FRIEDL u. E. UEHLINGER, Bd. III, Innere Organe. Stuttgart: Georg Thieme 1952.

FLORANGE, W.: Anatomie und Pathologie der Art. bronchialis. Ergebn. allg. Path. path. Anat. **39**, 152 (1960).

FRIK, W. (Mitarbeit C. E. BUCHHEIM): Die praktische Bedeutung der Hartstrahltechnik für Lungenaufnahmen. Beitr. Klin. Tuberk. **117**, 138 (1957).

— Verkürzung der Durchleuchtungszeiten. Fortschr. Röntgenstr. **88**, 601 (1958).

— Röntgenfernsehen und Strahlenbelastung. Radiologe **4**, 146 (1964).

FROMMHOLD, W.: Die Bronchographie in Intubationsnarkose. Fortschr. Röntgenstr. **75**, 419 (1951).

—, u. K. E. GAUL: Selektive Bronchographie der apikalen Lungensegmente. Fortschr. Röntgenstr. **87**, 307 (1957).

—, u. W. SCHLUNGBAUM: Zur Diagnostik maskierter Bronchialkarzinome. Dtsch. med. Wschr. **78**, 1329 (1953).

GAJEWSKI, H.: Die Grundlagen und Anwendungsmöglichkeiten der Hartstrahltechnik. Röntgen-Bl. **6**, 53 (1953).

— Physikalische und aufnahmetechnische Gesichtspunkte bei Röntgenaufnahmen mit hohen Spannungen. Fortschr. Röntgenstr. **80**, 642 (1954).

GAUL, K. E., u. W. FROMMHOLD: Ein neues Hilfsmittel für die gezielte Bronchographie. Fortschr. Röntgenstr. **77**, 613 (1952).

GEBAUER, A.: Die Bedeutung der Röntgenschichtuntersuchung für die Erkennung von Bronchialtumoren. Radiologe **1**, 58 (1961).

— Anwendungsgebiete und Indikationen zur Röntgenfernsehdurchleuchtung. Röntgenpraxis **17**, 274 (1964).

— E. MUNTEAU, E. STUTZ u. H. VIETEN: Das Röntgenschichtbild. Stuttgart: Georg Thieme 1961.

—, u. E. SCHNEIDER: Die Röntgendiagnostik peripherer Durchblutungsstörungen. Internist (Berl.) **6**, 251 (1965).

GREMMEL, H.: Die Transversalschichtung des Herzens und der großen Gefäße. Fortschr. Röntgenstr. **96**, 3 (1962).

— HH. LÖHR, F. LOOGEN u. H. VIETEN: Die Methoden der Kontrastmitteldarstellung des Herzens und der großen Gefäße. Radiologe **3**, 429 (1963).

HAUBRICH, R.: Über die Kymographie bei Herzmuskel- und Herzbeutelkrankheiten. Radiologe **3**, 287 (1963).

HECKMANN, K.: Elektrokymographie. Berlin-Göttingen-Heidelberg: Springer 1959.

— In: Klinische Röntgendiagnostik innerer Krankheiten. I. Thorax. Herausgeg. von R. HAUBRICH. Berlin-Göttingen-Heidelberg: Springer 1963.

HESS, R.: Die Lungenveränderungen nach Bronchographien mit carboxymethylcellulosehaltigen Kontrastmitteln. Thoraxchirurgie **1**, 499 (1953/54).

HÖFFKEN, W.: Die Einführung des Metraskatheters unter Durchleuchtungskontrolle durch die Nase. Röntgen-Bl. **6**, 113 (1953).

— Die gezielte Bronchographie und ihre Auswirkung auf die Sauerstoffsättigung des Blutes. Fortschr. Röntgenstr. **81**, 320 (1954).

HORNYKIEWYTSCH, TH., u. H. ST. STENDER: Normale und pathologisch veränderte Lungengefäße im Schichtbild. Fortschr. Röntgenstr. **79**, 44 (1953).

— — Normale und pathologisch veränderte Lungengefäße im Schichtbild. II. Spezieller Teil. Fortschr. Röntgenstr. **79**, 639 (1953).

— — Normale und pathologisch veränderte Lungengefäße im Schichtbild. III. Spezieller Teil. Fortschr. Röntgenstr. **79**, 704 (1953).

— — Normale und pathologisch veränderte Lungengefäße im Schichtbild. IV. Spezieller Teil. Fortschr. Röntgenstr. **80**, 458 (1954).

IRMER, W., u. H. GREMMEL: Mediastinaltumoren. Z. Tuberk. **113**, 303 (1959).

—, u. F. H. KOSS: Die potenzierte Narkose. Dtsch. med. Wschr. **78**, 361 (1953).

—, u. K. LIEBSCHNER: Zur Frage der Bronchographie in Endotrachealnarkose. Zbl. Chir. **77**, 1121 (1952).

KALINOWSKI, G., A. LICHTERFELD u. F. SPENGLER: Röntgenologisches Verfahren zur Beurteilung der Emphysemschweregrade. Fortschr. Röntgenstr. **90**, 53 (1959).

KEIL, W.: Persönliche Mitteilung nicht veröffentlichter Untersuchungen. Zit. von E. STUTZ u. H. VIETEN, in: Die Bronchographie. Stuttgart: Georg Thieme 1955.

—, u. H. VIETEN: Ist der Zusatz von Adrenalin bei der Anästhesie des Tracheobronchialsystems für die Bronchographie noch zu verantworten? Fortschr. Röntgenstr. **76**, 796 (1952).

KILLIAN, H., H. WEESE unter Mitwirkung von W. IRMER u. F. H. KOSS: Die Narkose. Stuttgart: Georg Thieme 1954.

KOLMAR, D., u. TH. STOLZE: Nachweis und Differentialdiagnose fehlmündender Lungenvenen. Ärztl. Forsch. **17**, 296 (1963).

KOVÁTS jr., F., u. Z. ZSEBÖCK: Röntgenanatomische Grundlagen der Lungenuntersuchung. Budapest: Akadémia Klado 1959.

KRAUS, R.: Funktionelle Röntgendiagnostik des Mediastinums am Beispiel des Bronchialkarzinoms demonstriert. Stuttgart: Georg Thieme 1958.

—, u. F. STRNAD: Das umschriebene vikarriierende Emphysem als wertvolles Differentialdiagnosticum des beginnenden Lungentumors — Morphologische Studie der Lungenzeichnung im Röntgennativbild. Radiologe **1**, 43 (1961).

KÜNZLER, R., u. N. SCHAD: Atlas der Angiokardiographie angeborener Herzfehler. Stuttgart: Georg Thieme 1960.

KUHLMANN, F.: Durchleuchtungs- und Aufnahmetechnik, 3. Aufl. München u. Berlin: Urban & Schwarzenberg 1952.

LEB, A.: Die Röntgenbronchographie in Pentothal-Lysthenon (Succinylcholinchlorid-)Kurznarkose. Fortschr. Röntgenstr. **81**, 119 (1954).

LINK, R., u. F. STRNAD: Tumoren des Bronchialsystems. Berlin-Göttingen-Heidelberg: Springer 1956.

LISSNER, J.: Flächen- und Elektrokymographie in der röntgenologischen Diagnostik der Mediastinal- und Lungenkrankheiten. Stuttgart: Georg Thieme 1961.

— XI. Internat. Kongr. für Radiologie **162**, 87 (1965).

LONGIN, F., u. G. PEPPMEIER: Beitrag zur anomalen Lungenveneneinmündung in die Vena cava inferior. Fortschr. Röntgenstr. **88**, 386 (1958).

Lorenz, W.: Strahlenschutz in Klinik und ärztlicher Praxis. Stuttgart: Georg Thieme 1961.

MacDonald, J. S., and B. Lynn Miller: Selective transseptal angiocardiography of the left side of the heart. Clin. Radiol. (Edinb.) **13**, 195 (1962).

Marchand, P., J. C. Gilroy, and V. W. Wilson: An anatomical study on the bronchial vascular system and its variations in disease. Thorax **5**, 207 (1950).

Morkane, C. J. J., and W. J. Pryror: Anaesthesia for bronchoscopy and bronchograms in children. Aust. N. Z. J. Surg. **27**, 155 (1957).

Neff, W.: Zur Technik der Bronchographie. Fortschr. Röntgenstr. **94**, 455 (1961).

Oeser, H., H. G. Mehl u. P. Schaefer: Gonadendosis bei Thoraxaufnahme. Fortschr. Röntgenstr. **88**, 703 (1958).

Oliva, L., u. P. de Albertis: Diagnostische Möglichkeiten und Gefahren des Pneumomediastinums bei Mediastinaltumoren. Radiologe **3**, 58 (1963).

Overholt, R. H., and E. C. Schmidt: Silent phase of cancer of the lung. J. Amer. med. Ass. **141**, 817 (1949).

Plaats, G. J. van der: Leitfaden der Medizinischen Röntgentechnik. Eindhoven, Holland: Philips Technischen Bibliothek 1961.

Rienzo, S. di, u. H. H. Weber: Radiologische Exploration des Bronchus. Stuttgart: Georg Thieme 1960.

Salzer, G., M. Wenzel, R. H. Jenny u. A. Stangl: Das Bronchialkarzinom. Wien: Springer 1952.

Schad, N., R. Künzler u. T. Onat: Differentialdiagnose kongenitaler Herzfehler. Stuttgart: Georg Thieme 1963.

Schechter, M. Murray: The superior Vena cava syndrome. Amer. J. med. Sci. **227**, 46 (1954).

Scherer, E., u. G. Uhlendorff: Die obere Einflußstauung. Radiologe **1**, 105 (1961).

Schober, R.: Selektive Bronchialisarteriographie. Fortschr. Röntgenstr. **101**, 337 (1964).

Schostok, P.: Der Einfluß der Bronchographie auf die Lungenfunktion unter Berücksichtigung der Anaesthesie. Thoraxchirurgie **1**, 122 (1953).

Schott, O.: Bildqualität und Strahlendosisprobleme in der Röntgendiagnostik. Röntgen-Bl. **14**, 1 (1961).

— Röntgenfernsehen I. Teil. Röntgenpraxis **16**, 265 (1963).

— Röntgenfernsehen II. Teil. Röntgenpraxis **17**, 2 (1964).

— Röntgenfernsehen III. Teil. Röntgenpraxis **17**, 64 (1964).

— Röntgenfernsehen IV. Teil. Röntgenpraxis **17**, 127 (1964).

Schulz, C.-H., B. Swart u. H.-A. v. Hecker: Kritisches zur Bronchographie. Fortschr. Röntgenstr. **94**, 346 (1961).

Seelentag, W.: Die Bedeutung des Strahlenschutzes in der Röntgendiagnostik. Röntgen- u. Lab.-Prax. **11**, 129 (1958).

— Der Strahlenschutz in der Röntgendiagnostik. SRW-Nachrichten H. 13, 2 (1961).

— Der Strahlenschutz in der Röntgendiagnostik (II). SRW-Nachrichten H. 14, 7 (1961).

Stecken, A.: Die Tomographie fehlmündender Lungenvenen in zwei Schnittebenen. Fortschr. Röntgenstr. **91**, 582 (1959).

Stecken, A., u. U. Weise: Die Tomographie der Aortenisthmusstenose. Röntgenanatomische Studie an 57 Schichtuntersuchungen. Fortschr. Röntgenstr. **91**, 151 (1959).

Stolze, Th.: Röntgenologische Untersuchungen bei Vitien mit Rezirkulation und venöser Stauung im kleinen Kreislauf im Rahmen der kardiologischen Vorfelddiagnostik. Dtsch. Gesundh.-Wes. **23**, 1053 (1961).

— Die „atypisch" in den oberen zwei Dritteln des Oesophagus auftretenden Varicen. Radiologe **4**, 232 (1964).

— Zur Röntgendiagnostik angeborener Herzgefäßanomalien mit Links-Rechts-Shunt. Med. Welt **43**, 2304 (1964).

— Zur Differentialdiagnose basaler Pleuraerguß — basale Verschwartung. Röntgen-Bl. **20**, 400 (1967).

Strnad, F.: Zur Frage der Mitbeteiligung des Mediastinums beim Bronchialkarzinom. Fortschr. Röntgenstr. **80**, 427 (1954).

—, u. P. Bernhard: Die Technik der gezielten Bronchographie mit der von außen steuerbaren Bronchialsonde. Bruns' Beitr. klin. Chir. **186**, 430 (1953).

—, u. A. Beutel: Die gesteuerte Bronchographie mit der von außen steuerbaren Bronchialsonde. Röntgenpraxis **9**, 484 (1937).

Stumpf, P.: Kymographische Röntgendiagnostik. Stuttgart: Georg Thieme 1951.

Stutz, E., u. H. Vieten: Die Bronchographie. Stuttgart: Georg Thieme 1955.

Thal, W.: Zur Technik der unilateralen Bronchographie bei Kindern. Fortschr. Röntgenstr. **101**, 652 (1964).

Thurn, P.: Hämodynamik des Herzens im Röntgenbild. Stuttgart: Georg Thieme 1956.

— In: W. Teschendorf u. P. Thurn: Lehrbuch der röntgenologischen Differentialdiagnostik, Bd. I. Stuttgart: Georg Thieme 1958.

Vieten, H.: In: Handbuch der Thoraxchirurgie, hrsg. von E. Derra, Bd. I, allgem. Teil: Die röntgenologischen Darstellungs- und Abbildungsmethoden, S. 463—567. Berlin-Göttingen-Heidelberg: Springer 1958.

— In: H. Oberdahlhoff, H. Vieten u. H. Karcher, Klinische Röntgendiagnostik chirurgischer Erkrankungen, Bd. I, Darstellungsmethoden. Innere Organe. Berlin-Göttingen-Heidelberg: Springer 1959.

— Gefahren der verschiedenen Methoden der Kontrastmitteldarstellung des Herzens. XIth Internat. Congr. of Radiology, Rome, September 1965. Excerpta Medica Internat. Congr. Series No 89, 254.

Wellauer, J.: In: Lehrbuch der Röntgen-Diagnostik, Ergebnisse 1952—1956 hrsg. von H. R. Schinz, R. Glauner u. E. Uehlinger. Stuttgart: Georg Thieme 1957.

Zdansky, E.: Die Röntgendiagnostik des Lungenkrebses. Wien. med. Wschr. **102**, 65 (1952).

— Röntgendiagnostik des Herzens und der großen Gefäße, 3. Aufl. Wien: Springer 1963.

Zuppinger, A.: In: Lehrbuch der Röntgen-Diagnostik, 5. Aufl., Bd. IV, hrsg. von H. R. Schinz, R. Glauner u. E. Uehlinger. Stuttgart: Georg Thieme 1952.

IV. Mißbildungen bzw. Anomalien des Tracheobronchialbaums und der Lungen

Von

H. Blaha

Mit 31 Abbildungen

1. Einleitung

Die Mißbildungen des Tracheobronchialbaumes und der Lungen sind zweifelsohne in zahlreichen Kapiteln dieses Handbuches bereits behandelt. Es gibt ja wohl kaum einen Zweig der Lungenpathologie, bei dem kongenitale Veränderungen nicht mit in den Kreis der differentialdiagnostischen Erwägungen mit einbezogen werden müßten. So ist eine Diskussion der Mißbildungen nicht zu umgehen, wenn etwa Bronchiektasen, vasculäre Veränderungen, Cysten, Zwerchfellveränderungen, ein Lungenemphysem, Veränderungen des Mediastinums oder wenn die kindliche Pneumologie insgesamt besprochen werden.

Um so mehr erscheint es vonnöten, in einem Rahmenkapitel eine zusammenfassende Übersicht zu geben. Diese Übersicht erhebt keinen Anspruch auf Vollständigkeit. Allerdings wird so viel Schrifttum erwähnt, daß für den an speziellen Fragen interessierten Leser genügend Anhaltspunkte zu weiterem Studium vorliegen.

Wir fassen den Begriff Mißbildungen verhältnismäßig weit und halten uns im allgemeinen an die Definition SCHWALBEs, der Mißbildungen als „angeborene Veränderungen der Form, die außerhalb der Variationsbreite der Species liegend" annimmt. Dabei sehen wir uns nicht durch die Forderung von F. MARCHAND gebunden, daß die Mißbildung auch eine Funktionsstörung hervorrufen müsse, die Anomalie jedoch nicht. Gerade bei den „Mißbildungen der Lunge" tritt die Funktionsstörung ja häufig erst durch hinzutretende Komplikationen in Erscheinung.

Der Beitrag soll demnach in der Hauptsache eine Leitschiene zur Einführung in das Gebiet darstellen und darüber hinaus auf fachkundigere, detailliertere Angaben im Schrifttum hinweisen.

Wir geben zunächst eine kurze Übersicht über das Gesamtgebiet der Mißbildungen des Tracheobronchialbaumes und der Lunge; danach folgt ein kurzer Abriß der Entwicklungsgeschichte soweit sie für das Verständnis des Fragenkomplexes notwendig erscheint. Anschließend werden Veränderungen der Trachea und der Bronchien besprochen sowie Lappungsanomalien, Nebenlungen und die sog. „Sequestration"; dysontogenetische Geschwülste und Vorderdarmcysten bilden die nächsten Kapitel. Daran schließt sich eine Besprechung der Aplasie, Agenesie und Hypoplasie der Lunge an. Mißbildungen, die überwiegend das Parenchym betreffen, wie fetale Bronchiektasen, Cysten und lobäres Emphysem bilden den Beschluß. Bezüglich der Gefäßanomalien wird auf den Beitrag SIELAFF in diesem Handbuch verwiesen. Sie werden bei den dysontogenetischen Geschwülsten kurz erwähnt.

Die klassische Beschreibung der Mißbildungen der Atmungsorgane von P. SCHNEIDER in der „Morphologie der Mißbildungen des Menschen und der Tiere" von SCHWALBE folgt, dem Zwecke der Darstellung entsprechend, einer genetischen Einteilung. Zuerst werden dort Störungen, welche die Bildung der ersten Anlage betreffen, behandelt, danach diejenigen, die in spätere Phasen fallen. Dabei ist es nötig geworden, gelegentlich bei der Stoffanordnung auf rein morphologische Gesichtspunkte zurückzugreifen. In großen Zügen wird dort zunächst die Entwicklungsgeschichte gebracht, dann folgt nach den Mißbildungen des Kehlkopfes die Besprechung der Fehlbildungen der Luftröhre und schließlich die der Bronchien und der Lungen, unterteilt in Agenesie und Hypoplasie, in Abnormitäten der Lungenlappung und des inneren Lungenaufbaus; die Besprechung der Nebenlungen, der dysontogenetischen Lungengeschwülste, der Mißbildungen der Pleura und die Besprechung der angeborenen Lungenhernie schließt sich an. Die sorgfältige, wohlformulierte Bearbeitung führt auch heute noch, nach über 50 Jahren, ausgezeichnet in das Gebiet ein.

Im Handbuch der speziellen Pathologie und Histologie von F. Henke und O. Lubarsch sind Kehlkopf, Luftröhre und Bronchien von Hart und Mayer bearbeitet; die Mißbildungen der Lunge und der Pleura sind von H. Müller mit ausgedehnter Heranziehung des Schrifttums dargelegt. Es finden Entwicklungsgeschichte, Fehlbildungen der Lunge, angeborene Lungenhypoplasie, angeborene Cystenbildungen der Lunge, Lappungsanomalien, Nebenlungen, Gewebsmißbildungen der Lunge sowie Mißbildungen der Pleura ihre Würdigung. Breton und Dubois referieren die Einteilungen von Jordan, Gruenfeld und Gray, Toro u. Sa, Foster-Carter, Purriel u. Ardao, Claverie sowie Potter u. Boyden.

Unter Berücksichtigung dieser Schemata bilden sie zunächst zwei Gruppen:

I. Die sicheren Mißbildungen, die durch erworbene Leiden nicht nachgeahmt werden können: Agenesie, Aplasie und Hypoplasie der Lunge; überzählige Lungen und die cystische Sequestration; bronchogene Cysten; und schließlich Lappungsanomalien und Anomalien des Bronchialbaums.

II. Veränderungen, die *häufig* kongenitaler Natur sind, aber nicht obligatorisch auf Entwicklungsstörungen beruhen müssen und die durch erworbene Leiden bei oder nach der Geburt ebenfalls entstehen können: Erweiterungen der Bronchien, Luftcysten, sowie das kongenitale Emphysem.

Unter Zugrundelegung dieser Gedankengänge kommen sie schließlich zu folgender Einteilung für ihre Monographie (Breton u. Dubois):

I. Die schweren Mißbildungen:
   Agenesie, Aplasie und Hypoplasie der Lunge.
II. Anomale Lokalisationen von broncho-pulmonalem Gewebe:
   a) Überzählige Lungen und cystische Lungensequestration.
   b) Bronchogene Cysten des Mediastinums.
III. Lappungsanomalien und Anomalien des Bronchialbaums:
   a) Vermehrte oder verminderte Lappenbildungen.
   b) Verlagerungen oder überzählige bronchiale Bildungen.
IV. Lungenanomalien, die nicht sicher als Mißbildungen aufzufassen sind:
   a) Luftcysten.
   b) Hamartome.

Eine einfachere, deskriptive, aber recht vollständige Einteilung geben Hinshaw u. Garland:

Anomalien der Trachea

Agenesie und Atresie, Stenose, tracheale Cysten und Evaginationen, tracheale Fisteln, anomale Teilung der Trachea, Trachealdivertikel, Tracheo-Bronchomegalie.

Anomalien der Lunge, der Bronchien und der Lungengefäße

Agenesie;
kongenitale Bronchialatresie und Segelbildungen;
Vermehrung und Verminderung der Zahl der Lappen, der Bronchien und der Lappenspalten;
Lungensequestration;
Bronchomalazie;
Bronchialcysten;
kongenitale Cystenbildungen;
Mucoviscidosis;
hyaline Membranenbildung der Lunge;
Atelektasen der Neugeborenen;
Hamartome;
Hämangiome;
kongenitale arterio-venöse Fisteln.

Im Röntgenlehrbuch von Lorimier, Moehring und Hannan stehen die Mucoviscidosis und die oesophagotracheale Fistel im Vordergrund. Di Rienzo behandelt die Kapitel Agenesie der Lunge, Luftcysten, alveoläre Agenesie, cystische Bronchiektasen und Bronchialdivertikel. Rubin und Rubin besprechen die Aplasie und Hypoplasie mit guten Beispielen, Lappungsanomalien, die Lungensequestration, das „*Kartagener* Syndrom“, cystische Fibrose des Pankreas mit Lungenläsionen sowie vasculäre Anomalien. Kurze Hinweise auf Mißbildungen geben Anacker u. Stender (1963), sowie F. K. Fischer im Lehrbuch von Schinz-Baensch-Friedl und Uehlinger. Ausführlicher ist die Darstellung von Baumgartl im Handbuch der Thoraxchirurgie, in dem er die

Aplasie des gesamten Atemapparates und großer Teile desselben;
Mißbildungen der Trachea;
Mißbildungen der Bronchien und der Lungen;
Lungensequestration und die anomalen Gefäße der Lungen

bespricht. Dalichau sowie Ungeheuer u. Dalichau teilen wie folgt ein:

Fehlbildungen des Larynx und der Trachea (Aplasien, Atresien, Fisteln, Stenosen, Divertikel, Cysten und anomale Teilungen).

Fehlbildungen des Bronchussystems (Dystopien, angeborene Oesophago-Bronchialfisteln, Bronchuscysten).

Fehlbildungen der Lunge (Mangelbildungen, Lappungsanomalien, cystische Fehlbildungen, Absceßbildungen).

Fehlbildungen der Lungengefäße.

Weitere Übersichten finden sich bei GIESE sowie bei L. LESOBRE und M. OURY; schließlich ist das Supplement II der Acta Chirurgica Belgica mit den Sitzungsberichten der Belgischen Gesellschaft für Chirurgie von 1960 den kongenitalen Anomalien des Respirationstraktes mit den Beiträgen von DEENSTRA, ASTLEY, RAZEMON u. RIBET, BARIÉTY u. CHOUBRAC sowie von DUMONT, JEURISSEN u. TOUSSAINT gewidmet.

2. Zur Entwicklung der Respirationsorgane

Wir folgen hier im wesentlichen der Darstellung von STARCK. Im übrigen verweisen wir auch auf die Angaben bei P. SCHNEIDER und H. MÜLLER. Vor allem sind die Untersuchungen von HIS von 1887 sowie die entwicklungsgeschichtliche Reihe von R. HEISS, GROSSER und von BROMAN mit heranzuziehen.

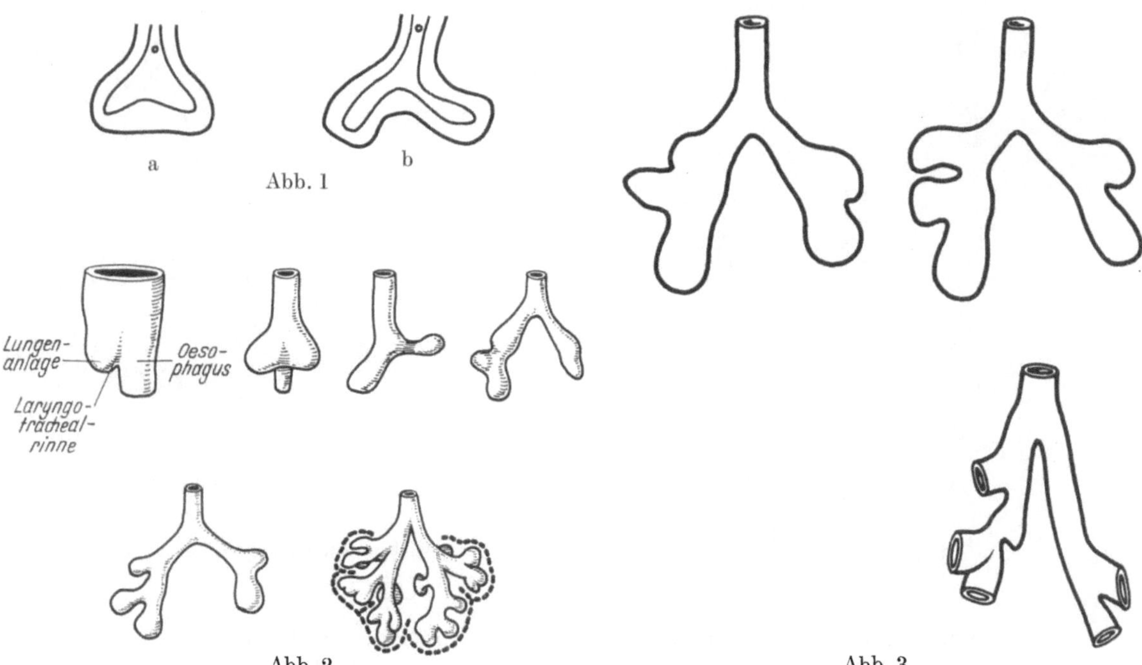

Abb. 1a u. b. Entwicklung der Lungenanlage. a Am Boden des noch einheitlichen Lungensäckchens als Zeichen der beginnenden Scheidung eine höckerartig vorspringende Epithelverdickung. b Ausbildung der Lungenanlage in zwei zylindrische Röhren. (Nach H. MÜLLER)

Abb. 2. Entwicklung der Lunge (nach STARCK)

Abb. 3. Schema der Lungenentwicklung (nach R. HEISS)

Die beigegebene Skizze (Abb. 1a u. b) zeigt bei einer Steiß-Scheitellänge von 3 mm die Einfaltung der Laryngotrachealrinne. Beim Embryo von 4,25 mm ist die Aussackung der Lungenanlage bereits deutlich zu erkennen (H. MÜLLER). Es folgt bald eine höckerartig vorspringende Epithelvermehrung am Boden des noch einheitlichen Lungensäckchens, die schließlich zu einer Zweiteilung führt. Die weitere Entwicklung ist aus der Skizze nach STARCK ersichtlich (Abb. 2). Aus dem erkerartig vorspringenden Lungensäckchen entwickeln sich die erwähnten Epithelerhebungen zu einem paarigen Gebilde, das die beiden Hohlsprossen abgrenzt. Nach R. HEISS (Abb. 3) unterscheiden sich bei der weiteren Bildung in die Lappen zwei Prozesse: „Wachstumsprozesse, die eine Vergrößerung und dadurch bedingte Formveränderung des wachsenden Teils bedingen und Differenzierungsvorgänge, deren Wesen darin besteht, daß eine Gruppe von Zellen eine andere Form annehmen, sie eventuell umgruppieren und dadurch eine lokale Gestaltsveränderung hervorrufen." Bei einem Embryo von 8,5 mm ist bereits der Grundplan der Lunge erkennbar.

Nach GIESE erscheint es für die Besprechung von Mißbildungen zweckmäßig, die embryonale Lungenentwicklung in zwei Phasen zu zerlegen, von denen die erste mit der Ausbildung des Gangsystems abschließe, die zweite mit der Entwicklung des respiratorischen Anteils beginne. Die Grenze liege im 6. Embryonalmonat.

Hierzu sind auch die neueren Untersuchungen von BUCHER und L. REID heranzuziehen, die von der 6.—16. Woche von einer glandulären Phase, von der 16.—24. Woche von einer canaliculären und danach von einer alveolären Phase sprechen. Mit der Abtrennung der Trachealrinne vom Kopfdarm befaßt sich besonders eingehend PAUL.

Nach der frühembryonalen Abgrenzung des Lungenfeldes und der Entwicklung des Septum oesophagotracheale mit Vorwachsen des unpaaren Lungenbläschens und der Bildung des primitiven Luftrohres erfolgt von der sog. Stammknospe her, dem freien Ende der Lungenbläschen, das weitere Wachstum.

Die folgende Knospung erfolgt gesetzmäßig; zunächst entsteht die rechte Ventralknospe, als zweite Sekundärknospe entwickelt sich dann die rechte Apikalknospe, worauf die linke Ventralknospe folgt. Damit ist bereits die Lappenaufteilung im wesentlichen gegeben.

Dementsprechend ist bereits am 30.—34. Tage die Lappeneinteilung kenntlich. BOYDEN konnte die Differenzierung der Segmentbronchien am 35. Tage beobachten. Über die weitere Ausbildung geben Untersuchungen von BUCHER und REID Auskunft.

Nicht nur die wesentlichen Verzweigungsarten, sondern auch dieselben Variationen, die von der Erwachsenenlunge bekannt sind, finden sich dementsprechend nach BOYDEN (Abb. 4) und nach HEISS bereits beim 5 Wochen alten Embryo. Abb. 5 gibt die Lungenentwicklung nach DI RIENZO wieder.

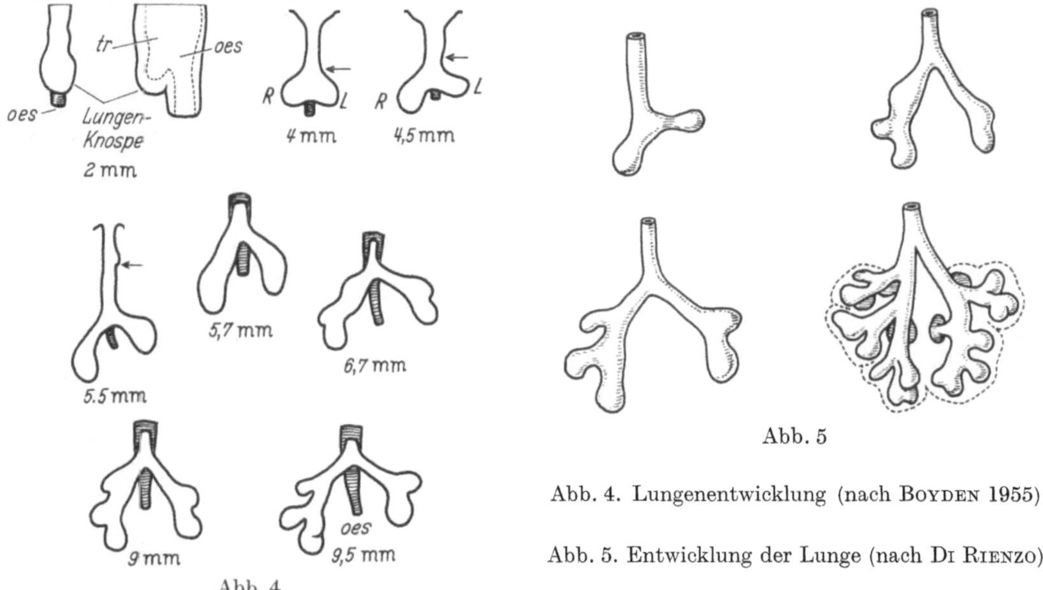

Abb. 4

Abb. 5

Abb. 4. Lungenentwicklung (nach BOYDEN 1955)

Abb. 5. Entwicklung der Lunge (nach DI RIENZO)

Für die Ausbildung der äußeren Form der Lunge ist der mesenchymale Anteil von Bedeutung. Aus dem ursprünglichen Mesopneumonium, das konzentrisch die Epithelröhren umschließt, entwickeln sich die Muskelbündel und die Knorpelplatten sowie die bindegewebigen septalen Züge. Die endgültigen lappentrennenden mesodermalen Furchen würden gegen Ende des 6. Embryonalmonats deutlich (H. MÜLLER).

Es läßt sich damit festhalten, daß der teratogenetische Terminationspunkt für die eigentlichen Mißbildungen vor dem 3. Embryonalmonat liegt.

3. Kongenitale Veränderungen im Bereich der Trachea und der Bronchien

a) Veränderungen im Bereich der Trachea

Entwicklungsgeschichtlich stellen die Veränderungen im Bereich der Trachea einmal „Störungen des Abschlusses oder der Ablösung des Atemrohres" (SCHNEIDER) dar, zum andern wohl auch „Transpositionen" von peripheren Elementen des Bronchialbaums auf die Trachea. Störungen der „ersten Anlage" führen zu *völligem Fehlen* der Trachea mit oder ohne Verbindung zwischen Kehlkopf und Bifurkation. Die ältere Literatur darüber ist bei P. SCHNEIDER, H. MÜLLER sowie bei BAUMGARTL zusammengefaßt; weitere Schrifttumsübersichten finden sich bei UNGEHEUER und DALICHAU sowie bei DALICHAU.

Die angeborenen Stenosen sind ebenfalls in den genannten Arbeiten behandelt; eine neuere Darstellung gibt SIDAWAY mit zwei Fällen: männliche Säuglinge von 6 und 7 Monaten.

Dabei sind die Trachealstenosen verschiedener Genese: Es kann sich um eine „hypoplastische Anlage" handeln; anomale Gefäße, wie doppelter Aortenbogen, können eine Rolle spielen (HERZOG u. BÜHLMEYER). Mißbildungen des Trachealskelettes (Literatur bei UNGEHEUER u. DALICHAU sowie bei BAUMGARTL), konnatale Strumen (HART u. MAYER) sowie eine intratracheale Struma (Schrifttum bei HART u. MAYER; P. SCHNEIDER) sind in Betracht zu ziehen. Dabei weist SCHNEIDER auf die ursächliche Bedeutung der Länge der fetalen Bildungszeit der Trachea hin.

Die *Megabildungen der Trachea*, die angeborenen Erweiterungen, finden ihre Erwähnung bei BAUMGARTL, bei HINSHAW u. GARLAND; eine Zusammenstellung der Fälle bringen KATZ, LE VINE u. HERMAN. BAUMGARTL weist auf die Arbeiten von MORLOCK, SCOTT u. PINCHIN, BRENNER u. KRAUTER sowie von OLMER, OLMER, VAGUE u. GALLIAN hin; unlängst ist eine Arbeit von HOWLAND, CURRY u. DICKINSON erschienen. Die kongenitale Natur dieser Veränderung erscheint nicht in allen Fällen gesichert (LUTZ; MOUNIER-KUHN).

Trachealdivertikel und Tracheocelen sind ebenfalls nicht immer eindeutig als kongenital oder erworben zu deklarieren. HART u. MAYER führen sie auf eine fehlerhafte Knorpelanlage zurück; die „Realisierung" erfolge jedoch erst in der postnatalen Periode (s. auch RIEGEL; PETIT).

Die *Trachealfisteln* sind bei HART u. MAYER sowie bei P. SCHNEIDER ausführlich diskutiert. Insbesondere sei durch die Untersuchungen von v. KOSTANECKI und v. MIELECKI eindeutig widerlegt, daß es „Trachealfisteln" im eigentlichen Sinne gebe. Dabei sind die äußeren Fisteln gemeint.

Für die *oesophago-trachealen Fisteln* wird auf den pädiatrischen Beitrag sowie auf den Beitrag „Oesophagus" dieses Handbuches verwiesen. Entwicklungsgeschichtlich sind diese Mißbildungen als unvollständige Abtrennung der Trachea vom Oesophagus aufzufassen. Die entwicklungsgeschichtlichen Daten sind bei SCHNEIDER und bei MÜLLER diskutiert. Sowohl die Fistelbildungen wie auch die Abschnürung von Cysten würden dabei in dasselbe Stadium der Embryonalentwicklung fallen und etwa beim 5 cm großen Embryo eintreten. Bei I. und V. DOR ist die Genese dieser Fisteln ebenfalls besprochen; außerdem findet sich dort eine Sammelstatistik über gesicherte Fistelbildungen zwischen den Luftwegen und dem Oesophagus bei Erwachsenen (s. auch LANSDEN u. FALOR).

Von den bisher genannten Veränderungen beansprucht die Erkennung und Differentialdiagnose der Trachealstenosen einschließlich der Segelbildungen unser besonderes klinisches Interesse. Sie sind von pädiatrischer Seite für die Atmungshindernisse bei Neugeborenen und beim Kleinkind differentialdiagnostisch in Erwägung zu ziehen, neben den hyalinen Membranbildungen und den neonatalen Atelektasen. Nicht selten erscheint eine chirurgische Korrektur möglich. Neben einer Mucoviscidose ist also an mechanische Behinderungen als Ursache von Infekten im frühen Kindesalter zu denken. Die Suche nach weiteren Anomalien ist in jedem Falle von tracheobronchialer Mißbildung lohnend.

Trachealbronchus. Zweifelsohne ist der „Trachealbronchus" weit mehr eine Anomalie als eine Mißbildung. Immerhin kommt dieser Variante insofern eine erhebliche Bedeutung zu, als chirurgische Maßnahmen von der Art der Bronchialverzweigung technisch abhängen. Außerdem treten ohne Zweifel Kompensationsvorgänge ein, die gewisse Rückwirkungen auf das übrige Bronchialsystem haben. Der entsprechende Passus aus P. SCHNEIDER sei hier im Original wiedergegeben: „Als Regel läßt sich aufstellen, daß der teratogenetische Terminationspunkt für die eigentlichen Mißbildungen vor dem 3. Embryonalmonat liegt. Als Grenzmarke wertvoll, wenn auch nicht immer durchgreifend, ist besonders in solchen kontinuierlichen Reihen das von MARCHAND aufgestellte Kennzeichen, daß die Mißbildung eine Funktionsstörung hervorruft, die Anomalie nicht. Aber dieses Zeichen versagt, wenn die funktionelle Wertigkeit des betroffenen Organs oder Organteils für den Gesamtorganismus gering ist; ferner kann durch kompensatorische Vorgänge, namentlich bei paarigen Organen, z. B. der Lunge, selbst eine völlige Aplasie ohne

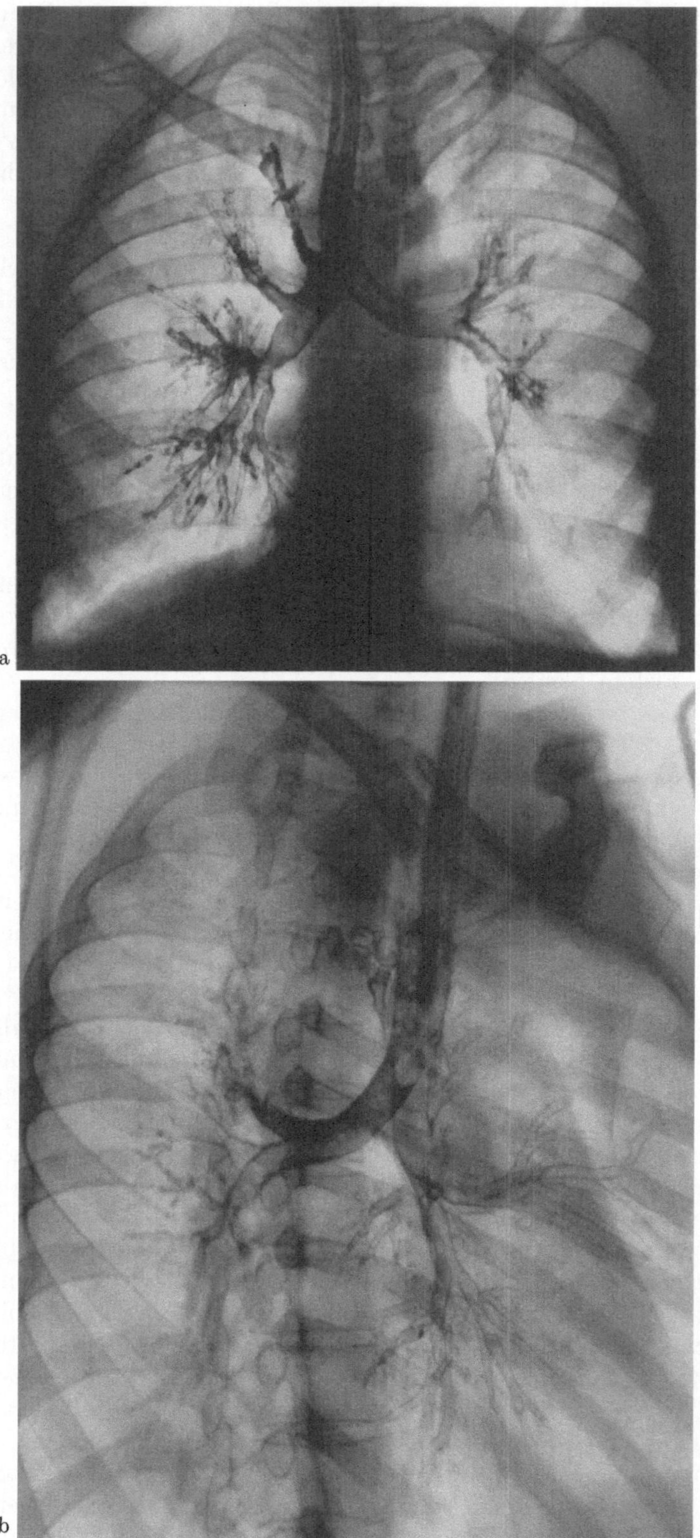

Abb. 6a u. b. W., Annie, 31 Jahre alt. „Trachealbronchus". a a.p.-Aufnahme. b Aufnahme im schrägen Durchmesser. Die Veränderungen im Bereiche des atypisch abgehenden Bronchus sind auf beiden Aufnahmen gut zu erkennen. Die Häufigkeit, mit der atypische Bronchien verändert sind, ist auffallend. (Die Aufnahmen verdanke ich Herrn Obermedizinaldirektor Dr. WERBER und Herrn Oberarzt Obermedizinalrat Dr. CUJNIK, Heilstätte Ruppertshain der Landesversicherungsanstalt Hessen)

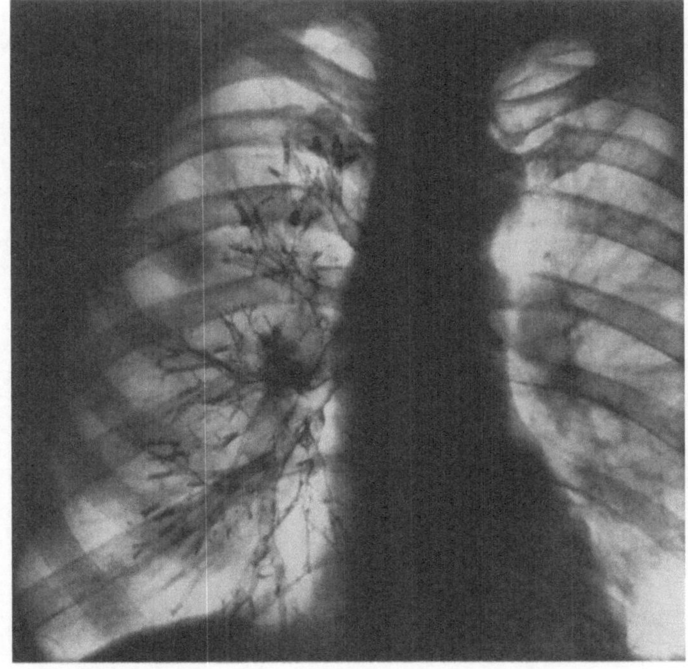

a

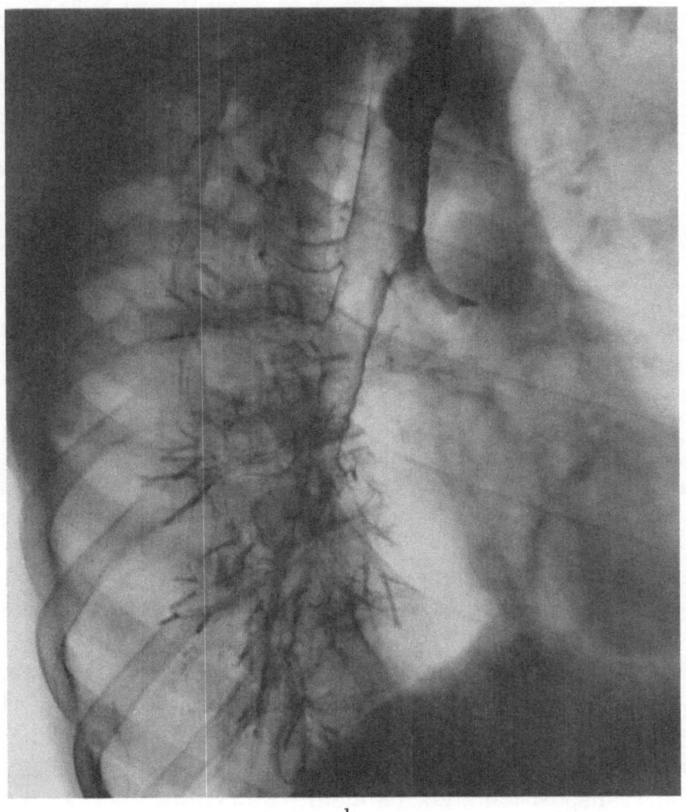

b

Abb. 7a—c. Sch., August, 53 Jahre alt. „Trachealbronchus". a a.p.-Aufnahme, rechtsseitiger Trachealbronchus; wegen eines Tuberkuloms wurde eine Segmentresektion später durchgeführt. b und c Seitliche Aufnahmen, wobei der hohe Abgang des Astes besonders deutlich zur Darstellung kommt. In c wird die „Trifurkation" deutlich. (Die Aufnahmen verdanke ich Herrn Obermedizinaldirektor Dr. Werber und Herrn Oberarzt Obermedizinalrat Dr. Cujnik, Heilstätte Ruppertshain der Landesversicherungsanstalt Hessen)

Schaden für die Funktion bleiben. Immerhin ist das Vorhandensein und die Notwendigkeit solcher Kompensationen ein morphologischer Ausdruck dafür, daß die Veränderung den Mißbildungen zuzuzählen ist."

Als Beispiel diene die Abb. 6a u. b (W., Anni, 31 Jahre). Das Bronchogramm zeigt einen „Trachealbronchus" bzw. einen „Trifurkationsbronchus". Seine Kontur ist gewellt, die Verzweigung unregelmäßig. Offensichtlich ist das zugehörige Gebiet minderbelüftet. Darüber hinaus bestehen im Bereich beider Lungenspitzen wabig-cystische Veränderungen, die auf eine gleichzeitig bestehende „Parenchymschädigung" hindeuten. Im seitlichen Strahlengang ist die „Trifurkation" besonders gut zu sehen (Abb. 6a u. b).

Einen weiteren Fall von „Trachealbronchus" zeigen die Abb. 7a—c (Sch., August, 53 Jahre). Die Segmentanatomie war hier von Bedeutung, weil wegen eines Tuberkuloms eine Segmentresektion erforderlich war. Die „Trifurkation" kommt besonders auf der Abb. b zur Darstellung. In Abb. 7c ist der Trachealbronchus in Aufsicht getroffen.

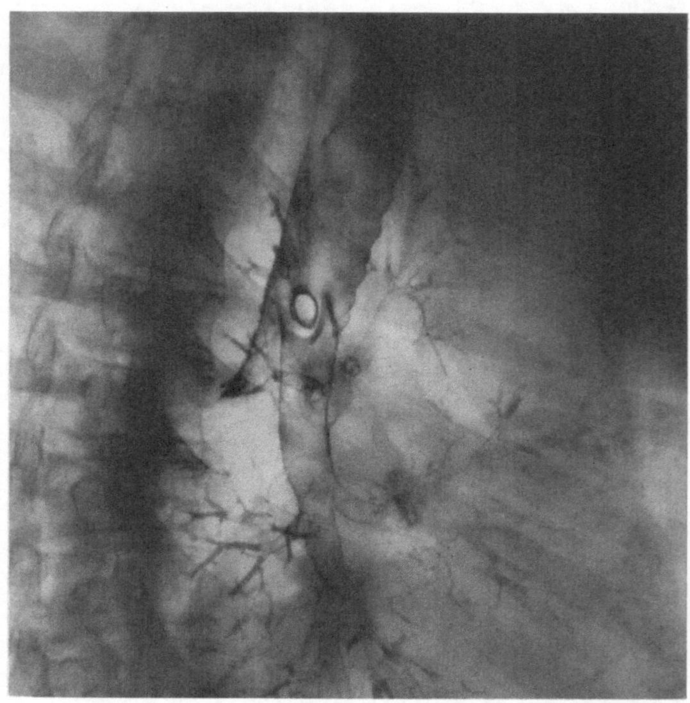

Abb.7c

Das letzte Beispiel eines „Trachealbronchus" (Pf., Thomas, 19 Jahre alt) zeigt wiederum, daß große Areale des Spitzenoberfeldes vom „Trachealbronchus", dem auf die Trachea transponierten apikalen Bronchus, besetzt sind (Abb. 8a u. b). Darüber hinaus weist der anteriore Bronchus schwere Veränderungen in dem Bereich auf, in welchem er dem „Trachealbronchus" benachbart ist. Auch dieser Fall steht auf der Grenze Anomalie und Mißbildung.

Die Häufigkeit gleichzeitig vorliegender weiterer Mißbildungen wird durch die Beobachtung von SCHERMULY belegt, der einen rechtsseitigen Trachealbronchus bei Fallotscher Pentalogie beschreibt.

Auf die Untersuchungen von AEBY, CHIARI, HANSEMANN, DEMOULLIN und HOSTERT sei hingewiesen. Der Trachealbronchus kann schräg nach unten verlaufen und einen „normalen" Oberlappen mit versorgen. Es kann sich dabei um einen „überzähligen" Bronchus oder um einen „transponierten" Bronchus handeln. In unseren Fällen scheint es sich um eine „Transposition" zu handeln; FRANCHINI, PALATRESI und CANEPARI beschreiben ihn als zusätzliche Anlage. KERTES, RADICS und SERENYI vermißten bei ihren Beobachtungen „zusätzliche Bronchien"; ORLANDI und FERRERO lassen beide Möglichkeiten offen. Im Tannerschen Fall scheint es sich um einen zusätzlichen Bronchus mit zusätzlicher Lappenanlage zu handeln. Fallberichte liegen von DEMOULLIN und HOSTERT, von FRANCHEL, MERLIER, MORELEC und POISVERT, von BOUCHER, SOUQUET,

ROUMANGOUSE und PETITJEAN sowie BOLLA, PRETTO und ZANOLI vor. Die Fälle von DALLA ROSA und von HANSEMANN sind im älteren Schrifttum ausführlich dargelegt.

Die klinische Bedeutung der vorgestellten Fälle von „Trachealbronchus“ liegt auch darin, daß sich nicht selten pathologische Prozesse in diesem Bereich abspielen. Frau LOBENWEIN-WEINEGG zeigt im „Röntgenatlas zur Frühdiagnostik des Bronchuscarcinoms“ einen Fall (Fall Nr. 34), bei dem sich in einem Trachealbronchus ein Bronchialcarcinom entwickelte. Carnifizierte, atelektatische „Trachealsegmente“ können differentialdiagnostisch Schwierigkeiten gegenüber mediastinalen pathologischen Zuständen machen. Auch bei der Bronchoskopie sollte ein trachealer Bronchus der Aufmerksamkeit nicht entgehen; KAHLER hat 1910 einen entsprechenden Fall beschrieben. HEIDENBLUT fand in 1—2‰

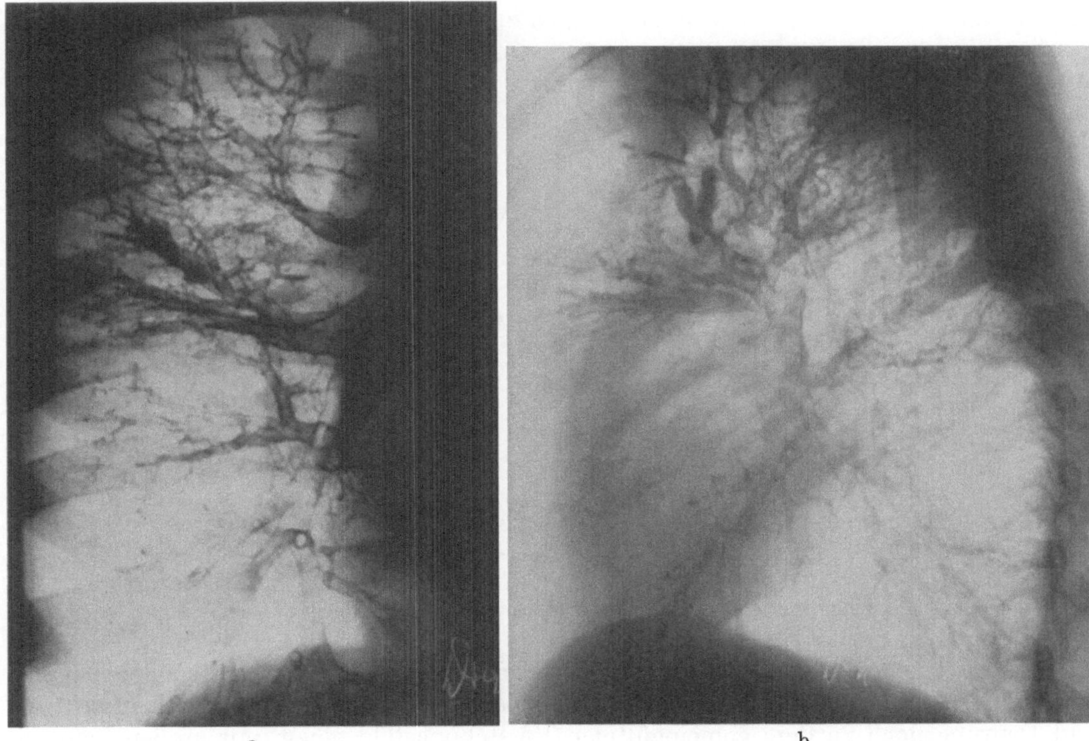

Abb. 8a u. b. Pf., Thomas, 19 Jahre alt. Hoch abgehender „Trachealbronchus“. a a.p.-Aufnahme. b Seitliche Aufnahme. Auch hier fallen „Veränderungen im anomalen Bronchialgebiet“ auf, insbesondere auf der seitlichen Aufnahme. (Die Aufnahmen verdanke ich der Liebenswürdigkeit von Herrn Chefarzt Dr. WENTZ, Waldhof-Elgershausen, und von Herrn Chefarzt Obermedizinalrat Dr. F. BRECKE, Sanatorium St. Blasien)

aller Bronchographien ein Bronchialostium oberhalb der Bifurkation. Er beschreibt die Entwicklung eines Carcinoms in einem Trachealbronchus bei einem 47jährigen Mann.

Seit CHIARI ist man geneigt, das *Trachealdivertikel* als Rudiment eines Nebenbronchus aufzufassen; immerhin scheint auch ein sekundärer Verschluß möglich.

Eine seltene Mißbildung beschreiben KEELEY und SCHAIRER. Dabei führt der Bronchialbaum nur zur linken Lunge; der rechte Hauptbronchus nimmt aus dem Oesophagus seinen Ursprung, der gleichzeitig eine Atresie und eine Fistel zur Trachea aufweist. Fehlbildungen im Bereich des Tracheobronchialgebietes können auch mit Hilfe der Schichttechnik festgestellt werden.

b) Mißbildungen und Anomalien im Bereich des Bronchialbaums

Es fällt schwer, gerade im Bereich des Bronchialbaums von Mißbildungen zu sprechen: Ist ja gerade jede Übereinkunft über eine einheitliche Nomenklatur durch die außerordentliche Variationsbreite so erschwert, daß selbst die gültigen Nomenklaturen nur eine Annäherung an einen häufigeren Typ darstellen.

Im übrigen ist die normale Anatomie mit ihren Variationen bei Esser und in diesem Handbuch von Stender u. Schermuly in extenso abgehandelt. Außerdem wird auf die Standardwerke von Boyden, Brock, Miller, Huizinga und Smelt, von Di Rienzo sowie von Soulas und Mounier-Kuhn hingewiesen. Häufigkeitsangaben finden sich bei Balas.

Sowohl bei Esser wie bei Stender u. Schermuly sind die früheren Arbeiten insbesondere von Aeby u. Narath sowie von Schneider und von Hart u. Mayer zusammengefaßt. Schneider teilt in retardive und progressive Bildungsstörungen ein; nach Hart u. Mayer kann es zur Verschmelzung zweier Bronchien und damit zu einem „Bronchusverlust" kommen.

Die entscheidende Bedeutung der Segmentdiagnostik, der Kenntnis der bronchopulmonalen Verzweigungen, ihrer Mißbildungen, liegt in ihrem Wert für die Röntgendiagnostik, die von „planen" Ortsbezeichnungen zu anatomischen Aussagen übergegangen

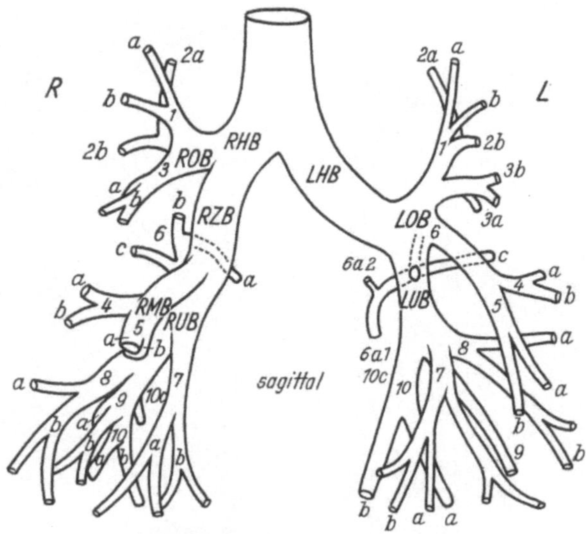

Abb. 9. Schematisierte Darstellung des Bronchialsystems (in Anlehnung an Boyden)

ist. So schreibt auch Esser: „Trotz aller Unterschiede in der Formgebung findet sich eine gewisse Gesetzmäßigkeit, welche letzten Endes nach vielen Irrwegen bei der Beobachtung und Deutung noch zu dem gemeingültigen Vorstellungsbild einem mit großen Schwankungen behafteten „ideellen Schema" der Bronchialaufzweigungen hinführte" (Abb. 9).

Die *Bronchusdystopien* werden nach den genannten Übersichten zweckmäßigerweise eingeteilt in:

α) Zusätzliche und scheinbar zusätzliche Bronchien (durch Teilung und Verdoppelung).

β) Fehlende und scheinbar fehlende Bronchien (durch Fusion).

γ) Transponierte Bronchien (displaced bronchi nach Boyden).

α) Zusätzliche und scheinbar zusätzliche Bronchien

Die abnormen Teilungen von Trachea und Trachealbronchus waren bereits besprochen worden. Unvollständige Aussprossungen können die Form eines Divertikels annehmen. Wenn der Trachealbronchus von rudimentärem Lungengewebe umgeben ist, entsteht das Bild einer Nebenlunge. Es hat dann den Anschein, daß der „histologische Nebenlungencharakter" unter Umständen auch erworben sein könnte, indem der Trachealbronchus sekundär obliteriert bzw. stenosiert (Chiari; Kahler; Tanner; Bruck). Der Fall von Herxheimer ist bekannt: Bei einem 3 Wochen alten Knaben ging von der rechten Zirkumferenz der Trachea in Höhe des 13. Knorpels ein Bronchus ab, der nach caudal zog und in einem soliden Körper, aus atelektatischem Lungengewebe bestehend, mündete. Diese Nebenlunge war vom Oberlappen völlig abgetrennt.

Die Häufigkeit der *Varianten im Bereiche des rechten Oberlappens* steht mit dem „Trachealbronchus", der überwiegend auf der rechten Seite gefunden wird, in Zusammenhang. Eine eingehende Studie über den Trachealbronchus und Variationen des rechten Oberlappenbronchus haben BOLLA, PRETTO und ZANOLI vorgelegt. Die Untersuchungen von DALLA ROSA wären hier noch einmal zu erwähnen, der angibt, daß ein Teil des Oberlappenbronchialsystems an die Trachea abgegeben wird. Die Vielfalt der Variationsmöglichkeiten im Bereich des rechten Oberlappens geht auch aus den Ausführungen von MAKHANI hervor. Die Häufigkeit atypischer Teilungsformen zeigt die Zusammenstellung von BRETON und DUBOIS:

Autoren	Trifurkation	Bifurkation	Quadrifurkation
D'HOUR, DEVIN u. LANGERON	72,5%	17,5%	10%
ARNAUD u. IOANNOU	62,5%	23,5%	14%
LEMOINE u. GAGNON	77,5%	13%	9,5%
BOYDEN	46%	38%	16%
CORDIER u. CABROL	80%	?	?

Der rechte Bronchialbaum ist überwiegend an den Variationen des Bronchialsystems beteiligt. So fand ROY einen akzessorischen Bronchus von der Hinterwand des rechten Hauptbronchus in den Oberlappen ziehend. WIER beschreibt einen akzessorischen, vom rechten Hauptbronchus ausgehenden, das apikale Unterlappensegment versorgenden Bronchus. LOEWY berichtet über einen Ast, der vom Hilus aus rechts bis zur Lungenspitze zieht, wobei dieses Rudiment gesondert von der A. pulmonalis versorgt wird. Auch ORLANDI und FERRERO finden rechtsseitige Trachealbronchien oder echte zusätzliche Bronchien. Nach ESSER liegt ein zweiter rechter Oberlappenbronchus in 6% der Fälle vor, zumeist wohl dem apikalen Segment entsprechend. Ähnliche Fälle werden von BROCK sowie von LEMOINE und GAGNON mitgeteilt.

BOUCHER, SOUQUET, ROUMANGOUSE u. PETITJEAN beschreiben den isolierten Abgang des apikalen Oberlappensegmentes rechts.

Im Bereich des *rechten Mittellappens* liegt nicht selten eine Trifurkation vor (BEAU et al.; CONCINA u. MINETTO); eine eigentliche „Trifurkation" findet sich nach BOYDEN in etwa 5%. (Nähere Angaben hierzu bei BOYDEN.)

Im Verzweigungsgebiet des *rechten Unterlappenbronchus* gibt es mitunter einen als Variation aufzufassenden „Bronchus subapicalis". Mit dem Problem des subapikalen bzw. subsuperioren Bronchus befassen sich HARDY-NEIL und GLIMOR; LEMOINE; BOYDEN und NARATH. Der superiore Unterlappenbronchus weist, nach BOYDEN in 6% zwei Ursprünge auf. ESSER sah einen ähnlichen Fall. Über den „accessory supracardiac bronchus" berichten in ihren Ausführungen PIGORMI, WILLIOT, SIMONS, THERASSE, HENRY, EVERARTS u. TILLIET sowie HERRNHEISER und AEBY. Allerdings kann dieser akzessorische Bronchus cardiacus rudimentär bleiben und als Divertikel auftreten, wie ihn auch CHIARI beschreibt. WILLIOT et al. stellen 39 Beobachtungen mit 3 eigenen Fällen von rudimentärem zusätzlichem kardialem Bronchus zusammen. Die klinische Bedeutung liegt darin, daß diese Veränderungen als erworbene Veränderungen, etwa Fistelreste, mißdeutet werden können.

Der Liebenswürdigkeit von Herrn Chefarzt Dr. WERBER und Herrn Dr. CUJNIK, verdanke ich zwei weitere Beobachtungen: Bei dem Patienten W., Franz, war wegen eines spezifischen Prozesses ein Pneumothorax angelegt worden. Im Bronchogramm ist ein isolierter Abgang des rechten Bronchus aus dem rechten Hauptbronchus zu erkennen (Abb. 10a). Auf der gedrehten Aufnahme sind die Verhältnisse besonders deutlich (Abb. 10b).

Bei der Patientin K., Margit, 27 Jahre, war vor Durchführung einer Pneumonektomie links wegen einer „zerstörten Lunge" eine Bronchographie vorgenommen worden. Es zeigt sich dabei ein isolierter Abgang des apikalen Bronchus noch aus dem Hauptbronchus (Abb. 11a). Die Nativaufnahme (Abb. 11b) gibt darüber naturgemäß keine Aufschlüsse. Veränderungen im Bereich des rechten Oberlappens zeigt auch die Abb. 12.

Der *Bronchialbaum der linken Lunge* erscheint in seiner Gliederung weniger klar und auch schwieriger in seine einzelnen Komponenten aufzulösen als der rechte Bronchialbaum; Varianten sind entsprechend weniger leicht zu erkennen. Allerdings scheinen auch Veränderungen seltener zu sein als rechts.

So beschreiben BELTRAMI und MOCAVERO einen überzähligen Bronchus extralobär vom Hauptbronchus abgehend, ebenso ROY. Der anteriore Oberlappensegmentbronchus kann einen „Doppelbronchus" bilden. Über die einzelnen Varianten berichten ESSER, BOYDEN und BIRCH-HIRSCHFELD.

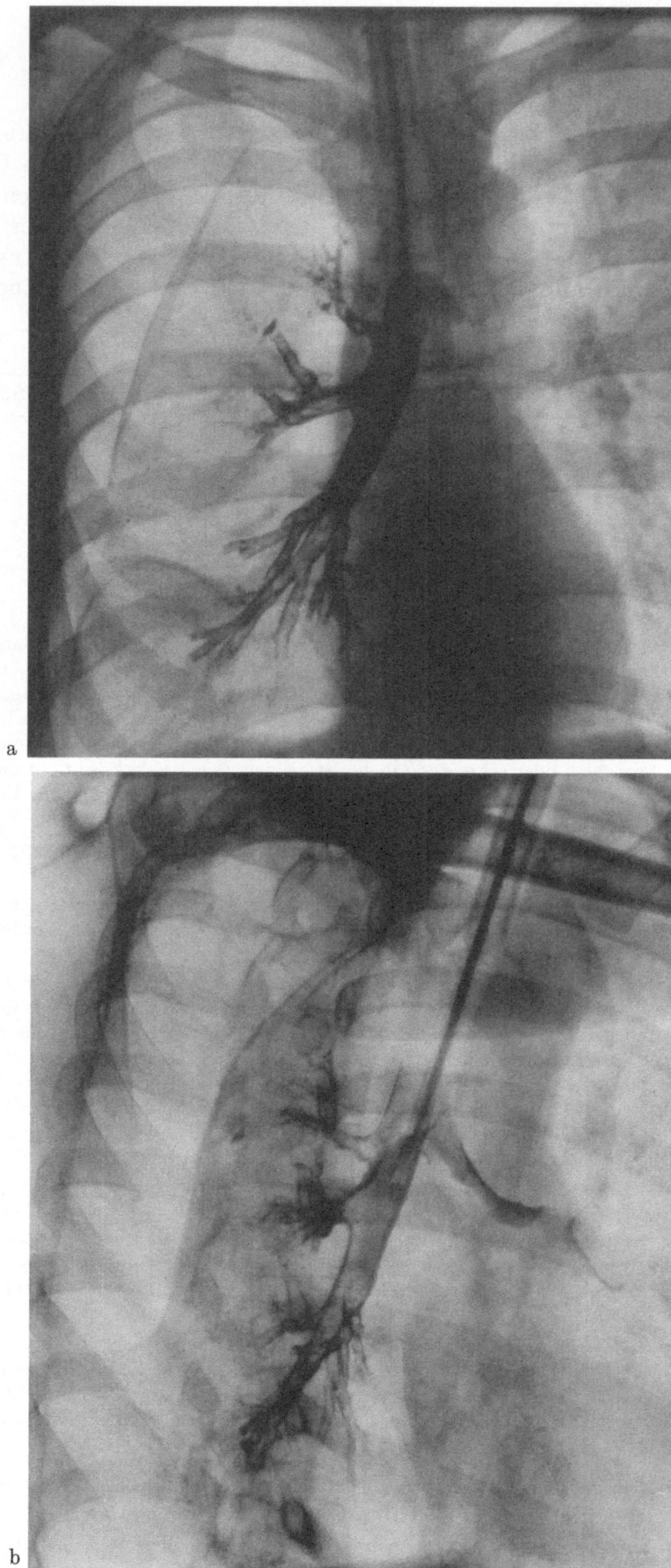

Abb. 10a u. b. W., Franz, 23 Jahre alt. Anomalie im Bereich des rechten Bronchialsystems bei Pneumothorax. a Isolierter Abgang des apikalen rechten Oberlappensegmentes aus der Trachea; atypisches übriges Bronchialsystem. b Aufnahme im schrägen Durchmesser. (Die Aufnahmen wurden freundlich überlassen von der Heilstätte Ruppertshain der LVA Hessen, Chefarzt Dr. WERBER)

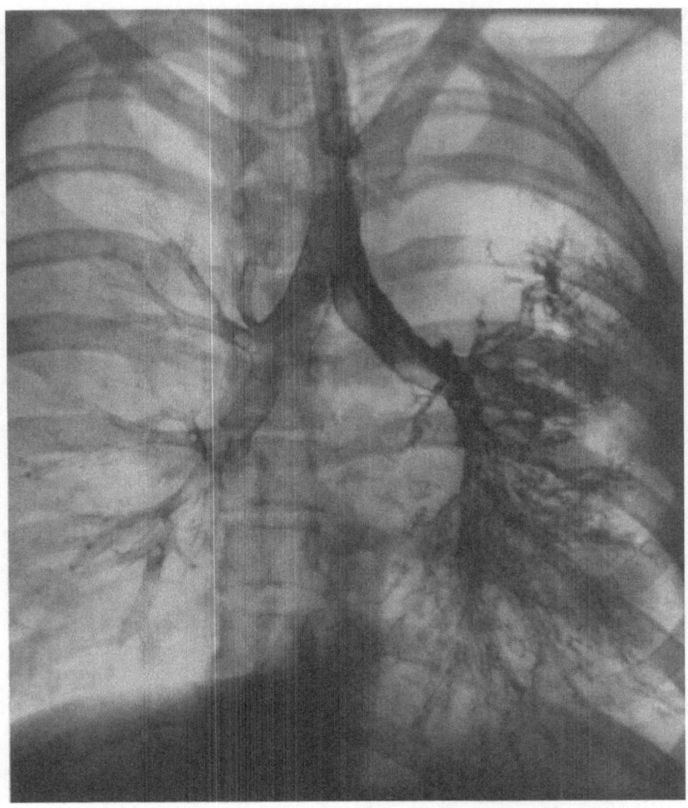

a

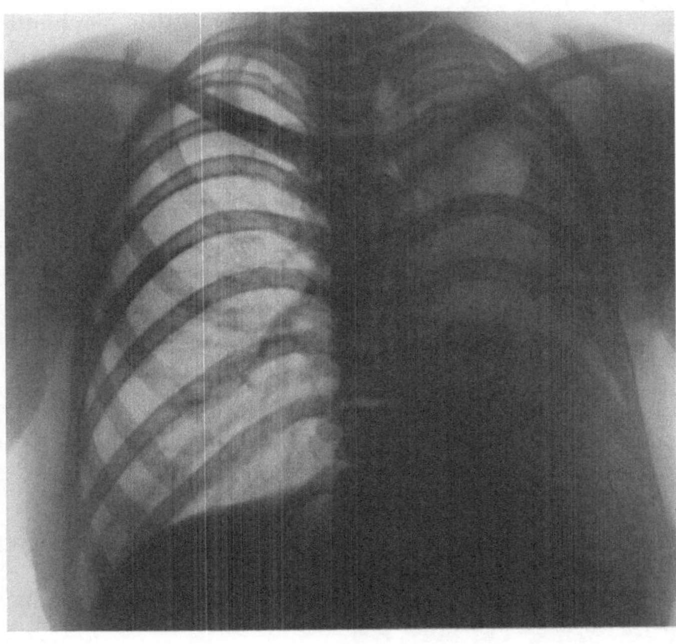

b

Abb. 11a u. b. K., Margit, 27 Jahre alt. a Isolierter Abgang des apikalen Segmentes des rechten Oberlappens (links geschrumpfte Lunge mit ausgedehnten Distorsionen und Erweiterungen des Bronchialsystems). b Nativaufnahme. (Die Aufnahmen wurden freundlich überlassen von der Heilstätte Ruppertshain der LVA Hessen, Chefarzt Dr. WERBER)

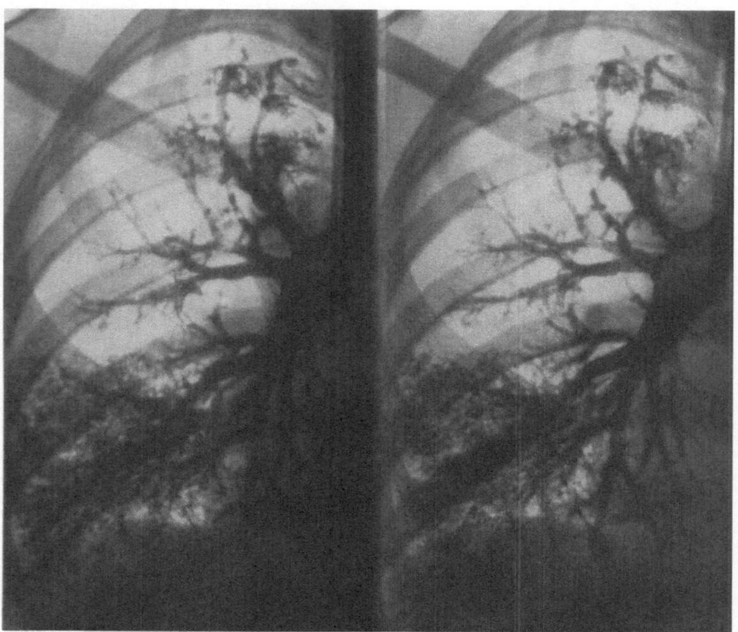

Abb. 12. Atypisches rechtsseitiges Bronchialsystem mit isoliertem Abgang eines größeren Anteils des rechten Oberlappenbronchialsystems aus dem rechten Hauptbronchus; Veränderungen der Bronchien im atypischen Bereich. (Die Aufnahmen wurden freundlich überlassen von Chefarzt Medizinaldirektor Dr. AMMEN, Rangau-Sanatorium Strüth bei Ansbach)

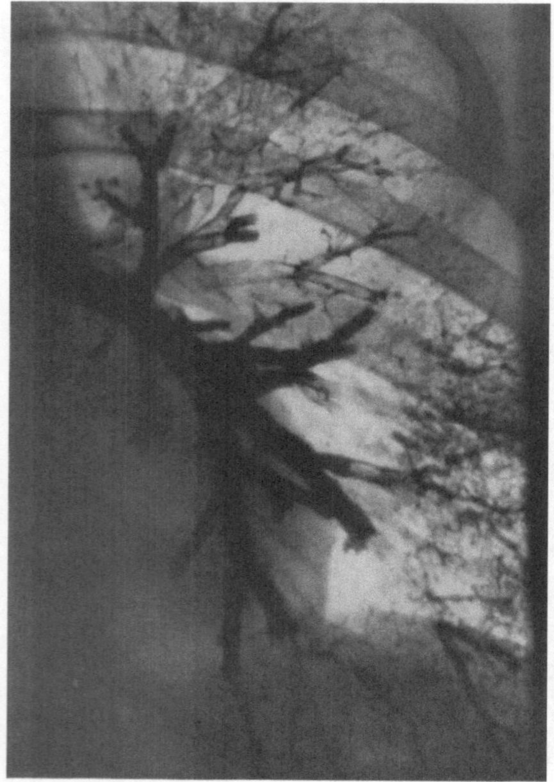

Abb. 13. Partiell gefüllter posteriorer linker Oberlappenbronchus, isoliert aus dem linken Hauptbronchus abgehend. Endoskopisch besteht der Eindruck einer Trifurkation. (Die Aufnahme wurde freundlich überlassen von Chefarzt Dr. WENTZ, Waldhof-Elgershausen)

In einigen Fällen kommt es links zur Bildung eines Mittellappenbronchus, der wie rechts von einem Zwischenbronchus entspringt (CHIARI; HOVELACQUE; PEIRCE u. STOCKING). Es handelt sich zwar um einen zusätzlichen Lappenbronchus, die Zahl der Segmentbronchien ist aber insgesamt nicht erhöht. Das Vorkommen des Bronchus subapicalis sei links wesentlich weniger häufig als rechts. Das Auftreten eines Bronchus cardiacus ist links eher selten. AEBY hat ihn nicht als typisch bezeichnet. Die Untersuchungen von BOYDEN und LEMOINE wären hierzu zu nennen, bezüglich des Bronchus basalis lateralis die Studie von BEAU, CAYOTTE, GILLE u. BRULÉ.

Das Beispiel eines isolierten Abganges des linken apico-posterioren Segmentastes aus dem Hauptbronchus verdanke ich Herrn Chefarzt Dr. BRECKE, Sanatorium St. Blasien und Herrn Chefarzt Dr. WENTZ, Sanatorium Waldhof-Elgershausen (Abb. 13).

β) *Fehlende und scheinbar fehlende Bronchien*

Im Bereich des rechten Oberlappenbronchus ist die „Verschmelzung" mit dem rechten Mittellappenbronchus zu nennen, so daß ein Bild ähnlich dem linken Bronchialbaum entsteht (TESHEREDŽIČ u. KAPETANOWIČ; NARATH; BOYDEN; LEMOINE; HUIZINGA u. SMELT). Es handelt sich auch hier mit großer Wahrscheinlichkeit weniger um primäre Lappungsanomalien, sondern um isolierte Varianten des Bronchialverlaufs und der Bronchialverzweigungen. Über die Verzweigungen des rechten Oberlappens mit dem gelegentlichen Fehlen des Ramus anterior des rechten Bronchus apicalis, sowie über die weitere Segmentanatomie und ihre Varianten wird auf MELNIKOFF sowie BOYDEN und auf ESSER verwiesen. Im Bereich des *rechten Mittellappens* fehlt nicht selten der hintere Ast des Bronchus lateralis.

Anomalien des *rechten Unterlappenbronchus* untersuchte EWART; die Inkonstanz des Bronchus cardiacus bzw. seiner Anteile erwähnen ESSER, MELNIKOFF, FELIX, FOSSATI. Die Unregelmäßigkeit des Auftretens eines Bronchus subapicalis war bereits erwähnt worden (BOYDEN; BROCK; SCHWARTZ). Im Bereich des *linken Oberlappens* kann der Ramus anterior des Bronchus apicalis sowie der Ramus posterior fehlen (ESSER; BOYDEN).

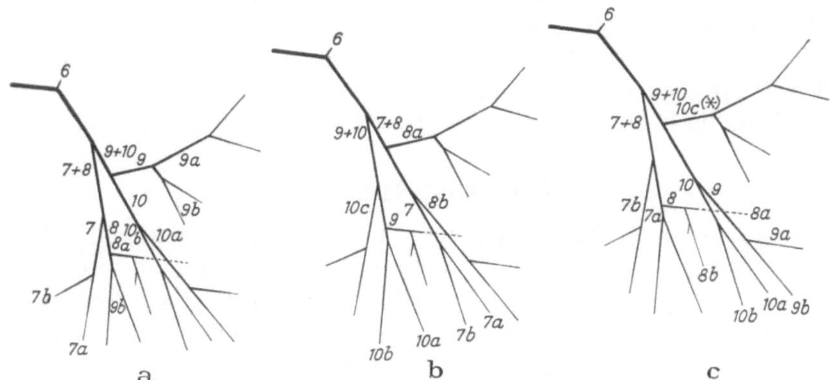

Abb. 14. Verschiedene Identifizierungsmöglichkeiten desselben Befundes (nach ESSER)

Eine Atresie des apikalen Bronchus des linken Oberlappens beschreiben SIMON und REID; neben dem Röntgenbefund und dem Bronchogramm ist der Beitrag vor allem durch seine pathologisch-anatomische Bearbeitung wertvoll.

Die Auffassungen über die Zahl der Segmente des *linken Unterlappenbronchus* sind nicht ganz einheitlich (BOYDEN; BROCK; ESSER; HUIZINGA u. SMELT; HERRNHEISER; LEMOINE; MELNIKOFF). Gelegentlich fehlt der Ramus superior des Bronchus apicalis sowie der Bronchus basalis medialis. BOYDEN nennt den Bronchus basalis anterior in 30% der Fälle unvollständig. Im übrigen wird auf die genannte Arbeit von BEAU u. Mitarb. verwiesen.

γ) *Transponierte Bronchien*

Bereits bei der Besprechung der Verhältnisse im Bereich des rechten Oberlappens und bei der Besprechung des „Trachealbronchus" war darauf hingewiesen worden, daß zusätzliche Bronchien zumeist nur scheinbar vorliegen und daß es sich häufig um eine Transposition handelt (NARATH; BOINET; D'HARDIVILLER; WALDEYER). Auf die vielfältigen Variationsmöglichkeiten wird von STENDER und SCHERMULY in diesem Handbuch eingegangen; auf die Untersuchungen von BROCK, BERDAL, BOYDEN, EWART und von MELNIKOFF wird Bezug genommen.

Im Bereich des *rechten Mittellappens* ist von chirurgischem Interesse, wenn der Mittellappenbronchus vom rechten Oberlappenstamm entspringt. Entsprechende Fälle werden von BOYDEN, von HOHN und VIETEN, HUIZINGA und SMELT, von LEMOINE und von NARATH erwähnt. BROCK und BERDAL beschreiben andererseits Fälle, bei denen der Bronchus anterior des Oberlappens auf den Mittellappen transponiert ist. Eine Vermehrung der Segmente bzw. eine Transposition von Subsegmenten in den Ostiumbereich erwähnen CONCINA und MINETTO.

Bezüglich der Verhältnisse im Bereich des Bronchus basalis medialis des Bronchus basalis anterior sowie lateralis sei auf die Standardwerke sowie auf die Arbeiten von Frodl und Lemoine verwiesen.

Als Transposition im Bereich des linken Bronchialbaums findet sich nicht selten eine Abgabe des apikalen Oberlappenastes an den Stammbronchus (dalla Rosa; Stefanis; d'Hardiviller; Blisnianskaja).

Der selbständige Abgang eines linksseitigen ,,Mittellappenbronchus" ist bei Chiari, Hovelacque, Peirce und Stocking erwähnt.

Boyden, Concina und Minetto nennen das Vorkommen eines isolierten Ursprungs des Bronchus posterior nicht selten. Klinisch wichtig sind Versetzungen von Lingulaästen an Oberlappensegmente, weil hierdurch erhebliche chirurgische Probleme auftreten können.

Die Schwierigkeiten der Identifizierung der einzelnen Äste des linken Unterlappens gehen besonders deutlich aus einer Skizze bei Esser hervor (Abb. 14).

Es besteht kein Zweifel, daß gerade die große Zahl der Variationen, Anomalien und Mißbildungen im Bereiche des Tracheobronchialbaums die Domäne der Bronchographie darstellen. Die Häufigkeit des Vorkommens von Anomalien der Bronchialverzweigungen sollte Anlaß geben, die Bronchographie nicht zu sehr in den Hintergrund treten zu lassen.

4. Lappungsanomalien

Wir sind nicht ganz der Meinung Aebys, daß den Lungenlappen jeglicher morphologische Wert abzusprechen sei. Der Thoraxchirurg ist oft genug mit Problemen konfrontiert, wenn sich die Lappen äußerlich nicht abgrenzen lassen, oder wenn die Lappen nur ungenügend voneinander getrennt sind. Aus allgemeiner thoraxchirurgischer Erfahrung erscheint es nicht zu hoch gegriffen, wenn man schätzt, daß in etwa einem Drittel aller Thorakotomien Gewebsbrücken zwischen den einzelnen Lappen bestehen. Vielleicht kann man auch vermuten, daß die völlige Abtrennung der Lappen doch die ,,Endstufe" einer Entwicklung bedeutet. Freilich Narath sowohl wie Aeby legten den Schwerpunkt auf die ,,innere Architektonik". Überzählige Lappungen leiten über zu ,,akzessorischen Lappen", ,,Nebenlungen" und ,,Sequestrationen". Auch hier findet sich ein fließender Übergang von der schweren Mißbildung bis zur klinisch unerheblichen Variante. Wir sind diesem fließenden Übergang bei den Anomalien des Tracheobronchialbaums und Atresie der Trachea, der Stenose, dem rudimentären Trachealbronchus bis zur ,,Variante" des nicht ganz typischen Subsegmentes begegnet.

Die klinisch meist stummen Lappungsanomalien verdanken ihre Entdeckung der Thorakotomie oder der Sektion. Die Dreilappigkeit der rechten und die Zweilappigkeit der linken Lunge ist nach Blasi und Gorgone keineswegs mit Regelmäßigkeit zu finden. Makhani und Kher fanden rechts drei Lappen in 70,5%, zwei Lappen in 7,4% und nur einen Lappen in 1,8%. Links waren die Fissuren in 96% vollständig. Roessle fand dreilappige Lungen beiderseits bei einem Vater und vier seiner Söhne. Er hält dies Vorkommen für dominant erblich. Im übrigen wird auf die Ausführungen von Schneider und Müller verwiesen, die die Arbeiten von Lamb und Möcke zitieren.

a) Fehlende bzw. unvollständige Furchen

Fehlende und unvollständige Lappen sind mit Wahrscheinlichkeit mit die häufigsten Anomalien des Respirationstraktes, worauf Balás besonders hinweist. Devos fand die Querfurche rechts in 48% nur zur Hälfte und in 34% der Fälle kaum ausgebildet (Leichenuntersuchungen). Fetale Lungen zeigten nach Makhani und Kher einen angedeuteten Ober-Mittellappenspalt rechts in 50%, während er voll ausgebildet nur in 21% vorhanden ist (Devos 17—18%; Makhani u. Kher 22%). Trotz der äußeren Ähnlichkeit mit der linken Lunge ist dabei meistens das Bronchialsystem unverändert. Das vollständige Fehlen eines Ober-Unterlappenspaltes rechts ist selten; große Parenchymbrücken sind allerdings häufig (Boyden; Devos; Esser; Ruiz Liard). In diesen Arbeiten werden auch die Verhältnisse der linken Lunge beschrieben; es ist wahrscheinlich, daß hier die Lappenbildung im allgemeinen vollständiger ist als rechts.

b) Akzessorische Spalten

Akzessorische Spalten machen nach Balás etwa 8—10 % aller Lungenanomalien aus. Im *rechten Oberlappen* und *rechten Mittellappen* seien sie verhältnismäßig selten. Im rechten Unterlappen fanden Lambertini und Catalano in 4 % einen Spalt zwischen anterobasalem und laterobasalem Segment. Makhani und Kher fanden das gleiche in 7,4 %,

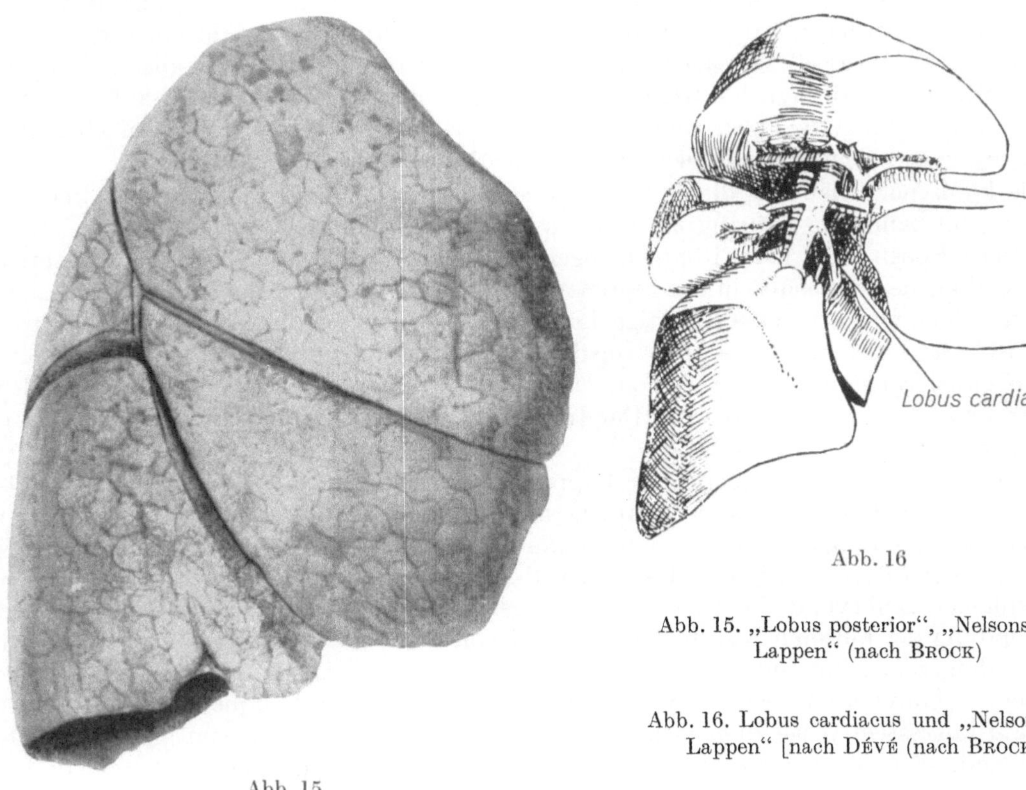

Abb. 15

Abb. 16

Abb. 15. „Lobus posterior", „Nelsonscher Lappen" (nach Brock)

Abb. 16. Lobus cardiacus und „Nelsonscher Lappen" [nach Dévé (nach Brock)]

bei fetalen Lungen in 8,7 % der Fälle. Einen Spalt, der das *rechte apikale Unterlappensegment* abtrennt, fanden sie bei Feten in 5,5 % der Fälle. Links kann die *Lingula* durch einen akzessorischen Spalt abgetrennt sein und so zu einem äußerlich mittellappenähnlichen Gebilde führen. Vollständig sei dieser Spalt nach Devos und nach Boyden in 2 % der Fälle; auch Dévé hat ihn beschrieben. Auf die unterschiedliche Größe des „linken Mittellappens" und die Bedeutung der Arterienaufzweigung und die Thoraxform geht Melnikoff ein.

Breton und Dubois beschreiben eine linksseitige Querfurche, die sich bei einem 10jährigen Kind durch das Bestehen einer Pleuritis röntgenologisch dargestellt hat.

Der *Lobus posterior*, der „Nelsonsche Lappen" (Abb. 15), mit dem sich vor allem Brock und Dévé beschäftigt haben, ist anscheinend nicht selten. Die Fissur setzt sich gelegentlich in die Mittel-Oberlappenspalte fort, wodurch eine x-förmige Figur entsteht (Schneider). Die Häufigkeit wird rechts auf 15—20 % geschätzt; dabei ist entscheidend, ob man teilweise Fissuren dazurechnen will; links scheint das Vorkommen seltener zu sein (nach Boyden, Brock, Dévé in 5—10 %). Die Abb. 15 und 16 zeigen ein Präparat nach Brock sowie ein Schema von Dévé.

Der *Lobus cardiacus* wird unter mehreren Synonymen geführt:

NARATH; SCHNEIDER und DÉVÉ: Lobus infracardiacus;
AEBY: Lobus cardiacus;
REKTORŽIK; SCHAFFNER: Lobus accessorius inferior;
RUGE: Lobus subpericardiacus;
ALLEN: Lobus venae cavae.

Links scheint dieser Lappen nur ausnahmweise vorzukommen. DÉVÉ berichtet über zwei Fälle, FOSTER-CARTER über einen Fall, BOYDEN über einen Fall. REKTORŽIK hat ihn wohl zum erstenmal beschrieben, von SCHAFFNER wurde er genauer definiert. Mit seiner Lage befassen sich SCHAFFNER, GRANDGÉRAD und WEBER, BROCK und BOYDEN. TALIA hat ihn bei 600 Röntgenaufnahmen 35mal gesehen; er beschreibt einen dort auftretenden Lungenabsceß. Annähernd gleich häufig auf beiden Seiten sah diesen Lappen HUTH vorkommen. Bezüglich Einzelheiten und vergleichender Anatomie wäre auf BOYDEN, BROCK, DÉVÉ, NARATH, POZZI und auf RUGE zu verweisen. Die Abbildung nach DÉVÉ (Abb. 16) zeigt neben dem „Nelsonschen Lappen“ einen „Lobus cardiacus“.

Die klinische Bedeutung dieses Lappens liegt darin, daß er isoliert von Krankheiten befallen sein kann; die Neigung zu Atelektasen mit konsekutiven Bronchiektasen ist zu erwähnen (BOSSHARD). Dem Röntgenologen muß daher beim Nachweis von umschriebenen, auf kleine Lappenabschnitte begrenzten Bronchiektasen stets der Verdacht aufkommen, daß hier vielleicht eine derartige Lappenanomalie vorliegt. Auch plötzlich auftretende isolierte Lungenabscesse in den mediobasalen Abschnitten der rechten Lunge müssen an ein derartiges Ereignis denken lassen. Mit Hilfe der Bronchographie wird der Röntgenologe versuchen, durch die Darstellung der nebenliegenden Bronchialabschnitte sich dann Gewißheit zu verschaffen.

Lobus venae azygos (Wrisbergscher Lappen). Der Lobus venae azygos stellt eine „falsche zusätzliche Lappenbildung“ (BRETON und DUBOIS) dar. Es handelt sich nicht um eine zusätzliche Lappenbildung, sondern um Abtrennung eines Teils des Oberlappens durch die Vena azygos bzw. ein Mesazygos. BLUNTSCHLI fand bei einem 10,5 mm langen menschlichen Embryo, daß der nach sagittal gestellte Ductus Cuvieri und damit auch die Einmündung der hinteren Kardinalvene lateral von der Pleurakuppe gelegen war. Bleibt die Kardinalveneneinmündung nun in dieser sagittal gestellten Lage, nach lateral verschoben, so muß der entstehende Venenbogen die Pleurahöhle durchqueren, um die Vena cava auf kürzestem Wege zu erreichen (DÉVÉ). Er wird dabei von seinem pleuralen Aufhängeband, dem „Mesoazygos“ getragen. Die Vena azygos, normalerweise hinter der Lunge entlangziehend, bildet nun eine Furche im Oberlappen und zieht eine doppelte Pleurafalte in Richtung auf die Lungenwurzel. Nach VELDE ist ein Lobus venae azygos nur dann anzunehmen, wenn die Vene selbst auf dem Boden des Pleuraspaltes liegt, den Lappenanteil abgrenzt und wenn die Vena azygos an normaler Stelle fehlt. SCHNEIDER erscheint es auffällig, daß in Fällen mit Azygoslappen die Vene „vor ihrem Eintritt in das Mesoazygos noch den Truncus der beiden oberen rechten Intercostalvenen, die sonst in die Vena anonyma dextra münden, aufnimmt“. Der teratogenetische Terminationspunkt dürfte mit dem Descensus cordis zusammentreffen (SCHNEIDER). Das Schema nach BRETON und DUBOIS gibt die Verhältnisse wieder (Abb. 17).

ESSER hat die Bronchialverhältnisse eingehend diskutiert: „der zugehörige Bronchus ist ein Ast des rechten Oberlappenbronchus irgendeiner Ordnung, im allgemeinen des RB1 (Bronchus apicalis) ....“. Auch BOYDEN hat der Bronchialversorgung eine eingehende Studie gewidmet (BOYDEN 1949). Ein linksseitiges Auftreten wird bereits von WRISBERG sowie von MEX, DÉVÉ und von WESTON beschrieben. Für die Pathogenese wären noch CLELAND, LE BOURDELLÈS u. JALET sowie WELLS zu nennen.

Die *Häufigkeit* beträgt nach BALÁS 0,5% der gesamten Lungenfehlbildungen, nach Reihenuntersuchungen findet sie sich in 0,11%, nach MINEHART in 0,13%, nach LÉVY u. CADE in 0,82%.

Eine familiäre Häufung ist nicht selten (LAMARQUE u. BÉTOULIÈRS; UNDERWOOD u. TATTERSALL; UEHLINGER u. KÜNSCH).

Auf die klinische Bedeutung wiesen KERLEY, UNGEHEUER und DALICHAU sowie RADICS und KERTES hin. Es finden sich Bronchiektasen, Tuberkulose, cystische Erkrankungen und Carcinome. Die differentialdiagnostische Bedeutung ist bei TESCHENDORF hervorgehoben. BRETON und DUBOIS unterscheiden mit STIBBE drei Typen:

a) horizontale Lage der Fissur,

b) schräger Verlauf,

c) vertikaler Verlauf.

Die Häufigkeit wird für den Typ a) mit 47%, Typ b) mit 27%, Typ c) mit 26% angegeben. Die Abbildung (Abb. 18) zeigt ein Schema der drei radiologischen Typen nach BRETON und DUBOIS. Bezüglich der thorakoskopischen Differenzierung der Lappenanomalien ist auf SATTLER zu verweisen.

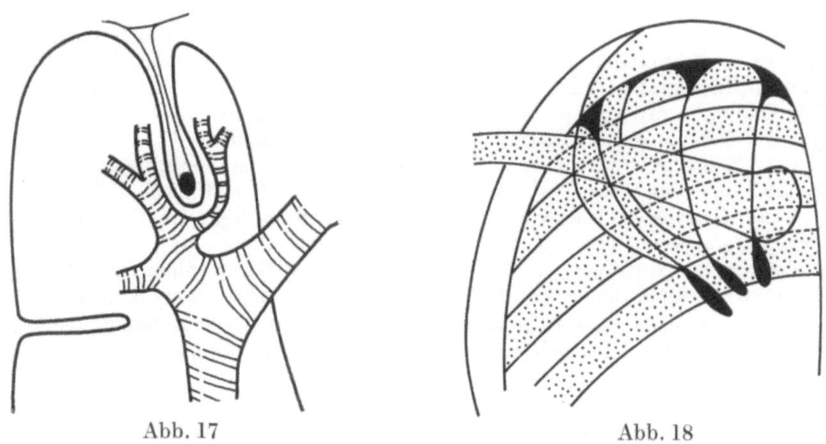

Abb. 17 Abb. 18

Abb. 17. Schema eines „Azygoslappens“ (nach BRETON u. DUBOIS)

Abb. 18. Schema der Varianten des „Azygoslappens“ (nach BRETON u. DUBOIS)

Die klinische Bedeutung der anomalen Lappenspalten und der fehlenden Lappenspalten liegt einmal darin, daß der Chirurg veränderte Verhältnisse vorfinden kann, die einen wohlgeplanten Eingriff erschweren. Die akzessorischen Lappen und Lappenteile können durch die Besonderheiten ihrer Anatomie in ihrer Belüftung gestört sein und sie können isoliert von Krankheiten befallen werden. Sie werfen nicht selten differentialdiagnostische Probleme auf. Die Unterscheidung in echte und scheinbare Lappenanomalien nach BRETON und DUBOIS erscheint zweckmäßig.

5. Separation von Lungengewebe

a) Nebenlungen

Die „Überschußbildungen der Lungenanlage“ bilden eine Reihe, die von den überzähligen Fissuren, überzähligen Lappen, von Trachealknospen mit atelaktatischem Lungengewebe, zu den sequestrierten Lungen, den „Nebenlungen“, den Hamartomen und den Cysten reicht. Insofern ist auch hier die Einteilung künstlich, insbesondere die Abgrenzung zwischen „Nebenlungen“, intra- und extralobulärer Sequestration und isolierten extra- und intrapulmonalen Cystenbildungen. Mit Recht sprechen daher BRETON und DUBOIS von „anomalen Lokalisationen von bronchopulmonalem Gewebe“. Diese Definition wird von den genannten Autoren wie folgt aufgegliedert:

Lungen, „Nebenlungen“ nach REKTORŽIK, 1861.

e Lappen, die von COCKAYNE und GLADSTONE unter der Bezeichnung „so-called accessory

len.

3. Die „Lungensequestration", entsprechend der Definition von PRYCE (1946) mit anomaler Vascularisation aus dem Systemkreislauf und häufig mit atypischem Lungengewebe.

4. Die bronchogenen Cysten des Mediastinums, wie sie STILLING (1889) beschrieben hat.

Als weitere Untergliederung wäre anzufügen

5. Tracheale Nebenlungen, wie wir sie bei HERXHEIMER beschrieben finden; wir hatten dazu BRUCK und TANNER erwähnt.

HORÁNYI und KERÉNYI sowie BALÁS bezeichnen die akzessorischen Lappen als „Bronchioloma cysticum"; sie sind wohl im wesentlichen identisch mit der sog. Sequestration. Die Versorgung erfolgt vom großen Kreislauf aus. Der Zusammenhang zwischen anomalen Lappenbildungen und Hamartomen macht die „fließenden Grenzen zwischen Mißbildung und Variation" deutlich (P. SCHNEIDER); das geht auch aus der Arbeit von HORÁNYI und KERÉNYI über das Bronchiolom hervor.

OELSCHLAEGEL befaßt sich eingehend mit der Systematik und der Pathogenese der Nebenlungen. In seiner Literaturübersicht konnte er unter 45 Fällen 5mal eine Verbindung mit dem Magen-Darmtrakt feststellen, in 11 Fällen Zwerchfellanomalien; wir werden auf diese Anomalien noch zurückkommen. Die Einteilung der Nebenlungen erfolgt hier nach morphologischen Gesichtspunkten:

Stufe I (Vorstufe): Abschnürung eines Lungenanteils mit bestehender Bronchialverbindung.
Stufe II (Vorstufe): Abschnürung eines Lungenteils mit stielartiger Parenchymbrücke zur übrigen Lunge.
Stufe III: Furchenartige Abgrenzung der Nebenlungen mit Anschluß an den venösen und arteriellen Schenkel des Lungenkreislaufs sowie zusätzlichem Anschluß an die Arterien des großen Kreislaufs.
Stufe IV Vollkommen abgegrenzte Nebenlungen mit arterieller Versorgung aus dem großen Kreislauf und Einbeziehung in den venösen Schenkel des kleinen Kreislaufs.
Stufe V: Typische Nebenlunge mit Anschluß an den großen Kreislauf.
Stufe VI: Typische Nebenlunge wie unter V, jedoch mit Defekt an der „Hauptlunge".
Stufe VII: Typische Nebenlunge mit Hypoplasien im Bereich der „Hauptlunge".
Stufe VIII: Typische Nebenlunge, jedoch mit mißgebildeter rudimentärer „Hauptlunge"sowie mit Aplasie von Lungenlappen.
Stufe IX: Nebenlunge mit Aplasie der „Hauptlunge", aber vorhandenem, blind endendem Hauptbronchus.
Stufe X: Nebenlunge mit Aplasie der „Hauptlunge" und Fehlen eines Stammbronchus (KLEBS).

Es ist allerdings bei Lungenhypoplasien mit Zwerchfelldefekten immer zu fragen, ob nicht der Zwerchfelldefekt, die Kompression, die mangelnde Ausbreitungsmöglichkeit der Lunge zu der „angeborenen", konnatalen Hypoplasie geführt hat.

Eine Nebenlunge wurde erstmals von ROKITANSKY, 1861, beschrieben, daher auch die Bezeichnung „Rokitanskyscher Lappen". Weitere Synonyme sind „akzessorische Lunge", „verirrter Lappen" oder „Bauchlunge". SCHNEIDER beschreibt diese Formation als pyramidalen Körper, der unabhängig von der normalen Lunge dystop lokalisiert vorkommt und das Aussehen eines atelektatischen Lungengewebes habe. Die Größenangaben schwanken zwischen 3 und 8 cm im Durchmesser. Histologisch handelt es sich um organähnlich gebautes, von Pleura umgebenes Gewebe ohne Bronchialverbindung. Histologisch ist die Differenzierung häufig nur unvollständig, Bindegewebsanteile überwiegen (BRUCK; GROND u. VAN UNNIK; WACHS). BALÁS und auch WACHS sprechen von diesen Mißbildungen als von Raritäten; zumeist wird die Nebenlunge bei Kindern beobachtet, wobei das weibliche Geschlecht etwas häufiger betroffen zu werden scheint. SCHNEIDER hat nach dem ihm vorliegenden Krankengut ein Häufigkeitsverhältnis von 9 zu 6 von weiblichen zu männlichen Fällen errechnet. Bis zum Jahre 1941 hat HORN 39 Fälle gesammelt.

In der überwiegenden Zahl der Fälle liegt die Nebenlunge zwischen Zwerchfell und Unterlappen, etwa in Höhe des 10. Brustwirbelkörpers. Sie schmiegt sich dem vertebralen Winkel an. Bevorzugt sei die linke Seite (DÜRCK; SCHNEIDER; UNGEHEUER u. DALICHAU u. a.). SIMPSON fand sie unter 21 Beobachtungen nur einmal rechts, HORN erwähnt in seiner Statistik 28 Nebenlungen, die auf der linken Seite lokalisiert waren: 3 Nebenlungen lagen oberhalb des Zwerchfells, 3 im Perikardialraum und 5 im Bauchraum; letztere links. Die Abbildung (Abb. 19) zeigt die Verteilung von Nebenlungen nach BOLCK. BOLCK hat die pathologisch-anatomischen Charakteristika besonders eingehend beschrieben und insbesondere die arterielle Versorgung mit den atypischen Arterien präpariert (Abb. 20a und b).

Die im Bauchraum vorkommenden Nebenlungen sind meist zwischen Aorta und linker Nebenniere anzutreffen (ASCHOFF; BENEKE; DUBLER; HECKER; SELTSAM; VOGEL). Dabei war in den Fällen von DUBLER, SELTSAM und von VOGEL das Zwerchfell geschlossen, während bei BENEKE und KAUP die Nebenlunge im Bereich von Zwerchfelldefekten gelagert war. BLOCK sammelte aus der Literatur sieben Fälle mit Zwerchfelldefekten; weiterhin wären die Arbeiten von PIPER und KLEPPER sowie von WILUTZKY zu nennen. Übergänge stellen die Fälle von GANS und POTTS sowie von KOHLHARDT, HEINEMANN und FRIEDERISZIK dar. Die von den letztgenannten beschriebene Nebenlunge war mit einem bindegewebigen Strang mit der Trachea verbunden. STOLZE erwähnt eine intradiaphragmale Nebenlunge; JOEL fand eine Nebenlunge im Herzbeutel. Die entwicklungsgeschichtlichen Zusammenhänge sind bei BENEKE und bei HAMMAR besprochen. HECKER erwähnt einen Fall, der gleichzeitig zwei Nebenlungen, eine thorakale und eine etwas kleinere, abdominale Nebenlunge aufwies. Auch im Subcutangewebe des Thorax können „Nebenlungen" vorkommen (SJOLTE und CHRISTIANSEN).

In seiner Dissertation (Medizinische Akademie Düsseldorf 1961) stellt S. SCHMIDT 64 Fälle von Nebenlungen tabellarisch zusammen, davon 18 gleichzeitig mit kongenitalem Zwerchfelldefekt und 5 Nebenlungen unterhalb des Zwerchfells (Nebenlungen mit kongenitalem Zwerchfelldefekt: GUY u. RAND; BERMAN 1 u. 2; VALLE u. WHITE; FONTAINE u. WARTER; RAYMOND; GRILL; BRUCK; BENEKE; HÜCKEL; KAUP 1 und 2; KOHN; MORELLI; REHORN; v. GÖSSNITZ sowie zwei eigene Fälle von SCHMIDT). Neben den bereits genannten Zwerchfelldefekten finden sich Nebenlungen gemeinsam mit weiteren Mißbildungen, so mit mangelhaftem Verschluß des Perikards (JOEL; MATHIAS), mit einer Agenesie der Lunge (PAUL) sowie mit einer Hypoplasie der Lunge (STOELZ).

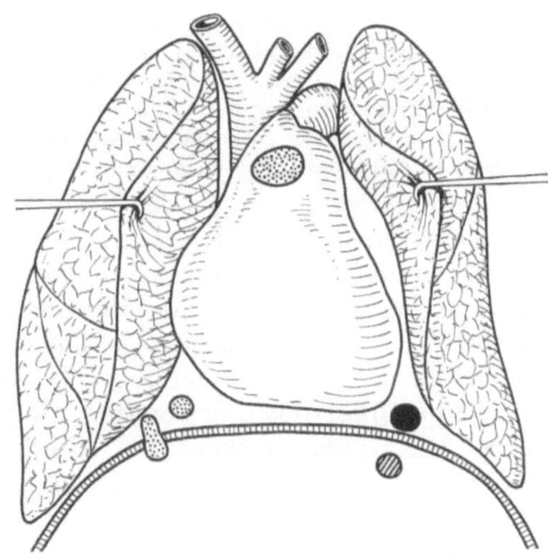

Abb. 19. Sitz von Nebenlungen (nach BOLCK)

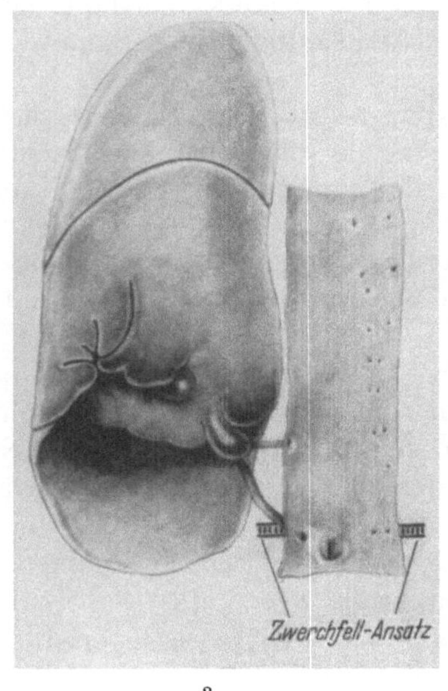

a

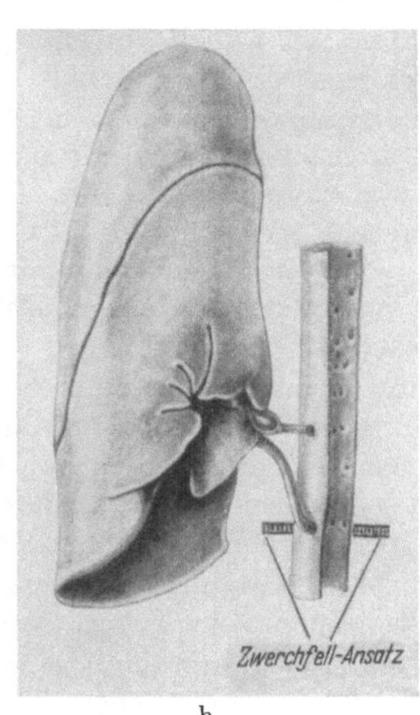

b

Abb. 20a u. b. Arterielle Versorgung einer Nebenlunge (nach BOLCK)

Die von RUGE inaugurierte „Exzeßtheorie" und die „Fraktionstheorie" nach REKTORŽIK zur Ätiologie der Nebenlungen werden in der einschlägigen Literatur ausgiebig diskutiert.

Nach REKTORŽIK bildet sich die Nebenlunge durch Abschnürung von der normal angelegten Lunge; dabei werden immer nur bestimmte basale Lungenanteile betroffen, die im Bereich des „Lobus accessorius inferior" liegen. Die Abschnürung erfolge vor Abschluß der Entwicklung des primären Zwerchfells. Diese Vorgänge können den Abschluß des Pleuroperitonealraumes stören und zur Erklärung des häufigen Zusammenhanges mit Zwerchfelldefekten dienen. Eine ausgiebige Diskussion findet sich bei SCHMIDT sowie vor allem bei BOLCK.

Ruge andererseits ist der Meinung, daß es sich um eine reine Überschuß-, Exzeßbildung, handle, sozusagen um ein selbständiges Aussprossen aus dem Vorderdarm. Dies bedeute eine dritte Lungenanlage. Ruge geht dabei besonders auf die Gefäßversorgung ein. Eingehend wird die Frage bei Schneider sowie bei Grond und Unnik, bei Beneke, Dubler, Hammar, Kaub, Seltsam, Vogel und bei Voisin diskutiert. Eine Besprechung findet sich auch bei Breton und Dubois. Dort sind auch die histologischen Veränderungen des Lungengewebes besprochen, insbesondere die Frage, ob es sich hierbei um kongenitale oder um postnatale Veränderungen handelt.

Weiterhin ist auch auf die Besprechung dieses Themas von Eppinger und Schauenstein sowie von Bert und Fischer zu verweisen, die im Vorkommen von Flimmerepithel in den Nebenlungen einen Hinweis auf ihre oesophageale Herkunft sehen; im übrigen wären die Arbeiten von Block, Dürck, Herxheimer, Joel sowie Lewisohn zu nennen. Schneider hält die von Beneke gegebene Darstellung für die plausibelste; sie erklärt den Zusammenhang mit den Zwerchfelldefekten und mit gewissen Einschränkungen auch die Bevorzugung der linken Seite: „jedenfalls ist der späteste teratogenetische Terminationspunkt für die Nebenlunge mit dem Abschluß des primären Zwerchfells gegeben“ (Schneider).

Verbindungen zu den Nachbarorganen bzw. zur Hauptlunge. Der von Hammer erwähnte Fall weist einen Stiel zur Hauptlunge auf; auch zum Verdauungskanal kann ein Stiel führen, so daß Verbindungen zu diesen Organen offenbleiben. Das Bronchialsystem des versprengten Anteils geht entweder von einem im Stiel blind endenden Bronchus aus oder radiär von einem zentral gelegenen Hohlraum (Schneider). Eine Verbindung mit dem Bronchialsystem beschreibt v. Haberer; es handelte sich um ein kugeliges Gebilde im rechten Oberlappen, das erstmalig bei einem Kinde im Alter von 5 Jahren festgestellt wurde. Die Operation wurde im Alter von 17 Jahren durchgeführt. Histologisch zeigte sich ein „Tumor“, in dem sich Flimmerepithel, Schleimdrüsen und Knorpelplatten fanden. Es konnte schließlich ein zur „Cyste“ ziehender, von der Trachea ausgehender Bronchus aufgefunden werden. Hennigar und Choy berichten über einen ähnlichen Fall. Die Vielfalt der möglichen Verbindungen, rudimentär oder offen, ist bei Schmidt tabellarisch aufgeführt. Stiele zum Zwerchfell (Carter und Osborn), zur hinteren Brustwand (Davies und Gunz; Dürck), Oesophagusfisteln (Gans und Potts), zum Magen (Scheidegger) seien als Beispiele genannt.

Die *Gefäßversorgung* erfolgt zumeist aus Ästen der Aorta descendens; sie steht meist nicht in Zusammenhang mit der Gefäßversorgung der übrigen Lunge. Eine Versorgung aus Intercostalarterien beschreiben Bruck, Grond und van Unnik, Wachs, aus der Arteria suprarenalis Aschoff, Bruck, Grond und van Unnik, Oelschlaegel, Wachs. Grill sah einen Zusammenhang mit der Arteria phrenica bzw. lienalis; Piper und Klepper erwähnen die Versorgung aus den Gefäßen der Arteria coeliaca und der Arteria gastrica sinistra.

Der venöse Rückfluß kann durch die Vena azygos bzw. hemiazygos, nach Grond und van Unnik in die Vena cava cranialis, in dem von Lewisohn mitgeteilten Fall in die Lungenvene erfolgen. Bei den Bauchlungen kommt der Abfluß über die Nebennierengefäße (Schneider) oder aber über das Pfortadergebiet zustande. Die Variationsmöglichkeiten sind recht erheblich (Wachs).

Klinisch ist interessant, daß diese Nebenlungen hämatogen erkranken können; so fand sich beispielsweise eine Tuberkulose in Haupt- und Nebenlunge (Schneider; Wachs).

Es ist verständlich, daß durch eine „Erkrankung“ die Nebenlungen, die sonst einen zufälligen Nebenbefund darstellen, klinisch in Erscheinung treten können. Das Gewebe verfällt nicht selten der cystischen Degeneration wie ja auch bei den nachher zu besprechenden „Sequestrationen“. Besonders bei Zwerchfelldefekten ist auf das Vorliegen von Nebenlungen zu achten. Chirurgische Bedeutung können diese Befunde erlangen, wenn entzündliche Prozesse auftreten; eine Perforationsgefahr sei nicht von der Hand zu weisen (Wachs).

Wir beschließen dieses Kapitel, indem wir noch einmal auf den stufenweisen Zusammenhang der bisher beschriebenen Mißbildungen, wie Lappungsanomalien, akzessorische Lappen und Nebenlungen hinweisen. So faßt auch Elsasser Nebenlungen mit Bronchuscysten, Lungencysten, Flimmerepithelcysten und Hamartomen zusammen. Er sieht bei den verschiedenen Ausprägungen und in den verschiedenen Benennungen nur eine verschiedene begriffliche Formulierung für das im wesentlichen gleiche pathologisch-anatomische Substrat, so wie sich auch ALBRECHT für eine Gleichsetzung mit den Hamartomen ausspricht. Die entwicklungsgeschichtlichen Schwierigkeiten, die dadurch entstehen, daß es sich bei Cysten häufig um den Ausdruck einer „Mangelbildung" und bei Nebenlungen um „Überschußbildungen" handelt, werden damit nicht berührt.

Für den Röntgenologen ist es wichtig zu wissen, daß Nebenlungen vor allem im Bereich des linken Unterlappens vorkommen können, und daß man an Nebenlungen, auch besonders bei Anomalien im Bereich des Zwerchfelles (Hypoplasie, Aplasie etc.) denken muß. Nebenlungen können für den Röntgenologen lange Zeit völlig unsichtbar, d.h. nicht nachweisbar bleiben, aber im Moment der Erkrankung der Nebenlungen werden sich in bestimmten Bereichen Verschattungen nachweisen lassen, die mitunter an raumbeschränkende Prozesse im Sinne von Lungentumoren denken lassen, eventuell an Cysten oder an Atelektasen.

b) „Intrapulmonale Separation von Lungengewebe"

Die Bearbeitung dieses Gebietes fällt deswegen schwer, weil erhebliche definitorische Schwierigkeiten bestehen. Man sollte meinen, daß akzessorische Lungenlappen, ektopische Lungen und atypisches Lungengewebe, das vom großen Kreislauf versorgt ist und das innerhalb der Lunge liegt, gut abzugrenzende Begriffe wären. Das scheint nicht so zu sein: Nebenlungen werden selbstverständlich, wenn sie nicht im Brustkorb liegen, auch vom großen Kreislauf versorgt; überwiegend werden sie aus dem großen Kreislauf versorgt auch dann, wenn sie intrathorakal liegen. Damit fällt ein wesentlicher Gesichtspunkt für die Unterscheidung zwischen Nebenlungen und „Sequestrationen" weg. Hier, in diesem Fall, können wir auch BRETON und DUBOIS *nicht* folgen, wenn sie sich der Synopsis von DUPREZ anschließen, die folgende Äquivalente annehmen:

Poumons surnuméraires = Nebenlunge = Ectopic lung = Séquestration extralobaire;
Lobe accessoire = Lower accessory lobe = Séquestration intralobaire.

Akzessorische Lappen sind Lappen, die am Lungenhilus zusätzlich angeschlossen sind, die einen regelrechten Bronchus und einen Pulmonalkreislauf haben. Wir haben diese Veränderungen eingehend bei den Lappungsanomalien abgehandelt. Akzessorische Lappen sind Lappungsanomalien, wie sie dort besprochen sind.

Nebenlungen sind Separationen von Lungengewebe, zumeist durch Gefäße des großen Kreislaufs versorgt. Es gibt intrapleurale, intrathorakale und abdominelle Nebenlungen. Unter Nebenlunge verstehen wir auf jeden Fall eine extrapulmonale Separation.

Was dann noch übrigbleibt, könnte man als intralobäre Sequestration bezeichnen. Zweifelsohne hat AMGWERD den besseren Begriff mit der Separation, mit der Abtrennung von der übrigen Lunge, gewählt. Eine Sequestration ist eine sekundäre Abstoßung. „Als Nebenlunge bezeichnet man organähnlich gebaute, aus Lungengewebe bestehende, aber von der übrigen Lunge getrennte Gebilde" (H. MÜLLER). HINSHAW und GARLAND definieren diesen Prozeß wie folgt: „Pulmonary sequestration: This is a partial or complete separation of a pulmonary segment or segments from normal continuity with the rest of the bronchial tree. In intralobar sequestration the lung mass lies within the pleura, wheras in extralobar sequestration the anomalous mass is enclosed in its own pleural sheet and may lie below the lower lobe, either above or below the diaphragm, the former is more frequent".

Der Begriff: „Location anormal de tissue bronchopulmonaire" von BRETON und DUBOIS könnte allgemein formuliert werden als: *Separationen von pulmonalem Gewebe.*

Für die intralobäre Sequestration würden die Bezeichnungen lauten: *Intrapulmonale Separation von Lungengewebe.*

Makroskopisch findet sich dabei ein pigmentfreies, selten cystisch oder entzündlich verändertes Lungenareal, das keine Bronchial- oder Gefäßverbindung zum normalen Hilus hat, das überwiegend in den unteren Bereichen der Lunge liegt und das im allgemeinen von Ästen des großen Kreislaufs versorgt wird.

Zu den grundsätzlichen Fragen sind die Ausführungen von AMGWERD, BIKFALVI und BALÁS, BAUMGARTL, COOLEY und BRUCK zu nennen. Im übrigen beziehen sich wesentliche Teile des vorausgehenden Kapitels auf diesen Zustand.

Historisch ist dabei zu erwähnen, daß das ganze Problem erst akut wurde, als bei der Operation von „cystischen Lungen" oder „Bronchiektasen" nur schwer stillbare Blutungen eintraten (DOUGLAS; HAIGHT; HARRIS u. LEWIS; HARRIS u. DAVIS; MOORE).

Die Vorstellungen über die Pathogenese bewegen sich auf denselben Bahnen wie bei den „Nebenlungen": Exzeßtheorie, Fraktionstheorie, Primat des vasculären oder des pulmonalen Anteils werden diskutiert (PRYCE; EPPINGER; AMGWERD; BRUWER, CLAGETT u. MCDONALD; HASCHE u. PORSTMANN; KERGIN). Nach diesen Autoren liege die primäre Veränderung in der Persistenz der Verbindung mit der Aorta. A. BRUNNER freilich wendet ein, daß sowohl aberrierende Gefäßverläufe wie auch cystisch degenerierte Lungenareale solitär und völlig unabhängig voneinander vorkommen. Daß bei chronisch entzündlichen Prozessen eine erhebliche Beteiligung des großen Kreislaufes auch sekundär eintreten kann, ist wahrscheinlich. Zur Frage nach der Pathogenese wären noch die Untersuchungen von DAVIES und GUNZ, EPPINGER, TOSATTI und GRAVEL, FREY, ARNOLD und MILLER zu nennen. Insbesondere ist auch auf die Ausführungen von BIKFALVI und BALÁS zu diesem Thema hinzuweisen.

Die intrapulmonale Separation ist häufig links lokalisiert (BRUWER, CLAGETT u. MCDONALD; KERGIN; LALLI, CARLSON u. ADAMS; HASCHE u. PORSTMANN). Rechtsseitige Fälle werden von COLE; MCDOWELL; HERXHEIMER und von BRUWER u. Mitarb. beschrieben. Sowohl das posterobasale wie auch das posteromediale (mediobasale) Unterlappensegment können als Wirt dieser Separation auftreten (SANTY, BÉRARD, GALY u. UGUYEN HUN; SMITH; TAGLIACOZZO; AMGWERD; HASCHE u. PORSTMANN; BETHENOD; PINNEY u. SALYER; BRUCK). JONES beschrieb zwei Fälle mit Lokalisation der Separation im Oberlappen, WITTEN, CLAGETT und WOOLNER drei Fälle. EADE und STRETTON konnten acht Fälle von im Oberlappen gelegener Separation auffinden. PARKE sah einen ähnlichen Prozeß in der Lingula; doppelseitige Veränderungen scheinen vorzukommen (BRUCK; NATUCCI). Der Begriff der extralobären Sequestration (MANNIX u. HAIGHT) ist vielleicht doch besser durch den Begriff „Separation" ersetzt. Die Beziehungen zwischen Separation und Zwerchfelldefekten waren bei den Nebenlungen erwähnt (SCHMIDT; BAUMGARTL u. ERKENS). Zur Lokalisationsfrage sind noch die Fälle von SCHÜTZ sowie von KAFKA und BECO zu erwähnen.

Nach v. HABERER, KERGIN, RIPPSTEIN und DEGENSHEIN soll eine Kombination von Lungencysten und Separationsvorgängen nicht selten sein. BAUMGARTL und ERKENS berichten ebenfalls über ein solches Vorkommen; FALOR und KYRIAKIDES führen beide pathologische Prozesse auf dieselben Vorgänge zurück, ebenso BLAIR, PRYCE und SELLORS. Man tut auf jeden Fall gut daran, *bei Lungenveränderungen entzündlicher Art oder Cystenbildung auch als Röntgenologe an die Möglichkeit einer anomalen arteriellen Versorgung zu denken.*

Ein eindrucksvolles Bild multipler Mißbildungen bietet unser Patient K., Josef, 11 Jahre. Der Junge wurde wegen einer konnatalen Zwerchfellhernie eingewiesen. Bei der Operation fand sich eine Bochdaleksche Hernie. Außerdem bestanden erhebliche Verwachsungen. Im Lückenbereich fanden sich pulsierende Gefäße, die durch das Zwerchfell zu einem deutlich vom Unterlappen abzugrenzenden Bezirk zogen. Die sequestrierten Anteile wurden nach Arterienligatur aus dem Unterlappen herauspräpariert. Außerdem fand sich im hinteren Mediastinum ein pflaumengroßes Gebilde, das exstirpiert wurde. Das aus der Lunge exstirpierte Gewebe wies mit Eiter gefüllte Höhlen auf; das Gebilde im hinteren Mediastinum wurde als „Bronchuscyste" bezeichnet. Die Abb. 21a u. b lassen die pulmonalen Veränderungen und den Zwerchfellbruch erkennen.

HASCHE und PORSTMANN beschreiben gleichzeitig mit einer Lungenseparation einen Arcus aortae circumflexus und eine Relaxatio diaphragmatica links. BRUWER, CLAGETT und MCDONALD fanden 5mal eine Kombination mit Zwerchfellhernie, Relaxatio diaphragmatica, Lappenagenesie und einer arterio-venösen Fistel.

Die arterielle Versorgung der Nebenlungen geht aus der verdienstvollen Zusammenstellung von DALICHAU (1959) sowie von UNGEHEUER und DALICHAU (1965) hervor. Nach der letztgenannten Tabelle würde sich folgende Häufigkeitsverteilung ergeben:

Aorta thoracalis	43 Fälle
Aorta abdominalis	15
„Aorta"	21
Aorta thoracalis und Aorta abdominalis	1
Intercostalarterien	4
Arteria pericardiaco-phrenica	2
A. coeliaca	1
A. anonyma	1
A. subclavia	1

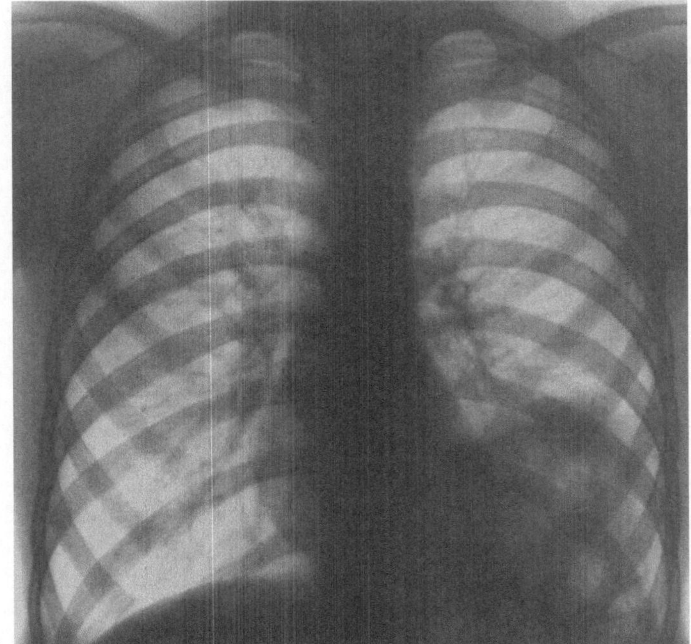

a

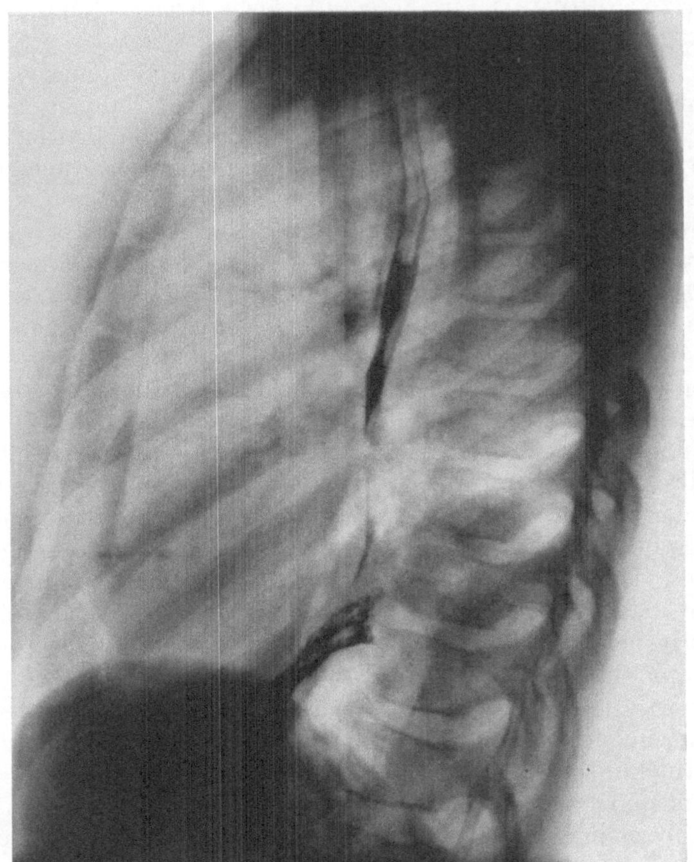

b

Abb. 21a u. b. K., Josef, 11 Jahre alt. Intralobäre Separation von Lungengewebe im linken Unterlappen; Bronchuscyste, Zwerchfelldefekt. a Übersichtsaufnahme: Große schattendichte Masse mit fraglichen cystischen Aufhellungen im linken Unterfeld. b Über das Zwerchfell hochreichende Magenschleimhaut; operativ: Bochdaleksche Hernie; ausgedehnter Schattenbezirk in den dorsalen Anteilen. Intralobäre Sequestration zusammen mit dystopem Lungengewebe, isoliert, als Bronchuscyste imponierend

Entwicklungsgeschichtlich werden die „aberrierenden Gefäße" als Äquivalente der Pulmonalarterie aufgefaßt (DUROUX; HERTZOG, ROUJEAU u. MARCOU); ihr Wandaufbau ist bei BRUCK, PRYCE, TOSATTI und GRAVEL beschrieben. Diese ist nicht selten hypoplastisch (BIKFALVI u. BALÁS; MCDOWELL, ROBB u. INDYK; HASCHE u. PORSTMANN). Gelegentlich ist man versucht, sie als sekundär kompensatorisch eintretende Gefäße aufzufassen (JONES). LANDRY und SALATICH fanden angiographisch erhebliche Anomalien, nämlich eine wenig entwickelte Oberlappenarterie und beiderseits aus der Aorta thorakal entspringende Unterlappenarterien. Zur Frage der Gefäßversorgung sind außerdem die Untersuchungen von DELARUE, ABELANET, CHOMETTE und DAUSSY, von MANNES, GRUSVEZ, DERRIKS und DE MEES, TAGLIACOZZO, COOLEY, MCDONALD, ROBB und INDYK, WELLAUER, LESOBRE, DAUMET, OURY und ABELANET, PIER und MANTZ; KERGIN, WEISEL, DOCKSEY und GLICKLICH zu nennen. Der Ausdruck Separation bzw. Sequestration bezeichnet eben nicht nur die Trennung vom Bronchialsystem, sondern auch die Trennung vom „kleinen Kreislauf". Die grundlegenden Studien von PRYCE wären hier noch aufzuführen, sowie die Untersuchungen von BIKFALVI und BALÁS, HASCHE und PORSTMANN, TOSATTI und GRAVEL, CESANELLI und HASSAN, sowie von LATARJET, die letztgenannten an Operationspräparaten. Bei erheblicher Ausprägung der aus der Aorta oder ihren Ästen zuströmenden Gefäße ist der Links-Rechts-Shunt nicht gering zu veranschlagen (BAUMGARTL; BIKFALVI u. BALÁS; HASCHE u. PORSTMANN; MCDONALD, ROBB u. INDYK; WELLAUER).

Der venöse Abfluß kann sowohl über die Vena pulmonalis wie auch über die Azygos bzw. Hemiazygos erfolgen.

Die primäre Trennung vom Bronchialsystem der „Wirtslunge" kann sekundär durchbrochen werden. Es können sich „intrapulmonale Perforationen" ausbilden. Röntgenologisch steht dann ein bronchiektasenähnliches Bild im Vordergrund, wie es BIKFALVI und BALÁS beschreiben. Sie sprechen dabei nach klinisch-röntgenologischen Gesichtspunkten von einem bronchiektatischen Typ, daneben beschreiben sie einen pseudo-tumorösen sowie schließlich einen absceßähnlichen Typ. Von den Komplikationen sind noch maligne Entartung (HERTZOG, ROUJEAU u. MARCOU) sowie eine sekundäre Pilzbesiedlung (SCHUSTER u. HUZLY) zu nennen.

Das *klinische und röntgenologische Bild* wird von den Sekundärveränderungen beherrscht; die Shuntfolgen sind dabei zu berücksichtigen. Es kommen sowohl völlig asymptomatische Verläufe wie auch schwere eitrige Lungenkomplikationen vor. *Bronchographisch* sind im besten Falle Sekundärveränderungen zu fassen. Angiographisch können unter Umständen die anomalen Gefäßverbindungen nachgewiesen werden. *Bei allen carnifizierten, abscedierenden, im linken Unterfeld lokalisierten schattendichten oder cystischen Prozessen ist röntgenologisch stets an die Möglichkeit der „sog. intralobären Sequestration", an das Vorhandensein aberrierender Gefäße, eine Separation, zu denken.* Besonders verdächtig erscheinen die Fälle, bei denen bronchographisch keine Verbindung mit dem Bronchialbaum, sondern nur eine Verdrängung nachzuweisen ist. WELLAUER berichtete vor kurzem über sechs in der letzten Zeit in Zürich beobachtete Lungensequestrationen und fordert, trotz der Tatsache, daß diese Anomalie nicht sehr häufig vorkommt, daß der Radiologe das Wesen und ihre Erscheinungsform doch kennen müsse. Es ist wichtig zu wissen, daß das zuführende arterielle Gefäß direkt aus der Aorta hervorgeht, meist etwa in der Höhe des Zwerchfelles oder knapp darunter aus der Aorta descendens, das Zwerchfell durchdringt und im Gebiet des Lig. pulmonale inf. zum Unterlappen geht. Der venöse Abfluß erfolgt dann oft über die Pulmonalvenen. Hämodynamisch bedeutet dies, daß Shuntbildungen und Rezirkulationsphänomene bildwirksam werden können. Röntgenologisch projiziert sich der funktionsuntüchtige, cystisch veränderte Lungenbezirk meist in das parakardiale bzw. paravertebrale Unterfeld. Die Verschattung ist meist homogen und rund, kann dicht sein, kann aber auch von cystischen Aufhellungen durchsetzt sein. Aufhellungen treten dann in Erscheinung, wenn eine Verbindung zum Bronchialsystem besteht. In diesen Fällen können dann sekundäre Infekte sehr häufig zu ausgedehnten Entzündungen auch der Nachbarschaft führen. Stets muß man versuchen, mit Hilfe der Schichtbildtechnik nähere Auskünfte über die Bronchialbeziehungen zu bekommen und ferner Aussagen über das das cystisch degenerierte Gebiet umgebende normale Lungengewebe. Bronchiale Verbindungen werden mit Hilfe der Bronchographie nachgewiesen. Zumindest gelingt es aber, die Nachbarbronchien dieses Gebildes darzustellen. Die röntgenologische Erfassung der von der Aorta abgehenden Gefäße des sequestrierten Lappenanteiles ist sicherlich nicht leicht, doch kann mit Hilfe einer hohen Aortographie, versucht werden, das aberrierende Gefäß nachzuweisen. Auf jeden Fall wird der Röntgenologe anstreben müssen, den Thoraxchirurgen auf die Möglichkeit einer Gefäßanomalie hinzuweisen wie auch umgekehrt. Zur Angiographie wären die Arbeiten von WYMAN u. EYLER sowie von PINNEY u. SALYER hier zu nennen. HILL, MUTO, MANI u. DOZIER haben die anomale Gefäßverbindung röntgenologisch durch Anlage eines Pneumoperitoneums sichtbar gemacht.

Die *Therapie* besteht in der Entfernung der sekundär infizierten, der hämodynamisch wirksamen oder ganz allgemein der potentiell gefährlichen Veränderungen.

6. Vasculäre Fehlbildungen

Es wird hierzu auf den Beitrag von H. J. SIELAFF „Zirkulationsstörungen der Lunge", Bd. IX/3, verwiesen.

Dort werden

1. Allgemeine Form, Lage und Entwicklungsanomalien,
2. Spezielle Fehlbildungen:
   a) Aplasie und Hypoplasie der Arteria pulmonalis,
   b) Supravalvuläre und periphere Stenose der Arteria pulmonalis,
   c) Aneurysma der Arteria pulmonalis,
   d) Arterio-venöse Lungenfistel,
   e) Venektasien und sonstige Venenanomalien

besprochen.

Dabei werden die Beziehungen zum kongenitalen Emphysem, zu den Nebenlungen und zur Sequestration, sonstige aortale Ursprünge der Pulmonalarterie sowie zusätzliche Fehlbildungen erwähnt.

Bei der Aplasie und Hypoplasie der Arteria pulmonalis werden zugleich auch Aplasie und Hypoplasie der Lunge insgesamt mit ihren radiologischen Erscheinungsformen gebracht. In unserem Zusammenhang ist von besonderem Interesse, daß bei Aplasien und Hypoplasien Gefäße des großen Kreislaufs Gebiete besetzen, die normalerweise dem kleinen Kreislauf vorbehalten sind. Damit ergeben sich Parallelen zu den Nebenlungen und den übrigen Separationsvorgängen.

C. A. GOOD teilt die Abnormitäten der Blutgefäße wie folgt ein:

1. Veränderungen der Pulmonalarterie:
   Fehlen eines Astes,
   Hypoplasie,
   lokalisierte Stenose,
   aberrierender Verlauf.
2. Veränderungen der Pulmonalvenen:
   Totale oder partielle anomale Einmündung der Lungenvenen,
   Stenose der Pulmonalvenen,
   Erweiterungen der Pulmonalvenen.
3. Veränderungen, an denen Lungenarterie und Lungenvene beteiligt sind:
   Arterio-venöse Fistel,
   Fistelbildung zwischen Pulmonalarterie und Pulmonalvene,
   Fistelbildung zwischen Systemkreislauf und Pulmonalkreislauf.
4. Anomale Gefäße
   in Verbindung mit Agenesie oder Hypoplasie der Lunge,
   intralobäre und extralobäre bronchopulmonale Sequestration.

Bezüglich des angeborenen arterio-venösen Pulmonalisaneurysmas sei auf das Handbuch der Thoraxchirurgie, Beitrag H. MAJOR, verwiesen. Über die Lokalisationen dieser Prozesse gibt die Abb. 22 Aufschluß.

Gefäßanomalien begleiten wohl jede Anomalie des Respirationstraktes; auf ihre Rolle war insbesondere in den Kapiteln Nebenlungen und sonstige Separationsvorgänge einzugehen. Auf ihre Bedeutung wird zurückzukommen sein bei Besprechung der Agenesie und Hypoplasie der Lunge, der Parenchymveränderungen und des lobären Emphysems. Es wird auch auf den erwähnten Beitrag SIELAFF dieses Handbuches verwiesen; außerdem auf den Beitrag von GROSSE-BROCKHOFF, LOOGEN und SCHAEDE im Handbuch der Inneren Medizin.

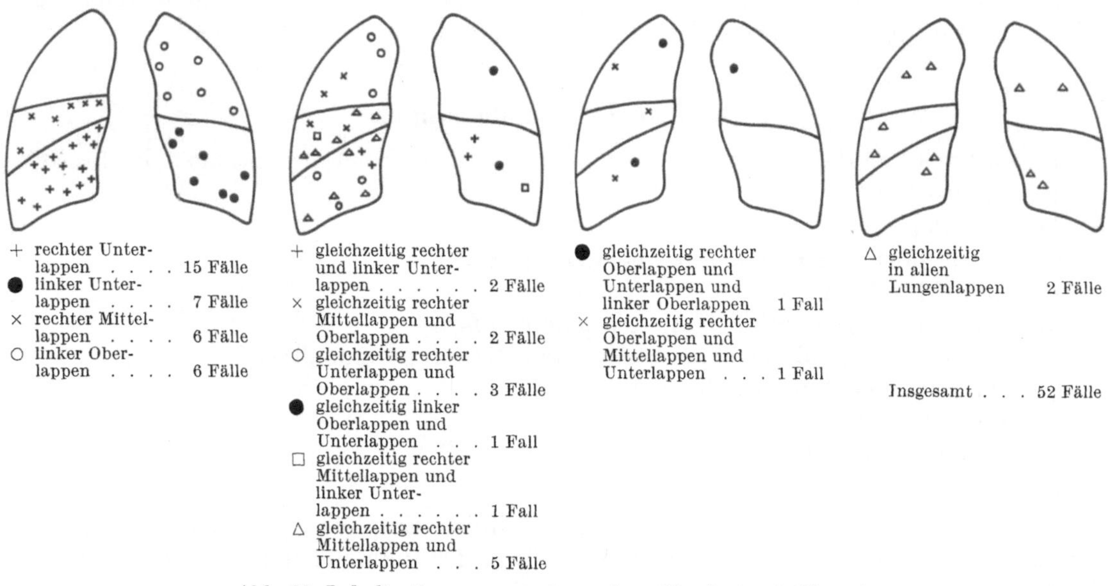

Abb. 22. Lokalisation von arterio-venösen Fisteln (nach MAJOR)

7. Dysontogenetische Geschwülste

Der enge Zusammenhang mit vasculären Mißbildungen wird auch bei Besprechung dieses Kapitels deutlich. Nach dem Charakter ihres Aufbaus könnten sie eingeteilt werden in:

a) Hamartome:
  α) angiomatöse,
  β) nicht vasculäre,
b) Teratome:
  α) Leiomyome,
  β) Rhabdomyome,
  γ) Dermoidcysten.

BRETON und DUBOIS befassen sich mit der verhältnismäßig seltenen Erwähnung von Lungenmißbildungen in größeren Zusammenstellungen über Säuglingssterblichkeit. Sie führen das darauf zurück, daß viele dieser Veränderungen erst postnatal oder im weiteren Verlauf des Lebens manifest werden, so daß sie in den Statistiken nicht in Erscheinung treten. Das gilt in erhöhtem Maße für diese speziellen Mißbildungen, die erst durch ihr Wachstum, durch Komplikationen oder durch maligne Entartung klinisch in Erscheinung treten.

a) Hamartome

Die *angiomatösen Hamartome*, die arterio-venösen Fisteln, sind im Kreislaufband dieses Handbuches eingehend abgehandelt. Zum Geschichtlichen wird auf die Arbeiten von CHURTON, NAUWERCK, von DE LANGE und DE VRIES-ROBLES, WOLLSTEIN, HALL, RODES, v. HAYEK, SMITH und HORTON, HEPBURN und DAUPHINÉE verwiesen. Röntgenologische und chirurgisch-klinische Berichte finden sich bei SÜSSE, OELSSNER, HERBST und KUNDE sowie bei HAUCH und HERTZ. Die Sammelstatistiken von YATER, FINNEGAN und GIFFIN, MAJOR, MURI, von GIAMPALMO und GIAMPALMO, STRINGER, STANLEY, BATES und SUM-

MERS, PURIEL, MURAS, MENDOZA, PIOVANO und SPAGNA sowie die zusammenfassende Arbeit von GROSSE-BROCKHOFF, LOOGEN und VIETEN, WATSON und WISSLER sind hier anzuführen. GROSSE-BROCKHOFF, LOOGEN und VIETEN fanden unter 1500 angeborenen Angiokardiopathien 9 mit arterio-venösem Aneurysma. Überwiegend sind die Unterlappen betroffen (LOOGEN u. WOLTER; YATER, FINNEGAN u. GIFFIN). Eine Zusammenstellung nach MAJOR wurde im vorigen Kapitel gebracht. SCHLUDERMANN nennt sie in 50% der Fälle multipel vorkommend, in 70% liegen sie im Unterlappen. Über das multiple Vorkommen, die Lage in der Peripherie, die Verteilung auf beide Lungenhälften berichten LOOGEN und MAJOR, BEYER und RICHTER, JONES und THOMPSON sowie MEESEN.

Hervorzuheben ist jedenfalls, daß das röntgenologische Bild außerordentlich bunt sein kann, daß es vom solitären „Tumor" bis zu diffusen Lungenschatten reichen kann.

Zur *Pathogenese* ist auf die Untersuchungen von GIAMPALMO und GIAMPALMO, GROSSE-BROCKHOFF, LOOGEN und VIETEN, SCHIRMER, IRMER und THUM zu verweisen.

Die *pathologische Anatomie* ist bei MAJOR besprochen. Mit der Morphologie beschäftigen sich THOENIES und SCHEID, LOOGEN und WOLTER, DERRA, SATTLER, SCHMIDT und WENZL, RINK, WATSON und SCHIRMER in ihren Arbeiten.

Die hämodynamischen Folgen, insbesondere ein Rechts-Links-Shunt, der sehr hohe Werte, bis zu 70%, erreichen kann, sind in den bereits vorher genannten Arbeiten aufgeführt; außerdem sind die Beiträge von PURRIEL, MURAS, MENDOZA, PIOVANO und SPAGNA, GROSSE-BROCKHOFF, NEUHAUS und SCHAEDE, FRIEDLICH, BING und BLOUNT, LOOGEN und MAJOR, HAUCH u. HERTZ; CASTELLANOS, GARCIA, DIAZ-RODRIGUEZ u. ANIDO zu nennen. Die Shuntmenge ist abhängig von der Gefäßweite, vom Druckgefälle und der Lokalisation des Aneurysmas.

Zum *klinischen Bild* ist anzuführen, daß eine Cyanose nur gelegentlich schon von Geburt an besteht (MÉTIANU und HEIM DE BALSAC). Im allgemeinen treten die Folgen der hämodynamischen Störung erst mit zunehmendem Lebensalter auf (WISSLER; THOENIES u. SCHEID). Auf die Gefahr der Ruptur (WILKENS; RODES) ist hinzuweisen. Cerebrale Erscheinungen, teils durch Hypoxie, teils durch Embolien und Thrombosen, sind nicht selten (YATER, FINNEGAN u. GIFFIN; WATSON; WILLIAMS u. FLINK; ETTINGER, MAGENDANTZ u. RUSSO; BISGARD; GRISHMAN, POPPEL, SIMPSON u. SUSSMAN; RODES; BARNES, FATTI u. PRYCE; GROSSE-BROCKHOFF, LOOGEN u. VIETEN). Zusätzliche cerebrale Gefäßmißbildungen im Rahmen einer Oslerschen Krankheit können ebenfalls eine Rolle spielen (MAJOR; GIAMPALMO u. GIAMPALMO; HEDINGER, HITZIG u. MARNIER; MAKLER u. ZION; LINDGREN; MAIER, HIMMELSTEIN, RILEY u. BUNIN; MOYER u. ACKERMANN).

Röntgendiagnostik. Die röntgenologische Diagnose ist bei SIELAFF abgehandelt (SIELAFF, Bd. IX/3 dieses Handbuchs). Die Vortäuschung anderer Krankheiten durch ein arterio-venöses Aneurysma ist ebenso zu bedenken wie die Verdeckung durch ein gleichzeitig bestehendes anderes Leiden, etwa eine Lungentuberkulose (GROSSE-BROCKHOFF, LOOGEN u. VIETEN). Wir hatten bereits erwähnt, daß die röntgenologisch faßbaren Schattengebilde von tumorähnlichen, unter Umständen polycyclisch begrenzten Befunden bis zu diffusen Fleckschatten bei multiplen „Mikroaneurysmen" reichen können. Eine Beeinflussung durch das Valsalvasche bzw. Müllersche Manöver kann eintreten, aber auch ausbleiben.

Neben der Lungenübersichtsaufnahme kann der zu- und abführende Schenkel des Aneurysma durch Schichtbilder, zweckmäßigerweise in entsprechenden variierten Ebenen sowie angiographisch dargestellt werden.

Die *Therapie* wird dadurch bestimmt, daß die mittlere Lebenserwartung im allgemeinen, je nach Größe des Shunts, je nach Auftreten von Komplikationen, begrenzt ist; das Durchschnittsalter beträgt nach BARKER und TROUNCE 29 Jahre. Neben der Ruptur sind Thrombosen, Embolien, Gehirnabscesse, mycotisch-bakterielle Komplikationen sowie die übrigen bereits genannten cerebralen Schädigungen zu nennen (BISGARD; LOOGEN u. MAJOR; MAIER et al.). Deswegen wird im allgemeinen die Operation, und zwar die

Lungenresektion zu empfehlen sein (DERRA; DUISENBERG u. ARISMENDI; MAIER et al.; BISGARD; BUSTINZA; DUVOIR, PICOT, POLLET u. GAULTIER; BARNES, FATTI u. PRYCE; HEPBURN u. DAUPHINÉE; FORSEE, MAHON u. JAMES; CAMPBELL). Nur in Ausnahmefällen kommt die Unterbindung des zuführenden Astes in Betracht (VALMAGGIORE u. FOJANINI; PACKARD u. WARING). Sie stellt einen Notbehelf dar, ist in der Wirkung unsicher und nicht frei von Komplikationen (LINDSKOG, LIEBOW, KAUSEL u. JANZEN).

Nicht vasculäre Hamartome. Der Begriff „Hamartom" geht auf ALBRECHT zurück, der darunter eine geschwulstartige Mißbildung versteht, die zwar aus normalen Gewebsanteilen, nämlich Bindegewebe und Knorpel, besteht, aber eine fehlerhafte Zusammensetzung erfahren hat. Die früheren Veröffentlichungen von STOERCK (1897) und WERMBTER sind in den Bearbeitungen von P. SCHNEIDER und H. MÜLLER niedergelegt. Aus den anschließend zu erörternden Fallbeschreibungen wird verständlich, daß die *röntgenologische Erscheinungsform* variiert; im allgemeinen überwiegen jedoch solide, umschriebene Herde, meist homogen und dicht, mehr polycyclisch als rundlich. Sie zeigen meist scharfe Konturen.

Nach McDONALD, HARRINGTON und CLAGETT lassen sich in etwa 0,25% aller Autopsien Hamartome finden, die zu Lebzeiten niemals Erscheinungen machen. SOULAS und MOUNIER-KUHN schätzen die Häufigkeit von Hamartomen auf 3—5% aller Tumoren der Lunge bzw. des Bronchialbaums; sie seien häufiger bei Männern als bei Frauen. Bezüglich Häufigkeitsangaben wird auf die entsprechenden Kapitel bei den „soliden Lungenherden" verwiesen. HOOD, GOOD und CLAGETT nennen 16% Hamartome bei 156 Fällen von peripheren Geschwülsten. LIEBOW beschreibt diffuse Hamartome bei Kindern; der Tumor entspreche in seinem histologischen Aufbau undifferenziertem, fötalem Lungengewebe (LEUBA; LINSER; LÖHLEIN). Bei den kongenitalen Veränderungen des Lungenparenchyms wird dieses Thema noch einmal aufgegriffen. Weitere Fallbeschreibungen finden sich bei BERT u. FISCHER, JONES, MUUS, KRIENITZ und POL. — Im allgemeinen können die Hamartome als benigne gelten (McDONALD, HARRINGTON u. CLAGETT; D'ABREU; LIEBOW). Lokales, infiltratives Wachstum beschreiben BARNARD sowie GREENSPAN; SIMON u. BALLON zeigen einen Fall von sicher malignem Hamartom.

b) Teratome

Die Teratome mit den Gewebsanteilen aller drei Keimblätter finden sich in der Lunge relativ selten. Ihre Erstbeschreibung geht anscheinend auf KATASE zurück. Die Veränderung lag hier im rechten Oberlappen, bei den Fällen von HUNT und von SLAUGHTER im linken Ober- und Unterlappen. HARVEY fand die linke Lunge von einer Geschwulst eingenommen, allerdings bestand ein Stiel zum Mediastinum. Fallberichte liegen von RULAND, von HAUBER u. ASANG, BRADFORD, MANON u. GROW, LAFITTE sowie von FISCHER vor.

HARRIS und SCHATTENBERG beschreiben bei einem Neugeborenen diffus verteilte Leiomyome; ROSENDAHL sowie CRUICKSHANK und HARRISON sprechen von cystisch deformierten Myomen; HELBING beschreibt ein *Rhabdomyom*; ZIPKIN berichtet über ein Adenorhabdomyom bei einem 30 Wochen alten Föten.

8. Pulmonale Vorderdarmcysten

Die Erstbeschreibung dieser Cysten geht anscheinend auf STAEHELIN-BURCKHARDT (1909) zurück. Danach handelt es sich um eine Abschnürung von Teilen des Oesophagus, die sich geweblich wie Oesophagus, Magen oder Darmabschnitte verhalten können. Am häufigsten werden wohl „Magencysten" beschrieben. Gastrointestinale Cysten, die im Lungengewebe selbst liegen (HÄHRER) sind seltener als mediastinal gelegene Cysten gleichen Ursprungs, allerdings mit naher Beziehung zur Lunge (DERRA, GANZ u. HERBIG). FINSTERBUSCH und STOLZER (1955) haben 45 Fälle zusammengestellt; davon waren nur 6 älter als 5 Jahre. Von den 1947 von CHRISTOFFERSEN mitgeteilten 17 Fällen war keiner älter als 4 Jahre. 1958 sammelten PUCCHETTI, JONESCU und CUBILLOS 91 Fälle aus der Literatur und teilten weitere 3 eigene Fälle mit; 2 davon befanden sich im Erwachsenenalter. Diese Mitteilungen über Cysten bei Erwachsenen sind selten, worauf wir noch bei der Symptomatologie zu sprechen kommen werden.

Röntgendiagnostik. Am häufigsten liegen die Vorderarmcysten auf der rechten Seite; nur FINSTERBUSCH und STOLZER beschreiben eine auf der linken Seite. Bevorzugt sind auch mittlerer bzw. unterer Lungenbereich und, wie bereits erwähnt, häufig die Nähe des Mediastinums (FINSTERBUSCH u. STOLZER; HÄHRER; IRMER u. RIEGLER). Form und Größe der Cysten können variieren; sie können lageabhängig ihre Form wandeln, außerdem in Abhängigkeit von der Respirationsphase. Langsames Größenwachstum durch Druck und Zug ist wahrscheinlich. Bei den von BÖSS; CHRISTOFFERSEN; ENTZ und OROSZ beschriebenen Fällen handelte es sich um runde Tumorschatten. HOSSLI beschreibt eine Kommunikation mit dem Magen bei einem 5jährigen Mädchen. Weitere Beschreibungen liegen von MIXTER und CLIFFORD, SEYDL und von HÄHRER vor. Im letztgenannten Fall handelte es sich um eine mit Magenschleimhaut ausgekleidete Cyste, die sich in das Bronchialsystem fortsetzte. Ein ähnlicher Fall wird auch bei UNGEHEUER und DALICHAU gebracht. Die beiden Autoren beschreiben eine gastrointestinale Cyste bei einem sechsjährigen Jungen, der bereits im 1. Lebensjahr wegen rezidivierender pneumonischer Infekte röntgenologisch untersucht werden mußte. Man stellte eine Verschattung in der rechten Lunge fest. Pneumonische Infekte traten in den darauffolgenden Jahren gehäuft auf und es kam zu Hämoptysen. Im Zuge der klinischen Durchuntersuchung konnte röntgenologisch in den unteren medialen Partien der rechten Lunge ein kleinapfelgroßer, inhomogener Verdichtungsbezirk nachgewiesen werden mit einer größeren zentralen Höhlenbildung, die angedeutet septiert erschien. Mit Hilfe einer Bronchographie gelang dann die Darstellung einer unregelmäßig begrenzten Höhlenbildung; bei der Resektion des rechten Unterlappens fand sich eine mit Magenschleimhaut ausgekleidete und mit dem Bronchialsystem kommunizierende Cyste, die jedoch keine Verbindung zum Magen-Darm-Trakt aufwies. Sowohl makroskopisch wie auch mikroskopisch konnte ein in der Magenschleimhaut sitzendes typisches Ulcus pepticum nachgewiesen werden, welches für die rezidivierenden Blutungen in das Bronchialsystem verantwortlich zu machen war.

Pathogenetisch sind die gastrogenen Cysten als überzählige Vorderarmknospen anzusehen. Je nachdem, ob diese Knospen im Laufe der weiteren Entwicklung von Lungenparenchym umschlossen werden oder nicht, können sie intrapulmonal liegen oder ihre extrapulmonale Position beibehalten. Hierzu wären die Ausführungen von BÖSS zu nennen. DERRA und IRMER sind der Ansicht, daß sich die überzähligen Vorderarmcysten sowohl im Sinne des Respirationsepithels wie auch der Digestionsschleimhaut ausdifferenzieren können.

GROB sieht die Ursache dieser Bildung in einer fehlgebildeten Abspaltung der Chorda dorsalis vom Entoderm. Deswegen seien auch Kombinationen mit anderen Mißbildungen, insbesondere der Wirbelsäule häufig, die recht charakteristisch erscheinen. FALLON, GORDON und LENDRUM haben unter 71 Fällen 30 Wirbelsäulenanomalien wie Spina bifida, Hemivertebra, Skoliosen, Doppelwirbelbildungen oder Klippel-Feil-Syndrom gefunden. Von den 71 Fällen, die KOTHE und CZAIKA gesammelt haben, wiesen 30 eine zusätzliche Mißbildung auf, 41% davon Wirbelanomalien. Nach PUCCHETTI, IONESCU und CUBILLOS werden diese Wirbelfehlbildungen nicht selten übersehen, weil sie cranial über den Cysten gelegen sein können. FINSTERBUSCH und STOLZER nehmen einen späteren Ausgleich dieser Fehlentwicklungen der Wirbelsäule an bzw. halten ihn für möglich. Auf zusätzliche cystische Mißbildungen im Bereich des Verdauungstraktes, insbesondere Doppelbildungen, weisen PUCCHETTI, IONESCU und CUBILLOS hin.

Für das *klinische Erscheinungsbild* ist von Bedeutung, ob die „gastrogenen Cysten" echte sezernierende Magenschleimhaut aufweisen oder nur Schleim absondern (HOSSLI; VALLE u. WHITE). MIXTER und CLIFFORD berichten über die Punktion einer solchen

Cyste, wobei sich in einem Fall saurer Inhalt, im anderen Fall Schleim ergab. ENTZ und OROSZ fanden alkalischen Inhalt; nach SCHWARZ und WILLIAMS ist daran zu denken, daß beim gleichzeitigen Vorliegen von Magen- und Darmschleimhaut eine Neutralisation eintreten kann. Die Fälle von Böss, von FINSTERBUSCH und STOLZER, SEYDL und von HÄHRER wiesen im Bereich der Cyste ein Ulcus pepticum auf. Dem funktionellen Verhalten entspricht ein entsprechender Schleimhautaufbau; es ergeben sich histologisch verschiedene Bilder; Kombinationen sind möglich (PUCCHETTI, IONESCU u. CUBILLOS). MIXTER und CLIFFORD fanden Fundusschleimhaut mit Haupt- und Belegzellen; es komme mehrschichtiges, atrophisches, nicht verhornendes Plattenepithel, wie auch Flimmerepithel vor (HOSSLI). FINSTERBUSCH und STOLZER beschreiben Muskulatur und von Fundusschleimhaut bedeckte Ulcerationen. Die Perforation eines Ulcus pepticum in das Bronchialsystem ist beschrieben, ebenso kommen Blutungen vor (FINSTERBUSCH u. STOLZER; HÄHRER; SEYDL; VALLE u. WHITE).

Daß die Vorderdarmcysten im wesentlichen nur bei Kindern beschrieben sind, hängt wahrscheinlich mit den nicht ganz seltenen Komplikationen zusammen. Die Diagnose wird häufig verfehlt. Chronische Bronchitis, Bronchopneumonie, Bronchiektasen und Cystenlungen, Absceß, Tuberkulose, Ganglioneurom sowie alle übrigen Arten von Cysten müssen differentialdiagnostisch erwogen werden; die Diagnose wird wohl überwiegend erst bei eröffnetem Thorax gestellt werden können. Probepunktion der Cysten ist mit einer gewissen Reserve zu betrachten; eine chemische Pleuritis erscheint möglich. Die offene Thorakotomie ist vorzuziehen. Die Therapie besteht in Exstirpation des veränderten Lungenanteiles, da meist chronisch entzündliche Veränderungen zusätzlich vorliegen.

9. Agenesie und Aplasie, sowie Hypoplasie der Lunge

a) Übersicht; Agenesie und Aplasie

Wir sprechen von Aplasie und Agenesie einer Lunge dann, wenn eine Lunge nicht vorhanden ist, gleichgültig, ob ein Bronchialstumpf, ein Blindsack vorliegt oder nicht. Findet sich rudimentäres Lungengewebe, Lungengewebe überhaupt, dann sprechen wir besser von einer Hypoplasie. Die sonst gebrachten Einteilungen nach SCHNEIDER sind im Schwalbeschen Handbuch, Morphologie der Mißbildungen, Bd. III/2 nicht zu finden; die entsprechenden Passus lauten: „Als Agenesie oder Aplasie einer Lunge ist nur der völlige Bildungsdefekt des ganzen Lungenflügels zu bezeichnen, während unter Hypoplasie die mehr oder minder unvollkommene Bildung zu verstehen ist; der Name Atrophie sollte auf die sekundären Rückbildungen einer angelegten oder ausgebildeten Lunge beschränkt bleiben“. Die Überschrift zur 2. Abteilung lautet: „Hypoplasie der Lunge oder von Teilen derselben (fötale Bronchiektasie, atelektatische Bronchiektasie, in früher Kindheit entstandene Atrophie)“. P. SCHNEIDER teilt also genau genommen wie folgt ein:

I. Agenesie und Aplasie

II. Hypoplasie

a) Hochgradige Hypoplasie, Verkleinerung der Lunge in einem Ausmaß, die einer Aplasie bzw. einer Agenesie gleichkommt.

b) Hypoplasie der Lunge, die gleichgesetzt wird mit fötaler Bronchiektasie, atelektatischer Bronchiektasie.

Im Texte werden dann blasige Lungenmißbildungen, angeborene Lungencysten, cystische Degeneration, état lacunaire, cystisches fötales Lungenadenom und angeborene Lymphektasie genannt.

Wenn wir das Studium der Gefäßverhältnisse hinzunehmen, andererseits Entwicklungsstörungen des Parenchyms, wie unter b) genannt, zum Teil herausnehmen, ließe sich die Hypoplasie der Lunge nach einfachen deskriptiven Gesichtspunkten wie folgt einteilen:

Hypoplasie der Lunge mit Volumenverkleinerung und Gewebsvermehrung bzw. Gewebsverdichtung (Hypoplasie der Lunge im landläufigen Sinne).

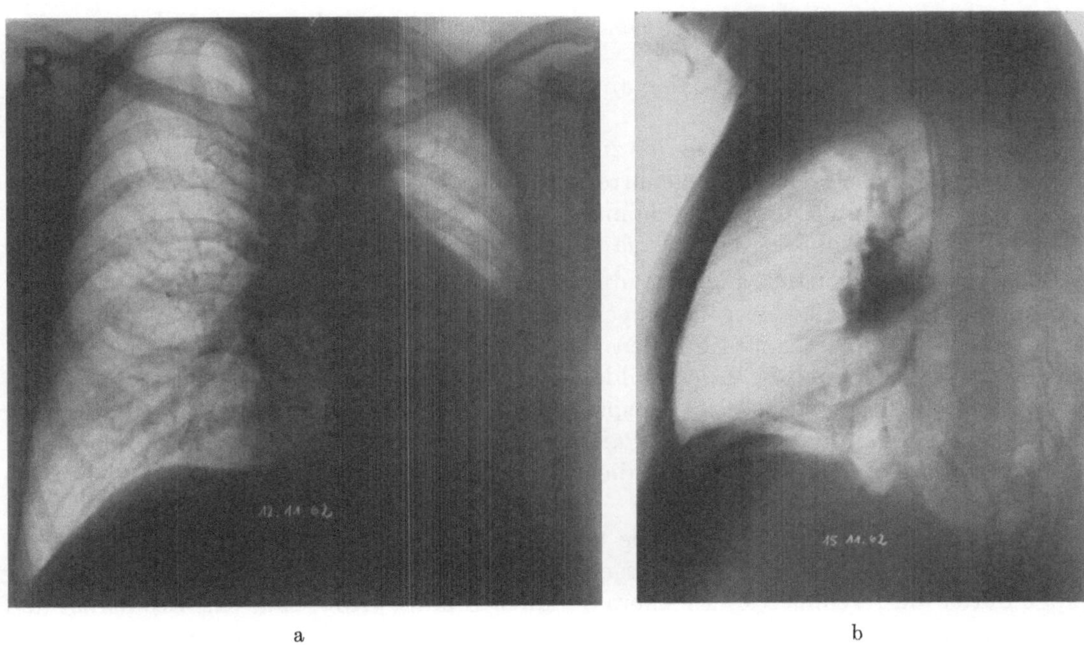

a b

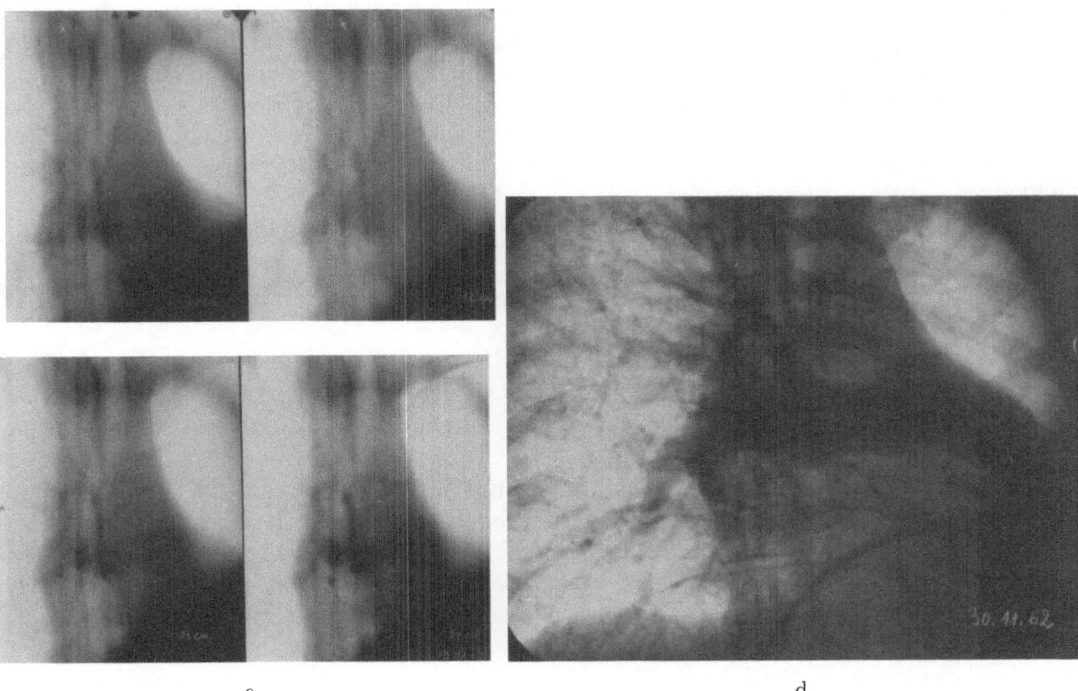

c d

Abb. 23a—d. H., Friedrich, 47 Jahre alt. Agenesie der linken Lunge mit Mediastinalhernie. In der Vorgeschichte Heilstättenbehandlung wegen Pleuritis; Fürsorgeüberwachung. a und b Übersicht in zwei Ebenen: Asymmetrie, Verlagerung des Herzens, breite Pulmonalisgefäße, fehlender Hilus links. Im Seitenbild Dorsalverlagerung des Herzens und der großen Gefäße. c Schichtbild: Der linke Hauptbronchus fehlt; keine Pulmonalarterienzeichnung; von rechts nach links verlaufender Gefäßast. d Angiogramm: Stamm der A. pulmonalis nach links verlagert; plumpe Ausweitung an Stelle des Abganges der linken Arterie; anscheinend schlechtere arterielle Versorgung des nach links verlagerten Anteiles der rechten Lunge. (Die Aufnahmen wurden freundlicherweise überlassen von Frau Chefarzt Dr. LOERBROKS, Städt. Lungenklinik Berlin-Heckeshorn, Ärztlicher Direktor Prof. Dr. K.L. RADENBACH)

Hypoplasie bei normal großer Lunge, „innere, mit Lungensubstanzverminderung einhergehende Hypoplasie".

Diese Einteilung lehnt sich dabei an Bock, Richter, Trenckmann und Herbst an, die unterscheiden in:

1. Lungenagenesie mit Aplasie der zugehörigen Pulmonalarterie.
2. Isolierte Aplasie einer Lungenarterie, die häufig mit zusätzlichen Anomalien des Herzens und der großen Gefäße vorkommt.
3. Einseitige Hypoplasie der Arteria pulmonalis oder ihrer Äste.

Die einseitigen Hypoplasien der Pulmonalarterie, die so häufig mit einer Unter- oder Fehlentwicklung des zugehörigen Lungengewebes verbunden sind (Fisher u. van Epps), führt zu dem Bilde der einseitig hellen Lunge (Laur u. Wedler; Longin).

Röntgenologisch entspricht dem Bilde der „inneren Hypoplasie" die vermehrte Strahlentransparenz; dabei ist je nach Ausprägung der Minderdurchblutung der betroffenen Lunge auch ein Volumenverlust des Parenchyms nicht ausgeschlossen. Im übrigen kann zum Verhalten der Lungengefäße auf die ausführliche Darstellung bei Sielaff (Bd. IX/3) verwiesen werden.

Röntgendiagnostik. Für die Agenesie und Hypoplasie finden sich die röntgenologischen Zeichen bei Sielaff eingehend wiedergegeben: Bei der Agenesie wird das Nativbild der Lunge durch die Asymmetrie des Thoraxinhaltes geprägt (Abb. 23a—d). Bronchus- und Lungenrudimente lassen sich nicht selten tomographisch fassen. Bei der Strukturanalyse mit Hartstrahltechnik und Schichtaufnahmen sind die Hilusgefäße zu analysieren. Vermehrte Vascularisation und Vergrößerung der Arteria pulmonalis der Gegenseite können festgestellt werden. Bronchographie und Bronchoskopie sind ergänzende Untersuchungen, beweisend ist die Angiographie. Sie kann auch wegen der häufig zusätzlich vorhandenen kongenitalen Kardioangiopathien angezeigt sein. Die Angiographie hat Bedeutung für die Abgrenzung zwischen Hypoplasie und Agenesie sowie für den Nachweis aortopulmonaler zusätzlicher Anomalien (Heintzen u. Teske). Die röntgenologischen Zeichen der Hypoplasie werden, wobei wir immer noch Sielaff folgen, wie folgt gekennzeichnet:

1. Reduktion einer Lungenarterie oder ihrer Lappenäste einschließlich der Segmentarterien.
2. Vermehrte Strahlentransparenz einer Lunge oder einer ihrer Lappen, bedingt durch Substanzverlust von Gefäßen.
3. Verkleinerung einer Lungenpartie durch Parenchymhypoplasie, je nach Ausmaß der Hypoplasie.

Die Strukturanalyse dieser Veränderungen durch Schichtaufnahmen liefert hervorragende Ergebnisse.

Diese kurze Rekapitulation der Ausführungen von Sielaff aus Bd. IX/3 dieses Handbuches wird dort durch reiche Bebilderung und ausführliche Schrifttumsangaben ergänzt.

In der Differentialdiagnose sind alle Prozesse zu berücksichtigen, die einerseits zu einer Volumenverminderung bei gleichzeitiger Gewebsverdichtung oder andererseits zu einer vermehrten Strahlentransparenz bei mehr oder minder erhaltenem Lungenvolumen führen.

Schließlich ist hier noch anzuführen, daß Anomalien der Pulmonalarterie durch Bronchuskompression ebenfalls zu dem Bilde eines konnatalen Lungenemphysems führen können.

Wegen des älteren Schrifttums sei auf die Standardwerke von P. Schneider und H. Müller verwiesen. Dort sind auch die alten kasuistischen Mitteilungen von Rivière (1762), Haberlein und Klinz (1787), Meckel (1812), Sömmering (1820) und anderen aufgeführt (zit. nach P. Schneider in Schwalbes Handbuch der Mißbildungen III/2, S. 821). Außerdem wären die älteren Fälle von Klebs, Tichimiroff, Eppinger, Ellis sowie von Dannheiser zu nennen. Die hier besprochenen Mißbildungen sind wahrscheinlich nicht so selten wie in früheren Jahren angenommen; die verbesserten diagnostischen Möglichkeiten lassen diese Fehlbildungen jetzt häufiger erkennen (Rosenberg). Nach Hurwitz und Stephens wurden bis zum Jahre 1937 insgesamt 34 Fälle veröffentlicht, 1958 berichten Bock, Michel und Herbst über 74 Fälle; 1957 Barna und Arvay über 120 Fälle. Weitere Mitteilungen liegen von Claireaux und Ferreira, Motles, Saavedra,

DEL CAMPO, SILVA und FERRERO, HAYDAR AKSÜGÜR, von TURIAF, BASSET, ROSE, LISFRAMO und BOLLINELLI, BROSS, WREZEWICZ, EISEK, KANIOWSKI und KUSTRZYCKI sowie von MARTIN vor. Die beidseitigen Atresien, wie sie BRETON und DUBOIS sowie CLAIREAUX und FERREIRA beschreiben, sind kaum von klinischem Interesse. Ferner liegen Fälle von TUYNMAN und GARDNER sowie die Fallberichte von OYAMADA, GASUL und HOLINGER sowie von MONALDI vor.

Für die *Klinik* ist von Bedeutung, daß Fälle mit einseitiger Agenesie ohne weiteres voll lebensfähig sind; ein hohes Alter kann erreicht werden (HEERUP; WELSCH).

Zusätzliche Mißbildungen sind bei SIELAFF aus kardio-vasculärer Perspektive erwähnt; BOWDEN teilt einen Fall von Agenesie der rechten Lunge mit cystischen Mißbildungen der Gegenseite, ebenso wie LEVI-VALENSI, SUDAKA und EISENBETH mit, die letzteren bei einem Zwillingspaar. BRIMBLECOMB beobachtet zwei Geschwister mit „partiellen Agenesien". Aus den Literatursammlungen und Fallberichten wird das Überwiegen der linken Seite bestätigt (OYAMADA, GASUL u. HOLINGER; TORRES-MARTY u. TARDIO-TORIO; WIER; BAUMGARTL u.

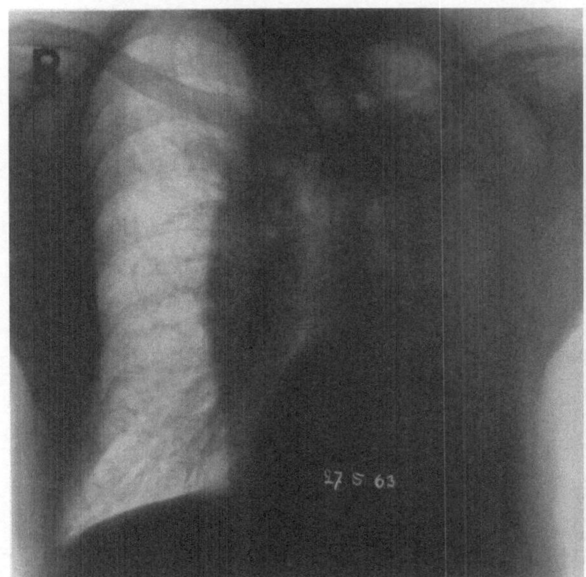

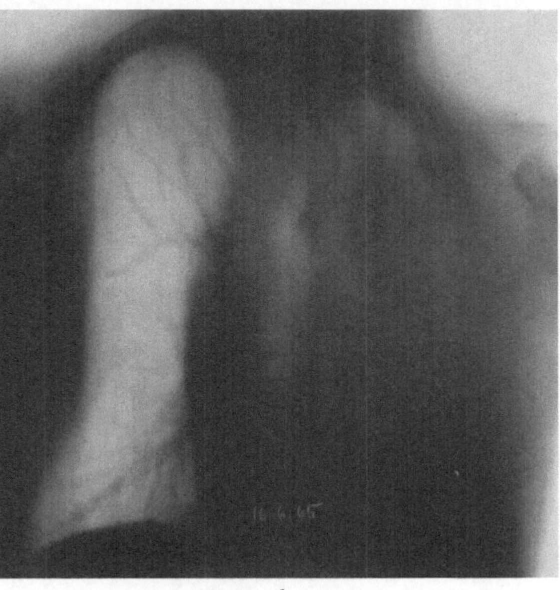

a b

Abb. 24a u. b. K., Arthur, 68 Jahre alt, Bankangestellter. 1902 „rechtsseitiges Pleuraempyem", zeitlebens geringe Atemnot. Respiratorische und kardiale Dekompensation bei Aufnahme. a Übersichtsaufnahme: Völlige Verschattung der linken Brustkorbhälfte. b Schichtbild: Kurzer linksseitiger Bronchialstumpf. Ohne Angiogramm ist eine sichere Entscheidung, ob es sich um eine angeborene Agenesie bzw. Hypoplasie handelt, nicht möglich. Späte Manifestation der Anomalie durch respiratorische Insuffizienz bei hinzutretenden Komplikationen, wie Infekt und Nachlassen der Herzkraft. (Die Aufnahmen wurden freundlicherweise überlassen von Frau Chefarzt Dr. LOERBROKS, Leiterin der Röntgenabteilung der Städt. Lungenklinik Berlin-Heckeshorn)

ERKENS; BRESCIA, AMERMAN u. SHARMEC; MONALDI; VANDUFFEL u. VAN DE STEEN; PANZETTI u. MELLI; BRÜNNER u. NISSEN; ROSENBERG).

Aplasien von Lappen werden bereits von BERLINER 1909 mitgeteilt. Neuere Mitteilungen liegen von BOTÁR und ORTS LLORKA, BRIMBLECOMB sowie von MORTON, KLASSEN und BAXTER vor.

Zusätzliche Anomalien waren bereits erwähnt worden. WEXELS fand diese in 50% der Fälle. Die Häufigkeit von Lappungsanomalien wird bereits von SCHNEIDER berichtet. Eine ausführliche Darstellung findet sich bei SANDMANN und SPAHN.

Kardiovasculäre zusätzliche Mißbildungen werden von GROSS, von FERGUSON und NEUHAUSER, MORTON, KLASSEN und BAXTER, THOMAS und BOYDEN, STEINBERG, von CLAIREAUX und FERREIRA mit Aortenbogenanomalien, persistierendem Ductus Botalli, Vorhof-Septum-Defekt und Eisenmengerkomplex beschrieben. Oesophagotracheale Fistel (THOMAS u. BOYDEN), Oesophagusatresien (SCHULTZE-JENA u. KOSENOW; CAUSSADE, WEINMANN u. BÉNICHOUX), Analatresien (GROSS; MORTON, KLASSEN u. BAXTER), Mißbildungen im Bauchraum wie Fehlen einer Niere, hypoplastische Nieren und Cystennieren sowie Vaginalmißbildungen werden von LELONG, VIALATTE, COUDER und GIFFARD; DANNHEISER; SCHULTZE-JENA und KOSENOW; MORTON, KLASSEN und BAXTER, Rippen- und Wirbelanomalien von LELONG et al., FERGUSON und NEUHAUSER sowie Gaumenspalten, fehlende Ohrmuscheln von GROSS; MORTON et al. sowie von FIELD erwähnt.

Die *funktionellen Störungen* sind im allgemeinen gering, solange keine sekundären Infektionen hinzutreten (BRETON u. DUBOIS; WARNER u. PALLADINO) (Abb. 24a u. b). Volumenvermehrung der Einzellunge ist seit den frühen Mitteilungen bekannt.

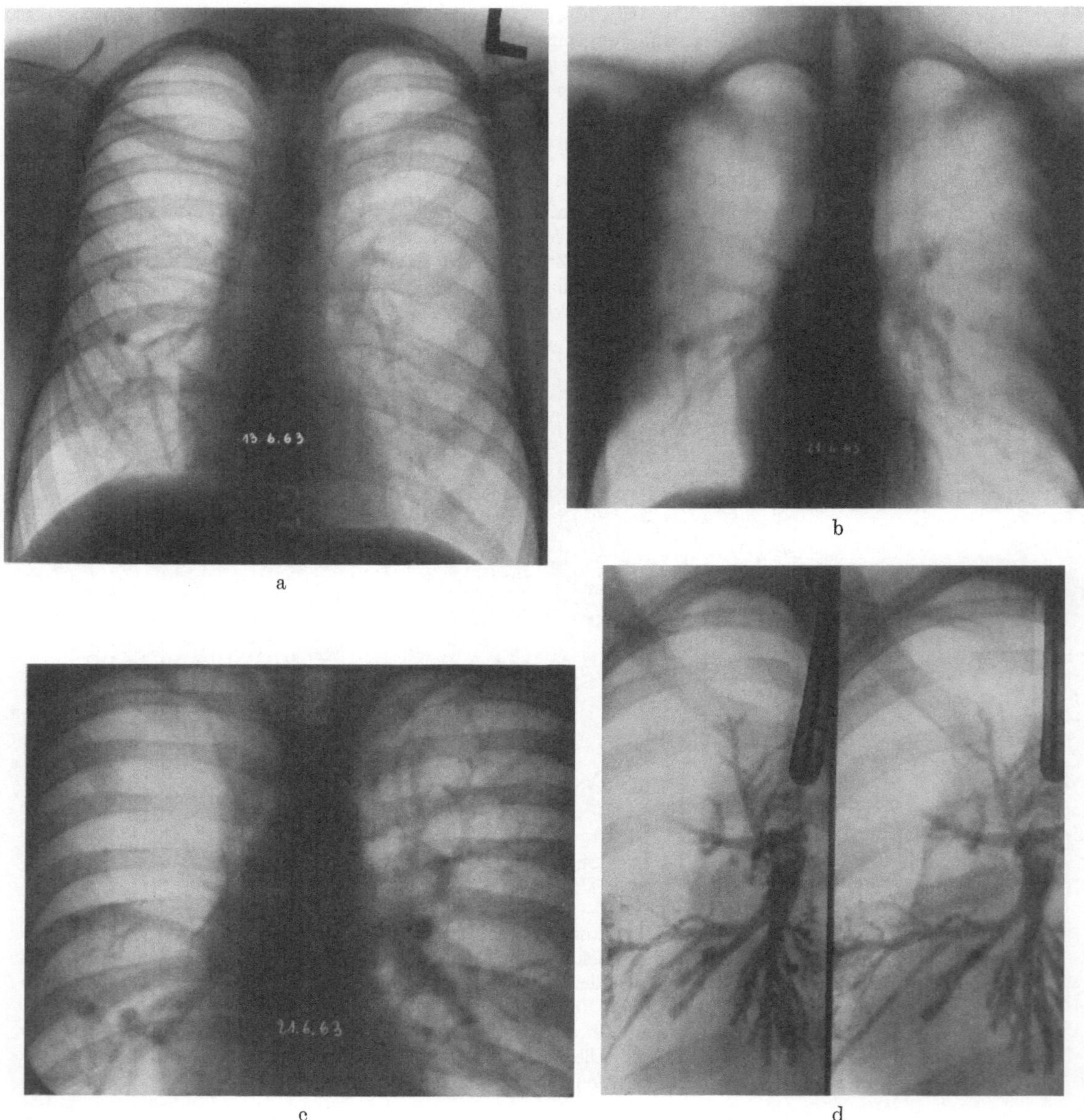

Abb. 25a—d. K., Günther, 19 Jahre alt. Einseitig helle Lunge rechts, „Hypoplasie des Lungengewebes". a Vermehrte Transparenz im rechten Oberfeld. Im Übersichtsbild und im Tomogramm fehlt der Truncus anterior der rechten Arteria pulmonalis (Schichtbild b). c Bestätigung des Fehlens des Truncus anterior rechts, Verdacht auf Aneurysmen der Peripherie im Bereich des Unterlappens. d Bronchogramm: Verkleinerte Raumbesetzung des rechten Unterlappens, Verdacht auf zylindrische Bronchiektasen, vergrößerte Raumbesetzung des minder durchbluteten rechten Oberlappens. (Die Aufnahmen wurden freundlicherweise überlassen von der Städt. Lungenklinik Berlin-Heckeshorn)

Mikroskopisch findet sich eine Vergrößerung der Alveolen, doch kaum ein Emphysem (WELSCH; BRETON u. DUBOIS; BARIFFI, SONAGLIONI u. CARRATU). Bei den nur geringen Funktionseinschränkungen erfolgt die Entdeckung des krankhaften Zustandes nicht selten rein zufällig oder wird durch das Auftreten von Komplikationen, wie beispielsweise Aspiration von Fremdkörpern, manifest (FERGUSON u. NEUHAUSER). Kinder bleiben gelegentlich in der Entwicklung zurück (BALÁS). Die leere Thoraxseite wird durch die Hypertrophie der gegenseitigen Lunge und durch die Verziehung von Herz und Mediastinum ausgefüllt. TICHIMIROFF, MUHAMED sowie WASMUEHT berichten daneben über Fettkörper und hypertrophierte Thymusdrüsen als Füllmaterial. Sicherung der Diagnose intra vitam war früher eine Seltenheit (GILKEY 1928). Inzwischen sollte die Diagnose in vivo zur Regel geworden sein. Allerdings sind Anwendung von Schichtbild, Bronchographie und Angiographie nicht selten notwendig (BEUTEL u. STRNAD; LELONG, VIALATTE, COUDER u. GIFFARD; FOUQUET, HEIMANN u. ARNOLDI; SCARINCI; STEINBERG, DOTTER u. LUKAS; DUMONT, JEURISSEN u. TOUSSAINT; BRÜNNER u. NISSEN). Die röntgenologischen diagnostischen Mittel sind bei SIELAFF zusammenfassend abgehandelt.

Gerade bei dem Verdacht auf das Vorliegen einer Agenesie bzw. hochgradigen Hypoplasie fällt dem Röntgenologen eine erhebliche Verantwortung zu. Punktionsversuche der „Schwarte" können durch Herzbeuteltamponade tödlich werden; es obliegt nicht selten dem Röntgenologen, zusätzliche Untersuchungen, wie etwa eine Bronchoskopie, zu veranlassen, wodurch v. EICKEN (1927) eine „Aplasie" festgestellt hat.

b) Hypoplasie der Lunge

Bei der Hypoplasie im landläufigen Sinne handelt es sich um allgemein kleine Rudimente von zumeist nicht ausdifferenziertem Lungengewebe (LÜDIN u. WERTHEMANN). Das meist ausgebildete Bronchialsystem endet in einem fleischigen kugeligen „Organ", das pigmentlos ist und keine Lappenbildung aufweist (FÜRST; OBERWARTH; MÜNCHMEYER; KOLLBRUNNER; LÜDIN u. WERTHEMANN; PONFICK; MINNE u. GERNEZ). Meist liegt das Gebilde im Mediastinum; EPPINGER und FÜRST fanden die hypoplastischen Lungen hinsichtlich ihrer Form, Größe und histogenetischen Reife in einem Zustand entsprechend etwa der Mitte des fötalen Lebens. Es findet sich embryonales Bindegewebe mit Lungengewebsinseln und cystischen Hohlräumen, deren Epithel adenomatösen Charakter aufweist (VEST), das unterschiedliche Reifegrade zeigt (BARNA u. ARVAY). Zum Thema „Hypoplasie" sind außerdem die Arbeiten von FINKELSTEIN, v. GRAFF, PONFICK, THOREL und von LAWRENCE, letztere beschreiben Hypoplasien einzelner Lappen, zu nennen. In den hypoplastischen Lungen treten nach REVENTOS, ALBERTI und LITGES nicht selten regressive Veränderungen ein, die dann zu klinischen Erscheinungen führen (Abb. 25a—d). Bei Vorliegen von Lungenhypoplasie und Zwerchfellhernien ist nur mit großer Vorsicht die Annahme einer Lungenhypoplasie als „Embryopathie" zu vertreten (LEVY; BENSON, ROE, BRODIE u. STEPHENS; CAMPANALE u. ROWLAND; ARECHON u. REID). Über weitere Fehlbildungen wird von v. GRAFF, LÜDIN und WERTHEMANN, GYUROVSKI und BERTSHEV berichtet.

Es läßt sich auch bei anscheinend kongenitalen Veränderungen ein letztes Urteil nur durch eingehende Analyse des Einzelfalles gewinnen. Gerade bei der Hypoplasie lohnt es sich, den Begriff von BRETON und DUBOIS einzuführen: „Lungenanomalien fraglich congenitaler Natur". Das Problem, ob es sich wirklich um kongenitale Veränderungen handelt, wird uns vor allem im nächsten Kapitel, bei Besprechung der kongenitalen Parenchymveränderungen, beschäftigen.

10. Mißbildungen des Lungenparenchyms

a) Übersicht

Diese Mißbildungen und pathologischen Zustände decken sich teilweise mit dem, was P. SCHNEIDER mit „Lungenhypoplasie" bezeichnet hat. H. MÜLLER führt an, daß eine scharfe Trennung der Begriffe „der *angeborenen Bronchiektasen*, *Cystenlungen*, *Wabenlungen*, *kleincystischen Degenerationen der Lungen*, *angeborenen blasigen Mißbildungen*, *fötalen atelektatischen* oder *plastischen Bronchiektasen*, *Bronchial- und Lungenadenom*, *Lungenlymphangioektasia congenitalis pulmonalis*" nicht möglich sei. EHA führt aus: „Vieles, was als Cystenlunge, Wabenlunge, kleincystische Mißbildungen der Lungen, fötale kongenitale und atelektatische Bronchiektasen bezeichnet wird, kann klinisch nicht auseinandergehalten werden. Es ist meistens unmöglich, ohne eine genaue histologische Kontrolle zu einer bestimmten Deutung der verschiedenartigen cystischen Lungenveränderungen zu kommen" (EHA). Es müssen also die verschiedensten Fehlbildungen hier eingereiht werden, wie auch ELOESSER Wabenlungen, Hamartome, Bronchuscysten, Lungencysten und Flimmerepithelcysten gleichsetzt. Eine Bereicherung unserer Kenntnisse der Fehlbildungen der Lunge ist durch intravitale Kenntnisse über die Gefäßanomalien eingetreten. Mit Wahrscheinlichkeit eröffnen sich hier noch weitere Aspekte für die Deutung dieser Anomalien.

Wir haben zu diesem Thema die frühen Beschreibungen dieser Veränderungen von H. MEIER, GRAWITZ und von VIRCHOW noch einmal hervorgeholt. H. MEYER beschreibt seinen ersten Fall (rechte Lunge): „An der Innenfläche (Herzfläche) treten beim Aufblasen einzelne größere, bis erbsengroße Blasen über die Oberfläche hervor"; (linke Lunge): „Der Oberteil der linken Lunge bildet einen weiten fibrösen Sack mit sehr dünner Wandung" (Fig. 4 bei H. MEYER) (Abb. 26).

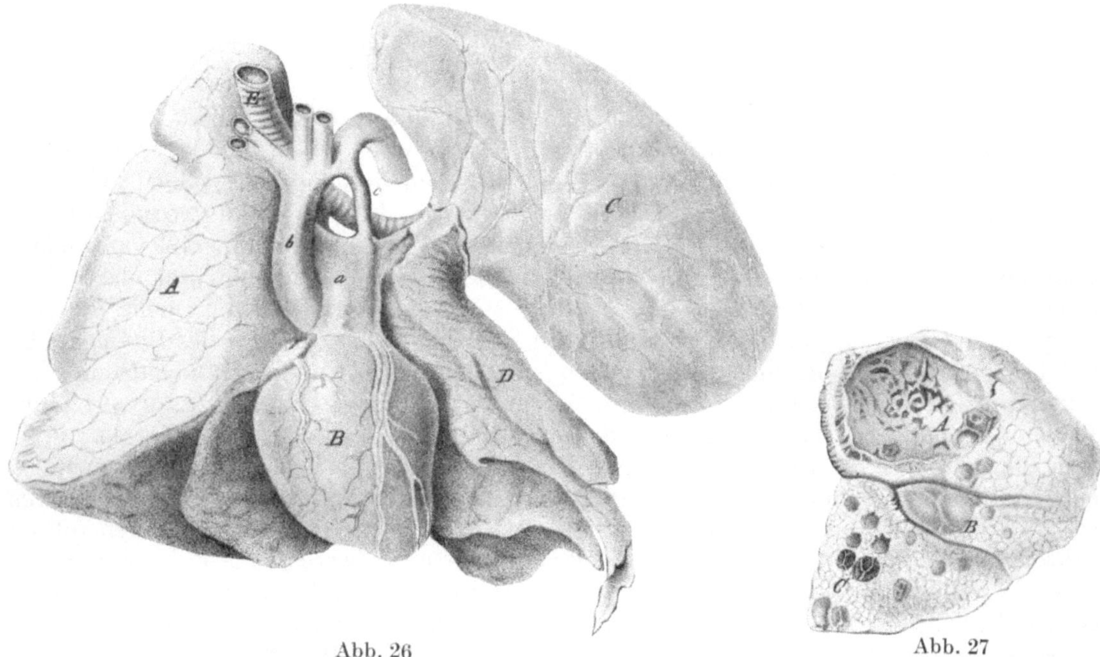

Abb. 26 Abb. 27

Abb. 26. Cystische Lungenmißbildung bei einjährigem Mädchen (nach H. MEYER 1859): „Der Oberteil der linken Lunge bildet einen weiten fibrösen Sack mit sehr dünner Wandung"

Abb. 27. 5—6 Monate alter Fetus. Multiple Cystenbildung in der rechten Lunge (H. MEYER 1859)

2. Fall (rechte Lunge): „Auf der Vorderfläche des oberen Lappens sieht man eine dünnwandige Blase von dem Umfange einer kleinen Walnuß, deren Höhle sich bis in die Nähe der Lungenwurzel in die Substanz der Lunge einsenkt, so daß damit der größte Teil dieses Lappens in die Bildung dieses Blasenraumes aufgegangen ist. Der Inhalt der Blase besteht aus einer wäßrigen Flüssigkeit. Auf dem der Lungenwurzel zugewandten Boden derselben sieht man zwischen leicht vorspringenden wulstigen Falten zahlreiche kleinere Löcher, welche, wie durch Lufteinblasen nachzuweisen ist, Einmündungen von Bronchialästen in den Sack sind". Ähnlich gebildete Blasen werden sowohl rechts wie links vorgefunden (Abb. 27).

Der erste Fall stammt von einem einjährigen Mädchen; im zweiten Fall handelte es sich um einen 5 bis 6 Monate alten Fötus, welcher längere Zeit in Weingeist aufgehoben worden war. Es sind dieselben Fälle, die KESSLER in seiner Dissertation angeführt hat.

R. VIRCHOW (Gesammelte Abhandlungen zur wissenschaftlichen Medizin, Frankfurt 1856) beschreibt einen 9 Monate alten ausgetragenen männlichen Embryo. Der Befund lautet wie folgt: „Dagegen sehen die luftleeren, jedoch nicht ganz kleinen Lungen äußerlich *fast emphysematisch* aus, indem sowohl an der äußeren als an der inneren Oberfläche der verschiedenen Lappen blasige, bald einzelne, bald gruppiert stehende, helle Erhebungen erscheinen, die beim Einschneiden als glattwandige, leere Höhlen sich darstellen. Allein nirgends läßt sich ein Zusammenhang mit Bronchien oder Luftzellen auffinden, vielmehr ergibt sich hie und da evident die Lage dieser Blasen im Zwischenläppchengewebe, und bei genauer Betrachtung wird es sehr wahrscheinlich, daß wir es mit erweiterten Lymphgefäßen zu tun haben, indem besonders gegen die Lungenwurzel hin sich längere, rosenkranzförmige, parallel nebeneinander laufende Stränge verfolgen lassen. Auch ist die Wand der Höhlen so glatt und dicht, daß man nicht wohl an interlobuläres Emphysem denken kann, dessen Verbreitung überdies gewöhnlich nicht ein so vielfaches und zugleich kleingruppiertes zu sein pflegt. Einzelne der größeren Blasen erreichen den Umfang einer starken Erbse." „Insbesondere wage ich mich nicht mit vollständiger Sicherheit über die Beschaffenheit der Lunge zu äußern, wenngleich ich es für sehr wahrscheinlich halte, daß hier eine ähnliche Lymphgefäßektasie bestanden habe, wie ich sie früher von der Makroglossie der Neugeborenen beschrieb" (Archiv VII, S. 128).

Grawitz (1880) beschreibt in seinem ersten Fall einen vielkammerigen Sack, der den rechten Unterlappen einnimmt. Er bezeichnet ihn als „Bronchiectasis cystica lobi inf. pulm. dextri". „Der Nachweis, daß der vielkammerige cystische Sack von einer flimmernden Schleimhautschicht ausgekleidet ist, genügt meiner Meinung nach allein, um die Mißbildung der Lunge als eine Bronchiectasie zu legitimieren". Der Begriff „Bronchiectasie" ist hier im allgemeinen Sinn als eine Ausweitung des Bronchus zu verstehen. Eine Verbindung mit den Bronchien bestand nicht: „Die großen Bronchien lassen sich bis dicht an den Cystenkomplex verfolgen, dann sind sie plötzlich abgeschlossen, obliteriert".

Wir sehen aus den mitgeteilten frühen, sehr genauen Beschreibungen, daß es sich um verschiedene pathologische Zustände handelt. Auf die zusammenfassenden Darstellungen von Nolte (1937) sowie von P. G. Schmidt (1941) wird hingewiesen. Vor allem ist auch auf die vortreffliche Darstellung von Zadek und Riegel (1958) aufmerksam zu machen sowie auf die Übersicht von Kümmerle und Zittel.

Einteilungsvorschläge sind bei der schwierigen Trennung von kongenitalen und erworbenen Zuständen schwierig; sie umgreifen zweckmäßigerweise beide Prozesse: „differentialdiagnostische Schwierigkeiten machen eine sichere klinische Einordnung der cystischen Lungenveränderungen in die Gruppe der angeborenen Mißbildungen unmöglich" (Lüchterath). Erschwert werden die Verhältnisse noch dadurch, daß eine sekundäre Epithelialisierung erworbener Hohlraumbildungen möglich ist, worauf Breton u. Dubois, Binet, Galy u. Mathey, Barone u. Pessagno sowie Caffey hinweisen.

Willis und Almeyda teilen wie folgt ein:

A. Alveolarcysten (lufthaltig)
   I. Pneumatocele oder solitäre Alveolarcyste
      1. Starre bzw. nicht ausdehnungsfähige Pneumatocele
      2. Expansible oder Riesenpneumatocele
   II. Cystisches Emphysem bzw. multiple Alveolarcysten
      1. Diffuses cystisches Emphysem
      2. Lokalisiertes cystisches Emphysem

B. Bronchialcysten (luft- oder flüssigkeitshaltig)
   I. Pneumocyste oder solitäre Bronchialcyste
      1. Starre Pneumocyste
      2. Expansible bzw. Riesenpneumocyste
   II. Cystische Bronchiektasie bzw. multiple Bronchialcysten
      1. Diffuse Bronchektasie
      2. Lokalisierte cystische Bronchiektasie

Die Autoren fassen Lungencysten wie auch Emphysemblasen unter dem Oberbegriff „cystische Erkrankungen" zusammen.

b) Cystische Lungenmißbildungen

Hausser und Grimminger definieren die „Pneumocysten" als luft- oder flüssigkeitsgefüllte, epithelial ausgekleidete Hohlräume, die intrapulmonal liegen und größenordnungsmäßig Alveolen- und Bronchiengröße überschreiten.

Die Schwierigkeiten der Abgrenzung zwischen angeborenen und erworbenen Veränderungen werden durch das nachfolgende Schema von Mayer und Rappaport unterstrichen (Abb. 28). Die Vielfalt der morphologischen Erscheinungsbilder, röntgenologisch wie makroskopisch wie auch histologisch, gibt zu Differenzen in der Interpretation Anlaß (Breton u. Dubois). So drängen sich Einteilungen nach großen Gesichtspunkten auf, so wie sie etwa Giese gibt, indem er unterscheidet:

Die Entwicklung von bronchiektatischen, cystischen und emphysematösen Veränderungen der Lunge

I. Primäre Veränderungen

Ungenügende Entfaltung der Lunge sub partu. Hemmung der Lungenentwicklung durch Stoffwechselstörungen und Kinderkrankheiten

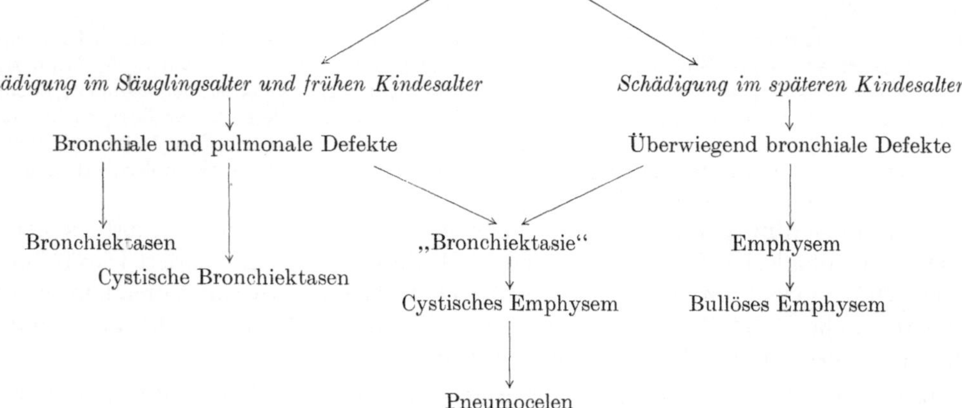

II. Weitere Evolution der Lungenschädigungen im Kindes- und frühen Erwachsenenalter

Bronchialobstruktive Prozesse in vorgeschädigten Segmentbereichen

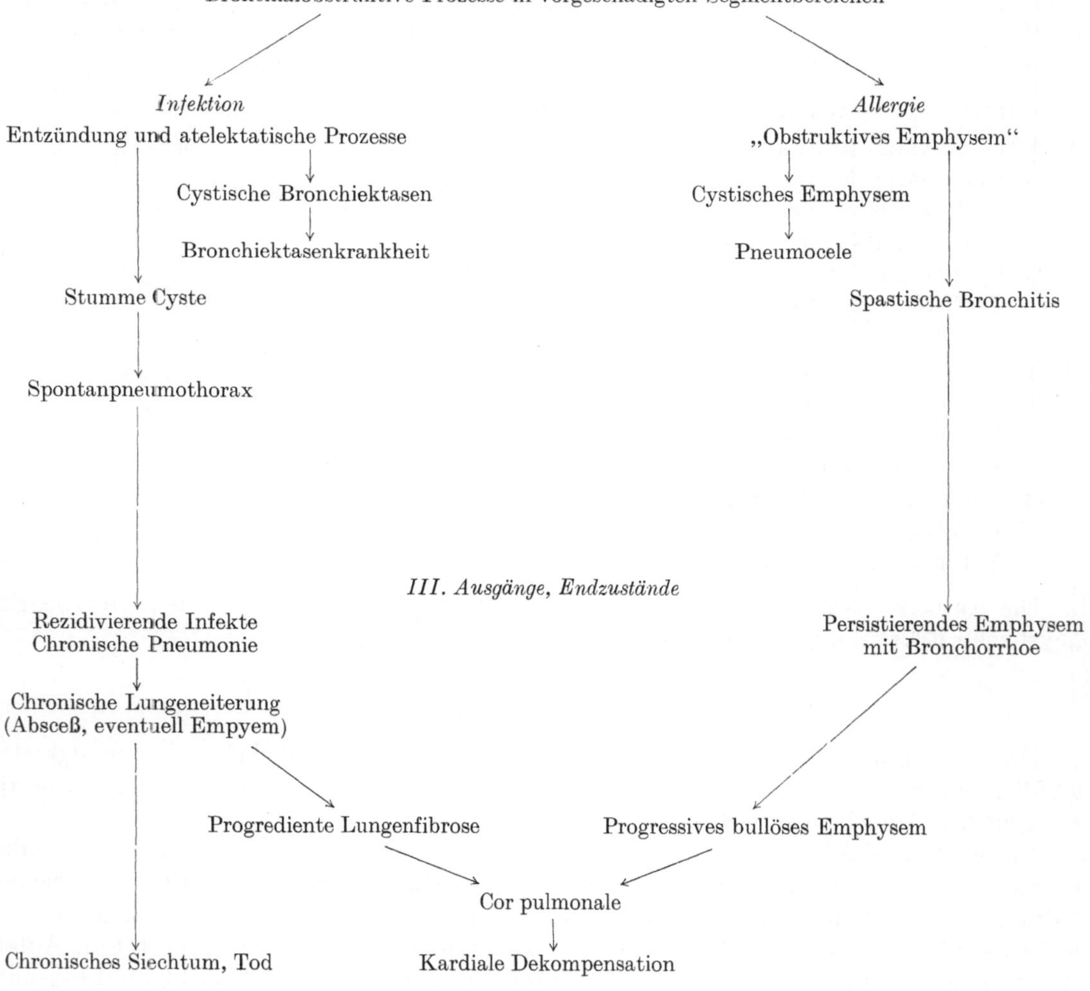

Abb. 28. Entstehung erworbener Bronchiektasen (nach MAYER u. RAPAPORT)

I. Cystische Fehlbildungen,
II. Hohlräume aus Zerstörung des Lungenparenchyms,
III. Erweiterung und cystische Umbildung präformierter Hohlräume der Lunge.

I. wird aufgeteilt in Fehlbildungen des Bronchialbaumes und Lungencysten oder zentrale Cysten (SPENCER).

Fetale Cysten liegen dann vor, wenn die Verbindung zum Hauptbronchus offen bleibt und die Differenzierung der terminalen Bronchusknospen zum respiratorischen Endbläschen gestört ist. Die Abb. 29 zeigt ein Präparat nach GIESE.

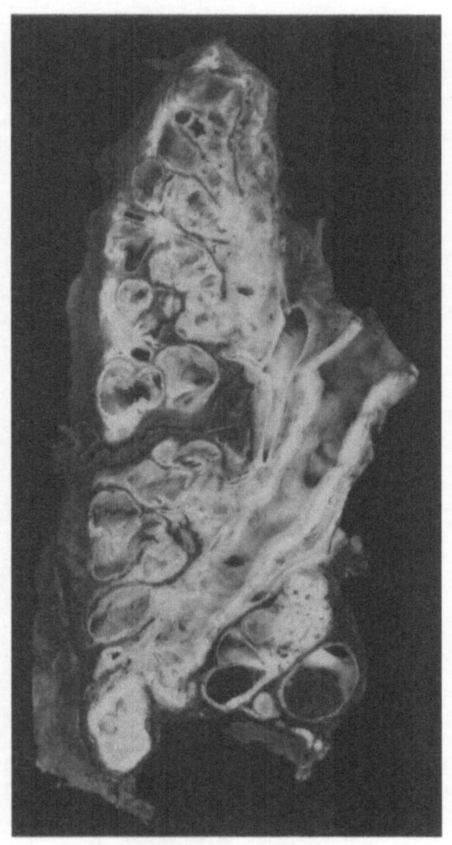

Abb. 29. Fetale Bronchiektasen (nach GIESE)

Aus den Fehlbildungen des respiratorischen Parenchyms sind „Lungencysten" herzuleiten. „Lungencysten entwickeln sich aus Fehlbildungen der respiratorischen Endsäckchen der Bronchien. Sie sind dünnwandig, mit Alveolarepithel ausgekleidet und stehen mit dem Bronchialbaum in offener Verbindung". Schließlich nennt GIESE noch cystische Neubildungen, die eine „Überschußbildung" darstellen. Zu den letzteren wäre auch die Kasuistik von BÜHNEMANN heranzuziehen.

Zur pathologischen Anatomie seien die Arbeiten von STOERK, WERMBTER, COUVELAIRE, GALY, ANSPACH und WOLMAN, FISCHER-WASELS, LANGE, BRUWER, CLAGETT und McDONALD, HELMER, KREPLER, POLLAUF und ZEITLHOFER, BELANGER, LE FLÈCHE und PICARD, MACMAHON sowie die zusammenfassende Darstellung von REIFFERSCHEID und BRINKMANN genannt.

Die Frage, ob es sich bei den cystischen Veränderungen wirklich um kongenitale Bildungen handelt, wird sich nur durch genaue Beurteilung des Einzelfalles klären lassen. Eine Wahrscheinlichkeit, daß es sich um kongenitale Bildungen handelt, liegt dann vor, wenn das Leiden bald nach der Geburt erkannt wird und wenn weitere Fehlbildungen vorliegen. Oft handelt es sich mehr um Indizien als um Beweise (REIFFERSCHEID u. BRINKMANN; BRETON u. DUBOIS; DE LANGE). Es ist hier auch die Auffassung von der „kongenitalen Disposition", einer „Schwäche" der Bronchial- und Alveolarstruktur anzuführen, der die spätere Realisation erst folgt. Allerdings sind Cysten, besonders beim Kleinkind, röntgenologisch schwer erkennbar (BARONE u. PESSAGNO; RYZHKOV; HAUSSER u. GRIMMINGER; GALY; CONWAY; CAFFEY; BOJOWA; BINET, GALY u. MATHEY).

POLICARD merkt zu dieser Frage an: „*Le champ des hypothèses demeure vaste, celui des certitudes singulièrement limité*".

Im allgemeinen scheint bei diesen Cysten die linke Seite zu überwiegen (RYZHKOV; ZITTEL u. MÜHR). BINET, GALY u. MATHEY finden keine Seitenbevorzugung.

Für die Begriffe der „Wabenlunge" und „Sacklunge", morphologisch-deskriptive Begriffe, ist auf die früher erwähnten zusammenfassenden Bearbeitungen hinzuweisen. Das Epithelverhalten ist, abgesehen von Vorderdarmcysten, mehr von pathologisch-anatomischem und entwicklungsgeschichtlichem Interesse. Vasculäre Anomalien kommen vor. Verbindungen zu Oesophagus, Trachea und Hauptbronchus sind nicht selten. Zusätzliche Lungenlappungen wurden beschrieben; außerdem werden in der Literatur Pylorusstenosen, kardiovasculäre Anomalien, Dermoidcysten, Syndaktylie genannt (UEHLINGER; HÜCKEL; KAUFMANN; WHITESELL u. WHITE; BINET, GALY u. MATHEY; BRETON u. DUBOIS;

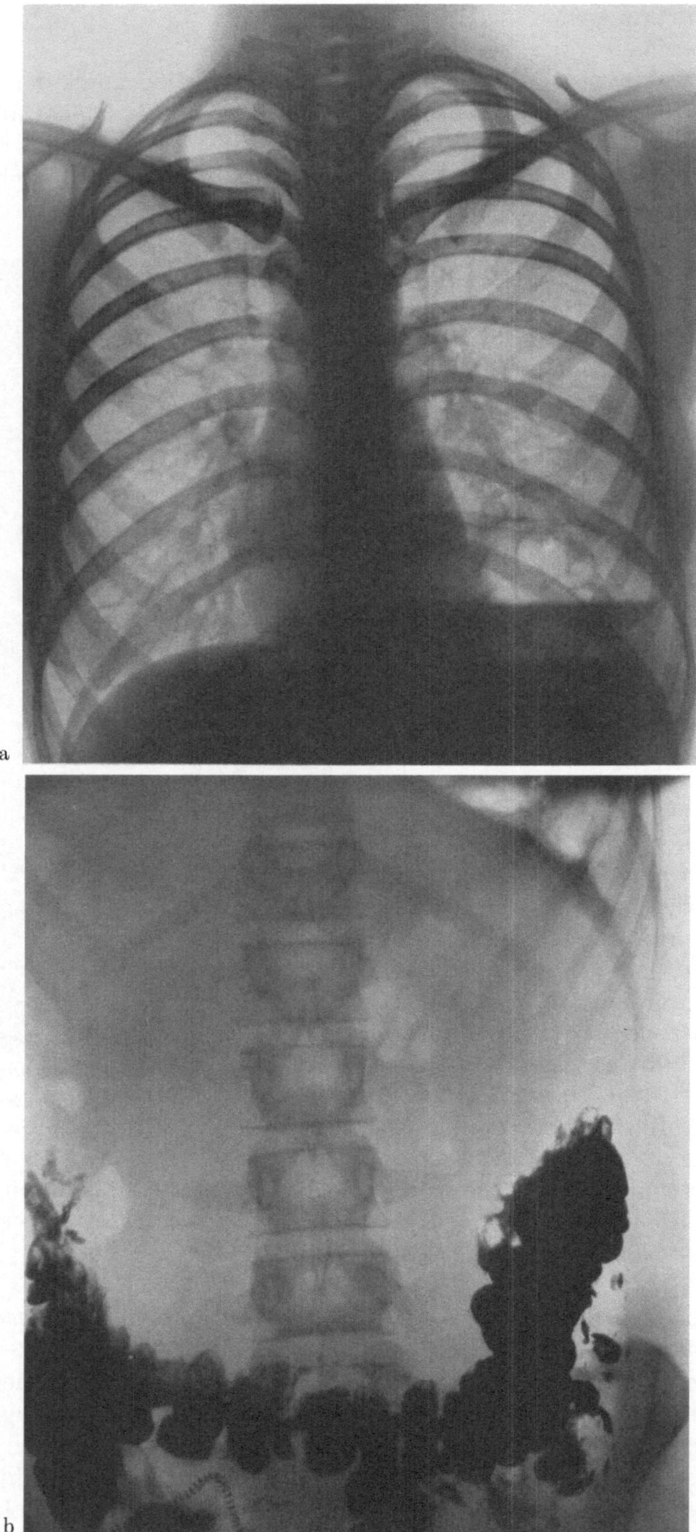

Abb. 30a—d. M., Christa, 23 Jahre alt. Cysten im Bereich des linken Lungenunterlappens, erfaßt anläßlich einer „Grippe“. a p.a.-Aufnahme. b und c Eine Relaxatio diaphragmatica bzw. ein Zwerchfelldefekt kann durch die Magen-Darmpassage ausgeschlossen werden. d Seitliche Aufnahme: Multiple Cysten der Lungen im Bereich des linken Lungenunterlappens mit Spiegelbildungen. Eine operative Behandlung wurde von der Patientin abgelehnt

Caffey; Delarue u. Abelanet; Rehbein; Rehbein u. Röpke; Ziliotto u. Zulian; Holinger, Johnston, Parchet u. Zimmermann).

Die cystische Pankreasfibrose, die „Mucoviscidose", stellt naturgemäß keine eigentliche Mißbildung der Lunge dar; es handelt sich um eine funktionelle Anomalie, die allerdings erhebliche Folgen für die Lungenentwicklung hat.

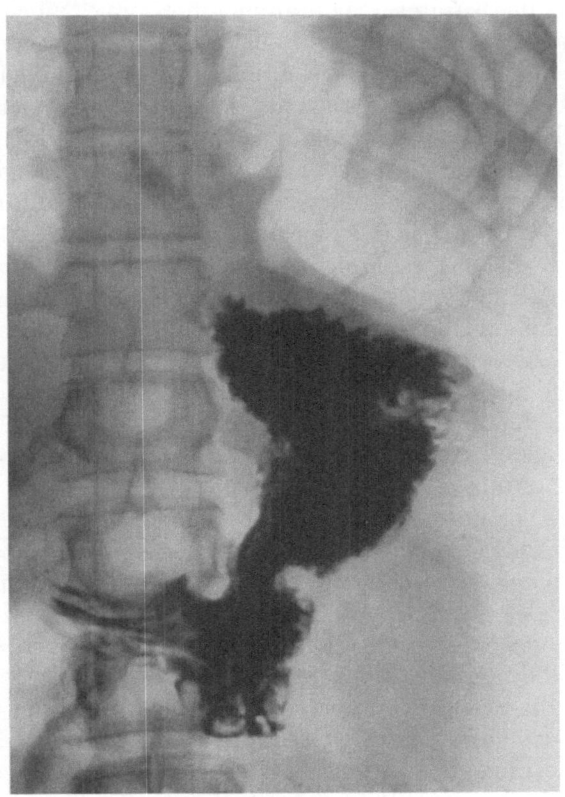

Abb. 30c

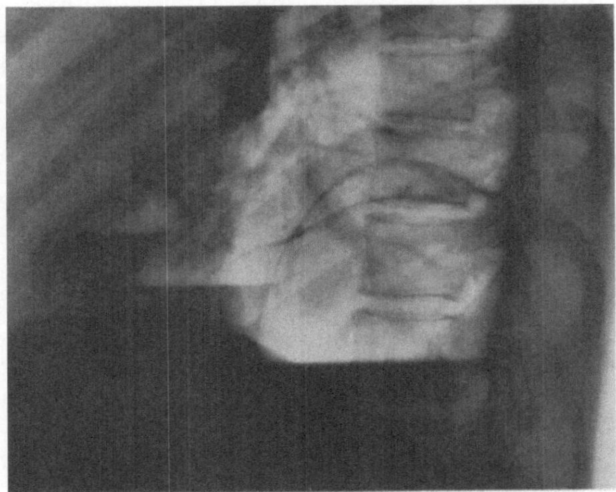

Abb. 30d

Das *klinische Erscheinungsbild* wird durch Raumprobleme, durch die Größe der Cysten, durch Funktionsausfall, durch zusätzliche Mißbildungen sowie durch Komplikationen wie Ruptur, Infektion und Blutung bestimmt (neben den bereits genannten Autoren seien erwähnt: Heymer; Krauss; Klein u. Primer; Debré u. Gilbrin; Sellors; Bruce).

Röntgendiagnostik. Die Röntgendiagnostik der cystischen Gebilde im Speziellen wird in anderen Beiträgen dieses Handbuches wieder aufgegriffen. Die röntgenologische Darstellbarkeit hängt ab von der Dicke der Wand, von der Reaktion des umgebenden Parenchyms, von der Größe, der Lage und vom Inhalt. Eine sehr zartwandige Cyste wird im Nativbild kaum in Erscheinung treten. Auf die Problematik der Darstellung von „Blasen und Cysten" wird im Kapitel „Spontanpneumothorax" noch hingewiesen werden. Aufnahmen in In- und Exspiration können eine gewisse Hilfe bedeuten; bei der Durchleuchtung kann es gelingen, eine Cyste sichtbar zu machen. Nicht selten sind sie auf lateralen Aufnahmen besser zu sehen als auf der p.a. Aufnahme. Wichtig sind gute Schichtbilder in geeigneten Ebenen; Bronchographie und Angiographie können unter Umständen zur Lösung spezieller Fragen zu Hilfe genommen werden. Die Anlage eines diagnostischen Pneumothorax kann zur Abgrenzung zwischen Cysten und Spontanpneumothorax überlegt werden (STUTZ). Zur Frage der Angiographie bei cystischen Lungenerkrankungen ist BOLT zu nennen. Begleitveränderungen können bewirken, daß ein „typisches Bild" verwischt wird; entzündliche Infiltrierungen der umgebenden Lungenareale, Atelektasen und Retentionsfolgen können für die Röntgenmorphologie bestimmend werden.

Die Differentialdiagnose ist gegenüber praktisch allen Lungenkrankheiten, insbesondere jedoch auch gegenüber der Tuberkulose, nicht selten schwierig. Nach ZITTEL u. MÜHR wurden etwa 20% aller Cysten als Tuberkulose behandelt. Verwechslungen mit kongenitalen Zwerchfelldefekten scheinen nicht selten vorzukommen (BURNETT u. CASWELL; ZADEK u. RIEGEL; BINET, GALY u. MATHEY).

Uns sind zwei Fälle bekannt geworden, bei denen ein „posttraumatischer Spannungspneumothorax" in Wirklichkeit ein Zwerchfellbruch mit überblähtem Kolon war.

Bei den Cysten handelt es sich um irreversible Gebilde. Pneumatocelen bilden sich zurück, Cysten nicht. Deswegen wird die Operationsindikation auch bei symptomlosen Cysten, wenn sie eine gewisse Größe überschreiten, zu überlegen sein. Der Möglichkeit der Ruptur, der Ventilbildung, der Infektion und der Blutung ist vorzubeugen. Bei frühzeitiger chirurgischer Intervention ist das umgebende Parenchym nicht geschädigt: die Cystenentfernung ist leichter, der Allgemeinzustand ungestört. Bei Sekundärveränderungen ist die typische Lungenresektion gelegentlich nicht zu umgehen. Unter Umständen müssen die Eingriffe bei Ventilbildungen frühzeitig in der postnatalen Periode vorgenommen werden (BURNETT u. CASWELL; MANCIAUX, RAUBER, PRÉVOT u. GENTIN; FISCHER, TROPEA u. BAILEY; GILBERT, MYERS u. BRADSHAW; KRAUSS).

Das Gebiet der Bronchiektasen wird in Beiträgen von KARTAGENER; EERLAND und ORIE sowie SCHWARZHOFF und REITTER abgehandelt. Aus dem anglo-amerikanischen Schrifttum wären die Mitteilungen von ADAMS, ALBERT und POTTS, ARONSTAM, BOYDEN, HARDY, HOLINGER, JOHNSTON, PARCHET und ZIMMERMANN, JONES, MILLER, GRAUB und PASHUK, MOERSCH und CLAGETT; RIEGLER außer den bereits vorstehend genannten zu erwähnen.

Besonders ausgedehnte cystische Veränderungen im Bereich des linken Unterlappens zeigen die Röntgenaufnahmen der Patientin M., Christa, 23 Jahre alt.

Vor der Aufnahme (Abb. 30a—d) war bei der Patientin Husten sowie eine „Grippe" verzeichnet worden. Wir hatten zunächst an eine Relaxatio diaphragmatica gedacht. Die Magen-Darm-Passage ließ jedoch keinen Anhalt dafür gewinnen (Abb. 30b und c). Es handelt sich um lappenbegrenzte, multiple Cystenbildungen. Eine Operation lehnte die Patientin ab.

Auf der Grenze zwischen den „Cystenbildungen" und dem anschließend zu besprechenden Lungenemphysem steht der Fall unseres Patienten W., Walter, bei Operation 8 Jahre alt.

Seit Kindheit bestanden Husten und Auswurf. Überweisung erfolgte aus der Kinderklinik. Die Übersichtsaufnahme (Abb. 31a) läßt einen Herd im Bereich des rechten medialen Mittel-Oberfeldes erkennen. Die Schichtbilder zeigen zusätzlich neben weiteren Herdbildungen cystische Veränderungen (Abb. 31b). Besonders interessant ist das Bronchogramm (Abb. 31c). Die Bronchialverhältnisse rechts entsprechen denen des linken Bronchialbaums. Es liegt eine Stenose dieses Bronchus vor, die teilweise durch den Sondenkopf verdeckt wurde. Links sind die Verhältnisse im wesentlichen normal. Bei der Operation am 22. 3. 56 wurden die am

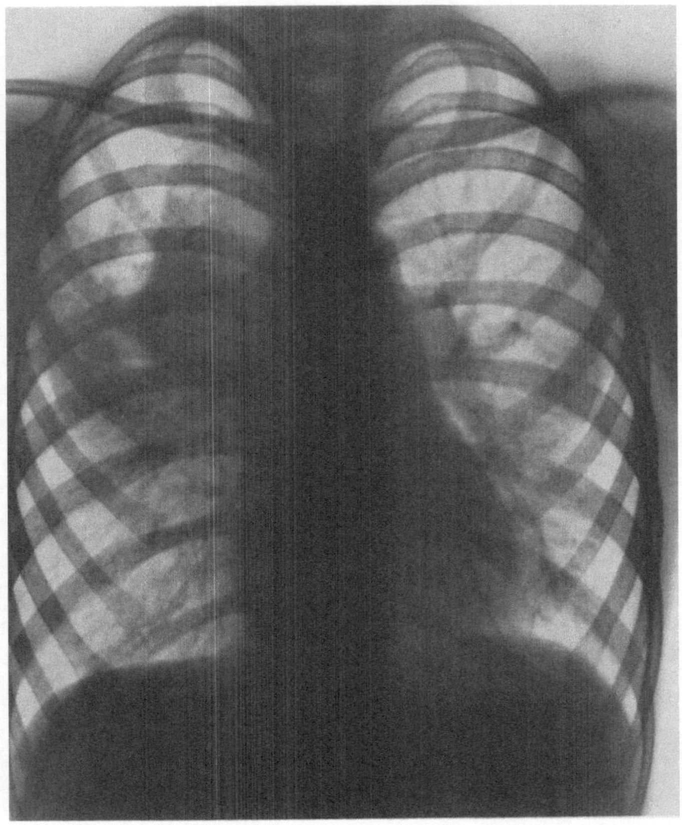

a

Abb. 31a—d. Ausgedehnte kongenitale Lungenveränderungen bei 8jährigem Kind (W., Walter). a Ausgangsbefund: Ausgedehnte Verdichtungsbezirke im Bereich des rechten Ober-Mittelfeldes mit blasigen Aufhellungen im Spitzengebiet. Ausgedehnte Veränderungen des Lungenparenchyms auch links. b Schichtbilder lassen daneben cystische Veränderungen erkennen (Schichttiefe $10^1/_2$ cm). c Gleichzeitig besteht eine Anomalie des Bronchialsystems. Verhältnisse rechts sind den linksseitigen Verhältnissen angenähert. Zusätzlich liegt eine Stenose des Bronchialsystems vor. d Aufnahme 7 Jahre nach Abschluß der operativen Behandlung: erheblich vermehrte Transparenz der rechten Lunge mit Verdacht auf cystische Veränderungen bzw. erhebliches Emphysem

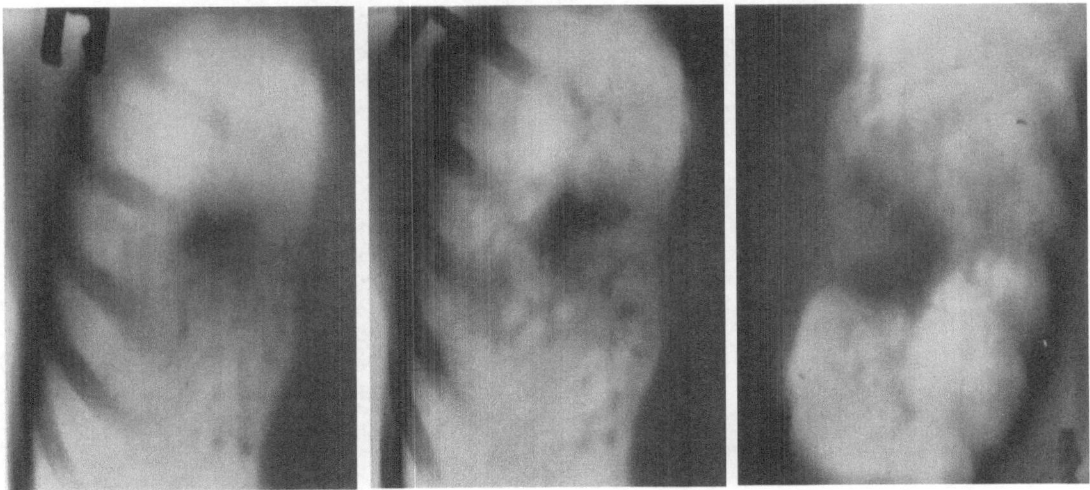

b

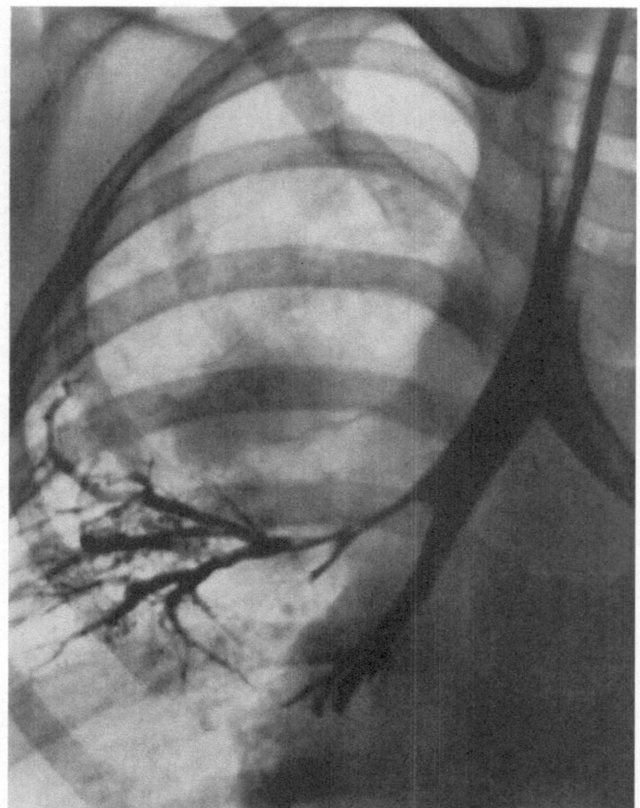

Abb. 31 c

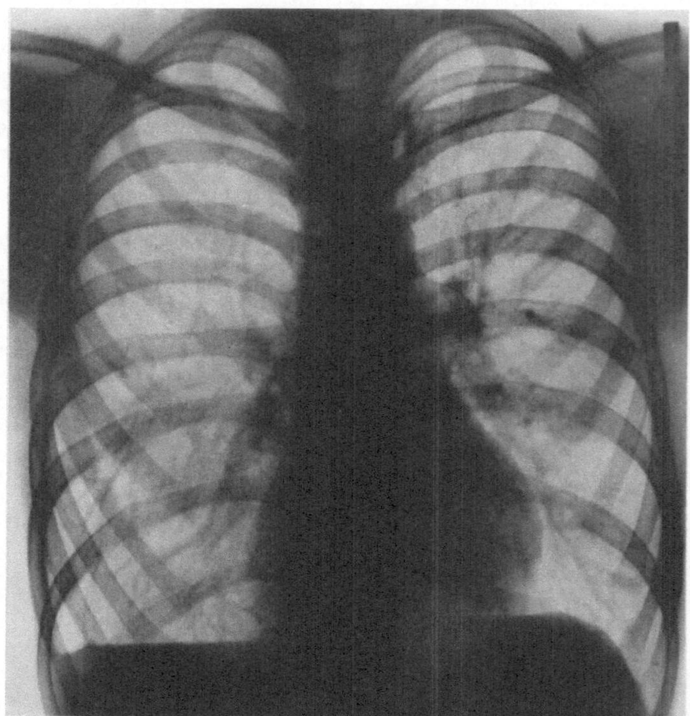

Abb. 31 d

schwersten veränderten Anteile des Lungengewebes reseziert. 1963 besteht ein ausgedehntes Emphysem auf der rechten Seite; links im Oberfeld Verdacht auf eine Blasenbildung, die durch den vorderen Anteil der 2. Rippe gekreuzt wird (Abb. 31d).

Die letzte Aufnahme zeigt, wie wenig sich die Formen der „Mißbildungen der Lunge" voneinander trennen lassen. Bronchiale Anomalien und Veränderungen des Parenchyms treten zusammen auf; sie werden überlagert durch die zusätzliche Entzündung.

Der Befund der mikroskopischen Untersuchung lautete im einzelnen:

8 × 3 × 5 cm großes Lungenstück, auf der Schnittfläche zentral eine Höhlenbildung.

Histologisch finden sich stark erweiterte Bronchien. Die zentrale Höhle ist mit Zylinderepithel ausgefüllt. Die Lungenalveolen sind nur rudimentär entwickelt und zeigen sehr dicke Alveolarwände mit lymphocytären Infiltraten. An einigen Stellen findet sich auch eine Ausfüllung der Alveolen mit Schaumzellen (Makrophagen), andere Alveolen sind mit bereits organisiertem Exsudat ausgefüllt.

Diagnose. Kongenitale Bronchiektasen, chronische Bronchitis und Pneumonie. (Die Lymphknoten zeigen nur eine chronisch-entzündliche Schwellung.) (Prof. Dr. LAUCHE.)

Es liegen hiernach Veränderungen des Bronchialbaums vor; es findet sich eine Höhlenbildung, man könnte sie eine „offene Cyste" nennen. Allerdings sind in dem Befund die Bronchialverbindungen nicht erwähnt. Außerdem war eine „rudimentäre Entwicklung der Alveolen" festzustellen. Die Röntgenaufnahme 7 Jahre nach der Operation zeigt, daß rechts ein erhebliches „Lungenemphysem" vorliegt; auch links lassen sich cystisch-blasige Hohlraumbildungen vermuten.

Diese Einheitlichkeit der Röntgenbilder der Lungenmißbildungen und weiterer Mißbildungen im Thoraxraum wird besonders deutlich, wenn wir eine Grenze zu ziehen versuchen zwischen „cystischen Lungenerkrankungen" und dem „kongenitalen Lungenemphysem".

c) Kongenitales Lungenemphysem

Gerade bei der Abgrenzung zwischen Emphysem und Cystenlungen, bei der Abgrenzung der konnatalen Veränderungen des Lungenparenchyms überhaupt, besonders dann, wenn man Sonderformen mit berücksichtigen will, zeigt sich, wie schwierig es ist, die Idealforderung von ZADEK und RIEGEL zu erfüllen, die besagt: „Wir halten es somit für unbedingt erforderlich, daß der Kliniker und Röntgenologe seine Befunde zu den morphologischen Grundlagen der Pathologie in Beziehung setzt und auch seine Nomenklatur auf diese Grundlagen abstimmt". Es bleibt uns in vielen Fällen röntgenologisch und damit klinisch gar nichts anderes übrig, als rein deskriptiv von einem „vermehrten Luftgehalt" zu sprechen. So faßt LIEBNER bei „increased aeration in the infants chest" die Möglichkeiten wie folgt zusammen:

A. Obstruktiv
  1. Eine Lunge
    a) intraluminär — Fremdkörper
    b) extraluminär — Bronchialcyste
  2. Regional
    a) Pneumatocelen
    b) Lobäres Emphysem
    c) Kongenitale Lungencysten

B. Kompensatorisch
  Die ganze Lunge betreffend
    a) Bronchiolitis
  2. Regional
    a) intraluminär — Sekretion, Atelektase
    b) extraluminär — Lymphknoten.

Sicher kann erst durch die histologische Untersuchung, wenigstens einigermaßen, unterschieden werden um welchen pathologischen Prozeß es sich handelt. Darüber berichten in ihren Arbeiten HELMER, KREPLER, POLLAUF und ZEITLHOFER, die teils ein lobäres Emphysem, teils cystische Mißbildungen der Bronchien bei ähnlichem klinisch-röntgenologischem

Bilde vorfanden. Nicht umsonst ist der Begriff der „einseitig hellen Lunge“ (LONGIN) geprägt worden, zu dem sich Veränderungen der Lungengefäße, Veränderungen des Lungenparenchyms und obstruktive Veränderungen vereinen.

Ursachen der einseitig hellen Lunge (nach LONGIN)

I. Einseitige Pulmonal-Arterien-Hypoplasie
 1. Ohne Lungenparenchymveränderungen
  a) angeborener isolierter Zustand (einseitig helle Lunge, LAUR und WEDLER 1955; einseitige Silikose, KRÖKER 1948)
  b) bei angeborenen Herzfehlern (eventuell mit einseitiger Lungenhypoplasie)
 2. Mit Lungenparenchymveränderungen (Emphysem)
  „Seltene einseitige Lungengewebsveränderung mit Gefäßhypoplasie“ (DAHM und SCHMITT 1938)
  Atrofia polmonare idiopatica (DE MARTINI und BALESTRA 1951)
  Unilateral Pulmonary „Emphysema“ (SWYER und JAMES 1953)
  Abnormal Transradiancy of one Lung (MACLEOD 1954)
II. Erworbene Minderdurchblutung einer Lunge durch Embolie, Thrombose oder Kompression der PA.
III. Angeborenes oder kindliches Emphysem
IV. Bullöses Lungenemphysem
 Vanishing Lung (BURKE 1937)
 Degenerative Lung Disease (CRENSHAW 1953)
 Progressive Lungendystrophie (HEILMEYER und SCHMID 1956)
 Lungencysten

Ich verweise hier auf die einleitenden Ausführungen zum Kapitel „Mißbildungen des Lungenparenchyms“. Wie schon bei den Erstbeschreibungen vielfältige pathologisch-anatomische Zustandsbilder mit ähnlichen Benennungen belegt wurden, so kann davon vieles auch klinisch nicht auseinandergehalten werden (EHA).

Eine der ersten Beschreibungen des kongenitalen Emphysems erfolgte 1932 von NELSON, der sich allerdings bereits auf H. MEYER bezieht. OVERSTREET (1939) grenzte das kongenitale Emphysem von cystischen Veränderungen ab. Eine eingehende Definition und Unterscheidungskriterien formulieren ROTHSTEIN und MOBERLY, die jedoch, wie bereits eingangs erwähnt, häufig im Stiche lassen. Vor allem ist auf die Handbuchbeiträge von LOTTENBACH, LOESCHKE sowie auf die Untersuchungen von HARTUNG und von MARX zu verweisen.

Fallveröffentlichungen und Übersichten finden sich bei UNGEHEUER und DALICHAU, BOLANDE, SCHNEIDER und BOGGS, SHAW, CAFFEY, SANTZ, JEUNE, GALY, JAUBERT DE BEAUJEU, BETHENOD und BAILLY DUFRANC und MARTIN, CORNET, KERNEIS, DUPONTT und COIFFARD, CAMPBELL, BOUCH und HAWLETT, HELMER, THALHAMMER, WOLF und ZEITLHOFER, WOLF, FRIEDERISZICK, GREINACHER und HEINEMANN, KORT; PLECHL. KORT berichtet über 150 einschlägige Publikationen.

Überwiegend scheinen die Oberlappen betroffen, nicht selten auch die Mittellappen (FRIEDERISZICK et al.; PLECHL; ROBERTSON u. JAMES; EIKEN; KORT).

Nicht selten sind ganze Lappen verändert; gelegentlich jedoch auch nur einzelne Segmente, die als „Lappenemphysem“ imponieren. Das männliche Geschlecht scheint häufiger betroffen als das weibliche (CAFFEY; EIKEN; BOLANDE, SCHNEIDER u. BOGGS; PLECHL).

Die Ätiologie ist offensichtlich uneinheitlich. In Anlehnung an BOLANDE, SCHNEIDER und BOGGS läßt sich folgende Klassifizierung aufführen:

A. Bronchiale Schäden
 Ventilartige Obstruktion durch Falten in der Bronchialschleimhaut
 Anomalien der Bronchialknorpel
 Ventilmechanismus während der Exspiration
B. Bronchuskompression von außen durch aberrierende Blutgefäße
C. Schäden des Lungenparenchyms
 1. Angeborene Verminderung des elastischen Gewebes in den Alveolarwänden
 2. Verminderte exspiratorische Kraft im Bereich des Oberlappens.

Veränderungen im Bereiche des Bronchiallumens, besonders im Bereich der Schleimhautfalten werden von LEAHY und BUTSCH sowie von ROBERTSON und JAMES erwähnt. Bezüglich kongenitaler Anomalien im Bereich des Bronchialbaums wäre auf unseren Fall W., Walter (Abb. 31) hinzuweisen. Angeborene Defekte der Bronchialknorpel werden vielfach als Ursache des lobären Emphysems angesehen; sie seien etwa in der Hälfte der

Fälle nachzuweisen (DURAND, SOAVE u. ROSSO; ZITTEL; WOLF; FISCHER, POTTS u. HOLINGER; SHAW; SLOAN; HOLZEL, BENNET u. VAUGHAM; NELSON; FISCHER, LECIDO u. LYNXWILER; LIEBNER; HORÁNYI u. KERÉNYI; EIKEN; FRIEDERISZICK et al.). STOVIN berichtet über eine Verengerung des betroffenen Bronchus ohne daß eine Knorpelhypoplasie vorlag. Im Falle von KORT konnte keine Bronchialdysplasie nachgewiesen werden. In dem von LONGIN erwähnten und von uns im Kapitel „Spontanpneumothorax" wiedergegebenen Falle waren Knorpelveränderungen durch LAUCHE nicht zu sichern. Eine eingehende Darstellung der pathologischen Anatomie findet sich auch bei SINAPIUS. Das Neugeborenenemphysem tritt als fokales oder disseminiertes vesiculäres Emphysem auf. Dort sind allerdings Fälle auch aufgeführt, die mit dem hier besprochenen Krankheitsbild keinen unmittelbaren Zusammenhang haben.

Neben den Anomalien der Bronchialwandung, insbesondere der Knorpel, wie sie auch BINET, GALY und MATHEY beschreiben, kommen extrabronchiale Ursachen in Betracht. So sind *aberrierende Gefäßverläufe* zu nennen, wie sie POTTS, HOLINGER und ROSENBLUM, ROBERTSON und JAMES erwähnen. Auf den Beitrag SIELAFF wäre noch einmal hinzuweisen, der die entsprechenden Arbeiten über die Gefäßanomalien aufführt.

Eine „vorbestehende Schwäche" des Lungenparenchyms wird bereits von VIRCHOW und von HANSEMANN angenommen; MAYER und RAPPAPORT sowie BOLANDE, SCHNEIDER und BOGGS nehmen in jüngster Zeit wieder vorbestehende Parenchymanomalien und Schädigungen an. Im übrigen wäre auf die Untersuchungen von MARX, GIESE, v. HAYEK, MACMAHON („Kongenitale Alveolardysplasie"), KAUFMAN und SPIRO, HORÁNYI und KERÉNYI zu verweisen. Nicht selten läßt jedoch auch der histologische Erklärungsversuch im Stich, sodaß man sich auf deskriptive Begriffe zurückziehen muß. Wir erinnern auch noch einmal an unseren Befund W., Walter (Abb. 31). „Die Lungenalveolen sind nur rudimentär entwickelt und zeigen sehr dicke Alveolarwände ....".

Das klinische Bild reicht vom akuten postnatalen Zustand bis zu „chronischen Atemwegsinfekten". Anfälle von Dyspnoe, Cyanose, exspiratorischer Stridor, Husten, rezidivierende Infekte, das Bild eines kardio-pulmonalen Syndroms werden erwähnt (CLAGETT; FRIEDERISZICK, GREINACHER u. HEINEMANN; PLECHL; WOLF; MARX). Auf gleichzeitig bestehende weitere Abnormalitäten, besonders kardio-vasculärer Art, ist zu achten. Atelektasen der Gegenseite scheinen nicht selten zu sein. Eine Hypoxie kann Krampfanfälle auslösen (CONTRO, MILLER, WHITE u. POTTS; COTTON u. MYERS; KORT; SOAVE; WOLF).

Röntgenologische Differenzierung. Cystenlungen, Spannungscysten, umschriebenes Emphysem, obstruierende Prozesse, Emphyseme im Gefolge der „Mucoviscidosis", vermehrte Transparenz infolge von Gefäßprozessen lassen sich im Röntgenbilde oft nur schwer auseinanderhalten. Deskriptive Oberbegriffe wie „einseitig helle Lunge" bieten sich an. Die Zeichen des „volumen pulmonum auctum" sind der Hauptbestandteil der röntgenologischen Semiotik. Dazu treten Strukturanalysen des Bronchial- und Gefäßsystems sowie des Lungengewebes; Lokalisationsschwierigkeiten treten durch extreme Verdrängungen auf. Die Unterscheidung der Lungenzeichnung eines Emphysems von derjenigen multipler Cysten ist oft schwierig. Auf die Verwechslung mit einem Spannungspneumothorax bzw. Spontanpneumothorax sind wir bereits eingegangen; bei Besprechung der Aplasie und Hypoplasie der Lunge hatten wir grundsätzliche Fragen berührt. Auf die einschlägigen Beiträge dieses Handbuches wird verwiesen sowie auf die Arbeiten von LAUR, LONGIN, MARX, LIEBNER, SHAW, HELMER, KREPLER, POLLAUF und ZEITLHOFER, WOLF, ZADEK und RIEGEL sowie von SWEET.

Auch hier ist die *Therapie* problematisch. Zweifelsohne gibt es Fälle, bei denen unmittelbares chirurgisches Eingreifen erforderlich ist, das bei geeignetem Sitz und geeigneter Lage in der Resektion der cystisch veränderten Gebiete besteht (FRIEDERISZICK, GREINACHER u. HEINEMANN; HELMER, KREPLER, POLLAUF u. ZEITLHOFER; KORT; SHAW; WOLF u. a.).

Die Therapie symptomloser, nicht sehr ausgedehnter Veränderungen war bereits bei den „cystischen Lungenerkrankungen" diskutiert worden. Es erscheint nicht ausgeschlossen, daß aus dem „lobären Emphysem", wenn keine ausgesprochene Ventilwirkung besteht, fibrosierende Schrumpfungszustände hervorgehen; damit könnte sich nach einer gewissen, nicht völlig ungefährlichen, Adaptationszeit ein gewisses Gleichgewicht einstellen (HOLZEL, BENNET u. VAUGHAN; WOLF; DURAND, SOAVE und ROSSO).

11. Schluß

Das vorliegende Kapitel soll verdeutlichen, wie sehr die einzelnen Momente, welche die röntgenologische Struktur bedingen, bei den Mißbildungen und kongenitalen Anomalien zusammenspielen: Parenchym, Bronchien, Gefäße, sekundäre Veränderungen, zusätzliche Anomalien. Für die Röntgenologie ist von Bedeutung, daß diese Veränderungen nicht besonders häufig sind, daß sie leicht als erworben verkannt werden können und daß für ihre Erkennung und Deutung praktisch die gesamte Differentialdiagnostik der Lungenkrankheiten heranzuziehen ist. Die Kenntnis der angeborenen Veränderungen spielt in der Pädiatrie eine wesentliche Rolle. Für die Chirurgie hängen schließlich Indikation zur Therapie und Prognose des Leidens von der rechten Beurteilung der röntgenologischen Befunde ab.

Literatur

ADAMS, W. E.: Differential diagnosis and treatment of congenital cystic malformation of the lung. Dis. Chest **15**, 60 (1949).

AEBY, CH.: Der Bronchialbaum des Menschen und der Säugetiere. Leipzig: Wilhelm Engelmann 1880.

— Der Bronchialbaum des Menschen bei Situs inversus. Arch. Anat. Entwickl.-Gesch. (Leipzig) **31** (1882).

ALBERT, H. M., and W. J. POTTS: Congenital lung cysts in infants. Pediatric **12**, 283—287 (1953).

ALBRECHT, E.: Über Hamartome. Verh. dtsch. path. Ges. **7**, 153 (1904).

ALLEN: A variety of pulmonary lobation and its relation to the thoracic pariets, as illustrated by comparative anatomy and abnormalities in the human subject. J. Anat. Physiol. 605 (1882).

AMGWERD, R.: Die sogenannte broncho-pulmonale Lungensequestration. Helv. chir. Acta **29**, 32 (1962).

ANACKER, H., u. H. ST. STENDER: Erkrankungen der Lunge. In: R. HAUBRICH, Klinische Röntgendiagnostik innerer Erkrankungen. Berlin-Göttingen-Heidelberg: Springer 1963.

ANSPACH, W. E., and I. J. WOLMANN: Large pulmonary air cysts of infancy with special reference to pathogenesis and diagnosis. Surg. Gynec. Obstet. **56**, 635—645 (1933).

ARECHON, W., and L. REID: Hypoplasia of lung with congenital diaphragmatic hernia. Brit. med. J. **1963I**, 230—233.

ARONSTAM, E. M.: Congenital cystic disease of lungs and mediastinum. Amer. Rev. resp. Dis. **84**, 440—442 (1961).

ASCHOFF, L.: Diskussionsbemerkungen zu: R. BENEKE, Über Bauchlunge und hernia diaphragmatica spuria. Verh. dtsch. Ges. Path. **9**, 221 (1905).

ASTLEY, R.: Duplications of the foregut and related conditions. Acta chir. belg., Suppl. **2**, 149—159 (1960).

AKSÜGÜR, H.: A propos d'un cas d'agénésie pulmonaire. Tübercüloz **16**, 103—110 (1962) [Türkisch, franz. Zus.-fass.].

BALÁS, A.: Mediastinum commune, hypoplasia pulmonis. Thoraxchirurgie **4**, 254 (1956/57).

— Akute Eingriffe am Thorax beim Kind. Thoraxchirurgie **7**, 604 (1960/61).

BARIÉTY, M., et P. CHOUBRAC: Intérêt de l'angiopneumographie dans l'agénésie pulmonaire. Acta chir. belg., Suppl. **2**, 171—177 (1960).

BARIFFI, F., F. SONAGLONI e L. CARRATU: Aspetti morfologici e funzionali del polmone sono nell bronchopneumopatie malformative da difetto anatomico. Riv. Tuberc. **10**, 310—314 (1962).

BARKER, CH., and J. R. TROUNCE: Arteriovenous aneurysm of the lung. Brit. Heart J. **11**, 109 (1949).

BARNA, L., u. A. ARVAY: Hypoplasia pulmonis. Zbl. Chir. **82**, 1943 (1957).

BARNARD, W. G.: Embryoma of lung. Thorax (London) **7**, 299 (1952).

BARNES, C. G., L. FATTI u. M. D. PRYCE: Arteriovenous aneurysm of the lungs. Thorax **3**, 148 (1948).

BARONE, L., e A. PESSAGNO: Sulla pneumopatia cistica. Radiol. med. (Torino) **45**, 466 (1959).

BAUMGARTL, F.: Kongenitale Entwicklungsstörungen der Lunge. In: E. DERRA, Handbuch der Thoraxchirurgie. Berlin-Göttingen-Heidelberg: Springer 1958.

—, u. H. ERKENS: Mißbildungen des Atemapparates. In: KREMER, Behandlungen der angeborenen Fehlbildungen. Stuttgart: Georg Thieme 1961.

BEAU, CAYOTTE, GILLI et BRULÉ: Systematisation du lobe inférieur du poumon humain. Comptes rendus de l'Ass. Anat. März 1951.

— — PRÉVOST et DELESTRE: Systematisation du lobe moyen du poumon humain. Comptes rendus de l'Ass. Anat. März 1951.

BELANGER, R., R. L. LE FLÈCHE, and I. L. PICARD: Congenital cystic adenomatoid malformation of lung. Thorax **19**, 1—11 (1964).

BELTRANII, V., e G. MOCAVERO: In tema di anomalie vore dell'albero bronchiale. Ann. ital. Chir. **38**, 553—561 (1961).

BENEKE, R.: Über Bauchlunge und Hernia diaphragmatica spuria. Verh. dtsch. Ges. Path. **9**, 202 (1905).

BENSON, B., M. D. ROE, M. D. BRODIE, and H. STEPHENS: Congenital diaphragmatic hernia and hypoplastic lung. J. thorac. Surg. **32**, 279 (1956).

BERDAL: Anomalies in the bronchus of the superior lobe. Acta oto-laryng. (Stockh.) **74**, 231 (1948).

BERLINER, M.: Ein Fall von Agenesie des Ober- und Mittellappens der rechten Lunge mit Dextroversio cordis. Wien. med. Wschr. **1909**, 1424.

BERMAN, E. J.: Extralobar sequestration of the lung. Arch. Surg. **76**, 724 (1958).

BERT, P., u. B. FISCHER: Über Nebenlungen und versprengte Lungenkeime. Frankfurt. Z. Path. **6**, 27 (1910).

BETHENOD, M.: La séquestration pulmonaire. Pédiatrie **10**, 289 (1955).

BEUTEL, A., u. F. STRNAD: Zur bronchographischen Darstellung des angeborenen Lungenmangels. Fortschr. Röntgenstr. **54**, 49—54 (1936).

BEYER, A., u. K. RICHTER: Zwei seltene Formen arteriovenöser Fisteln der Lunge. Fortschr. Röntgenstr. **98**, 269—278 (1963).

BIKFALVI, A., u. A. BALÁS: Über anormale, im klinischen Bilde als chronische Lungeneiterungen erscheinende, mit „intralobärer Sequestration" vergesellschaftete Lungenarterien. Thoraxchirurgie **1**, 446 (1953/54).

BINET, J. P., J. J. GALY et J. MATHEY: Les soidisant kystes aériens de l'enfant et du nourrisson. Rev. Prat. (Paris) **13**, 1791—1804 (1963).

BIRCH-HIRSCHFELD: Über den Sitz und die Entwicklung der primären Lungentuberkulose. Dtsch. Arch. klin. Med. **64**, 58 (1899).

BISGARD, J. D.: Pulmonary cavernous hemangioma with arteriovenous fistula. Surgical management, case report. Ann. Surg. **126**, 965 (1947).

BLAIR, L. G., D. M. PRYCE et T. H. SELLORS: Bronchopulmonary dissociation due to abnormal artery visualized by bronchography. Brit. J. Radiol. **19**, 118—119 (1946).

BLASI, B., e A. GORGONE: Ulteriore contributo allo studio della lobazione pulmonare spezialmente in rapporto ai tipi costitutionale. Arch. ital. Anat. Embriol. **31** (1933).

BLISNIANSKAJA, G.: Zur Entwicklung der menschlichen Lunge. Inaug.-Diss. Zürich 1904.

BLOCK: Zit. nach R. GEISSENDÖRFER, Die Lungenlappen- und Lungenflügelentfernung. Ergebn. Chir. Orthop. **35** (1949).

BLUNTSCHLI, H.: Bemerkungen über einen abnormen Verlauf der Vena azygos in einer den Oberlappen der rechten Lunge durchsetzenden Pleurafalte. Morph. Jb. **33**, 562 (1905).

BOCK, K., D. MICHEL u. H. HERBST: Lungenagenesie mit Laevocardie. Kinderärztl. Prax. **26**, 451 (1958).

— H. RICHTER, H. TRENCKMANN u. M. HERBST: Die Aplasie einer Lungenarterie. Fortschr. Röntgenstr. **98**, 419—427 (1963).

BÖSS, K.: Congenitale, mit Magenschleimhaut ausgekleidete Mediastinalcyste mit in die Lunge penetrierendem Ulcus pepticum. Virchows Arch. path. Anat. **300**, 166 (1937).

BOINET, M.: Deux cas d'homologie des poumons chez l'homme. C. R. Soc. Biol. (Paris) **58**, 873, 1091 (1905).

BOJOWA, E.: Concerning the pathogenesis of spongy lung. Pat. pol. **11**, 215—225 (1960) [Polnisch mit engl. Zus.-fass.].

BOLANDE, R. B., A. F. SCHNEIDER, and J. D. BOGGS: In; antile lobar emphysema. Arch. Path. **61**, 289 (1956).

BOLCK, F.: Zur Frage der Entstehung von Nebenlungen. Virchows Arch. path. Anat. **319**, 20 (1950/51).

BOLLA, A., E. PRETTO e P. ZANOLI: A proposito del bronco tracheale e delle dissociazioni ed ectopie del bronco lobare superiore. Minerva otorinolaring. **11**, 425—429 (1961).

BOLT, W.: Cystische Lungenerkrankungen einschließlich des bullösen Emphysems und der Lungendystrophie. Lungenangiographie. Langenbecks Arch. klin. Chir. **304**, 371 (1963).

BOSSHARD, P.: Zur Pathologie des Bronchus cardiacus. Beitr. Klin. Tuberk. **93**, 117 (1939).

BOTÁR, J., et F. ORTS LLORCA: Les anomalies du poumon par défant. Absence partielle du poumon droit chez un nouveauné humain. Ann. Anat. path. **9**, 820—825 (1932).

BOUCHER, H., S. SOUQUET, J. ROUMAGOUSE et R. PETITJEAN: Les anomalies dans la distribution et la morphologie des bronches. A propos de 26 observations. Presse méd. **68**, 1213—1215 (1960).

BOWDEN, K. M.: Absence of right lung, congenital cystic malformation of left lung. Med. J. Aust. **1**, 646—647 (1947).

BOYDEN, E. A.: The intralobar and related segmental anatomy of the lung. Surgery **18**, 706 (1945).

— The anatomical hazards of lingulectomy. Surgery **20**, 828 (1946).

— A synthesis of the prevailing patterns of the bronchopulmonary segments in the light of their variations. Dis. Chest **15**, 657—668 (1949).

— The distribution of bronchi in gross anomalies of the right upper lobe, particulary lobes subdivided by the azygos vein, and those containing preeparterial bronchi. Radiology **58**, 797 (1952).

— Bronchogenic cysts and theory of intralobar sequestration: New embryologic data. J. thorac. Surg. **35**, 604—616 (1958).

BRADFORD, M. L., H. W. MANON, and J. B. GROW: Mediastinal cysts and tumors. Surg. Gynec. Obstet. **85**, 467 (1947).

BRENNER, F., u. ST. KRAUTER: Über einen Fall von besonderer Größe der Luftröhre. Wien. klin. Wschr. **1938**, 896.

BRESCIA, M. A., E. E. AMERMAN, and K. K. SHARMEC: Agenesis of the lung. Case report. Arch. Pediat. **77**, 485—490 (1960).

Breton, A., et O. Dubois: Agénésie et hypoplasie pulmonaires. A propos de 3 cas. Pédiatrie **9**, 803 (1954).
— — Les malformations congénitales du poumon. Paris: G. Doin & Cie. 1957.
Brimblecombe, F. S. W.: Pulmonary agenesis. Brit. J. Tuberc. **45**, 7—14 (1951).
Brock, R. C.: Observations on the anatomy of the bronchial tree, with special reference to the surgery of lung abscess. Guy's Hosp. Rep. **91**, 111 (1942).
— The level of the intralobar scissures of the lungs. Guy's Hosp. Rep. **91**, 140 (1942).
— The anatomy of the bronchial tree. London-New York-Toronto: Oxford University Press 1954.
Broman, J.: Normale und abnormale Entwicklung des Menschen. München u. Wiesbaden 1911.
— Grundriß der Entwicklungsgeschichte des Menschen. München u. Wiesbaden 1921.
Bross, V., W. Wrezlewicz, Th. Eisek, T. Kaniowski, and A. Kustrzycki: Agenesis of the lung in a 12 years old child. Gruźlica Choroby Pluc **31**, 817—822 (1963) [Polnisch mit engl. Zus.-fass.].
Bruce, I.: Über das klinische Bild verschiedener Typen von kongenitalen Zystenlungen bei Erwachsenen. Acta med. scand. **102**, 295—323 (1939).
Bruck, H.: Über die Mißbildungen der menschlichen Lunge und die Möglichkeiten ihrer chirurgischen Behandlung. Wien. klin. Wschr. **1953**, 241.
— Über einen Fall von echten aberranten Lungenlappen. Wien. klin. Wschr. **1953**, 304—305.
Brünner, S., and E. Nissen: Agenesis of the lung. Amer. Rev. resp. Dis. **87**, 103—106 (1963).
Brunner, A.: Die sogenannte intralobäre Sequestration der Lunge. Münch. med. Wschr. **1959**, 1545.
Bruwer, A., O. T. Clagett, and J. R. McDonald: Anomalous arteries to the lung associated with congenital pulmonary abnormalities. J. thorac. Surg. **19**, 957—972 (1950).
Bucher, M., and L. Reid: Development of the intrasegmental bronchial tree: The pattern of branching and development of cartilage of various stages of intrauterine life. Thorax **16**, 207—218 (1961).
Bühnemann, H.-J.: Über angeborene Cysten- und Nebenlungen. Inaug.-Diss. Magdeburg 1960 (Dtsch. Biblioth.).
Burnett, E., and H. T. Caswell: Lobectomy for pulmonary cysts in a 15-day old infant with recovery. Surgery **23**, 48 (1948).
Bustinza, P. P.: Ein Fall von intrathorakalem Angiom. Rev. clin. esp. **3**, 46 (1941).
Caffey, J.: Regional obstructive pulmonary emphysema in infants and children. Amer. J. Dis. Child **60**, 586 (1940).
— Of the matural expression of pulmonary cysts during early infancy. Pediatrics **11**, 48 (1953).
Campanale, R., and R. Rowland: Hypoplasia of the lung associated with congenital diaphragmatic hernia. Ann. Surg. **142**, 176—189 (1955).
Campbell, A. M. G.: Hereditary familial teleangiectasis with epistaxis and migraine. Lancet **1944 II**, 502
Campbell, D., A. J. Bouch, and Th. Hawlett: Congenital localized emphysema. J. thorac. Surg. **41**, 575 (1961).
Carter, H., and H. Osborn: Accessory lobe of lung. J. Obstet. **43**, 1194 (1936).
Castellanos, A., O. Garcia, A. Diaz-Rodriguez et H. Anido: Aneurisma arterio-venoso de la circulacion pulmonar. (Report de una mina de cinco anos, operada con éxito). J. int. Chir. **10**, 223 (1950).
Caussade, L., R. Weinmann et R. Bénichoux: Agénésie d'un poumon associée à une atrésie de l'oesophage et à d'autres malformations cardiovasculaires. Arch. franç. Pédiat. **9**, 89—91 (1952).
Cesanelli, A., y J. Hassan: Sequestration pulmonar. Bol. Soc. Cirug. Rosario **22**, 70 (1955).
Chiari, H.: Über einen neuen Typus von Mißbildung an der Trachea des Menschen. Beitr. path. Anat. **5**, 329 (1889).
— Über ein kongenitales Divertikel des rechten Stammbronchus. Prager med. Wschr. **1890**, 567.
Christoffersen, J. C.: Intrathoracic gastric cyst. Acta chir. scand. **96**, 12 (1947).
Churton, T.: Multiple Aneurysms of pulmonary artery. Brit. med. J. **1897 I**, 1223.
Clagett, O. T.: Surgical treatment of emphysematous blebs and bullae. Dis. Chest **15**, 669 (1949).
Claireaux, A. E., and H. P. Ferreira: Bilateral pulmonary agenesis. Arch. Dis. Childh. **33**, 364 (1958).
Claverie, C. J.: Les malformations congénitales du poumon. Thèse, Bordeaux 1947.
Cleland: Cause of the supernumeray lobe of the right lung. J. Anat. Physiol. **6**, 159 (1870).
Cockayne, E. A., and R. J. Gladstone: Case of accessory lung associated with hernia through congenital defect of diaphragm. J. Anat. Physiol. **52**, 64—96 (1948).
Cole: Zit. nach Baumgartl, Kongenitale Entwicklungsstörungen. In: Handbuch der Thoraxchirurgie. Berlin-Göttingen-Heidelberg: Springer 1958.
Concina, E., u. E. Minetto: Zit. nach C. Esser, Topographische Ausdeutung der Bronchien im Röntgenbild. Stuttgart: Georg Thieme 1957.
Contro, S., R. A. Miller, H. White, and W. J. Potts: Bronchial obstruction due to pulmonary artery anomalies. Circulation **17**, 418 (1958).
Conway, D. J.: The origin of lung cysts in childhood. Arch. Dis. Childh. **26**, 504 (1951).
Cooley, J. C.: Intralobar bronchopulmonary sequestration. A report of 3 cases. Dis. Chest **42**, 95—99 (1962).
Cornet, E., J. P. Kerneis, H. Dupon et P. Coiffard: Trois cas d'emphysèmes lobaires géants. Poumon **15**, 613 (1959).
Cotton, D. G., and N. A. Myers: Congenital lobar emphysem. Brit. med. J. **1957 I**, 1394.
Couvelaire, A.: Dégénérescence kystique congénital du poumon. Rev. mens. malad. enfant. **22**, 60 (1904).
Cruickshank, D. B., and G. K. Harrison: Diffuse fibro-leiomyomatous hamartoma of the lung. Thorax **3**, 316 (1953).

D'Abreu, A. L.: A practice of thoracic surgery. London: Ad. Anola & Co. 1953.

Dalichau, H.: Indikationen zur Lungenresektionstherapie im Kindesalter. Inaug.-Diss. Frankfurt 1959.

Dalla Rosa: Beitrag zur Kasuistik und Morphologie der Varietät des menschlichen Bronchialbaumes. Wien. klin. Wschr. **1889**, Nr 22.

Dannheiser, F.: Ein Fall von Totaldefekt der linken Lunge. Beitr. path. Anat. **76**, 86—97 (1927).

Davies, D. V., and F. W. Gunz: Two casses of lower accessory lung in the human subject. J. Path. Bact. **56**, 417 (1944).

Debré, R., et E. Gilbrin: Sur les kystes gazeux du poumon et les bronchiectasis. Presse méd. **1934**, 1113—1161.

Deenstra, H.: Maladies pulmonaires congénitales. Acta chir. belg., Suppl. **2**, 137—148 (1960).

Delarue, J., et R. Abelanet: Le bronchopneumopatie congenite. Recenti Progr. Med. **28**, 12 (1960).

— — G. Chomette et M. Daussy: Les artères de séquestrations pulmonaires. Arch. Anat. path. **7**, 323—346 (1959).

Demoullin, M., u. A. Hostert: Trifurkation der Trachea. Fortschr. Röntgenstr. **83**, 119 (1955).

Derra, E.: Die angeborene arterio-venöse Pulmonalfistel und ihre Operationsmöglichkeit. Zbl. Chir. **76**, 1362 (1951).

— P. Ganz u. H. Herbig: Mediastinalgeschwülste. Bruns' Beitr. klin. Chir. **183**, 96 (1951).

—, u. W. Irmer: Über Mittelfeldgeschwülste, ihre Klinik und Therapie. Dtsch. med. Wschr. **1961**, 569.

Dévé, F.: Le lobule de la veine Azygos ou "lobule de Wrisberg". Bull. Soc. Anat. (Paris) **74**, 489 (1899).

— Les lobes surnuméraires du poumon, le lobe postérieur, le lobe cardiaque. Bull. Soc. anat. Paris **75**, 341 (1900).

— Note complémentaire au sujet des lobes postérieurs et cardiaques de l'homme. Bull. Soc. Anat. (Paris) **78**, 270 (1903).

Devos: Les Zones pulmonaires. Thèse de Lille 1938.

D'Hardiviller, A.: Les bronches éparterielles chez les mammifères et spécialement chez l'homme. C. R. Acad. Sci. (Paris) **125**, 315 (1897).

Dor, V., et J. Dor: Les fistules oeso-aeriennes benignes. J. franç. Méd. Chir. thor. **18**, 377—423 (1964).

Douglas, R.: Anomalous pulmonary vessels. J. thorac. Surg. **17**, 712 (1948).

Dubler: Ein Fall von accessorischem, retroperitonealem Lungenlappen. Korresp.-Bl. schweiz. Ärzte **1889**, 234.

Dürck: Über einen Fall von accessorischer Lunge. Münch. med. Wschr. **1895**, 456.

Dufranc, P., et G. Martin: Un cas d'emphysème lobaire géant du nourrisson. Poumon **15**, 623 (1959).

Duisenberg, Ch. E., and L. Arismendi: The angiographic demonstration of pulmonary arteriovenous fistula. Radiology **53**, 66 (1949).

Dumont, A., A. Jeurissen et P. Toussaint: Les malformations congénitales de l'arbre respiratoire. Répercussions pathologiques et traitement. Acta chir. belg., Suppl. **2**, 179—218 (1960).

Duprez, H.: Malformations bronchiques congénitales. Acta chir. belg. **43**, 65 (1951).

Durand, P., F. Soave e C. Rosso: Emfisema lobare gigante da broncomalacie des lattante. Lattante **30**, 68 (1959). Ref. Zbl. Kinderheilk. **73**, 86 (1960).

Duroux, A.: Les agénésies pulmonaires. Poumon **14**, 733 (1958).

Duvoir, M., G. Picot, L. Pollet et M. Gaultier: Angiome du poumon lipomatose et malformations digitales. Etude clinique et radiologique. Bull. Soc. méd. Hôp. Paris **55**, 596 (1936).

Eade, A. W. T., and T. B. Stretton: Clinical features of intralobar sequestration of the lung. Brit. med. J. **1961 I**, 774.

Eerland, L. D., u. N. G. M. Orie: Bronchiectasis. In: E. Derra, Handbuch der Thoraxchirurgie, Bd. III. Berlin-Göttingen-Heidelberg: Springer 1958.

Eha, M.: Wabenlunge. Schweiz. Z. allg. Path. **7**, 20 (1944).

Eiken, M.: Congenital obstructive emphysema in infants. Acta paediat. (Uppsala) **50**, 17 (1961).

Eicken, v.: Aussprache zum Vortrag Bönniger, Angeborener Defekt der rechten Lunge. Med. Klin. **2**, 1836 (1927).

Ellis, A.: Congenital absence of lung. Amer. J. med. Sci. 154 (1917).

Elsasser, W.: Differentialdiagnose und Behandlung der Nebenlungen. Zbl. Chir. **81**, 1281 (1956).

Entz, B., u. D. Orosz: Über die intrathorakalen Cystenbildungen. Frankfurt. Z. Path. **40**, 229 (1930).

Eppinger, H.: Hypoplasie beider Lungen. Ergebn. allg. Path. path. Anat. 8, 276 (1902).

—, u. W. Schauenstein: Krankheiten der Lunge. Ergebn. allg. Path. path. Anat. **8**, 267 (1902).

—, u. Suchamek: Kritische Referate. Ergebn. allg. Path. path. Anat. (1880).

Esser, C.: Topographische Ausdeutung der Bronchien im Röntgenbild. Stuttgart: Georg Thieme 1957.

Ettinger, A., H. Magendantz, and E. A. Russo: Arterio-venous aneurysm of the lung. A case report. Radiology **53**, 261 (1949).

Ewart: The bronchi and pulmonary bloodvessels, their anatomy and nomenclature. With a criticism of Prof. Aeby's views on the bronchial tree of mammalia and of man. London: Churchill 1889.

Fallon, M., A. R. Gordon, and A. C. Lendrum: Mediastinal cysts of foregut origin associated with vertebral anomalies. Brit. J. Surg. **41**, 520 (1954).

Falor, W. H., and A. H. Kyriakides: Ectopia bronchi. J. thorac. Surg. **18**, 252 (1949).

Felix, W.: In: F. Sauerbruch, Die Chirurgie der Brustorgane, Bd. I. Berlin: Springer 1920.

Ferguson, C. F., and E. B. D. Neuhauser: Congenital absence of the lung (agenesis) and other anomalies of the tracheo-bronchial tree. Amer. J. Roentgenol. **52**, 459 (1944).

Field, C. E.: Pulmonary agenesis and hypoplasia. Arch. Dis. Childh. **21**, 61 (1946).

FINKELSTEIN, H.: Lehrbuch der Säuglingskrankheiten, Bd. II, S. 89. Berlin: Springer 1924.

FINSTERBUSCH, W., u. H. STOLZER: Mediastinale gastrogene Cyste. Thoraxchirurgie **2**, 469 (1954/55).

FISCHER, W.: Gewächse der Lunge und des Brustfells. In: Handbuch der speziellen pathologischen Anatomie, Bd. III/3, S. 510. Berlin: Springer 1928.

FISCHER, C. C., F. TROPEA jr., and C. P. BAILEY: Congenital pulmonary cysts; report of infant treated by lobectomy with recovery. J. Pediat. **23**, 219 (1943).

FISCHER, F. K.: Bronchialerkrankungen. In: SCHINZ-BAENSCH-FRIEDL, Lehrbuch der Röntgendiagnostik. Stuttgart: Georg Thieme 1952.

FISCHER, H. W., J. L. LECIDO, and C. P. LYNXWILER: Lobar emphysema. J. Amer. med. Ass. **166**, 340 (1958).

— W. J. POTTS, and P. H. HOLINGER: Lobar emphysema in infants and children. J. Pediat. **41**, 403 (1952).

FISCHER u. BERT: Über Nebenlungen und versprengte Lungenkeime. Frankfurt. Z. Path. **6**, 27 (1910).

FISCHER-WASELS, B.: Metaplasie und Gewebsmißbildung. In: Handbuch der normalen pathologischen Physiologie, Bd. XIV, S. 1211. Berlin-Göttingen-Heidelberg: Springer 1947.

FISHER, J. M., and E. F. VAN EPPS: Aplasia or hypoplasia of one pulmonary artery; radiologic and pulmonary function studies. Amer. Heart J. **58**, 26—40 (1958).

FÖRSTER: Verh. phys.-med. Ges. Würzb. **10**, 10 (1860).

FONTAINE, R., et P. WARTER: Documents radiologiques concernant 5 cas de hernie diaphragmatique. J. Radiol. Électrol. **29**, 472 (1948).

FORSEE, J. F., W. MAHON, and L. A. JAMES: Cavernous hemangioma of the lung. Ann. Surg. **131**, 418 (1950).

FOSSATI, E.: Segmenti e affezioni segmentarie del polmone. Radiol. med. (Torino) **36**, 449 (1950).

FOSTER-CARTER, A. F.: Bronchopulmonary abnormalities. Brit. J. Tuberc. **40**, 111—124 (1946).

FOUQUET, J., V. HEIMANN et M. ARNOLDI: Agénésie totale du poumon gauche bien toléré chez une fillette de 12 ans. Bull. Soc. méd. Hôp. Paris, 1084—1090 (1951).

FRANCHEL, F., MERLIER, R. MORELAC et M. POISVERT: A propos de deux cas de bronches trachéales. Presse méd. **1955**, 624.

FRANCHINI, C., R. PALATRESI et C. CANEPARI: La bronche trachéale. Bronches **6**, 514 (1965).

FREY, W., H. S. ARNOLD, and E. W. MILLER: Bronchial cyst associated with anomalous artery. Ann. Surg. **138**, 892 (1953).

FRIEDERISZICK, F. K., I. GREINACHER u. G. HEINEMANN: Das angeborene Spannungsemphysem des Säuglings. Z. Kinderheilk. **89**, 91 (1964).

FRIEDLICH, A., R. J. BING, and S. G. BLOUNT jr.: Physiologic studies in congenital heart disease. IX. Circulatory dynamics in the anomalies of venous return to the heart including pulmonary arterio-venous fistula. Bull. Johns Hopk. Hosp. **86**, 20 (1950).

FRODL: Bronchioalboom segmenten en bloedvaten van de long met hunvariaties. Utrecht 1953.

FÜRST, L.: Mißbildungen der Lunge. In: GERHARDT, Handbuch der Kinderkrankheiten, Bd. III, S.553 (1878).

GALY, P.: Kystes aériens de poumon. Traité de médicine, vol. V, p. 684—698. Paris: Masson & Cie. 1948.

GANS, S. L., and W. J. POTTS: Anomalous lobe of lung arising from the esophagus. J. thorac. Surg. **21**, 313 (1951).

GIAMPALMO, A.: Arterio venous angiomatosis of lung with hypoxemia. Acta med. scand. **139**, 1 (1950).

—, y V. GIAMPALMO: Su un novo caso di angiometasi polmonare arterio — venosa ipossiemizzante. Arch. Clin. (Rio de J.) **4**, 67 (1949).

GIESE, W.: Bad Oynhauser Gespräche I. Berlin-Göttingen-Heidelberg: Springer 1957.

— Mißbildungen der Bronchien und der Lungen. In: KAUFMANN/STAEMMLER, Lehrbuch der speziellen Pathologie, Bd. II/3. Berlin: W. de Gruyter & Co. 1960.

— Pathologische Anatomie der cystischen Lungenerkrankungen. Langenbecks Arch. klin. Chir. **304**, 333 (1963).

GILBERT, J. W., R. T. MYERS, and H. H. BRADSHAW: Pulmonary cysts. Report of twenty-one cases. J. Amer. med. Ass. **151**, 1075—1078 (1953).

GILKEY, H. M.: Congenital absence of the lung. Report of a case. J. Miss. med. Ass. **25**, 296 (1928).

GÖSSNITZ, W. v.: Sechs Fälle von linksseitigem Zwerchfelldefekt. Jena. Z. Med. Naturw. **38**, 619 (1904).

GOOD, C. A.: Vascular abnormalities of the lungs. Amer. J. Roentgenol. **85**, 1009—1024 (1961).

GRAFF, E., v.: Angeborene Hypoplasie der einen Lunge bei gleichzeitiger Bildung der anderen. Münch. med. Wschr. **1905**, 598.

GRANDGÉRAD et WEBER: Les vrais et les faux interlobes infracardiaques droits. Arch. méd.-chir. Appar. resp. **9**, 201 (1934).

GRAWITZ, P.: Über angeborene Bronchiektasen, Virchows Arch. path. Anat. **82**, 2 (1880).

GREENSPAN, E. B.: Primary osteois chondrosarcoma of the lung. Report of a case. Amer. J. Cancer **18**, 603 (1933).

GRILL, W.: Nebenlunge bei traumatischer Zwerchfellhernie. Thoraxchirurgie **5**, 144 (1957/58).

GRISHMAN, A., M. H. POPPEL, R. S. SIMPSON, and M. L. SUSSMAN: The roentgenographic and angiocardiographic aspects of: 1) aberrand insertion of pulmonary veins associated with interatrial septal defect and 2) congenital arterio-venous aneurysm of the lung. Amer. J. Roentgenol. **62**, 500 (1949).

GROB, M.: Lehrbuch der Kinderchirurgie. Stuttgart: Georg Thieme 1957.

GROND, J. T. H., and J. A. M. VAN UNNIK: Seven cases of accessory lung. Arch. chir. neerl. **7**, 28 (1955).

GROSS, W.: Ein Fall von Agenesie der linken Lunge. Beitr. path. Anat. **37**, 487 (1895).

GROSSE-BROCKHOFF, F., F. LOOGEN u. A. SCHAEDE: Angeborene Herz- und Gefäßmißbildungen. In: Handbuch der inneren Medizin, Bd. IX/3, S.105—652. Berlin-Göttingen-Heidelberg: Springer 1960.

GROSSE-BROCKHOFF, F., F. LOOGEN u. H. VIETEN: Die Symptomatologie der angeborenen arteriovenösen Lungenfisteln. Dtsch. med. Wschr, **1957**, 134.

— G. NEUHAUS u. A. SCHAEDE: Herzbelastung bei arterio-venösen Fisteln und veno-venösen Anastomosen im großen und kleinen Kreislauf. Z. Kreisl.-Forsch. **43**, 388 (1954).

GROSSER, O.: Die Entwicklung des Kiemendarmes und des Respirationsapparates. In: F. KEIBEL u. F. P. MALL, Handbuch der Entwicklungsgeschichte des Menschen, Bd. II, S. 436. 1911.

GRUBER, W.: Mangel der rechten Lunge. Öst. Z. prakt. Heilk. **16**, 7 (1870).

— Mangel der linken Lunge bei Vorkommen einer Nebenleber und drei Nebenmilzen. Virchows Arch. path. Anat. **102**, 11 (1885).

GRUENFELD, G. E., and S. H. GRAY: Malformations of the lung. Arch. Path. **31**, 392 (1941).

GUY, C. C., and G. L. RAND: Congenital diaphragmatic hernia associated with an accessory lung. Illinois med. J. **62**, 61 (1932).

GYUROVSKI, A., and B. BERTSHEV: A case contribution to the question of congenital pulmonary hypoplasia combined with a malformation of the diencephalon. Sovr. Med. Sofija **11**, 117—122 (1960) [Bulgarisch mit engl. Zus.-fass.]. Ref. Zbl. Tuberk.-Forsch. **89**, 124 (1961).

HABERER, H., v.: Kongenitale Lungencyste, Nebenlunge. Zbl. Chir. **65**, 2134—2139 (1938).

HÄHRER, H.: Über einen Fall einer blutenden intrapulmonalen gastrogenen Cyste. Inaug.-Diss. Frankfurt 1959.

HAIGHT, C.: Zit. nach A. BIKFALVI u. A. BALÁS, Über anormale, im klinischen Bilde als chronische Lungeneiterungen erscheinende, mit „intralobärer Sequestration" vergesellschaftete Lungenarterien. Thoraxchirurgie **1**, 446 (1953/54).

HALL, E. M.: Malignant hemangioma of lung with multiple metastases. Amer. J. Path. **11**, 343 (1935).

HAMMAR, A.: Ein Fall von Nebenlunge bei einem menschlichen Fötus von 11,7 mm Nackenlänge. Beitr. path. Anat. **36** (1904). Zit. nach E. WACHS, Zur Klinik der Nebenlungen. Langenbecks Arch. klin. Chir. **275**, 567—580 (1953).

HANSEMANN, D.: Die Mißbildung des Kehlkopfs und der Luftröhre. In: HEYMANNs Handbuch der Laryngologie, Bd. I, S. 1437. 1898.

HARDIE-NEIL, J., and W. GLIMOR: Bronchopulmonary segments of the lung and their terminology Brit. med. J. **1949 II**, 309.

HARDY, L. M.: Bronchogenic cysts of mediastinum. Pediatrics **4**, 108—113 (1949).

HARRIS u. DAVIS: Zit. nach E. HASCHE u. W. PORSTMANN, Zum Krankheitsbild der „intralobären Sequestration." Thoraxchirurgie **4**, 144 (1956/57).

HARRIS, H. A., u. J. LEWIS: Anomalies of the lung with special reference to the danger of abnormale vessels in lobectomy. J. Thorac. Surg. **9**, 666 (1939).

HARRIS, W. H., and H. J. SCHATTENBERG: Anlagen and rest tumors of lung inclusive of "mixed tumors." Amer. J. Path. **18**, 955 (1942).

HART, C., u. E. MAYER: Kehlkopf, Luftröhre und Bronchien. In: HENKE-LUBARSCH, Handbuch der speziellen pathologischen Anatomie und Histologie, Bd. III/1, S. 473. Berlin: Springer 1928.

HARTUNG, W.: Lungenemphysem: Morphologie, Pathogenese und funktionelle Bedeutung. Berlin-Göttingen-Heidelberg: Springer 1964.

HARVEY: Zit. nach E. UNGEHEUER u. H. DALICHAU: Angeborene Mißbildungen der Atemwege und ihre Operabilität. In: Vorträge der praktischen Chirurgie, Bd. 70. Stuttgart: Ferdinand Enke 1965.

HASCHE, E., u. W. PORSTMANN: Zum Krankheitsbild der „intralobären Sequestration". Thoraxchirurgie **4**, 144 (1956/57).

HAUBER, K., u. E. ASANG: Primäre Dermoidcyste der Lunge. Thoraxchirurgie **3**, 513 (1955/56).

HAUCH, H. J., u. C. W. HERTZ: Das arteriovenöse Lungenaneurysma. Thoraxchirurgie **1**, 411 (1954).

HAUSSER, R., u. A. GRIMMINGER: Über die Luftcystenerkrankungen der Lunge. Fortschr. Röntgenstr. **87**, 283 (1957).

HAYEK, H., v.: Über einen Kurzschlußkreislauf (arteriovenöse Anastomose) in der menschlichen Lunge. Z. Anat. **110**, 412 (1940).

— Kurz- und Nebenschlüsse des menschlichen Lungenkreislaufes in der Pleura. Z. Anat. **112**, 221 (1942).

— Die menschliche Lunge. Berlin-Göttingen-Heidelberg: Springer 1953.

HECKER, W. CH.: Chirurgisch bedeutsame Fehlbildungen des Vorderarmes. Langenbecks Arch. klin. Chir. **296**, 40 (1960).

HEDINGER, CH., u. W. H. HITZIG: Arteriovenöse Lungenaneurysmen bei Osslerscher Krankheit. Helv. med. Acta **17**, 528 (1950)

— — u. C. MARNIER: Über arteriovenöse Lungenaneurysmen und ihre Beziehung zur Osslerschen Krankheit. Schweiz. med. Wschr. **81**, 367 (1951).

HEERUP, L.: Case of absence of the left lung. Hospitalstidende **70**, 1165—1176 (1927).

HEIDENBLUT, A.: Beitrag zur Kenntnis des Trachealbronchus. Fortschr. Röntgenstr. **95**, 77—85 (1961).

HEINTZEN, P., u. S. TESKE: Die einseitige Agenesie der Lungenarterie. Arch. Kreisl.-Forsch. **32**, 263—291 (1960).

HEISS, R.: Über die frühe Entwicklung der menschlichen Lunge. Anat. Anzeiger **41**, 62 (1912).

HELBING, G.: Über ein Rhabadmyom an der Stelle der linken Lunge. Zbl. all. Path. path. Anat. **9**, 433 (1898).

HELMER, F., P. KREPLER, F. POLLAUF u. J. ZEITLHOFER: Angeborenes lobäres Emphysem und zystische Mißbildung der Bronchien. Z. Kinderheilk. **87**, 237—254 (1962).

— O. THALHAMMER, H. G. WOLF u. J. ZEITLHOFER: Angeborenes lobäres Emphysem. Neue öst. Z. Kinderheilk. **5**, 24 (1960).

HENNIGAR, G. R., and S. H. CHOY: Accessory lung with persistent left superior vena cava and duplication of intestin. J. thorac. Surg. **35**, 469 (1958).

HEPBURN, J., and J. A. DAUPHINÉE: Successful removal of hemangioma of the lung followed by the disappearance of polycythemia. Amer. J. med. Sci. **204**, 681 (1942).

HERRNHEISER: Zur Strukturanalyse der Lunge. Fortschr. Röntgenstr. **49**, 294 (1934).

HERTZOG, J., ROUJEAU et J. MARCOU: Cancer épidermoide développé sur une séquestration. J. franç. Méd. Chir. thor. **17**, 33—38 (1963).

HERZOG, B., u. K. BÜHLMEYER: Stridor congenitus bei doppeltem Aortenbogen und Arcus aortae circumflexus. Fortschr. Med. **81**, 189 (1963).

HERXHEIMER: Über einen Fall von echter Nebenlunge. Zbl. Path. **12**, 529—532 (1901).

HEYMER, A.: Klinik der cystischen Lungenkrankungen. Langenbecks Arch. klin. Chir. **304**, 348 (1963).

HILL, M. C., C. N. MUTO, J. R. MANI, and W. E. DOZIER: The value of pneumoperitoneum in diagnosis of sequestered lung. Amer. J. Röntgenol. **91**, 291 (1964).

HINSHAW, C. H., and L. H. GARLAND: Congenital anomalies. In: Diseases of the chest. Philadelphia and London: W. B. Saunders Co. 1963.

HIS, W.: Zur Bildungsgeschichte der Lungen beim menschlichen Embryo. Arch. Anat. Physiol. **1887**, 89.

HOHN, M., u. H. VIETEN: Röntgenologische Studien über die Aufteilung des Bronchialbaums. Fortschr. Röntgenstr. **73**, 669 (1950).

HOLINGER, P. H., K. JOHNSTON, V. N. PARCHET, and A. A. ZIMMERMANN: Congenital malformations of the trachea, bronchi and lung. Ann. Otol. (St. Louis) **61**, 1159—1180 (1952).

HOLZEL, A., E. BENNET, and B. F. VAUGHAM: Congenital lobar emphysema. Arch. Dis. Childh. **31**, 216 (1956).

HOOD, R. T., C. A. GOOD, and O. T. CLAGETT: Solitary circumscribed lesions of the lung. J. Amer. med. Ass. **152**, 1185 (1953).

HORÁNYI, J., u. A. BALÁS: Über den akzessorischen Lungenlappen. Thoraxchirurgie **12**, 68—71 (1964).

—, u. J. KERÉNYI: Eine durch bronchiale Adenose verursachte hochgradige cystische Lungenblähung im Kindesalter. Tuberk.-Arzt **17**, 433 (1963).

— — Über das Bronchiolom. Zbl. Chir. 88, 1513—1521 (1963).

HORN: Zit. nach E. WACHS, Zur Klinik der Nebenlungen. Langenbecks Arch. klin. Chir. **275**, 567—580 (1953).

HOSSLI, G.: Seltene intrathorakale Cysten, die mit dem Verdauungstrakt in Beziehung stehen. Langenbecks Arch. klin. Chir. **265**, 551—578 (1950).

HOVELACQUE: Le thorax. Anatomie médicochirurgicale. Paris 1937.

HOWLAND, W. J., J. L. CURRY, and D. N. DICKINSON: Tracheobronchiectasis. Report of a case with 8 year interval studies. Dis. Chest **45**, 558 (1964).

HÜCKEL, R.: Beiträge zur angeborenen Wabenlunge. Frankfurt. Z. Path. H. 35, 320 (1927).

— Über Nebenlungen. Virchows Arch. path. Anat. **274**, 258 (1930).

HUIZINGA, E.: Über den Bau und die Weite des Bronchialbaums. Zbl. Hals-, Nas.- u. Ohrenheilk. **33**, 534 (1933).

— Segmentale Ausbreitung von Lungenabweichungen. Acta radiol. (Stockh.) **24**, 294 (1943).

—, and SMELT: Bronchography. Assen: van Gorcum 1949.

HUNT: Zit. nach L. RULAND, Malignes Teratoblastom der Lunge. Thoraxchirurgie **4**, 119 (1956/57).

HUNTINGTON: The morphological basis for the dominant pulmonary asymmetry in the mammalia. Anat. Rec. **17** (1917).

HURWITZ, S., and H. B. STEPHENS: Agenesis of the lung. A review of literature and report of a case. Amer. J. med. Sci. **193**, 81—87 (1937).

HUTH, E.: Der Lobus cardiacus. Kinderärztl. Prax. **24**, 73 (1956).

IRMER, W., u. W. RIEGLER: Mediastinaltumoren und Cysten. In: K. KREMER, Behandlung der angeborenen Fehlbildungen. Stuttgart: Georg Thieme 1961.

—, u. H. J. THUM: Das angeborene arteriovenöse Pulmonalisaneurysma. In: K. KREMER, Behandlung der angeborenen Fehlbildungen. Stuttgart: Georg Thieme 1961.

JOEL: Ein Teratom auf der Art. pulmonalis innerhalb des Herzbeutels. Virchows Arch. path. Anat. **122**, 381—386 (1890).

JONES, C. J.: Unusual hamartoma of the lung in newborn infant. Arch. Path. **48**, 1950 (1949).

—, and W. P. THOMPSON: Arterio-venous fistula of the lung: A report of a patient cured by pneumonectomy. J. thorax. Surg. **13**, 357 (1944).

JONES, P. H.: Developmental defects of lungs. Thorax **10**, 205—213 (1955).

JORDAN, H.: Anomalies of the respiratory system: A proposed classification. Ann. Rev. Tuberc. **40**, 517 (1939).

KAFKA, V., and V. BECO: Simultenous intra- and extrapulmonary sequestration. Arch. Dis. Childh. **35**, 51 (1960).

KAHLER: Zur Kenntnis der Trachealdivertikel. Verh. Ver. Dtsch. Laryngologen 1910, S. 97.

KARTAGENER, M.: Über Lungencysten. Beitr. Klin. Tuberk. **85**, 45—49 (1934).

KATASE, A.: Zbl. allg. Path. path. Anat. **23**, 146 (1912). Zit. nach L. RULAND, Malignes Teratoblastom der Lunge. Thoraxchirurgie **4**, 119 (1956/57).

KATZ, L., M. LE VINE, and P. HERMAN: Tracheobronchomegaly. Amer. J. Roentgenol. **88**, 1084 (1962).

KAUFMAN, N., and R. K. SPIRO: Congenital alveolar dysplasia of the lungs. Arch. Path. **51**, 434—440 (1951).

KAUFMANN, E.: Untersuchung über die sogenannte fötale Rachitis. In: Lehrbuch der speziellen pathologischen Anatomie, 6. Aufl., S. 227. 1911. Berlin: de Gruyter.

KAUP, J.: 2 Fälle von Hernia diaphragmatica congenita mit Abtrennung eines Lungenteiles. Inaug.-Diss. Kiel 1891.

KEELEY, J. L., and A. E. SCHAIRER: The anomalous origin of the right main bronchus from the esophagus. Ann. Surg. **152**, 871 (1960).

KERGIN, F. G.: Congenital cystic disease of lung associated with anomalous arteries. J. thorac. Surg. **23**, 55—65 (1952).

KERLEY, P.: Congenital diseases of the lung. Brit. J. Radiol. **5**, 234 (1932).

KERTES, I., J. RADICS et P. SERENYI: Les anomalies de la division de l'arbre bronchique. Bronches **10**, 577—594 (1960).

KESSLER: Zit. nach H. MEYER, Über angeborene blasige Mißbildungen der Lungen, nebst einigen Bemerkungen über Cyanose aus Lungenleiden. Virchows Arch. path. Anat. **16**, 78 (1859).

KLEBS, E.: Mißbildungen der Lunge. Ärztl. Korresp.-Bl. f. Böhmen Nr 13, 110 (1874).

KLEIN, G., u. G. PRIMER: Beitrag zur Therapie intrathorakaler Cysten. Beitr. Klin. Tuberk. **131**, 53—64 (1965).

KOHLHARDT, M., G. HEINEMANN u. F. K. FRIEDERISZICK: Nebenlungen und Mediastinalcysten. Med. Welt **1962**, 2688—2690.

KOHN, R.: Hernia diaphragmatica congenita. Inaug.-Diss. Erlangen 1874.

KOLLBRUNNER, F.: Einseitige Lungenhypoplasie. Inaug.-Diss. Zürich 1939.

KORT, J.: Das kongenitale lobäre Lungenemphysem und seine Behandlung. Münch. med. Wschr. **1964**, 1983.

KOSTANECKI u. v. MIELECKI: Die angeborenen Kiemenfisteln des Menschen. Virchows Arch. path. Anat. **120**/1 (1890).

KOTHE, W., u. F. CZAIKA: Gastroenterogene Mediastinalcysten im Säuglings- und Kindesalter. Zbl. Chir. **84**, 1232 (1959).

KRAUSS, H.: Chirurgische Behandlung der cystischen Lungenerkrankungen. Langenbecks Arch. klin. Chir. **304**, 387 (1963).

KRIENITZ, W.: Ein Fall von Adenom der Lunge. Inaug.-Diss. Halle 1903.

KÜMMERLE, F., u. R. X. ZITTEL: Zur Chirurgie der Lungenvenenanomalien. Thoraxchirurgie **4**, 135 (1956/57).

LAFITTE, H.: Embryome tératoide intra-pulmonaire. Excérèse en un temps. Mém. Acad. Chir. **63**, 1076 (1937).

LAMARQUE, P., et P. BÉTOULIÈRES: Quelques nouveaux cas du lobe azygos découverts par les rayons X. Arch. Élect. méd. **39**, (1931).

LAMB, D.: Anomalous lobation of the human lung. Med. News (Philad.) **13**, 181 (1886).

LAMBERTINI, C., e D. CATALANO: Le zone polmonari. Anatomia e morfogenesi. Napoli 1950.

LALLI, A., R. F. CARLSON, and W. E. ADAMS: Intrapulmonary sequestration. Report of 3 cases with 2 additional cases of agenesis of the right upper and middle lobes in combination with anomalous systemic vessels. Arch. Surg. **69**, 797 (1954).

LANDRY jr., S. F., and J. S. SALATICH: Anomalous pulmonary arteries. Arch. Surg. **70**, 411 (1955).

LANGE, C. DE: Angeborene Cystenlunge und agenetische Bronchiektasie. Acta paediat. (Basel) **6**, 352—372 (1926/27).

—, u. G. B. DE VRIES-ROBLES: Über Lungenangiome bei einem Säugling. Z. Kinderheilk. **34**, 304 (1922/23).

LANSDEN, F. T., u. W. H. FALOR: Kongenitale oesophago-respiratorische Fistel beim Erwachsenen. J. thorac. Surg. **39**, 246 (1960).

LATARJET, M.: Anastomoses vasculaires dans les "séquestres pulmonaires" avec artère anormale. Poumon **11**, 33 (1955).

LAUR, A., u. H. W. WEDLER: Die einseitig helle Lunge. Fortschr. Röntgenstr. **82**, 305—315 (1955).

LAWRENCE, A.: Lung with abnormal lobe. J. Anat. Physiol. **31** (1897).

LEAHY, L. J., and W. L. BUTSCH: Surgical management of respiratory emergencies during first few weeks of life. Arch. Surg. **59**, 466 (1949).

LE BOURDELLÈS, B., et J. JALET: La tuberculose du lobe azygos. Paris: Masson & Cie. 1933.

LELONG, M., J. VIALATTE, FR. CONDER et ED. GIFFARD: Un cas d'absence congénitale du poumon gauche avec d'autres malformations homolatérales. Bull. Soc. méd. Hop. Paris **66**, 715—722 (1950).

LEMOINE et GAGNON: Principaux modes de division et anomalies anatomiques de la trachée et des bronches. Bronches **2**, 409 (1952).

LESOBRE, L., PH. DAUMET, M. OURY et R. ABELANET: Séquestration pulmonaire. Bull. Soc. méd. Hôp. Paris **70**, 284—290 (1950).

LESOBRE, L., et M. OURY: La pathologie bronchopulmonaire congénitale, classification et frontières. Rev. Prat. (Paris) **12**, 287—307 (1962).

LEUBA, E.: Sur les tumeurs congénitales du poumon. Adénome congénitale. Thèse de Genève 1909.

LEVI-VALENSI, A., P. SUDAKA et R. EISENBETH: Agénésie bronchique droite chez un enfant de 5 cas constatée par bronchoscopie. Bull. Soc. méd. Hôp. Paris **64**, 749—757 (1948).

LÉVY, A., et R. CADE: Le lobe de la veine azygos en radiologie. Lyon méd. **147**, 513—519 (1931).

LEVY, B.: Fötale Lungenhypoplasie. Dtsch. med. Wschr. **1894**, 11.

LEWISOHN: Über einen Fall von echter Nebenlunge. Zbl. Path. **14** (1903).

LIEBNER, E. J.: Radiologic aid in regional generalized emphysema of the lungs in infants. Pediatrics **24**, 1050 (1959).

LIEBOW, A. A.: Tumor of the lower respiratory tract. Armed Forc. Inst. Path. Washington 1952.

LINDGREN, E.: Roentgen diagnosis of arterio-venous aneurysm of the lung. Acta radiol. (Stockh.) **27**, 585 (1946).

LINDSKOG, G. E., A. LIEBOW, H. KAUSEL, and A. JANZEN: Pulmonary arterio-venous aneurysma. Ann. Surg. **132**, 591 (1950).

LINSER, P.: Über einen Fall von kongenitalem Lungenadenom. Virchows Arch. path. Anat. **157**, 281 (1899).

LOBENWEIN-WEINEGG, E.: Röntgenatlas zur Frühdiagnostik des Bronchuscarcinoms. Berlin-Heidelberg-New York: Springer 1965.

LÖHLEIN, M.: Cystisch papillärer Lungentumor. Verh. dtsch. path. Ges. 111 (1908).

LOESCHKE, H.: Störungen des Luftgehaltes der Lunge. In: HENKE-LUBARSCH, Handbuch der speziellen pathologischen Anatomie und Histologie, Bd. III/1. Berlin: Springer 1928.

LOEWY, W.: Ein Fall von Pulmo succenturiatus. Berl. klin. Wschr. **1873**, 378.

LOOGEN, F., u. H. MAJOR: Das arteriovenöse Pulmonalisaneurysma. Münch. med. Wschr. **97**, 21 (1955).

—, u. H. H. WOLTER: Über einen ungewöhnlichen arterio-venösen Kurzschluß im Lungenkreislauf. Z. Kreisl.-Forsch. **46**, 328 (1957).

LONGIN, F.: Über die lokalisierte einseitig „helle“ Lunge. Fortschr. Röntgenstr. **93**, 673 (1960).

LORIMIER, A., H. G. MOEHRING, and J. R. HANNAN: The lungs and the cardiovascular system emphasizing differential diagnosis. Clinical roentgenology, vol. III. Springfield (Ill.): Ch. C. Thomas 1955.

LOTTENBACH, K.: Das Lungenemphysem In: Handbuch der Inneren Medizin, 4. Aufl., Bd. IV/2. Berlin-Göttingen-Heidelberg: Springer 1956.

LÜCHTERATH, H.: Zur Frage der Cystenbildung in der Lunge. Frankfurt. Z. Path. **62**, 136 (1951).

LÜDIN, M., u. A. WERTHEMANN: Ein Fall von angeborenem Mangel der linken Lunge. Fortschr. Röntgenstr. **53**, 273—280 (1936).

LUTZ, P.: Tracheobronchiektasie und Trachea incompleta duplex. (Beitrag zur Röntgendifferentialdiagnostik von Mediastinalveränderungen.) Klin. Med. (Wien) **6**, 422—428 (1951).

MACMAHON, H. E.: Congenital alveolar dysplasia of the lungs. Amer. J. Path. **24**, 919—932 (1948).

— Congenital alveolar dysplasia. A developmental anomaly involving pulmonary alveoli. Pediatrics **2**, 43—57 (1948).

MAIER, H. C., A. HIMMELSTEIN, R. L. RILEY, and J. BUNIN: Arterio-venous fistula of the lung. J. thorac. Surg. **17**, 13 (1948).

MAJOR, H.: Angeborenes arterio-venöses Pulmonalisaneurysma. In: E. DERRA, Handbuch der Thoraxchirurgie. Berlin-Göttingen-Heidelberg: Springer 1958.

MAKHANI, J. S.: A study of bronchial pattern of right upper lobe. Indian J. med. Sci. **18**, 268—273 (1964).

—, and J. A. KHER: Abnormal fissures and lobes of the lung. (Preliminary observations on some cases.) J. Indian med. Ass. **35**, 112—116 (1960).

MAKLER, P. T., and D. ZION: Multiple pulmonary hemangiomata. Amer. J. med. Sci. **211**, 261 (1946).

MANCIAUX, M., G. RAUBER, J. PRÉVOT et G. GENTIN: Kyste pulmonaire géant dysembryoplasique abcédé chez un nouveau-né. J. franç. Méd. Chir. thor. **17**, 197 (1963).

MANNES, P., P. GRUSVEZ, R. DERRIKS et J. DE MEES: La séquestration lobaire kystique. Acta tuberc. belg. **52**, 13—20 (1961).

MANNIX jr., E. P., and C. HAIGHT: Anomalous pulmonary arteries and cystic disease of the lung. Medicine (Baltimore) **34**, 193 (1955).

MARCHAND, F.: Mißbildungen. In: EULENBURGS Realencyclopädie der gesamten Heilkunde, 4. Aufl., 1907.

MARTIN, S.: Malformaciones congenitales del pulmone y de los bronquios sin manifestacion. Rev. clin. sp. **79**, 1—5 (1960).

MARX, H. H.: Lungenemphysem und Bronchitis. Pathophysiologie, Klinik und Therapie. Stuttgart: Georg Thieme 1963.

MATHIAS: Über eine Tracheobronchialcyste im Pericard. Zbl. allg. Path. path. Anat. **33**, 588—589 (1922/23).

MAYER, E., and I. RAPPAPORT: Developmental origin of cystic bronchiectatic and emphysematous changes in the lungs: A new concept. Dis. Chest **21**, 146 (1952).

MCDONALD, J. R., S. W. HARRINGTON, and O. T. CLAGETT: Hamartoma (often called Chondroma) of the lung. J. thorac, Surg, **14**, 128 (1945).

MCDOWELL, C.: Zit. nach F. BAUMGARTL: Kongenitale Entwicklungsstörungen der Lunge. In: Handbuch der Thoraxchirurgie. Berlin-Göttingen-Heidelberg: Springer 1958.

— D. ROBB, and J. S. INDYK: Two cases of intralobar sequestration of the lung. Thorax **10**, 73 (1955).

MEESEN, H.: Apports morphologiques de la pathologie de la circulation pulmonaire. Acta cardiol. (Brux.) **14**, 211 (1959).

MELNIKOFF: Die chirurgische Anatomie der intrapulmonalen Gefäße und der Respirationswege. Langenbecks Arch. klin. Chir. **124**, 460 (1923).

MÉTIANU, C., et R. HEIM DE BALSAC: Angiomes et anéurysmes artério-veneux pulmonaires. In: E. DONZELOT et F. D'ALLAINES, Traité de cardiopathies congénitales. Paris: Masson & Cie. 1954.

MEX, W.: Fortschr. Röntgenstr. **80**, 403 (1954). Zit. nach W. TESCHENDORF, Lehrbuch der röntgenologischen Differentialdiagnostik. Stuttgart: Georg Thieme 1958.

MEYER, H.: Über angeborene blasige Mißbildungen der Lungen, nebst einigen Bemerkungen über Cyanose aus Lungenleiden. Virchows Arch. path. Anat. **16**, 78 (1859).

MILLER, R. F., M. GRAUB, and E. T. PASHUK: Bronchogenic cysts; anomalies resulting from maldevelopment of primitive foregut and midgut. Amer. J. Roentgenol. **70**, 771—785 (1953).

MILLER, W. S.: The lung. Springfield (Ill.): Ch. C. Thomas 1947.

MINEHART, V. L.: Azygos lobe of the lung. U. S. J. Anthrop. **18/19**, 95 (1911).

MINNE, J., et L. GERNEZ: Agénésie complète du poumon gauche chez un nouveau-né exencéphale. Ann. Anat. path. **10**, 503—511 (1933).

MIXTER, C. G., and S. H. CLIFFORD: Congenital mediastinal cysts of gastrogenic and bronchogenic origin. Ann. Surg. **90**, 714 (1929).

MÖCKE, P.: Über Variationen an den fünf inneren Hauptorganen. Z. Morph. Anat. **4**, 589 (1902).

MOERSCH, H. J., and O. T. CLAGETT: Pulmonary cysts. J. thorac. Surg. **16**, 179—199 (1947).

MONALDI, V.: Bronchopneumopathie malformative da difetto anatomico. Minerva med. **51**, 3474—3478 (1960).

MOORE, J. R.: Zit. nach E. HASCHE u. W. PORSTMANN, Zum Krankheitsbild der „intralobären Sequestration“. Thoraxchirurgie **4**, 144 (1956/57).

MORELLI, M.: Über einige Lungenmißbildungen. Zbl. allg. Path. path. Anat. **59**, 150 (1933).

MORLOCK, SCOTT, and PINCHIN: Bronchial diverticulosis. Lancet **1933**, 236.

MORTON, D. R., K. P. KLASSEN, and E. H. BAXTER: Lobar genesis of the lung. J. thorac. Surg. **20**, 665 (1950).

MOTLES, E., J. SAAVEDRA, E. DEL CAMPO, E. SILVA y A. FORERO: Agenesice pulmonar unilateral. Enferm, d. Torax **25**, 157—164 (1960). Ref. Zbl. ges. Tuberk.-Forsch. **91**, 124 (1962).

MOUNIER-KUNH, P.: Dilatation de la trachée. Constatations radiographiques et bronchoscopiques. Ann. Oto-laryng. (Paris) **1932**, 1309—1312.

MOYER, J. H., and A. J. ACKERMANN: Hereditary hemorrhagic telangiectasis associated with solitary arterio-venous fistula in 2 members of a family. Ann. intern. Med. **29**, 775 (1948).

MÜLLER, H.: Mißbildungen der Lunge und der Pleura. In: HENKE-LUBARSCH: Handbuch der speziellen pathologischen Anatomie und Histologie, Bd. III/1, S. 531—598. Berlin: Springer 1928.

MÜNCHMEYER: Zwei Beobachtungen von angeborenem Mangel der Lunge. Dtsch. med. Wschr. **1885**, 295.

MUHAMED, K. S. N.: Absence of left lung. Indian med. Gaz. **58**, 262 (1923).

MURI, J. W.: Arteriovenous aneurysm of the lung. Ann. J. Surg. **89**, 265 (1955).

MUUS, N.: Eine Geschwulst der Pleura von aberrierendem Lungengewebe ausgegangen. Virchow Arch. path. Anat. **176** (1904).

NARATH, A.: Der Bronchialbaum der Säugetiere und des Menschen. Bibliotheca med. H. 3, 262, 352. Stuttgart 1901.

NAUWERCK, G.: Lungenvarix und Haemoptoe. Münch. med. Wschr. **1923**, 1084.

NATUCCI: Zit. nach E. UNGEHEUER u. H. DALICHAU, Angeborene Mißbildungen der Atemwege und ihre Operabilität. Stuttgart: Ferdinand Enke 1965.

NELSON, R. L.: Congenital cystic disease of the lung. Report of a case. J. Pediat. **1**, 233 (1932).

NEYSES, O.: Angeborene Lungencysten und Bronchiektasen, betrachtet vom entwicklungsgeschichtlichen Standpunkt. Zbl. allg. Path. path. Anat. **87**, 321—330 (1951).

NÖCKE, P.: Über Variationen an den 5 inneren Hauptorganen. Z. Morph. Anat. **4**, 589 (1902).

NOLTE, F. A.: Die Waben- und Sacklunge beim Erwachsenen und ihre Behandlung. Erg. inn. Med. Kinderheilk. **52**, 236 (1937).

OBERWARTH, E.: Über angeborene Agenesie einer Lunge. Jb. Kinderheilk. **60**, 383 (1904).

OEHLSCHLAEGEL, G.: Zur Systematik und Pathogenese der Nebenlungen. Frankfurt. Z. Path. **68**, 71 (1957).

OLMER, D., J. OLMER, J. VAGUE et J. GALLIAN: A propos de la théorie congénitale de la dilatation des bronches. Presse méd. **1939**, 272.

ORLANDI, O., et P. J. FERRERO: Anomalies bronchiques. Considérations sur 16 cas. Bronches **12**, 439—465 (1962).

OSLER, W.: On a family of recurrent epistaxis with multiple teleangiectasis of the skin and mucous membranes. Bull. Johns Hopk. Hosp. **12**, 128 (1901).

OVERSTREET, R. M.: Emphysema in a portion of the lung in the early months of life. Amer. J. Dis. Child. **57**, 861 (1939).

OYAMADA, A., B. M. GASUL, and P. H. HOLINGER: Agenesis of the lung. Report of a case with a review of all previously reported cases. Amer. J. Dis. Child. **85**, 182—201 (1953).

PACKARD, B. G., and J. J. WARING: Arterio-venous fistula of the lung, treated by ligation of the pulmonary artery. Arch. Surg. **56**, 725 (1948).

PANZETTI, G., e L. MELLI: Considerazioni su un caso di agenesia polmonare. Clin. pediat. (Bologna) **44**, 905—911 (1963).

PARKE, W. W.: Intralobar sequestration of the lingula pulmonalis. Dis. Chest **41**, 378 (1962).

PAUL, F.: Fehlbildungen im Bereich der Atmungsorgane. Virchows Arch. path. Anat. **267**, 295 (1928).

PEIRCE, and STOCKING: The oblique projection of the thorax. An anastomical and roentgenological study. Amer. J. Roentgenol. **38**, 245 (1937).

PETIT: Des tumeurs du cou. (Aérocèles, Bronchocèles, Laryngocèles, Tracheocèles des auteurs.) Rev. Chir. (Paris) **9** (1899).

PIER, and MANTE: Syndrom of lower accessory pulmonary artery with intralobar sequestration of the lung. New Engl. J. Med. **243**, 383—387 (1950).

PIGORMI, F.: Sul bronco cardiaco accessorio di HUZLY e BOEHM. Riv. Tuberc. 8, 242—254 (1960).

PINNEY, CH. T., and J. M. SALYER: Bronchopulmonary sequestration. Some clinical aspects with report of 6 cases. J. thorac. Surg. **33**, 791 (1957).

PIPER, P. G., and L. W. KLEPPER: Hyaline-membrane disease in the newborn associated with a lower accessory lung. Arch. Path. **65**, 131 (1958).

PLESCHL, S. CH.: Das kongenitale lobäre Emphysem. Dtsch. med. Wschr. **1963**, 2056.

POL: Dysontogenetisches mediastinales Bronchom. Münch. med. Wschr. **1927**, 1208.

POLICARD: Zit. nach A. BRETON et O. DUBOIS, Les malformations congénitales du poumon. Paris: G. Doin & Cie. 1957.

PONFICK: Ein Fall von angeborener primärer Atrophie der rechten Lunge. Virchows Arch. path. Anat. **50**, 633 (1870).

POTTER: Zit. nach A. BRETON et O. DUBOIS, Les malformations congénitales du poumon. Paris: G. Doin & Cie. 1957.

POTTS, W. J., P. H. HOLLINGER, and A. H. ROSENBLUM: Anomalous left pulmonary artery causing obstruction to right main bronchus. Report of a case. J. Amer. med. Ass. **155**, 1409 (1954).

POZZI, S.: Note sur les lobes surnumméraires du poumon droit de l'homme et en particulier sur une anomalie réversive. Rev. antroph. (Paris) **1**, 443 (1872).

PRYCE, D. M.: Lower accessory pulmonary artery with intralobar sequestration of lung; a report of 7 cases. J. Path. Bact. **58**, 457—467 (1946).

PUCCHETTI, V., L. IONESCU u. L. CUBILLOS: Gastroenterogene Mediastinalcysten. Thoraxchirurgie **6**, 251 (1958/59).

PURIEL, P., y R. ARDAO: Anatomia patologica de las alteraciones congenitas del pulmon. Hoja tisiol. **6**, 54—76 (1946).

—, and O. MURAS: Aneurysmas arteriovenosos de pulmon. Thorax **6**, 101 (1957).

— D. MENDOZA, S. PIOVANO et A. SPAGNA: Les anéurysmes artério-veineux du poumon. J. franç. Méd. Chir. thor. **12**, 5 (1958).

RADICS, J., u. I. KERTES: Die anatomische Lage und die klinische Bedeutung des Lobus venae azygos in moderner Sicht. Kritische Analyse der Fälle von „Lappenbildung“ infolge Entwicklungsanomalien der Vena azygos. Z. Tuberk. **116**, 63—71 (1960).

RAYMOND, A. H., J. D. HARDY, and S. G. ROBBINS: Lower accessory lung communicating with the esophagus and associated with congenital diaphragmatic hernia. J. thorac. Surg. **31**, 354 (1956).

RAZEMON, P., et M. RIBET: La part congénitale dans les formations kystiques du poumon chez l'adulte. Acta chir. belg., Suppl. **2**, 161—170 (1960).

REHBEIN, F.: Lufthaltige Lungenzysten. Langenbecks Arch. klin. Chir. **296**, 406 (1960).

—, u. TH. RÖPKE: Lufthaltige Lungenzysten beim Säugling und Kleinkind. Mschr. Kinderheilk. **108**, 422 (1960).

REHORN, E.: Über eine große Flimmerepithelzyste der Brust- und Bauchhöhle, das Zwerchfell rechts durchsetzend. Frankfurt. Z. Path. **26**, 109 (1922).

REIFFERSCHEID, M., u. W. H. BRINKMANN: Tumoren und Cysten des kindlichen Thorax. Ergebn. Chir. Orthop. **43**, 203 (1961).

REKTORŽIK, E.: Über accessorische Lungenlappen. Wbl. Z. k.k. Ges. Ärzte in Wien **17** (1861). Zit. nach P. SCHNEIDER, in E. SCHWALBE, Die Morphologie der Mißbildungen des Menschen und der Tiere, Teil 2, S. 763—857. Jena: Gustav Fischer 1909.

REVENTOS, J., A. ALBERTI et A. LITGES: L'hypoplasie pulmonaire. (Considération à propos de 2 cas). Poumon **14**, 1047 (1958).

RIEGEL: Krankheiten der Trachea und Bronchien. In: SIEMSSEN, Handbuch der speziellen Pathologie und Therapie, Bd. IV. Leipzig: Vogel 1877.

RIEGLER, L. G.: Infected lung cyst. Radiology **40**, 485—496 (1943).

RIENZO, S., DI: Radiologic exploration of the bronchus. Springfield (Ill.): Ch. C. Thomas 1949.

RINK, H.: Zur Problematik der arteriovenösen Anastomosen in der Lunge. Dtsch. med. Wschr. **85**, 1936 (1960).

RIPPSTEIN, C. B., and G. A. DEGENSHEIN: Cyst of lung associated with anomalous pulmonary artery. Arch. Surg. **64**, 131 (1952).

ROBERTSON, R., and E. S. JAMES: Congenital lobar emphysema. Pediatrics **8**, 795 (1951).

RODES, C. B.: Cavernous hemangiomes of lung with secondary polycythemia. J. Amer. med. Ass. **110**, 1914 (1938).

ROESSLE, R.: Die innere (anatomische) Ähnlichkeit blutsverwandter Personen. Verh. dtsch. path. Ges. **29** (1936).

ROKITANSKY, C.: Lehrbuch der pathologischen Anatomie, 3. Aufl., Bd. III, S. 44. Wien: Wilhelm Braumüller 1861.

ROSENBERG, D. M.: Pulmonary agenesis. Dis. Chest **42**, 68—73 (1962).

ROSENDAHL, F.: A case of diffuse myomatosis and cyst formation in the lung. Acta radiol. (Stockh.) **23**, 138 (1942).

ROTHSTEIN, E., and J. W. MOBERLY: Emphysematous bullae and pulmonary tuberculosis. Dis. Chest **22**, 587 (1952).

ROY, B.: Deux cas d'anomalie bronchique du lobe supérior gauche. Arch. Anat. path. **8**, 74 (1960).

RUBIN, E. H., and M. RUBIN: Thoracic diseases. Philadelphia and London: W. B. Saunders Co. 1961.

RUGE, C.: Demonstration in der Gesellschaft für Geburtshilfe und Gynäkologie. Berl. klin. Wschr. **1878**, 401.

— Die Grenzlinien der Pleurasäcke und der Lagerung des Herzens bei Primaten, insbesondere Anthropoden, Zeugnisse für die metamere Verkürzung des Rumpfes. Leipzig: Wilhelm Engelmann 1892.

RUIZ LIARD: Contribucion al estudio de los pediculos pulmonares. Pediculo lobar superior derecho. An. Fac. Med. Montevideo **32**, 1029 (1947).

RULAND, L.: Malignes Teratoblastom der Lunge. Thoraxchirurgie **4**, 119 (1956/57a).

RYZHKOV, E. V.: Concerning congenital bronchiectasis and cysts of the lung. Arch. Pat. **22**, 20—29 (1960) [Russisch mit engl. Zus.-fass.]. Ref. Zbl. ges. Tuberk.-Forsch. **88**, 27 (1961).

SAITO, J.: Ein Fötus ohne Trachea und Lunge. Ref. in SCHWALBEs Jahresbericht der Anatomie und Entwicklungsgeschichte, Bd. II, S. 232. 1903.

SANDMANN, H., u. U. SPAHN: Zum Krankheitsbild der Lungenagenesie. Kinderärztl. Prax. **26**, 195 (1958).

SANTY, P., M. BÉRARD, P. GALY et UGUYEN HUN: La séquestration pulmonaire kystique avec artère anormale d'origine aortique à propos de six cas. J. franç. Méd. Chir. thor. **6**, 101 (1952).

SANTZ, P., M. JEUNE, P. GALY, M. JAUBERT DE BEAUJEU, M. BETHENOD et E. BAILLY: L'emphysème malformatif lobaire géant du petit infant. J. franç. Méd. Chir. thor. **11**, 457 (1957).

SATTLER, A.: Thoraskopischer Befund eines Lobus venae azygos bei bestehendem Pneumothorax arteficialis. Beitr. Klin. Tuberk. **94**, 426 (1940).

— F. SCHMIDT u. M. WENZL: Zur Klinik und Therapie des arterio-venösen Lungenaneurysmas. Wien. klin. Wschr. **1959**, 157.

SCARINCI, C.: Agénésie totale du poumon gauche bien tolérée chez un jeune homme de 20 ans. Ann. Oto.-laryng. (Paris) **70**, 646—650 (1953).

SCHAFFNER, G.: Über den Lobus inferior accessorius der menschlichen Lunge. Virchows Arch. path. Anat. **152**, 1 (1898).

SCHEIDEGGER, S.: Lungenmißbildungen. Frankfurt. Z. Path. **49**, 365 (1936).

SCHERMULY, W.: Trachealbronchus — Trachealdivertikel. Hess. Ärztebl. **26**, 499 (1965).

SCHIRMER, H.: Über die arteriovenösen Aneurysmen in der Lunge. Bruns' Beitr. klin. Chir. **188**, 159 (1954).

SCHLUDERMANN, H.: Über kongenitale und erworbene periphere Aneurysmen der Arteria pulmonalis. Fortschr. Röntgenstr. **76**, 8 (1952).

SCHMIDT, H.: Ein Fall von vollständiger Agenesie beider Lungen. Virchows Arch. path. Ant. **134**, 25 (1893).

SCHMIDT, P. G.: Symptomlose, nichttuberkulöse Kavernen und Scheinkavernen mit besonderer Berücksichtigung der Lungenzysten. Ergebn. ges. Tuberk.- u. Lung.-Forsch. **10**, 111—186 (1941).

SCHMIDT, S.: Angeborene Zwerchfelldefekte mit Lungenanomalien. Inaug.-Diss. Düsseldorf 1961.

SCHNEIDER, P.: Die Mißbildungen der Atmungsorgane. In: E. SCHWALBE, Die Morphologie der Mißbildungen des Menschen und der Tiere, S. 763—857. Jena: Gustav Fischer 1909.

SCHÜTZ, W.: Klinik und Behandlung kongenitaler Lungencysten. Dtsch. med. J. **7**, 150—154 (1956).

SCHULTZE-JENA, B. S., u. W. KOSENOW: Einseitige Lungenagenesie. Beitrag zur Differentialdiagnose des angeborenen Lungenmangels. Z. Kinderheilk. **81**, 50 (1958).

SCHUSTER, G., u. A. HUZLY: Lungensequestrationen, Nebenlungen und aberrierende Gefäße. Fortschr. Röntgenstr. **100**, 39—57 (1964).

SCHWALBE, E.: Die Morphologie der Mißbildungen des Menschen und der Tiere. Jena: Gustav Fischer 1909.

— Mißbildungen der einzelnen Organe und Organsysteme, Bd. II. Jena: Gustav Fischer 1911.

SCHWARZ, H., and C. S. WILLIAMS: Thoracic gastric cyst: report of 2 cases with review of literature. J. thorac. Surg. **12**, 117 (1942).

SCHWARZHOFF, E., u. H. REITTER: Cystische Lungenveränderungen. In: E. DERRA, Handbuch der Thoraxchirurgie. Berlin - Göttingen - Heidelberg: Springer 1958.

SELLORS, T. H.: A case of congenital cystic disease of the lung removed by operation. Tubercle (Edinb.) **19**, 65—71 (1937/38).

SELTSAM, A.: Über einen weiteren Fall von abdominaler Nebenlunge. Virchows Arch. path. Anat. **180**, 549 (1905).

SEYDL, G. N.: Eine kongenitale Magenwandcyste im Mediastinalraum mit in die Lunge perforiertem Ulcus pepticum. Frankfurt. Z. Path. **52**, 346 (1938).

SHAW, R.: Localized hypertrophic emphysema. Pediatrics **9**, 220 (1952).

SIDAWAY, M. E.: Congenital tracheal stenosis. Brit. J. Radiol. **36**, 531 (1963).

SIELAFF, H. J.: Zirkulationsstörungen der Lunge. In: Handbuch der medizinischen Radiologie, Bd. IX/3. Berlin-Heidelberg-New York: Springer 1968).

SIMON, G., and L. REID: Atresia of apical bronchus of left upper lobe: Report of three cases. Brit. J. Dis. Chest **57**, 126—132 (1963).

SIMON, M. A., and H. C. BALLON: An unusual hamartoma (so-called chondroma) of the lung. J. thorac. Surg. **16**, 379 (1947).

SIMPSON, G. C. E.: A case of accessory lobe of the right lung. J. Anat. Physiol. **42**, 221 (1907).

SINAPIUS, D.: Lungenemphysem bei Neugeborenen. Verh. dtsch. ges. Path. 154—160 (1960).

SJOLTE, J. R., u. M. Z. CHRISTIANSEN: Zehn Fälle von Nebenlungen bei Tieren. Virchows Arch. path. Anat. **302**, 93 (1938).

SLAUGHTER: Zit. nach L. RULAND: Malignes Teratoblastom der Lunge. Thoraxchirurgie **4**, 119 (1956/57).

SLOAN, H.: Lobar obstructive emphysema in infancy treated by lobectomy. J. thorac. Surg. **26**, 1 (1953).

SMITH, H. L., and B. T. HORTON: Arteriovenous fistula of the lung associated with polycythemia vera: report of a case in which the diagnosis was made clinically. Amer. Heart J. **18**, 389 (1939).

SMITH, R. A.: Some controversial aspects of intralobar sequestration of the lung. Surg. Gynec. Obstet. **114**, 57 (1962).

SOVAE, F.: Giant emphysema of the lung in an infant caused by bronchomalacia. Langenbecks Arch. klin. Chir. **296**, 403 (1960).

SOULAS, A., et P. MOUNIER-KUHN: Bronchologie. Paris: Masson & Cie. 1956.

SPENCER, H.: Pathology of the lung. Oxford: Pergamon Press 1962.

STAEHELIN-BURCKHARDT: Zit. nach G. HOSSLI: Seltene intrathorakale Cysten, die mit dem Verdauungstrakt in Beziehung stehen. Langenbecks Arch. klin. Chir. **265**, 551—578 (1950).

STARCK, D.: Embryologie. Stuttgart: Georg Thieme 1955.

STEFANIS, S.: Zwei Varietäten des menschlichen Bronchialbaumes. Ref. SCHWALBEs Jb. Anat. u. Entwicklungsgesch. **1896**, 499.

STEINBERG, I.: Congenital absence of a main branch of the pulmonary artery. Amer. J. Med. **34**, 559 (1958).

— C. T. DOTTER, and D. S. LUKAS: Congenital absence of a main branch of the pulmonary artery. J. Amer. med. Ass. **152**, 1216 (1953).

STIBBE, E. P.: The accessory pulmonary lobe of the vena acygos. J. Anat. (Lond.) **53**, 305—314 (1919).

STILLING: Zit. nach A. BRETON et O. DUBOIS: Les malformations congénitales du poumon. Paris: G. Doin & Cie. 1957.

STOERCK, O.: Über angeborene blasige Mißbildungen der Lunge. Wien. klin. Wschr. **1897**, 25.

STOLZE, E.: Beitrag zur Pathogenese der intrathorakalen Nebenlungen. Zbl. allg. Path. path. Anat. **88**, 417 (1952).

STOVIN, P. G. I.: Congenital lobar emphysema. Thorax **14**, 254—262 (1959).

STRINGER, CH. J., A. L. STANLEY, R. C. BATES, and J. E. SUMMERS: Pulmonary arteriovenous fistula. Amer. J. Surg. **89**, 1054 (1955).

STUTZ, E.: Röntgendiagnostik der cystischen Lungenerkrankungen. Langenbecks Arch. klin. Chir. **304**, 361 (1963).

SÜSSE, H. J., W. OELSSNER, M. HERBST u. G. KUNDE: Das arteriovenöse Aneurysma der Lunge und die Darstellung seiner Kreislaufdynamik durch kinematographische Pneumangiographie. Fortschr. Röntgenstr. **79**, 498 (1953).

SWEET, R. H.: Case records of Massachusetts General Hospital. New Engl. J. Med. **1950**, 149.

TAGLIACOZZO, S.: La sequestrazione intralobulare del pulmone. Arch. Chir. Torace **12**, 205 (1955). Ref. Z. orthop. Chir. **142**, 38 (1956).

TALIA, F.: Lungenabszeß im Lobus cardiacus. Radiol. med. (Torino) **23**, No 11 (1936).

TANNER, K.: Ein Fall von überzähligem Lungenlappen mit trachealem Ursprung. HNO (Berl.) **5**, 274 (1956).

TESCHENDORF, W.: Lehrbuch der röntgenologischen Differentialdiagnostik. Stuttgart: Georg Thieme 1958.

TESHEREDŽIČ, D., u. H. KAPETENOVIČ: Beitrag zur Kenntnis der Bronchusanomalien. Wien. klin. Wschr. **1962**, 891—893.

Thoenies, H., u. P. Scheid: Das arteriovenöse Aneurysma der Lunge. Z. Kreisl.-Forsch. **41**, 824 (1952).

Thomas, L. B., and E. A. Boyden: Agenesis of the right lung. Report of three cases. Surgery **31**, 429—435 (1952).

Thorel: Infantil entwickelte Lunge mit ungewöhnlich starker Hypoplasie des rechten Oberlappens. Münch. med. Wschr. **1903**, 186.

Tichimiroff, M.: Ein Fall von kongenitalem Mangel der linken Lunge mit Persistenz der linken oberen Hohlvene bei einem erwachsenen Menschen. Intern. Mschr. Anat. Phys. **12**, 24 (1895).

Toro, A., y A. Sa: Malformaciones congenitas del pulmon. Rev. Sanid. Asist. soc. **9**, 1389—1398 (1944).

Torres-Marty, L., y E. Tardio-Torio: Agenesia pulmonar. Arch. Pediat. (Barcelona) **10**, 167—172 (1959).

Tosatti, E., and J. A. Gravel: 2 cases of bronchogenic cyst associated with anomalous arteries arising from the thoracic aorta. Thorax **6**, 82 (1951).

Turiaf, J., G. Basset, Y. R. Lisframo et R. Bollinelli: Agénésie et hypoplasie pulmonaire tardivement découverte chez des adultes. J. franç. Méd. Chir. tor. **16**, 61 (1962).

Tuynman, P. E., and L. W. Gardner: Bilateral aplasia of the lung. Arch. Path. **54**, 306—313 (1952).

Uehlinger, E.: Die tuberkulöse Späterstinfektion und ihre Frühevolution. Schweiz. med. Wschr. **1942**, 701—708.

—, u. M. Künsch: Über Zwillingstuberkulose. Beitr. Klin. Tuberk. **92**, 275 (1938).

Underwood, E. A., and N. Tattersall: The accessory lobe of the acygos vein. Record of 14 cases. Tubercle (Edinb.) **15**, 1 (1933).

Ungeheuer, E., u. H. Dalichau: Klinik und Therapie von angeborenen Lungenveränderungen im Kindesalter. Med. Klin. **16**, 659 (1962).

— u. H. Dalichau: Angeborene Mißbildungen der Atemwege und ihre Operabilität. Vorträge aus der praktischen Chirurgie, H. 70. Stuttgart: Ferdinand Enke 1965.

Valle, A. R., and M. L. White: Subdiaphragmatic aberrant pulmonary tissue. Dis. Chest **13**, 63 (1947).

Valmaggiore, R., di, e G. Fojanini: Cianosi da aneurisma arterio-venoso del polmone. Arch. ital. Chir. **75**, 455 (1952).

Vanduffel, J., et R. van de Steen: Agenesie pulmonaire. Acta tuberc. belg. **52**, 21—25 (1961).

Velde, G.: Ein eigentümlicher Schattenstreifen in der rechten Lungenspitze. Fortschr. Röntgenstr. **36**, 315 (1926).

Vest, M.: Aplasie des Ober- und Mittellappens der rechten Lunge mit Hypoplasie der Lungenarterie und Dextrocardie. Ann. paediat. (Basel) **173**, 65—78 (1949).

Virchow, R.: Gesammelte Abhandlungen zur wissenschaftlichen Medizin. Frankfurt 1856.

Vogel, R.: 2 Fälle von abdominellem Lungengewebe. Virchows Arch. path. Anat. **155**, 235 (1899).

Voisin, R.: Sur un cas de lobe erratique du poumon. Arch. Méd. exp. **15**, 228 (1903).

Wachs, E.: Zur Klinik der Nebenlungen. Langenbecks Arch. klin. Chir. **275**, 567—580 (1953).

Waldeyer: Über die Verhältnisse des menschlichen Bronchialbaumes bei zweilappiger rechter Lunge. Nachr. Ges. Wiss. Georg-August Universität zu Göttingen 1883.

Warner, A. L., N. M. Palladino, W. Schwartz, A. Schuster, and L. I. Plainview: The relationship of agenesis of the lung to emphysema and cor pulmonale. J. Pediat. **46**, 200—209 (1955).

Wasmuht, K.: Über 2 Fälle von Hypoplasie der linken und totaler Agenesie der rechten Lunge. Frankfurt. Z. Path. **52**, 519 (1938).

Watson, W. L.: Pulmonary arteriovenous aneurysm. A new surgical disease. Surgery **22**, 919 (1947).

Weisel, W., J. W. Docksey, and M. Glicklich: Vascular anomalies associated with intrapulmonary bronchial cyst. Ann. Rev. Tuberc. **71**, 573—583 (1955).

Wellauer, J.: Die Lungensequestration und die Herzzwerchfellwinkel. Radiologe **2**, 74 (1962).

Wells, L. J.: Developmental anomalies of the lung. Amer. J. Surg. **89**, 79—89 (1955).

Welsch, K.: Ein Fall von Mangel der rechten Lunge. Frankfurt. Z. Path. **36**, 192—206 (1928).

Wermbter, F.: Angeborene Hyperplasie eines Lungengewebes mit gleichzeitigem Hydrops. Virchows Arch. path. Anat. **255**, 26 (1925).

Weston, W. J.: J. Fac. Radiol. (Lond.) **5**, 286 (1954). Zit. nach W. Teschendorf, Lehrbuch der röntgenologischen Differentialdiagnostik. Stuttgart: Georg Thieme 1958.

Wexels, P.: Agenesis of the lung. Thorax **6**, 171—192 (1951).

Whitesell jr., F. B., and W. J. Withe: Congenital cystic disease of the lung in the newborn. Report of a successful left lower lobectomy in a 7 day old infant. Ann. Surg. **136**, 299—304 (1952).

Wier, J. A.: Congenital anomalies of the lung. Ann. intern. Med. **52**, 330 (1960).

Wilkens, D. G.: Ein Fall von multiplen Pulmonalisaneurysmen. Beitr. Klin. Tuberk. **1**, 38 (1918).

Williams, C. F., and B. Flink: Hereditary hemorrhagic teleangiectasia in association with cerebral manifestations and pulmonary aneurysm. J. Lab. clin. Med. **32**, 1401 (1947).

Williot, J., Ch. Simonons, Fr. Therasse, L. Henry, J. Everarts et J. Tilliet: Six observations de bronche sus-cardiaque accessoire. Ann. Oto-laryng. (Paris) **80**, 123—135 (1963).

Willis, F. E. S., and Y. Almeyda: Cystic disease of the lung. Broncho-alveolar cysts. Tubercle (Edinb.) **24**, 27 (1943).

Wilutzky, H.: Akutes Krankheitsbild durch eine Nebenlunge beim Neugeborenen. Ärztl. Wschr. **14**, 718 (1959).

Wissler, H.: Arteriovenöses Aneurysma der Lunge und Teleangiektasia haemorrhagica hereditaria Morbus Osler. Helv. paediat. Acta **8**, 111 (1953).

Witten, D. M., O. Th. Clagett, and L. B. Woolner: Intralobar bronchopulmonary sequestration involving the upper lobes. J. thorac. Surg. **43**, 523 (1962).

Wolf, H. G.: Das angeborene lobäre Emphysem. Ann. paediat. (Basel) **201**, 336 (1963).

WOLLSTEIN, M.: Malignant hemangiomas of lung with multiple visceral foci: report of a case. Arch. Path. **12**, 562 (1931).

WRISBERG, H. A.: Observations anatomicae de vena azyga dublici, aliisque hujus venae varietatibus. Göttingen 1777.

WYMAN, S. M., and W. R. EYLER: Anomalous pulmonary artery from the aorta associated with intrapulmonary cysts (intralobar sequestration of lung). Its roentgenologic recognition and clinical significance. Radiology **59**, 658 (1952).

YATER, W. M., J. FINNEGAN, and M. GIFFIN: Pulmonary arterio-venous fistula. J. Amer. med. Ass. **141**, 581 (1949).

ZADEK, I., u. H. RIEGEL: Die Lungencysten. Pathologie und Klinik. Berlin: W. de Gruyter & Co. 1958.

ZILIOTTO, G., e A. ZULIAN: Studio zonaleci cisti polmonari con bronchiectasie congenite. Riv. Anat. pat. **20**, 319 (1961). Ref. Zbl. ges. Tuberk.-Forsch. **92**, 91 (1962/63).

ZIPKIN, R.: Über ein Adeno-Rhabdomyom der linken Lunge und Hypoplasie der rechten bei einer totgeborenen Frucht. Virchows Arch. path. Anat. **187**, 244 (1907).

ZITTEL, R. X., u. A. MÜHR: Die cystischen Lungenerkrankungen. Thoraxchirurgie **9**, 186—201 (1961).

V. Angeborene Fehlbildungen des Thorax

Von

H. Schoberth

Mit 50 Abbildungen

1. Allgemeines

Entsprechend dem anatomischen Aufbau aus verschiedenartigen Einzelelementen kommen am Thorax recht unterschiedliche Deformierungen vor, die von harmlosen Formabweichungen umschriebener Bausteine bis zu schwersten Anomalien reichen, die mit dem Leben unvereinbar sind. Da es unmöglich ist, alle Störungen in diesem Zusammenhang darzustellen, muß das vorliegende Kapitel eine Abgrenzung erfahren. Dies ist deswegen leichter möglich, weil in den speziellen Abschnitten bestimmte Deformierungen, wie Doppelmißbildungen, eingehend beschrieben werden. Die angeborenen Systemerkrankungen des Haltungs- und Bewegungsapparates führen nicht selten auch zu Veränderungen am Thorax. Soweit sie überwiegend hier ihre Manifestation gefunden haben, wird eingehend davon die Rede sein, während andere, z. B. die Chondrodystrophie, unberücksichtigt bleiben müssen.

Bei der Besprechung des Brustkorbes ist die Erwähnung der Wirbelsäule unumgänglich, denn ohne die planmäßige Verankerung der Rippen am Achsenorgan des Rumpfes ist eine regelrechte Ausbildung des Brustkorbes undenkbar. Besonders deutlich zeigt sich das an den sekundären Thoraxdeformierungen bei primären Verbiegungen der Wirbelsäule in der sagittalen und frontalen Ebene, wie Kyphosen und Skoliosen. Unter dem Zwang dieser Einschränkung sind Fehlbildungen des Brustkorbes denkbar in überwiegender oder ausschließlicher Manifestation an den Rippen und am Brustbein. Sie bestimmen die hier getroffene Ordnung, ohne daß die Veränderungen an der Wirbelsäule, die sie oft begleiten, unerwähnt bleiben können.

Nur zu einem gewissen Prozentsatz sind die anlagebedingten Deformitäten schon bei der Geburt bemerkbar, häufig treten sie erst im Laufe der weiteren Entwicklung erkennbar zutage. Daß aus dieser Tatsache weder ätiologische noch versicherungsrechtliche Schlüsse gezogen werden dürfen, liegt auf der Hand. Schließlich ist bei den einzelnen pathologischen Abweichungen zu bedenken, daß ähnliche oder gleiche klinische Bilder auch als erworbene Deformierungen entstehen können. So lassen sich gewisse Überschneidungen mit anderen Abschnitten nicht vermeiden. Das gilt besonders für gewisse Stoffwechselstörungen des Knochens, an ihrer Spitze für die Rachitis, die heute noch vielfach als die Ursache für Brustkorbdeformierungen schlechthin angesehen wird. Nur selten ist aus dem vorliegenden pathologisch-anatomischen Substrat ein ätiologischer Rückschluß möglich. Versucht man dennoch, diesen Weg zu gehen, sind Fehldeutungen und falsche therapeutische Konsequenzen unausbleiblich. Eine Rachitis kann nur serumchemisch, nicht aber röntgenologisch oder allein aus dem klinischen Befund gesichert werden.

Die kongenitalen Mißbildungen sind, wie erwähnt, nicht immer bei der Geburt oder in den ersten Lebenswochen erkennbar. Nicht selten sind die fehlerhafte Anlage, die Doppelbildung oder das überschießende Wachstum erst während der weiteren Entwicklung zu erfassen. Handelt es sich um lokalisierte Deformitäten, bleiben sie klinisch meist unerkannt und erst die zufällig oder gezielt durchgeführte Röntgenaufnahme klärt den Sachverhalt. Schließlich ist zu bedenken, daß angeborene Fehlbildungen sekundär verändert werden können. Einmal erfahren sie im Laufe des Lebens unter dem Einfluß der funktionellen Beanspruchung oft schwerwiegende Verschlimmerungen, zum anderen können sie durch gezielte Behandlung, wenn die Wachstumstendenzen ausgenützt werden, zurückgebildet oder doch klinisch bedeutungslos werden.

Die röntgenologische Betrachtung gibt den Status praesens wieder. Erst aus dem Studium der Entwicklung einer Deformierung, etwa durch vergleichende Aufnahmen innerhalb eines größeren Zeitraumes, sind Aussagen über Progredienz und Prognose möglich. Aus diesem Grunde kommt der exakt genormten Aufnahme, die jederzeit reproduzierbar ist, besondere Bedeutung zu. Das gilt vor allem für die Meßaufnahmen, die sonst wertlos sind. In entsprechend gelagerten Fällen erweist sich die Tomographie als Hilfsmittel in der differentialdiagnostischen Klärung der verschiedenen Krankheitsbilder.

2. Mißbildungen der Rippen

a) Zahlenmäßige Abweichungen von der Norm

Abweichungen von der normalen Zahl von 12 Rippenpaaren sind nicht selten. FREY fand in 94,8% 12 Rippen, 13 Rippen in 1,6% und 11 Rippen in 3,6%. Auch in der Formgebung und Ausbildung bestehen große Unterschiede. STEHR hat in seiner zusammenfassenden Darstellung über die Variationen und Fehlbildungen im Bau des knöchernen Thorax ca. 30000 Röntgenbilder und Untersuchungen des Städtischen Rudolf-Virchow-Krankenhauses in Berlin ausgewertet. Er kommt dabei zu dem Ergebnis, daß kaum ein Viertel aller Menschen der Norm, nämlich 12 Brustwirbel mit 12 Rippenpaaren entspricht, wenn alle formmäßigen Abweichungen an Hals-Brust- und Brust-Lendenwirbelübergang gewertet werden. Bemerkenswerte Aberrationen stellt STEHR allerdings nur in 8—10% aller Thoraxskelete fest, immerhin aber fast doppelt soviel wie FREY. Die klinisch bedeutungsvollsten Abweichungen finden sich am cervico-dorsalen Übergang. Diese *Cranialvariationen* der Wirbelsäule reichen von kleinen, stummelförmigen Fortsätzen des Processus costotransversarius bis zur ausgeprägten *Halsrippe.* Letztere kommt nach den Untersuchungen von STEHR wesentlich häufiger vor als Hypoplasien der ersten Rippe, mit denen bei abnorm steilem Verlauf eine Verwechslung möglich ist. Die Unterscheidung ist leicht, wenn der ganze knöcherne Thorax und die Brustwirbelsäule auf dem Röntgenbild dargestellt sind. Bei Ausschnittaufnahmen kann man sich nach der Form der Querfortsätze orientieren. STEHR spricht von einem normalen Verhalten des 7. Halswirbels, wenn der Querfortsatz nach der Seite hin den des ersten Brustwirbels nicht überragt und eher schmäler als dieser ist (Abb. 1). Als Zeichen einer vermehrten Ausbildung des costalen Elementes des 7. Halswirbelquerfortsatzes wird eine nach caudal gerichtete Krümmung angesehen. Sie kann den Processus costotransversarius so verändern, daß er einem Raubtierschnabel ähnlich sieht. STEHR spricht in diesen Fällen von einer Adlerschnabelform. Daß es sich dabei um eine Cranialverschiebung, also um eine echte, wenn auch rudimentäre Halsrippenbildung handelt, zeigt sich an der Ausbildung des letzten Rippenpaares. Dieses ist in der Regel wesentlich kleiner als der Norm entspricht.

GRUBER hat 1869 vier verschiedene Stadien der *Halsrippen* unterschieden, WANKE unterteilt die Grubersche Gruppe I nochmals in eine Gruppe Ia und Ib. Dieser Klassifizierung stellt STEHR eine Unterteilung in fünf *Gruppen* gegenüber, wobei in Gruppe I die vollständigen Halsrippen zu finden sind, während in Gruppe V verbreiterte Querfortsätze des 7. Halswirbels nach lateral oft mit einer Umbiegung des costalen Anteiles nach caudal im Sinne des Stehrschen Adlerschnabels eingereiht werden.

Die Einteilung von STEHR entspricht am ehesten den anatomischen, röntgenologischen und klinischen Bedürfnissen, so daß wir sie für unsere Darstellung übernehmen möchten. Damit ergibt sich folgende Klassifizierung (Abb. 2):

Gruppe I. Hier handelt es sich um voll ausgebildete Halsrippen, die in allen Merkmalen einer Brustrippe gleichen. Anatomisch besitzen sie ein Capitulum und ein Collum, die ihrerseits mit dem Körper des 7. Halswirbels bzw. mit dem Querfortsatz in gelenkiger Verbindung stehen. Der Rippenkörper ist vollkommen ausgebildet und erreicht in seinem

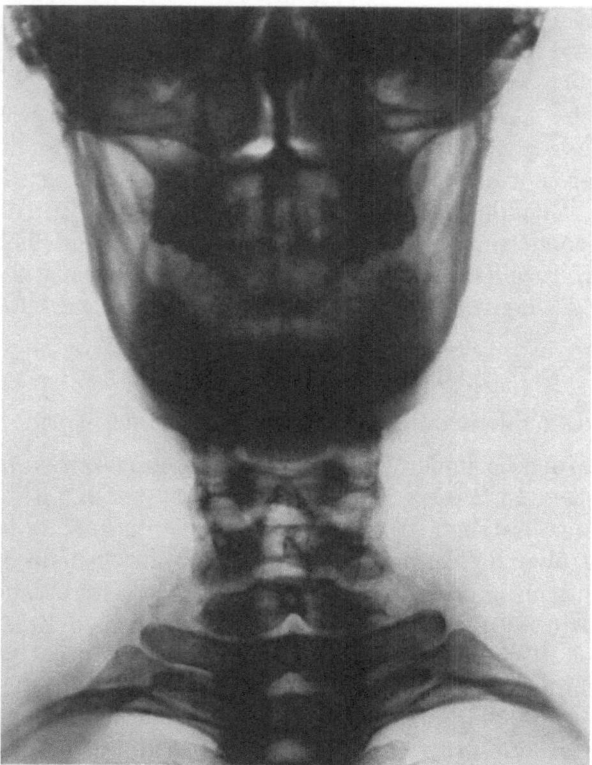

Abb. 1. Normaler Halswirbelsäulen/Brustwirbelsäulen-Übergang. Der Querfortsatz von C 7 kleiner als der von Th 1. Querfortsätze von Th 1 sind nach oben gebogen

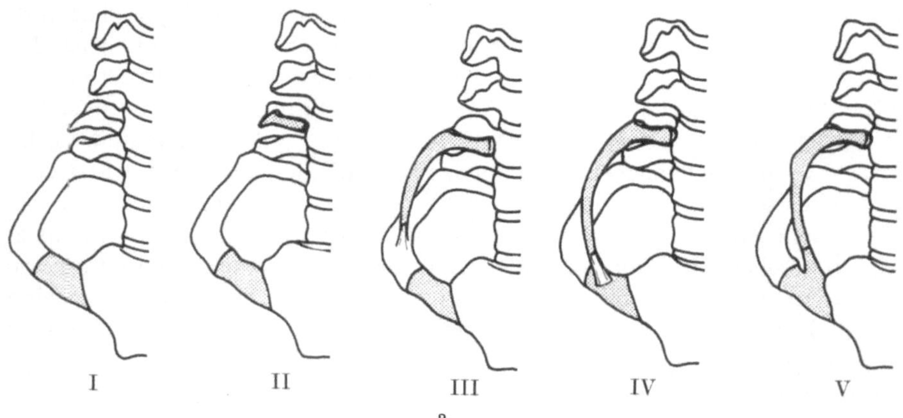

Abb. 2. Schema der Halsrippenbildung (s. Text). (Aus LANZ-WACHSMUTH)

ventralen Abschnitt unter Vermittlung eines knorpeligen oder bindegeweblichen Zwischenstückes das Brustbein. Komplett differenzierte Halsrippen dieser Gruppe kommen unter Bevorzugung der rechten Körperseite in der Regel nur einseitig vor. Zur Unterscheidung gegenüber verkürzten und sehr steil stehenden ersten Rippen dient das Verhalten der Querfortsätze des ersten Brustwirbels. Bekanntlich stehen die Querfortsätze des 7. Halswirbels waagerecht oder zeigen eine deutliche Biegung nach caudal, während die Querfortsätze des 1. Brustwirbels nach oben gebogen sind. Mitunter ist die Halsrippe mit einer Halsrippenskoliose vergesellschaftet. Die Konvexität der oft kurzbogigen Skoliose liegt auf der Seite der Halsrippe oder bei doppelter Ausbildung auf der zur größeren Rippe gehörenden Körperhälfte (Abb. 2b, I).

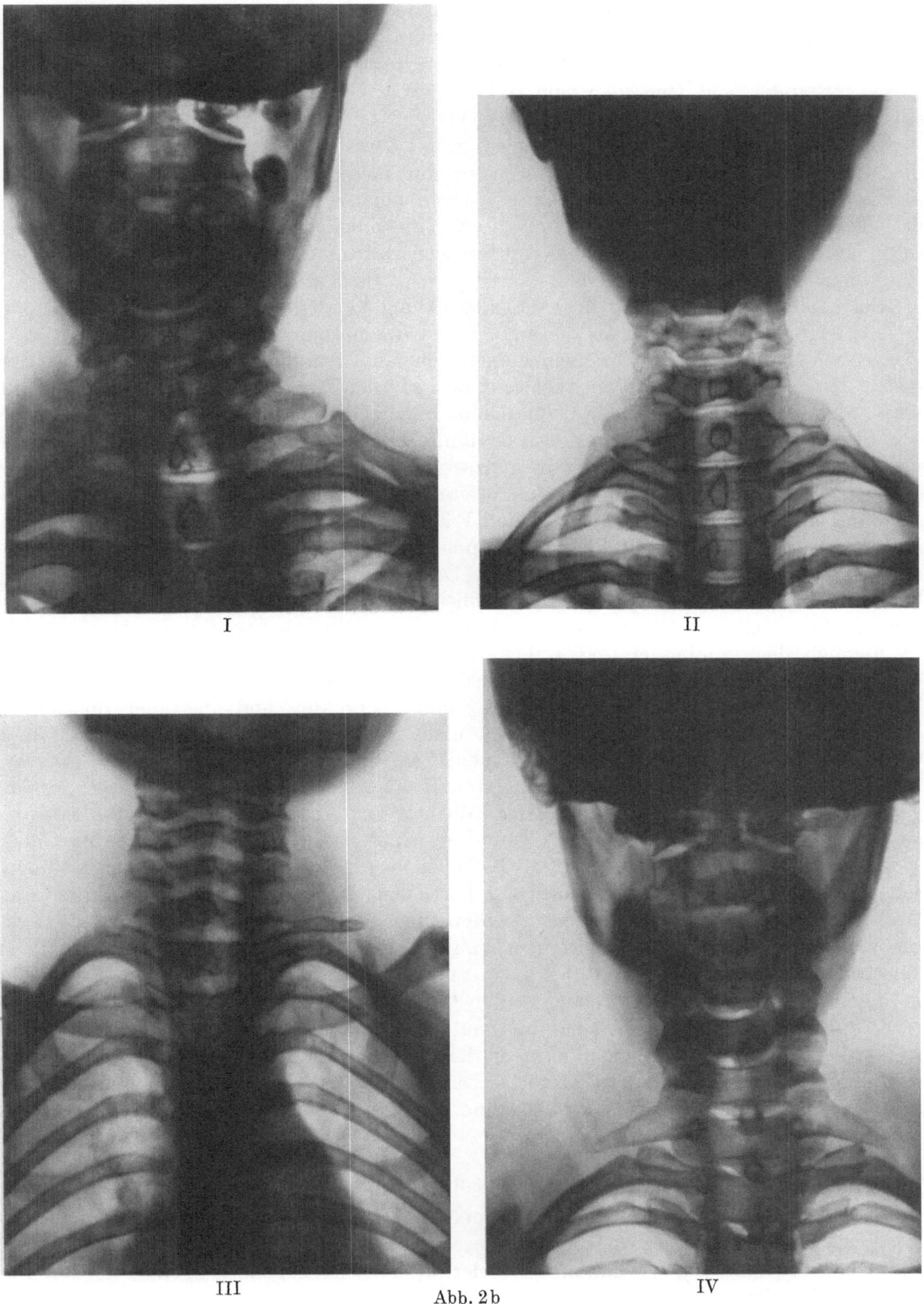

Abb. 2b

Gruppe II. Auch in dieser Gruppe ist eine vollständige Halsrippe vorhanden. Köpfchen und Hals sind vollkommen angelegt und zeigen eine regelrechte Gelenkverbindung mit dem Querfortsatz des 7. Halswirbels.

Zum Unterschied zur Gruppe I ist aber der Rippenkörper nicht vollständig verknöchert, sondern etwa von der Axillarlinie an unterbrochen. Nahe dem Sternum findet sich oft ein dreieckig geformtes Knochenstück, mitunter können auch mehrere Knochenkerne vorhanden sein. Zwischen dem rudimentären Körper und dem Brustbein besteht eine bindegewebliche Verbindung (Abb. 2b, II).

Die parasternalen Knochenstücke liegen zum Unterschied zum *Os suprasternale* neben dem Brustbein, während die dem Episternum niederer Wirbeltiere entsprechenden akzessorischen Knochen cranial dem Brustbein aufsitzen (vergleiche dort). Verwechslungen sind auch mit dem *Ossiculum parasternale* möglich. Es kann ein- oder doppelseitig auftreten und ist dadurch charakterisiert, daß es oft dreieckig ist und mit der Basis dem Manubrium sterni anliegt.

Bei einseitiger Ausbildung der Fehlentwicklung kann die seitengleiche erste Rippe 1—2 Querfinger tiefer liegen als die erste Rippe der normalen Seite.

Gruppe III. Die Rippen besitzen keinen ventralen Abschnitt, sondern sind mit der ersten Rippe oder mit anderen Skeletanteilen knöchern, gelenkig oder bindegeweblich verbunden oder enden frei in den Weichteilen. Je nach diesem Verhalten besitzen sie mehr oder weniger klinische Bedeutung. Die erwähnte knöcherne Verschmelzung kann nur im ventralen Anteil stattfinden, oder in ganzer Länge mit dem Körper der ersten Rippe erfolgen. Dann entsteht mitunter eine breite Knochenplatte, die im ventralen Anteil getrennt, also gegabelt sein kann. In den Fällen einer gelenkigen Verbindung zwischen Halsrippe und Costa I stellt die erste Rippe fast immer die Gelenkpfanne, die Halsrippe dagegen meist den Gelenkkopf dar. Die artikulierende Fläche der ersten Rippe kann in einer pfannenartigen Mulde bestehen, andererseits auch durch einen Gelenkfortsatz dargestellt sein. Derartige Gelenkbildungen sollen, wie von den Nearthrosen z.B. im Bereich der Lumbosacralregion bekannt, frühzeitig zu einer Arthrosis deformans neigen. Sie können dann zu Atembeschwerden führen (Abb. 2b, III).

Gruppe IV. Diese Halsrippen sind gewöhnlich sehr kurz und überragen den Querfortsatz, mit dem sie in Kontakt stehen, nicht. Die Differenzierung von Collum und Capitulum kann mangelhaft sein. In keinem Falle bestehen verbreiterte erste Rippen. Auch der unterschiedliche Ansatz der ersten Rippe am Brustbein, der bei den vorhergehenden Gruppen gefunden wird, fehlt. Wichtig zur Abgrenzung der letzten Gruppe gegenüber ist aber die Tatsache, daß stets ein Spalt zwischen der Halsrippe und dem Querfortsatz vorhanden ist. Wegen der Kleinheit werden diese Halsrippen sehr oft übersehen, gleichwohl können sie zu oft sehr hartnäckigen Schmerzzuständen führen. Das laterale Ende ist meist winkelig nach außen umgebogen und läuft in eine Spitze aus. Sie können mit nicht verknöcherten Apophysen der Querfortsätze des 7. Halswirbels verwechselt werden. Diese sind aber fast stets glatt begrenzt und zeigen im Gegensatz zu den Frakturen des Querfortsatzes einen Compactasaum.

Gruppe V. Die Halsrippen sind mit dem Querfortsatz synostotisch verbunden und stellen keine freien Knochengebilde mehr dar. Oft handelt es sich im Röntgenbild auch nur um eine Verbreiterung der Querfortsätze. Die lateralen Enden können adlerschnabelförmig nach caudal umgebogen sein. Oft sind diese Abortivformen der Halsrippen doppelseitig vorhanden (Abb. 2b, IV).

b) Deformierungen einzelner Rippen

Die Halsrippen, vornehmlich der Gruppe I können bei doppelseitiger Anlage leicht mit *Hypoplasien der ersten Rippe* verwechselt werden. Für die richtige Zuordnung ist, wie schon erwähnt, das Verhalten der Querfortsätze des zugehörigen Wirbels von Bedeutung. Am sichersten wird man gehen, wenn man zu dem ausgeblendeten Röntgenbild eine Ganzaufnahme des Rumpfes im anterior-posterioren Strahlengang anfertigt. Dabei stellt sich heraus, daß in der Regel das 12. Rippenpaar bei einer Halsrippe verkleinert, bei einer Hypoplasie der ersten Rippe dagegen vergrößert ist. Zusätzlich wird nicht selten eine Lendenrippe gefunden, so daß man von einer caudalen Verschiebung sprechen kann.

Klinisch haben derartige Hypoplasien deswegen Bedeutung, weil ähnlich wie bei den Halsrippen eine direkte Irritation des Armplexus und der Gefäße möglich ist. Das gilt vor allem für die Fälle, bei denen das ventrale Ende der ersten Rippe das Sternum nicht erreicht, sondern statt dessen mit der zweiten Rippe in Kontakt tritt.

Die Unterentwicklung der ersten Rippe scheint nur selten symmetrisch vorzukommen. Asymmetrien zwischen links und rechts sind nach GERSKON, COKEN u. Mitarb. häufiger.

Gelegentlich kann die erste Rippe völlig fehlen. OTT hat 1963 einen Fall einer kompletten *Aplasie beider ersten Rippen* bestätigt. Es handelt sich um eine 22jährige Frau, die beim Tragen von Lasten Schmerzen im Bereich der oberen Thoraxapertur verspürte. Durch das Fehlen der ersten Rippe war die zweite vergrößert und verbreitert, das Brustbein nach caudal verlagert und die beiden Schlüsselbeine zeigten einen schrägen Verlauf.

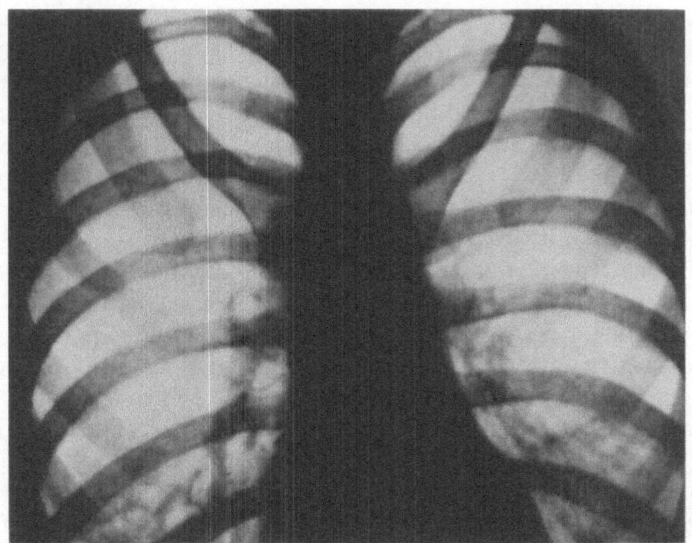

Abb. 3. Beiderseitige Aplasie der ersten Rippe. (Abb. von OTT)

Am ersten Rippenpaar kommen angeborene Kontinuitätstrennungen des Körpers vor, die ein gelenkartiges Aussehen haben können, und dann leicht mit posttraumatischen Pseudarthrosen oder mit Umbauzonen verwechselt werden. Die Abgrenzung ist nicht immer leicht. Daß es derartige *kongenitale Pseudarthrosen* tatsächlich gibt, zeigen Beobachtungen, wo solche Spaltbildungen mit anderen Defekten kombiniert sind. So hat MOTZ ein 24jähriges Mädchen gesehen, das neben den Kontinuitätstrennungen der ersten Rippe eine Nearthrose an einem Schlüsselbein aufwies. KOHLBACH beschrieb eine Verknöcherungsstörung dieser Art an der ersten rechten Rippe bei einem 29jährigen Mann, der gleichzeitig eine Überlastungsfraktur im Sinne einer Umbauzone an der ersten linken Rippe hatte. Zahlreich sind die Variationen, die am sternalen Ende der ersten Rippe beobachtet werden. Bei den Gelenkverbindungen fällt auf, daß die Nearthrosen meist ventral gelegen sind. Die erste Rippe endet oft in diesem Gelenk, während die zweite Rippe das Brustbein erreicht. Fast immer stellt die zweite Rippe die Gelenkpfanne, während die erste Rippe den Gelenkkopf bildet. Die formale Gestaltung dieser gelenkartigen Verbindungen variiert sehr stark. Sie reicht von einer nur eben angedeuteten Ausmuldung der oberen Kante des Rippenkörpers bis zu gelenkfortsatzähnlichen Bildungen, die dem nach caudal umgebogenen ventralen Ende der ersten Rippe entgegenkommen.

Ist die *Nearthrose* sehr massig ausgebildet, erreicht die zweite Rippe das Brustbein weiter caudal als auf der von der Anomalie nicht betroffenen Seite. Von der Verbindungsstelle beider Rippen kann die erste aber auch weiterlaufen und das Brustbein erreichen. Hier sind alle Übergänge von einer bindegeweblichen Strangbildung über eine dünne Knochenspange bis zu einer normalen Ausbildung des ventralen Rippenanteiles möglich.

In diesen Fällen findet sich ein knöcherner Fortsatz, der sich mit der zweiten Rippe trifft. Auch schaufelartige Verbreiterungen des ventralen Rippenkörpers kommen vor, besonders dann, wenn die Rippe im ganzen verkürzt ist. Seltener als gelenkige Verbindungen werden *Synostosen* zwischen der *ersten* und *zweiten Rippe* gesehen. Sie sind in den meisten Fällen mit anderen Deformierungen vergesellschaftet, z. B. mit Anomalien des Manubriums sterni bei der Srbschen Brustbein-Rippenanomalie oder beim Klippel-Feil-Syndrom.

Am dorsalen Abschnitt des Rippenringes finden vor allem die *Querfortsatzapophysen* Beachtung. Bekanntlich treten um das 5.—12. Lebensjahr an den lateralen Enden der Querfortsätze apophysenähnliche Knochenkerne auf, die sich mit Abschluß des Wachstumsalters knöchern fest mit dem Processus transversus vereinigen. Bleibt diese Verschmelzung aus, bleibt auch im späteren Leben noch ein Spalt zu sehen. Derartige persistierende Apophysen kommen besonders häufig am ersten Brustwirbel vor. Die Zahlenangaben in der Literatur schwanken zwischen 0,1—0,2% (STEHR) und 0,7% (GROHBERGER). Auf dem Röntgenbild scheint bei der persistierenden Querfortsatzapophyse zwischen dem Processus transversus und der Rippe ein Schaltknochen zu liegen. Die glatte Begrenzung der Ränder und der Corticalissaum lassen die Differentialdiagnose gegenüber einer Querfortsatzfraktur meist leicht stellen. Die persistierenden Apophysen dürfen nicht mit *isolierten Querfortsätzen* verwechselt werden. Sie scheinen äußerst selten zu sein. REINHARDT hat eine derartige Beobachtung bei einer 38jährigen Frau mitgeteilt. Hier war zwischen Wirbelbogen und Processus transversus des ersten Brustwirbels ein deutlicher Spalt vorhanden. Rippenanomalien fanden sich nicht.

Hypoplasien der Rippen zwei mit elf sind nicht ungewöhnlich. OTT beschrieb eine doppelseitige *Hypoplasie der zweiten Rippe* bei einem 52jährigen Mann, der bei körperlicher Anstrengung zeitweise über Schmerzen in der oberen Thoraxpartie klagte. Röntgenologisch fand sich eine Hypoplasie der zweiten Rippe beiderseits, welche im wesentlichen die ventralen Anteile betraf. Am Übergang vom normalen zum hypoplastischen Rippenanteil war eine Diskontinuität mit Verdacht auf Nearthrosenbildung festzustellen. Zusätzlich bestand eine partielle Aplasie der dritten rechten Rippe, die am sternalen Ende nur am caudalen Rande verknöchert war. SEIDEL veröffentlichte das Bild einer doppelseitigen symmetrischen Hypoplasie der achten Rippe im dorsalen Abschnitt. Der Defekt, eine konkave Verschmächtigung des Rippenkörpers, war nur einige Zentimeter lang und in der Axillarlinie völlig ausgeglichen. Sonstige Deformierungen bestanden nicht.

Die dorsale *Aplasie einer oder mehrerer Rippen* hat 1826 LALLEMOND als *Fissura thoracalis* bezeichnet (s. unten). Eine *Fissura thoracalis parasternalis* liegt vor, wenn nur eine teilweise Aplasie mehrerer Rippen im ventralen Anteil vorhanden ist (Abb. 4).

Im Gegensatz zu den Hypoplasien und Aplasien sind die *Hyperplasien einzelner Rippen* schwerer zu erfassen. Dabei ist in diesem Zusammenhang nicht so bedeutungsvoll, wo man die Grenze zwischen partieller Hyperplasie und echter Neubildung zieht. Einfache Verbreiterung der ventralen Rippenenden sind relativ häufig zu beobachten. Es handelt sich dabei um sog. *Schaufelrippen*, die auch bei bestimmten Systemerkrankungen, z. B. der enchondralen Dysostose vorkommen (Abb. 5). Wegen der Verbreiterung der ventralen Enden spricht man recht treffend von einer Ruderblattform. Überzählige Rippen sind meist mit einem Schaltwirbel, unter Umständen auch nur mit einem überzähligen Querfortsatz verbunden. Akzessorische kleine Rippen sind selten. Sie sind oft als Schaltknochen in das Thoraxskelet eingelagert. STEHR hat einen derartigen Fall beschrieben. Dabei ging eine etwa 6 cm lange, schmale Rippe von der 5. Rippe aus. Sie hatte ein Rippenköpfchen, das mit einer als Pfanne zu bezeichnenden Mulde im Körper der 5. Rippe ein Gelenk bildete. Das ventrale Ende der akzessorischen Rippe schien eine knorpelige Verbindung mit dem Sternum zu besitzen. Andererseits zeigte ein Fall, der von HÜLSHOFF mitgeteilt wurde, eine von medial nach lateral reichende Spornbildung, die von der 5. Rippe ausging und knopfartig endete. Der Sporn reichte, wie die Schichtaufnahmen zeigten, tief in das Lungengewebe.

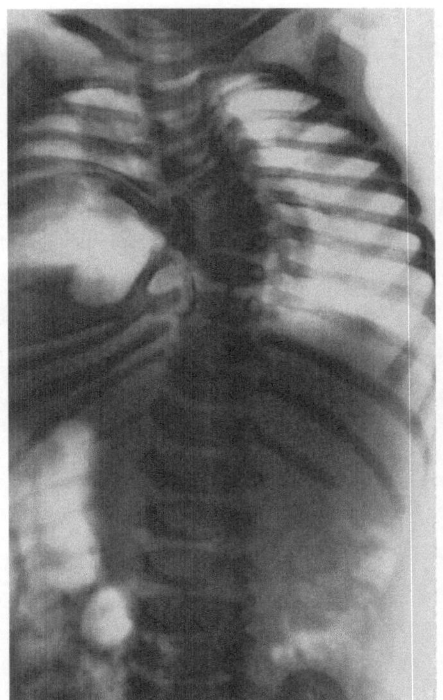

Abb. 4

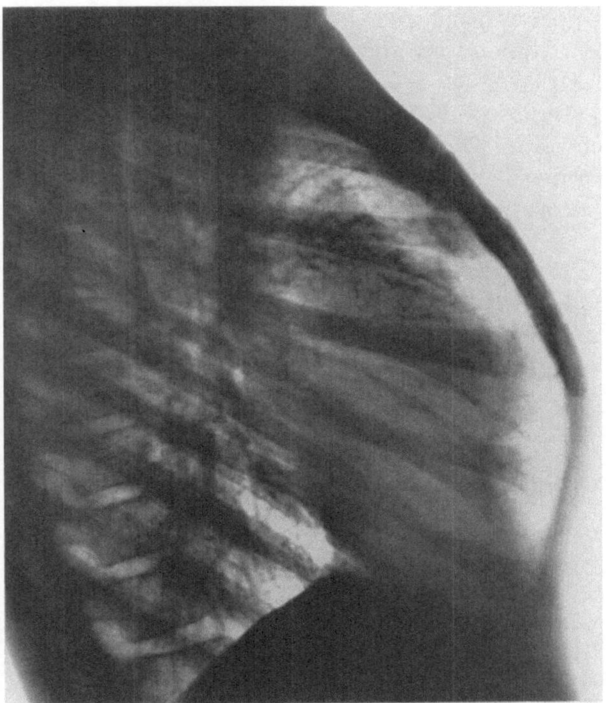

Abb. 5

Abb. 4. Fissura thoracalis lateralis transversa bei schwerer Wirbelsäulenmißbildung. Synostose der 8. und 9. Rippe, plattenartige Verbreiterung des 8. Rippenkörpers

Abb. 5. Schaufelrippe bei angeborener Hühnerbrust. Die ventralen Enden der Rippen sind verbreitert. Ähnlichkeit mit einem Ruderblatt

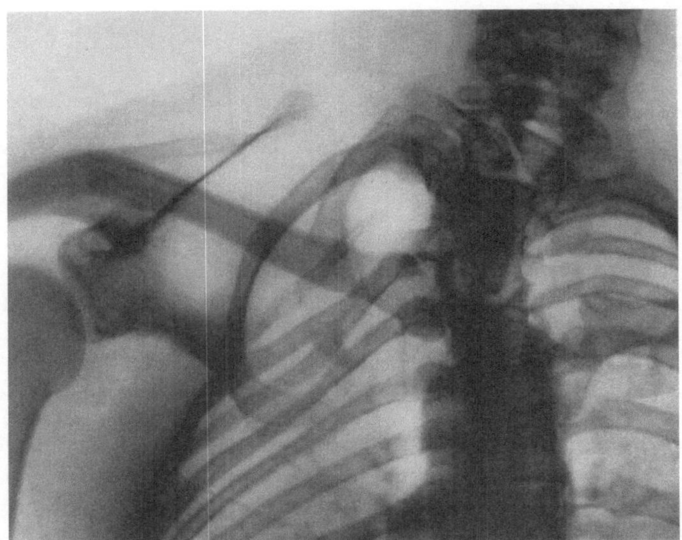

Abb. 6. Gabelrippe bei schwerer Wirbelsäulenmißbildung, 3. Rippe links hypoplastisch, 4. und 5. Rippe sind synostosenartig verbunden

Ob die erstmals von LUSCHKA beschriebene *Gabelrippe* in diesen Formenkreis gehört, ist umstritten, nach Darlegungen von STEHR aber naheliegend. Es handelt sich dabei um eine Gabelung, meist nur an den ventralen Enden einer Rippe. Vorzugsweise werden die 3.—5. Rippe betroffen, wobei die rechte Körperseite fast doppelt so häufig befallen ist wie die linke. Die beiden Zinken der knöchernen Gabel gehen von einem eigenen

Rippenknorpel aus, der jeweils mit dem Sternum in Verbindung steht. Die Spaltung der Rippe kann aber auch weiter nach dorsal reichen, d.h., die Gabel kann tiefer sein (Abb. 6).

Synostosen von Rippen sind ein relativ häufiges Vorkommnis, das fast bei allen schweren Thoraxfehlbildungen anzutreffen ist. Bei einer Reihe von Fällen mit angeborenem Schulterblatthochstand oder beim *Klippel-Feil-Syndrom* gehören Rippensynostosen zum voll ausgeprägten Bild. Aber auch isolierte Synostosenbildungen kommen

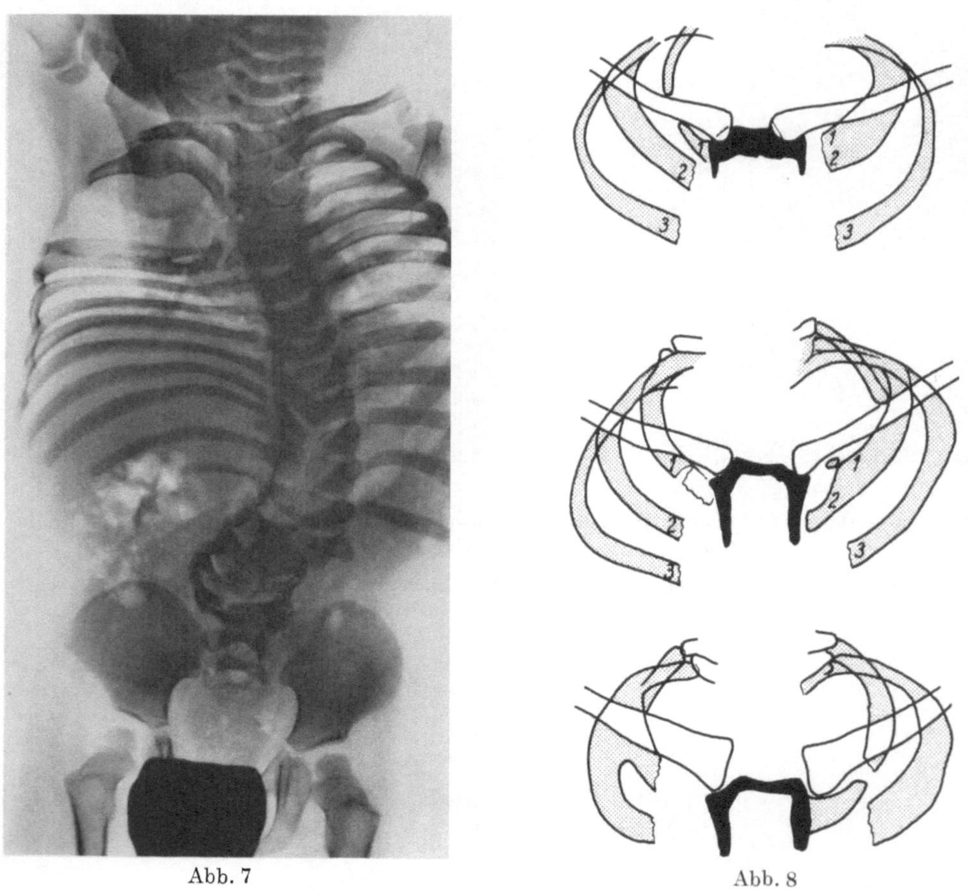

Abb. 7 Abb. 8

Abb. 7. Fissura thoracalis transversa bei Wirbelsäulenmißbildung. Diffuse Mißbildungen der Rippen auf der rechten Seite; breite Synostose der Rippen 3 und 4 rechts, Hypoplasie der 5. und 6. Rippe, Hypoplasien der übrigen unteren Rippen; erst Rippe 11 wieder normal

Abb. 8. Srbsche Rippenanomalie. (Nach ZIMMER)

vor, die klinisch allgemein bedeutungslos sind. Derartige Brückenbildungen sind besonders an den ventralen Enden beobachtet worden und finden sich, worauf SIMON besonders hinweist, schon bei Kindern. Differentialdiagnostisch müssen sie gegenüber einem Rippencallus nach Rippenresektion abgegrenzt werden. Die Brückenbildung kommt wahrscheinlich durch Vereinigung je eines Knochenspornes an den beteiligten Rippen zustande. Dafür spricht unter anderem die Feststellung, daß zwischen den beiden exostosenartig den Rippen aufsitzenden Knochendornen eine gelenkige Verbindung vorhanden sein kann. An diesem Gelenk kommt es ähnlich wie an anderen Nearthrosen vorzeitig zur Arthrosis deformans. Man kann daraus vielleicht den Schluß ziehen, daß in diesen Verbindungen bei der Atmung eine ergiebige Bewegung stattfindet. Vielleicht sind so auch die Beschwerden zu erklären, die gewöhnlich im höheren Alter bei tiefen Atembewegungen entstehen.

Rippenzwischengelenke sind relativ seltene Anomalien. Auch sie kommen auf der rechten Körperseite häufiger vor und betreffen im allgemeinen die ventralen Rippenabschnitte. Aber auch im Bereich der Rippenhöcker sind Gelenkverbindungen bekannt geworden. SCHWÄGERL sah solche Nearthrosen zwischen der 5. und 6. Rippe. Die häufiger zu beobachtenden Knochenstacheln, die vom Hals der 5.—10. Rippe ausgehen, faßt er als Abortivform derartiger Nearthrosen auf. DRACHE fand im Gegensatz zu diesen isoliert vorhandenen gelenkartigen Verbindungen fast symmetrisch angelegte Nearthrosen zwischen der 4.—8. Rippe rechts und von der 4.—7. Rippe links. Die beschriebenen Gelenkverbindungen können im übrigen aber auch erworben sein und bei skoliotischen Verbiegungen der Wirbelsäule oder als Ausdruck von Bandverknöcherungen bei der Spondylarthritis ankylopoetica gefunden werden.

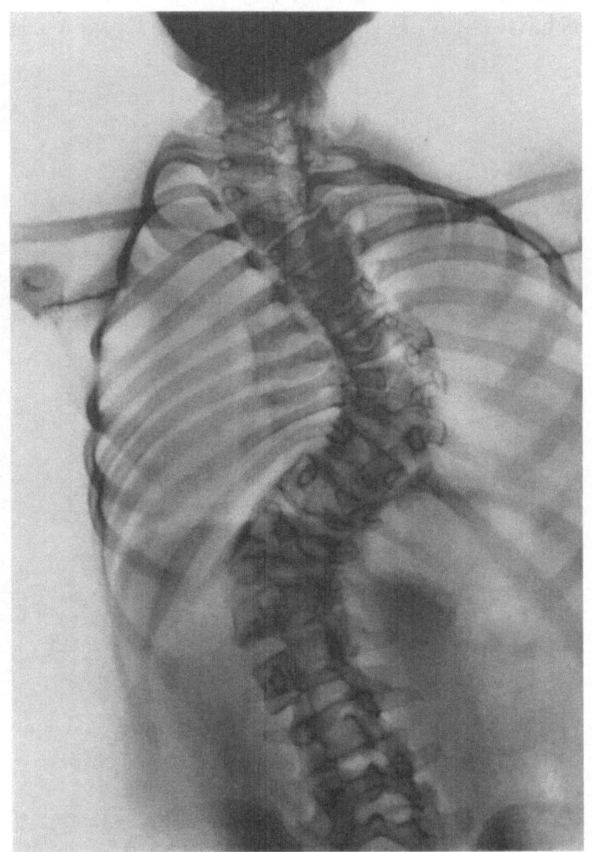

Abb. 9. Schwere Wirbelsäulenmißbildung im Sinne eines Klippel-Feil-Syndroms. Halsrippen (Gruppen III und IV) links. Erste Rippe rechts zeigt zwei Hälse und zwei Köpfe

Eine besondere Form der Rippenmißbildungen ist die *Srbsche Sternum-Rippenanomalie.* Dabei handelt es sich um eine Kombinationsfehlbildung der oberen Thoraxapertur, die unterschiedliche Formen aufweisen kann. Stets findet sich eine Mißbildung der 1. Rippe. Sie ist entweder verkürzt und mit einem fibrösen Strang mit dem Sternum verbunden oder mit der höhergetretenen 2. Rippe zu einer eigentlichen Knochenplatte verschmolzen. Zu dieser Rippenmißbildung gesellt sich eine hornförmige, knorpelige oder knöcherne Auflagerung am Manubrium sterni. Wahrscheinlich handelt es sich dabei um Reste des 1. Rippenknorpels. Diese können zusätzlich mit den darunterliegenden Rippen verbunden sein (Abb. 8)

Rippenusuren findet man bei angeborenen Herzvitien. Sie wurden erstmals von RÖSSLER 1929 und RAILSBACH u. DOCK 1929 bei der Aortenstenose beschrieben und gelten als pathognomonisch für das Vorliegen derartiger Fehlbildungen. STURM jr. und LOOGEN weisen darauf hin, daß derartige Usuren auch bei anderen Krankheitsbildern vorkommen, so bei der Stenosierung der Subclavia, bei arteriovenösen Fisteln im Bereich der Intercostalgefäße, bei Hämangiomen sowie bei der Fallotschen Tetralogie und Pentalogie.

Synostosen zwischen Rippen und Schulterblatt sind sehr selten. FARBER u. Mitarb. haben eine angeborene Synostose beider 7. Rippen mit dem Schulterblatt gesehen. Gleiche Erscheinungen kommen nach BERNARD aber auch nach Pleuraempyem, Rippenfrakturen und nach Querschnittslähmung (SIECKE) vor. Hier kann nur die genaue Anamnese Aufschluß über die Ätiologie geben.

c) Mißbildungen bei Systemstörungen

Hierbei handelt es sich im Gegensatz zu den oben dargestellten Fehlentwicklungen nicht um einfache Schwankungen um die Norm oder um lokalisierte Anomalien, sondern um Mißbildungen, die oft mit Deformierungen der Wirbelsäule einhergehen. Außerdem ziehen sie in vollen Gradausprägungen auch Lageanomalien der Weichteile nach sich, wenn sie nicht überhaupt parallel mit der Deformierung am Skelet ablaufen (Abb. 9).

In diesem Zusammenhang verdient vor allem der *angeborene Schulterblatthochstand* Erwähnung, eine Mißbildung, die sich in recht unterschiedlicher Ausprägung darstellt. An dieser Stelle kann von dem einfachen Hochstand der Scapula im Sinne der *Sprengelschen Deformität* abgesehen werden. Vielmehr interessieren die Fälle, bei denen Defekte der Rippen und der Brustmuskeln mit dem Hochstand des Schulterblattes kombiniert sind. LALLEMOND hat 1826 erstmals eine solche Mißbildung beobachtet, bei der der Schulterblatthochstand mit einer Skoliose und einer Aplasie mehrerer Rippen vergesellschaftet war. Diese Mißbildung der Rippen hat LALLEMOND als *Fissura thoracalis lateralis*

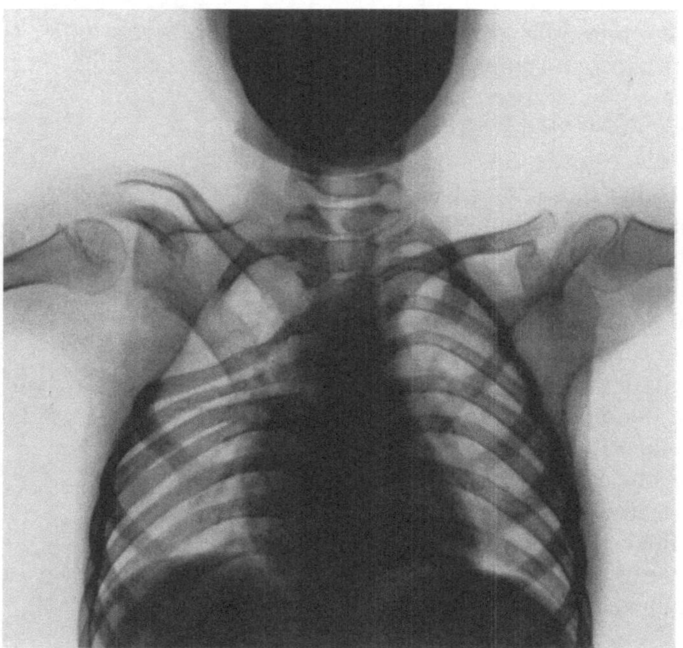

Abb. 10. Schulterblatthochstand mit Wirbel- und Rippenmißbildungen, außerdem partieller Brustmuskeldefekt (s. Text)

transversa bezeichnet, im Gegensatz zu der *Pseudofissura thoracalis lateralis transversa*, die dadurch zustande kommt, daß eine Rippenaplasie durch Verschmelzung zweier benachbarter Rippen und der daraus resultierenden Vergrößerung des Zwischenrippenraumes vorgetäuscht wird. Lungenhernien treten auch bei weiten Spalten nur selten auf, weil der Defekt durch derbes Bindegewebe allgemein gut überbrückt wird. SPECHTER teilt einen Fall eines Schulterblatthochstandes mit, der mit Rippen- und Wirbelmißbildungen einherging. Dabei war die erste rechte Rippe nur als Stummelrippe ausgebildet, die 2. Rippe war regelrecht vorhanden. Von der 3. Rippe war nur der ventrale Anteil angelegt und gleichzeitig verschmälert, die 4. und 5. Rippe waren im hinteren Anteil durch eine Brücke verbunden und im weiteren Anteil verwachsen. Von der 6. Rippe konnte lediglich im Bogenanteil eine Verknöcherung nachgewiesen werden. Die übrigen Rippen waren normal.

Wir haben ein Mädchen von $6^1/_2$ Jahren behandelt, das neben dem klinisch augenfälligen Schulterblatthochstand rechts multiple Fehlbildungen an den oberen Brustwirbelsäulensegmenten und am 7. Halswirbel zeigte. Daneben fanden sich Hypoplasien der 1. und 4. rechten Rippe, die 2. Rippe war nicht knöchern angelegt und die 5. und 6. Rippe wiesen dorsal eine Synostose auf. Die 3. Rippe war nach caudalwärts verlagert. Zusätzlich bestand eine partielle Aplasie der clavicularen Portion des M. pectoralis major (Abb. 10).

3. Mißbildungen des Brustbeins

Das Sternum entwickelt sich aus paarig angelegten Sternalleisten, die aus dem ventralen Ende der ersten sieben Rippen entstehen. Etwa um die 20. Fetalwoche verschmelzen die beiden Leisten zu einem einheitlichen knorpeligen Brustbein. Im ganzen treten im 5.—6. Fetalmonat zunächst ein Knochenkern im Manubrium sterni und später solche im Brustbeinkörper auf. Die Anzahl der Knochenkerne schwankt außerordentlich und variiert zwischen 2 und 8 (Zimmer). Ebenso ist der Zeitpunkt der knöchernen Verschmelzung der einzelnen Sternalplatten großen Variationen unterworfen. Nach Zimmer umfaßt er einen Zeitraum von mehr als 10 Jahren, unter Umständen kann auch die Synostosierung ganz oder teilweise ausbleiben. In diesen seltenen Fällen spricht man von einem *Sternum multipartitum.* Wegen der Möglichkeit des verspäteten Zustandekommens der Synostosierung kann die Diagnose allerdings erst im 4. Lebensjahrzehnt gestellt werden. Ob angesichts dieses Tatbestandes am Sternum die jeweilige Entwicklungsphase zuverlässig abgelesen werden kann, wie Hertner glaubt, erscheint fraglich. Eine gewisse Konstanz läßt sich nur im Manubrium finden, wo in der Regel, wie erwähnt, nur ein Knochenkern vorhanden ist. Selten kommen jedoch auch hier mehrere Knochenkerne vor. Am häufigsten finden sich nach Paterson Zweiteilungen, die in der Regel untereinander liegen. Zimmer beobachtete bei einem 3jährigen Knaben zwei größere und einen kleineren Kern untereinander und drei stark zerklüftete mit einem vierten kleinen, mehr rundlichem Gebilde am Übergang zum Corpus sterni an der Grenze der Synchondrosis sternalis superior. Rauband-Renand schließlich haben 1864 fünf Knochenkerne im Manubrium gefunden. Entsprechend dem großen Formenreichtum im Processus xiphoideus sind Varianten der Knochenkerne hier häufig, worauf Zimmer besonders hingewiesen hat.

Die Gelenkverbindung zwischen Manubrium und Corpus, die meist eine Winkelbildung erkennen läßt und darum Angulus Ludovici genannt wird, ist weniger als ein echtes Gelenk, als vielmehr als Amphiarthrose zu bezeichnen. Sie ist durch einen im Röntgenbild deutlichen Spalt, der bis 10 mm breit sein kann, zu erkennen. Dieser bleibt in der Regel auch im Erwachsenenalter erhalten, eine Verschmelzung kommt allerdings in 6% (Zimmer) bis 8,8% (Paterson) vor. Bei alten Leuten kann sie freilich auch durch eine Verschmächtigung des Knorpels zwischen Corpus und Manubrium vorgetäuscht werden. Segmentverschiebungen, d.h. eine Verschiebung der Synchondrosis superior von cranial nach caudal zur Höhe des 3. Rippenknorpelringes kommen vor. Dann ist zwischen 1. und 2. Knorpelsegment eine Synchondrosis vorhanden, während das Manubrium mit der ersten Brustbeinkörperplatte synostotisch verbunden bleibt.

Aus der unterschiedlichen Kernzahl des Brustbeines im Laufe der postnatalen Entwicklung und der verschiedenen Ausbildung erklären sich die häufigen Asymmetrien des Corpus sterni. Zimmer meint, daß ein völlig symmetrisch gebautes Brustbein zu den Seltenheiten gehöre. Wie bei den seitlichen Achsenabbiegungen des Brustbeines handelt es sich dabei um Varianten der Form, die keine klinische Bedeutung haben, wenn sie nicht mit anderen Fehlbildungen des Brustkorbskeletes vergesellschaftet sind, wie bei der Trichterbrust, der Skoliose oder anderen Mißbildungen. Das gleiche gilt auch von der *Lochbildung im Brustbein*, die Zimmer mit Recht scharf von den Sternumfissuren trennt. Er begründet seine Ansicht mit dem Hinweis auf die Untersuchungen von Bardeen. Dieser erblickt in der Lochbildung eine Verknöcherungsstörung des Knorpels des Corpus sterni infolge einer übergroßen Ausbildung jenes Gefäßbündels, das in der Fetalentwicklung durch das Brustbein zieht. Die Ossifikationslücke, die mehr oder weniger rund ist, liegt immer in der Medianebene des Brustbeines. Wesentlich häufiger werden derartige Foramina im Processus xiphoideus angetroffen. Mitunter ist die Abgrenzung gegenüber erworbenen Spaltbildungen nicht einfach (Abb. 11).

Die klinisch bedeutungsvollsten Mißbildungen des Brustbeines sind ohne Zweifel die *Spaltbildungen.* Sie sind als Entwicklungshemmungen aufzufassen und kommen so zustande, daß die knöcherne Verschmelzung der Sternalleisten ausbleibt. Den stärksten

Grad dieser Mißbildung stellt die totale *Agenesie des Brustbeines* dar. Sie ist bei anencephalen Fehlgeburten häufig, während sie bei lebensfähigen Kindern äußerst selten ist. KERNEMANN hat derartige lebensfähige Fälle aber beschrieben.

Die Spaltbildung, bei der die Sternalleisten vorhanden, aber nicht verschmolzen sind, kann total sein — *Fissura sterni completa* — oder partiell nur im cranialen Bereich des Brustbeines auftreten — *Fissura sterni incompleta* —. Auch komplette Sternalspalten sind unter Umständen lebensfähig. Dabei ist der Defekt häufig durch eine fibröse Membran verschlossen. Diese sinkt infolge des vergrößerten Unterdruckes bei der Inspiration ein und wölbt sich bei der Exspiration vor, so daß die Pulsation der Aorta und die Herzbewegungen deutlich zu sehen sind. Meistens kommen die totalen Spalten mit Fehlbildungen der Haut kombiniert vor. Sie imponieren als narbige Stränge, die in der Medianlinie vom Brustbein bis zum Nabel ziehen, gelegentlich aber auch wesentlich kürzer sind.

Partielle Brustbeinspalten sind häufiger beschrieben worden. ZIMMER fand eine 18jährige Patientin, bei der nur das Manubrium von der Fissur betroffen war. Beim Husten wölbte sich etwa haselnußgroß die in diesem Areal gerötete Haut unterhalb der Fossa jugularis vor. Der Fall ist deswegen von besonderem Interesse, weil zwei ihrer fünf Schwestern eine kleine Kerbe im Manubrium zeigten, während eine andere Schwester im Gegenteil eine Vorbuchtung des Manubriums nach cranial aufwies. Auch der Vater des Kindes zeigte eine episternale Kerbe, die Mutter wies einen vertikal gestellten Kalkschatten in der Mitte des Manubriums auf. Bei tieferreichenden Spalten nimmt das Sternum die Form eines mit der Spitze nach caudal zeigenden V an. Bei einem 36jährigen Mann, den KUJAT beschrieb, lagen die beiden bis 1,5 cm breiten Knochenleisten im cranialen Brustbeinabschnitt 4,5 cm auseinander, um sich erst in Höhe der 3. Rippe zu einem einheitlichen Knochen zu vereinigen (Abb. 12). KEWESCH untersuchte eine 45jährige Frau, die eine Fissura sterni von 10 cm Länge aufwies. Sie zeigte äußerlich eine bis zum Nabel reichende Hautnarbe. Die einzelnen Knochenkerne des Brustbeines waren nicht synostotisch verbunden, der Processus xiphoideus nicht angelegt.

Wenn auch bei Fissura sterni die Lage der Brustorgane normal ist, so kommen doch zumindest Änderungen der Herzsilhouette sehr häufig vor. Interessant ist in diesem Zusammenhang ein Fall einer totalen Spaltbildung, die DANULESCU beschrieben hat. Hier waren weder im Röntgenbild noch im EKG pathologische Veränderungen nachweisbar. Erst auf mechanischen Druck gegen die Sternalmembran traten im EKG Extrasystolen auf. Schon durch relativ kleine und schmale Defekte kann das Herz vorfallen. Liegt die Spalte im Bereich des Jugulum, dann spricht man gegebenenfalls von einer Ectopia cordis cervicalis. Im Falle einer Verlagerung vor die Brustwand ist eine *Ectopia cordis praethoracica oder subthoracica* vorhanden. Bei dieser Mißbildung hängt das Herz dann an den großen Gefäßen wie an einem Stiel. Die darüberliegende Haut kann normal sein. Oft ist aber der Defekt im Brustbein nur von einer dünnen Membran bedeckt, die dem an den Rändern des Defektes verankerten Perikard entspricht. Liegt gleichzeitig eine Lücke im Diaphragma vor, dann kann sich das Herz in den Bauchraum verlagern. Man spricht in diesen Fällen von einer *Ectopia cordis abdominalis sive subdiaphragmatica.*

Die Diagnose der Fissura sterni ist einfach zu stellen, dagegen können umschriebene Lochbildungen mit Destruktionen des Brustbeines verwechselt werden.

Die Lebenserwartung bei Ectopia cordis ist nicht absolut ungünstig, worauf in der Literatur immer wieder hingewiesen wird. ELLAS beschrieb eine Fissura completa bei einer Frau von 35 Jahren, die fünf normale Entbindungen überstanden hatte.

Auf die von SRB 1862 aufmerksam gemachte Mißbildung am Manubrium sterni und an den Rippen wurde bereits hingewiesen. KIENBÖCK hat sie als *Srbsche Sternum-Rippenanomalie* bezeichnet. Nicht selten ist die Anomalie mit einer Segmentverschiebung der Synchondrosis superior kombiniert.

Im Bereich des Manubrium sterni kommt eine Reihe von akzessorischen Knochen vor. Als ein Rudiment des bei niederen Wirbeltieren massig ausgebildetem Episternum

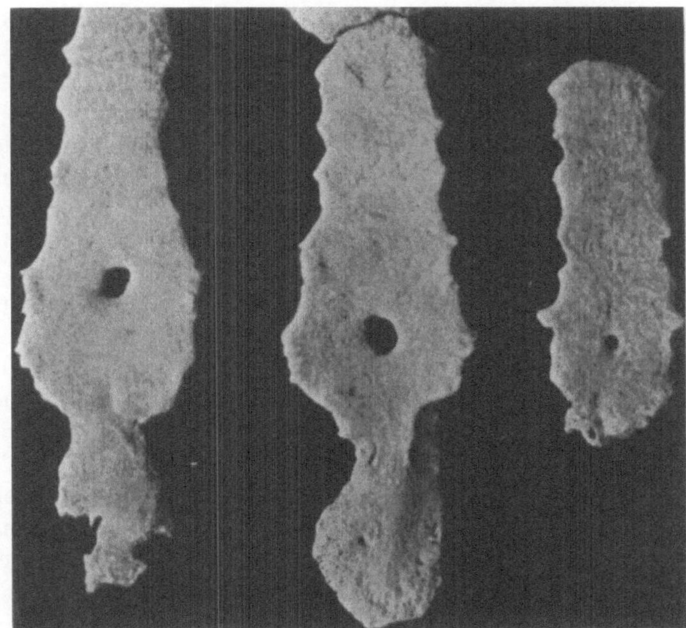

Abb. 11. Lochbildung im Brustbein. (Nach ZIMMER)

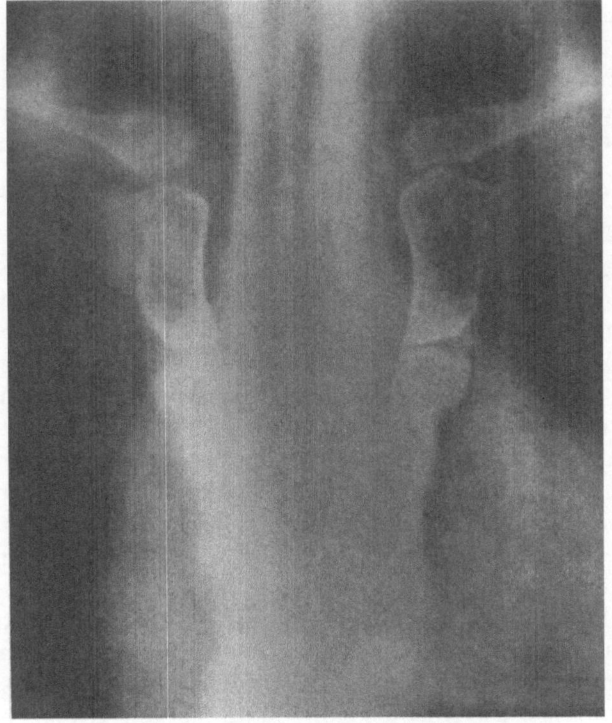

Abb. 12. Fissura sterni partialis. (Nach KUJAT)

ist das meist paarig auftretende *Os suprasternale* aufzufassen. Es liegt als hirsekorn- bis erbsengroßer Knochen der Oberkante des Manubrium sterni auf.

Meistens deutlich von diesem getrennt, kann es ein- oder doppelseitig mit dem Handgriff verschmelzen. Variationen sind auch hinsichtlich der symmetrischen Entwicklung der *Ossa suprasternalia* sehr häufig; auch hier scheinen Asymmetrien eher die Regel als die Ausnahme zu sein.

Neben dem Manubrium sterni kommen zwei verschiedenartige Knochen vor, die nach ihrer Herkunft und ihrem Aussehen gut zu differenzieren sind.

a) Nicht komplett verknöcherte Halsrippen.

Wie bereits erwähnt, enden die Halsrippen der Gruppe *II* etwa in der Axillarlinie und ziehen dann als im Röntgenbild nicht dargestellter bindegeweblicher Strang zum Sternum. In dieser Verbindung finden sich ein oder mehrere, mitunter auch dreieckig geformte Knochenstücke. Wenn die Halsrippe nur einseitig ausgebildet ist, dann liegt die erste Rippe dieser Seite oftmals tiefer, so daß auch dadurch eine Unterscheidung möglich ist.

b) Ossiculum parasternale.

Im Gegensatz zu den Knochenkernen einer Halsrippe liegt das Ossiculum parasternale mit der Basis dem Manubrium sterni an. Es ist ebenfalls oft dreieckig geformt und kommt ein- oder doppelseitig vor. Nach seiner Lage gehört es dem Knorpel der 1. Rippe an und liegt im Gegensatz zum Knochenkern einer Halsrippe in gleicher Höhe mit der vorderen Oberkante der 1. Rippe (STEHR).

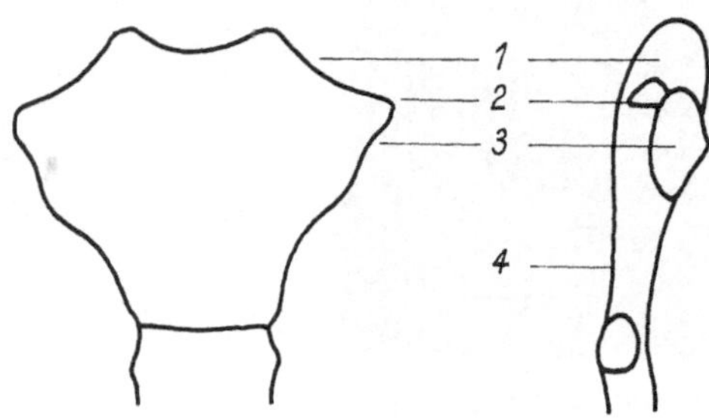

Abb. 13. Akzessorische Knochen im Bereich des Manubrium sterni. (Nach BÁNKI)

BÁNKI spricht bei diesem Befund von einem *Processus costalis sterni* und meint damit das röntgenologische Bild, das in der Nomenklatur von Jena 1936 *Processus suprasternalis* genannt wird, während DEUTSCH von einem *Sternum bicornutum* spricht.

Nach dem Material von BÁNKI soll ein Processus costalis sterni in 8% der Fälle vorkommen. Der Vorsprung kann mit dem Sternum vollständig knöchern verbunden sein, er kann aber auch als Knochenkern vom Manubrium getrennt bleiben. Die normale Ossifikation mit dem Brustbein soll um das 17. Lebensjahr einsetzen (Abb. 13).

4. Ausgedehnte Fehlbildungen des Brustkorbes

a) Angeborene Thoraxasymmetrie (HARRENSTEIN) und Harrison-Furche

Das wesentliche Kennzeichen des normalen Thorax ist seine Symmetrie. Bei den schweren erworbenen oder angeborenen Brustkorbdeformierungen, vor allem bei den seitlichen Verbiegungen, werden Asymmetrien beobachtet. Die Formabweichungen bei der Skoliose sind so typisch, daß man aus dem Verhalten der Rippen, besonders an der dorsalen Seite Rückschlüsse auf die seitliche Verbiegung ziehen kann. Der Rippenbuckel kennzeichnet bekanntlich die Seiten der Konvexität. Aus unverständlichen Gründen wird dieser allerdings oft verkannt, und es ist dann von einer Kypho-Skoliose die Rede, obwohl in Wahrheit weit häufiger eine Abflachung der Brustkrümmung vorliegt. Bei den Systemerkrankungen des Thoraxskeletes, der Trichterbrust und der angeborenen Kielbrust sind Asymmetrien ebenfalls nicht selten. Auf sie wird in den einschlägigen Abschnitten noch zu verweisen sein. Weit harmloser ist die von HARRENSTEIN beschriebene *Thoraxasymmetrie.* HARRENSTEIN beobachtete eine die rechte Brustkorbseite betreffende Vorwölbung der Brustwand, die neben dem Sternum gelegen ist. Am stärksten ist dabei der Knorpelknochenübergang der Rippen betroffen, während der sternale Rippenansatz keine Veränderungen zeigt. Die Ausbuckelung kann fast alle Rippen einer Seite betreffen, in anderen Fällen beschränkt sie sich nur auf einige Rippen. Mitunter ist der Thorax auf der Seite der Prominenz weniger breit und erscheint abgeplattet (Abb. 14).

HARRENSTEIN vertritt hinsichtlich der Ätiologie die Ansicht, daß bei der Entstehung der Deformität eine unterschiedliche Länge der Rippenpaare eine Rolle spiele, wofür die Messungen eines anatomischen Präparates aus dem anatomischen Laboratorium in Amsterdam sprächen. Die Harrensteinsche asymmetrische Thoraxmißbildung ist klinisch bedeutungslos und zwingt höchstens in schweren Fällen zu einer orthopädisch-konservativen Behandlung.

Thoraxasymmetrien kommen sekundär auch bei Erkrankungen der Thoraxorgane vor und desgleichen bei entzündlichen Affektionen der Pleura und Tumoren.

Auf den Zusammenhang zwischen Brustkorbform und Wirbelsäulenkrümmung ist wiederholt hingewiesen worden. Löschke konnte zeigen, daß Abweichungen der Brustwirbelsäule in streng sagittaler Richtung sich stets nach den gleichen Gesetzen auf den ganzen Thorax auswirken, gleichgültig, um welche Prozesse es sich im einzelnen handeln mag. Entscheidend für die zu erwartende Thoraxform ist nicht die Art der Erkrankung der Wirbelsäule, sondern allein der Sitz der Abknickung und die Größe der Verbiegung. Wird der Winkel, der die physiologische Kyphose der Brustwirbelsäule darstellt, verkleinert, so muß die Summe der übrigen Winkel um die gleiche Zahl von Graden zunehmen, die der Kyphosewinkel abgenommen hat. Daraus ergibt sich eine Spreizbewegung der Rippen, was bedeutet, daß sich die über dem Knick gelegenen Rippen heben, während die darunter gelegenen sich senken. Ist die Exkursionsmöglichkeit der

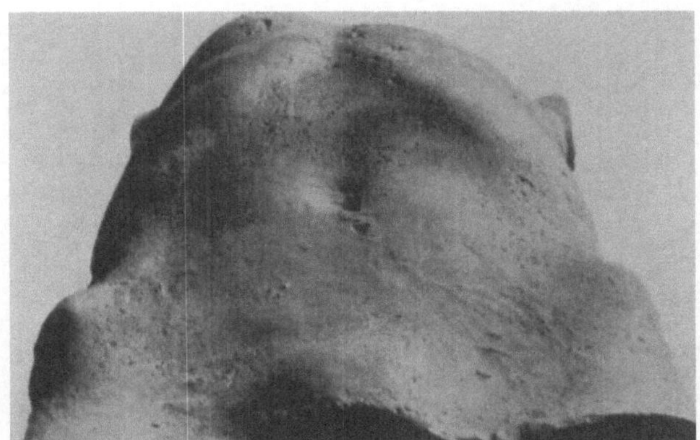

Abb. 14. Harrensteinsche angeborene Thoraxasymmetrie, Gipsabdruck. (Nach Harrenstein)

Rippen erschöpft, kommt es zu einem Umbau der knöchernen Anteile und zu einer Verlängerung der knorpeligen Spangen, in deren gespannte Perichondralschläuche sich Knochenlamellen einlagern können.

Am stärksten sind die Rippen betroffen, die in Höhe des Krümmungsscheitels liegen. Sie ziehen auf dem kürzesten Wege von der Wirbelsäule zur sternalen Anheftungsstelle und erscheinen dabei langgezogen und in den seitlichen Partien abgeplattet. Durch diese Umformung nimmt der frontale Thoraxdurchmesser ab, der sagittale dagegen zu.

Bei der *Harrisonschen Furche* handelt es sich um eine rachitische Thoraxdeformierung, die durch eine Abflachung und Einbuchtung der seitlichen Thoraxpartien charakterisiert ist. Unterhalb dieser Einsenkung können die Rippenbögen nach außen aufgebogen sein, so daß ein „Glocken-Thorax“ entsteht. Die Harrisonsche Furche wird aber auch bei anderen Thoraxdeformierungen beobachtet, so daß aus dem Auftreten, vor allem bei älteren Kindern, keine Rückschlüsse auf die Ätiologie möglich sind.

b) Angeborene Hühnerbrust (Kielbrust)

Bei der *Hühnerbrust* ist nach dem klinischen Aspekt nicht zu entscheiden, ob sie auf angeborenen Faktoren oder erworbene Störungen zurückgeht. Nach unseren heutigen Kenntnissen ist man jedenfalls nicht berechtigt, in jeder Kielbrust das Residuum einer überstandenen Rachitis anzunehmen. So beobachtete Idelberger ein konkordantes eineiiges Zwillingspaar mit einer Kielbrust. Auch der Vater der Kinder und ein Bruder des Vaters hatten eine Hühnerbrust. Maneke hat aufgrund seiner Familienuntersuchungen auf ein Zusammentreffen von Hühner- und Trichterbrust aufmerksam gemacht. Er konnte aufgrund serum-chemischer Untersuchungen zeigen, daß es eine ausgesprochene Kielbrustbildung bei sicher rachitisfreien Kindern gibt. Zudem zeigen die genealogischen

Untersuchungen eine, wenn auch oft irreguläre dominante Erblichkeit. MANEKE faßt die Kielbrust als die Thoraxdeformität des tiefbrüstigen, untersetzten Pyknikers auf, während er die Trichterbrust bei flachbrüstigen leptosomen Asthenikern findet. Dieser Ansicht können wir nicht beipflichten.

Die Deformität wird geprägt von den Veränderungen der ventralen Thoraxpartie. Das Brustbein ist im allgemeinen stark gekrümmt (Abb. 15). Die nach dorsal konkave Biegung betrifft das ganze Sternum, d.h. sie zieht Manubrium und Corpus gleichmäßig ein. Der Scheitel der Krümmungskurve liegt etwa in Höhe der 2. Knochenplatte des Corpus sterni.

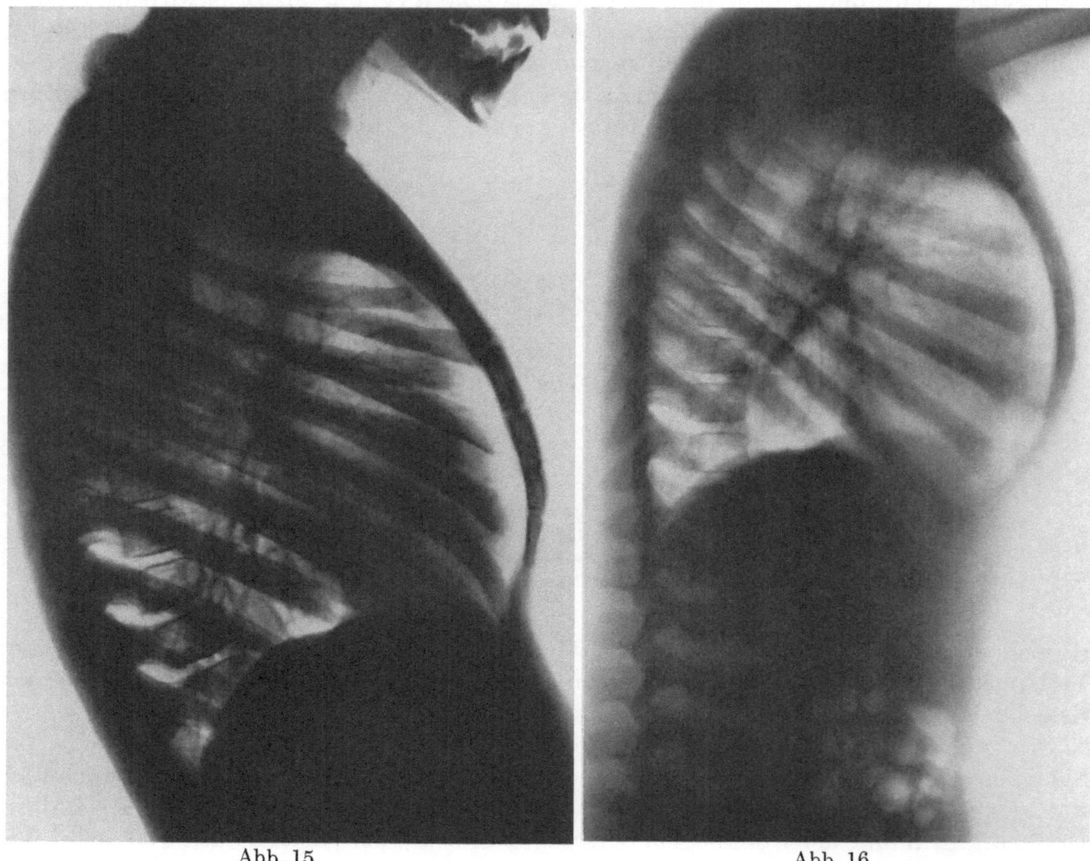

Abb. 15 Abb. 16

Abb. 15. Angeborene Hühnerbrust, totale Krümmung des Brustbeines (10jähriger Knabe)

Abb. 16. Hühnerbrust, 7jähriger Knabe. Das Sternum ist im ganzen gebogen, die Sternumspitze zeigt nach der Wirbelsäule hin

Im jugendlichen Alter ist, wenigstens anfänglich, der Knochenkern von der kyphotischen Verbiegung nicht betroffen. Die Deformierung kommt so zustande, daß die Synchondrosen ventral weiter klaffen, während sich am dorsalen Rand die Knochenplatten berühren. In anderen Fällen kann das Brustbein den vom Normalen her bekannten Verlauf zeigen, mit anderen Worten, selbst von der Mißbildung nicht betroffen sein. Bei diesen Patienten zeigt sich dann auf der Röntgenaufnahme, daß der Abstand zwischen den knöchernen Rippenspangen und dem Sternum abnorm groß ist, die knorpeligen Rippen also verlängert scheinen. Nicht selten ist das Sternum hierbei besonders kurz. Es kann dann nur drei Knochenplatten im Sternumkörper aufweisen. Das Manubrium pflegt von der Verkürzung nicht betroffen zu sein. Diese geht vielmehr fast ausschließlich auf Kosten des Corpus.

Der Processus xiphoideus zeigt im Gegensatz zu dem Verhalten des Brustbeinkörpers nicht selten eine Krümmung nach dorsal, dergestalt, daß die Spitze des Schwertfortsatzes auf die Wirbelsäule hin gerichtet ist. Auf dieses Verhalten ist bei der klinischen Untersuchung besonders zu achten, denn hierbei ist eine direkte mechanische Irritation der Mediastinalorgane, insbesondere des Herzens, denkbar (Abb. 16).

Die Vorbuckelung des 2. Brustbeinkörpersegmentes bestimmt in der Regel das klinische Bild der Brustkorbdeformierung. Sie stellt den am meisten ventral gelegenen Punkt dar. Von hier aus verläuft das Sternum im ganzen, mehr oder minder stark gekrümmt, nach dorsal. Während bei den meisten Hühnerbrustfällen das Sternum entweder gerade oder im ganzen gekrümmt ist, kommen ausnahmsweise auch Knickbildungen innerhalb einzelner Knochenplatten vor (Abb. 17). Sie betreffen meistens das erste, seltener

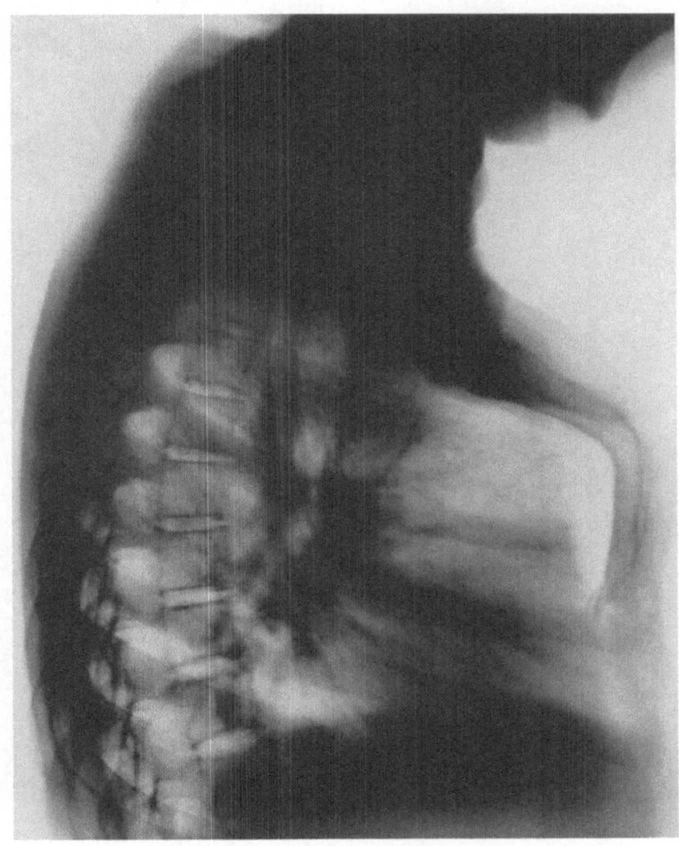

Abb. 17. Schwere Mißbildung des Brustbeines, Verknöcherung der Synchondrosis sternalis. Das Sternum ist rechtwinkelig gebogen und verkürzt. Steiler Verlauf der Schlüsselbeine, klinisch erhebliche Hühnerbrust

das zweite Segment. Verformungen des Manubriums kommen kaum einmal vor. Auch Abweichungen des Brustbeines aus der Mittellinie sind mitunter festzustellen. Sie sind die Ausnahme. In der Regel handelt es sich bei der Hühnerbrust um eine symmetrische Mißbildung, die beide Thoraxhälften gleichzeitig betrifft, und das Brustbein in der Sagittalebene verbiegt, während in der Frontalebene nur geringe Formstörungen festzustellen sind. Wie Meßaufnahmen zeigen, ist der Abstand zwischen Brustbein und Wirbelsäule nahezu immer vergrößert. Lediglich an der Sternumspitze können, bedingt durch die nach dorsal gerichtete Einstellung des caudalen Brustbeinendes, normale Werte erreicht werden. Daraus ergibt sich, daß bei der Hühnerbrust der sagittale Thoraxdurchmesser verlängert ist, während der frontale Durchmesser im Bereich der caudalen Sternumpartien verkleinert zu sein pflegt. Die Verminderung betrifft vor allem die lateralen und ventralen Bezirke der mittleren Rippenspangen, die von der Axillarlinie gerade auf den sternalen Ansatz hin zulaufen. Wertet man den Thorax im ganzen, dann ergeben sich dorsal keine pathologischen Abweichungen, während er im ventralen Abschnitt im ganzen die Form eines Dreieckes aufweist. Besonders an den Rippenpaaren 4—7 wird dies im klinischen Bild sehr deutlich, während die daruntergelegenen wieder annähernd normales Verhalten zeigen. Das vorspringende Sternum ähnelt zusammen mit den lateral eingezogenen Rippen dem Bug eines Schiffes, so daß die Bezeichnung *Kielbrust* den klinischen Aspekt sehr treffend wiedergibt (Abb. 18). Wie bei der Trichterbrust überwiegt oft deutlich die abdominelle diaphragmale Atmung, ohne daß es aber, wenigstens in der Mehrzahl der Fälle, zu einer Longitudinalverschiebung des ganzen Brustkorbes

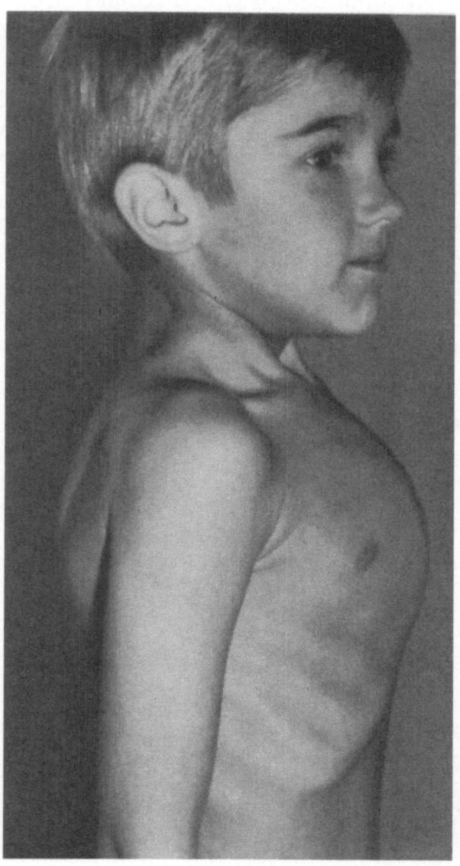

Abb. 18

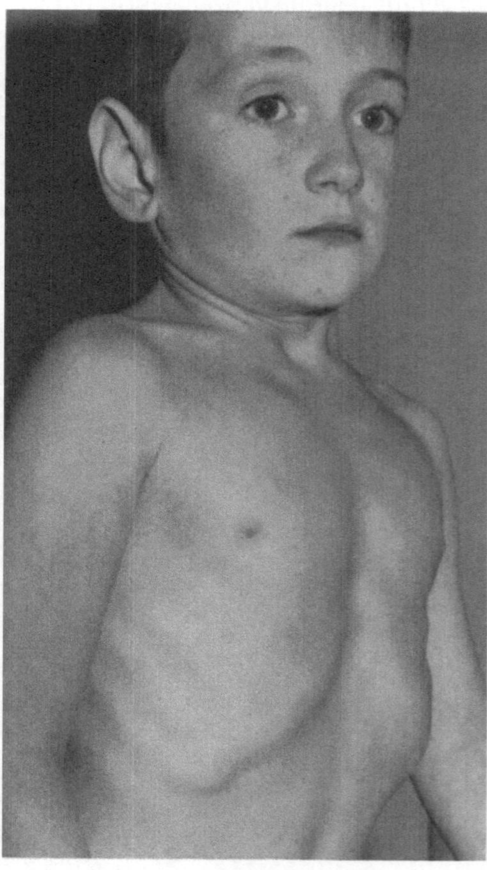

Abb. 19

Abb. 18. 7jähriger Knabe mit Hühnerbrust

Abb. 19. Rinnenbrust, überschießendes Wachstum der Rippenknorpel, Sternum nicht nennenswert eingezogen (Knabe, 7 Jahre alt)

bei der Atmung kommt. Die seitliche Einziehung der mittleren Rippen fehlt in manchen Fällen weitgehend. Vor allem bei jüngeren Kindern wird dieses Verhalten häufiger beobachtet. Beim tiefen Einatmen kann man allerdings eine paradoxe Einziehung beobachten, die bei der forcierten Ausatmung wieder verschwindet. Diese Tatsache deutet darauf hin, daß auch bei der Hühnerbrust keine mechanischen Momente, z.B. eine intra-thorakale Verwachsung oder eine pathologische Strangbildung ätiologisch eine Rolle spielen.

Bedingt durch den im dorsalen Abschnitt normalen Verlauf der einzelnen Rippen ist im Weichteilbild des Thorax und auf den Thoraxaufnahmen das Ausmaß der Deformierung nicht zu erfassen. Die einzelnen Rippenpaare sind symmetrisch angelegt und zeigen keine Abweichungen von der Norm. Bei manchen Patienten hat man den Eindruck, als ob die Rippen im ganzen mehr horizontal verlaufen, also dem embryonalen Verhalten ähnlich sind. Dies gilt besonders für die Fälle, die eine stärkere Krümmung der Wirbelsäule in dem Sinne einer Kyphose vermissen lassen. Indessen haben wir eindeutige

Gesetzmäßigkeiten nicht feststellen können, so daß wir glauben, daß ein typisches Verhalten nicht besteht. An den ventralen Rippenenden finden sich bei der angeborenen Hühnerbrust keine Auffälligkeiten. Hier liegt vielleicht die Möglichkeit einer gewissen differentialdiagnostischen Differenzierung von der rachitischen Hühnerbrust, bei der Auftreibungen gefunden werden können. Nach dem normalen Verhalten der knöchernen Rippenspangen kann man folgern, daß sich die Deformität im wesentlichen an den knorpeligen Rippenspangen abspielt, die in der Tat in die Fehlbildung stets einbezogen

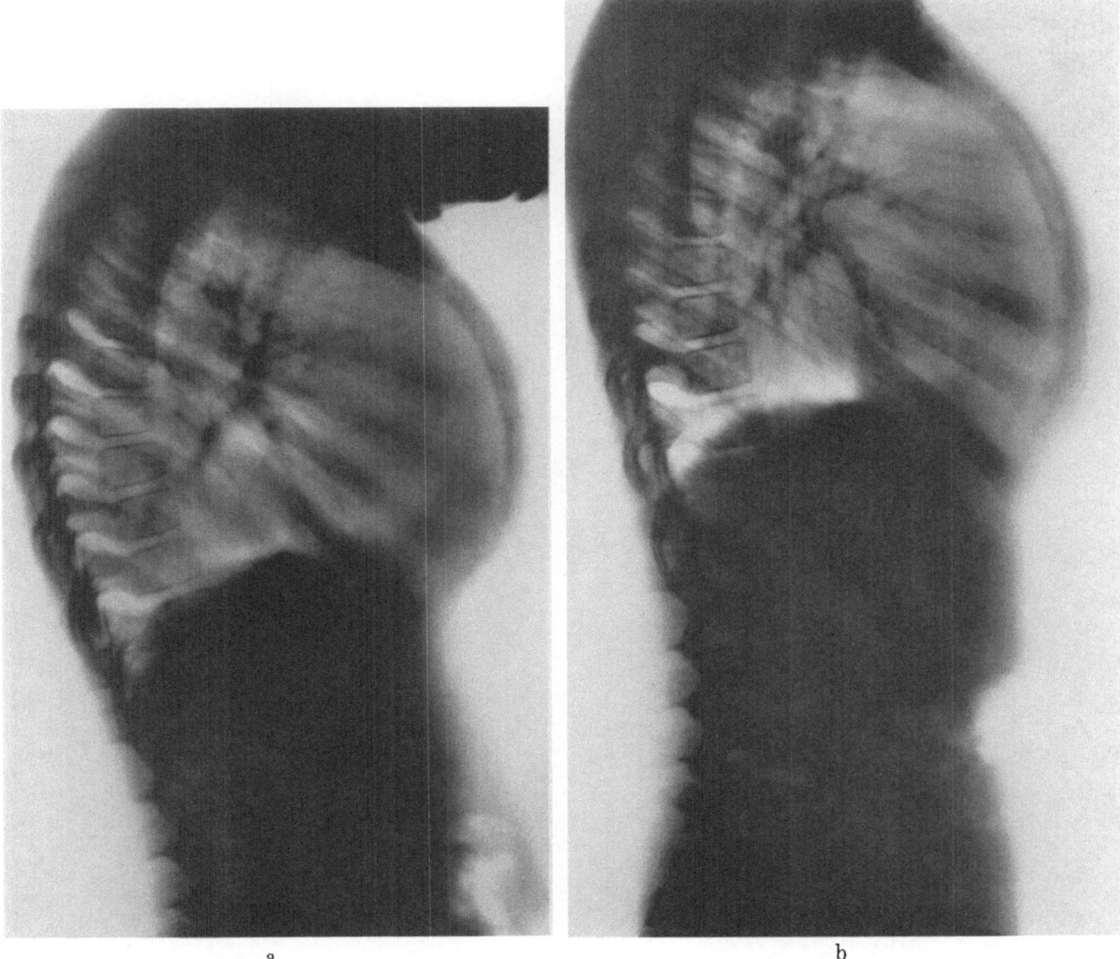

Abb. 20a. Totalkyphose der Brustwirbelsäule bei Hühnerbrust im Sitzen in entspannter Haltung
Abb. 20b. Auch bei Aufrichtung bleibt die kyphotische Biegung bestehen

sind. Nach unserem Material wagen wir nicht zu entscheiden, ob ein Mehr- oder ein Minderwuchs vorliegt. Nicht ganz selten beobachten wir ein ventrales Vorspringen der parasternalen Anteile. So prominiert dann der Rippenknorpel brustbeinnahe nach ventral, um sich zum Ansatz am Brustbein wieder nach dorsal zurückzubiegen. Der Rippenknorpel ist in der Sagittalebene nicht gerade, sondern weist einen Knick auf. Betrifft diese Biegung symmetrisch mehrere Knorpelspangen, scheint das Sternum etwas in das Thoraxniveau einbezogen. Zwischen den beiden Seiten bildet sich so in der Sternallinie eine Rille, die mehr oder minder ausgeprägt ist. Daß die sternale Impression nur eine scheinbare ist, ergibt sich aus der anatomischen Situation. Diese Fälle dürfen mit einer leichten Trichterbrust nicht verwechselt werden. Im übrigen scheint das ventrale Vorspringen der parasternalen Rippenanteile kein seltenes Vorkommnis zu sein. Dies ist in einer bestimmten Wachstumsphase häufig. Bei der Untersuchung von 1035 Schulkindern im Alter zwischen 6 und 15 Jahren haben wir diese ventrale Vorwölbung der Rippenknorpel über das Niveau des Brustbeines bei 8jährigen Kindern in 50% bei Knaben und in 35% bei Mädchen gesehen. Das relative Zurücktreten des Brustbeines läßt zwischen den wallartig erhabenen Rippenknorpelspangen, wie ausgeführt, eine Rinne

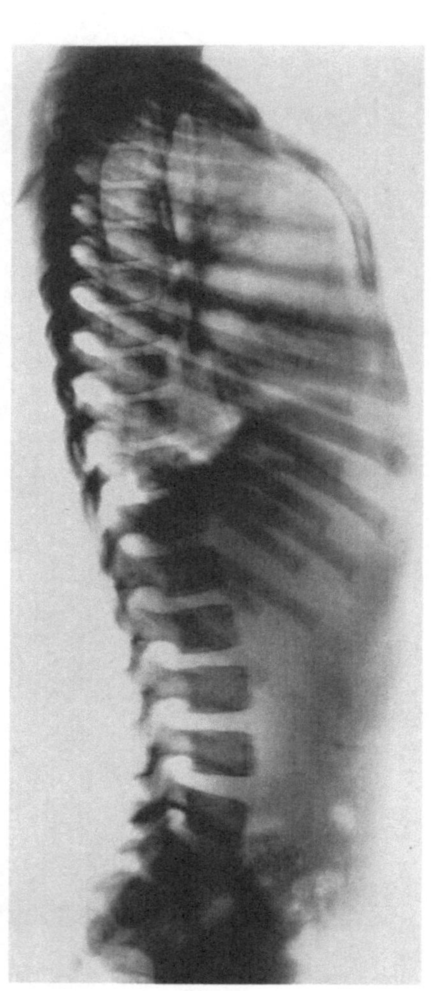

Abb. 21

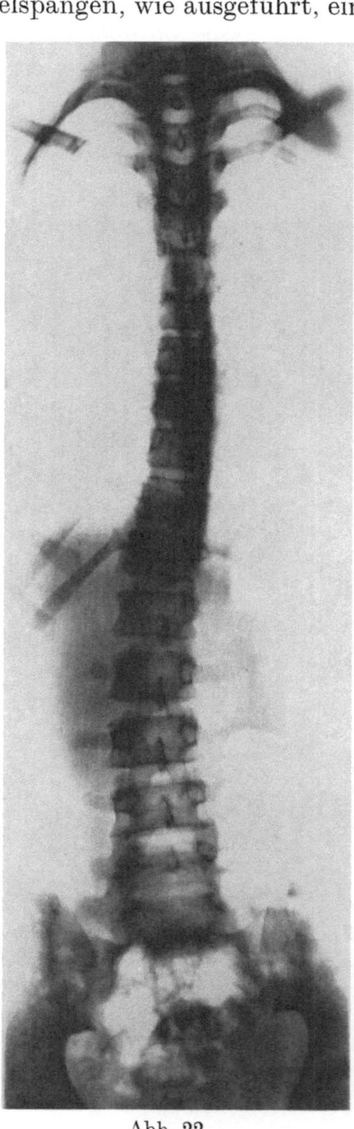

Abb. 22

Abb. 21. Hühnerbrust bei 5jährigem Mädchen, Wirbelsäule im Stehen abgeflacht, Abschrägung der Brustwirbelkörper, Steilhaltung der Wirbelsäule

Abb. 22. S-Skoliose bei Hühnerbrust ohne stärkere Torsion

entstehen, so daß man von einer *Rinnenbrust* sprechen könnte. Sie ist abzugrenzen von den Deformierungen, bei denen das ganze Brustbein gleichmäßig eingesunken erscheint, z.B. bei Defekten des Musculus pectoralis. Die Rinnenbrust wird mit zunehmendem Lebensalter seltener, bei Mädchen verschwindet sie zudem mit der Entwicklung der Brüste. In Zweifelsfällen zeigt das seitliche Röntgenbild des Thorax, daß der sagittale Durchmesser des Brustkorbes nicht verkleinert, sondern eher vergrößert ist. Klinische Bedeutung besitzt die Rinnenbrust nicht, es sei denn, sie ist Teilerscheinung einer anderen Thoraxmißbildung (Abb. 19).

Die Hühnerbrust entsteht sekundär auch bei primären Erkrankungen der Wirbelsäule. Das gilt im besonderen Maße für die Spondylitis tuberculosa des Brustabschnittes mit stärkerer Gibbusbildung. Diese klinische Erfahrung läßt erwarten, daß auch bei der angeborenen Hühnerbrust eine Verstärkung der Brustkyphose vorliegt. Wie die seitlichen Röntgenaufnahmen im Stehen aber zeigen, fehlt in allen Fällen eine knickartige Kyphosebildung nach Art eines Gibbus (Abb. 20a u. b.). Wohl kann man gelegentlich Kyphosen der

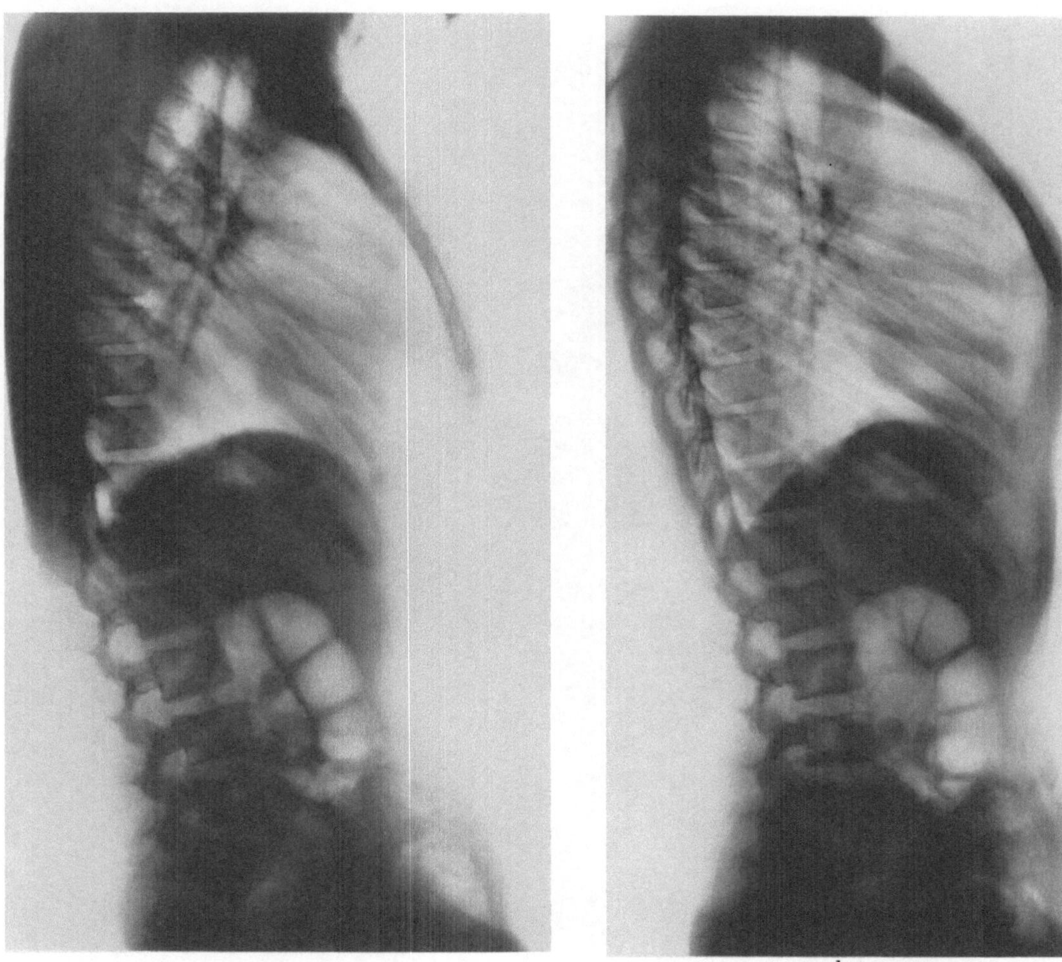

a b

Abb. 23a. Funktionsaufnahmen der Wirbelsäule eines 14jährigen Patienten mit Hühnerbrust im Sitzen: Steilhaltung der Lendenwirbelsäule und mittleren und unteren Brustwirbelsäule bei Kyphosierung der oberen Brustsegmente

Abb. 23b. In Ruhehaltung nur geringe Totalkyphose

ganzen Wirbelsäule finden, in der Regel ist aber die Wirbelsäule abgeflacht. Die obere Brustwirbelsäule kann vermehrt gebogen sein, sie kann aber auch in den Flachrücken einbezogen werden (Abb. 21). Am Übergang von der Brustwirbelsäule zur Lendenwirbelsäule besteht oft eine umschriebene kyphotische Knickbildung, die an einen Sitzbuckel erinnert, eine Erscheinung, die wir auch bei der Trichterbrust gefunden haben. Bei Bewegungsaufnahmen im Sitzen tritt in lockerer, entspannter Sitzhaltung die zu erwartende Totalkyphose auf. Sie nimmt in der Regel aber keine starken Grade an. Beim Aufrichten in angespannter Haltung findet man eine Steilstellung der ganzen Wirbelsäule, wobei manchmal die Kyphose des Brust-Hals-Überganges sichtbar bleibt (Abb. 23a u. b). Gerade die Funktionsaufnahmen machen deutlich, daß bei der angeborenen Hühnerbrust ein ursächlicher Zusammenhang zwischen Krümmung der Wirbelsäule und der Thoraxform im Sinne von LÖSCHKE nicht besteht. Man hat hier vielmehr den Eindruck, als ob der Thorax unabhängig von den Krümmungsverhältnissen der Wirbelsäule fehlgebildet ist. Worin die eigentliche Fehlbildung besteht, läßt sich bis heute nicht entscheiden. Auffallend ist

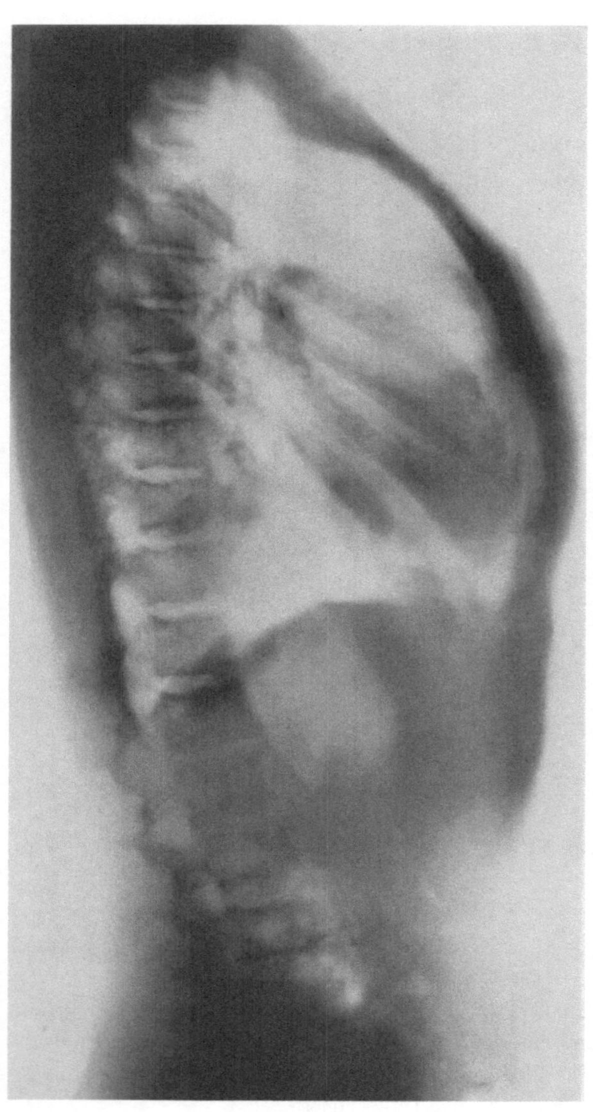

a

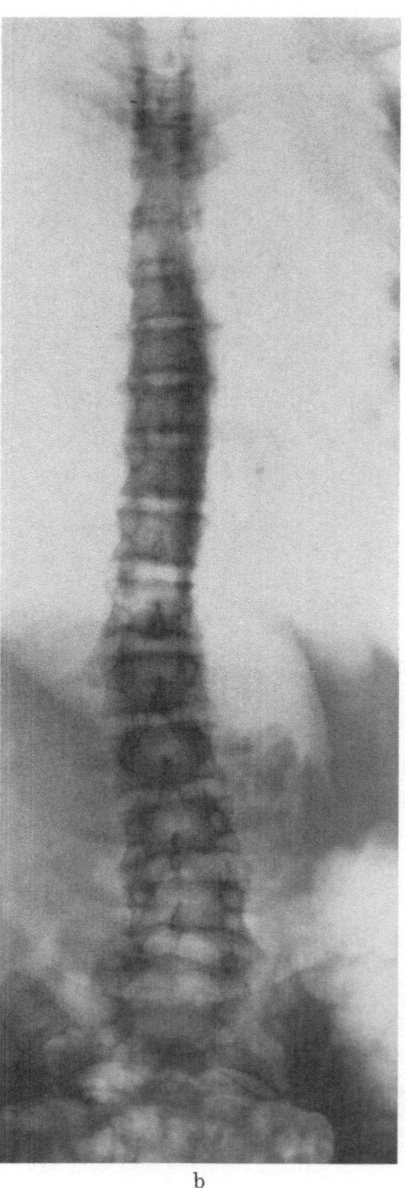

b

Abb. 24a. Schwere Verknöcherungsstörung im Sinne einer enchondralen Dysostose bei Hühnerbrust. Im Stehen bleibt Lendenkyphose erhalten

Abb. 24b. Leichte Skoliose ohne nennenswerte Torsion

in diesem Zusammenhang die Feststellung, daß wir in einem hohen Prozentsatz zusätzlich auch seitliche Verbiegungen der Wirbelsäule im Sinne einer Skoliose gefunden haben. Interessanterweise liegt der Scheitel der seitlichen Abweichung im Bereich der Lendenwirbelsäule, während die Brustwirbelsäule von der Verbiegung kaum betroffen ist (Abb. 24b).

Auch an den Wirbelkörpern kommen charakteristische Formabweichungen vor. Sie treten im allgemeinen erst jenseits des 10. Lebensjahres deutlich in Erscheinung. Dabei sind die Grund- und Deckplatten nicht wie normal, gerade, sondern zeigen Eindellungen, die muldenartig gestaltet sind. Sie finden sich gelegentlich über die ganze Wirbelsäule hin ausgebreitet und verschwinden erst in den oberen Brustsegmenten. Nach den caudalen Wirbelsäulenabschnitten zu, pflegen sie ausgeprägter zu sein. Die Einbuchtungen liegen stets am Übergang vom hinteren zum mittleren Drittel der Wirbelkörper und entsprechen in ihrer Anordnung dem Verlauf der ehemaligen Chorda dorsalis. Die ventralen Wirbelkörperkanten können abgeschrägt sein, mitunter sind die daruntergelegenen spitz ausgezogen, so daß man eine tiefgreifende Wachstumsstörung annehmen muß (Abb. 24).

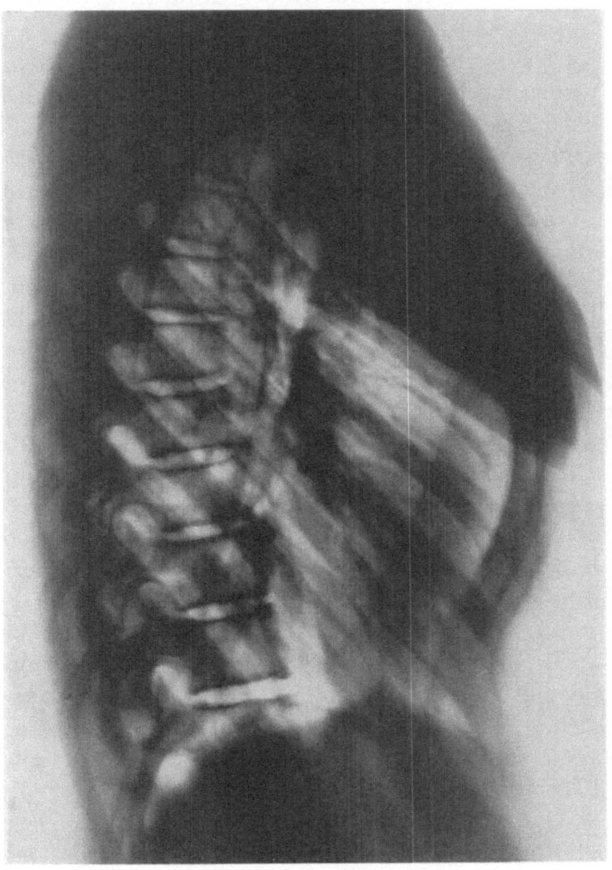

a

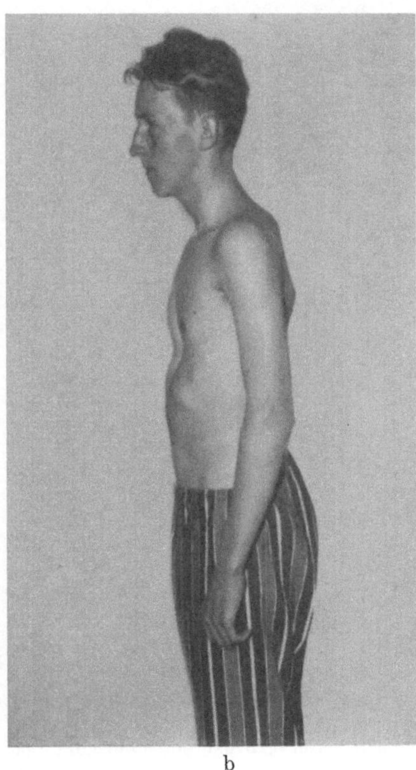

b

Abb. 25a. Sternum im oberen Anteil vorgewölbt, im unteren Anteil eingezogen. Imponiert klinisch als Trichterbrust (Abb. 25b)

Nach den mitgeteilten Befunden scheint verständlich, daß auch der Hühnerbrust Wachstumsstörungen, ähnlich wie der Trichterbrust, zugrunde liegen.

Dafür spricht auch die Tatsache, daß echte Kombinationen zwischen Hühner- und Trichterbrust vorkommen. In diesen Fällen ist das Sternum in den oberen Partien mehr nach ventral vorgebuckelt, als es der Norm entspricht. Im unteren Anteil zeigt das Brustbein dann eine Einsenkung, die mitunter so erhebliche Grade annehmen kann, daß eine chirurgische Intervention notwendig wird (Abb. 25).

Die Wirbelsäule ist bei diesen Patienten meist vermehrt kyphotisch gekrümmt und in dieser Stellung fixiert. Die unregelmäßige Begrenzung von Grund- und Deckplatten zeigt das röntgenologische Bild einer Scheuermannschen Adoleszentenkyphose.

Während bei der unkomplizierten Hühnerbrust die Thoraxübersichtsaufnahme normale Verhältnisse ergibt, kann bei den Kombinationsformen eine Linksverlagerung des Herzens bestehen.

c) Die Trichterbrust

α) *Die Form des Brustbeines*

Die Einsenkung des ventralen Brustschildes bestimmt die klinische Wertigkeit der Deformierung. Wie im folgenden zu zeigen sein wird, ergeben sich die kardialen Komplikationen aus der Abnahme des sagittalen Thoraxdurchmessers. In schweren Fällen ist schon der klinische Aspekt eindrucksvoll und läßt Rückschlüsse auf die zu erwartende Beeinträchtigung der Herzleistung zu. Genauere Aufklärung verschafft das Röntgenbild im seitlichen Strahlengang (Abb. 26).

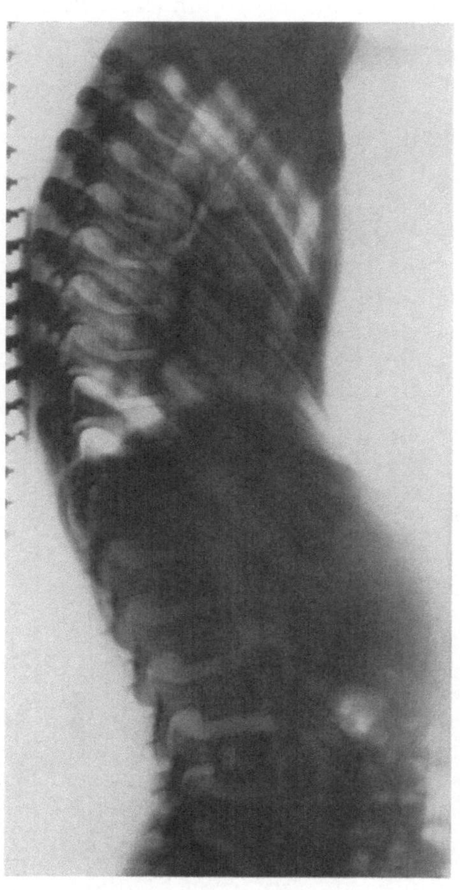

Abb. 26. Trichterbrust bei 6jährigem Knaben. Sternum im ganzen leicht gebogen. Obere Rippen erscheinen eingeschnürt, untere Rippen prominieren

Die Form des Brustbeines weist bei der Trichterbrust erhebliche Schwankungen auf. Bei Kindern lassen sich die einzelnen Knochenplatten, die erst gegen Mitte des 2. Lebensjahrzehntes verschwinden, gut abgrenzen. Das Manubrium sterni ist an der cranialen Abrundung im Gegensatz zur glatten oberen Begrenzung der ersten Knochenplatte des Corpus sterni leicht zu erkennen. Die beiden sternalen Gelenkenden der Clavicula überragen die dorsale Kante des Manubrium nach dem Thoraxraum zu. Bei rein seitlicher Aufnahme überkreuzen sie sich spitzwinkelig und sind gegen die Rippen gut zu isolieren. Der Handgriff des Brustbeines ist bei der Trichterbrust im allgemeinen nicht verändert. Er zeigt einen geraden Verlauf, wobei sich das caudale Ende beim Kind und Jugendlichen oft unwesentlich verbreitert. Die untere Grenzfläche zur Synchondrosis sternalis ist scharf begrenzt und meist auch glatt konfiguriert. Der Übergang zum Corpus sterni läßt sich in der Regel gut darstellen. Der Spalt ist in der Kindheit weit und auch beim Erwachsenen im Gegensatz zur Hühnerbrust noch deutlich zu erkennen. Je nach der Form der Brustwirbelsäule projiziert sich die Synchondrosis sternalis in Höhe des 5. bis 7. Brustwirbelkörpers. Bei einer Reihe von Fällen erscheint der Körper des Brustbeines verkürzt, das Manubrium dagegen verlängert (Abb. 27). Bei anderen Patienten sind keine faßbaren Abweichungen von den normalen Proportionen vorhanden. Die craniale Begrenzung der ersten Körperknochenplatte ist nicht selten nach dorsal auffallend abgeschrägt. Gelegentlich findet sich auch eine ventrale Abrundung. Die Achse des Knochens, d.h., die Verbindung von wenigstens drei Mittelpunkten der Distanz ventrale-dorsale Corticaliskontur ist meistens eine Gerade, selten zeigt sich eine Krümmung. Der Spalt zwischen dem 1. und 2. Knochensegment des Brustbeinkörpers ist schon beim Kleinkind auffallend schmal, während der Übergang zur 3. Knochenplatte wieder deutlich weiter ist. Das 2. Knochensegment kann ebenfalls gerade geformt sein, häufiger findet sich hier aber eine nach ventral konvexe Krümmung. Die Vorderfläche ist dann im ganzen verlängert, während die hintere verkürzt erscheint. Vor allem am caudalen Ende der zweiten Platte sind solche Stauchungen zu beobachten. Je nach dem Ausmaß der Krümmung ist auch der Spalt zum 3. Knochensegment glatt begrenzt und gerade verlaufend oder unregelmäßig konfiguriert. (Wanke hat auf eine auffallende Varietät der Knochenkerne im

Brustbein hingewiesen, die auch wir aufgrund unserer Beobachtungen bestätigt finden.) Die letzte Knochenplatte des Brustbeines ist bei schweren Fällen vor allem stark nach dorsal-caudal hin gerichtet. Wie das Verhalten beim Kleinkind und Jugendlichen zeigt, ist die Krümmung des Brustbeines weniger durch ein diskontinuierliches Wachstum der knöchernen Bauelemente bedingt, sondern vielmehr durch ein Nachgeben in den knorpeligen Synchondrosen der das Corpus bildenden Knochenplatten verursacht. Nach Abschluß des Wachstums und der damit verbundenen knöchernen Verschmelzung der Knochensegmente ergibt sich dann die Krümmung des Brustbeinkörpers, die auch beim

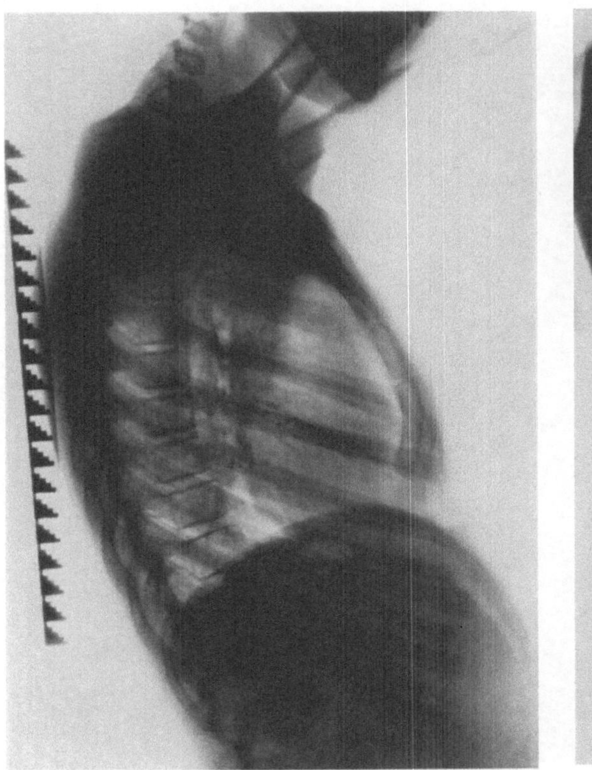

Abb. 27

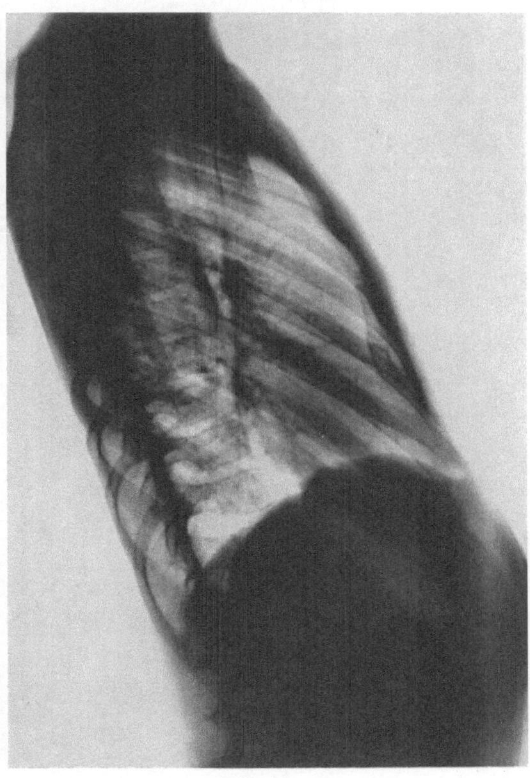

Abb. 28

Abb. 27. Trichterbrust. Verkürzung des Corpus sterni. Die unteren Knochenplatten sind stark gebogen

Abb. 28. Knabe, 9 Jahre alt. Trichterbrust. Tiefste Einziehung am Übergang von der 2. zur 3. Knochenplatte des Corpus sterni, Processus xiphoideus nach ventral orientiert

normalen Sternum wenigstens andeutungsweise vorhanden ist. Die caudale Spitze des Brustbeines ist bei den meisten Patienten, die zur operativen Behandlung kommen, nach dorsal zur Wirbelsäule hin eingezogen. In anderen Fällen haben wir aber auch das Gegenteil beobachtet. Bei einem 9jährigen Knaben liegt die tiefste Einziehung am Übergang von der 2. zur 3. Knorpelplatte. Letztere ist durch eine entsprechende Biegung wieder nach ventral vorgebuckelt, so daß das caudale Ende von der Wirbelsäule wegzeigt (Abb. 28). Der Processus xiphoideus ist auf den Röntgenaufnahmen Jugendlicher in der Regel nur schwer darzustellen, zumal der Knochenkern erst im 6. Lebensjahr auftritt und auch beim 12jährigen nur als kleiner Schatten erkennbar ist. Nach den Operationsbefunden ist der Schwertfortsatz oft nach ventral hin gerichtet. Wir haben dagegen aber auch eine 18jährige Patientin beobachtet, bei der die chirurgische Behandlung ergab, daß der Processus xiphoides dornartig nach dorsal umgebogen war und das Herz mechanisch irritierte.

Die Verbiegung des Brustbeines kann bei der Trichterbrust recht unterschiedlich sein. Von einer gestreckten Form bis zur starken Rundung kommen alle Übergänge vor

(Abb. 29). Am häufigsten scheinen Verformungen im Bereich der unteren Hälfte des Brustbeinkörpers zu sein, während Knickbildungen in der Synchondrosis sternalis zu den Ausnahmen gehören.

Schon die klinische Betrachtung lehrt, daß oft mit der sternalen Einsenkung in der Sagittalebene eine Torsion des Brustbeines um seine Längsachse verbunden ist.

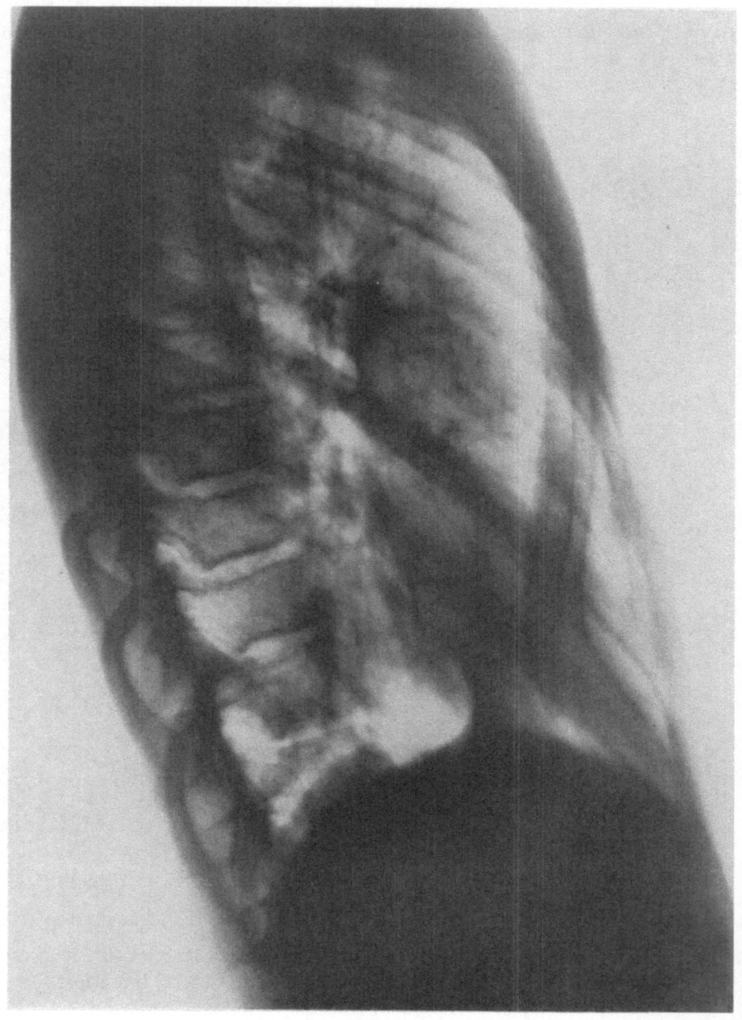

Abb. 29. Trichterbrust. Sternum im ganzen nur wenig gebogen. Spitze zeigt nach ventral. Ossifikationsstörungen der Wirbelsäule

Dabei ist das Sternum so torquiert, daß der rechte Brustbeinrand tiefer in das Thoraxniveau eingesunken ist als der linke. Je nach Ausprägung der Verdrehung stellen sich dann die Knochenkerne breiter dar. Nicht selten erscheint dann eine Doppelkonturierung der Corticalis, die mit einer Verbreiterung der Weichteilbegrenzung über dem Brustbein kombiniert sein kann (Abb. 31).

β) Die Deformierung des knöchernen Brustkorbes

Das Sternum bildet nur im cranialen Anteil des Trichters dessen rückwärtige Wandung. Der tiefste Trichterpunkt, d.h. die Stelle der stärksten Einziehung, entspricht etwa dem Übergang vom Corpus sterni zum Processus xiphoideus. Die untere Begrenzung der Einsenkung ist geprägt von der unteren Thoraxappertur, d.h. dem knorpeligen Rand der unteren Rippen. Zwischen den Knorpelknochenspangen beider Körperseiten wölbt sich die Bauchmuskulatur, vor allem der Rectus abdominis nach ventral, um das Thoraxniveau weit zu überragen. Auf den Weichteilaufnahmen ist das Verhalten deutlich zu erkennen (Abb. 32). Die Analyse der Röntgenbilder zeigt aber auch, daß es mit klinischen Untersuchungsmethoden allein nicht möglich ist, Einblick in die skeletalen Verhältnisse zu bekommen. Bei einem 16jährigen Patienten zeigt die ventrale Weichteilkontur bereits ein deutliches Ansteigen, während die Sternumspitze darunter zur Wirbelsäule hin nach dorsal verläuft (Abb. 33). In diesem Falle täuscht der klinische Aspekt einen gutgewölbten

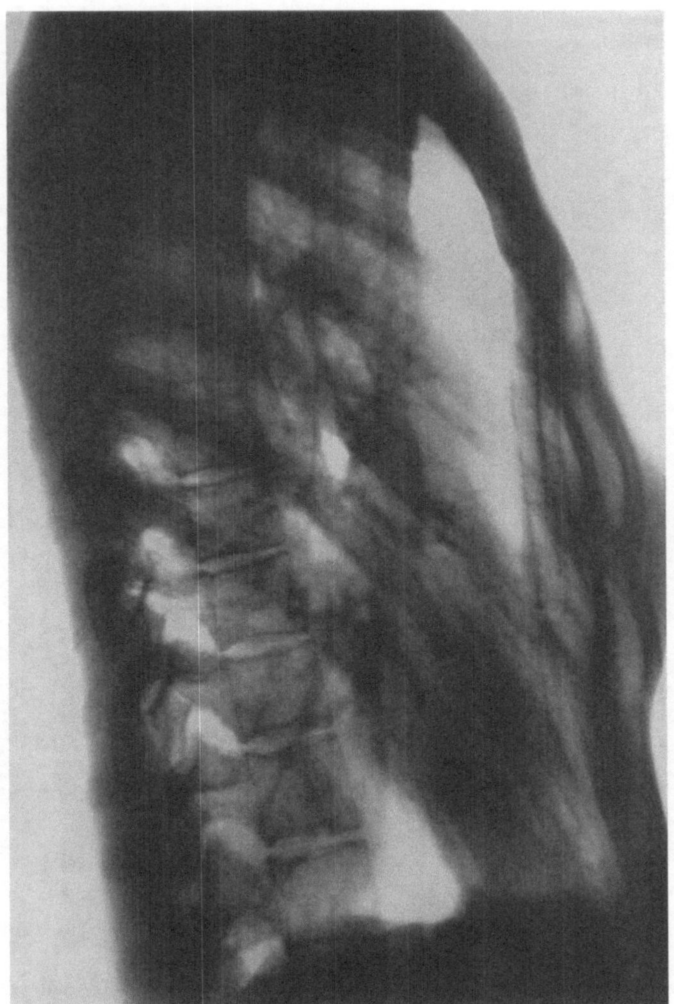

Abb. 30. Trichterbrust. Brustbeinkörper gerade. Einsenkung bedingt durch Verbiegung in der Synchondrosis sternalis

Brustkorb vor, woraus die fehlerhafte Vorstellung einer genügenden Weite des Brustraumes abgelesen werden könnte. Bei der Beurteilung einer Trichterbrust kommt darum der Röntgenuntersuchung und der Erfassung des Sagittaldurchmessers große Bedeutung zu. Eine Vorwölbung des Brustbeines nach ventral in den oberen Abschnitten ist noch kein Beweis für die Bedeutungslosigkeit der Deformierung. Die Sternumspitze muß in jedem Falle Berücksichtigung finden, denn sie kann auch bei geringer sternaler Einsenkung zum mechanischen Hindernis für die Herzfunktion werden und schwere organische Schäden nach sich ziehen.

Die isolierte Betrachtung des Brustbeines, etwa aufgrund einer seitlichen Thoraxaufnahme, gibt begreiflicherweise keine umfassende Vorstellung vom Ausmaß der

Deformität. Weil mit dem Sternum auch die ventrale Thoraxwand eingesunken ist, muß die Form der Rippen Berücksichtigung finden. Die röntgenologische Erfassung der tatsächlichen Verhältnisse ist aber dadurch kompliziert, daß die knorpeligen Rippenspangen nicht dargestellt werden können. Auf der weichen Aufnahme von einer 17jährigen Patientin, die in sitzender Haltung angefertigt wurde, erkennt man die untere Thoraxappertur deutlich. Der knorpelige Rippenrand springt kielartig nach ventral vor, die Weichteile des epigagastrischen Raumes zwischen sich fassend. Die Bauchmuskulatur

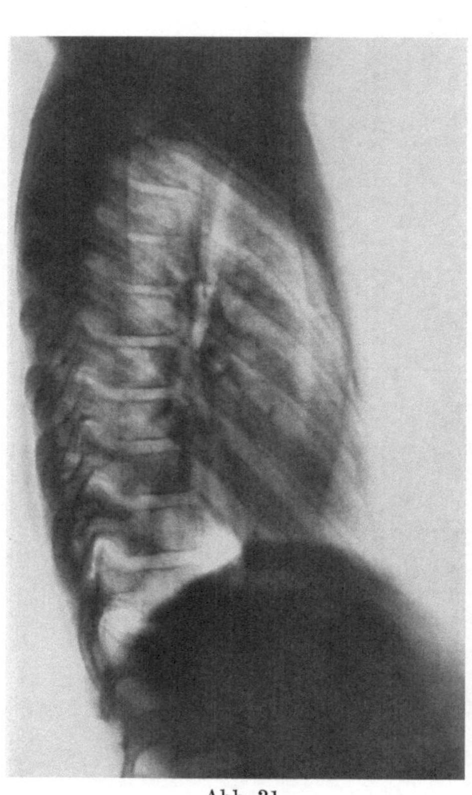

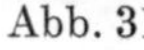

Abb. 31

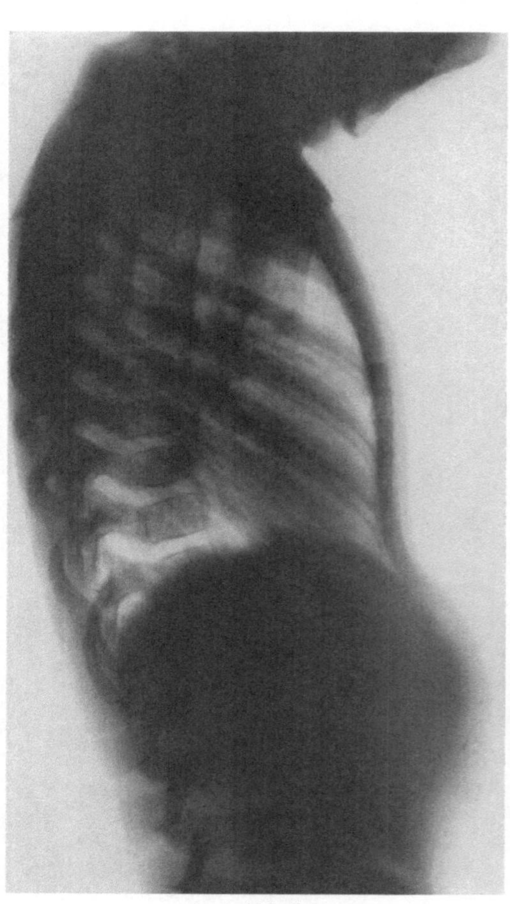

Abb. 32

Abb. 31. Trichterbrust. Torsion des Brustbeinkörpers im unteren Abschnitt; die einzelnen Knochenplatten erscheinen verbreitert

Abb. 32. Trichterbrust. Das Sternum bildet nur im oberen Anteil den Trichter. Brustbeinspitze entspricht dem tiefsten Trichterpunkt. Unterer Anteil durch Rippenbogen und sich vorwölbende Bauchmuskulatur begrenzt

ist bei der angespannten Sitzhaltung kontrahiert, an der Einziehung in der Nabelgegend erkennbar. Sie zeigt das Vorspringen der unteren Rippen. Dieses ist für das kosmetische Ergebnis nach operativen Eingriffen von großer Bedeutung. Es erklärt unter anderem, warum auch nach gelungener Hebung des Brustbeines die Resultate oft unbefriedigend bleiben (Abb. 34).

Auf den seitlichen Aufnahmen junger Kinder wird das Ausmaß der Brustkorbdeformierung erkennbar. Etwa bis zur Trichtertiefe, also zum caudalen Ende des Brustbeines verlaufen die Rippen ventral eng aneinanderliegend zum Sternum hin. Man hat dabei den Eindruck, als seien sie durch eine gürtelförmige Einschnürung verbogen worden. Die 7.—10. Rippe dagegen überragen die übrigen Rippen nach ventral weit, wodurch das kielartige Vorspringen hervorgerufen wird. Bei der klinischen Betrachtung bestätigt sich der Eindruck einer extremen Fixation der oberen Rippenpaare. Läßt man Trichterbrustpatienten kräftig atmen, so fällt das Überwiegen der diaphragmalen Atmung auf, während die costale inspiratorische Hebung ganz oder doch zum größten Teil fehlt. Oft wird der ganze Brustkorb bei tiefer Inspiration longitudinal verschoben. In diesem Falle zeigt sich ein eindrucksvolles Anspannen der Halsmuskulatur.

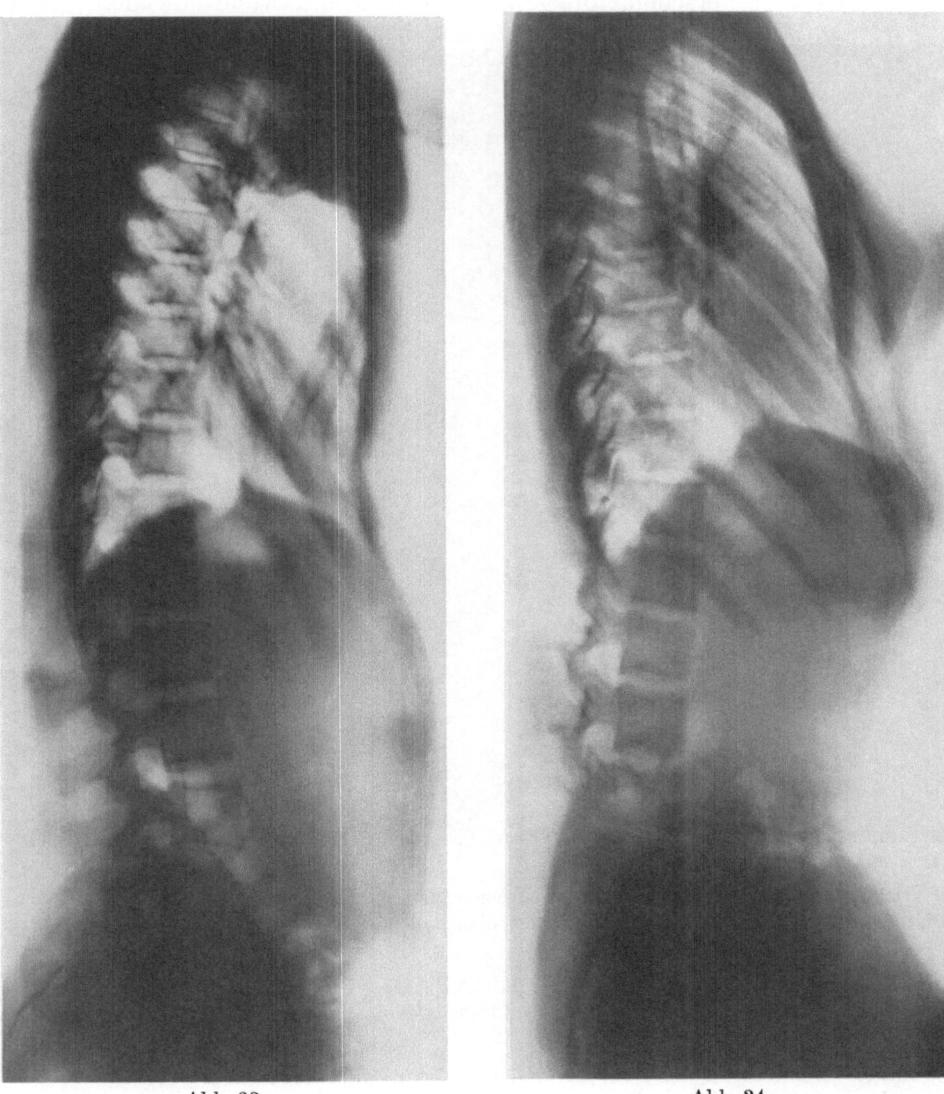

Abb. 33 Abb. 34

Abb. 33. Trichterbrust. Im Stehen wölbt sich der Bauch vor, tiefster Trichterpunkt entspricht der Sternumspitze

Abb. 34. Trichterbrust. Kielartiges Vorspringen der unteren Thoraxapertur bei angespannter Bauchmuskulatur. Totallordose der Wirbelsäule bei Sitzen in angespannter Haltung

Bedingt durch die dichte Überlagerung der am Sternum direkt ansetzenden Rippen ergeben sich mitunter ventral Überschneidungen und Summationseffekte, die das knöcherne Brustbein auf der Röntgenaufnahme überdecken können. Das gilt vor allem für weiche Aufnahmen, die zur Klärung der knöchernen Verhältnisse unbrauchbar sind. Bei schweren Trichterbrustfällen zeigt der Thorax in den oberen Abschnitten eine allgemeine Abflachung des sagittalen Durchmessers. Diese ist nur zum Teil durch die sternale Einsenkung bedingt, zum anderen Teil durch einen allgemeinen Platythorax verursacht (Abb. 36). Die einzelnen Rippen stehen dabei mehr horizontal auf die Wirbeldeckplatte bezogen. Der Angulus costae ist verkleinert, da die Rippe dorso-lateral stärker gebogen ist. Der Übergang vom knöchernen zum knorpeligen Anteil ist bei leichteren und mittelschweren Fällen am Übergang von der normalen Thoraxwand zum Trichtergrund hin gelegen. Bei anderen Patienten, bei denen die Knickbildung weniger stark ausgeprägt ist, verlaufen schon die knöchernen Rippenspangen von lateral ventral nach medial dorsal. Auf diese Weise erscheint die ganze ventrale Thoraxwand eingedellt, der Trichter

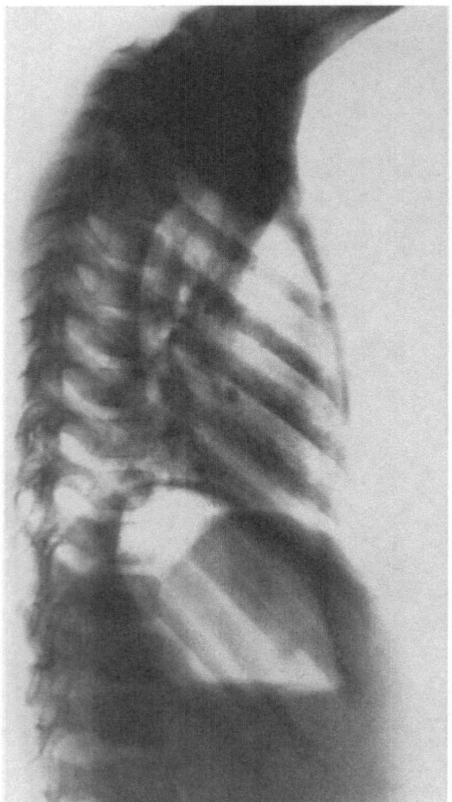

Abb. 35

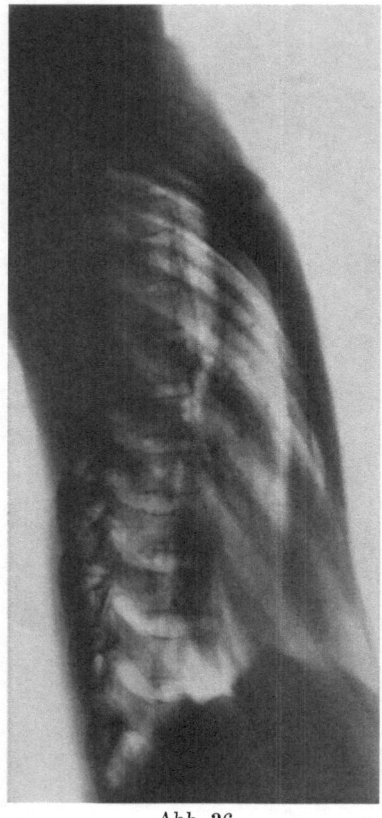

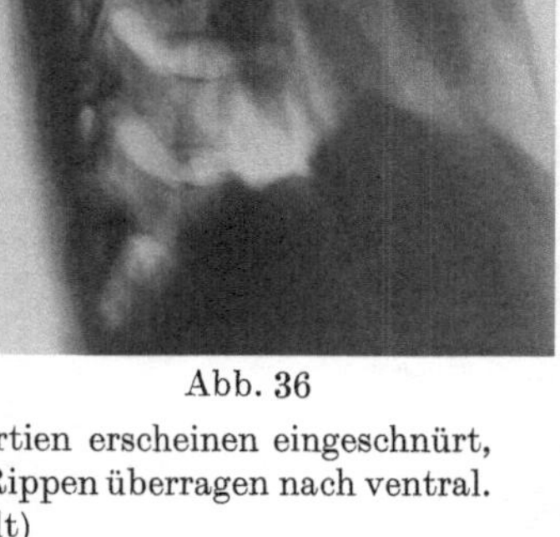

Abb. 36

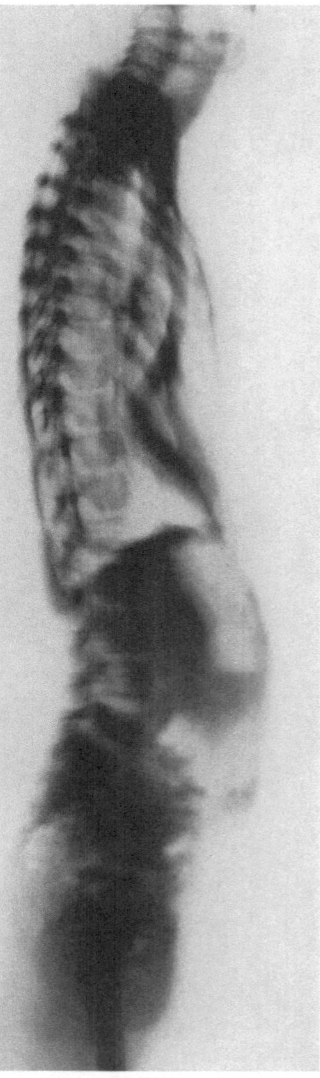

Abb. 37

Abb. 35. Trichterbrust. Die oberen Thoraxpartien erscheinen eingeschnürt, Sagittaldurchmesser verkleinert. Die unteren Rippen überragen nach ventral. (Knabe, 3 Jahre alt)

Abb. 36. Hochgradiger Platythorax bei schwerer Trichterbrust. „Axtform" der Wirbelkörper, Sternum im unteren Anteil und Processus xiphoideus nach ventral gerichtet

Abb. 37. Schwere Trichterbrust bei 7jährigem Knaben. Mehr horizontaler Verlauf der oberen, starke Senkung der unteren Rippen. Vorwölbung des Bauches im Stehen. Weichteilaufnahme

ist weniger tief, wenn auch die Einengung im ganzen extreme Formen annehmen kann. Aus diesem unterschiedlichen Verhalten ergeben sich zwei Typen der Trichterbrust:

1. Umschriebener Trichter bei sonst genügend oder gut gewölbtem Thorax. Die Trichterwände verlaufen steil in die Tiefe zum Sternum, der Knick der Rippen an der Knorpelspangengrenze ist stark.

2. Ausgedehnter Trichter bei allgemein abgeflachtem Brustkorb. Die Trichterwände sind relativ flach, die Einsenkung betrifft mehr oder weniger die ganze ventrale Thoraxwand, die Rippen sind an der Knorpelknochengrenze nur wenig gebogen.

Vor allem bei Patienten mit allgemein abgeflachtem Brustkorb ist in jungen Jahren eine starke Vorwölbung der Bauchmuskulatur zu beobachten. Eine Vorstellung davon vermittelt das Röntgenbild. Eindrucksvoller als im Sitzen sind die Aufnahmen im Stehen, weil sie den ganzen Umfang der Haltungsstörung wiedergeben (Abb. 37). Bei der klinischen Untersuchung kleiner Kinder fanden wir bei allen schweren Fällen eine Rectusdiastase. Sie bildet sich zwar bis zum Ende des Wachstums weitgehend zurück, jedoch findet man auch bei älteren Patienten eine nicht unerhebliche Schwäche der Bauchmuskulatur.

γ) Die Form der Wirbelsäule

Die Bauchmuskelschwäche prägt, zusammen mit der Abplattung des Brustkorbes, die äußere Gestalt des Trichterbrustpatienten. Im Stehen wird das Becken oft vorgekippt, da eine Annäherung von Brustkorb und Beckenrand wegen der Schwäche der ventralen geraden und schrägen Bauchmuskulatur beeinträchtigt ist. Der Oberkörper wird gegen das gekippte Becken zurückgeneigt, so daß über dem Gesäß eine Einsattelung entsteht, die man zwar als Hohlkreuz bezeichnen kann, die aber mit einer Hyperlordose nicht identisch ist.

Zur Erfassung der Wirbelsäulenform ist die Heranziehung von Funktionsaufnahmen unerläßlich. Die seitliche Ganzaufnahme im Stehen wird ergänzt durch zwei Ganzaufnahmen im Sitzen, die eine bei möglichster Erschlaffung, d.h. Rundrückenbildung, die andere Aufnahme in aufrechter Sitzhaltung, d.h. mit kontrahierter Rückenmuskulatur. Erst aus dem Vergleich der drei Aufnahmen kann man Rückschlüsse auf die Form und Funktion der Wirbelsäule ziehen. Kommt man für die Routineuntersuchung auch mit einer seitlichen Ganzaufnahme der Wirbelsäule, am besten im aufrechten Stehen in angespannter Haltung, d.h. in möglichster Aufrichtung, aus, so lassen sich Haltungsanalysen auf diese Weise nicht anstellen. Daß eine einzige seitliche Aufnahme zu Fehlbeurteilungen führen kann, zeigt die Literatur. Beim stehenden Patienten täuscht der vorgewölbte Bauch, der hängende Schultergürtel, mit den oft abstehenden Schulterblättern im Sinne der Scapulae alatae in der Tat einen Haltungsrundrücken vor. Vor allem bei Patienten mit gut gewölbtem Thorax und mehr umschriebener Trichterbildung. werden verstärkte Brustkyphosen beobachtet. Sie sind aber ein relativ seltenes Vorkommnis. Bei $^3/_4$ aller Patienten fanden wir eine Abflachung der Brustwirbelsäule im Sinne eines Flachrückens. Gleiche Beobachtungen teilt auch BUSACK mit, der bei zehn Patienten auf seitlichen Aufnahmen im Stehen 6mal eine ungewöhnliche Aufrichtung des thorakalen Wirbelsäulenabschnittes, 2mal sogar eine Lordose fand. Die Steilstellungen der Brustwirbelsäule, d.h. die mangelhafte Ausbildung der Brustkyphose ist bei der Trichterbrust sehr häufig. Die gerade Haltung kann nur die Abschnitte über dem tiefsten Trichterpunkt betreffen, sie kann aber auch die gesamte Wirbelsäule einbeziehen. Auf den Röntgenaufnahmen im Sitzen findet man bei halber Aufrichtung häufig eine Kyphose in den Segmenten Th 11/Th 12 oder Th 12/L 1, die an eine Sitzkyphose denken lassen (Abb. 38a u. b). Über dem kyphotischen Abschnitt ist bei maximaler Aufrichtung eine kompensatorische Lordosierung möglich. Sie kann in seltenen Fällen auch das kyphotische Segment einbeziehen, wie die Röntgenfunktionsaufnahmen zeigen. Die Segmente L 3/L 4 und L 5/S 1 bleiben bei dem 14jährigen Jungen fixiert, während darüber eine vermehrte Beweglichkeit auffallend ist (Abb. 39).

Die oberen Brustsegmente sind im allgemeinen in die Steilstellung einbezogen. Sie können aber auch eine vermehrte Kyphose zeigen.

Auf das Zusammentreffen zwischen Trichterbrust und Skoliose wird in der Literatur, insbesondere im älteren Schrifttum häufig hingewiesen. Die seitliche Verbiegung wird mit der Asymmetrie des Trichters erklärt und als Kompensationsversuch des Körpers auf die Einengung des Brustraumes erklärt (SCHUBERT) Auch wir haben skoliotische Verbiegungen bei Trichterbrustpatienten beobachtet. In keinem Falle waren die seitlichen Verbiegungen hochgradig. Andererseits wird bei schweren Skoliosen, die zur operativen Behandlung kommen, eine sternale Einsenkung meistens vermißt. Bei unseren

Trichterbrustskoliosen fiel uns stets die kurzbogige Natur der Krümmung auf. Sie war primär im Bereich der mittleren Brustwirbelsäule lokalisiert, ohne daß hier eine nennenswerte Torsion der Wirbelkörper nachzuweisen war (Abb. 40). Dieses Verhalten könnte die von SCHUBERT vertretene Meinung einer kompensatorischen Verbiegung stützen. Dagegen spricht jedoch die Tatsache, daß in anderen Fällen die obere Brustwirbelsäule und die untere Halswirbelsäule ein stärkeres Abweichen der Dornfortsatzreihe aus der Mittellage

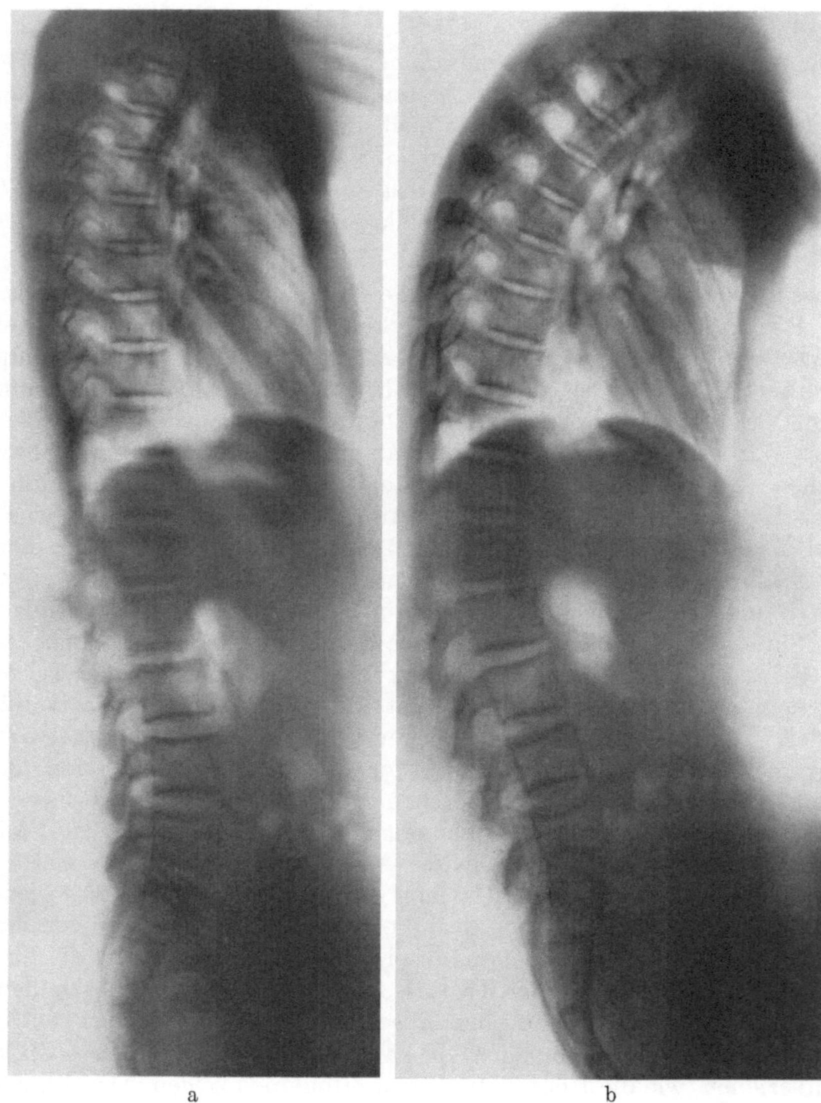

Abb. 38a u. b. Funktionsaufnahmen der Wirbelsäule im Sitzen. Das Segment Th 12/L 1 bleibt bei der Aufrichtung fixiert. Durch Beckenkippung streckt sich die Wirbelsäule

aufweisen, ohne daß hier jedoch nennenswerte seitliche Ausbiegungen vorhanden sind. Weder aus der Lokalisation der Skoliose noch aus dem Grad der Torsion lassen sich ätiologische Schlüsse ziehen. Auffallend bleibt lediglich die Tatsache, daß in keinem Falle eine Progredienz der Skoliose nachzuweisen war. In diesem Zusammenhange ist aber auf die Kombination gewisser vererbbarer Systemschwächen des Bindegewebes und der Skoliose zu verweisen.

Beim Marfan-Syndrom, bei dem nicht selten trichterförmige Einziehungen mitunter erheblichen Grades gefunden werden, ist die Skoliose häufig Begleiterscheinung.

δ) *Die kausale Genese der Trichterbrust*

Der vorgebrachte Hinweis ist aus dem Grunde nötig, weil die Trichterbrust oft mit der Rachitis in Zusammenhang gebracht wird. Schon CHLUMSKY stellt in seiner Arbeit im Jahre 1901 fest, daß die Annahme einer rachitischen Genese für die kongenitalen Fälle von Trichterbrust unhaltbar sei und KÜMMEL meint 1902, daß Zeichen einer Rachitis in allen Fällen von Trichterbrust fehlen. Nachdem in neuerer Zeit die Rachitis

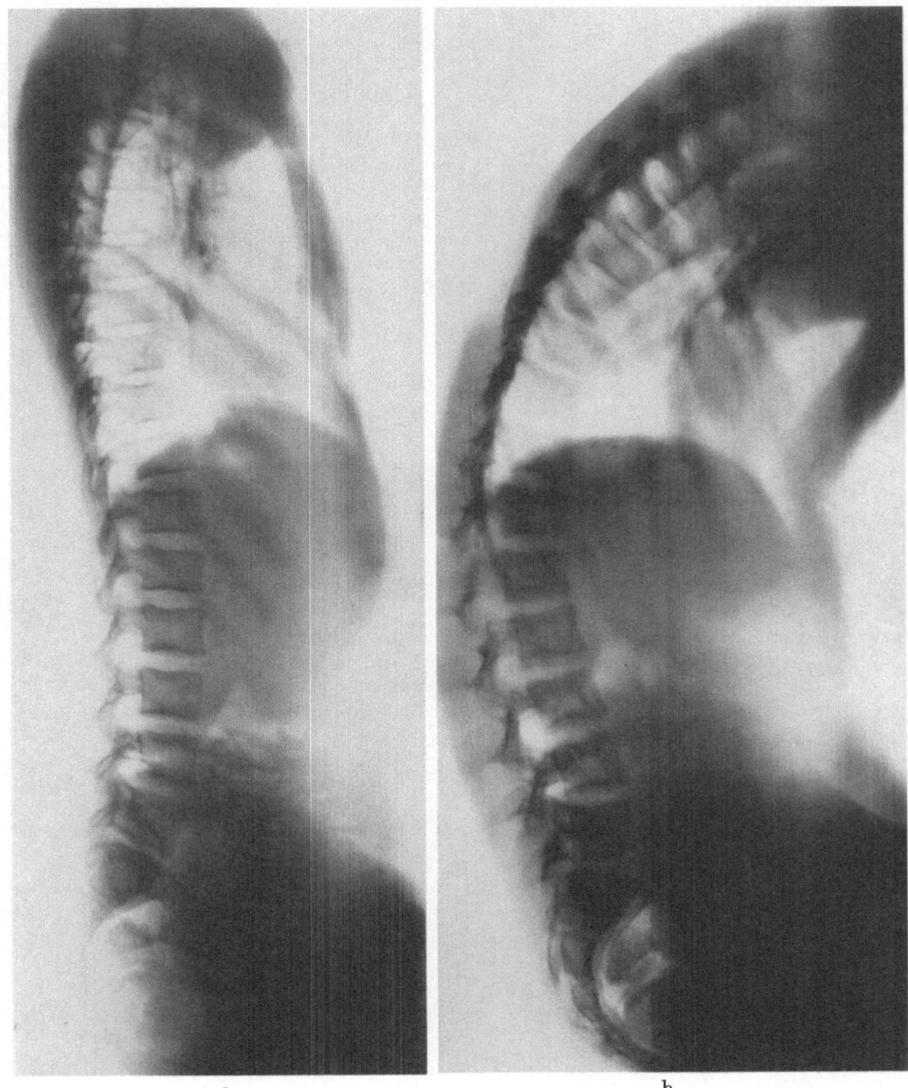

a b

Abb. 39a u. b. Funktionsaufnahmen der Lendenwirbelsäule im Sitzen bei 14jährigem Knaben. Die Segmente L 5/S 1, L 4/L 5 und L 3/L 4 bleiben fixiert

in der Ätiologie der Skoliose und des Sitzbuckels wenigstens in der Mehrzahl der Deformierungen verneint wird, ist eine derartige kausale Erklärung auch für die Trichterbrust unhaltbar geworden. Die eigentlichen ursächlichen Faktoren für die Deformität sind bis heute unbekannt geblieben. Sicher kann nach den Veröffentlichungen der letzten 30 Jahre und aufgrund der Operationsergebnisse nur gesagt werden, daß exogene Einflüsse, wie direkter Druck durch ein Werkzeug gegen das Sternum, wie das in der Bezeichnung „Schusterbrust" zum Ausdruck kommt, keine Rolle spielen. Auch Verätzungen durch narbige, schrumpfende Prozesse der Speiseröhre und des Mediastenums sind nur ausnahmsweise von Bedeutung.

Gegen die kausale Bedeutung von äußeren Einwirkungen spricht auch die Tatsache, daß die Mehrzahl der Trichterbrustdeformierungen angeboren sind. Wir fanden sie unter 53 Patienten 38 mal angeboren, eine Zahl, die sich bei den inzwischen über 200 eigenen Beobachtungen bestätigt hat. Die Erblichkeit hat schon JOHANN BAUHINUS, der die erste Beschreibung der Trichterbrust gegeben hat, erkannt. Wir haben die im ganzen seltene Deformität gehäuft bei Angehörigen der Familie von Trichterbrustträgern fest-

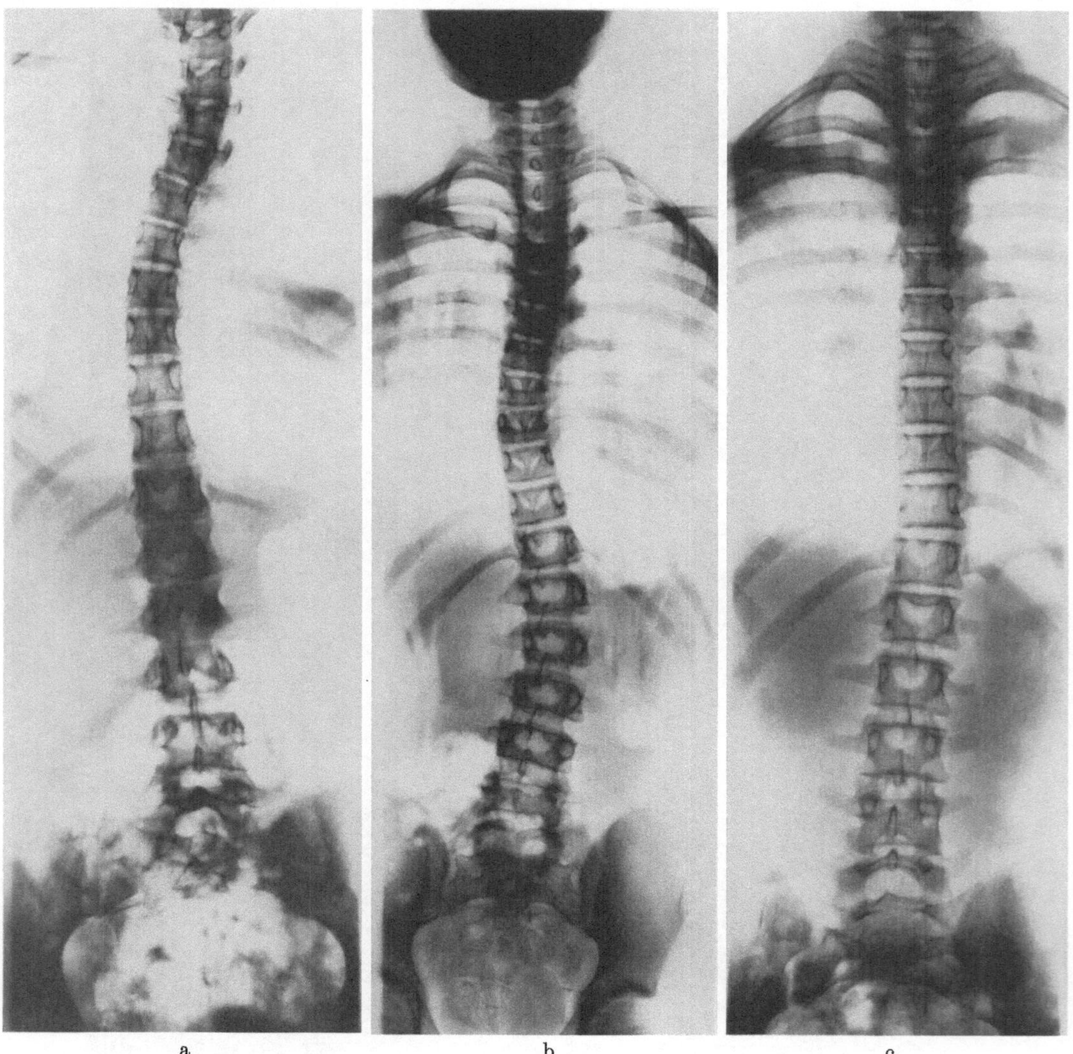

Abb. 40. Verschiedene Skoliosen bei Trichterbrust, keine stärkere Torsion, keine Progredienz

stellen können. Auch NOWAK fand unter 30000 untersuchten Hauptschülern der Stadt Wien zwölf Fälle von Trichterbrust, in den Familien der Patienten aber 41 gleichartige Deformitäten. MANEKE machte in einer 1959 erschienenen Arbeit die interessante Feststellung, daß Trichterbrust und Hühnerbrust gehäuft in den gleichen Familien vorkommen, Deformitäten, die scheinbar diametral entgegengesetzt sind. Wir haben oben dargestellt, daß bei schweren sternalen Einsenkungen oft im Bereich der unteren Rippen ein kielartiges Vorspringen im Sinne einer Hühnerbrust zu beobachten ist, während die oberen Rippen scharf zum sog. Platythorax umgebogen sind.

Die Feststellung, daß die Trichterbrust nicht selten mit anderen Deformitäten des Haltungs- und Bewegungsapparates verknüpft ist, wird von den meisten jüngeren Autoren getroffen. Im Gegensatz zu SCHUBERT, DRACHTER u.a. glauben wir, daß die

Skoliosen bei Trichterbrustpatienten nicht sekundäre Folge der sternalen Einziehung sei, sondern daß es sich um die gleichwertigen Symptome einer übergeordneten Fehlbildung des ganzen Organismus handelt. Neben der Skoliose, welche die häufigste Kombinationsfehlbildung bei der Trichterbrust ist, kommen vor allem Hüftluxationen, muskulärer Schiefhals, Schulterblatthochstand und Fußdeformitäten vor. In einem Falle beobachteten wir bei einem Trichterbrustpatienten einen ausgedehnten Bauchmuskeldefekt, eine Spina bifida, doppelseitigen Kryptorchismus und ein Megacolon. Im Gegensatz zu den häufigen Vergesellschaftungen mit Fehlbildungen des Haltungs- und Bewegungsapparates ist die Kombination mit Mißbildungen des Herzens selten. Wir haben 1961 über einen Fall eines Eisenmengersyndroms bei einem 9jährigen Mädchen berichtet. Die Feststellung, daß angeborene Herzvitien oder Mißbildungen der Gefäße selten sind, ist für die Beurteilung der sekundären Herzveränderung bei der schweren Trichterbrust, auf die weiter unten speziell eingegangen wird, von großer Wichtigkeit.

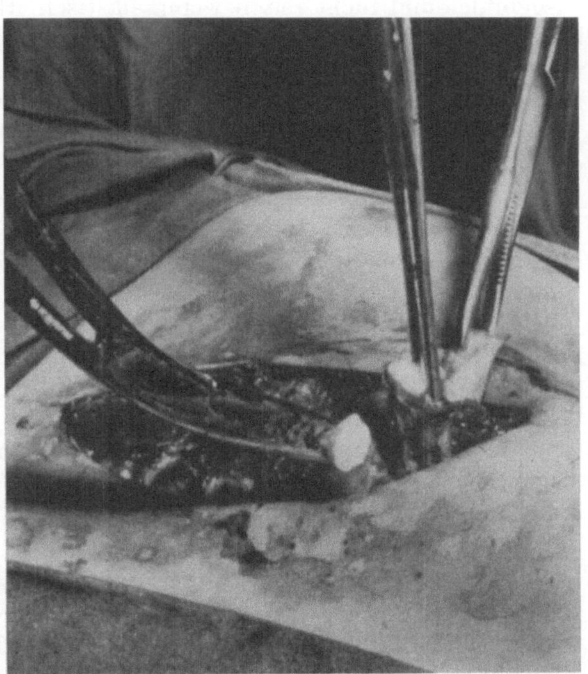

Abb. 41. Operationspräparat. Sternum läßt sich an den Rippenknorpeln vorziehen

Für die angeborene endogene Genese spricht auch die schon erwähnte Tatsache, daß zum manifesten Bild des Marfan-Syndroms die sternale Einsenkung, die Trichterbrust, gehört. Wewe meint, daß das Marfan-Syndrom eine dominant vererbbare Störung des mesenchymalen Gewebes sei. Der Dolicho-Morphismus, der langgestreckte, dünne Körperbau, zeigt eine Störung des Längenwachstums an. Die Wachstumsstörung trifft oft auch den Rippenknorpel und führt so zu einer Trichterbrust. Diese Beobachtung spricht dafür, daß auch der idiopathischen Trichterbrust ähnliche Fehlentwicklungen zugrunde liegen können. Gesteigertes Rippenwachstum nahm 1895 schon Pierre Marie als Ursache der Deformität an, auch Flesch hatte sich 1873 in diesem Sinne geäußert. Hausmann glaubt, daß die Rippen infolge ihres Wachstums das Sternum nach hinten drükken, und Koop sieht in einer Knorpel-Knochen-Dysplasie das entscheidende Moment. Auch Lester, Sanger, Ravitsch, Kranicke u.a. vertreten die Knorpeltheorie. Bei eigenen Operationen haben wir gleiche Beobachtungen machen können. Wenn man die Knorpelspangen der Rippen 3 mit 8 durchtrennt hat, läßt sich das Sternum an den Knorpelstümpfen ohne zusätzliche Mobilisation herausziehen, wenn vorher der Processus xiphoideus und die verhärteten sternalen Ursprungszacken des M. rectus abdominis durchtrennt worden sind. Umgekehrt ist eine seitliche Deformierung durch einfache Resektion des Schwertfortsatzes und Abschieben des Mediastinums an der Rückseite des Brustbeines nicht möglich. Mögen die bei der Operation gewonnenen Erfahrungen auch eindrucksvoll sein, eine Beweiskraft für die Ätiologie haben sie für sich betrachtet nicht. Aus der Tatsache, daß beim Marfan-Syndrom eine Steigerung des Knorpelwachstums evident ist und so eine Trichterbrust hervorgerufen wird, leiten wir zusammen mit anderen Beobachtungen die These ab, daß Wachstumsstörungen der Rippenknorpel ätiologisch von Bedeutung sind.

Isolierte Hyperplasien von einzelnen Rippenknorpelspangen sind nicht selten. Sie kommen meistens auf der rechten Seite vor und betreffen bevorzugt die 3. oder 4. Rippe. In diesen Fällen haben sie auf das Sternum und die Form der ventralen Thoraxwand keinen Einfluß und besitzen daher keinen Krankheitswert. Vom Tietze-Syndrom beim Erwachsenen, der vor allem bei Frauen zu beobachtenden isolierten Schwellung eines Rippenknorpels, unterscheidet sich die Hyperplasie des Knorpels dadurch, daß in der Regel das übermäßige Wachstum die ganze Knorpelspange betrifft, die Rippe also nach ventral gleichmäßig vorgebuchtet ist, im allgemeinen keine Schmerzen auftreten, und auch schon Kinder im Wachstumsalter betroffen sind.

Bei der Trichterbrust sind vom überschießenden Wachstum vor allem die Rippen 5, 6 und 7 befallen. Der Rippenbogen ist dadurch spitzwinkelig wie ein gotischer Spitzbogen geformt. Die Knorpelspangen verlaufen, nachdem sie umgebogen sind, fast parallel zum Verlauf der Linea alba nach oben dem Sternum zu. Sie sind im allgemeinen sehr kräftig ausgebildet und nicht selten wenig elastisch. Histologische Untersuchungen zeigen zwar keine signifikanten Unterschiede zum normalen Knorpel, eingehende biochemische Befunde stehen unseres Wissens aber noch aus, so daß keine voreiligen Schlüsse aus diesen Ergebnissen gezogen werden können. Verkalkungen der Knochenspangen kommen im jugendlichen Alter kaum vor, so daß der Verlauf der unteren Rippen im Röntgenbild nicht sichtbar gemacht werden kann.

Im Gegensatz zu anderen Autoren glauben wir aufgrund der Befunde bei über 130 Operationen, daß Bandverbindungen zwischen Sternum und dem Diaphragma oder Mißbildungen und schrumpfende Prozesse des Zwerchfelles hier ätiologisch keine Bedeutung haben.

BROWN, der sich 1939 eingehend mit der Anatomie des Brustbeines beschäftigt hat, meint, daß Schrumpfungen des sog. Ligamentum substernale einen solchen Zug auf das Sternum ausüben, daß dieses nachgibt und sich verbiegt. Als Ligamentum substernale bezeichnet BROWN die Fortsetzung der Linea alba hinter dem Brustbein. Bekanntlich ist das Sternum an seiner thorakalen Fläche von sich überkreuzenden bandartigen Faserzügen bedeckt. Sie kommen von den Rücken-Brustbein-Verbindungen und verlaufen knochennahe, mehr quer, sind aber nach dem Thoraxraum hin von längsverlaufenden Zügen überdeckt.

Diese Bandzüge, die in ihrer Gesamtheit als Membrana sterni bezeichnet werden, setzen sich in der Längsrichtung in die Linea alba fort.

Die Verbindungszüge, die den Ligg. costoxiphoidea entsprechen, nennt BROWN Ligamentum substernale. Wir haben uns mit anderen (HAUSMANN, KOOP, RAWITSCH, GEHBEIN und WERNICKE, NISSEN usw.) bei der Operation nicht überzeugen können, daß Verdickungen der substernalen Membran eine Rolle beim Zustandekommen der Trichterbrust spielen können. Sichere isolierte Züge im Sinne des Brownschen Ligamentum substernale haben wir nicht in einem einzigen Falle gefunden. Daß eine abnorme Fixierung des Überganges Corpus sterni zum Processus xiphoideus dagegen vorliegt, ist nicht zu bezweifeln. Sicher ist daran der oft bindegeweblich umgewandelte Musculus thoracicus internus beteiligt. Aus den oben genannten Gründen glauben wir nicht, daß die Schrumpfung ätiologisch den primären Faktor darstellt. Die Verspannung der ventralen unteren Thoraxappertur ist aber in klinischer Sicht von großem Interesse, denn sie erschwert die costale Atmung und ist für die Verstärkung der Trichterbrust gegen Ende des ersten Lebensjahrzehntes wichtig.

Verklebungen der retrosternalen Gleiträume des Zwerchfells, wie sie unter anderem BRAND vermutet, sind in der Regel nicht vorhanden. Daß sie einen dorsalen Zug auf das Brustbein ausüben und damit zur Ursache der Einziehung werden, ist sicher nicht richtig.

Die Theorie vom abnormen Zug des sternalen Schenkels des Zwerchfelles hat erstmals JOHANN BAUHINUS ausgesprochen. WOILLEZ nahm sogar eine Retraktion des Centrum tendineum an. Ihm schließen sich HUTCHESON, SPITZY und HOFBAUER an.

Ihrer Ansicht ist VERSÈ aufgrund von Sektionsbefunden von drei Trichterbrustpatienten entgegengetreten. Er stellt fest, daß die tiefste Einsenkung des Brustbeines niemals in Höhe des Zwerchfellansatzes liegt, sondern stets ein bis mehrere Zentimeter höher. Auf den seitlichen Röntgenaufnahmen des Brustkorbes findet sich seine Beobachtung bestätigt.

Das Wesen der Trichterbrust läßt sich mit der Vorstellung einer mechanischen Einziehung des Brustbeines, etwa durch schrumpfende Prozesse des Zwerchfelles nicht erfassen, wie oben ausführlich begründet. Demgegenüber gewinnt die Ansicht, die eigentliche Ursache in einer tiefgreifenden Wachstumsstörung des Rumpfes sehen zu müssen, eine weitere Stütze durch die Feststellung von Formabweichungen der knöchernen Bauelemente der Wirbelsäule.

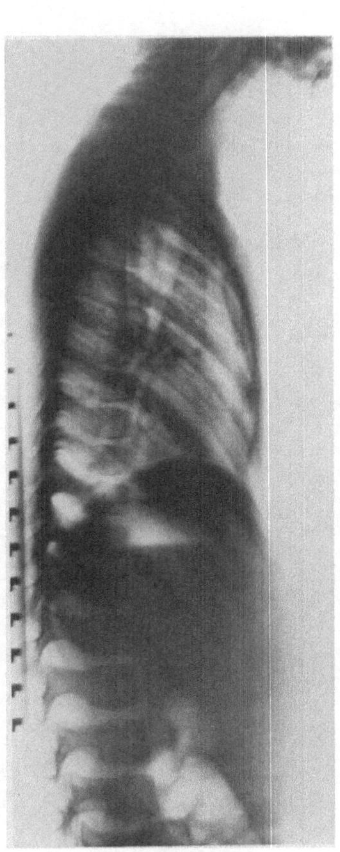

Abb. 42

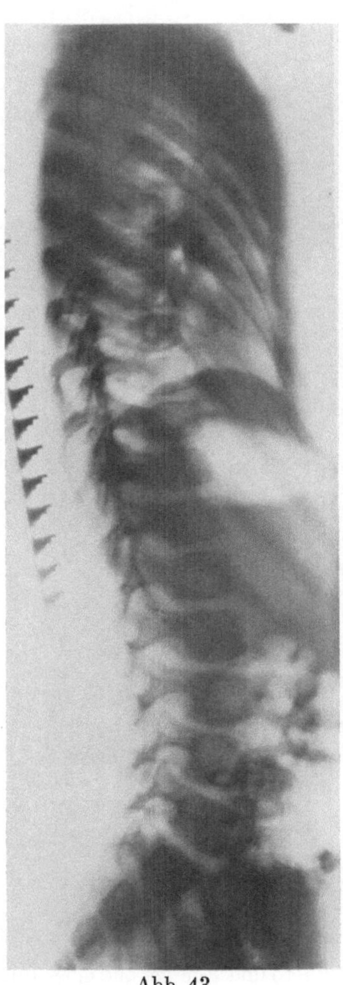

Abb. 43

Abb. 42. Ossifikationsstörungen im Bereich des Dorsolumbal-Überganges bei 4jährigem Mädchen mit Trichterbrust

Abb. 43. Flaschenförmig gestaltete Zwischenwirbelräume der mittleren und unteren Brustwirbelsäule und an der Lendenwirbelsäule („Axtform“ der Wirbelkörper)

ε) Die Form der Bauelemente der Wirbelsäule

Analysiert man die Wirbelkörperform von Trichterbrustpatienten, dann findet man in vielen Fällen typische Ossifikationsstörungen. Beim Neugeborenen weist der knöcherne Wirbel auf den seitlichen Röntgenaufnahmen eine ovale Form auf, die dorsalen und ventralen Kanten sind abgeschrägt. Wegen der noch räumlich geringen Ausdehnung der Verknöcherung erscheint der Zwischenwirbelraum sehr hoch und hat etwa die gleiche Ausdehnung, wie der knöcherne Wirbel selbst.

Diese „Zwetschgenform“ (Köhler-Zimmer) geht beim Kleinkind allmählich in eine Rechteckform über, wobei auch normalerweise die Wirbelkörperkanten an der ventralen

Seite abgeschrägt sein können. Demgegenüber zeigen sich beim Trichterbrustpatienten Formabweichungen, die recht unterschiedlich sind. Diese Veränderungen sind bei schweren Deformierungen der ventralen Thoraxwand zwar häufig anzutreffen, doch bestehen keine signifikanten Zusammenhänge zwischen Schwere der Trichterbrust und Ausmaß der Wirbelkörperform (Abb. 42).

Am häufigsten beobachtet man im Bereich der unteren Brust- und oberen Lendenwirbelsäule bikonkave Eindellungen am Übergang vom hinteren zum mittleren Wirbel-

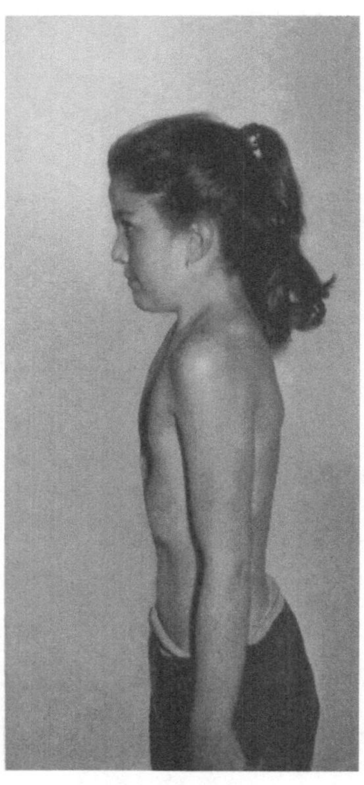

a

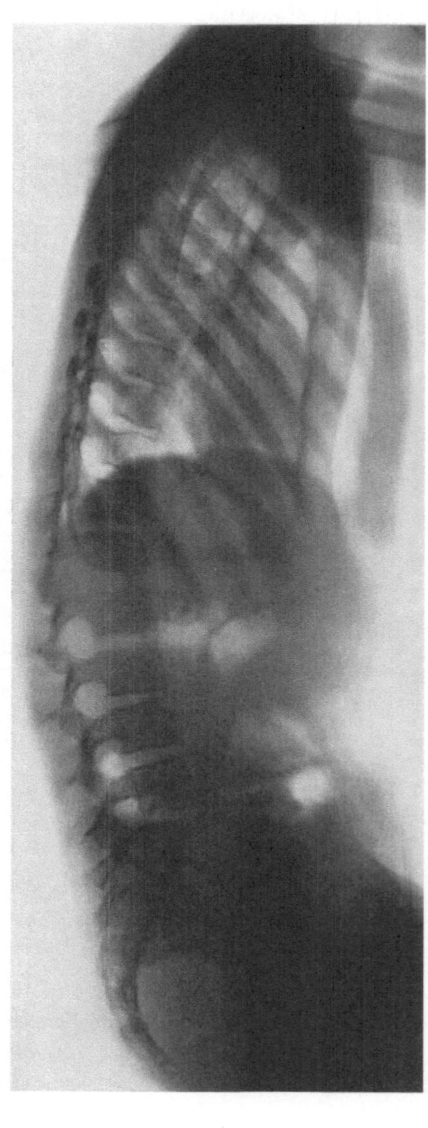

b

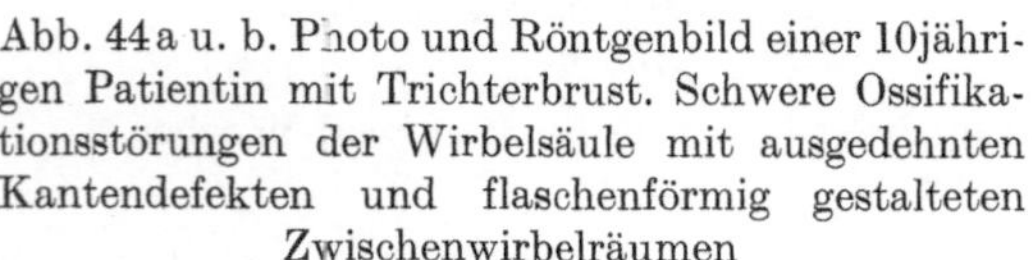

Abb. 44a u. b. Photo und Röntgenbild einer 10jährigen Patientin mit Trichterbrust. Schwere Ossifikationsstörungen der Wirbelsäule mit ausgedehnten Kantendefekten und flaschenförmig gestalteten Zwischenwirbelräumen

körperdrittel, die oft auch bis zum letzten freien Lendenwirbel reichen können. Diese Form erinnert an die physiologisch vorkommende Konfiguration des 5. Lendenwirbels, der bekanntlich nicht selten dorsal niedriger als ventral ist. Rathke hat bei juvenilen Kyphosen ähnliche Befunde erhoben und spricht in diesem Zusammenhang von einer Vasenform der Wirbelkörper. Er meint das gleiche wie Mau, der von einer Schmetterlingsform schreibt, während wir in einer früheren Veröffentlichung von einer Axtform sprechen (Abb. 43)

In der Tat erinnert das Bild des Wirbelkörpers an das Blatt einer Axt oder eines Beiles, deren Schneide sich nach vorne zu verbreitert. Die Einschnürung am Übergang entspricht dem ehemaligen Verlauf der Chorda dorsalis, weswegen man von Chordarückbildungsstörungen sprechen könnte, wie LINDEMANN das tut. Wir halten derartige Bezeichnungen für bedenklich, weil sie die Möglichkeiten einer röntgenologischen Aussage überschreiten und in den optisch faßbaren Befund eine ätiologische Deutung hineinlegen. RATHKE hat für seine Monographie über die juvenilen Rückgratverkrümmungen 37 Familien mit 149 Angehörigen klinisch und röntgenologisch durchuntersucht und dabei die gleichen Formanomalien gefunden, die wir an unserem Trichterbrustmaterial festgestellt haben. Er kommt zu der Schlußfolgerung, daß die Formanomalien eine angeborene und hereditäre Grundlage haben und unter dem induzierenden Einfluß einer primären Störung der Chorda dorsalis zu einem späteren Zeitpunkt der postnatalen Entwicklung manifest

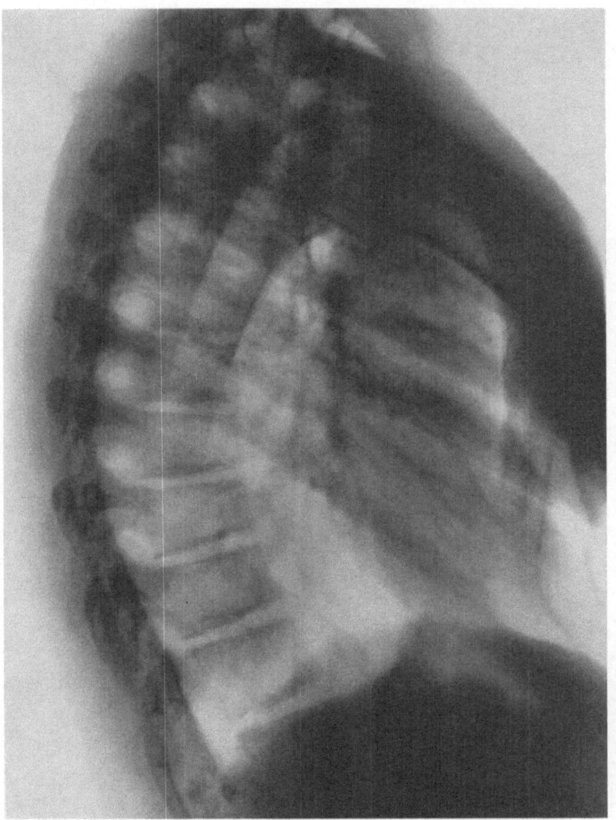

Abb. 45. Verstärkte Brustkyphose mit keilförmig deformierten Wirbelkörpern bei einem 17jährigen Trichterbrustpatienten

werden. Ohne im einzelnen auf das Für und Wider derartiger Spekulationen einzugehen, möchten wir bei der Trichterbrust wenigstens an eine Knorpelwachstumsstörung denken, die wir an den knorpeligen Rippenspangen als Teilursache der sternalen Verbiegung vermutet haben. Die mit zunehmendem Alter bis zur Pubertät deutlicher werdende Ossifikationsstörung gibt dem Wirbelkörper sein charakteristisches Aussehen (Abb. 44a u. b). Die reinen Axtformen treten bei der Trichterbrust in den Hintergrund gegenüber den Kombinationsformen, bei denen die konkaven Deckplatteneindellungen mit Ossifikationsstörungen verbunden sind. Auch ihr Bild ist mannigfach. Beim kindlichen Patienten fallen meist die Veränderungen an den Lendenwirbelkörpern in die Augen. Die Grund- und Deckplatten lassen ihre scharfe Konturierung vermissen, der Knochenabschluß gegen den Zwischenwirbelraum hin ist unregelmäßig und nicht scharf gezeichnet. Gegen die Pubertät zu treten wellige Begrenzungen der Deckplatten in den Vordergrund (Abb. 45). Dabei können Bilder entstehen, die an eine Scheuermannsche Adoleszentenkyphose erinnern. Die Ossifikationsstörung kann sich aber auch vorwiegend an den ventralen Wirbelkörperplatten abspielen und dort zu Kantendefekten führen. Durch die Massenverlagerungen von Bandscheibengewebe tritt bei derartigem Geschehen nicht selten eine Verschmächtigung des Zwischenwirbelraumes auf. Der Einbruch von Bandscheibengewebe in den Wirbelkörper wird in typischer Weise von einer sklerosierten Knochenzone abgegrenzt, die im Röntgenbild sichtbar wird. Diese Bilder sind mit dem sog. lumbalen Scheuermann identisch und stets Ausdruck einer erheblichen Störung der Ossifikation des Wirbelkörpers. Scheinen auch die lumbalen Ossifikationsstörungen zu überwiegen, so kommen

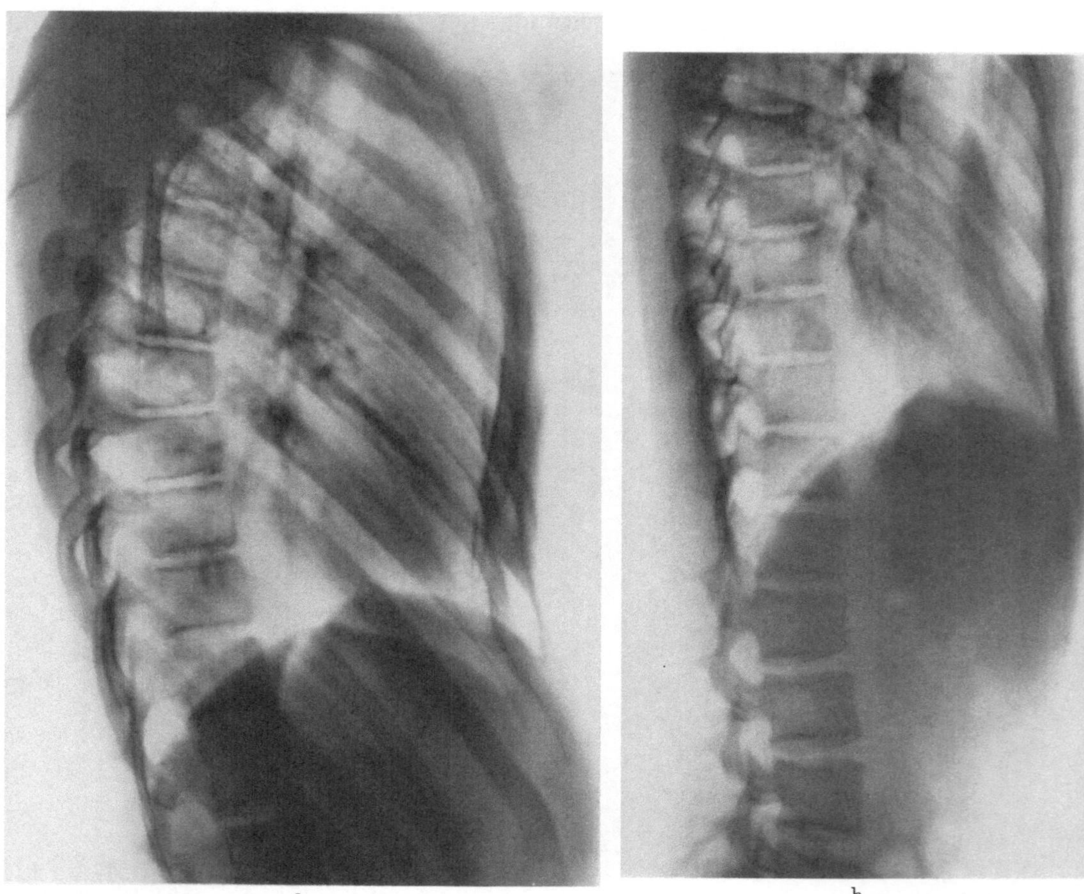

a b

Abb. 46a. Keildeformierung der Wirbelkörper im Bereich der mittleren Brustwirbelsäule nach Art einer Scheuermannschen Adoleszentenkyphose. Sternum mäßig eingezogen

Abb. 46b. Keildeformierungen am Dorso-Lumbal-Übergang bei mittelschwerer Trichterbrust. Fixiertes Segment L 1/L 2. Ossifikationsstörungen der Wirbelsäule

doch auch analoge Veränderungen an der Brustwirbelsäule vor. Offenbar bedingt durch die anderen statischen Verhältnisse entstehen hier unregelmäßige Begrenzungslinien der Grund- und Deckplatten, ohne daß damit die von der Scheuermannschen Adoleszentenkyphose her bekannten Wirbeldeformierungen einzelner Segmente entstehen müßten.

Keildeformierungen der Wirbelkörper bei der Trichterbrust konnten in zwei Regionen der Wirbelsäule beobachtet werden. Am häufigsten finden wir sie am dorsolumbalen Übergang, am 12. Brustwirbelkörper oder am 1. Lendenwirbelkörper. In typischer Weise ist die Deckplatte des Wirbels nur wenig in Mitleidenschaft gezogen, während die Grundplatte im vorderen Drittel cranial abgeschrägt ist. Mit dieser Formanomalie kann eine Verlängerung der Wirbelkörperbreite verbunden sein, so daß vor allem die Kanten nach ventral prominieren (Abb. 46). Die Funktionsaufnahmen zeigen beim älteren Kind eine Versteifung in dem betroffenen Segment, die auch im Stehen und in aufrechter Sitzhaltung die dorsolumbale Kyphose bestehen bleiben läßt. Über dem keilförmig deformierten Wirbel klappt der Zwischenwirbelraum oft ventral auf, die Kyphose wird durch eine Lordose kompensiert. Keildeformierungen kommen aber auch am Übergang von der mittleren zur oberen Brustwirbelsäule vor. Hier überwiegen ebenfalls die ventralen Abschrägungen der Grundplatten, aus denen im Zug der weiteren Ossifikation dann Keilwirbel entstehen können.

Gelegentlich kann man Hypoplasien einzelner Wirbelkörper beobachten, die ebenfalls am thorakolumbalen Übergang oder in der mittleren Brustwirbelsäule gefunden werden. Bei älteren Trichterbrustpatienten finden sich nicht ganz selten auffallend hohe Wirbelkörper, die an Dackelwirbel erinnern können (Abb. 47). Sie sind charakterisiert durch die Zunahme der Wirbelkörperhöhe im Verhältnis zur Wirbelkörperlänge. Die häufig anzutreffenden Ossifikationsstörungen an den knöchernen Bauelementen der Wirbelsäule unterstreichen die These von der tiefgreifenden dysplastischen Störung als Grundlage für die Trichterbrustbildung.

ζ) *Die Komplikationen der Trichterbrust*

Die Einengung des Brustkorbes durch die sternale und costale Impression kann nicht ohne Auswirkung auf die Thoraxorgane bleiben. Auf den seitlichen Röntgenbildern zeigt sich eindrucksvoll die erhebliche Abnahme des sagittalen Thoraxdurchmessers. Die Spitze des Brustbeinkörpers kann bis auf 1—2 cm der Wirbelsäule genähert sein. Aber auch die Rippen, wie gezeigt, vor allem in den oberen Thoraxpartien, beengen den intrathorakalen Raum. Diese Deformierungen machen eine normale topographische Lage der Brustorgane unmöglich. Am wenigsten sind, wenigstens anfangs, die Lungen betroffen. Die Abnahme des sagittalen Durchmessers wird oft durch eine Vergrößerung des frontalen kompensiert, so daß die atmende Oberfläche annähernd normal bleibt. Trotz der genannten Störung der Atemmechanik bleiben darum die statischen und dynamischen Lungenfunktionsgrößen beim Jugendlichen normal oder liegen doch an der Grenze zur Norm. Dessen ungeachtet disponiert die Trichterbrust speziell im ersten Lebensjahrzehnt zu gehäuften Erkältungskrankheiten, nicht selten treten Bronchio-Pneumonien auf. Koop meint das darauf zurückführen zu können, daß die Betreffenden nicht effektvoll abhusten können.

Er erklärt das mit der vorhandenen Starre des Brustkorbes, wodurch Sekretansammlungen in den Luftwegen auftreten. Nach unseren eigenen Beobachtungen stehen bis etwa zum 12. Lebensjahr Affektionen der Atmungsorgane an der Spitze der anamnestisch vorgebrachten Beschwerden. Erst gegen Mitte des 2. Lebensjahrzehntes machen sich dann Symptome bemerkbar, die auf eine Störung der Herzaktion bezogen werden müssen. Oft ist es die körperliche Leistungsminderung, in anderen Fällen Klagen über Herzstiche, Dyspnoe oder Rhythmusstörungen, welche die Patienten zum Arzt führen. Die klinische Untersuchung ergibt nicht selten eine Verbreiterung des Herzens, häufig treten Geräusche und Doppelungen der Herztöne auf. Frühzeitig sind Veränderungen im EKG nachzuweisen, ohne daß man sicher von einem Trichterbrust-EKG sprechen könnte. Am deutlichsten treten die hämodynamischen Störungen bei der Herzkatheteruntersuchung zutage. In allen schweren Fällen finden sich die Zeichen der erschwerten diastolischen Erschlaffung. So entsteht ein ähnliches Kurvenbild wie bei der Pericarditis constrictiva mit dem charakteristischen „Diastolic-Dip“. Daß dafür im wesentlichen mechanische Faktoren verantwortlich zu machen sind, zeigt die Beobachtung, daß sich die Druckwerte nach der operativen Hebung des Brustbeines zu normalisieren pflegen. Diese Erfahrung ist deswegen von besonderem Interesse, weil eine Normalisierung der Herzlage, wie sie im Röntgenbild zu konstatieren ist, kaum eintritt (vgl. Abb. 50).

Schon frühzeitig, d.h. beim sehr jungen Kind, weicht das Herz in die linke Thoraxhälfte aus, wobei es gleichzeitig eine Drehung im Uhrzeigersinne am Herzstiel erfährt

(Abb. 48). Ob die Verlagerung allein unter der Druckwirkung des sich einsenkenden Brustbeines erfolgt, ist schwer zu entscheiden. Gegen die rein mechanische These spricht vor allem die Beobachtung, daß auch bei relativ leichter sternaler Impression die typische Herzverlagerung schon vorhanden sein kann.

Die Thoraxübersichtsaufnahme läßt ein typisches Verhalten erkennen, das wenigstens in schweren Fällen die Verdachtsdiagnose aufkommen läßt. Dies ist vor allem bei der Auswertung von Schirmbildaufnahmen von Interesse, da bei der persönlichen Vorstellung

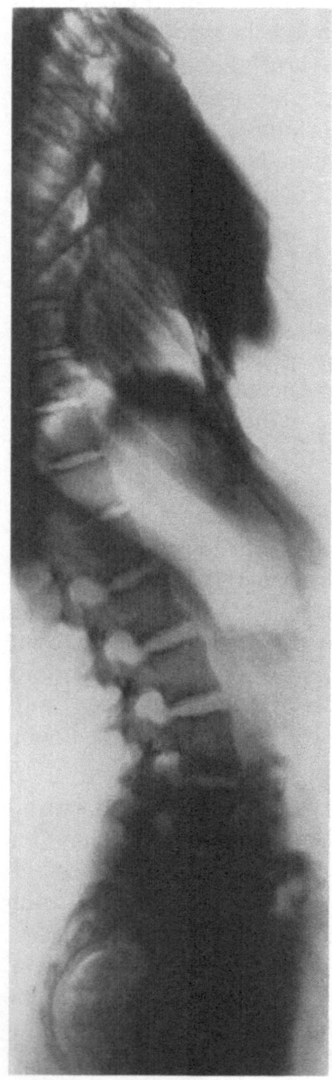

Abb. 47

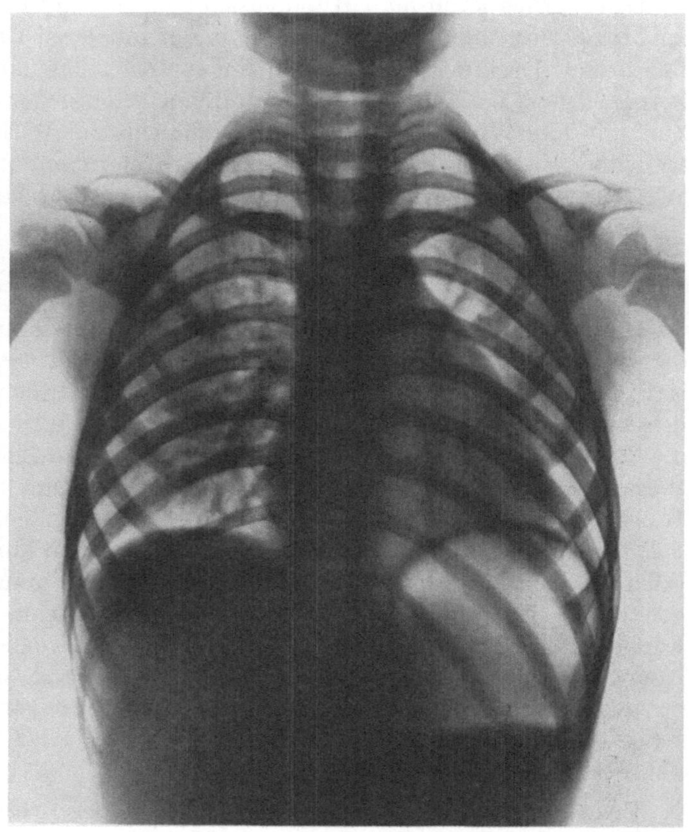

Abb. 48

Abb. 47. „Dackelwirbel" bei Trichterbrust. Wirbelkörperhöhe vermehrt, Sagittaldurchmesser verkleinert

Abb. 48. Thoraxübersicht bei $2^1/_2$jährigem Knaben. Trichterbrust. Herzschatten nach links verbreitert

des Patienten zur Durchleuchtung oder zur Röntgenaufnahme der klinische Aspekt keine Zweifel an der Natur der Herzveränderung aufkommen läßt. Die hochgradige Abplattung des Thorax, nicht zuletzt aber die Einsenkung des Brustbeines, läßt dem Herzen keinen Aktionsraum in seiner natürlichen Position. Es weicht deswegen, wie oben ausgeführt, in die linke Thoraxhälfte aus. Wegen der gleichzeitig vorhandenen Drehung verändert sich der linke Herzrand so, daß man an eine Mitralkonfiguration denken könnte. Tatsächlich wird ja auch nicht selten eine Kombination von Thoraxdeformierung und kongenitalen Vitien vermutet. Weil daraus mitunter eine Kontraindikation für den operativen Eingriff abgeleitet wird, kommt der Unterscheidung praktische Bedeutung zu. Drei

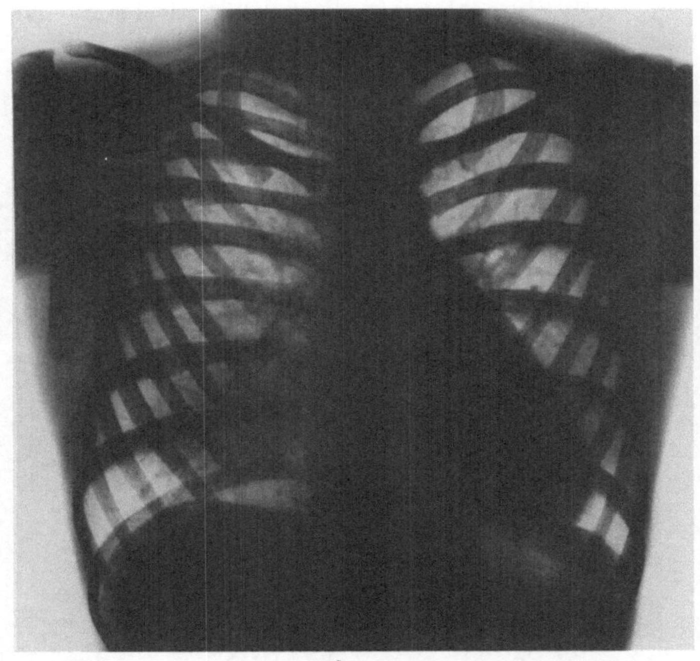

a

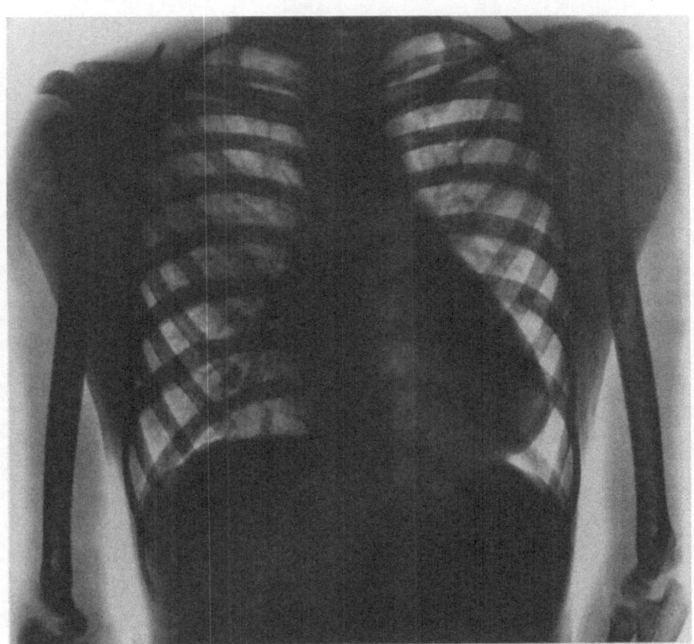

b

Abb. 49a. 14jähriges Mädchen. Trichterbrust. Herz nach links verlagert und gedreht, linker Hilus überdeckt. Paravertebrale Aufhellung links. Steiler Verlauf der ventralen Rippenspangen. Hiluszeichnung rechts verstärkt. Sichtbarer Mammaschatten

Abb. 49b. 9jähriges Mädchen. Trichterbrust. Herz nach links verlagert, paravertebrale Aufhellung links. Rechter Hilus nur zum Teil sichtbar. Brustwirbelsäule kommt in Einzelheiten zur Darstellung. Ventrale Rippenspangen steil verlaufend

röntgenologische Kriterien können bei der Beurteilung von Thoraxübersichtsaufnahmen die Diagnose einer Trichterbrust wahrscheinlich machen:

1. In allen schweren Fällen zeigen die ventralen knöchernen Rippenspangen einen abnormen Verlauf von cranial nach caudal. Dieses abnorme Verhalten ist vor allem an

den oberen Rippen deutlicher ausgeprägt. Umgekehrt ziehen die Knorpelspangen oft steil von caudal nach cranial zum Sternum hin, wie sich bei dem Befund bei der Operation ergibt.

2. Infolge der Linksverlagerung des Herzens wird auf der Übersichtsaufnahme des Brustkorbes die Wirbelsäule deutlich dargestellt. Sie fällt nun nicht mehr mit dem Herzschatten zusammen, sondern läßt Einzelheiten ihrer Bauelemente erkennen. Gelegentlich ist links neben der Wirbelsäule eine längsverlaufende Aufhellungszone zu erkennen.

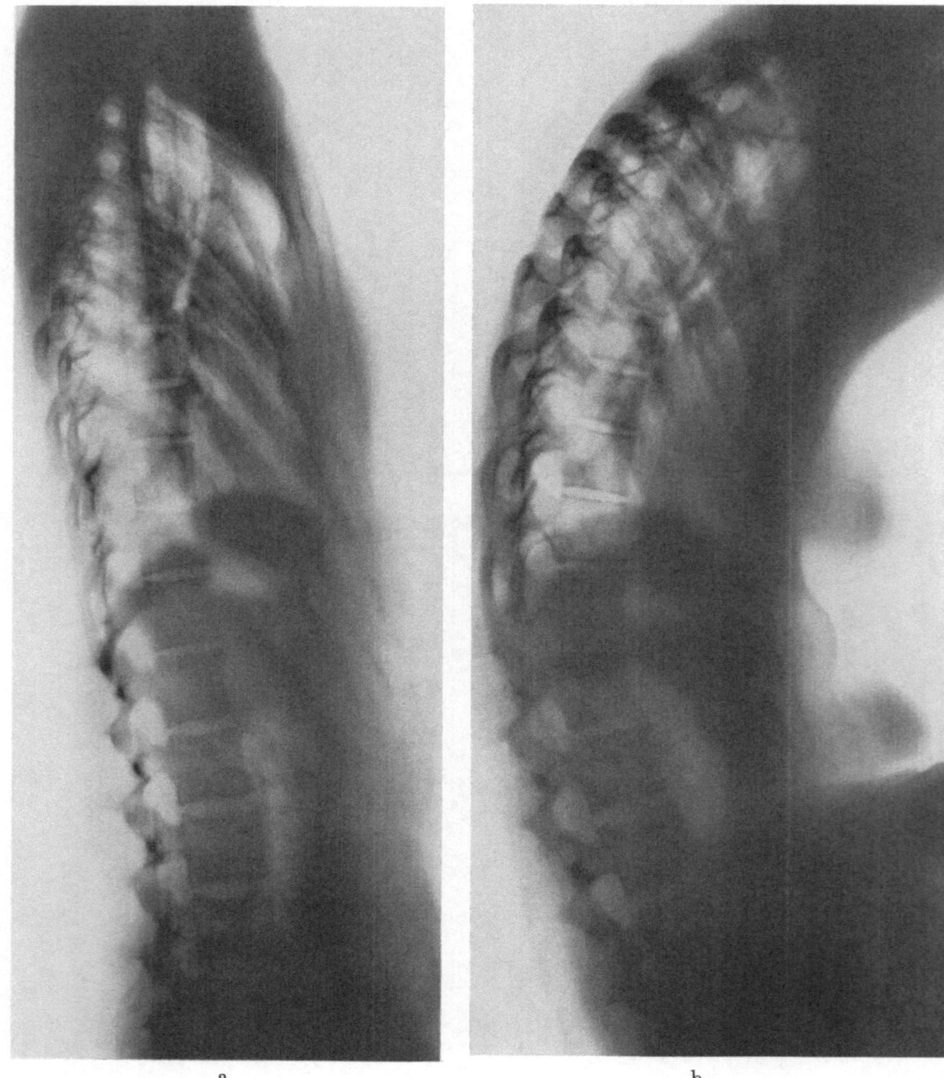

a b

Abb. 50. a und b Funktionsaufnahmen der Wirbelsäule einer Trichterbrustpatientin 8 Jahre nach der Operation. Bei dem jetzt 16jährigen Mädchen besteht Platythorax weiter. Funktionell gutes, kosmetisch nur mäßiges Ergebnis. c Keine Rückverlagerung des Herzens nach der Operation eingetreten

3. Der linke Hilus ist durch die Überlagerung von seiten des Herzens nicht dargestellt. Er geht in dem Herzschatten ganz oder teilweise unter. Im Gegensatz dazu ist der rechte Hilus deutlich zu sehen und erscheint verbreitert. (Abb. 49a u. b)

In allen Zweifelsfällen ist eine seitliche Röntgenaufnahme notwendig, welche die Verhältnisse sofort klärt.

Die Behinderung des Funktionsraumes des Herzens zwingt in schweren Fällen zum chirurgischen Eingreifen. Die Entscheidung über das einzuschlagende therapeutische Vorgehen ist nur in enger Zusammenarbeit mit dem Kardiologen möglich. Ergeben sich aus den klinischen Werten eventuell unter Einschaltung der Herz-Katheter-Untersuchung keine pathologischen Veränderungen, kann eine abwartende Haltung eingenommen werden. Wenigstens bis zum Abschluß des Wachstums sind halbjährliche Kontrollen notwendig. Aus kosmetischer Indikation allein ist unter keinen Umständen eine Operation gerechtfertigt. Bei der Indikationsstellung ist schließlich zu bedenken, daß der Platythorax nicht zu beseitigen ist, sondern auch nach der gelungenen Hebung des Brustbeines bestehen bleibt (Abb. 50a—c). Er beeinträchtigt in schweren Fällen zusammen mit der Auskrempelung der unteren Thoraxapertur das kosmetische Resultat. Hier kann nur die kombinierte operative und krankengymnastische Behandlung auf lange Sicht zu einem befriedigenden Ergebnis führen.

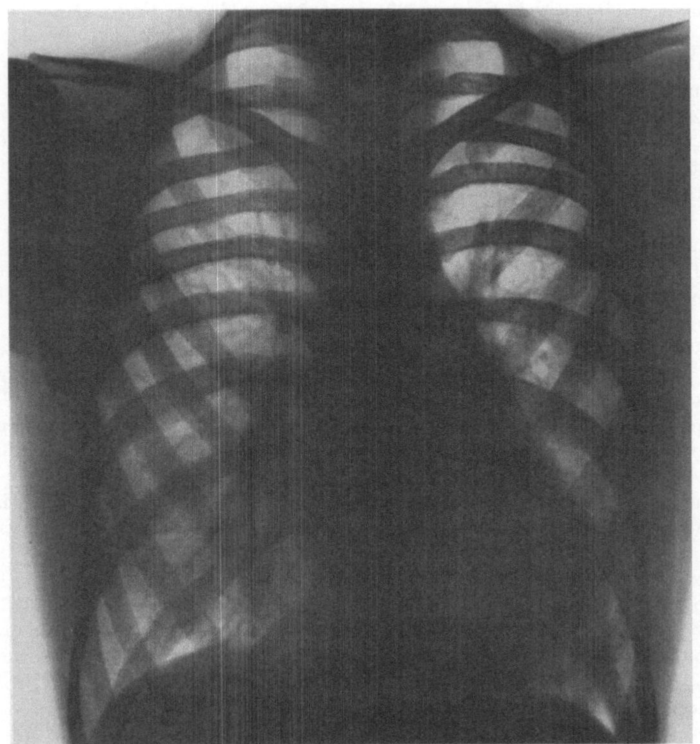

Abb. 50c

Literatur

ADAMS, H. D.: Costosternoplasty with rib strut support for funnel chest in adults. Lahey Clin. Bull. **7**, 111—116 (1951).

ADKINS, P. C., and B. BLADES: Pectus excavatum. Amer. Surg. **24**, 571—575 (1958).

—, and O. GWATHMEY: Pectus excavatum: an appraisal of surgical treatment. J. thorac. Surg. **36**, 714—728 (1958).

ADOLPHI: Über Variationen des Brustkorbes und der Wirbelsäule des Menschen. Morph. Jb. **33**, 39 (1905).

— In: RAUBER-KOPSCH, Lehrbuch der Anatomie, Bd. 2. Morph. Jb. **33**, 44 (1905).

ALBRECHT: Demonstration eines Falles von Halsrippe. Mitt. Ver. d. Ärzte in d. Steiermark Nr. 3, S. 92, 16. Febr. 1912.

ALEXANDER, J.: Traumatic pectus excavatum. Ann. Surg. **93**, 489 (1931).

ALNOR, P. C., u. G. H. JAQUET: Das Spätergebnis nach Trichterbrustoperation. Bruns' Beitr. klin. Chir. **203**, 171—195 (1961).

ANDERSEN, E.: Über Anomalien der Wirbelsäule und der Rippen. Fortschr. Röntgenstr. **34**, 491—499 (1926).

ANELLO, V. J., J. VACCARO, and M. M. J. DE FESTA: Congenital funnel chest in child. Arch. argent. Pediat. **41**, 272—281 (1954).

ARON: Demonstration von zwei Präparaten von Halsrippen. Münch. med. Wschr. **1892**, 413.

— Zur Kasuistik der Halsrippen. Verh. Berl. med. Ges., S. 166, 1. Juni 1892.

— Zur Kasuistik der Halsrippen. Berl. klin. Wschr. **33**, 826 (1892).

ASCHNER u. ENGELMANN: Konstitutionspathologie in der Orthopädie. Berlin u. Wien: Springer 1928.

ASHMORE, P. G.: Management of some deformities of the thoracic cage in children. Canad. J. Surg. **6**, 430—433 (1963).

ASP, K., and M. SULAMAA: On rare congenital deformities of the thoracic wall. Acta chir. scand. **118**, 392—404 (1960).

ASSMANN: Die klinische Röntgendiagnostik. Berlin: F. C. W. Vogel 1934.

BÄR, C. G., R. ZEILHOFER u. K. HECKEL: Über die Beeinflussung des Herzens und der Atmung durch die Trichterbrust. Dtsch. med. Wschr. **83**, 282—285 (1958).

BÄR, CHR.: Diskussion zu ÜBERMUTH. Langenbecks Arch. klin. Chir. **287**, 247—248 (1957).

BAKEY, M. E. DE: Dissc. to RAVITSCH. Surgery **30**, 193—194 (1951).

BÁNKI, Z.: Über den Processus costalis sterni. Fortschr. Röntgenstr. **102**, 518—522 (1965).

BARADULIN: Zur Kasuistik der Halsrippen. Med. Obosren. **69**, 107 (1908).

BARDEEN: Costo-vertebral variation in man. Anat. Anz. **18**, 377 (1900).

BARONOFSKY, J. D.: Technique for the correction of pectus excavatum. Surgery **42**, 884—890 (1957).

BATTAGLIA, S., and T. MASINI: Heredity and pathogenic significance of pectus excavatum. Folia hered. path. (Milano) **4**, 73—109 (1955).

BAUHINNS, J.: Observationum medicavim. Frankfurt. Litzer II Observ. p. 507 (1600).

BECK: Die chirurgische Bedeutung der Halsrippe. Fortschr. Röntgenstr. **8**, 43 (1904/1905).

BERNHARDT, M.: Traumatische Trichterbrust. Dtsch. Arch. klin. Med. **49**, 604—608 (1891).

— Über das Vorkommen und die klinische Bedeutung der Halsrippen beim Menschen. Berl. klin. Wschr. **4**, 76 (1895).

BERQUET, K. H.: Der Gestaltswandel der klinischen Thoraxform. Arch. orthop. Unfall-Chir. **56**, 275—276 (1964).

BIEN, G.: Zur Anatomie und Ätiologie der Trichterbrust. Beitr. path. Anat. **52**, 567—576 (1912).

BIGGER, J. A.: Treatment of pectus excavatum or funnel chest. Amer. Surg. **18**, 1071—1081 (1952).

BILL jr., A. H.: Funnel chest, indications for surgery and the time of choise for operation. Pediatrics **11**, 582—587 (1953).

BJERRE, B., u. O. POCK-STEEN: Ein Fall einer seltenen Rippenanomalie. Fortschr. Röntgenstr. **87**, 133—134 (1957).

BLADES, B., O. GWATHMEY, and P. C. ADKINS: Pectus excavatum. Postgrad. Med. **19**, 318—322 (1956).

BLASCHKE, BR.: Isolierte Frakturen der 1. Rippe. Fortschr. Röntgenstr. **89**, 459—466 (1958).

BOGOLUBOV: Über Halsrippen. Med. Obosren. **66**, 314 (1906).

BÖHM: Die numerische Variation des menschlichen Rumpfskelettes. Stuttgart 1907.

— Untersuchungen über die anatomische Grundlage der jugendlichen seitlichen Rückgratsverkrümmungen. Z. orthop. Chir. **19**, 286 (1908).

BOHM: Variationen des Rumpfskeletts und ihre klinischen Erscheinungen. Zbl. Chir. **58**, 401—403 (1931).

BOLK: Über Wirbelsäulen mit nur 6 Halsrippen. Morph. Jb. **29**, 84 (1902).

BORCHARDT: Symptomatologie und Therapie der Halsrippen. Berl. med. Ges. 6. Nov. 1902 und Berl. klin. Wschr. **1901**, 1265.

BRANDT, G.: Diskussion zu ÜBERMUTH. Langenbecks Arch. klin. Chir. **287**, 247 (1957).

— Operative Behandlung der Trichterbrust. Verh. gesch. orthop. Gesellschaft, 39. Kongr. 1951. Beilageh. Z. Orthop. **81**, 295—297 (1952).

— Die verschiedenen Formen der Trichterbrust und ihre operative Behandlung. Thoraxchirurgie **1**, 57—64 (1953).

BREUS u. KOTISKO: Die pathologischen Beckenformen. Wien: Franz Deutiche 1904.

BREWER, L.: Discussion to WELCH and ADKINS. J. thorac. Surg. **36**, 726—727 (1958).

BRODKIN, H. A.: Congenital chondrosternal depression (funnel chest) relieved by chondrosternoplasty. Amer. J. Surg. **75**, 716—720 (1948).

— Funnel chest and allied deformities of the thoracic cage. Disc. to Lester. J. thorac. Surg. **19**, 520—521 (1950).

— Congential chondrosternal depression (funnel chest): its treatment by phrenosternolysis and chondrosternaloplasty. Dis. Chest **19**, 288—297 (1951).

— Pigeon breast — congenital chondrosternal prominence. Etiology and surgical treatment by xiphosternopexy. Arch. Surg. **77**, 261—270 (1958).

BROWN, A. L., and O. COOK: Funnel chest pectus excavatum in infancy and adult-life. Calif. Med. **74**, 174—178 (1951).

— — Cardirespiratory studies in pre and postoperative funnel chest (Pectus excavatum). Dis. Chest. **30**, 378—391 (1951).

BROWN, L.: Pectus excavatum — funnel chest. J. thorac. Surg. **9**, 164—184 (1940).

BRUCK, H., u. W. LORBEK: Die angeborene Trichterbrust und ihre chirurgische Behandlung. Langenbecks Arch. klin. Chir. **281**, 465—471 (1956).

BRUNNER, A.: Zur operativen Behandlung der Trichterbrust. Chirurg **25**, 303—305 (1954).

— Diskussion zu NEFF. Helv. chir. Acta **23**, 341 (1956).

BÜCHNER, H.: Eine weitere Vereinfachung der Röntgentiefenlotung. Fortschr. Röntgenstr. **78**, 205 (1953).

— Das Röntgentopogramm. Fortschr. Röntgenstr. **91**, 252—268 (1959).

BURWELL, W. B.: Hoarseness due to vocal cord paralysis in heart failure from funnel chest. N. C. med. J. **15**, 244—246 (1954).

BRUNETTI: Über die Halsrippen. Policlinico Sez. prat. 17. III., anno XIV. F. 11. 322 (1907).

BRUNNER, L., H. E. HOFFMEISTER u. J. KONCZ: Stabilisierende Eingriffe am Thorax bei Trichterbrustkorrekturen und Verletzungen des knöchernen Brustkorbes. Med. Klin. **59**, 515—518 und Bild 521 (1964).

BUSACK, E.: Wirbelsäulenveränderungen bei Trichterbrust. Z. Orthop. **92**, 457—461 (1960).

BYSTROW, P.: Über die angeborene Trichterbrust. Arch. Orthop. Mechanother. (Wiesbaden) **6**, 10 (1907).

CAMPBELL, G. S., M. L. GLIEDMANN, S. HOROWITZ, and R. L. VARCO: Pectus excavatum. Minn. Med. **40**, 619—621, passim (1957).

CARR, J. G.: Cardiac complications of Trichterbrust (funnel chest). Ann. intern. Med. **6**, 885—894 (1933).

CHAPARD, A.: Des déformations thoraciques dans leur rapport avec les osstructions chroniques des voies respiraroires supérieures. Paris 1896.

CHIN, E. F., and R. H. ADLER: The surgical treatment of pectus excavatum (funnel chest). Brit. med. J. **1954**, No 4870, 1064—1066.

CHLUMSKÝ: Über die Trichterbrust. Z. orthop. Chir. **8**, 465—489 (1901).

CLAIRMONT: Diskussion. Langenbecks Arch. klin. Chir. **133**, 20 (1924).

CLARK: Case of cervical ribs. Glasg. med. J. **6**, 361 (1874).

CLÉMENT: Sur le thorax en entonnoir. Thèse, Paris, 1905.

COCKAYNE, E. A.: Arachnodactyly with congenital heart disease. Proc. roy. Soc. Med. **29**, 120 (1935).

CORONE, P., P. VERNANT et I. EMERIT: Les déformations thoraciques des cardiopathies congénitales et plus particulièrement des communications interventriculaires. Arch. Mal. Cœur **56**, 267—285 (1963).

CRAMER: De diagnose "halsrib". Psychiat. neurol. Bl. (Amst.) **14**, 307 (1910).

CREYSSEL, J., G. DE MOURGUES, and A. GATÉ: Funnel thorax; subcutaneous dermal fat inclusion; good esthetic results of operation. Lyon chir. **50**, 111—112 (1955).

CURSCHMANN, H.: Über erbliche Arachnodaktylie mit Linsenektopie und Trichterbrust. Nervenarzt **9**, 624 (1936).

DAILEY, J. E.: Repair of funnel chest using substernal osteoperiosteal rib graft strut. Case with 4 year follow-up. J. Amer. med. Ass. **150**, 1203—1204 (1952).

DANIEL jr., R. A.: The surgical treatment of pectus excavatum. J. thorac. Surg. **35**, 719—725 (1958).

DAVIS, W. C., and F. V. BERLEY: Pectus excavatum and pectus carinatum; surgical treatment of 11 patients. Amer. J. Surg. **91**, 770—776 (1956).

DENK, W., u. H. KUNZ: Die Chirurgie der Brustwand. Abschn.: Die Trichterbrust. In: KIRSCHNER-NORDMANN, Die Chirurgie, 2. Aufl., Bd. V, S. 136—141. Berlin u. Wien: Urban & Schwarzenberg 1941.

DEITMAR: Die Symptomatologie der Halsrippen des Menschen. Inaug.-Diss. Erlangen 1907.

DORNER, R.: Discussion to WELCH and ADKINS. J. thorac. Surg. **36**, 725 (1958).

DORNER, R. A., P. G. KEIL, and D. J. SCHISSEL: Pectus excavatum: case report with pre- and postoperative angiocardiographic studies. J. thorac. Surg. **20**, 444 (1951).

DRACHTER: Thorax, Respirationstraktus und Wirbelsäule. Bruns' Beitr. klin. Chir. **111**, 1—130 (1918).

DREHMANN: Zur Anatomie der sog. Halsrippenskoliose. Verh. Dtsch. Ges. f. orthop. Chir., 5. Kongreß, 3. April 1906.

— Über Cervicodorsalskoliose und Halsrippe. Vortrag Allgem. med. Zentralzeitg. Nr. 2 (1906).

DRESSLER, W., and H. ROESLER: Electrocardiographic changes in funnel chest. Amer. Heart J. **40**, 877—883 (1950).

DUBAU, R.: Chirurgie de la paroi thoracique. In: Traité de Technique Chirurgicale, Tome IV, p. 1226—1242, deuxième Édition. Paris: Masson & Cie. 1955.

DUBOIS, M.: Prinzipielle Fragen aus der Pathologie und Therapie der sagittalen und frontalen Verkrümmungen der Wirbelsäule. Schweiz. med. Wschr. **1925**, 867.

DUGAN, D.: The surgical treatment of funnel chest deformity. Disc. to Rydell and Jennings. Amer. J. Surg. **88**, 69—75 (1954).

EBSTEIN, E.: Über rachitische Residuen am Brustkorb Erwachsener. Münch. med. Wschr. **1908**, 2667—2669.

— Die Trichterbrust in ihren Beziehungen zur Konstitution. Z. menschl. Vererb.- u. Konstit.-Lehre **8**, 103 (1921).

EBSTEIN, W.: Über die Trichterbrust. Dtsch. Arch. klin. Med. **30**, 411—428 (1882).

— Ein weiterer Fall von Trichterbrust. Dtsch. Arch. klin. Med. **33**, 100—108 (1883).

ECKSTEIN: Anatomische Untersuchungen über den Zusammenhang zwischen den Halsrippen und Skoliosen. Prag. med. Wschr. **1908**, 213 und Z. orthop. Chir. **20**, 176 (1908).

— Indikation und Behandlung der Trichterbrust. Aussprache. Langenbecks Arch. klin. Chir. **193**, 121—122 (1938).

EDEIKEN, J., and C. C. WOLFERTH: Heart in funnel chest. Amer. J. med. Sci. **184**, 445—452 (1932).

EDLING, N. P. G.: Radiologic appearances of heart, esophagus and lungs in funnel chest deformity. Acta radiol. (Stockh.) **39**, 273—280 (1953).

EFFLER, D. B.: Pectus excavatum; surgical treatment. Cleveland Clin. Quart. **20**, 353—358 (1953).

EGGEL: Eine seltene Mißbildung des Thorax. Virchows Arch. path. Anat. **49**, 230—236 (1870).

— Eine seltene Mißbildung des Thorax. Virchows Arch. path. Anat. **57**, 289 (1873).

EGGELING: Zur Morphologie des Manubrium sterni. Festschr. z. 70. Geb. von E. HÄCKEL. Jena 1904.

— Klavicula, Präklavium, Halsrippen und Manubrium sterni. Anat. Anz. **29**, Nr. 3/4, 99 (1906).

EHRICH: Zur klinischen Symptomatologie der Halsrippen. Bruns' Beitr. klin. Chir. **14**, 198 (1895).

EICHHORST, H.: Erworbene Trichterbrust. Dtsch. Arch. klin. Med. **48**, 613 (1891).

EKSTRÖM, G., and O. QUIST: Surgical treatment of funnel chest. Acta paediat. (Uppsala) **46**, 605—609 (1957).

ELISBERG, E. I.: Electrocardigraphic changes associated with pectus excavatum. Ann. intern. Med. **49**, 130—141 (1958).

ENGEL, ST.: Erkrankungen der Respirationsorgane. In: Handbuch der Kinderheilkunde von PFAUNDLER-SCHLOSSMANN, 4. Aufl., Bd. 3, S. 606—821. Berlin: F. C. W. Vogel 1931.

ENGLERT, M.: Troubles fonctionnels cardiaques et pulmonaires associés à la déformation dite "thorax en entonnoir" (Symposium). Acta chir. belg., Suppl **2**, 5—10 (1961).

ERKES, F.: Zur Kasuistik seltener kongenitaler Thoraxdeformitäten. Dtsch. Z. Chir. **114**, H. 2 u. 3 (1912).

FABRICIUS, I., H. G. DAVIDSEN, and A. T. HANSEN: Funnel chest: determination of heart involvement by cardiac catheterization, twenty-six patients. Dan. med. Bull. **4**, 251—257 (1957).

FANGERON, P.: Funnel thorax. Mém. Acad. Chir. **81**, 145—150 (1955).

FÉRÉ, C., et E. SCHMID: De quelques déformations du thorax et en particulier du thorax en entonnoir et du thorax en gouttière. J. Anat. (Paris) **29**, 564 (1893).

FISCHER: Verlauf der Art. subclav. an einem Fall von deutlich entwickelter Halsrippe. Wien. med. Wschr. **1858**, 537.

— Exstirpation einer Halsrippe wegen Druck auf den Plexus brachialis. Dtsch. Z. Chir. **33**, 52 (1892).

FISCHER, E.: Besonderheiten zur Ossifikation des Brustbeins. Fortschr. Röntgenstr. **98**, 151—157 (1963).

FISH jr., H. G., R. H. BAXTER, and R. E. MORAN: Conservative treatment of pectus excavatum in young; preliminary report. Plast. reconstr. Surg. **14**, 324—331 (1954).

FISHMAN, A. P., G. M. TURINO, and E. H. BERGOFSKY: Disorders of the respiration and circulation in subjects with deformities of the thorax. Med. Conc. cardiov. Dis. **27**, 449—453 (1958).

FICK: Ein Beitrag zur Pathologie der Halsrippen. Inaug.-Diss. Berlin 1898.

— Handbuch der Anatomie und Mechanik der Gelenke. Jena 1911.

FLEISCHER, F.: Rippenanomalien als Quelle diagnostischer Irrtümer. Med. Klin. **1930II**, 1358.

— Med. Klin. **1930**, 1366.

FLESCH, M.: Über eine seltene Mißbildung des Thorax. Virchows Arch. path. Anat. **75**, 289—294 (1873).

FLUSSER, E.: Zur Frage der Entstehung der Trichterbrust. Med. Klin. **28**, 612—614 (1932).

FRANCINE: Four cases of cervical rib; two of them flait-like. Amer. J. med. Sci. **139**, 108 (1910).

FRENCH III, S. W.: Protective jadzet for postoperative pectus excavatum patient. J. thorac. Surg. **27**, 540 (1954).

FREUND: Der Zusammenhang gewisser Lungenkrankheiten mit primären Rippenknorpelanomalien. In: BAUER, Handbuch der Tuberkulose. Erlangen 1859 u. Berl. klin. Wschr. **1902**, 39.

FREUND, W. A.: Zur operativen Behandlung gewisser Lungenkrankheiten. Z. exp. Path. Ther. **3**, 479 (1906).

FREY, A.: Ein Fall von Trichterbrust. Dtsch. med. Wschr. **27**, 644 (1887).

FREY, E. K.: Erfahrungen bei Trichterbrustoperation. Aussprache zu ÜBERMUT. Langenbecks Arch. klin. Chir. **287**, 243—244 (1957).

FRÜHWALD, H. E.: Zwei Fälle von kongenitaler Trichterbrust. Beitr. path. Anat. **56**, 13—21 (1913).

GARNIER, CH.: Discussion du rapport de Ch. Garnier sur le traitement du thorax en entonnoir. Rev. Orthop. **21**, 620 (1934).

GARRÉ: Über Skoliose bei Halsrippen. Z. orthop. Chir. **11**, 49 (1903).

GAUCHER, E.: Thorax en entonnoir et hérédosyphilis. Sem. méd. (Paris) **21**, 359 (1901).

GEGENBAUR: Über die episternalen Skeletteile etc. Jena. Z. Med. Naturw. **1**, 175 (1864).

GERBODE, F., and G. S. MARGULIES: Neurofibromatosis with intrathoracic neurofibromas of vagus nerve; case associated with pectus excavatum. J. thorac. Surg. **25**, 429—434 (1953).

GERSTENBERG, W.: Über Trichterbrust. Inaug.-Diss. Göttingen 1904.

GIRAND, G., H. LATOUR, P. PUECH, A. LÉVY, and J. HERTAULT: The cardiac aspects of congenital sternal depressions. Montpellier méd. **53**, 541—549 (1958).

GLAESER, H.: Die Behandlung der Trichterbrust. Med. Diss., Münster 1934.

GOESCHE, H.: Über Trichterbrust. Diss. München 1895.

GRAEFFNER, W.: Ein Fall von Trichterbrust. Dtsch. Arch. klin. Med. **33**, 95 (1883).

GREMMEL, H.. u. H. v. MALLINCKRODT: Die Trichterbrust. In: Die chirurgische Behandlung der angeborenen Fehlbildungen v. Priv.-Doz. Dr. K. KREMER, Düsseldorf, S. 56—70. Stuttgart: Georg Thieme 1961.

GRIESHABER, H.: Das Herz bei Trichterbrust. Helv. med. Acta **4**, 462—487 (1937).

GRIFFIN, E. H., and I. F. MINNIS jr.: A. Survey and a suggestion for maintenance of correction. I. thorac. Surg. **33**, 625—636 (1957).

—, and J. F. MINNIS jr.: Pectus excavatum. A. Survey and a suggestion for maintenance of correction. J. thorac. Surg. **33**, 625—636 (1957).

GRISSON: Über Halsrippen. Ärztl. Verein. Hamburg, 28. Juni 1898. Münch. med. Wschr. **1898**, 873.

— Beiderseitige Halsrippen. Fortschr. Röntgenstr. **2**, H. 3, 103 (1898/99).

GROB, M.: Lehrbuch der Kinderchirurgie, S. 137—143. Stuttgart: Georg Thieme 1957.

GROEDEL, F. M.: Das Verhalten des Herzens bei kongenitaler Trichterbrust. Münch. med. Wschr. **58**, 684—686 (1911).

GROSS, R. E.: The surgery of infancy and childhood. Philadelphia: W. B. Saunders Co. 1953.

GROVES, L.: Discussion to WELCH and ADKINS. J. thorac. Surg. **36**, 727 (1958).

GRUBER: Über die Halsrippen des Menschen. Mém. Acad. Sci. St. Pétersbourg **7**, ser. 13, No. 2 (1869).

GRÜNENTHAL, A.: Über Trichterbrust. Inaug.-Diss. Berlin 1888.

GÜNTHER, H.: Flachbrüstigkeit als Konstitutionsanomalie unter besonderer Berücksichtigung der Trichterbrust Z. Tuberk. **97**, 37—44, 322—329 (1951).

GUILLEMINET, M., C. R. MICHEL, CH. PICAULT, A. LAPRAS et GREGOIRE G. TERMET: A propos du procès-verbal. Traitement chirurgical du thorax en entonnoir chez l'enfant. Lyon chir. **57**, 410—414 (1961).

GULEKE, N.: Diskussion zu ÜBERMUTH. Langenbecks Arch. klin. Chir. **287**, 248 (1957).

HÄBERLIN, F.: Funnel chest; successfully operated case. Schweiz. med. Wschr. **72**, 126—128 (1942).

HAGMANN: Selten vorkommende Abnormität des Brustkastens. Jb. Kinderheilk. **15**, 455 (1880).

HALLAPEAU, et TESSEIRE: Sur une déformation en entonnoir de la paroi thoracique antérieure. Ann. Derm. Syph. (Paris) **6**, 154 (1905).

HALLEMANN, W.: Über Anomalien der 1. Rippen. Diss. Freiburg i. Br. 1927.

HAMANN: Cervical rib. Report of a case. Cereland Med. J. **9**, No 16, 453 (1910).

HANLON, C. R.: Surgical treatment of funnel chest (pectus excavatum). Amer. J. Surg. **22**, 408—414 (1956).

HANSEN, H. G., u. F. HEUCK: Zur Frage der Randatelektasen und Marginalschatten des Thorax bei schwerer Rachitis. Fortschr. Röntgenstr. **95**, 634—640 (1961).

HANSEN, J. L., and O. JACOBY: The respiratory function before and following surgery in cases of funnel chest. Acta chir. scand. **111**, 226 (1956).

HAROLD, J. T.: Pectus excavatum. Brit. med. J. **19955 II**, 362—363.

HARRENSTEIN: Über eine charakteristische asymmetrische Mißbildung des Thorax bei Kindern. Z. orthop. Chir. **55**, 586—601 (1931).

HARTTUNG, H.: Beitrag zur Chirurgie des Brustbeins. Dtsch. Z. Chir. **123**, 314—345 (1913).

HAUSMANN, P. F.: The surgical management of funnel chest. J. thorac. Surg. **29**, 636—648 (1955).

HEAD, J. R.: Chone-chondrosternon. Disc. to. OCHSNER and DE BAKEY. J. thorac. Surg. 8, 469—511 (1938/39).

HEGEMANN, G.: Diskussion zu ÜBERMUTH. Langenbecks Arch. klin. Chir. **287**, 244 (1937).

— Die operative Behandlung der Trichterbrust. Verh. Dtsch. orthop. Ges. 1956. Beih. Z. Orthop. **88**, 141 (1957).

—, u. H. SCHOBERTH: Die operative Behandlung der Trichterbrust. Dtsch. med. Wschr. **83**, 277—282 (1958).

HELBING: Beziehungen zwischen Halsrippen und Skoliosen. Z. orthop. Chir. **12**, 216 (1904).

HENSCHEN, C., u. TH. NAEGELI: Die Chirurgie der Brustwand. In: Handbuch der praktischen Chirurgie, 5. Aufl., Bd. II, S. 693—699 u. 979—991. Stuttgart: Ferdinand Enke 1924.

HERBER: Über Halsrippen. Inaug.-Diss. Bonn 1903.

HERBING: Fall von Halsrippen. Wissensch. Ärzte-Verein zu Stettin, Sitz. 6. Juni 1899. Berl. Wschr. Nr. 40, 884 (1899).

HERBST, E.: Zur Kasuistik der Trichterbrust. Dtsch. Arch. klin. Med. **41**, 308 (1887).

HUMBERD, C. D.: Giantism of infantilism type and its disclosure of pathogenesis of pigeon breast and funnel chest. Med. Rec. **147**, 444—449 (1938).

HIRSCH: Zur Klinik der Halsrippe. Wien. klin. Wschr. **1896**, 96.

HOFF, H.: Trichterbrust bei einem Epileptiker. Disk. zu OPPOLZER. Wien. klin. Wschr. **63**, 933—934 (1951).

HOFFMEISTER, W.: Operation der angeborenen Trichterbrust. Bruns' Beitr. klin. Chir. **141**, 215—223 (1927).

HOHMANN, G., u. L. JEGEL-STUMPF: Orthopädische Gymnastik, 3. Aufl. Stuttgart: Georg Thieme 1957.

HOLMES, C. L.: Pectus excavatum; surgical technique: a new form of external traction to the elevated sternum. J. thorac. Surg. **33**, 321—329 (1957).

HORTOLOMEI, N., T. GHITESCU, D. SETLACEC, TR. STEFANESCU u. F. PROINOV: Über einen Fall von Trichterbrust, der nach dem Jungschen Verfahren operiert wurde. Chirurgia (Buc.) **7**, 903—908 (1958).

HOWARD, R.: Funnel chest report of series of 100 cases. Med. J. Aust. **2**, 1092—1095 (1955).

— Funnel chest; its effect on cardiac function. Arch. Dis. Childh. **34**, (173) 5—7 (1959).

HÜLSHOFF, TH.: Eine seltene Rippenanomalie. Fortschr. Röntgenstr. **103**, 231 (1965).

HUNTEMÜLLER: Knöcherne Verbindung einer Halsrippe mit der 1. Brustrippe. Henles und Pfeuffers Z. rat. Med. **29**, 149 (1867).

HUTCHESON, J. M.: Cardiac complications of funnel breast. Sth. Med. Surg. **101**, 266 (1939).

JACHSON, J. L., R. E. GEORGE, T. H. HEWLETT, and W. F. BOWERS: Pectus excavatum. Surgical experiences in thirty-four cases. Amer. J. Surg. **98**, 664—676 (1959).

JENNE, M., C. BÉRAND, and P. MOUNIER-KUHN: Anomalies of bronchial tree associated with funnel chest dystrophies. Pédiatrie **41**, 1087—1093 (1952).

JENSEN, N. K., W. R. SCHMIDT, and J. J. GARAMELLA: Funnel chest: a new corrective operation. J. thorac. cardiorasc. Surg. **43**, 731—741 (1962).

JESSEN, C.: Operation for funnel chest (since 1948). Acta chir. scand. **102**, 36—47 (1952); Nord. Med. **49**, 281 (1953).

JONES, J. C.: The surgical treatment of funnel chest deformity. Amer. J. Surg. 88, 69—75 (1954).

JUDET, J., and R.: Funnel chest; surgical procedure. Rev. Chir. orthop. **40**, 248—257 (1954).

JUZBAŠIĆ, O., and V. DOLEZIL: Pectus excavatum. Acta chir. iugosl. **4**, 209—220 (1957).

KAUMHEIMER, L.: Über die Kombination von angeborener Mikrognathie und Trichterbrust beim Säugling. Z. orthop. Chir. **39**, 68 (1919).

KELLER, H. L.: Persistierende Querfortsatzapophysen am 1. Brustwirbelkörper. Fortschr. Röntgenstr. **93**, 386—387 (1960).

KERKIACHARIAN, A.: Place of phrenicotomy in surgery of thoracic sinking in. Presse méd. **64**, 2142 (1956).

KEWESCH, E.: Ein Fall von kongenitaler Brustbeinspalte. Röntgenpraxis 8, 100—101 (1936).

KIENBÖCK: Fortschr. Röntgenstr. **13**, 295 (1908).

— Über angeborene Rippenanomalien. Fortschr. Röntgenstr. **13**, 269—298 (1908/09).

KING, G. F.: Surgical correction of funnel chest. Ann. Surg. **136**, 798—810 (1952).

KISS, A.: Trichterbrust bei einem Epileptiker. Disk. zu OPPOLZER. Wien. klin. Wschr. **63**, 933—934 (1951).

KLEINSCHMIDT, O.: Die Eingriffe an der Brust und in der Brusthöhle. In: KIRSCHNER, Allgemeine und spezielle chirurgische Operationslehre, 3. Bd., S. 106—119. Berlin: Springer 1940.

KLEMPERER, G.: Zur Lehre der Trichterbrust. Dtsch. med. Wschr. **14**, 732 (1888).

— Demonstration von 3 Fällen von Trichterbrust. Münch. med. Wschr. **28**, 474 (1888).

KNIGHT, G., u. G. H. MORLEY: Gespaltenes Brustbein. Brit. J. Surg. **24**, 60—64 (1936).

KÖHLER, A., u. U. ZIMMER: Grenzen des Normalen und Anfänge des Pathologischen im Röntgenbilde des Skelettes, 9. Aufl. Stuttgart: Georg Thieme 1953.

KOHLBACH, W.: Verschiedenartige Kontinuitätstrennungen der 1. Rippe. Röntgenpraxis **11**, 626—628 (1939).

KOHLER, L. M.: Apparent increase in size of heart in roentgen picture of funnel chest. Fortschr. Röntgenstr. **71**, 548—552 (1949).

KOJUCHAROFF: Costa cervicalis. Letopissy na lekorskija. Sajuz v. Bulgaria Nr. 1, 27 (1907).

KOOP, E. C.: The management of pectus excavatum. Surg. Clin. N. Amer. **36**, 1627—1637 (1956).

KOPERA, Z., and W. KRÓL: Circulation system of funnel chest. Pol. Tyg. lek. **12**, 678—683 (1957).

KORTTILA, K., and P. VILKKI: Correction of the funnel chest in children by an extrathoracic operation. Ann. Chir. Gynaec. Fenn. **52**, 295—300 (1963).

KRAUSE: Die angeborene Cervicodorsalskoliose und ihre Beziehungen zur Halsrippe. Fortschr. Röntgenstr. **13**, 345 (1906/07).

KRAUSZ, H.: Indikation und Behandlung der Trichterbrust. Langenbecks Arch. klin. Chir. **193**, 120—121 (1938).

— Zur Chirurgie der Trichterbrust. Dtsch. Z. Chir. **250**, 715—726 (1938).

KRISTENSEN, J. T., and H. MARQVARD: Funnel chest in school children; frequency and roentgenologic findings. Ugesk. Lœg. **115**, 1696—1698 (1953).

KÜMMEL, H.: Handbuch der praktischen Chirurgie, II. Bd., 2. Aufl., S. 456. Stuttgart: F. Enke 1902.

KUESTER, v.: Die klinische Bedeutung der Halsrippen. Inaug.-Diss. Berlin 1895.

KUJAT, R.: Über eine unvollständige Brustbeinspalte. Fortschr. Röntgenstr. **83**, 275—276 (1955).

KUNDMÜLLER, J.: Zwei Fälle von Trichterbrust. Dtsch. Arch. klin. Med. **36**, 543 (1885).

LAM, C. R., and G. L. BRINKMANN: Indications and results in the surgical treatment of pectus excavatum. Arch. Surg. **78**, 322—327 (1959).

LANDTMAN, B.: The heart in funnel chest; pre- and postoperative studies of 70 cases. Ann. Paediat. Fenn. **4**, 181—190 (1958).

LANG, K.: Beiträge zur Frage der Haltungs- und Brustkorbanomalien in der Schulzeit. Klin. Wschr. **7**, 1283—1286 (1928).

LANGER, u. E. ZUCKERHANDL: Untersuchung über den mißbildeten Brustkorb des Herrn J. W. Vorgenommen im anatomischen Institut; Wien. Allg. Wien. med. Zeitung **49**, 515 (1880).

LARGHERO, P. YBARZ, J. DIGHIERO, and E. J. CANABAL: Funnel chest; surgical treatment and results. Bol. Soc. Cirug. Urug. **22**, 364—376 (1951); Arch. urug. Med. **40**, 366—378 (1952).

LARINI, D.: Concomitance of congenital cardiac. diseases and funnel chest. Riv. Clin. pediat. **25**, 384 (1927).

LEBOUCQ: Die Querfortsätze der Halswirbel in ihrer Beziehung zu den Halsrippen. Anat. Anz. **9**, Erg.-Heft 186 (8. Versamml. d. anat. Gesellsch.) (1894).

LECAPLAIN: Funnel chest, dextrocardia and diaphragmatic eventration. Bull. Soc. Méd. Hôp. Paris **53**, 656—662 (1937).

LEMOS, TORRES U.: Aplasia of pectoral muscles, funnel chest, cervical ribs. Rev. méd. cir. São Paulo **7**, 187—197 (1947).

LESTER, CH. W.: Pigeon breast, funnel chest, and other congenital deformities of the chest. J. Amer. med. Ass. **156**, 1063—1067 (1954).

— The etiology and pathogenesis of funnel chest, pigeon breast and related deformities of the anterior chest wall. J. thorac. Surg. **34**, 1—10 (1957).

— Funnel chest; the status 360 years after its first description. Arch. Pediat. **75**, 493—500 (1958).

— The relation of pectus excavatum to pectus carinatum; classification of anterior chest wall deformities and the effect of treatment. J. Pediat. **52**, 82—86 (1958).

— Discussion to WELCH u. ADKINS. J. thorac. Surg. **36**, 724 (1958).

LEVI: Beitrag zur Kasuistik der Halsrippe. Neurol. Zbl. **23**, 626, 988 (1904) und Berl. klin. Wschr. **44**, 840 (1904).

LINDSKOG, G. E., and L. F. WARREN: Pectus excavatum. A report of eight cases with surgical correction. Surg. Gynec. Obstet. **95**, 615 (1952).

LINDSKOG, G. F., and W. L. FELTON: Considerations in the surgical treatments of Pectus excavatum. Ann. Surg. **142**, 654—660 (1955).

LOESCHKE: Thoraxformen bei Kyphose und Skoliose der Wirbelsäule. Verh. dtsch. orthop. Ges. **58**, 108—124 (1933).

LORENZ u. M. KOHLER: Scheinbare Herzvergrößerungen im Röntgenbild bei Trichterbrust. Fortschr. Röntgenstr. **71**, 548—552 (1949).

LUCCHES, G.: Beitrag zur Kenntnis der einfachen Sternalfissuren. Ann. ital. Chir. **11**, 679—687 (1932).

LUSCHKA, H.: Die Halsrippen und die Ossa suprasternalia des Menschen. Denkschr. d. K. K. Wissensch. Mat.-nat. Klasse **16**, 1, Wien 1859.

— Anatomie der Brust des Menschen. Tübingen 1863.

LYONS, H. A., M. N. ZUHDI, and J. J. KELLY jr.: Pectus excavatum ("funnel breast"), cause of impaired ventricular distensibility as exhibited by right ventricular pressure pattern. Amer. Heart J. **50**, 921—922 (1955).

MAC AUSLAND, R. W., and M. A. TIGHE: Acute traumatic pectus excavatum. New Engl. J. Med. **215**, 496 (1936).

MAGISTRO, R., E. FOTI e S. CURRO: La chirurgia del "Pectus excavatum". Chir. torac. **11**, 587—625 (1958).

MAHONEY, E. B., and G. L. EMERSON: Surgical treatment of the congenital funnel-chest deformity. Arch. Surg. **67**, 317—328 (1953).

MAIER, H. C.: Dissc. to RAVITSCH. Surgery **30**, 194 (1951).

MALLINCKRODT, H. v., u. H. GREMMEL: Die Trichterbrust. Thoraxchirurgie **8**, 135—151 (1960).

MALLOWS, H. R.: Congenital funnel chest. J. roy. nav. med. Serv. **35**, 298—300 (1949).

MANEKE, M.: Untersuchungen zur Pathogenese der Brustkorbverformungen. Trichterbrust, Kielbrust, Glockenbrust, Harrisonfurche. Dtsch. med. Wschr. **84**, 504—509 (1959).

MANGIARDI, J.: A simple surgical appliance for pectus excavatum. Surgery **39**, 260—262 (1956).

MARGUTTI, R., and P. DE CORREIA: Surgical correction of funnel chest. Rev. bras. Cirurg. **33**, 127—136 (1957).

MARTIN DE OLIVEIRA, J., M. P. SAMBHI, and H. A. ZIMMERMANN: The electrocardiogram in pectus excavatum. Brit. Heart J. **20**, 495—501 (1958).

MASTER, A. M., and J. STONE: Heart in funnel-shaped and flat chests. Amer. J. med. Sci. **217**, 392—400 (1949).

MATHIEU, P.: Intervention chirurgicale pour "thorax en entonnoir". Bull. méd. Soc. Nat. Chir. **59**, 867—869 (1933).

MATTHIASH, H. H.: Reifung und Entwicklung in ihren Beziehungen zu Leistungsstörungen des Haltungs- und Bewegungsapparates. In: Handbuch der Orthopädie v. HOHMANN-HACKENBROCH-LINDEMANN, Bd. 1, S. 133—168. Stuttgart: G. Thieme 1957.

MATZANDER, U.: Die Behandlung der Trichterbrust. Ann. Univ. saraviensis/Med. **8**, 179—186 (1961).

MAU, H.: Deformitätenentstehung und Korrektur durch asymmetrisches Lungenwachstum auf asymmetrischer Grundlage. Verh. dtsch. orthop. Ges. **88**, 433—439 (1957).

— Wesen und Bedeutung der enchondralen Dysostosen. Stuttgart: Georg Thieme 1958.

MC. KUSICK, V.: Vererbbare Störungen des Bindegewebes. Stuttgart: Georg Thieme 1959.

MEADE, R. H.: Pectus excavatum (funnel chest): anatomic basis surgical treatment of incipient stage in infancy and correction of deformity in fully developed stage. Disc. to BROWN. J. thorac. Surg. **9**, 164—184 (1939).

— Chone — Chondrosternon. Disc. to OCHSNER and DE BAKEY. J. thorac. Surg. 8, 469—511 (1938/39).

MENDEZ, J.: Pecho infundibuliforme. Pecho en embudo (EBSTEIN). An. del circ. med. argent. **14**, 397 (1891).

MEYER, L.: Zur chirurgischen Behandlung der angeborenen Trichterbrust. Berl. klin. Wschr. **34**, 1562 (1911).

MEYEROWITZ: Über Skoliose bei Halsrippen. Beitr. klin. Chir. **46**, 46 (1905).

MÖHRING, P.: Zur Frage des orthopädischen Schulturnens mit besonderer Berücksichtigung des Lehrbuches von DEUTSCHLÄNDER. Z. orthop. Chir. **48**, 455 (1927).

MONOD, O., et D. LAWEE: Correction du thorax en entonnoir. Bull. méd. (Paris) **67**, 513—516 (1953).

MORRIS, J. D.: Surgical correction of pectus excaratum (Symposium). Surg. Clin. N. Amer. **41**, 1271—1279 (1961).

MOTZ: Beitrag zur Spaltbildung in der 1. Rippe und zur Gelenkbildung in der Klavikula. Röntgenpraxis **13**, 240—241 (1941).

MOYSON, FR.: Le thorax en entonnoir chez l'enfant (Symposium). Acta chir. belg., Suppl. **2**, 25—41 (1961).

MÜHLHÄUSER: Über Trichterbrust. Dtsch. Arch. klin. Med. **33**, 98 (1883).

MÜLLER, W. H.: The surgical treatment of funnel chest deformity. Disc. to RYDELL and JENNINGS. Amer. J. Surg. **88**, 69—75 (1954).

MÜLLER, CH.: Zur Entwicklung des menschlichen Brustkorbes. Morph. Jb. **35** (1906).

MURPHY: The clinical significance of cervical rib. Surg. Gynec. Obstet. **2**, H. 4 (1907).

MYHRL, J. R.: Influence of funnel chest deformity on circulation and respiration. Nord. Med. **53**, 150—153 (1955).

NAEF: Le traitement chirurgical du thorax en entonnoir. Praxis **42**, 73—77 (1953).

NAGEOTTE-WILBOUCHEWITCH, M.: Malformations des côtes. Thorax à charmère. Bull. Soc. pédiat. Paris **31**, 280 (1933).

— Inadequacy of growth tables; importance of thoracic perimeter and respiratory amplitude; diameter of funnel-shaped chest. Bull. Soc. pediat. Paris **33**, 627 (1935).

NAISH and WILSON: Cervical ribs. Brit. med. J. **1909**, 1534.

NEFF, G.: Die Umkehrplastik der Trichterbrust als neue Behandlungsmethode. Helv. chir. Acta **23**, 339—340 (1956).

NISSEN, R.: Osteoplastic procedure for correction of funnel chest. Amer. J. Surg. **64**, 169—174 (1944).

— Surgical treatment of funnel chest. Rocky Mtn med. J. **42**, 264—267 (1945).

— Indikation und Methodik operativer Korrektur der Trichterbrust. In: Moderne Probleme der Pädiatrie von HOTTINGER u. HAUSER, S. 730—733. Basel 1954.

NOICA: Trichterbrust rachitischen Ursprungs. Münch. med. Wschr. **25**, 1216 (1905).

NOVAK: Über die Fissur des Brustbeines. Verh. 16. Tagg ungar. Ges. Chir., S. 335, 1930.

NOWAK, H.: Die erbliche Trichterbrust. Dtsch. med. Wschr. **62**, 2003—2004 (1936).

OCHSNER, A., and M. DE BAKEY: Chone-chondrosternon. J. thorac. Surg. 8, 469—511 (1939).

OGNER: Ein Fall von vollständiger, angeborener Spaltung des Brustbeines. Chirurgya **4**, 117—118 (1937). Ref. Z. Org. Chir. **87**, 352 (1938).

OMBRÉDANNE, L.: Correction ostéoplastique des grandes dépressions sternocostales dites "thorax en entonnoir". Bull. mém. Soc. nat. chir. **57**, 1126 (1931).

OPPOLZER, R.: Trichterbrust bei einem Epileptiker. Wien. klin. Wschr. **63**, 933—934 (1951).

— Zur Operation der Trichterbrust nach OMBRÉDANNE bei Erwachsenen. Wien. klin. Wschr. **72**, 727—732 (1960).

OTT, A.: Seltene Rippenanomalien. Fortschr. Röntgenstr. **98**, 170—172 (1963).

OVERHOLT, R.: Discussion to WELCH and ADKINS. J. thorac. Surg. **36**, 727 (1958).

PALTIA, V., K. V. PARKKULAINEN, M. SULAMAA, and G. R. WALLGREN: Operative technique in funnel chest. Experience in 81 cases. Acta. chir. scand. **116**, 90—98 (1959).

PANKOAST: Cervical rib. Univ. of Pennsylvania med. bull. Jan. 1902.

PANSCH: Über Anomalien am Thoraxskelett. Reicherts Arch. 1875.

PATERSON, M.: The human sternum. Monogr. Liverpool 1904.

PAUL, L. W., and M. R. RICHTER: Funnel chest deformity; recognition in posteroanterior roentgenograms. Amer. J. Roentgenol. **46**, 619—621 (1941).

PAULINI, W.: Surgical therapy of pectus excavatum; case. Ned. T. Geneesk. **94**, 1132—1134 (1950).

PAULSEN, J.: Die persistierende Lanugo als Zeichen konstitutioneller Minderwertigkeit. Berl. klin. Wschr. **53**, 1096 (1916).

PEIPER, A.: Über die Erblichkeit der Trichterbrust. Klin. Wschr. **1**, 1647 (1922).

PELTESOHN, S.: Zur Kenntnis der respiratorischen Thorax- und Wirbelsäulendeformitäten. Z. orthop. Chir. **33**, 574—589 (1913).

PERCIVAL: Caso di thorace imbutiforme; Trichterbrust C Ebstein. Zbl. klin. Med. **5**, 664 (1884).

PHILLIPS, J. R.: Funnel chest; case successfully treated by chondrosternal resection. Med. Rec. (Houston) **40**, 1302—1304 (1946).

PIERRE, MARIE: Leçons de clinique médicale Hôtel-Dieu 1894—1895. J. d. la Société méd. des hôpitaux 1935.

PIQUÉ, J. A., L. DUBIN, and B. S. GRINFELD: Kinesitherapy of funnel chest; case. Dia méd. **11**, 570—571 (1939).

POLIS, O., et R. SLUYTS: Correlations hémodynamique d'une déformation thoracique observée dans les cardiopathies congénitales: "Le thorax de Daries". Acta cardiol. (Brux.) **18**, 412—437 (1963).

PUUSEPP, L.: Kompression des Plexus brachialis durch die normale 1. Rippe. Folia neuropath. eston. **11**, 93—100 (1931).

QUERVAIN, DE: Zur operativen Behandlung der Halsrippen. Zb . Chir. **1895**, 1065.

RAMADIER, J., et P. SERIEUX: D'une malformation spéciale de la poitrine (thorax en entonnoir) contribution à l étude des stigmates physique de dégénérescence. Nouv. Iconogr. Salpet. **4**, 329 (1891).

RAMBAUD-RENAUD: Origine et developpement des os. Paris 1864.

RAMSAY, B. H.: Transplantation of the rectus abdominis muscle in the surgical correction of a pectus carinatum deformity with associated parasternal depressions. Surg. Gynec. Obstet. **116**, 507—508 (1963).

RANKE, K. E., u. CH. SILBERHORN: Atmungs- und Haltungsübungen, 2. Aufl. München: Otto Gmelin 1921.

RAUBITSCHEK, F.: Zur Kasuistik der Trichterbrust. Arch. Orthop. Mechanotherap. **4**, 87 (1906).

RAVITCH, M. M.: Pectus excavatum and heart failure. Surgery **30**, 178—194 (1951).

— Operative treatment of pectus excavatum. J. S. C. med. Ass. **51**, 244—249 (1955).

— The operative treatment of pectus excavatum. J. Pediat. **48**, 465—472 (1956).

— Discussion to WELCH and ADKINS. J. thorac. Surg. **36**, 725—726 (1958).

— Operative treatment of congenital deformitis of the chest (Symposium). Amer. J. Surg. **101**, 588—597 (1961).

REES-DAVIES, P. E : Pectus excavatum. J. int. Coll. Surg. **18**, 731—736 (1952).

REHBEIN, E., u. H. H. WERNICKE: Operative Beseitigung der Trichterbrust. Kinderärztl. Prax. **23**, 126—132 (1955).

— — Operation der Trichterbrust. Z. Orthop. **89**, 475—481 (1958).

REINHARDT, K.: Isolierter Querfortsatz am ersten Brustwirbel. Fortschr. Röntgenstr. **88**, 624—625 (1958).

RICHARD, ANDRÉ et DUPUIS: Discussion du rapport de M. CH. GARNIER sur le traitement chirurgical du thorax en entonnoir. Rev. Orthop. **21**, 615 (1934).

RÖSLER, H.: Zur röntgenologischen Beurteilung des Herzgefäßbildes der Thoraxdeformitäten. Dtsch. Arch. klin. Med. **164**, 365 (1929).

ROLLIN jr., A. D.: The surgical treatment of pectus excavatum. J. thorac. Surg. **35**, 719—725 (1958).

ROSENHAUPT: Zur Klinik der Halsrippe. Arch. Kinderheilk. **41**, 205 (1905).

ROTHSCHILD: Der Sternalwinkel. Frankfurt: Verlag Joh. Abt 1900.

RUGE, C.: Diskussion. Langenbecks Arch. klin. Chir. **133**, 28 (1924).

RUHE, H.: Über die Häufigkeit rachitischer Skelettveränderungen im schulpflichtigen Alter. Z. orthop. Chir. **48**, 321—345 (1927).

RUPILIUS: Arch. Kinderheilk. **91**, **173** (1930).

RUTKOWSKI, v.: Zur Diagnostik der Halsrippen. Z. klin. Med. **60**, 267 (1906).

RYDELL, J. R., and W. K. JENNINGS: Surgical treatment of funnel chest deformity. Amer. J. Surg. **88**, 69—75 (1954).

SAINSBURY, H. S. K.: Congenital funnel chest. Lancet **1947 II**, 615—616.

SANDISON, C.: Chone-Chondrosternon. Disc. to OCHSNER and DE BAKEY. J. thorac. Surg. **8**, 469—511 (1938/39).

SANGER, P.: Discussion to WELCH and ADKINS. J. thorac. Surg. **36**, 725 (1958).

SARES u. BURGE: Ein Fall von Mißbildung der 1. Rippe. Rev. Orthop. **19**, 329—330 (1932).

SATO, S.: Zur Lehre von dem Thorax phthisicus und den Operationen der Lungenspitzentuberkulose. Dtsch. Z. Chir. **126**, 1 (1913).

SAUERBRUCH, F.: Die Behandlung der Brustfelleiterung. Langenbecks Arch. klin. Chir. **157**, 235—280 (1929).

SAUERBRUCH, F.: Operative Beseitigung der angeborenen Trichterbrust. Dtsch. Z. Chir. **234**, 760—764 (1931).

SCHÄFER: Über Halsrippen. Münch. med. Wschr. **1908**, 2675.

SCHAEFER, G.: Cardiac complications of funnel chest. Z. Kreisl.-Forsch. **26**, 689—702 (1934).

SCHÄRER, R. F., G. BUZZI, E. LOPEZ, T. RESSIA, A. BERTOLOTTO, M. MARINI, and J. SUAREZ: Stenosis of the pulmonary valve and funnel chest; simultaneous surgical correction. Praxis **45**, 1127—1129 (1956).

SCHLEGEL, K. F.: Die praktische Bedeutung der Funktionsdiagnostik der Wirbelsäule im Röntgenbild. Med. Klin. **51**, 1601—1605 (1956).

SCHMORL-JUNGHANNS: Die gesunde und kranke Wirbelsäule im Röntgenbild. Leipzig 1932.

SCHNEIDER, P. W.: Seltene Anomalie eines Capitulum costae, zugleich ein Beitrag zu den atypischen paravertebralen Knochenelementen. Fortschr. Röntgenstr. **85**, 762—764 (1956).

SCHOBERTH, H.: Die Trichterbrust und ihre Behandlung. Landarzt **36**, H. 2, 40—48 (1960).

SCHOBERTH, H.: Die orthopädische Behandlung der Trichterbrust. Verh. Dtsch. Orthop. Ges. 1960, S. 478—482.
— Die Trichterbrust. Ergebn. Chir. Orthop. **43**, 121—202 (1961).
— Die Berechtigung zur operativen Behandlung der Trichterbrust. Wiederherstellungschir. u. Traum. 8, 220—253 (1964).
—, u. G. HEGEMANN: Die operative Behandlung der Trichterbrust. Dtsch. med. Wschr. **83**, 277—282 (1958).
— — u. R. LEUTSCHAFT: Erfahrungen bei 100 Trichterbrust-Operationen. Dtsch. med. Wschr. **87**, 774—784 (1962).
SCHOEN: Sprengelsche Deformität mit Rippen- und Wirbelmißbildungen. Fortschr. Röntgenstr. **72**, 620—621 (1949/50).
SCHRÖCKSNADEL, H., u. H. PLATZGUMMER: Zur Ätiologie und Atemtherapie der Trichterbrust. Bruns' Beitr. klin. Chir. **190**, 169—182 (1955).
SEIDEL, K.: Ungewöhnliche symmetrische Rippenanomalie. Fortschr. Röntgenstr. **88**, 247—248 (1958).
SEITZ, C.: Eine seltene Mißbildung des Thorax. Virchows Arch. path. Anat. **98**, 335 (1884).
SÉRIEUX u. RAMADIER: 5 Fälle von Trichterbrust. Archives d'Anthropologie 1891.
SEUPEL, A.: Zur Kasuistik der Trichterbrust. Diss. München 1887.
SHIVELY, H. L.: Funnel breast deformity (Trichterbrust), considered especially in its relation to tuberculosis of the lungs and other diseases of the chest. Amer. Med. (Philad.) **18**, 26 (1912).
SICARD, A., et CL. PÉRÈS: Traitement chirurgical du thorax en entonnoir. Nouvelle technique de correction esthétique par greffons super posés. J. Chir. (Paris) **77**, 306—322 (1959).
SIECKE, H.: Erworbene Synostose von Scapula und zwei Rippen. Fortschr. Röntgenstr. **96**, 697—698 (1962).
SIMON, ST.: Zur Kenntnis der Rippenanomalien im Kindesalter. Röntgenpraxis **10**, 45—50 (1938).
SNYDER, L. H., and G. M. CURTIS: Inherited: "Hollow Chest". Koilosternia, new character dependent upon dominant antosomal gene. J. Hered. **25**, 445 (1934).
SOKOL: Zur Frage der Halsrippen. Chirurgia **21**, Nr. 121 (1907).
SPISHARNI: Über Halsrippen. 1. Kongr. russ. Chir. in Moskau und Med. Obosern. **55**, 687 (1901).
SPITZY, H.: Die Trichterbrust. In: Lehrbuch der Orthopädie, hrsg. von FRITZ LANGE, 3. Aufl., S. 371—373. Jena: Gustav Fischer 1928.
STADTMÜLLER, F.: Anatomische Untersuchung einer hochgradigen Trichterbrust mit einer auffallenden Einwirkung auf die Leber. Virchows Arch. path. Anat. **272**, 641 (1929).
STEINDLER, A.: Kinesiology of the human body. Springfield (Ill.): Ch. C. Thomas 1955.
STOLTE, K.: "Rounded back" and funnel chest. Mschr. Kinderheilk. **75**, 358—363 (1938).
STURM jr., A., u. F. LOOGEN: Rippenusuren ohne Aortenisthmusstenose. Fortschr. Röntgenstr. **97**, 464—475 (1962).
SVANBERG, L.: Clinical value of analysis of lung function in some intrathoracic diseases. Acta chir. scand. **111**, 169—196 (1956).
TALA, P., and E. LAUSTELA: Funnel chest in adults and children. Clinical observations. Ann. Chir. Gynaec. Fenn. **48**, 177—188 (1959).
TEPLICK, J. G., and E. H. DRAKE: Roentgen and cardiac manifestation of funnel chest. Amer. J. Roentgenol. **56**, 721—735 (1946).
THERKELSEN, F.: Funnel chest. Acta chir. scand. **102**, 36—47 (1952).
— Funnel chest. Nord. Med. **49**, 281—283 (1953).
THEWS, K.: Entwicklungsstörung des Brustbeines. Röntgenpraxis **11**, 188 (1939).
TILMANN: Die klinische Bedeutung der Halsrippen. Dtsch. Z. Chir. **41**, 330 (1895).
TRUESDALE, P. E.: New method of dealing with funnel chest. New Engl. J. Med. **218**, 102—106 (1938).
—, and G. T. HYATT: Funnel chest. New Engl. J. Med. **215**, 101—107 (1936).
TURNER: On supernummerary cervical ribs. J. anat. and physiol. **4**, 130 (1870).
UEBERMUTH, H.: Erfahrungen zur Operation der Trichterbrust. Langenbecks Arch. klin. Chir. **287**, 234—238 (1957).
UEHLINGER, E.: Die Thoraxdeformitäten. In: Handbuch der inneren Medizin (G. v. BERGMANN), Bd. 4, S. 207—226. Berlin-Göttingen-Heidelberg: Springer 1956.
VETLESEN, H. J.: Zwei weitere Fälle von Trichterbrust. Zbl. klin. Med. Nr 43 (1886).
— Trichterbrust, hereditär auftretend. Zbl. klin. Med. **43**, 57—60 (1886).
VERSÉ, M.: Über die kongenitale Trichterbrust mit besonderer Berücksichtigung der normal-anatomischen Verhältnisse. Beitr. path. Anat. **48**, 311—342 (1910).
VOGELSANG, A.: Cardiac compression from funnel chest (chone-chondrosternon). Canad. med. Ass. J. **68**, 356—359 (1953).
— Cardiac compression from funnel chest. Canad. med. Ass. J. **71**, 57—58 (1954).
— Systolic murmur in funnel chest syndrome. Canad. med. Ass. J. **74**, 828—829 (1956).
VOGL, A., and P. ELSBACH: Cardiac displacement in pectus excavatum. Ann. intern. Med. **47**, 145—152 (1957).
VOLKMANN, v.: Zur Mechanik des Brustkastens. Z. Anat. Entwickl.-Gesch. **1** (1876).
WACHTEL, F. W., M. M. RAVITSCH, and A. GRISHMAN: The relation of pectus excavatum to heart disease. Amer. Heart. J. **52**, 121—137 (1956).
WAHREN, H.: The use of a tibial graft as a retrosternal support in funnel chest surgery. Acta chir. scand. **99**, 568—571 (1950).
WALLACE, F. T., S. T. ELMORE, and R. S. WILSON: Pectus excavatum. J. S. C. med. Ass. **52**, 210—211 (1956).
WALTHER, R., u. B. BLASCHKE: Zur Differentialdiagnose der einseitig vermehrt transparenten Lunge bei angeborenem Fehlen des großen Brustmuskels. Fortschr. Röntgenstr. **91**, 488—493 (1959).
WANKE, R.: Anzeigestellung zur operativen Behandlung der Trichterbrust. Langenbecks Arch. klin. Chir. **276**, 406—411 (1953).
— Diskussion zu ÜBERMUTH. Langenbecks Arch. klin. Chir. **287**, 248 (1957).

WEGMANN, T., u. F. SCHAUB: Die klinische Bedeutung der Trichterbrust. Schweiz. med. Wschr. **83**, 986—990 (1953).

WEISSENBERG, H.: Ein Fall von Fissura sterni completa. Röntgenpraxis **14**, 473—474 (1942).

WELCH, K. J.: Satisfactory surgical correction of pectus excavatum deformity in childhood. A limited opportunity. J. thorac. Surg. **36**, 697—713, 724—728 (1958).

WEWE, H.: Über Arachnodaktylie (Dystrophia mesodermalis congenita typus Marfanis). Arch. Augenheilk. **104**, 1 (1931).

WICHERN, W., A. LESTER jr., and W. CHALES: Funnel chest. Modification of the surgical procedure to reduce residual depression. Arch. Surg. **84**, 170—173 (1962).

WIGGER, A.: Angeborene Lückenbildung in der Brustkorbwand. Zbl. Gynäk. **51**, 41, 2631 (1927).

WILLIAMS, C. T.: Congenital malformation of the thorax; great depression of the sternum. Trans. path. Soc. Lond. **24**, 50 (1872).

WILTSCHKE, F.: Zur Frage des Stridor respiratorius mit besonderer Berücksichtigung des Kropfstridors. Arch. Kinderheilk. **72**, 193 (1923).

WITT, A. N.: Die operative Behandlung der Trichterbrust. Verh. Deutsche Orthop. Gesellschaft 1956. Beih. Z. Orthop. **88**, 140—141 (1957).

WOILLEZ: Sur un cas de difformité thoracique considérable, avex dèplacement inoffensit de plusieurs organs et signes sthétoscopiques particuliers. Rap. Soc. med. d. hôp. March 28 (1860). Union med. j. d. intérèts du corps med. **6**, 515 (1860).

WOLOSTNICK, N.: Über Trichterbrust, Inaug.-Diss. Berlin, 1913.

WOODS, F. M., R. H. OVERHOLT, and H. E. BOLTON: Pectus excavatum. Dis. Chest. **22**, 274—282 (1952).

ZAHRADNICEK, J.: Funnel-shaped chest. Cas. Lék. ces. **64**, 1814 (1925).

ZDANSKY, E.: Trichterbrust bei einem Epileptiker. Disk. zu OPPOLZER. Wien. klin. Wschr. **63**, 933—934 (1951).

ZIMMER, E. A.: Das Brustbein und seine Gelenke. Festschr. Röntgenstr., Erg.-Bd. **58** (1939).

VI. Verletzungen des Brustkorbs und der Lungen

Von

H. Blaha

Unter Mitwirkung von F. Strnad und H. Fischer

Mit 51 Abbildungen

1. Allgemeiner Teil

a) Einleitung: Zur Bedeutung der Röntgenologie bei den Verletzungen des Brustkorbs und der Lunge

Mehr noch als auf jedem anderen Gebiete der Medizin hat die Röntgenologie bei den Thoraxverletzungen eine unmittelbare klinische Aufgabe. Ein Spannungspneumothorax, ein Mediastinalemphysem kann von Viertelstunde zu Viertelstunde in seinem Ausmaß zunehmen, der Hämatothorax ansteigen: So ist gerade hier die Röntgenologie der unmittelbare Helfer des Chirurgen und damit des Patienten. Um dieser so engen Verbindung Rechnung zu tragen, haben sich bei der Abfassung dieses Kapitels ein Röntgenologe, ein pathologischer Anatom und ein Chirurg zusammengetan, um das Röntgenbild, das anatomische Substrat und das klinische Bild und die Therapie im Zusammenhang zu sehen, zu verstehen und zu beschreiben.

Es erübrigt sich, ein Wort über die Bedeutung der Röntgenuntersuchung bei Thoraxverletzungen zu verlieren. Ein Satz von Shefts trifft hier besonders genau zu: „*Die Röntgenaufnahme muß so früh wie möglich und so oft wie nötig erfolgen*". Unmittelbar nach dem Unfallereignis hat die Röntgenologie die Aufgabe, lebensbedrohliche Zustände, die einer Behebung bedürfen, festzustellen. Im weiteren Verlaufe leitet sie die Behandlung und dient vor allem der Vermeidung bleibender Schäden. Neben der Dokumentation der Befunde hält die Röntgenaufnahme Unterlagen für eine etwaige forensische oder gutachterliche Beurteilung fest. Die Sammlung der Röntgenbefunde erlaubt statistische und katamnestische Erhebungen; die Sammlung des Erfahrungsgutes ist für Lehre und Forschung gleich wichtig.

b) Zur Häufigkeit und zur Bedeutung der Thoraxverletzungen

Die Häufigkeit von Thoraxverletzungen im Gesamtkrankengut größerer Kliniken mit ausreichendem Durchgang an Unfällen kann nach der vorliegenden Literatur mit etwa 10% angenommen werden. Auf die Zusammenstellungen bei K. H. Bauer; Major; Ricklin, sowie bei Zenker sei verwiesen. Grill gibt 8% des Unfallkrankengutes der Münchner Universitätsklinik an, Major nennt unter den Verletzungen 6,5% Thoraxverletzungen. Von den 1000 Straßenverkehrsunfällen Ricklins wiesen 11,3% Verletzungen des Brustkorbs auf, Buchner u. Kronenberg nennen 8,1% aller Unfallverletzten; davon sind 75% Straßenverkehrsunfälle. K.H. Bauer nennt für Betriebsunfälle eine Prozentzahl von 2,9, für Verkehrsunfälle von 7,7 Thoraxverletzungen. Die prozentualen Anteile gehen auch aus einer Zusammenstellung von Gissane hervor, die nachstehend wiedergegeben ist (Tabelle 1). Kenney u. Schlosser stellen fest, daß 25% der tödlichen Verkehrsunfälle Thoraxverletzungen betreffen. Bader u. Klotz vergleichen die tödlichen Unfälle von Großstadtkliniken: Dabei machen die Todesfälle an Thoraxverletzungen im Krankengut des Linzer Unfallkrankenhauses 15,5%, der Augsburger Chirurgischen Klinik 8,1% und der Heidelberger Universitätsklinik 9% aus. H. Fischer stellt bei 484 tödlich verunglückten Verkehrsteilnehmern in München und Umgebung fest, daß von 88 Autofahrern 55, das sind über 62%, einer Thoraxverletzung erlegen sind. Die Mortalität bei Thoraxverletzungen liegt bei K. H. BAUER für die Betriebsunfälle bei 9,7%, für Verkehrsunfälle bei 12,4%. Interessant ist auch aus dieser Arbeit weiterhin, daß 10% der tödlich Verletzten Sternumfrakturen aufwiesen. Die zunehmende Bedeutung der Thoraxverletzungen geht aus nahezu allen Übersichten hervor; sie wird beispielsweise bei BRUNNER, sowie bei NIJS und VERSTREKEN erwähnt; ihre Bedeutung wird von BERRY unterstrichen. In der Dissertation von MOLNÁR aus dem Institut für gerichtliche und soziale Medizin (Direktor: Prof. Dr. GERCHOW) der Universität Frankfurt/Main wird der Anteil von Thoraxverletzungen an den Gesamttodesfällen im Straßenverkehr mit 11,6% angegeben; als Nebenverletzung wurde eine Thoraxverletzung in über 38% angegeben. Fußgänger sind dabei am meisten gefährdet, wie aus dieser Aufstellung ebenfalls zu entnehmen ist. Im Frieden stellt der Straßenverkehrsunfall bei weitem die höchste Quote an Thoraxverletzungen, wie auch das nachstehende, der Arbeit von GRILL entnommene Schaubild zeigt (Abb. 1).

Tabelle 1. Verteilung der Verletzungen bei Straßenverkehrsunfällen in % (nach W. GISSANE)

Frakturen		*Weichteil- und Parenchymverletzungen*	
Wirbelsäule	17	Hirn	132
Beine	30	Rückenmark	11
Arme	28	Nieren und Nebennieren	14
Becken	28	*Lunge*	*98*
Rippen, Clavicula und Sternum	*114*	Leber	51
Schädel einschließlich Gesichtsschädel	128	Milz	37
		Magen und Därme	8
		Blase und Harnröhre	6

Der Anteil an Thoraxverwundungen wird von SANGER für die amerikanische Armee mit 6,9% angegeben; der deutsche Sanitätsbericht nennt 6,2%, dabei jedoch 20,1% der Gefallenen (nach STEFFENS). Über den prozentualen Anteil der Thoraxverletzungen sind Angaben in den Arbeiten von ANDER, BEHR, HEBERER, MIKAT und von SCHNEIDER enthalten; dabei ist der Anteil der Thoraxverletzungen an der Mortalität durchwegs verständlicherweise höher als ihr Gesamtanteil an den Verletzungen. ROCKEY nennt aus dem Koreakrieg eine Mortalität der thorako-abdominellen Verwundungen von 7,3%; BOLAND errechnete eine Mortalität von 13% bei 1009 Fällen.

Die Bedeutung der Thoraxverletzungen liegt also darin, daß sie häufig sind; sie machen etwa ein Zehntel aller Verletzungen aus. Das weist auch eine Sonderuntersuchung des Statistischen Bundesamtes für 1959 von 5627 Verkehrsverletzten in Kliniken aus, wobei sich, unter Berücksichtigung multipler Verletzungen, folgende Zahlen ergaben:

4009mal Kopf	2298mal Beine
255mal Wirbelsäule	1149mal Arme
269mal Bauch	202mal im Vordergrund stehende Allgemeinerscheinungen wie Schock u. ä.
244mal Becken	*703mal Thorax.*

Nach den Aufstellungen des Statistischen Bundesamtes in Wiesbaden wurden 1959 149000 verletzte Verkehrsteilnehmer in Krankenanstalten eingeliefert. Nach der vorliegenden Übersicht müssen wir jährlich mit zumindest 10000 Thoraxverletzten in der Bundesrepublik Deutschland rechnen, die in Krankenanstalten eingeliefert werden.

c) Einteilung von Thoraxverletzungen und ihrer Folgen

Jedem Einteilungsversuch ist vorauszuschicken, daß wir die Thoraxverletzungen mit ihren Anteilen, ihren Komplikationen und Folgen als Ganzes betrachten müssen. Im Vordergrund steht zumeist der Schaden am respiratorischen System, der häufig eine Kette weiterer Schäden nach sich zieht.

Als grobe Einteilung bietet sich die Unterscheidung nach offenen und geschlossenen Brustkorbverletzungen an. Zu den geschlossenen Brustkorbverletzungen zählt RIEDINGER die einfache Prellung, Commotio, die Pressung, Compressio, und die „Conquassatio", die Zerquetschung. Scharfe Verletzungen lassen sich nach penetrierend, in den Brustkorb eindringend und perforierend, den Brustkorb in ganzer Ausdehnung durchbohrend, einteilen.

Wir halten im übrigen fest, daß auch für die Röntgenologie die Thoraxverletzung eine Einheit darstellt, daß Abgrenzungen zwischen Verletzungen der Weichteile des Brustkorbes, des Parenchyms und der übrigen Organe des Thoraxbinnenraumes nur ein Hilfsmittel darstellen. So ist die Unterteilung nach stumpfen und scharfen Verletzungen

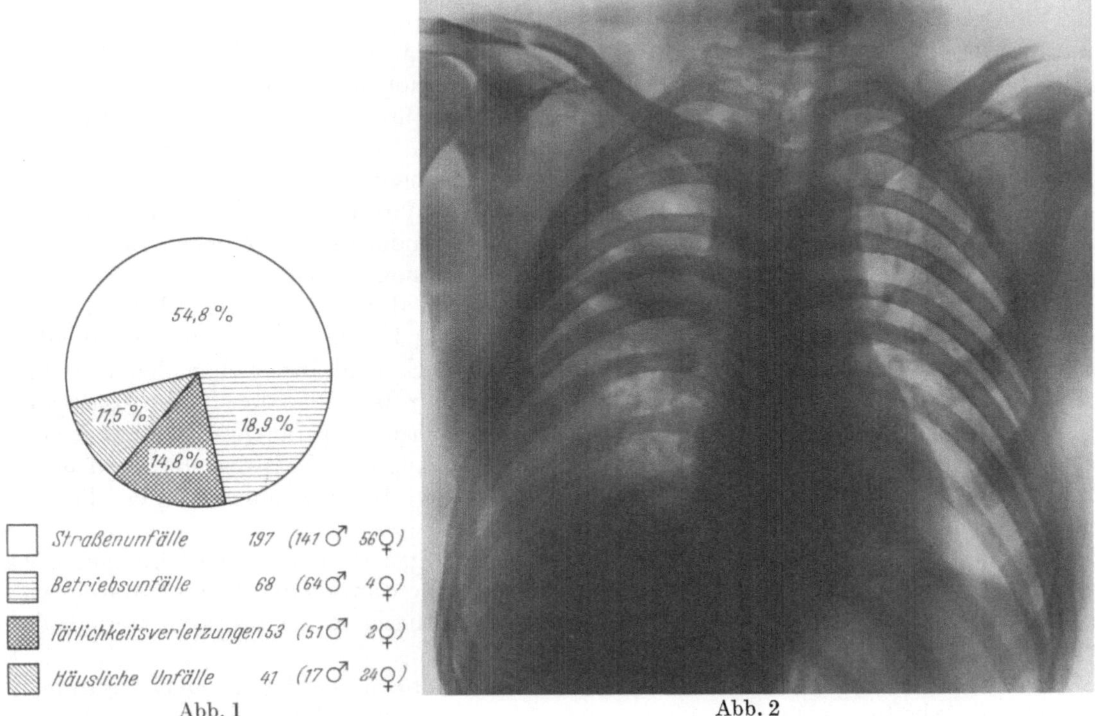

Abb. 1 Abb. 2

Abb. 1. Prozentuale Verteilung von 359 Thoraxverletzungen (aus W. GRILL: Notfallchirurgie in der Thoraxhöhle, Med. Klin. **1963**, 312)

Abb. 2. Sch. Egon, 23jähriger Mann. Motorradunfall. Schweres Brustkorbtrauma. Fraktur der Brustwirbelsäule, Clavikelfraktur, Scapulafraktur, Fraktur der Rippen 5 und 8 rechts. Bei der Obduktion ausgedehnter Hämatothorax, Hämatom der Lunge, Hämatom im Bereich der Bronchialwand des rechten Oberlappenbronchus. Schädelfraktur. Röntgenologisch sind die Folgen der Aspiration, der Kontusion, des Kollaps und die pleuralen Verschattungen nicht gegeneinander abzugrenzen

insofern nicht ganz zutreffend, als z.B. stumpfe Verletzungen Parenchymschädigungen setzen können oder beispielsweise Rippenfrakturen zu Anspießungen der Lunge führen. Schußverletzungen können in der Form der Tangentialschüsse den Mechanismus stumpfer Verletzungen reproduzieren. Die einzelnen Organe lassen sich auch insofern nicht voneinander abgrenzen, als sich Rückwirkungen von Blutextravasaten und Gefäßverletzungen im Bereich des Parenchyms auf die Bronchien, von den Bronchien auf die Durchblutung finden. Schädigungen der Bronchien, Atelektasen führen eine Minderbeweglichkeit der Brustwand herbei, Schädigungen des Zwerchfells oder der Brustwand wiederum können eine Voraussetzung für die sog. „feuchte Lunge", für eine Bronchialobstruktion durch Sekret darstellen (Abb. 2).

Die Forderung nach einer frühen Röntgenuntersuchung ergibt sich auch aus dem Bedürfnis, die unmittelbaren, primären Verletzungen von den mittelbaren Verletzungsfolgen abzutrennen. So werden die unmittelbaren Verletzungsfolgen, wie Schädigung der Weichteile, des knöchernen Gerüstes des Brustkorbes und des Parenchyms, der großen Gefäße und der Bronchien von den sekundären Veränderungen, die unter anderem gekennzeichnet sind 1. durch Luft am falschen Platz: den Pneumothorax, das Emphysem der Weichteile oder Mediastinalemphysem, 2. durch Blut am falschen Platz, wie bei einem Hämatothorax, sowie bei Extravasaten im Parenchym oder Blutaspiration in den Bronchialbaum, sowie 3. von den Folgen der gestörten Funktion, wie wir sie etwa beim Hämoperikard, sowie bei der Schädigung der Motilität der Brustwand oder des Zwerchfells finden, gefolgt und überdeckt. Intermediäre Zustände stellen etwa ein Fibrinothorax oder eine chronische Pneumonie bzw. ein gelöstes Hämatom dar. Als Spätzustände werden die irreversiblen Veränderungen zusammengefaßt.

Von klinischer Seite könnte sich als günstig erweisen, die ,,kleine Thoraxverletzung" mit im wesentlichen ungestörter Funktion von den ,,großen Thoraxverletzungen" mit erheblicher Störung der kardio-respiratorischen Funktion abzutrennen. Unter den sog. ,,kleinen" Thoraxläsionen wären einfache Rippenfrakturen, einfache Sternumfrakturen und Kontusionen mit oder ohne Rippenfrakturen, die ohne Pneumothorax und ohne wesentliche Parenchymschädigungen einhergehen, zu nennen. Dagegen würden sich die ,,großen" Thoraxverletzungen durch die gestörte respiratorische Funktion, wie etwa Brustwandflattern mit Mediastinalflattern, Spannungs- oder Ventilpneumothorax, ein ausgedehntes Emphysem, Mediastinal-, ein Hämo- oder Pneumomediastinum kennzeichnen.

Schließlich ließe sich von den reinen Verletzungen des Brustkorbs und der Lungen eine Gruppe von pathologischen Zuständen abtrennen, bei der das Trauma nicht allein für die Entstehung verantwortlich zu machen wäre. Es sind hier neben den Spontan- bzw. pathologischen Frakturen der Rippen, wie etwa bei Metastasen, die osteoporotischen Hustenfrakturen zu nennen. Bei Emphysemblasen der Lunge ist denkbar, daß schon eine geringgradige Überschreitung der physiologischen Beanspruchung zu einem ,,Spontanpneumothorax" führen kann; entsprechende Beobachtungen teilen Turiaf, Marland u. Mathieu mit.

Der Vollständigkeit halber sind iatrogene Verletzungen zu nennen, Verletzungen etwa bei der Bronchoskopie oder Verursachung eines ,,Spontanpneumothorax" durch verschiedene Eingriffe, wie Stellatum- oder Plexusanaesthesie oder Operationen am Halse, etwa eines Divertikels (Rollins u. Poer).

Die Entstehungsmechanismen der Thoraxverletzungen werden in den zusammenfassenden Arbeiten von Garré u. Quincke, Johnson u. Kirby, Krauss, Major, Riedinger, Steffens, sowie von Voisin, Méreau und Macquet dargestellt.

Auch für den Röntgenologen ist die Kenntnis des Entstehungsmechanismus insofern wichtig, als Neben- oder Mehrfachverletzung vermutet werden können. Rupturen intrathorakaler Gebilde kommen bei Kompression des Oberbauches durchaus in Betracht. Bei Thoraxverletzungen sind schwerere abdominelle Verletzungen nicht selten. Frakturen der unteren Rippen können sehr leicht Oberbauchbeschwerden vortäuschen. Verletzungen von Herz und Gefäßen können zunächst röntgenologisch stumm bleiben oder durch die Mitbeteiligung des oberen Abdomens, bzw. der Nieren, verdeckt werden. Auf die Abhandlung dieser begleitenden Verletzungen durch Anderson, Nissen, sowie auf Parmley et al. sei verwiesen.

Einen ungewöhnlichen Entstehungsmechanismus einer Bronchusverletzung teilte Francke mit, der einen bei einer Strumektomie zurückgelassenen Tupfer nach 3 Jahren aus dem rechten Oberlappenbronchus entfernte.

d) Zur pathologischen Anatomie der Thoraxverletzungen

(Gemeinsam mit H. Fischer)

Die pathologisch-anatomischen Befunde nach Lungenverletzungen sind abhängig von der Größe der einwirkenden Gewalt, von der Art und Form des die Verletzung verursachenden Objektes, sowie auch von der Überlebenszeit, da sich sekundäre Veränderungen erst nach einer gewissen Zeit einstellen können.

Eine systematische Übersicht gibt das folgende Schema:

A. Verletzungen durch stumpfe Gewalt
   1. Thoraxkontusion mit oder ohne Verletzung der knöchernen Anteile des Brustkorbs
   2. Bronchusruptur
   3. Druckstoßverletzung

B. Verletzungen durch scharfe Objekte
   1. Stichverletzung
   2. Schußverletzung
      a) durch Gewehrschuß
      b) durch Granatsplitter

C. Folgezustände
   1. Frühe Folgezustände
      a) Pneumothorax, Spannungs- oder Ventilpneumothorax
      b) Hämatothorax bzw. Hämatopneumothorax
      c) Luft- und Gasembolie
      d) Interstitielles Emphysem in den Weichteilen des Brustkorbs bzw. im Mediastinum
   2. Intermediäre bzw. spätere Folgen
      a) Die sog. traumatische Pneumonie, Fettembolie
      b) Lungentorsion
      c) Atelektasen, Lungenkollaps
      d) Brustkorbdeformierungen, chronisches Empyem, Schwarte
      e) Bleibende Zwerchfellähmung
      f) Lungenkarnifikation
      g) Bronchusstenosen
      h) Bleibende Gefäßschädigungen

Auf die einzelnen Verletzungen und Verletzungsfolgen werden wir in den jeweiligen Kapiteln näher eingehen.

Bei der *Thoraxkontusion* können größere oder kleinere Risse im Parenchym auftreten, die teils pleuranah, teils zentral liegen. Als Folge der schweren Kontusion finden sich blutige Durchtränkungen des Lungengewebes; bei schwersten Gewalteinwirkungen können Abrisse ganzer Lungenanteile eintreten. Lungenverletzungen können bei Rippenfrakturen durch unregelmäßig geformte, spitze Fragmente eintreten. Verletzungen der Gefäße des großen Kreislaufs, wie der Mammaria interna oder von Intercostalarterien sind nicht selten.

Der *Bronchusruptur* wird ein besonderes Kapitel gewidmet. Festzuhalten ist, daß die komplette Bronchusruptur nicht die alleinige Erscheinungsform der Bronchialschädigung darstellt, sondern daß neben Abrissen Einrisse, Hämatome, Schleimhautschädigungen oder Deformierungen ebenfalls vorkommen können.

Für *Druckstoßwirkungen* sind Lungenzerreißungen mit multiplen Hämorrhagien und Extravasaten kennzeichnend. Es ist hierbei besonders zu erwähnen, daß durch Eröffnung der Lungenvenen Luftembolien eintreten können. Bei Zerreißungen des Parenchyms können Areale mit interstitiellem Emphysem und Blutungsareale abwechseln.

Bei *Stichverletzungen* kann ein Mißverhältnis zwischen der verhältnismäßig glatten Wunde und den Folgen der Blutextravasation in größere Bronchialabschnitte bestehen, wonach ausgedehnte sekundäre Veränderungen möglich sind.

Ähnlich verhält es sich bei den *Schußverletzungen.* Sie lassen sich einteilen in Streif-, Durch-, Steck- und Zertrümmerungsschüsse; wir werden hierzu bei den Kriegsverletzungen noch besonders Stellung nehmen. Das Ausmaß der Zerstörungen kann von minimalen Veränderungen bei Kleinkaliberdurchschüssen bis zu schwersten Aufpflügungen bei tangential auftreffenden Granatsplittern oder Querschlägern reichen. Kontusionsherde können auch bei reinen Brustwandschüssen vorliegen. Bei Spätfolgen können sich kleine Aneurysmen mit rezidivierenden Blutungen oder auch entzündliche Veränderungen finden. Schußverletzungen durch Granatsplitter zeichnen sich durch unregelmäßige Wundkanäle und ausgedehnte Gewebszerreißungen aus; dabei spielt neben der Vorwärtsbewegung die gleichzeitige Rotation des Splitters eine besondere zerstörende Rolle. Die Mitnahme von Knochensplittern oder Bekleidungsteilen ist nicht selten.

Beim Straßenverkehrsunfall ist die Thoraxverletzung häufig nicht die alleinige oder überwiegende Läsion. Wir haben oben bereits betont, daß Thoraxverletzungen eine häufige Nebenverletzung darstellen; über den Verletzungen der Extremitäten, des Schädels oder des Abdomens werden sie häufig übersehen.

e) Die gestörte Physiologie beim Thoraxtrauma

Neben der Blutung, der Infektion, der späteren Verkrüppelung des Brustkorbs und Verödung von Lungengewebe steht unmittelbar nach der Verletzung die Störung des physiologischen Gleichgewichtes im Vordergrund. Schwere Allgemeinerscheinungen können sowohl durch den Wundschock, durch Begleitverletzungen, sowie vor allem auch durch spezifische Verletzungsfolgen hervorgerufen sein. Die Erkennung dieser frühen speziellen Verletzungsfolgen ist für die Erhaltung des Lebens und zur Vermeidung von Komplikationen und Spätschäden von entscheidender Bedeutung. In einem Schema von E. FORSTER sind diese Funktionsstörungen besonders deutlich zusammengefaßt (Abb. 3). Diese Störungen werden verursacht: 1. Durch Schleim und Blut im Bronchialbaum, also durch bronchiale Funktionsbehinderung mit Lungenkollaps, bronchopneumonischen Veränderungen und nachfolgender Hypoxie. 2. Durch die Entwicklung eines Pneumothorax; seine Folgen können gering sein, wenn es sich um einen einmaligen Vorgang handelt und die Luftmenge gering war; andererseits können durch einen massiven Luftaustritt schwerste Zustände entstehen. 3. Durch die Ansammlung von Schleim und Blut, durch die Schmerzen bei der Atmung und durch die Irritation der Lungenoberfläche können bronchospastische Zustände ausgelöst werden. 4. Durch das Eindringen von Luft von außen, durch den Pneumothorax also, durch den Bronchospasmus und durch Verlegung der Atemwege kann es zum „massiven Lungenkollaps" kommen. 5. Durch einen offenen Pneumothorax oder eine „mobile Brustwand", durch das sog. „Brustwandflattern" kann ein Mediastinalflattern mit Pendelluft und nachfolgender Hypoxie ausgelöst werden. Es ist darüber hinaus zu bedenken, daß das Brustwandflattern die Expektoration beeinträchtigt und zu Aspirationsherden auf der gleichen und der Gegenseite führen kann. 6. Ebenso wie ein Pneumothorax kann ein Hämatothorax bzw. Hämopneumothorax zur Volumenverkleinerung der Lunge, zur Verdrängung des Mediastinums und zu hämodynamischen Störungen führen; im weiteren Verlauf kann eine Fesselung der Lunge im kollabierten Zustand durch die Niederschläge der Blutbestandteile eintreten. 7. Durch Schmerzen bei den Rippenfrakturen wird die Hypoventilation begünstigt. 8. Die Schmerzhaftigkeit im Bereich des unteren Thorax, sowie eine Nervenverletzung bei Rippenfrakturen im unteren Thoraxbereich kann zu Überdehnungen des Magens und des Darms, zu einer Atonie mit dem Bilde eines Ileus oder Subileus führen; die Beeinträchtigung der Atmung ist dadurch erheblich. 9. Durch ein Hämoperikard mit Herztamponade und durch (10.) Herzrhythmusstörungen kann eine Minderleistung des Herzens und damit eine ungenügende pulmonale Zirkulation bedingt sein. 11. Die Mediastinalverdrängung, etwa im Gefolge eines Spannungspneumothorax oder das Mediastinalflattern bei einem offenen Pneumothorax oder mobiler Brustwand führen zu Störungen des venösen Rückflusses und zur Verschlechterung der Ventilation durch Pendelluft. Atelektasen der Gegenseite werden dabei häufig gesehen. 12. Durch das Mediastinalemphysem sind Wirkungen auf die großen Gefäße, insbesondere auf die Venen zu erwarten. 13. Sowohl durch die lokalen Störungen

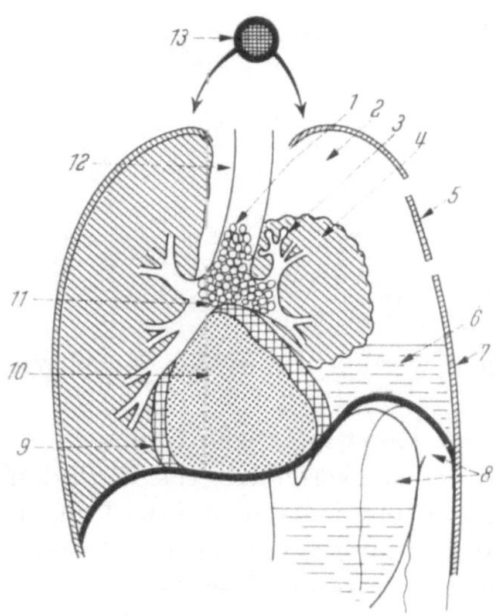

Abb. 3. Schema der funktionellen Folgen bei Thoraxverletzungen (nach E. FORSTER und J. MATHEY und J. J. GALEY)

mit der nachfolgenden Hypoxie, als auch die begleitenden Schädeltraumen kann es zu zentralen Schädigungen kommen, die ihrerseits einen Circulus vitiosus auslösen bzw. unterhalten.

Die Entwicklung eines Lungenödems können wir uns anhand eines Schemas nach ZENKER vergegenwärtigen (Abb. 4).

Die Folgen der Lungenverletzungen bei offenem Pneumothorax bzw. beim Brustwandflattern reichen also über die Minderung der respiratorischen Fläche, das Mediastinalflattern, über Pendelluft und Sekretverhaltung und Aspiration auf der Gegenseite zum Lungenkollaps, zur Hyperpnoe mit Verschlechterung der Atmungsökonomie, zur Hyperkapnie, zum verminderten venösen Rückfluß mit Drosselung der pulmonalen Durchblutung und damit zur kardialen und respiratorischen Insuffizienz.

Aber auch bei minder gestörter Funktion, beim geschlossenen, stumpfen Trauma ohne Brustwandflattern können Läsionen der Brustwand mit nachfolgenden Schmerzen, der Minderbewegung des Brustkorbs, der Sekretverhaltung, der Bronchialobstruktion mit Atelektasen und damit weiterer Motilitätsbeeinträchtigung zur Retentionspneumonie, zur Hyperkapnie, eventuell mit zentraler Störung, zur Drucksteigerung in der Arteria pulmonalis sowie zum Lungenödem führen.

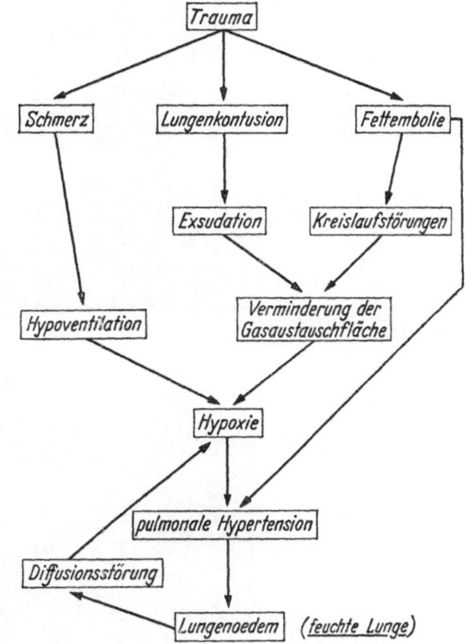

Abb. 4. Schema der Entwicklung des Lungenödems [nach R. ZENKER, Langenbecks Arch. klin. Chir. **284**, 152 (1956)]

Beim Zustandekommen der posttraumatischen „feuchten Lunge“ sind also komplexe Ursachen beteiligt, die aus Sekretretention, Minderbelüftung, entzündlichen Vorgängen, lokaler Blutüberfüllung und Blutextravasaten, aus Obstruktion, Immobilisierung, mangelnder Expektorationskraft und zentralen Schädigungen zusammengesetzt sein können. Bei den Schwierigkeiten einer exakten Analyse der einzelnen Vorgänge ist der allgemeine Begriff der „feuchten Lunge“ bzw. „wet lung“ durch seine Indifferenz besonders geeignet, die Verhältnisse zu umschreiben. Im übrigen sei auf die Ausführungen von AVERY, MÖRCH u. BENSON, GRÄFF, HEBERER, MAJOR sowie MAYNARD, NACLERIO u. CADICE, MILANI, NISSEN, SAUERBRUCH, SHEFTS, STILLER hingewiesen, ebenso auf die Arbeiten von BARRETT, LE BRIGAND u. FAURE, BÖHLER, BOWERS, FORSTER, GRAY, KEY u. CONWELL, KIRSCHNER, MATZANDER, HOLMES-SELLORS, SCHNEIDER u. SAEGESSER, SPATH, STRUG et al., TUDOR EDWARDS, W. WEBER aus der Frankfurter Chirurgischen Klinik sowie von ZENKER.

Obwohl das Mediastinum nicht zu unserem eigentlichen Thema gehört, sind hier die physiologischen Rückwirkungen der mediastinalen Verletzungen zu berücksichtigen. Sie bilden einen häufigen Bestandteil der Thoraxverletzungen insgesamt. Die Bedeutung der mediastinalen Druckerhöhung für den venösen Rückfluß und für die respiratorische Beweglichkeit war erwähnt worden. Im übrigen sei auf die Arbeiten von ENDRESS, LAFORET, NISSEN, SAUERBRUCH, SCHULTE, THOMAS und KEELING sowie auf die ausführliche Bearbeitung von W. WEBER, die auch weitere Literatur enthält, sowie von ZIMMERMANN verwiesen. (Siehe auch Abschnitt „Mediastinum“ dieses Handbuches.)

Die Aufgabe der Röntgenologie bei den Verletzungen des Brustkorbs und der Lungen besteht mit Vorrang darin, die kritischen Zustände, die unmittelbarer Behandlung bedürfen, zu erkennen. Es handelt sich hierbei unter anderem um die Erkennung eines Spannungspneumothorax, eines rasch ansteigenden Hämatothorax, eines Mediastinalemphysems, lose Stückbrüche der Brustwand und Depressionsfrakturen des Sternums mit

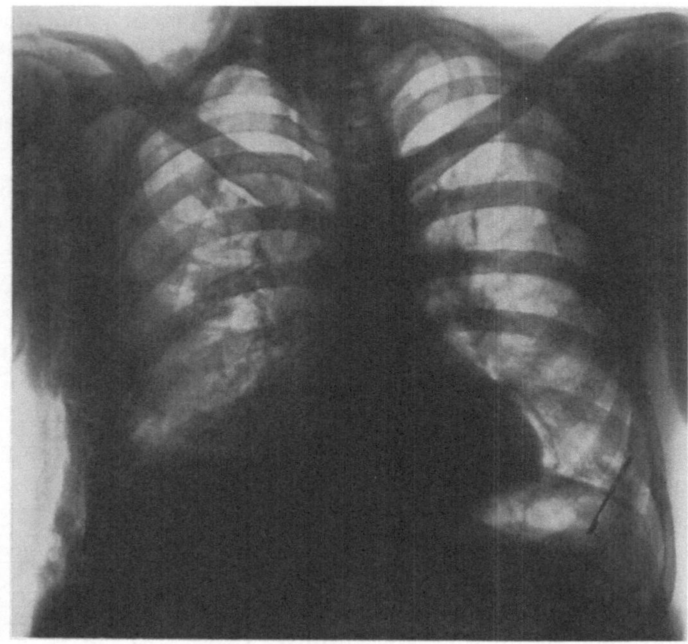

a

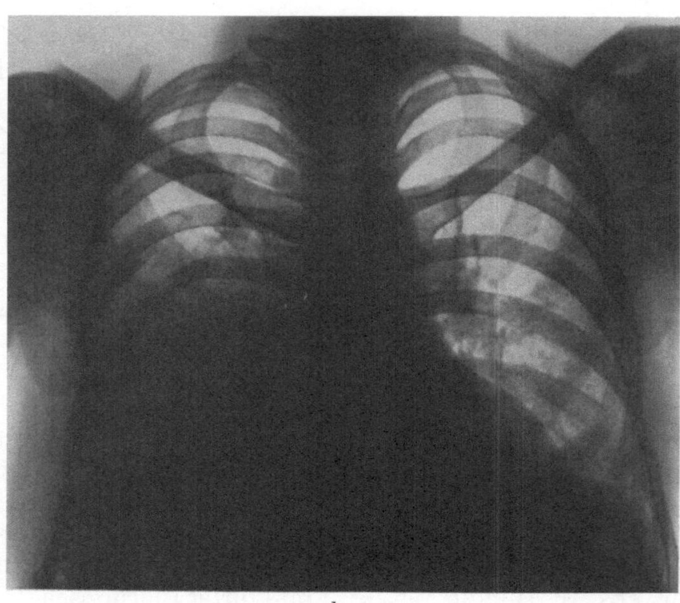

b

Abb. 5a—e. P., Guiseppe, 38 Jahre. a Veränderungen der Weichteile, des knöchernen Brustkorbes und des Thoraxbinnenraumes überlagern sich: Hautemphysem, multiple Rippenstückbrüche, intrapulmonale Verdichtungen als direkte Läsionen. Rippenanspießungen, Minderbelüftung und Aspiration. Die Doppelkontur im Bereich des linken Herzrandes ist verdächtig auf ein Pneumoperikard. b 14 Tage später: Eintrübung des ganzen rechten Lungenunterfeldes, wahrscheinlich sowohl pleural wie pulmonal bedingt. c Die durchexponierte Aufnahme läßt die Serienstückfrakturen im Bereich des rechten unteren Thorax deutlich erkennen. d Zeigt den Stückbruch der 12. Rippe. e Zustand bei der Entlassung. Die Schwere des Trauma kommt nur teilweise zur Darstellung. Eine erhebliche Stufenbildung parasternal rechts nicht erkennbar. Pulmonale Residuen im Bereich des rechten Lungenfeldes

Mobilisation der anterioren Thoraxpartien. Neben den bereits genannten Arbeiten seien hierzu noch die Berichte von AVERY, HEAD, HUDSON u. BENNETT, BJÖRK, BERNATZ, KIRKLIN u. OLSEN, CAVE, CRUTCHER u. NOLEN, HAY, sowie von MAURER genannt.

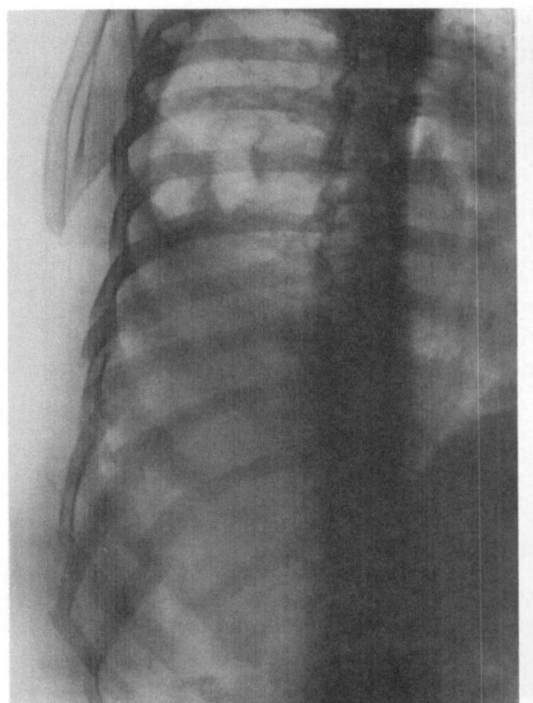

Abb. 5c

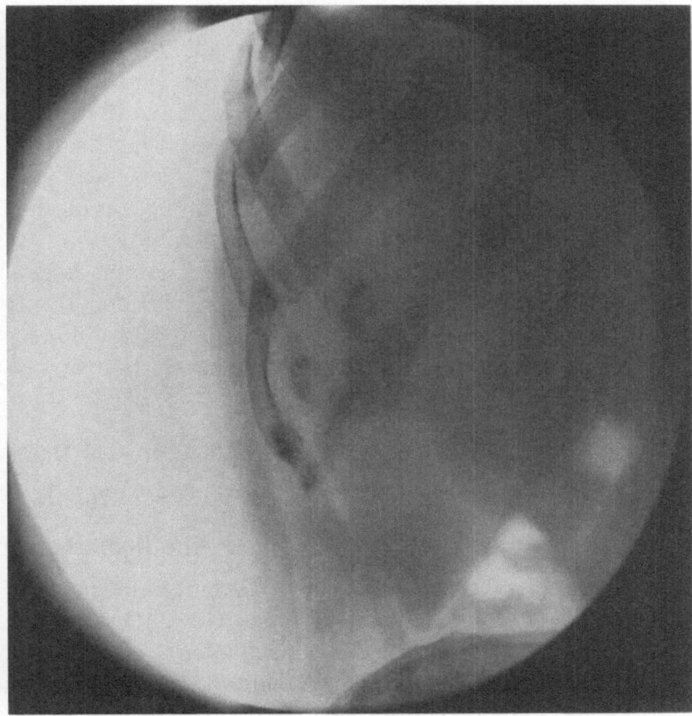

Abb. 5d

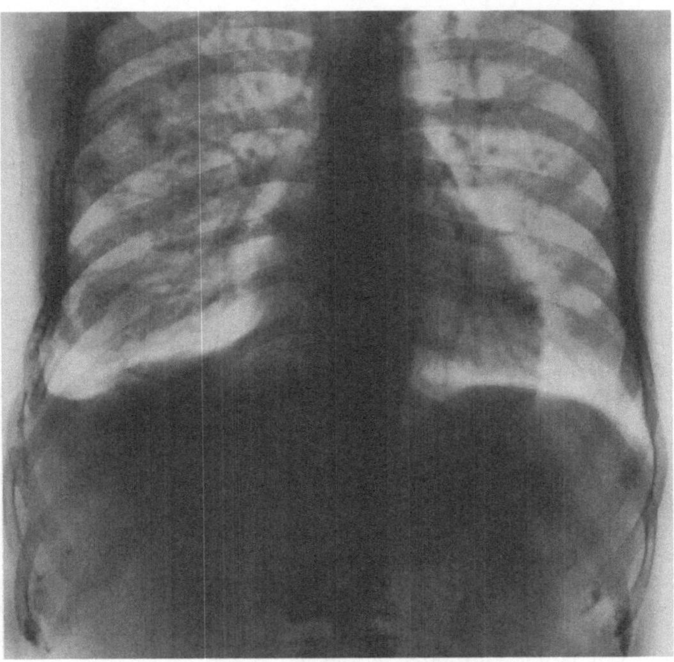

Abb. 5e

Aus den vorgelegten Übersichten und schematischen Darstellungen geht hervor, daß sich das *Röntgenbild* des traumatisierten Thorax aus vielfältigen Elementen zusammensetzt. Ihre röntgenologische Aufgliederung kann ausnehmend schwierig sein. Die Bestandteile des posttraumatischen Röntgenbildes sind die Abbildungen der Verletzungen der Weichteile, ein etwaiges Dekollement, das Hautemphysem, Verletzungen des knöchernen Thorax, die pleuralen Veränderungen und die Vorgänge im Parenchym. Die vorliegenden

Aufnahmen (Abb. 5a—e) lassen die typischen Veränderungen erkennen, die die Beurteilung außerordentlich erschweren. Wir sehen die ausgedehnten interstitiellen Lufteinlagerungen im Bereich der Brustwand, die die Beurteilung der Lungen erschweren. Die Rippenfrakturen sind nur teilweise erkennbar. Insbesondere ist der Abriß im costochondralen Bereich mit tiefer Stufenbildung röntgenologisch fast nicht zu sehen. Bei der Beurteilung der Lungen läßt sich nicht sagen, was pleural oder pulmonal bedingt ist. Darüberhinaus handelt es sich insofern um „typische" Aufnahmen, als die Röntgenaufnahmen — wie vielfach — im Bett mit einer relativ langen Belichtungszeit vorgenommen wurden; die Kurzatmigkeit der Verletzten trägt zur Verschlechterung der Aufnahmequalität noch bei. Die Schwierigkeiten der Röntgenologie der Thoraxverletzungen beginnen mit den Schwierigkeiten der Erkennung von Rippenfrakturen und hören mit der Verkennung des Spätempyems als Schwarte auf.

2. Die scharfen Verletzungen des Brustkorbs, Kriegsverletzungen

(Gemeinsam mit H. Fischer)

a) Allgemeine Bemerkungen, Häufigkeit

Im Frieden machen die scharfen Verletzungen des Brustkorbs einen nur verhältnismäßig geringen Prozentsatz des Gesamtkrankengutes der Thoraxverletzungen aus. Das Verhältnis von stumpfen zu scharfen Verletzungen beträgt ganz grob überschlägig etwa 10:1. Suicid und tätliche Auseinandersetzungen sind die häufigsten Ursachen für scharfe Verletzungen. Anders verhält es sich im Kriege. Der Anteil der Schußverletzungen folgt hier im wesentlichen den Körperoberflächen: Thoraxverletzungen sind dementsprechend häufig.

Der deutsche Sanitätsbericht nennt nach Franz 6,2% Thoraxverletzungen, davon 3,6% nicht perforierend. Es ist dabei zu bedenken, daß ein erheblicher Prozentsatz der Thoraxverletzungen die vorderen Sanitätseinheiten nicht erreicht; Franz rechnet mit 20—30%. Die Mortalität wird hier mit 22,3% angegeben. Steffens kommt im wesentlichen zu ähnlichen Zahlen; er nennt allerdings mehr penetrierende Verletzungen: 71%. Verletzungen durch Infanteriegeschosse werden in der genannten Arbeit mit 66% beziffert. Die Häufigkeit der Brustkorbverletzungen nimmt von den oberen zu den unteren Brustkorbpartien hin zu, die rechte Lunge überwiegt gering. Die Mortalität hängt auch von der Kampflage ab; bei Granatsplitterverletzungen liegt die Mortalität zwischen 40 und 50%, bei Infanteriegeschoßverletzungen zwischen 20 und 30%. Sanger nennt einen Prozentsatz von 6,9% Thoraxverletzungen in den Jahren 1942—1944; die Zahlen entsprechen also früheren Erfahrungen. McGrigor u. Samuel errechneten eine Häufigkeit der Thoraxverletzungen im Kriege von 3—12%, die Mortalität schwanke zwischen 5 und 50%, je nach der berichtenden Sanitätseinheit. Aus dem Koreakrieg berichtet Valle, daß es sich bei etwa 1500 Brustkorbverletzungen in 66% um penetrierende, in 32% um perforierende Wunden gehandelt habe. Die Mortalität derjenigen Verletzungen, die eine rückwärtige Sanitätseinheit erreichten, sei gering gewesen. Für weiter vorgeschobene Einheiten betrug nach Rockey die Mortalität 7,3%. Welch berichtet aus dem 2. Weltkrieg, daß 4% aller Verwundungen Thoraxverletzungen waren; 69% davon waren durch Splitter, 26% durch Infanteriegeschosse verursacht; in 5% handelte es sich um stumpfe Verletzungen. Auch dieser Autor gibt an, daß die penetrierenden Verletzungen $2^1/_2$mal häufiger als die perforierenden Verletzungen gewesen seien. Zu beachten ist, daß nach diesem Autor 46% der Verletzten weitere Verwundungen aufwiesen. Shefts nennt für den Mittelmeerraum im 2. Weltkrieg bei fast 1400 Thoraxverletzungen eine Mortalität von 9,8%. Nach Jolly ist die Mortalität in 64% der Fälle der Blutung, in 20% den Folgen eines Pneumothorax zuzuschreiben. Im übrigen sei auf die Ausführungen von Betts, Betts u. Lees, Blake et al., Brunner, Carter et al., Crafoord, Churchill, Dolley u. Brewer, Eerland, Ernst, Farringer u. Carr, Franke, Gray u. Fryfogle, Krauss, der Sanitätsinspektion sowie von Mackler und von Tudor Edwards verwiesen.

In diesen Arbeiten spiegelt sich wider, daß die frühzeitige Röntgenuntersuchung zur Behebung dringlicher Zustände auch unter Kriegsverhältnissen von entscheidender Bedeutung sein kann. Wir hatten bereits eingangs darauf hingewiesen, daß die Behebung spezifischer Schockursachen, wie sie in den vorhergehenden Kapiteln genannt worden waren, wesentlich zur Senkung der Mortalität in den letzten Jahren des 2. Weltkrieges, besonders auf alliierter Seite, sowie im Koreakrieg beigetragen hat. Voraussetzung ist neben anderem auch die Möglichkeit der frühzeitigen Röntgenuntersuchung. Der Warnung hiervor, wie sie gelegentlich im deutschen Schrifttum geäußert worden war, kann nicht beigepflichtet werden. Die Bekämpfung der speziellen Schockursachen ist bei Thoraxverletzungen mindestens so wichtig wie die allgemeine Schockbekämpfung. Hier hat die Röntgenologie ihre Frühaufgabe.

b) Spezielle Verletzungsarten

Voraussetzung für die richtige Interpretation des Röntgenbildes beim Brustkorbverletzten ist die Kenntnis der durch diese Verletzungen erzeugten Zustände. Im nachfolgenden gehen wir auf einige dieser besonderen Verletzungsformen ein.

α) Prellschüsse, Tangentialschüsse

Bei Prell- bzw. Tangentialschüssen kommt es zu einer heftigen Erschütterung des Brustkorbinhaltes ähnlich wie bei einem heftigen Stoß oder Schlag, ohne daß dabei die Pleurahöhle eröffnet würde. Es kann sich dabei nach W. Koch entweder um einen peripheren Durchschuß oder um einen Rinnen-Furchenschuß handeln; hierbei sind auch Rippenverletzungen mit Einspießungen und Rippenserienfrakturen möglich. W. Koch nennt die Verletzungen einen „federnden Schlag"; im Merkelschen Handbuch sind hierzu ausgedehnte blutige Imbibierungen der Lunge, dem Rippenverlauf entsprechend, dargestellt. Die Grenze zwischen penetrierendem und Tangentialschuß ist oft nur schwer zu ziehen; so wird ein Fall bei Merkel erwähnt, bei dem ein Brustwandtangentialschuß zu einem Pleuraeinriß mit Hämatothorax ohne direkte Läsion des Thoraxbinnenraumes geführt hat. Die feste Einschnürung der oberen Lungenanteile, zumal der Spitze in der Thoraxkuppe, bringt eine sehr viel geringere Ausweichmöglichkeit bei Gewalteinwirkungen mit sich als der basalen Abschnitte. Pleurale Reaktionen ohne Verletzungen der Lunge sind ebenso wie umschriebene Zerreißungen des Lungenparenchyms möglich. Beitzke verdanken wir sorgfältige Beobachtungen aus dem 1. Weltkrieg. Er beschreibt eine blutige Infarzierung der cranialen Anteile des rechten Oberlappens durch reine Schlagwirkung. Es bestand dabei eine Schußfraktur von drei Rippen. „Das Bild kommt also augenscheinlich zustande durch sehr zahlreiche kleine Gefäßzerreißungen mit blutiger Anfüllung der Alveolen und diapedetischer Blutung in den Pleuraraum". Nach Burckhardt u. Landois entspricht die Wirkung des Tangentialschusses einem Schlag; die Wirkung ist abhängig von den ballistischen und anatomischen Gegebenheiten. Nach der Resorption des Blutungsherdes kann eine Verdickung der interstitiellen und parenchymatösen Gewebsräume mit Pigmentablagerungen zurückbleiben. Rückläufige Thrombosen von Kontusionsherden aus beschreibt Merkel. Eine Bildung von Höhlen im Bereich solcher Zertrümmerungszonen ist möglich. Für das Ausmaß der Folgen ist auch von Bedeutung, ob die Pleura im Bereich dieser Verletzungen frei war oder ob Adhäsionen bestanden hatten, die zu unregelmäßigen Zerreißungen, zu einer „ungleichmäßigen Verteilung der Gewalt" führen können. Es ist bei der röntgenologischen Beurteilung dieser Tangentialschüsse zu bedenken, daß sich selbstverständlich auch sekundäre Folgen dieser Kontusion einstellen können, insbesondere Blutaspirationen in die abhängigen Partien: „Bluthusten ist nicht beweisend für eine penetrierende Verletzung". Bemerkenswert ist auch aus den Berichten Beitzkes, daß ein Verletzter, der an einer „Kontusionspneumonie" verstorben war, als Todesursache eine ausgedehnte Fettembolie der Lunge aufwies. Umfangreiches Material hierzu legt Sevitt vor. Es ist also bei der röntgenologischen Beurteilung der Frage, auf welchem Vorgang, auf welchem pathologisch-anatomischen Substrat der Röntgenschatten bei diesen Lungenschüssen beruht, Vorsicht am Platze.

β) Geschoßwirkung, pathologische Anatomie der Schußverletzungen, reparative Vorgänge

Es ist Aufgabe der Röntgenuntersuchung 1. das Ausmaß der primären Gewebszerstörung und 2. die Folgen dieser Verletzungen festzustellen. Das Ausmaß der primären Gewebszerstörungen hängt von verschiedenen Faktoren ab. Es variiert in erheblicher Breite vom glatten kleinkalibrigen Durchschuß bis zur Aufreißung des Brustkorbes

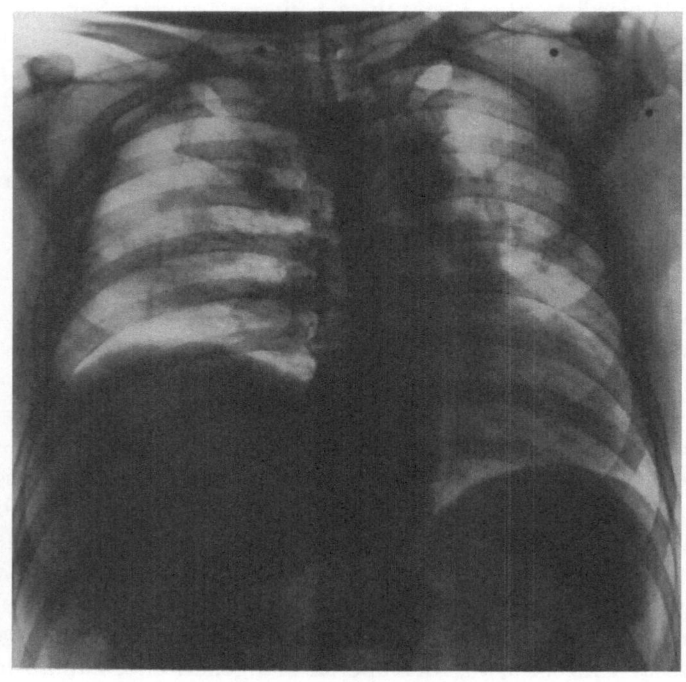

a

b

Abb. 6a—c. O., Christian, 58 Jahre. Schrotschußverletzung. a Aufnahme am Unfalltage: drei intrapulmonal gelegene Schrotkörner, intrapulmonales Hämatom rechts cranial der untersten Schrotkugel. Begleitschatten der rechten Thoraxwand, Zwerchfellhochstand. b Ausgedehnter Hämatothorax rechts. Eintrübung auch des linken Lungenunterfeldes. c Knapp 6 Wochen nach dem Unfall: Rechtsseitiger Zwerchfellhochstand, Residuen nach Hämatothorax, interlobäre Schwarte

durch grobe Fragmente. Für die Art und Schwere der Verletzung sind nach H. Fischer von Bedeutung: 1. Die Beschaffenheit des Geschosses; glatte Spitzgeschosse von Handfeuerwaffen hinterlassen einen relativ glatten Schußkanal, der im allgemeinen kaum infiziert ist. So zeigen die Abb. 6a—c multiple Schrotverletzungen, bei denen im Bereich des Schußkanales nur minimale Verdichtungen nahe dem oberen Mediastinum vorliegen. Die wesentlichen Konsequenzen der Schußverletzung sind bedingt durch die Beschädigung des N. phrenicus sowie die pleuralen Vorgänge. Granatsplitter dagegen können ebenso wie deformierte Geschosse oder Geschosse, die ihre Stabilisierung verloren haben (Querschläger), große Schußkanäle und Wundhöhlen bewirken; Rippenfragmente, Bekleidungsteile wie Knöpfe oder ähnliches können als „Sekundärgeschoße" wirken. 2. Das Gewicht des Geschosses; je größer die Masse eines Geschosses, desto größer auch Umfang und Schwere der Verletzung, das gilt besonders für Splitter. 3. Die Geschwindigkeit des Geschosses; je größer die Geschwindigkeit, desto größer die übertragene kinetische Energie, welche durch die Formel $E = \frac{m}{2} \cdot v^2$ bestimmt ist. Die Vergrößerung der Masse hat

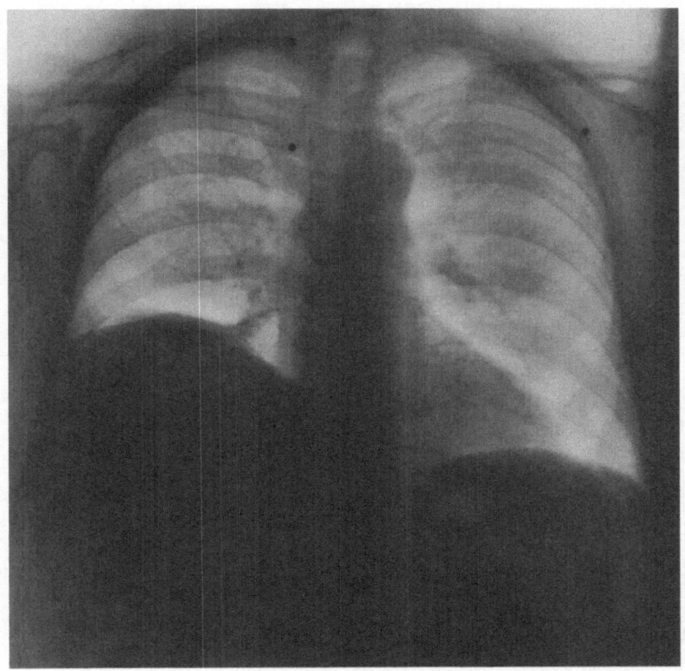

Abb. 6c

also einen geringeren Einfluß auf die Zunahme der kinetischen Energie als die Vergrößerung der Geschwindigkeit. Das mit großer Geschwindigkeit durch ein Organ hindurchtretende Geschoß bildet eine temporäre Wundhöhle, welche das Vielfache des Umfanges des Geschosses annehmen kann. Dadurch wird das Gewebe nicht nur im Bereich des eigentlichen Wundkanals zerstört, sondern auch noch in dessen näherer und weiterer Umgebung betroffen. Auf die Untersuchungen von Beitzke, Borst, Fischer, Herget und von W. Koch sei hier hingewiesen. 4. Die Bewegung des Geschosses: Wir hatten bereits bei den Querschlägern hierauf hingewiesen. 5. Nach den Untersuchungen von Borst, von Köhler und von Schjerning ist die Geschoßwirkung verschieden, je nachdem ob es sich um kompressible oder inkompressible Gewebe handelt. Im elastischen Gewebe ist die Wirkung glatt durchtretender Projektile verhältnismäßig gering, wie etwa bei der Lunge; diese verhält sich gewissermaßen wie ein Schwamm. Es findet keine wesentliche hydrodynamische Sprengwirkung statt (Franz). 6. Es ist verständlich, daß in der Lunge mit ihrem Gefäßreichtum begleitende Verletzungen von größeren Arterien und Venen nicht selten sind. Es kommt zu blutigen Infarzierungen und zu Extravasaten (Beitzke, Borst). Bei der Sektion von frischen Lungenverletzungen fanden sich größere und kleinere Blutaspirationen im abführenden Bronchialsystem, die zum Teil bis zur völligen Auffüllung führten.

Das Röntgenbild der Schußverletzungen der Lunge setzt sich also aus folgenden Komponenten zusammen: 1. aus der direkten Geschoßwirkung mit der Gewebszerstörung und dem Schußkanal, den Projektilspuren („trailes") nach Hodson, 2. aus dem Ausmaß der sekundären Schädigung, der Ausdehnung der Infarzierungszone (W. Koch) und der traumatischen Randnekrose (Abb. 7a u. b), 3. aus etwaigen Schädigungen des Lungengerüstes, der Venen, Arterien, Bronchien mit den entsprechenden Konsequenzen, 4. aus einer etwaigen Beteiligung von Sekundärgeschossen, wie etwa mitgerissenen Bekleidungsteilen oder Rippenfragmenten; so beschreibt Borst eine ausgedehnte intrapulmonale

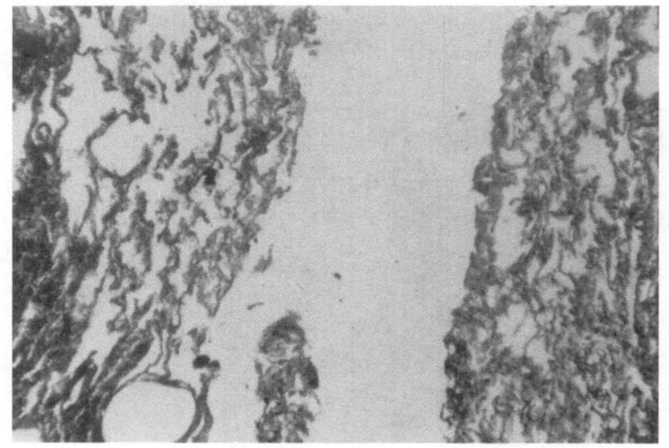

Abb. 7a

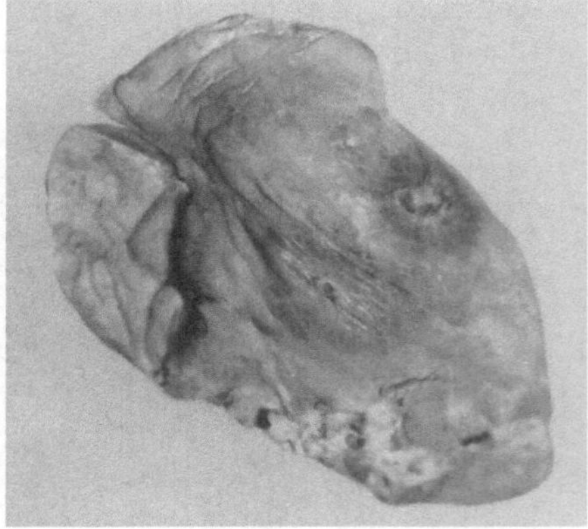

Abb. 8

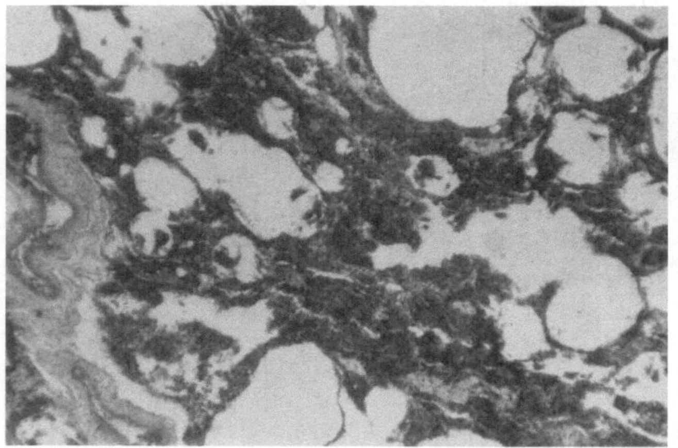

Abb. 7b

Abb. 7. a Lungenschußverletzung, Infanteriegeschoß. Schußkanal mit Randzone. b Hämorrhagische Randzone des Durchschusses

Abb. 8. Lungendurchschuß, Pistole, Kaliber 765. Ein- und Ausschuß. Subpleurale Blutungen

Verknöcherung als Folge der Mitnahme von Periost durch das Geschoß, 5. aus dem Ausmaß der Blutaspiration, 6. der Beteiligung der Pleura, entweder in der Form eines mehr oder minder ausgedehnten Pneumothorax, häufiger in Form eines Hämatothorax (Abb. 8). 7. Verschattungen im Röntgenbilde können bei Verletzungen bedingt sein durch Embolien, insbesondere Fettembolien; außerdem ist bei abdominellen Mitverletzungen an die embolische Verschleppung von Lebergewebe zu denken. 8. Für das Röntgenbild sind ferner fortschreitende Thrombosen im Bereich der Schußverletzung von Bedeutung. 9. Schließlich spielen die gesamten Folgen der „gestörten Physiologie", wie eingangs beschrieben, eine Rolle. Hodson teilt die Folgen von Schußverletzungen in den „dichten Schußkanal" ein, in dem sich der Durchtritt des Geschoßes als Hämatom bzw. Nekrosezone verdichtet darstellt, und den „lufthaltigen Schußkanal", der luftgefüllt zunächst bestehen bleibt, indem er Anschluß an einen Bronchus gewinnt (s. a. Abb. 7a).

Neben den bereits genannten Veröffentlichungen von Beitzke, Borst, Burckhardt u. Landois, Dietrich, Merkel und W. Koch erwähnen wir die Ausführungen in den

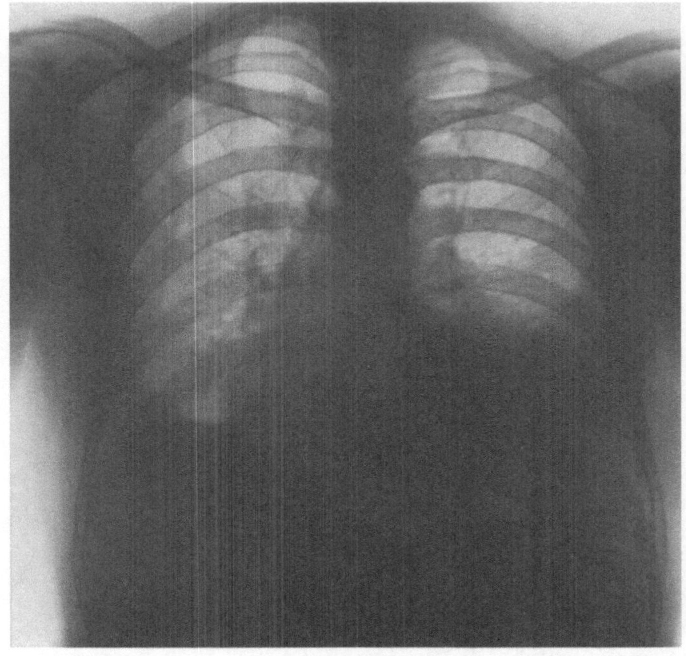

a

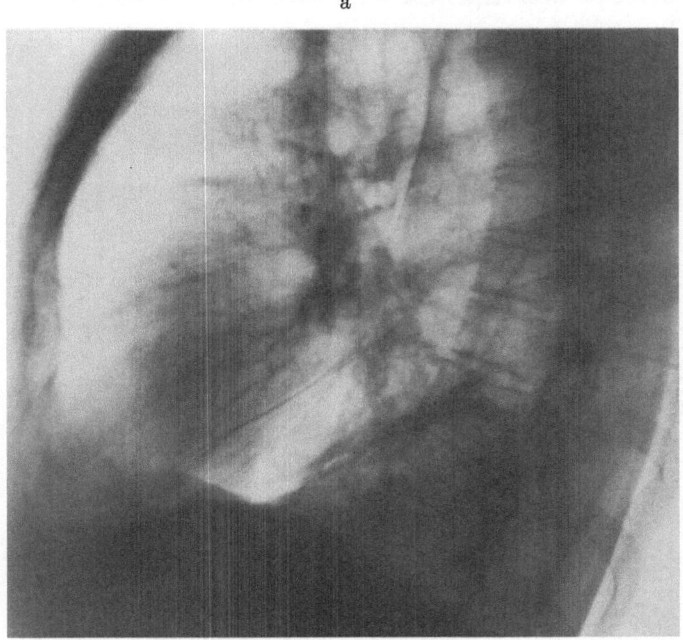

b

Abb. 9a u. b. M., Luigi, 46 Jahre. Pistolensteckschuß. a Ausgedehnte pleurale Reaktion im linken Lungenunterfeld, anscheinend auch Verdrängung des Herzens nach rechts. b Seitliche Aufnahme: „Typische“ Geschoßlokalisation im hinteren Recessus. Neben den pleuralen Veränderungen intrapulmonale Verdichtungen. Einschuß im vorderen 4. ICR. Die isolierte röntgenologische Betrachtung der pulmonalen Läsion ist kaum möglich

Lehrbüchern von BORCHARD u. SCHMIEDEN (mit den Beiträgen von STIEDA und von BORST), sowie von FRANZ (Lehrbuch der Kriegschirurgie) und die Darstellungen von SAUERBRUCH und von SHEFTS, auf die wir uns in unseren Darlegungen stützen. Mit ballistischen Problemen beschäftigen sich BLACK et al.; CALLENDER und FRENCH; DZIEMIAN; HARVEY et al.; HERGET; HORSLEY; LUFF und von MCMILLEN in ihren Untersuchungen. Eine gute Einführung in das gesamte Gebiet der Brustkorbverletzungen ge-

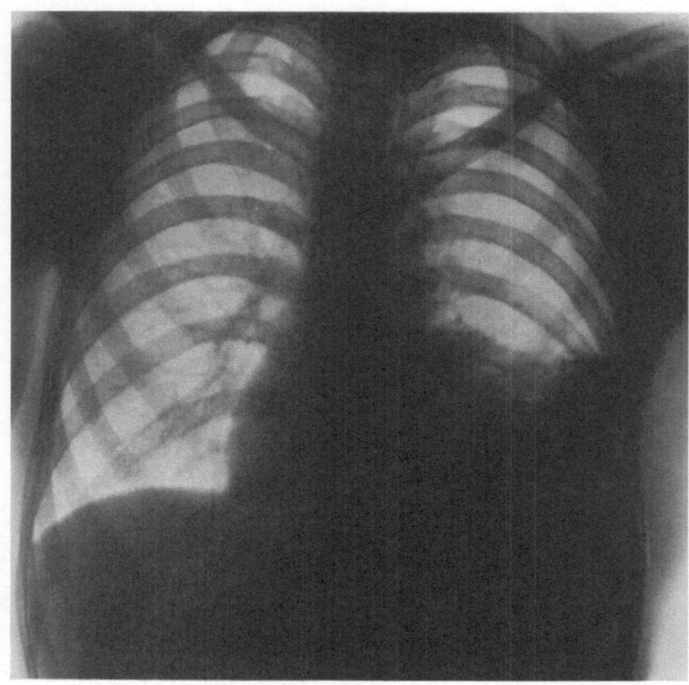

a

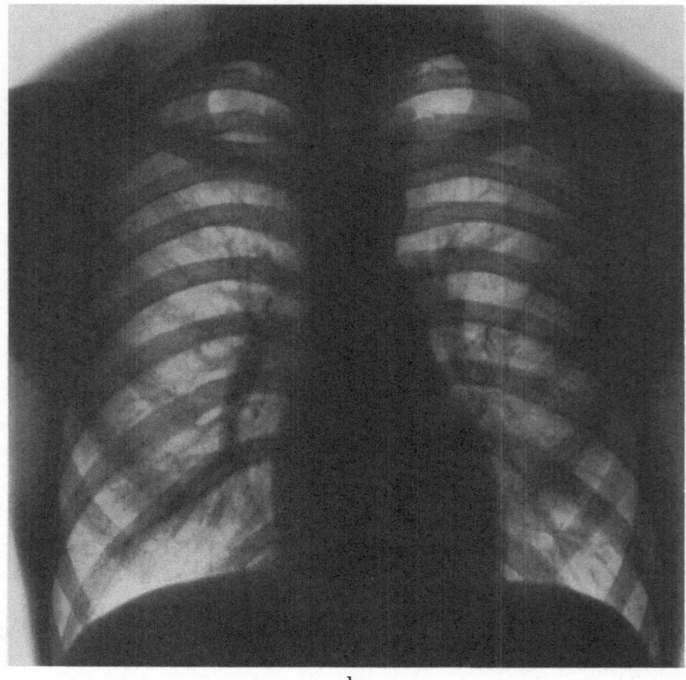

b

Abb. 10a u. b. N., Erich, 19 Jahre. Pistolenschußverletzung linker Thorax. a Hämopneumothorax links. Schußbruch der 6. Rippe in der hinteren Axillarlinie. b Unter konservativer Behandlung kaum pleurale Residuen. Schußbruch eben noch erkennbar. Fragliche intrapulmonale Verdichtung etwa in derselben Höhe

währt das „Military Surgical Manual". Bezüglich der Spätfolgen sei insbesondere noch einmal auf Steffens verwiesen. Zur Wundballistik im Zusammenhang mit der Röntgenologie ist erwähnenswert, daß sich die Verschleppung von Bestandteilen der Brustwand sowohl im Bereich des Einschusses als auch des Ausschusses durch Kontrastmarkierungen der Brustwand demonstrieren läßt; diese kontrastmittelmarkierten Bestandteile können späterhin intrapulmonal nachgewiesen werden (LUFF). Hervorragendes röntgenologisches Anschauungsmaterial für die direkten und indirekten Geschoßwirkungen bringen die Arbeiten von HERGET, die mit röntgenologischen Mitteln deutlich demonstrieren, wie klein der „bleibende Schußkanal" im Vergleich zur Gewebsschädigung im Augenblick des Geschoßdurchtrittes ist. Es wird damit experimentell unterstrichen, was BORST und GENEWEIN pathologisch-anatomisch demonstriert haben, nämlich, daß als Bestandteil des Schußkanals 1. der primäre Schußkanal mit nekrotischem Lungengewebe und mit Fremdkörpern, 2. die anschließende Zone der traumatischen Nekrose, deren Umfang von der Verletzungsart abhängig ist, und 3. die Zone der molekularen Erschütterung mit intraalveolären Blutungen, welche sich oft noch weit in das perivasculäre peribronchiale lokale Bindegewebe einschieben, zu betrachten sind. Wie auch unsere Abbildungen (Abb. 9a u. b) zeigen, wird der Verlauf im allgemeinen nicht so sehr durch die Lungenbefunde, die Lungenverletzung, sondern durch das Verhalten der Pleura bestimmt.

Zur *Heilung von Lungenwunden* hat schon TALKE im Jahre 1905 betont, daß die Lunge „eine außerordentlich große Neigung zu primärer Verheilung" hat. Voraussetzung ist, daß die Verletzung im wesentlichen unverändertes Lungengewebe betrifft und daß in der Folge keine Faktoren hinzutreten, welche die Heilung erschweren, wie etwa eine Vereiterung, eine Nekrose oder eine Höhlenbildung. Diese Tendenz ist so ausgeprägt, daß nach BEITZKE kleine Knochensplitter und Uniformteile reaktionslos eingeheilt im Präparat nachgewiesen werden können.

Die rasche Heilung von Lungenwunden hat die Erkennung und Beseitigung von Heilungshindernissen zur Voraussetzung. Hier ist an erster Stelle der freie Pleuraspalt, die weiterbestehende Blutung, der weiterbestehende Luftaustritt aus Bronchien oder die größeren Läsionen des Parenchyms sowie das Vorliegen von größeren pleuralen oder pulmonalen Fremdkörpern zu nennen. Bei TALKE sind die früheren Untersuchungen von MARCHAND und KÖNIG zusammengefaßt. Diese weisen auf die Bedeutung des Hämatoms hin, das zu einer Undurchgängigkeit des Gewebes führt. Es kommt zu einer raschen Verklebung und Ausbildung von Fibrinmembranen im Bereich der Pleura. Nach HADLICH liegt eine fibrinös-blutige Verklebungsmasse vor, am 3. bis 5. Tage kommt es zur Einwanderung von Rundzellen und Spindelzellen, vom 4. Tage an lassen sich neugebildete Gefäße erkennen. Nach 3 Wochen ist erstes Eindringen von alveolenartigen Gebilden in das Narbengebiet erkennbar. Auch nach den Untersuchungen von ARNOLD und von KLEBS kommt es im allgemeinen zu einer raschen Heilung oberflächlicher Verletzungen. Eine genaue Adaptierung der Wundränder spielt nach den Untersuchungen von TALKE keine entscheidende Rolle. Deswegen ist auch die Behandlung der Lungenverletzungen überwiegend konservativ. Die Narbenbildung erfolgt nicht nur vom Bindegewebe her, sondern auch die verbliebenen Gewebspartien der Lunge werden zum Aufbau der Narbe verwendet. Die Überbrückung tiefer Defekte scheint vom Bronchialepithel her zu erfolgen. Tierversuche hierzu liegen von OLCH u. BALLON sowie von MONTGOMERY vor. Es bildet sich im Bereich der Pleura eine fibroelastische Membran, die sich über die Wunde „wie das Epithel über die Hautwunde" ausbreitet. Die Aktivität des Bronchialepithels steht dabei im Vordergrund. Mit zunehmendem Alter der Wunde wird das Bindegewebe abgebaut, um durch spezifische Parenchymelemente ersetzt zu werden. Diese gute Heilungstendenz wird auch von JOANNIDES et al. sowie von VALLE u. MIDER, welche die Versuche von OLCH u. BALLON wiederholt haben, bestätigt. „Die meisten der in das Wundgebiet einbezogenen Alveolen rekonstruieren sich in ihrer ursprünglichen Form" (VALLE u. MIDER).

Die Heilungsphasen einer Lungenwunde werden also weitgehend bestimmt durch die dabei auftretenden Begleitverletzungen und sekundären Folgen. Es läuft eine Narbenbildung bei der Heilung von Lungenwunden ab, die verhältnismäßig geringe Residuen hinterläßt, wenn nicht wesentliche Strukturen betroffen sind. Der Schußkanal geht zumeist in den begleitenden Schäden der Brustwand und Pleura unter (Abb. 10a u. b).

γ) Komplikationen der scharfen Lungenverletzungen; das Lungensteckgeschoß

Der normale Heilungsverlauf einer Lungenwunde hinterläßt, wie oben geschildert, verhältnismäßig geringe Residuen. Im weiteren Verlauf können jedoch *Komplikationen* eintreten, so wie beispielsweise durch *Bewegungen des Projektils*. Diese Bewegungen können im Parenchym sowie in präformierten Gebilden wie Gefäßen oder im Bronchialsystem stattfinden. Embolische Verschleppungen von Geschossen in die Lunge sind bekannt

(STARKE). Andererseits ist das Einwandern in einen Bronchus beschrieben; in einem Falle von BARTHEL wurde das Projektil ausgehustet. Mit der Wanderung von Projektilen zum Lungenhilus befassen sich auch JAUBERT DE BEAUJEU et al. *Spätblutungen* finden sich nach Steckgeschoßen naturgemäß sehr viel häufiger als nach Durchschüssen. Die Häufigkeit ist verschieden angegeben, je nachdem um welche Beobachtungsgruppen es sich handelt: So findet sich in Kliniken naturgemäß ein hoher Prozentsatz von komplizierenden Veränderungen, da die „ruhenden" Projektile kaum je in stationäre Beobachtung gelangen. So geben LAQUA u. VOGT-MOYKOPF 37 Blutungen bei 51 Fällen an, MAJOR 67%, SATALOVA nach 2—12 Jahren 41,2%; dagegen nennt STEFFENS 2% Spätblutungen für die Durchschüsse, 12% für die Steckgeschoße. Auch nach HEBERER, PEIPER u. H. H. LÖHR überwogen Hämoptoen als Spätkomplikationen; WERBER u. MAURATH operierten 14 von 18 Patienten wegen einer Hämoptoe. Ebenso werden Entzündungen im Bereiche des Schußkanals bzw. der Steckgeschoße je nach Länge der Beobachtungsdauer verschieden häufig angegeben. STEFFENS nennt bei Steckgeschossen 0,9%, bei Durchschüssen 0,5% Abscesse; MORITZ fand bei 532 Schußverletzungen 2 Spätabscesse. MAJOR gibt eine Übersicht über die pathologische Anatomie bei Lungensteckgeschossen; es ist dabei bemerkenswert, daß es sich nur 12mal um Glattgeschosse handelte. Unter seinen 90 Beobachtungen fand sich eine carnifizierende Pneumonie mit Lungenabsceß in 39%, ein schwieliges Narbenbett mit chronischer Pneumonie bei 30 seiner Fälle, eine Bronchusstenose mit Atelektasen und Bronchiektasen ebenfalls in 30 Fällen, ein schwieliges Splitterbett ohne weitere Lungenveränderungen in 16%, eine Lungenfistel in 4%, eine Empyemresthöhle präoperativ in 6 Fällen: Es handelt sich also um ein bereits ausgelesenes „Komplikationskrankengut". STEFFENS spricht davon, daß 85% der Geschosse glatt einheilen. Über reizlos einheilende Fremdkörper berichten außerdem UNVERRICHT und KUKULA. LAQUA u. VOGT-MOYKOPF fanden bei 39 Fällen mit sekundären Veränderungen Absceßbildungen mit carnifizierenden Pneumonien in 13 Fällen, schwieliges Geschoß- oder Splitterbett in 12 Fällen, Empyemresthöhlen in 8 Fällen, Infarzierungen in 2 Fällen sowie je 1mal eine Thoraxwandfistel, eine Granulationshöhle, eine Atelektase sowie eine arteriovenöse Fistel. Die Möglichkeit perifocaler Reaktionen um einen intrapulmonalen Fremdkörper bei allgemeinen Erkrankungen erörtert DENK. Im übrigen sei auf die Ausführungen von ADELBERGER u. WÖRN, von STILLER, von GLUM et al. sowie auf die zusammenfassende Darstellung von HEBERER, PEIPER u. LÖHR verwiesen.

Insgesamt ist bei den Komplikationen neben der Geschoßwanderung, der Blutung, dem Infekt, die Möglichkeit der späten Aspiration, der pneumonischen Reaktionen, der sekundären Cystenentstehung, der Aneurysmenbildung, der Bildung von Bronchiektasen, Atelektasen und Retentionspneumonien zu erwähnen.

Das Lungensteckgeschoß; Splitterlokalisation. Neben der Feststellung von Spätfolgen aus gutachterlichen und forensischen Gründen ist die „Splitterlokalisation" für den Röntgenologen wie auch für den Chirurgen von besonderer Bedeutung. Allerdings wird der Begriff der „Fremdkörperlokalisation" besser durch „*Fremdkörperbeurteilung*" ersetzt. Dieser Begriff setzt sich aus folgenden Faktoren zusammen: 1. Beurteilung von Größe und Form des Fremdkörpers, 2. Beurteilung der unmittelbaren Umgebung: Feststellung von sekundären Veränderungen, Absceßbildungen, chronisch-pneumonischen Veränderungen, bronchogenen Veränderungen bzw. Aspirationen, 3. Beurteilung der anatomischen Lokalisation, indem die Beziehung zu wesentlichen Gebilden des Thorax, insbesondere zu den großen Gefäßen und zum Herzen, zu den einzelnen Lappen bzw. Segmenten beurteilt wird, 4. Beurteilung der „geometrischen Beziehungen", indem die Lage im Thorax nach den Beziehungen zur Brustwand bzw. zur Körperoberfläche bestimmt wird, und 5. Beurteilung der „Lungenbedeckungen": Brustwand, Rippen, Feststellung von Skoliosen, Zwerchfellschädigung, vor allem aber Feststellung von Pleuraresthöhlen, Ergüssen oder Empyemen; gegebenenfalls Fahndung nach pleuralen Fremdkörpern.

Bei der *Fremdkörperlokalisation* werden „geometrische" und „anatomische" Methoden zur Gesamtbeurteilung benutzt. Übersichten zur Fremdkörperlokalisation finden sich vor allem im Beitrag von H. H. LÖHR in HEBERER, PEIPER u. H. H. LÖHR. Die einzelnen Methoden seien hier noch einmal aufgeführt: 1. Die Durchleuchtung mit Drehung des Kranken und mit Röhrenverschiebung. Schirmnahe, vor der Drehachse liegende Objekte wandern dabei gleichsinnig; röhrennahe, hinter dem Drehpunkt liegende Objekte entgegen dem Drehsinne. Bei einer Verschiebung der Röhre erfahren leuchtschirmnahe Objekte eine geringe, leuchtschirmferne Objekte eine stärkere Verschiebung. Außerdem können Unterschiede in bezug auf Schattendichte und Konturschärfe zur Beurteilung herangezogen werden. 2. Für den Chirurgen ist die Feststellung des ,,Hautnahpunktes" von besonderer Wichtigkeit. Bei der Durchleuchtung ist weiterhin auf mitgeteilte Bewegungsimpulse, sei es vom Zwerchfell, vom Herzen oder vonseiten der Brustwand, zu achten. Die Röntgenaufnahmen sollten stets mit ausreichender Strahlenhärte ange-

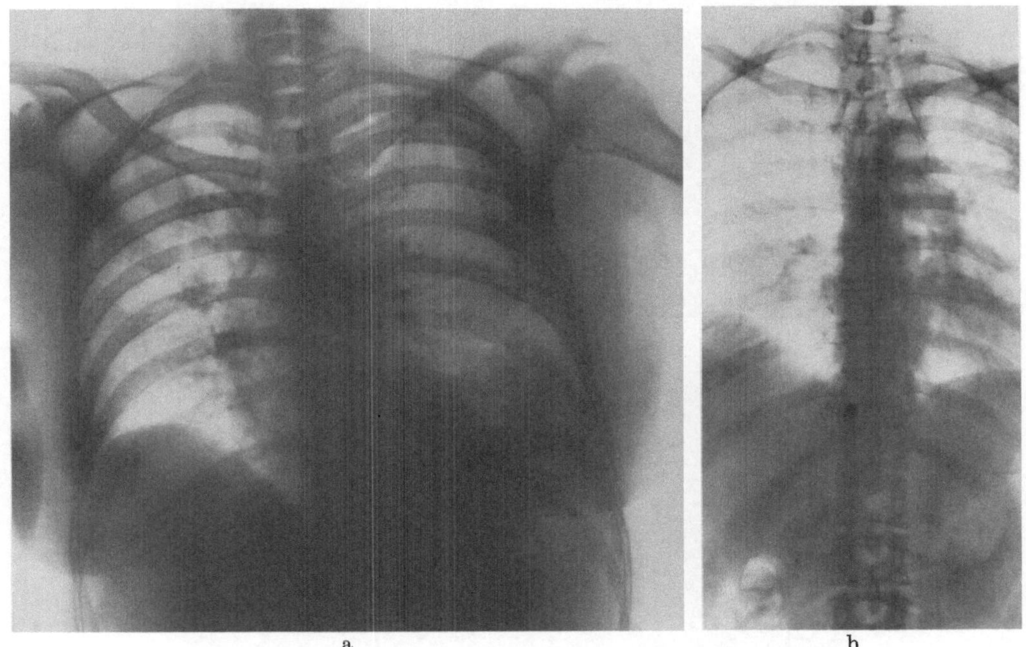

a b

Abb. 11a u. b. M., Olga, 52 Jahre. Pistolenschußverletzung. a Ausgedehnte linksseitige Verschattung pleural und pulmonal bedingt. In den Weichteilmassen sowie in den intrathorakalen Verdichtungen geht der Projektilschatten unter. b Das Projektil projiziert sich auf der durchexponierten Aufnahme auf den 10. BW

fertigt werden (Abb. 11a u. b), möglichst in aufeinander senkrecht stehenden Ebenen, die durch gezielte Aufnahmen gegebenenfalls unter Kontrastfüllung des Oesophagus zu ergänzen sind. 3. Mit der sog. Vier-Marken-Methode läßt sich eine Konstruktion der Fremdkörperlage herstellen. Ein schattendichter Gegenstand wird mit dem Fremdkörperschatten in zwei aufeinander senkrechtstehenden Ebenen in Deckung gebracht und die entsprechenden Stellen der Körperoberfläche markiert. Die Körperzirkumferenz wird mit Bleidrähten nachmodelliert; auf dieser Konstruktion werden die markierten Punkte eingetragen, auf Papier rekonstruiert und der Fremdkörper durch die Verbindung der gefundenen Punkte lokalisiert. 4. Stereoskopische Aufnahmen können einen unmittelbaren räumlichen Eindruck von der Lage des Fremdkörpers gewähren. Schichtaufnahmen in frontalem und sagittalem Strahlengang können nicht nur rein geometrische Beziehungen zur Feststellung der Schichttiefe, sondern auch anatomische Beziehungen herstellen, indem typische Gebilde der einzelnen anatomischen Lungenabschnitte angesprochen und in Beziehung zu dem zu beurteilenden Fremdkörper gesetzt werden können. Hier wäre auch die Transversalplanigraphie zu nennen. Für die Beschäftigung mit den einzelnen Methoden sei auf die zusammenfassenden Darstellungen von GRASHEY, HASSELWANDER, JANKER, BÜCHNER sowie von WILSKA u. MYLANDER verwiesen.

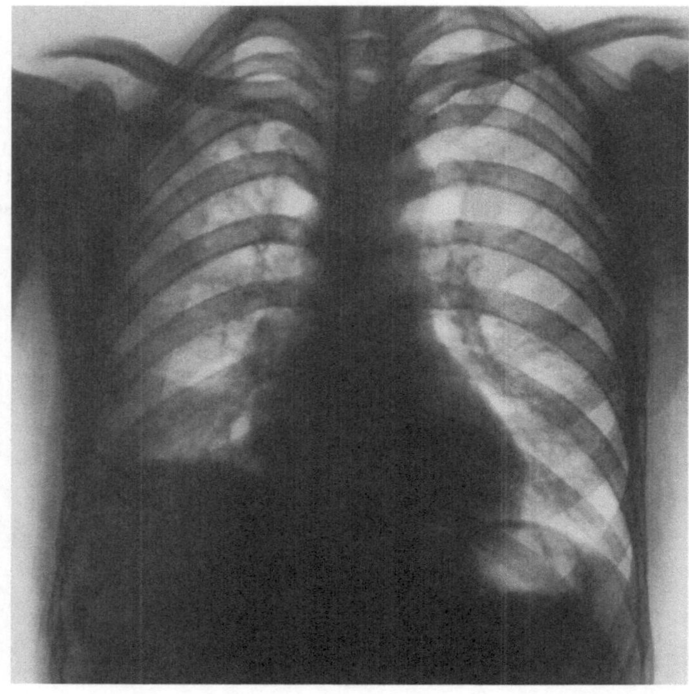

a

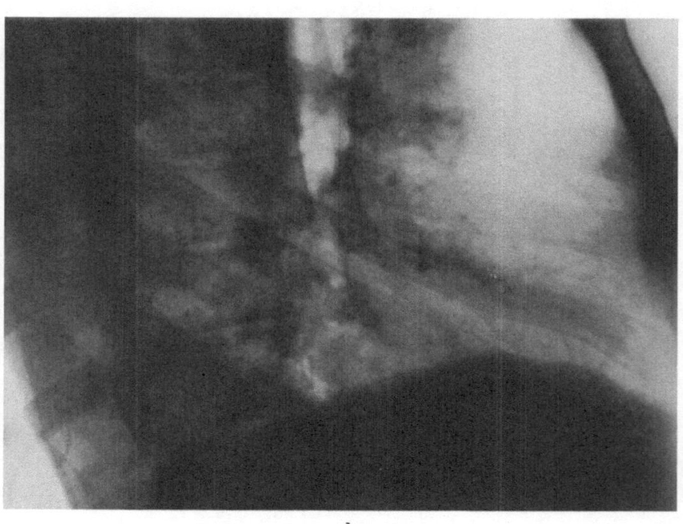

b

Abb. 12a—c. B., Eberhard, 27 Jahre. Messerstichverletzung im Bereich der Mamillarlinie. a Bei der Thorakotomie 800 ccm Blut sowie mäßig viel coaguliertes Blut. (Selbst erhebliche Blutmengen machen nur geringe Veränderungen im Röntgenbild.) b Blutaspiration in den dorsalen abhängigen Partien der rechten Lunge. c 7 Wochen nach der Verletzung: Kaum mehr Transparenzdifferenzen; keine Thorakotomieresiduen, interlobäre Schwarte, ausgefüllter Recessus.

Die Schichtaufnahmen leiten bereits zu einer „anatomischen Lokalisation" über. Ihre Bedeutung wird von HUIZINGA, HUIZINGA u. SMELT, DI RIENZO, STILLER, WILLMANN, STUTZ u. VIETEN sowie vor allem auch von HEBERER, PEIPER u. LÖHR unterstrichen. Es kommt dem Chirurgen ja viel mehr auf die Beziehungen zu den anatomischen Gebilden an, die nach Öffnung des Brustkorbs weiterbestehen, als auf die Beziehungen zur Brustwand, die variabel sind. Der Wert der Bronchographie liegt in der Feststellung von Begleitveränderungen, wie wir sie bereits oben erwähnten. Hinzu kommt, daß gleichzeitig

Beziehungen zur Pleura hergestellt werden können bzw. daß eine Abgrenzung zwischen pleuralen und pulmonalen Veränderungen möglich ist. Hier ist auch der Wert der Lungenangiographie zu erwähnen.

Schließlich ist das Boloskop nach Bowers und Van der Plaats aufzuführen. Es ist hierbei besonders auf die Erfahrungen von Schlaaff sowie von Janker zu verweisen.

Durch die Anwendung des Röntgenbildverstärkers haben sich für den Chirurgen die Probleme der Fremdkörpersuche ganz allgemein wesentlich vermindert. Nach grober Orientierung durch Aufnahmen in zwei Ebenen gelingt es bei Fremdkörpern der Brustwand ebenso wie bei Fremdkörpern im Bereich etwa der Extremitäten relativ leicht, das Projektil bzw. den Fremdkörper anzuspießen; Vorsicht ist naturgemäß da geboten, wo die Beziehungen zur Pleura nicht eindeutig sind. Dabei bleibt die Problematik von Fremdkörpern im Bereich der Wirbelsäule, des Erector trunci, der Rippenköpfchen bzw. der Querfortsätze sowie im dorsalen Zwerchfellbereich unverändert bestehen.

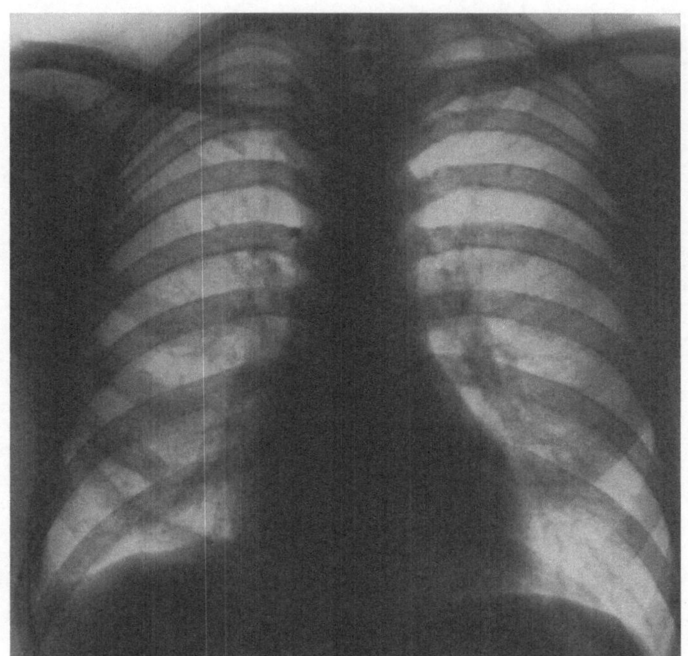

Abb. 12c

δ) *Stich- und Pfählungsverletzungen der Lunge*

Die *Stichverletzungen* der Lunge bieten gegenüber den Schußverletzungen insofern eine Besonderheit, als es sich um „Gewebsdurchtrennungen der Lunge ohne die zusätzliche Sprengwirkung“ rasanter Projektile handelt. Es liegen also verhältnismäßig glatte Verletzungen vor, deren Besonderheit darin liegt, daß ihre Tiefe jeweils unbekannt ist. Im Lungengewebe selbst hinterlassen sie nur unwesentliche Spuren (Abb. 12a—c). Entscheidend sind die Mitverletzungen der Lungengefäße, der Bronchien und des Herzens, wobei die Herzbeuteltamponade einer besonderen Erwähnung bedarf. Die Häufigkeit der Stichverletzungen hält sich unter Friedensverhältnissen mit den Schußverletzungen je nach den lokalen Verhältnissen die Waage. Die Möglichkeit einer Mitverletzung des Zwerchfells bzw. begleitender abdomineller Verletzungen ist stets im Auge zu behalten. Das Ausmaß des Hämatothorax kann gerade bei Stichverletzungen mit Durchtrennung von Brustwandgefäßen erheblich sein. Im vorliegenden Falle hatten sich bei der Operation 800 ccm Blut im Thorax gefunden, dabei ließen sich noch zusätzlich „zwei Handvoll Koagel“ ausräumen. Es wird später davon noch zu reden sein, daß die Größe des Blutverlustes bzw. die im Thorax befindliche Blutmenge außerordentlich schwer abzuschätzen ist. Im übrigen ist bei diesem Falle erwähnenswert, daß eine grobe Verletzung des Lungenparenchyms bei der Revision nicht aufgefunden werden konnte.

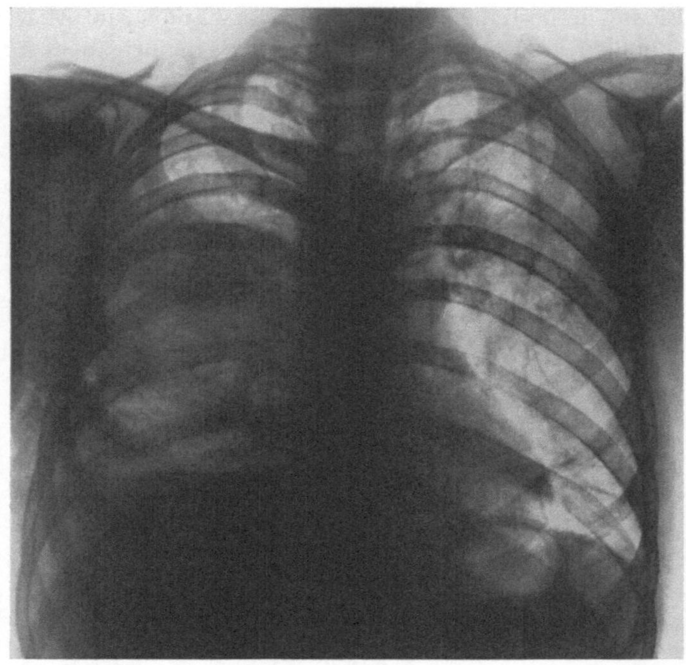

a

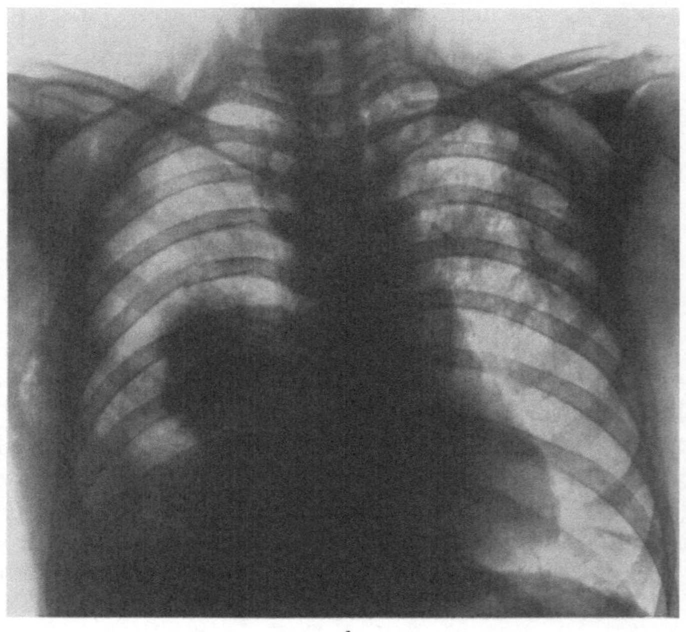

b

Abb. 13a—e. F., Ulrich, 25 Jahre. Spießung durch Holzstange. Verletzung durch Holzstange, die den Brustkorb in ganzer Ausdehnung bis zu den hinteren Rippen durchdringt, dabei die Rückenhaut unverletzt läßt. Schwerer Schockzustand, Cyanose, Bluthusten. a Fraktur der 6. Rippe rechts. Intrapulmonales Hämatom, Emphysem in den Weichteilen. b 4 Std später. Zunahme des Hautemphysems, großer Pneumothorax, wahrscheinlich Hämatopneumothorax. Ausgedehnter intrapulmonaler Verdichtungsherd. c Nach 1 Jahr: Derb umwallter „Spießungskanal". Nachweis von Tuberkelbakterien niemals gelungen. Kein Rückgang unter Isoniazid und Streptomycin. d Nach Verlauf eines weiteren Jahres in derselben Schnittiefe überwiegend Narbenbildung. e Übersichtsaufnahme des Endzustandes. Spangenbildung nach Rippenfraktur. Trotz schwerster intrapulmonaler Verletzung relativ geringe Residuen bei konservativer Behandlung

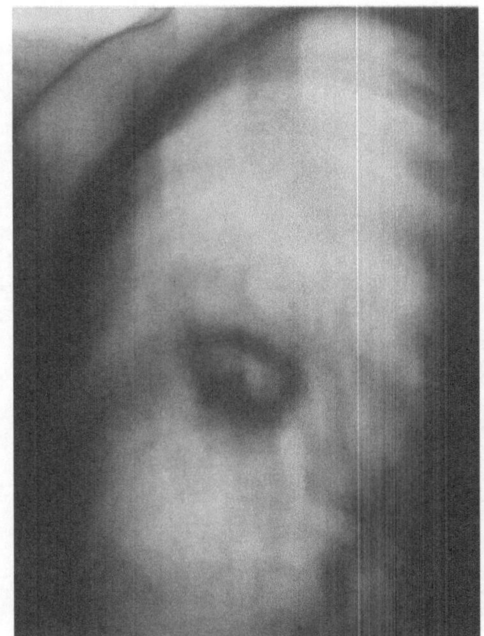

Abb. 13c

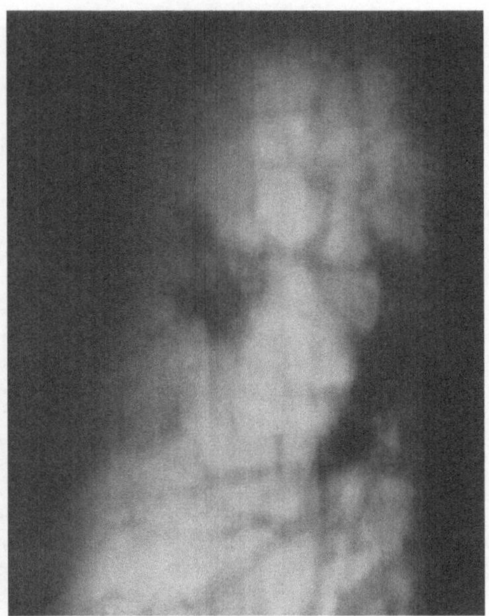

Abb. 13d

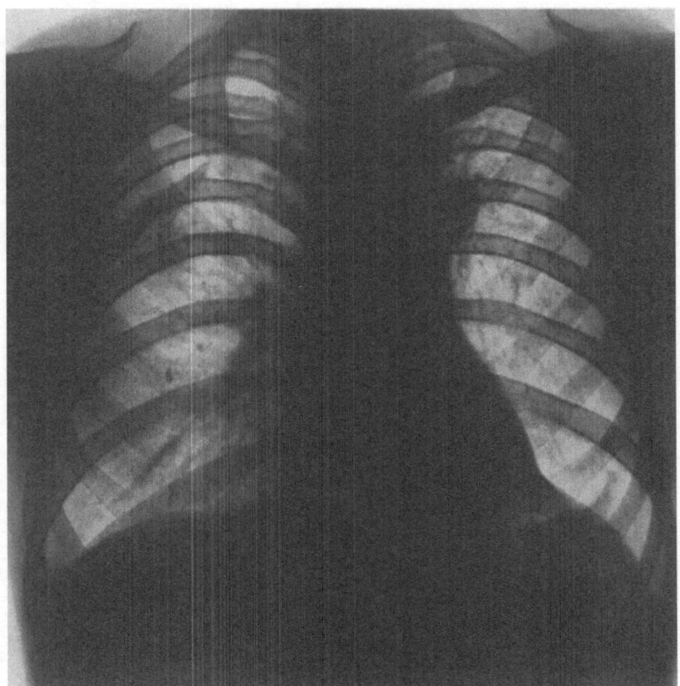

Abb. 13e

Pfählungsverletzungen durch stumpfe, penetrierende Gegenstände setzen zumeist ausgedehnte Zerreißungen. Eine Besonderheit von Pfählungsverletzungen besteht auch darin, daß häufig Teile der Bekleidung oder Teile der Brustwand, insbesondere Knochensplitter, mitgenommen werden. Es handelt sich hier sozusagen um einen Übergang zu den stumpfen Thoraxverletzungen durch direkten Schlag. Anstelle der Sprengwirkung des Geschosses tritt hier die direkte ausgedehnte Zerstörung von Lungengewebe.

Wir konnten einen Fall beobachten, bei dem es während eines Verkehrsunfalles zu einer schweren Pfählungsverletzung gekommen war: Ein 25jähriger Mann, F. U., fuhr mit seinem Pkw auf einen Lieferwagen auf, der

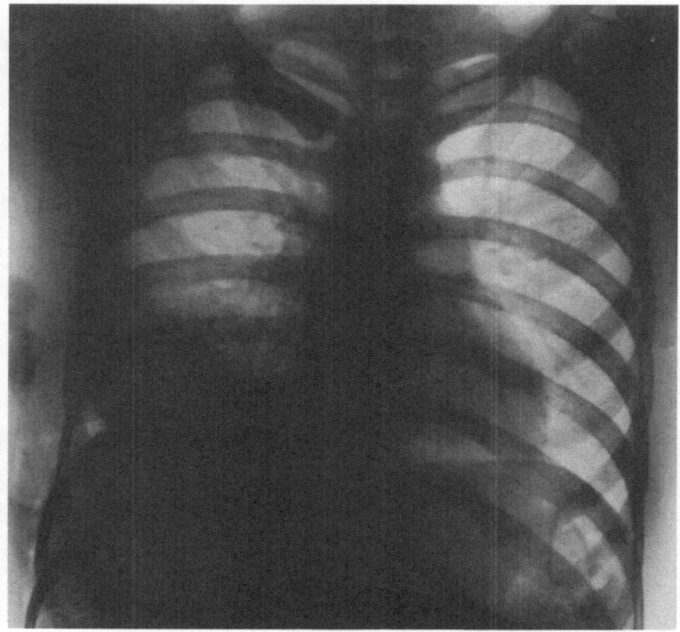

a

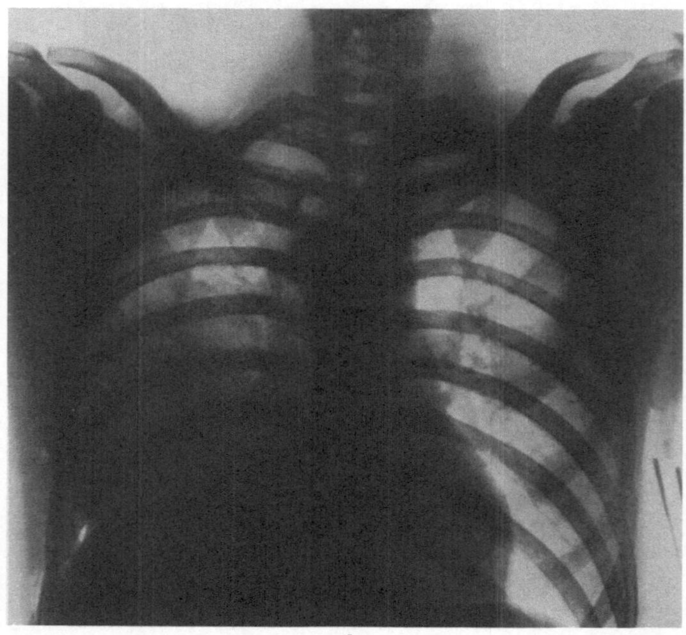

b

Abb. 14a—e. B., Klaus, 22 Jahre. Brustkorb- und Lungenzerreißung durch Flugzeugpropeller. a 1 Std nach schwerer Lungenzerreißung mit breit offenen Verletzungen des Rückens: Noch verhältnismäßig geringes Hämatom. b 1 Tag später nach Wundversorgung und Revision des Thorax: Der schwer zerrissene Unterlappen verbleibt in situ. Drainage. Ausgedehnte Imbibierung des Lappens. c Tumorähnliches, gut abgegrenztes Hämatom. 5 Tage nach dem Unfall. d Schichtbild: Verkleinerung des dichten Schattens. e Weitgehende Wiederherstellung der Belüftung. Grobe Zertrümmerung der 9. Rippe. Nur geringe pleurale Residuen (knapp 2 Monate nach Unfall)

Stangenholz geladen hatte. Eine dieser Holzstangen durchstieß die Windschutzscheibe und durchbohrte die Brust des Verletzten bis zur hinteren Brustwand. Bei der Aufnahme lag ein schwerer Schockzustand vor. Der Fremdkörper war bereits entfernt. Der weitere Verlauf bot insofern Besonderheiten, als gleichzeitig eine

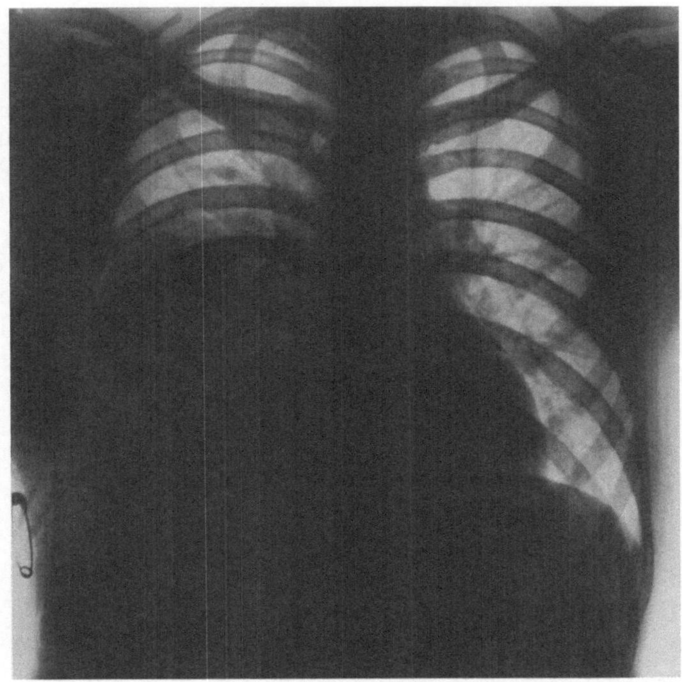

Abb. 14c

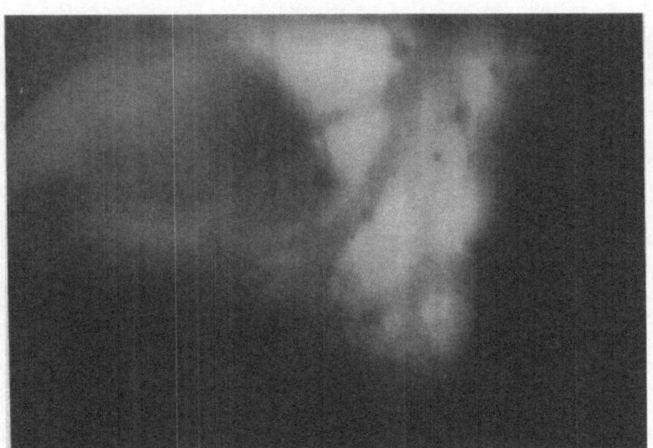

Abb. 14d

linksseitige, ziemlich ausgedehnte, jedoch weitgehend stabilisierte Lungentuberkulose vorlag. In der Folge war schwer zu entscheiden, ob es sich bei einem lange nachweisbaren Rundschatten mit Hohlraumbildung um eine reine Verletzungsspur oder aber um einen spezifischen Herd handelte. Einige Monate nach dem Unfall wurden aus den Rückenpartien noch Holzsplitter operativ entfernt (Abb. 13a—e).

Zu den schwersten Verletzungen gehören Aufreißungen des Brustkorbs, wie sie durch große Granatsplitter oder, wie in einem von uns beobachteten Falle, durch eine Luftschraube eines Flugzeuges verursacht werden. Neben großen Weichteilverletzungen kam es zu multiplen offenen Rippenfrakturen und zu ausgedehnten Zerreißungen des Lungenparenchyms. Die Röntgenaufnahmen (Abb. 14a—e) zeigen besonders deutlich, wie schwer sich pulmonale und pleurale Veränderungen trennen lassen, wie das pulmonale und das pleurale Hämatom kontinuierlich ineinander übergehen. Die Aufnahmeserie ist ein besonders deutliches Beispiel für die gute Heilungstendenz von Lungenwunden. Dafür spricht auch, daß man bei Röntgenreihenuntersuchungen kaum je intrapulmonale Residuen nach Thoraxverletzungen findet (ZUTZ).

ε) *Druckstoßverletzungen der Lunge*
(blast injuries)

Die Druckstoßverletzungen der Lunge gehören nach dem pathologisch-anatomischen Substrat zweifelsohne zu den stumpfen Brustkorbverletzungen. In überwiegender Häufigkeit werden sie jedoch durch kriegerische Ereignisse bzw. durch Waffenwirkungen hervorgerufen, wenn auch entsprechende Befunde von Explosionsunglücken, wie etwa dem Oppauer Unglück von 1923, vorliegen. Desaga betont mit Recht, daß im Prinzip genau dieselbe Verletzungsart vorliege wie etwa beim Überfahrenwerden durch ein schweres Gefährt, wie bei einem schweren Schlag auf die Brust, wie bei einem Fall aus großer Höhe oder beim „streifenden Schlag" eines Geschosses, beim Tangentialschuß. Bereits

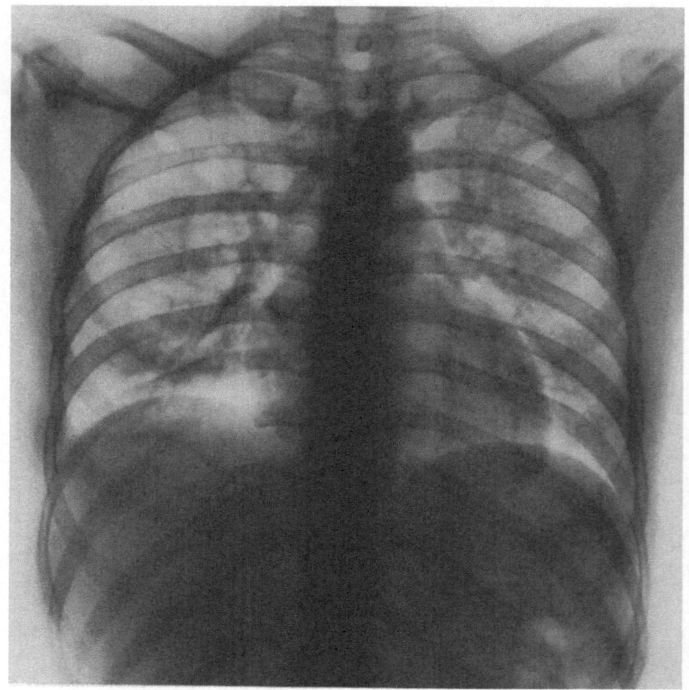

Abb. 14e

Rusca hat 1915 experimentelle Untersuchungen bei Kaninchen und bei Fischen vorgenommen, um die Wirkung des Druckstoßes zu klären. Eingehende Darstellungen des physikalischen Vorganges und der Wirkungen dieser Druckstoßverletzungen finden sich bei Desaga, bei Grosse-Brockhoff und bei Hadfield u. Mitarb. Für die experimentellen Untersuchungen seien neben Desaga und Rusca vor allem Clemedson sowie Zuckermann erwähnt.

Bei einer Explosion entsteht ein „Luftstoß", d.h. eine Druck-Sogwelle. Durch die Kompression der umgebenden Luft entsteht eine Welle, die sich als Luftstoß mit hoher Geschwindigkeit kugelschalenförmig in die Umgebung fortpflanzt. Dieser positiven Druckwelle folgt ein Sog. Der Luftstoß ist von außerordentlich begrenzter Zeitdauer; diese liegt bei den Versuchsanordnungen Zuckermanns bei 0,006 sec. Die nachfolgende Sogkomponente dauert etwas länger und beträgt etwa bis 0,03 sec. Die auftretenden Geschwindigkeiten und Drucke sind so groß, daß dabei die Luft wie ein fester Körper wirkt. Es handelt sich also praktisch um einen „Schlag". Die experimentellen Untersuchungen Zuckermanns ergeben, daß sich drei Zonen unterscheiden lassen, eine „Todeszone", die ihre Grenze zwischen 5 m bei einer Ladung von 31 kg und 27 m bei einer Ladung von 4000 kg TNT hat. Es folgt eine relativ schmale Zone, in der 50% der Tiere überleben. Daran schließt sich eine Schädigungszone, die abhängig von der Gewalt der Explosion bei äußerlich unverletztem Körper Lungenschädigungen verschiedenen Ausmaßes auftreten läßt. Bei den sofort getöteten Tieren finden sich diffuse subpleurale Blutungen, ein Pneumo- oder ein Hämatothorax (Dean, Thomas u. Allison; O'Reilly u. Gloyne). In größerer Entfernung können die Blutungsareale von Nadelkopfgröße bis zu handflächengroßen Extravasaten reichen. Die Möglichkeit der gleichzeitigen Luftembolie, eventuell auch Fettembolie, ist zu berücksichtigen. Die Ansicht, daß die Druckstoßverletzungen ihre Wirkung auf dem Wege über die oberen Luftwege entfalten, steht im Widerspruch zu den Versuchsergebnissen: Es finden sich die stärkeren Veränderungen auf der der Explosion zugewandten Seite; die Hämatome bzw. die Extravasate im Bereich der Rippenverläufe sind besonders ausgedehnt und schließlich werden Druckstoßverletzungen auch an Organen, die in keiner Beziehung zu den oberen Luftwegen stehen, festgestellt. Es verhält sich auch so, daß der Schutz des Kopfes vor einer Druckstoßwelle das Auftreten von pulmonalen Läsionen nicht verhindert, daß diese jedoch bei einer mechanischen Abschirmung des Brustkorbes ausbleiben. — Ähnliche Verletzungen wie beim Druckstoß der Luft finden sich auch bei Unterwasserverletzungen. Hier sind jedoch die Baucheingeweide in stärkerem Maße als der Brustkorb der Druckwirkung ausgesetzt. Nach Ansichten von DESAGA sowie KROHN, WHITTERIDGE u. ZUCKERMANN ist anzunehmen, daß der Tod der Tiere nicht allein den pathologisch-anatomisch nachweisbaren Läsionen zuzuschreiben ist, sondern auch einer allgemeinen Wirkung, deren strukturelles Substrat nicht mit Sicherheit erfaßt werden kann.

Bei den überlebenden Tieren stehen die Veränderungen des Lungenparenchyms im Vordergrund: zum Teil ausgedehnte homogene Blutextravasate in beiden Lungen; mikroskopisch finden sich nach HADFIELD u. Mitarb. Überdehnungen und Rupturen des Lungengewebes. Häufig sind die unteren Lungenpartien bevorzugt. Zum Teil handelt es sich auch um fleckförmige Blutungen von 1—2 cm Ausdehnung. Durch Abscherbewegungen am Rande der konsistenteren bzw. starren Bestandteile des Lungengerüstes entstehen peribronchiale Blutungen sowie umschriebene Emphysembildungen. GRÄFF kommt nach den Untersuchungen bei Hamburger Luftangriffen zu denselben Ergebnissen, wie sie ZUCKERMANN experimentell erzeugt hatte. Die Entfernungen vom Explosionsherd betrugen nach GRÄFF 4—25 m. Er fand häufig eine Blähung der gesamten Lunge; nicht selten fanden sich Blutungen im Lungengewebe, zum Teil auch Austritt serösen Exsudates. Stärkere Zerreißungen von Lungengewebe bis zur Größe eines kleinen Apfels wurden beschrieben. Die Lunge kann durch irreguläre Züge blutdurchtränkter Areale ein marmoriertes Aussehen gewinnen. Auch Pleurarisse mit nachfolgendem Hämatothorax sowie Zerreißungen des Lungengewebes kommen vor.

Diesen pathologisch-anatomischen Befunden entsprechen *die röntgenologischen Beobachtungen*. In der Arbeit DESAGAS sind 6 Fälle demonstriert. Es handelt sich zum Teil um ausgedehnte Verschattungen bis zum Umfange eines ganzen Lungenflügels. ZENKER zeigt das Bild eines 19jährigen Jungen, der einer Explosion im Keller ausgesetzt war. Hier fanden sich bilateral, von oben nach unten an Dichte abnehmend, kirsch- bis linsengroße, weiche, unregelmäßig begrenzte Verdichtungsherde (ZENKER 1956). Ähnliche Befunde beschreibt WILLIAMS. Im übrigen sei auf die Arbeiten von BURBANK u. FORSEE, HADFIELD, KING u. CURTIS, LOGAN, OSBORN, RÖSSLE, ROSS, SAVAGE sowie von WILSON u. TUNBRIDGE verwiesen.

ζ) Thermische Schädigungen der Lungen

Die röntgenologischen Veränderungen bei Hitzeschädigungen sind durch unmittelbare Hitzeeinwirkungen durch die oberen Luftwege möglich. Auch im Verlaufe der sog. „Verbrennungskrankheit“ finden sich Lungenveränderungen, die im Röntgenbild nachweisbar sind; hierzu wären auch sekundäre Veränderungen wie Pneumonien und Infarkte zu rechnen.

Im Experiment ist es nicht ganz einfach, isolierte Verbrennungen der oberen Luftwege herbeizuführen. Es sind nach MORITZ, DUTRA u. MCLEAN so hohe Temperaturen erforderlich, um eine Bronchialschädigung herbeizuführen, daß es dabei zunächst zu schweren äußeren Verbrennungen und zu einem Glottisödem kommt. Unter bestimmten Bedingungen allerdings, besonders bei feuchtigkeitsgesättigter Luft oder bei Schädigungen durch Dampf ist mit direkter Schädigung der Luftwege zu rechnen. Es findet sich dabei eine Zerstörung der Tracheal- bzw. Bronchialschleimhaut, eine Bronchusdilatation, ein hämorrhagisches Ödem, sowie eine peribronchiale Hyperämie. Die zentralen Parenchympartien, diejenigen Areale also, die „den geringsten Weg zu den großen Bronchien“ haben, werden am meisten geschädigt. Neben den direkten Schäden kommen auch sekundäre Veränderungen hinzu, die durch die Abstoßung des geschädigten Epithels eintreten. AVIADO u. SCHMIDT sprechen von einem „thermal edema“ der Bronchialschleimhaut bzw. der Lunge. Das Lungengewicht ist bei experimenteller Verbrennung der oberen Luftwege erheblich erhöht. Die Gefäße der geschädigten Lunge sind strotzend voll von Blut. Es kommt zu einer Druckerhöhung in der Arteria pulmonalis; das Lungenödem tritt je nach dem Grad der Verbrennung nach etwa 30 min auf und schließt den Circulus vitiosus. Experimentelle Untersuchungen hierzu liegen außer von den vorgenannten Autoren von BLÜTHGEN und von ROMANI vor. Die Schäden des Respirationstraktes bzw. der Lungen bei direkter Hitzeeinwirkung sind ausführlich bei MALLORY u. BRICKLEY beschrieben. Sie entsprechen den tierexperimentellen Befunden insofern, als es zu ausgedehnten Schädigungen des Tracheal- und Bronchialepithels kommt; es finden sich übergewichtige Lungen mit Ödem. Es ist dabei bezeichnend, daß neben der Wirkung der Hitze die Wirkung von Gasen mit Reizwirkung auf die Bronchialschleimhaut mit großer Wahrscheinlichkeit mitspielt, wodurch die Ergebnisse der tierexperimentellen Untersuchungen gestützt würden, die gegenüber der Annahme einer reinen Hitzewirkung zur Vorsicht mahnen. Im Bereich der Lungen finden sich pathologisch-anatomisch neben dem Ödem broncho-pneumonische Herde, Atelektasen, Emphysembildungen und Blutungen. Klinisch (AUB, PITTMANN u. BRUES) boten die Lungenkomplikationen ein uneinheitliches Bild. Es fanden sich wechselnd Bezirke von Lungenkollaps und Emphysem.

Eine ausgezeichnete Beschreibung der *Röntgenzeichen* der pulmonalen Veränderungen bei Hitzeläsionen bringt im Zusammenhang mit dem sog. ,,Palme-groove disaster" SCHATZKI aus dem Massachusetts General Hospital. Die röntgenologisch nachweisbaren

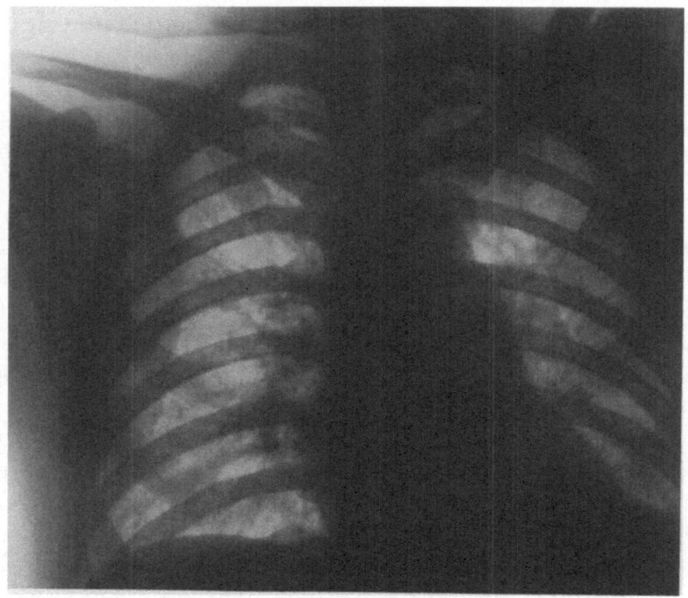

Abb. 15. H., Alois, 30 Jahre. Verbrennungen II. Grades. Aufnahme 8 Tage nach dem Unfall. Mittelfleckige Schatten; unsicheres pathologisch-anatomisches Substrat

Lungenveränderungen reichen vom Lungenemphysem und Lungenödem über diffuse Verschattungen bis zu mehr oder minder ausgedehnten Atelektasen und zum Bilde der ,,drowned lung". Es wird auch auf die Möglichkeit des frühzeitigen Auftretens von Infarkten und pneumonischen Herden hingewiesen. Wichtig ist, zu erwähnen, daß von den 35 Patienten, die bei dieser Gelegenheit wegen Verbrennungen zur Behandlung kamen, 22 zu irgendeiner Zeit röntgenologisch Lungenveränderungen aufwiesen. Nur 13 fanden sich ohne alle röntgenologischen Zeichen von direkten oder indirekten Lungenveränderungen. Die Mehrzahl der röntgenologisch sichtbaren Veränderungen konnte durch Bronchialverlegungen erklärt werden. Von Interesse ist auch der Hinweis, daß sich bei 5 Patienten eine akute Magendilatation und bei 1 Patienten eine Oesophagusdilatation nachweisen ließ. GLOOR bestätigt im wesentlichen von pathologisch-anatomischer Seite die Befunde, wie sie auch von MALLORY u. BRICKLEY erhoben worden sind. Die gleichzeitige Einwirkung von Rauchinhalation wird bei Schädigungen jeweils zu diskutieren sein. GLOOR fand nach 3, 11 und 21 Tage bei Patienten, die an Verbrennungen verstorben waren, schwere hämorrhagische, nekrotisierende Entzündungen mit ausgedehnten Bakterienrasen im Bereich des Larynx, der Trachea und in den großen Bronchien. Wenn eine Tracheotomie bzw. Intubation stattgefunden hat, so sind mechanische Faktoren bei den Lungenveränderungen mit in Rechnung zu setzen. Außerdem findet sich bei der ,,Verbrennungskrankheit" eine herabgesetzte Resistenz gegen Infekte (Abb. 15, 16, 17).

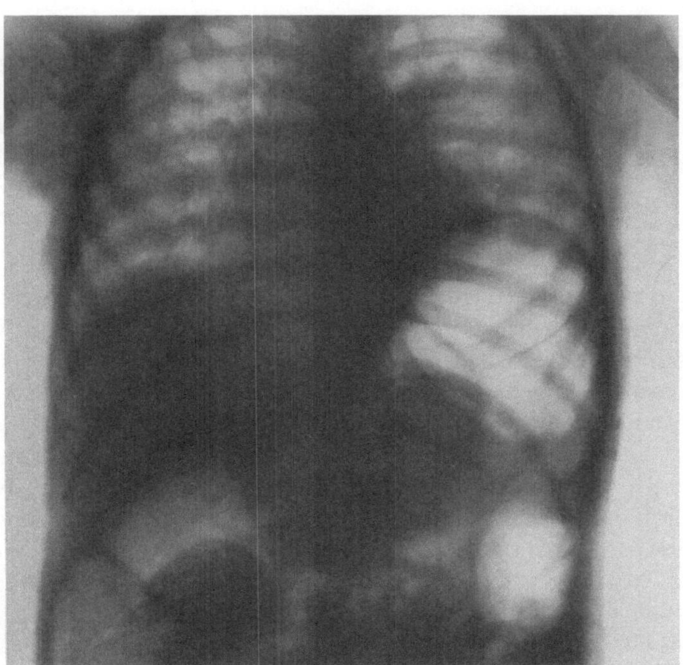

Abb. 16. K., Cornelia, 4 Jahre. Verbrennungen II. und III. Grades. Lungenödem

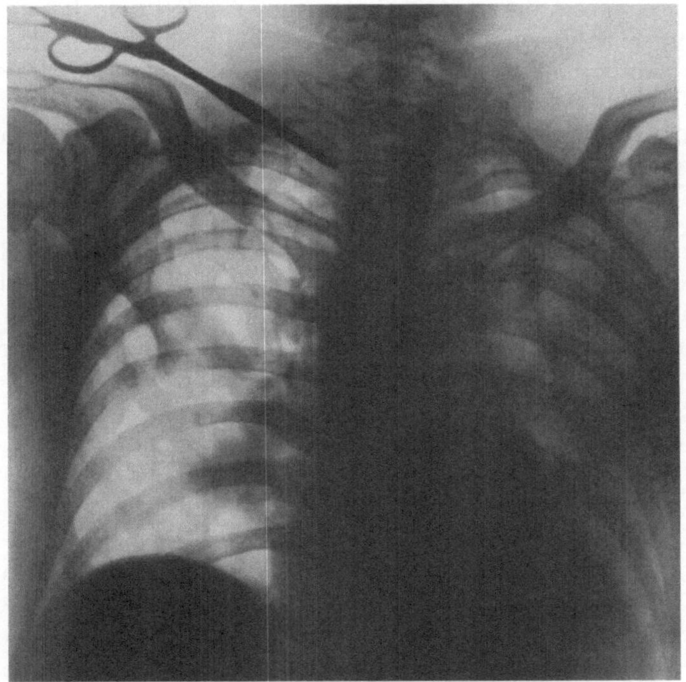

Abb. 17. D., Willy, 40 Jahre. Flammenbogenverletzung. Aufnahme 5 Tage nach der Verletzung. Atelektase links als allgemeine Verletzungsfolge (tracheotomiert)

Wir können demnach röntgenologisch bei der Verbrennungskrankheit Ventilationsstörungen als Ausdruck der Schädigung der Bronchien, Lungenödeme als Folge der veränderten Blutzusammensetzung sowie unter Umständen auch hämorrhagische Extravasate, den tierexperimentellen Untersuchungen entsprechend, finden. Der weitere Verlauf kann durch Pneumonie kompliziert sein, die GLOOR für nicht selten hält. Weiterhin ist an die Möglichkeit von Infarkten und Embolien zu denken. Es ist demnach mit hoher

Wahrscheinlichkeit anzunehmen, daß zahlreiche Fälle ausgedehnterer Verbrennungen Lungenveränderungen aufweisen. *Die Röntgenuntersuchung der Lungen bei ausgedehnteren Verbrennungen soll daher unter keinen Umständen unterlassen werden, schon allein um versicherungsrechtlich Spätschäden auszuschließen.* Es ist hier auf das Schrifttum bei BETTMAN, SCHJERNING, ERB et al., FARMER, FRENKEL, KAUFMANN und bei ZINCK hinzuweisen.

3. Die stumpfen Verletzungen des Brustkorbs

a) Allgemeine Gesichtspunkte

Bereits unter den Kriegsverletzungen waren typische stumpfe Verletzungen wegen des „Sachzusammenhanges" besprochen worden, und zwar die Druckstoßverletzungen sowie die Tangentialschüsse. Beide Verletzungen zeigen, wie schwer sich die einzelnen Formen der Brustkorbverletzungen trennen lassen, wie wenig eine klare Aufgliederung zwischen scharfen und stumpfen Verletzungen möglich ist. Wir hatten bereits darauf hingewiesen, daß wir bei „äußerlich intaktem Brustkorb" grobe Zerreißungen des Lungengewebes durch Rippenspießungen finden können, wohingegen Schußverletzungen ihre Hauptwirkung durch die „Erschütterung", die sekundäre „Schlagwirkung" entfalten. Stumpfe und scharfe Verletzungen des Brustkorbs und seiner Organe haben mehr Gemeinsames als Trennendes. So lassen sich auch die Verletzungen des Mediastinums und des Herzens sowie der großen Gefäße nicht abtrennen; auf die entsprechenden Kapitel dieses Handbuches sei verwiesen.

Die Verletzungen beim „äußerlich intakten Brustkorb" sind eine ganz hervorragende Domäne der Röntgenologie: erst mit ihrer Einführung ist die Therapie auf eine rationale Basis gestellt worden, erst seit dieser Zeit sind zahlreiche Befunde besonders bei den stumpfen Verletzungen erkennbar geworden; es sei hierbei besonders an die intrapulmonalen Veränderungen erinnert. Wir besprechen diese stumpfen Verletzungen regional, indem wir mit den Weichteilveränderungen beginnen; es folgen die Frakturen der Rippen und des Sternums, traumatische und posttraumatische Schädigungen des Lungenparenchyms sowie traumatische Bronchialläsionen, die den Schluß bilden.

b) Weichteilverletzungen

Den stumpfen wie scharfen Verletzungen ist gemeinsam die gelegentlich erhebliche Hämatombildung, insbesondere bei Zerreißungen im Bereiche der Intercostalgefäße bzw. der Gefäße des Schultergürtels. Die Verdichtungen und Konturveränderungen im Gefolge solcher Hämatome lassen sich auch röntgenologisch nachweisen. Weiterhin kann es durch stumpfe wie auch scharfe Verletzungen zu Ablederungen der Haut mit Bildung von Lufttaschen und mit Spiegelbildungen kommen (Abb. 18a u. b). Sowohl bei der Verletzung selbst als auch im Anschluß daran kann es durch Zerreißung der Lunge, durch Berstung anderer lufthaltiger Organe oder aber auch bei bestehenden Verwachsungen im Bereich der Pleura zum Auftreten eines sog. „chirurgischen Emphysems", eines Hautemphysems, kommen. Die Luft verteilt sich dann in den verschiedenen Schichten der Brustwand. Besonders eindrucksvoll sind ausgesprochene Fiederungen, dem Pektoralisverlauf entsprechend (Abb. 19a u. b). So zeigen die nachfolgenden Abbildungen eine schwere Brustkorbzertrümmerung, bei der unmittelbar nach dem Unfall die Luftaustritte in die Weichteile des Brustkorbs das röntgenologische Bild bestimmen. Einige Tage später stehen der Lungenkollaps, der Erguß im Pleuraraum und die Deformierung des Brustkorbs durch die Folgen der Rippenfrakturen im Vordergrund.

Neben den primären Weichteilverletzungen können sekundäre Verletzungen auftreten, insbesondere bei Durchbruch eines Empyems oder durch Verflüssigung von Hämatomen. Besondere Beachtung verdient die Zunahme eines Hautemphysems als Zeichen dafür, daß ein Überdruck nicht beseitigt ist oder daß eine direkte Verbindung zwischen Brustwand und lufthaltigen Organen weiter besteht, etwa im Bereich von Pleuraverwachsungen, oder im Bereiche des Mediastinums wie etwa bei Bronchusrupturen. Die Beobachtung eines Lungenemphysems hat also weniger einen Wert an sich; ihre Bedeutung

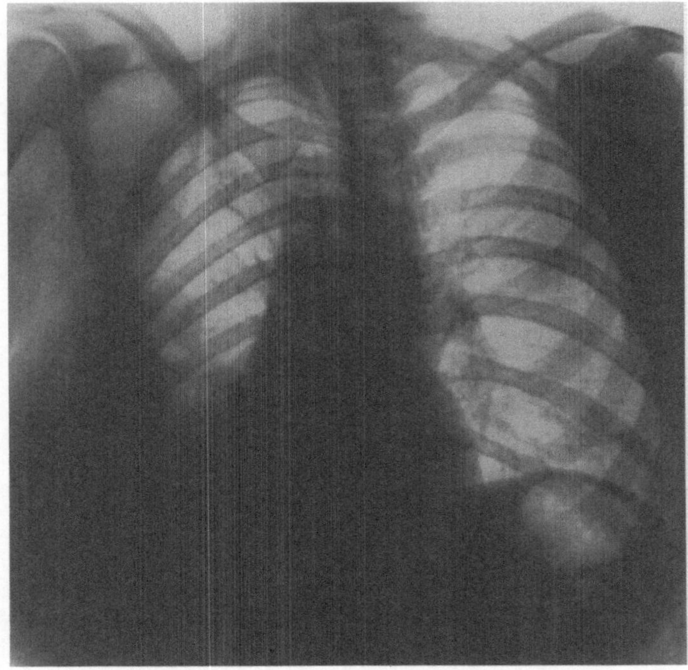

a

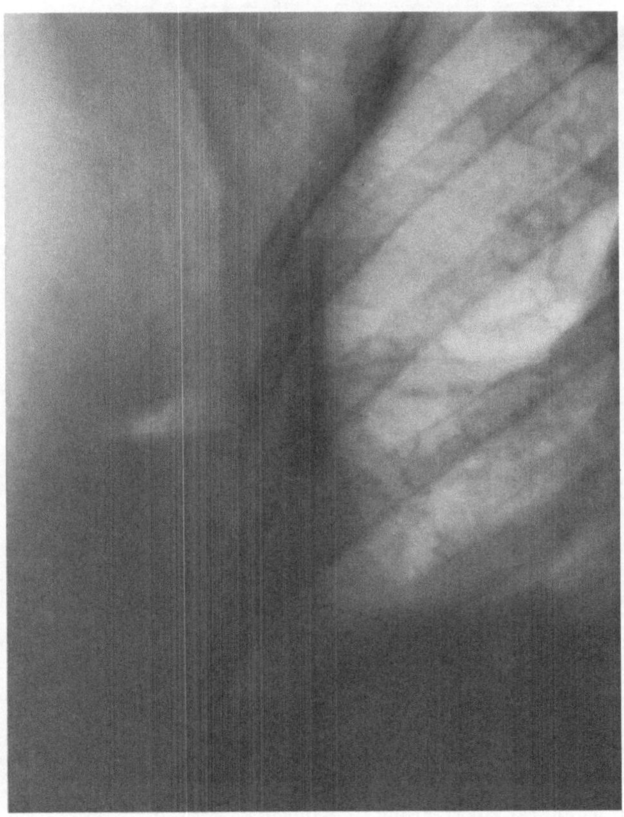

b

Abb. 18a u. b. R., Erika, 37 Jahre. Thoraxkontusion durch Absturz. a Intrapleurales und extrapleurales Hämatom. „Gerichtete Atelektase" links. b Auf der gezielten Aufnahme ist die extrathorakale Spiegelbildung besonders deutlich zu erkennen

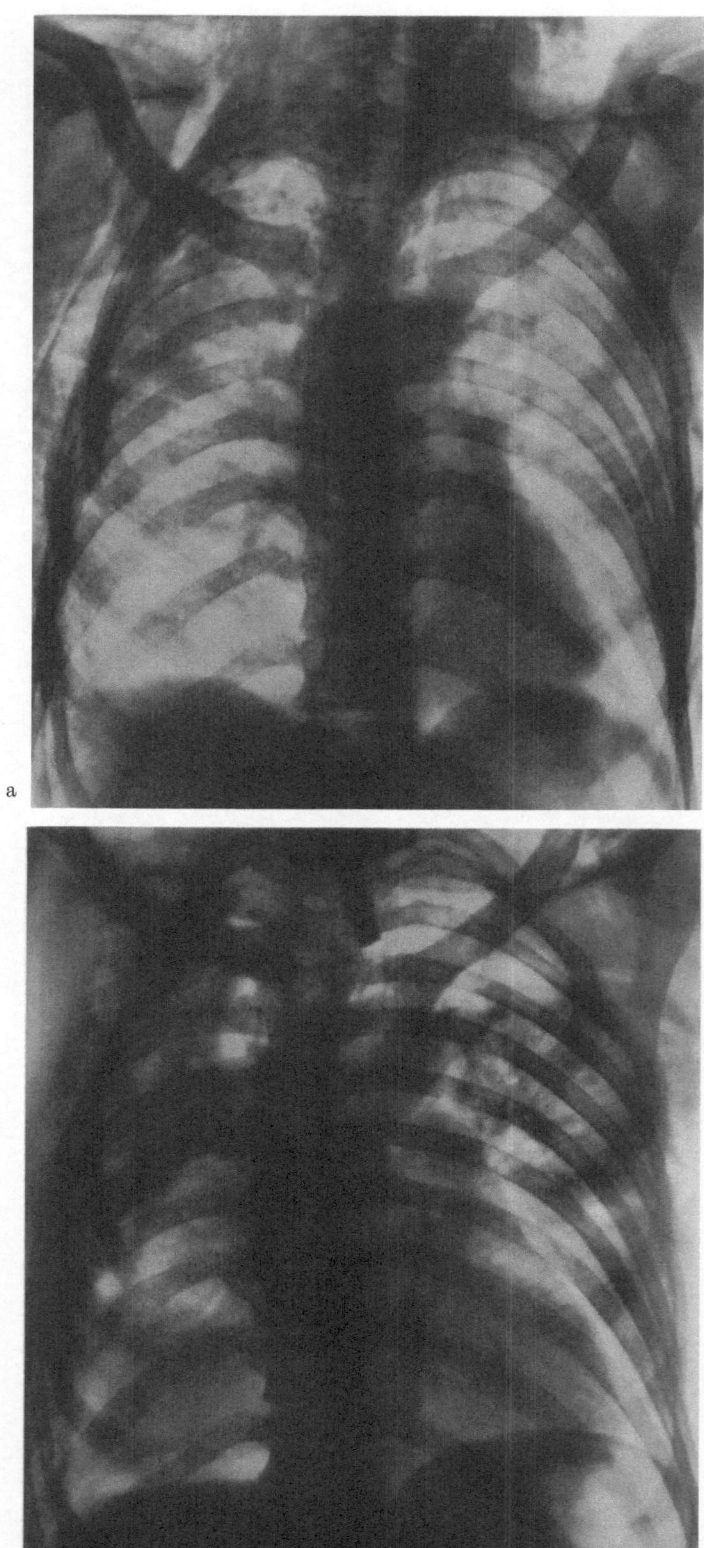

Abb. 19a u. b. M., Hans, 34 Jahre. Überfahrung. a Rippenserienfraktur rechts, großes Weichteilemphysem, wobei sich besonders deutlich die Fiederung des M. pectoralis und die Abhebung der Brustwandweichteile darstellen. Die Weichteilveränderungen verschleiern das intrapulmonale Bild; mit Wahrscheinlichkeit liegen multilokuläre Verdichtungsherde vor. b 2 Tage nach dem Unfall: Teilweiser Lungenkollaps, extreme Deformierung des Brustkorbs, besonders in den oberen Partien. Blut- und Fibrinniederschläge im Pleuraraum. Verdichtungsbezirke im linken Ober-/Mittelfeld

liegt darin, daß sie uns eine Pleura-Lungenverletzung bzw. den weiterbestehenden Luftaustritt anzeigt. Man wird, insbesondere bei offenen Verletzungen, nicht übersehen, daß Gasbildner die Röntgenzeichen eines gewöhnlichen Hautemphysems vortäuschen können.

c) Rippenfrakturen

Die Röntgendiagnostik hat es uns ermöglicht, nicht so sehr die Frakturen des Brustkorbs, sondern auch ihre Folgen zu sehen. Immerhin stellt jedoch die Erkennung von Rippenfrakturen an die Röntgentechnik und an die Aufmerksamkeit und Erfahrung des Untersuchers nicht geringe Anforderungen. Die Erkennung von Rippenfrakturen stellt einen Prüfstein für die Qualität der röntgenologischen Routinearbeit dar. Sie gehören zweifelsohne zu den oft übersehenen Frakturen.

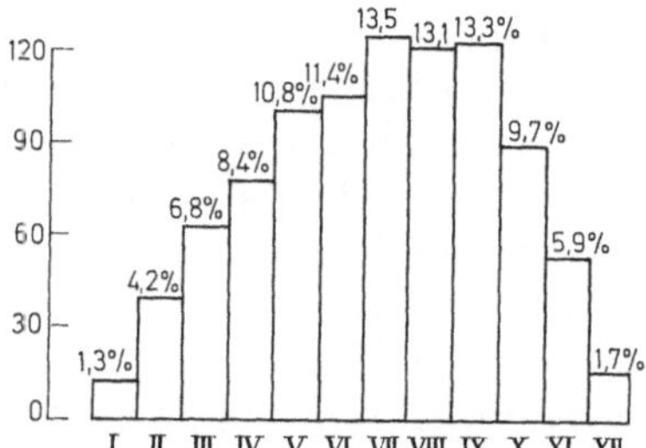

Abb. 20. Prozentuale Verteilung der Frakturen auf die einzelnen Rippen bei 932 Rippenbrüchen (nach JOHANNSSON, L., u. T. SILANDER: Twenty-one years of thoracic injuries. Acta chir. Scand. **2**, 45 Stockholm 1959)

Die Rippenfrakturen sind mit die häufigsten Frakturen. Nach RIEDINGER nehmen sie etwa den zweiten Rang ein. Er bezieht sich dabei auf die chirurgische Statistik des London Hospitals mit 26216 Frakturen. Die Rippenfraktur ist jedenfalls weit häufiger als sie diagnostiziert wird. POWELL nimmt an, daß in der Hälfte der Fälle der sicheren Rippenbrüche die Röntgenbefunde negativ seien. Die Verteilung der Frakturen auf die einzelnen Anteile des Skelettes wird nach dem Material der Schweizerischen Unfallversicherung von 1933—1934 bei einer Gesamtzahl von 20516 Frakturen folgendermaßen angegeben:

Rippenfrakturen	20%
Unterschenkelfrakturen	14%
Fingerfrakturen	10%
Vorderarm	9,8%
Handwurzel und Mittelhand	6,2%
Zehen	5,5%
Fußwurzel und Mittelfuß	5,1%
Schädelfrakturen	4,2%
Clavikelfrakturen	4,0%
Frakturen des Gesichtsschädels	2,8%
Wirbelsäule	2,0%

Es folgen der weiteren Häufigkeit nach Oberarm, Oberschenkel, Ellbogen, Becken, Schulterblatt, Patella und Brustbein, dieses mit 0,2%.

Auch 1945 lag die Zahl der Rippenfrakturen bei derselben Versicherungsgruppe um 22,5%. Vorweg genommen sei schon, daß die Zahl der Rippenfrakturen bei Kindern sehr niedrig ist. Das Kinderspital Zürich nennt im Alter von 0—16 Jahren 0,1% Rippenfrakturen und keine Sternumfraktur. Bei HAUBENSAK stehen die Rippenfrakturen mit 17% an der 3. Stelle nach den Unterschenkel- und Vorderarmfrakturen. Die Altersverteilung zeigt ein Maximum im 4., 5. und 6. Lebensdezennium. Die Beteiligung der einzelnen Rippen ist bei JOHANSSON u. SILANDER graphisch dargestellt (Abb. 20). HAUBENSAK nennt folgende Prozentzahlen bei 1156 Fällen:

1. Rippe	0,5%	7. Rippe	13,0%
2. Rippe	2,6%	8. Rippe	14,0%
3. Rippe	4,5%	9. Rippe	13,3%
4. Rippe	5,7%	10. Rippe	10,0%
5. Rippe	9,0%	11. Rippe	6,1%
6. Rippe	11,6%	12. Rippe	2,5%

Der Frakturmechanismus der Rippenbrüche wird seit I. L. PETIT (zit. nach RIEDINGER) in Frakturen „en dedans“ und in Frakturen „en dehors“ eingeteilt. Bei der direkten Einwirkung einer stumpfen Gewalt kommt es zu einem nach innen klaffenden Spalt;

bei der Biegungsbeanspruchung der Rippen brechen die Rippen im Bereiche der maximalen Krümmung und führen so zu einer nach außen offenen Fraktur. In der Mehrzahl unserer Fälle, die eine Folge des Straßenverkehrs darstellen, sind die einwirkenden Gewalten unregelmäßig und schwer zu rekonstruieren. Für die Bruchform ist der Zustand des darunterliegenden Lungenpolsters von nicht ganz geringer Bedeutung. Die starre Alterslunge stellt gewissermaßen ein Widerlager gegen extreme Dislokationen dar. Die Form des Thorax bleibt darüberhinaus erhalten durch das Gehäuse der unverletzten Rippen, so daß sich der Sog der retraktilen Lunge nur bedingt auswirken kann. Wir sprechen bei den Rippenfrakturen von Serienfrakturen, wenn drei oder mehr Rippen gebrochen sind; von Stückbrüchen dann, wenn eine Rippe mehrfach gebrochen ist. Besondere klinische Bedeutung beanspruchen die Reihenstückbrüche, wenn mehrere Rippen an mehreren Stellen gebrochen sind. Es besteht dadurch ein beweglicher Brustwandteil, der zu schweren physiologischen Störungen, dem sog. ,,Brustwandflattern" führen kann. Wir haben Bilder von solchen Serienfrakturen bereits gezeigt. Die nachfolgenden beiden Aufnahmen (Abb. 21a u. b) lassen die ganz erhebliche Verkleinerung des Brustkorbs bei einer Serienfraktur mit Überlagerung der Frakturenden erkennen. Bemerkenswert ist an dieser Aufnahme, daß über der rechtsseitigen Serienfraktur der Abriß der 1. und 2. Rippe links paravertebral der Aufmerksamkeit der Untersucher entgangen war.

Die *Heilungsvorgänge* an den Rippen können neben festen knöchernen Verbindungen mit nur geringen Residuen auch mächtige Kallusmassen erzeugen, wie sie besonders auch im Bereich der Knorpel nicht selten sind. Die Rippenfraktur stellt ja einen Modellfall für die Bruchheilung überhaupt dar, indem es sich um die Heilung von ,,bewegten Fragmenten" handelt. Größere Rippenfragmentverschiebungen und Periostzerreißungen können als Spätzustände zu knöchernen Überbrückungen zwischen benachbarten Rippen führen (Abb. 22a u. b). Es gibt Serienfrakturen, bei denen der Brustkorb fast wie nach einer Thorakoplastik deformiert ist (Abb. 23). Die Komplikationen der Rippenfrakturen sind bereits im allgemeinen Teil besprochen; hier ist insbesondere auf die Verletzungen der Pleura, den Hämatothorax sowie die Beschädigungen des Lungengewebes einzugehen. Es sollte nicht vergessen werden, daß bei Frakturen der tieferen Rippen auf Veränderungen der Abdominalorgane, auf Magen- und Darmatonien zu achten ist. Bei den stumpfen Verletzungen im unteren Thoraxbereich kommt es sehr häufig zu Hämaturien, so daß unter Umständen eine röntgenologische Klärung des Nierenbefundes angezeigt sein kann.

Auch wenn es offensichtlich wichtiger ist, die Komplikationen, den Zustand der Pleura und des Lungengewebes festzustellen, als die Tatsache des Vorliegens von Rippenfrakturen festzuhalten, so ist doch die Objektivierung der Rippenfraktur wichtig.

So wurde ein Patient (M., Friedrich, 59 Jahre) nach einem Betriebsunfall von einem Durchgangsarzt untersucht und in hausärztliche Weiterbehandlung abgegeben. Wenige Tage später erfolgte Aufnahme in ein städtisches Krankenhaus wegen einer ,,Pneumonie", die mit Temperaturen bis über 38^0 einherging und einen mehrwöchigen Krankenhausaufenthalt bedingte. Bei einer zufälligen Nachuntersuchung konnte nach Resorption des mit Wahrscheinlichkeit bestehenden Hämatothorax die Rippenfraktur erkannt werden und damit dem gesamten Krankheitsbilde die entsprechende Deutung gegeben werden (Abb. 24a—c). Die Frakturen waren auf der 1. Aufnahme schlechterdings nicht zu erkennen.

LOOSEN geht besonders auf die *Schwierigkeiten* bei *der röntgenologischen Erkennung von Rippenfrakturen* ein. Die Rippen werden häufig nicht orthograd getroffen; Aufnahmen in zwei Ebenen sind deswegen unbedingt erforderlich. Nicht selten sind die sog. ,,Rippenaufnahmen" zu hart, überbelichtet und damit besonders detailarm. Dem Röntgenologen kann die Suche nach der Fraktur dadurch erleichtert werden, daß der Ort der abnormen Beweglichkeit, des Knochenknarrens oder der größten Schmerzhaftigkeit markiert wird. Es wird empfohlen, kein zu kleines Filmmaß zu wählen. Zu überlegen ist, ob eine flächenhafte Projektion oder eine tangentiale Einstellung im Einzelfall mehr verspricht. Es lassen sich zur Erkennung von Rippenfrakturen mehrere Aufnahmen also nicht ersparen: Aufnahmen in verschiedener Härte, Aufnahme in verschiedenen Ebenen und eventuell auch in verschiedenen Respirationsphasen. Auch ist zu bedenken, daß die Thoraxverletzung nicht nur eine Knochenverletzung darstellt. Lunge und Knochen-

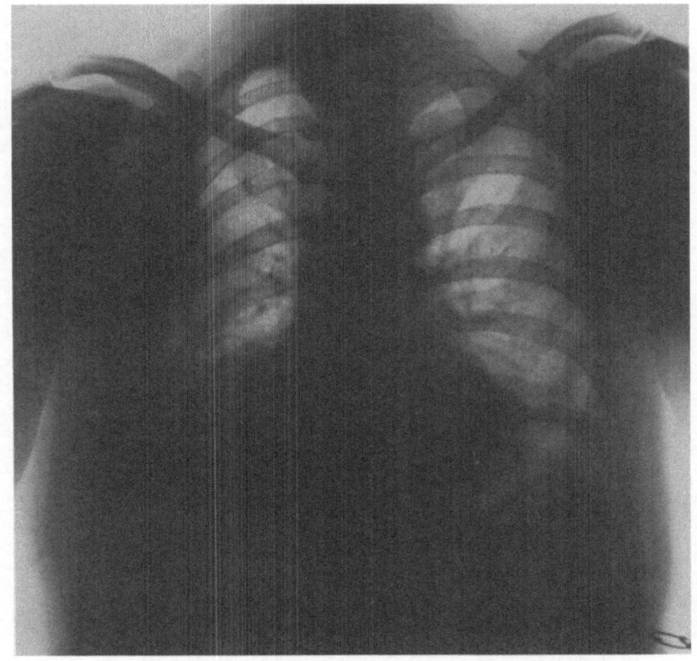

a

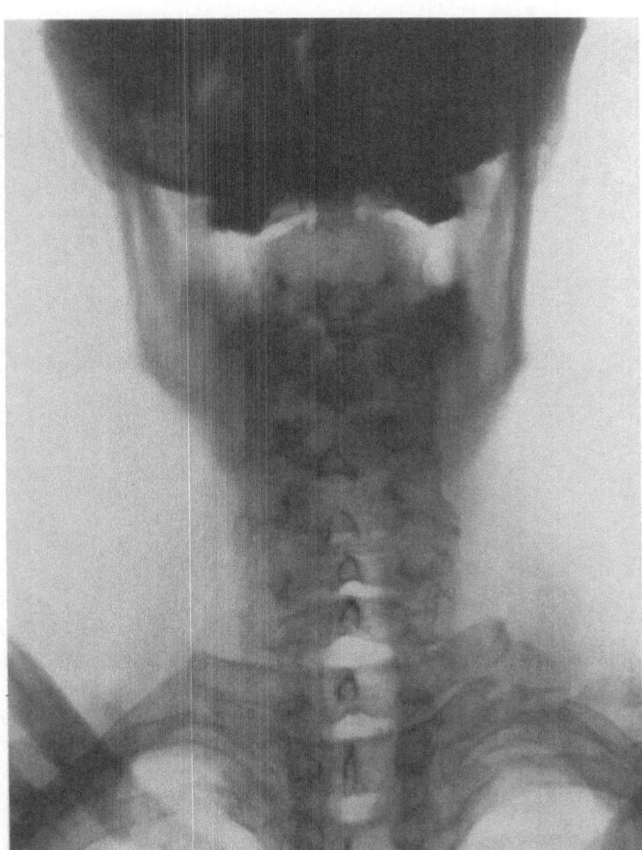

b

Abb. 21a u. b. L., Wilhelm, 39 Jahre. Verkehrsunfall. a Rippenserienfraktur rechts, partieller Lungenkollaps, fraglicher Hämatothorax, Veränderungen im Bereich der linken Lungenbasis. b Über der Rippenserienfraktur rechts mit ihren schweren Folgen war der Abriß der 1. und 2. Rippe links zunächst übersehen worden

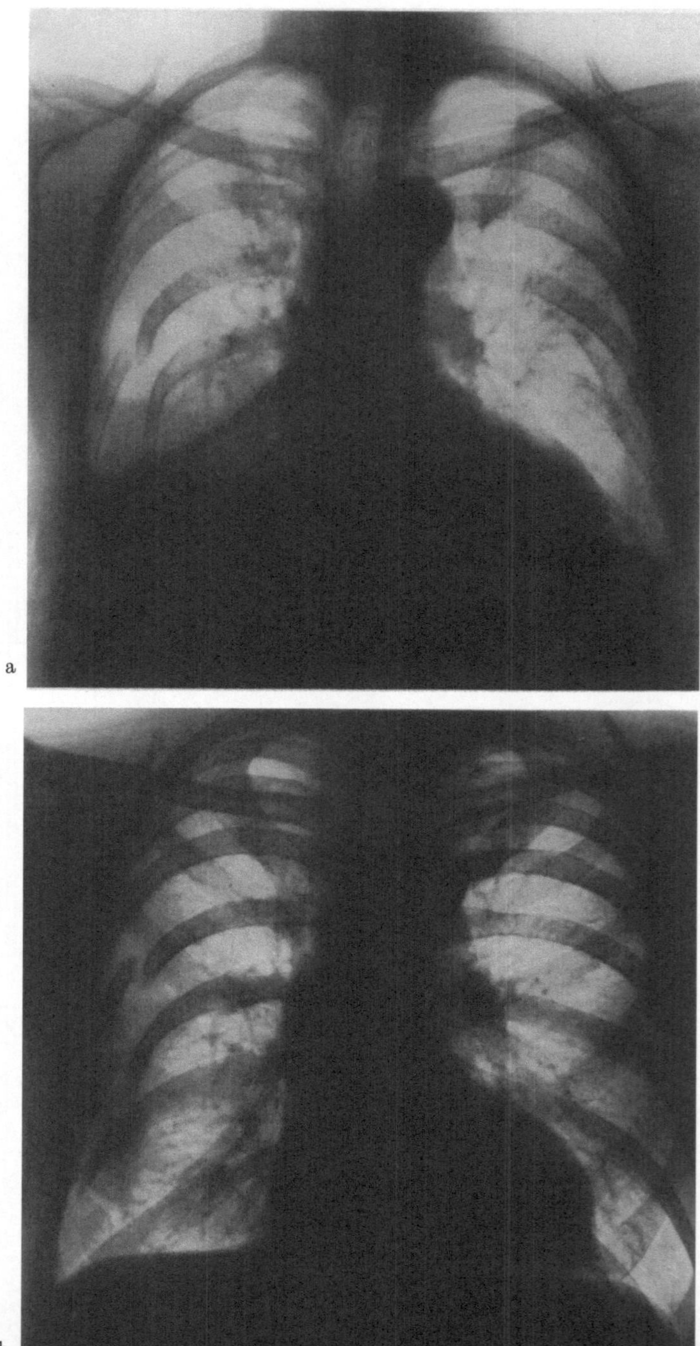

Abb. 22a u. b. T., Hermann, 75 Jahre. a Fraktur der 7. und 8. Rippe rechts mit extremer Dislozierung; Atelektasenbildung im Bereich des Mittel- bzw. Unterlappens. Pleurale Reaktion, Hautemphysem. Eintrübung auch der linksseitigen lateralen Lungenpartien. b 10 Monate später: Teilweise knöcherne Überbrückung der extrem dislozierten Fragmente

gerüst lassen sich auf derselben Aufnahme oft nicht beurteilen. Kontaktaufnahmen oder gelegentlich auch Vergrößerungsaufnahmen können von Nutzen sein, indem sie eine relativ verbesserte Detailerkennbarkeit mit sich bringen. EHALT macht darauf aufmerksam, daß entweder die 1. oder die 12. Rippe auf der Aufnahme mit erkennbar sein sollen, damit man die Höhe der Fraktur bestimmen kann, sozusagen einen ,,Anhalt zum

Zählen“ hat. Es gibt viele Gründe, die dazu führen, daß nur etwa 50% der Rippenfrakturen erkannt werden. Diese liegen im gebogenen Rippenverlauf, in der Überschneidung der einzelnen Rippenanteile (Abb. 25a u. b) und in der Überlagerung der Rippen durch Weichteilmassen, Clavicula oder Scapula. Die Schwierigkeiten der Erkennung von Rippenfrakturen haben nicht nur physikalisch-technische, sondern auch psychologische Gründe, Gründe im Objekt und Gründe, die im Beobachter liegen. Mit Abb. 21 haben wir das Übersehen eines Abrisses der 1. und 2. Rippe links bei Rippenserienfraktur rechts mit massivem Befund bereits erwähnt.

In der nachfolgenden Aufnahme (Abb. 26a u. b) verdeckte ein Erguß die Fraktur der 10. und 11. Rippe. Psychologische Gründe („observer error“) sprechen auch dann mit, wenn zwar eine Claviculafraktur erkannt und operiert wird, wenn dabei jedoch die Rippenfrakturen in den Befunden unerwähnt bleiben, auch wenn es

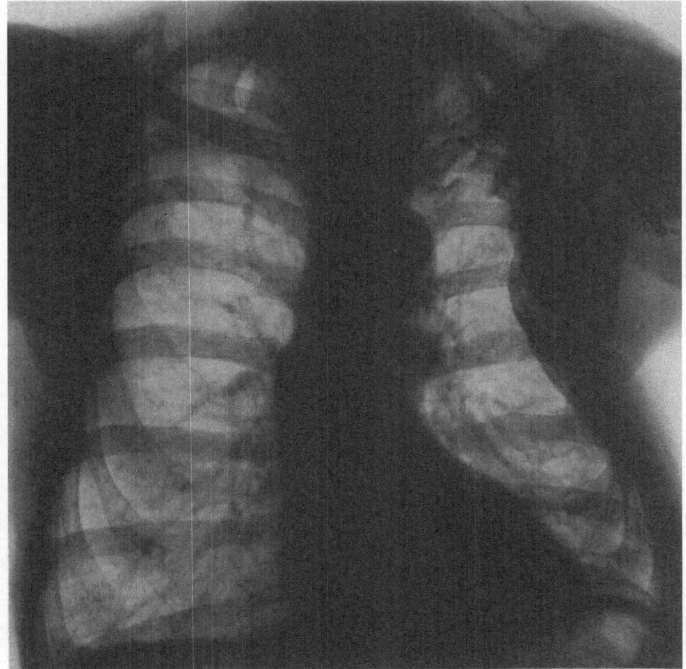

Abb. 23. N., Willy, 77 Jahre. Verletzung durch Hornstoß eines Bullen vor 16 Jahren. Scapulafraktur, Clavikelfraktur. Der knöcherne Brustkorb ist wie bei einer Thorakoplastik verformt

sich wie hier bei der 5. Rippe um einen Stückbruch handelt (Abb. 27). Auch im nachfolgenden Falle blieben Rippenfrakturen sowohl auf der rechten wie auf der linken Seite verborgen (Abb. 28a—c): Links eine Fraktur der 12. Rippe, rechts der 10. Rippe, die auf einer Aufnahme eben mit einem kleinen Callusmantel erkennbar ist. Überhaupt wird die Fraktur der 12. Rippe sehr leicht verkannt, wie auch die nachfolgende Aufnahme (Abb. 29) zeigt. Hier war der klinische Nachweis der Crepitation entscheidend; es waren immerhin drei Aufnahmen notwendig, um die Fraktur eindeutig in ausreichender Qualität zur Darstellung zu bringen. Die im nächsten Falle dargestellte Fraktur des Vorderendes der 10. Rippe zeichnete sich durch ihre Schmerzhaftigkeit aus. Die röntgenologische Darstellung blieb auch nach mehrfachen Versuchen unbefriedigend (Abb. 30a u. b). Es ist oft beim besten Willen unmöglich, Rippenfrakturen zu erkennen. War der Verdacht begründet, wird der Kliniker bzw. der Chirurg nicht versäumen, zu einer Zeit, wenn sich die sekundären Veränderungen zurückgebildet haben und eine ausreichende Callusbildung zu erwarten ist, noch einmal eine Röntgenaufnahme zu veranlassen. Nach einem Verkehrsunfall im November 1959 zeigte die Röntgenaufnahme vom Dezember 1959 (Abb. 31a) einen ziemlich ausgedehnten Hämatothorax links. Im Februar 1960 ist im Bereiche der 5. Rippe, etwa in Höhe der vorderen Axillarlinie, eine deutliche Callusbildung erkennbar (Abb. 31b); bei einer Nachuntersuchung im Dezember 1961 lassen sich kaum mehr Residuen erkennen (Abb. 31c). Auch hier spielen objektive und subjektive Momente der Erkennbarkeit und des Erkennens mit; man sollte nie versäumen, alle Objekte eines Röntgenbildes zu erfassen. Auch diese Fraktur war übersehen worden. Es gibt aber Fälle, bei denen die Erkennbarkeit von Rippenfrakturen auf die Zeit der ausgeprägtesten Callusbildung, auf eine Zeitdauer von einigen Wochen also, begrenzt ist.

Die Beurteilung von Rippenfrakturen wird weiterhin dadurch erschwert, daß im Bereiche des Brustkorbs eine große Zahl von Variationen und Fehlbildungen zu Irrtümern in

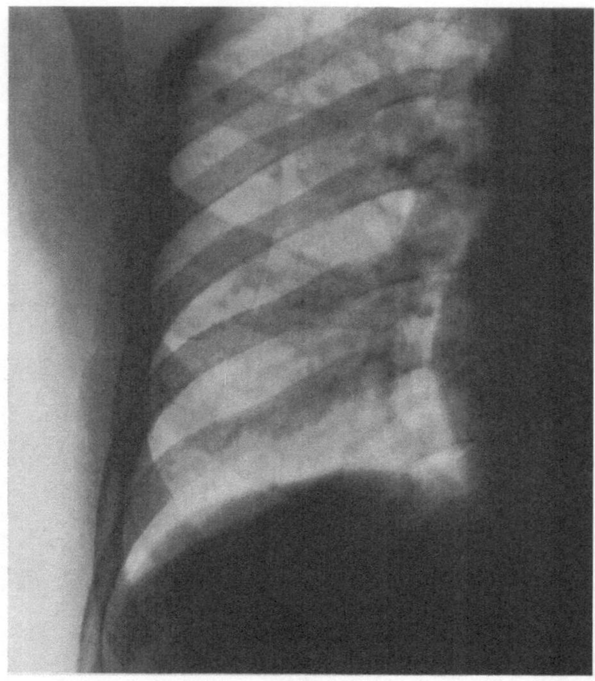

a

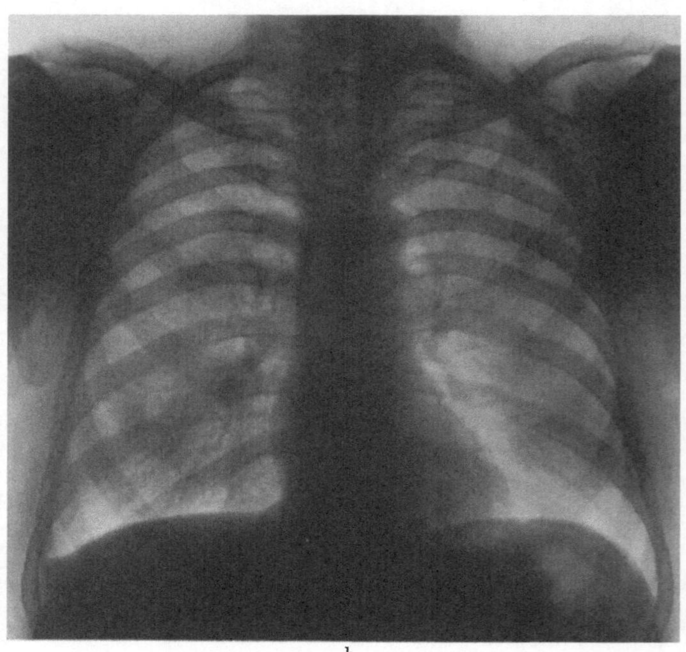

b

Abb. 24a—c. M., Friedrich, 59 Jahre. Stoßverletzung im Betrieb. a Keine Rippenfrakturen erkennbar. b Wenige Tage später Aufnahme mit fieberhafter Pleuropneumonie. (Für die Überlassung der Aufnahme danken wir Herrn Chefarzt Dr. FREISE verbindlichst.) c 2 Monate nach dem Unfall kommen die Frakturen der 8. und 9., fraglich auch der 7. Rippe deutlich zur Darstellung

der Deutung Anlaß geben kann. Auf die entsprechenden Ausführungen von ADOLPHI, von KRAUSS und von STEHR mit der Erwähnung von Spangenbildungen, Gabelbildungen, cranialen oder caudalen Verschiebungen sei hingewiesen. Besonders im Bereiche der 1. Rippe ist die Unterscheidung, ob es sich um ein wirkliches Trauma, um Ermüdungsbrüche, Pseudarthrosen oder um Fehlbildungen handelt, nicht leicht (Abb. 32). Die Dis-

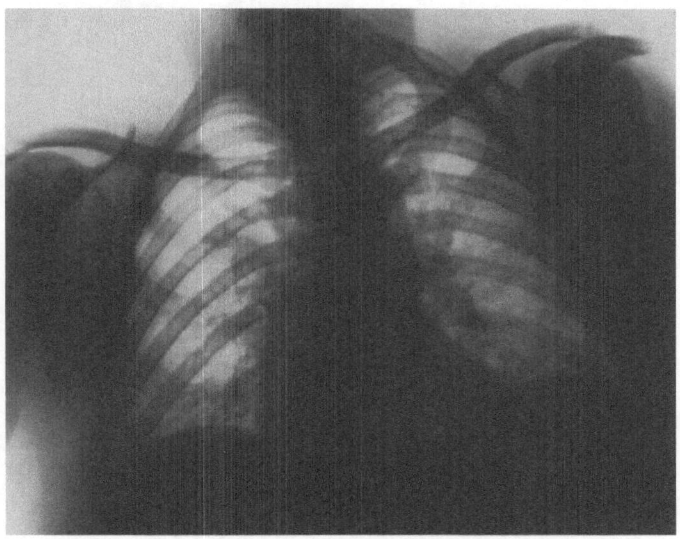

Abb. 24c

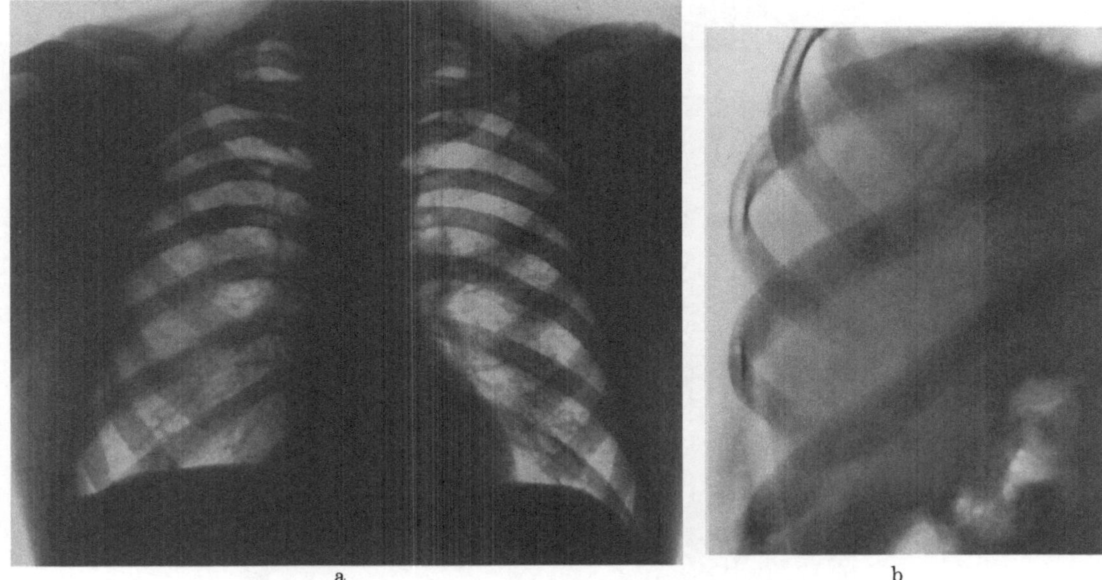

a b

Abb. 25a u. b. Sch., Anna, 52 Jahre. a 2 Tage nach Unfall: Pneumothorax. Atelektase im Oberlappenbereich, relativer Zwerchfellhochstand links. b Die gezielte Aufnahme zeigt eine sichere Fraktur der 9. Rippe im Bereich der Überschneidung der 8. Rippe, eine fragliche Fraktur der 10. Rippe nahe dem Vorderende der 8. Rippe sowie eine Stufenbildung im Bereiche der 11. Rippe

kontinuitäten im Verlauf der 1. Rippe sind bei HELM, HYRTL, LUSCHKA, MALGAIGNE und ROSENBERG beschrieben; GRASBERG, KÖHLER und STEHR sprechen von Neoarthrosen; ZUR bezeichnet sie als osteoporotische Umbaufrakturen. RIPSHOVEN gibt eine eingehende Darstellung. BLASCHKE findet bei Röntgenreihenuntersuchungen Veränderungen der 1. Rippe nicht selten; bei 100 solcher pathologischer Befunde ließ sich in 24 Fällen eine traumatische Genese wahrscheinlich machen. Auf die schwierige Erkennbarkeit wird hier ebenso wie bei BRESLIN hingewiesen.

Frakturen der 1. Rippe sind keineswegs so selten, wie sie in früheren Zusammenstellungen beschrieben sind. HOLMES und NETTERVILLE finden bei 170 Patienten mit Rippenfrakturen in 10% Frakturen einer oder der beiden ersten Rippen. Als Unfallmechanismus stehen Verkehrsunfälle im Vordergrund. Komplikationen, die mehr klinisch als röntgenologisch bedeutsam sind, wie Plexusläsionen, sind nicht selten. Die

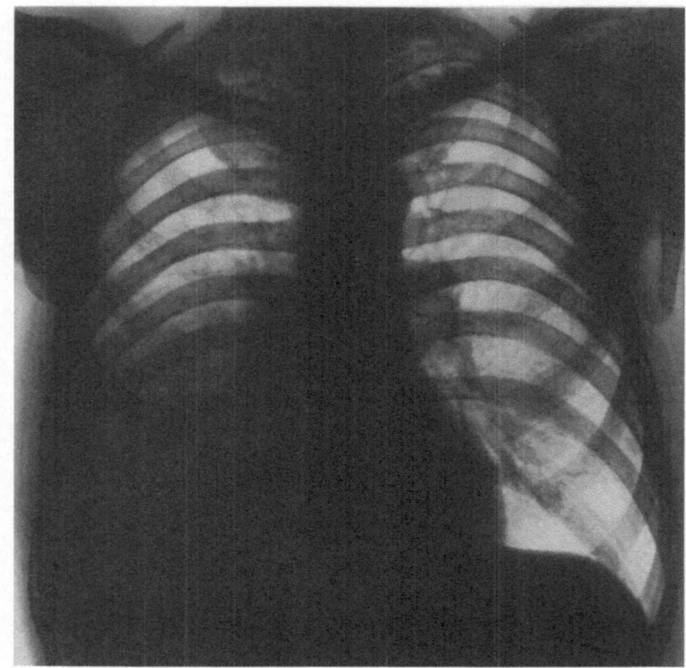

a

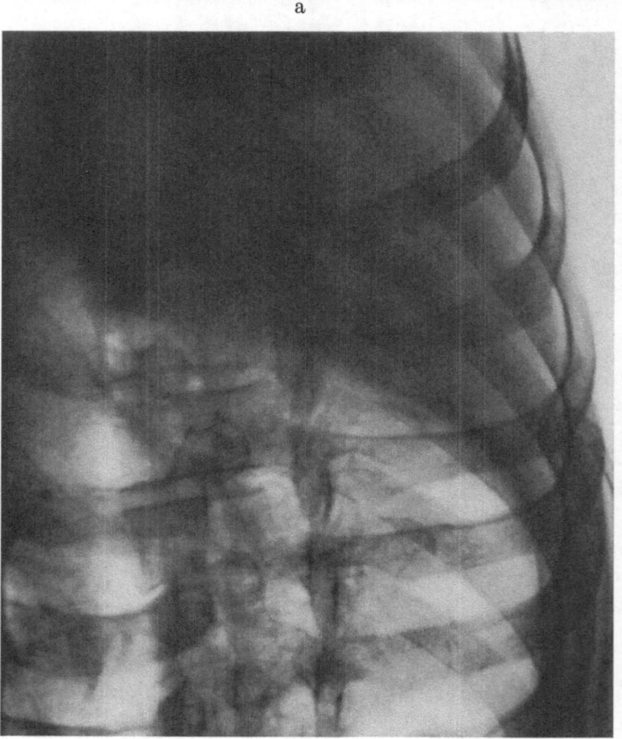

b

Abb. 26a u. b. K., Georg, 61 Jahre. a Rechtsseitige Verschattung des Mittel- und Unterfeldes. Das diskrete Emphysem im Bereich der Thoraxwand spricht für das Vorliegen einer Rippenfraktur. b Die Fraktur der 10. und 11. Rippe sowie der typische Ergußschatten sind auf der gedrehten Aufnahme erkennbar

genannten Autoren erwähnen einen Fall, bei dem sich späterhin ein Aortenaneurysma ausgebildet hatte. In einem weiteren Fall fand sich gleichzeitig eine Bronchusruptur. Bei einem anderen Patienten entwickelte sich ein Pulsionsdivertikel der Speiseröhre. Lösungen der 1. und 2. Rippe aus ihren Gelenken bei gleichzeitiger Fraktur scheinen nicht ganz selten zu sein, worauf Krull hinweist. Außerdem sei auf die Mitteilung von

SOMMER und von WASCHULEWSKI aufmerksam gemacht, die sich ebenfalls mit Frakturen der 1. Rippe bzw. deren Komplikationen befassen. BÖHLER und PREISS bringen als typische „Ermüdungsfrakturen" Beispiele aus dem Bereich der obersten Rippen.

An der Grenze zu den pathologischen Frakturen bewegen sich auch die sog. Hustenfrakturen, die zum Teil zahlreiche Rippen, besonders in den abhängigen Partien, betreffen können. Sie gehören nach HILBERS wie die „Marschfrakturen" und die „Schipperkrankheit" zu den sog. „Ermüdungsbrüchen". Gerade bei den Hustenfrakturen, die sich häufig im Bereich des Ansatzes des M. serratus oder hinter dem Ursprung des M. obliquus externus abdominis finden, sind nicht selten osteoporotische Skelettveränderungen vorhanden. Hierbei ergeben sich durch die vermehrte Transparenz und zugleich die

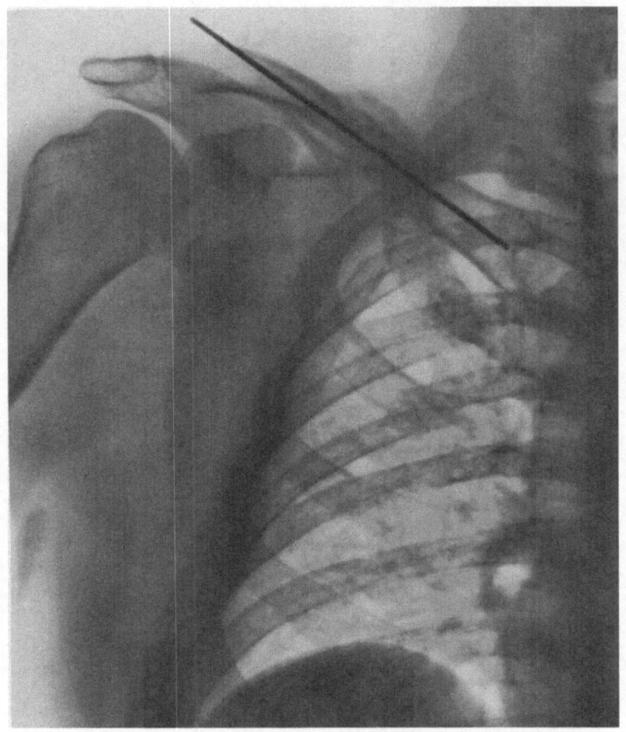

Abb. 27. W., Fritz, 44 Jahre. Autounfall. Über der Versorgung der Claviculafraktur waren die ausgedehnten Rippenverletzungen unbemerkt geblieben

Kalkverarmung des Skelettes erhebliche technische Schwierigkeiten bei der röntgenologischen Darstellung, worauf STARKE und besonders MITCHELL hinweisen. Wir selbst fanden bei einem 66jährigen Mann bei der ersten Untersuchung zwei Frakturen verschiedenen Alters, jeweils durch Bagatelltraumen ausgelöst. Die Kontrolle 9 Monate später läßt erkennen, daß mit großer Wahrscheinlichkeit weitere Frakturen vorgelegen hatten, die nicht zu erkennen gewesen waren (Abb. 34a u. b). Es ist nicht immer leicht, zu entscheiden, ob ein „ausreichendes Trauma" vorgelegen hat oder ob die Altersosteoporose, eine alimentäre Dystrophie, eine Gallenfistel, eine agastrische Osteopathie oder eine Hyperthyreose mitspielt (ZSCHAU; ZUR). Daneben ist das Vorkommen eigentlicher Ermüdungsbrüche, wie sie mit Vorliebe im Bereich der 2. und 3. Rippe vorgefunden werden, mit denen sich MATTHES u. THELEN befassen, zu erwähnen. VON RONNEN beschreibt das Vorkommen dieser Ermüdungsbrüche bei Soldaten; PASSEN erwähnt Pseudarthrosen nach isolierter Fraktur der 1. Rippe. Auch bei heftigem Niesen oder unter der Geburt entstandene Rippenfrakturen sind nicht selten beschrieben; KLEINER, TRILLAT u. PIZZERA berichten über Geburtsfrakturen; weitere Literatur über Hustenfrakturen findet sich bei HOWSON und bei OECHSLI. KNOEPP führt bei seinen 386 Fällen von Rippenfrakturen

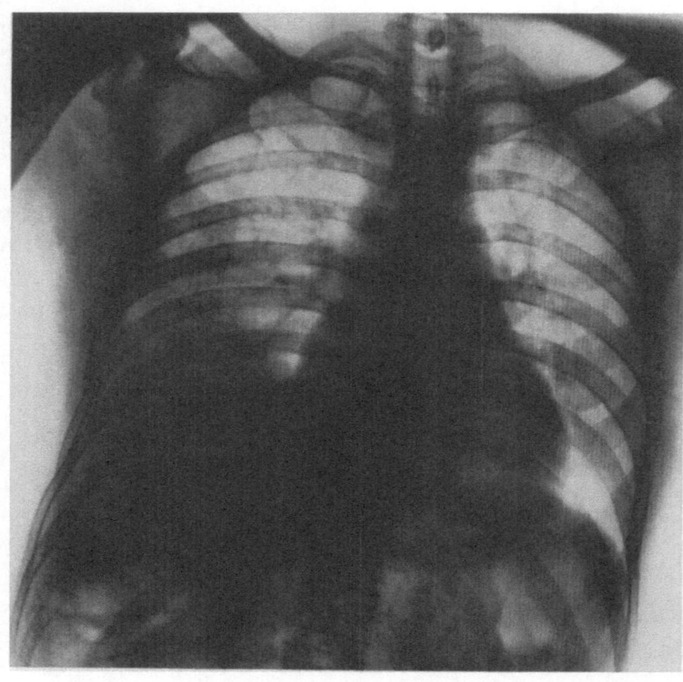

a

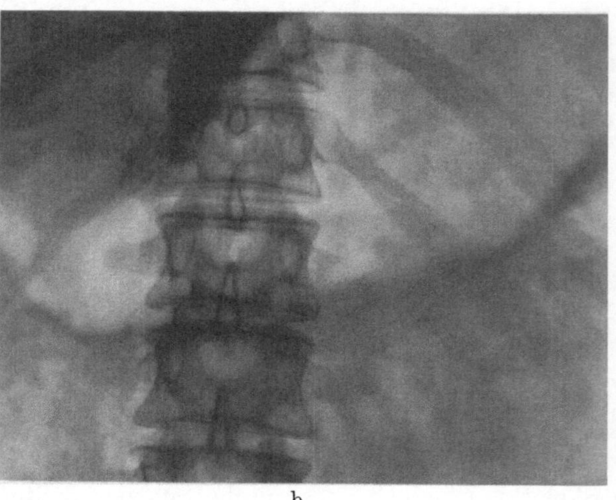

b

Abb. 28a—c. H., Karl, 36 Jahre. Verkehrsunfall. a Rechtsseitiger Hämatothorax. Rippenfrakturen sind nicht erkennbar. b Aufnahme der Lendenwirbelsäule vom gleichen Tage: Fraktur des 4. Lendenwirbelkörpers, Fraktur der 12. Rippe links. c 22 Tage nach dem Unfall: Minimale Callusbildung im Bogenbereich der 10. Rippe rechts an der pleuralen Seite

57 Hustenfrakturen auf. Diese verteilen sich vorwiegend auf die 5. mit 10. Rippe; sie sind eher unregelmäßig auf die Thoraxzirkumferenz verteilt. Es ist dabei aus dieser Zusammenstellung über die Hustenfrakturen festzuhalten, daß die Hälfte dieser Patienten keine Symptome hatte.

Rippen sind häufiger Sitz von *Metastasen* maligner Geschwülste; osteolytische Prozesse mit Spontanfrakturen sind beim Mammacarcinom, bei der malignen Struma, dem Bronchialcarcinom oder beim Hypernephrom nicht selten. WAGNER beschreibt eine Spontanfraktur bei einem Gammaplasmocytom. Nach WALTER finden sich in 25% der Fälle mit Knochenmetastasen diese Metastasen in den Rippen oder im Brustbein. Nach dem Zürcher Sektionsmaterial wurden Knochenmetastasen beim Mammacarcinom in

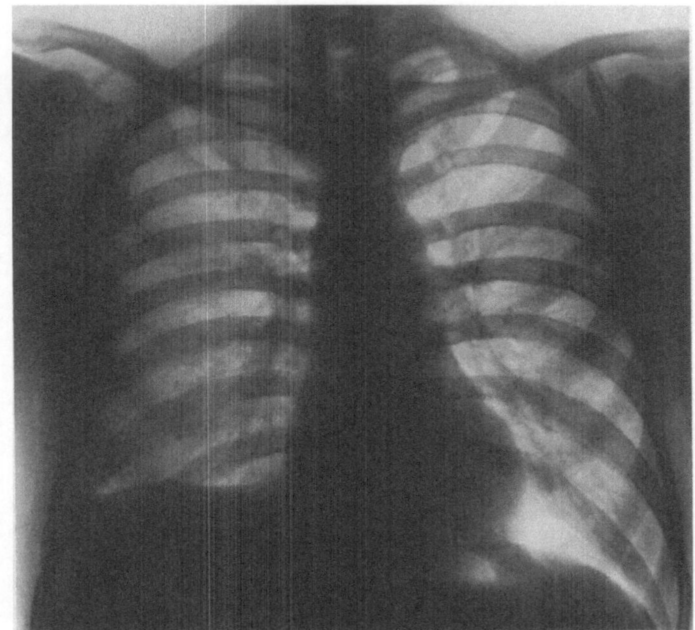

Abb. 28 c

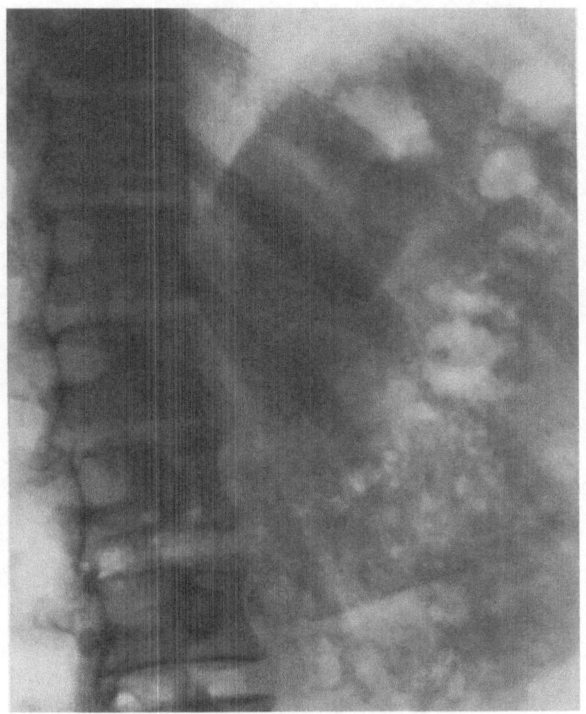

Abb. 29. De R., Paolo, 30 Jahre. Betriebsunfall. Die Fraktur der 12. Rippe ließ sich erst auf der dritten Aufnahme eindeutig erkennen. Entscheidend für die röntgenologische Suche nach der Fraktur war der klinische Nachweis der Crepitation

47,2 %, beim Prostatacarcinom in 42,4 %, bei Tumoren der Schilddrüse in 30,8 %, beim Lungencarcinom in 29,8 %, beim Uteruscarcinom in 20,9 %, beim Hypernephrom in 19,4 %, um nur die häufigsten zu nennen, festgestellt. Zu KNOEPPs Fällen von patho-

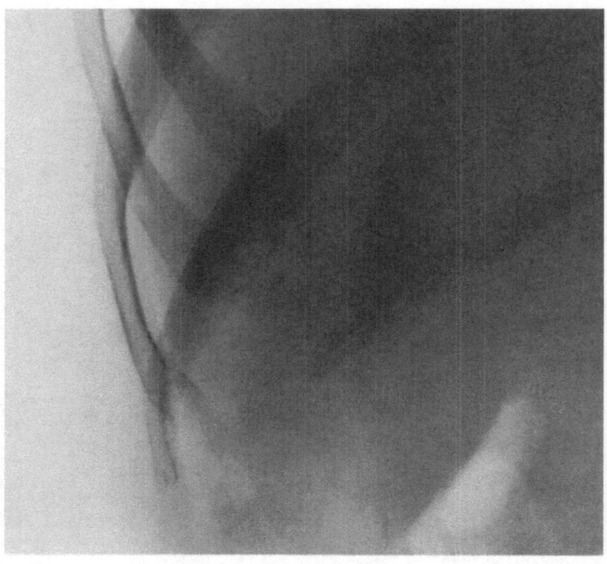

a

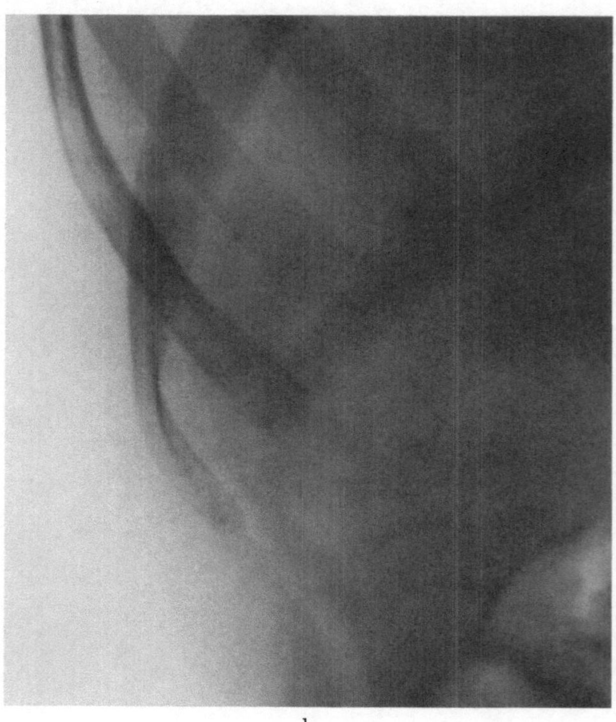

b

Abb. 30a u. b. K., Klaus, 28 Jahre. Fall auf den vorderen Brustkorb. Klinisch außerordentliche Schmerzhaftigkeit im Bereich des lateralen Rippenbogens rechts. a Geringe Stufenbildung nahe der Knorpel-Knochengrenze. b Auf der ausgeblendeten Aufnahme erscheint die Fraktur etwas deutlicher

logischen Frakturen gehören: 1 Multiples Myelom, 1 Lungencarcinom, 2 Hypernephrome, 3 Metastasen eines Mammacarcinoms, 1 Metastase eines Parotiscarcinoms, 1 Neurofibromatose, 1 Myeloische Leukämie, 1 Plattenepithelcarcinom der Brustwand.

Daß *Frakturen im Bereich der Rippenknorpel* kaum zu erkennen sind, ist gut zu verstehen; ebenso ist die Beurteilung der costochondralen bzw. sternochondralen Verbindungen schwierig. Die oft ausgedehnten Callusmassen markieren die Knorpelfrakturen

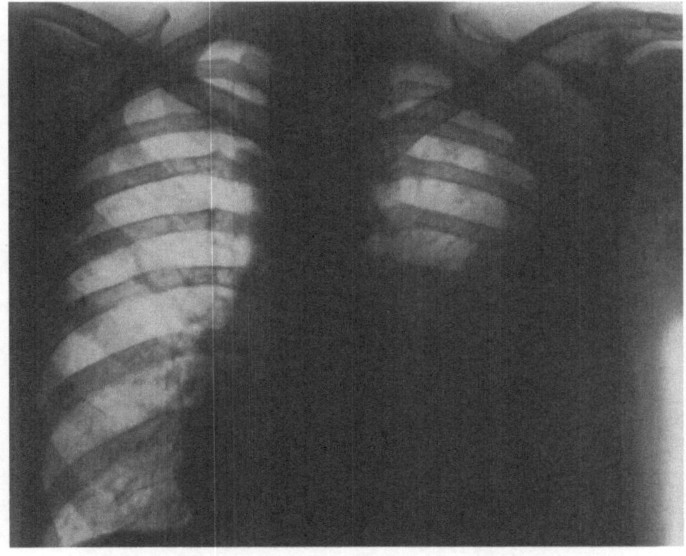

a

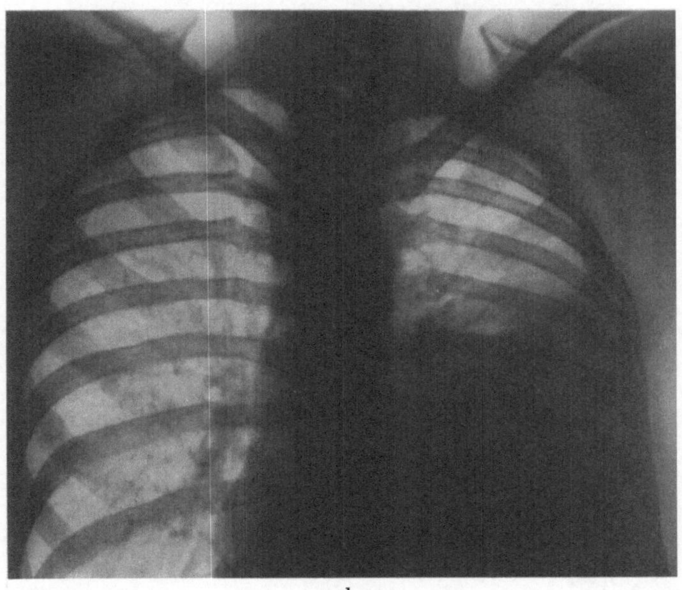

b

Abb. 31 a—c. M., Walter, 37 Jahre. Autounfall November 1959. a 1 Monat nach dem Unfall ausgedehnter Hämatothorax links. Fraktur nicht erkennbar. b Knapp 2 Monate später: Im Bereich des vorderen Bogenanteiles der 5. Rippe wolkige Callusbildung als erstes sicheres Zeichen der stattgehabten Fraktur. c Knapp 2 Jahre später: Geringe Unregelmäßigkeit des Rippenrandes im Bereich der früheren Fraktur

dann, wenn sich Knochengewebe einlagert. Entsprechende Abbildungen finden sich bei RIEDINGER (Abb. 35).

Rippenverrenkungen sind anscheinend nicht häufig. Erfahrungen über einzelne Fälle mit entsprechender Literatur liegen bei BOHLE, KEY u. CONWELL sowie bei SCHERTLEIN vor. Die ältere Literatur findet sich bei R. RIEDINGER zusammengestellt. Die sternochondralen Luxationen sind röntgenologisch kaum erkennbar, ebensowenig Luxationen im Bereich der Rippenknorpel untereinander. Von größerem röntgenologischem Interesse sind die Luxationen im Bereich der Costovertebralgelenke. Die Bänder, die die Gelenkenden zusammenhalten, sind kurz und kräftig; die geschützte Lage dieser Gelenke und die Elastizität der Rippen erklärt die Seltenheit, mit der diese Veränderungen

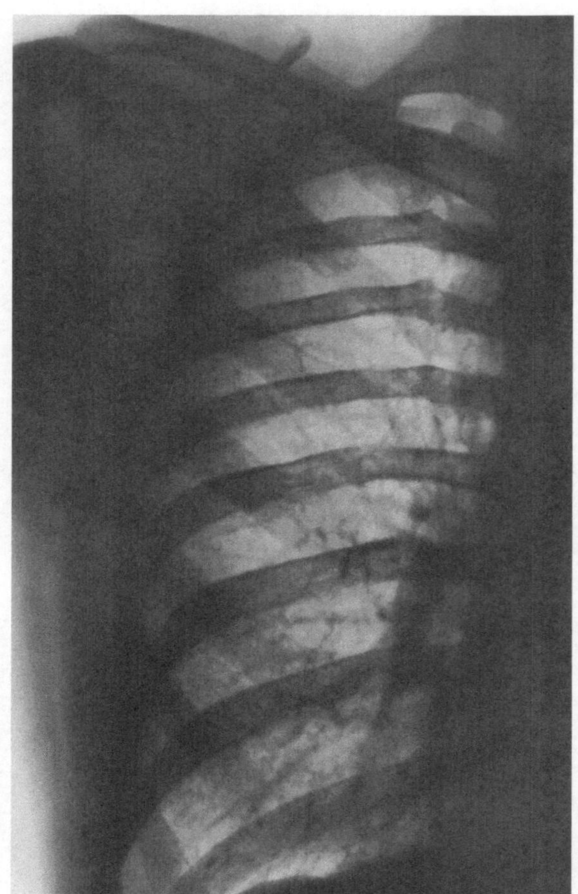

Abb. 31 c

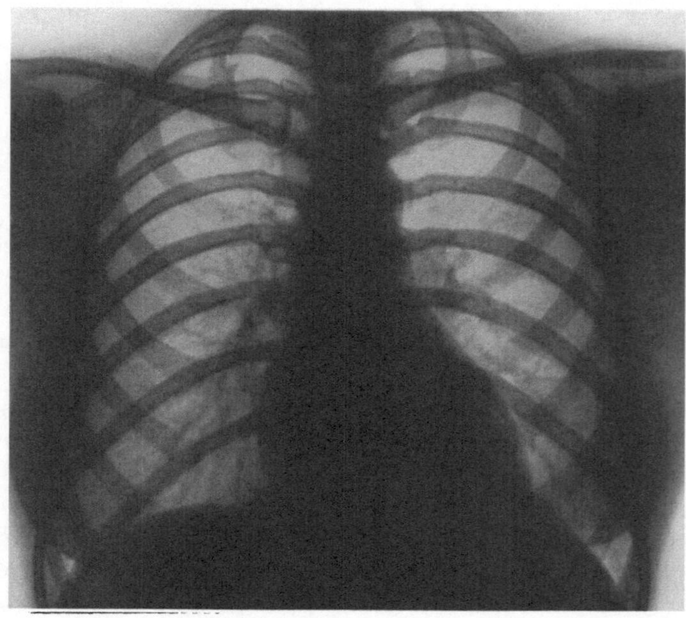

Abb. 32. T., Helga, 27 Jahre. „Pseudoarthrose“ der 1. Rippe rechts. In der Vorgeschichte kein Trauma bekannt

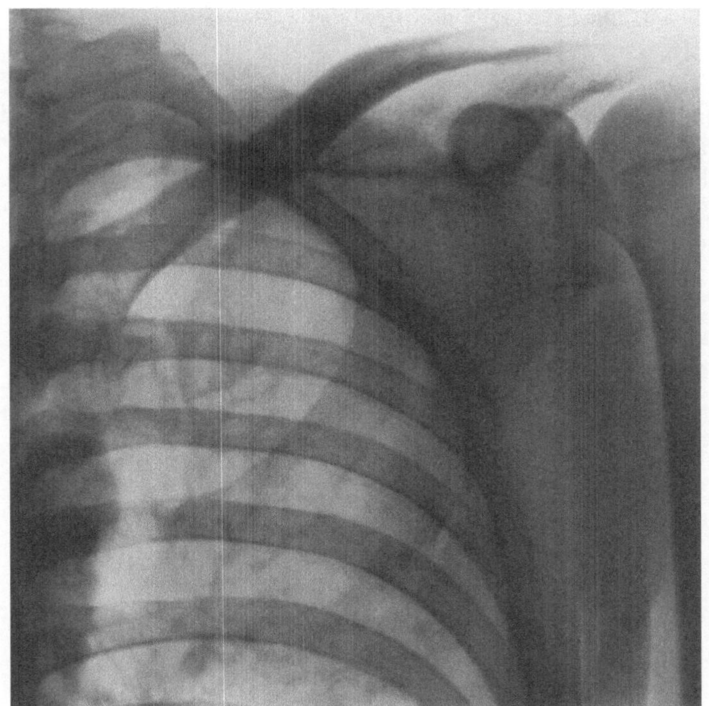

Abb. 33. W., Emil, 42 Jahre. Frisches Trauma der 1. Rippe links

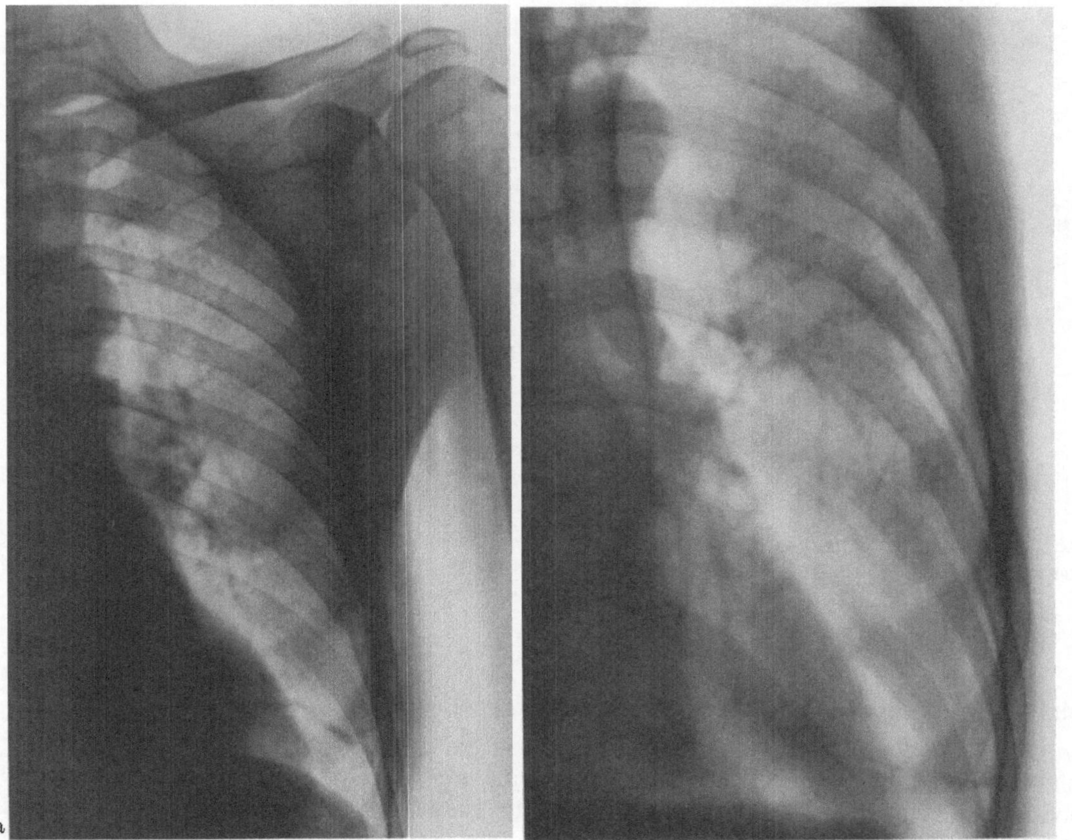

Abb. 34a u. b. W., Josef, 66 Jahre. „Bagatelltraumen“. a Frakturen verschiedenen Alters im Bereich des linken unteren Brustkorbs: Im Bereich der 7. Rippe deutliche Callusbildung. Frische Fraktur im Bereich der 8. Rippe. Der Patient hatte sich zweimal im Verlauf von 4 Wochen „an der Tischkante gestoßen“. b Die Nachuntersuchung 8 Monate später zeigt zahlreiche weitere Callusbildungen: Beispiele osteoporotischer Frakturen bei Bagatelltraumen, die häufig unbemerkt verlaufen eintreten. Es ist noch anzuführen, daß Schulterluxationen nicht ganz selten zu Rippenbrüchen führen können. Wir haben eine isolierte Fraktur der 2. Rippe nach einer Luxatio humeri anterior bei einem älteren Menschen beobachtet (Abb. 36). Auf die schwerste Form dieser Luxationsfolgen am Brustkorb, die sog. „Luxatio intrathoracica", weist Preiss hin. Hierbei ist der Humeruskopf intrathorakal verlagert unter Zerstörung der entsprechenden Brustwandanteile.

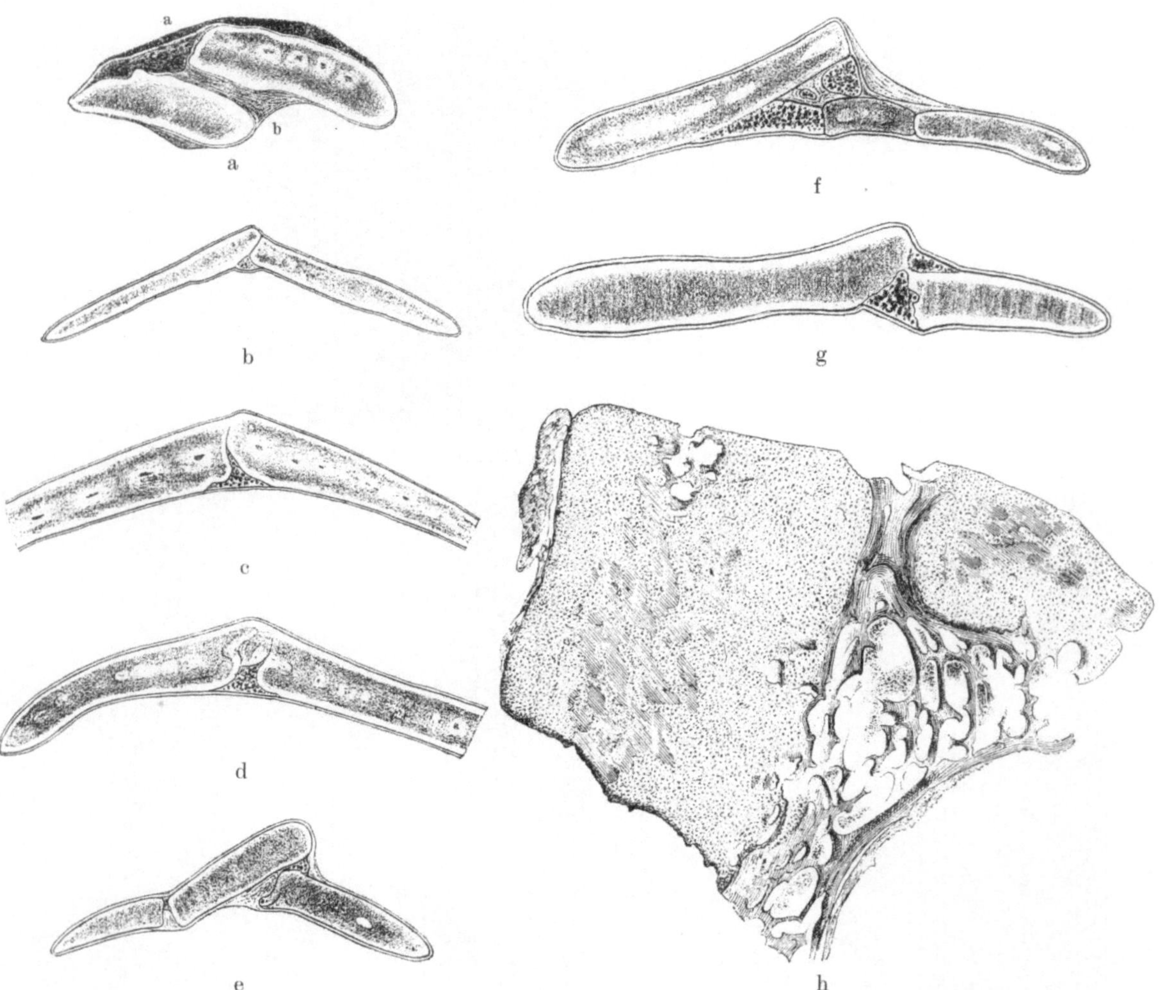

Abb. 35. Heilungsvorgänge bei Knorpelfrakturen mit Knocheneinlagerungen, welche eine bedingte röntgenologische Darstellung ermöglichen (entnommen aus: Riedinger, Verletzungen und chirurgische Krankheiten des Thorax und seines Inhaltes, Stuttgart: Enke 1888)

So bieten auch die „kleinen Brustkorbverletzungen", insbesondere Rippenfrakturen, eine ganz erhebliche Zahl klinischer und röntgenologisch-technischer Probleme.

Die „Großen Frakturen", die Impressionsfrakturen des Brustkorbs, die „stove in chest" oder „flail chest" haben ihre Bedeutung nicht mehr durch das lokale Trauma, sondern durch die gestörte Physiologie, auf die wir bereits eingegangen sind. Die Serienstückfrakturen, die doppelseitigen Rippenfrakturen (Abb. 37), die großen Brustkorbverletzungen stellen röntgenologische Probleme hauptsächlich insofern, als Begleitverletzungen im Vordergrund stehen können, wie Barrett, Cameron, O'Rourke u. Burt; Coleman u. Coleman, Rapport, Allen u. Curry sowie vor allem Zenker ausgeführt haben.

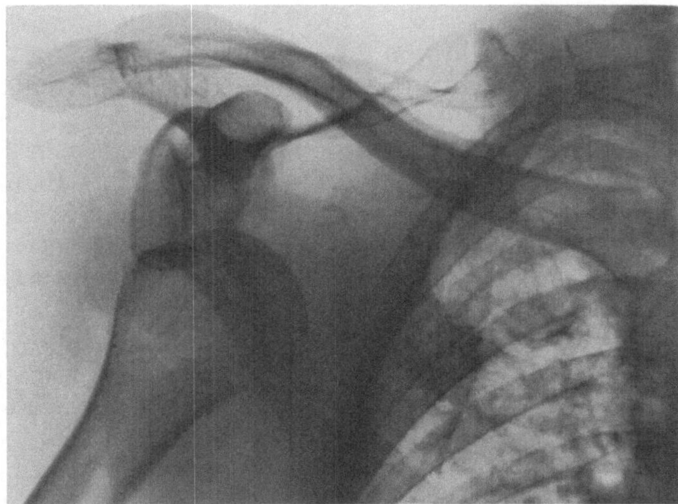

Abb. 36. F., Reinhold, 70 Jahre. Fall auf die rechte Hand. Zum Thema „Übersehene Rippenfrakturen". Über der Feststellung der Luxation wurden die Frakturen der 3. und 4. Rippe nicht erfaßt

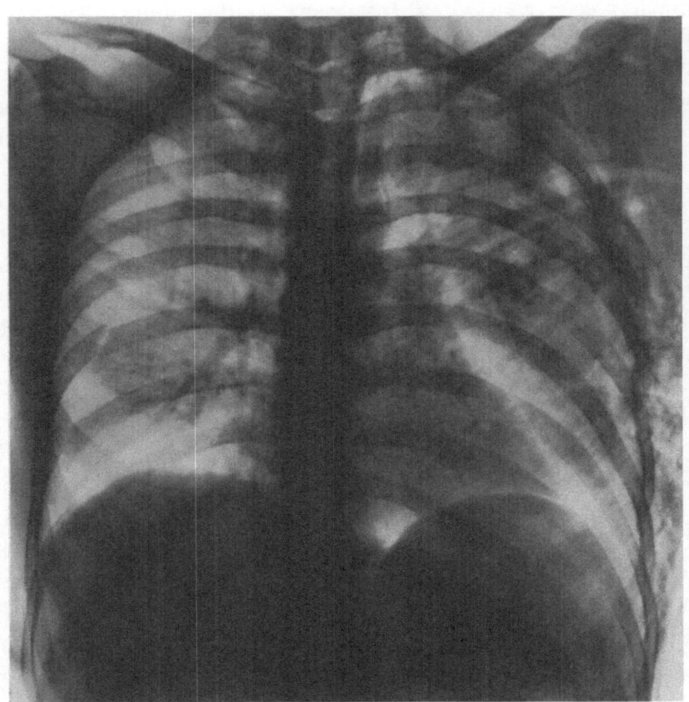

Abb. 37. L., Emil, 49 Jahre. Doppelseitige Rippenfraktur. Ausgedehntes Hautemphysem, rechtsseitiger Pneumothorax, mediastinales Emphysem, „disseminierte Frakturen"

d) Frakturen des Sternum

Nach Zimmer sind die Frakturen des Brustbeins verhältnismäßig selten. In der bereits genannten Zusammenstellung der Schweizerischen Unfallversicherungsanstalt beträgt ihr Anteil 0,2%, bei Zimmer nach großen Statistiken 0,1% aller Brüche. Der Letztgenannte bezieht sich dabei auf Brunn, Gurtl, Helferich und Holdermann (zit. nach Zimmer). Es gilt mit Wahrscheinlichkeit dabei dasselbe wie für die Frakturen der Rippen, daß nämlich eine ganz erhebliche Anzahl von Brüchen, die nicht mit gröberen Verschiebungen einhergehen, röntgenologisch nicht festgestellt werden oder nicht röntgenologisch untersucht werden. Interessant ist die Bemerkung von

Riedinger aus der vorröntgenologischen Ära (1886), daß Frakturen des Sternums im Würzburger Juliusspital innerhalb von 15 Jahren überhaupt nicht zur Beobachtung gekommen seien. Gegenwärtig ist die Bedeutung der Sternumfrakturen deswegen in den Vordergrund gerückt, weil es sich dabei um Lenksäulenverletzungen, Folgen eines typischen Verkehrsunfalles, handelt. Es ist hier nochmals auf die bereits eingangs genannte Diskrepanz zwischen der pathologisch-anatomisch genannten Häufigkeit von Sternumfrakturen und der relativen Seltenheit der klinischen Erfassung hinzuweisen. Diese Lenksäulenverletzungen sind direkte Verletzungen des Sternums. Indirekte Frakturen sind bei gleichzeitigen Wirbelfrakturen nicht selten. In einem eigenen Fall war eine Fraktur der Dornfortsätze mit einer Querfraktur des Sternums bei einem jugendlichen Individuum verbunden. Der Frakturmechanismus besteht in einer „Zusammenknickung" des Rumpfes nach vorn. Die Möglichkeit, daß der Unterkiefer bei diesen „Zusammenknickungen" bricht, ist verzeichnet. V. Brunn beschreibt einen Fall, bei dem das Sternum durch Auffallen einer schweren Last auf das Genick gebrochen war. Nach Cavazza u. Bartolini sind bei 44 Sternumfrakturen 65 % durch direkte, 34 % durch indirekte Gewalt entstanden. Bemerkenswert ist auch hier die kombinierte Verletzung von Sternum und Wirbelsäule. Im genannten Material fand sich dagegen nur eine Rippenfraktur. Erstgebärende sollen durch Zurückbiegen des Kopfes in den Wehen eine Sternumfraktur erlitten haben (Chaussière, zit. nach Riedinger, der im übrigen weitere Fälle von Compte und Martin; Packard; Borland; Diez; Lucchetti und Posta anführt).

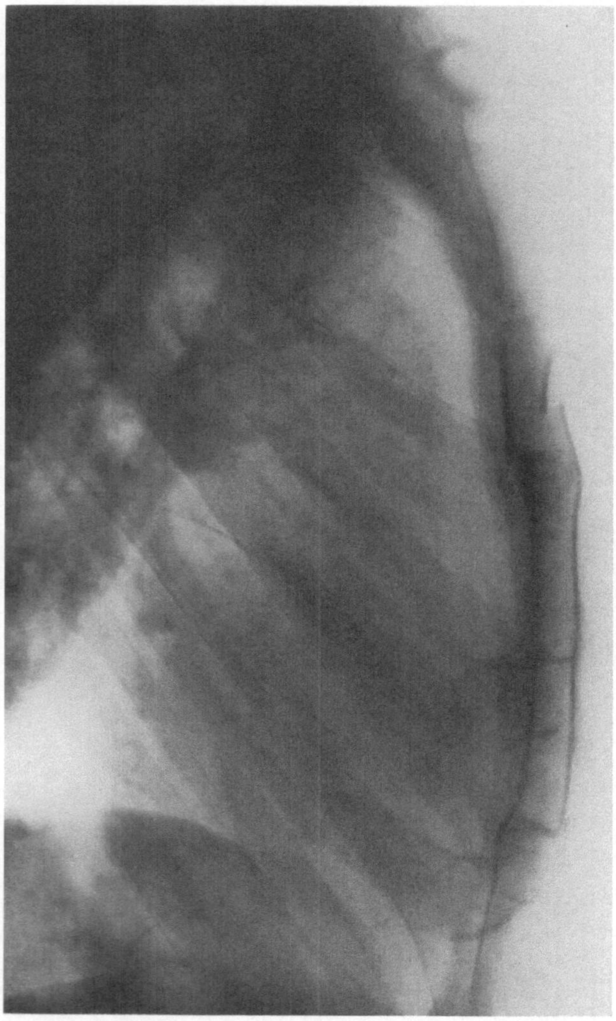

Abb. 38. L. Hugo, 54 Jahre, Steuerradverletzung. Typische Sternumfraktur

Die Prädilektionsstelle der Sternumfraktur liegt zwischen Manubrium und Corpus. Das Manubrium ist dabei durch den Schultergürtel fixiert, das federnde Corpus bricht ab. Die häufigste Verschiebung tritt dergestalt ein, daß sich das distale Fragment vor das proximale schiebt (Abb. 38). Neben seitlichen Aufnahmen kommen zur Darstellung des Sternums die Doppelaufnahmen nach Zimmer sowie nach Janker, Kontaktaufnahmen in Schräglage von 20° bei erhöhter linker Seite, in Betracht. Der Zentralstrahl ist dabei auf einen Punkt 3 cm links von der Wirbelsäule gerichtet. Weiteres Schrifttum findet sich bei Böhler, Cavazza u. Bartolini, Fowler, Junge, Krauss, Skoblin u. Kostrikow, bei Schönbauer und bei Volkmann. Auf die relative Häufigkeit von pathologischen Frakturen im Bereich des Brustbeins ist hinzuweisen; ebenso auf die nicht seltenen Fehlbildungen, die zu Täuschungen Anlaß geben können.

Auch hier handelt es sich nicht um isolierte Knochenbrüche; Spätfolgen können als Mediastinitis oder Osteomyelitis des Brustbeins in Erscheinung treten. Folgen für das

Mediastinum sind immer in den Kreis der Erwägungen einzubeziehen. Zur Technik der Aufnahmen sei auf die entsprechenden Kapitel dieses Handbuches sowie auf die technischen Hinweise von CLARK und von SCHÖN verwiesen.

e) Traumatische und posttraumatische Lungenschädigungen

α) Übersicht

In den früheren Kapiteln ist bereits auf die Folgen von Thoraxverletzungen für das Lungenparenchym hingewiesen worden. Insbesondere bei den Kriegsverletzungen war diesem Thema verhältnismäßig breiter Raum gewidmet worden. Wir müssen wiederholen, was ganz zu Beginn gesagt worden war; daß der Thorax eine Einheit darstellt, daß sich Brustwand, Pleura und Lunge — sowie auch Herz, große Gefäße und Mediastinum — und bei der „Lunge" wiederum Parenchym, Gefäße und Bronchien nicht isoliert betrachten lassen.

Dem entspricht die Schwierigkeit der röntgenologischen Aufgabe: Es wird sich im Einzelfall nicht selten als nahezu unmöglich erweisen, die röntgenologisch nachweisbaren Lungenveränderungen nach ihren pathologisch-anatomischen Qualitäten und nach pathogenetischen Momenten zu trennen.

Soll es überhaupt gelingen, müssen wir uns jedoch mit den einzelnen Möglichkeiten auseinandersetzen. Es ließe sich dabei so vorgehen, daß wir uns mit den Früh-, den intermediären und Spätveränderungen gesondert befassen, oder aber daß wir die Veränderungen nach ihrer röntgenologischen Erscheinungsform aufgliedern. Schließlich können wir auch das pathogenetische Moment in den Vordergrund stellen, indem wir Veränderungen des Parenchyms im engeren Sinne, dann bronchogene und schließlich vasculäre Veränderungen abgrenzen.

Bisweilen liegen die Verhältnisse allerdings klar, so beispielsweise bei der „*Laceration*" des Lungengewebes, wenn die unmittelbare Schädigung der Lunge durch grobe Gewalt im Vordergrund steht. Wir haben ein entsprechendes Bild bereits früher gezeigt (Abb. 14). Ebenso ist bei den großen *Kontusionsherden*, wie wir sie bei den Tangentialschüssen erwähnt hatten, die überwiegende Beteiligung des Lungengewebes deutlich. Hier kommt es zur Zerreißung kleinerer oder größerer Gefäße, welche die blutige Imbibierung des Lungengewebes bedingen. Beim *Lungenkollaps* treten Faktoren hinzu, die den Bronchus betreffen, daneben spielt der Volumenverlust der Lunge eine Rolle. Bei der *Lappentorsion*, wie sie traumatisch vorkommen kann (DAUGHTRY; STRATEMEIER u. BARRY), treten bronchiale und vasculäre Elemente zusammen. In all den genannten Fällen kann ein entzündliches Moment die Deutung des Bildes erschweren. Wir hatten auch bereits darauf aufmerksam gemacht, daß funktionelle Momente grob-anatomische Folgen haben können, so beispielsweise eine Zwerchfellschädigung oder ein Brustwandflattern, das zum Bilde der „drowned lung" oder zur Atelektase führen kann.

Klarer sind die Verhältnisse bei den rein *bronchogenen* Veränderungen. Bronchialobstruktionen können brustwandbedingt, durch Sekretretention, auftreten. Sie können ihre Ursache im Bronchus selbst haben und sie können aspirationsbedingt, entweder von intrathorakalen Blutungen her oder bei extrathorakalen Aspirationen, auftreten. Die Spätfolgen dieser nicht behobenen Aspiration sind bekannt. Bei den *vasculären* Veränderungen sind die unmittelbaren Verletzungen der großen Gefäße zu nennen, insbesondere der Vena bzw. der Arteria pulmonalis, die keineswegs zum unmittelbaren Verblutungstode führen müssen, wie ein im Zusammenhang mit den Bronchusrupturen noch zu zeigender Fall darlegt. An vasculären Prozessen sind im weiteren Verlauf besonders die Infarkte zu erwähnen. Die Rolle der Fettembolie wurde beim Thoraxtrauma und bei den Rippenfrakturen schon erwähnt.

Diese grobe Übersicht zeigt, daß wir mit den Begriffen der „Kontusionspneumonie" oder der „Atelektase" vorsichtig umzugehen haben werden. Es ist wahrscheinlich nicht günstig, diese klinischen Begriffe röntgenologisch in den Vordergrund zu stellen. Der Röntgenologe hat den großen Vorteil, rein deskriptiv bleiben zu können; er sollte sich dieses Vorteils bewußt sein.

β) Die frühen, primären, unmittelbaren Verletzungsfolgen

Die blutige Durchtränkung des Lungengewebes als Folge eines heftigen Aufpralls beim Fall aus großer Höhe, einer Druckstoßverletzung oder etwa eines Tangentialschusses tritt genauso wie die unmittelbaren Folgen einer grob mechanischen Lungenzerreißung „momentan" ein. LITTEN nennt sie die „apoplexia sanguinea pulmonum", die plötzliche blutige Lungendurchtränkung. Hier sind auch die „trails", die Geschoßspuren, wie sie HODSON so deutlich zeigt und wie sie bei BLAIR oder MCGRIGOR u. SAMUEL erwähnt werden, zu nennen.. In diesem Zusammenhang ist auch auf die Ausführungen von BRADFORD, GERNEZ-RIEUX, VOISIN, MACQUET und SPY, von KÜLBS, SEALY, VIETEN, WELKIND und von WESTERMARK hinzuweisen. Aspirationsfolgen von Blut oder Verstopfungen durch Speisereste treten früh in Erscheinung.

So ist auch im Falle S., Heinrich (42 Jahre alt) nicht zu entscheiden, welche pathogenetischen Momente für die zahlreichen pulmonalen Herdbildungen zunächst verantwortlich zu machen sind (Abb. 39a); ob es sich um direkte „Schlagwirkung" handelt, ob Spießungen durch Rippenfragmente vorliegen oder ob die Minderbelüftung schon mitgespielt hat. Auf der nächsten Aufnahme desselben Falles (Abb. 39b), die wenige Stunden später gefertigt ist, hat sich unter Mitbeteiligung des Lungenkollaps eine nahezu homogene Verschattung der gesamten rechten Lungenhälfte entwickelt. Als Besonderheit sei auf den sehr dichten Begleitschatten der 2. Rippe rechts im Bogengebiet hingewiesen, mit Wahrscheinlichkeit einem Hämatom im Rippenverlauf bzw. Periostbereich entsprechend. Es ist also im Einzelfall die Ätiologie unmittelbar posttraumatisch aufgetretener Verschattungen schwer zu klären. (Siehe auch Editorial Lancet II, 1958, 415 „Food and Vomit in the Lungs"; weiterhin sei auf die Ausführungen von BREWER et al. sowie BURFORD u. BURBANK verwiesen.)

γ) Die intermediären, mittelbaren, posttraumatischen Veränderungen, die sekundären Atelektasen, die Kontusionspneumonie

Unter den nicht unmittelbar nach dem Unfall erkennbaren pulmonalen Veränderungen ist zweifelsohne den *Belüftungsstörungen* der Vorrang einzuräumen. Wir hatten darauf hingewiesen, daß der Begriff „Atelektase" mit einer gewissen Reserve, auch hier in diesem Zusammenhang, zu verwerten ist. Wir verwenden, geradezu als Synonym, den Begriff des „posttraumatischen Lungenkollaps", ohne daß wir dabei an einen Pneumothorax als Voraussetzung denken. Die klassischen Zeichen einer Atelektase werden in unseren Fällen verschleiert durch die Veränderungen der Brustwand, sowie durch den Pneumo- bzw. Hämatothorax. Es ist schwer, für das Auftreten der posttraumatischen Atelektasen eine bestimmte zeitliche Begrenzung anzugeben. Es hängt von der Schwere des Trauma, von den zusätzlichen Schädigungen, von Aspirationen, von Blutungen, von Zwerchfellläsionen ab, wann die Atelektase tatsächlich eintritt. Sie kann nach Stunden, aber auch erst nach Tagen manifest werden. Sie kann auch durch einen Spätpneumothorax bedingt sein. Das verschiedene zeitliche Auftreten wird auch verständlich, wenn wir die bronchialen Faktoren: 1. die direkte Bronchusschädigung, 2. die Aspiration und 3. die Retention, gesondert betrachten. Keiner der genannten Faktoren braucht die Atelektase unmittelbar herbeizuführen. Ihr Zusammentreten, besonders bei bestehendem Pneumothorax, kann dann zum voll ausgeprägten Bilde führen.

Wir haben einen Fall beobachtet, bei dem ein „Lungenkollaps" ohne sichere Verletzung des Brustkorbskelettes eingetreten war. Das äußere Erscheinungsbild des Patienten (D., Wilhelm, 31 Jahre) entsprach den voll ausgebildeten Symptomen der schweren Thoraxkontusion mit subconjunctivalen Blutungen und Petechien im Bereich des oberen Rumpfes und des Kopfes (Abb. 40a). Der Unfall war durch Überfahrung durch einen Schlepper verursacht worden. 2 Tage nach dem Unfall erfolgte die Überweisung in unsere Klinik. Als Begleitverletzung bestand eine Beckenringfraktur. Die Aufnahmen vom 1. Tage (Abb. 40a—d) zeigen die „Atelektase". Wiederholte bronchoskopische Absaugungen folgten; dabei war die erste Bronchoskopie unter der Verdachtsdiagnose Bronchialschädigung vorgenommen worden. Das Bild zeigt besonders gut den Übergang vom „Lungenkollaps" zu multilokulären atelektatischen Bezirken und zur schließlichen Residualschädigung (Abb. 40e u. f). Die abschließenden beiden endoskopischen Aufnahmen zeigen die Ursache der Obstruktion, nämlich einen großen Eitersee des rechten Stammbronchus; die zweite endoskopische Aufnahme zeigt die erheblich veränderte Schleimhaut nach endoskopischem Absaugen (Abb. 40g u. h).

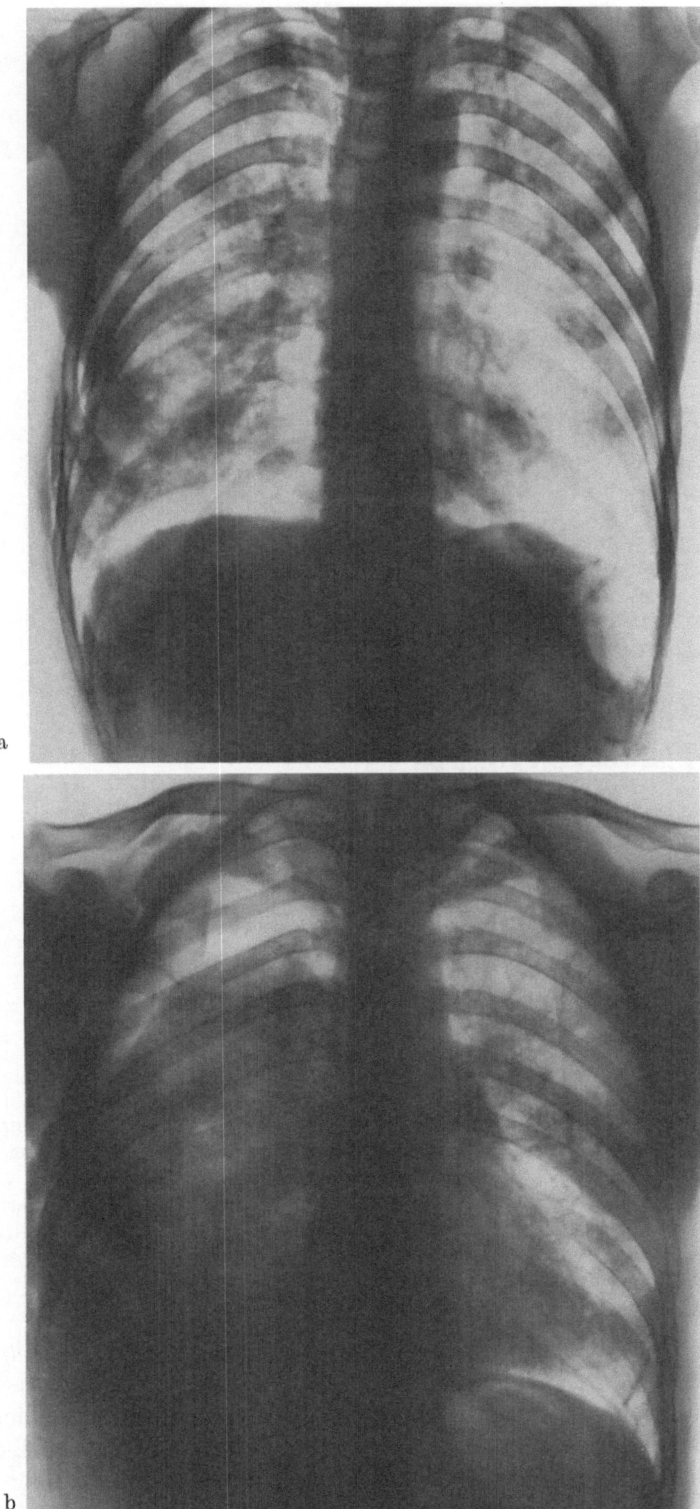

Abb. 39a u. b. Sch., Heinrich, 42 Jahre. Straßenverkehrsunfall. a Unmittelbar nach dem Unfall: Diffuse wolkig fleckige Trübungen des rechten Lungenfeldes. Mehrfache Rippenfrakturen mit Hautemphysem. Darstellung eines Pneumothorax rechts im Liegen. Partieller Pneumothorax linkes Unterfeld. b Aufnahme vom gleichen Tage einige Stunden später: Ausdehnung des Pneumothorax, wesentlich homogenere und dichtere Verschattung der teilweise kollabierten Lunge. Fragliches Hämatom im Bereich der 2. Rippe rechts. „Lungenkollaps"

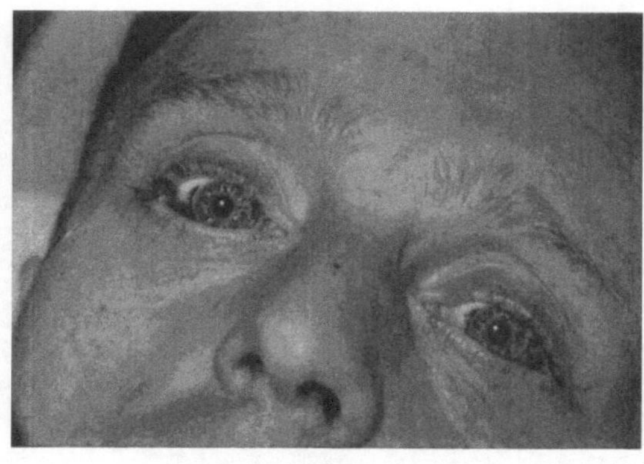

a

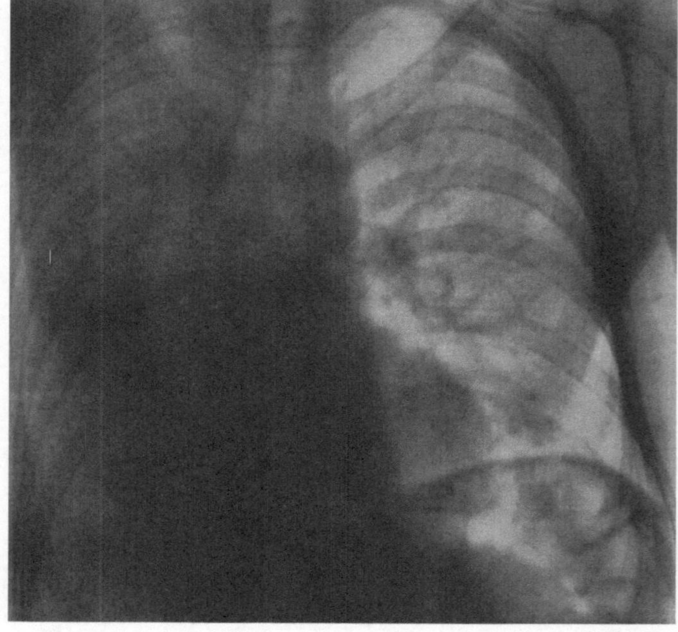

b

Abb. 40a—h. D., Wilhelm, 31 Jahre. Überfahrung durch landwirtschaftliche Zugmaschine. a Subkonjunctivale Blutungen, Petechien im Bereich des Kopfes als Ausdruck einer schweren Thoraxkompression. b Massiver Lungenkollaps ohne äußere Verletzungen. c Das Schichtbild läßt einen Verschluß im Bereich des rechten Lungenunterlappens vermuten. d Geringe Aufhellung nach bronchoskopischer Absaugung. „Multilokuläre Atelektasen". e Aufhellung des Lungenfeldes. Platten- und fleckförmige atelektatische Bezirke. Verkleinerung des rechten Lungenfeldes. f Zustand bei Entlassung, noch immer feine fleckförmige Durchsetzung der rechten Lunge. g Großer Eitersee im Bereich des rechten intermediären Bronchus. h Die endoskopische Aufnahme läßt die verschwollenen Ostien und die entzündliche Reaktion der Schleimhaut erkennen

Röntgendiagnostisch ist wichtig, die Elemente zu erfassen, die zum Auftreten der Atelektase bzw. des Kollaps führen können. Hier sind ausgedehnte Brustwandschädigungen zu nennen, die sich allerdings klinisch besser als im Röntgenbilde manifestieren. Wesentlich wäre es auch, eine Zwerchfellähmung bzw. eine paradoxe Zwerchfellbeweglichkeit zu erfassen. Hier könnten bei oft nicht möglicher Durchleuchtung Aufnahmen in tiefster Inspiration und Exspiration weiterhelfen; auch könnte der Bildverstärker mit Fernsehübertragung mit Vorteil eingesetzt werden. Die Suche nach schattengebenden Fremdkörpern sollte bei Atelektasen nie versäumt werden. Gebißteile oder Zähne sind nach schweren Traumen gar nicht so selten im Bronchialbaum zu finden. Zu diesem Thema sei auch auf das Kapitel „Atelektase" dieses Handbuches verwiesen sowie auf das nachfolgende Kapitel der Verfasser „Posttherapeutische Veränderungen des Brustkorbs und

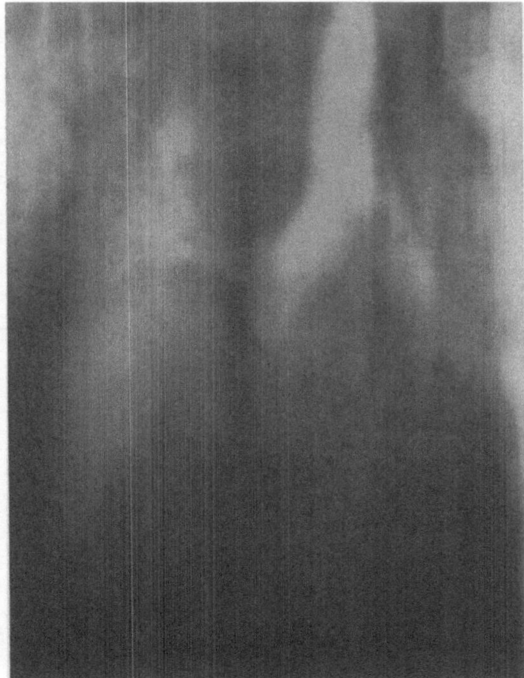

Abb. 40c

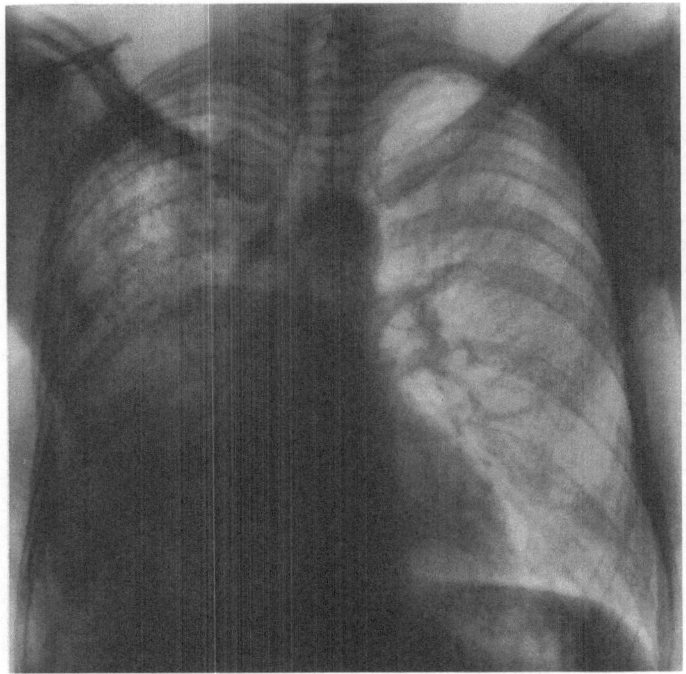

Abb. 40d

der Lungen". Neben diesen zusammenfassenden Darstellungen ist die Übersicht von MAJOR zu nennen; außerdem wird auf die Ausführungen von BRADFORD, von FONTANA-LACHMUND, HEZEL, HORATZ, KNOLL, DE TAKATS et al., von WILLBOLD, ZUKSCHWERDT, ZUKSCHWERDT u. LEZIUS sowie ZUKSCHWERDT u. PICKEL verwiesen.

Der ausgedehnte posttraumatische Lungenkollaps mit seinen eindrucksvollen Bildern soll nicht verkennen lassen, daß die Zahl der Lungenveränderungen geringen Grades bei

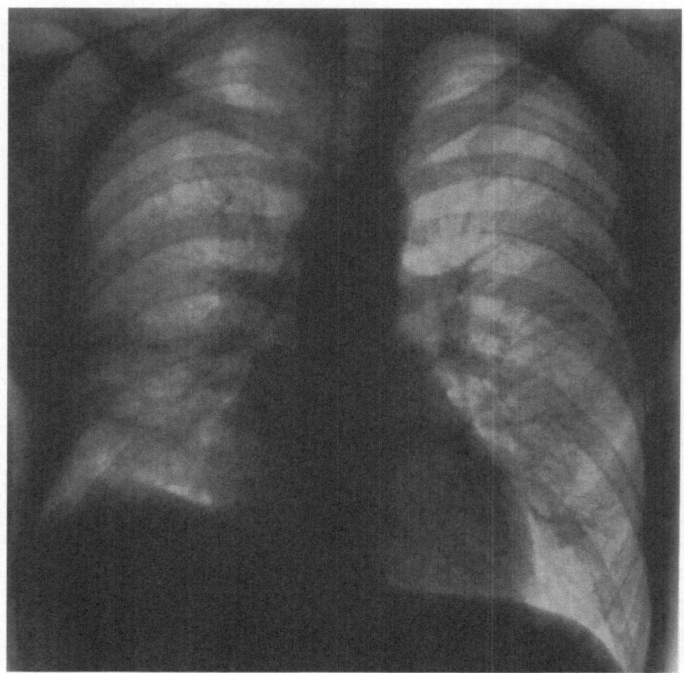

Abb. 40e

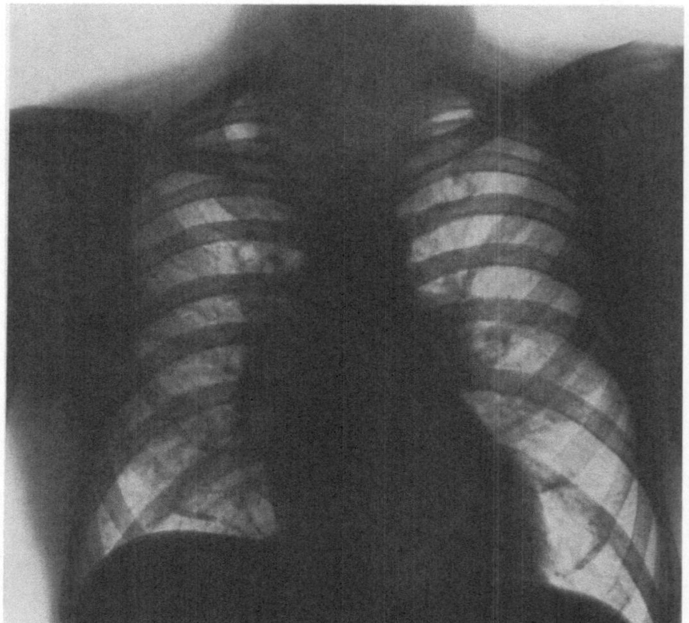

Abb. 40f

Thoraxkontusionen oder bei Rippenbrüchen sehr hoch ist, wenn die röntgenologische Technik nicht nur den Verhältnissen des knöchernen Brustkorbs, sondern auch der Parenchymdarstellung gerecht wird. Lappenatelektasen auf der gleichen oder auf der Gegenseite sind häufig; sie können passager sein, sie können aber auch über längere Zeit bestehen bleiben (Abb. 41). Auch die Abbildung 42b, 14 Tage nach einem Straßenverkehrsunfall, zeigt die Belüftungsstörung im Bereich des rechten Oberfeldes, daneben noch gerichtete Atelektasen, sowohl im rechten wie auch im linken Lungenunterfeld.

Hier lagen neben den Thoraxverletzungen eine Beckenringfraktur, eine Kniegelenksbinnenverletzung sowie eine Fibulafraktur vor. Es sind bei diesen „Belüftungsstörungen" nicht nur die lokalen Verhältnisse des Thoraxtrauma, sondern auch die Wirkungen des Krankenlagers mit darniederliegendem Kreislauf zu bedenken. „Flüchtige Lungenveränderungen" werden vor allem in französischen Publikationen wie etwa bei GERNEZ-RIEUX et al. hervorgehoben. Neben den großen Atelektasen hatten wir bereits auf die Häufigkeit der multilokulären Atelektasen sowie des Bildes der „feuchten Lunge" verwiesen. SOLTE berichtete über 61 Fälle von Plattenatelektasen; bei 50 dieser Patienten waren Rippenbrüche nachweisbar. Die Zahl der pulmonalen Komplikationen ist schwer anzugeben, da entsprechende Definitionen fehlen. Pulmonale Veränderungen sind jedenfalls, wenn man eine entsprechende Technik wählt und wenn man die Befunde wertet, häufig.

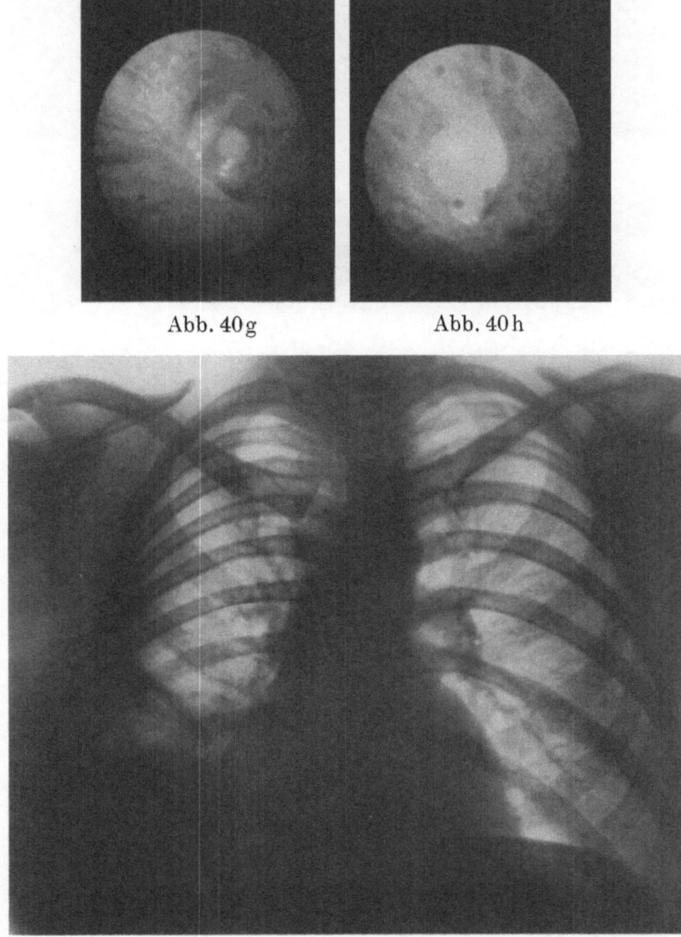

Abb. 40g Abb. 40h

Abb. 41. R., Erika, 37 Jahre. 19 Tage nach Unfall. Ungelöste Atelektase im rechten Lungenunterfeld

Zum Problem der sog. Kontusionsherde oder auch Kontusionspneumonien sind die Untersuchungen von HEUCK heranzuziehen, der zeigen konnte, daß nach mechanischer Reizung eine starke Blutfülle des Lungengewebes auftritt, die mit einer Volumenverminderung der Alveolen einhergeht. „Das Luftvolumen der Alveolen verhält sich gegensinnig zur Blutfülle der Capillaren". Nach stärkerer Reizung der Lungenoberfläche entstand eine auch röntgenologisch nachweisbare streifenförmige Verschattung, die den Streifenatelektasen der menschlichen Lunge ähnlich war. Die entscheidende Rolle spielen Volumenverminderung, mangelhafte oder fehlende Belüftung, Durchblutungsstörungen und Anschoppung des Lungengewebes. Es handelt sich um eine Verschiebung der Relation Luft : Flüssigkeit im Lungengewebe zugunsten der Flüssigkeit, so daß die Strahlenabsorption zunimmt; die Folge im Röntgenbild ist das Auftreten einer „Verschattung" (HEUCK 1959).

Kontusionspneumonie. Die Durchsicht des Schrifttums läßt erkennen, daß vom sog. „massiven Lungenkollaps" oder vom „posttraumatischen Lungenkollaps" häufig ältere Menschen betroffen werden, denen es nicht gelingt, abzuhusten, bei denen eine Bronchitis schon vorher bestand oder bei welchen ein Emphysem oder ein Asthma aus der Vorgeschichte bekannt war. Wir wissen auch, wie häufig pulmonale Komplikationen bei

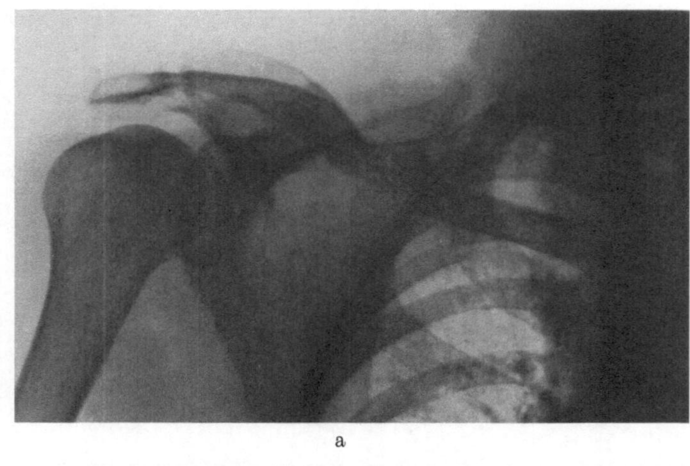

a

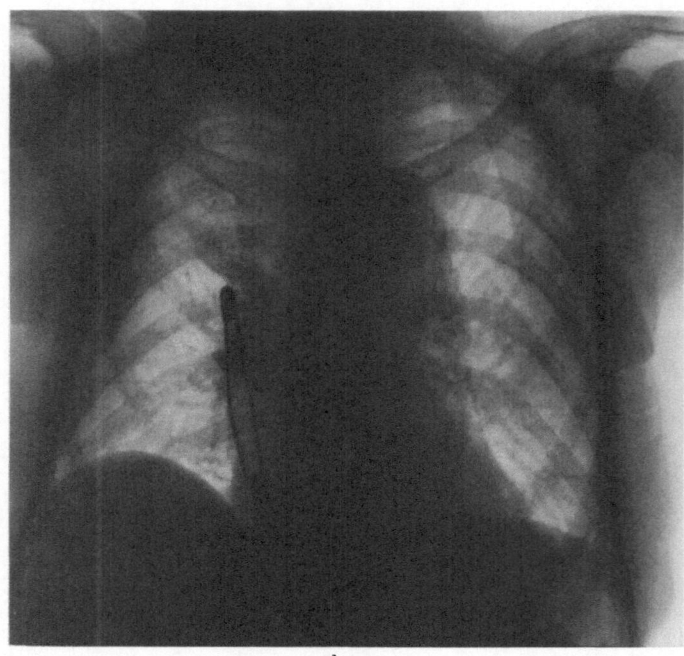

b

Abb. 42. S., Emma, 76 Jahre, als Fußgängerin angefahren. a Frakturen im Bereich des Schultergürtels und des oberen Thorax. b 14 Tage nach dem Unfall: Belüftungsstörung, pleurale Reaktion im Bereich des rechten oberen Thorax. „Gerichtete Atelektasen" in beiden Unterfeldern. (Nebenbefund: Verknöcherung des Bronchialbaums)

Traumen etwa der unteren Extremitäten oder des Rumpfes sind. Es ist kaum möglich, diese allgemeinen Krankheitsfolgen, die Folgen der Bettlägerigkeit, des traumatischen Schocks und das Darniederliegen des Kreislaufs, sowie die vorbestehenden Schäden am kardiorespiratorischen System von den speziellen Folgen des Thoraxtraumas abzugrenzen. So bergen sich auch unter der Diagnose der sog. Kontusionspneumonie oder posttraumatischen Pneumonie mit Wahrscheinlichkeit eine Vielzahl von Faktoren, die von der Retentionspneumonie als direkter Folge des Thoraxtrauma, der „unreinen Atelektase" (Rössle), von der Bronchitis als Retentionsfolge, der interstitiellen Pneumonie und der peribronchitischen Pneumonie bis zu den Folgen der Fettembolie reichen. Die Kontroverse zwischen Gross einerseits und J. Böhler andererseits zeigt deutlich, wie viele Ansichten über dasselbe röntgenologische Bild möglich sind. Es ist ja selbst auf dem Sektionstisch kaum möglich, zu sagen, ob die peribronchitischen Veränderungen oder die bronchopneumonischen Läsionen Folgen einer Fettembolie sind oder ob es sich um ein mehr zufälliges Zusammentreffen handelt.

Die sog. „Kontusionspneumonie“ ist mit Wahrscheinlichkeit keine „Krankheit“ sui generis. Es kann sich um ein infiziertes Hämatom, um eine Peribronchitis oder Bronchopneumonie im Gefolge der Fettembolie, um eine Retentionspneumonie bei verstopften Bronchien oder um gangränöse oder abscedierende Herde als Folge von aspirierten Speisen handeln. Sie kann einen aseptischen Vorgang darstellen, die Resorption eines Lungenhämatoms oder die Aufsaugung eines blutigen Pleuraergusses, klinisch das Bild einer „Pneumonie“ vortäuschend.

Schon LITTEN hebt die Ähnlichkeit mit der lobären Pneumonie hervor. Auf die so unübersichtlichen Verhältnisse weisen auch BERNSMEIER und WILD hin. Sie betonen, daß klinisch unter entzündlichen Zeichen verlaufende posttraumatische Lungenveränderungen vielfache Ursachen haben können. Ausgedehnte Bearbeitungen des Themas existieren von SCHÜRMANN und von BINER, die eine aus dem Jahre 1933, die letztere aus dem Jahre 1953; SCHÜRMANN befaßt sich mit 255 „Pneumonien“ nach Traumen, von denen über die Hälfte Brustkorbtraumen betrafen. Die Häufigkeit der sog. Kontusionspneumonie liege um 1—2%. In der Schürmannschen Arbeit ist die „Kontusionspneumonie“ nicht ganz eindeutig definiert. Das geht schon daraus hervor, daß SCHÜRMANN auf die Wichtigkeit der Frage hinweist, welche Lunge und welchen Menschen das Brustkorbtrauma trifft. Das röntgenologische Bild könne vom Bilde der lobären Pneumonie, des massiven Lungenkollaps mit Infektion bis zu praktisch klaren Lungenfeldern, worauf LÖHR und SODER besonders hinweisen, reichen. Die „Kontusionspneumonie“ ist somit ein klinischer Sammelbegriff für eine Mehrzahl von lokalen und allgemeinen Unfallfolgen, deren röntgenologische Trennung zumeist nicht möglich ist. Hervorzuheben ist, daß klinischer und röntgenologischer Befund durchaus differieren können. Nach LÖHR u. SODER beginne die Kontusionspneumonie bereits am Tage nach dem Unfall; die Bronchopneumonie als Sekundärfolge etwa um den 4. Tag. Zur Frage der Nomenklatur, wie sie bei BINER auftaucht, wäre zu sagen, daß weder die traumatischen Pneumonien, noch die Kontusionspneumonien röntgenologisch und klinisch genügend klar abzugrenzen sind, um sie als Sonderbegriff bestehen zu lassen. Es wird in vielen Fällen wohl zweckmäßig sein, ganz allgemein von „pulmonalen Komplikationen“ zu sprechen (CADY u. KERR; PHILIPPS; TRINCH). Wichtig ist, daß auch die Gegenseite nicht selten von den pulmonalen Komplikationen betroffen ist. PHILIPS fand 54mal die „Pneumonie“ auf der Seite des Traumas, 19mal auf der Gegenseite und 9mal beidseitig. Zu erwähnen sind hier auch die Untersuchungen von DE TAKATS et al., die „traumatische Atelektasen“ bei 86% der Thoraxtraumen mit Rippenfrakturen fanden. Bei der Besprechung der röntgenologisch faßbaren Lungenbefunde ist schließlich auch daran zu denken, daß der N. vagus auf einer Strecke seines Verlaufes durch direkte Gewalt beschädigt sein kann, besonders bei Frakturen der oberen Rippen. Wir haben eine solche „Vaguspneumonie“ bei Operation eines Zenkerschen Divertikels gesehen. Wir schließen die Diskussion der entzündlichen Veränderungen ab mit einem nochmaligen Hinweis auf die Häufigkeit von Fettembolien auch bei Rippenfrakturen. ZENKER fand Fettembolien in der Hälfte seiner Sektionsfälle; die geringe röntgenologische Ergiebigkeit, abgesehen von sekundären Folgen wie etwa einer Bronchopneumonie, ist bekannt (SEVITT).

Posttraumatisches Emphysem. Wir hatten bereits früher auf die Möglichkeit der Emphysementstehung durch Zerreißung des Lungenparenchyms etwa bei der Druckstoßverletzung hingewiesen. Nicht nur als Zerreißungs- bzw. Berstungsfolge, auch im Zuge der allgemeinen Belüftungsstörung können lokalisierte Emphyseme auftreten, wie sie unter anderen GERNEZ-RIEUX, VOISIN u. MACQUET beschreiben. Auf „Pneumatocelen“ als Verletzungsfolge weisen GREENING, KYNETTE u. HODES hin. Ihre Rückbildung nimmt unter Umständen viele Wochen in Anspruch.

Chronische Hämatome. An der Schwelle zu den Spätveränderungen im Bereiche des Parenchyms stehen die chronischen Hämatome, wie sie BALMES u. THEVENET, DILLER

u. Endrei, Salyer et al., Wilkins und Williams beschreiben. Williams spricht vom „vanishing lung tumor", um die Verwechslungsmöglichkeit mit Tumoren zu unterstreichen. Diller u. Endrei beschreiben einen peripheren Rundherd, der 3 Monate nach dem Trauma erfaßt wurde. Die Lungenresektion deckte ein abscediertes Hämatom auf. Salyer berichtete über einen Fall von „Rundherd"; hierbei handelte es sich um einen cystischen Blutungsherd, der mit Coagula angefüllt war. Diese Hämatome können Pseudocysten bilden mit der Möglichkeit der Infektion und mit der Möglichkeit der Ausbildung eines chronischen Abscesses. Auch Greening erwähnt einen operativ entfernten Herd, der Blutextravasationen in die Alveolen sowie eine Extravasation in das Interstitium zeigte. Die Ähnlichkeit mit Infarkten kann groß sein. Differentialdiagnostische Probleme stellen sich insofern, als Kulowski embolische Komplikationen nach Thoraxtraumen in 16% der Fälle sah. Guichard, Galy u. Pellet sprechen von „chronischen pseudotumoralen Pneumonien".

Diese chronischen Hämatome leiten über zu den *Spätveränderungen*. Als solche sind chronische Pneumonien, „Hepatisationen", Bronchiektasen, chronische Abscesse sowie Verödung von Lungengewebe und alle Folgen der ungelösten Atelektase zu nennen. Auf die Besprechung in den einzelnen Kapiteln wird verwiesen.

Mehr noch als bei den Rippenfrakturen oder auch bei den Kriegsverletzungen tritt bei den Veränderungen des Lungenparenchyms die Röntgenuntersuchung in ihr Recht. Sie steht vor außerordentlichen Schwierigkeiten in der Abgrenzung der einzelnen pathogenetischen Faktoren. Hinzu kommt das Arbeiten mit häufig technisch kaum zureichenden Aufnahmen, die an einem schwerkranken, oft dyspnoeischen Menschen vorgenommen werden müssen. Universaluntersuchungsgeräte erlauben entsprechende Lagerungen. Forster unterstreicht diese Schwierigkeiten, indem er sagt, daß man nicht die gewöhnliche gute Röntgenaufnahme vorfindet; neben den technischen Schwierigkeiten finde man den kurzen gedrungenen Thorax des liegenden Patienten, wobei sich das Mediastinum ungewöhnlich breit, das Zwerchfell ungewöhnlich hoch darstellt, auch wenn es sich um einen unverletzten Thorax handeln sollte. Auch ein erheblicher Hämatothorax ist kaum sichtbar, wenn der Patient liegt, wie wir gezeigt haben. Und doch ist das Röntgenbild unersetzlich, obwohl es durch Blut, durch Luft, durch Minderbelüftung und durch technisch unzureichende Daten verschleiert wird. Es zeigt zumindest den Pneumothorax, die Rippenfraktur, den Lungenkollaps, die Briden. Es zeigt vor allem, ob größere, verdichtete intrapulmonale Areale vorliegen. Die klinische und die röntgenologische Untersuchung ist beim Schwerverletzten gleich schwierig. Deswegen ist die gegenseitige Information und Unterstützung so wichtig.

Eine gute Zusammenfassung von Klinik, Physiologie und Röntgenologie gibt das Heft der „Revue du Praticien" XII, 29 (1962).

f) Traumatische Bronchialläsionen

Der Ausdruck Bronchialruptur wird nicht selten stellvertretend für sämtliche Formen der traumatischen Bronchialschädigungen gebraucht, die von den geringfügigen Schleimhautläsionen, Einrissen und Hämatomen zum partiellen Einriß des Bronchus bis zum kompletten Abriß reichen. Mit zunehmender Kenntnis dieses Krankheitsbildes nimmt auch die Häufigkeit der Berichterstattung hierüber zu.

Es war lange Zeit ein Vorrecht der pathologischen Anatomen und der forensischen Medizin, den Bronchialabriß zu diagnostizieren. Besonders lehrreich sind hierbei die Fälle von Schönberg, der mit drei eigenen Obduktionen 1912 16 Fälle von Tracheal- bzw. Bronchialrupturen sammeln konnte. Es ist aus diesen Sektionsberichten auch für die vorhergehenden Kapitel von Bedeutung, daß jedesmal eine Fettembolie der Lungen verzeichnet ist. Es ist historisch nicht uninteressant zu hören, daß Stierlin auf das Vorliegen einer Bronchialruptur dadurch aufmerksam gemacht wurde, daß sich bei der Auskultation ein Befund ergab, „als ob dicht am Ohre durch eine offene Röhre geblasen würde". Aus dieser frühen Zusammenstellung ist weiterhin erwähnenswert, daß gleichzeitig mit Lungenrissen Leberrupturen, Risse der großen Gefäße, Claviculafrakturen, Sternumfrakturen sowie Frakturen der Wirbelsäule, Rippenfrakturen und Oberschenkelfrakturen vorlagen. Der mehr oder minder isolierte Lungenabriß ist vielleicht doch wohl auch eine „Errungenschaft" der jüngsten Zeit mit der Zunahme der Straßenverkehrsunfälle. Eine frühe Beschreibung der Bronchialruptur ist auch

Barford (1906) zu verdanken. In dieser Veröffentlichung ist als wesentlicher Punkt herausgehoben, daß eine äußere Verletzung nicht notwendigerweise mit Bronchialschädigung verbunden sein müsse. Krinitzki konnte dann zeigen, daß die Folgen der Bronchialruptur unbemerkt bleiben können, da man bei der Sektion eine Bronchialnarbe fand, die auf einen Unfall, der 20 Jahre zurücklag, zu beziehen war. 1914 berichtete Vierheilig zum ersten Male über eine Bronchialnaht bei einer Bronchialruptur. Im übrigen sei auf die historischen Anmerkungen bei H. Major verwiesen. — Über das klinische Bild berichten Löffler u. Nager. Die erste operative Versorgung einer frischen Bronchialruptur erfolgte anscheinend erstmals durch Sanger 1954; Griffith hat 1949 bei einer posttraumatischen Stenose einen bronchoplastischen Eingriff mit Erfolg durchgeführt. Im deutschen Schrifttum hat sich Krauss um die Bekanntmachung des Krankheitsbildes besondere Verdienste erworben.

Zweifelsohne ist die Bronchialruptur nicht so selten, wie sie zu Zeiten diagnostiziert worden war. Wulff berichtet 1959, daß bis zu diesem Zeitpunkt etwa 60—70 Fälle von Bronchialrupturen bekannt waren. Eckmann, Rosenberg u. Gall teilen 1956 mit, daß 50 Fälle in der Weltliteratur bekannt seien, von denen 29 überlebten. Nach Schröder überlebten 1949 von 33 diagnostizierten Bronchialrupturen 11. 1947 allerdings teilten Kinsella u. Johnsrud bereits 48 Fälle mit. Burke legt 1962 eine Literaturübersicht von 167 Fällen vor. Auch er bestätigt, daß Bronchialrupturen in den letzten Jahren sehr viel häufiger als früher zur Beobachtung gekommen seien; Forster weiß dann über 250 Fälle Mitteilung zu machen.

Die Bronchialruptur ist vorwiegend eine Verletzung des jugendlichen Alters, allerdings keineswegs ausschließlich. Bei den Untersuchungen zum Entstehungsmechanismus der Bronchialruptur kommen Lloyd, Heydinger, Klassen u. Roettig zu Ansichten, die sich denen Tiegels von 1911 nähern. Letzten Endes stellt die abrupte Zunahme des Querdurchmessers des Brustkorbs wohl den entscheidenden Faktor dar, wobei die Hauptbronchien von der Trachea bzw. die lateralen Lungenanteile von den zentralen, fixierten, abgerissen werden. Breite Einwirkungsflächen sind im allgemeinen Voraussetzung der Bronchialruptur; bei umschriebener Gewalteinwirkung sind Frakturen und Parenchymeinrisse wahrscheinlicher.

In unserem Fall R., Horst, 39 Jahre alt, war die Verletzung durch Einquetschen zwischen zwei Lastkraftwagen eingetreten. Der Unfallverletzte kam in schwerem Schock dyspnoeisch zur Aufnahme. Es fand sich neben einem ausgedehnten Hautemphysem ein linksseitiger Pneumothorax, der sich trotz Einlage einer Drainage zunächst nicht verkleinerte (Abb. 43a). Am 3. Tage wurde bronchoskopisch die Bronchialruptur festgestellt. Der Allgemeinzustand war nicht so, daß eine unmittelbare Operation ratsam gewesen wäre. Nach 16 Tagen hatte sich die Lunge teilweise ausgedehnt, wie die nächste Abbildung erkennen läßt (Abb. 43b). Die Drainage wurde entfernt. Bei der Operation, die wenige Tage später vorgenommen wurde, lag die Verletzung des Bronchus so ungünstig, daß wir uns trotz aller Bedenken zur Pneumonektomie entschließen mußten. Der weitere Verlauf war ungestört. Bemerkenswert ist, daß die Rippenfrakturen im oberen Thoraxbereich lagen.

Bei der Einwirkung einer stumpfen Gewalt auf den Brustkorb ließ sich nach Lloyd et al. im Tierversuch zeigen, daß wesentliche Unterschiede zu verzeichnen waren, je nachdem, ob ein eingeführter Bronchialtubus offen bzw. geschlossen war. Bei geschlossenem Trachealtubus, entsprechend einer geschlossenen Glottis, war eine Zerreißung großer Bronchien sehr viel häufiger. Es scheint also doch so zu sein, daß zum seitlichen Zug, zum Abriß der Bronchien, ein Berstungsmechanismus, ein vom Lumen her wirkender Faktor, hinzukommt. Aus den anatomischen Beziehungen ergibt sich, daß der linke Hauptbronchus wegen seiner größeren Länge, seiner geringeren Stärke und wegen seines Verlaufes über die Wirbelsäule hinweg leichter verletzlich zu sein scheint als der rechte. Im übrigen seien zu diesem Thema neben den bereits genannten Untersuchern die experimentellen Arbeiten von Desaga, Tiegel und Zuckermann genannt. Des weiteren sind die Zusammenstellung von Major sowie die Arbeiten von Bernard, Bourgeois et al., Paulson sowie Santy et al. zu nennen. Über operative Verletzungen berichten Belcher, sowie Juvenelle. Über einen Riß des rechten Stammbronchus bei einer Bronchoskopie liegt eine Mitteilung von Molnár u. Lábas vor.

Die *Röntgenzeichen* der traumatischen Bronchialschädigung können in weitem Umfange variieren. Unter den indirekten Befunden sind zu nennen:

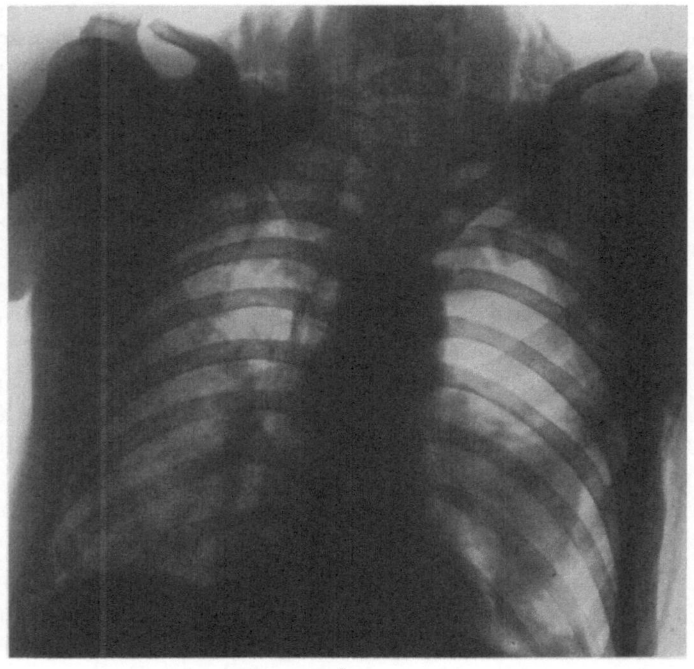

a

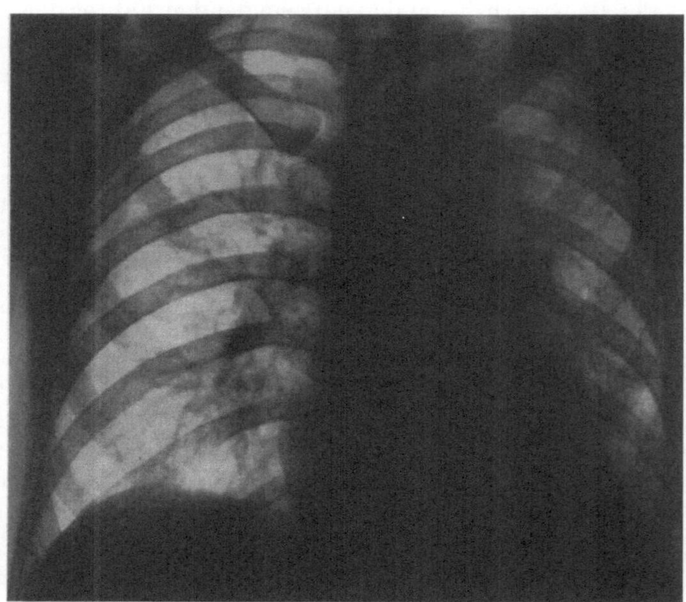

b

Abb. 43a u. b. R., Horst, 39 Jahre, Zerquetschung des Brustkorbs zwischen Lastwagen und Anhänger. Fast vollständiger Abriß des linken Hauptbronchus. a Am Unfalltage: Clavikelfraktur beiderseits. Fraktur der oberen Rippen rechts. Ausgedehntes Haut- und Mediastinalemphysem. Spannungspneumothorax links, partielle Atelektasen des linksseitigen Lungenstumpfes. b Wiederausdehnung und teilweise Wiederbelüftung der linken Lunge. Die Bronchialruptur war am 3. Tage nach dem Unfall bronchoskopisch gesichert worden

1. Verletzungen des knöchernen Brustkorbs können vorliegen; insbesondere bei Kindern können sie auch fehlen. Auf die Bevorzugung der oberen Rippen weist BURKE hin.

2. Je nach Lage der Bronchialwandschädigung kann es zu Austritten von Luft in das Mediastinum, in die Weichteile des Brustkorbs oder des Halses oder

3. zu Luftaustritten in eine oder beide Pleurahöhlen kommen.

4. Durch die Verminderung des Volumens der Lunge sowie durch die Schädigung des Parenchyms als auch des Bronchus können röntgenologisch „Lungenherde" auftreten; nicht selten kommt es zu lappen- oder lungenflügelbegrenzten „Atelektasen". Es müssen weiterhin Aspirationsherde infolge von Blutungen erwähnt werden.

Neben diesen indirekten, keineswegs obligat bestehenden Zeichen der Bronchialschädigungen sind direkte Röntgenzeichen zu erhalten bei:

1. Versuch der röntgenologischen Darstellung des Bronchialbaums durch durchexponierte Aufnahmen,
2. Versuch der Darstellung des Bronchialverlaufes durch Schichtaufnahmen,
3. Versuch der bronchographischen Darstellung, die allerdings wegen des schweren Zustandes und wegen nicht seltener Nebenverletzungen unmöglich sein kann. Zur groben Orientierung kann die transcrikoide Darstellung mit dünnflüssigem Kontrastmittel versucht werden.

Für die röntgenologische Darstellung bzw. Darstellbarkeit sind nicht nur der Sitz der Bronchialläsion sowie das Ausmaß und die Zahl der thorakalen Nebenverletzungen, sondern eben auch die Größe der Läsion selbst maßgebend.

Aus der Zusammenstellung von Burke, der über 167 Fälle berichtet, ist zu erwähnen, daß in 91% der Bronchialschädigungen, bei denen gleichzeitig Rippenfrakturen vorlagen, die Rippen 1—3 gebrochen waren. Rippenfrakturen waren bei jugendlichen Patienten sehr selten, bei Patienten über 30 Jahren eher die Regel. Ein Pneumothorax, eine Fraktur der oberen Rippen sowie ein Haut- oder Mediastinalemphysem als „klassische röntgenologische Symptomatologie" lag in weniger als der Hälfte der Fälle vor. Auf die besondere Irrtumsmöglichkeit, die dadurch entsteht, daß sich eine zunächst kollabierte Lunge wieder ausdehnt, muß hingewiesen werden. Nach Burke fand diese Wiederausdehnung in 90% der Fälle statt; bei Ekmann et al. ist eine Serie dargestellt, die zunächst einen kompletten Lungenkollaps zeigt, am 9. Tage eine Wiederausdehnung; 5 Tage später fand sich dann die totale Atelektase. In den bereits genannten Arbeiten von Forster, Dor, Le Brigand u. Faure sowie in der Arbeit von Razemon u. Gernez-Rieuz ist die Symptomatologie eingehend wiedergegeben. Auch in den „Broncho-pneumopathies professionelles" von Gernez-Rieux, Marchand, Mounier-Kuhn, Policard u. Roche findet sich eine eingehende Darstellung. Sie bemerken treffend, daß die Bronchusruptur im allgemeinen „Thoraxkompressionssyndrom", bestehend aus Bewußtseinsverlust, Blutung aus Nase, Ohren und Mund, mit mediastinalem und subcutanem Emphysem, Pneumothorax und Hämatothorax, untergehen kann. Garaix hebt hervor, daß die Trias: Luftaustritt in den Pleuraraum oder unter die Haut, Hämoptyse und Frühatelektase, in hohem Grade auf das Vorliegen einer Bronchialläsion verdächtig seien. Allerdings ist die endoskopische Untersuchung dann entscheidend.

Das frühe Bild der traumatischen Bronchusläsion ist gekennzeichnet durch den *offenen Bronchus*, das Spätbild durch den *verschlossenen* oder *stenosierten Bronchus*. Die Symptomatologie des „offenen Bronchus" ist auch röntgenologisch bestimmt dadurch, ob die Verletzung innerhalb des Mediastinums oder im Bereich der Pleurahöhlen gelegen ist. Je nachdem wird das Mediastinal- bzw. Hautemphysem oder der Pneumothorax im Vordergrund stehen, worauf Gagnon hinweist. Die Beschreibung der Röntgenbefunde im Schrifttum variiert erheblich. Ellis et al. zeigen das Bild eines Spannungspneumothorax mit totalem Kollaps der rechten Lunge. Bates und Beard berichten über Rippenfrakturen mit Pneumothorax, in 2 Fällen über ein Mediastinalemphysem; im Bereich des Parenchyms bestanden Atelektasen. Fowlers Fall zeigte Rippenfrakturen auf beiden Seiten sowie einen linksseitigen Spannungspneumothorax und einen rechtsseitigen Teilpneumothorax. Dieser Fall ist auch zum Thema Rippenfrakturen erwähnenswert, indem die Sektion statt der röntgenologisch dargestellten 5 Rippenbrüche deren 14 zeigte. Eingehend befaßt sich Krauss mit dem klinischen Bild und der Behandlung der Bronchusruptur. Rippenfrakturen sind im Röntgenbilde oft nicht nachweisbar. Es findet sich nicht selten ein Überdruckpneumothorax mit Mediastinalemphysem sowie eine Mediastinalverdrängung. Die von Liaras mitgeteilten Fälle ließen Haut- und Mediastinalemphysem vermissen. In dem einen Fall bestand ein Pneumothorax; der andere Fall zeigte weder im Bereich des knöchernen Thorax noch im Bereich des Parenchyms zunächst wesentliche Veränderungen. Einen ähnlichen, nahezu asymptomatisch verlaufenden Fall, bei dem erst die Spätveränderungen auf die Bronchialruptur hinwiesen, teilen Mahaffey u. Mitarb. mit: Kein Pneumothorax, keine Hämoptoe und kein Emphysem. In Erscheinung traten erst die Spätfolgen. Auch Sealy fand die Veränderungen auf später in Erscheinung tretende Lappenatelektasen beschränkt. Sheehy u. Hopeman berichten über Hautemphysem und Rippenfraktur, Streete u. Stull stellen das voll ausgeprägte Bild, das „große Thoraxtrauma", vor.

In unserem Falle F., Erna (46 Jahre alt) lag nach einem Sprung aus 8 m Höhe ein schweres Zustandsbild vor. Die Röntgenaufnahme zeigte schon unmittelbar nach Einlieferung der Patientin einen Spannungspneumothorax rechts (Abb. 44); der Überdruck ließ sich durch Absaugen der Luft nur für kurze Zeit beseitigen. Wir mußten zur Thorakotomie schreiten. Dabei fand sich neben einem großen Einriß im intermediären Bronchus eine Zerreißung der Arteria pulmonalis in gleicher Höhe. Die Patientin ist wenige Stunden nach der Thorakotomie, bei der wir eine Resektion des Ober- und Mittellappens vorgenommen hatten, im Schockzustand ad exitum gekommen.

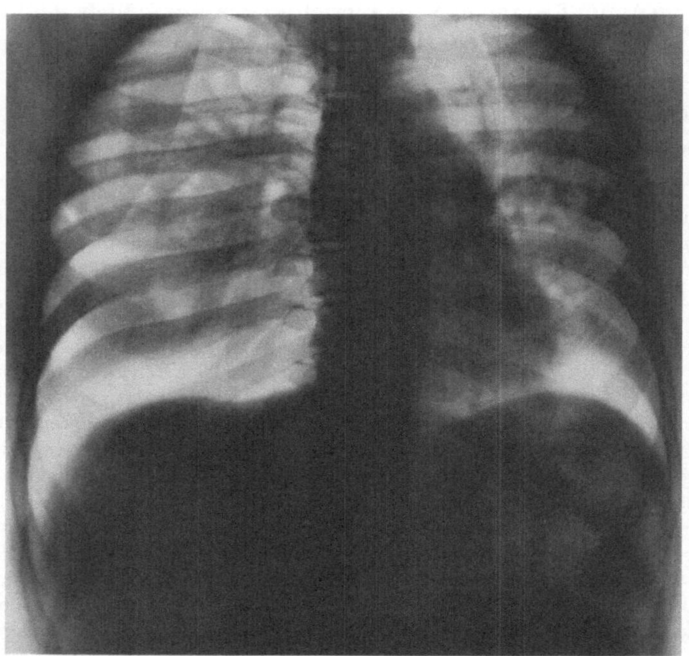

Abb. 44. F., Erna, 46 Jahre. Sturz aus dem dritten Stockwerk. Ruptur des rechten intermediären Bronchus. Berstung der Art. pulmonalis in derselben Höhe. Rechtsseitiger Spannungspneumothorax mit Mediastinalhernie. Ein Hämatothorax ist kaum nachweisbar

Es unterliegt keinem Zweifel, daß die traumatische Bronchialschädigung keine sicheren spezifischen Röntgenzeichen bietet. Pneumothorax, Fraktur der oberen Rippen, Haut- und Mediastinalemphysem, zusammen mit Belüftungsstörungen finden sich bei vielen schwer Thoraxverletzten. Dabei besagt eine Wiederausdehnung der Lunge und eine scheinbare Wiederbelüftung nicht, daß keine Bronchusläsion vorliegt. Einige Sicherheit erbringen die Bronchoskopie oder die Durchführung einer Bronchographie vor Abschluß der stationären Behandlung. Eine Nachuntersuchung, vor allem mit Röntgenkontrolle des Brustkorbs, ist dringend zu empfehlen. Es kann ein ausgesprochenes Mißverhältnis zwischen Röntgenbefund und der Schwere der Bronchialläsion vorliegen, worauf auch W. Weber hinweist.

Ebenso wie die Frühveränderungen nach traumatischer Bronchialschädigung stellen auch die „Spätveränderungen" ein allgemeines, unspezifisches Bronchialsyndrom dar. Es läßt sich im einzelnen nachweisen durch

1. Untersuchung des Bronchus mit Nachweis der Stenose, des Verschlusses oder der Retentionsfolgen, insbesondere in Form von Bronchiektasen durch durchexponierte Aufnahmen, durch Schichtbilder oder durch Bronchogramme.

2. Im Bereiche des Parenchyms finden sich Atelektasen, Schrumpfungen oder Retentionsfolgen bei inkomplettem Verschluß bzw. Stenose.

3. Pleuraveränderungen können die Folge sein, wenn es zu einem Durchwanderungsempyem oder zu reaktiver Erguß- oder Schwartenbildung bei sekundär entzündlichen Veränderungen kommt.

4. Schließlich kann der Brustkorb durch die Verschlußfolgen typische Veränderungen erfahren.

Die Spätsymptome sind also ganz allgemein Zeichen des „stenosierten Bronchus". So schreibt MATTHES, daß die größere Anzahl der Bronchialläsionen erst nach Wochen, Monaten oder Jahren festgestellt worden waren. Hier sind auch die sog. Spontanheilungen einer Bronchusruptur zu nennen, wie sie von JACCHIA, SUPINO, NICOD und URECH, RIENHOFF, CLERF, KINSELLA u. JOHNSRUD sowie von ANDERSON mitgeteilt werden (zit. nach MATTHES). Besondere Erwähnung bedarf der Fall NISSENs, auch der von BAUER berichtete Fall gehört hierher, bei dem 32 Jahre nach einem Unfall bei der Sektion eine atelektatische Lunge mit Bronchusobliteration gefunden worden war.

Das Spätschicksal der Lunge hängt wesentlich davon ab, ob es sich um einen kompletten Bronchialverschluß oder um eine Bronchialstenose mit den Retentionsfolgen handelt. So schreibt WULFF: „Wenn der Patient den Unfall übersteht, dann hängt der weitere Verlauf weitgehend davon ab, ob die Bronchialruptur partiell oder total war. Die partielle Ruptur führt im allgemeinen eine Bronchialstenose mit Retention und sekundärer Infektion herbei. Das abhängige Lungenparenchym wird dabei zerstört. Bei der kompletten Ruptur kommt es zu einem Lungenkollaps. Der Bronchialbaum füllt sich mit glasigem Schleim, aber im allgemeinen tritt eine Infektion nicht ein. Das Lungenparenchym bleibt unzerstört." Neben den von WULFF und MATTHES genannten Arbeiten ist auf die Untersuchungen von BOURGEOIS et al., GARAIX, HASCHE, HODES, JOHNSON und ATKINS, NORLIN, PAULSON, RAZEMON u. GERNEZ-RIEUX, SANTY, BÉRARD, BOUCHÉ u. FRAISSE, SCHRÖDER sowie von TYSON u. LYLE hinzuweisen.

Die Früherkennung der Bronchialruptur ist deswegen wichtig, weil bei entsprechenden allgemeinen Bedingungen die primäre Naht versucht werden kann. Im weiteren Verlauf kann es notwendig werden, die betroffenen Lungenabschnitte zu resezieren. Die Therapie dieser Bronchialläsionen hängt weitgehend von den Nebenverletzungen, vom allgemeinen Zustand und ganz wesentlich auch vom Zeitpunkt ab, zu dem die Läsion erkannt wurde. Die frühe Naht ist technisch einfacher; die Lunge kann mit größerer Wahrscheinlichkeit vor einer definitiven Zerstörung nach einer etwa eintretenden Stenose bewahrt werden. Die schon genannten Übersichten sind durch die Nennung der Arbeiten von BAUMANN, DELOYERS et al., KIRKPATRICK, KRAUSS (1963), LATARJET, PAULSON und SHAW, STREICHER, TYSON et al. sowie von WEISEL und JAKE zu ergänzen, in denen sich die Autoren mit der Therapie befassen.

Es ist nicht zu bezweifeln, daß beim Fehlen typischer röntgenologischer Zeichen und bei Unterlassung spezieller bronchologischer Untersuchungen eine erhebliche Zahl von Bronchialläsionen übersehen wird. Sie sind wahrscheinlich häufiger als die vorliegenden Berichte vermuten lassen. Das geht auch aus der Durchsicht großer Serien von Thoraxverletzungen hervor, wie wir sie etwa zur Ausarbeitung dieser Studie vorgenommen haben, wobei nicht selten in früheren Jahren nicht weiter untersuchte Lappenatelektasen auffallen. Der Besprechung der Bronchialläsion war hier deswegen ein verhältnismäßig breiter Raum eingeräumt worden, weil, neben den pleuralen Komplikationen und neben der verkannten Zwerchfellruptur, die klinischen Konsequenzen hier mit am schwersten wiegen.

4. Vermischtes

a) Die pleuralen Komplikationen bei Thoraxverletzungen

In allen bisherigen Kapiteln war auf die wesentliche Rolle, welche die Pleura für den Verlauf und die Schwere einer Thoraxverletzung spielt, aufmerksam gemacht worden. Wir wiederholen damit früher Gesagtes, daß nämlich der verletzte Thorax als Ganzes zu betrachten ist. Die führende Rolle des Pneumothorax für die gestörte Physiologie in der Frühphase, die Rolle des Hämatothorax in den frühen Komplikationen und für die Spätfolgen war wiederholt dargelegt worden. Das Pleuraempyem wird im Kapitel „Rippenfell" dieses Handbuches gesondert abgehandelt. Wir verweisen auch auf unsere

Ausführungen im nachfolgenden Kapitel „Postoperative Veränderungen am Brustkorb und an den Lungen“. Wir beschränken uns dementsprechend hier auf eine allgemeine Übersicht der pleuralen Komplikationen: a) Ansammlung von Luft im Pleuraraum, b) Ansammlungen von Flüssigkeiten im Pleuraraum, c) Pleurale Fremdkörper.

α) Der traumatische Pneumothorax

Nach ätiologischen Gesichtspunkten ist zunächst der *artifizielle*, sowohl der *diagnostische* wie *therapeutische*, vom *pathologischen* Pneumothorax zu trennen. Unter den letzteren steht der *Spontanpneumothorax* an erster Stelle, bei dem die Genese in vielen Fällen zunächst nicht klar ist; bei dem die Ursache wie Husten, Niesen oder Pressen genauso wenig wie bei einer Spontanfraktur ausreicht, das Ereignis genügend zu klären. Meist handelt es sich wohl um eine Ruptur von Emphysemblasen. Unter einem *pathologischen Pneumothorax sensu strictiori* verstehen wir das Auftreten eines Pneumothorax, etwa beim Durchbruch eines Abscesses, einer tuberkulösen Kaverne oder eines zerfallenden Tumors. Nicht das Bagatelltrauma löst in diesem Falle den Pneumothorax aus, sondern der aktive, fortschreitende krankhafte Prozeß, der die viscerale Pleura erreicht und durchdringt. Oft allerdings setzen im Verlauf solcher Erkrankungen Verklebungsprozesse am Rippenfell gleichzeitig mit dem Fortschreiten des Prozesses ein. Wir finden deswegen solche „Durchbrüche“ besonders häufig bei gleichzeitig bestehendem Pneumothorax, etwa beim therapeutischen Pneumothorax bei der Lungentuberkulose.

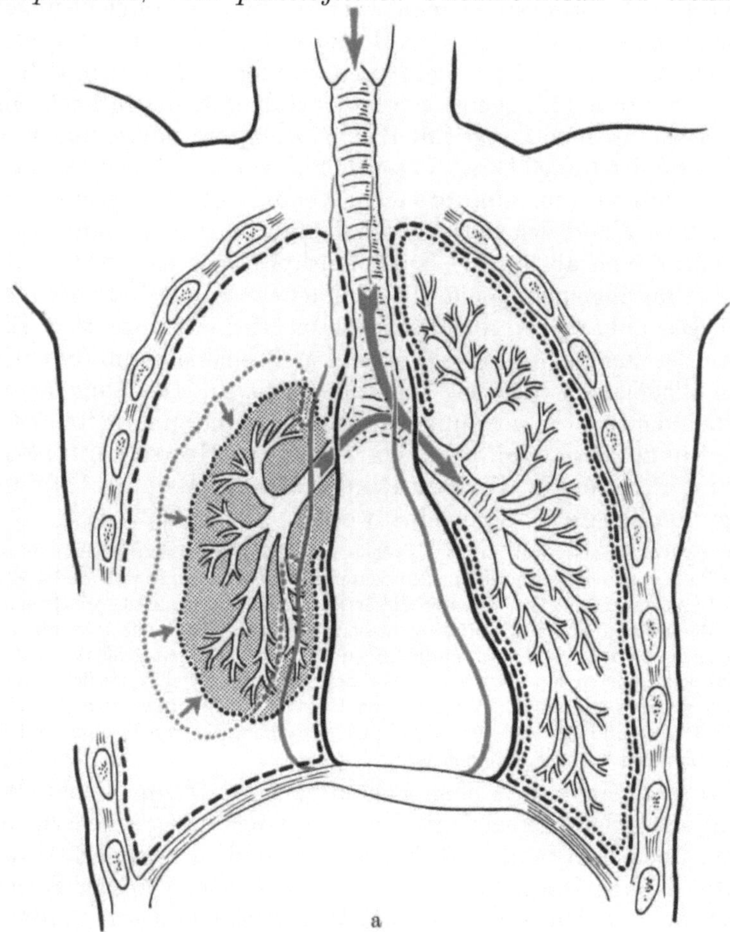

Abb. 45a u. b. Wirkungen des offenen Pneumothorax, Mediastinalflattern. (Aus: Spath, Handbuch der Thoraxchirurgie, Bd. II. Springer 1959)

Unter einem *traumatischen Pneumothorax* verstehen wir die Veränderungen, bei denen das einwirkende Trauma und die Entstehung eines Pneumothorax eine vernünftige ursächliche Zusammenhangsreihe bilden. Wir können diesen traumatischen Pneumothorax nach seiner Ausdehnung betrachten; je nach dem Vorliegen oder Fehlen von Verwachsungen sprechen wir von einem partiellen, gekammerten oder kompletten Pneumothorax. Von der austretenden Luftmenge ist abhängig, ob es sich um einen mehr oder minder diskreten Mantelpneumothorax handelt oder ob die Lunge vollständig kollabiert. Hierfür spielt nicht nur das Maß des Luftaustrittes, sondern auch die Beschaffenheit des

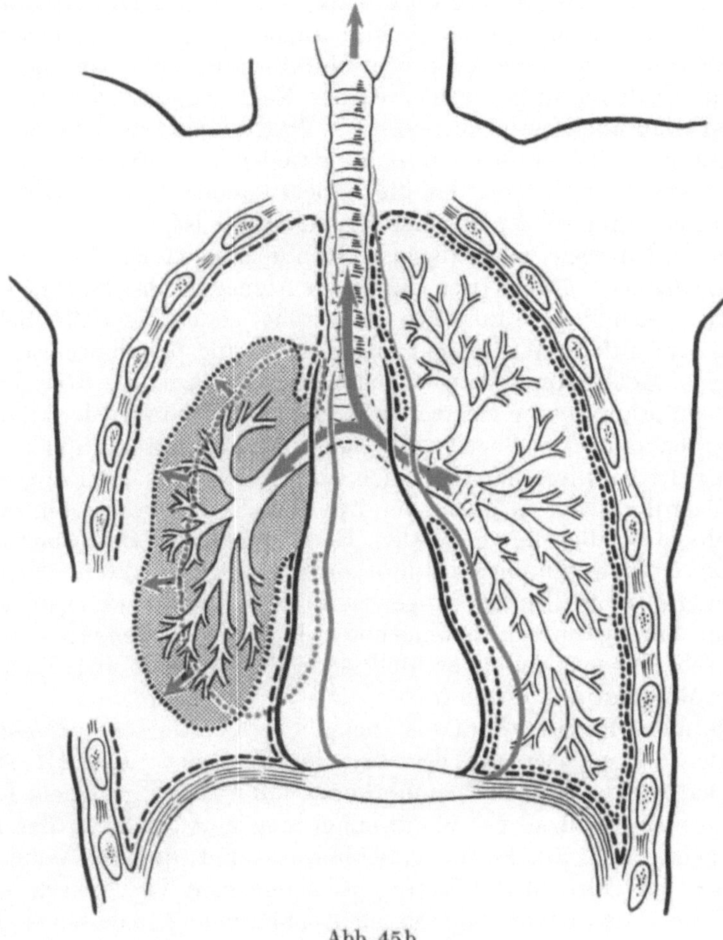

Abb. 45b

Parenchyms bzw. der Bronchien eine Rolle. Der traumatische Pneumothorax weist jedoch Sonderformen auf, die im nachfolgenden besprochen werden sollen.

Bei dem nach außen offenen Pneumothorax, dem *offenen Pneumothorax* im engeren Sinne, besteht einmal die Möglichkeit, daß bei großen Defekten die Luft ungehindert ein- und austritt, den respiratorischen Bewegungen des Mediastinums, im Sinne des Mediastinalflatterns, folgend (Abb. 45a u. b). Ist die Öffnung nicht so groß, daß ein ungehinderter Luftaustausch erfolgen kann, dann treten Ventilmechanismen in Erscheinung, die entweder das weitere Einstreichen von Luft verhindern oder aber dem Austritt der Luft aus dem Pleuraraum ein ventilartiges Hindernis in den Weg legen. Im letzteren Falle entsteht ein *äußerer Ventilpneumothorax*, der dem inneren Spannungspneumothorax in der Wirkung gleichzusetzen ist. Auf die pathophysiologischen Verhältnisse beim Ventilpneumothorax geht LIEBESKIND ein; ausführlich sind sie auch bei SPATH abgehandelt, dessen Handbuchbeitrag auch die vorstehenden Abbildungen entnommen sind.

In der überwiegenden Zahl der Fälle, mit denen wir es im Frieden zu tun haben, erfolgt der Lufteintritt nicht von außen, sondern der Pneumothorax entsteht durch einen Luftaustritt im Bereich des Lungenparenchyms bzw. kleinerer oder größerer Bronchien. Wir haben es damit mit einem *inneren offenen Pneumothorax* zu tun. Es kann sich dabei um eine kleine Verbindung handeln, bei der bei einem gewissen Druck ein Gleichgewicht zwischen Austrittstendenz der Luft und dem Druck in der Pleurahöhle besteht. Es handelt sich um einen im Gleichgewicht befindlichen, stabilisierten oder äquilibrierten Pneumothorax.

Andererseits ist es möglich, daß der Luftaustritt auf einen kurzen Zeitraum beschränkt wird, daß es sich mehr oder minder um ein einmaliges Ereignis gehandelt hat. Im Gegensatz zum vorgenannten Zustande kann hier durch einmaliges Absaugen der Luft die Lunge wieder zur Ausdehnung gebracht werden. Nach Burckhardt u. Landois ist es durchaus denkbar, daß auch bei penetrierenden Verletzungen kein Pneumothorax nachweisbar ist. Dies kann so erklärt werden, daß entweder die Luftmenge so gering ist, daß sie sich dem Nachweis entzieht oder daß die Verletzung der Pleurahöhle im Bereich eines Komplementärraumes ohne Verletzung der Lunge erfolgt ist.

Von besonderem Interesse auch für den Röntgenologen ist die Feststellung eines „*Spannungspneumothorax*". Dabei tritt bei jedem Atemzug oder Hustenstoß Luft durch die Lungenwunde in den Pleuraraum ein; es besteht jedoch keine Möglichkeit des Entweichens dieser Luft. Auf die Wirkungen dieses Spannungspneumothorax hat besonders Nissen hingewiesen. McGrigor u. Samuel betonen, daß durch die Röntgenuntersuchung ein Spannungspneumothorax sehr viel früher als durch die Schwere der klinischen Erscheinungen erfaßt werden kann. Der Begriff des Spannungspneumothorax ist zunächst ein rein physikalischer Begriff; im klinischen Gebrauch ist er jedoch mit den Röntgenzeichen eines verdrängten Mediastinums, des tiefstehenden Zwerchfells, der erweiterten Zwischenrippenräume und der Mediastinalhernie verbunden. Es sei an diesem Orte auch auf die Gefahr der Verwechslung eines Spannungspneumothorax mit gasgefüllten Darmschlingen bei einer traumatischen Zwerchfellruptur hingewiesen. Als Unterscheidungsmerkmal ist dabei zu verwerten, daß ein Spannungspneumothorax niemals ein konvexes, nach oben ausgebuchtetes Zwerchfell zeigt; das Zwerchfell ist in diesem Falle abgeflacht oder konkav begrenzt (s. auch McGrigor u. Samuel).

Der Nachweis eines Pneumothorax ist beim Thoraxverletzten oft nicht leicht. Die Aufnahmen werden oft am liegenden Kranken vorgenommen; die Luft ist dann gleichmäßig verteilt. Der Nachweis eines Pneumothorax kann durch geeignete Lagerung, etwa in Seitenlagerung oder gleichzeitiger Kopftieflagerung und Nachweis der Luft im Sinus phrenicocostalis gelingen (Abo). Es sei schließlich erwähnt, daß der Volumenverlust der Lunge ein wesentliches Glied in der Kette des allgemeinen Thoraxverletzungssyndroms darstellt, beispielsweise den letzten Anstoß zur Ausbildung eines massiven Lungenkollaps gibt. Wir verweisen dabei auf unsere früheren Ausführungen.

β) *Flüssigkeitsansammlungen im Brustkorb*

Als Folge einer stumpfen oder auch penetrierenden Verletzung kann sich im Brustkorb Blut, Serum, Eiter, Galle oder Chylus ansammeln. Abgesehen von der etwas größeren oder geringeren Dichte ist es für die röntgenologische Betrachtung zunächst unerheblich, welche Art von Flüssigkeit vorliegt. Im Vordergrund steht jedenfalls der *traumatische Hämatothorax*. Es ist nicht abzuschätzen, wie oft ein Bluterguß im Brustraum bei einer stumpfen oder scharfen Verletzung eintritt. Die ausgetretenen Blutmengen sind oft gering; erhebliche Blutmengen sind erforderlich, bevor sichere Zeichen im Röntgenbilde zu erkennen sind. Wir verweisen hierzu auf die anhand eines Beispieles bei den Stichverletzungen der Lunge gemachten Ausführungen. Chandler sagt: „Wenn die Zwerchfellkuppe verschattet ist, dann ist zumindest ein Hämatothorax von einem Viertelliter vorhanden". Bei der Röntgenuntersuchung ist mit denselben Lagerungsproblemen wie beim Nachweis des Pneumothorax zu rechnen, da nicht immer Aufnahmen beim stehenden

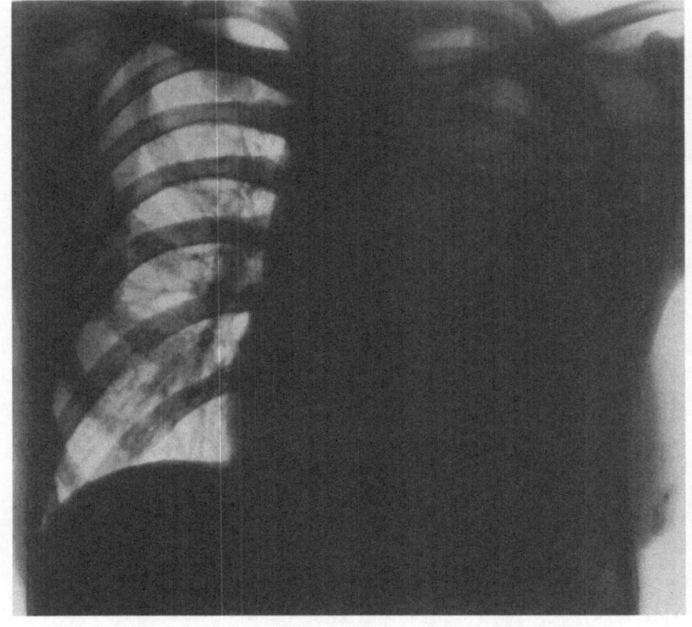

a

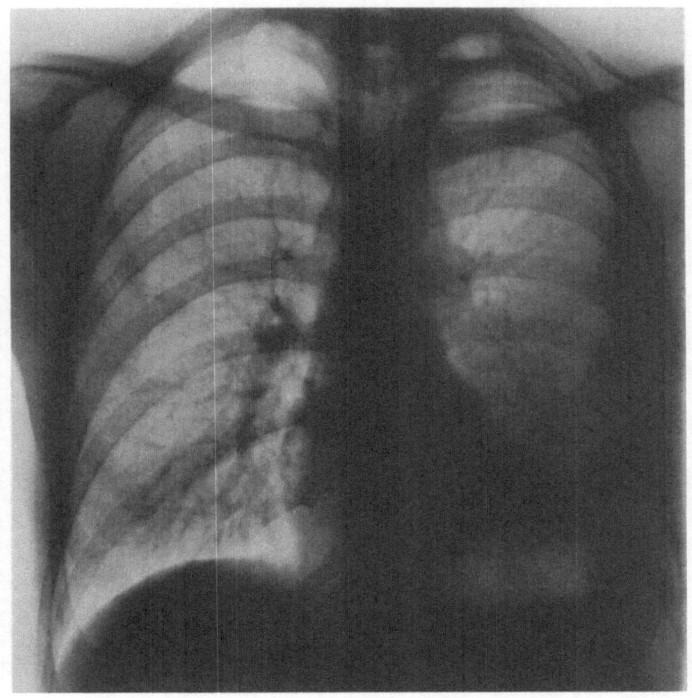

b

Abb. 46a—c. R., Michael, 20 Jahre. Thoraxkontusion mit Hämatothorax. a Ausgedehnter Hämatothorax links. b Zustand nach 4 Wochen. Punktionsbehandlung. c Zustand nach fast 2 Jahren: Weitgehende Rückbildung der Schwarte, Deformierung des Brustkorbs, Zwerchfelladhäsion, geringe linkskonvexe Skoliose

oder aufrecht sitzenden Patienten gemacht werden können. Die typischen Spiegelbildungen der Flüssigkeitsansammlungen werden daher vermißt. Als einziges Zeichen kann eine diffus verminderte Transparenz vorliegen. D'Abreu fand etwa in der Hälfte der Kriegsverletzungen einen Hämatothorax. Die Röntgenuntersuchung bei vorliegendem Hämatothorax ist deswegen so wichtig, weil sie eine Richtschnur für die Therapie abgibt. Punk-

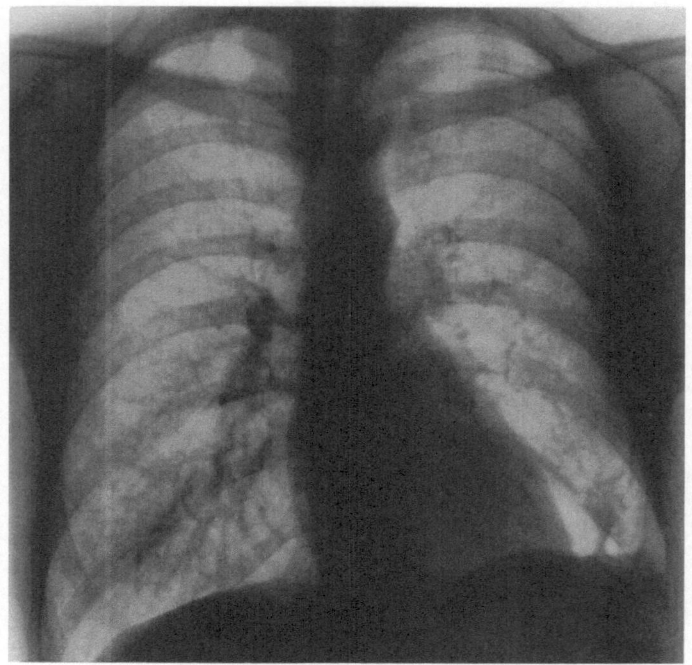

Abb. 46c

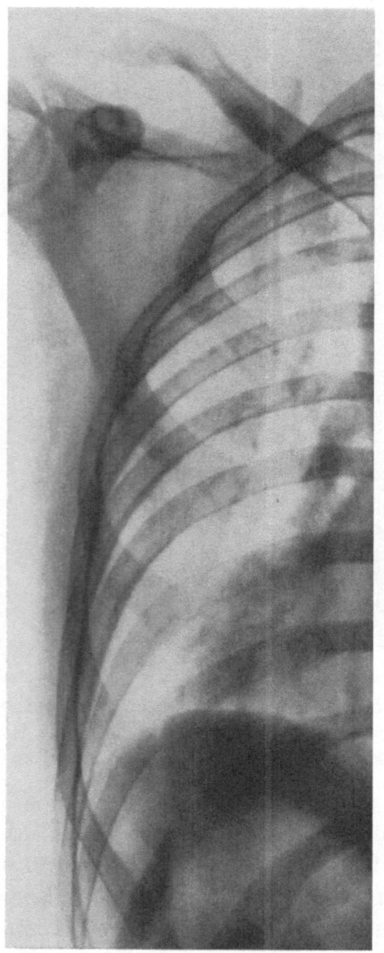

a

b

Abb. 47a u. b. Sch., Volkmar, 26 Jahre. a Rechtsseitige Scapulafraktur. Fraktur der 2., 3. und 4. Rippe, wahrscheinlich auch der 5. und 6. im Bogenbereich. b Nach 3 Tagen ausgedehnte Blut- und Fibrinniederschläge im Thorax bei teilweisem Lungenkollaps

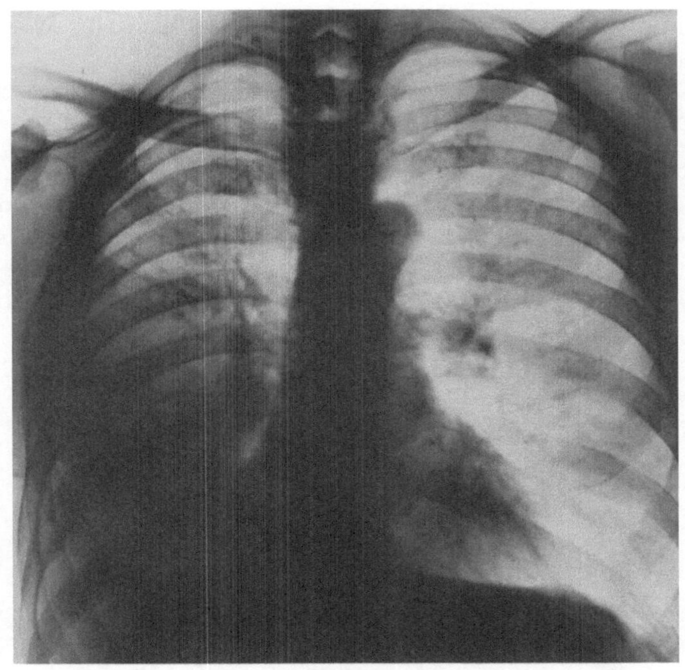

a

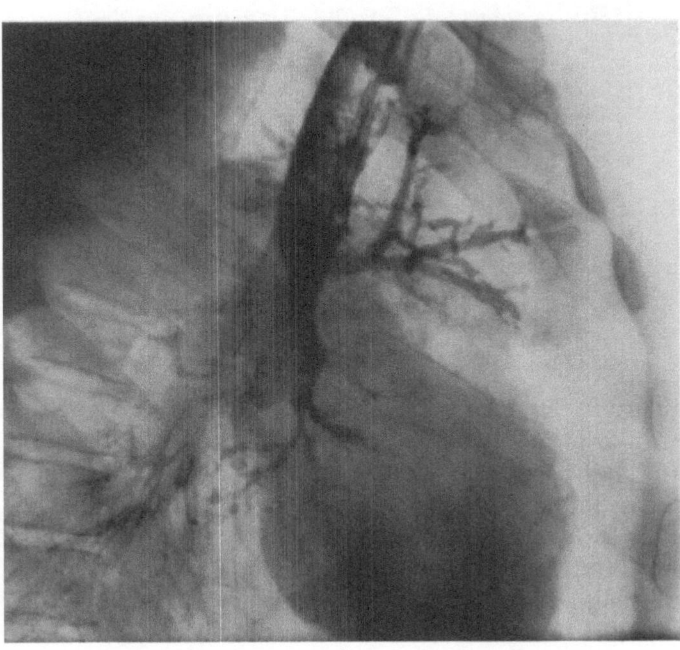

b

Abb. 48a—c. W., Anton, 51 Jahre. Granatsplitterverletzung 1944, Geschoß entfernt. a Bei bekannter Pleuraschwarte „fieberhafte Bronchitis". Späterhin reichlicher Eiterauswurf. b und c Schwere Deformierung des Bronchialsystems des rechten Mittel- und Unterlappens. Bei der Pleurapunktion reichlich stinkender Eiter. Wechselwirkungen zwischen Brustwand, Pleura und Parenchym sowie Bronchialbaum

tionsbehandlung, und zwar frühzeitig, ist zum chirurgischen Allgemeingut geworden, worauf besonders Brunner hingewiesen hat. Es muß versucht werden, einen Hämatothorax zu beseitigen, solange es sich um einen Hämatothorax handelt und solange er nicht in einen organisierten Hämatothorax, einen Fibrino- oder Fibrothorax übergegangen ist (Barden; Berry; Brunner; Chamberlain u. Daniels; Coleman; Forsee et al.; HAY u. WEBB; KENT u. TEBROCK; KOLESNIKOW; KRAUSS; MALONEY; RATHKE; SAMSON; SAMSON et al.; SHEFTS; TUTTLE et al.).

Die Abbildungsserie (Abb. 46a—c) zeigt einen ausgedehnten Hämatothorax durch Überfahrung. Es gelang zunächst durch Punktion nur unvollständig, die Blut- und Fibrinreste zu beseitigen. Bei der Entlassung des Patienten bestand noch eine deutliche Schwartenbildung, die sich im Verlauf von knapp 2 Jahren jedoch weiter resorbiert hat.

Hat sich erst einmal ein Niederschlag von Coagula gebildet, so sind die Aussichten für die Wiederausdehnung der Lunge getrübt. Es bleiben die Möglichkeiten der frühen Ausräumung des Hämatothorax oder die Möglichkeit der typischen Decortikation zum Zeitpunkt der Wahl. Die Spätfolgen des Hämatothorax können sich im Röntgenbilde

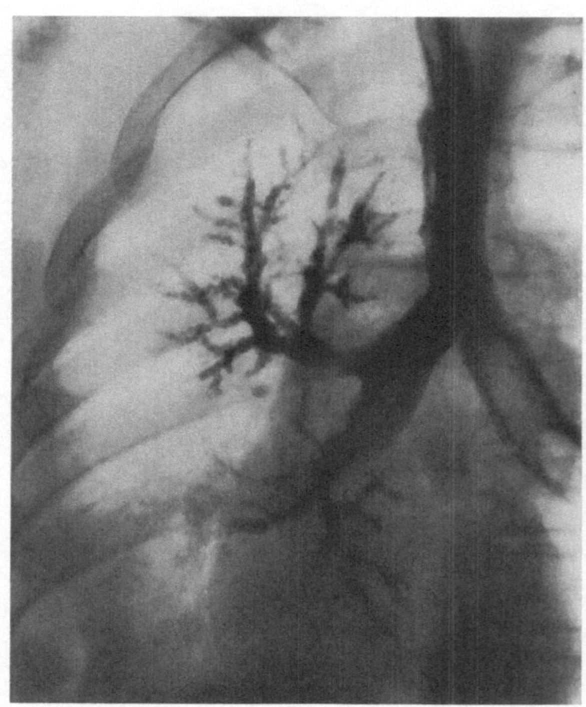

Abb. 48c

als diffuse Niederschläge darstellen; nicht selten finden sich auch gekammerte Verschattungsbezirke mit Spiegelbildungen bzw. mit unregelmäßigen Aufhellungsfiguren (Abb. 47a u. b). Auf die entsprechenden Kapitel bei den posttherapeutischen Veränderungen des Brustkorbs und der Lungen sei verwiesen.

Ein besonders schwieriges Kapitel stellt die Diagnose des Spätempyems dar. Es ist hierzu besonders auf die Ausführungen von AMELUNG zu verweisen.

Die vorliegende Abbildungsserie (Abb. 48a—c) zeigt ein Spätempyem nach 20 Jahren. Der Prozeß wurde zunächst als fieberhafte Bronchiektasen gedeutet und ambulant behandelt. Erst im Verlaufe der stationären Behandlung gelang der sichere Nachweis des Pleuraempyems.

γ) Fremdkörper der Pleura

Besonders beim posttraumatischen Empyem empfiehlt sich immer die Suche nach Fremdkörpern. Diese Fremdkörper können entweder durch die Verletzung selbst eingebracht sein, wie Splitter oder Projektile, die im Rippenfellraum liegen bleiben. Es kann sich jedoch auch um sog. „Sekundärgeschosse", also Teile der Bekleidung oder der Brustwand, insbesondere Rippenfragmente, handeln. Schließlich können durch ärztliche Maßnahmen Gazetupfer, Drains oder Instrumente eingebracht werden. Die Kenntnis der Vorgeschichte, insbesondere, ob eine Drainagebehandlung vorgenommen worden war oder ob eine Operation stattgehabt hat, ist wichtig. Wir wiederholen, was bereits bei Besprechung der pulmonalen Fremdkörpern gesagt wurde, daß Aufnahmen in mindestens zwei Richtungen von genügender Strahlenhärte notwendig sind. Auf überbelichteten Filmen können feine schattengebende Fremdkörper unsichtbar sein. Die Entleerung einer Resthöhle ist für den Versuch der Darstellung Voraussetzung. Flüssigkeitsreste können durch entsprechende Lagerung aus der Prädilektionsregion für solche Fremdkörper, dem Sinus phrenicocostalis, vorwiegend in den dorsalen Abschnitten, entfernt werden. Es kann sich empfehlen, die dorsalen Thoraxpartien plattennahe zu bringen, um eine verbesserte Darstellbarkeit zu erreichen. Frei im Pleuraraum liegende Fremdkörper können Beweglichkeit aufweisen. Die Untersuchungsreihe führt von der orientierenden Durchleuchtung und der Übersichtsaufnahme zu Aufnahmen mit harten Strahlenqualitäten in verschiedenen Ebenen. Körperschichtaufnahmen können zur Klärung herangezogen werden. Die Darstellung mit Kontrastmitteln nach Entleerung des Empyems kann eine Hilfe bedeuten. Auf stereoskopische Aufnahmen war bereits hingewiesen worden. Es gilt auch hier, nicht nur den in der Pleura liegenden Fremdkörper festzustellen und zu beschreiben, sondern den ganzen Komplex der Verletzungsfolgen mit Zustand der Lungen und der Bronchien, des Rippenfells, des Zwerchfells und des knöchernen Brustkorbes zu beurteilen. Es sei hierzu auch auf die zusammenfassenden Darstellungen von SPATH sowie von HEBERER, PEIPER und LÖHR und im einzelnen auf die Arbeiten von CANEDO, CHIECHI, CLARK, FOJANINI u. RUGGERI, FINCK, GRASHEY, GOORWITCH, KIENBÖCK, SEAMAN, SGALITZER, STRANAHAN et al. verwiesen.

b) Lungenhernien

Die Bezeichnung „Lungenhernie" für posttraumatische Zustände ist in der übergroßen Mehrzahl der Fälle vom pathologisch-anatomischen Standpunkt aus unrichtig. Es handelt sich vielmehr um Prolapse, wobei die einwirkende Verletzungsursache zu einer Zerstörung der parietalen Pleura zusammen mit einer Schädigung der übrigen Brustwandanteile geführt hat. Daß Brustwandbrüche verhältnismäßig selten auftreten, hat seine Ursache wohl darin, daß reaktive Vorgänge im Bereich der Brustwand einsetzen, die einen narbigen Ersatz der beschädigten Brustabschnitte bewirken. Bei den nicht seltenen Brustwandresektionen, beispielsweise in der Chirurgie der Lungenkrebse, sehen wir nur ausnahmsweise einen Prolaps von Brusteingeweiden. Zur Schwäche der Brustwand kommen meist noch weitere Ursachen hinzu, wie beispielsweise ein Lungenemphysem, eine chronische Bronchitis mit dem begleitenden Husten oder aber auch begleitende Nervenschädigungen. Nicht selten treten Brustwandhernien erst verhältnismäßig spät nach einem Trauma auf (HERRMANNSDORFER; KRAUSS). VOLKMANN weist besonders auf die Rolle der Nervenschädigungen hin. Eine Darstellung der Röntgenologie der Lungenhernien findet sich bei WAHL. PRINST u. HOFER weisen auf die Möglichkeit der Darstellung der Hernie im Valsalvaschen Versuch hin. Schwachpunktstellen sind die Partien neben dem Brustbein sowie die Lücke zwischen dem M. rhomboideus und dem M. latissimus dorsi. PONTE beschreibt einen Bruch von einer Ausdehnung von 10×10 cm bei verhältnismäßig kleiner Bruchpforte. KOENNECKE berichtet, daß sich Brustwandbrüche einklemmen können. GOODMAN hat 1933 über 171 Fälle aus der Weltliteratur berichtet. Bei den eben aufgeführten Verhältnissen ist die Röntgenuntersuchung nicht so sehr auf die Erkennung und Beschreibung der Lungenhernie zu richten, als vielmehr auf die Erfassung der Veränderungen der Brustwand sowie auch des Lungenparenchyms, die zur Klärung der Pathogenese beitragen können. — Eine besonders eingehende Darstellung des Kapitels findet sich bei KRAUSS im Handbuch der Thoraxchirurgie.

c) Thoraxverletzungen bei Kindern

Eine kurze gesonderte Besprechung von Thoraxverletzungen bei Kindern hat dadurch ihre Berechtigung, daß ähnliche Traumen bei Erwachsenen und bei Kindern verschiedenartige Zustände hervorrufen können. Diese Unterschiede sind durch die größere

Elastizität des kindlichen Brustkorbs bedingt. Besondere Beachtung verdient dabei, daß erhebliche innere Verletzungen ohne äußere Verletzungszeichen und ohne Verletzungen des knöchernen Brustkorbs vorliegen können. Weiterhin kommt in Betracht, daß das Kind wesentlich geringere physiologische Reserven hat, sowohl was Lungenfunktion wie auch was Blutverlust anbelangt. Kleine Luftwege verlegen sich wesentlich leichter als beim Erwachsenen. Die Schwierigkeiten in der Anamnesenerhebung kommen hinzu, so daß über Brustkorbtraumen Bauchverletzungen und umgekehrt übersehen werden können.

Besonders eingehend hat sich Dick mit den kindlichen Thoraxverletzungen befaßt. Er betont, daß die Unterschiede gegenüber dem Erwachsenen 1. in den physiologischen

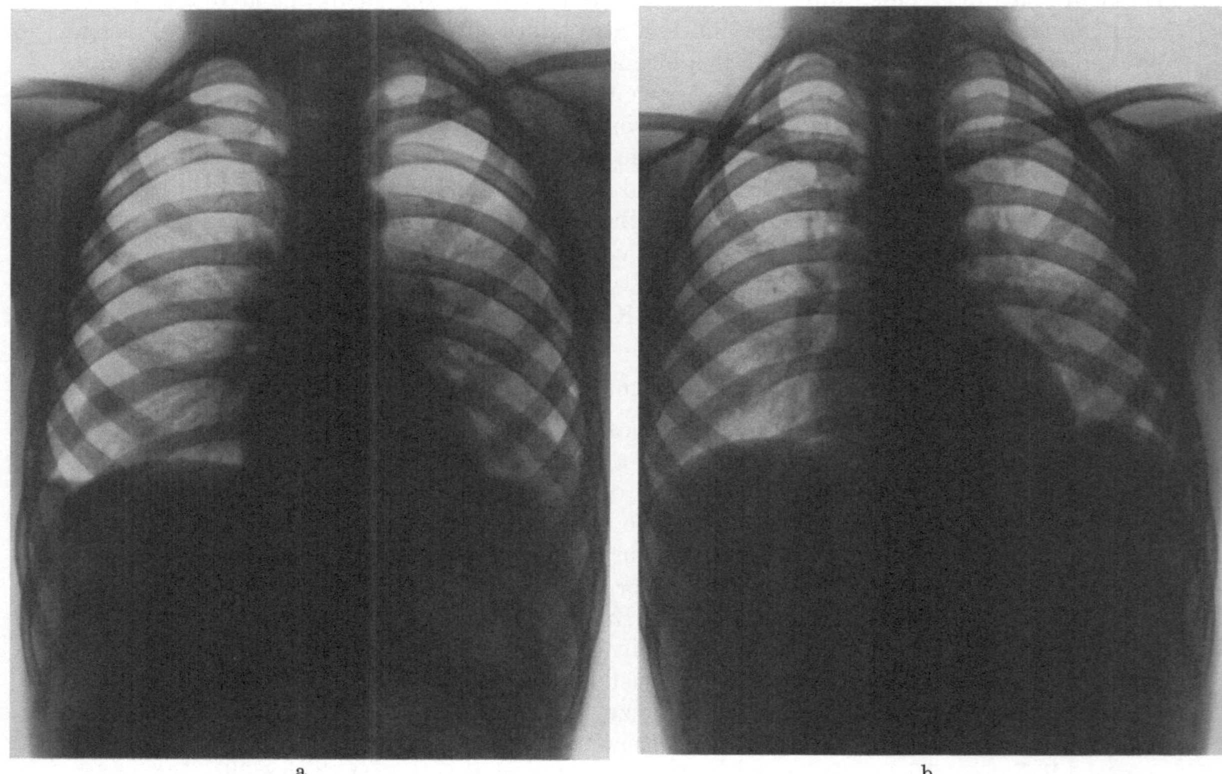

a b

Abb. 49a u. b. Z., Tina, 6 Jahre. Straßenverkehrsunfall. a Doppelseitiger Hämatopneumothorax unmittelbar nach dem Unfall. Schwer erkennbare Frakturen der 4. und 5. Rippe links im Bogenbereich. b 13 Tage nach dem Unfall. Rückbildung praktisch ohne Residuen. Rippenfrakturen durch geringe Callusbildung im Bereich der Überschneidung 3./5. Rippe erkennbar. „Grünholzfraktur der Rippe“

Unterschieden bestehen, 2. in den Folgezuständen nach früheren pathologischen Prozessen beim Erwachsenen und 3. in der unterschiedlichen Exposition gegenüber Thoraxtraumen. So weist Dick darauf hin, daß auch eine nur geringgradige Schleimhautschwellung das Tracheallumen beim Kinde um etwa 70%, beim Erwachsenen dagegen nur um etwa 30% einengt. Er bezieht sich dabei auf Bayeux u. auf Eckenhoff, Irmer, Koss und Killian sowie auf Rügheimer. Häufig sind Begleitverletzungen, worauf Blaha hingewiesen hat: Eine Commotio cerebri bzw. eine Schädelfraktur fand sich bei 10, ein stumpfes Nierentrauma bei 3, ein stumpfes Bauchtrauma bei 4 von 25 kindlichen Thoraxverletzungen. In allen Arbeiten, die sich mit kindlichen Thoraxtraumen befassen, wird hervorgehoben, daß Bronchusschädigungen in Anbetracht der relativen Seltenheit kindlicher Thoraxtraumen häufig mitgeteilt werden. Über die Hälfte aller Bronchusrupturen betrifft Kinder bis zu 15 Jahren. Immerhin kommen Rippenfrakturen auch bei Kindern vor. Oft weisen sie die Besonderheiten einer „Grünholzfraktur“ auf. In unserem eigenen Krankengut fanden wir immerhin unter 22 Fällen von stumpfen Brustkorbtraumen 3 Rippen-

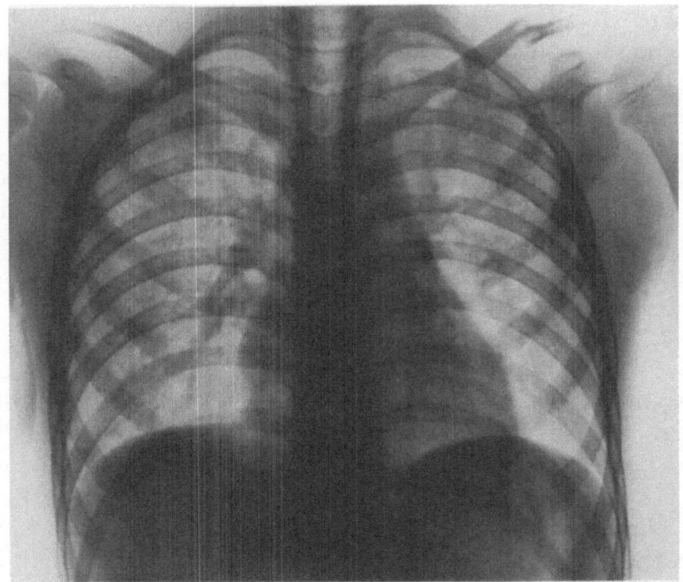

Abb. 50. Sch., Klaus Dieter, 9 Jahre. Straßenverkehrsunfall. Schwere Erkennbarkeit kindlicher Frakturen: „Grünholzfraktur“ im Bereich der vorderen Anteile der 3. und 5. Rippe links

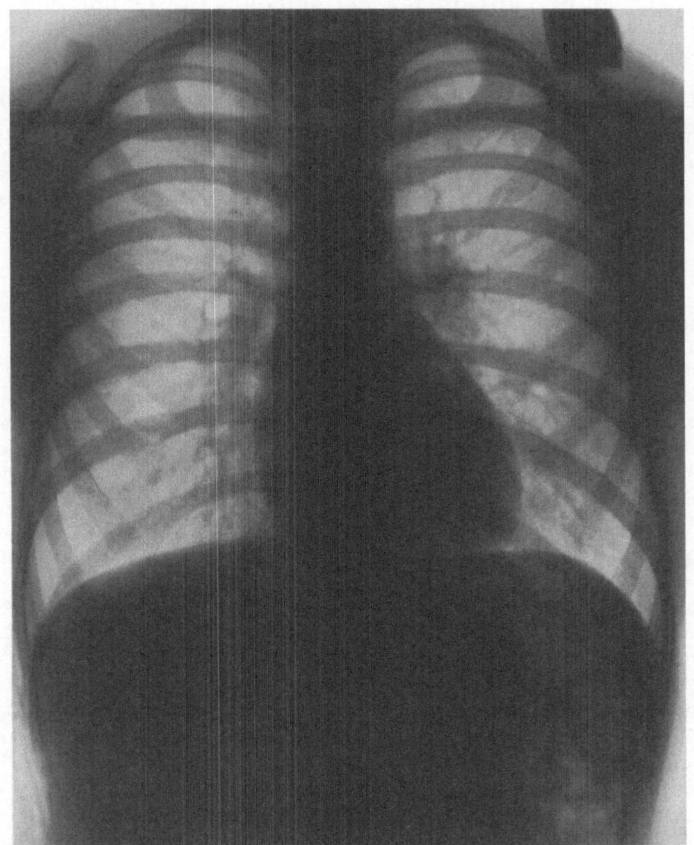

Abb. 51. K., Petra, 6 Jahre. Hautemphysem im Bereich des rechten unteren Thorax. Eine Fraktur ist dabei nicht mit Sicherheit zu erkennen

serienfrakturen. Die Abbildungen 49a und b sowie Abb. 50 lassen verstehen, warum kindliche Rippenfrakturen so selten mitgeteilt werden: Sie sind nicht nur absolut selten, sondern oft auch recht schwer zu sehen (Abb. 51). Als Raritäten werden kindliche

Sternumfrakturen bezeichnet; wir hatten bereits bei den knöchernen Verletzungen darauf hingewiesen. GELEHRTER beschreibt eine Verrenkung im Bereich der Corpus-Manubriumverbindung.

In diesem Zusammenhang sind auch Geburtstraumen zu erwähnen. Als solche kommen schwere Thoraxquetschungen mit Rippenbrüchen, Hämatothorax und Lungenveränderungen vor (MATZNER). GUMBINER u. CUTLER berichten über ein spontanes Pneumomediastinum sub partu. Zur Röntgentechnik weisen die Letztgenannten darauf hin, daß ein Pneumomediastinum häufig nur im seitlichen Strahlengange festgestellt werden könne. Im übrigen sei auch ein Pneumothorax sub partu nicht selten (HURWITZ u. GREENHOOD).

5. Schlußbemerkungen

Die Verletzungen des Brustkorbs und der Lungen haben eine große Bedeutung für den Röntgenologen, weil sie zu den häufigen Verletzungen gehören. Oft handelt es sich auch um schwere Verletzungen, bei denen das Röntgenbild die Therapie entscheidend bestimmt, da es bei den Thoraxverletzungen darauf ankommt, sowohl den allgemeinen Wundschock wie auch vor allem die speziellen Schockursachen, wie Spannungspneumothorax oder Hämatothorax, zu beseitigen. Eine vernünftige Therapie von Thoraxverletzungen ohne regelmäßige Röntgenkontrollen ist nicht mehr vorstellbar. Es ist dabei zu bedenken, wie vielfache Verletzungsfolgen sich am Brustkorb auch bei anderen Traumen manifestieren können; an die so häufigen Fettembolien, an embolische Komplikationen, an hypostatische Pneumonien oder an Atelektasen bei abdominellen Prozessen sei hier erinnert.

Schließlich ist die Beherrschung der Verletzungsfolgen auch eine Voraussetzung für die intrathorakale Chirurgie. Ein operierter Thorax ist ja zunächst auch nur ein unter besonderen Kautelen verletzter Thorax. So überschneiden sich das vorliegende und nachfolgende Kapitel: Es handelt sich mehr um einen veränderten Aspekt als um wirklich andere Dinge.

Literatur

ABO, St.: Roentgenographic detection of minimal pneumothorax in the lateral decubitus position (costophrenic sinus sign). Amer. J. Radiol. **77**, 1066 (1957).

ADELBERGER, L., u. H. WÖRN: Wann sollen Steckgeschosse der Lunge operativ entfernt werden? Dtsch. med. Wschr. **81**, 446 (1956).

ADOLPHI, H.: Variationen der Wirbelsäule und des Brustkorbs. In: RAUBER-KOPSCH, Lehrbuch der Anatomie. Leipzig: Georg Thieme 1906.

ALLGÖWER, M., u. J. SIEGRIST: Verbrennungen. Berlin-Göttingen-Heidelberg: Springer 1957.

AMELUNG, W.: Interne Behandlung und Beurteilung der Spätfolgen von Brustkorbverletzten. Klinik u. Praxis **1**, 193 (1946).

— Ein ausgehusteter Lungensteckspiitter. Dtsch. med. Wschr. **1947**, 618.

— Verkannte, schwerwiegende Spätfolgen von Lungenschußverletzungen. Tuberk.-Arzt **3**, 123 (1949).

ANDER, A.: Über Todesfälle und Schwerverletzte im Straßenverkehr und in ihrer Verteilung auf die einzelnen Verkehrsteilnehmer. Hefte Unfallheilk. **55**, 24 (1957).

ANDERSON, R. L.: Rupture of the esophagus. J. thorac. Surg. **24**, 369 (1952).

ARNOLD: Anatomische Beiträge zu der Lehre von Schußwunden, gesammelt während der Kriegsjahre 1870 und 1871 in den Reservelazaretten zu Heidelberg. Heidelberg 1873.

AUB, J. C., H. PITTMANN, and A. M. BRUES: The pulmonary complications: A clinical description. Symposium management of Cocoanut Grove burns of Massachusetts General Hospital. Ann. Surg. **117**, 834 (1943).

AVERY, E. E., J. R. HEAD, T. R. HUDSON, and R. J. BENNETT: The treatment of crushing injuries to the chest (methods old and new). Amer. J. Surg. **93**, 540—549 (1957).

— E. T. MÖRCH, and D. W. BENSON: Critically crushed chests. J. thorac. Surg. **32**, 291 (1956).

AVIADO jr., D. M., and C. F. SCHMIDT: Respiratory burns with special reference to pulmonary edema and congestion. Circulation **6**, 666 (1952).

BADER, H., u. E. KLOTZ: Die tödlichen Unfälle einer Großstadtklinik. Mschr. Unfallheilk. **59**, 329 (1956).

BALMES, A., et A. THEVENET: Hématomes pulmonaires traumatiques. Poumon **14**, 111—120 (1958).

BARDEN, ST.: Important sequelae and complications of hemothorax resulting from penetrating wounds of the pleural cavity. Amer. J. Roentgenol. **59**, 525 (1948).

BARFORD, I. L.: Case of extensive rupture of the trachea with complete detachment of the left bronchus without external injury. Lancet **1906 I**, 1509.

BARRETT, N. R.: Early treatment of stove — in chest. Lancet **1960 I**, 293—296.
—, and W. M. TUTTLE: Principles in the treatment of closed chest injuries. J. Mich. med. Soc. **57**, 1279 (1958).
BARTHEL: Steckschuß in der Lunge, Geschoß ausgehustet. Berl. klin. Wschr. **1918**, 423.
BATES, M., and H. J. BEARD: Six cases of traumatic rupture of the bronchus. Thorax **11**, 312—323 (1956).
BAUER, K. H.: Völlig abgeheilter Abriß des Hauptbronchus von der Trachea. Frankfurt. Z. Path. **54**, 647 (1940).
— Über Verkehrsunfälle aus der Sicht des Chirurgen. Langenbecks Arch. klin. Chir. **279**, 141 (1954).
— Die Bedeutung der Unfälle im heutigen sozialen Geschehen. Hefte Unfallheilk. **52**, 160 (1956).
— Verkehrsunfälle — ein tragischer Tribut an den Triumph der Technik. Ciba Symp. **5**, 148 (1957).
— Verhandlungen der Deutschen Gesellschaft für Unfallheilkunde, Versicherungs- und Versorgungsmedizin. Hefte Unfallheilk. **55**, 1 (1957).
BAUMANN, I.: A propos du traitement des grands traumatismes du thorax. Poumon **14**, 221 (1958).
— Réimplantation trachéale de la bronche obliterée après rupture traumatique. Poumon **14**, 225 (1958).
BAYEUX u. ECKENHOFF: Zit. nach W. DICK, Thoraxverletzungen im Kindesalter. Langenbecks Arch. klin. Chir. **304**, 595 (1963).
BEHR, K.: Art und Häufigkeit von Verletzungen der Brustorgane nach stumpfer Brustverletzung bei 2000 Betriebsunfällen. Mschr. Unfallheilk. **47**, 168—176 (1940).
BEITZKE, H.: Pathologisch-anatomische Beobachtungen an Kriegsverletzungen der Lungen. Berl. klin. Wschr. **52**, 734 (1915).
BELCHER, I. R.: Accidental section and successful resuture of a bronchus. Brit. J. Surg. **38**, 121 (1950).
BERNARD, E.: Tuberculosis conference. Nat. Ass. prev. Tbc. Lancet **1956 II**, 32.
BERNATZ, PH. E., J. W. KIRKLIN, and A. M. OLSEN: Severe crush injuries of the chest: Some problems in management. Proc. Mayo Clin. **28**, 193—199 (1953).
BERNSMEIER, A., u. H. WILD: Verletzungen und Entzündungen der Lunge durch stumpfe Gewalt. Mschr. Unfallheilk. **53**, 225—232 (1950).
BERRY, F. B.: Chest injuries. Surg. Gynec. Obstet. **70**, 413 (1940).
— The waste of slaughter and the rage of fight. J. thorac. Surg. **24**, 1—15 (1952).
BETTMAN, A. G.: Causes of death in burned patients. Report of 23 deaths in 744 burned patients. Amer. J. Surg. **71**, 26 (1946).
BETTS, R. H.: Initial surgery of thoraco-abdominal war injuries. J. thorac. Surg. **15**, 349 (1946).
—, and W. M. LEES: Military thoracic surgery in forward areas. J. thorac. Surg. **15**, 44 (1946).
BINER, C.: Neuere Untersuchungen zur Frage der traumatischen Pneumonie. Inaug.-Diss. Zürich 1953.
BJÖRK, V. O.: Indikationen für Respirationsanwendungen in der Thoraxchirurgie. Thoraxchirurgie **6**, 157 (1958).
BLACK, A. N., B. D. BURNS, and S. ZUCKERMAN: An experimental study of the wounding mechanism of high velocity missiles. Brit. med. J. **1941, II**, 872.
BLAHA, H.: Schichtbilder von Bronchialveränderungen bei der Lungentuberkulose. Stuttgart: Georg Thieme 1954.
— Verletzungen des Brustkorbs und der Lungen. Med. Klin. **55**, 474—478 (1960).
— Diskussionsbeitrag zum Thema: Kindliche Thoraxverletzungen. Langenbecks Arch. klin. Chir. **304**, 635 (1963).
— Neuere Techniken der Bronchial-, Tracheal- und Lungenparenchymchirurgie und ihre Bedeutung für die Klinik. Im Druck.
BLAIR, L. G.: Chest manifestations in abdomino-thoracic injuries. Brit. J. Radiol. **18**, 258 (1945).
BLAKE, H. A., S. P. WISE, V. S. TAYLOR, S. L. KYLAR, R. C. MAJOR, and J. H. FORSEE: Recent experiences in the treatment of war wounds of the chest. U.S. Armed Forces med. Bull. **2**, 861 (1951).
BLASCHKE, B.: Frakturen der 1. Rippe. Fortschr. Röntgenstr. **89**, 459 (1958).
BLÜTHGEN, H.: Beitrag zur Pathologie der Verbrennungen. Frankfurt. Z. Path. **58**, 85 (1943).
BÖHLER, J.: Unfallchirurgische Eingriffe bei frischen Thoraxverletzungen. Klin. Med. (Wien) **13**, 257 (1958).
—, u. R. STRELI: Röntgenologische Lungenveränderungen bei der Fettembolie. Mschr. Unfallheilk. **60**, 282 (1957).
BÖHLER, L.: Die Technik der Knochenbruchbehandlung. Wien: Wilhelm Maudrich 1951.
BOHLE, W.: Rippenverrenkungen. Arch. orthop. Unfallchir. **27**, 269 (1929).
BOLAND, F.: Traumatic surgery of the lungs and pleura. Ann. Surg. **104**, 572 (1936).
BORCHARD, A., u. V. SCHMIEDEN: Lehrbuch der Kriegschirurgie. Leipzig 1937.
BORST, M.: Pathologisch-anatomische Erfahrungen über Kriegsverletzungen. Volkmann Vortrag Nr. 735 (1917).
— Allgemeines über die Wirkung der Geschosse, Waffen usw. In: Handbuch der ärztlichen Erfahrungen im Weltkrieg 1914/18, Bd. VIII, S. 206. Leipzig: Johann Ambrosius Barth 1921.
— Zit. in A. BORCHARD u. V. SCHMIEDEN, Lehrbuch der Kriegschirurgie. Leipzig 1937.
BOURGEOIS, P., J. LEMENAGER et J. P. GARAIX: Aspects des lésions trachéo-bronchiques consécutives aux traumatismes du thorax. Poumon **11**, 93—107 (1955).
BOWERS, W. F.: Surgery of trauma. Philadelphia: J. B. Lippincott Co. 1953.
BRADFORD, J. R.: Le collapsus pulmonaire contralatéral dans les plaies de poitrine. Bull. Soc. méd. Hôp. (Paris) **3**, 719 (1917).
BRESLIN, F. J.: Brüche der ersten Rippe allein ohne Brüche anderer Rippen. Amer. J. Surg. **38**, 384—389 (1937).

BREWER, L. A., B. BURBANK, P. C. SAMSON, and C. A. SHIFF: "Wet lung" in war casualities. Ann. Surg. **123**, 343 (1946).

BRUNN, W.: Über Frakturen des Sternums. Zbl. Chir. **40**, 633 (1913).

BRUNNER, A.: Kriegsverletzungen des Brustkorbs. Helv. med. Acta 8, 54 (1941).

— Die Behandlung des Hämothorax. Münch. med. Wschr. **98**, 425 (1956).

— Akute lebensbedrohliche intrathorakale Blutungen. Bruns' Beitr. klin. Chir. **207**, 63 (1962).

— Sofortmaßnahmen und operative Versorgung bei Verletzungen der Thoraxorgane. In: Bericht über die unfallchirurgische Tagg. in Mainz am 19. und 20. 5. 1962, veranstaltet vom Landesverband der gewerblichen Berufsgenossenschaften.

BUCHNER, H., u. D. KRONENBERG: Erfahrungen mit stumpfen Thoraxverletzungen. Chirurg **30**, 483 (1959).

BÜCHNER, S.: Eine weitere Vereinfachung der Röntgentiefenlotung. Fortschr. Röntgenstr. **78**, 205—211 (1953).

— Methodische und kritische Betrachtungen zur Röntgenplanimetrie. Fortschr. Röntgenstr. **78**, 732—738 (1953).

BURBANK, B., and J. H. FORSEE: Bomb blast injuries. Milit. Surg. **93**, 124 (1943).

BURCKHARDT, H., u. F. LANDOIS: Die Tangentialschüsse des knöchernen Thorax. Münch. med. Wschr. **1915**, 31.

— — Die Brustverletzungen im Kriege. Ergebn. Chir. Orthop. **10**, 467 (1918).

BURFORD, T. H., and B. BURBANK: Traumatic wet lung; observations on certain physiologic fundamentals of thoracic trauma. J. thorac. Surg. **14**, 415 (1945).

BURKE, J. F.: Early diagnosis of rupture of the bronchus. J. Amer. med. Ass. **1962**, 682.

CADY u. KERR: Zit. nach C. BINER, Neuere Untersuchungen zur Frage der traumatischen Pneumonie. Inaug.-Diss. Zürich 1953.

CALLENDER, G. R., and R. W. FRENCH: Wound ballistics. Studies in the mechanism of wound production by rifle bullets. Milit. Surg. **77**, 177—201 (1935).

CAMERON, D. A., P. V. O'ROURKE and CH. W. BURT: An analysis of the management and complications of multiple (three or more) rib fractures. Amer. J. Surg. **78**, 668 (1949).

CAÑEDO, B. D.: Quilothorax traumatico (Traumatischer Chylothorax). Chir. Ginecol. y Urol. **9**, 17—21 (1955).

CARTER, B. N., and M. E. DE BAKEY: War wounds of the chest. Army J. Bull. **80**, 60 (1944).

CAVAZZA, F., e G. BARTOLINI: La frattura della sterno. (Considerationi clinico statistiche.) Rass. Previd. soc. **6**, 25—42 (1953).

CAVE, E.: Fractures and other injuries. Chicago 1958.

CHAMBERLAIN, J. M., and C. F. DANIELS: Management of civilian injuries of the chest. N. Y. St. J. Med. **51**, 1908 (1951).

CHANDLER: Zit. nach D. B. MC. GRIGOR and E. SAMUEL, Radiology of war injuries; war wounds of the chest. Brit. J. Radiol. **18**, 133—145 (1945).

CHIECHI, M. A.: Chilotorace traumatico (Traumatischer Chylothorax.) Chir. torac. **6**, 3—33 (1953).

CHURCHILL, E. D.: The surgical management of the wounded in the Mediterraneum Theater at the time of the fall of Rome. Ann. Surg. **120**, 268 (1944).

— Trends and practices in thoracic surgery in Mediterranean Theater. J. thorac. Surg. **13**, 307 (1944).

CLARK, K. C.: Positioning in radiography. London: Ilford/Heinemann 1962.

CLARK, O. R.: Traumatic chylothorax. Arch. Surg. **68**, 848—853 (1954).

CLEMEDSON, C. I.: An experimental study on air blast injuries. Acta physil. scand. **18**, 61 (1949).

COLEMAN, F. P.: Traumatic hemothorax. Arch. Surg. **50**, 14 (1945).

—, u. C. L. COLEMAN: Impressionsfrakturen des Brustkorbs. Surg. Gynec. Obstet. **90**, 129 (1950).

CRAFOORD, C.: Nord. Med. **3**, 2728 (1939).

CRUTCHER, R. R., and T. M. NOLEN: Multiple rib fractures with instability of chest wall. J. thorac. Surg. **32**, 15—21 (1956).

D'ABREU, A., J. W. LICHTFIELD, and C. J. HODSON: Lancet **1944II**, 295. Zit. nach D. B. MCGRIGOR and E. SAMUEL.

DAUGHTRY, C.: Traumatic torsions of the lung. New Engl. J. Med. **256**, 385 (1957).

DEAN, D. M., A. R. THOMAS, and R. S. ALLISON: Effects of high-explosive blast on lungs. Lancet **1940II**, 224.

DELOYERS, L., A. DUMONT, A. DUPREZ, F. DURIEU, F. DEDERCQ et REINHOLD: Rupture traumatique de la bronche souche droite. Lyon chir. **44**, 79 (1949).

DENK, W.: Brustschüsse. In: ZIMMER, Wehrmedizin, Kriegserfahrungen 1939—1943, Bd. II, S. 37. Wien 1944.

—, u. H. KUNZ: Die Chirurgie der Brustwand. In: KIRSCHNER-NORDMANN, Die Chirurgie, 2. Aufl., Bd. V. Berlin u. Wien: Urban & Schwarzenberg 1941.

DERRA, E.: Handbuch der Thoraxchirurgie. Berlin-Göttingen-Heidelberg: Springer 1958.

DESAGA, H.: Die Luftstoßverletzung durch Sprengstoffdetonation. Klin. Wschr. **1944**, 297.

DICK, W.: Thoraxverletzungen im Kindesalter. Langenbecks Arch. klin. Chir. **304**, 595 (1963).

DIETRICH, A.: Die Kontusionverletzungen innerer Organe. Med. Klin. Nr 50 (1916).

DILLER, W. F., u. E. ENDREI: Posttraumatische Rundherde der Lunge. Fortschr. Röntgenstr. **96**, 364—370 (1962).

DOLLEY, F. S., and I. A. BREWER: Chest injuries. Ann. Surg. **116**, 668—686 (1942).

DOR, J.: Les règles d'or de l'examen d'une contusion thoracique grave. Rev. Prat. (Paris) **12**, 3105 (1962).

DZIEMIAN, A. J.: Wound ballistics of the 30 caliber M2 rifle ball. Chemical Corps Med. Lab. Research Report No 106 (1952).

EKMANN jr., W. G., B. N. ROSENBERG, and E. B. GALL: Traumatic rupture of the bronchus. Ann. Surg. **143**, 89—105 (1956).

EERLAND, L. D.: Trauma thoracis. Ned. T. Geneesk. **1942**, 3—9.

EHALT, W.: Unfallchirurgie im Röntgenbild. Wien: Wilhelm Maudrich 1952.
— Verletzungen bei Kindern und Jugendlichen. Stuttgart: Ferdinand Enke 1961.
ELLIS jr., F. H., H. A. ANDERSEN, and B. HAYLES: Complete traumatic rupture of the bronchus with successful surgical repair: report of a case in a 3-years old child. Proc. Mayo Clin. **30**, 268—276 (1955).
ENDRESS, Z. F.: Traumatic mediastinal hematoma. Amer. J. Roentgenol. **70**, 576—580 (1953).
ERB, I. H., E. M. MORGAN, and A. W. FARMER: Pathology of burns. Pathologic picture as revealed at autopsy in series of 61 fatal cases treated at Hospital for sick children (with and without tannic acid). Ann. Surg. **117**, 234 (1943).
ERNST, M.: Die Versorgung der Brustverletzten bei den vorderen Sanitätseinheiten. Münch. med. Wschr. **1**, 485 (1941).
FARMER, A. W.: Pathology of burns. Amer. Acad. orthop. Surg. **1943**, 182.
— Experience with burns at Hospital for sick children. Amer. J. Surg. **59**, 195 (1943).
FARRINGER, I. L., and D. CARR: Penetrating wounds of the chest. Review of 251 cases. Amer. J. Surg. **85**, 747—751 (1953).
FINCK, F.: Über die Vorzüge der Entfernung von tiefsitzenden Fremdkörpern der Speiseröhre vom eröffneten Magen aus. Zbl. Chir. **48**, 623—625 (1921).
FISCHER, H.: Erfahrungen deutscher Pathologen im Kriege 1939—1945. Darmstadt: Wehr u. Wissen.
— Schußverletzungen durch moderne Feuerwaffen und die Folgerungen für die Behandlung. Münch. med. Wschr. **104**, 2001 (1962).
— Was lehren uns die Erfahrungsberichte der beratenden Chirurgen? Wehrmed. Mitt. **1961**, 161.
— Opfer der Motorisierung. Wehrmed. Mitt. **1962**, 137.
FOJANINI, G., e E. RUGGERI: Il chilotorace (Chylothorax). Policlinico, Sez. chir. **60**, 279—295 (1953).
FONTANA-LACHMUND, CH.: Der posttraumatische Lungenkollaps. Z. Unfallmed. Berufskr. **48**, 276—310 (1955).
FORGON, M.: Ein Fall von traumatisch bedingter Brustwandhernie. Zbl. Chir. **87**, 806—809 (1962).
FORSEE, J. H.: Thoracic wounds. In: W. F. BOWERS, Surgery of trauma. Philadelphia: J. B. Lippincott Co. 1953.
— L. M. SHEFTS, B. BURBANK, C. J. FITZPATRICK, and T. H. BURFORD: The management of thoracic war injuries. J. Lab. clin. Med. **28**, 418 (1943).
FORSTER, E.: Physiopathologie des contusions thoraciques graves. Rev. Prat. (Paris) **12**, 3091—3098 (1962).
— Zit. nach KRAUSS. Traumatischer Bronchusabriß **1**, 10 (1963).
— L. MOLE, R. FROMES et M. ASSOUAD: Dix-sept observations des grands traumatismes fermes du thorax. Poumon **14**, 153 (1958).
FOWLER, A. W.: Traumatic rupture of a main bronchus. Brit. med. J. **1955**, 85.
— Flexion-compression injury of the sternum. J. Bone Jt Surg. B **39**, 487—497 (1957).
FRENKEL, E.: Über anatomische Befunde bei akuten Todesfällen nach ausgedehnten Verbrennungen. Dtsch. med. Wschr. **15**, 22 (1889).
FRANCKE, G.: Bei Strumektomie zurückgelassener Tupfer nach 3 Jahren aus dem rechten Oberlappenbronchus entfernt. Zbl. Chir. **1956**, 2537—2540.
FRANKE, H.: Dringliche Chirurgie der Brustwand- und Lungenschußverletzungen. Chirurg **14**, 428 (1942).
FRANZ: Lehrbuch der Kriegschirurgie, S. 442. Berlin: Springer 1944.
GAGNON, E. D.: The recognition and management of traumatic ruptures of the tracheo-bronchial tree. Canad. J. Surg. **2**, 331—344 (1959).
GARAIX, J. P.: Les traumatismes tracheo-bronchiques. Cah. Coll. méd. Hôp. Paris **3**, 773—778 (1962).
GARRÉ, C., u. H. QUINCKE: Grundriß der Lungenchirurgie. Jena: Gustav Fischer 1903.
GELEHRTER, G.: Brustkorb. In: W. EHALT, Verletzungen bei Kindern und Jugendlichen. Stuttgart: Ferdinand Enke 1961.
GENEWEIN: In: A. BORCHARD u. V. SCHMIEDEN, Lehrbuch der Kriegschirurgie. Leipzig 1937.
GERNEZ-RIEUX, CH., J. DRIESSENS, G. BIZARD et A. BRETON: Nouvelles recherches sur les lésions pulmonaires expérimentelles secondaires aux exitations vago-sympathiques. Etude anatomo-pathologique et radiologique. Presse méd. **49**, 1132—1135 (1941).
— M. MARCHAND, P. MOUNIER-KUHN, A. POLICARD et L. ROCHE: Broncho-pneumopathies professionelles. Paris: Masson & Cie. 1961.
— — — et E. SPY: Les images pulmonaires labiles posttraumatiques. Ann. Radiol. **5**, 457—466 (1962).
— C. VOISIN et V. MACQUET: La contusion bronchopulmonaire après traumatisme fermé du thorax. Lille méd. **4**, 555—581 (1959).
GISSANE, W.: The nature and causation of road injuries. Lancet **1963 II**, 695.
GLOOR, F.: Pathologisch-anatomische Befunde. In: M. ALLGÖWER u. J. SIEGRIST, Verbrennungen. Berlin-Göttingen-Heidelberg: Springer 1957.
GLUM, H., I. HERNANDEZ-RICHTER und W. SCHINK: Thoraxchirurgie und vaskuläre Chirurgie. **10**, 402 (1963).
GOODMAN: Zit. nach M. FORGON, Ein Fall von traumatisch bedingter Brustwandhernie. Zbl. Chir. **87**, 806—809 (1962).
GOORWITCH, J.: Traumatic chylothorax and thoracic duct ligation. Case report and review of literature. J. thorac. Surg. **29**, 467—479 (1955).
GRÄFF, S.: Über den Situs von Herz und großen Gefäßen bei einseitiger Druckerhöhung im Pleuraraum. Mitt. Grenzgeb. Med. Chir. **33**, 232 (1921).
GRÄFF, W.: Der Tod im Luftangriff. Hamburg: Noelke 1948.
GRASBERG: Zit. nach H. J. KIPSHOVEN, Diskontinuitäten im Verlauf der ersten Rippen. Fortschr. Röntgenstr. **74**, 555 (1951).
GRASHEY, R.: Atlas chirurgisch-pathologischer Röntgenbilder. München: J. F. Lehmann 1908.
— Fremdkörperschicksal und Fremdkörperbestimmung. In: RIEDER-ROSENTHAL, Lehrbuch der Röntgenkunde, Bd. II, S. 400 (1917).

Grashey, R.: Die Technik der Fremdkörperlokalisation. In: Handbuch der ärztlichen Erfahrungen im Weltkriege 1914/18, Bd. IX. Röntgenologie. Leipzig: Johann Ambrosius Barth 1922.
— Steckschuß und Röntgenstrahlen. Untersuchung und Behandlung der Steckschüsse. Leipzig: Georg Thieme 1940.
Gray, H. K.: Specific effects of wounds of the thorax. In: W. F. Bowers, Surgery of trauma. Philadelphia: Lippincott Co. 1953.
—, and J. D. Fryfogle: Thoracic injuries in World War 2. General considerations, alterations of pulmonary physiology, and therapy in the initial and reparative phases. U.S. Armed Forces Med. J. **2**, 1127 (1951).
Greening, R., A. Kynette, and Ph. J. Hodes: Unusual pulmonary changes secondary to chest trauma. Amer. J. Radiol. **77**, 1059 (1957).
Griffith, I. L.: Fracture of the bronchus. Thorax **4**, 105 (1949).
Grill, W.: Notfallchirurgie in der Thoraxhöhle. Med. Klin. **1963**, 312.
Gross, F.: Röntgenologische Lungenveränderungen bei der Fettembolie. Mschr. Unfallheilk. **61**, 245—247 (1958).
Grosse-Brockhoff, F.: Schädigungen durch Explosionen und Detonationen. In: Handbuch der Inneren Medizin, Bd. VI/2. Berlin-Göttingen-Heidelberg: Springer 1954.
Guichard, A., P. Galy et M. Pellet: Les pneumonies chroniques pseudo-tumorales. Étude anatomopathologique et pathogénique. Ann. Anat. path. **6**, 27—57 (1961).
Gumbiner, B., and M. M. Cutler: Spontaneous pneumomediastinum in the newborn. J. Amer. med. Ass. **117**, 2050 (1941).
Hadfield, G.: Lung injuries in air raids. A discussion on pathology and diagnosis. Brit. med. J. **1941 II**, 239—242.
— J. M. Ross, K. H. A. Swain, J. M. Drury-White, and A. Jordan: Blast from high velocity explosives. Lancet **1940 II**, 478.
Hadlich: Zit. nach L. Talke, Zur Kenntnis der Heilung von Lungenwunden. Bruns' Beitr. klin. Chir. **47**, 191 (1905).
Harvey, E. N., E. G. Butler, J. H. McMillen, and W. D. Puckett: Mechanism of wounding. War Med. (Chic.) 8, 91—104 (1945).
— I. M. Korr, G. Oster, and J. H. McMillen: Secondary damage in wounding due to pressure changes accompanying the passage of high velocity missiles. Surgery **21**, 218—239 (1947).
Hasche, E.: Die traumatische Bronchusruptur. Thoraxchirurgie **1**, 357—365 (1953).
Hasselwander, A.: Über die Anwendung der Stereofotogrammetrie des Röntgenbildes in der feldärztlichen Tätigkeit. Münch. med. Wschr. **1915**, 1515.
— Die Stereoskopie des Röntgenbildes. In: Von Schjerning, Handbuch der ärztlichen Erfahrungen im Weltkrieg 1914—1918. Leipzig: Johann Ambrosius Barth 1922.
— Steckschuß und Röntgenstrahlen. Leipzig: Georg Thieme 1940.
Hasselwander, A.: Die objektive Stereoskopie an Röntgenbildern. Stuttgart: Georg Thieme 1954.
Haubensak, O.: Über Rippenfrakturen und ihre Folgezustände. Arch. orthop. Unfall-Chir. **21**, 551 (1923).
Hay, E. B.: Application of war experience to civilian chest casualities. Sth. Surg. **14**, 248 (1948).
—, and J. K. Webb: Treatment of hemothorax. Amer. J. Surg. **80**, 240 (1950).
Heberer, G.: Erkennung und Behandlung der stumpfen und offenen Brustverletzungen. Mschr. Unfallheilk. **54**, 348 (1951).
— H. I. Peiper u. H. H. Löhr: Die Diagnose und Behandlung von Fremdkörpern im Thorax. Ergebn. Chir. Orthop. **41**, 203 (1958).
Helm: Zit. nach H. J. Kipshoven, Diskontinuitäten im Verlauf der ersten Rippen. Fortschr. Röntgenstr. **74**, 555 (1951).
Herget, C. M.: Wound ballistics. In: W. F. Bowers, Surgery of trauma. Philadelphia: J. B. Lippincott Co. 1953.
Herrmannsdorfer, A.: Brustwandhernien. In: Handbuch der praktischen Chirurgie. Stuttgart: Ferdinand Enke 1931.
Heuck, F.: Die Streifenatelektasen der Lunge. Stuttgart: Georg Thieme 1959.
Hezel, E.: Massiver Lungenkollaps nach stumpfem Bauchtrauma. Dtsch. med. Rdsch. **1950**, 177—178.
Hilbers, B.: Multiple Hustenfrakturen. Med. Klin. **1956**, 851—853.
Hodes, P. I., J. Johnson, and I. P. Atkins: Traumatic bronchial rupture with occlusion. Amer. J. Roentgenol. **60**, 448 (1948).
Hodson, C. J.: Primarily radiological lesions found in traumatic chest cases. I. Brit. J. Radiol. **17**, 296 (1944).
— Primarily radiological lesions found in traumatic chest cases. II. Brit. J. Radiol. **18**, 176 (1945).
Holmes jr., Th. W., and R. E. Netterville: Complications of first rib fracture, including one case each of tracheo-esophageal fistula and aortic arch aneurysm. J. thorac. Surg. **32**, 74—91 (1956).
Holmes-Sellors, T.: Thoracic surgery in war: at the base Inter-Allied Conference in War Medicine. London 1947 (edit. Sir Henry Letheby Tidy).
Horatz, K.: Ursachen und Behandlung des traumatischen Lungenkollaps. Anaesthesist **6**, 304 (1957).
Horsley, V.: The destructive effects of small projectiles. Nature (Lond.) **50**, 104—108 (1894).
Howson, C. R.: Fracture of the rib from cough. Case report. Amer. Rev. Tuberc. **30**, 566 (1934).
Huizinga, E.: Zur Röntgendiagnostik der Bronchialfremdkörper. Mschr. Ohrenheilk. **65**, 1460 (1931).
— Bronchographie bei Fremdkörpern. Z. Hals-Nas.- u. Ohrenheilk. **41**, 299 (1937).
—, u. Smelt: Zit. nach G. Heberer, H. I. Peiper u. H. H. Löhr, Die Diagnose und Behandlung von Fremdkörpern im Thorax. Ergebn. Chir. Orthop. **41**, 203 (1958).
Hurwitz, S., and H. Greenhood: Pneumothorax and pneumomediastinum in the newborn infant. J. Pediat. **45**, 437—442 (1954).
Hyrtl: Zit. nach H. J. Kipshoven, Diskontinuitäten im Verlauf der ersten Rippen. Fortschr. Röntgenstr. **74**, 555 (1951).

IRMER, W.: Zit. nach W. DICK, Thoraxverletzungen im Kindesalter. Langenbecks Arch. klin. Chir. **304**, 595 (1963).

JANKER, R.: Das stereoskopische Leuchtschirmbild. Röntgenpraxis **13**, 272 (1941).

— Die röntgenologische Lagebestimmung von Fremdkörpern. Zbl. Chir. **72**, 858, 1097 (1947).

— Die Röntgendurchleuchtung bei der Fremdkörperlokalisation und bei der Fremdkörperentfernung. Ärztl. Wschr. **1947**, 756.

— Röntgenaufnahmetechnik. München: Johann Ambrosius Barth 1952.

JAUBERT DE BEAUJEU, M. et al.: Embolie pulmonaire par corps étranger métallique. J. franç. Méd. Chir. thor. 197 (1958).

— De la migration des projectiles dans le pédicule pulmonaire. (Apropos de 2 observations.) Presse méd. **70**, 2123 (1962).

JOANNIDES, M., A. L. HESSE, and M. JOANNIDES jr.: Surgical wounds of the lung. (The mode of healing of pulmonary tissue.) J. thorac. Surg. **18**, 695 (1949).

JOHANSSON, L., and T. SILANDER: Twenty-one years of thoracic injuries. A clinical study of 313 cases. Acta chir. scand. **245**, 91 (1959).

JOHNSON, J., and CH. KIRBY: Surgery of the chest. Chicago: Year Book Publ. 1958.

JOLLY, D. W.: Field surgery in total war. New York 1941.

JUNGE, H.: Brüche und Verrenkungen des Brustkorbs. In: WANKE-MAATZ-JUNGE-LENTZ, Knochenbrüche und Verrenkungen. München u. Berlin: Urban & Schwarzenberg 1962.

JUVENELLE, A. A.: Diskussionsbemerkungen. J. thorac. Surg. **20**, 647 (1950).

KAUFMANN, E.: Lehrbuch der speziellen pathologischen Anatomie. Berlin: W. de Gruyter & Co. 1922.

KENNEY u. SCHLOSSER: Zit. nach L. JOHANSSON and T. SILANDER, Twenty-one years of thoracic injuries. A clinical study of 313 cases. Acta chir. scand. **245**, 91 (1959).

KENT, E. M., and H. E. TEBROCK: Posttraumatic hemothorax management. U.S. Nav. Med. Bull. **45**, 14 (1945).

KEY, I. A., u. H. E. CONWELL: Zit. nach PREISS. In: SCHINZ-BAENSCH-FRIEDL-UEHLINGER, Lehrbuch der Röntgendiagnostik, Bd. III. Stuttgart: Georg Thieme 1952.

— The management of fractures, dislocations and sprains. St. Louis 1956.

KIENBÖCK, R.: Radiologische Lokalisation von Geschossen im Brustkorb. Fortschr. Röntgenstr. **25**, 263—302 (1917).

KING, J. D., and G. M. CURTIS: Lung injury due to detonation of high explosives. Surg. Gynec. Obstet. **74**, 53—62 (1942).

KILLIAN: Zit. nach W. DICK, Thoraxverletzungen im Kindesalter. Langenbecks Arch. klin. Chir. **304**, 595 (1963).

KINSELLA, T. I., and L. W. JOHNSRUD: The traumatic rupture of the bronchus. J. thorac. Surg. **16**, 571 (1947).

KIRKPATRICK, E. R. G.: A case of traumatic avulsion of a main stem bronchus from its lung, treated by immediate pneumonectomy. Brit. J. Surg. **37**, 362 (1950).

KIRSCHNER, H.: Dringliche Lungenchirurgie bei akut bedrohlichen Zuständen. Ther. d. Gegenw. **96**, 369—379 (1957).

KLEBS: Beiträge zur pathologischen Anatomie der Schußwunden. Leipzig 1872.

KLEINER, S. B.: Fractures of the ribs during pregnancy. Boston med. and surg. J. **190**, 1034 (1924).

KNOEPP, L. F.: Fractures of the ribs; a review of 386 cases. Amer. J. Surg. **52**, 405 (1941).

KNOLL, V.: Der posttraumatische Lungenkollaps. Fortschr. Röntgenstr. **71**, 931 (1949).

KOCH, W.: Zusammenhangstrennungen, Lageveränderungen und Fremdkörper der Lunge und Bronchien. In: Handbuch der speziellen pathologischen Anatomie und Histologie, Bd. III/2, S. 1. Berlin: Springer 1930.

KÖHLER, A.: Die Kriegschirurgie des Jahres 1917. Brust- und Lungenchirurgie. Veröffentlichungen aus dem Gebiet des Militärsanitätswesens H. 76.

KÖNIG: Zit. nach L. TALKE: Zur Kenntnis der Heilung von Lungenwunden. Bruns' Beitr. klin. Chir. **47**, 191 (1905).

KOENNECKE: Ein Fall von eingeklemmter Lungenhernie. Klin. Wschr. **1927 I**, 73.

KOLESNIKOW, I. S.: Die Therapie der Thoraxverletzungen mit organisiertem Hämothorax. Vestn. Khir. **75**, 16—21 (1955).

KOSS: Zit. nach W. DICK, Thoraxverletzungen im Kindesalter. Langenbecks Arch. klin. Chir. **304**, 595 (1963).

KRAUSS, H.: Erfahrungen bei der Versorgung und Nachbehandlung von Verletzten mit Brustschüssen in den vorderen Sanitätseinrichtungen. Dtsch. Militärarzt **7**, 103—114 (1942).

— Zur Wiederherstellung der Funktion rupturierter Bronchien. Langenbecks Arch. klin. Chir. **282**, 524—527 (1955).

— Brustkorb-Lungenverletzungen. Dtsch. med. J. **6**, 415—418 (1955).

— Die Bronchusruptur. Klinisches Bild und Behandlung. Langenbecks Arch. klin. Chir. **282**, 524 (1955).

— Brustwand. In: Handbuch der Thoraxchirurgie, Bd. II, S. 1. Berlin-Göttingen-Heidelberg: Springer 1959.

— Traumatischer Bronchusabriß. Med. Forsch. **1**, 10 (1963).

KRINITZKI, S. I.: Zur Kasuistik einer vollständigen Zerreißung des rechten Luftrohrastes. Virchows Arch. path. Anat. **266**, 815 (1928).

KROHN, P. L., D. WHITTERIDGE, and S. ZUCKERMAN: Physiological effects of blast. Lancet **1942 I**, 252.

KRULL, F.: Eine seltene Brustkorbverletzung. Mschr. Unfallheilk. **59**, 119 (1956).

KÜLBS: Lunge und Trauma. Naunyn-Schmiedebergs Arch. exp. path. Pharmak. **62**, 39 (1910).

KUKULA: Lokalisation und Entfernung von Projektilen. Bruns' Beitr. klin. Chir. **108**, 95 (1917).

KULOWSKI, J.: Roentgenologic aspects of motor vehicle accidents. Amer. J. Roentgenol. **77**, 115 (1957).

LAFORET, E. G.: Traumatic hemomediastinum. J. thorac. Surg. **29**, 597 (1955).

LAQUA, H., u. I. VOGT-MOYKOPF: Schuß- und Splitterverletzungen der Lunge. Bruns' Beitr. klin. Chir. **207**, 293 (1963).

LATARGET, M.: Déchirure bronchique traitée avec succès par suture immédiate. Poumon **14**, 147 (1958).

LE BRIGAND, H., et J. FAURE: Les contusions thoraciques graves. Rev. Prat. (Paris) **12**, 3115 (1962).

LIARAS, H.: Deux cas de ruptures traumatiques des bronches souches. Mém. Acad. Chir. **82**, 117—123 (1956).

LIEBESKIND, R.: Zur Pathophysiologie des Ventilpneumothorax. Bruns' Beitr. klin. Chir. **205**, 138 (1962).

LITTEN, M.: Über die durch Kontusion erzeugten Erkrankungen der Brustorgane mit besonderer Berücksichtigung der Kontusionspneumonie. Z. klin. Med. **5** (1882).

LLOYD, J. R., D. K. HEYDINGER, K. P. KLASSEN, and L. CH. ROETTIG: Rupture of the main bronchi in closed chest injury. Arch. Surg. **77**, 597 (1958).

LÖFFLER, W., u. F. NAGER: Über traumatische Bronchostenose und ihre Behandlung. Schweiz. med. Wschr. **71**, 293 (1941).

LÖHR, B.: Differenzierte Funktionsuntersuchungen als zuverlässige Hilfe bei der Begutachtung Thoraxverletzter. Langenbecks Arch. klin. Chir. **279**, 191 (1954).

—, u. E. SODER: Über das Kontusionssyndrom und die funktionellen Spätschäden nach Thoraxtraumen. Langenbecks Arch. klin. Chir. **281**, 12—18 (1955).

LOGAN, D. D.: Detonation of high explosive shell and bomb and its effects. Brit. med. J. **1939**, 816.

LOSSEN, H.: Wie schützt man sich vor röntgenologischem Verkennen von Rippenbrüchen? Chirurg **17/18**, 160—167 (1947).

LUFF, K.: Neuere wundballistische Erkenntnisse und ihre klinische Bedeutung. Klin. Wschr. **36**, 930 (1958).

LUSCHKA: Zit. nach H. J. KIPSHOVEN, Diskontinuitäten im Verlauf der ersten Rippen. Fortschr. Röntgenstr. **74**, 555 (1951).

MACKLER, S. A.: Experience with thoracic and thoraco-abdominal wounds in an evaluation hospital. J. thorac. Surg. **16**, 538 (1947).

MAHAFFEY, D. E., O. CREECH jr., H. G. BOREN, and M. E. DE BAKEY: Traumatic rupture of the left main bronchus successfully repaired eleven years after injury. J. thorac. Surg. **32**, 312—331 (1956).

MAJOR, H.: Der posttraumatische Lungenkollaps. Langenbecks Arch. klin. Chir. **284**, 177 (1956).

— Verletzungen der Lunge. In: Handbuch der Thoraxchirurgie. Berlin-Göttingen-Heidelberg: Springer 1958.

MALGAIGNE: Zit. nach H. J. KIPSHOVEN, Diskontinuitäten im Verlauf der ersten Rippen. Fortschr. Röntgenstr. **74**, 555 (1951).

MALLORY, T. B., and W. J. BRICKLEY: Pathology: With special reference to the pulmonary lesions. Symposium on management of Cocoanut Grove burns of Massachusetts General Hospital. Ann. Surg. **117**, 865 (1943).

MALONEY jr., J. V.: The conservative treatment of traumatic haemothorax. Amer. J. Surg. **93**, 533 (1957).

MARCHAND: Zit. nach L. TALKE: Zur Kenntnis der Heilung von Lungenwunden. Bruns' Beitr. klin. Chir. **47**, 191 (1905).

MATTHES, H. G., u. A. THELEN: Ermüdungsbrüche der Rippen mit typischer Lokalisation. Chirurg **11**, 537—542 (1939).

MATTHES, TH.: Über Möglichkeiten und Grenzen bronchuschirurgischer Eingriffe nach traumatischen Bronchusverletzungen. Chirurg **26**, 455—460 (1955).

MATZANDER, U.: Die Behandlung der geschlossenen Rippenbrüche und der schweren Thoraxkontusion. Münch. med. Wschr. **1963**, 197—202.

MATZNER: Arch. orthop. Unfall-Chir. **47**, 320 (1955). Zit. nach G. GELEHRTER, Brustkorb. In: W. EHALT, Verletzungen bei Kindern und Jugendlichen. Stuttgart: Ferdinand Enke 1961.

MAURER, E. R.: Newer methods of managing serious injuries to the chest. Amer. J. Surg. **87**, 462—473 (1954).

MAYNARD, A. L., E. A. NACLERIO, and J. W. V. CADICE jr.: Traumatic injury to lung. Amer. J. Surg. **90**, 458—468 (1955).

MCGRIGOR, D. B., and E. SAMUEL: War wounds of the chest. Brit. J. Radiol. **18**, 133—145 (1945).

MCMILLEN, J. H., and J. R. GREGG: The energy, mass and velocity which is required of small missiles in order to produce a casuality. Missiles Casualities Report No 12 (1945).

MERKEL: In: Handbuch der ärztlichen Erfahrungen im Kriege, Bd. VIII, S. 427. Leipzig: Johann Ambrosius Barth 1921.

MIKAT, B.: Die Bundesstatistik der gewaltsamen Todesfälle unter besonderer Berücksichtigung des Todes im Verkehr. Hefte Unfallheilk. **55**, 14 (1957).

MILANI, U.: La sindrome da dolore parietale nei traumatism des torace. Basi fisiopatologiche ed orientamenti terapeutici. (Das Schmerzsyndrom bei Verletzungen der Thoraxwand. Physiopathologische Grundlagen und therapeutische Richtlinien.) Chir. gen. (Perugia) **6**, 22—29 (1957).

—, e E. A. A. PASANISI: Studi sulla fisiopatologia del torace traumatizzato. La sindrome da dolore parietale. (Studien über die Physiopathologie des traumatisierten Thorax. Das Parietalschmerzsyndrom.) Arch. Chir. Torace **14**, 751—769 (1957).

MITCHELL, J. B.: Cough fracture. Brit. med. J. **1951**, 1492.

MOLNAR, J., u. Z. LÁBAS: Bronchoskopische Bronchusperforation, operative Behandlung. Thoraxchirurgie **4**, 336—339 (1956).

MOLNÁR, ST.: Verkehrsmedizinische Betrachtungen zu einer pathologisch-anatomischen und klinischen Auswertung der tödlichen Unfallverletzungen im Stadtgebiet Frankfurt am Main, von 1952—1961. Diss. Frankfurt a. M. 1963.

MONTGOMERY, G. L.: Healing of experimental wounds of lung. Brit. J. Surg. **31**, 292 (1943/44).

MORITZ, A. R.: Ausgänge der Brust- und Bauchschüsse. Bruns' Beitr. klin. Chir. **101**, 203 (1916).

—, F. R. DUTRA, and R. MCLEAN: The effects of inhaled heat on the air passage and lungs. Amer. J. Path. **21**, 311 (1945).

NIJS, R., et L. VERSTREKEN: Les grands traumatismes du thorax. Acta chir. belg. **3**, 328—348 (1956).

NISSEN, R.: Kreislaufwirkung umschriebener Drucksteigerung im Mittelfellraum. Dtsch. Z. Chir. **208**, 59 (1928).

— Die chirurgische Behandlung des bedrohlichen Mediastinalemphysems. Zbl. Chir. **57**, 1023 (1930).

— Der massive Lungenkollaps. Langenbecks Arch. klin. Chir. **167**, 567 (1931).

NORLIN, U. A. T.: Traumatic rupture of the main bronchus. Acta radiol. (Stockh.) **43**, 305—309 (1955).

OBERDALHOFF, H., H. VIETEN u. H. KARCHER: Klinische Röntgendiagnostik chirurgischer Erkrankungen, Bd. I, S. 30. Berlin-Göttingen-Heidelberg: Springer 1959.

OECHSLI, W. R.: Rib fracture from cough. Amer. J. thorac. Surg. **5**, 530 (1936).

OLCH, I. Y., and H. C. BALLON: The origin of scar tissue in healing of the lung. Arch. Surg. **19**, 1595 (1929).

O'REILLY, J. N., and S. R. GLOYNE: Blast injury of lungs. Lancet **1941 II**, 423—428.

OSBORN, G. R.: Pulmonary concussion (blast). Brit. med. J. **1941 I**, 506—510.

PARMLEY, L. F., W. C. MANION, and L. W. MATTINGLY: Non-penetrating heart injury. Circulation **18**, 371 (1958).

PASSEN, W.: Pseudoarthrosen nach isolierten Frakturen der 1. Rippe. Dtsch. Chir. **250**, 76 (1938).

PAULSON, D. L.: Traumatic bronchial rupture with plastic repair. J. thorac. Surg. **22**, 568 (1951).

—, and R. R. SHAW: Bronchial anastomosis and bronchoplastic procedures in the interest of preservation of lung tissue. J. thorac. Surg. **29**, 238 (1955).

PHILIPPS, E.: Pneumonia following nonpenetrating pulmonary injuries. J. Amer. med. Ass. **133**, 161—168 (1947).

PLAATS, J. G. VAN DER: Leitfaden der Medizinischen Röntgentechnik. Eindhoven: Philips technische Bibliothek 1961.

PONTE, A.: Lungenhernie. Chirurg **25**, 29—31 (1954).

POWELL, H. D. W.: The treatment of simple rib fractures. A criticism of a "laissez-faire" policy. Brit. med. J. **1955**, 829—830.

PREISS, in: SCHINZ-BAENSCH-FRIEDL-UEHLINGER, Bd. III. Stuttgart: Georg Thieme 1952.

PRINST, K., u. H. HOFER: Beitrag zur Entstehung einer sogenannten Lungenhernie. Chirurg **26**, 107—110 (1955).

RAPPORT, R. L., R. B. ALLEN, and G. J. CURRY: The fractured rib. A significant injury. An analysis of seven hundred thirty consecutive cases. Arch. Surg. **71**, 7—13 (1955).

RATHKE, L.: Die Erstversorgung des Hämatothorax und des offenen Pneumothorax. Chirurg **20**, 105 (1949).

RAZEMON, P., et CH. GERNEZ-RIEUX: Rupture de la bronche souche gauche latant de quinze mois; résection-anastomose, suivie de récupération fonctionelle du poumon. Mém. Acad. Chir. **82**, 724—732 (1956).

RICKLIN, P.: Der Straßenverkehrsunfall. Unfallmedizinische und -chirurgische Probleme. Sonderausgabe der Helv. chir. Acta, Supp. IX. Basel u. Stuttgart: Benno Schwabe & Co. 1958.

RIEDINGER: Verletzungen und chirurgische Krankheiten des Thorax und seines Inhaltes. Stuttgart: Ferdinand Enke 1888.

RIENZO, DI: Zit. nach G. HEBERER, H. J. PEIPER u. H. H. LÖHR: Die Diagnose und Behandlung von Fremdkörpern im Thorax. Ergebn. Chir. Orthop. **41**, 203 (1958).

ROCKEY, E. E.: The care of thoracic and thoracoabdominal wounds in the combat zone in Korea. J. thorac. Surg. **24**, 435 (1952).

RÖSSLE, R.: Pathology of blast effects. German Aviation Medicine, World War II, vol. II, p. 1260 Department of the Air Force 1950.

ROLLINS, L. C., and D. H. POER: Mediastinal emphysema and bilateral pneumothorax following surgery of the neck. Amer. Surg. **22**, 567—572 (1956).

ROMANI, J. D.: Les lésions pulmonaires au cours des brûlures expérimentales chez le cobaye. C. R. Soc. Biol. (Paris) **147**, 262 (1953).

RONNEN, J. R. v.: Spontaneous fractures of ribs. Arch. chir. neerl. **8**, 251—263 (1956).

ROSENBERG: Zit. nach H. J. KIPSHOVEN, Diskontinuitäten im Verlauf der ersten Rippen. Fortschr. Röntgenstr. **74**, 555 (1951).

ROSS, I. M.: Haemorrhage into lungs in cases of death due to trauma. Brit. med. J. **1941**, 79—80.

RÜGHEIMER, E.: Zit. nach W. DICK, Thoraxverletzungen bei Kindern. Langenbecks Arch. klin. Chir. **304**, 595 (1963).

RUSCA, F.: Experimentelle Untersuchungen über die traumatische Druckwirkung der Explosionen. Dtsch. Z. Chir. **132**, 315 (1915).

SALYER, J. M., A. BLAKE, and J. H. FORSEE: Pulmonary hematoma. J. thorac. Surg. **25**, 336 (1953).

SAMSON, P. C.: Review of certain principles in management of thoracic war wounds. Calif. Med. **65**, 25 (1946).

— B. BURBANK, L. A. BREWER, and T. H. BURFORD: Immediate care of wounded thorax. J. Amer. med. Ass. **129**, 606 (1945).

SANGER, P. W.: Evacuation hospital experiences with war wounds of the chest. Ann. Surg. **122**, 147 (1945).

SANTY, P., M. BÉRARD, BOUCHE et P. FRAISSE: Suppuration pulmonaire secondaire à une rupture traumatique. Lyon chir. **40**, 672 (1945).

— P. LAGÈZE et M. LATARGET: Rupture traumatique de la bronche souche droite. Opération reconstructive. Lyon chir. **53**, 438 (1957).

SATALOVA, N. A.: Zit. nach Z. org. ges. Chir. **137**, 38 (1955).

SAUERBRUCH, F.: Zur Pathologie des offenen Pneumothorax und die Grundlagen meines Verfahrens zu seiner Ausschaltung. Mitt. Grenzgeb. Med. Chir. **13**, 399 (1904).

SAUERBRUCH, F.: Die Bedeutung des Mediastinalemphysems in der Pathologie des Spannungspneumothorax. Bruns' Beitr. klin. Chir. **60**, 450 (1908).
— Chirurgie der Brustorgane. Bd. I, S. 774. Berlin 1928.
SAVAGE, O.: Pulmonary concussion (Blast) in non thoracic battle wounds. Lancet **1945 I**, 424—429.
SCHATZKI, R.: Roentgenologic report of the pulmonary lesions. Symposium on management of Cocoanut Grove burns at Massachusetts General Hospital. Ann. Surg. **117**, 841 (1943).
SCHERTLEIN, A.: Isolierte costo-vertebrale Luxation der ersten Rippe. Fortschr. Röntgenstr. **39**, 482 (1929).
SCHINZ, H. R., W. E. BAENSCH, E. FRIEDL u. E. UEHLINGER: Lehrbuch der Röntgendiagnostik. Stuttgart: Georg Thieme 1951.
SCHJERNING, F.: Über den Tod infolge von Verbrennung und Verbrühung vom gerichtsärztlichen Standpunkt. Vjschr. gerichtl. Med. **41**, 24 (1884).
— Handbuch der ärztlichen Erfahrungen im Weltkrieg 1914—1918. Stuttgart: Georg Thieme 1922.
SCHLAAFF, J.: Boloskop, Metallsucher oder Stereogrammetrie? Zbl. Chir. **67**, 1924 (1940).
— Der Lichtstrahl als Führer auf der Geschoßsuche. Dtsch. Militärarzt **7**, 191 (1942).
SCHNEIDER, P.: Die häufigsten tödlichen Folgen von Verkehrsunfällen. Dtsch. Z. Chir. **219**, 367 (1929).
SCHNEIDER, S., et F. SAEGESSER: Les traumatismes thoraciques. Helv. chir. Acta **27**, 34—116 (1960).
SCHÖN, H.: Medizinische Röntgentechnik. Stuttgart: Georg Thieme 1960.
SCHÖNBAUER, H. R.: Pseudarthrose nach Brustbeinbruch. Zbl. Chir. **82**, 1163 (1957).
SCHÖNBERG, I.: Bronchialrupturen bei Thoraxkompression. Berl. klin. Wschr. **49**, 2218 (1912).
SCHRÖDER, G.: Traumatische Bronchusruptur. Fortschr. Röntgenstr. **81**, 680—682 (1954).
SCHÜRMANN, J.: Die Beziehungen zwischen Unfall und Pneumonie. Inaug.-Diss. Zürich 1933.
SCHULTE, J. H.: Treatment of pneumomediastinum with increased air pressure. U.S. Armed Forces med. J. **8**, 469 (1957).
SEALY, W. C.: Contusions of the lung from non penetrating injuries to the thorax. Arch. Surg. **59**, 882 (1949).
SEAMAN, J. B.: Rational and a new surgical technique in traumatic chylothorax. With report of a case. J. thorac. Surg. **27**, 529—539 (1954).
SEVITT, S.: Burns: Pathology and therapeutic applications. London: Butterworth & Co. 1957.
— Fat embolism. London: Butterworth & Co. 1962.
SGALITZER, M.: Über den röntgenologischen Nachweis nicht schattengebender Fremdkörper in Empyemhöhlen. Fortschr. Röntgenstr. **28**, 332—340 (1921/22).
SHEEHY, J. CH., and A. R. HOPEMAN: Rupture of the bronchus. Laryngoscope **65**, 973—981 (1955).
SHEFTS, L. M.: The initial management of thoracic and thoracoabdominal trauma. Springfield (Ill.) 1956.
—, and E. A. DOUD: Management in thoracic and thoraco-abdominal wounds in Sicilian and Italian Campaigne. J. thorac. Surg. **15**, 205 (1946).
SKOBLIN, A. P., u. V. S. KOSTRIKOW: Mechanogenese und Therapie geschlossener Frakturen des Sternums [Russisch]. Zit. nach Z. org. ges. Chir. **146**, 260 (1957).
SOLTE, E.: Plattenförmige Lungenatelektasen nach Brustkorbverletzungen. Hefte Unfallheilk. **56**, 51 (1958).
SOMMER, R.: Der Bruch der 1. Rippe. Bruns' Beitr. klin. Chir. **161**, 8 (1935).
SPATH, F.: Rippenfell. In: Handbuch der Thoraxchirurgie, Bd. II, S. 91. Berlin-Göttingen-Heidelberg: Springer 1959.
STARKE, O.: Lungenembolie durch einen Granatsplitter mit nachfolgender Lungentuberkulose. Tuberk.-Arzt **8**, 366—372 (1954).
— Hustenfrakturen (Ermüdungsbrüche) der Rippen. Fortschr. Röntgenstr. **80**, 191—197 (1954).
Statistisches Bundesamt Wiesbaden: Straßenverkehrsunfallstatistik 1959. Persönliche Mitteilung.
STEFFENS, W.: Zur Frage der Geschoßwanderung. Langenbecks Arch. klin. Chir. **179**, 762 (1934).
— Ungewöhnliche Einheilung von Lungensteckschüssen. Fortschr. Röntgenstr. **54**, 193—197 (1936).
— Verletzungen der Lungen und des Brustkorbs. Stuttgart: Georg Thieme 1951.
STEHR, L.: Variationen und Fehlbildungen im Bau des knöchernen Thorax. Fortschr. Röntgenstr. **62**, 67—107 (1940).
STIEDA, A.: In: A. BORCHARD u. V. SCHMIEDEN, Lehrbuch der Kriegschirurgie. Leipzig 1937.
STIERLIN: Zit. nach I. SCHÖNBERG, Bronchialrupturen nach Thoraxkompression. Berl. klin. Wschr. **49**, 2218 (1912).
STILLER, H.: Pathophysiologische Auswirkungen der Mediastinalverziehung nach Lungenresektion. Langenbecks Arch. klin. Chir. **287**, 238—243 (1957).
STRANAHAN, A., R. D. ALLEY, H. W. KAUSEL, and TH. S. REEVE: Operative thoracic ductography. J. thorac. Surg. **31**, 183 (1956).
STRATEMEIER, E. H., and J. W. BARRY: Torsion of lung following thoracic trauma. Radiology **62**, 726—727 (1954).
STREETE, B. G., and F. E. STULL: Primary repair of fracture of the left mainstem bronchus. J. thorac. Surg. **36**, 76 (1958).
STREICHER, H.: Bronchusrekonstruktion nach totalem Abriß. Bruns' Beitr. klin. Chir. **204**, 246 (1962).
STRELI, R.: Erwiderung zu GROSS, Röntgenologische Lungenveränderungen bei der Fettembolie. Mschr. Unfallheilk. **61**, 247—248 (1958).
STRUG, L. H., B. GLASS, W. LEON, and M. SALATICH: Severe crushing injuries of the chest. J. Surg. **39**, 166—174 (1960).
STUTZ u. VIETEN: Zit. nach G. HEBERER, H. J. PEIPER u. H. H. LÖHR: Die Diagnose und Behandlung von Fremdkörpern im Thorax. Ergebn. chir. Orthop. **41**, 203 (1958).
TAKATS, G. DE, S. FENN, and E. L. JENKINSON: Reflex pulmonary atelectasis. J. Amer. med. Ass. **120**, 686—690 (1942).
TALKE, L.: Zur Kenntnis der Heilung von Lungenwunden. Bruns' Beitr. klin. Chir. **47**, 191 (1905).

THOMAS, P. A., and W. M. KEELING: Traumatic hemomediastinum. Arch. Surg. **73**, 316—318 (1956).

TIEGEL, M.: Weitere Studien über die Chirurgie des Bronchus. Bruns' Beitr. klin. Chir. **71**, 528 (1911).

TIETZ, N.: Thoraxverletzungen und ihre Auswirkungen auf die Lungen-, Herz- und Kreislaufleistung. Langenbecks Arch. klin. Chir. **295**, 707 (1960).

TRILLAT and PIZZERA: Fracture of the ribs during labor. 4. cases. Bull. Soc. obstét. Gynéc. Paris **21**, 275 (1932).

TRINCH: Zit. nach C. BINER, Neuere Untersuchungen zur Frage der traumatischen Pneumonie. Inaug.-Diss. Zürich 1953.

TUDOR EDWARDS, A.: Thoracic surgery in war; in the field and in the base. In: Inter-Allied Conference on War Medicine. London 1947, ed. by Sir HENRY LETHEBY TIDY.

TURIAF, J., P. MARLAND et H. MATHIEU: Pneumothorax, emphysème mediastinal et emphysème sous-cutané spontanés chez l'asthmatique. Méd. et chir. **10**, 117—167 (1956).

TUTTLE, W. M., H. T. LANGSTON, and R. T. CROWLEY: The treatment of inthoracic wounds. Med. Bull. Mediterr. Theater U.S. **2**, 124—149 (1944).

TYSON, M. D., and I. S. LYLE: Traumatic obstruction of a main bronchus. New Engl. J. Med. **226**, 192 (1942).

— T. R. WATSON, and I. R. SIBLEY: Traumatic bronchial rupture with plastic repair. New Engl. J. Med. **258**, 160 (1958).

UNVERRICHT, W.: Lungenschuß ohne Lungenerscheinungen. Münch. med. Wschr. **62**, 561 (1915).

VALLE, A. R.: Management of war wounds of the chest. J. thorac. Surg. **24**, 457 (1952).

—, and G. B. MIDER: The mechanism of healing of lung tissue and its reaction of different suture material. J. thorac. Surg. **19**, 2 (1950).

VIERHEILIG, I.: Die subkutane Bronchuszerreißung. Bruns' Beitr. klin. Chir. **93**, 201 (1914).

VIETEN, A.: Die röntgenologischen Darstellungs- und Untersuchungsmethoden. In: E. DERRA, Handbuch der Thoraxchirurgie, Bd. I. Berlin-Göttingen-Heidelberg: Springer 1958.

VOISIN, C., J. MÉREAU, et V. MACQUET: Le poumon traumatique.

VOLKMANN, J.: Zur Entstehung der sogenannten Lungenhernie. Bruns' Beitr. klin. Chir. **163**, 446 (1936).

— Über Brustbeinbrüche. 64. Tag. Dtsch. Ges. Chir. Berlin 1940.

WAGNER, H.: Spontanfraktur einer Rippe mit Pseudarthrosenbildung bei einem Gammaplasmocytom im Hinblick auf ihre unfallmedizinische Bedeutung. Mschr. Unfallheilk. **54**, 342—345 (1951).

WAHL, R.: Zur Klinik und Röntgenologie der Lungenhernie. Fortschr. Röntgenstr. **40**, 665 (1929).

WALTER, H. E.: Krebsmetastasen. Basel: Benno Schwabe & Co. 1948.

WASCHULEWSKI, H.: Verletzung des Plexus brachialis und der 1. Rippe durch Motorradunfälle. Z. Orthop. **1**, 55 (1955).

WEBER, W.: Der akute offene Thorax im Frieden. Langenbecks Arch. klin. Chir. **284**, 170—174 (1956).

WEBER, W.: Die Verletzungen des Mediastinums. Langenbecks Arch. klin. Chir. **293**, 167—224 (1959).

— Persönliche Mitteilungen.

WEISEL, W., and R. J. JAKE: Anastomosis of the right bronchus to the trachea forty-six days following complete rupture from external injury. Ann. Surg. **137**, 220 (1953).

WELCH, CH. ST.: Thoracic surgery in war: in the field. In: Inter-Allied Conference in War Medicine, London 1947, ed. by Sir HENRY LETHEBY TIDY.

WELKIND, A.: Intrapulmonary hematoma due to non-penetrating injury. J. med. Soc. N. J. **47**, 501—503 (1950).

WERBER, M., u. I. MAURATH: Operative Spätbehandlung von Lungensteckschüssen (mit funktionellen Ergebnissen). Chirurg **24**, 349—352 (1953).

WESTERMARK, N.: A roentgenological investigation into traumatic lung changes arisen through blunt violence to the thorax. Acta radiol. (Stockh.) **22**, 331—346 (1941).

WILKINS jr., E. W.: Asymptomatic isolated pulmonary nodule. New Engl. J. Med. **252**, 515—520 (1955).

WILLBOLD, O.: Totaler Lungenkollaps nach stumpfem Brustkorbtrauma. Fortschr. Röntgenstr. **71**, 723—726 (1949).

WILLIAMS, E. R. P.: Blast effects in warfare. Brit. J. Surg. **30**, 38 (1943).

WILLIAMS, J. R.: The vanishing lung tumor — pulmonary haematoma. Amer. J. Roentgenol. **81**, 296 (1959).

WILLMANN, K. H.: Die Bronchographie als Hilfsmittel zur Lokalisation von intrapulmonalen Fremdkörpern. Röntgen-Bl. **4**, 148 (1951).

WILSKA und MYLANDER: Zit. nach G. HEBERER, H. I. PEIPER u. H. H. LÖHR, Die Diagnose und Behandlung von Fremdkörpern im Thorax. Ergebn. Chir. Orthop. **41**, 203 (1958).

WILSON, J. V., and R. E. TUNBRIDGE: Pathological findings in series of blast injuries. Lancet **1943 I**, 257—261.

WULFF, H. B., A. MALM, L. SVANBERG, and A. WENCHERT: Traumatic bronchial rupture. Acta chir. scand. **245**, 142 (1959).

ZENKER, R.: Die geschlossenen und offenen Verletzungen der Lunge und des Brustfells. Langenbecks Arch. klin. Chir. **284**, 152—170 (1956).

ZIMMER, E. A.: Das Brustbein und seine Gelenke. Leipzig: Georg Thieme 1939.

ZIMMERMANN, L. M.: Traumatic mediastinal hemorrhage. Amer. J. Surg. **31**, 170—171 (1936).

ZINCK, K. H.: Pathologische Anatomie der Verbrennung zugleich ein Beitrag zur Frage der Blutgewebsschranke und zur Morphologie der Eiweißzerfallsvergiftungen. Veröff. Konstit.- u. Wehrpath. **1940**, H. 46.

— Die Verbrennungskrankheit. Hefte Unfallheilk. **47**, 10 (1954).

ZSCHAU, H.: Über Massenauftreten von Spontanfrakturen an den vorderen Enden der Rippen bei der alimentären Dystrophie. Chirurg **21**, 571 (1950).

ZUCKERMANN, S.: Experimental study of blast injuries to lungs. Lancet **1940 II**, 219—224.

Zukschwerdt, L.: Der traumatische Lungenkollaps. Zbl. Chir. **1940**, 307.

—, u. A. Lezius: Der postoperative massive Lungenkollaps. Chirurg **10**, 347 (1938).

—, u. W. Pickel: Der traumatische Lungenkollaps. Chirurg **12**, 258 (1940).

Zur, G.: Osteoporotische Hustenfrakturen der Rippen. Fortschr. Röntgenstr. **72**, 144 (1949/50).

Zutz, I.: Persönliche Mitteilung.

Weitere Arbeiten ohne Autorenangaben:

Food and vomit in the lung. Lancet **1958II**, 514.

Neurosurgery and thoracic surgery. Military surgical manuals. Philadelphia and London: W. B. Saunders Co. 1943.

Richtlinien für die Behandlung Thoraxverletzter in Front und Heimat. Dtsch. Militärarzt **7**, 1—8 (1942).

The disaster at the Cleveland Hospital Clinic. Cleveland/Ohio, on May 15, 1929. Proceedings of a Board of the Chemical Warfare Service. Washington: U.S. Governement Printing Office 1929.

Weitere verwendete Arbeiten:

Alexander, H.: Atelektasen der Lungen: In: Tuberkulosebücherei. Stuttgart: Georg Thieme 1951.

Brown, J. D., and P. S. Friedman: Pulmonic contusion in intact thorax; report of a case. Penn. med. J. **46**, 352—354 (1943).

Bruns, O.: Pleuraerkrankungen. In: Klemperer, Neue Deutsche Klinik, Bd. IX. Berlin u. Wien: Urban & Schwarzenberg 1932.

Burbank, B., T. H. Burford, P. C. Samson, and S. Mesirow: Experience in localization of thoracic foreign bodies. J. thorac. Surg. **15**, 64 (1946).

Camerer, J.: Die Bedeutung der Blutaspiration als Todesursache bei Unfällen. Münch. med. Wschr. **1943**, 377.

Coates, I. B.: Surgery in World War II, vol. II. Washington D.C. 1955.

Crutcher, R. R., and Th. M. Nolen: Traumatic pneumothorax without rib fractur. J. thorac. Surg. **29**, 621—625 (1955).

Fabian, A.: Spätveränderungen an Lungensteckschüssen. Zbl. Chir. **88**, 895—901 (1963).

Galli, G., e G. Bertolini: Ernia polmonare intercostale da sforzo. Minerva chir. **1955**, 640—644.

Griessmann, H., E. Jacobsen u. W. Hasselman: Die Verletzungen des Brustkorbs. Klinische Chirurgie für die Praxis. Stuttgart: Georg Thieme 1960.

Hannemann, K.: Zur Pathologie und Histologie der Lungen- und Pleuraverletzungen im Kriege. Berlin 1926.

Hasche, E.: Operative Behandlung von Lungensteckschüssen. Thoraxchirurgie **4**, 155—167 (1956).

Jehn, W.: Über Fremdkörper in der Lunge. Zbl. Chir. **48**, 1232 (1921).

Kaulbach, W., u. F. Gómez-Ferrer: Thoraxverletzungen im Alter. Langenbecks Arch. klin. Chir. **285**, 581—590 (1957).

Kipshoven, H. J.: Diskontinuitäten im Verlauf der ersten Rippen. Fortschr. Röntgenstr. **74**, 555 (1951).

Kirschner, M.: Zur Radikalbehandlung des chronischen Pleuraempyems. Verh. Dtsch. Ges. Chir. 1921, S. 339.

Kleinschmidt, O.: Die Eingriffe an der Brust und in der Brusthöhle. In: Kirschner, Allgemeine und spezielle chirurgische Operationslehre, Bd. III. Berlin: Springer 1940.

Kronenberger, F. L.: Stress fracture of the first rib occurring in two sisters. Brit. J. Tuberc. **51**, 255—257 (1957).

Kühne, H., u. K. H. Kremser: Die klinische Bedeutung der traumatischen Fettembolie. Bruns' Beitr. klin. Chir. **195**, 385—394 (1957).

Läuppi, E.: Die Aspiration bei Opfern des Straßenverkehrs. Schweiz. med. Wschr. **84**, 335 (1954).

Langston, H. T., and W. M. Tuttle: The pathology of chronic traumatic hemothorax. J. thorac. Surg. **16**, 99 (1947).

Meakins, J., and T. W. Walker: After effects of wounds of the chest and their treatment. Canad. med. Ass. J. **8**, 910 (1918).

Ogilvie, A. G.: Final results in traumatic haemothorax. Report of 230 cases. Thorax **5**, 116 (1950).

Olmer, J., et M. Lallemand: Quelques complications inhabituelles des traumatismes thoraciques fermés. Presse méd. **64**, 1736—1739 (1956).

Panzram, G.: Über die traumatische Pneumonie. Dtsch. Gesundh.-Wes. **1954**, 875—879.

Raeburn, C., and H. Spencer: Lung scar cancers. Brit. J. Tuberc. **51**, 237—245 (1957).

Rossier, P. H., A. Bühlmann u. K. Viesinger: Physiologie und Pathophysiologie der Atmung. Berlin-Göttingen-Heidelberg: Springer 1956.

Rostock, P.: Handbuch der gesamten Unfallheilkunde. Stuttgart: Ferdinand Enke 1956.

Sante, L. R.: Injuries of the chest. A radiologic study. J. Amer. med. Ass. **91**, 1603—1607 (1928).

Schwarz, E.: Die Knochenbrüche und Verrenkungen und ihre Behandlung. Jena: VEB Gustav Fischer 1958.

Sweet, R. H.: Thoracic surgery. Philadelphia and London: W. B. Saunders Co. 1954.

Thomson jr., N. B.: Thoracic injuries in children. J. Trauma **2**, 76—88 (1962).

Trueta, J.: The principles and practice of war surgery. London 1943.

Veickhardt, H.: Ein Beitrag zur Pathogenese der Interkostalhernien und der Relaxatio diaphragmatica. Zbl. Chir. **75**, 455 (1950).

Zuppinger, A., u. L. Frank: Neueres zur Thoraxröntgenuntersuchung. Fortschr. Röntgenstr. **86**, 419—431 (1957).

VII. Die postoperativen Veränderungen an den Lungen und am Brustkorb

Von

H. Blaha

unter Mitwirkung von F. Strnad

Mit 65 Abbildungen

1. Vorbemerkungen

Die Röntgenuntersuchung und die Beschreibung der dabei erhobenen Befunde sind gerade bei postoperativen Zuständen im Thoraxbereich für den Röntgenologen ein undankbares Kapitel, weil der Empfänger der Befunde, der Chirurg, im allgemeinen eine sehr klare Vorstellung von den durch den operativen Eingriff gesetzten Veränderungen hat. Es handelt sich um die Röntgenologie eines hochspezialisierten Aufgabengebietes. Das Kapitel ist so auf weite Strecken vom Chirurgen für den Röntgenologen abgefaßt. Dementsprechend finden die Indikationen zu den chirurgischen Eingriffen Erwähnung; ein kurzer Abschnitt ist jeweils den technischen Grundzügen der Operation gewidmet. Die postoperativen Veränderungen gliedern sich in Früh- und Spätbefunde, in den erwarteten und in den komplizierten weiteren Verlauf. Schließlich stellt die Erfolgsbeurteilung eine Aufgabe für den Röntgenologen dar.

Das Kapitel umgreift vorwiegend die Lungen- und Brustwandchirurgie. Die Chirurgie des Herzens, der großen Gefäße, der Speiseröhre und des Zwerchfells werden bei diesen Kapiteln abgehandelt.

Für eingehendere Informationen ist auf das Handbuch der Thoraxchirurgie, herausgegeben von E. Derra, auf die entsprechenden Kapitel in den chirurgischen Standardwerken, wie etwa von A. Brunner im Kirschnerschen Lehrbuch, von Lezius, Zenker et al., Sweet, um nur einige zu nennen, sowie auf die Lehrwerke der allgemeinen Chirurgie zu verweisen. Für die Kollapstherapie sind die Darstellungen von J. Alexander sowie das von J. Hein, W. Kremer u. W. Schmidt herausgegebene Werk zuverlässige Ratgeber. Vor allem bei J. Alexander findet sich eine ausgedehnte Bibliographie zum älteren Schrifttum. Wertvolle Hinweise zur Lungenchirurgie finden sich bei Deist und Kraus sowie bei Semb. Zur allgemeinen Röntgenanatomie der Lunge sei auf das Werk von Kovâts und Zsebök, zur Bronchologie auf die Monographien von Esser; Huzly und Böhm; Di Rienzo; Stutz und Vieten, Tanner; Link und Strnad sowie von Blaha verwiesen.

Bei den posttherapeutischen Veränderungen am Brustkorb und an den Lungen handelt es sich erst in einem Spätstadium um stationäre Befunde. Zunächst handelt es sich um „Verläufe". Die Einzelaufnahme besagt nicht viel. Besonders wichtig ist der Vergleich mit dem präoperativen Befund; seine Kenntnis ist unerläßlich. Je eingehender die präoperative Untersuchung vorgenommen wurde, um so sicherer sind Abweichungen vom normalen Ablauf zu fassen. Weiterhin gibt die Kenntnis des präoperativen Befundes die Möglichkeiten in die Hand, gewisse Komplikationen mit Wahrscheinlichkeit anzunehmen oder auszuschließen: Zum Beispiel ist eine spezifische Streuung bei einer Kaverne mit Spiegeln, bei der etwa eine Lungenresektion vorgenommen wurde, mit Wahrscheinlichkeit zu erwarten. Die Kenntnis präoperativer Befunde gestattet uns weiterhin auseinanderzuhalten, welche posttherapeutischen Veränderungen Folge des Leidens sind, welches zur Operation geführt hat, und was auf der anderen Seite dem Allgemeinzustand des Brustkorbs, der Pleura und des Lungengewebes zuzuschreiben ist.

Die technischen und röntgenologischen *Methoden* zur Erfassung postoperativer Zustände decken sich mit den allgemeinen Untersuchungsmethoden des Brustkorbs und der Lunge. Der Vielfalt der möglichen Veränderungen und Komplikationen entsprechend muß ihre Anwendung dem Individualfall angepaßt werden.

Neben der eigentlichen Lungenuntersuchung ist den Weichteilen und dem knöchernen Thorax sowie insgesamt den Begrenzungen der Pleurahöhle Aufmerksamkeit zu schenken. An Weichteilen finden sich die Veränderungen im Gefolge ausgedehnter Gewebsdurchtrennungen. Der knöcherne Thorax kann zufällig oder absichtlich bei plastischen Maßnahmen oder bei Resektionen beschädigt sein. Pleurale, pulmonale, mediastinale Veränderungen sowie Operationsfolgen im Bereich des Zwerchfells und des Perikards kommen hinzu; bei den Veränderungen des Lungengewebes ist abzuklären, inwieweit vasculäre, bronchogene, entzündliche bzw. spezifisch entzündliche eine Rolle spielen. Diese Aufgaben sind besonders durch die beschränkten technischen Möglichkeiten in der unmittelbaren postoperativen Phase erschwert. So ist die Interpretation der Befunde häufig eine Frage der Erfahrung, die durch nichts ersetzt werden kann; einen Anhalt sollen die nachfolgenden speziellen Abschnitte an die Hand geben.

2. Veränderungen im Rahmen der Kollapschirurgie der Lungen

Unter Mitarbeit von M. Werber

a) Zur Bedeutung der Kollapstherapie

Man nimmt wohl nicht zu Unrecht an, daß die *historische* Bedeutung der Kollapstherapie überwiegt. Es ist jedoch zu bedenken, daß mit der Zunahme der Lebenserwartung an Tuberkulose Erkrankte zur Beobachtung und zur Beurteilung kommen, bei denen vor Jahren kollapschirurgische Eingriffe vorgenommen worden waren.

Die Bedeutung der Kollapschirurgie liegt weiterhin darin, daß es sich bei den *chirurgisch-technischen* Vorgängen um typische Schritte wie etwa extrafasciale Ablösung, Apicolyse, extrapleurale Pneumolyse, Rippenresektionen und Resektion von Teilen der Brustwand handelt, die zum unerläßlich notwendigen Handwerk auch des Chirurgen, der sich im allgemeinen nur mit Resektionen beschäftigt, gehören sollen. Die Kollapsmethoden stellen nicht selten notwendige Ergänzungen der Resektionschirurgie dar.

Daneben hat die Kollapschirurgie ihre *eigenständigen Anzeigen* auch heute. Es sei auf die Empfehlungen des Deutschen Zentralkomitees zur Bekämpfung der Tuberkulose verwiesen, wobei insbesondere auf die Zunahme von Patienten mit Tuberkelbakterien, die gegen eine Chemotherapie resistent sind, hingewiesen wird. Die extrapleurale Pneumolyse hat ihr sicheres Indikationsgebiet bei doppelseitigen unstabilen Prozessen; die Thorakoplastik stellt ein Bindeglied zwischen Teilresektion und Pneumonektomie bei narbigkäsigen, nicht auf Lappen beschränkten Prozessen dar. Es kann der Thorakoplastik bei extremen Risikofällen vor der Pneumonektomie der Vorzug gegeben werden. Ein entsprechender Fall findet sich im Abschnitt Thorakoplastik. Vossschulte hat kürzlich den Wert der Thorakoplastik wieder betont. Adelberger (1959/60) hat die Indikationen zur Kollapstherapie herausgearbeitet. Es erscheint gegenwärtig wohl nicht zweckmäßig, von fest umrissener Indikation für Kollapstherapie, Resektionstherapie oder direkte Kavernenbehandlung zu sprechen: Alle technischen Möglichkeiten müssen zur Verfügung stehen, um dem Einzelfall gerecht zu werden. Es wäre ein Verlust, wenn die Erfahrungen von Generationen von Tuberkuloseärzten und Chirurgen verloren gingen; mit der Zunahme therapieresistenter Fälle mag überdies die Kollapstherapie wieder Bedeutung gewinnen. Die Kollapstherapie hat aus den Erfahrungen der Resektionsbehandlung der Lungentuberkulose, insbesondere durch das Studium der Präparate an Sicherheit gewinnen können.

b) Allgemeine Wirkungen des Lungenkollaps

Von den Wirkungen der Kollapschirurgie ist röntgenologisch die *Verkleinerung* des Lungenvolumens am augenfälligsten. Diese Feststellung der „Lungengröße", die Bestimmung der Lungenbegrenzung ist jedoch oft nicht einfach, weil das Lungenparenchym unter dem Kollaps an Dichte zunehmen kann, gleichzeitig jedoch auch das umgebende Gewebe im unmittelbaren Gefolge der Operation strahlenundurchlässiger wird. Die Feststellung des Ausdehnungsgrades der Lunge ist jedoch eines der wichtigsten postoperativen Kriterien. Mit dieser schlechten röntgenologischen Untersuchbarkeit der Kollapslungen hängt auch zusammen, daß das Verschwinden pathologischer Prozesse, insbesondere aber von Kavernen, vorgetäuscht werden kann. Dieser Sachverhalt wird gelegentlich als „röntgenkosmetischer Effekt“ der Kollapschirurgie bezeichnet.

Die räumliche Verkleinerung der Lunge gleichzeitig mit der Beeinträchtigung der Ventilation durch die Verformung der Brustwand hat eine *Minderbelüftung* des Lungengewebes im Gefolge. Im Gefolge davon können umschriebene luftleere Bezirke, besonders in der Nähe spezifisch-entzündlicher Prozesse sowie im Bereich vorgeschädigter kleinerer Bronchien auftreten. Wenn die Kollapsmaßnahmen mechanisch so gestaltet sind, daß sie zu wesentlichen Lageveränderungen, insbesondere Abknickungen von Segment- und Lappenbronchien führen, können Atelektasen auftreten, die dann diesen größeren anatomischen Lungeneinheiten entsprechen. Wir dürfen hierzu auf das allgemeine Atelektasenkapitel dieses Handbuches verweisen. Daneben sind vor allem die eingehenden Darstellungen von H. Wurm (1938, 1954) heranzuziehen. Auf die grundlegenden Arbeiten von H. Alexander, Coryllos, Fleischner, Huizinga und Sypkens Smit, Huzly und Böhm, Jacobäus, Löschcke, R. W. Müller, O. Simon und von Westermark sei hingewiesen.

Neben der mechanischen Beeinträchtigung der Wegsamkeit größerer oder kleinerer Bronchien ist eine *Tuberkulose größerer und mittlerer Bronchien* für das Schicksal der Lunge unter dem Kollaps erheblich. Durch die Entzündung mit nachfolgender Lumenverkleinerung, durch Veränderungen der Wand und durch vermehrte Sekretion können so hochgradige Belüftungsstörungen auftreten, daß es akut zum Zeichen der Bronchialstenose bzw. des Bronchialverschlusses mit allen klinischen Folgen kommt. Es tritt hierbei die ganze Sequenz der „unreinen Atelektase“ (Rössle), der „pathologisch-anatomisch bunten Bilder“ (Brügger) in Erscheinung. Bewirkt der unkomplizierte Lungenkollaps nur verhältnismäßig geringgradige indurative Veränderungen im Bereich des Lungengerüstes, so kommen hier, beim entzündlichen Bronchialverschluß, die Retentionspneumonie, chronische Entzündungen des Interstitiums, Makro- und Mikroabscedierungen, Bronchitiden und Bronchiektasen hinzu. Bezüglich Veränderungen des Lungengewebes, insbesondere auch im Gefolge von Bronchialveränderungen, wird auf die Untersuchungen von Alexander, Auerbach, Berblinger, Böhm, Buckles und Neptune, Burgher, Littig und Culp, Coello, McCoy et al., Düggeli, Hayes, Dumarest, Houghton, Jones und Alley, Joseph, Maggio, Mascher und Matson, Masera, Ballerini und Rossi, Morgana, von Rechenberg, Sokol und Eloesser, Tanner, Uehlinger sowie von Blaha verwiesen.

Vor allem ist das Ziel der Kollapstherapie in der „*Kavernenvernichtung*“, wie man sich zu Zeiten ausdrückte, zu sehen. Neben einer Verformung, Lageveränderung und, der Abnahme des Lungenvolumens entsprechenden, Verkleinerung sind die Beeinflussungen der Kaverne über den Drainagebronchus, die „Umwandlung zum geschlossenen Herd“ besonders zu betonen (Berblinger; Loeschke; Nassau und Pagel; Pagel; Wurm).

Die *Gefäßveränderungen* unter dem Lungenkollaps haben Schoenmackers und Vieten postmortal nachgewiesen. Beschreibungen dieser Veränderungen finden sich auch bei Reitter und den vorgenannten Autoren.

Die Wirkungen des Lungenkollaps bestehen damit im allgemeinen aus unspezifischen Folgen: Vermehrung des Bindegewebes des Lungengerüstes, Veränderungen am Alveolarepithel; Verlagerung und gegebenenfalls auch Verengerung von Bronchien. Diesen vergleichsweise geringen Veränderungen beim Kollaps gesunder Lungen stehen die Wirkungen auf veränderte Lungenbezirke gegenüber: Sie werden bei den einzelnen Kollapsmethoden noch einmal gestreift. Zum Schrifttum seien noch Auerbach, Brocard,

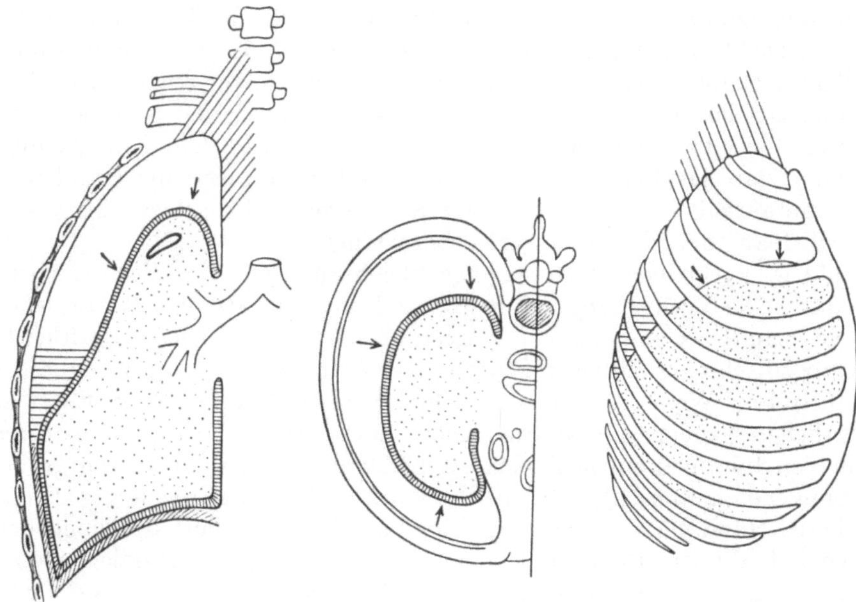

Abb. 1. Skizze des extrapleuralen Pneumothorax. Ablösung der Lunge im Bereich der Fascia endothoracica unter Erhaltung des knöchernen Brustkorbs. Dosierter, einseitiger, häufig „reversibler" Kollaps (nach Semb)

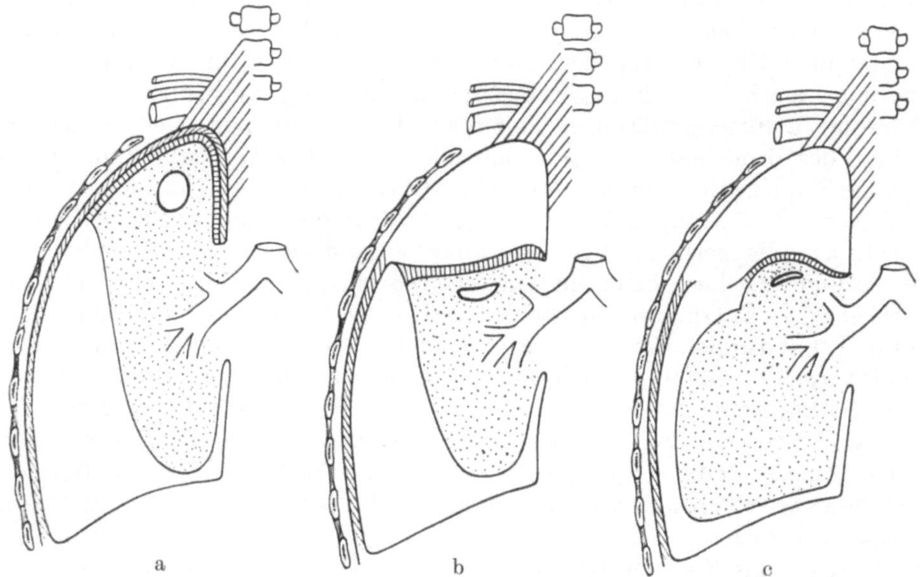

Abb. 2a—c. a Es besteht ein unvollständiger Pneumothorax, der Herd ist nicht beeinflußt. b Der intrapleurale Pneumothorax wird durch extrapleurale Ablösung ergänzt. Die so geschaffenen Räume können entweder getrennt bleiben oder wie hier verbunden werden (nach Semb)

Dormer, Friedländer und Wiles, Esser, Gordon und Bratt, Gürich, Kartagener, Klemperer, Krampf, Landolt, Magnin u. Mitarb., R. W. Müller sowie Ramos erwähnt.

c) Formen der Kollapstherapie: Übersicht

Die Methoden der Kollapstherapie überschneiden und ergänzen sich. Den Ausgangspunkt mag der *intrapleurale Pneumothorax* darstellen. Seine Ergänzung erfolgt durch die geschlossene Strangdurchtrennung, die „Thorakokaustik". Schon verhältnismäßig frühzeitig wurde versucht, den intrapleuralen Pneumothorax durch streckenweise extrapleurale Ablösung zu ergänzen. Bei der *extrapleuralen Pneumolyse* erfolgt die Trennung der Lunge von der Brustwand in der „richtigen Schicht“ der Heidelberg-Rohrbacher Schule, im Bereich der „Fascia endothoracica“ nach GRAF, im Bereich des „areolar tissue“ im angelsächsischen Sprachgebrauch (Abb. 1). Die extrapleurale Pneumolyse kann mit einem intrapleuralen Pneumothorax verbunden werden (Abb. 2). Das Prinzip der extrapleuralen Pneumolyse kann zur Ergänzung der *Thorakoplastik* dienen; die extrapleurale Lösung spielt auch eine Rolle bei der direkten Kavernenbehandlung (s. Beitrag HUZLY). Weiterhin kann die Ablösung in der „Pneumolysenschicht“ der nachfolgenden Einlage von Fremdmaterial den Weg bereiten (Abb. 3). Die Thorakoplastik weist zwar bestimmte Standardformen auf, die sich im Laufe der Zeit als zweckmäßig erwiesen haben, so insbesondere

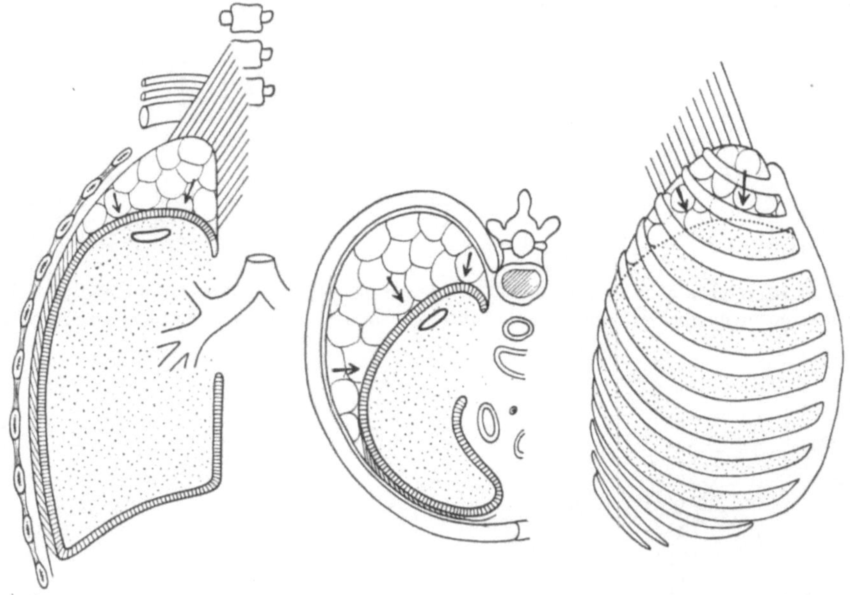

Abb. 3. Ein, zumeist beschränkter, Kollaps von Lungengewebe kann durch Einlage von Fremdstoffen aufrechterhalten werden. Die Einlage von Fremdmaterial kann wie im vorliegenden Bilde extrapleural vor sich gehen. Sie kann aber auch nach Ablösen des Periosts eingebracht werden (nach SEMB)

die obere gezielte Teilplastik, ihre Möglichkeiten reichen jedoch von der paravertebralen einzeitigen totalen Thorakoplastik SAUERBRUCHs, von den ausgedehnten Empyemplastiken SCHEDEs und HELLERs bis zu den osteoplastischen Kleinstplastiken der jüngsten Jahre.

3. Thorakoplastik

a) Wesen und Techniken

Das Wesen der Thorakoplastik besteht in der Resektion von Rippen, um den Brustkorb zu verkleinern; es soll dadurch ein Kollaps der Lunge oder eine Verkleinerung eines Pleurahohlraumes erreicht werden. Es sind damit die zwei Grundindikationen erwähnt: Thoraxplastik aus pulmonaler und Thoraxplastik aus pleuraler Indikation. Neben dem intrapleuralen Pneumothorax FORLANINIs und BRAUERs war die Thorakoplastik die Standardmethode der Tuberkulosebehandlung über Jahrzehnte. Für die Teilfragen sind die zusammenfassenden Darstellungen von J. ALEXANDER, von BRUNNER, DENK, HEIN und von SEMB heranzuziehen. Zum Verständnis der posttherapeutischen Veränderungen sei es gestattet, einige *chirurgisch-technische Angaben* zu machen. Die Thorakoplastik hat historisch ihren Ausgangspunkt in Anlehnung an den intrapleuralen Pneumothorax mit einer „Entspannung über der Kaverne“ (QUINCKE). Die erste Periode ist gekennzeichnet durch die Versuche von F. BRAUER, FRIEDRICH, SAUERBRUCH und WILMS. „Entspannungskollaps“ und „Ausschaltungskollaps“ standen sich schon in der Frühzeit der Behand-

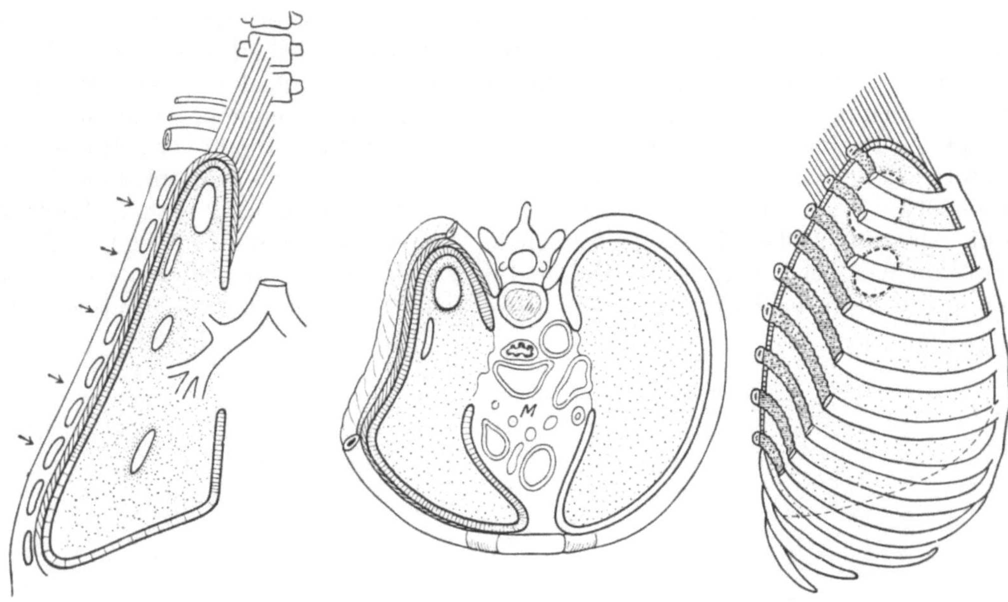

Abb. 4. „Totale paravertebrale Thorakoplastik". Resektion der Rippen, besonders über dem Spitzenoberfeld, in vergleichsweise geringer Ausdehnung. Beschränkter Kollaps über den am häufigsten erkrankten Bereichen (nach SEMB)

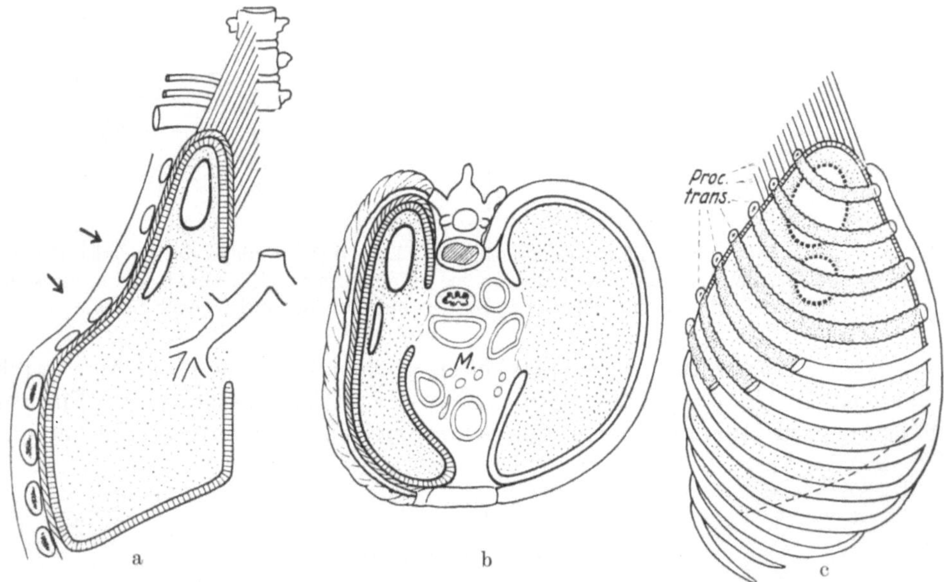

Abb. 5a—c. „Obere Teilplastik". Durch die weitgehende Resektion der oberen Rippen (Abb. 5a) wird ein wesentlich besserer Kollaps im Bereich des Oberlappens erzielt (Abb. 5b). Es besteht die Möglichkeit des Verbleibens von Kavernen im „hinteren toten Winkel" (Abb. 5c) (nach SEMB)

lung mit der Thorakoplastik gegenüber. Im wesentlichen handelte es sich darum, in welcher Ausdehnung und an welcher Stelle die Rippenresektion, die meistens vom Spitzenbereich bis zur 10. und 11. Rippe nach caudal reichte, vorgenommen werden sollte. Es handelt sich in der Mehrzahl der Fälle darum, einen Kollaps in vertikaler, in apico-caudaler Richtung zu erreichen (Abb. 4). Gegenüber diesen großen, vorwiegend einzeitigen und mit einer hohen Mortalität belasteten Methoden haben sich schon in den zwanziger Jahren unterteilte, dosierte Rippenresektionen herausgebildet, die mit den Namen ADELBERGER, J. ALEXANDER, O'BRIEN, BULL, GRAF, HEDBLOM, HOLST, KREMER, MAURER, OCHSNER, WALTER SCHMITT und SEMB verbunden sind (Abb. 5). Die „moderne"

Thorakoplastik der dreißiger Jahre war gekennzeichnet durch Unterteilung des Eingriffes, durch ausgedehnte Entknochung der oberen Thoraxapertur, durch individuelle Dosierung des Kollaps sowie durch Versuche, die Entknochung des Brustkorbs durch Loslösung der Lunge in der extrapleuralen Schicht (ADELBERGER; HEIN; HOLST), der extrafascialen Schicht, (SEMB; Abb. 6) zu ergänzen. Die Abb. 7a—c demonstrieren eine einzeitige obere Teilplastik mit Apikolyse. Die Abb. 8a und b zeigen im Vergleich dazu eine ausgedehnte Thorakoplastik, bei der sich pulmonale Indikationen: kavernöser Prozeß im Obergeschoß und pleurale Indikationen: umschriebenes Empyem über den basalen Partien, treffen.

Die Problematik der „Apikolyse", um dies Wort als Sammelbegriff für extrapleurale, extrafasciale und extraperiostale Ablösungen zu gebrauchen, liegt darin, daß 1. die Kaverne

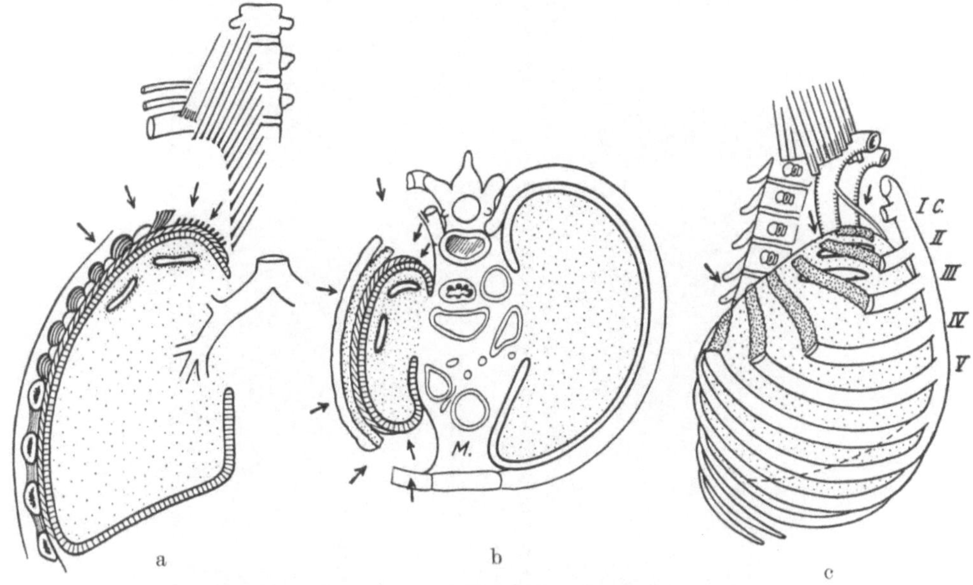

Abb. 6a—c. Extrafasciale Apicolyse bei oberer Teilplastik (SEMB): Durch die Periostrippenschläuche, die mit abgelöst sind, erfolgt eine Fixierung des initial erreichten Kollaps (nach SEMB)

in den Bereich der größten Thoraxzirkumferenz verlagert wird; sie kann unter Umständen der Wirkung der Thorakoplastik damit ausweichen; es besteht 2. eine erhöhte Infektionsgefahr durch Eröffnung zusätzlicher Räume in Schichten, die nicht selten tuberkulös infiziert sind; daß 3., eine Wiederausdehnung im abgelösten Bereich möglich ist und daß 4. die Apicolyse spezielle Komplikationen wie Plexusschädigung, Gefäßschädigung und Sympathicusläsionen im Gefolge haben kann (BONNIO et al.; FINOCHIETTO; H. JOLY; A. R. JUDD; MAURER und CHENEBAULT; PERERA). Über die Weiterführung dieses Prinzips: Partielle Thorakoplastik, ergänzt durch Ablösung der Lunge und Einlagerung von Fremdmaterial, wird an anderen Orten eingegangen.

Die Vielzahl der Methoden zeigt, daß die Ergebnisse mit keiner voll befriedigend sind, daß Vorteilen jeweils Nachteile gegenüberstehen. Zu den Ablösungen der Lungenspitze, wie sie vor allem auf LAUWERS zurückgehen, treten früh als ergänzende Maßnahmen Exartikulation der Rippen im Costotransversalgelenk bzw. in der Artikulation mit dem Wirbelkörper; die Resektion der Querfortsätze kann sich unter bestimmten Bedingungen als zweckmäßig erweisen (GOURDET; HEIN; PROUST und MAURER; STÖCKLIN und SCHREIBER). Eine weitere Ergänzung der paravertebralen Standardmethoden stellen anteriore Zugänge zur kompletten Entknochung bzw. Mobilisierung des vorderen Brustwandschildes dar (ADELBERGER; ALEXANDER; GRAF; NISSEN; SCHMIDT). Technische Details von einer gewissen röntgenologischen Bedeutung stellen die extraperiostale Resektion von Rippen: Rippenresektion unter Mitnahme des Periosts, die chemische Schädigung

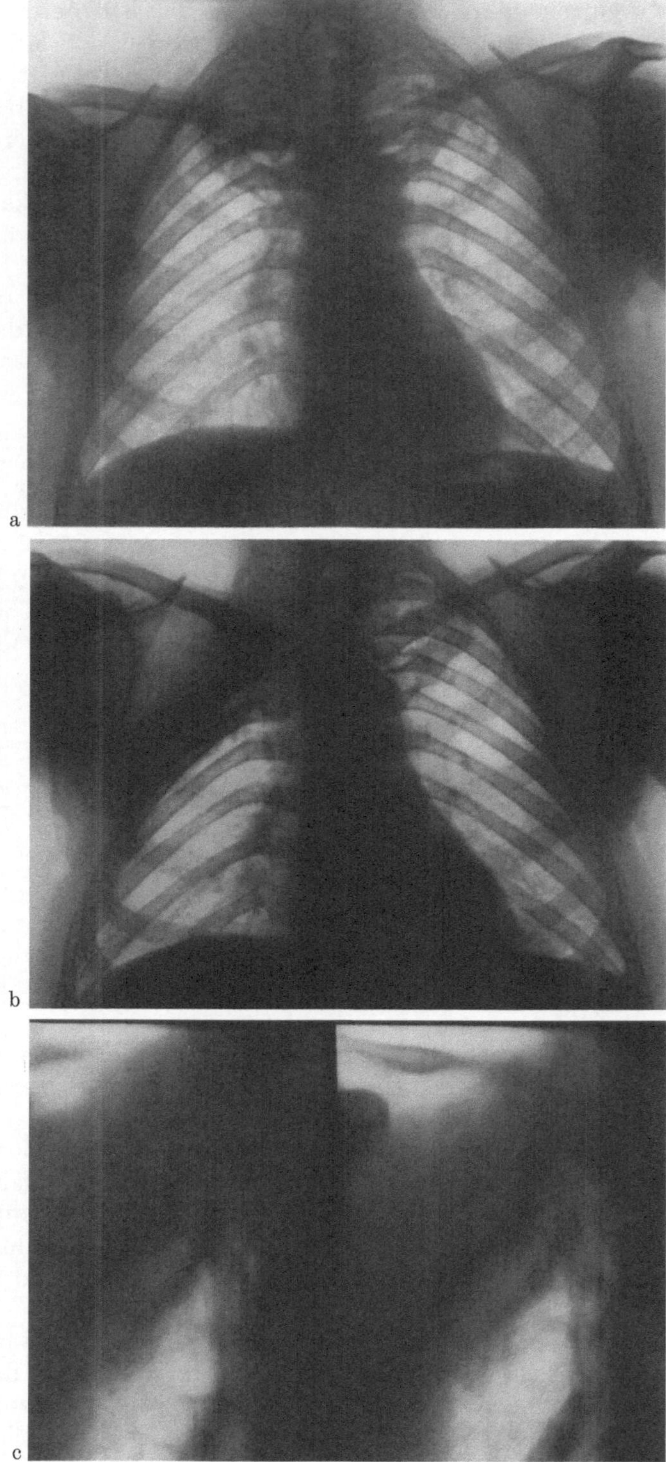

Abb. 7a—c. 42jähriger Mann. Obere Teilplastik mit Apikolyse. a Befund bei Aufnahme: Walnußgroße Kaverne im rechten Spitzenoberfeld in schwieliger Umgebung. Links: Zerstreutherdiger Befund. b Einzeitige Fünfrippenplastik mit Apikolyse; Apikolysenbett durch Wundserom aufgefüllt, geringe Verdrängung des oberen Mediastinums. Die Verschattung des Mittelfeldes rechts entspricht extrapleuralen bzw. extrafascialen Ansammlungen von Wundwasser, Blut und Fibrin. 5 Monate nach Durchführung der Thorakoplastik. Die Lunge reicht noch bis zur Clavicula. Im Bereich der Rippenresektion sind unregelmäßige Regeneratbildungen erkennbar. c Die abschließenden Schichtbilder lassen vorwiegend narbige Veränderungen zur Darstellung kommen. Weiterhin zeigt das Schichtbild die erhebliche pleurale Reaktion im Plastikbereich

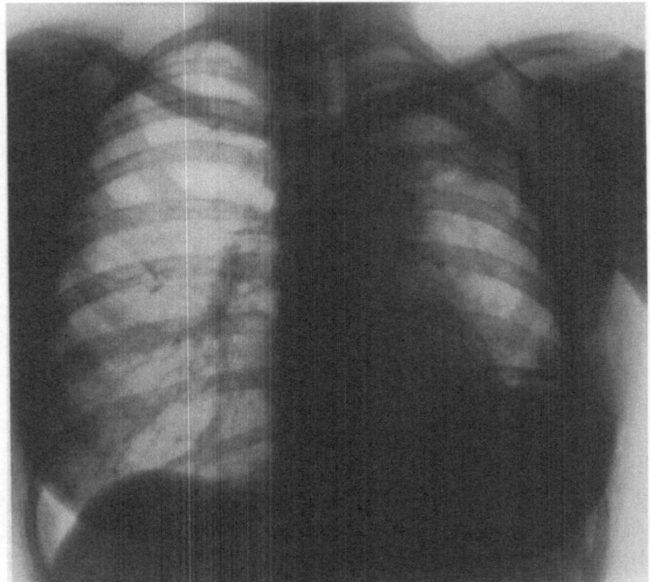

a

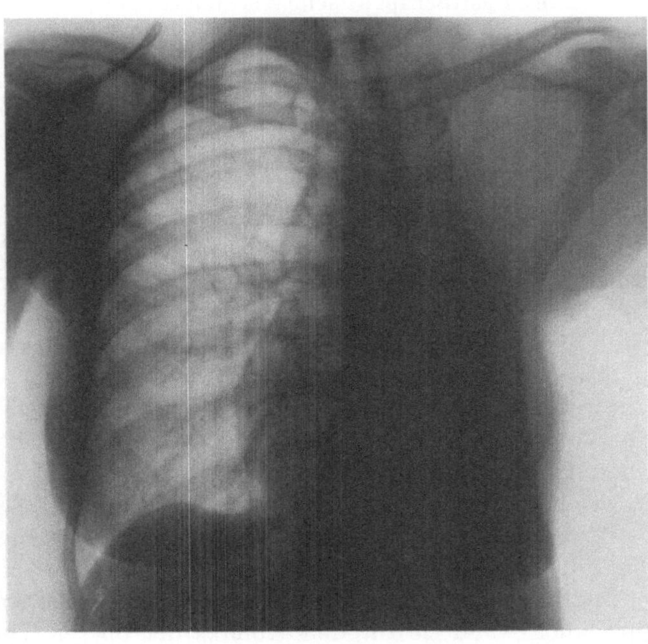

b

Abb. 8a u. b. 34jährige Frau. Totale Thorakoplastik aus pulmonaler und pleuraler Indikation. a Es besteht ein ausgedehnter, mehrfach kavernisierter spezifischer Prozeß im linken Lungenoberfeld, außerdem ein umschriebenes Empyem links basal. b Die Thorakoplastik mit weitgehender Entknochung des oberen Thorax ist durchgeführt. Die abschließende Aufnahme läßt die erhebliche Skoliose der Brustwirbelsäule deutlich erkennen. Die Rippenstümpfe paravertebral sind in der Höhe der Querfortsätze abgetrennt. Unter den unregelmäßigen Regeneratbildungen sind Aufhellungsbahnen erkennbar, die mit Wahrscheinlichkeit erweiterten Bronchien entsprechen

des Rippenperiosts, um eine Regeneratbildung zu verhindern (van Allen; Haight; Viereck) sowie die Schaffung von „Periostlücken" durch umschriebene Excision des Periosts dar. Die Resektion der Scapula kann ein Hilfsmittel sein, um bei begrenzten oberen Teilplastiken eine Verkeilung der Scapula im Thorax zu verhindern (Etzel; Holman; Joly; Torning; Vaccarezza). G. Maurer bedient sich der intrathorakalen

Verlagerung der Scapula, um einen ,,Pelotteneffekt" zu erzielen; Rekavernisierungen im Bereich der Scapulaspitze wurden allerdings beschrieben. Das Kennzeichen umschriebener Thorakoplastiken ist die gezielte Einengung erkrankter Partien sowie die Entspannung im gewünschten Bereich. Auf frühere Vorschläge, wie beispielsweise von Kirschner, gehen neuere Operationsmethoden wie die von Björk, Brock und Callanen, H. Sellors und Jackson sowie von Wexels zurück. Es wird hier ein verkleinerter knöcherner Thorax durch Teilresektion von Rippen und Fixation in veränderter Lage geschaffen. Die Radikalität wird hier zugunsten des kosmetischen Effektes und der Sicherheit des Eingriffes aufgegeben, da unmittelbar nach der Operation bereits stabile Verhältnisse vorliegen. Voraussetzung sind umschriebene, konsolidierte Prozesse von einer Qualität, welche eine Entspannung, die für die Ausheilung zureichend ist, erwarten läßt. Es ist hierzu Brauer anzuführen: ,,Je besser der Kollaps, um so besser der klinische Erfolg."

Die Vielzahl der Methoden bei der Thorakoplastik stellt nicht so sehr eine zeitliche Abfolge als vielmehr das Rüstzeug für eine Vielfalt von Bedürfnissen und Befunden dar. In der Bezeichnung ,,Plastik" ist schon zum Ausdruck gebracht, daß es sich um individuell angepaßte Methoden handelt; Standardmethoden sind bewährte Grundtechniken, die dem Individualfall angepaßt werden müssen.

b) Posttherapeutische Veränderungen

Die postoperativen Zustände nach Thorakoplastik werden unterteilt nach drei Gesichtspunkten: a) der ungestörte Verlauf unter Berücksichtigung der einzelnen Operationsmethoden, b) die Komplikationen und c) Spätzustände und Mißerfolge nach Thorakoplastik.

α) Ungestörter Verlauf

Beim ungestörten Ablauf besteht die Aufgabe der Röntgenuntersuchung darin, das Ausmaß der operativ gesetzten Veränderungen festzuhalten. Wie bereits früher erwähnt, können die Weichteile das Bild der Wundschwellung zeigen; der Brustkorb ist nicht nur durch Verbände, sondern auch durch komprimierende Vorrichtungen wie elastische Zügel, Bandagen oder Kissen überlagert. Bedeutung kommt der Feststellung zu, welche *Rippen* in welchem Ausmaß entfernt wurden. Besonderes Interesse verdient das paravertebrale Gebiet: In welchem Bereich erfolgte die Abtrennung der Rippen; wie verhalten sich die Rippenstümpfe zum Querfortsatz, ist der Querfortsatz mitreseziert; ist eine Exartikulation in den Rippen-Wirbelgelenken erfolgt und sind Fragmente verblieben. Die Feststellung, in welchem Ausmaß die Rippenresektion nach vorn, gegen das Sternum zu, vorgenommen wurde, ist schwierig, da sich der Knorpel kaum gegen das übrige Gewebe abhebt. Dies gilt insbesondere für die 1. und 2. Rippe, die bei oberen Teilplastiken aus pulmonaler Indikation nahezu vollständig entfernt werden sollen. Zu bemerken ist, daß die 1. Rippe, auch wenn sie für den Kollaps der oberen Thoraxapertur meist notwendig ist, bei besonderen Indikationen, insbesondere bei der Deckung von Resthöhlen, erhalten bleiben kann (Abbildungsserie 9). Auf Abb. 9b ist die gleichzeitige Darstellung einer extrafascialen Taschenbildung im Operationsgebiet und der extrapleuralen Spiegelbildung in der Pneumolysenresthöhle instruktiv.

Diese Abbildung macht deutlich, daß nach jeder Thorakoplastik ein ausgedehntes *Wundgebiet* entsteht, in dem sich Luft und Wundwasser ansammeln können. Übermäßige Luftansammlungen in diesem Bereich erwecken den Verdacht auf Nebenverletzungen; ein mangelnder Kollaps in der unmittelbaren postoperativen Phase kann zu einer Fixation der Rippenfragmente in für den Kollaps ungenügender Position führen; auf die Gefahren übermäßiger Ansammlungen von Blut und Wundwasser wird später einzugehen sein.

Besonders nach der Thorakoplastik stellt sich die Frage nach der *neuen Lage und Verformung einer Kaverne*, sowie die Frage nach ihren Beziehungen zu den verbliebenen

Anteilen der Brustwand. Schichtaufnahmen in frontalem und sagittalem Strahlengang, Hartstrahlaufnahmen sowie stereoskopische Aufnahmen müssen herangezogen werden, wenn Unklarheiten über das Schicksal einer Kaverne nach den jeweiligen Sitzungen einer Thorakoplastik bestehen; von diesen Befunden hängt der weitere Operationsplan mit ab. An Hand dieser Befunde ist auch zu entscheiden, ob etwa ergänzende Maßnahmen der Lungenlösung, Kavernendrainagen oder Kavernenöffnungen vorzunehmen sind. Bei der Entfernung der ersten Rippen der postero-lateralen Thorakoplastik wird die Kaverne häufig nach ventral und caudal verlagert, sie kann in einen „vorderen toten Winkel", eine Nische, die das Brustbein mit dem Mediastinum bildet, gelangen und dem Einfluß eines Kollaps entzogen werden. Bei ausgedehnter Apikolyse kann sie sich hilusnahe „in das Gebiet des größten Thoraxdurchmessers" verlagern. Der „hintere tote Winkel" an der Wirbelsäule, medial unter den Querfortsätzen, stellt eine weitere Prädilektionsstelle für Restkavernen dar. Durch den Zug der kollabierenden Lunge kann aus rundlichen Hohlräumen ein abgeplattetes längsgestelltes Oval entstehen, bei verschwarteter Pleura können Kavernen am Boden einer Apikolyse ausgespannt bleiben und hier zumindest auf Übersichtsaufnahmen durch Blutcoagula, Fibrin, Regenerate und Schwarten verdeckt werden (HORN).

Ein mäßiger Grad von *Verlagerung des Mediastinums* nach Thorakoplastik ist die Regel. Eine Verlagerung des Mediastinums kommt sowohl nach der operierten wie auch nach der nichtoperierten Seite zu vor; ihre Ausbildung hängt neben den mechanischen Plastikeffekten mit dem Schicksal der kollabierten Lunge, insbesondere der Ausbildung von Bronchialverschlüssen mit nachfolgenden Atelektasen zusammen (J. ALEXANDER; DENK und DOMANIG; HEIN).

Im weiteren Verlauf bildet sich die charakteristische *Deformierung des Thorax* nach Thorakoplastik aus. Es kommt zu Einziehung der Weichteile, zu Verlagerungen des Schultergürtels mit verändertem Stand der Scapula. Durch die Durchtrennung von ligamentösen und muskulären Verbindungen nahe der Wirbelsäule und zwischen den Rippen erfährt die Wirbelsäule eine Verkrümmung, wobei der Bogen zur nichtoperierten Seite offen ist; die Rippenstümpfe erscheinen gespreizt. Die Skoliose wird in der Aufnahmeserie 10 (Abb. 10a—d) wiedergegeben; das Ausmaß der Skoliose ist hier durch die Verschwartung auf der Seite der Thorakoplastik gemindert. Bei Empyemplastiken kann der Zug der Schwarte den Skolioseeffekt der Thorakoplastik kompensieren. Im übrigen stellt diese Aufnahmeserie eine Grenzdindikation für jede operative Behandlung dar; es handelt sich um einen Indikationsbereich, bei dem die Thorakoplastik auch heute noch ihre volle Gültigkeit behält. Auf die Probleme der Wirbelsäulenverkrümmung sind ALEXANDER, BISGARD, BRAUER sowie SACHS speziell eingegangen. Die anterioren Rippenenden folgen dem Zug der Lunge und werden einwärts verlagert; insbesondere die Regenerate schlagen sich unter Umständen hakenförmig um. Mit Ausbildung dieser Rippenregenerate ist der endgültige Kollapszustand fixiert; dabei kann es vorkommen, daß durch Zug der Mm. scaleni und der Subscapularmuskulatur die Wirkung des primären Kollaps zumindest teilweise aufgehoben wird.

β) Komplikationen nach Thorakoplastik

Im Bereich der *Brustwand* können Taschen mit Spiegelbildungen nachweisbar sein; sie können auf einen Wundinfekt oder auf Absceßbildungen hinweisen. Die Thorakoplastik mit ihren ausgedehnten Wundflächen und unübersichtlichen Winkeln bringt es mit sich, daß gelegentlich ein Corpus alienum liegen bleibt. Ein chirurgisches Emphysem im Bereich der Brustwand wird dann exzessiv, wenn Verletzungen des Lungengewebes oder eine Kavernenperforation gesetzt wurden. Eine nachfolgende Infektion, eventuell mit Ausbildung starrer Höhlen, kann die Folge sein. Verflüssigung großer Hämatome oder von Fibrinbelägen läßt von röntgenologischer Seite her den Verdacht auf eine Infektion aufkommen. Die Nachblutung in die operativ geschaffenen Hohlräume mit

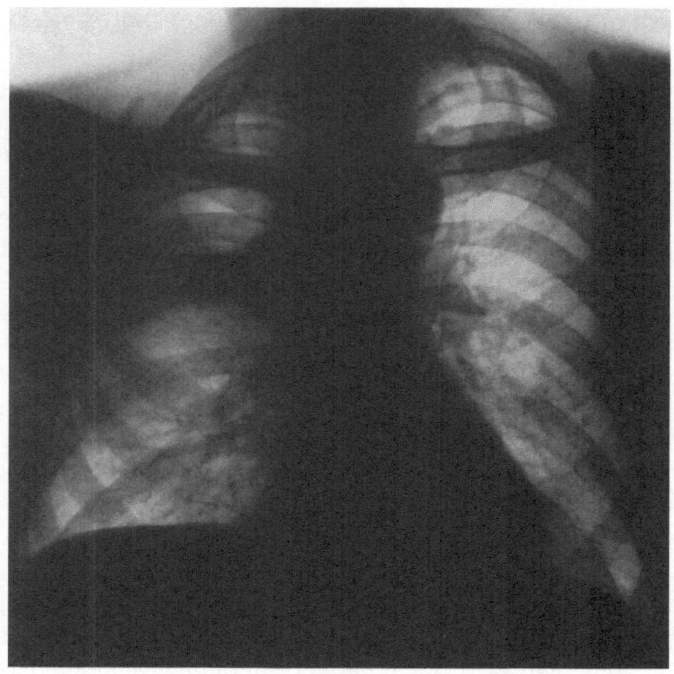

a

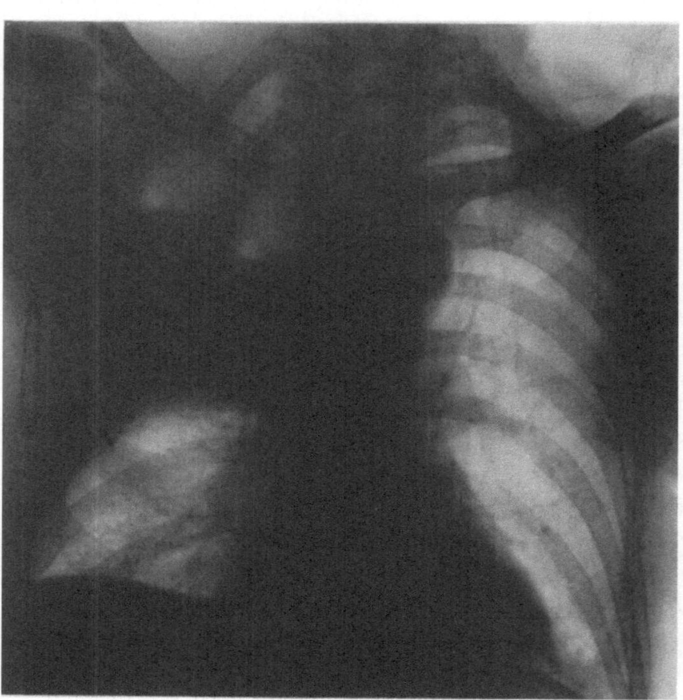

b

Abb. 9a—c. 55jähriger Mann. a Extrapleurales Empyem (Empyem nach extrapleuraler Pneumolyse). b Die Rippen 2—5 sind reseziert. Die extrapleurale Höhle ist wesentlich verkleinert. Es zeigt sich zusätzlich eine extrafasciale Taschenbildung mit Spiegel. Es ist gut zu erkennen, daß die erste Rippe den Kollaps der Resthöhle nicht beeinträchtigt. c Nach $1^1/_2$ Jahren ist sowohl von der extrapleuralen wie von der extrafascialen Höhle nichts mehr zu sehen

Verdrängung des Mediastinums, unter Umständen mit Dekollement bis in den Bereich des Zwerchfells und mit Vorwölbung der äußeren Thoraxkonturen im Bereich der Entknochung, kann vorkommen. Die Abbildungsserie 11a—c zeigt eine mäßige Nachblutung im Bereich einer Apikolyse nach einer Vierrippenplastik; die Schlußaufnahme läßt erkennen, daß der extrafasciale Hohlraum zwar beseitigt ist, daß jedoch die Rippenregenerate nach lateral verlagert wurden und so den Kollaps beeinträchtigen. Massive Nachblutungen können abgesehen von ihren allgemeinen Wirkungen broncho-pulmonale Komplikationen wie Atelektasen und Retentionspneumonien im Gefolge haben; sie sind nicht selten Wegbereiter eines nachfolgenden Infektes. Vereiterungen nach Thorakoplastik sind dann besonders zu befürchten, wenn eine Saugdrainage vorausgegangen ist, worauf NAGEL nachdrücklich hingewiesen hat, der diese Komplikation in 35% der entsprechenden Fälle mitteilte.

Das Auftreten von *pleuralen Komplikationen* nach Thorakoplastik wird verständlich, wenn man sich vor Augen hält, daß die Thorakoplastik keineswegs immer nach einem vorhergegangenen Versuch eines intrapleuralen Pneumothorax vorgenommen wird. Die „primäre" Thorakoplastik aus pulmonaler Indikation hat durchaus ihre Indikationen, wenn der pulmonale Prozeß einen permanenten Kollaps verlangt und wenn eine Resektion gegenüber der Thorakoplastik keine Vorteile bietet bzw. ein größeres Risiko darstellt. Ohnedies sind wohl die Fälle in der Minderheit, bei denen die Pleura über dem gesamten Thorax adhärent ist. Es kann dann beim Abschieben des Periosts zu einer Läsion der Pleura kommen. Diese Komplikation ist nicht selten. BULL nennt eine Häufigkeit von 13,7%. Läsionen der Pleura sind deswegen wichtig, weil eine postoperativ ohnedies eingeschränkte respiratorische Situation weiter verschlechtert werden kann; außerdem können Bezirke, die zum Kollaps gebracht werden sollen, den Wirkungen der Thorakoplastik ausweichen; schließlich sind pleurale Spätkomplikationen zu befürchten. Auch wenn diese ausbleiben, ist die Funktionsbeeinträchtigung durch verbleibende Schwarten und durch Einfaltung der Lunge in den Recessus nicht gleichgültig. Aber auch ohne Eröffnung des Pleuraspaltes kann es zu gleichseitigen und auch zu gegenseitigen pleuralen Reaktionen kommen, die teils im Gefolge spezifischer und unspezifischer Entzündungen auftreten, aber auch als blande, „sympathische" Ergüsse vorkommen.

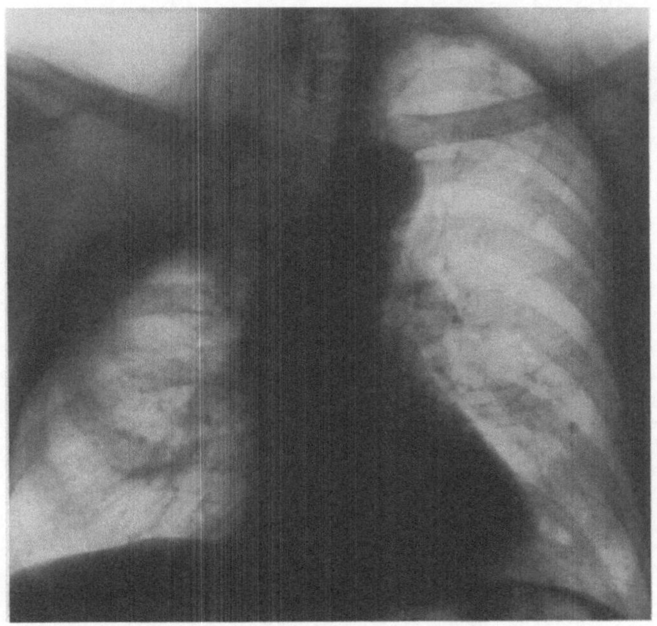

Abb. 9c

Pulmonale Komplikationen sind nach einer Thorakoplastik verständlich: Die Brustwand ist ihres Haltes beraubt, die Kraft des Hustenstoßes vermindert oder aufgehoben. Es kommt zu Sekretstauungen in den kollabierten Lungenpartien und zu bronchogenen

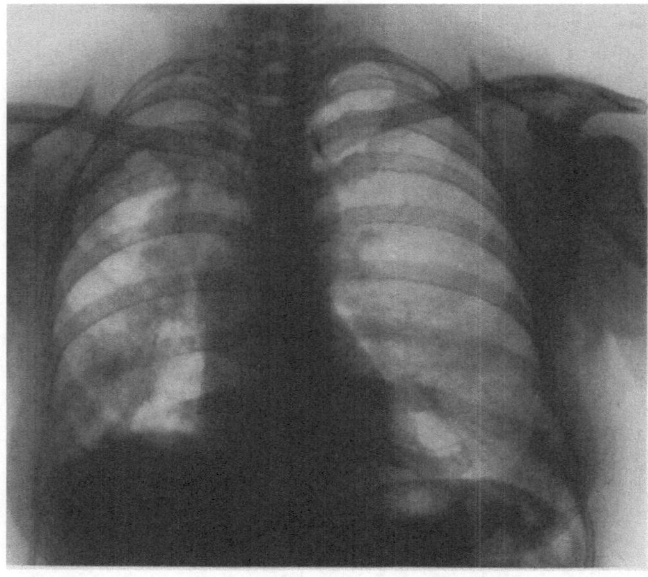

a

b

Abb. 10a—d. 50jährige Frau. Ausgedehnte Thorakoplastik aus pulmonaler Indikation. Grenzdindikation. Spätveränderungen mit Regeneratbildung und Skoliose. a Der Ausgangsbefund zeigt eine großkavernisierte Tuberkulose, die eine rasche Progression aufwies. b Hier handelt es sich nicht um eine pleurale, sondern um eine intrapulmonale Höhlenbildung, also eine sehr große Kaverne. Die Prognose scheint infaust, eine Resektionsbehandlung mit übermäßigen Risiken behaftet. c Versuch der Beeinflussung durch Thorakoplastik. Aufnahme nach der 1. Sitzung mit Resektion der Rippen 1 mit 4. d Zeigt den Abschluß der Thorakoplastik. Das Lungengewebe ist verödet. Als Folge der ausgedehnten Thorakoplastik besteht eine erhebliche Skoliose, deren Bogen zur nichtoperierten Seite offen ist. Ausgedehnte Regeneratbildungen im Operationsbereich. Beispiel für eine Thorakoplastikindikation, wie sie auch heute voll gültig ist

Ausstreuungen in die abhängigen gleichseitigen oder gegenseitigen Lungenpartien. Nach der bei YANG und LEES zusammengestellten amerikanischen Literatur schwankt der Prozentsatz der postoperativen Streuungen zwischen 5 und 22 %; im eigenen Material dieser Autoren beträgt die Häufigkeit 10,5 %. HUGHES, LOWRY u. POLK nennen 9 %; WITTE 17 % pulmonale Komplikationen. In der großen Sammelstatistik von HEDBLOM wird festgestellt, daß etwa 30 % der Todesfälle Lungenkomplikationen zuzuschreiben sind.

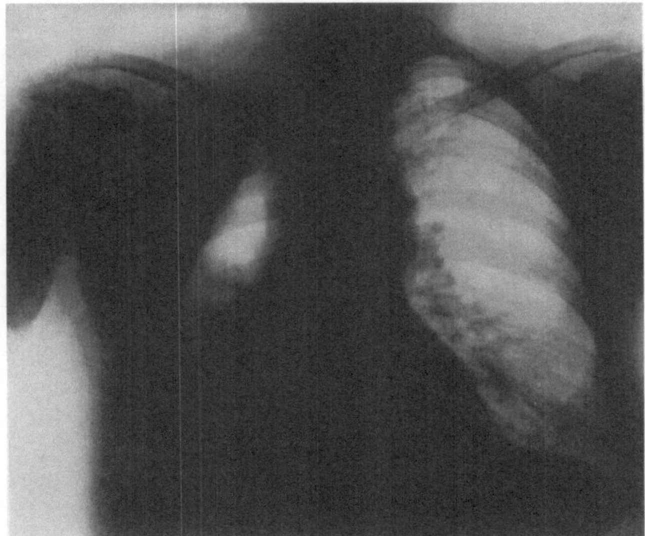

Abb. 10c

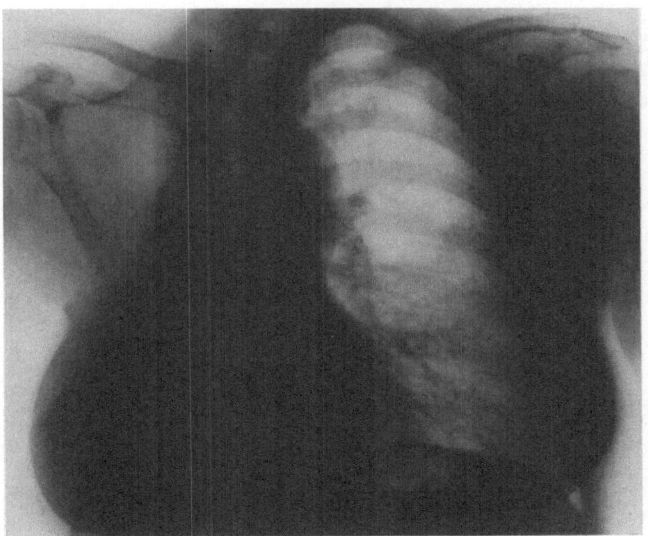

Abb. 10d

Unter den Todesursachen nach Thorakoplastik, die HEIN zusammenstellt, spielen die Komplikationen, welche das Lungenparenchym betreffen, ebenfalls die wichtigste Rolle. Die Differenzierung pulmonaler Komplikationen in röntgenmorphologischer Hinsicht ist gerade nach Kollapsmaßnahmen mit besonderen Schwierigkeiten verbunden: Embolie, Infarkt, Infarktpneumonie mit Erweichung, circumscripte Aspiration mit nachfolgender Absceßbildung, Verstopfungsatelektasen mit Retentionspneumonie, grobe Einstreuung spezifischen Materials mit nachfolgenden käsig-pneumonischen Prozessen mögen sich röntgenologisch ähnlich verhalten. Dabei ist, wie bereits früher erwähnt, die Untersuchbarkeit in der unmittelbaren postoperativen Phase recht begrenzt. Die Gefährdung der Gegenseite durch spezifische und unspezifische Aspiration im Gefolge der paradoxen Brustwandbeweglichkeit und im Gefolge des Mediastinalflatterns ist wohlbekannt.

γ) *Spätveränderungen und Mißerfolge*

Spätfolgen und Mißerfolge der Thorakoplastik liegen im Wesen kollapschirurgischer Eingriffe begründet. Es kommt nur zu einer Ausschaltung und Verödung des erkrankten

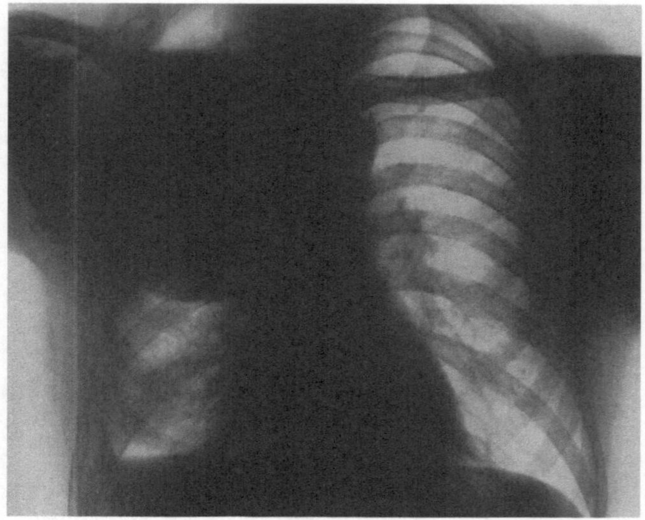

a

b

Abb. 11a—c. 34jähriger Mann. a Nachblutung bei extrapleuraler Apikolyse im Zuge einer Vierrippenplastik. Bei einer sehr beschränkten Thorakoplastik (Resektion von 4 Rippen) wird eine extrapleurale Apikolyse zur Erzielung eines allseitigen Entspannungskollaps vorgenommen. Die Aufnahme zeigt einen weitgehenden Kollaps des Spitzenobergebietes, eine ausgedehnte Verschattung mit Spiegel supraclaviculär im Operationsbereich, darüber einen als starr imponierenden Luftraum. Weiterhin finden sich peribronchiale grobfleckige Schatten in den basalen Partien der rechten Lunge. b Nach 4 Wochen ist das extrapleurale Hämatom teils resorbiert, teils durch Punktion entleert. Beginnende Regeneratbildung in ungünstiger Stellung. c Bei einer Kontrolle nach über einem Jahr läßt sich feststellen, daß die Lunge sich in Richtung auf die Regeneratplatte ausgedehnt hat. Die *extrafasciale* Apikolyse bewirkt, daß die Rippenregenerate im Zusammenhang mit der Lungenoberfläche bleiben; bei *extrapleuraler* Apikolyse besteht die Gefahr der Wiederausdehnung

Lungenbezirkes: ein mit Wahrscheinlichkeit in der Mehrzahl der Fälle heilungsfördernder Faktor. Die Änderung des Ausdehnungszustandes der Lungen ist jedoch nur *ein* Faktor, der den Ablauf der menschlichen Tuberkulosekrankheit beeinflußt; sein Gewicht wird unterschiedlich beurteilt. Große Statistiken zeigen eine Erfolgsquote von 50—70% (J. ALEXANDER; HAGN-MEINCKE; LEMBERGER; ROSSI; W. SCHMIDT; SEIP). Die Erfolgsquoten hängen von der Definition des Erfolges und vor allem von der Ausgangssituation ab. Mit der Änderung des Bildes und des Verlaufes der Tuberkulose und mit der Beeinflussung durch chemotherapeutische Substanzen werden auch die Erfolge der Thorakoplastik ausgezeichnet. Die Ursachen der Mißerfolge sind nur zum Teil in nicht adäquaten chirurgischen Eingriffen, vor allem mit ungenügender Rippenresektion in vertikaler und horizontaler Richtung, zu suchen. Die Auswahl der Fälle spielt bei den jeweiligen Erfolgsquoten sicher eine ebenso wichtige Rolle. Die klinische Manifestation des Mißerfolges ist das Fortschreiten der Tuberkulose, das mit der Technik des Eingriffes selten etwas zu tun hat, häufig jedoch mit seiner Indikationsstellung. Den eigentlichen Mißerfolg stellt die *Restkaverne* dar. Häufig tragen jedoch auch bronchiale Prozesse zu einer fortbestehenden Bazillenausscheidung und zum Befall weiterer Lungenbezirke

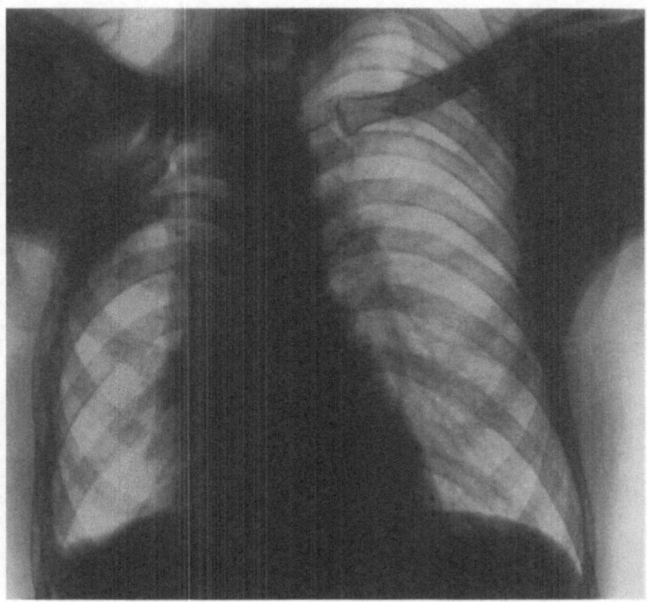

Abb. 11 c

durch die Tuberkulose bei (Meissner et al.; Overholt; Ottosen et al.) Auf das Aufsuchen von Restkavernen mit allen röntgenologisch-technisch zur Verfügung stehenden Mitteln hatten wir hingewiesen. J. Alexander gibt eine Hilfe an, die darin besteht, daß der Patient auf die kranke Seite gelegt wird: bei noch mobilem Mediastinum kann die Kaverne so aus dem Mittelschatten hervortreten. Weitere Quellen fortbestehender Bazillenausscheidung können in lokalisierten Empyemen bestehen; dabei können diese Empyeme sowohl intrapleural wie auch extrafascial mit fistulöser Verbindung zum Bronchialbaum liegen. Die Thorakoplastik hat schon allein durch den Lungenkollaps *Bronchialveränderungen* im Gefolge; diese Deformierungen müssen zwangsläufig bei genügendem Kollaps eintreten. Ihre Bewertung als Quelle einer etwa weiter bestehenden Bazillenausscheidung hat mit Vorsicht zu erfolgen. Die „Narbenkatarrhe" sind häufig der klinische Ausdruck von Retentionen im Bereich so veränderter Bronchien (Abb. 12, 13). Die besondere Neigung des Thorakoplastikkollaps zur Bronchiektasenbildung wird von Tanner als charakteristisch angesehen; auf die besondere Rolle, die dem Schichtbild hier zufällt, ist Blaha (1954) eingegangen. Bilder dieser Bronchiektasen außer bei den genannten Autoren finden sich bei F. K. Fischer, Gordon et al., Ibers, Vieten und Willmann, Morgana et al. sowie bei Stiller. Ein Beispiel für ausgedehnte Bronchiektasenbildung nach Thorakoplastik ist aus Blaha (1954) (Abb. 14 a u. b) wiedergegeben. Die Formen der tuberkulösen Bronchitis unter bzw. nach Thorakoplastik sind bei Andres, bei Beck und bei Huzly besprochen.

Die *Spätveränderungen* nach Thorakoplastik sind durch die Bronchialveränderungen zumindest zu einem Teil erklärt. Auf die Veränderungen des Lungenparenchyms mit Deformierung der Gefäße, proliferativen Wandprozessen, Fibrosen des Parenchyms, Narben, marginalen Schwielen und Sklerose der Brustwand war bereits früher eingegangen worden. Ob eine Thorakoplastik nun einen Erfolg oder einen Mißerfolg darstellt, ob die Thorakoplastik mit ihren Folgen als eine chronische, unspezifische Lungenkrankheit sui generis zu betrachten ist, ob eine „mißlungene" Thorakoplastik letzten Endes nicht auch zur Lebensverlängerung beiträgt (GRENVILLE-MATHERS und TRANCHARD), ist

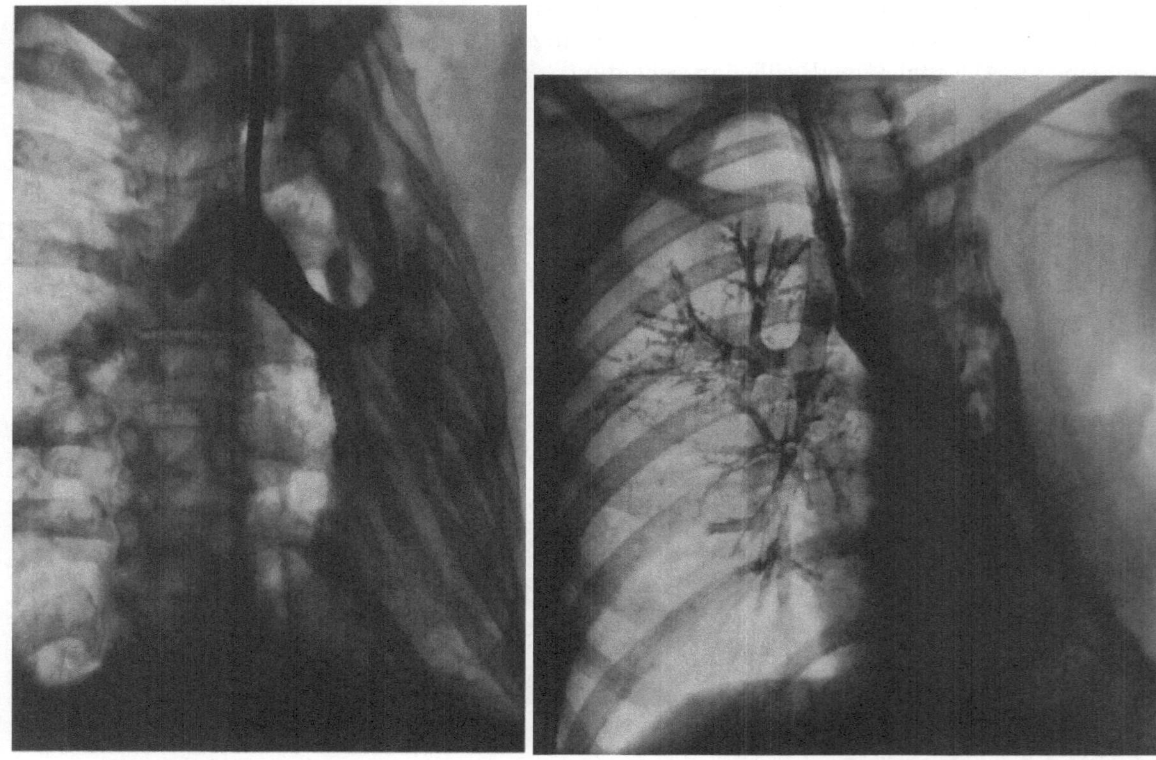

Abb. 12 Abb. 13

Abb. 12. 43jährige Frau. Alte subtotale paravertebrale Thorakoplastik. Die Verödung des Lungenparenchyms durch die Thorakoplastik wird durch das Bronchogramm besonders deutlich dargestellt; das proximale Bronchialsystem ist erweitert, tonuslos und verlagert. Das periphere Bronchialsystem füllt sich teils infolge der mangelnden Belüftung, teils im Gefolge konsekutiver anatomischer Veränderungen nicht auf

Abb. 13. 26jährige Frau. Neunrippenplastik. Auch hier bestehen ähnliche Verhältnisse wie in Abb. 12. Verlagerung des Bronchialsystems, Nichtauffüllbarkeit der peripheren Bronchialanteile, Erweiterung und Tonuslosigkeit der proximalen Bronchien. „Verödung des Lungengewebes"

eine klinische, mitunter auch subjektive Entscheidung. Die Suche nach der Ursache des Mißerfolges, die Aufdeckung von Komplikationen, insgesamt die Objektivierung des Tatbestandes ist weitgehend die schwierige und undankbare Aufgabe des Röntgenologen.

Anhang: Thorakoplastische Eingriffe aus pleuraler Indikation

Vorbemerkungen: Die plastischen Eingriffe aus pleuraler Indikation sind in den Hintergrund getreten, weil unter allen Umständen die Wiederausdehnung der Lunge den Primat vor der Entknochung der Brustwand hat, wenn diese Wiederausdehnung durch Decortikation möglich ist und wenn keine Gegenindikationen bestehen, die einen Kollaps der Lunge zweckmäßig erscheinen lassen.

Das Schicksal der Lunge bei der Rippenfelleiterung ist in einem erheblichen Maß durch die Vorbehandlung bedingt. Eine zweckmäßige, zielbewußte Behandlung des beginnenden Empyems und der sterilen Resthöhle kann großchirurgische Eingriffe vermeiden lassen. Auf das Kapitel Pleuraempyem wird hingewiesen, weiterhin auf die Darstellungen von KLEINSCHMIDT sowie von SPATH. Schrifttumsübersichten finden sich dort, sowie bei BLAHA (1956, 1957 I/II, 1958).

Eingriffe zur Entleerung des Pleuraempyems

Die vollständige Entleerung des Pleuraempyems ist Voraussetzung für die Wiederausdehnung der Lunge und auch Voraussetzung für jeden chirurgischen Eingriff. Wenn

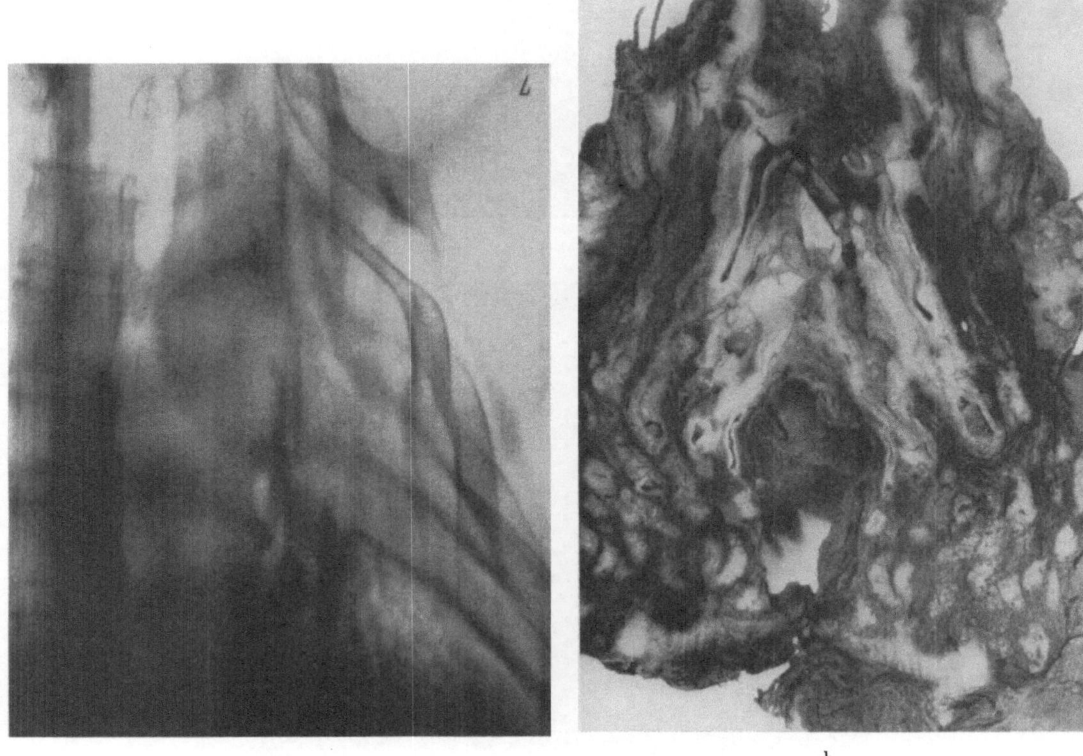

a b

Abb. 14. a Auch im Schichtbild lassen sich die basalen Bronchiektasen nach einer Thorakoplastik gut erkennen. b Auf dem Makroschnitt des Präparates sind die dickwandigen Bronchien, denen eine unspezifische, chronische Bronchitis entspricht, gut dargestellt. An der Basis bestehen terminale Verkäsungsherde. (Abb. 14a u. b aus BLAHA: Schichtbilder von Veränderungen bei der Lungentuberkulose. Stuttgart: Georg Thieme 1954)

sie mit internistischen Maßnahmen wie Punktion, eventuell unter Zuhilfenahme von fibrinauflösenden Fermenten, nicht gelingt, ist die Drainage angezeigt. Die geschlossene, intercostale Drainage mit Unterwasserableitung oder dosiertem Sog hat den Vorteil des kleinen Eingriffes für sich. Durch diese geschlossene Drainage wird weiterhin mit großer Sicherheit vermieden, daß ein offener Pneumothorax entsteht. Beim älteren, fibrinreichen Empyem mit starrer Höhle kann ein Versuch mit geschlossener Drainage unternommen werden. Vielfach wird es jedoch zweckmäßig sein, die Resthöhle nach Resektion einer Rippe nahe dem tiefsten Punkt zu eröffnen. Beim älteren Empyem besteht die Gefahr des offenen Pneumothorax nicht mehr. Die Entfernung von die Wiederausdehnung störendem Höhleninhalt wie Fibrin, ist möglich. Die Gefahr von Nebenverletzungen, wie Anstechen der Lunge, erscheint bei der Rippenresektion geringer; die Beurteilung der Wandbeschaffenheit und des Ausmaßes der Höhle sowie der Beziehung der Drainage zum tiefsten Punkt ist besser möglich.

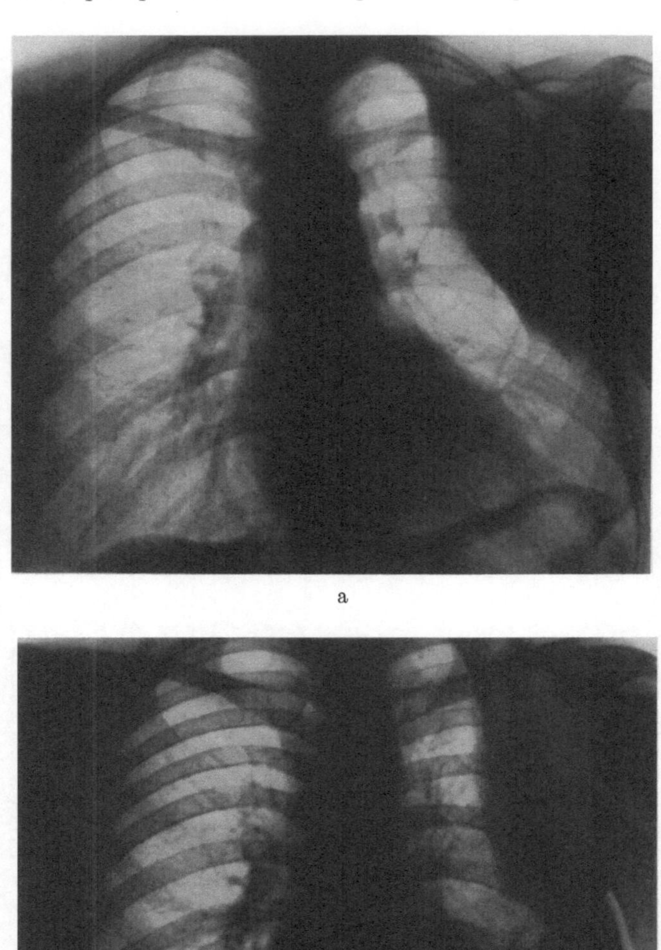

a

b

Abb. 15a u. b. 27jährige Frau. a Umschriebene Thorakoplastik bei intrapleuralem Empyem nach Pneumothoraxbehandlung. b Resektion der Rippen 2 mit 6 über der Resthöhle unter Belassung der 1. Rippe (Kontrollaufnahme nach $2^1/_2$ Jahren). Geringe linkskonvexe Skoliose und Spreizung der Rippenstümpfe im Plastikbereich. Empyemresthöhle nicht mehr nachweisbar

Für jede Empyembehandlung ist eine exakte Information über die Beschaffenheit der Brustwand, Beschaffenheit und Ausdehnung der Höhle, sowie vor allem auch der darunterliegenden Lunge wichtig, worauf im Kapitel ,,Decortikation" noch hingewiesen wird. Die Kontrastmitteldarstellung der Höhle ist oft nicht zu vermeiden, dabei sind Beziehungen zur Brustwand durch Markierungen herzustellen.

Voraussetzung für die Wahl des Vorgehens beim Pleuraempyem ist also die Frage der Wiederausdehnbarkeit der Lunge, die unter den Gesichtspunkten Brustwand, Höhlenwand, Höhlenform und -lage, Höhleninhalt, Beschaffenheit des Lungengewebes — diese wiederum getrennt nach primären, zum Empyem führenden Lungenerkrankungen und Kollapsfolgen — und schließlich nach dem Zustand des Bronchialsystems zu beurteilen ist. Es handelt sich also überwiegend um röntgendiagnostische Aufgaben.

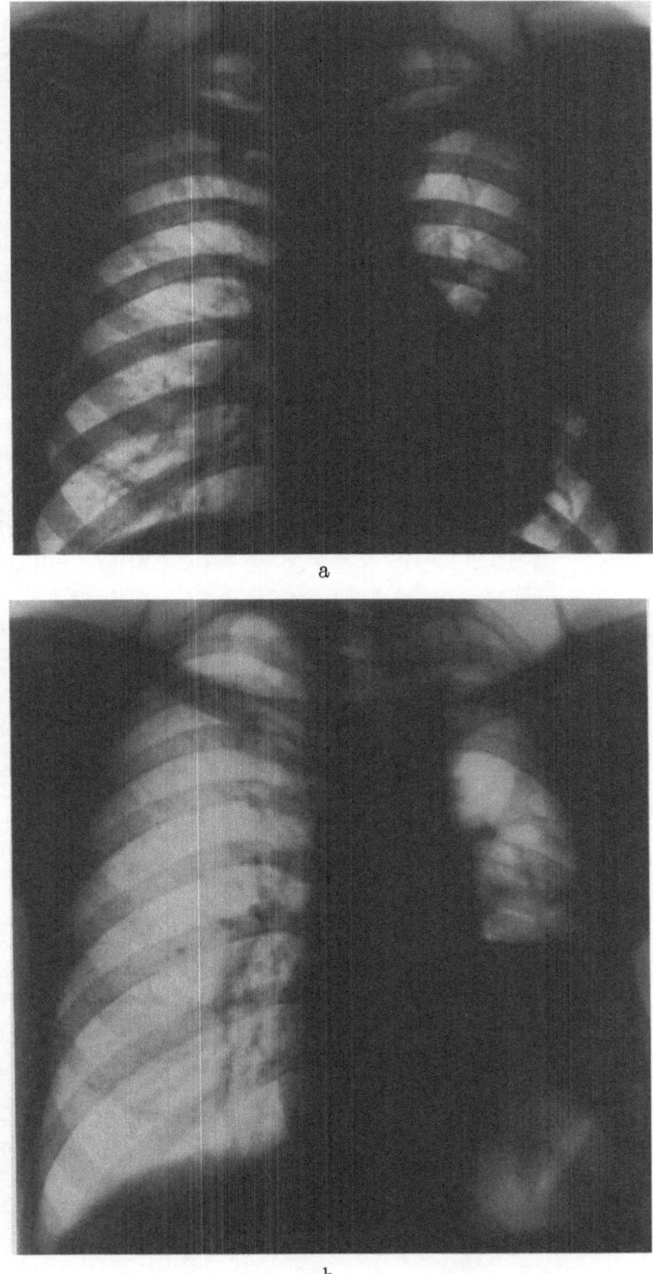

a

b

Abb. 16a—d. a Linksseitiges Bronchialcarcinom. b Empyem der Pneumonektomieresthöhle mit erheblicher Schwartenbildung und mit Fibrinfiguren. c Erste Sitzung einer Empyemplastik mit extrapleuraler Resektion der Rippen 2 mit 6. Drainage vorn durch den 1. ICR (s. Text). d Nach intrapleuralem Abschluß der Thorakoplastik unter Resektion der Rippen 7 und 8 und Eröffnung der Resthöhle. Obliteration des Restspaltes

Die Feststellung, daß sich die Lunge mit großer Wahrscheinlichkeit nicht wieder ausdehnen wird oder daß die Wiederausdehnung der Lunge nicht geraten erscheint, ist die Voraussetzung für Erwägungen in Richtung auf plastische Maßnahmen. Es gibt dabei Grenzfälle, bei denen sowohl die Decortikation mit Entfernung von Lungengewebe wie auch eine Thorakoplastik in Betracht kommen.

Die *Indikationen* bei der Behandlung von Resthöhlen bzw. Empyemen stellen sich dementsprechend gegenwärtig etwa wie folgt dar:

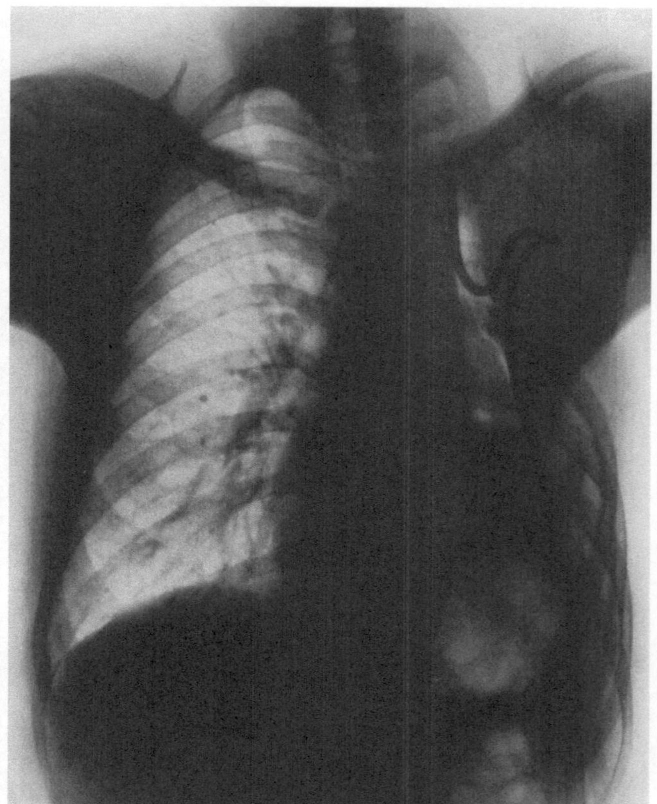

Abb. 16 c

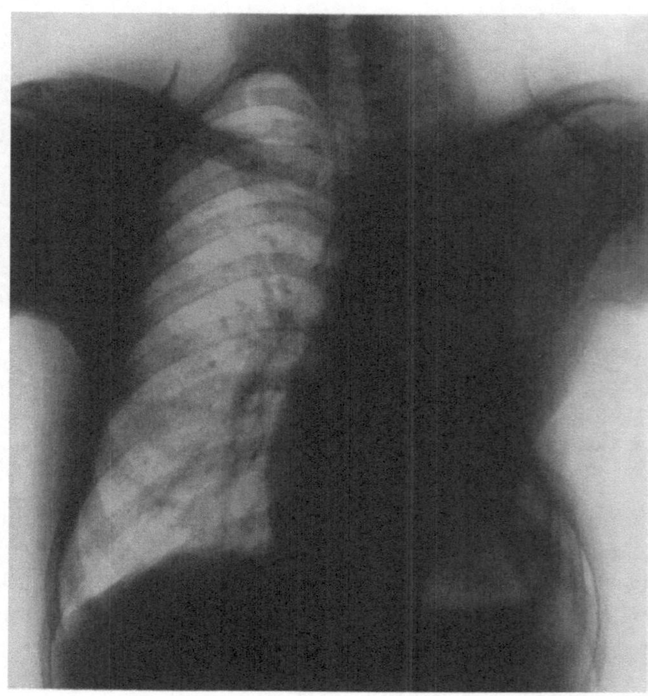

Abb. 16 d

a) Bei rein pleuralen bzw. operativ behebbaren Ausdehnungshindernissen ist die Decortikation angezeigt. Als Beispiele sind die gefesselte Lunge nach extra- oder intrapleuralem Pneumothorax oder das Pleuraempyem mit innerer Fistel unter gleichzeitiger Resektion des fisteltragenden Anteiles zu nennen.

b) Bei gereinigten, geschlossenen Höhlen ist die aseptische extrafasciale Thorakoplastik ausreichend. Die Abgrenzung gegenüber der Decortikation fällt oft schwer. Die gezielte Einengung über der Resthöhle stellt zweifelsohne in manchen Fällen einen mit geringeren Risiken verbundenen Eingriff dar. Die Abb. 15a u. b zeigen ein umschriebenes Empyem nach Pneumothoraxbehandlung. Die teilweise Entfernung von fünf Rippen, dosiert über dem einzuengenden Bereich und unter Belassung der ersten Rippe ergibt ein kosmetisch wie funktionell gleich befriedigendes Resultat.

Die posttherapeutischen Aufgaben bei der sog. Deckplastik, bei der aseptischen Thorakoplastik zur Beseitigung pleuraler Räume erstrecken sich vor allem auf den Nachweis von Resthöhlen bzw. Restempyemen, häufig als Schwarten mißdeutet.

c) Es gibt Fälle, bei denen die aseptische Thorakoplastik nicht ausreicht, um ein Pleuraempyem zur Ausheilung zu bringen. Ein Eingehen in die Resthöhle, eine Beseitigung der parietalen Schwarten oder eine anderweitige mobilisierende Technik ist notwendig, wenn parietale Kollapshindernisse, wie exzessive Auflagerungen, vorliegen oder wenn innerhalb der Höhle Befunde bestehen, die ein Fortbestehen der Eiterung wahrscheinlich machen. Hier sind Fibrinablagerungen in der Höhle, Knochensequester und Fremdkörper zu nennen. Weiterhin wird eine septische Thorakoplastik, d.h. eine Thorakoplastik mit Eröffnung der Eiterhöhle, dann zu überlegen sein, wenn ein aseptischer Eingriff durch die Verhältnisse der Brustwand ohnedies nicht möglich ist. Man wird dann die Vorteile der besseren Kollapsqualität und Revision der Höhle ausnützen. Ebenso können Fistelbildungen im Bereich der Lunge, sofern sie nicht durch Resektion zu beseitigen sind, wie etwa die Stumpfinsuffizienz nach Pneumonektomie, das Vordringen in die Empyemresthöhle fordern. Die Techniken der septischen Empyemplastik sind mit dem Namen SCHEDE verbunden, der eine ausgedehnte Resektion der Brustwand vornahm. Eine auch heute noch häufig geübte Technik ist die Jalousieplastik nach HELLER, wobei die parietalen Schwarten im Bereich der Zwischenrippenräume incidiert werden. Es wird so ein weitaus besserer Kollaps als bei der rein extrafascialen Thorakoplastik gewährleistet, ohne daß damit die Nachteile der Schedeschen Operation, insbesondere die Schutzlosigkeit des Thorax durch mangelnde Regeneratbildung sowie Nervenverletzungen mit nachfolgenden Bauchwandschwächen in Kauf genommen werden müßten. Bei starren Resthöhlen stellt die Einschlagung von Muskellappen, wie sie KIRSCHNER, LEZIUS und NISSEN empfehlen, eine wertvolle Hilfsmaßnahme dar. Eine gegenwärtig häufig geübte Technik besteht darin, die aseptische extrafasciale Thorakoplastik soweit wie möglich nach caudal zu führen; die septische, intrapleurale Thorakoplastik dient dann zur Beseitigung des verbliebenen Restes. Die Abbildungsserie (16a—d) zeigt ein Pleuraempyem nach Resektion eines Bronchialcarcinoms. In einer ersten Sitzung werden die Rippen zwei mit sechs reseziert; mit der Resektion der siebenten und achten Rippe und Eröffnung der Höhle wird der Eingriff abgeschlossen. Die hier liegende Drainage von vorn hat den Vorteil, daß der Drainagekanal mit der Wunde nicht in Berührung kommt; eine vollständige Eiterentleerung ist allerdings bei dieser Lage des Gummidrain erschwert.

Mehr noch als bei den Thorakoplastiken aus pulmonaler Indikation ist bei diesen Empyemplastiken bzw. Deckplastiken eine Kombination vielfältiger Techniken zweckmäßig; die vorgelegten Grundzüge sollen dem Röntgenologen die Verständigung mit dem Chirurgen erleichtern.

4. Extrapleurale Pneumolyse

a) Allgemeine Vorbemerkungen: Wesen und Techniken, Wirkungsweisen

Die extrapleurale Pneumolyse stellt eine Operationsmethode dar, bei der, vorwiegend bei teilweise oder völlig verklebten Pleurablättern, eine Ablösung der Lunge im Bereich der Fascia endothoracica unter Erhaltung des knöchernen Gerüstes des Brustkorbs herbeigeführt wird. Der operativ geschaffene Kollaps der Lunge wird durch Luftfüllungen weiter ausgebaut und durch feste, flüssige oder gasförmige Stoffe unterhalten.

Die „Vorgeschichte“ des extrapleuralen Pneumothorax beginnt mit der Lungenablösung TUFFIERS zur Resektion der Lungenspitze (1891/92). Späterhin sind die Versuche von A. W. MAYER (1913), ULRICI und vor allem von R. NISSEN zu nennen; auch SEBESTYEN nahm sich frühzeitig der Methode an.

Die Wiederaufnahme der extrapleuralen Pneumolyse sowie der systematische Ausbau zu einer Standardoperationsmethode ist mit den Namen W. GRAF und W. SCHMIDT verbunden. Frühzeitig haben sich um den Ausbau der Technik, Indikationsstellung und Nachbehandlung ADELBERGER, BELLINGER, BRUNNER, HAUTEFEUILLE und DREYFUSS, LEFÈVRE und GAU sowie THEISS verdient gemacht. Aus dem englischsprachigen Schrifttum sei auf die Arbeiten von CUTLER, GAENSLER u. STRIEDER sowie von MURSTAD verwiesen. Aus jüngerer Zeit wären zu den allgemeinen Problemen vor allem die Übersichten von ADELBERGER, GAUBATZ, HAGN-MEINCKE, LE FOYER, LEMBERGER, KLEESATTEL, MALLUCHE, MLCZOCH, NISSEN, NYLANDER, SATTLER, P. G. SCHMIDT, SEIP sowie von VOSSKÜHLER zu erwähnen.

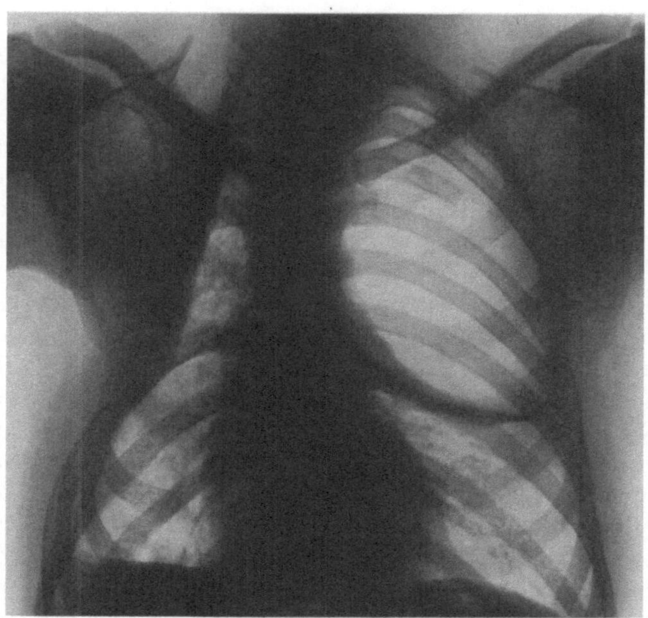

Abb. 17. 29jähriger Mann. Zur Indikation der extrapleuralen Pneumolyse. Der funktionsschonende Kollaps bei der extrapleuralen Pneumolyse ermöglicht die Kombination mit anderen Behandlungsverfahren, hier mit einer Thorakoplastik

Der extrapleurale Pneumothorax bietet bestechende *Vorteile:* Es handelt sich um eine einzeitige Operation. Die Operationsgefährdung bzw. der Operationsschock sind im Vergleich zur Thorakoplastik gering; eine gröbere Deformierung des Thorax bleibt aus. Es handelt sich um eine funktionsschonende Operation, wie die zahlreichen Prüfungen nach extrapleuraler Pneumolyse ergeben haben. Ihre doppelseitige Anwendung ist möglich, ebenso wie die Kombination beispielsweise mit einer Thorakoplastik (Abb. 17) oder einer Lungenresektion auf der anderen Seite. Die Funktionsschonung rührt auch daher, daß der Kollaps der Lunge nicht auf einmal, unmittelbar im Anschluß an die Operation, erfolgt, sondern daß der maximale Kollaps im Laufe von Wochen ausgebaut wird. Die Anwendung der extrapleuralen Pneumolyse bei Kindern empfiehlt sich wegen der Rückbildungsfähigkeit kindlicher Phthisen auf der einen und wegen der ausbleibenden Verstümmelung auf der anderen Seite (BRÜGGER und HANTELMANN; HOPPE; SIMON; VOJTEK und SERYZDENEK). Es handelt sich grundsätzlich um eine reversible Maßnahme. Weiterhin kann der Lungenkollaps theoretisch besser als bei jeder anderen Operation dem jeweiligen Befund angepaßt werden.

Freilich kann die Tatsache, daß es sich um einen sog. reversiblen Kollaps handelt, unter gewissen Umständen auch als *Nachteil* gewertet werden. Das weitere Schicksal des Hohlraums unterliegt nur teilweise unserem Einfluß; er wird zum selbständigen Problem, wenn nach der Ausgangslage ein Dauerkollaps erforderlich wäre. Die Sicherung des Kollaps durch flüssige oder feste Stoffe, wie beispielsweise Öl oder Paraffin, kann zu Komplikationen Anlaß geben. Die Operationsmethode und vor allem die Nachbehandlung sind delikat, sie verlangen spezielle Erfahrung. Aus Abb. 18 geht hervor, wie viele Mühe auf die Nachbehandlung zu verwenden ist, um trotz eingetretener Komplikationen, hier einer Nachblutung, zu einem befriedigenden Ergebnis zu kommen. Vor allem in früheren Jahren, vor Einführung der Antibiotika und chemotherapeutischen Substanzen, waren

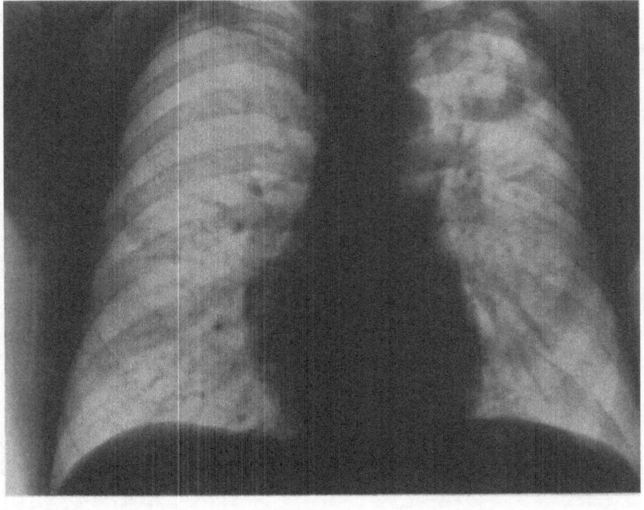

a

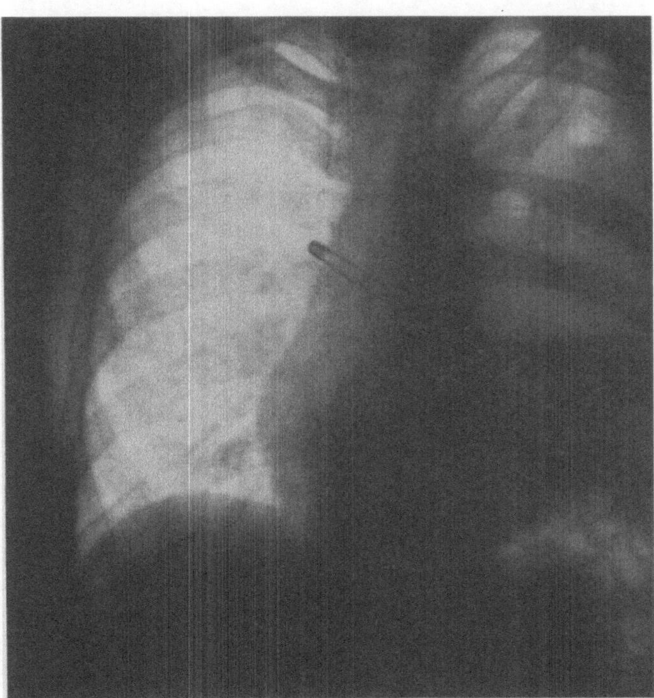

b

Abb. 18a—c. 33jähriger Mann. a Kavernisierter, relativ frischer linksseitiger Obergeschoßprozeß. b Am 3. postoperativen Tage ist eine mäßige Nachblutung eingetreten. Das ganze Operationsgebiet ist verschleiert; die Gebilde des Mediastinums sind zur Gegenseite verlagert. Vermutlich besteht eine partielle Atelektase der linken Lunge durch Kompression, das Zwerchfell erscheint angehoben. c Trotz der Komplikation durch die Nachblutung ist ein ausreichend großer, extrapleuraler Pneumothorax entwickelt worden. Es zeigt sich jetzt, daß eine Aspiration als Folge des stürmischen postoperativen Verlaufes bei relativ frischem, großkavernisiertem Prozeß stattgefunden hatte. Insgesamt zeigt die Serie die Notwendigkeit einer sorgfältigen Nachbehandlung der extrapleuralen Pneumolyse, um auch bei kompliziertem Verlauf zu ausreichenden Ergebnissen zu gelangen. Röntgenuntersuchungen in kurzen Abständen sind unerläßlich

das extrapleurale Empyem sowie die Fistelbildung gefürchtete Ereignisse, die wesentlich zu der anfänglich hohen Mortalität bei dieser Operationsmethode beitrugen.

Zur *Indikation* sei auf die anfangs genannten Arbeiten verwiesen. Die extrapleurale Pneumolyse nimmt eine Mittelstellung zwischen dem intrapleuralen Pneumothorax und der Thorakoplastik ein. Es liegt in der Natur der Sache, daß der Gegenstand der Behandlung mit der extrapleuralen Pneumolyse Tuberkuloseformen sind, bei denen mit einer Besserung des Befundes, insbesondere Kavernenschluß, innerhalb angemessener Zeit zu rechnen ist und bei denen primär das Bedürfnis nach einem Dauerkollaps nicht vorliegt. So sind es oft relativ frische Kavernen, bei denen mit dieser Art von Kollaps gute Ergebnisse erzielt werden. Das Risiko der Kavernenperforation ist dabei freilich nicht zu unterschätzen, besonders wenn es sich um randständige Kavernen bei exsudativ entzündlichen Prozessen handelt. Es wird zwischen einer absoluten Indikation bei Idealfällen mit nicht zu großen Kavernen in entsprechenden phthisiologischen Situationen und relativen Indikationen unterschieden. Bei letzteren handelt es sich um Formen der Tuberkulose, die eigentlich anderen Operationsmethoden vorbehalten wären, bei denen jedoch der Versuch der Behandlung mit der extrapleuralen Pneumolyse unter-

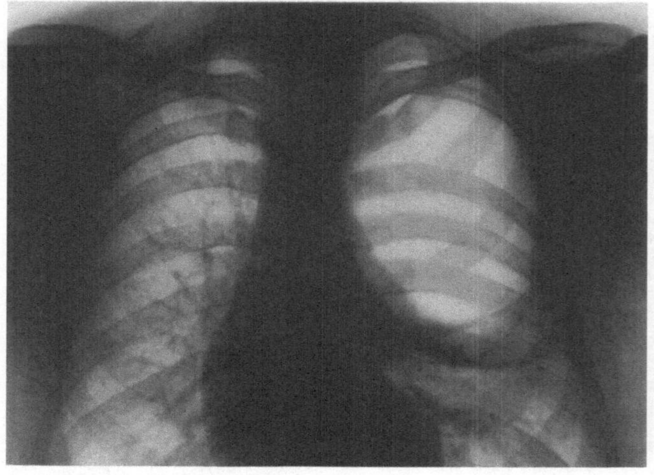

Abb. 18c

nommen wird, weil diese geringe Ansprüche an die Funktionsreserven stellt und weil das Operationsrisiko gering ist. Der Versuch mit der extrapleuralen Pneumolyse erscheint auch deswegen in solchen Fällen gelegentlich gerechtfertigt, weil sie den Weg für anderweitige operative Maßnahmen nicht verbaut. Ein besonderes Anzeigegebiet stellen auch heute doppelseitige Prozesse dar, wobei die Möglichkeit der sukzessiven Behandlung (Abb. 19a—d) ebenso besteht, wie die Möglichkeit der gleichzeitigen doppelseitigen extrapleuralen Pneumolyse (Abb. 20).

Die *Technik* der extrapleuralen Pneumolyse besteht darin, daß von einem, meist verhältnismäßig kleinen, paravertebralen Schnitt aus ein geeigneter Intercostalraum freigelegt oder die dritte bzw. vierte Rippe reseziert werden. Mancherorts wird ein axillärer Schnitt bevorzugt (Hoppe; H. Schmidt). In der „richtigen Schicht" unter den Rippen wird nun das parietale Pleurablatt im Bereich der „Fascia interthoracica" abgelöst. Das Ausmaß der Lösung hängt von den vorliegenden Veränderungen, von der Erfahrung des Operateurs und von den technischen Möglichkeiten ab. Von den wesentlichen Schulen wird besonders die Notwendigkeit der paravertebralen und parasternalen Lösung betont. Die Schaffung eines „dreidimensionalen Kollaps" sei anzustreben. Geteilt sind die Meinungen, ob und wie weit eine Lösung am Mediastinum erfolgen soll. Es kann dem Erfolg der extrapleuralen Pneumolyse durchaus zuträglich sein, wenn in gewissen Fällen die Ablösung der Lungenspitze nur in geringem Umfang erfolgt. Bei einem auf die Spitze/Obergeschoß beschränkten Prozeß erfolgt die Lösung etwa bis zur vierten bzw. fünften Rippe im Bereich des vorderen Brustkorbs und geht dann dorsal etwa bis zur achten Rippe.

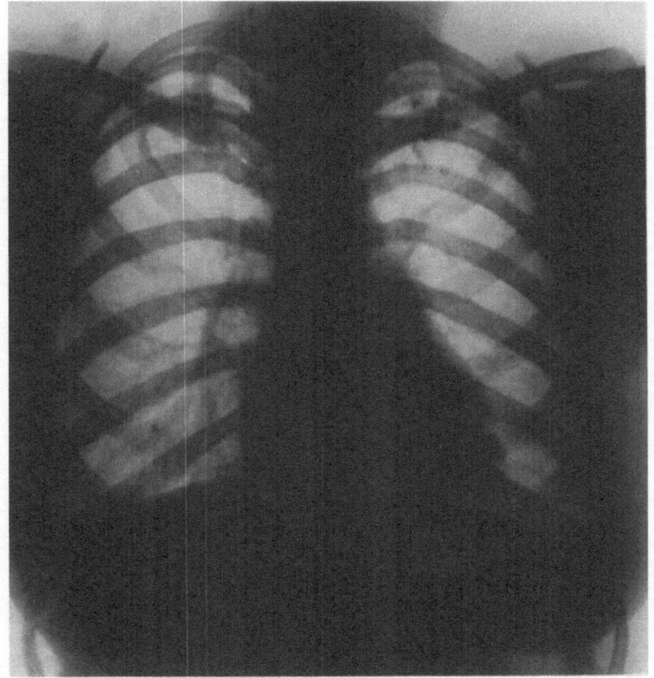

a

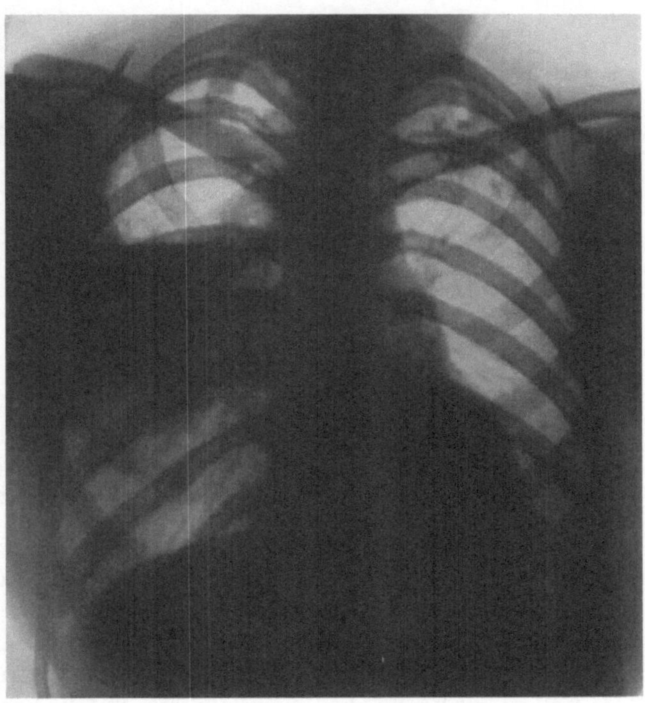

b

Abb. 19a—d. 20jährige Frau. a Der Ausgangsbefund zeigt einen doppelseitigen kavernisierten Prozeß mit alten Herden in der linken Spitze. b Zunächst extrapleurale Pneumolyse rechts. c Der Prozeß ist durch den extrapleuralen Pneumothorax unter Kontrolle gehalten. d Der rechtsseitige extrapleurale Pneumothorax ist nach 3jähriger Führung aufgelassen. In der linken Spitze zeigte sich eine über kirschgroße Kaverne. Führung eines extrapleuralen Pneumothorax links. Die extrapleurale Pneumolyse läßt alle Möglichkeiten für weitere chirurgische Interventionen auf der gleichen oder auf der Gegenseite offen

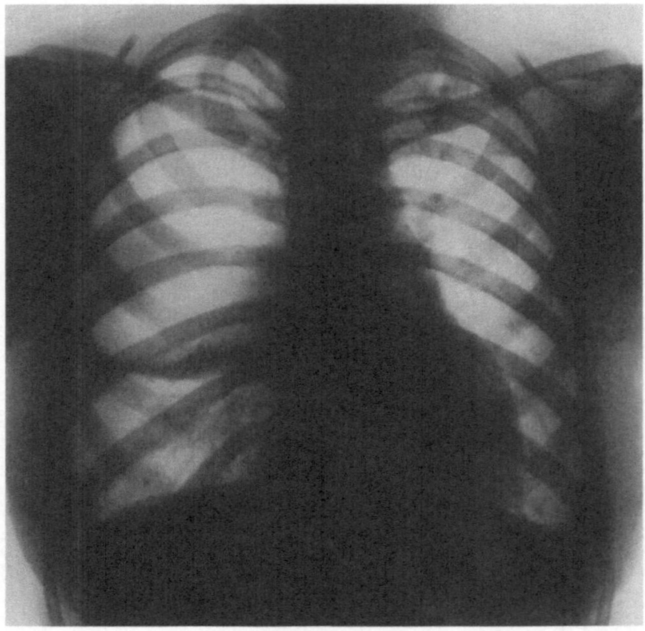

Abb. 19c

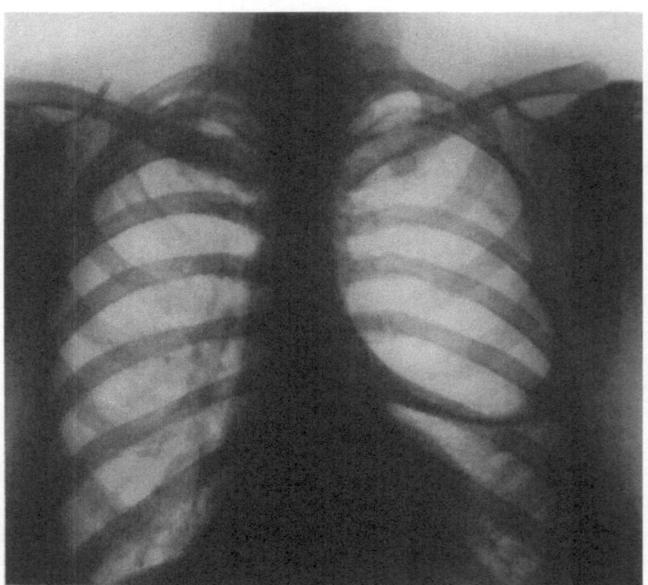

Abb. 19d

Eine extrapleurale Pneumolyse kann in Ergänzung eines intrapleuralen Pneumothorax vorgenommen werden. Dieser „gemischte extra/intrapleurale Pneumothorax" als eigenständige Operationsmethode geht auf A. W. MAYER, JESSEN, NISSEN, SEBESTYIN, UNVERRICHT sowie auf TUFFIER zurück. ADELBERGER u. BLAHA, CRAFORD, GAUBATZ, HOPPE, KLEESATTEL und TEGTMEIER haben besonders unter Berücksichtigung der Kollapsqualität und der Komplikationsgefahren ihre Erfahrungen niedergelegt. Bei diesen kombinierten Vorgehen kann ein extrapleuraler Pneumothorax isoliert bei gleichzeitigem intrapleuralem Pneumothorax über dem Untergeschoß bestehen, oder aber ein extrapleuraler Pneumothorax mit dem intrapleuralen Pneumothorax breit verbunden werden. Die Abb. 21 zeigt einen getrennt geführten extrapleuralen und intrapleuralen Oleothorax; in beiden, voneinander getrennten Höhlen setzt sich ein Exsudatspiegel

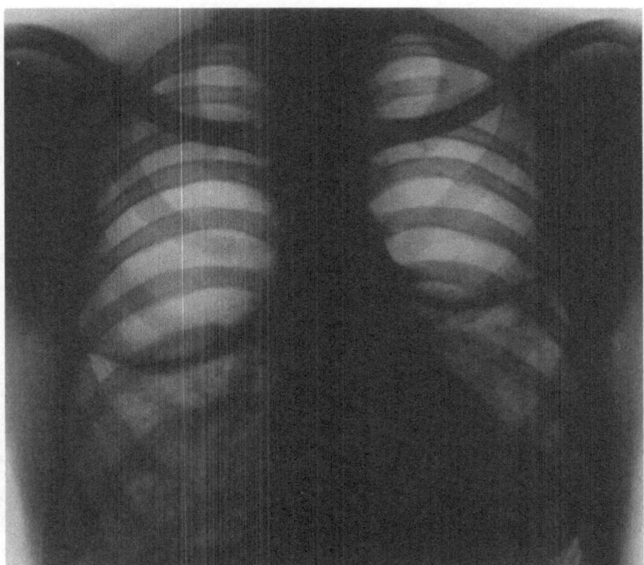

Abb. 20. 23jährige Frau. Beispiel für gleichzeitigen doppelseitigen extrapleuralen Pneumothorax

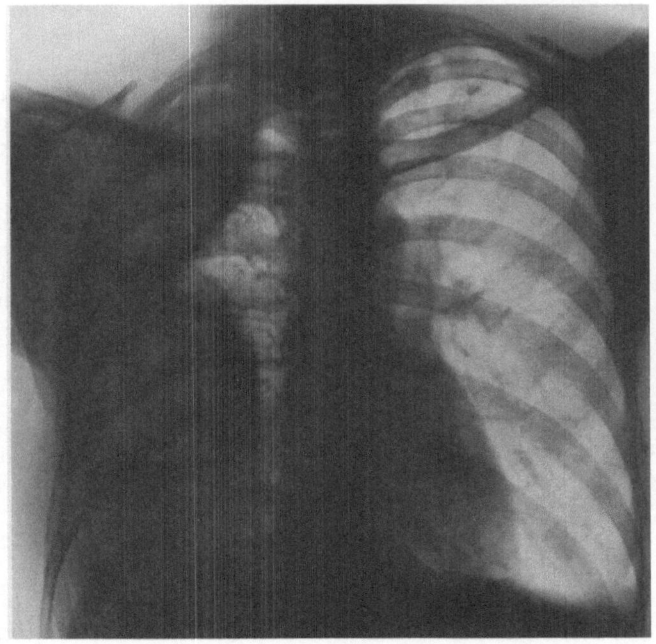

Abb. 21. 27jähriger Mann. Extrapleuraler Oleothorax über dem Spitzenoberfeld; intrapleuraler Oleothorax über dem Mittel- und Unterfeld. In beiden, getrennt unterhaltenen Räumen setzen sich Sekretspiegel ab. Die Punktion ergibt Eiter. Bei Kombinationen zwischen intra- und extrapleuralem Pneumothorax verwischen sich die Charakteristiken beider Kollapsmethoden; die Komplikationsrate ist hoch, der Erfolg unsicher

gegen das Öl ab. Ähnliche Kollapsqualitäten wie mit dem „Pneumothorax mixte" werden mit subtotalen und totalen extrapleuralen Pneumolysen erzielt, wie sie H. J. SCHMID beschrieben hat.

Es wird von den Chirurgen im allgemeinen so gehalten, daß bei der extrapleuralen Pneumolyse operativ eine „Kollapsreserve" geschaffen wird; d.h. die extrapleurale Pneumolyse wird zunächst etwas größer angelegt, als zur Beeinflussung des Befundes notwendig wäre. Es wird damit Rücksicht genommen auf die im Laufe der Zeit eintretende Verkleinerung der extrapleuralen Höhle; der sukzessive Ausbau zum extrapleuralen Pneumothorax ist aus den Abb. 18a—c ersichtlich.

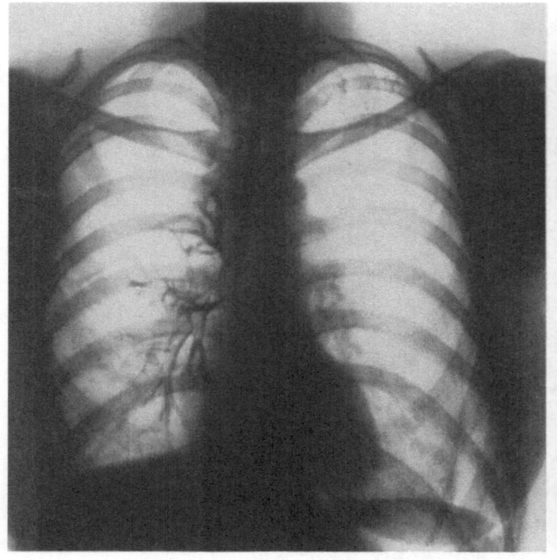

Abb. 22

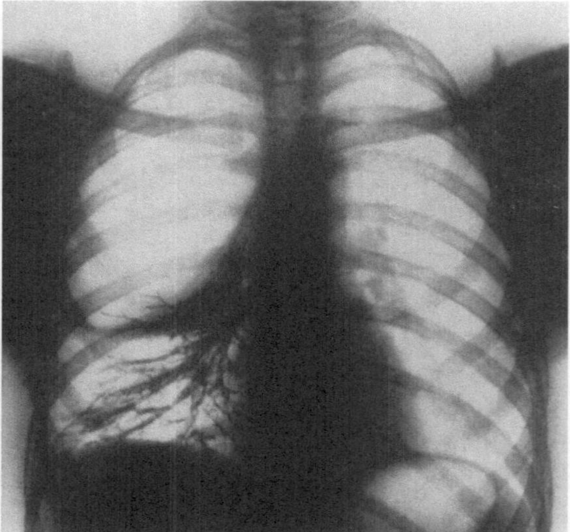

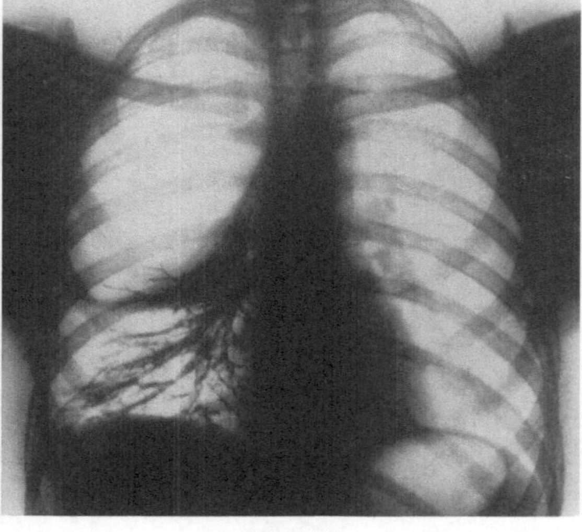

Abb. 23

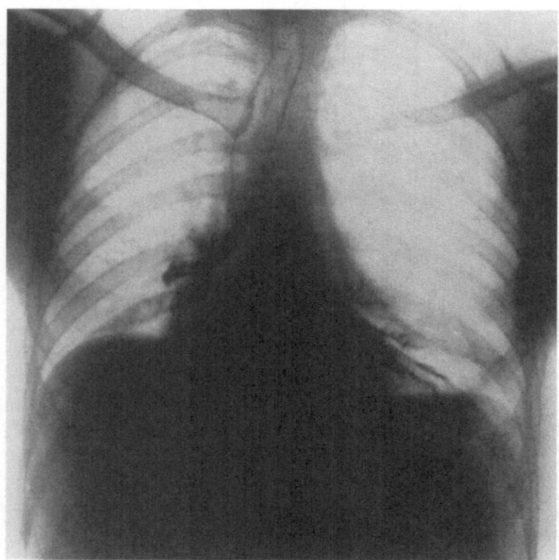

Abb. 24

Abb. 22. Bronchogramm bei extrapleuralem Pneumothorax. Bei geringem Ausgangsbefund genügt die Entspannung des Parenchyms als Hilfe zur Beeinflussung der Kaverne

Abb. 23. Bei ausgedehnterem Ausgangsbefund ist der extrapleurale Pneumothorax größer und mit positiven Druckwerten gefüllt. Die Beeinflussung des Bronchialsystems ist gut erkennbar

Abb. 24. Bei subtotaler extrapleuraler Pneumolyse kommt es zur Abknickung und damit zu Stenosierungen größerer Bronchien mit nachfolgenden Atelektasen sowie auch mit den klinischen Zeichen der Bronchialirritation

Die *Führung* des extrapleuralen Pneumothorax geschieht unter Röntgenkontrolle. Es unterliegt keinem Zweifel, daß der extrapleurale *Pneumo*thorax die zweckmäßigste Form der Aufrechterhaltung des durch die extrapleurale Pneumolyse geschaffenen Kollaps darstellt. Je nach Größe und Beschaffenheit der Höhle wird mit hohen Druckwerten nachgefüllt, die bis 50 cm Wasser gehen können. Der Abstand der Füllungen richtet sich nach dem Durchleuchtungsergebnis, wobei sich im Laufe der Behandlung erfahrungsgemäße Füllabstände für den jeweiligen Patienten festlegen lassen.

Für die *Wirkungsweise* des extrapleuralen Pneumothorax ist kennzeichnend, daß es im Gegensatz zu allen übrigen Methoden des Kollaps zu einer Kompression des Lungengewebes kommen kann. Wir (Adelberger und Blaha) konnten das an einem Beispiel besonders deutlich zeigen, in dem Jodölreste nach einer vor Jahren vorgenommenen Bronchographie das Lungengewebe markierten. Nach Anlage des extrapleuralen Pneumothorax lagerten sich diese kleinsten Tröpfchen lamellenförmig am Pneumolysenboden zusammen. Gegen den „Lungenkern“ zu blieben distinkte Jodölflecken bestehen.

Der Wirkungsmechanismus des extrapleuralen Pneumothorax setzt sich dementsprechend aus drei Komponenten zusammen, die auch röntgenologisch auseinandergehalten werden können: a) Entspannung des Lungengewebes durch die extrapleurale Pneumolyse, durch den Operationsakt also, sowie in den frühen postoperativen Phasen durch Luftfüllungen mit negativen Druckwerten; b) Kompression des Lungengewebes durch Füllungen mit Überdruck; c) Wirkungen über das Bronchialsystem, auf die neben anderen HUZLY, KUNZ sowie der Verfasser (BLAHA) hingewiesen haben.

Durch postoperative Bronchogramme ließen sich diese Wirkungen über das Bronchialsystem sehr klar demonstrieren; so zeigt die Abbildung 22 einen Entspannungskollaps. Auf den Abbildungen 23 und 24 hingegen lassen sich die Auswirkungen auf das Bronchialsystem im Sinne von Abknickungen und Stenosierungen demonstrieren.

Die Besonderheiten der Kollapsqualität bei der extrapleuralen Pneumolyse, die ADELBERGER besonders betont hat, lassen sich sehr gut an Angiogrammen, wie sie von BOLT, FORSSMANN und RINK sowie von RINK vorgelegt wurden, verfolgen. Auf die Erfassung von Bronchialveränderungen nach extrapleuraler Pneumolyse im Schichtbild ist der Verfasser eingegangen (BLAHA 1954). Die Demonstration der Wirkungsweise der extrapleuralen Pneumolyse war somit vorwiegend röntgenologischen Methoden zu verdanken.

b) Komplikationen und Endzustände

α) Komplikationen

Die röntgenologisch wichtigen *Komplikationen* der extrapleuralen Pneumolyse und des extrapleuralen Pneumothorax ergeben sich aus dem Gesagten zwangsläufig. Die operativen, sozusagen traumatischen Komplikationen bestehen vor allem in der Zerreißung der Pleura und in der nachfolgenden Entstehung eines gleichzeitigen intrapleuralen Pneumothorax. Außerdem kann Lungengewebe verletzt werden, kenntlich an der Ausbildung eines mediastinalen und Hautemphysems; bei Kavernenperforation kommt zum Luftaustritt das Infektionsmoment hinzu.

Unmittelbar postoperativ können sich Zeichen des Überdrucks, der Mediastinalverschiebung sowie der exzessiven Flüssigkeit, insbesondere Blutansammlung, röntgenologisch manifestieren. Die *Nachblutung* ist die häufigste Komplikation der extrapleuralen Pneumolyse; je nach Autor werden zwischen 5 und 30% Nachblutungen genannt. Auf die Angaben von L. ADELBERGER, A. BRUNNER, BLAHA, EHRLE und HOFMAN, GRAF, HERHOLZ, HOPPE, P. G. SCHMIDT, W. SCHMIDT, SUTER sowie von WOLFART wird dabei Bezug genommen.

Dieselbe schwerwiegende Bedeutung, wie sie während der Operation der Kavernenperforation zukommt, hat im weiteren Verlauf neben der Entwicklung des *extrapleuralen Empyems* die Entstehung der *broncho-extrapleuralen Fistel.* Ihre Häufigkeit hat im Laufe der Jahre mit zunehmender Erfahrung und mit der Möglichkeit der Beeinflussung der Tuberkulose vor der Operation wesentlich abgenommen. Nachblutungen scheinen mit der Entwicklung einer inneren Fistel in Zusammenhang zu stehen. Vor allem jedoch ist die phthisiologische Ausgangslage für die Entstehung dieser Komplikation von Bedeutung, worauf HOMMA besonders hingewiesen hat. Außerdem spielen wohl mechanische Faktoren eine Rolle, wenn große, geblähte Kavernen mit dünner Wand dem Pneumolysenboden unmittelbar anliegen. Möglicherweise steht auch die Schwierigkeit der extrapleuralen Lösung mit dem Auftreten dieser Komplikationen in Verbindung. Die Rolle der Bronchusstenose wäre mit anzuführen, indem sozusagen ein „kalter pulmonaler Absceß" bei blockierter Drainage in den extrapleuralen Raum durchbricht. Fragen der Fistelbildung bei extrapleuraler Pneumolyse haben HEIDELBACH, P. G. SCHMIDT und ROTH behandelt. Im übrigen sei auf die früher genannten Arbeiten hingewiesen. Röntgenologisch zeigt sich die innere Fistel direkt bei der Füllung der Resthöhle bzw. im Bronchogramm. Indirekte Zeichen sind die mangelnde Veränderung der Lungenkontur bei der Nachfüllung sowie das Auftreten von Aspirationsherden.

Es ist schließlich bei den Komplikationen noch die *Mediastinalhernie* zu nennen, von der in Abb. 25 ein sehr eindrucksvolles Beispiel gezeigt wird. Dieses Bild unterstreicht besonders deutlich die Forderung, vor und nach jeder Füllung eine Röntgenkontrolle vorzunehmen und nie allein dem Druck entsprechend zu füllen. So ausgedehnte Hernien sind allerdings darauf verdächtig, daß ein Pleuraeinriß erfolgt ist und daß die Luft streckenweise intrapleural eingedrungen ist. (Die Aufnahme verdanken wir der Freundlichkeit von Obermedizinaldirektor Dr. LUKAS). Zum Abschluß des Abschnittes seien Aufnahmen nach Nachblutung in die Pneumolysenhöhle wiedergegeben (Abb. 26a u. b). Die Coagula haben sich im weiteren Verlauf weitgehend aufgelöst, als Rest bleibt eine „Fibrinkugel" am Pneumolysenboden. Nach einem Vierteljahr ist auch von dieser Fibrinkugel nichts mehr zu sehen. Die Serie ist auch ein Beispiel dafür, daß die extrapleurale Pneumolyse nur dann zu guten Erfolgen führt, wenn die Nachbehandlung zielstrebig und mit Erfahrung erfolgt.

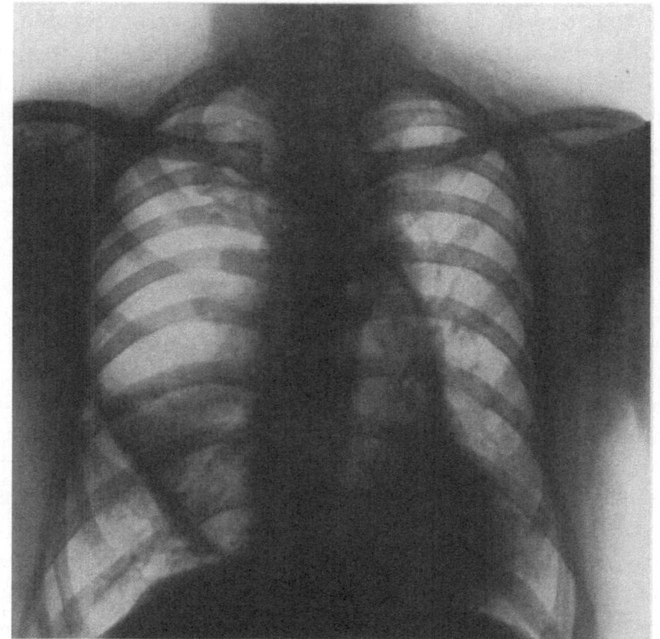

Abb. 25. Große Mediastinalhernie bei extrapleuralem Pneumothorax

Eher als Rarität zu bezeichnen ist die Entwicklung eines Chylothorax, über den KLUTH berichtet. Fistelverbindungen der extrapleuralen Höhle zum Oesophagus beschreibt HEIDELBACH. Das Heidelberg-Rohrbacher Krankengut hat ZIMMER auf Veranlassung ADELBERGERs in diesem Zusammenhang bearbeitet und drei Fälle solcher Fisteln auf 1000 extrapleurale Pneumolysen gefunden. Einen wesentlichen Einfluß auf die Nachbehandlung der extrapleuralen Pneumolyse hatten die Untersuchungen NAGELs, wonach besonders bei primärem extrapleuralem Oleothorax nach dem Vorgehen KLEESATTELs eine schwielige Mediastinitis mit konsekutiver Oesophagusstenose entstehen kann. Die primäre Ölfüllung ist besonders aus diesem Grunde verlassen worden. Bei H. KRAUSS finden sich entsprechende Fälle mitgeteilt; dort ist auch die chirurgische Behandlung besprochen. Im Zusammenhang mit dem extrapleuralen Oleothorax muß die Möglichkeit der Ölperforation in den Bronchialbaum erwähnt werden. Ausgedehnte, schwer zu beeinflussende Ölpneumonien sind die Folge. Im übrigen decken sich die Komplikationsmöglichkeiten mit den bei der Thorakoplastik bereits genannten allgemeinen Operationsrisiken bei der Tuberkulose wie Aspiration, Exacerbation, Bronchialstenose, Retentionspneumonie, Embolie, Infarkt sowie unspezifische Pneumonien. Außerdem sind der persistierende Erguß, das spezifische und das mischinfizierte extrapleurale Empyem zu erwähnen.

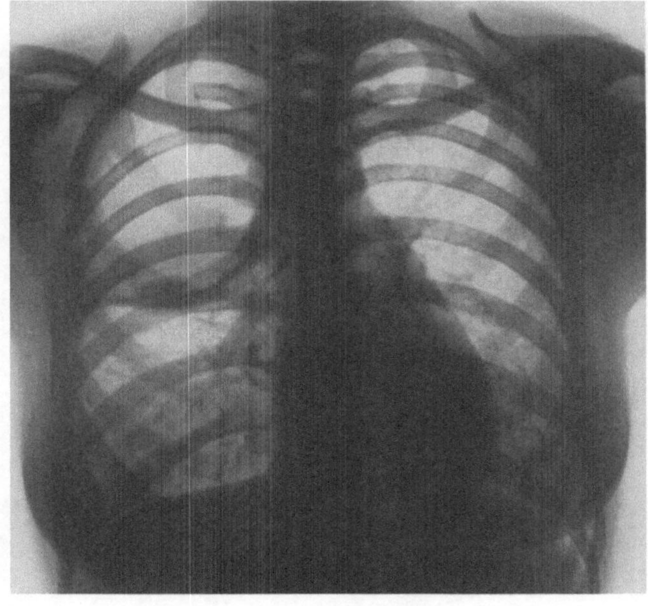

a

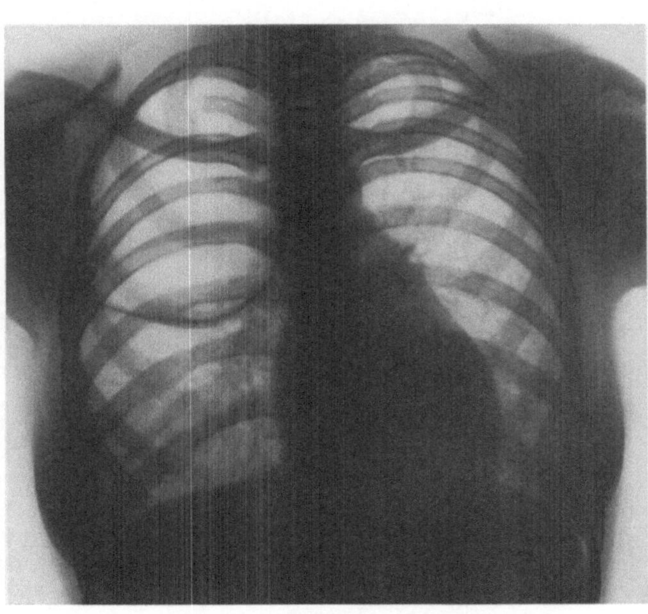

b

Abb. 26. a Als Rest einer Nachblutung bleibt eine Fibrinkugel am Pneumolysenboden bestehen. b Nach 2 Monaten ist die Fibrinkugel aufgelöst

β) Endzustände nach extrapleuraler Pneumolyse

Es handelt sich bei der extrapleuralen Pneumolyse und dem nachfolgenden extrapleuralen Pneumothorax bzw. Oleothorax um Kollapsmaßnahmen, bei denen in der Mehrzahl der Fälle eine Wiederausdehnung der Lunge den Abschluß der Gesamtbehandlung darstellen soll.

Die Grenzen dieses Prinzips ergeben sich aus dem Lungenbefund vor der Operation, den technischen Möglichkeiten der Lösung, insbesondere der Beschaffenheit der Pleura, dem Zustand und den Veränderungen der Lunge unter dem Kollaps sowie aus den Komplikationen. Die Feststellung dieser Befunde obliegt weitgehend dem Röntgenologen.

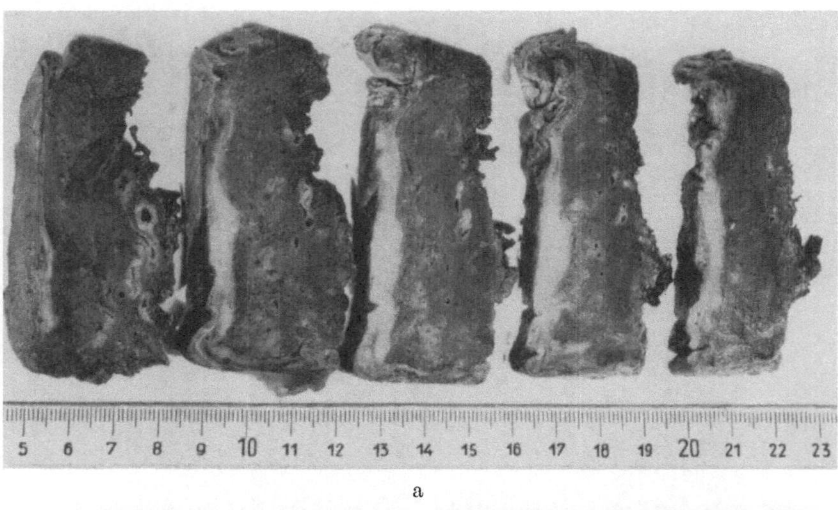

a

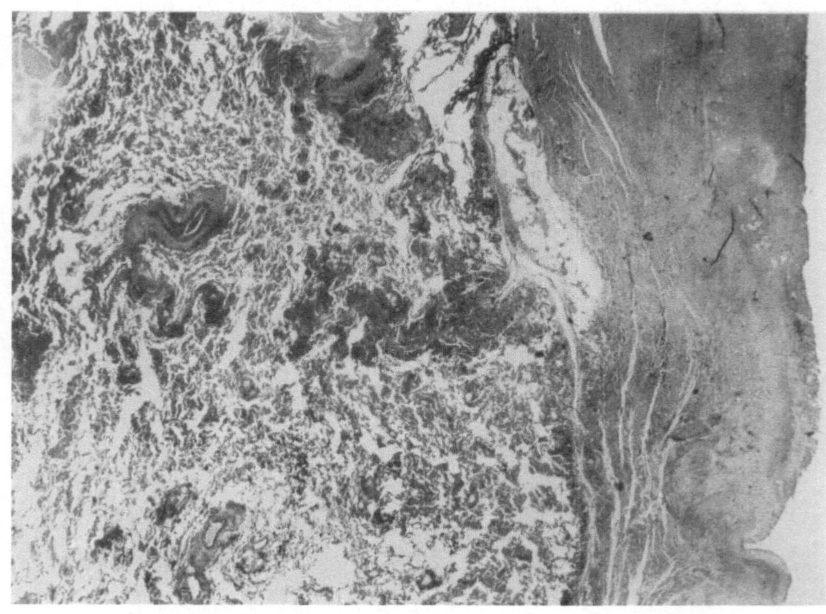

b

Abb. 27a u. b. 24jähriger Mann. a Operationspräparat: rechter Lungenoberlappen nach 18monatiger Führung eines extrapleuralen Pneumothorax. Die Makroschnitte zeigen die fleischige Konsistenz des Oberlappens sowie die erhebliche Pleuraverdickung. b Ausschnitt aus den Randbezirken, kleine Vergrößerung. Die erhebliche Pleuraverdickung ist erkennbar. Außerdem zeigen sich die fibrösen Indurationen und die Verkleinerung der Alveolen

Vermutlich wäre es zweckmäßiger, anstatt von einem reversiblen von einem kompensierbaren Kollaps der Lunge zu sprechen. Die durch die Tuberkulose gesetzten Veränderungen sind häufig irreversibel. Schwielen und Schwarten auf der Lunge und im Interstitium können eine permanente Fixation der Lunge im Kollapszustande bewirken. Ebenso kann die Verödung von Lungengewebe, wie sie durch Bronchial- und Gefäßverschlüsse herbeigeführt wird, nur teilweise rückgängig gemacht werden. *Die gesunden Lungenareale treten kompensatorisch für das verödete, wie etwa das chronisch entzündete oder fibrös ersetzte Lungengewebe ein.*

In Abb. 27 handelt es sich um ein Operationspräparat, das von einem 24jährigen Patienten (F., Erwin) nach $1^1/_2$jähriger Führung eines extrapleuralen Pneumothorax gewonnen wurde. Die Makroschnitte zeigen die extreme Pleuraverdickung sowie die fleischige Konsistenz des resezierten Oberlappens. Auf den Mikroschnitten sieht man die hochgradige Luftarmut des Lungengewebes, die unspezifische Bronchitis sowie die ausgedehnten interstitiellen, peribronchialen und perivasculären fibrösen Indurationen.

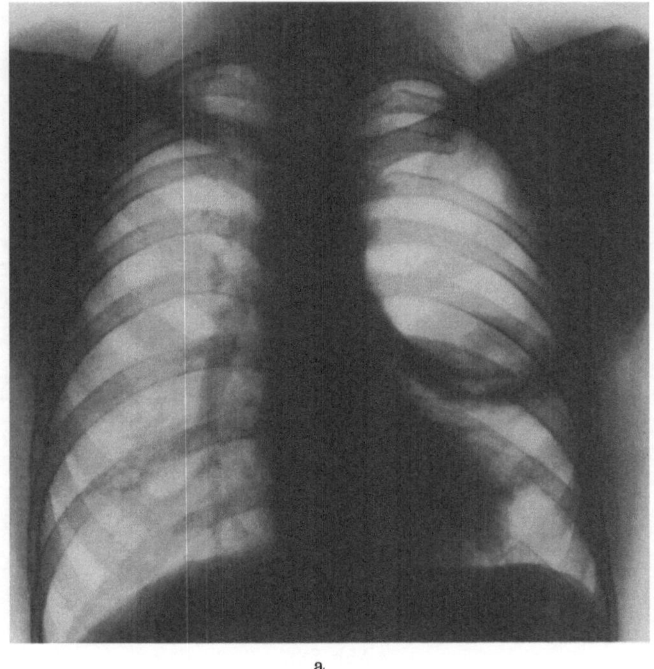

a

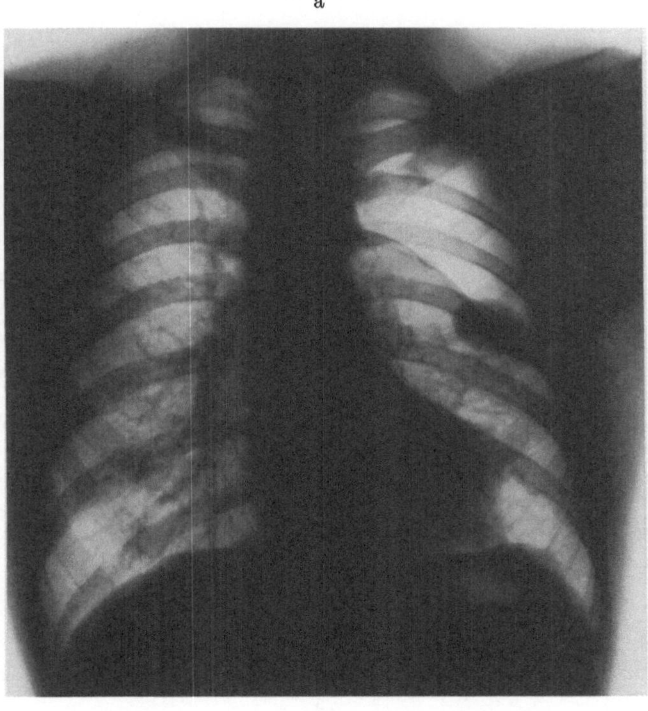

b

Abb. 28a—c. a Fibrinkörper am Boden einer extrapleuralen Pneumolyse. b $2^1/_2$ Jahre später. Der extrapleurale Pneumothorax wird aufgelassen, der Fibrinkörper wandert hoch. c Nach weiteren 3 Monaten ist der extrapleurale Pneumothorax fast völlig ausgedehnt, im Spitzenbereich sperrt der Fibrinkörper

Es kommt in vielen Fällen nur zu einer teilweisen Wiederausdehnung der vormals kollabierten Lunge. Im übrigen wird eine Kompensation des verlorenen Raumes durch Wiederausdehnung der gesunden Lunge vorgenommen. Der Raumausgleich erfolgt schließlich auch in Form einer „falschen Wiederausdehnung", indem Zwerchfell, Brustwand und Mediastinum nachrücken. Bei wenig ausgedehnten Prozessen gelingt die „Wieder

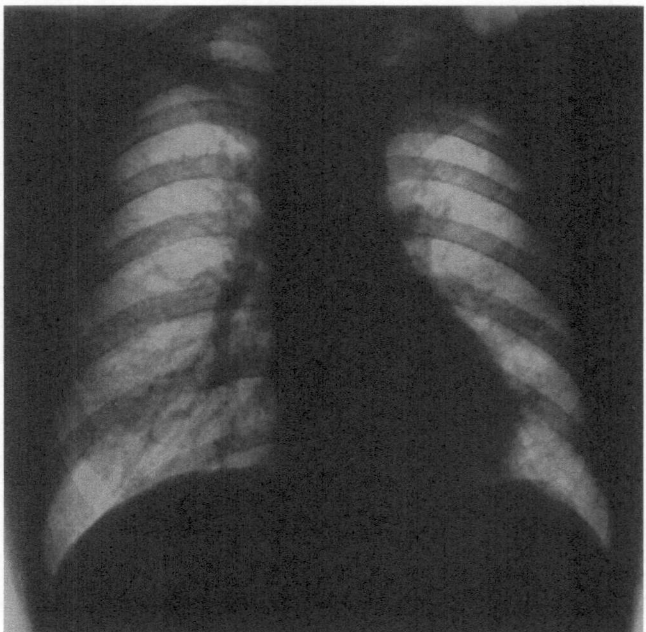

Abb. 28c

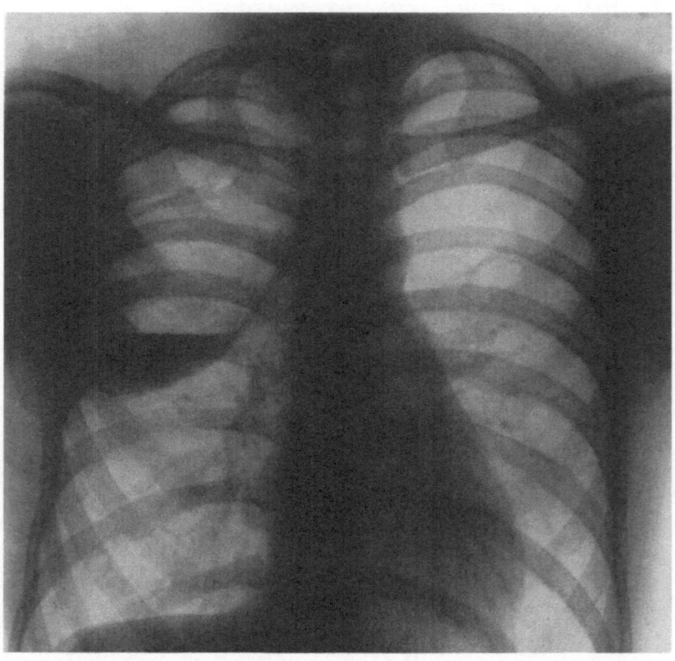

a

Abb. 29a—c. 24jähriger Mann. a Abschluß eines extrapleuralen Pneumothorax durch Thorakoplastik. Ein extrapleuraler Pneumothorax wird über 5 Jahre geführt. b Es zeigt sich, daß vorwiegend pleurale Ausdehnungshindernisse vorliegen. Auch nach mehreren Monaten tritt keine weitere Annäherung der Lunge an die Brustwand ein. c Eine ganz beschränkte Resektion von vier Rippen führt definitive Verhältnisse herbei

ausdehnung" zweifelsohne aus dem Vermögen der vordem unter dem Kollaps stehenden Lungenareale. Es ist auch eine röntgenologische Aufgabe, abzuschätzen, in welchem Ausmaß die Auflassung eines extrapleuralen Pneumothorax gelingen mag, welche Auflassungshindernisse pleuraler, pulmonaler oder bronchialer Art bestehen. Außerdem ist durch die Röntgenuntersuchung, der Fortgang der Obliteration des extrapleuralen

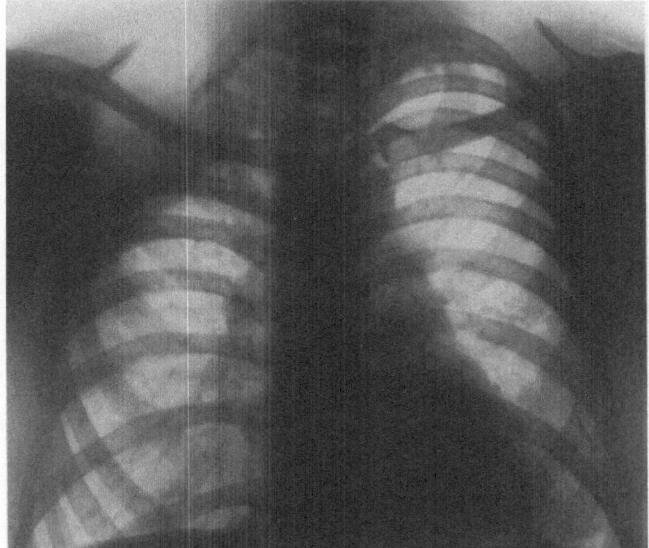

Abb. 29b

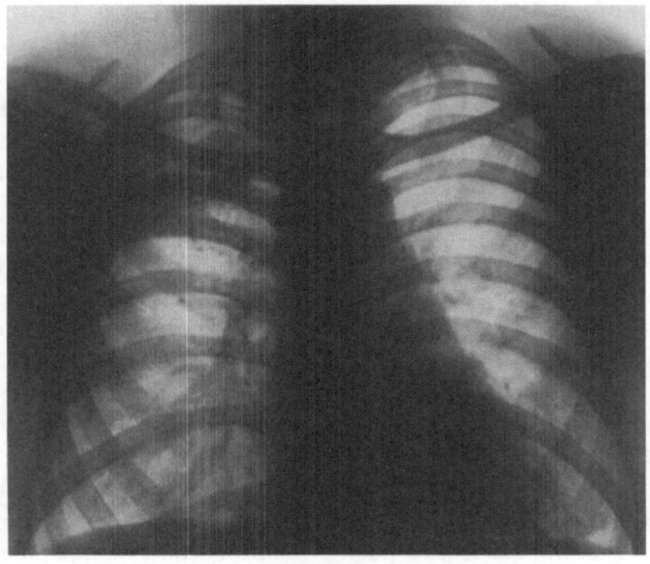

Abb. 29c

Raumes zu verfolgen; etwaige Resthöhlen sind aufzusuchen und festzuhalten. Die Möglichkeit des Entstehens von Spätempyemen bei anscheinend aufgelassener extrapleuraler Pneumolyse ist immer im Auge zu behalten. Eingehender mit diesen Fragen haben sich Adelberger, Brunner, Gaubatz, Kleesattel, Mlczoch sowie Omodei-Zorini beschäftigt. Die Auflassung der extrapleuralen Pneumolyse gelingt also nur in einem mehr oder minder großen Prozentsatz der Fälle. Eine nicht ganz gewöhnliche Behinderung der Wiederausdehnung der Lunge wird in Abb. 28 gezeigt, wobei eine Fibrinkugel das Wiederanlegen der Lunge im Bereich der Spitze behindert. Und schließlich kann es Fälle geben, bei denen es zweckmäßig erscheint, einen bestehenden Hohlraum durch eine Deckplastik zu beseitigen. In der Serie 29 (Abb. 29a—c) behindern Schwartenbildungen die völlige Ausdehnung der Lunge. Die Teilresektion von vier Rippen unter Belassung der ersten Rippe stellt eine definitive, sichere Lösung dar. Wenn es sich freilich um eine starre Empyemhöhle und um gleichzeitige pulmonale Indikationen handelt, muß die Thorakoplastik, auch hier extrapleural, ausgedehnter gehalten werden.

Häufig liegt es eben nicht in der Hand des Chirurgen, eine Wahl über den Abschluß zu treffen, sondern die jeweils vorliegenden Verhältnisse, die einen Abschluß der Behandlung mit dem extrapleuralen Pneumothorax notwendig oder geraten erscheinen lassen, bedingen auch die Form des Abschlusses.

Hierzu ist eine Statistik der Spezial-Lungenklinik Hemer interessant, die 70 unter extrapleuraler Pneumolyse resezierte Lungen betrifft. Die Indikation zu dieser Nachresektion war in 31 Fällen durch eine Restkaverne, in 16 Fällen durch ein Empyem oder durch eine innere Fistel, in 10 Fällen durch eine progrediente Tuberkulose mit Kavernisierung, in 7 Fällen durch eine Bronchialtuberkulose mit Restkaverne, in 3 Fällen durch die Folgen einer Bronchialstenose, in 2 Fällen durch Restkavernen mit Käseherden und in 1 Fall durch eine ausgedehnte Bronchialtuberkulose gegeben (Adelberger und Blaha, unveröffentlicht).

Diese Übersicht zeigt, wie vielfältig gerade bei den Kollapslungen die röntgentechnischen und die Interpretationsaufgaben sind, die sich dem Untersucher stellen, insbesondere wenn es gilt, den Krankheitswert von Restzuständen zu beurteilen und damit auch die morphologische Basis für die weitere Therapie beizubringen.

5. Zur Verwendung von Fremdstoffen (Plomben) in der Chirurgie des Brustkorbs und der Lungen

Die zeitweilige Wertschätzung der *Plombierung*, der Einlage von festen oder flüssigen Stoffen in die Schichten der Brustwand zu dem Zwecke, einen Kollaps der Lunge herbeizuführen, entsprach dem Wunsche, einen mehr oder minder permanenten Kollaps zu schaffen, ohne das knöcherne Thoraxgefüge zu zerstören. Die Vorteile der Plombierung gibt Hansen übersichtlich an: Die Beeinträchtigung der respiratorischen Funktion und des Kreislaufs ist gering. Durch Verminderung der paradoxen Respiration und durch die Erhaltung des Brustkorbs ist die Expektorationsfähigkeit erhalten, damit sind Atelektasen und Streuung selten; die Operation ist einzeitig, die Deformität des Brustkorbs gering.

Die Nachteile der Plombierung sind durch das Einbringen eines meist großen Fremdkörpers gegeben. Solange diese Fremdstoffe liegenbleiben, besteht die Gefahr des Durchbruchs nach außen, der Arrosion der Lunge bzw. einer Kaverne sowie die Ausbildung des Empyems. Die Fremdkörper führen zum Teil zu exzessiver Bindegewebsvermehrung, Spätfolgen im Sinne einer ungeordneten Gewebsvermehrung sind nicht abzusehen (Contzen). Der Kollaps ist in einer erheblichen Zahl der Fälle ungenügend, da die Plombe das Lungengewebe nur „an umschriebener Stelle eindrückt". Schließlich kann es beim Ablösen des Periosts von Rippen zu Ernährungsstörungen der Knochen, d.h. zu Nekrosen und Resorptionserscheinungen kommen. Diese spezifischen Nachteile kommen zu den Komplikationsmöglichkeiten der extrapleuralen Pneumolyse bzw. der Thorakoplastik hinzu. Die Nachteile der Ölfüllung seien hier noch einmal erwähnt: Ölmediastinitis mit nachfolgender Oesophagusstenose bzw. Ölschwartenmediastinum, kontralaterale Ölpleuritis, ölbedingte Perikarditis (Adelberger; Heymer; Kivikanero; Kleesattel; H. Krauss); Röntgenbefunde zur chronischen Mediastinitis als Folge primärer Paraffinölplomben legt Diethelm vor.

Ein eingehender geschichtlicher Überblick zur Frage der Plombierung findet sich für die ältere Zeit, bis zum Erscheinen des Werkes von Hein-Kremer-Schmidt, bei Kremer. Eine Übersicht des Standes bis 1940 gibt Eichelter; neuere Studien zur Plombierung bei der Lungentuberkulose liegen von Hansen vor. Einen Überblick aus chirurgischen Aspekten geben R. Nissen und G. Forschbach. Die Methode geht auf Tuffier zurück. Baer hatte 1913 die Paraffinplombe angegeben, die bis zur Anwendung von Kunststoffplomben ihr umschriebenes Indikationsgebiet mancherorts behalten konnte.

Gegenwärtig ist anzunehmen, daß die Einlage von Fremdkörpern zum Zwecke des Lungenkollaps auf Ausnahmefälle beschränkt wird. Im wesentlichen sind wohl auch die Versuche verlassen worden, Pneumonektomieresthöhlen durch Fremdmaterial permanent aufzufüllen; ebenso ergeben sich wohl nur mehr selten Situationen, bei denen es zweckmäßig erscheinen kann, durch temporäre Einlage eines extrapleuralen Fremdkörpers eine Verwachsung von Pleurablättern zu erzeugen. Ein früheres Anwendungsgebiet der Paraffinölplombe, die Abstützung der vorderen Brustwand nach der anterioren Sitzung der oberen gezielten Teilplastik (ADELBERGER; GRAF; W. SCHMIDT) ist ebenfalls weitgehend verlassen.

Die Technik der Einlage von Fremdkörpern schließt sich den Techniken der Thorakoplastik, der extrapleuralen Pneumolyse bzw. der Lungenresektion an. Die Zugangswege sind entweder intercostal oder durch das Bett einer Rippe — parascapuläre, axilläre oder vordere Incisionen wurden gewählt — der jeweiligen Situation entsprechend. Als Einlageschichten stehen zur Verfügung: der extrapleurale Raum, der extraperiostale Raum sowie der extrafasciale Raum. Eine besondere Variante haben ADELBERGER und SERDARUSITZ in Form der Pneumolysen-Prothesen-Plastik angegeben. An Plombenmaterialien kommen außer dem erwähnten halbstarren Paraffin und dem Paraffinöl eine Anzahl von Kunststoffen zur Verwendung, die in fester Form als Fasern, als schwammartige Gebilde, als Bälle oder straußeneiförmige Körper eingelegt werden. Es ergeben sich dabei ungewöhnliche Röntgenbilder, die etwa bei den Lucitebällen multiplen Cysten gleichen. Nähere Angaben finden sich bei ANSTETT, BALDAMUS und BERTHOLD, BING et al., BRANTIGAN und RIGDON, CALVO et al., CORNET et al., COTTON et al., DESFORGES, GIBBONS und STRIEDER, EFFENBERGER, ENGBERG und HANSEN, ETZEL, HANSEN, HOPPE, HURST et al., MARASCHIO et al., MEDICI et al., OTTOSEN und BEATTY, SATTLER, LAIRD und STEPHENS, WALKUP und MURPHY sowie WILSON.

Wie bei den bereits genannten Kollapsoperationen ergeben sich hier als röntgenologische Aufgabe die Beurteilung des Zustandes des unter dem Kollaps stehenden Lungengewebes sowie die Beurteilung des Verhaltens der Resthöhle und ihrer Wandungen. Die Verwendung von Fremdstoffen erschwert die röntgenologische Beurteilung außerordentlich. Vielfach kommt es, wie erwähnt, zu einer exzessiven Bindegewebsvermehrung, die zur Vermehrung der Schwierigkeiten der Beurteilung beiträgt (GROTH).

Wir schließen damit das Kapitel der eigentlichen Kollapschirurgie ab.

6. Die offene Kavernenbehandlung

Von A. HUZLY

In einem kleinen Prozentsatz der Fälle mit kavernöser Lungentuberkulose ist aus morphologischen oder auch funktionellen Gründen eine operative Behandlung durch Resektion oder chirurgischen Kollaps nicht möglich. Diese Patienten sind damit Asylierungsfälle. Hier ist die reine lokale Kavernenbehandlung der einzige eventuell noch beschreitbare Weg. Die direkte Behandlung der Kaverne kann durch Punktion („intracavitäre Instillation“, SCHEURLEN), Drainage (MONALDI), Tamponade (MAURER) oder durch operative Kavernenöffnung (Kavernostomie) erfolgen.

Das *Prinzip der offenen Kavernenbehandlung* mittels Kavernostomie ist die operative Schaffung eines Brustwandfensters, durch welches die Kaverne aufgesucht, eröffnet und — bei monatelang offen gelassener äußerer Wunde — täglich antibiotisch und chemotherapeutisch behandelt werden kann. Daraus ergibt sich als Voraussetzung, daß die betreffende Kaverne durch die Brustwand hindurch *ohne Zerstörung von gesundem Lungengewebe* erreichbar sein muß. Ihre röntgenologische Lokalisation muß daher durch *das Schichtbild in zwei Ebenen* (sagittal und frontal oder lateral) genau angegeben werden. Die Kaverne ist nur dann zu eröffnen, wenn sie zumindest in einer Röntgenebene cortical gelegen ist, d.h., daß der Saum von Lungengewebe zwischen innerem Rand der Rippe und Kavernenwand maximal 2—3 cm beträgt. Nicht alle dieser cortical gelegenen Kavernen sind jedoch von außen erreichbar: 1. jene direkt an der Thoraxkuppel, 2. jene in der hohen Axilla, 3. bei Frauen jene in Deckung mit der Mamma. In diesen Fällen hilft die Methode von KLEESATTEL, wobei die Kaverne durch extrapleurale Lösung in die Gegend des Brustwandfensters gebracht wird.

a) Technik

Alle Operationen erfolgen in Intratrachealnarkose. Die Eröffnung der Kaverne läßt sich dadurch in einer einzigen Sitzung ohne Gefahr einer Luftembolie durchführen.

α) Eröffnung der Kaverne

Schnittführung entsprechend der Lage der Kaverne, meist paravertebral. Resektion von zwei Rippen in Ausdehnung von 5—6 cm einschließlich Periost und Intercostalbündel. Umschriebene extrapleurale Ablösung der kavernisierten Lungenabschnitte. Die Kaverne wird durch Punktion aufgesucht und ihr Dach mit dem Diathermiemesser abgetragen. Bei wenig verschwielter Pleura läßt sich die eröffnete Kaverne in das Brustwandfenster hereinziehen und hier mit Nähten fixieren. Die Weichteilwunde wird nur eingerollt und bleibt offen. Entsprechende Medikamente werden eingebracht und die Höhle zunächst tamponiert.

β) Durchführung der Lokalbehandlung

Nach dem 8. Tag erfolgt täglicher Verbandwechsel. Die Kaverne wird mechanisch gesäubert und medikamentös behandelt. Das Brustwandfenster wird durch eigens zugerichtete Mikulicz-Rollen offen gehalten. In regelmäßigem Abstand werden Kavernenabstriche und Sputum untersucht. Die Kaverne reinigt sich schnell und erhält in wenigen Wochen einen glänzenden epithelialen Überzug. Die Bronchialfisteln schließen sich jedoch nur in einem kleinen Prozentsatz.

γ) Beendigung der Behandlung. Verschlußoperation

Der Großteil der Kavernen wird in wenigen Wochen TB-negativ. In 3—6 Monaten ist die Kavernenmulde maximal geschrumpft und abgeflacht. Ein kleiner Prozentsatz schließt sich spontan. Der größere Prozentsatz muß durch eine Muskelplastik verschlossen werden. Als Material eignet sich am besten die lange Rückenmuskulatur. Bei Kavernen in der Oberlappenspitze sind zur Kaverneneröffnung die Rippen III und IV teilreseziert worden; zum Verschluß werden nun auch die Rippen I und II entfernt, so daß damit eine 4-Rippenplastik resultiert. Der Muskellappen heilt nicht in allen Fällen gleich an; eine vorübergehende Drainage ist häufig erforderlich, da die Bronchialfisteln noch durchgängig sein können.

b) Indikation und Kontraindikation, Ergebnisse, Röntgenologische Eigenheiten

α) Indikation

1. Befunde, welche mit anderen Methoden überhaupt nicht oder nur mit zweifelhaftem Erfolg behandelt werden können.
2. Kavernen, welche entweder primär brustwandnahe liegen oder durch Ablösung zugänglich werden.
3. Befunde, welche an sich mit Resektion behandelt werden könnten, aber aus anderen Gründen nicht so operiert werden können (Schweres Emphysem; spastische Bronchitis oder echtes Asthma bronchiale; starke funktionelle Einschränkung der Gegenseite; schwere ulceröse Tuberkulose im Hauptbronchus und in der Trachea).

β) Kontraindikation

1. Hauptbronchusstenose.
2. Atelektase des kavernisierten Lappens.
3. Multiple Kavernen, bei welchen von vornherein feststeht, daß nicht alle Kavernen eröffnet werden können.
4. Schlecht demarkierte Kavernen, also noch unberechenbar zerfallende käsige Pneumonien.
5. Kavernen unter Kirschgröße, da man sie kaum auffinden kann.

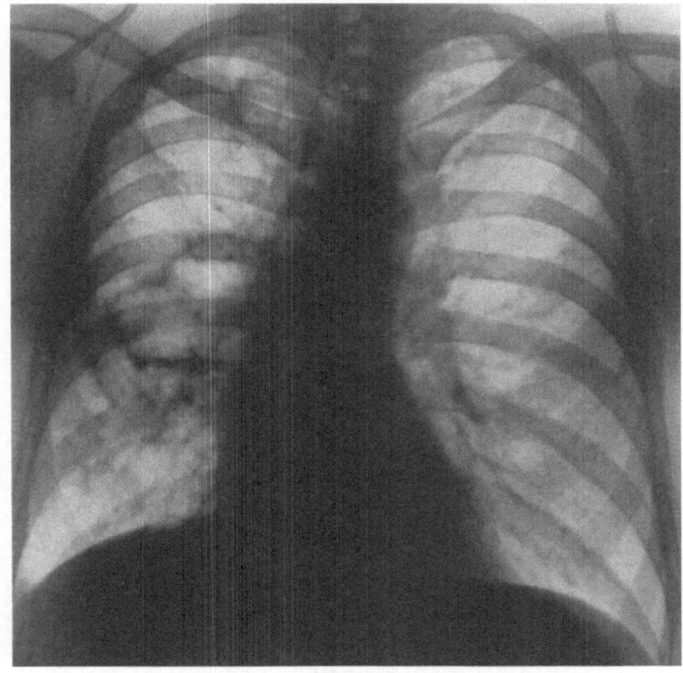

a

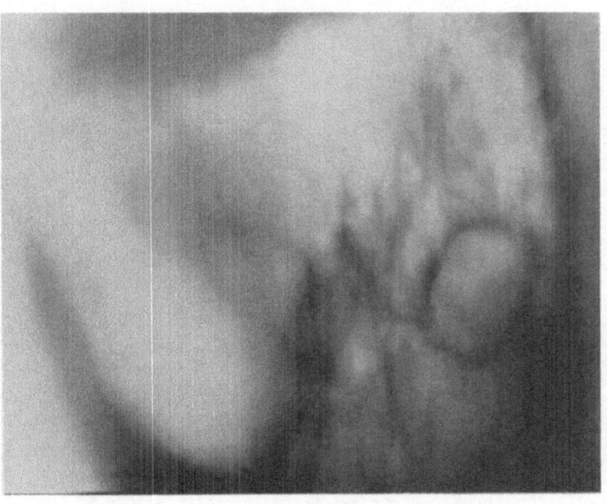

b

Abb. 30a—c. 41jähriger Mann. Vor 3 Jahren kavernöse Oberlappen-Tuberkulose rechts. Jetzt Riesenkaverne in S 6 rechts. Unter offener Kavernenbehandlung vollständige Abheilung, Spontanverschluß. Der Patient arbeitet seit 1 Jahr

γ) Ergebnisse

Von 149 eigenen Fällen sind 85% TB-negativ geworden. 12% waren Versager. 3% sind früher oder später postoperativ verstorben. Im Laufe der Jahre ist in 2,5% ein Kavernenrezidiv oder ein neuer Schub der Tuberkulose eingetreten. Kleesattel hat über 125 in den Jahren 1952—1958 behandelte Fälle 1960 berichtet, ebenso Nagaishi über mehr als 600 Fälle. Beide Autoren kommen ebenfalls auf etwas über 80% Heilungen.

δ) Röntgenologische Eigenheiten

Vom Röntgenbild aus gesehen sind zunächst die röntgenologische Indikation (welche sich dem allgemeinen klinischen Bild, den Herz-Kreislauf-Verhältnissen und der Lungenfunktionsanalyse unterordnen muß) und dann gewisse röntgenologische Eigenheiten zu beachten, welche durch die Operationsmethode gegeben sind.

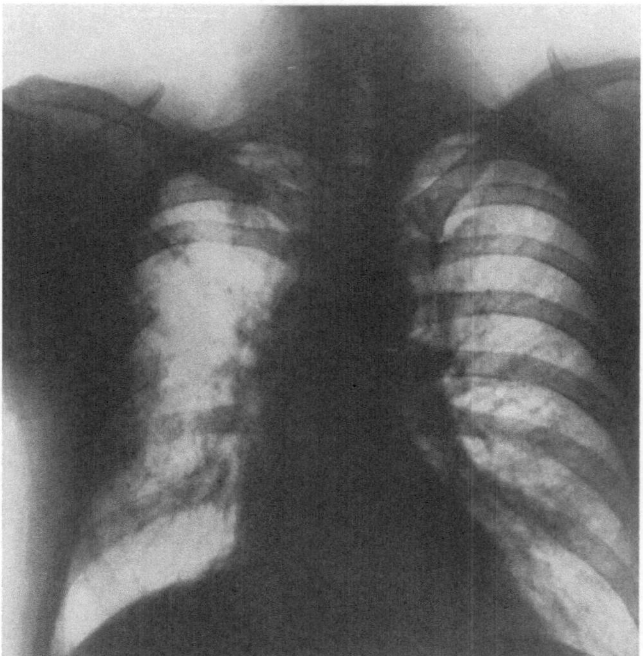

Abb. 30c

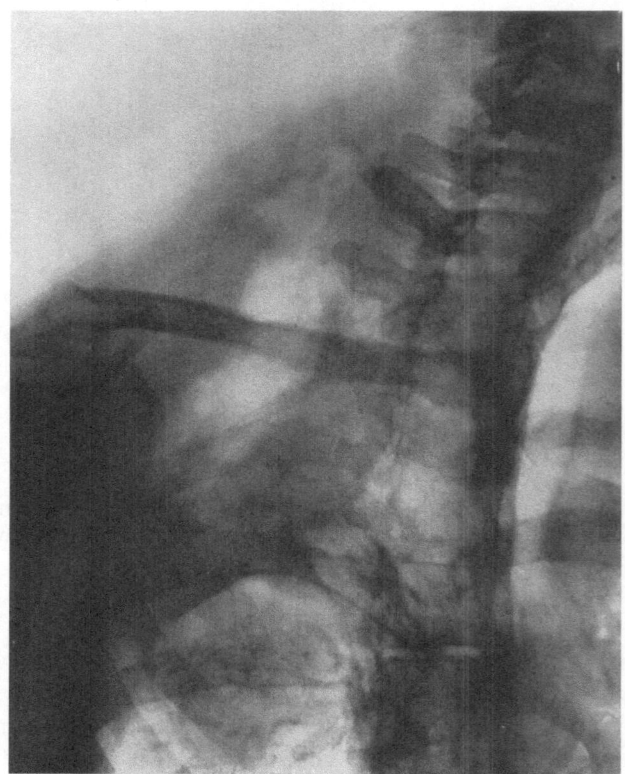

Abb. 31. 42jähriger Mann. 2 Monate früher ist eine offen behandelte Kaverne rechts durch Muskelplastik und Vierrippenplastik verschlossen worden. Jetzt neue Luftansammlung im Deckungsbereich. Neue Drainage war erforderlich und erfolgreich

Im Falle Abb. 30a (41jähriger Mann) liegt eine doppelseitige disseminierte Erkrankung mit Kavernisierung im apikalen Unterlappen-Segment rechts vor. Bei der Lage der Kaverne entfällt jede Kollapsoperation, bei der Vielherdigkeit ist auch eine Lungenresektion

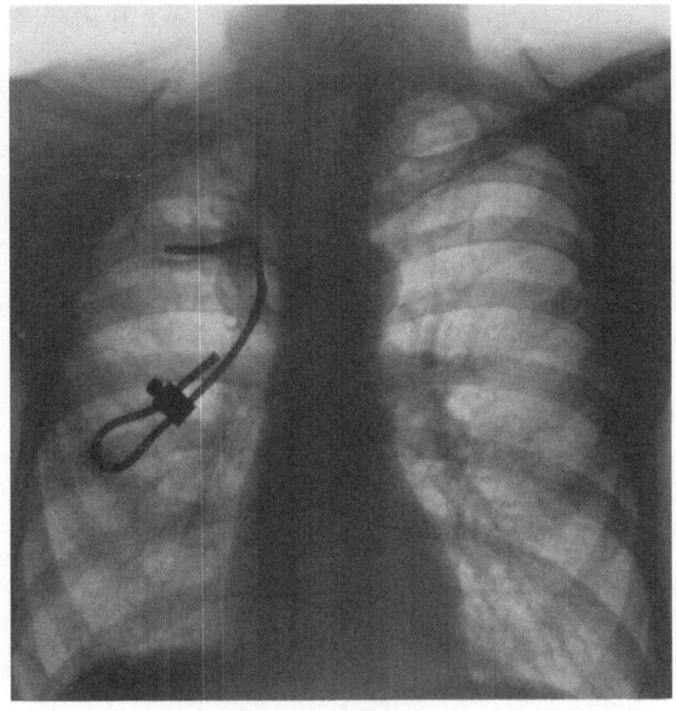

a

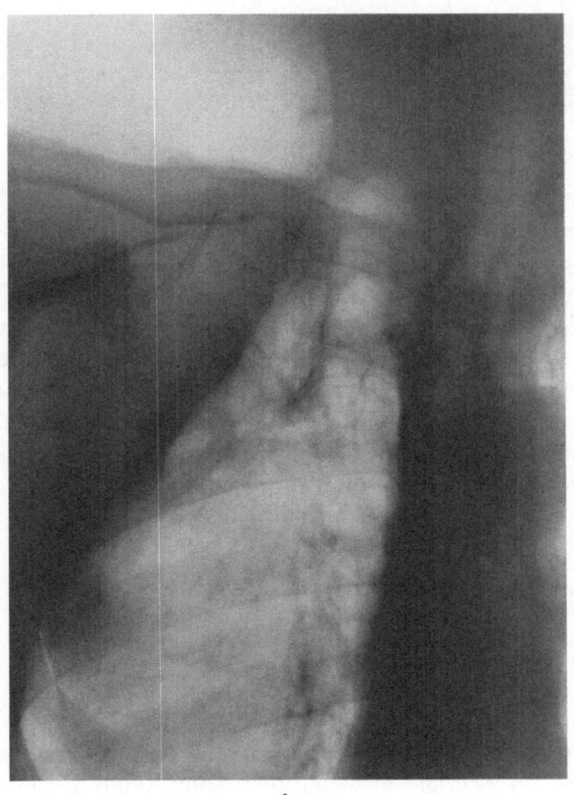

b

Abb. 32a—c. 53jähriger Mann. Bereits seit 2 Jahren erfolglose Kavernendrainage nach MONALDI. Nach offener Kavernenbehandlung Negativierung des Sputums. Seit der Verschlußoperation konstante blasige Aufhellung, am besten im Schichtbild sichtbar. Sputum anhaltend negativ. Ringfigur seit $1^1/_2$ Jahren unverändert, als sekundäre Cyste anzusehen

nicht angezeigt. Das seitliche Schichtbild (Abb. 30b) zeigt, daß die Kaverne brustwandnahe liegt und gut erreicht werden kann. Bei der Operation wurden die 6. und 7. Rippe paravertebral reseziert, die Kaverne eröffnet und lokal behandelt. Schon nach 14 Tagen waren im Sputum und Kavernenabstrich Tuberkelbakterien nicht mehr nachweisbar. Die Kavernenmulde hat sich so weit gehoben, daß Spontanverschluß erfolgt ist. Röntgenologisch ist lediglich das *Brustwandfenster* (Abb. 30c) zu sehen. Im Bereich solcher „Fenster" ist die Lungenzeichnung in vielen Fällen aufgehellt, bedingt durch Atrophie der Rückenmuskulatur. Beim operativen Verschluß mittels eines großen Muskellappens hingegen ist der Plastikbereich durch den Muskel wesentlich mehr verschattet, als von der üblichen Thorakoplastik her bekannt. Die oft zahlreichen Bronchialfisteln können die Ursache dafür sein, daß sich die Resthöhle wieder aufbläst und den Muskellappen abhebt.

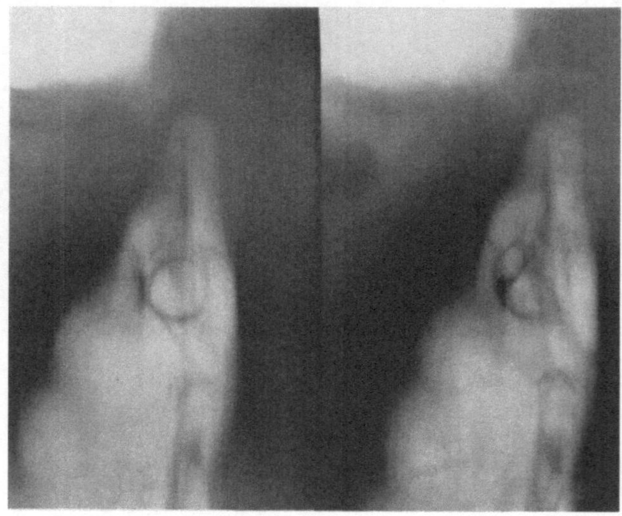

Abb. 32c

Immer tritt dann auch eine Eiterung ein. Diese *Wiederabhebung der Muskeldecke* (Abb. 31) zeigt sich als *extrapulmonale Luftblase* an; sie liegt dort, wo man operiert hat, d.h. gewöhnlich dorsal. Das Auftreten einer solchen Luftblase darf nicht übersehen werden. Es muß sofort eine sekundäre Dauersogdrainage angelegt werden, um eine totale Vereiterung und Ausstoßung des Muskellappens zu verhindern. Von dieser extrapulmonalen muß die *intrapulmonale Luftblase* unterschieden werden. Diese ist ein cystenähnlicher Hohlraum im ehemaligen Kavernenbereich, welcher nie mit klinischen Erscheinungen einhergeht. Diese Cysten müssen lediglich kontrolliert werden; sie bleiben jahrelang unverändert und gehen nie mit Bazillenausscheidung einher (Abb. 32a—c). Echte Rekavernisierungen im Operationsbereich sind nie so zartwandig und sind immer mit Bazillennachweis verbunden.

7. Intrathorakale Operationen: Thorakotomie, Lungenresektionen, Decortikation der Lunge

A. Vorbemerkungen, Überblick

a) Einleitung

Im Vergleich zu den in den vorhergehenden Kapiteln behandelten Methoden der Kollapschirurgie ist die Wirkungsweise der intrathorakalen Eingriffe, insbesondere der Lungenresektionen eindeutig klar: Lungenbezirke, in denen ein krankhafter Prozeß seinen Sitz hat, werden, den anatomischen Lungeneinheiten folgend, entfernt. In manchen Fällen kann es genügen, wenn die physikalische Beschaffenheit und der zugrundeliegende krankhafte Prozeß es gestatten, einen Herd ohne Mitnahme von Lungengewebe zu exstirpieren. Innerhalb der Reihe Pneumonektomie, Lobektomie, Segmentresektion, atypische Resektionen: wie Keilexcisionen, Enucleationen und Probeentnahmen sowie der Entschwartung der Lunge und der Brustwand gibt es vielfältige Kombinationsmöglichkeiten. Temporäre oder definitive Kollapsmethoden können hinzutreten. Die röntgenologische Aufgabe, den unmittelbaren postoperativen Verlauf zu überwachen, Komplikationen festzustellen, den Erfolg zu beurteilen und den Endzustand niederzulegen, ist ohne Kenntnis des präoperativen Befundes und ohne Kenntnis der chirurgischen Maßnahmen nicht möglich.

Das vorliegende Kapitel enthält im allgemeinen Teil einen kurzen historischen Überblick sowie eine Skizzierung der wesentlichen Operationsmethoden. Im speziellen Teil werden die Folgen der Thorakotomie ganz allgemein besprochen. Die einzelnen Operationen haben so viel Gemeinsames, daß die weitere Besprechung nicht so sehr nach operativ-technischen Gesichtspunkten als vielmehr nach typischen postoperativen Problemen geordnet ist. Zuerst werden die durch den Hohlraum bedingten postoperativen Fragen aufgegriffen. Es folgt als nächster Unterabschnitt die Besprechung des Bronchialstumpfes und der von ihm ausgehenden Komplikationen. Das verbliebene Lungengewebe bietet eine weitere für den Röntgenologen wichtige Gruppe von Befunden.

b) Kurzer historischer Überblick

Die geschichtlichen Klippen, welche die Lungenchirurgie bis zum gegenwärtigen Stande zu überwinden hatte, treten uns auch heute noch als Komplikationen und Fehler vor Augen. Es ist das einmal das Problem des *offenen Pneumothorax*, das nicht nur intraoperativ seine Bedeutung hat, sondern auch Aspirationen während der Operation, die postoperativ im Röntgenbild in Erscheinung treten, begünstigt. Die Überwindung dieses Problems führte, abgesehen von möglichst schneller technischer Durchführung intrathorakaler Manipulationen und vom Festnähen bzw. Festklemmen der Lunge in der Thoraxlücke (SCHMIDT) zu den Druckdifferenzverfahren, die mit dem Namen von SAUERBRUCH verbunden sind, über zweizeitige Operationen zur Erzeugung von Verwachsungen (SAUERBRUCH; GARRÉ) und über die Insufflationsverfahren von MELTZER und AUER zur endotrachealen Intubationsnarkose unter Anwendung atemlähmender Substanzen. Die *chirurgische Technik* innerhalb des Thorax ging nur schrittweise bis zum Hilus vor. Eröffnung von Lungenabscessen mit dem „Glühbrenner", Abtragung brandiger Lungengewebsstücke, Entfernung von Lungenlappen oder wenigstens von größeren, nicht ganz sicher definierten Lungenanteilen in einzelnen Sitzungen, gleichsam durch Morcellement, wie es beispielsweise HEIDENHAIN beschreibt, Abtragungen quer durch das Parenchym, wie sie TUFFIER oder LENHARTZ vorgenommen haben, stellen die ersten Schritte dar. Die zweizeitigen Verfahren SAUERBRUCHs, unter deren Verwendung NISSEN die erste erfolgreiche Pneumonektomie vorgenommen hatte, die weiteren erfolgreichen Resektionen von C. HAIGHT und E. GRAHAM, die Verwendung des Schlingenschnürers (SHENSTONE et al.), die postoperative Drainage des Pleurahohlraums (BRUNN) und die Einzelversorgung der Hilusgebilde nach dem Vorgange von RIENHOFF führen dann in die Nähe unserer Techniken. Einen Abschluß bildet die Segmentresektion, die mit den Namen CHURCHILL u. BELSEY, BLADES u. KENT, CLAGETT u. DETERLING sowie OVERHOLT verbunden ist. Heute bestehen technische Probleme insoweit, wie sie bei jeder anderen Operation auch bestehen, indem es eben ausgesprochen schwierige Lungenresektionen gibt. Dabei sind technische Schwierigkeiten vonseiten der Brustwand und der Pleura oft noch leichter zu lösen als vonseiten eines verschwielten, von Lymphknoten durchsetzten, deformierten Hilus. Hand in Hand mit der Lösung technischer Aufgaben und der Überwindung der physiologischen Schwierigkeiten geht die Minderung des *Infektionsrisikos*. Es brauchen meist nicht mehr so schlechte Fälle wie früher operiert zu werden. Die Vorbehandlung mit chemotherapeutischen Substanzen und Antibiotica sowie durch physiotherapeutische Maßnahmen schafft günstigere Ausgangsbedingungen. Die besseren technischen Voraussetzungen erlauben es, bei der Operation sorgfältig zu arbeiten. Überdies gewährt die Verabreichung von Antibiotica in der unmittelbaren postoperativen Periode wohl auch einen gewissen Schutz. Für die Sicherheit der Eingriffe steht im Vordergrund, daß sich eine gewisse Erfahrung angesammelt hat, die zu einer Vereinheitlichung der Vorbehandlung, Technik und Nachbehandlung sowie vor allem auch in der Auswahl der Fälle geführt hat. Die Um- und Irrwege der Thoraxchirurgie finden sich bei NISSEN sehr anschaulich dargestellt; das Derrasche Handbuch bringt bei den einzelnen Kapiteln geschichtliche Abschnitte; der Ergebnisbericht von GEISSENDÖRFER bietet ebenfalls wertvolles geschichtliches Material; auf das Werk MEADEs zur Geschichte der Thoraxchirurgie ist hinzuweisen.

c) Grundzüge der intrathorakalen Operationsmethoden

Verständlicherweise kann es sich hier nur um eine allgemeine Skizzierung der operativen Prinzipien handeln. Zum eingehenderen Studium sei auf die Lehr- und Handbücher der Thoraxchirurgie verwiesen (D'ABREU; BLADES; DERRA; LEZIUS; SWEET; ZENKER, HEBERER u. LÖHR, um nur einige zu nennen).

Voraussetzung für intrathorakale Operationen ist das Vordringen in den Thorax, die *Thorakotomie*. Die einzelnen Techniken sind bei Le Roux zusammengefaßt. Je nach den vorliegenden Aufgaben wird zur Lungenoperation ein posterolateraler oder anterolateraler Schnitt gewählt. Nach Durchtrennung der Muskulatur erfolgt der Zugang zum Brustkorbinneren rein intercostal; für den Zugang zum Lungenhilus bietet sich der vierte bis sechste Zwischenrippenraum an. Gleichzeitige Resektionen von Rippen können zweckmäßig oder notwendig sein. Brauchbare Zugänge entstehen durch Ablösung des inneren Periostblattes einer Rippe mit anschließendem subcostalem Vordringen. Vorzüglichen Zugang zum vorderen Mediastinum bietet die mediane Sternotomie. Bilaterale anteriore Thorakotomieschnitte unter Querdurchtrennung des Brustbeins bringen sowohl beide Pleurahöhlen wie auch die Gebilde des Mediastinums zur Darstellung. Der Verschluß des Brustkorbs erfolgt bei intercostalem Zugange durch Nähte, welche um die angrenzenden Rippen oder durch diese gelegt werden. Nach Rippenresektion genügt nicht selten die Naht des Periostmuskelschlauches. Zur sicheren Fixation des Sternums erweisen sich Drahtnähte als zweckmäßig. Zumeist entstehen größere oder kleinere Periostläsionen, die späterhin röntgenologisch mit ihren Callusbildungen sichtbar werden.

Die *Lungenresektionen* sind im Prinzip wohl definierte, standardisierte Eingriffe. Diese bestehen in der Eröffnung des Brustkorbs, der zumeist allseitigen Befreiung der Lunge, damit ein freier Zugang zu den Gebilden des Hilus entsteht, sowie in der Darstellung und individuellen Versorgung der Hilusgebilde. Die Deckung des Bronchialstumpfes und die Einlage von Drainageschläuchen, die der Ableitung von Luft und von Blut und Wundwasser dienen sowie der dichte Verschluß des Brustkorbs und der Weichteile schließen den Eingriff ab. Operative Besonderheiten, welche die Deutung von Röntgenbildern nach der Operation erschweren können, bestehen in der verschieden starken Beteiligung der Pleura am krankhaften Prozeß: Extrapleurale Ablösungen bedingen beispielsweise eine verstärkte Reaktion der Brustwand; nicht selten kommt es zu stärkeren Exsudationen bzw. Fibrinablagerungen. Das Ausmaß der Manipulationen, die zur Freilegung des Hilus notwendig sind, bedingt das frühe Verhalten des Lungenparenchyms mit. Blutige Imbibitionen des zurückbleibenden Parenchyms bei den oft nötigen gewaltsamen Abtrennungen bei verwachsenen Lappenspalten, gleichzeitige Resektionen von Subsegmenten oder Segmenten können das „normale" Bild beeinträchtigen. Bei der Segmentresektion erfolgt die Auslösung des Lungenunteranteiles nur bedingt in präformierten Ebenen: Stärkere Reaktionen des Parenchyms sind hier die Regel. Lungenwundflächen, wie sie bei Segmentresektionen oder bei der Lösung von Lungenlappen voneinander entstehen können, bleiben entweder von Pleura unbedeckt oder werden durch Pleuranaht versorgt. In dem einen Falle ist mit stärkeren Fibrinauflagen, oft auch mit längerem Luftaustritt aus dem Parenchym, im anderen Falle mit Ausdehnungsschwierigkeiten infolge Verkleinerung des Volumens durch die Naht zu rechnen. Wesentlich für die postoperative Beurteilung wäre eine Augenscheinnahme durch den Röntgenologen bei der Operation: Im allgemeinen liegt das Schicksal des Resthohlraumes bzw. der Restlunge bei Operationsende in gewissem Umfange fest. Die Versorgung der Blutgefäße, der Arteria und Vena pulmonalis erfolgt nach allgemeinchirurgischen Prinzipien. Ein spezielles Problem stellt jedoch der Verschluß des Bronchus dar. Die atypischen Lungenresektionen, zu denen wir die Entfernung von Subsegmenten, die Enucleation gutartiger Tumoren oder von Parasiten, die Keilexcisionen, oder die formlose Abtragung quer durch das Lungengewebe rechnen, geben vielfältige röntgenologische Probleme auf. Kombinationsmöglichkeiten wie typische Lappenentfernung zusammen mit Decortikationen oder zusammen mit der Entfernung von Unterabschnitten benachbarter Lungenbezirke, gleichzeitige Resektion von Brustwandanteilen, Einlagen von Fremdkörpern und gleichzeitige oder spätere Durchführungen von Thorakoplastiken zeigen an, daß weniger allgemeine Erklärungen als vielmehr engste persönliche Zusammenarbeit zwischen dem Röntgenologen und dem Chirurgen zur Klärung der Verhältnisse beizutragen vermögen.

B. Die posttherapeutischen Veränderungen

Die Folgen der Thorakotomie im allgemeinen, Probleme des Resthohlraumes sowie seiner Begrenzungen, wie Mediastinum und Zwerchfell, Hilus- und Stumpfverhältnisse und schließlich das verbleibende Parenchym bilden die Gruppen, in denen wir die posttherapeutischen Veränderungen zusammenfassen. Es ist selbstverständlich, daß sich die einzelnen Gebiete wegen ihrer anatomischen Zusammenhänge überschneiden müssen, darüber hinaus sind die Grenzen zwischen normalen Abläufen und Komplikationen subjektiven Ansichten unterworfen. Und schließlich muß sich die Röntgenuntersuchung an die Morphologie halten. Die Auswirkungen intrathorakaler Operationen bedeuten jedoch

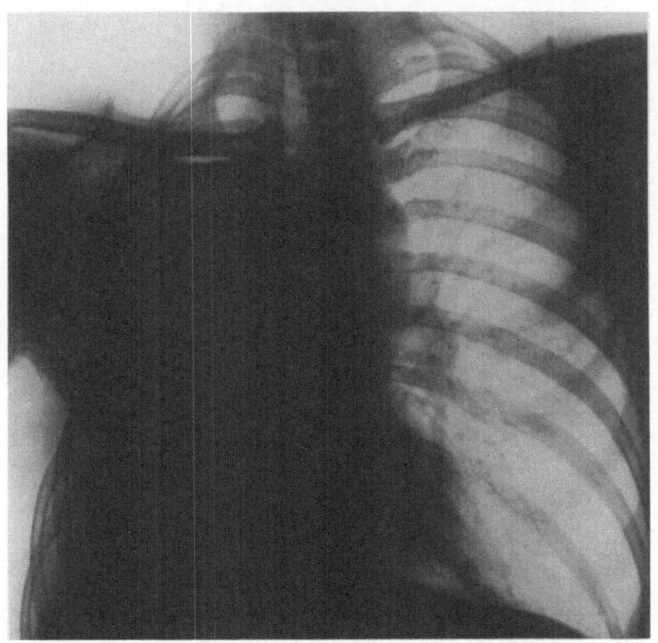

Abb. 33. 60jähriger Mann. Als Thorakotomiefolge breite Spangenbildung im Bereich des intercostalen Zuganges zwischen 5. und 6. Rippe durch Exsudat verdeckt. Im Bereich der Scapulaspitze taillenförmige Einziehung des Brustkorbs. Im übrigen Fibrothorax mit erheblicher Einengung des rechten Hemithorax. Flüssigkeitsspiegel unter der Clavicula

ebenso veränderte physiologische Verhältnisse. Es zeigt sich so, daß die regionäre Abgrenzung einzelner Kapitel nur einen Behelf zur Sichtung des Stoffes darstellt. Immerhin scheint die Einteilung eher von Nutzen zu sein als eine Besprechung nach Operationsmethoden, da mehr allen Eingriffen gemeinsame Probleme als Unterschiede bestehen. Es wird sich Gelegenheit bieten, auf diese spezielleren Probleme in den einzelnen Unterkapiteln einzugehen.

a) Die Thorakotomie

Schon hier, bei diesem Unterabschnitt, zeigt sich, daß das Gemeinsame der intrathorakalen Operationen im Vordergrunde steht. Abweichungen sind mehr durch das Lebensalter, durch die Form des Brustkorbs und den weiteren Verlauf, als durch die Art der zur Thorakotomie führenden Operation begründet. Auch bei unkompliziertem Ablauf lassen sich im allgemeinen die Folgen der Thorakotomie röntgenologisch erkennen. In der unmittelbaren postoperativen Phase zeigen sich die Schatten der Wundverbände, bei entsprechender Technik die Weichteilschwellung. Daneben findet sich zwischen den Schichten der Gewebe zumeist ein geringgradiges Emphysem. Die Periostreaktionen bei intercostalem Zugang waren erwähnt worden. Wir zeigen hier ein weiteres Beispiel nach Pneumonektomie. Neben der breiten Spangenbildung findet sich eine taillenförmige Einziehung des knöchernen Brustkorbs in Höhe der Scapulaspitze (Abb. 33). Die pericosta-

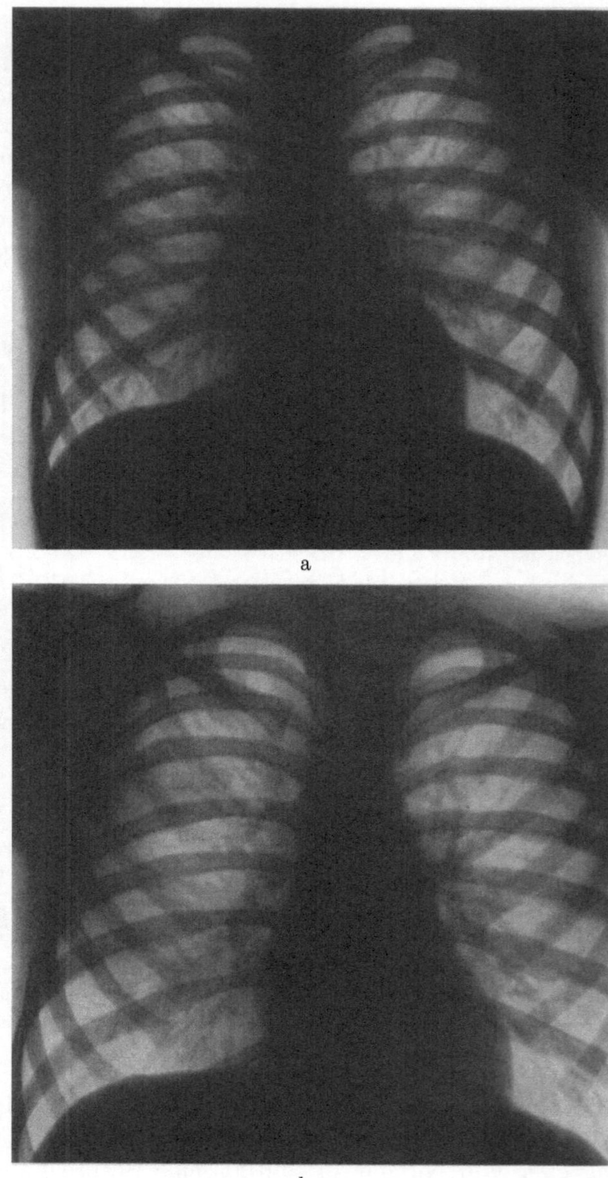

Abb. 34 a. Zustand nach Resektion eines neurogenen Tumors bei einem 9jährigen Jungen. Als Residuen finden sich Einkerbungen der 5. und 6. Rippe rechts vorn durch pericostale Nähte. b Die Röntgenaufnahme 1 Jahr später läßt die im weiteren Gefolge entstandenen Rippendeformierungen im Bereich des intercostalen Zuganges noch deutlicher in Erscheinung treten

len Nähte können zu Usuren führen (Abb. 34a). Die Ernährungsstörung der Rippe ist nach über einem Jahr als deutliche Deformität noch besser als auf der Voraufnahme zu erkennen (Abb. 34b). Insgesamt kann es zu einer deutlichen Verkleinerung des Brustkorbs kommen, worauf später noch einzugehen sein wird. Insbesondere beim jugendlichen Brustkorb nach Pneumonektomie und bei Ausbildung eines erheblichen Fibrothorax kann eine Skoliose mit einem zur operierten Seite offenen Bogen die Folge sein.

Zahlreiche Abweichungen vom erwarteten Ablauf sind möglich. Im Bereich der Weichteile kann das *Hautemphysem* exzessive Ausmaße annehmen. Undichtigkeiten des Parenchyms und Durchlässigkeit des Bronchialstumpfes bei fehlender oder unzureichender Drainage sind die Ursache. Zunahme der Luftansammlungen in den Weichteilen kann auch dadurch bedingt sein, daß der Verschluß der Brustwand undicht geworden ist.

Wundinfektionen können sich als extrathorakale Taschen mit Spiegelbildungen darstellen. *Rippenfrakturen* sind besonders bei älteren Menschen häufig. Subluxationen in den Costotransversalgelenken oder an der Knorpelknochengrenze sind ebenfalls nicht selten, röntgenologisch jedoch schwer zu erkennen. Rippenfrakturen bei gleichzeitig bestehender Wundinfektion oder beim Vorliegen eines Pleuraempyems können Ausgangspunkt einer *Osteomyelitis* werden. Auf der Abbildung (Abb. 35) zeigen sich die Auflösungserscheinungen, die unregelmäßigen Konturen im Bereich größerer Bezirke des intercostalen Zuganges. Eine Wundeiterung nach en bloc Resektion des rechten Oberlappens und des superioren Unterlappensegmentes wegen einer chronischen Pneumonie war vorausgegangen. Auch ohne

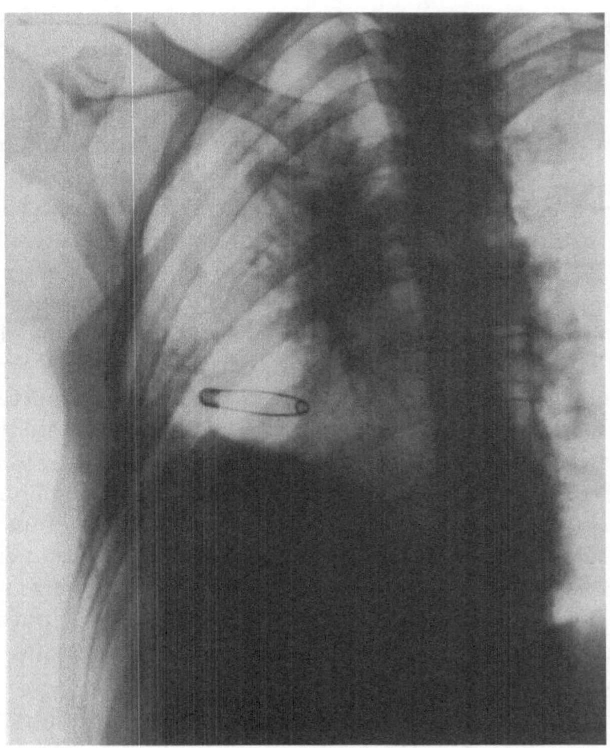

Abb. 35. 55jähriger Mann. Zustand nach Resektion des rechten Lungenoberlappens und des superioren Unterlappensegmentes wegen chronischer abscedierender Pneumonie. Die 4. und 5. Rippe zeigen in ihren lateralen Anteilen die Veränderungen einer chronischen Osteomyelitis. Im Bereich dieser Osteomyelitis hatte eine Fraktur durch Spreizung der Rippen stattgefunden; außerdem war bald postoperativ ein Wundinfekt hinzugetreten

Infektion können Resorptionserscheinungen an Rippen auftreten, um die pericostale Nähte mit nicht resorbierbarem Nahtmaterial gelegt oder die ihres Periosts beraubt worden waren. Schließlich kann eine allgemeine Minderung des Kalkgehaltes der stillgelegten Thoraxhälfte eintreten. Zu den Spätveränderungen wird im nachfolgenden Kapitel über Hohlraumprobleme nach intrathorakalen Eingriffen noch einmal zu sprechen sein; als unmittelbare Thorakotomiefolge sei lediglich die Möglichkeit der Entstehung von *Lungenhernien* im Bereich von permanenten Brustwanddefekten erwähnt. Die Literaturangaben finden sich bei den in den nachfolgenden Kapiteln aufgeführten Autoren. Zum vorliegenden Kapitel sei insbesondere auf die Bildersammlung von LANGSTON et al. verwiesen.

b) Probleme des Hohlraumes und des Raumausgleichs nach intrathorakalen Operationen

Es werden zunächst die Verhältnisse, wie wir sie nach Lungenflügelentfernungen antreffen, besprochen; anschließend werden die Teilresektionen behandelt.

α) *Normaler Ablauf*

Es ist üblich, noch auf dem Operationstisch oder in den ersten Stunden nach einer Pneumonektomie Röntgenaufnahmen anzufertigen. Das Hauptaugenmerk gilt hierbei dem Stande des *Mediastinums.* Erhebliche Verlagerungen des Mittelfelles führen zu einer Beeinträchtigung des Zuflusses durch die großen Körpervenen und damit zu einer Minderfüllung und Minderleistung des Herzens. Von gleicher Wichtigkeit sind die Störungen der Ventilation, wenn das Mediastinum unmittelbar postoperativ erheblich verlagert ist. Zahlreiche Chirurgen verzichten nach der Pneumonektomie auf die Einlage eines Drainageschlauches: Bei Beendigung der Operation wird in diesen Fällen mit dem Pneumothoraxapparat ein um den Nullwert schwankender oder leicht negativer Druck eingestellt. Undichtigkeit des Bronchialstumpfes, Ansammlungen von Blut oder von Wundwasser, Minderbelüftungen der Gegenseite durch Sekretverstopfungen der Bronchien können sehr rasch eine Änderung der Mittelstellung des Mediastinums bewirken. Deswegen sind Röntgenkontrollen in nicht zu kurzen Abständen notwendig. Vielfach wird jedoch auch nach Pneumonektomien am tiefsten Punkt ein Drainageschlauch eingelegt. Die Sicherung gegen einen etwaigen Überdruck in der Pneumonektomiehöhle durch die Ableitung von Luft und Flüssigkeit wird jedoch dadurch erkauft, daß erhebliche Verlagerungen des Mediastinums durch stark negative Drücke entstehen können. Andererseits kann es vorkommen, daß ein tief eingelegter Drainageschlauch durch das rasch hochsteigende Zwerchfell abgeknickt wird, oder daß Blutkuchen ihn verlegen. Die Aufnahme (Abb. 36a) läßt den Drainageschlauch, nach unten umgeknickt, am linken unteren Bildrand erkennen. Das Mediastinum ist zur Gegenseite verlagert, die Strahlendurchlässigkeit der linken Lunge erscheint vermindert; das Zwerchfell steht links tief. Vermutlich infolge des Überdruckes findet sich ein Hautemphysem, das sich bis zum Hals ausdehnt und sich fiedrig im Bereich des Pectoralismuskels ausdehnt. Einige Tage später (Abb. 36b), nach Entfernung des Schlauches, ist das Mediastinum sehr weit nach rechts zurückverlagert. Man erkennt etwa in Höhe des Zwerchfells rechts eine taillenförmige Einziehung der Brustwand, es hat eine Rippenfraktur vorgelegen. Das Zwerchfell steht rechts übermäßig hoch, wohl als Folge einer Schädigung des N. phrenicus. Die linke Lunge ist vermehrt transparent; die Gebilde des Hilus sind teilweise im Schatten des Mediastinums untergetaucht.

Eine weitere frühe postoperative Röntgenaufnahme (Abb. 37a) läßt am Boden der Pneumonektomiehöhle den Drainageschlauch erkennen. Das gesamte Mediastinum, insbesondere auch die großen Gefäße, die Aorta und der Pulmonalisbogen projizieren sich in die linke Brustkorbhälfte, die Rippen erscheinen enggestellt. Die Trachea ist zunächst noch nicht in wesentlichem Umfange mitgewandert. Der Unterdruck allein genügt noch nicht, um die stabileren Gebilde des Mediastinums zu verziehen. Auf der Gegenseite sind Belüftungsstörungen in der Form von umschriebenen Aufhellungsbezirken im Mittel- und Unterfeld sichtbar. Die nachteiligen Wirkungen der erheblichen Verziehung für Kreislauf und Ventilation liegen auf der Hand. Darüber hinaus wird das Spätschicksal durch den Frühverlauf mitbestimmt, indem es zu fibrinösen Verklebungen und späterhin zu schwartigen Fixationen kommt. Es ist in diesem Falle zur Ausbildung eines Pleuraempyems gekommen. Die nächste Aufnahme 4 Wochen später (Abb. 37b), ebenfalls eine technisch unzureichende Aufnahme bei einem schwerkranken Patienten, zeigt, daß die Drainage höher in den Brustkorb eingelegt wurde. Das Mediastinum ist wieder zur nichtoperierten Seite hinübergerückt. Seine Begrenzung ist nunmehr gerade, der beginnenden Verschwartung entspricht die höhere Schattendichte dieses Saumes.

Die Aufmerksamkeit in den ersten Stunden und Tagen gilt vorwiegend dem Mediastinum. Abweichungen von der Mittellage, die einen gewissen erfahrungsmäßig bestimmten Grad übersteigen, bedeuten eine Bedrohung des Patienten. Darüber hinaus zeigt uns diese Verlagerung an, daß korrigierbare Fehler in der Behandlung, wie ungenügende Drainage oder ein zu starker Unterdruck, vorliegen. Die Ursache kann auch darin liegen,

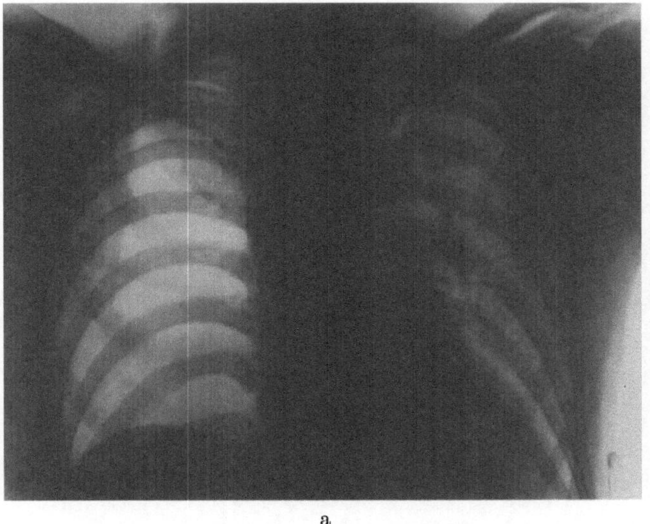

a

b

Abb. 36a u. b. 58jähriger Mann. a Rechtsseitige Pneumonektomie. Am Tage nach der Operation: Verlagerung des Mediastinum nach der linken Seite. Hautemphysem, kenntlich durch die fiedrige Streifung im Bereich des Pectoralismuskels. Der Drainageschlauch, der sehr tief eingelegt ist, ist nach unten umgeknickt und gewährleistet die Abfuhr von Luft nicht mehr. In der kontralateralen Lunge multiple Verdichtungsherde. Mechanische und funktionelle Momente, insbesondere die Beeinträchtigung des Kreislaufs durch den Druck auf die großen Venen, kommen zusammen. b Im Bereich einer Rippenfraktur in Höhe des Zuganges taillenförmige Einziehung der Brustwand. Das Hautemphysem hat eher zugenommen. Die Kongestionierung der gegenseitigen Lunge ist behoben, dagegen findet sich ein extremer Zwerchfellhochstand rechts

daß der Bronchialstumpf undicht ist. Es können hierbei Ventilmechanismen auftreten, die nicht minder bedrohlich als bei erhaltenem Parenchym sind. Das besondere Interesse gilt aber auch dem *Binnenraum* der Höhle selbst. Zum normalen Verlauf gehört wohl ein mäßiger Seropneumothorax; eine geringe Nachblutung ist die Regel. Die massive Nachblutung bedeutet jedoch, abgesehen von den Wirkungen des Blutverlustes, eine Beeinträchtigung der Atemtätigkeit, eine Beeinträchtigung des Kreislaufs, die Ausbildung eines Überdruckes in der Höhle und für den weiteren Verlauf die Gefahr der Infektion. Die Aussage über das Ausmaß der Blutung ist eine klinisch-chirurgische Aufgabe; die Aussage des Röntgenologen beschränkt sich auf Angaben über die Höhe des Flüssigkeitsspiegels sowie

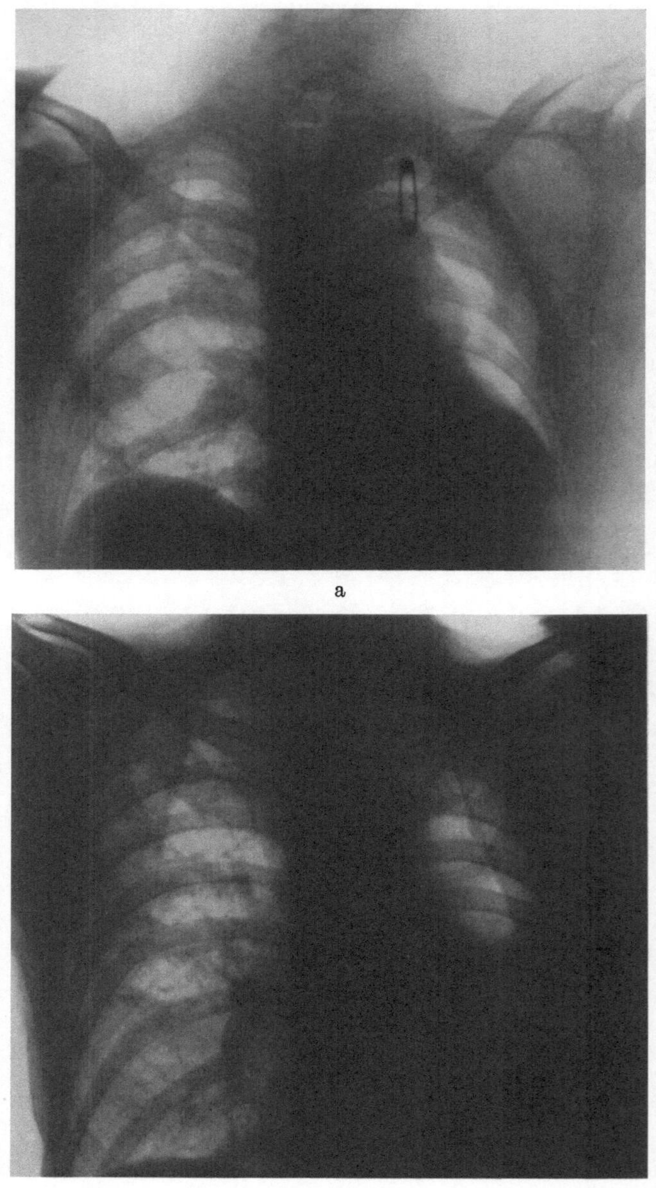

a

b

Abb. 37a u. b. 64jähriger Mann. a Zustand nach linksseitiger Pneumonektomie. 1. postoperativer Tag. Extreme Verziehung des Mediastinums und des Herzens zur operierten Seite bei kräftig negativen Druckwerten in der Resthöhle als Folge der Unterwasserdrainage. Belüftungsstörungen auf der Gegenseite. b Ausbildung eines Pleuraempyems 4 Wochen später. Wiedereinlage eines Drainageschlauches im Bereich einer erheblichen Weichteilschwellung. Mediastinale Schwartenbildung; Fibrinniederschläge in den abhängigen Partien der Höhle

auf die Angabe von Verdrängungserscheinungen. Die späteren Folgen der Nachblutung stellen mehr oder minder ausgedehnte Fibrinniederschläge an den Wänden und am Boden dar, die Fibrinleisten können auffällige Form annehmen. Im weiteren Verlauf wird der Röntgenbefund oft unregelmäßig, indem sich der Blutkuchen an mehreren Stellen verflüssigt und dadurch von Fibrinleisten durchzogene Kammern, mehrfache Spiegel und basale wolkige Verschattungen entstehen, wie sie etwa auf Abb. 37b zu erkennen waren. Das Ausmaß der Exsudation oder der Blutung bestimmt das Spätschicksal der Höhle zu einem gewissen Grade mit. Bei reichlich vorhandenem Material kann es zur Ausbildung eines sog. Fibrothorax kommen, bei dem dicke Schwarten über dem Mediastinum und an der Brustwand den Eindruck einer homogenen Füllung vermitteln können. Bei der Wiedereröffnung eines solchen Fibrothorax finden sich nicht selten Kammern, Fibrinmassen und als Überraschung gelegentlich Empyeme. Mitunter bleibt eine Resthöhle über Jahre hinaus auch röntgenologisch sichtbar. Es hängt von der Form des Brustkorbs, dem Lebensalter, dem präoperativen Befund, vom frühen postoperativen Verlauf und auch von der Art der Nachbehandlung ab, wie das Spätschicksal sein wird. Die Aufnahme (Abb. 38) bringt hierzu ein Beispiel; sie läßt in Höhe der siebenten hinteren Rippe noch eben eine Spiegelbildung erkennen. 4 Monate nach Pneumonektomie präsentiert sich eine homogene Verschattung. Der Raumausgleich ist erfolgt durch die nachgiebigen Gebilde des Mediastinums, durch die Lunge der Gegenseite, durch das Zwerchfell und durch die Umwandlung des knöchernen Brustkorbs.

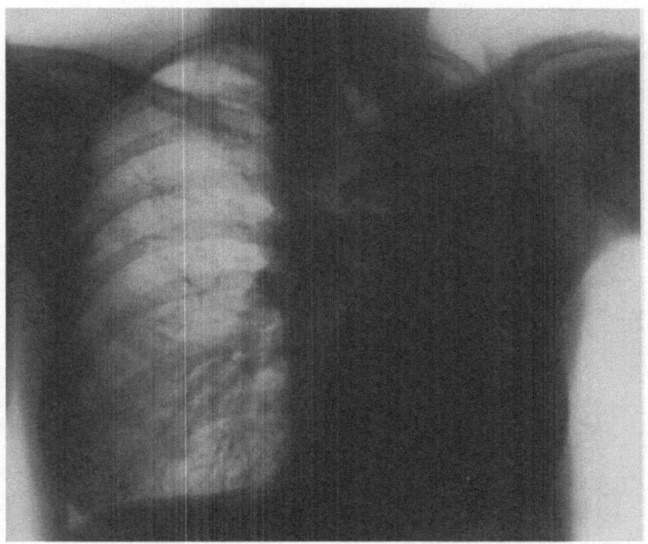

Abb. 38. 29jährige Frau. Knapp 4 Monate nach Pneumonektomie ist die Trachea extrem nach links verzogen. Überlappung der rechten Lunge bis zur Mitte des linken Hemithorax in Höhe der 2. vorderen Rippe, ebenso auch über dem Unterfeld. Es liegt jetzt ein homogener Fibrothorax vor. In Projektion auf das Vorderende der 1. Rippe ist auf dieser durchexponierten Aufnahme der Bronchialstumpf erkennbar

Wenn eine so große Höhlenbildung, wie sie nach einer Pneumonektomie entsteht, zum Verschwinden kommt, dann beteiligt sich der Binnenraum mit seiner Füllung von Fibrincoagula, Schwarten und Resterguß nur zum Teil. Der Raumausgleich erfolgt durch den knöchernen Brustkorb, durch das Zwerchfell, durch die Gebilde des Mediastinums und durch die gegenseitige Lunge.

Die Veränderungen der an die Pneumonektomieresthöhle *angrenzenden Organe* sind die Folgen des konstanten Unterdrucks, vor allem in der frühen postoperativen Phase. Späterhin spielt die zunehmende Verschwartung eine wesentliche Rolle: Das Mediastinum versteift, das Zwerchfell büßt seine Mobilität ein. Die Verschwielung im Bereich des Herzens und der großen Gefäße äußert sich in einer Senkung der Amplituden im Kymogramm. Neben einer Seitenverschiebung kommt es gleichzeitig zu einer Rotation des Herzens und der großen Gefäße. Diesen Befunden hat STILLER eingehende angiographische Studien gewidmet. Dabei wurden vor allem auch Ausziehungen und Knickungen der Vena subclavia erfaßt, die auch JAGDIAN et al. demonstrieren. Die Verlagerung der *Speiseröhre* geht nicht selten mit einer Erweiterung einher. Die Peristaltik ist dabei zumeist ungestört. Gelegentlich lassen sich Ausziehungen und Konturunregelmäßigkeiten erkennen, die sowohl Folge operativer Manipulationen, etwa bei der Deckung des Bronchialstumpfes, wie auch Folgen des Narbenzuges sein können. In Abb. 39 zeigt die Speiseröhre nach linksseitiger Pneumonektomie eine Eindellung in Höhe des Bronchialstumpfes;

darüber eine Ausbuchtung, wohl infolge operativer Fixation. Es ist verständlich, daß die Speiseröhre den Zugwirkungen dank ihrer anatomischen Lage vor der Wirbelsäule weniger ausgesetzt ist als jene Gebilde, die im Zentrum der angreifenden Kräfte stehen. Die Unregelmäßigkeiten der Kontur im Bereich besonders des Bronchialstumpfes läßt auch die folgende Abbildungsserie erkennen (Abb. 40). In Höhe des Bronchialstumpfes findet sich eine deutliche Einziehung der Speiseröhre, die verständlich ist, wenn man die erheblichen bindegewebigen Reaktionen im Stumpfbereich bedenkt. Die weiteren theoretischen Grundlagen der Oesophagusmotilität sind bei R. KRAUS ausführlich dargestellt. Auf die Beteiligung extrathorakaler Organe werden wir bei der Besprechung der Komplikationen

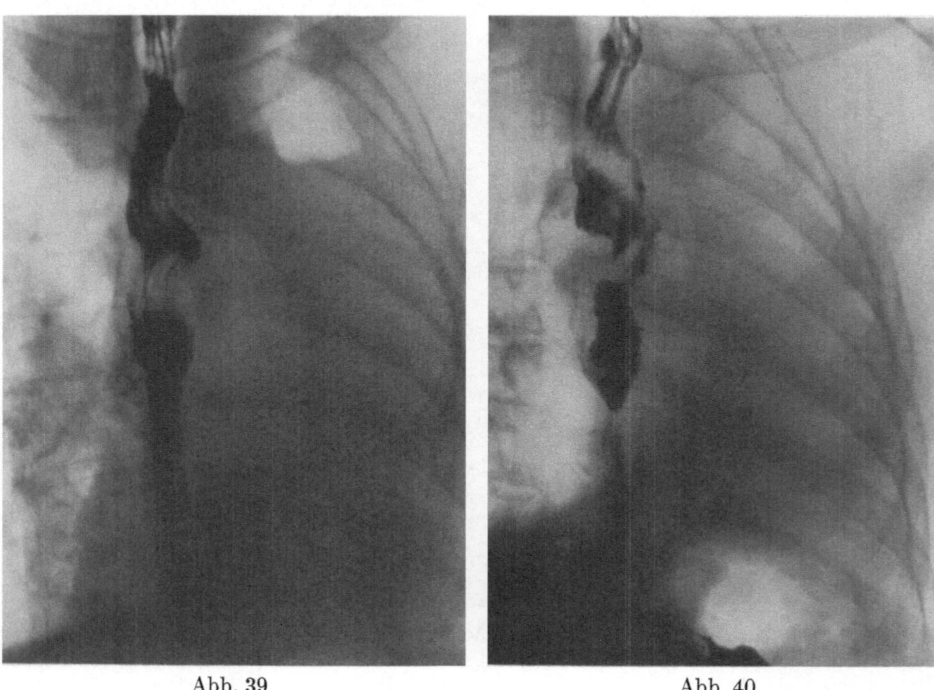

Abb. 39 Abb. 40

Abb. 39. Im Bereich einer ausgedehnten Überlappung der rechten Lunge findet sich in Projektion auf den linksseitigen Bronchialstumpf nach Pneumonektomie eine Ausbuchtung des Oesophagus, vermutlich einer intraoperativen Fixierung oder einer geringeren Passagebehinderung durch den Bronchialstumpf entsprechend

Abb. 40. 64jähriger Mann. Fibrothorax nach Pneumonektomie. Unregelmäßige Erweiterung und Ausziehung des Oesophagus im Bereich des linksseitigen Bronchialstumpfes. Die Veränderungen können an Auswirkungen einer intraoperativen, akzidentellen Denervierung denken lassen

noch eingehen. Auf die nicht seltenen Vagusläsionen ist in diesem Zusammenhang aufmerksam zu machen.

Wir sind bei diesem Überblick vor allem vom eigenen Krankengut ausgegangen, das zusammen mit SCHLOTT gesichtet wurde. Neben den bereits früher genannten zusammenfassenden Darstellungen folgten wir vor allem dem Ergebnisbericht von GEISSENDÖRFER sowie den Darstellungen von VOSSSCHULTE und STILLER, BEHREND und MANN, BRÜCKNER, A. BRUNNER, ELLIS u. Mitarb., FICK, GALLINARO, GONZALES, HOCHBERG, KUGEL, LINDEN, LINDER, PETERS u. Mitarb., RIENHOFF, STILLER, TANNER sowie WENZL und STRAHBERGER.

β) Störungen des Verlaufs nach Pneumonektomie

Die Pneumonektomieresthöhle ist an sich schon ein pathologischer Zustand: Die eben beschriebenen Veränderungen dienen seiner Kompensation. Die Grenzen zwischen erwartetem und gestörtem Ablauf sind fließend. Immerhin gibt es Veränderungen, die eindeutig

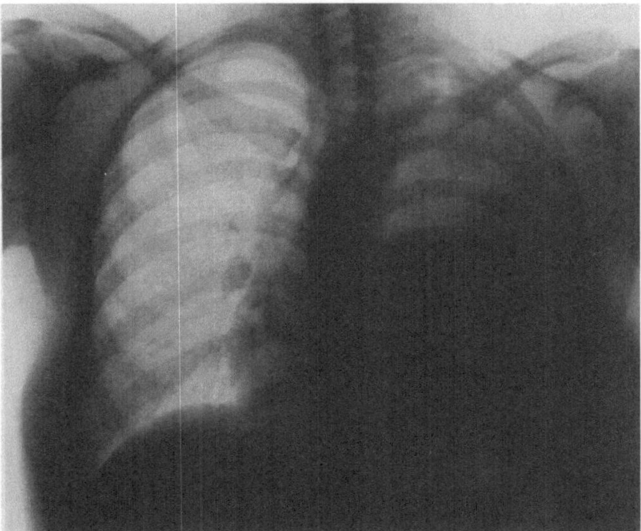

Abb. 41. 29jährige Frau. Nachblutung nach Pneumonektomie. Aufnahme am 7. Tage postoperativ. Verdrängung des Mediastinums und des Herzens nach rechts. Im Mittelschatten, zwischen 6. und 7. Brustwirbelkörper, sind die Metallklammern erkennbar, mit denen der Bronchusstumpf verschlossen ist. Der linke Hemithorax ist verbreitert; über dem Flüssigkeitsspiegel wolkige Trübungen, Fibrinniederschlägen entsprechend

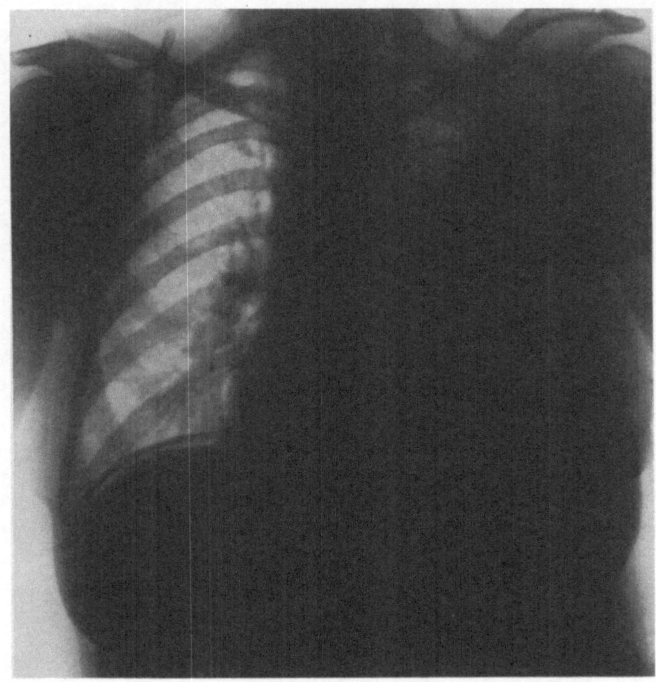

Abb. 42. Zustand nach Probethorakotomie. 43jährige Frau. Die subdiaphragmale Luftansammlung ist hier nicht die Folge einer intraoperativen Verletzung des Zwerchfells, es war eine Laparoskopie zum Ausschluß von Lebermetastasen vorhergegangen

als ungewollt, unvorhergesehen, nachteilig oder gefährlich bezeichnet werden müssen. Die Gefahren der *extremen Mediastinalverlagerung* waren erwähnt worden. Die Abb. 41 zeigt eine verhältnismäßig geringe Verdrängung des Mediastinums zur nicht operierten Seite nach einer Pneumonektomie. Die *Nachblutung* als Ursache dieser Verlagerung ist aus den ausgedehnten Fibrinbeschlägen im Bereich des gesamten linken Hemithorax abzulesen. Erwähnung verdienen die Metallklips, mit denen der Bronchialstumpf verschlossen wurde. Sie liegen tief ins Mediastinum eingebettet. Vonseiten des Mediastinums drohen außerdem Gefahren durch das *Mediastinalemphysem*, das zur Einflußstauung und zur Behinderung der Respiration führen kann. Die *Blutung ins Mediastinum* ist eine weitere, wenn auch seltene Komplikationsmöglichkeit. Weniger selten ist der Perikarderguß bzw. die *Herzbeuteltamponade*, die bei gewollten oder ungewollten Eröffnungen des Herzbeutels eintreten kann; zu ihrer Vermeidung wird das Perikard am tiefsten Punkt gefenstert. Intraoperative Verletzungen des Zwerchfells lassen sich an einer subdiaphragmalen Luftsichel erkennen. Ein vorangegangenes Pneumoperitoneum ist auszuschließen (Abb. 42). Das Auftreten eines *kontralateralen Pneumothorax* steht mit den erheblichen Druckänderungen und violenten Druckschwankungen im Zusammenhang, sofern dieser Pneumothorax nicht intra operationem unbemerkt entstand (Abb. 43) (Biocca; Beno und

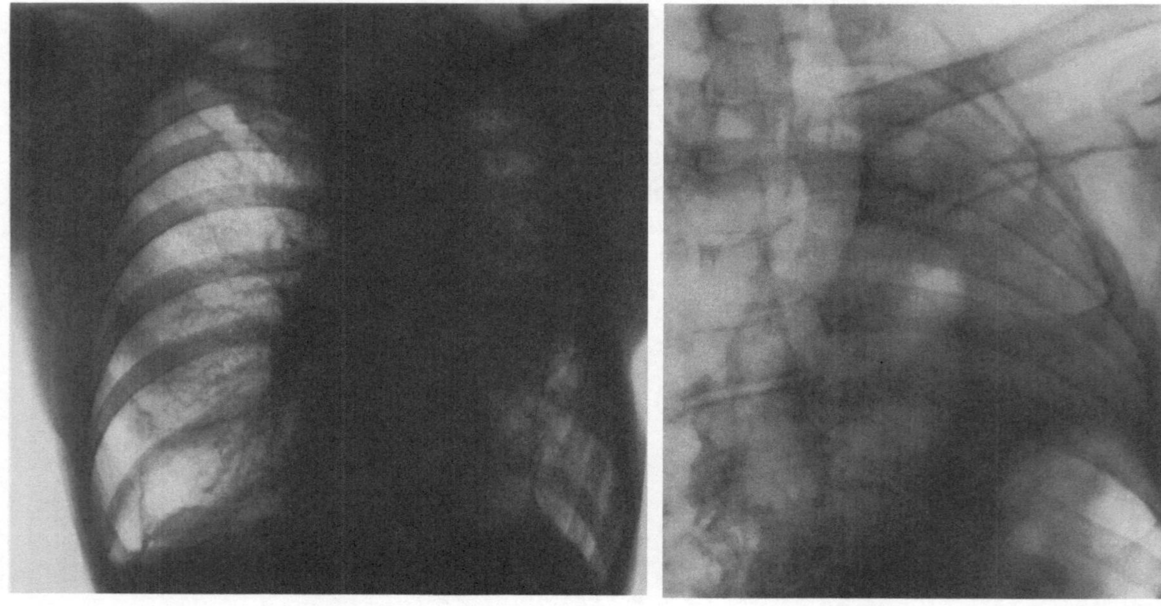

Abb. 43 Abb. 44

Abb. 43. 67jähriger Mann. Kontralateraler Pneumothorax, $1^1/_2$ Jahre nach linksseitiger Probethorakotomie mit nachfolgender Bestrahlung. Die zunehmende Fibrose zusammen mit der pleuralen Reaktion nach der Thorakotomie führten zu einer Verlagerung des Mediastinums zur erkrankten Seite und damit zu einem stärker negativen Druck im rechtsseitigen Pleuraraum

Abb. 44. Linksseitiger Fibrothorax nach Pneumonektomie. Der Raumausgleich erfolgt durch Verlagerung des Mediastinums, durch Überlappung der rechten Lunge, durch extremen Zwerchfellhochstand. Bei Pleurapunktionen auf der operierten Seite besteht verständlicherweise die Gefahr des Anstechens der gegenseitigen Pleurahöhle ebenso sehr wie einer Verletzung der subdiaphragmalen und mediastinalen Gebilde

Weisel; Kliesen und Kent; Melik und Gutekunst; Stiller). Die *mediastinale Hernie* ist nicht ohne weiteres als Komplikation zu bezeichnen. Die Abb. 44 zeigt, wie zum Raumausgleich die Gebilde des Mediastinums, die gegenseitige Lunge, der knöcherne Brustkorb und das hochgetretene Zwerchfell zusammenwirken. Bei diesen Mediastinalhernien besteht allerdings die Gefahr der Verletzung der Pleura der Gegenseite bei Punktionen, worauf Brunner sowie Semisch hinweisen. Die *Schädigung des Nervus phrenicus* bei der Operation mit der Zwerchfellähmung, dem Zwerchfellhochstand und der paradoxen Beweglichkeit stellt eine Komplikation dar. Die ventilatorische Leistung wird durch die Zwerchfellähmung verschlechtert. Außerdem werden durch die Zwerchfellähmung weitgehende *Verlagerungen extrathorakaler Organe* begünstigt. Besonders nach linksseitiger Pneumonektomie findet sich ohnedies schon eine Anhebung der Fornix und des Fundus. Stiller findet Verlagerungen des Bulbus, des Duodenums, Kaskaden- und Divertikelbildungen; Kölling nennt Peristaltikveränderungen, Entleerungsstörungen des Magens sowie Interpositionen von Dickdarm zwischen Leber bzw. Magen und Zwerchfell. Weitere

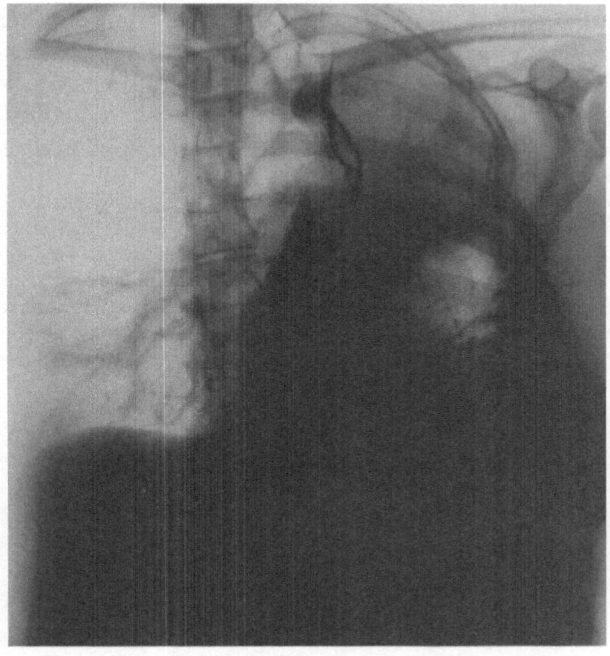

a

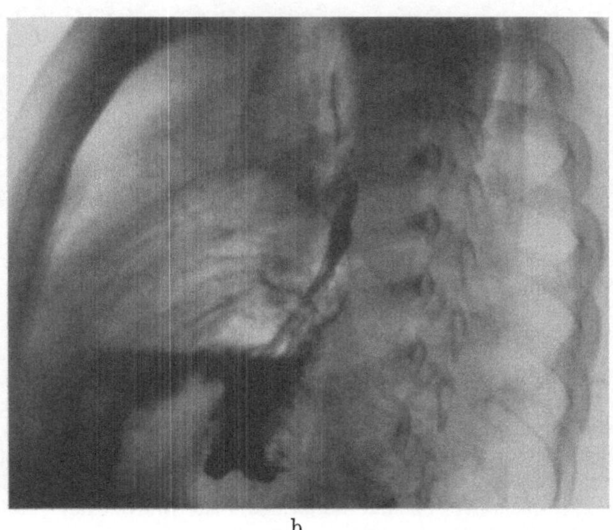

b

Abb. 45a u. b. 50jährige Frau. Zustand nach linksseitiger Pneumonektomie bei vorhergegangener Phrenicusausschaltung. a Extremer Zwerchfellhochstand links. Magen nach oben verlagert, in Prävolvulusstellung. Kardia an normaler Stelle. Oesophagus stark nach links verzogen. Funktionsstörung des Oesophagus. b Im Seitenbilde ist die Verlagerung nach ventral deutlich sichtbar

Studien haben diesen extrathorakalen Folgen KRAUS und KLEINFELDER, NEHRKORN; SEIFERT sowie WEISHAAR gewidmet. Ganz erhebliche Verlagerungen des Oesophagus und des Magens zeigen die Abb. 45a und b. Es war hierbei eine Phrenicusausschaltung vorausgegangen.

Eine der schwerwiegendsten Komplikationen stellt zweifelsohne die *Vereiterung des Resthohlraumes* dar. Die röntgenologische Aufgabe hierbei liegt erst in zweiter Linie in der Diagnosenstellung durch Feststellung des Anstieges des Flüssigkeitsspiegels, auffälliger Auflösung von Fibrinniederschlägen und etwaiger Verdrängungserscheinungen und Aspirationen auf der Gegenseite bei Stumpfinsuffizienz. Der Röntgenologe wird vor allem dann zu Rate gezogen, wenn es gilt, das Ausmaß der Höhle festzustellen, wie die

Abbildungen 46a und b, Fistelfüllung nach Pneumonektomie, zeigen. Das Ausmaß der thorakoplastischen Einengung des Brustkorbs bzw. des Resthohlraums wird oft durch die Kontrastdarstellung bestimmt. Auch bei Anwendung von Hartstrahltechniken wird es schwer sein, das Ausmaß einer Höhlenbildung ohne Kontrastmittel zu erkennen.

Gerade am Auftreten von Spätempyemen läßt sich die ganze Schwierigkeit des „Hohlraumproblems" erkennen. Es gibt wohl keine ganz zufriedenstellende Lösung. Die Thorakoplastik ist ein verstümmelnder Eingriff, als prophylaktische Maßnahme nicht ohne weiteres zumutbar. Als Routinemaßnahme findet sie vorwiegend Ablehnung, wobei besondere Indikationen, wie eben die Infektion des Pleurahohlraumes und der insuffiziente Bronchialstumpf, durchaus bestehen. Für eine Thorakoplastik gleichzeitig mit einer Pneumonektomie treten Ellis, Clagett und Carr ein (1952). Vossschulte hat ein ähnliches Vorgehen empfohlen; Cournand konnte schon 1942 zeigen, daß die Thorakoplastik die Lungenfunktion eher verschlechtert; dazu ist eine Arbeit von Gaensler und Strieder anzuführen, die zeigen konnten, daß eine frühe Thorakoplastik die Überdehnung überkorrigiert, daß die späte Thorakoplastik jedoch die Atemfunktion nicht mehr verbessert.

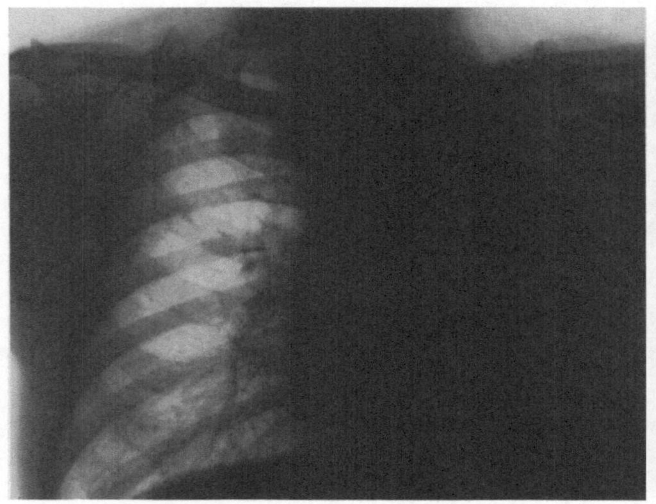

a

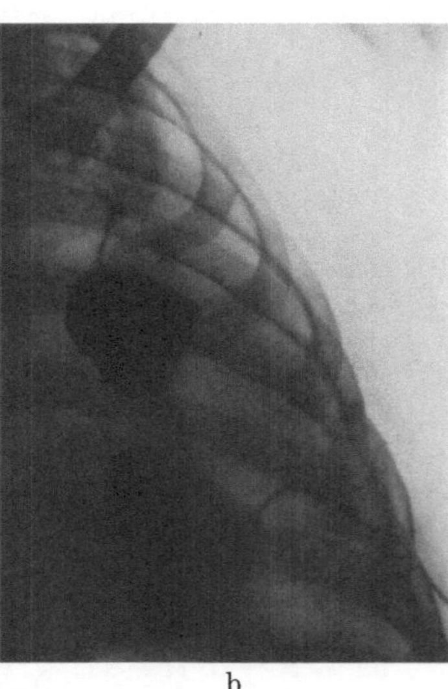

b

Abb. 46a u. b. 60jähriger Mann. a 1 Jahr nach Pneumonektomie links. Es scheint ein weitgehend homogener linksseitiger Fibrothorax vorzuliegen. b Durch eine „Fadenfistel" wird ein Uretherkatheter eingeschoben. Dabei stellt sich eine Empyemresthöhle dar

Ein so erfahrener Chirurg wie Brock empfiehlt, der Thorakoplastik gegenüber vor allem im ersten Jahr nach Resektionen wegen eines Bronchialcarcinoms zurückhaltend zu sein. Die Sterbequote durch das Carcinom ist in diesem Zeitraum am höchsten. Eerland schließt sich der ablehnenden Haltung gegenüber der Thorakoplastik an. — Besondere Komplikationsmöglichkeiten ergeben sich durch die Auffüllung der Resthöhle mit Öl, wie sie etwa Klassen und Andrews empfehlen. Hier gelten die Einwände, die Nagel bei den Paraffinölplomben beim extrapleuralen Pneumothorax ins Feld führte. Zum Hohlraumproblem sei auch auf die Arbeiten von Rasmussen, Adams und Hrdina verwiesen. Auch die Einengung durch Prothesen aus Kunststoff, wie sie Grindlay et al., Brantigan et al., Denk, Gale et al., Joly et al. empfohlen haben, stellt keine Dauerlösung dar.

Für die röntgenologische Beurteilung stellen sowohl die Thorakoplastiken wie auch die Kunststoffprothesen besondere Aufgaben, indem sie die Beurteilung des Hohlraumes außerordentlich erschweren können. Eine Kompromißlösung stellt der Druckausgleich in der Resthöhle über längere Zeit durch gelegentliche Nachfüllung von Luft dar. Im Gegensatz zum Pneumothorax bei der Tuberkulose (s. dort) sind es weniger die röntgenologisch erhobenen Befunde, welche die Nachfüllung führen, sondern die subjektiven Beschwerden des Patienten (Blum; Brunner; Griesbach; Jagdschian et al.).

c) Ausdehnungs- und Hohlraumprobleme nach Teilresektionen bzw. nach Thorakotomie

α) *Der ungestörte Ablauf*

Das Ziel bei Teilresektionen von Lungengewebe, also nach Durchführung einer Lobektomie, Segmentresektion oder atypischen Resektion, besteht, wie nach jeder Eröffnung des Brustkorbs, darin, die Restlunge möglichst rasch und möglichst vollständig zur

Wiederausdehnung zu bringen. Es läßt sich im allgemeinen bei der Operation bereits eine Vorstellung davon gewinnen, ob diese Wiederausdehnung ohne weitere Hilfen und rasch vor sich gehen wird oder ob Ausdehnungshindernisse bestehen. Diese können in einem zu kleinen verbliebenen Parenchymrest bestehen; außerdem kann die Beschaffenheit der Lungenoberfläche oder des Lungenparenchyms so sein, daß eine rasche Wiederausdehnung nicht zu erwarten ist. Es kommen hier unvollständig entfernbare oder entfernte Schwarten und Pleuraüberzüge in Betracht; außerdem können Veränderungen des Parenchyms bestehen, die eine Wiederausdehnung behindern. Ein weiteres Auffüllungshindernis stellt ein übermäßig großer Thorax bei tiefstehendem Zwerchfell und erweiterten Zwischenrippenräumen bei alten Menschen dar. Chirurgische Maßnahmen, insbesondere die Vereinigung der Pleuraränder nach Segmentresektionen oder nach sonstigen Parenchymdurchtrennungen, ergeben ebenfalls einen Parenchymverlust. Die rasche Wiederausdehnung ist vor allem deswegen von besonderer Bedeutung, weil das Verbleiben eines Resthohlraumes die Gefahr von Komplikationen in sich birgt. Der verbleibende Hohlraum kann sich infizieren; die Deckung des Bronchialstumpfes durch Lungengewebe kann wegfallen; rauhe Lungenoberflächen, die keine Verbindung mit der Brustwand finden, können gelegentlich zur Ausbildung von sog. Parenchymfisteln führen. Auch ist an die Möglichkeit nachfolgender pulmonaler Komplikationen wie Retentionspneumonien, Atelektasen und Karnifikationen zu denken. Neben einer zweckmäßigen Narkose, welche eine Mitarbeit des Patienten schon kurze Zeit nach der Operation erlaubt, und neben einer frühzeitig einsetzenden Physiotherapie, für die die Röntgenuntersuchung durch Nachweis etwaiger Atelektasen Beiträge leistet, ist die Einlage von Drainageschläuchen in den Thorax von hervorragender Bedeutung. Durch diese Drainageschläuche werden die durch das Lungengewebe bzw. durch den Bronchialstumpf austretende Luft sowie Blut und Wundwasser abgeführt. Es ist eine der wichtigsten postoperativen röntgenologischen Aufgaben, zu beurteilen, ob noch Lufttaschen vorhanden sind und ob diese Lufttaschen von den Drainagen erreicht werden. Es ist insbesondere auf den Wert seitlicher Aufnahmen zu diesem Zwecke hinzuweisen. Nach Teilresektionen werden von den meisten Chirurgen zwei Drainageschläuche eingelegt: Die spitzenwärts gelegene Ableitung soll die verbliebene Luft beseitigen, während das nahe dem Zwerchfell gelegene Drain der Ableitung von Blut und Wundwasser dient. Mancherorts ist es üblich, ein mehrfach gefenstertes Drain vom Zwerchfell bis zur Thoraxkuppel hochzulegen; von anderen werden Petzerkatheter oder T-Drainagen bevorzugt.

Bei der Bemessung der zeitlichen Folge der Röntgenaufnahmen nach Teilresektion ist es wesentlich zu wissen, daß sich das Schicksal der Resthöhle oft innerhalb der ersten 24—48 Std entscheidet und daß damit auch die Entscheidung darüber fällt, ob ein komplizierter oder unkomplizierter Ablauf vorliegt. Röntgenaufnahmen noch am Operationstag sowie am darauffolgenden Morgen sind unerläßlich; die Häufigkeit weiterer Aufnahmen richtet sich nach dem zu erwartenden Ablauf und nach den klinischen Erscheinungen. Bei diesen Serien, von denen wir im Bildteil einige Beispiele bringen, achten wir zunächst auf den Zustand des Parenchyms; hiervon wird später die Rede sein. Wir verfolgen die Umgrenzungen der Lungen und beurteilen damit die Größe des verbliebenen Resthohlraumes. Der Zustand der Brustwand und der Lungenoberflächen, insbesondere das Vorhandensein von Blut- und Fibrinniederschlägen, ist für den weiteren Ablauf insofern von Bedeutung, als es rasch zu einer Fixation der Lunge und damit zur Verhinderung ihrer völligen Ausdehnung kommen kann. Ergüsse mit nachfolgenden Verschwartungen sammeln sich in den dorsalen abhängigen Partien an; nicht selten jedoch liegen gekammerte Hohlraumbildungen, Ergüsse und Lufttaschen vor. In der Abbildungsserie 47a—e handelt es sich um eine komplikationslos ablaufende linksseitige Oberlappenresektion; eine verzögerte Wiederausdehnung gibt die Abbildungsserie 48a—c wieder. Bei den Abb. 49a und b ging eine ablatio mammae voraus. Die hier dargestellte Lufttasche ergibt ein ähnliches Bild wie der intrapulmonale Resthohlraum in der Serie 47. Die gezielte Aufnahme zeigt, daß die Luftansammlung extrathorakal liegt. Entscheidend für die Gesamtbeurteilung ist der Ablauf: Nimmt der Erguß ab, wird die Resthöhle kleiner, wird die Parenchymzeichnung deut-

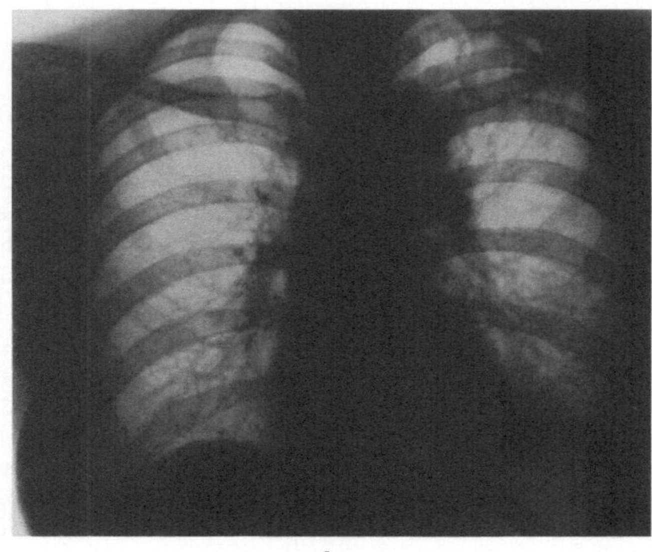

a

b

Abb. 47a—e. 38jährige Frau. a Linksseitige Oberlappenresektion. Ausgangsbefund. b Verkleinerung der linksseitigen Kaverne und Rückbildung der umgebenden Infiltrationen nach $2^{1}/_{2}$ Monaten. c Am 1. Tage nach der Operation. Drainage über dem Oberfeld und am tiefsten Punkt. d In Projektion auf den linken Hilus zeigt sich nach linksseitiger Oberlappenresektion noch eine kleine Luftansammlung mit Spiegel. e Endzustand nach linksseitiger Oberlappenresektion. Angedeutete Verkleinerung des linksseitigen knöchernen Thorax. Anhebung des Zwerchfells; gering vermehrte Transparenz des linken Lungenfeldes. Beachtenswert ist der Umbau des linksseitigen Hilusbildes, der Schatten der Pulmonalarterie ist nach apikal verlagert, die Gefäßaufzweigungen sind gespreizt

licher wahrnehmbar. Es kann freilich Fälle geben, bei denen erst das Einbringen von Kontrastmitteln Lage und Größe der Resthohlräume klärt. Wenn es dabei um die Frage geht, zu beurteilen, ob Parenchymundichtigkeiten bestehen bzw. wo sie gelegen sind, empfiehlt sich die Verwendung dünnflüssiger Kontrastmittel.

β) Störungen des Ablaufs

Die *Komplikationen* nach Teilresektionen können von der Pleura ausgehen, indem es zur Blutung mit nachfolgender Verschwartung, Bildung eines starren Resthohlraumes,

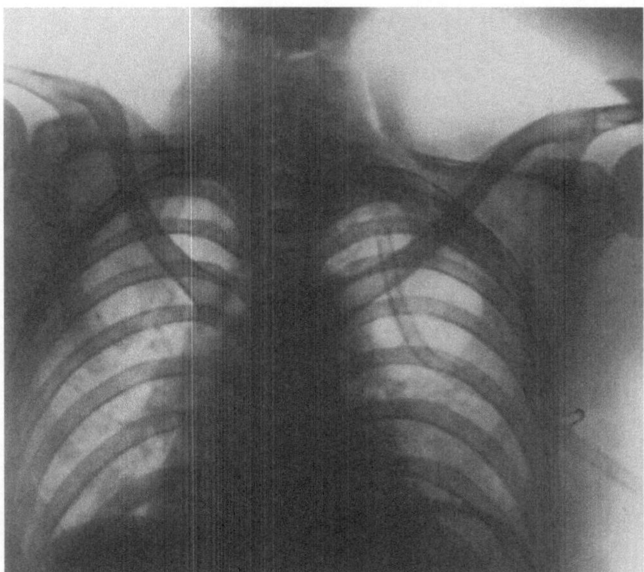

Abb. 47c

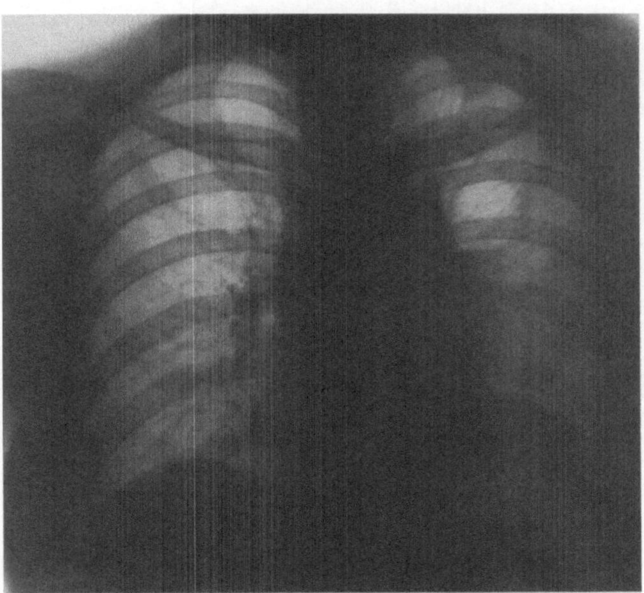

Abb. 47d

eventuell mit früherer oder späterer Ausbildung eines Pleuraempyems, kommt. Ein Resthohlraum bleibt auch dann bestehen, wenn pulmonale Komplikationen vorliegen. Lufttaschen können sich erhalten bzw. vergrößern, wenn das Parenchym oder der Bronchialstumpf undicht bleiben oder werden. Neben den bereits genannten Arbeiten sei auf die Behandlung des Themas durch F. Spath im „Handbuch der Thoraxchirurgie" verwiesen.

Das Grundleiden, der Zustand des vom zur Operation führenden Leiden nicht betroffenen Lungengewebes, Art und Ausmaß der Lungenresektion, Zweckmäßigkeit der Nachbehandlung und die eintretenden pleuralen, parenchymalen und bronchialen Komplikationen bedingen den Endzustand nach Teilresektionen. Außerdem spielen Form und Elastizität des Brustkorbs, Lebensalter und das Ausmaß der postoperativen körperlichen Aktivität eine Rolle. So gibt es *Endzustände* nach Teilresektionen, bei denen der vorausgegangene Eingriff kaum mehr erkennbar ist (Abb. 50). Auf der anderen Seite stehen „*Defektheilungen*" nach ausgedehnten Resektionen mit gestörtem postoperativem Ver-

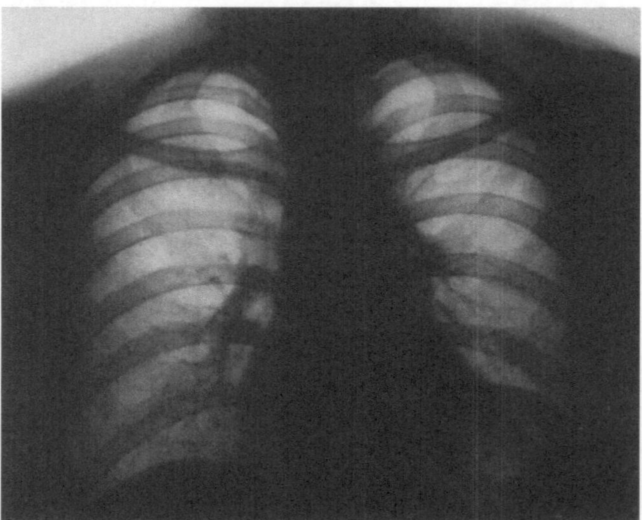

Abb. 47e

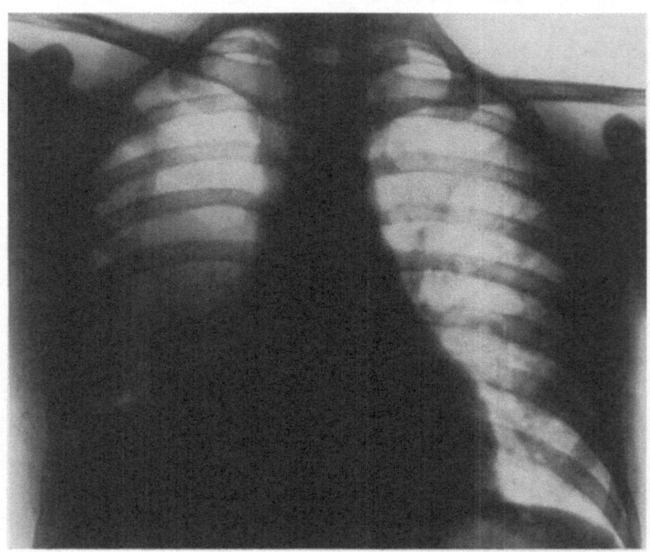

Abb. 48a

Abb. 48a—c. 18jähriger Mann. a Resektion des rechten Mittel- und Unterlappens wegen Bronchiektasen. 4 Tage nach der Operation ist der verbliebene Oberlappen kollabiert. Der Drainageschlauch war verstopft. b 14 Tage später, nach Freisaugung des Bronchialbaums von Sekret, nach Entfernung der Drainage sowie nach Pleurapunktion, ist die Lunge bis über die Clavikel wieder ausgedehnt. Es besteht noch eine Lufthaube mit Flüssigkeitsspiegel. c 1 Monat später findet sich eine kleine Luftansammlung im Spitzenbereich und eine kleine Lufttasche mit Flüssigkeitsspiegel in Hilushöhe; außerdem besteht ein basaler Mantelerguß

lauf, wie einige nachfolgende Abbildungen zeigen. So ist in Abb. 51 die Aufnahme eines 28jährigen Mannes wiedergegeben, bei dem eine sehr ausgedehnte käsig-kavernöse rechtsseitige Lungentuberkulose bestand. Verhältnismäßig früh nach dem Eingriff zeigen sich über dem Oberfeld gekammerte Beschläge; das Lungenfeld ist noch großenteils abgeschattet. Es besteht eine homogene Kuppenschwiele bei Überdehnung des Restparenchyms und weitgehender Resorption des Restergusses bzw. Organisation der Schwarten. Schließlich seien noch zwei Abbildungen gebracht (Abb. 52a und b), bei denen ein Bronchialcarcinom des Oberlappens mit umschriebenem Übergreifen auf die Spitze des Unterlappens reseziert wurde. Ein Teil des superioren Unterlappensegmentes wurde dabei durch eine Klammernaht versorgt.

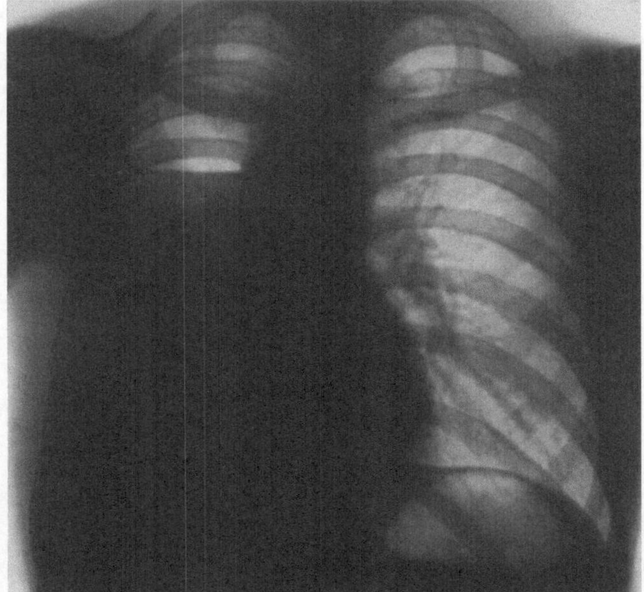

Abb. 48b

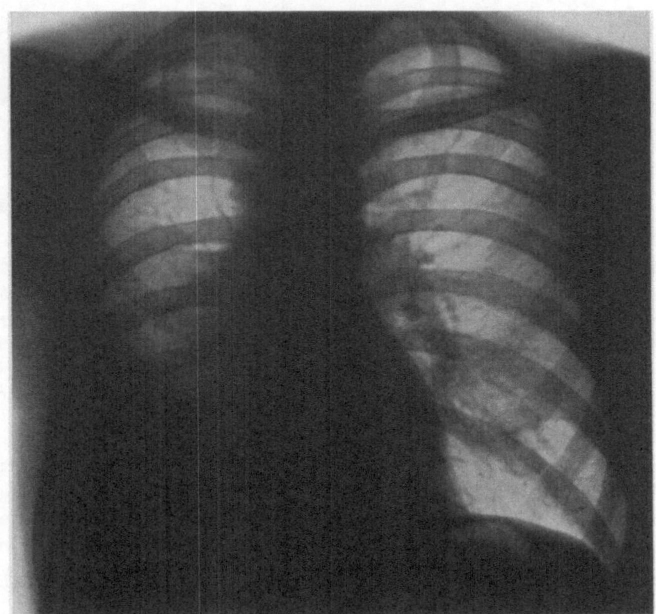

Abb. 48c

d) Der postoperative Bronchialstumpf

In diesem Kapitel wird insofern ein zentrales Problem abgehandelt, als der Bronchialstumpf eine der Hauptquellen aller postoperativen Komplikationen darstellt.

Die Technik der Stumpfversorgung ist gegenwärtig weitgehend vereinheitlicht. Die Gebilde des Hilus werden einzeln versorgt; der Bronchus wird durch Nähte aus Zwirn, Seide, Kunststoffasern, Catgut oder Metall verschlossen. Eine Präparation der Nahtfläche kann vorhergehen, indem Knorpelspangen entfernt oder nachdem die Schleimhaut excidiert, chemisch verätzt oder thermisch geschädigt wurde.

Es werden gegenwärtig folgende Grundsätze für den Bronchialverschluß als wichtig erachtet: Der Stumpf soll keinen Blindsack bilden. Ein langer Stumpf wird schwerer von Epithel überbrückt, das umgebende Bindegewebe wächst schwerer darüber hinweg, „er steht frei in der Resthöhle". Außerdem werden bei zu langem Bronchialstumpf die Gefahr der Sekretretention, der Entzündung im Blindsack mit nachfolgender Gefahr der Perforation und der Infektion des Pleuraraumes genannt. Schonende Behandlung des Stumpfes, insbesondere seine Ernährung, Vermeidung von Knorpelnekrosen, Deckung mit umgebendem Bindegewebe spielen für die Heilung nach der gegenwärtigen Auffassung eine Rolle (ADELBERGER; ANGULO; BELSEY; BJÖRK; A. BRUNNER; CLELAND; CRAFORD; DERRA; FRANKE und IRMER; FREY; GEISSENDÖRFER; HERZER und STURZBECHER; HOLLE und VIERECK; JENNY; JOHNSTON und KERBY; KLINKENBERG; MATTHES; MONOD; NUBOER; OVERHOLT und LANGER; RIENHOFF; SCHLÜTTER und WEIDLEIN; SCHÜTZ; SWEET; PRICE THOMAS; ZENKER, HEBERER und LÖHR). Die Verwendung von Draht bzw. Metall hat für den Röntgenologen den Vorzug, daß die Lage des Stumpfes verfolgt werden kann, außerdem können fehlende oder abgeglittene Nähte verfolgt werden. In neuerer Zeit werden auch durch Apparate gesetzte Tantalklammerreihen verwendet (ANDROSOW et al.; BLAHA; GERASIMENKO et al.; RAVITCH).

Die *Heilung des Bronchialstumpfes* geht letzten Endes „per secundam intentionem" vor sich, indem nicht die aneinandergelagerten Epithelflächen, sondern das einwachsende Bindegewebe aus der Umgebung den Verschluß herbeiführen (BEHREND und MANN; BETTMAN; GIERTZ; JAMES; LONGACRE; TANNENBAUM und SLOBE). Die Stumpfheilung erstreckt sich dementsprechend über einen längeren Zeitraum: SANDRY nennt 12 Tage, LONGACRE 3—4 Wochen, BEHREND und MANN 4 Wochen. Nach SCHÜTZ ist Granulationsgewebe noch bis zu 3 Monaten nach der Operation zu finden; nach HOLLE und VIERECK laufen dabei häufig lokale eitrige Entzündungen in Stumpfnähe ab.

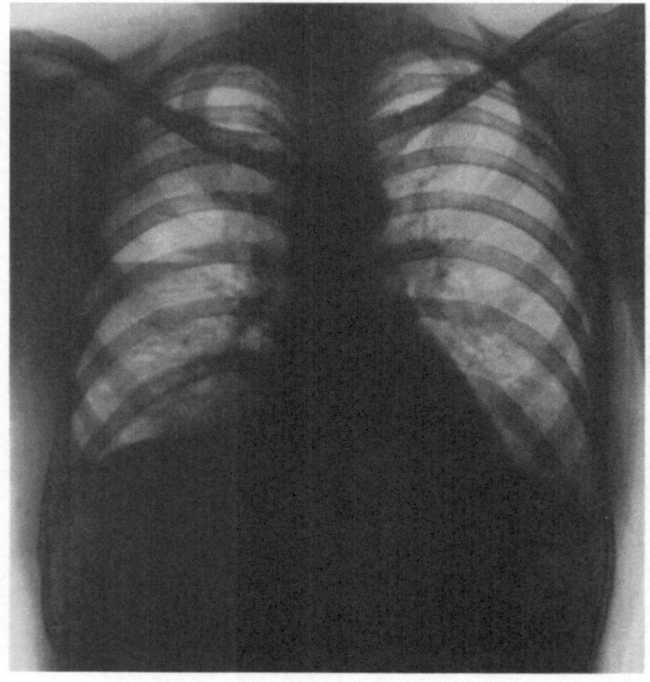

a

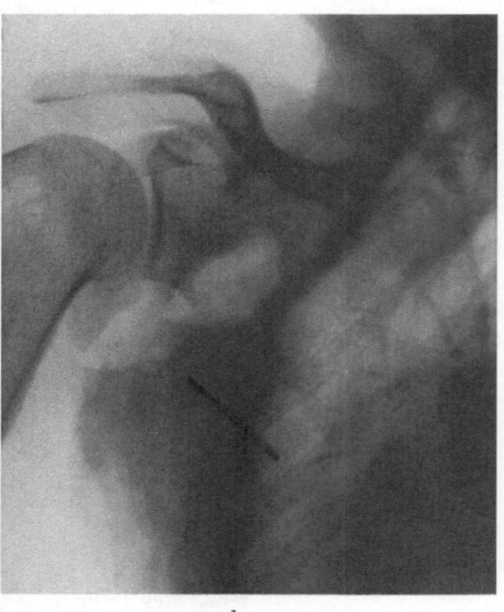

b

Abb. 49a u. b. 41jährige Frau. a Zustand nach Ablatio mammae. Extrathorakale Luft- und Flüssigkeitsansammlungen können ganz ähnliche Bilder ergeben wie intrathorakale Resthohlräume (s. Abb. 47) b Gezielte Aufnahme

Das Endergebnis nach abgeschlossener Heilung bilden dann zylindrische oder konisch zulaufende Stümpfe, die nicht selten halbmondförmig eingezogen sind und Krypten aufweisen können. BLUM hat solche Befunde demonstriert. In glatten, unkomplizierten Fällen finden sich als Endzustand feine flache Grübchen, die praktisch im Niveau des verbliebenen Bronchialbaumes liegen, und die mit Bronchialepithel überzogen sind.

Die röntgenologischen Darstellungsmethoden entsprechen der üblichen Bronchialdiagnostik. Auf Hartstrahlaufnahmen ist der Bronchialbaum nicht selten in den homogenen Schattenzonen im Mediastinalbereich sichtbar. Drahtnähte und Metallklammern können ohne weiteres erkannt werden. Die Analyse mit Schichtaufnahmen läßt besonders nach Pneumonektomie die Stumpfverhältnisse nach Form und Lage erkennen, wobei feinere Details allerdings nicht mehr analysierbar sind. Bei Verdacht auf Komplikationen sind Kontrastdarstellungen deswegen nicht zu umgehen. Beim Vorliegen von peribronchialen Fistelbildungen und Abscessen sind die Darstellungen mit dünnflüssigen Kontrastmedien der Bronchoskopie gelegentlich überlegen, bzw. ergänzen den oberflächlichen Schleimhautbefund.

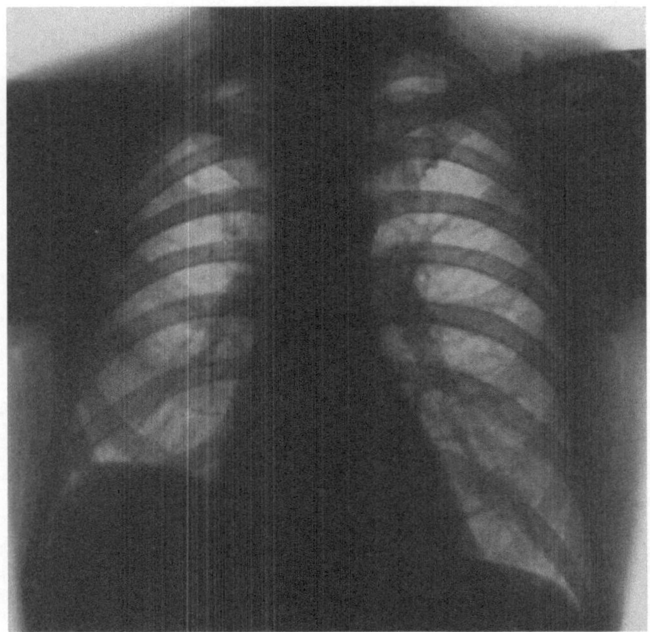

Abb. 50. 45jähriger Mann. Rechtsseitige Oberlappensresektion vor 3 Jahren. Zwerchfelladhäsion, Spreizung und Verkleinerung des „Hilus". Allgemein vermehrte Transparenz geringen Grades. Geringe Periostreaktionen im Bereich des Zuganges

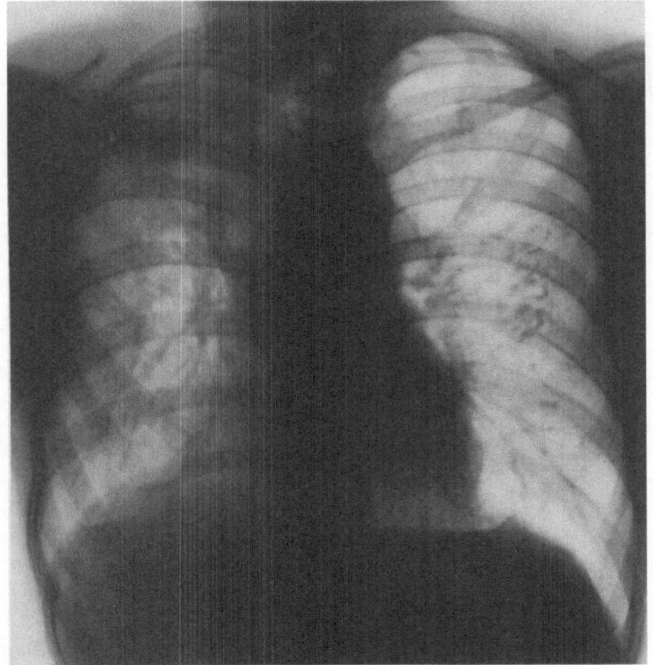

Abb. 51. 28jähriger Mann. Ausgedehnte, kavernisierte, rechtsseitige Lungentuberkulose als Ausgangsbefund. „Defektheilung" nach Lobektomie, die Lunge ist nicht in der Lage, den ganzen rechten Hemithorax auszufüllen. Es bleibt eine Kuppenschwiele, ähnlich wie nach extrapleuraler Pneumolyse. Trachea und oberes Mediastinum sind nach rechts verzogen, der Hilus ist nach cranial gerafft

e) Stumpfkomplikationen

An sog. Stumpfkomplikationen können vorliegen:

1. Die Entzündung des Stumpfes, eine diagnostische Domäne der Endoskopie.

2. Stumpfgranulome: Hier sind die Aussichten der röntgenologischen Untersuchung ebenfalls gering.

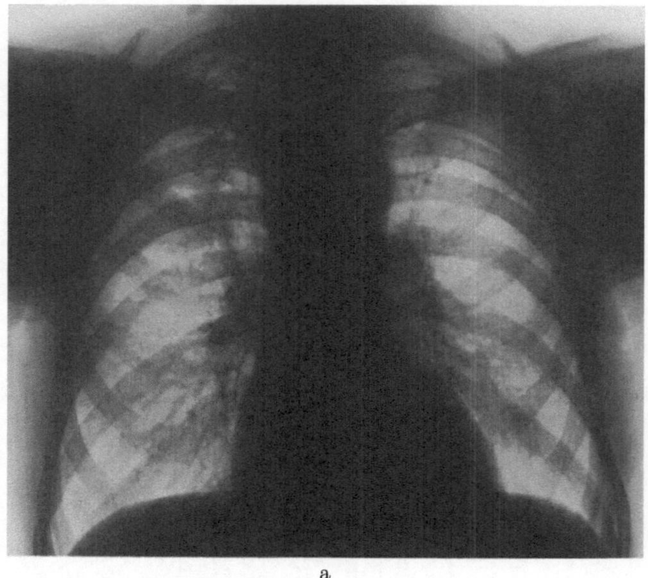

a

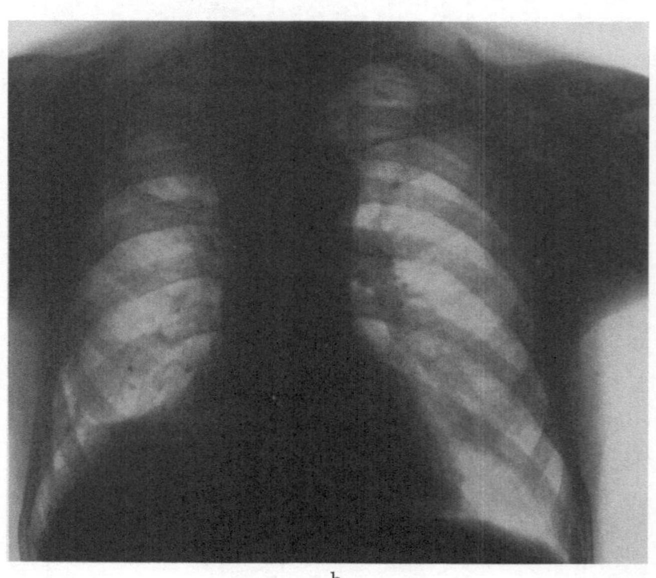

b

Abb. 52a u. b. 63jähriger Mann. a Peripheres, zerfallendes Bronchialcarcinom. Eingeschränkte pulmonale Reserven. b Aufnahme 3 Monate nach der Operation. Resektion des rechten Oberlappens und Querdurchtrennung der Spitze des rechten Unterlappens zwischen Metallklipreihen. Das Lungengewebe zeigt im Bereich der Klipnahtreihe keine röntgenologisch erkennbaren Veränderungen

3. Abscesse im Bereich des Stumpfes. Soweit diese Abscesse lokalisiert sind, kommen sie auch durch Schichtuntersuchung des Stumpfes nicht zur Darstellung. Es kann gelingen, durch Kontrastdarstellungen (Bronchographie) diese kleineren oder größeren peribronchialen Gang- und Höhlenbildungen darzustellen.

4. Die Stumpfinsuffizienz bzw. die bronchopleurale Fistelbildung im Bereich des Bronchialstumpfes.

Am Rande sei erwähnt, daß bei unübersichtlichen Resektionen Äste des Bronchialbaumes beschädigt oder abgetragen werden, die zu einem verbleibenden Lungenbezirk gehören. Ebenso selten kommt es zu einer Einengung von verbliebenen Bronchialabschnitten durch Naht des Stumpfes, insbesondere wenn zusätzlich Matratzennähte verwandt werden. Mangelhafte postoperative Belüftung sowie die klinischen Symptome finden gelegentlich durch solche Zufälle ihre Erklärung.

Ursachen der Stumpfkomplikationen. Neben den bereits erwähnten Schädigungen durch unsachgemäße Stumpfbehandlung und technische Irrtümer spielen vor allem die spezifische Entzündung im Bronchialbereich bzw. die präoperativ nicht genügend beeinflußte Tuberkulose eine Rolle. Die Literatur zu dieser Frage ist umfangreich. Ausgedehnte fortschreitende Tuberkulosen mit noch bestehender Bazillenausscheidung, Resistenz gegen die Tuberkulostatica bzw. Antibiotica sowie lokale Erkrankungen im Bereich der Bronchialschleimhaut, sofern es sich um schwere Prozesse handelt, weisen eine höhere Quote

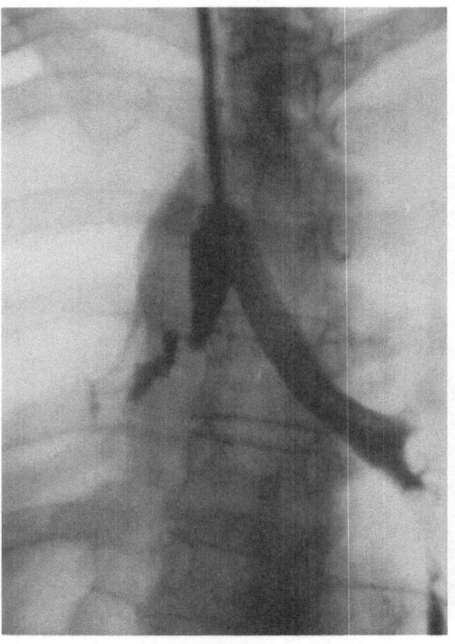

Abb. 53

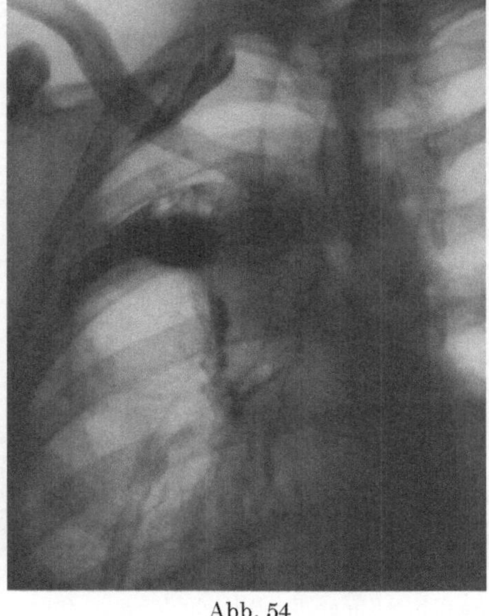

Abb. 54

Abb. 53. 54jährige Frau. Bronchogramm 8 Wochen nach rechtsseitiger Pneumonektomie wegen eines Plattenepithelcarcinoms. Klinisch Zeichen der Bronchialirritation. Endoskopisch: Feine Fistelbildung bei schwer entzündeter Schleimhaut der Umgebung. Auf der vorliegenden Aufnahme zeigt sich ein feiner Defekt, der in ein Kontrastmitteldepot noch innerhalb des Mediastinums führt. Die freie Pleurahöhle wird nicht erreicht. Das Kontrastmittel wurde dünnflüssiger als gewöhnlich zur Bronchographie gewählt

Abb. 54. Parenchymundichtigkeit 10 Tage nach Oberlappenresektion rechts bei 18jährigem Mann. Der Oberlappenstumpf, in Höhe der Bifurkation, durch Eindellung des Konturverlaufes kenntlich, ist intakt. Aus dem Kontrastmitteldepot in der apikalen Höhle zieht ein Gang zu den Ästen des Mittellappenbronchus. Nach Einlegen einer Drainage in den apikalen Hohlraum schloß sich der Defekt im Verlauf von 3 Wochen

von Stumpfkomplikationen auf als Resektionen aus „elektiver Indikation" (Barrett; Bell; Bickford et al.; Blaha; Chamberlain; Edwards und Esplen; Hirdes; Korb und Blallock; Kraan und Eerland; Lynn; Mitchell und Auerbach; Monod und Weyl; Murphy und Barney; Neal et al.; Neff; Overholt; Rauch; Rieder; Robinson; Tanner; Price Thomas; Vossschulte und Gierhake).

Eine weitere Gefahr für den Bronchialstumpf stellt das Bronchialcarcinom dar (Angulo; Lange-Cordes; Blaha).

Neben den speziellen Ursachen bestehen für das Auftreten von Stumpfkomplikationen mit großer Wahrscheinlichkeit auch Beziehungen zum Orte der Durchtrennung. Je größer der Bronchus, desto häufiger, ceteris paribus, das Auftreten von Komplikationen. Andere Faktoren stellen Alter der Patienten, Rigidität der Bronchien, Ausmaß der Resektion sowie ausreichende Deckung des Stumpfes dar.

Beim *Nachweis* von Stumpfkomplikationen ergänzen sich Endoskopie und Röntgenuntersuchung. Insbesondere für die Stumpfgranulome bildet die Röntgenuntersuchung keine einwandfreien Untersuchungsmöglichkeiten. Dagegen gelingt es bei umschriebenen Abscessen und Fistelbildungen, auch wenn sie nicht die freie Pleurahöhle erreichen, durch Kontrastdarstellungen die Verhältnisse zu klären (Abb. 53).

Das röntgenologisch wichtigste Kapitel ist zweifelsohne der Nachweis der Stumpfinsuffizienz, der Nachweis der direkten Verbindung zwischen dem Bronchialstumpf und dem freien Pleuraraum. Es gibt hierfür *indirekte Zeichen:* Zu nennen sind das Wiederauftreten bzw. Neuauftreten von Lufttaschen, der wiederkehrende Lungenkollaps bei Teilresektionen, insbesondere der Spätkollaps nach Entfernung von Drainagen. Das

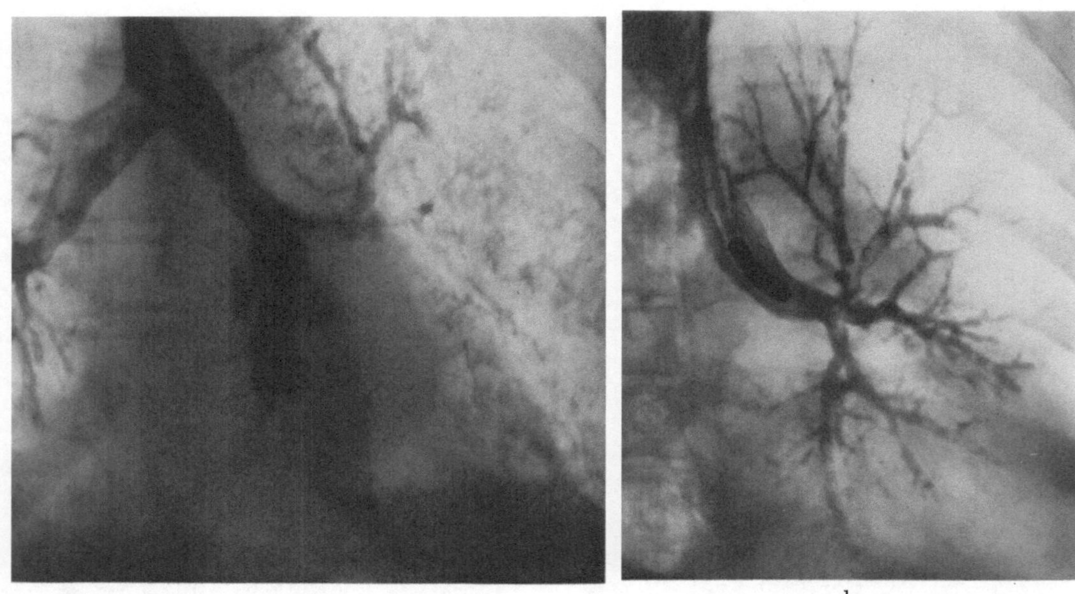

Abb. 55a u. b. a Ein großes Bronchialadenom führt zu einer hochgradigen Stenosierung sowohl des linken Unterlappens wie auch des Oberlappens; sekundäre Bronchiektasen. Die Lingula füllt sich nicht. Die Probeexcision aus dem endobronchial wachsenden Tumoranteil ergibt ein Bronchialadenom vom Carcinomtyp. b Der Unterlappen wurde reseziert, ebenso die caudalen Anteile des proximalen Oberlappenbronchus und des distalen linken Hauptbronchus. Nach Art eines Visiers wurde der Oberlappenstumpf an den Hauptbronchus anastomosiert. Der Oberlappen ist voll belüftet, das Bronchialsystem weist keine merkliche Stenose auf

rasche Absinken eines Flüssigkeitsspiegels bei entsprechenden klinischen Symptomen erweckt den Verdacht, daß der Inhalt der Resthöhle auf dem Wege über die Bronchialfistel expektoriert wurde. Bei der Röntgendurchleuchtung treten die dynamischen Zeichen der durch eine große Kommunikation gestörten Ventilation hinzu. Allerdings ist die früh eintretende Versteifung des Mediastinums im Gefolge des Empyems mit in Rechnung zu setzen. Ein weiteres indirektes Zeichen stellt das Auftreten von Streuungen als Folge der Pendelluft dar. Dem direkten Nachweise der Fistelbildung dient neben der Endoskopie die Bronchographie. Die Verwendung dünnflüssiger resorbierbarer Kontrastmedien empfiehlt sich. Der Weg vom Bronchus in den Pleuraraum, also die Bronchographie ist im allgemeinen vorzuziehen. Bei der Wahl des umgekehrten Weges kann es zu einer Überschwemmung des nicht anaesthetisierten Bronchialbaums und zur Aspiration kommen. Der letztgenannte Weg ist allerdings notwendig, wenn es darum geht, eine „Bronchialfistel“ von einer „Parenchymfistel“, die prognostisch und therapeutisch anders zu bewerten ist, zu unterscheiden (Abb. 54).

Hier seien einige Bemerkungen über die Bronchialchirurgie angeschlossen. End-zu-End- und End-zu-Seitanastomosen im Bereich des Bronchialbaums, plastische Operationen im Bereich der Carina bei weit fortgeschrittenem Befall hiluswärts können ohne besonderes

Risiko durchgeführt werden. Eine Indikation stellt das Vorliegen gut- und bösartiger Geschwülste, posttuberkulöser Bronchialstenosen sowie vor allem traumatischer Schädigungen des Bronchus dar. Auf die wesentlichen Arbeiten von BARCLEY, BJÖRK, GEBAUER, HAGEN und FITZPATRICK, MATTHES, PRICE THOMAS, um nur einige zu nennen, sei verwiesen. Als Beispiel sei ein Fall vorgestellt (Abb. 55a und b), bei dem ein großes Bronchialadenom den Unterlappenbronchus nahezu völlig verschloß und den linken Oberlappen erheblich einengte (Abb. 55a). Die Abb. 55b zeigt den Zustand nach Anastomosierung des linken Oberlappens an den linken Hauptbronchus unter Excision des Unterlappens.

f) Postresektionelle Veränderungen des Lungenparenchyms

Neben den bereits besprochenen Fragen des Resthohlraumes und des Bronchialstumpfes nach Lungenresektionen ist das Verhalten des Restparenchyms ein wesentlicher Faktor für den frühen postoperativen Verlauf und für den schließlichen Endzustand.

Röntgenologisch faßbare Veränderungen der Restlunge werden durch die Operation selbst bewirkt; der Parenchymverlust an sich schon führt zu Folgen für das verbliebene Lungengewebe. Während der Operation sind größere oder kleinere Verletzungen des verbleibenden Parenchyms, insbesondere bei Teilresektionen, nicht zu vermeiden. Es können kleinere oder größere atelektatische Bezirke verbleiben oder entstehen. Zum posttherapeutischen Röntgenbild treten Faktoren zusammen, die sich aus dem Zustande des Lungengewebes vor der Operation, aus den speziellen Bedingungen des zur Operation führenden Leidens, aus der Art der Operation, aus der Nachbehandlung, aus den Komplikationen und aus der indivuell verschiedenen Anpassungsfähigkeit ergeben.

α) Komplikationen

Postoperative, ausgedehnte, anatomischen Lungeneinheiten entsprechende Verschattungen erwecken zunächst den Verdacht auf das Vorliegen einer *postoperativen Atelektase*. Daß diese Atelektasen im Mittelpunkt unseres Interesses stehen müssen, ergibt sich daraus, daß Faktoren zusammenkommen, die diese Zustände besonders begünstigen. Es besteht in mehr oder minder ausgedehntem Maße bei jedem intrathorakalen Eingriff, zumindest jedoch während der Operation, ein Kollaps der Lunge, eine Volumenverminderung. Als zweiter Faktor kommt die schmerzbedingte mindere Beweglichkeit des Brustkorbs hinzu; die Mitarbeit des Operierten ist eingeschränkt. Zum Faktor Volumenverminderung, Beeinträchtigung der Ventilation kommt die Sekretstauung hinzu. Es bestehen dieselben Verhältnisse wie beim unfallverletzten Brustkorb. MOUNIER-KUHN sieht in einem sog. „Bronchusfaktor" die eigentliche Ursache der postresektionellen pulmonalen Komplikationen. Die dort angegebene Häufigkeit der postoperativen Atelektasen ist insofern interessant, als MATHEY 29%, MALLET-GUY 0,3% Atelektasen nennen. Die Erkennung dieser typischen Komplikation ist deswegen von so großer Wichtigkeit, weil die nicht beseitigte Atelektase das Anfangsglied eines Circulus vitiosus darstellt, da durch den Lungenkollaps eine Wiederausdehnung der Lunge unmöglich gemacht wird, weil die Atelektase als Folge einer Bronchialverstopfung progredient sein kann, indem das stagnierende Sekret weitere Einheiten des Bronchialsystems überschwemmen und verstopfen kann. Die aktive Mitarbeit des Operierten wird durch die Beeinträchtigung der Respiration erschwert. Es kommt zu „hypostatischen Pneumonien", zur Anoxie und zur Hyperkapnie, damit zu Drucksteigerungen im kleinen Kreislauf und zur generalisierten Exsudation im Bereich des kleinen Kreislaufs, zum Ödem. Die Feststellung einer Atelektase ist dringlich insofern, als ihre Behebung unverzüglich, bei gegebener Indikation am besten bronchoskopisch erfolgen muß.

Ein Beispiel postoperativer Atelektasen findet sich nicht selten nach Probethorakotomien: Eine Einengung des Bronchialbaums wird durch Eröffnung des Brustkorbs und den zeitweiligen Kollaps der Lunge zu einem, wenn auch temporären, kompletten Verschluß. Beeinträchtigung der Thoraxmotilität, Sekretvermehrung im Bereich des zeitweiligen Verschlusses, begünstigt durch die Folgen der intratrachealen Narkose, führen zu einer Verlegung der Bronchiallichtung. Die Probethorakotomie wird damit zu einem Eingriff, der auf diese Weise eine recht erhebliche Mortalität aufweisen kann.

„Flächige Lungenverschattungen nach thoraxchirurgischen Eingriffen“

Bronchogene Komplikationen
Atelektase; Bronchuskollaps (HUZLY); massive Aspiration; „Tracheobronchialüberschwemmung“, „drowned lung“ (MOUNIER-KUHN)

Gefäßbedingte Komplikationen
Infarzierung nach Venenunterbindung; Lappentorsion; Infarkt; intrapulmonales Hämatom

Entzündliche Veränderungen
Lobärpneumonie; Retentionspneumonie; Aspirationspneumonie; käsige Pneumonie

Diese Zusammenstellung folgt Darstellungen von BALÁS, BIOCCA et al., BRUNNER, HUZLY, PECORA, SALIER und HARRISON.

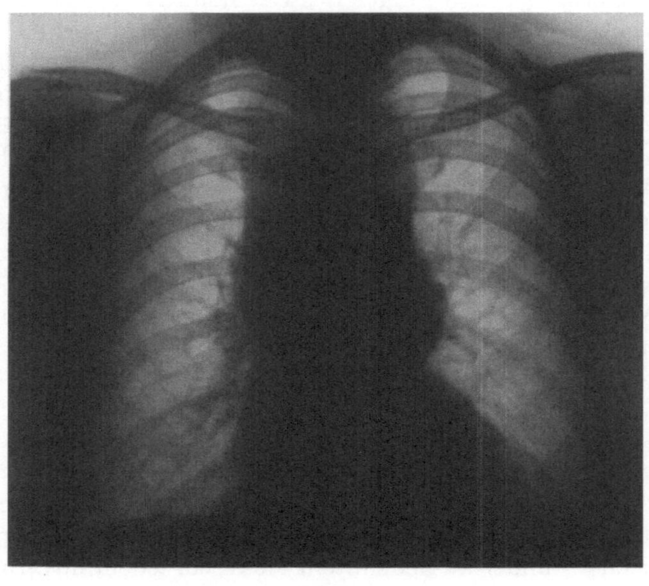

a

Abb. 56a—c. 58jährige Frau. a Große intrathorakale Struma. b Zustand nach Exstirpation der Struma mit Zugang durch mediane Sternotomie. Ausgedehnte Verschattung im Bereich des rechten Unterfeldes; Aspiration mit Atelektase. c Bei einer Nachuntersuchung 6 Wochen später ist die Lunge wieder aufgehellt. Auf der durchexponierten Aufnahme kommen die Drahtschlingen zur Darstellung, mit denen das Sternum fixiert wurde. Als Rest der Aspiration Schattenband an der Grenze rechtes Mittel/Unterfeld

Es ist sicherlich richtig, mit MOUNIER-KUHN den Begriff der *bronchogenen Komplikationen* nicht nur auf die Atelektasen zu beschränken, sondern tracheobronchiale Überschwemmungen sowie postoperative Bronchitiden von der reinen Atelektase zumindest theoretisch abzugrenzen. In praxi treten diese Einzelkomponenten zusammen. Die postoperative Luftleere ist erfahrungsgemäß keineswegs immer eine Verstopfungsatelektase. Für praktische Zwecke gilt es jedoch als Regel, eine Verstopfungsatelektase so lange anzunehmen, bis das Gegenteil nicht eindeutig bewiesen ist. Denn mit der Behebung der Obturationsatelektase kann ein schwerer, ja bedrohlicher postoperativer Verlauf innerhalb von Stunden entscheidend zum Guten beeinflußt werden. Zum Studium allgemeiner Probleme der Atelektase sei ein Hinweis auf das einschlägige Kapitel dieses Handbuchs gestattet. Im übrigen haben sich mit der postoperativen Atelektase BIOCCA et al., DIBOLD und HUECK, EERLAND, GÜNTERT, HUTSCHENREUTER und ZORN sowie KRAAN, neben anderen, befaßt.

Die Häufigkeit von Atelektasen als Ursache ausgedehnter postoperativer Verschattungen darf jedoch nicht dazu verleiten, die Vielzahl der möglichen Ursachen außer acht zu lassen. Die Unterscheidung gegenüber einer massiven Aspiration, einer pneumonischen Infiltration, einem großen Infarkt, die Unterscheidung von pleuralen Veränderungen wie einem Erguß oder von umschriebenen Ablagerungen von Blut oder Fibrin, von einem

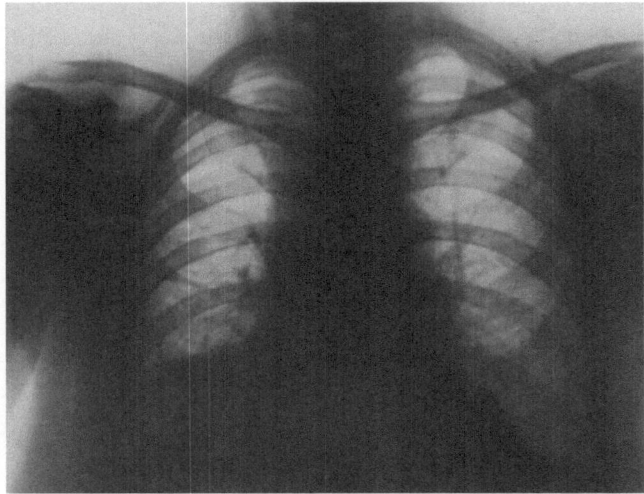

Abb. 56 b

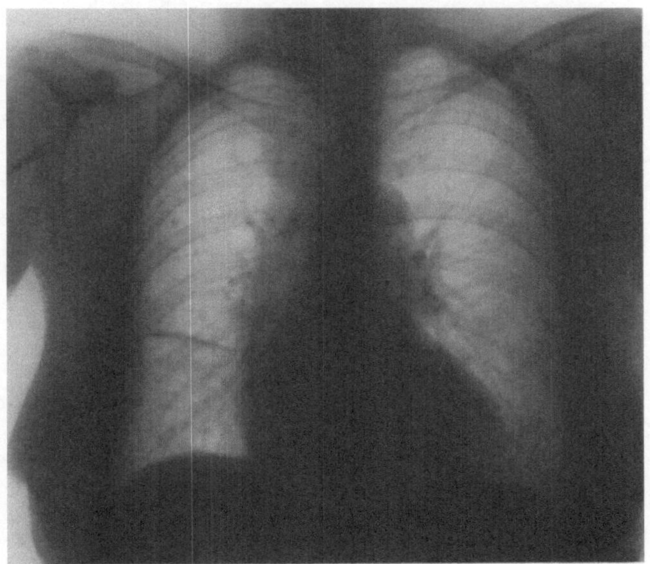

Abb. 56 c

fälschlich unterbundenen Bronchus oder Gefäß ganz zu schweigen, kann mitunter schwierig sein und bedarf sorgfältiger Untersuchungen mit entsprechenden Techniken.

Die Abb. 56 a—c zeigen einen ausgedehnten Verschattungsbezirk im Bereich des rechten Unterfeldes. Eine seitliche Aufnahme wurde im zunächst schweren Zustande der Patientin nicht angefertigt. Den Ausgangsbefund stellte eine ausgedehnte endothorakale Struma dar, bei der als Zugang eine mediane Sternotomie gewählt wurde. 6 Wochen später ist von dem ausgedehnten Befund noch eine derbe Interlobulärschwarte zu sehen, außerdem kommen die Drahtnähte des Sternums zur Darstellung. Ausgedehnte Schattenbildungen im linken Brustkorb zeigt die Abbildungsserie 57 a—c. Es handelte sich um eine Resektion des chronisch-pneumonischen Prozesses im Bereich des superioren Unterlappensegmentes. Eine Unterscheidung zwischen Infarzierung, Hämatom und Aspiration von Blut in der unmittelbaren Umgebung des Operationsfeldes ist nicht zu treffen. Der weitere Verlauf mit der ausgedehnten Narbenbildung spricht am ehesten für eine traumatische Schädigung des Lungengewebes intra operationem. Eine ausgedehnte Aspiration in den gegenseitigen Oberlappen, nach Lage der Dinge wohl intraoperativ, zeigt die Serie 58 (Abb. 58 a u. b); die Schlußaufnahme läßt die nahezu völlige Restitution erkennen.

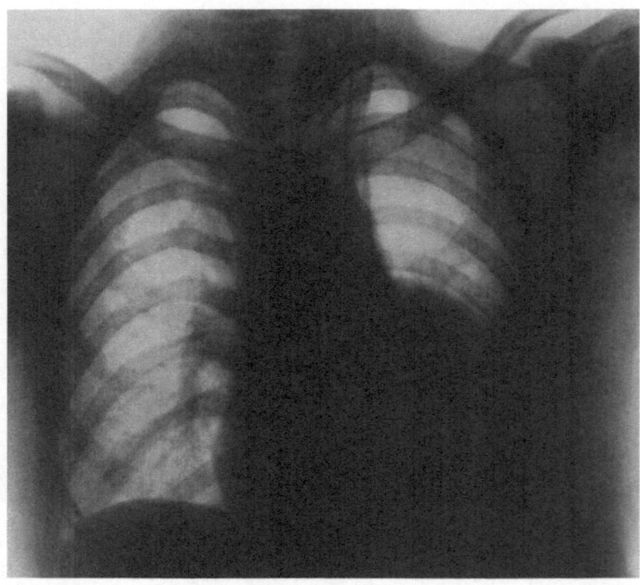

a

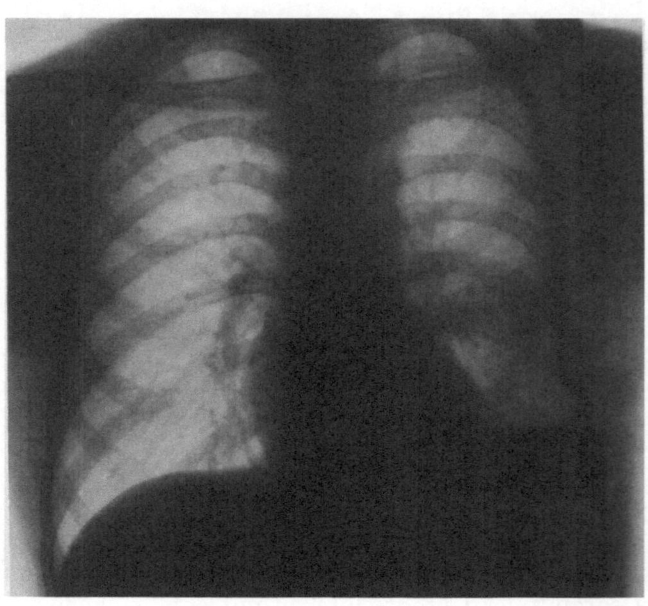

b

Abb. 57a—c. 16jähriger Junge. a Zustand nach Resektion des superioren Segmentes des linken Unterlappens bei Cystenbildung. Bei schwierigen anatomischen Verhältnissen ist eine traumatische Schädigung des Lungengewebes im Zuge der Segmentresektion mit intrapulmonalem Hämatom am wahrscheinlichsten. b Dem entspricht auch der weitere Verlauf. Nach 4 Wochen weitgehende Rückbildung des Befundes. c Nach $^1/_2$ Jahr finden sich ausgedehnte intrapulmonale Narbenbildungen. Rein bronchogene Komplikationen führen mit geringer Wahrscheinlichkeit zu intrapulmonalen narbigen Verdichtungen

Eine besonders schwierige Aufgabe für den Röntgenologen stellt die Analyse von Verschattungen an der Basis der Lunge dar. Eine Abgrenzung von pulmonalen Veränderungen gegenüber Ablagerungen im Pleuraraum stößt hier auf besondere Schwierigkeiten. Subdiaphragmale Vorgänge können das Bild außerdem verschleiern: Ein paralytischer Ileus nach thorakalen Eingriffen ist nicht ganz selten, ebensowenig eine Magenatonie. Bei postoperativen Röntgenkontrollen ist es daher immer zweckmäßig, einen Blick auf das Abdomen und die Magengegend zu werfen.

Generalisierte und zerstreutherdige postresektionelle Röntgenbefunde. Die Pathophysiologie des verletzten, hier operativ verletzten, Brustkorbs war eingangs gestreift worden.

Bei der Durchsicht früher postoperativer Lungenröntgenbilder, insbesondere nach Pneumonektomien, zeigen sich nicht zu selten streifig-verwaschene „Durchtränkungen" des Lungenfeldes, die nicht nur auf die unzulänglichen technischen Möglichkeiten dieser Aufnahmen zurückzuführen sind. Die Abb. 59 gibt ein Beispiel dafür. Ähnliche Befunde werden auch von BIOCCA et al. sowie von BALÁS beschrieben. Wie bei den flächigen postoperativen Verschattungen können wir hier zwischen vasculär bedingten Prozessen wie Lungenödem, Stauung, multiplen Embolien, bronchogenen Komplikationen wie ausgedehnten zerstreuten Aspirationen, multiplen Belüftungsstörungen, die von den gerichteten basalen Atelektasen bis zu den multilokulären Belüftungsstörungen der partiell kollabierten Lunge reichen, und spezifisch bedingten Prozessen wie Lymphangiosis carcinomatosa und spezifischen Streuungen unterscheiden. An die Aspiration von Blut intra operationem durch den geöffneten Bronchus mit nachfolgenden broncho-pneumonischen

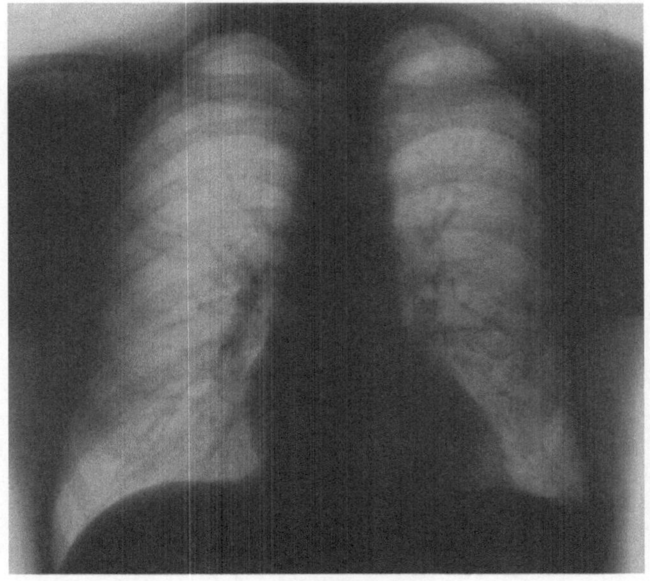

Abb. 57c

Reaktionen in Analogie zu Befunden, wie sie nach schweren Hämoptysen entstehen, ist zu denken. Die röntgenmorphologische Differenzierung dieser Prozesse stützt sich zweckmäßigerweise auf klinische Angaben.

Eine autoptisch gesicherte „chronische Pneumonie" nach linksseitiger Pneumonektomie zeigt die Abb. 60. Ein Beispiel einer sehr ausgedehnten Aspiration, der der Patient erlag, ist in Abb. 61 zu sehen. Es handelte sich um eine typische Komplikation: Bei einer Insuffizienz des Bronchialstumpfes kam es zu einer massiven Aspiration des eitrigen Inhaltes der Resthöhle. Das Auftreten von Streuungen muß stets den Verdacht auf das Vorliegen einer Stumpfinsuffizienz erwecken. Differentialdiagnostische Probleme zu diesen Befunden werden durch Abb. 62 illustriert: Lymphangiosis carcinomatosa. Die Abbildungsserie 63 (Abb. 63a und b) zeigt einen ausgedehnten spezifischen Prozeß nach Bestrahlung eines kleinzelligen Carcinoms. Im Auswurf waren Tuberkelbakterien nachzuweisen. Nach Vorbehandlung mit tuberkulostatischen Substanzen wurde die Pneumonektomie durchgeführt.

Die differentialdiagnostische Abgrenzung postoperativer Hohlraumbildungen kann ganz erhebliche Schwierigkeiten bereiten. So war bei einem spezifischen Prozeß eine Segmentresektion durchgeführt worden. Die beschränkte Resektion erfolgte, weil durch ein Lungenemphysem eine schon erhebliche Beeinträchtigung der Lungenfunktion bestand.

Teilresektionen aus Emphysemlungen bieten gewisse Besonderheiten insofern, als die Lunge ihre „Kollapsfähigkeit" verloren hat. Im unmittelbaren postoperativen Verlauf täuscht die Lungenstarre eine rasche Wie-

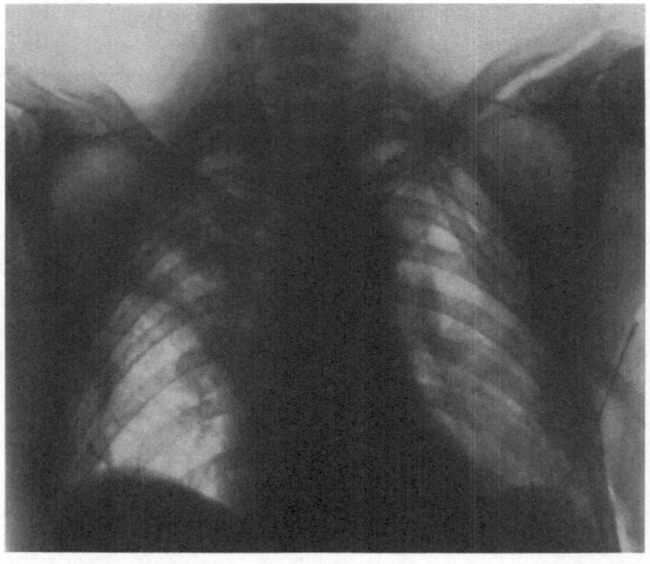

a

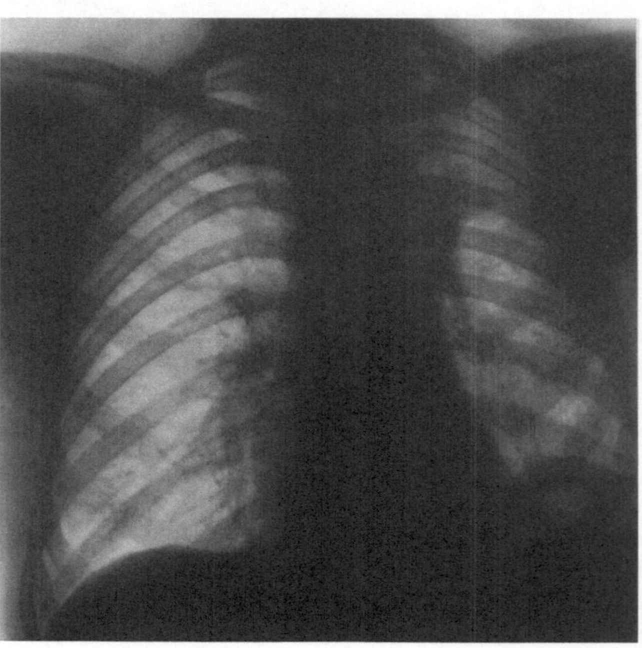

b

Abb. 58a u. b. 52jähriger Mann. Absceß im Bereich des linken Lungenoberlappens, erfaßt nach Auftreten eines metastatischen Hirnabscesses. a Die Aufnahme am 1. Tage nach der Operation zeigt eine ausgedehnte Aspiration im Bereich des rechten, gegenseitigen Lungenoberlappens. Das eitrige Sputum war durch Vorbehandlung nicht völlig zu beseitigen gewesen; es handelt sich wohl um eine intraoperative Aspiration. b 2 Monate später ist von der rechtsseitigen Aspiration mit multilokulären Atelektasen nichts mehr zu sehen. Links zeigt sich der Zustand nach einer Oberlappenresektion mit Raffung des Hilus, Hochziehung des Zwerchfells und mit vereinzelten narbigen Residuen nach gleichseitiger Aspiration

derausdehnung der Lunge vor. Parenchymundichtigkeiten schließen sich hier jedoch besonders schlecht. Es kann zu einem langdauernden Luftaustritt aus dem Parenchym unter Bestehenbleiben kleinerer Resttaschen kommen.

An weiteren intrapulmonalen postoperativen Hohlraumbildungen sind, abgesehen von ungewöhnlich rascher kavernöser Einschmelzung spezifischer Prozesse, Infarktkavernen und unspezifische Prozesse zu nennen.

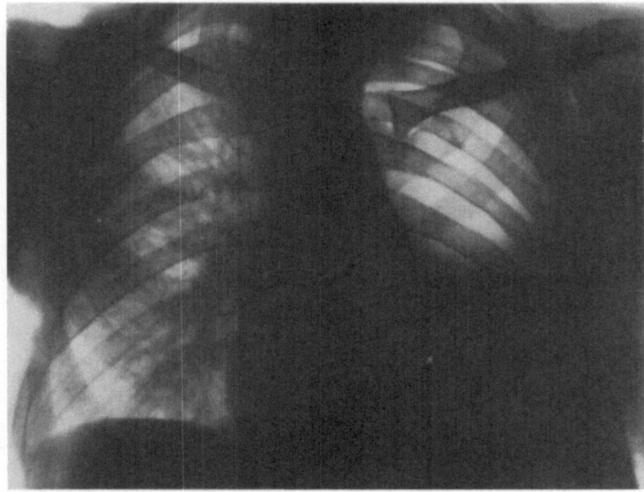

Abb. 59. Lungenübersichtsaufnahme am 3. Tage nach Pneumonektomie. Klinisch Verdacht auf Lungenödem. „Durchtränkung" der Gegenseite ist ein häufig zu erhebender Befund; die Analyse dieser Befunde leidet unter den technischen Schwierigkeiten unmittelbar postoperativ. Abzugrenzen sind Ödem, Aspiration, Atelektasen sowie Bronchopneumonien

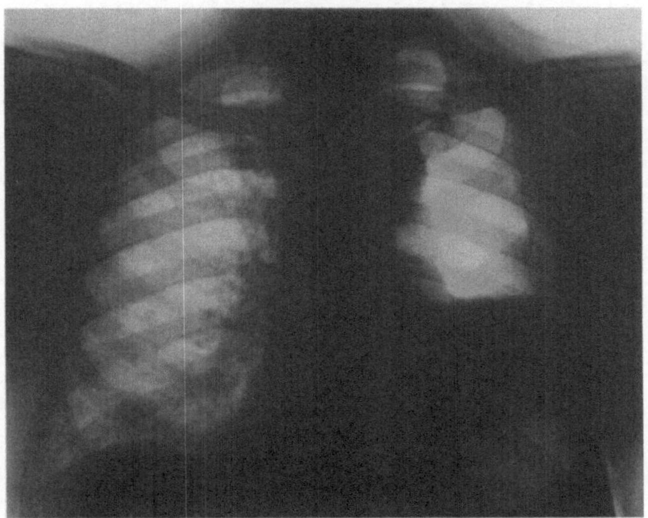

Abb. 60. Chronische Pneumonie der Gegenseite bei Pneumonektomie links; Stumpfinsuffizienz mit Aspiration. 62jähriger Mann (autoptisch gesichert)

Bei der Betrachtung des *postoperativen hilusnahen* Gebietes ist zu bedenken, daß hier bei Teilresektionen die hauptsächlichen operativen Manipulationen vor sich gehen. Es finden sich Gefäßstümpfe, die mediastinale Pleura ist durchtrennt, Pleura und Bindegewebe aus der Nachbarschaft werden zur Deckung des Stumpfes verwandt. Nicht selten sind gerade nahe der Lungenwurzel Parenchymbrücken vorhanden, die zu einer blutigen Durchtränkung hilusnaher verbliebener Lungenpartien führen können. Unter diesen Umständen ist es nicht verwunderlich, daß zunächst eine postoperative Hilusverbreiterung bzw. eine hilusnahe Verbreiterung des „Mediastinalschattens" auffallen kann. Ablagerungen von Blutcoagula und Fibrin auf den Stümpfen der Gefäße und des Bronchus können hinzutreten; lokalisierte Ergüsse in diesem Bereich sind keine Seltenheit. Im weiteren Verlauf folgen reaktive Veränderungen, der Umbau der Stümpfe zu bindegewebigen Platten, in deren Bereich Einzelheiten, etwa bei der Rethorakotomie, nicht mehr erkennbar sind. Nach Abschluß der reparativen Phase allerdings entspricht der anatomischen Verminderung der Hilusstrukturen das Röntgenbild durchaus, sofern nicht Narbenplatten

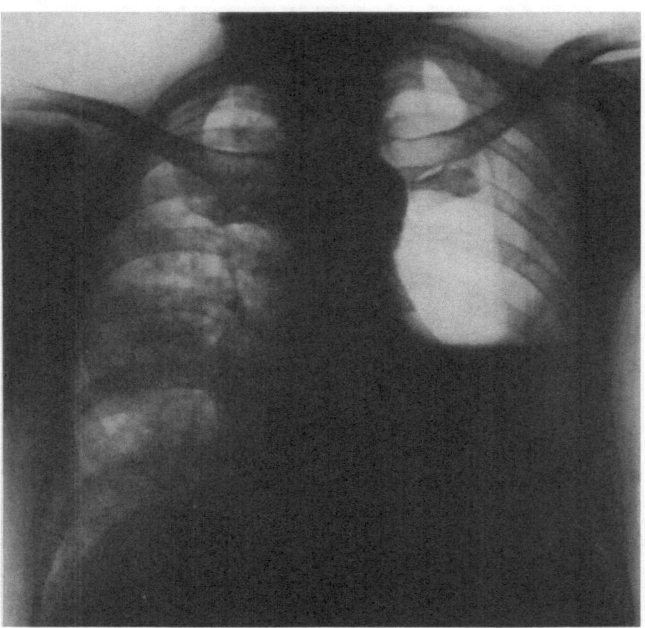

Abb. 61. 63jähriger Mann. Linksseitige Pneumonektomie wegen Bronchialcarcinom. Stumpfinsuffizienz. Ausgedehnte Aspirationspneumonie. Autoptisch gesichert

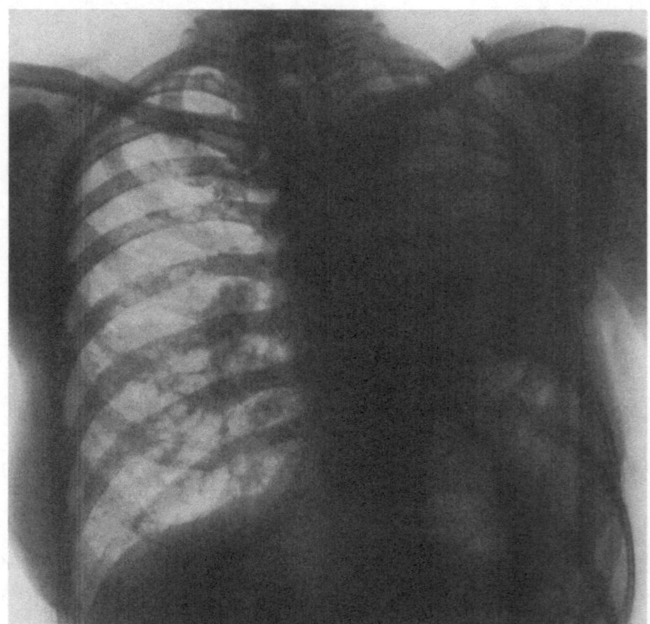

Abb. 62. Ähnliche Bilder wie die in den Voraufnahmen gezeigten Aspirationspneumonien kann eine Lymphangiosis carcinomatosa, hier autoptisch gesichert, ergeben

und Verziehungen eine Analyse der einzelnen Gebilde unmöglich machen. Im allgemeinen jedoch lassen sich nach unkomplizierten Abläufen die Spreizung der Gebilde der Lungenwurzel sowie gelegentlich auch das Rearrangement der Lappen an den Interlobien erkennen (LANGSTON et al.; DERIGO und FAMILIARI (s. Abb. 50).

Es führt hier zu weit, im einzelnen auf die verschiedenen Formen der Exacerbation und Streuung nach Resektionen aus tuberkulöser Indikation einzugehen. Die besondere Gefährdung von Patienten mit ausgedehnter, kavernöser, bazillenpositiver, medikamentenresistenter Tuberkulose sei erwähnt. Weiterhin ist bekannt, daß nach Bronchiektasen sowohl Aspiration eitrigen Materials wie auch ein lokales Fortschreiten der Erkrankung nicht selten sind. Zum Studium der Komplikationen nach tuberkulösen Prozessen sei auf die Arbeiten

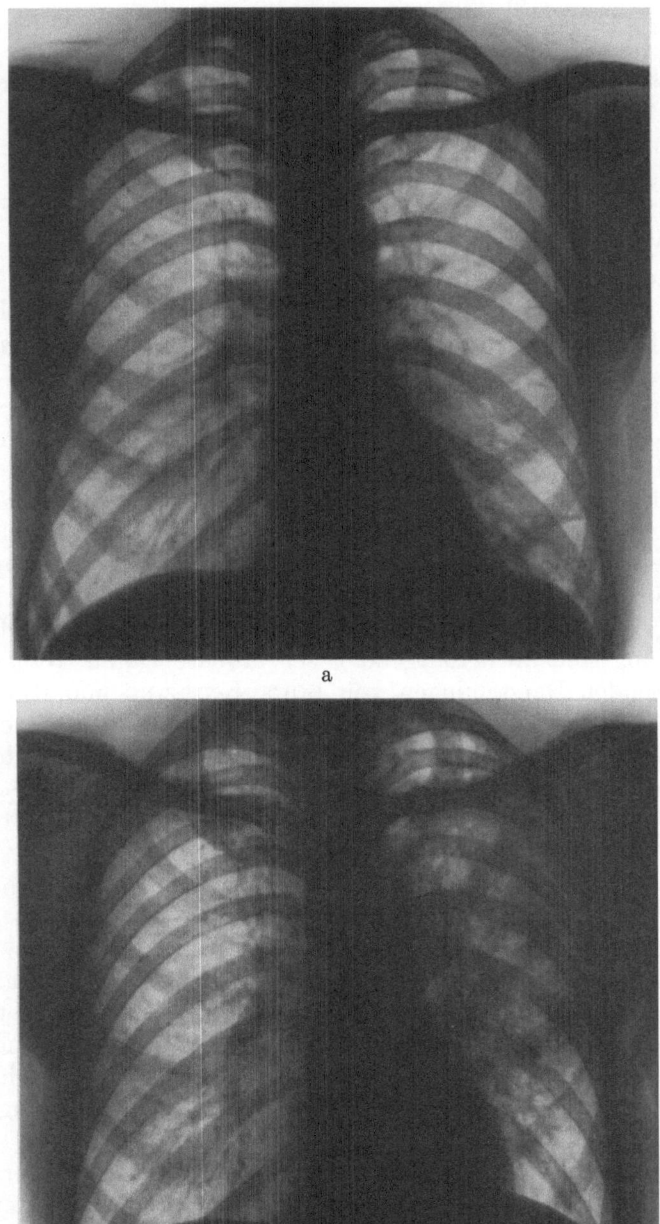

Abb. 63a u. b. a Kleinzelliges Carcinom im Bereich des linken Unterlappenbronchus. Angedeutete Atelektase im Bereich des linken Unterfeldes; geringe Verlagerung des Herzens nach links. Vermehrte Transparenz des linken Oberfeldes. Spezifische Residuen in beiden Spitzenfeldern. b Nach der Röntgenbestrahlung entwickelt sich ein spezifisch-pneumonischer Prozeß, besonders im Bereich der linken Lunge. Im Auswurf finden sich sehr zahlreich Tuberkelbakterien. Zum Vergleich mit den Aufnahmen 62 und 61

von ADELBERGER, PATERSON, ROTHSTEIN und GERSON; RINK; SCHLOSSER und JARVIS, nach Bronchiektasen auf die ausführliche Darstellung im Handbuch der Thoraxchirurgie sowie die Arbeiten von GUDJBERG und von HELM verwiesen.

β) *Spätveränderungen des Lungenparenchyms*

Für die tägliche Praxis des Röntgenologen stehen die bisherigen Ausführungen im Vordergrund. Für das Leben nach erfolgreicher Lungenresektion, für die Beurteilung der

Spätfolgen und der Lebenserwartung ist jedoch die funktionelle Einbuße, die notwendigerweise eintritt, von nicht minderer Bedeutung. Zum Gewebsverlust, der durch die Resektion eingetreten ist, kommt die Einschränkung der Atemfunktion durch die Deformierung des Brustkorbs, durch Schwarten, durch Beschädigung des Nervus phrenicus und durch Fixation des Zwerchfells sowie eine etwaige Fibrose bzw. Pneumonitis nach Bestrahlung hinzu. Außerdem ist der „innere Verlust" an Funktion nicht unbeträchtlich, wie er durch Überdehnung der Lunge, durch ein altersbedingt sich entwickelndes Emphysem sowie arterielle Hypertension oder eine interstitielle Fibrose eintritt.

Bei der Beurteilung des verbleibenden Restes ist zu bedenken, daß das verbleibende Parenchym nach der Operation einen größeren Raum besetzt; es ist einer Überdehnung ausgesetzt. Die Vergrößerung des Lungenvolumens läßt sich auch funktionsanalytisch fassen (Birath; Craaford und Rudström). Der Ausgleich bzw. die Vermeidung dieser Überdehnung ist ein wesentliches Problem der chirurgischen Behandlung und Nachbehandlung. Der Grundsatz der möglichst sparsamen Lungenresektion versteht sich daraus von selbst. Eingehend hat sich Wassner mit den Spätfolgen der Lungenresektion befaßt. Bei der großen Adaptationsfähigkeit des kardio-pulmonalen Systems vergehen oft Jahre, bis die funktionellen Einbußen klinisch oder durch Laboratoriumsuntersuchungen faßbar werden. Einfache spirometrische Untersuchungen genügen oft nicht, diese Spätfolgen aufzudecken. Immerhin gibt das Röntgenbild Hinweise für den Funktionsverlust. Der Verlust an Diffusionsfläche, Ventilationsbehinderungen und die Totraumvergrößerung sind auch röntgenologisch faßbare Daten. Näheres findet sich in den zusammenfassenden Darstellungen von Bolt, Knipping und Rink, von Bücherl, von Bühlmann und Rossier, von Comroe und von Ulmer. Schwierigkeiten bei der Beurteilung des postoperativen Parenchyms ergeben sich dadurch, daß vor allem bei Bronchialcarcinomen Patienten in Altersgruppen operiert werden, die bereits präoperativ erhebliche Lungenveränderungen aufweisen, die dann fälschlich als Operationsfolge gedeutet werden (Hueck; Jones; Robinson et al.; Pecora).

Von einem gewissen Interesse für den Röntgenologen sind auch die Veränderungen der Strömungsverhältnisse der zurückbleibenden Lunge. Nach einer Pneumonektomie beispielsweise muß das Minutenvolumen ein um die Hälfte verkleinertes Strombett passieren. Die Folge ist ein passagerer Druckanstieg (Adams et al.; Bolt, Stanischeff u. Zorn; Bolt u. Wedekind; Carlson et al.; Cournand et al.; Keyssler; Stanischeff; Zittel). Bei ungestörtem Ablauf kehren die Druckwerte nach einigen Tagen zur Norm zurück, um im späteren Verlauf, oft erst nach 10 und mehr Jahren, wieder anzusteigen. Die vermehrte Blutfülle der Lunge kann unter Belastungsbedingungen an die Bilder einer „Rezirkulationslunge" erinnern. Die Verminderung der Transparenz kann allerdings durch die Überdehnung und die dadurch bedingte vermehrte Strahlendurchlässigkeit kompensiert werden. Auf die zur pulmonalen Hypertension an anderer Stelle gemachten Ausführungen sei hingewiesen. Der zunächst kompensierte Druckanstieg in der Arteria pulmonalis kann bei auftretenden Altersveränderungen der verbleibenden Lunge, bei Infektion, wie etwa bei einer Verkleinerung der Atemfläche durch entzündliche Prozesse, manifest werden. Die Frage der pulmonalen Hypertension, das Cor pulmonale, finden sich bei Adams et al., Allegra und Tonelli, Biocca et al., Edwards, van Epps, Ferguson, Fritts und Cournand, Goodwin, Harley, Harrison, Heath, Short und Spain dargestellt.

Wenn diese „posttherapeutischen Veränderungen" im Nativröntgenbild nur vermutet werden können, so lassen sie sich doch im Angiogramm auffinden, insbesondere sind die terminale Lungenangiographie (Semisch) sowie selektive Lungenangiographie nach Bolt, Rink und Forsmann aufschlußreich. Interessant ist dazu der „Atlas der selektiven Lungenangiographie" von Semisch et al. Es entsteht der Eindruck, daß ein postoperativ nachweisbares Emphysem in den gezeigten Filmen wohl vor der Operation schon bestanden hat. Rink, sowie Stiller finden, daß die Restlungenlappen eine deutliche Gefäßarmut mit gestrecktem Verlauf der Gefäße und vergrößertem Verzweigungswinkel aufweisen. Mit dem allgemeinen Verhalten der Gefäße nach Pneumonektomien befaßt sich eingehend Stiller; weitere angiographische Untersuchungen liegen von Pacheco und del Castillo vor.

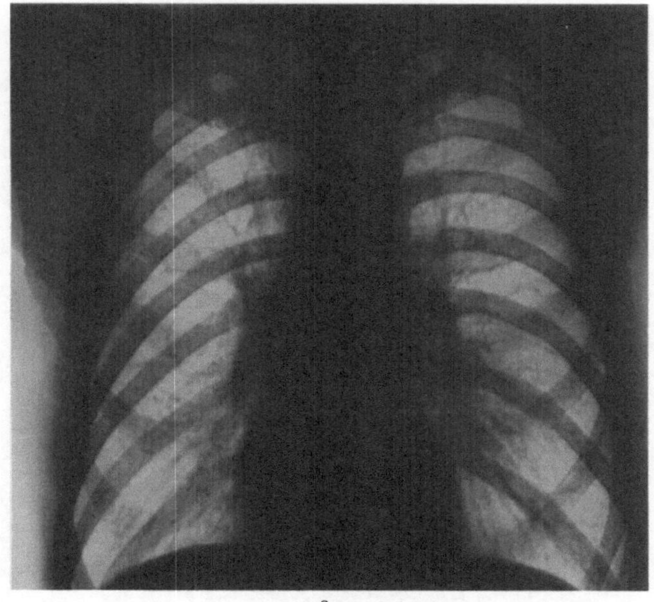

a

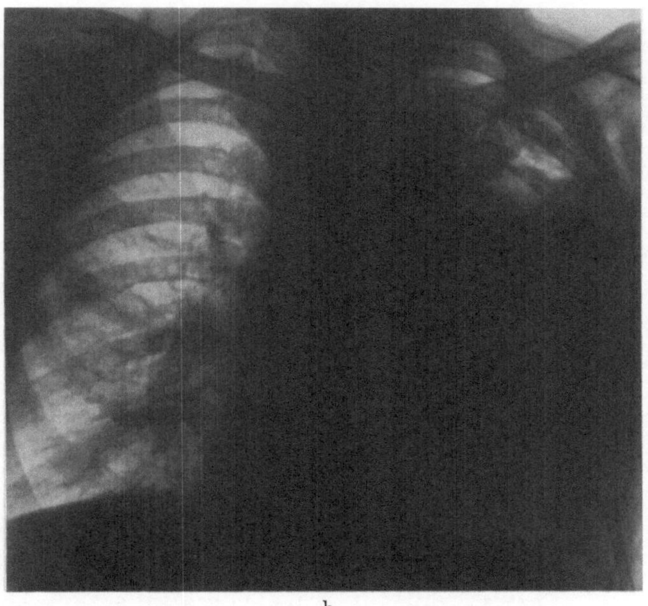

b

Abb. 64a—d. a Technisch nicht ganz zureichende Lungenübersichtsaufnahme des damals 62jährigen Mannes, bei dem 2 Jahre später eine linksseitige Pneumonektomie vorgenommen wurde. Die Serie soll zeigen, wie im Verlauf von 12 Jahren nach Pneumonektomie auf der Gegenseite eine etwaige Veränderung des Lungenparenchyms zu erkennen ist. b 3 Tage nach der Operation wird eine Lungenübersichtsaufnahme im Sitzen angefertigt. Links die Veränderungen in der Resthöhle mit Spiegel und Fibrinniederschlägen. Rechts gering vermehrte Lungenzeichnung. c Die Aufnahmen c und d, auf deren Vergleich es vorwiegend ankommt, zeigen die gegenseitige Lunge nach Pneumonektomie. 5 Monate nach der Lungenresektion: Das Parenchym erscheint etwas vermehrt transparent. Herz und Mediastinum sind in den linken Hemithorax verlagert. d Ein sicherer Unterschied zur Abb. c in bezug auf die „Restlunge" ist nicht zu erkennen. Von einer progressiven Emphysembildung bei dem nun 76jährigen Mann ist nach 10 Jahren nichts Sicheres zu sehen. Die durch die anatomischen Gegebenheiten einmal gesetzte Volumenvergrößerung der Restlunge bleibt über 10 Jahre konstant.

Schließlich ist im Rahmen der posttherapeutischen Veränderungen die Frage noch umstritten, in welcher Weise das verbleibende Lungenparenchym der neuen Aufgabe, einen vergrößerten Raum zu besetzen, gerecht wird. Hilber hatte auf Grund seiner Untersuchungen an jungen Ratten eine echte Hyperplasie des Lungengewebes angenommen. Ähnliche Ansichten vertreten Bremer und Longacre. Hassler, Kawamura, Knott,

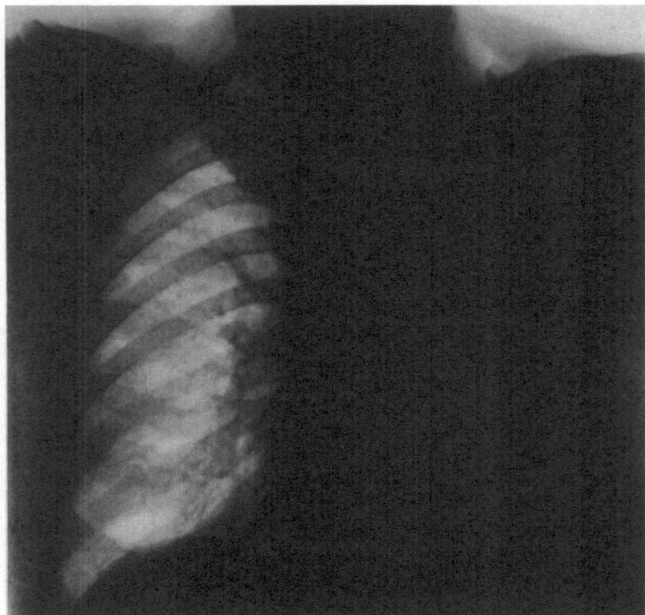

Abb. 64c

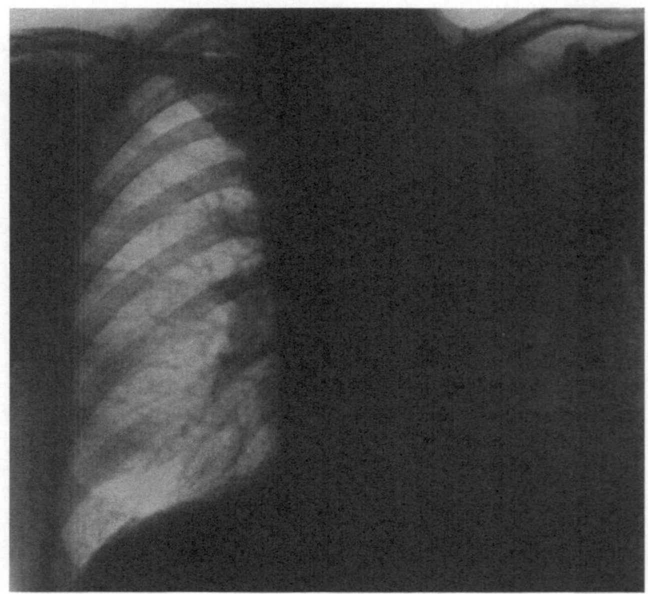

Abb. 64d

MOLLGAARD et al., RIENHOFF u. Mitarb. konnten im Rahmen sorgfältiger Studien zeigen, daß eine Hyperplasie des Lungengewebes nicht mit Sicherheit festzustellen ist. Es handelt sich um eine Dilatation der terminalen Respirationsabschnitte. Das elastische Gewebe sei nicht vermindert, die interalveolären Septen erscheinen dünner als normal, eine Fusion von Alveolen fehle. Allerdings finden sich vergrößerte Alveolen. Der Alveolardurchmesser ist von einem Durchschnitt von 75—82 mikron auf 125—140 mikron erweitert. GAENSLER und STRIEDER finden ebenfalls keine sicheren Zeichen dafür, daß die Überdehnung der Lunge zu einem echten Lungenemphysem mit den charakteristischen histologischen Veränderungen führe; EERLAND, FREY, KRAUSS, LONGACRE und TANNER halten ebenfalls die Entstehung eines echten Emphysems nicht für sicher. Von physiologischer Seite wird von HIRDES und BOSCH diese Auffassung bestätigt. Die Funktionsverschlechterung im Laufe der Jahre bei älteren Patienten sei auf altersbedingte Entwicklungen sowie auf die Verschlechterung der Atemmechanik zurückzuführen. Im Tierexperiment kann KESSLER bestätigen, daß die elastischen Fasern und die interalveolären Septen nach Pneumonektomie erhalten bleiben; ebenso fanden BORELLI und ESPOSITO, daß zwar eine Erweiterung kleinerer und mittlerer Bronchien eintrete, die Ausbildung eines echten Emphysems jedoch fehle. Abb. 64a—d bietet einen Vergleich einer rechten Lunge vor und nach einer linksseitigen

Pneumonektomie im Abstand von 10 Jahren. Zum Begriff des *Emphysems* gehört die Progredienz: die „*Überdehnung*" ist dagegen ein statischer Begriff.

Wie wir eingangs gesehen haben, bilden die Brustwand, die Pleurahöhle, der Bronchialstumpf, die verbleibende Lunge mit ihrem Bronchialbaum, ihren Gefäßen und ihrem Parenchym eine in sich geschlossene Einheit. Eiterungen der Brustwand können auf das Rippenfell übergreifen; die Rippenfelleiterung bedeutet eine Verhinderung der Wiederausdehnung der Lunge. Ein Bronchialverschluß kann Ausgangspunkt einer Resthöhle mit einem nachfolgenden Empyem, eine Nachblutung Ursache einer späteren Lungenverdichtung, eines Emphyems und einer Bronchialfistel werden. Die Kenntnis des operativen Aktes und der Besonderheiten und Komplikationen nach der Operation in Verbindung mit der Beherrschung der allgemeinen Technik der Lungenuntersuchung und der Röntgenologie aller Lungenerkrankungen ist hier erforderlich zur Klärung der Befunde. Das Spezielle der postoperativen Veränderungen wird am besten, wie schon eingangs gesagt, in enger Verbindung zwischen Chirurgie und Röntgenologie geklärt.

g) Die Decortikation

Zweck und Ziel der Decortikation der Lunge besteht darin, pleurale Höhlen zu beseitigen und die Lunge zur Wiederausdehnung zu bringen. Ein bestehendes oder bei Persistieren der Höhle drohendes Pleuraempyem soll auf diese Weise bereinigt werden; durch die Entschwartung der Lunge soll die respiratorische Funktion wiederhergestellt oder zumindest gebessert werden.

Fowler und Delormes waren wohl die ersten, die eine Entfernung pleuraler Schwarten durchführten. Spätere Berichte finden sich bei Lilienthal, Kümmel und bei Hedblom. Die Wiederaufnahme des Operationsverfahrens in Form eines typischen Eingriffes verdanken wir Churchill, Burford und Samson, Tuttle et al.; frühe Berichte mit dieser Methode liegen von Gordon, Brock und Wells, Bérard und Juttin, Zukschwerdt, Wachsmuth, Bernou et al., Kergin und Dewar, Klassen sowie von Wachsmuth und Schautz vor.

Die Decortikation stellt ein unerläßliches thoraxchirurgisches Rüstzeug dar, sie wird häufig gemeinsam mit anderen Eingriffen, wie vor allem Resektionen, durchgeführt (Abb. 65a, b). Bei guter Auswahl der Fälle gehört die Decortikation zu den dankbarsten und befriedigendsten Eingriffen am Brustkorb.

Die *Anzeigestellungen* zur Entschwartung der Lunge lassen sich grundsätzlich einteilen in den Versuch, einen Pleurahohlraum, insbesondere mit Empyem zu beseitigen und in den Versuch, die Funktion des Lungengewebes wiederherzustellen. Diese Indikationen überschneiden und oder decken sich. Die Übergänge sind fließend. Die frühzeitige Ausräumung eines Hämatothorax mit beginnender Schwartenbildung kann beispielsweise die Funktion der Lunge früher und vollständiger wiederherstellen als es bei konservativer oder Punktionsbehandlung gelingt und gleichzeitig die Gefahr einer Infektion des Pleuraraumes mit nachfolgender Höhlenbildung vermindern. Ebenso ist bei der Beseitigung des Pleuraempyems die Wiedergewinnung der Thoraxmotilität und die Zunahme des Lungenvolumens ein Gewinn; auch wenn die Wiederteilnahme der entrindeten Lunge am Gasaustausch nur zögernd vor sich geht (Siebens et al.; Webb und Burford).

Unter den Indikationen im einzelnen ist die Empyemresthöhle an erster Stelle zu nennen. Durch die präoperative Röntgenuntersuchung ist die Beschaffenheit der Brustwand zu klären: Ob erhebliche Deformierungen vorliegen, ob der Brustkorb so schwer verändert ist, daß eine Thorakoplastik den geringeren und sichereren Eingriff darstellt, ob erhebliche technische Schwierigkeiten durch Verformung und Annäherung der Rippen sowie durch ausgedehnte Kalkablagerungen im Bereich der Schwarte zu erwarten sind. Lage und Ausdehnung der Höhle sind für die Wahl des operativen Vorgehens von Bedeutung; die Darstellung von Fisteln im Bereich der Brustwand sowie vor allem auch innerer bronchopleuraler Fisteln ist von Wichtigkeit. Bei der Kontrastmitteldarstellung der Resthöhle kann es sich als zweckmäßig erweisen, die Projektion auf die Außenfläche des Brustkorbs durch Metallmarken zu fixieren. Buchten und Winkel können übersehen

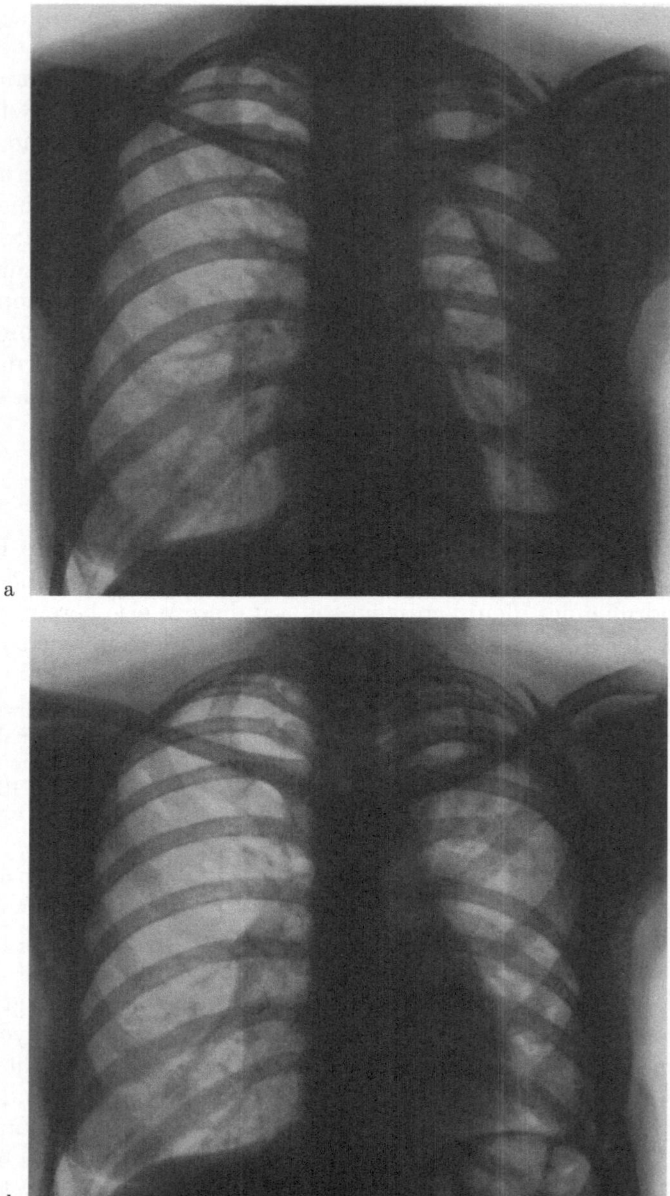

Abb. 65a u. b. a Linksseitige Empyemresthöhle mit pleuropulmonaler Fistel (Kavernendurchbruch bei intrapleuralem Oleothorax). b 6 Monate nach Decortikation mit Resektion des fisteltragenden Segmentes

werden, wenn das Kontrastmittel zu dickflüssig ist und wenn die Durchleuchtung bzw. Aufnahme nicht in solchen Positionen des Kranken erfolgt, daß das Kontrastmittel auch eindringen kann; insbesondere sind vordere Recessus leicht zu übersehen, wenn die Untersuchung nicht auch in Bauchlage bzw. bei vorn übergeneigtem Oberkörper erfolgt. Neben der Brustwand und der Höhle verdient der Zustand des Lungenparenchyms unter der Schwarte besondere Beachtung. Für die Indikationsstellung ist die Beantwortung von zwei Fragen unumgänglich: 1. Ist es wahrscheinlich, daß sich die Lunge wieder ausdehnt oder bestehen Veränderungen, die ein Ausdehnungshindernis darstellen? Hier sind zu nennen ausgedehnte Fibrosen und Carnifizierungen. Bronchographische und endoskopische Untersuchungen müssen die übrigen Röntgenuntersuchungen unterstützen, insbesondere die Hartstrahlaufnahme und das Schichtbild. Die 2. Frage lautet: Liegen Veränderungen im Parenchym vor, die eine Wiederausdehnung der Lunge unzweckmäßig erscheinen lassen? Es handelt sich hier insbesondere um die Beurteilung spezifischer Residuen. Hier stehen wir nicht selten vor der Alternative, ist die Thorakoplastik der kleinere und sicherere Eingriff oder können wir durch eine Resektion mit gleichzeitiger Decortikation ein besseres, kosmetisch und funktionell befriedigenderes Endresultat erreichen. Bei gleichzeitig bestehender bronchopleuraler Fistel ist die Resektion in einem septischen Operationsgebiet zwar mit einem erheblichen Risiko belastet, die Chancen sind jedoch besser als bei der Thorakoplastik (BELCHER). Die dankbarste Indikation ist wohl der posttraumatische Hämatothorax und die sterile Resthöhle. Je früher die Decortikation durchgeführt wird, umso geringer ist die Verbildung des Brustkorbs und der angrenzenden Strukturen, umso sicherer im allgemeinen auch der Erfolg (BRUNNER; LE BRIGAND; BURFORD et al.; KOLESNIKOW; LUSH et al.; SAMSON et al.). Beim therapeutischen wie beim Spontanpneumothorax ist bei fehlender Wiederausdehnungsfähigkeit der Lunge die Indikation zur Entrindung gegeben; auch beim extrapleuralen Pneumothorax kann die Abtragung der Schwarte eventuell mit gleichzeitiger Lungenresektion den definitiven Abschluß einer temporären Maßnahme bilden (ADELBERGER). Mit der Decortikation bei spezifischen Prozessen befassen sich außerdem GORDON und WELLS, LAM, PATTON et al., WEINBERG und DAVIES. Eine weitere Indikation stellt die „vorgetäuschte Wiederausdehnung" der Lunge dar. Die Lunge bleibt hierbei zwar weitgehend kollabiert und von ihrem Schwartenpanzer umgeben; Zwerchfell, Mediastinum und Brustwand rücken jedoch in einem solchen Maße nach, daß zwar der Hohlraum beseitigt erscheint; die Funktionseinbußen können jedoch so erheblich sein, daß eine chirurgische Intervention überlegt werden muß. Die grundsätzliche Zweiteilung der Indikation in Beseitigung eines Eiterherdes bzw. einer Höhle und Entschwartung der Lunge stellt mehr eine gedankliche als eine wirkliche Unterscheidung dar. Die Wiederausdehnung der Lunge dient der Beseitigung des Hohlraums, die Beseitigung des Hohlraums ist eine Voraussetzung für die Wiederausdehnung der Lunge.

α) Operative Technik

Die operative Technik besteht zunächst in einer Thorakotomie, deren Lage nach dem Sitz des Empyems bzw. der Ausdehnung der Resthöhle variiert. Der Zugang zum Brustkorb erfolgt oft unter Wegnahme einer oder mehrerer Rippen, zumeist in großer Ausdehnung. Nach Spreizung des knöchernen Brustkorbes kann es bei umschriebenen Prozessen gelingen, den Schwartensack in toto zu exstirpieren. Wohl in der Mehrzahl der Fälle wird die Resthöhle eröffnet. Nach den Untersuchungen von PRINZ und KLINNER, von RINK sowie von WACHSMUTH erfolgt die Ablösung der visceralen Schwarte im Bereich der subendothelialen Bindegewebsschicht der Pleura visceralis am zweckmäßigsten. Nach ZENKER ist die Entfernung der parietalen und diaphragmalen Schwarten sowie die Lösung im Interlobärspalt für die vollständige Wiederausdehnung wichtig. Die Lösung vom Zwerchfell kann schwierig sein. Ebenso ist für die posttherapeutische Beurteilung wichtig zu wissen, daß in der Regel Parenchymundichtigkeiten entstehen, daß eine Imbibition der marginalen Lungenschichten eintreten kann und daß Nebenverletzungen, wie etwa des Nervus phrenicus, des Sympathicus und des Ductus thoracicus nicht immer mit Sicherheit vermieden werden können. In diesem Zusammenhang sind die Beiträge zur Pathomorphologie des sich zur Lungentuberkulose gesellenden Empyems von VINCZE, KULKA und SCHWEIGER interessant. Sie bestätigen, daß zwischen Pleura und Lunge dann eine klare Grenze besteht, wenn gesundes Lungengewebe angrenzt; in diesem Bereich ist dann auch eine Lösung ohne Verletzung des Lungengewebes möglich.

β) Nachbehandlung

Die *Nachbehandlung* nach der Decortikation ist deswegen von so entscheidender Bedeutung, weil sie die chirurgisch geschaffenen Möglichkeiten des Erfolges erst realisiert: d.h. durch den chirurgischen Eingriff wird zwar die Wiederausdehnungsfähigkeit der Lunge hergestellt und auch die Brustwandmotilität wieder herbeigeführt; die Obliteration des postoperativ bestehenden Hohlraumes ist jedoch eine Aufgabe der Nachbehandlung. Lage der Drainagen, Vorhandensein von Lufttaschen, Fibrinauflagerungen auf der Lunge, die eine Wiederausdehnung in Frage stellen, Atelektasen, Pneumonien, Infiltrationen, die die Ausdehnungsfähigkeit beeinträchtigen sowie größere Ergüsse müssen möglichst frühzeitig festgestellt werden. Für die Beurteilung dieser posttherapeutischen Bilder ist die Information durch den Chirurgen unerläßlich: Es ist für den postoperativen Verlauf erheblich, ob die Entrindung der Lunge vollständig oder nur teilweise erfolgte, ob größere Parenchymdefekte vorliegen, ob gleichzeitig eine Resektion von Lungengewebe vorgenommen wurde; das intraoperativ festgestellte Maß der Expansionsfähigkeit und damit der überhaupt erreichbare Ausdehnungsgrad der Lunge, die Nachgiebigkeit der Strukturen sind für die richtige Einschätzung des postoperativen Verlaufes wichtig. Für die Nachbehandlung der Pleuro-Lobektomie, der Decortikation gemeinsam mit Segmentresektionen und Keilresektionen, der Pleuropneumonektomie und der Costopleurapneumonektomie gelten die hier gemachten Ausführungen zusammen mit den in den Resektionskapiteln erfolgten sinngemäß.

γ) Komplikationen

Die *Komplikationen* nach Decortikation entsprechen weitgehend dem in den Resektionskapiteln Gesagten. Die besonderen Verhältnisse des Arbeitens in unübersichtlichen Bereichen sowie der streckenweise violenten Ablösung der Schwarten von der Brustwand bergen, wie erwähnt, die Gefahr der Nebenverletzungen. Der Fehlschlag der Decortikation, das Weiterbestehen einer Höhle nach der Decortikation hat zweifelsohne als Hauptursache eine ungenügende Abklärung der Situation vor der Operation. Er ist bedingt durch einen „Versuch am untauglichen Objekt": wenn die Lunge nicht ausdehnungsfähig ist, wenn pulmonale oder bronchiale Ausdehnungshindernisse bestehen, wenn fälschlich angenommen wurde, daß das Ausdehnungshindernis nur pleural bedingt war. Nebenverletzungen wie Verletzungen des Nervus phrenicus, des autonomen Nervensystems, des Ductus thoracicus, erhöhte Nachblutungsgefahr durch Sickerblutungen, vor allem aus der Brustwand, Parenchymundichtigkeiten mit der Ausbildung von Parenchymfisteln, Infektionen der Brustwand, Wiederkehr des Empyems spielen neben oder gleichzeitig mit der mangelnden Wiederausdehnung der Lunge eine wesentliche Rolle. Die Arbeiten von KORGIN, von ELLIS, HEDBERG und KRÜGER, von SAROT, DARK und von SCHERER geben im einzelnen neben den bereits früher genannten Arbeiten, insbesondere dem Handbuchbeitrag von SPATH sowie den Übersichten von SAMSON et al., PECORA und von RINK nähere Aufschlüsse.

Literatur

D'ABREU, A. L.: A practice of thoracic surgery. London: Edward Arnold & Co. 1953.

ADAMS, W. E.: Pulmonary reserve and its influence on the development of lung surgery. J. thorac. Surg. **40**, 2 (1960).

—, and H. M. LIVINGSTONE: Closing bronchial stump in pulmonary tuberculosis. Ann. Surg. **95**, 106 (1932).

— J. F. PERKINS, A. FLORES, P. CHAO, and M. CASTELLANOS: The significance of pulmonary hypertension as a cause of death following pulmonary resection. J. thorac. Surg. **26**, 407 (1953).

ADELBERGER, L.: Über Technik und Nachbehandlung der gezielten Teilplastik und der Pneumolyse. Beitr. Klin. Tuberk. **88**, 715 (1936).

— Der heutige Stand der Behandlung der Lungentuberkulose mit extrapulmonaler Pneumolyse. Beitr. Klin. Tuberk. **96**, 505 (1941).

— Kollapstherapie der Lungentuberkulose unter besonderer Berücksichtigung der Qualität des Lungenkollapses. Tuberk.-Arzt **3**, 1 (1949).

ADELBERGER, L.: Zur Frage der Lungenresektion bei der Tuberkulose. Tuberk.-Arzt **6**, 511 (1952).

— Die Resektionsbehandlung bei Lungentuberkulose. Beitr. Klin. Tuberk. **111**, 177 (1954).

— Pourquoi la collapsthérapie n'est pas démodée. Bull. Un. int. Tuberc. **30**, 237 (1960).

— Die operative Behandlung der Lungentuberkulose. Ther. Ber. **32**, 114 (1960).

—, u. H. BLAHA: Über Kombinationen zwischen intra- und extrapleuralem Pneumothorax. Schweiz. Z. Tuberk. **8**, 193 (1951).

—, u. H. SERDARUSITZ: Die Pneumolysen-Prothesen-Plastik. Thoraxchirurgie **1**, 101 (1953).

ALEXANDER, H.: Atelektatische Vorgänge bei Kavernenheilung und Infiltrierung. Beitr. Klin. Tuberk. **95** (1940).

— Lungenatelektase. Kritischer Übersichtsbericht. Zbl. ges. Tuberk.-Forsch. **55**, 313—326 (1942).

— Kann man die Tuberkulose der Trachea und der großen Bronchien allein klinisch erkennen? Klin. Wschr. **1947**, 861.

ALEXANDER, H.: Die Tuberkulose der großen Bronchien. Tuberk.-Arzt 3, 618 (1949).
— Überlegungen zur Frage der Lungenatelektase unter besonderer Berücksichtigung der Tuberkulose. Beitr. Klin. Tuberk. **104**, 5 (1951).
ALEXANDER, J.: The collapstherapy of pulmonary tuberculosis. London: Baillière, Tindall & Cox. 1937.
— Postoperative management of thoracoplasty patients. Amer. Rev. Tuberc. **61**, 57 (1950).
ANDRES, J.: Bronchustuberkulose als Ursache von Plastikversagern. Tuberk.-Arzt **5**, 691 (1951).
ANDROSOW, P. I., I. D. POTHEKIND, A. A. SAWCHENKO, L. C. STREKOPITOV, A. A. THULIAKOTA, and L. S. SHEINBERG: New method of suture of the bronchial stump. Chirurgija (Moskwa) **8**, 66 (1955).
ANGULO, A.: Über die Heilungsvorgänge an Bronchialstümpfen und die Entstehung von Bronchialfisteln nach Lungenresektionen. Bruns' Beitr. klin. Chir. **189**, 76 (1954).
ANSTETT, F.: Eine neuartige vollsynthetische Plombe aus Polyamidfasern. Dtsch. Gesundh.-Wes. **4**, 111 (1954).
ARTMANN, E.: Die Dekortikationspneumolyse. Beitr. Klin. Tuberk. **107**, 209 (1952).
— Spätresultate kombinierter Kavernentamponaden mit besonderer Berücksichtigung der Kavernen-Semiresektion und Bronchusresektion. Beitr. Klin. Tuberk. **109**, 65 (1953).
AUERBACH, O.: Anatomic changes in the lungs following thoracoplasty. A study of 134 autopsy cases. J. thorac. Surg. **11**, 21 (1942).
— Tuberculosis of the trachea and major bronchi. Amer. Rev. Tuberc. **60**, 604 (1949).
BAER, G.: Die extrapleurale Plombierung bei Lungentuberkulose. Münch. med. Wschr. **1921**, 1582.
— Über extrapleurale Pneumolyse mit sofortiger Plombierung bei Lungentuberkulose. Münch. med. Wschr. **1913**, 1587.
— Neunzehn Jahre Paraffinplombe in der Lungenchirurgie. Z. Tuberk. **64**, 319 (1932).
BALÁS, A.: Über Nachbehandlung und Komplikationen der Lungenresektionen. Zbl. Chir. **80**, 610 (1955).
BALDAMUS, U., u. H. BERTHOLD: Zur Klinik der Polyamidplombe. Tuberk.-Arzt **8**, 413 (1954).
BARRETT, R. J., H. S. NEAL, J. C. DAY, P. T. CHAPMAN, P. V. O'ROURKE, E. J. O'BRIEN, and W. M. TUTTLE: Pulmonary resection in the treatment of tuberculosis. J. thorac. Surg. **36**, 803 (1958).
BECK, K.: Untersuchungen zur Diagnose und Behandlung der geschwürigen Bronchustuberkulose. Z. Tuberk. **96**, 244 (1951).
BEHREND, A., and F. C. MANN: Some postoperative effects of pneumonectomy. J. thorac. Surg. **6**, 685 (1936/37).
BELCHER, J. R.: Lobectomy for bronchial carcinoma. Lancet **1956**, 349.
BELL, J. W., A. M. DECKER jr., and J. W. RALEIGH: A comparison of the results of the surgical and the non-surgical treatment of tuberculous patients with the open-negativ syndrom. Amer. Rev. Tuberc. **75**, 538 (1957).
BELLINGER, H.: Die besondere Bedeutung der Körperschichtaufnahme für die Beurteilung des extrapleuralen, subfascialen Pneumo- und Oleothorax. Dtsch. Tuberk.-Bl. **11**, 233 (1937).
BELSEY, R.: Stainless steel wire suture technique in thoracic surgery. Thorax **1**, 29 (1946).
BENO, J. T., and W. WEISEL: Spontaneous contralateral pneumothorax complicating thoracic surgical procedure. J. thorac. Surg. **23**, 272 (1952).
BÉRARD, M., et P. JUTTIN: La pleuro-pneumonectomie. (Mode de traitement radical de la pleurésie purulente tuberculeuse associée à des lésions du parenchyme pulmonaire.) Rev. Tuberc. (Paris) **13**, 589 (1949).
BERBLINGER, W.: Der Schwund tuberkulöser Lungenkavernen. Basel: Benno Schwabe & Co. 1943.
— Die anatomischen Grundlagen der Heilung von tuberkulösen Lungenkavernen. Acta davos. **8**, 1 (1948).
— Die Tuberkulose der Stamm- und Lappenbronchien. Therapiewoche **1**, 1 (1950).
BERG, G., u. G. STEDTFELD: Das Schicksal von Tuberkulosekranken nach Thorakoplastik. Beitr. Klin. Tuberk. **104**, 241 (1950).
BERNOU, A.: Ref. Zbl. Tbk.-Forsch. **56**, 611 (1943/44).
—, et J. BRUN: Cavernes détergées et néo-cavités bulleuse après traitement chimiothérapique. Presse méd. **43**, 894 (1955).
—, et J. TRICOIRE: La tuberculose bronchique chez les malades traités par spéléostomie. Ref. Zbl. Tbk.-Forsch. **62**, 163 (1953).
BERNON, A., R. GOYER MARCEAUX et J. TRICOIRE: Les vieux pyothorax tuberculeux et leurs traitements. Presse méd. **1949**, 858.
BETTMAN, R. B.: Experimental closure of large bronchi. Arch. Surg. **8**, 418 (1924).
BICKFORD, B. J., F. R. EDWARDS, J. R. ESPLEN, J. G. GIFFORD, and O. F. THOMAS: A further report on lung resection for pulmonary tuberculosis. Thorax **7**, 310—316 (1952).
BING, I., K. LINDÉN, E. H. HANSEN, and E. v. ROSEN: New plombage materials in surgical collaps therapy of pulmonary tuberculosis. Acta tuberc. scand., Suppl. **25** (1951).
BIOCCA, P.: Pneumotorace spontaneo contralaterale dopo pneumonectomia. Arch. Chir. Torace **7**, 367 (1953).
— L. PROVENZALE u. A. PASANISI: Die Bedeutung der Druckänderung im kleinen Kreislauf bei den Lungenresektionen. Arch. Chir. Torace **11**, 427—437 (1954).
— R. RICCERI u. G. F. FEGIZ: Probleme der Pathophysiologie des übrigbleibenden Lungenlappens. Arch. Chir. Torace **12**, 77—101 (1955).
BIRATH, G., C. CRAFOORD, and P. RUDSTRÖM: Pulmonary function after pneumonectomy and lobectomy. J. thorac. Surg. **16**, 492 (1947).
BISGARD, I. D.: Postural wedge compression of thorax: aid to maximal collapse, prevention of scoliosis and visualisation of possible residual cavity after thoracoplasty. J. thorac. Surg. **3**, 99 (1933).
BJÖRK, V. O.: Thoracoplasty. A new osteoplastic technique. J. thorac. Surg. **28**, 194 (1954).
— Suture material and technique for bronchial closure and bronchial anastomosis. J. thorac. Surg. **32**, 22 (1956).

BJÖRK, V. O.: Bronchotracheal anastomosis. (A follow-up of 9 cases on the left side and 7 on the right side.) J. thorac. Surg. **37**, 800 (1959).

BLADES, B.: Surgical diseases of the chest. St. Louis: C. V. Mosby Co. 1961.

—, et E. M. KENT: Individual ligation technique for lower lobe lobectomy. J. thorac. Surg. **10**, 84 (1940).

BLAHA, H.: Über Bronchialveränderungen bei der Lungentuberkulose. Fortschr. Röntgenstr. **76**, 606 (1952).

— Schichtbilder von Bronchialveränderungen bei der Lungentuberkulose. Stuttgart: Georg Thieme 1954.

— Über die rechte Zeit für den chirurgischen Eingriff bei der Lungentuberkulose. Tuberk.-Arzt **10**, 1 (1956).

— Kollapschirurgische Eingriffe: Thorakoplastik, Plomben, extrapleurale Pneumolyse. Med. Klin. **51**, 271 (1956).

— Intrapleuraler Pneumothorax. Med. Klin. **51**, 700 (1956).

— Medikamentöse Behandlung des Pleuraempyems. Med. Klin. **52**, 913 (1957).

— Zum Stande der Behandlung des Pleuraempyems. Med. Klin. **52**, 794 (1957).

— Beiträge zur Lungen- und Bronchialchirurgie. (Im Druck)

—, u. W. ARNEMANN: Iatrogene Pleuraempyeme. Bruns' Beitr. klin. Chir. **196**, 476 (1958).

BLUM, H.: Zit. nach W. M. RAUCH, Thoraxchirurgie **7**, 59 (1959).

BÖHM, F.: Bronchustuberkulose und Kollapstherapie. Z. Tuberk. **97**, 59 (1951).

BOGUS, L. K.: Die offene Therapie der großen Kavernen bei Lungentuberkulösen. Ref. Zbl. Tuberk.-Forsch. **61**, 390 (1952).

BOLT, W., W. FORSSMANN u. H. RINK: Selektive Lungenangiographie. Stuttgart: Georg Thieme 1957.

— H. W. KNIPPING u. H. RINK: Prä- und postoperative funktionsanalytische Ergebnisse bei lungenchirurgischen Eingriffen. Münch. med. Wschr. **14**, 421, 483 (1953).

— A. STANISCHEFF u. O. ZORN: Intracardiale Druckmessungen vor und nach Lungenresektionen. Münch. med. Wschr. **93**, 574 (1951).

—, u. TH. WEDEKIND: Druck in der Arteria pulmonalis und Lungenfunktion bei Bronchialkarzinom vor und nach der Operation. Verh. dtsch. Ges. inn. Med. **57**, 333 (1951).

BORELLI, F., u. G. ESPOSITO: Über Strukturveränderungen im Bronchialbaum der Restlunge nach Pneumonektomie. Chir. torac. **5**, 420—433 (1952).

BRANTIGAN, C., and H. L. RIGDON: Extrapleural pneumolysis with Lucite ball plombage. Dis. Chest **18**, 277 (1950).

— — Pulmonary prothesis after pneumonectomy. J. thorac. Surg. **20**, 109 (1950).

BRAUER, L.: Erfahrungen und Überlegungen zur Lungenkollapstherapie. Die ausgedehnte extrapleurale Thorakoplastik. Beitr. Klin. Tuberk. **12**, 49 (1909).

— Lungenkollapstherapie unter Anwendung einer extrapleuralen Thorakoplastik. Münch. med. Wschr. **56**, 1866 (1909).

BRAUER, L.: Die chirurgische Behandlung der Lungenkrankheiten. Ärztl. Fortbild.kurse **1910**, 2.

BREMER, J. L.: The fate of the remaining lung tissue after lobectomy or pneumonectomy. J. thorac. Surg. **6**, 336 (1937).

O'BRIEN, W. B.: Total surgical statistics in the treatment of pulmonary tuberculosis. Amer. Rev. Tuberc. **68**, 874 (1953).

LE BRIGAND: Die Lungendekortikation. Presse méd. **1958**, 1089—1092.

BROCARD, H., R. PICHARD et H. H. BERNARD: Les aspects radiologiques prébronchographiques des dilatations des bronches de l'adulte. Presse méd. **1950**, 469.

BROCK, A. C.: The fate of pleural cavity after pneumonectomy. 14. Internat. Chir.-Kongr., Brüssel 1952, p. 1025.

— Osteoplastic thoracoplasty. Thorax **10**, 1—8 (1955).

BRÜCKNER, H.: Die postoperativen Veränderungen am Tracheobronchialbaum, am Zwerchfell und am Thorax nach lungenchirurgischen Eingriffen, beobachtet am Veratmungs-Röntgennegativbild. Thoraxchirurgie **4**, 42 (1956/57).

BRÜGGER, H.: Über Bronchostenosen und Atelektasen im Verlauf der kindlichen Tuberkulose. Beitr. Klin. Tuberk. **102**, 563 (1949/50).

— Posttuberkulöse Bronchusstenosen und ihre Beseitigung durch parenchymerhaltende Resektion. Tuberk.-Arzt **13**, 245 (1959).

—, u. B. HANTELMANN: Die Ergebnisse und die Komplikationen der Pneumolyse in den verschiedenen Lebensabschnitten. Tuberk.-Arzt **7**, 74 (1953).

BRUNNER, A.: Die chirurgische Behandlung der Lungentuberkulose. Leipzig: Johann Ambrosius Barth 1924.

— Chirurgie der Lungen und des Brustfelles. Dresden u. Leipzig: Theodor Steinkopff 1938.

— Der extrapleurale Pneumothorax. Schweiz. med. Wschr. **68**, 729 (1938).

— Erfahrungen mit dem extrapleuralen Pneumothorax. Z. Tuberk. **83**, 170 (1939).

— Der extrapleurale Pneumothorax. Z. Tuberk. **94**, 129 (1950).

— Röntgenkontrolle nach Thoraxoperationen. In: Lehrbuch der Röntgendiagnostik von SCHINZ-BAENSCH-FRIEDL-UEHLINGER. Stuttgart: Georg Thieme 1952.

— Die sogenannten Pleuraschwarten und die Behandlung der chronischen Pleuritis. Schweiz. med. Wschr. **1952**, 1049.

— Die Lungenresektion bei der operativen Behandlung der Lungentuberkulose. Beitr. Klin. Tuberk. **109**, 27 (1953).

— Die Mediastinalhernie in ihrer Bedeutung für die Thoraxchirurgie. Langenbecks Arch. klin. Chir. **273**, 513 (1953).

— Die Behandlung des Hämothorax. Münch. med. Wschr. **1956**, 425—428.

BUCKLES, M. G., and W. B. NEPTUNE: Tuberculous bronchitis in pulmonary resection. Incidence in fifty-eight pulmonary resections for tuberculosis. Amer. Rev. Tuberc. **61**, 185 (1950).

Bücherl, E. S.: Experimentelle Untersuchungen zur Homoiotransplantation. Langenbecks Arch. klin. Chir. **295**, 720 (1960).

Bull, D.: Über operative Eröffnung von Lungenkavernen. Berl. klin. Wschr. **1884**, 672.

— Thoracoplasty in the treatment of pulmonary tuberculosis. Proc. Seventh Conference of the Internat. Union against Tuberculosis. Oslo: A. W. Brøggers Boktrykkeri A/S 1930.

Burford, Th. H., E. F. Parker, and P. C. Samson: Early pulmonary decortication in the treatment of posttraumatic empyema. Ann. Surg. **122**, 163 (1945).

Burgeois, P., M. Lebel, D. Burgeois, P. Hertzog et P. Attali: Indications et premiers résultats du pneumothorax extrapleural. Bull. Soc. méd. Hop. Paris **1938**, 1.

Burgher, J. C., J. Littig u. J. Culp: Tuberculous tracheobronchitis: Its pathogenesis. Amer. J. Med. Sc. **193**, 515 (1937).

Calvo, A. E., A. O. Arias u. I. Massot: Pneumolisis extrapleural con plombage de espouja plastica de ivalon en el hospital Nicolas A. Solano. Arch. méd. panamen. **3**, 100 (1954).

Carlson, A. F., B. C. Charbon, H. G. A. Charbon, and W. E. Adams: The effect of decreasing the amount of lung tissue on the right ventricular pressure in animals. J. thorac. Surg. **21**, 621 (1951).

Chamberlain, I. M., and R. Klopstock: Segmental resection for pulmonary tuberculosis. Surg. Clin. N. Amer. **36**, 913 (1956).

Churchill, E. D.: The surgical treatment of carcinoma of the lung. J. thorac. Surg. **2**, 254 (1933).

— Lobectomy and pneumonectomy in bronchiectasis and cystic disease. J. thorac. Surg. **6**, 286 und 329 (1937).

— The segmental and lobular physiology and pathology of the lung. J. thorac. Surg. **18**, 199 (1949).

—, and R. Belsey: Segmental pneumonectomy in bronchiectasis. Ann. Surg. **109**, 481 (1939).

Clagett, O. T., and R. A. Deterling jr.: Technique for segmental pulmonary resection with particular reference to lingulectomy. J. thorac. Surg. **15**, 227 (1946).

Cleland, W. P.: Persönliche Mitteilungen.

Coello, A. J.: Tuberculous lobar atelectasis and Thoracoplasty. Brit. J. Tuberc. **43**, 23 (1949).

Comroe, I. H.: Function of the pulmonary circulation. In: Pulmonary Circulation. London and New York: Grune & Stratton 1959.

Cornet, E., Dupont et Fertil: Notre expérience de l'extramusculo-périosté avec plombage aux boules de lucite. Poumon **10**, 259 (1954).

Corpe, R. F., and F. A. Blalock: The fate of the patient with persistent cavitation and non-infectious sputum ("open-negative") after discharge from the hospital. Amer. Rev. Tuberc. **77**, 764 (1958).

Coryllos, P. N.: Importance of atelectasis in pulmonary tuberculosis, its relation to fibrosis and to pathogenesis and healing of tuberculous cavities. Amer. Rev. Tuberc. **28** (1933).

— Pathologic physiology and mechanics of selective collaps. Quart. Bull. Sea View Hosp. **2**, 244 (1937).

Cotton, P. H., and G. A. Paulson: Extrapleural prothesis concomitant with pulmonary resection for tuberculosis. J. thorac. Surg. **29**, 398 (1955).

Cournand, A.: The historical development of the concepts of pulmonary circulation. In: Pulmonary circulation. London and New York: Grune & Stratton 1959.

—, and F. B. Berry: The effect of pneumonectomy upon cardiopulmonary function in adult patients. Ann. Surg. **116**, 532 (1943).

— A. Himmelstein, R. L. Riley, and C. W. Lester: A follow-up study of the cardio-pulmonary function in four young individuals after pneumonectomy. J. thorac. Surg. **16**, 30 (1947).

Crafoord, C.: On the technique of pneumonectomy in man. Acta chir. scand, Suppl. **54** (1938).

— Place and choice of surgical interventions in pulmonary tuberculosis treated with antibiotics and chemotherapy. Bull. Internat. Union against Tbc. 13. Internat. Conf. Madrid 1954.

— V. O. Björk u. H. Hilty: Zur Bronchialresektion und bronchotrachealer Anastomose bei tuberkulöser Bronchialstenose. Thoraxchirurgie **2**, 1 (1944).

Cutler, J. W.: Importance of extrapleural pneumothorax in the collaps therapy of pulmonary tuberculosis. J. thorac. Surg. **21**, 217 (1951).

Dark, J.: Pulmonary decortication. Lancet **1959II**, 1950.

Deist, H.: Tagungsber. 8. Kongr. Süddtsch. Tbc.-Ges. Stuttgart 1957. Stuttgart: Georg Thieme 1958.

—, u. H. Krauss: Die Tuberkulose. Stuttgart: Ferdinand Enke 1951.

Delorme, E.: Nouveau traitement des empyèmes chroniques. Gaz. Hôp. (Paris) **67**, 94 (1894).

Denk, W.: Die Polystanplombe nach Pneumonektomie. Thoraxchirurgie **1**, 33 (1953).

— Die operative Kollapstherapie der Lungentuberkulose. In: Handbuch der Thoraxchirurgie. Berlin-Göttingen-Heidelberg: Springer 1958.

—, u. E. Domanig: Zur Chirurgie der Lungentuberkulose. Beitr. Klin. Tuberk. **77**, 320 (1931).

Derigo, A., u. R. Familiari: Veränderungen der Hilusgefäße der Restlunge. Med. Cirurg. **63**, 116—124 (1958).

Derra, E.: Möglichkeit und Grenzen von Lungenresektionen. Med. Welt **1951**, 1193.

— Handbuch der Thoraxchirurgie. Berlin-Göttingen-Heidelberg: Springer 1958.

— H. Franke u. H. Rink: Technik und Anwendung der segmentalen Resektion bei Lungentuberkulose. Chirurg **24**, 161 (1953).

—, u. H. Rink: Erfahrungen mit der Segmentresektion bei Lungentuberkulose. Wien. med. Wschr. **104**, 72—78 (1954).

Desforges, G., G. Gibbons, and J. W. Strieder: Tuberculous infections complicating subcostal plombage with Lucite spheres for the collaps therapy of pulmonary tuberculosis. J. thorac. Surg. **28**, 636 (1954).

Deutsches Zentralkomitee zur Bekämpfung der Tuberkulose: Empfehlungen zur heutigen Kollapsbehandlung der Lungentuberkulose. Augsburg, Schießgrabenstr. 24, 1961.

DIBOLD, E., u. O. HUECK: Bronchoskopische Behandlung postoperativer Verstopfungsatelektasen. Anaesthesist **7**, 140—143 (1958).

DIETHELM, L.: Chronische Mediastinitis als Folge primärer Paraffinölplomben mit Oesophagus- und Trachealstenose. Fortschr. Röntgenstr. **71**, 941 (1949).

DORMER, G. A., J. FRIEDLÄNDER, and F. I. WILES: Bronchography in pulmonary tuberculosis. Amer. Rev. Tuberc. **52**, 1 (1945).

DÜGGELI: Vortrag 2. Dtsch. Therapiekongr. 1950, Karlsruhe.

DUMAREST, F.: La pratique du pneumothorax thérapeutique. Paris: Masson & Cie. 1945.

EDWARDS, A. T., and C. PRICE THOMAS: One-stage lobectomy for bronchiectasis. An account of forty-eight cases. Brit. J. Surg. **22**, 310 (1934).

EDWARDS, J. E.: Classification of pulmonary hypertension and anatomy of the postnatal and fetal pulmonary vascular bed. In: Pulmonary circulation. London and New York: Grune & Stratton 1959.

EERLAND, L. D.: Avenir de la cavité restante après pneumonectomie. IV. Congr. Soc. Internat. Chir., Paris 1951.

— Die Resektionstherapie der Lungentuberkulose. Thoraxchirurgie **1**, 291 (1953).

EFFENBERGER, H.: Über Plombierung mit Kunststoffen. Kongreßbericht: 3. Kongr. Norddtsch. Tuberk.-Ges. Hamburg, Oktober 1953.

EHRLE, E., u. H. HOFMANN: Anfangserfolge, Mortalität und Komplikationen nach Thorakoplastik und Pneumolyse. Tuberk.-Arzt **5**, 512 (1951).

EICHELTER, G.: Zur Frage der Lungenplombierung im Rahmen der heutigen Kollapstherapie. Beitr. Klin. Tuberk. **96**, 209 (1941).

ELLIS jr., F. H., O. T. CLAGETT, and D. T. CARR: Simultaneous pulmonary resection and thoracoplasty in the treatment of pulmonary tuberculosis. Amer. Rev. Tuberc. **65**, 159 (1952).

— G. B. LOGAN, J. W. PENDER, and J. W. KIRKLIN: Problems in the thoracic surgical management of infants and children. J. Amer. med. Ass. **155**, 951—954 (1954).

ELOESSER, L.: Bronchial stenosis in pulmonary tuberculosis, with some notes on tuberculous stenosis of trachea and bronchiales. Amer. Rev. Tuberc. **30** (1934).

ENGBERG, H., and I. L. HANSEN: Extraperiosteal plombage with polystan sponge. Collapse therapy in severe pulmonary tuberculosis. Acta tuberc. scand. **28**, 45 (1953).

EPPS, E. F. VAN: Röntgenologische Erkennung der pulmonalen Hypertension. Amer. J. Roentgenol. **79**, 241 (1950).

ESSER, C.: Über hochgradige Schrumpfung ganzer Lungenlappen. Fortschr. Röntgenstr. **1**, 71 (1949).

— Topographische Ausdeutung der Bronchien im Röntgenbild unter besonderer Berücksichtigung des Raumfaktors. Stuttgart: Georg Thieme 1957.

ETZEL, E.: Extraperiostale Plombierung mit Lucitkugeln. Rev. paul. Med. **44**, 377 (1954).

FERGUSON, D. J., E. M. BERKAS, and R. L. VARCO: Experimental methods for the production of pulmonary hypertension. In: Pulmonary circulation. London and New York: Grune & Stratton 1959.

FICK, W.: Über den Raumausgleich im Brustkorb nach Entfernung von Lungenteilen. Langenbecks Arch. klin. Chir. **186**, 424 (1936).

FINOCHIETTO, R.: Zit. nach J. HEIN. In: Kollapstherapie der Lungentuberkulose. Leipzig: Georg Thieme 1938.

FISCHER, F. K.: Beitrag zur Kenntnis der Veränderungen im Bronchogramm bei chronischer Bronchitis. Fortschr. Röntgenstr. **72**, 653 (1950).

— Technik, Indikationen und Ergebnisse der Bronchographie mit wasserlöslichen Kontrastmitteln. Schweiz. med. Wschr. **1950**, 723.

FLEISCHNER, F.: Atelektase und Lungentuberkulose. Beitr. Klin. Tuberk. **85**, 313 (1934).

FORLANINI: Zit. nach M. KIRSCHNER, Allgemeine und spezielle chirurgische Operationslehre, Bd. III, S. 8. Berlin: Springer 1940.

FOWLER, G. R.: A case of thoracoplasty for the removal of a large cicatricial fibrous growth from the anterior of the chest, the result of old empyema. Med. Rec. (Washington) **44**, 838 (1893).

LE FOYER, P., A. GARNIER et P. MORICEAU: Résultats éloignés de 282 extrapleuraux. Rev. Tuberc. **16**, 761 (1952).

FRANKE, H., u. W. IRMER: Allgemeine Operationstechnik in der Thoraxchirurgie. In: Handbuch der Thoraxchirurgie, Bd. I. Berlin-Göttingen-Heidelberg: Springer 1957.

FREY, E. K.: Lungenresektion. Langenbecks Arch. klin. Chir. **264**, 317 (1950).

— Über funktionelle Veränderungen nach Pneumonektomien. 14. Internat. Chir. Kongr. Brüssel 1952.

— Operationen an der Lunge. In: BIER, BRAUN, KÜMMEL, Chirurgische Operationslehre, Bd. III. Leipzig 1955.

FRIEDRICH, P. L.: Die Chirurgie der Lungen. Unter gleichzeitiger Mitteilung von Versuchen zur Lungenphysiologie und von eigenen operativen Erfahrungen. Ref. in Zbl. Chir. **34**, H. 31 (1907).

— Die operative Beeinflussung einseitiger Lungenphthise durch costoplastische Pneumolysis. Zbl. Chir. **35**, 105 (1908).

FRITS jr., H. W., and A. COURNAND: Physiological factors regulating pressure flow and distribution of blood in the pulmonary circulation. In: Pulmonary circulation. London and New York: Grune & Stratton 1959.

GAENSLER, E. A., and J. W. STRIEDER: Progressive changes in pulmonary function after pneumonectomy: The influence of thoracoplasty, pneumothorax, oleothorax and plastic sponge plombage on the side of pneumonectomy. J. thorac. Surg. **22**, 1 (1951).

GALE, J. W., A. R. CURRERI, W. P. YOUNG, and H. A. DICKIE: Plastic sponge prothesis following resection in pulmonary tuberculosis. J. thorac. Surg. **24**, 587 (1952).

GALLINARO, A. E.: Indicazioni, technica e risultati degli interventi di pneumectomia e di resezione sublobare. IV. Congr. Chir. Torace 18.—20. 9. 1954.

— Il cavo residuo dopo interventi di exosesi polmonare. Chir. torac. **1955**, 321—362.

GARRÉ, C., u. H. QUINCKE: Lungenchirurgie. Jena: Gustav Fischer 1912.

GAUBATZ, E.: Kavernenvernichtung nach Kollapstherapie. Beitr. Klin. Tuberk. **105**, 140 (1951).

— Nachbehandlung und Resultate der Pneumolyse. 5. Kongr. Süddtsch. Tuberk. Ges. Innsbruck, Mai 1953.

GEBAUER, P. W.: Tuberculous bronchostenosis: Pathology and treatment. Hawaii med. J. **10**, 423 (1951).

GEISSENDÖRFER, R.: Die Lungenlappen- und Lungenflügelentfernung. Ergebn. Chir. Orthop. **35**, 1 (1949).

— Diskussion. I. Thoraxchirurgische Arbeitstagung April 1956 in Bad Schachen, Ref. Thoraxchirurgie **4**, 179—195 (1956).

GERASIMENKO, I. I.: The use of mechanical sutures on bronchi and vessels in operations on lungs of tuberculous patients. Ministry of Health of the U.S.S.R., Moscow, 1957, p. 45—51.

— New surgical apparatus and instruments and experience with their use. Ministry of Health of the U.S.S.R., Moscow 1957.

GIERTZ, K. H.: Über Exstirpation von Lungen und Lungenlappen mit Versorgung des Bronchusstumpfes durch frei transplantierte Fascia lata. Zbl. Chir. **41**, 1433 (1914).

GLEASON, G. E., and E. M. KENT: Contralateral spontaneous pneumothorax following lobectomy. J. thorac. Surg. **18**, 473 (1949).

GONZALES, M.: Il cavo residuo dopo pneumonectomia. Arch. Chir. Torace **8**, 117—138 (1954).

GOODWIN, J. F.: Pulmonary hypertension. (Symposion.) Brit. J. Radiol. **31**, 174—188 (1958).

GORDON, I., and PH. C. BRATT: Bronchiectasis: A comparative study. Amer. Rev. Tuberc. **67**, 29 (1953).

—, R. C. BROCK, and E. S. WELLS: Decortication in pulmonary tuberculosis including studies of respiratory physiology. J. thorac. Surg. **18**, 337 (1949).

GOURDET, J.: Étude sur l'oplatissement comparé du thorax par les différents procédés de résection costale, et spécialement sur un nouveau procédé de thoracoplastie. Thèse de Paris Nr 361, 1895.

GRAF, W.: Unbefriedigendes und weitere Entwicklungsmöglichkeiten in der operativen Behandlung der Lungentuberkulose. Öff. Gesundh.-Dienst **4**, 347 (1938).

— Über den gegenwärtigen Stand unserer Technik des extrapleuralen Selektivpneumothorax und Oleothorax. Chirurg **10**, 297 (1938).

GRAFF, U.: Über die Empyemresthöhle. Ihre Entstehung und Umformbarkeit durch chirurgische Maßnahmen. Bruns' Beitr. klin. Chir. **182**, 175 (1951).

GRAHAM, E. A., and J. J. SINGER: Successful removal of an entire lung for carcinoma of bronchus. J. Amer. med. Ass. **101**, 1371 (1933).

GRENVILLE-MATHERS, R., u. H. J. TRANCHARD: Die mißlungene Thorakoplastik. Thorax **7**, 185 (1952).

GRIESBACH, R.: Entlastungspneu nach Pneumonektomie. Tuberk.-Arzt **5**, 339 (1951).

GRINDLAY, J. H., and F. C. MANN: Surgical uses of polythene: An experimental study. Arch. Surg. **56**, 794 (1948).

—, and O. T. CLAGETT: A plastic sponge prothesis for use after pneumonectomy. Proc. Mayo Clin. **24**, 538 (1949).

GROTH, C.: Nachteil der Plomben aus Kunststoffgewebe. Tuberk.-Arzt **9**, 530 (1955).

GUDJBERG, C. E.: Röntgenbilder nach Lobektomie oder Pneumonektomie wegen Bronchiektasen. Acta radiol. (Stockh.) **44**, 385—396 (1955).

GÜNTERT, H.: Bronchoskopische Befunde bei Atelektasen. Schweiz. Z. Tuberk. **15** (1958).

GÜRICH, W.: Über parakavernöse Bronchiektasen. Beitr. Klin. Tuberk. **108**, 244 (1953).

— Über parakavernöse Bronchiektasen. Beitr. Klin. Tuberk. **108**, 244 (1953).

— Ursache und Behandlung der inneren Pneumolysenfisteln. Tuberk.-Arzt **9**, 14 (1955).

— Der torpide Rundherd (Tuberkulom) bei Lungentuberkulose. Beitr. Klin. Tuberk. **114**, 553 (1955).

— Berichte über Tuberkuloseprobleme: Das Tuberkulom der Lungen. Med. Mschr. **10**, 314 (1956).

— Die offene Behandlung von Restkavernen nach Pneumolysen. Tuberk.-Arzt **12**, 418 (1958).

HAGN-MEINCKE, F.: Thorakoplastiken bei Tuberkulosekranken mit Empyemresthöhlen. Acta tbc. scand. **23**, 203 (1949).

— An evaluation of apicolysis in thoracoplasty. J. thorac. Surg. **19**, 853 (1950).

HAIGHT, C.: Use of artificial-pneumothorax apparatus during thoracoplasty: Report of a case with tuberculous empyema and pneumothorax. Amer. Rev. Tuberc. **25**, 349 (1932).

HANSEN, J.-L.: Plombierung bei Lungentuberkulose. Kopenhagen 1954.

HANSEN, J. L.: Pneumolyse extrapériostée avec plombage par éponge polystan. Poumon **10**, 207 (1954).

HARLEY, H. R. S.: The radiological changes in pulmonary venous hypertension with special reference to the root shadows and lobular pattern. Brit. Heart J. **23**, 75 (1960).

HARRISON, R. W., W. E. ADAMS, E. T. LONG, B. BURROWS, and A. REIMANN: The clinical significance of cor pulmonale in the reduction of cardiopulmonary reserve following extensive pulmonary resection. J. thorac. Surg. **36**, 352 (1958).

HASSLER, F.: Über kompensatorische Hypertrophie der Lunge. Virchows Arch. path. Anat. **128**, 527 (1892).

HAUTEFEUILLE, E., DREYFUS et LE FOYER: Le pneumothorax extrapleural thérapeutique. Presse méd. **1937**, 859.

HEATH, D.: Structural alterations of pulmonary vessels in response to pulmonary hypertension. In: Pulmonary circulation. London and New York: Grune & Stratton 1959.

HEDBLOM, C. A.: Surgical treatment of tuberculous empyema. J. thorac. Surg. **2**, 115 (1932).

HEIDELBACH, H.: Über die postoperativen Blutungen und Bronchusfisteln nach Pneumolyse unter besonderer Berücksichtigung der immunbiologischen Lage. Z. Tuberk. **83**, 185 (1939).

HEIDELBACH, H.: Die Verhütung von Komplikationen bei der Führung des extrapleuralen Pneumothorax. Beitr. Klin. Tuberk. **97**, 49 (1941).
— Oesophagusfistel nach extrapleuralem Oleothorax. Beitr. Klin. Tuberk. **107**, 460 (1952).
HEIDENHAIN, L.: Ausgedehnte Lungenresektion wegen zahlreicher eiternder Bronchiektasen in einem Unterlappen. Verh. Dtsch. Ges. Chir. **30**, 636 (1901).
HEIN, J.: Die Thorakoplastik. In: HEIN-KREMER-SCHMIDT, Kollapstherapie der Lungentuberkulose. Leipzig: Georg Thieme 1938.
— Über den Stand der chirurgischen Behandlung der Lungentuberkulose im In- und Ausland. Beitr. Klin. Tuberk. **104**, 37—49 (1950).
—, W. KREMER u. W. SCHMIDT: Kollapstherapie der Lungentuberkulose. Leipzig: Georg Thieme 1938.
HELLER, E.: Über Behandlung des akuten Pleuraempyems. Langenbecks Arch. klin. Chir. **157**, 281 (1929).
— Über Verhütung und Behandlung der Empyemresthöhle. Chirurg **6**, 297 (1934).
HELM, H.: Langzeitresultate bei Resektionen wegen Bronchiektasen. Quart. J. Med. **27**, 353—367 (1958).
HERHOLZ, G.: Zur Pneumolyse mit nachfolgendem extrapleuralem Pneumothorax. Z. Tuberk. **82**, 1 (1939).
HERZER, H., u. F. STÜRZBECHER: Zur Technik der Bronchusresektion bei Lungentuberkulose. Thoraxchirurgie **3**, 156—159 (1955).
HEYMER, H.: Atemfunktionsprüfung bei Kollapstherapie. Münch. med. Wschr. **1933**, 1347.
HILBER, H.: Experimentell erzeugte Lungenregeneration. Anat. Anz. **78** (1934), Ergänzungsheft S. 189.
— Über das Wesen der regenerativen Lungenhyperplasie. Z. Anat. Entwickl.-Gesch. **112**, 488 (1943).
HIRDES, J. J.: Indications et résultats de la résection pour tuberculose pulmonaire. Soc. Méd. Passy 23. Februar 1952.
—, u. M. W. BOSCH: Pneumonektomie bei Tuberkulose ohne Thorakoplastik. J. thorac. Surg. **30**, 719—740 (1955).
—, and C. I. STEGERHOCK: Results in 700 cases of pulmonary resection for tuberculosis. Dis. Chest **30**, 277 (1956).
HOCHBERG, L. A.: The thoracic surgical patient: Preoperative, anaesthetic and postoperative care. London and New York: Grune & Stratton 1952.
HOLLE, F., u. H. J. VIERECK: Die Bronchialstumpfversorgung mit freitransplantiertem Periostlappen. Langenbecks Arch. klin. Chir. **269**, 448 (1951).
HOLMAN, E.: Partial resection of lower scapula as aid in compressing apical tuberculous abscesses and in conserving vital capacity. J. thorac. Surg. **6**, 496 (1937).
HOLST, I.: „Oberer Selektivkollaps" durch Pneumolyse, Rippenresektion und Plastik der entrippten Brustwand. Acta chir. scand. **71**, 396 (1932).
HOMMA, H.: Versuch eines neuen Weges zur objektiven Anstellung bei der extrapleuralen Pneumolyse. Bruns' Beitr. klin. Chir. **105**, 269 (1951).
— Prognose und Frühergebnisse bei Pneumolysen. Bruns' Beitr. klin. Chir. **107**, 349 (1952).
HOMMA, H.: Zur Genese der inneren Fistelbildung beim extrapleuralen Pneumothorax. Schweiz. Z. Tuberk. **10**, 466 (1953).
HOPPE, R.: Die Kombination des intra- und extrapleuralen Pneumothorax. Chirurg **22**, 392 (1951).
— Die axilläre Pneumolyse mit Thorax. Beitr. Klin. Tuberk. **108**, 371 (1953).
— Ergebnisse mit der Kombination des intra- und extrapleuralen Pneumothorax. Thoraxchirurgie **1**, 542 (1954).
HORN, A.: Über Lageveränderungen von Kavernen unter Thorakoplastik. Z. Tuberk. **101**, 151 (1952).
HOUGHTON, L. E.: Collaps therapy and the bronchus. Tubercle (London) **31**, 50—62 (1950).
HUECK, O.: Die Problematik der Lobektomie beim peripheren Bronchialcarcinom. Münch. med. Wschr. **1958**.
HUGHES, F. A., C. C. LOWRY, and J. W. POLK: Thoracoplasty and resection for pulmonary tuberculosis. J. thorac. Surg. **25**, 454 (1953).
HUIZINGA, E., et E. G. SYPKENS SMIT: Collapsus du poumon. Bronches **1**, 281 (1951).
HURST, A., I. B. GROW, S. LEVINE, and H. M. PERLMUTTER: Dis. Chest **20**, 134 (1951).
HUTSCHENREUTER, K., u. B. ZORN: Über postoperative Lungenatelektasen. Zbl. Chir. **83**, 105—115 (1958).
HUZLY, A.: Atlas der Bronchoskopie. Stuttgart: Georg Thieme 1960.
—, u. F. BÖHM: Bronchus und Tuberkulose. Stuttgart: Georg Thieme 1955.
IBERS, G., H. VIETEN u. K. H. WILLMANN: Bronchographie bei Tuberkulose. Fortschr. Röntgenstr. **74**, 1 (1951).
IOANNOU, J.: La fréquence de la tuberculose trachéobronchique au cours de la tuberculose tertiaire. Sem. Hôp. Paris **1951**, 1716.
JACOBAEUS, H.: The significance of lung atelectasis in tuberculosis. Acta tbc. scand. **1936**.
JAMES, W. R. L., G. M. OWEN, and A. I. THOMAS: The small pulmonary arteries studied by a new injection method. Brit. Heart J. **22**, 695 (1960).
JANES, R. M.: The surgical treatment of bronchiectasis. Brit. J. Surg. **21**, 257 (1933).
— Indications for the operation of pulmonary lobectomy. Canad. med. Ass. J. **38**, 538 (1938).
JENNY, R. H.: Probleme des Bronchusstumpfverschlusses bei Lungenresektionen. Thoraxchirurgie **4**, 214—221 (1956).
JESSEN, F.: Die operative Behandlung der Lungentuberkulose. Leipzig: Kabitsch 1921.
JOHNSON, J., and CH. KIRBY: Surgery of the Chest. Chicago: The Year Book Publisher 1958.
—, CH. KIRBY, C. S. LAZATIN, and I. A. COCKE: The use of a prothesis to prevent overdistention of the remaining lung following pneumonectomy; a preliminary report. Surgery **22**, 179 (1947).
— — — — The clinical use of a prothesis to prevent overdistention of the lung following pneumonectomy. J. thorac. Surg. **18**, 164 (1949).
JOLY, H.: La collapsthérapie hypotensive appliqué au traitement médico-chirurgical de la tuberculose pulmonaire. Paris: G. Doin & Cie. 1936.
—, et J. VILLEMIN: Comblement des poches de pneumonectomie par prothèse acrylique. Poumon **8**, 313 (1952).

JONES, R. S., and F. H. ALLEY: The role of the bronchi in pulmonary tuberculosis. Amer. Rev. Tuberc. **63**, 381 (1951).

— J. L. ROBINSON, and B. W. MEYER: Indications for lobectomy in the treatment of carcinoma of the lung. J. thorac. Surg. **32**, 500 (1956).

JOSEPH, M.: The importance of the tuberculous bronchitis in the management of pulmonary tuberculosis. Med. J. Aust. **1950II**, 116 u. Diskussion 119.

JUDD, A. R.: Diseases of the chest, diagnosis and treatment. Philadelphia: F. A. Davis 1947.

KARTAGENER, M.: Tuberkulose und Bronchiektasie. Helv. med. Acta **1**, 625 (1935).

KAWAMURA, H.: Experimentelle Studien über die Lungenexstirpation. Dtsch. Z. Chir. **131**, 189 (1914).

KENT, E. M.: Conservative management of empyema following total pneumonectomy. J. thorac. Surg. **20**, 374 (1950).

KERGIN, F. G.: An operation for chronic pleural empyema. J. thorac. Surg. **26**, 430 (1953).

—, and F. P. DEWAR: Pleural decortication in the prevention and treatment of thoracogenic scoliosis. Arch. Surg. **61**, 705 (1950).

KESSLER, H.: Erscheinungen in der Restlunge nach Resektionen. Helv. chir. Acta **24**, 550—565 (1957).

— Durchblutungsänderungen im großen und kleinen Kreislauf nach experimentellen Pneumonektomien Thoraxchirurgie **2**, 58 (1954).

KIRSCHNER, M.: Zur Radikalbehandlung des chronischen Pleuraempyems. Langenbecks Arch. klin. Chir. **117**, 205 (1921).

— Ein Verfahren, die schädliche Einwirkung der Thorakoplastik auf Atmung und Kreislauf zu mindern und den Grad der Einengung genauer vorauszubestimmen. Langenbecks Arch. klin. Chir. **167**, 557 (1931).

— Aussprachebemerkungen. 19. Tagg. Bayr. Chir.-Vereinig. Ref. Zbl. Chir. **34**, 2216 (1934).

KIVIKANERO, K.: In: MICHELLSON-RICKMANN, Die aktive Behandlung der Lungentuberkulose. Berlin: W. de Gruyter & Co. 1952.

KLASSEN, K.-P.: Pulmonary decortication for fibrinofibrothorax and empyema in children. Surgery **27**, 235 (1950).

—, and N. C. ANDREWS: Postpneumonectomy oleothorax. J. thorac. Surg. **36**, 199 (1958).

KLEESATTEL, H.: Offene Kavernenbehandlung. Z. Tuberk. **78**, 305 (1937).

— Indikationen und Gegenindikationen der Pneumolyse. Z. Tuberk. **93**, 204 (1949).

— Die Tamponade als Hilfsmittel der operativen Kollapstherapie. Tuberk.-Arzt **6**, 334 (1952).

— Plastik und Pneumolyse. Kongreßber. 3. Norddtsch. Tbk.-Ges. Oktober 1953, Lübeck.

— Ein kurzes Wort zu den „so gefährlichen" Tuberkulomen. Beitr. Klin. Tuberk. **111**, 206 (1954).

— Vergängliches und Beständiges aus den letzten 30 Jahren Tuberkulosebehandlung. Tuberk.-Arzt **12**, 51 (1958).

— Extrapleuraler Pneumothorax und Oleothorax. Ergebn. ges. Tuberk.-Forsch. **9**, 455 (1938).

KLEINSCHMIDT, O.: Die Eingriffe an der Brust und in der Brusthöhle. In: M. KIRSCHNER, Allgemeine und spezielle chirurgische Operationslehre, Bd. III. Berlin: Springer 1940.

KLEMPERER, F.: Die Lungentuberkulose, ihre Pathogenese, Diagnostik und Behandlung, S. 205. Berlin: Urban & Schwarzenberg 1925.

KLINKENBERG: Zit. nach H. FRANKE u. W. IRMER, Die Technik der Lungenresektionen. In: Handbuch der Thoraxchirurgie, Bd. III. Berlin-Göttingen-Heidelberg: Springer 1958.

KLUTH, W.: Chylothorax, eine seltene Komplikation nach Pneumolyse. Tuberk.-Arzt 8, 420 (1954).

KÖLLING, H. L.: Besonderheiten in der Röntgensymptomatologie nach Lungenresektionen. Fortschr. Röntgenstr. **84**, 34 (1956).

KOVÁTS jr., F., u. Z. ZSEBÖK: Röntgenanatomische Grundlagen der Lungenuntersuchung. Budapest: Verlag der Ungarischen Akademie der Wissenschaften 1958.

KRAAN, I. K.: Pulmonary resection in tuberculosis. Acta tbc. scand. **27**, 1 (1952).

—, u. L. D. EERLAND: Indikationen zur Resektion wegen Lungentuberkulose und die Resultate dieser Therapie (1496 Resektionen, 1943—1958). Beitr. Klin. Tuberk. **119**, 499 (1959).

KRAMPF, F.: Pathologisch-anatomische, klinische und experimentelle Untersuchungen über Lungenschrumpfung. Z. Tuberk. **51**, 35 (1928).

KRAUS, R.: Funktionelle Röntgendiagnostik des Mediastinums am Beispiel des Bronchialcarcinom demonstriert. Stuttgart: Georg Thieme 1958.

—, u. H. KLEINFELDER: Zur Frage der Perigastritis deformans nach linksseitiger Pneumonektomie. Thoraxchirurgie **4**, 168 (1956).

KRAUSS, H.: Die Enthülsung der Speiseröhre bei Stenosen nach Paraffinplomben. Dtsch. med. Wschr. **1952**, 1144.

— Auswirkungen der Lungenresektion auf das Restparenchym. Thoraxchirurgie **4**, 184 (1956).

KREMER, W.: Zur Technik der Oberlappenplombierung und Oberlappenplastik. Zbl. Tuberk. **78**, 332 (1937).

— Die Paraffinplombe. In: HEIN-KREMER-SCHMIDT, Kollapstherapie der Lungentuberkulose. Leipzig: Georg Thieme 1938.

—, u. W. DEUTSCHMANN: Technik und Resultate der extraperiostalen Apicolysenplastik. Beitr. Klin. Tuberk. **93**, 537 (1939).

KUGEL, E.: Die Nachbehandlung nach Lungenresektionen. Langenbecks Arch. klin. Chir. **270**, 220 (1951).

— Thoraxchirurgie. Münch. med. Wschr. **1951**, 2222.

KÜMMEL, H.: Die Entrindung der Lunge zur Heilung starrwandiger Empyemhöhlen. Langenbecks Arch. klin. Chir. **114**, 777 (1920).

KUNZ, H.: Indikation und Technik der Pneumolyse. 2. Tagg. Österr. Tbk.-Ges. Mai 1953.

LAIRD, R., u. T. W. STEPHENS: Plombierung. Ein Rückblick und ein Bericht über die Anwendung von Polystan. Tubercle (London) **34**, 68 (1953).

LAM, C.: Decortication of the lung in the treatment of tuberculous empyema. Arch. Surg. **56**, 1 (1948).

LANDOLT: Verschwartende Pleuritis exsudativa bei Bronchustuberkulose. Schweiz. Z. Tuberk. 8, 238 (1951).

LANGE-CORDES, E.: Über die intramuköse Ausbreitung der Bronchialcarcinome. Thoraxchirurgie 4, 327 (1956).

LANGSTON, H. T., A. M. PANTONE, and M. MELAMED: The postoperative chest. Springfield (Ill.): Ch. C. Thomas 1958.

LAUWERS, E. E.: Notes sur un nouveau procédé d'apicolyse. J. Chir. (Brux.) 33, 483 (1929).

— Introduction à la chirurgie thoracique. Paris: Préface de Proust 1935.

LEFÈVRE, P., et GAU: Quelques cas de pneumothorax extrapleural médical. Rev. Tuberc. (Paris) 3, 1072 (1937).

LENHARTZ: Bericht über Lungenchirurgie. Verh. Dtsch. Ges. Chir. **1907**, 60.

LEMBERGER, F.: Die Thorakoplastik — Auswirkung ihrer Spätergebnisse. Leipzig: Tuberkulosebibliothek 86, 1947.

— Die Pneumolyse als Abschluß der Kavernensaugdrainage. Tuberk.-Arzt 7, 30 (1953).

LEZIUS, A.: Der operative Verschluß von Bronchialfisteln und Gitterlungen durch Muskelplastiken. Langenbecks Arch. klin. Chir. **193**, 493 (1938).

— Die Lungenresektion. Stuttgart: Georg Thieme 1953.

LILIENTHAL, H.: Empyema — exploration of the thorax with primary mobilisation of the lung. Ann. Surg. **62**, 309 (1915).

— Resection of lung and prevention of postoperative bronchial fistula. Ann. Surg. **67**, 538 (1918).

— Thoracic surgery. Philadelphia and London: W. B. Saunders & Co. 1925.

LINDEN, K.: The fate of the pleural cavity after Pneumonectomy. 14. Congr. Internat. Chir. Brüssel 1952, 1057.

LINDER, A.: Das Röntgenbild nach Lob- und Pneumonektomie. Fortschr. Röntgenstr. **74**, 648 (1951).

LOESCHCKE, H.: Störungen des Luftgehaltes. In: HENKE-LUBARSCH, Handbuch der pathologischen Anatomie und Histologie, Bd. I, S. 603. Berlin-Göttingen-Heidelberg: Springer 1928.

LONGACRE, I. I.: Experimental total pneumonectomy. J. thorac. Surg. **4**, 587 (1935).

—, and R. JOHANSMANN: An experimental study of the fate of the remaining lung following total pneumonectomy. J. thorac. Surg. **10**, 131 (1940).

—, B. N. CARTER, and L. MC. G. QUILL: An experimental study of some of the physiologic changes following total pneumonectomy. J. thorac. Surg. **6**, 237 und 329 (1937).

LUKAS, W.: Mediastinalhernie bei extrapleuralem Pneumothorax. (Im Druck.)

LYNN, R. B.: The bronchus stump. J. thorac. Surg. **36**, 70 (1958).

MAGGIO, L.: Die Ergebnisse der verschiedenen Arten der chirurgischen Kollapstherapie unter Berücksichtigung des pathologisch-anatomischen Prozesses. An. Inst. C. Forlanini, Rom **12**, 249 (1950).

MAGNIN, F., J. LE TACON et MME. HANISCH et FERROLDI: Rapport entre les bronchiectasies et les lésions pulmonaires de la tuberculose tertiaire. Rev. Tuberc. (Paris) **5**, 369 (1951).

MALLET-GUY, P.: Zit. nach P. MOUNIER-KUHN.

MALLUCHE, H.: Die Pneumolyse. Leipzig: VEB Georg Thieme 1957.

MARASCHIO, P., G. CENSI, V. CORNALBA et L. CATANEO: A special technique for collaps therapy in pulmonary tuberculosis with the use of Polytylene. Acta scand. tuberc. **28**, 130 (1953).

MASERA, N., G. BALLERINI, and B. ROSSI: Osservazioni anatomopatologiche sugli esiti e gli insuccessi della collassoterapia chirurgica polmonare. Roma: Tipografia Regionale 1953.

MATHEY: Zit. nach P. MOUNIER-KUHN:

MATTHES, TH.: Über Möglichkeiten von Lungenteil- und Bronchusresektionen mit End-zu-End Anastomosen bei ausgewählten Fällen von Bronchial-Carcinomen. Thoraxchirurgie **4**, 106 (1956).

MAURER, G.: Die Vier- und Fünfrippenplastik mit intrathorakaler Skapula. Acta davos. **5**, 1 (1938).

— Eine kombinierte Lungenkollapsmethode zur Kavernenbehandlung. Helv. med. Acta, Suppl. **9** (1942).

MAYER, A.: Die Behandlung der kavernösen Phthise durch extra- und intrapleurale Pneumolyse. Dtsch. med. Wschr. **39**, 2347 (1913).

MASCHER, and MATSON: Tracheo-bronchial tuberculosis and streptomycin. Acta tuberc. scand. **24**, 114—131 (1950).

MCCOY, H. I., I. STEINBERG, and CH. T. DOTTER: Angiocardiographic findings in thoracoplasty, artificial pneumoperitoneum and phreniclasia. J. thorac. Surg. **21**, 149 (1951).

MEDICI, F. A., y DE E. R. MORO: Neumolisis extramusculoperióstica y plombage con polietilene. Pren. méd. argent. **1954**, 1279.

MEISSNER, V. A., R. H. OVERHOLT, N. WILSON, and H. WALKER: The resected postthoracoplastic lung. Amer. Rev. Tuberc. **60**, 406 (1949).

MELIK, D. V., and R. A. GUTEKUNST: Spontaneous pneumothorax following pneumonectomy. Amer. Rev. Tuberc. **60**, 116 (1950).

MELTZER, S. I., and I. AUER: Continuous respiration without respiratory movements. J. exp. Med. **11**, 622 (1909).

MITCHELL, R. S., and O. AUERBACH: Surgery in pulmonary tuberculosis. Amer. Rev. resp. Dis. **80**, 207 (1959).

MLCZOCH, R.: Früh- und Spätergebnisse des extrapleuralen Pneumothorax. Wien. klin. Wschr. **65**, 485 (1953).

MONOD, O.: Die Ausnahmechirurgie in der operativen Behandlung der Lungentuberkulose. Beitr. Klin. Tuberk. **121**, 300 (1959).

—, et S. GHAZI: Les résections segmentaires du poumon. Poumon **7**, 457 (1951).

—, u. B. WEYL: Über Bronchialfisteln nach Lungenresektion. Thoraxchirurgie **4**, 197 (1956).

MORGANA, A., u. C. ZUCCONI: Bronchiektasie bei Lungentuberkulose und den Endzuständen der Thorakoplastik. G. ital. Tuberc. **6**, 242 (1952).

MOUNIER-KUHN, P., et A. MOUNIER-KUHN: Les bronchopathies post-opératoires et leur traitement. Paris: Masson & Cie. 1955.

MÜLLER, R. W.: Zur Entstehung der Lungenatelektase. Dtsch. med. Wschr. **72**, 668—669 (1947).

MÜLLY, K.: Prophylaxe und Therapie der postoperativen Lungenatelektasen. Schweiz. med. Wschr. **1950**, 883.

MURPHY, J. O., M. O. BARNEY, B. B. BECKER, and H. V. SWINDELL: The complications and the results of treatment of bronchopleural fistula following resection for tuberculosis. J. thorac. Surg. **24**, 578 (1952).

MURSTAD, E.: Extrapleural pneumothorax. Nord. med. **33**, 93 (1947).

— Extrapleural pneumothorax in the treatment of pulmonary tuberculosis. Lancet **1951 I**, 299.

NAEF, A. P.: Die Prophylaxe und die Behandlung der postoperativen Bronchusfistel. Fortschr. Tuberk. Forsch. **10**, 216 (1960).

NAGAISHI, CH.: The open and drainage treatment for pulmonary tuberculosis mainly on cavernostomy. Ref. Zbl. Tuberk. Forsch. **74**, 182 (1957).

—, and T. TERAMATSU: On the technique of cavernostomy especially on our fundamental techniques. Ref.: Zbl. Tuberk.-Forsch. **83**, 228 (1959).

NAGEL, O.: Oesophagusstenosen nach primären Paraffinölplomben. Tuberk.-Arzt **1**, 243 (1947/48).

— Ein weiterer Beitrag zur Kenntnis der kontralateralen Ölpleuritis. Z. Tuberk. **92**, 33 (1949).

— Über Pleuritis oleosa contralateralis und Perikarditis oleosa bei primärer Ölplombe. Beitr. klin. Tuberk. **103**, 82 (1950).

— Das Paraffinöl-Mediastinum. 4. Tagg. Norddtsch. Tbk.-Ges. Juni 1955, Lübeck.

NASSAU, E., u. W. PAGEL: Heilungsvorgänge bei der Lungentuberkulose gestern und heute. Fortschr. Tuberk.-Forsch. **10**, 212 (1956).

NEHRKORN, O.: Mediastinalverziehungen nach rechtsseitiger Pneumonektomie. Fortschr. Röntgenstr. **77**, 237 (1952).

NISSEN, R.: Exstirpation eines ganzen Lungenflügels. Zbl. Chir. **1931**, 3003.

— Weichteilplastik zum Verschluß besonderer Formen von Empyemresthöhlen. Zbl. Chir. **58**, 2130 (1931).

— Fortschritte in der Thoraxchirurgie. Dtsch. Z. Chir. **233**, 545 (1931).

— Über die neuere Entwicklung der chirurgischen Behandlung der Lungentuberkulose. Berlin u. Wien: Urban & Schwarzenberg 1932.

— Bemühungen um technische Vereinfachung der Lungenlappenexstirpation (Die Lobektomie beim freien Pleuraspalt). Dtsch. Z. Chir. **247**, 289 (1936).

— Die Technik der Lungenexstirpation. Chirurg **20**, 577 (1949).

— Erlebtes aus der Thoraxchirurgie. Stuttgart: Georg Thieme 1955.

—, u. G. FORSCHBACH: Die neuere Entwicklung der chirurgischen Behandlung der Lungentuberkulose unter besonderer Berücksichtigung der antibiotischen und Chemo-Therapie. Ergebn. ges. Tuberk.-Forsch. 8, 561 (1956).

NUBOER, J. F.: Lung resection in pulmonary tuberculosis. In: Handbuch der Thoraxchirurgie, Bd. III, S. 474. Berlin-Göttingen-Heidelberg: Springer 1958.

— Über Segmentresektion der Lunge bei Tuberkulose. Zbl. Chir. **77**, 2463—2470 (1952).

NYLANDER, P. E. A.: Present views concerning collapse therapy of pulmonary tuberculosis. Acta scand. **26**, 151 (1952).

OCHSNER, A.: Surgical treatment of pulmonary tuberculosis. New Orleans med. surg. J. **81**, 876 (1929).

OMODEI-ZORINI, A.: 13. Internat. Tbc.-Konferenz Madrid 1954.

OTTOSEN, P., and A. J. BEATTY: Extrapleural pneumolysis with Lucite balls as plombage material. Acta tuberc. scand. **25**, 65 (1950).

—, and W. W. BUCKINGHAM: Thoracoplasty failure as an indication for resection in pulmonary tuberculosis. Amer. Rev. Tuberc. **62**, 434 (1950).

OVERHOLT, R. H., u. L. LANGER: Technique of pulmonary resection. Springfield (Ill.): Charles Thomas 1949.

PAGEL, W., u. F. HENKE: Lungentuberkulose. In: Handbuch der speziellen pathologischen Anatomie und Histologie, Bd. III. Berlin: Springer 1930.

PATERSON, J. F.: Unbefriedigende Ergebnisse der Lungenresektion bei Bronchiektasen. Canad. med. Ass. J. **66**, 433—434 (1952).

PATTON, W. E., T. R. WATSON, and E. A. GAENSLER: Pulmonary function before and at intervals after surgical decortication of lung. Surg. Gynec. Obstet. **95**, 477 (1952).

PECORA, D. V.: The surgical treatment of chronic pleural empyema. J. thorac. Surg. **36**, 92 (1958).

— The surgical treatment of pulmonary tuberculosis complicated by pulmonary insufficiency. J. Thorac. Surg. **36**, 190 (1958).

PETERS, R. M., A. ROOS, H. BLACK, T. H. BURFORD, and G. A. GRAHAM: Respiratory and circulatory studies after pneumonectomy in childhood. J. thorac. Surg. **20**, 484 (1950).

PRICE THOMAS, C.: Modern surgical treatment of pulmonary tuberculosis. Proc. roy. Soc. Med. **50**, 489 (1957).

PRINZ, F., u. W. KLINNER: Pathologisch-anatomische Untersuchungen zur Lungendekortikation. Langenbecks Arch. klin. Chir. **277**, 245 (1953).

PROUST, R., A. MAURER et J. ROLLAND: L'apicolyse dans le traitement de la tuberculose pulmonaire. J. Chir. (Fr.) **39**, 173 (1932).

QUINCKE, H.: Zur operativen Behandlung von Lungenabscessen. Berl. klin. Wschr. **1888**, 349.

RAMOS, D.: Bronchographic observations in collapsed lungs. Dis. Chest **16**, 109 (1949).

RAUCH, W. M.: Bronchus- und Lungenfisteln nach 500 Lungenresektionen bei Tuberkulose. Behandlungsmethoden und Ergebnisse. Thoraxchirurgie **7**, 59 (1959).

RAVITCH, M., I. W. BROWN, and G. F. DAVIGLUS: Experimental and clinical use of the Sowiet bronchus stapling instrument. Surgery **46**, 97 (1959).

RECHENBERG, H. K. v.: Zur Klinik der Bronchustuberkulose. Acta davos. 8, 2 (1949).

REITTER, H.: Morphologie der Kollapslunge unter dem Licht der Resektionsbehandlung. Langenbecks Arch. klin. Chir. **281**, 273 (1955).

RIEDER, W.: Zur Behandlung der Bronchusstumpfinsuffizienz nach Pneumonektomie. Langenbecks Arch. klin. Chir. **273**, 343 (1953).

RIENHOFF, W. F.: Pneumonectomy; a preliminary report of the operative technique in two successful cases. Bull. Johns Hopk. Hosp. **53**, 390 (1933).

— Surgical technique of total pneumonectomy. Arch. Surg. **31**, 218 (1936).

RIENHOFF, W. F.: Readjustments in the thoracic cage and its contents following total and partial pneumonectomy. Sth. med. J. (Bgham, Ala.) **29**, 445 (1936).
— Intrathoracic anatomical readjustment following complete ablation of one lung. J. thorac. Surg. **6**, 254 (1937).
— A two stage operation for total pneumonectomy in the treatment of carcinoma of the lung demonstrating a new technique for closure of the bronchus. J. thorac. Surg. **8**, 254 (1939).
—, F. L. REICHERT, and G. J. HEUER: Compensatory changes in the remaining lung following total pneumonectomy. Bull. Johns Hopk. Hosp. **57**, 373 (1935).
DI RIENZO, S.: Radiologic exploration of the bronchus. Springfield (Ill.): Ch. C. Thomas 1949.
RINK, H.: Dekortikation der Lunge (I). Tuberk.-Arzt **8**, 269—275 (1954).
— Dekortikation der Lunge (II). Tuberk.-Arzt **8**, Heft 6 (1954).
— Lungenfunktion und Lungenchirurgie. Z. Tuberk. **106**, 1 (1955).
— Über die Ursachen eines Rezidivs nach der Resektionsbehandlung einer Lungentuberkulose. Dtsch. med. Wschr. **1956**, 1302—1305.
— Über die Ursache von Exazerbationen nach chirurgischen Eingriffen bei Lungentuberkulose. Tuberk.-Arzt **11**, 628—633 (1957).
ROBINSON, J., and R. F. CORPE: Pneumonectomy in pulmonary tuberculosis. Amer. Rev. Tuberc. **77**, 73 (1958).
—, J. C. JONES, B. W. MEYER, and F. S. REDING: The surgery of pulmonary tuberculosis. A twelve year experience. Amer. Rev. Tuberc. **73**, 690 (1956).
ROBINSON, S.: Experimental surgery of the lungs. Ann. Surg. **47**, 184 (1908).
— The resection of lobes of the lung. J. Amer. med. Ass. **69**, 355 (1917).
RÖSSLE, R.: Die pathologisch-anatomischen Grundlagen der Epituberkulose. Virchows Arch. path. Anat. **296**, 1 (1936).
ROSSI, B.: Die Thorakoplastik und der extrapleurale Pneumothorax in der Behandlung der Lungentuberkulose. Schweiz. Z. Tuberk. **10**, 160 (1953).
ROSSIER, P. H., u. A. BÜHLMANN: Die Pathophysiologie der Atmung nach Lobektomie und Pneumonektomie. Schweiz. Z. Tuberk. **7**, 1 (1950).
ROTH, H.: Die innere Fistel nach Pneumolysenoperationen. Tuberk.-Arzt **7**, 401 (1953).
ROTHSTEIN, E., and C. E. GERSON: Pulmonary tuberculosis following resection for nontuberculous disease. J. thorac. Surg. **23**, 575 (1952).
ROUX, B. T., LE: Technique of thoracotomy. Edinburgh: Livingstone 1961.
SACHS, W.: Diskussionsbemerkung. Z. Tuberk. **40**, 507 (1924).
SALYER, J. M., and H. N. HARRISON: Pulmonary infarction complicating segmental resection. J. thorac. Surg. **36**, 818 (1958).
SALZER, G.: Indikationen zur Cavernostomie und ihre Ergebnisse. Beitr. Klin. Tuberk. **114**, 381 (1955).
SAMSON, P. C., and T. H. BURFORD: Pulmonary decortication. J. thorac. Surg. **16**, 127 (1947).
— D. L. MERRILL, D. J. DUGAN, E. J. SHABART, J. YEE, and L. M. BARBER: Technical considerations in decortication for the pleural complications of pulmonary tuberculosis. J. thorac. Surg. **36**, 431 (1958).
SANDRY: Zit. nach A. ANGULO.
SAROT, I. A.: Practical points in lobectomy. J. thorac. Surg. **8**, 300 (1939).
— Extrapleural pneumonectomy and pleurectomy in pulmonary tuberculosis. Thorax **4**, 137 (1949).
— Extrapleural pulmonary resection (Pleuropneumonectomy). J. Sinai Hosp. **17**, 700 (1951).
SATTLER, A.: Die Paraffinplombe. In: HEIN-KREMER-SCHMIDT, Kollapstherapie der Lungentuberkulose. Stuttgart: Georg Thieme 1938.
— 2. Tagg. Österr. Tbk.-Ges. Innsbruck 1953.
SAUER, G.: Über doppelseitigen extrapleuralen Pneumothorax. Z. Tuberk. **80**, 217 (1938).
SAUERBRUCH, F.: Über die Ausschaltung der schädlichen Wirkung des Pneumothorax bei intrathorakalen Operationen. Zbl. Chir. **31**, 146 (1904).
— Chirurgie der Brustorgane, Bd. II. Berlin: Springer 1925.
— Stand und Kritik der operativen Behandlung der Bronchiektasen und Lungentuberkulose. Verh. Dtsch. Ges. Chir. Berlin 1938.
SCHEDE, M.: Die Behandlung der Empyeme. Verh. IX. Kongr. Med. 1890, S. 41.
SCHERER, E.: Zur Verhütung und Behandlung bronchopleuraler Komplikationen nach Lungenresektion. Thoraxchirurgie **4**, 84 (1956/57).
SCHLOTT: Diss. Frankfurt am Main 1965.
SCHLOSSER, R. J., and F. J. JARVIS: Resection failures in pulmonary tuberculosis. J. thorac. Surg. **29**, 335 (1955).
SCHLUETER, S. A., and I. WEIDLEIN: Surgery of the lung (experimental lobectomy and pneumonectomy). Arch. Surg. **13**, 459 (1926).
SCHMID, H.: Experimentelle Studien über partielle Lungenresektion. Berl. klin. Wschr. **18**, 757 (1881).
SCHMID, J.: Subtotale und totale extrapleurale Pneumolyse. Beitr. klin. Tuberk. **98**, 169 (1942).
— Beitrag zur Technik der Pneumolyse. Beitr. Klin. Tuberk. **105**, 390 (1951).
SCHMIDT, P. G.: Die Pneumolyse und ihre Spätergebnisse. Beitr. Klin. Tuberk. **102**, 349 (1949).
— Die Komplikationen der Pneumolyse, die innere Fistel und die Ergebnisse ihrer Behandlung. Beitr. Klin. Tuberk. **107**, 281 (1952).
— Diskussionsbemerkung. 2. Tagg. Österr. Tbk.-Ges. Innsbruck 1953.
SCHMIDT, W.: Methoden zur Indikationsstellung der gezielten Plastik unter besonderer Berücksichtigung der Körperschichtaufnahmen. Beitr. Klin. Tuberk. 88, 340 (1936).
— Gezielte Teilplastik, Pneumolyse, extrapleuraler Pneumothorax und Oleothorax als Methoden einer erhaltenden, schonenden, operativen Kollapstherapie. Beitr. Klin. Tuberk. **88**, 689 (1936).
— Der künstliche Oleothorax. In: HEIN-KREMER-SCHMIDT, Kollapstherapie der Lungentuberkulose. Leipzig: Georg Thieme 1938.

SCHOENMACKERS, J., and H. VIETEN: Atlas postmortaler Angiogramme. Fortschr. Röntgenstr. Erg.-Bd. 69 (1953).

SCHÜTZ, W.: Untersuchungen über die Heilungsvorgänge am resezierten Bronchusstumpf. Langenbecks Arch. klin. Chir. **282**, 1037 (1955).

SEBESTYÉN, J.: Die extrapleurale Apikolyse im Dienste der Pneumothoraxbehandlung. Z. Tuberk. **65**, 220 (1932).

— Über die Exstirpation der Lungenlappen und der einen Lungenhälfte. Chirurg **10**, 73 (1938).

SEIFERT, E.: Große Magenkaskade nach Lobektomie der linken Lunge vor 17 Jahren. Bruns' Beitr. klin. chir. **197**, 159 (1958).

SEIP, M.: The treatment of tuberculous cavities by extrapleural pneumothorax and thoracoplasty. Acta tuberc. scand., Suppl. **19** (1949).

SELLORS, T. HOLMES, J. W. JACKSON, and J. G. CALLANEN: "Modified" thoracoplasty. Thorax **10**, 191—196 (1955).

SEMB, C.: Technique of plastic operations of apicolysis. Acta chir. scand. **74**, 478 (1934).

— Thoracoplasty with extrafascial apicolysis. Acta chir. scand. **76**, 1 (1935).

— Lungenchirurgie. Berlin u. Wien: Urban & Schwarzenberg 1944.

SEMISCH, R.: Ein Beitrag zur Frage der Mediastinalhernie nach Pneumonektomie. Thoraxchirurgie **3**, 43 (1955/56).

— J. GESSNER, H. L. KÖLLING u. H. H. WITTIG: Atlas der selektiven Lungenangiographie. Jena: VEB Fischer 1958.

SHENSTONE, N. S., and R. M. JANES: Pulmonary lobectomy. Canad. med. Ass. J. **27**, 138 (1932).

SHORT, D. S.: The application of arteriography to the pathological study of pulmonary hypertension. In: Pulmonary circulation. London and New York: Grune & Stratton 1959, 233.

SIEBENS, A. A., C. F. STOREY, M. M. NEWMAN, D. C. KENT, J. E. STANDARD, and B. L. VESTAL: The physiologic effects of fibrothorax and the functional results of surgical treatment. J. thorac. Surg. **32**, 53—73 (1956).

SIMON, G.: Kollapstherapie der Lungentuberkulose des Kindesalters. Med. Welt **13**, 1 (1939).

SIMON, K., u. R. HOPPE: Der extrapleurale Pneumothorax bei Kindern und Jugendlichen. Mschr. Kinderheilk. **102**, 367 (1954).

SIMON, O.: Tuberkulose und Atelektase (vom klinischen und röntgenologischen Standpunkt). Ergebn. ges. Tuberk.-Forsch. **1**, 333 (1941).

SPAIN, D. M.: Pulmonary disease: Structural effect on the pulmonary vascular tree. In: Pulmonary circulation. London and New York: Grune & Stratton 1959.

SPATH, F.: Rippenfell. In: Handbuch der Thoraxchirurgie, Bd. II. Berlin-Göttingen-Heidelberg: Springer 1959.

STANISCHEFF, A.: Umstellungen des Kreislaufes nach ausgedehnten Lungenresektionen. Langenbecks Arch. klin. Chir. **266**, 673 (1951).

STILLER, H.: Die Bedeutung der Bronchographie für die Chirurgie. Langenbecks Arch. klin. Chir. **262**, 546 (1949).

STILLER, H.: Die Bronchographie mit besonderer Berücksichtigung ihrer Anwendung in der Thoraxchirurgie. Ergebn. Chir. Orthop. **37**, 93 (1952).

— Angiographische Untersuchungen als diagnostische Maßnahme in der Thoraxchirurgie. Fortschr. Röntgenstr. **80**, 214—228 (1954).

— Pathophysiologische Auswirkungen der Mediastinalverziehung nach Lungenresektion. Langenbecks Arch. klin. Chir. **287**, 238—243 (1957).

— Der Pleurahohlraum nach Pneumonektomie insbesondere seine Auswirkungen auf das Mediastinum. Ergebn. Chir. Orthop. **42**, 124 (1959).

STÖCKLIN, H.: Beitrag zur chirurgischen Behandlung der vorwiegend einseitigen kavernösen Lungentuberkulose mit Pneumolyse und Paraffinplombierung nach BAER. Z. Tuberk. **35**, 241 (1921).

STRIEDER, J. W., and E. A. GAENSLER: Extrapleural Pneumothorax. Amer. Rev. Tuberc. **67**, 3 (1953).

STUTZ, E., u. H. VIETEN: Die Bronchographie. Stuttgart: Georg Thieme 1955.

SUTER, F.: Indikation und Technik der Pneumolyse. Zit. nach H. KUNZ, Tagung Österr. Tbk.-Ges., Mai 1953.

SWEET, R. H.: Thoracic surgery. Philadelphia and London: W. B. Saunders Co. 1954.

TANNENBERG, I., and M. PINNER: Atelectasis and bronchiectasis. J. thorac. Surg. **11**, 571 (1942).

TANNER, E.: Röntgenologische Erscheinungen der Bronchustuberkulose beim Erwachsenen. Bibl. tuberc. Separatum **4**, 72 (1950).

— Probleme der operierten Lunge. Bibl. tuberc. (Basel) **11**, 102—120 (1956).

— Die Tracheobronchialtuberkulose der Erwachsenen. Berlin-Göttingen-Heidelberg: Springer 1957.

TEGTMEIER, A.: Pleurolyse, kombinierte Pleurolyse und Betrachtungen über verschiedene damit zusammenhängende Fragen. Z. Tuberk. **96**, 129 (1951).

THEISS, K.: Über die Indikationsstellung zur Pneumolyse. Dtsch. Tuberk.bl. **12**, 1 (1938).

Thoraxchirurgische Arbeitstagung: Thoraxchirurgie **4**, 179 (1956/57).

TORNING, K., and G. TOBIESEN: Extrapleural pneumothorax. Acta tbc. scand. **25**, 509 (1951).

TUFFIER, T.: Résection du sommet du poumon droit pour tuberculose au début. Résultat éloigné (18 mois). Bull. Soc. Chirurgie Paris **1892**, 726.

— Chirurgie des poumons, en particulier dans les cavernes tuberculeuses et la gangrène pulmonaire. Paris: Masson & Cie. 1897.

— État actuel de la chirurgie intrathoracique. Paris: Masson & Cie. 1914.

TUTTLE, W. M., H. T. LANGSTON, and R. T. CROWLEY: The treatment of organized hemothorax by pulmonary decortication. J. thorac. Surg. **16**, 117 (1947).

UEHLINGER, E.: Die pathologische Anatomie der Bronchustuberkulose. Schweiz. Z. Tuberk. Separatum **4**, 31 (1950).

ULMER, W. T.: Die Untersuchung der Lungenfunktion. Z. Kreisl.-Forsch. **49**, 461—490 (1960).

ULRICI, H.: Künstlicher Pneumothorax durch manuelle Lösung der flächenhaft verwachsenen Lunge. Dtsch. med. Wschr. **44**, 1221 (1918).

VACAREZZA, O. A.: Zit. nach F. SPATH.

VIERECK: Persönliche Mitteilungen.

VINCZE, E., F. KULKA u. O. SCHWEIGER: Beiträge zur Patho-Morphologie des sich zur Lungentuberkulose gesellenden Empyems. Acta morph. Acad. Sci. hung. **6**, 313 (1956).

VOJTEK, W., u. K. SERYZDENEK: Die extrapleurale Pneumolyse im Kindesalter. Schweiz. Z. Tuberk. **9**, 141 (1952).

VOSSKÜHLER, P.: Bericht über 102 Pneumolysen. Z. Tuberk. **95**, 270 (1950).

VOSSSCHULTE, K.: Vortrag auf der Tagung des Landesverbandes zur Bekämpfung der Tuberkulose. Gießen 1961.

—, u. F. W. GIERHAKE: Die Resektionsbehandlung der Lungentuberkulose. Beitr. Klin. Tuberk. **119**, 118 (1958).

—, u. H. STILLER: Über die Bedeutung des Pleurahohlraumes bei Störungen und Komplikationen nach Pneumonektomie. Thoraxchirurgie **1**, 228 (1953).

WACHSMUTH, W.: Erkenntnisse bei der Resektionsbehandlung des Carcinoms und ihre Folgeerscheinungen. Ärztl. Wschr. **1958**, 273—277.

WALKUP, H. E., and J. D. MURPHY: Extrapleural pneumolysis with plombage versus thoracoplasty. Dis. Chest **16**, 18 (1949).

— — A modern evaluation of extrapleural pneumolysis in the treatment of pulmonary tuberculosis with special reference to Methyl Methacrylate "plombage". Review of 26 cases. Dis. Chest **16**, 456 (1949).

WEINBERG, I., and J. D. DAVIS: Decortication of an expanded tuberculous lung following pneumothorax. J. thorac. Surg. **18**, 363—371 (1949).

WEISHAAR, J.: Nachuntersuchungen nach Pneumon- und Lobektomien unter besonderer Berücksichtigung extrathorakaler Organe. Chirurg **28**, 494 (1957).

WENZL, M.: Die Resthöhle nach Pneumonektomien wegen Bronchuscarcinom. Krebsarzt **7**, 324—328 (1952).

— Postoperative Lageänderung der Restlunge nach Lobektomie des Unterlappens. Chirurg **24**, 155 (1953).

— Postoperative Behandlung thorakaler und thoracoabdomineller Eingriffe. Wien. klin. Wschr. **1955**, 140.

—, u. E. STRAHBERGER: Form- und Lageveränderung intra- und extrathorakal gelegener Organe nach Pneumonektomie und deren klinische Bedeutung. Langenbecks Arch. klin. Chir. **278**, 248 (1954).

WERBER, M.: Die operative Behandlung der Empyemresthöhle und der Bronchialfistel. Thoraxchirurgie **2**, 182 (1954).

WESTERMARK, N.: Roentgen studies of the lung and heart. Minneapolis: The University of Minnesota Press 1948.

WEXELS, P.: Acta chir. scand. **113**, 194 (1957).

WILMS, M.: Lungenkollaps bei Phthise durch Resektion kleiner Rippenstücke. Dtsch. med. Wschr. **38**, 878 (1912).

WILSON, N. J., O. ARMADA, W. O'BRIEN, and W. V. VINDZBERG: Surgical treatment of pulmonary tuberculosis. Amer. J. Surg. **64**, 663 (1955).

WITTE, S.: Pulmonale Reaktionen nach Thorakoplastiken. Beitr. klin. Tuberk. **102**, 106 (1949).

WOLFART, W.: Die postoperative Nachblutung in die Pneumolysenhöhle, ihre Ursachen und ihre Prophylaxe unter besonderer Berücksichtigung lokaler und gerinnungsphysiologischer Gesichtspunkte. Beitr. klin. Tuberk. **107**, 443 (1952).

WURM, H.: Die pathologisch-anatomischen Grundlagen der Kollapsbehandlung der Lungentuberkulose und die pathologische Anatomie der Heilungsvorgänge bei der tuberkulösen Lungenkaverne. In: HEIN-KREMER-SCHMIDT, Kollapstherapie der Lungentuberkulose. Leipzig: Georg Thieme 1938.

— Tuberkulose und Atelektase. Ergebn. ges. Tuberk.-Forsch. **12**, 121 (1954).

YANG, ST., and W. M. LEES: Spread and exacerbation of pulmonary tuberculous lesions as a result of thoracoplasty. Amer. Rev. Tuberk. **61**, 648 (1950).

ZENKER, R., G. HEBERER u. H. H. LÖHR: Die Lungenresektionen. Berlin-Göttingen-Heidelberg: Springer 1954.

ZIMMER, K. D.: Thorako-oesophageale Fistel nach extrapleuraler Pneumolyse. Beitr. klin. Tuberk. **96**, 3 (1941).

ZITTEL, R. X.: Klinischer Beitrag zum Reflexgeschehen nach Pneumonektomien. Thoraxchirurgie **3**, 165—175 (1955/56).

— Die Rückwirkungen einer Lungenresektion auf die Leistungsfähigkeit des Organismus. Langenbecks Arch. klin. Chir. **295**, 725 (1960).

ZUKSCHWERDT, L.: Die Dekortikation in der Behandlung der Empyemresthöhle. Zbl. Chir. **74**, 969 (1949).

—, u. H. ZETTEL: Das Pleuraempyem und seine Folgezustände, mit besonderer Berücksichtigung der Dekortikation. Dtsch. med. Wschr. **1952**, 896.

VIII. Pneumothorax

Von

H. Blaha

Mit 57 Abbildungen

1. Spontanpneumothorax

a) Einleitung

Die Zartheit der Pleurablätter, die retraktile Kraft der Lungen und die relativ kurzen Wege zur Außenluft, durch die Brustwand oder durch den Bronchialbaum, bringen es mit sich, daß „der Pneumothorax" einen verhältnismäßig häufigen pathologischen Zustand darstellt, bedingt durch Trauma oder akzidentell, idiopathisch oder symptomatisch. Darüber hinaus wäre der artifizielle Pneumothorax zu diagnostischen und therapeutischen Zwecken zu nennen.

Auf die allgemeine Physiologie des Pneumothorax wird im Kapitel „Verletzungen des Brustkorbs und der Lungen" dieses Handbuches eingegangen. Die allgemeine Röntgensymptomatologie wird am Schluß des Kapitels „Pneumothorax" zusammenfassend besprochen. Die vorliegende Bearbeitung des Kapitels erfolgt in zwei Hauptteilen, und zwar wird zunächst der Spontanpneumothorax im weiteren Sinne behandelt, wobei der erste Hauptteil in die Besprechung des akzidentellen Pneumothorax und des Spontanpneumothorax im engeren Sinne gegliedert wird. Der zweite Hauptteil ist dem therapeutischen Pneumothorax gewidmet.

Es soll versucht werden, nicht nur rein formal den röntgenologischen Aspekten gerecht zu werden, sondern darüber hinaus Hinweise auf Ätiologie und Klinik zu geben, da der „Spontanpneumothorax" häufig nur ein Teilsymptom darstellt, dessen richtige Beurteilung an das Verständnis größerer Zusammenhänge gebunden ist. Das Kapitel „Artifizieller Pneumothorax" wird, seiner gegenwärtigen Bedeutung entsprechend, verhältnismäßig kurz behandelt, doch wird versucht, den Anschluß an frühere Erfahrungen zu wahren.

b) Akzidenteller Pneumothorax

α) Pneumothorax als operative und peroperative Komplikation

Wir hatten bereits im Kapitel „Posttherapeutische Veränderungen am Brustkorb und an den Lungen" darauf hingewiesen, daß ein Spontanpneumothorax nach Lungenoperationen, insbesondere nach Pneumonektomie keineswegs selten ist. Barthel berichtet über acht Fälle von intraoperativem Spontanpneumothorax: In vier Fällen handelte es sich um Intubationsnarkosen, in vier Fällen um Äther-Lachgas-Narkosen. Der unphysiologische Ventilationsmodus kann als Entstehungsursache angesehen werden; es ist jedoch keineswegs ausgeschlossen, daß auch irrtümliche Anwendung hohen Druckes, insbesondere bei maschineller Beatmung, als Ursache in Frage kommt, worüber Hay berichtet, der bei einem 13jährigen Mädchen ein ausgedehntes interstitielles Emphysem beider Lungen, sowie einen doppelseitigen Spontanpneumothorax nach Benützung eines Überdruckapparates fand. Über einen ähnlichen Fall berichten Heidrick, Adams und Livinstone.

Einen einschlägigen Fall haben wir unlängst gesehen: Bei der Patientin W., Gertrud, 68 Jahre, war eine Nephrektomie vorgenommen worden. Eine Verletzung des Zwerchfells fand nicht statt. Durch einen Narkosezufall bestand kurzdauernd ein erheblicher Überdruck bei geschlossenem System in Intratrachealnarkose.

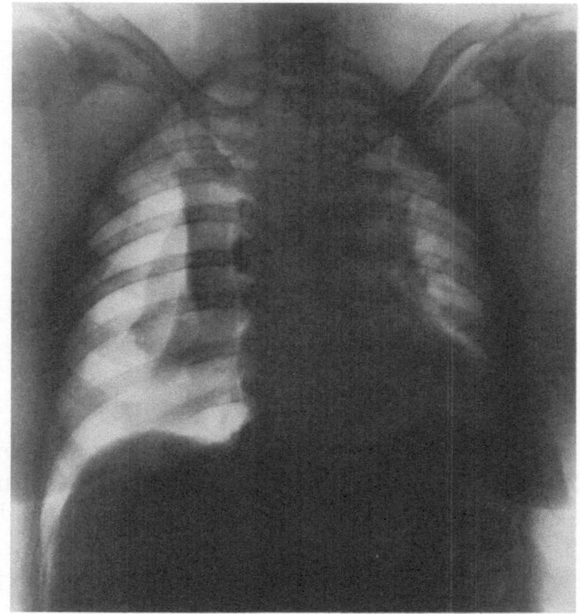

a

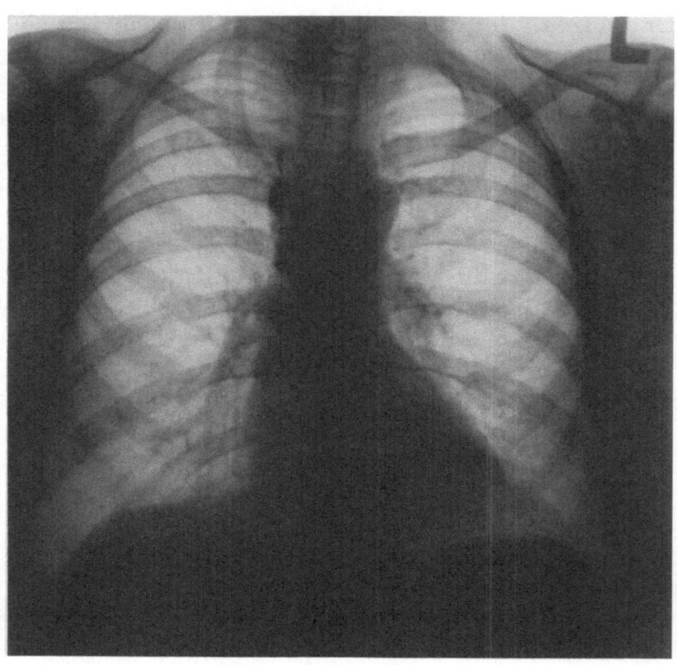

b

Abb. 1a—c. W. G., 68 Jahre. Akzidenteller Pneumothorax als Narkosezwischenfall: zeitweiliger Überdruck im geschlossenen System. a Aufnahme unmittelbar nach Operationsende. Überdruckpneumothorax, tiefstehendes Zwerchfell, atelektatische Lunge, im Spitzengebiet adhärent. Verschiebung des Mediastinums, durch Trachealtubus markiert. ,,Kongestion'' der gegenseitigen Lunge. Durch die linke Lunge geht der überwiegende Anteil des Kleinkreislaufvolumens. b Präoperative Aufnahme. Sichere Veränderungen sind präoperativ nicht erkennbar. Möglicherweise liegen Spitzenemphysemblasen vor (streifige Zeichnung im Spitzengebiet und hinter der 1. Rippe lateral). c Endzustand; nicht gelöste Teilatelektase im Mittel/Unterfeld. Pleurale Residuen

Die postoperative Cyanose gab Anlaß zu einer Lungenröntgenaufnahme (Abb. 1a). Diese zeigte einen Kollaps der rechten Lunge mit milchglasartiger Trübung, sowie Adhäsionen in Höhe der zweiten vorderen Rippe. Das Mediastinum ist verdrängt. Die Abbildung (Abb. 1b) zeigt, daß präoperativ keine sicher faßbaren Veränderungen vorliegen. Auf der Abbildung (Abb. 1c), 6 Wochen nach der Operation, bestehen noch ein atelektatischer Lungenbezirk sowie eine Verschleierung der basalen rechten Lungenpartien.

Verständlicherweise sind peroperative Pneumothoraces nach Operationen im Bereich der Nieren, der Nebennieren, der Milz, insgesamt der zwerchfellnahen Oberbauchorgane nicht selten; zweifelsohne verlaufen sie gelegentlich unbemerkt. Auf die zwingende Notwendigkeit, einen Spannungspneumothorax festzustellen, sei hingewiesen; er ist an „Traumen“ gebunden, die eine gleichzeitige Verletzung der Pleura visceralis mit sich bringen.

Daß besondere Gefahr besteht, die Pleura parietalis zu verletzen, wenn Operationen am Halse vorgenommen werden, ist bei den nahen Beziehungen der Pleurakuppel zu Gebilden am Halsbereich verständlich. So berichten ROLLINS und POER sowie SCHWEIZER und HOWLAND über entsprechende Fälle bei Entfernung eines Speiseröhrendivertikels oder bei Lymphknotenausräumung am Hals. Besonders dringliche Zustände können dabei

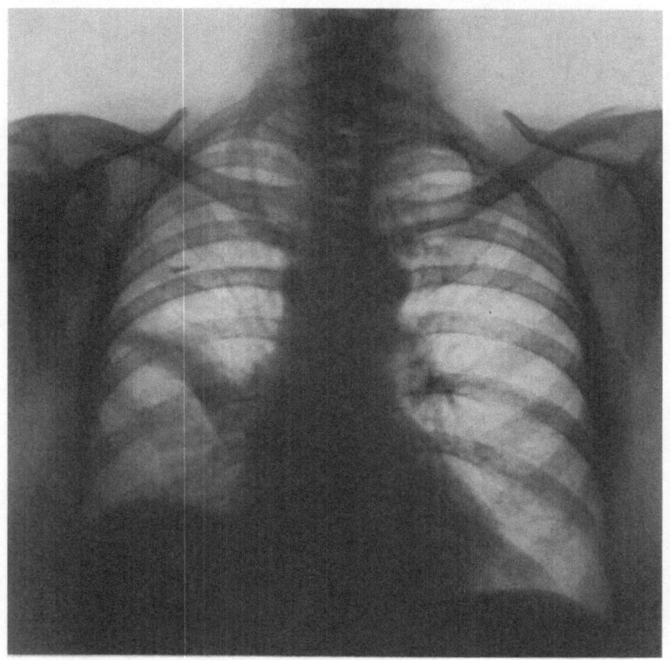

Abb. 1c

durch ein gleichzeitig auftretendes Mediastinalemphysem hervorgerufen werden. Auch bei der Operation nach DANIELS ist eine Verletzung der Pleura möglich; McMATH; WIETHE berichten über subcutanes und Mediastinalemphysem nach Tracheotomie. Für das nicht seltene Auftreten eines Pneumothorax im Zuge einer Mediastinoskopie sei auf den entsprechenden Beitrag des Verfassers im Abschnitt „Mediastinum“ verwiesen.

β) Pneumothorax bei kleineren diagnostischen und therapeutischen Eingriffen

Auch bei der Stellatumblockade stellt ein akzidenteller Pneumothorax keine ganz seltene Komplikation dar. Im vorliegenden Falle, bei dem Patienten M., Nikolaus, 65 Jahre, wurde wegen einer linksseitigen Handverletzung mit gestörter Trophik eine linksseitige Stellatumblockade vorgenommen. Als Ursache eines einige Zeit danach auftretenden „Asthmaanfalls“ erwies sich bei der Röntgenuntersuchung ein ziemlich ausgedehnter Pneumothorax (Abb. 2a). Besondere Aufmerksamkeit verdient dabei die am Unterrand des vorderen Anteiles der zweiten Rippe sichtbare Ringbildung, vermutlich einer älteren Emphysemblase entsprechend. Nach Absaugen mit dem Pneumothoraxapparat verbleibt $2^1/_2$ Std später nur noch ein minimaler Pneumothorax im linken Rippen/Zwerchfellwinkel (Abb. 2b). Es hat den Anschein, daß die Disposition auch zum „akzidentellen Pneumothorax“ vom Zustand des Lungengewebes abhängt.

In gleicher Weise ist der Mechanismus verständlich, durch den es bei intercostaler Nervenblockade zum Auftreten eines Pneumothorax kommt (MOORE und BRIDENBAUGH).

Eine weitere Gelegenheit, bei der es zum Auftreten eines „akzidentellen Pneumothorax“ kommt, stellt sowohl die Anlage eines Pneumoperitoneums als auch eines arti-

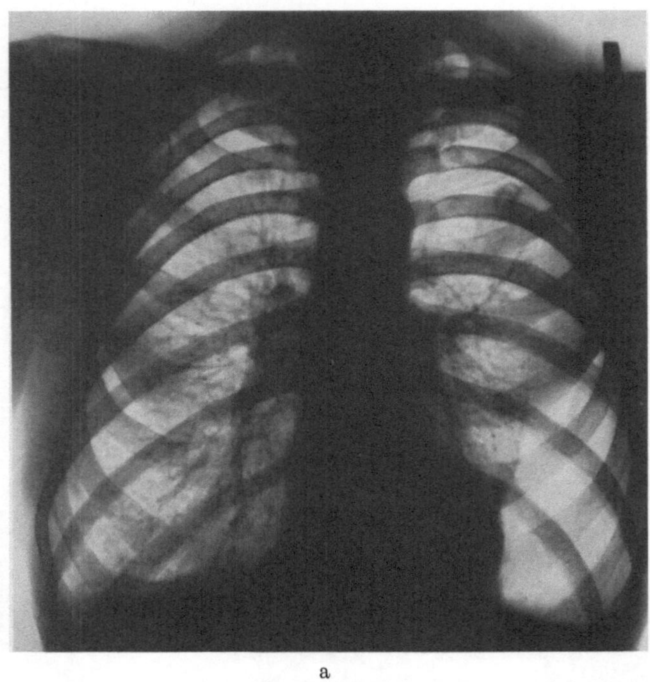

a

b

Abb. 2a u. b. M. N., 65 Jahre. Akzidenteller Pneumothorax nach Stellatumblockade. a Doppelkonturen und Areale spärlicher Lungenzeichnung im Randbereich. Wahrscheinlich Emphysem. Verdichtungsherd nahe dem Unterrand der 2. Rippe. (Eine vorgeschädigte Lunge spielt wahrscheinlich bei vielen Fällen von „akzidentellem Pneumothorax" eine Rolle.) b Aufnahme $2^1/_2$ Std später nach Absaugen mit dem Pneumothoraxapparat: Minimaler Restpneumothorax sichtbar im costo-phrenischen Winkel, keine sicheren Lungenveränderungen erkennbar

fiziellen Pneumothorax dar. Bei der Anlage des Pneumoperitoneum ist die Pneumothoraxentstehung keineswegs selten. Nach LINN, WALSH und SAGE sind in der Literatur 25 Fälle beschrieben. Respiratorische Schwierigkeiten nach Laparoskopie verlangen unverzüglich eine Röntgenuntersuchung des Thorax in Seitenlage oder im Stehen; eine Hiatushernie ist vorher auszuschließen. NERAD und SKAUNIC berichten über gleichzeitig auftretendes Mediastinalemphysem. Bei Veränderungen im Bereich des Zwerchfells rechts brauchen röntgenologische Zeichen nicht zu bestehen, da der Defekt vor der Lufteinblasung durch die Leberkuppel gedeckt ist. — Die Tatsache „spontaner Nachfüllungen“ beim artifiziellen Pneumothorax ist bekannt, insbesondere ist bei Nachfüllungen die Möglichkeit von Strangrupturen und die Möglichkeit des Anstechens subpleuraler Blasen im Auge zu behalten (R. MAYER). Auch das Auftreten eines Pneumothorax nach Bronchoskopie sei erwähnt (FRIEDMAN). Nach Verletzungen der Speiseröhre ist zu fahnden. Bei Kindern ist an die Möglichkeit aspirierter Fremdkörper mit nachfolgendem Obstruktionsemphysem zu denken (PUPPO CURIEL und FARIAS LORENZO).

Für die Entstehung eines Pneumothorax prädisponieren Methoden, die dazu dienen, Material aus der Lunge durch eine sog. Nadelbiopsie zu gewinnen.

Die Entstehung eines Pneumothorax nach Thorakotomie, bei der sog. „offenen Lungenbiopsie“ ist selbstverständlich. Es gelten hierfür die Bedingungen der Thorakotomie. Das Spätauftreten eines Spannungspneumothorax ist dabei zu beachten. Mitteilungen über die offene Lungenbiopsie liegen unter anderen Autoren von ANDREWS und KLASSEN, EFFLER, VAN ORDSTRAND, MCCORMACK und GANCEDO, GRANT und TRIVEDI, KLASSEN, ANLYAN und CURTIS, WATSON, LEPLEY und WEISEL, WHOLEY, GOOD und MCDONALD vor.

Hier, wie auch bei der diagnostischen Anlage eines Pneumothorax mit nachfolgender Probeexcision, wobei die Arbeiten von BRANDT, BRANDT und KUND, MATZEL und von SATTLER heranzuziehen wären, dient die Röntgenuntersuchung präoperativ der Feststellung eines ausreichend großen Pneumothorax. Postoperativ ist die Wiederausdehnung der Lunge zu verfolgen. Dabei wird die Luft großenteils bei Operationsende zum Entweichen gebracht, der Rest mit dem Pneumothoraxapparat abgesaugt oder durch einen Katheter abgeleitet. Es ist zu berücksichtigen, daß bei thorakoskopisch vorgenommenen Probeentnahmen aus dem Lungengewebe ein erhebliches Nachströmen von Luft in den ersten postoperativen Tagen möglich sein kann.

Auch bei der sog. Lungenpunktion (Needle biopsy, biopsie pulmonaire) stellt der dem Eingriff nachfolgende Pneumothorax, der den Berichten nach verhältnismäßig selten sein soll, eine der häufigeren Komplikationen dar. Bei der postoperativen Überwachung ist dabei gleichzeitig auf intrapulmonale Hämatome, Pneumatocelen und einen Pneumohämatothorax zu achten.

Vor einer Lungenpunktion, eventuell auch während des Eingriffes, ist eine genaue röntgenologische Analyse unerläßlich. Die Aufgaben bestehen einmal in der Lokalisation des krankhaften Prozesses, zum anderen in der Aufdeckung von Kontraindikationen, insbesondere wäre auf Zeichen einer pulmonalen Hypertension zu achten, welche die Blutungsgefahr naturgemäß erhöht. Am empfehlenswertesten erscheint nach dem Vorgehen von HAUSSER die Lungenpunktion unter Benützung des Bildverstärkers mit Fernsehübertragung.

Bezüglich technischer Einzelheiten und möglicher Komplikationen, insbesondere Auftreten von Luftembolien sowie von Ergüssen und Empyemen sei auf die Mitteilungen von ARONOVITCH, CHARTIER, KAHANA, MEAKINS und GROSZMAN, CRAVER, CRAVER und BINKLEY, DUTRA und GERACI, FRÉOUR, LAUMONIER und BOZZI, GATTNER, HAUSSER, KARLISH, KOPP, MANFREDI, BUCKLEY, PATRICK, BARRY und SIEKER, MORRISON und DELEY, SAPPINGTON und FAVORITE, SABOUR, OSMAN, GOLVAN und ISHAK, SCHEURLEN, TRIPOLI und HOLLAND und auf VOUTILAINEN hingewiesen.

Das für die Lungenpunktion Gesagte gilt in ähnlicher Weise für die Gewebsentnahmen aus der Pleura, nur daß hier die Gefahr des Auftretens eines Pneumothorax geringer erscheint, da überwiegend Pleuraverdickungen, Ergüsse oder Schwarten bestehen. Die Ausführungen von ABRAMS, LEGGAT, NIDEN, BURROWS, KASIK und BARCLAY, REDDY und INDIRA, SCHULZ und von WELSH seien hier genannt; weiteres Schrifttum findet sich in den eben aufgeführten Arbeiten.

Zusammenfassende Darstellungen der Gewinnung histologischen Materials im Hals- und Brustbereich geben die Ausführungen von BRECKLER, HENSLER, HILL, HOFFMAN und HUKILL, MÜLLER und KIVILUOTO, SCHIESSLE und GERMESHAUSEN, sowie von STOREY und REYNOLDS.

c) Der Spontanpneumothorax im engeren Sinne

α) *Allgemeines und Häufigkeit*

Der Ausdruck *Spontanpneumothorax* stellt einen Sammelbegriff dar, der vom akzidentellen Pneumothorax, wie wir ihn im vorhergehenden Kapitel besprochen hatten, bis zum Pneumothorax bei Durchbruch einer tuberkulösen Kaverne reicht. Genauer definiert handelt es sich um den sog. benignen, idiopathischen, nichttuberkulösen, nichttraumatischen Pneumothorax. Allerdings sind die Übergänge zwischen Perforation aus distinkten Ursachen und dem sog. „idiopathischen Spontanpneumothorax" fließend, wie wir bei der Besprechung der Ätiologie dieses Leidens sehen werden. Häufig sind ja auch beim „idiopathischen Pneumothorax" bei genauerem Hinsehen doch pathologische Zustände im Bereich des Lungengewebes und der Pleura zu finden. Die Unterscheidung zwischen einem „*symptomatischen Pneumothorax*", einem Pneumothorax also, bei dem ein sicher bestimmbares Grundleiden vorliegt, und dem „*idiopathischen Pneumothorax*" ist sicherlich streckenweise künstlich. Der Ausdruck „Spontanpneumothorax" stellt also einen Oberbegriff dar. Es erscheint zweckmäßig, den Begriff „Spontanpneumothorax" durch das erkannte oder vermutete Grundleiden zu ergänzen, beispielsweise Spontanpneumothorax bei Lungenfibrose. Sicher wird es Fälle geben, bei denen man sich mit der Bezeichnung idiopathischer Spontanpneumothorax begnügen muß. Wie oft man diesen Ausdruck gebraucht, hängt auch vom Ausmaß und von der Qualität der Röntgendiagnostik ab.

Die *Häufigkeit* eines Spontanpneumothorax ist schwer zu schätzen, die Angaben variieren erheblich. Immerhin kann man mit einer gewissen Wahrscheinlichkeit annehmen, daß der Spontanpneumothorax in den letzten Jahren häufiger geworden ist, wenn auch die Verbesserung der Röntgendiagnostik und die Durchführung von Röntgenreihenuntersuchungen zu Buche schlägt (BURGMANN und PATTAY; ECKEL; WITT). WYNN-WILLIAMS fand von 1947—1956 in einer Gemeinde bei 150000 Untersuchten in 70 Fällen einen Pneumothorax, darunter spontane Nachfüllungen eines schon bestehenden Pneumothorax bei zehn Patienten; Nachfüllungen eines Pneumoperitoneums waren zweimal als Ursache angegeben. QUILICI, PRUDENTE JUNQUEIRA REIS, DA COSTA LIMA und CONDE geben an, daß bei 439234 Röntgenaufnahmen eine Häufigkeit von 0,0006% festzustellen war; dabei lag das Altersmaximum zwischen 20 und 39 Jahren. FRONTCZAK und MULTANSKI fanden in 0,17% aller Aufnahmen einen Spontanpneumothorax zwischen 1948 und 1957. Bei einer Bevölkerung von 400000 Einwohnern fanden MCCARTHY und MISRA 28 Fälle von Spontanpneumothorax, dabei waren drei dieser Patienten völlig beschwerdefrei. BOSE, PRICE und GUILFOIL geben eine Häufigkeit von 0,02% an. Hier lag das Altersmaximum in der dritten Dekade; bei NEUNER waren 50% über 50 Jahre. Die größte prozentuale Häufigkeit ist wohl von BLACKFORD genannt, der im Laufe von 5 Jahren bei 12500 Untersuchungen von Studenten elf „klinisch stumme" Pneumothoraces fand. Andererseits gibt DEUCHER an, daß bei der Schweizer Armee 1943 auf 1944 bei 516879 Durchleuchtungen elf Pneumothoraces, davon vier „idiopathische Luftergüsse" gefunden wurden. ZUTZ nimmt aufgrund des Untersuchungsgutes der Röntgenschirmbildstelle Hessen bei vorsichtiger Schätzung eine Häufigkeit von 1 auf 100000 an. Er gibt, wie alle erfahrenen Untersucher, zu bedenken, daß ein Pneumothorax bei der Schirmbilduntersuchung gelegentlich übersehen werden könnte, und daß vor allem die Differentialdiagnose gegenüber Cysten, einseitig helle Lungen und partiellem Emphysem aufgrund eines einmaligen p.a.-Bildes recht problematisch sein kann[1].

[1] Herrn Dr. ZUTZ, Leiter der Röntgenschirmbildstelle Hessen, bin ich für die großzügige Mitteilung seiner Erfahrungen und für die Überlassung eines reichen Demonstrationsmaterials zu ganz besonderem Dank verbunden.

β) Zur Ätiologie des Spontanpneumothorax

1. *Überwiegend mechanische Ursachen.* Das Auftreten eines Pneumothorax aus rein mechanischen Ursachen haben wir im Kapitel „Verletzungen des Brustkorbs" und im vorausgehenden Kapitel „akzidenteller Pneumothorax" behandelt. Daß wir hier dieses Thema noch einmal aufgreifen, soll unterstreichen, daß Grenzfälle zwischen rein mechanischem und idiopathischem Pneumothorax häufig sind, daß neben der mechanischen Ursache eine krankhafte Anlage der Pleura oder der Lunge oder eine vorausgegangene oder bestehende Erkrankung einen mitwirkenden Teilfaktor darstellt.

Besonders deutlich wird das, wenn bei DEUCHER Bagatelltraumen wie Husten, Lachen, Blasen, Niesen, Pressen, Erbrechen, Lastenheben oder Stolpern genannt werden. ILIESCU, DROSU und CRISTEA nennen ebenfalls bei ihrer kasuistischen Mitteilung bei sieben Fällen wiederholte physische Anstrengungen als Ursache des Spontanpneumothorax; über einen Spontanpneumothorax bei sportlicher Betätigung berichten GÖTZE, KNOLL und GÖTZE, sowie KULLMANN.

Andererseits ist die Mitteilung von AGNEW von Bedeutung, wonach in 77% der dort mitgeteilten 57 Fälle der Spontanpneumothorax in völliger Ruhe oder nur bei geringer Anstrengung auftrat und nur bei 23% nach schweren Anstrengungen. Auf die Schwierigkeiten, die sich dadurch für die Unfallbegutachtung ergeben, weist BANGE hin.

Bei den physikalischen Ursachen eines Spontanpneumothorax wären auch Druckunterschiede zu nennen, wie sie beispielsweise beim fliegenden Personal auftreten. Eingehende Zusammenstellungen finden sich bei AMDUR, DERMKSIAN und LAMB, BURGESS und NELSON, sowie bei SANDERUD. Es ist hier auf die Röntgenbefunde hinzuweisen, die zeigen, daß sich Emphysemblasen und Cysten in Unterdruckkammern deutlich vergrößern. Insgesamt scheint dieses Ereignis selten zu sein; HEATH berichtet über einen Fall von Spontanpneumothorax bei 86000 Unterdruckkammer-„Flügen", DERMKSIAN u. LAMB über drei Fälle während des Fluges in großen Höhen; SANDERUD berichtet über einen Fall. Die Gefährdung fliegenden Personals durch Emphysemblasen und Cysten scheint nicht ganz gering. Ähnliche Probleme ergeben sich beim Tauchen (W. T. BURNS). Die Entstehung eines Spontanpneumothorax bei Caissonarbeitern ist bei PULVER sehr eingehend abgehandelt. Dort findet sich auch eine sehr eingehende Literaturzusammenstellung, auf die verwiesen wird.

Von den physikalisch-mechanischen Ursachen war die spontane Nachfüllung des Pneumothorax bereits erwähnt worden. Die Ausführungen von GUILLERMAND und von BALCÁZAR-RUBIO wären nachzutragen; bei Entstehung eines Pneumothorax auf der Gegenseite wären sowohl unphysiologische Druckschwankungen wie auch anomale oder pathologische Verbindungen zwischen den beiden Pleurahöhlen als Ursache zu überlegen. Weiterhin sind Fälle von Pneumothorax bei Fremdkörpern im Bereich des Tracheobronchialbaums zu erwähnen (DEDERER und KUZNECOV; VON PORAT), sowie bei Speiseröhrenfremdkörpern (JUNG; STUPKA).

An die veränderten Druckverhältnisse ist auch dann zu denken, wenn es nach thorakalen Operationen auf der Gegenseite zu einem Pneumothorax kommt (ILLING; SORKINE; STEPHENS). In der letztgenannten Arbeit wird, wie auch früher erwähnt, darauf aufmerksam gemacht, daß Pneumothorax nach lumbaler Sympathektomie und bei Nephrektomie nicht selten sei. — Die veränderten Druckverhältnisse, das Auftreten von Atelektasen, sowie möglicherweise direkte operative Schädigungen sind beim postoperativen Pneumothorax in Erwägung zu ziehen (GOLDEN; KARÁDY, SZÉCSÉNY und DÁNIEL; KNOEPP).

Den Spontanpneumothorax sub partu beschreiben DUHOT, SZENES und ZIPPEL; Rezidive eines Spontanpneumothorax während der Menstruation fand MAYO.

2. *Der symptomatische, in Zusammenhang mit Erkrankungen der Pleura und der Lungen stehende, „Spontanpneumothorax".* Daß die Aufmerksamkeit des Röntgenologen sich mit der Tatsache der Feststellung des Pneumothorax nicht begnügen sollte, wird aus diesem Kapitel besonders deutlich. Der Spontanpneumothorax ist, wie eingangs erwähnt, häufig

ein Symptom, das ätiologischer Klärung bedarf. Es muß auch hier noch einmal hervorgehoben werden, daß die Abgrenzung zwischen „symptomatischem" und „idiopathischem" Pneumothorax willkürlich ist, da ja auch beim idiopathischen Pneumothorax kongenitale oder degenerative Lungenveränderungen eine wesentlich mitwirkende Teilursache darstellen.

Daß die *Lungentuberkulose* (Abb. 3) bis noch vor wenigen Jahrzehnten das Hauptkontingent an Fällen von symptomatischem Pneumothorax gestellt hat, ist wahrscheinlich, wie auch aus den Ausführungen von FRIESDORF hervorgeht. Auch bei LAMBERT sind von 69 Fällen von Spontanpneumothorax nur zehn nicht tuberkulös; dabei erstreckt sich der Berichtszeitraum auf die Jahre zwischen 1945—1954. Es handelte sich

Lungentuberkulose	715mal	(77%)
Lungenbrand	65mal	(7%)
Pleuraempyem	45mal	(5%)
Verletzungen	32mal	(3%)
Bronchiektasen	10mal	(1%)
Lungenabsceß	10mal	(1%)
Lungenemphysem	7mal	
Verjauchter hämorrhagischer Lungeninfarkt	4mal	
Thorakocenthese	3mal	
Perforation der Speiseröhre	2mal	
Perforation des Magens	2mal	
Spulwürmer in der Brustfellhöhle	2mal	
Lungenechinococcus	1mal	
Durchbruch eines abgesackten Peritonealexsudates	1mal	
Durchbruch von Bronchialdrüsen	1mal	
Karies der Rippen	1mal	
Karies des Brustbeines	1mal	
Absceß der Brustdrüse	1mal	
Fistel zwischen Pleura und Colon infolge von Hydatiden	1mal	
Unbestimmte Ursachen	14mal	(2%)
Summa	918	Beobachtungen

Abb. 3. Ursachen des Spontanpneumothorax nach BIACH; Sammelstatistik aus Wiener Kliniken aus dem Jahre 1880

z.T. um Fälle mit ausgedehnter Tuberkulose, zum anderen jedoch auch um Residualzustände. Zu demselben Problem nehmen auch REEMTSAMA, CLAUSS und WYLIE Stellung, die über 20 Fälle berichten. Daß es sich dabei häufig um weit fortgeschrittene spezifische Prozesse handelt, bei denen ein Kavernendurchbruch in die Pleura erfolgt, geht aus den Ausführungen von WILDER, BEACHAM und RAVITCH hervor. Eine entsprechende Mitteilung findet sich auch bei BALOGH. Die Berichte sind allerdings widersprüchlich; so fanden JARNIOU, MOREAU, BOURDET und LORRIOT bei 20 beobachteten Fällen, daß alle jugendlichen Patienten tuberkulin-positiv waren; ALMANDÓS VELIS fand dagegen 50% tuberkulin-negativ. BROCARD nimmt an, daß die Tuberkulose häufig die Ursache eines Spontanpneumothorax sei; nach RAPPORT, THURLOW und KLASSEN jedoch nur selten. MEYER fand von 1949—1954 53 Fälle von nichttuberkulösem Spontanpneumothorax gegenüber vier Fällen bei Tuberkulose. Es ist hierbei (nach MEYER) zu unterscheiden zwischen dem echten tuberkulösen Pneumothorax mit Ausbreitung der tuberkulösen Infektion auf die Pleura und dem Spontanpneumothorax, der sich auf dem Boden von Residualveränderungen ausbildet. Daß die gleichzeitige Corticosteroidtherapie bei der Perforation eine mitwirkende Teilursache darstellen kann, ist verständlich (ARMSTRONG und MITCHELL). Auch die Möglichkeit, daß bei kindlichen tuberkulösen Adenopathien im Rahmen der Primärinfektion ein bronchusstenosierender Ventilmechanismus zum Spontanpneumothorax führen kann, sei erwähnt. Insgesamt ist die Tuberkulose wohl unter unseren Bedingungen selten die direkte Ursache des Spontanpneumothorax; sie ist jedoch durch eingehende Röntgenuntersuchung auch der Gegenseite und durch

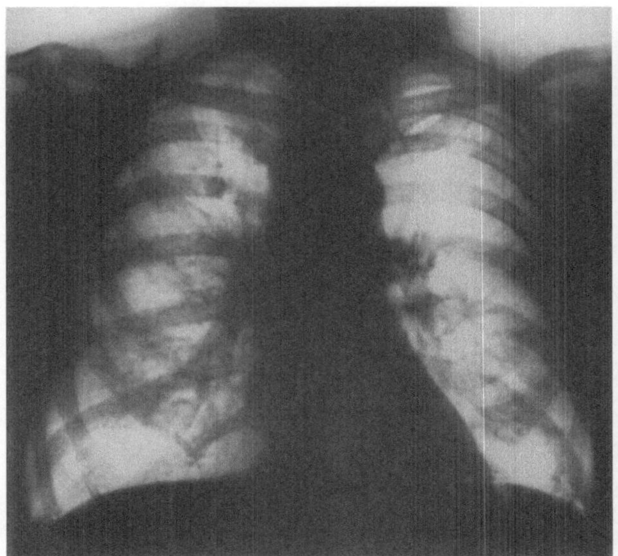

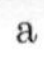

a

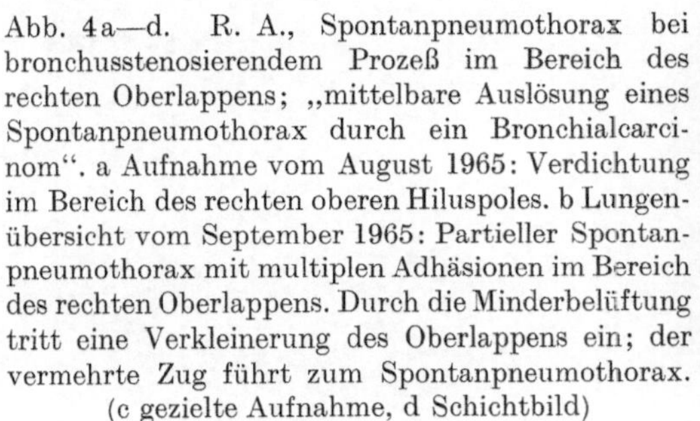

Abb. 4a—d. R. A., Spontanpneumothorax bei bronchusstenosierendem Prozeß im Bereich des rechten Oberlappens; „mittelbare Auslösung eines Spontanpneumothorax durch ein Bronchialcarcinom“. a Aufnahme vom August 1965: Verdichtung im Bereich des rechten oberen Hiluspoles. b Lungenübersicht vom September 1965: Partieller Spontanpneumothorax mit multiplen Adhäsionen im Bereich des rechten Oberlappens. Durch die Minderbelüftung tritt eine Verkleinerung des Oberlappens ein; der vermehrte Zug führt zum Spontanpneumothorax. (c gezielte Aufnahme, d Schichtbild)

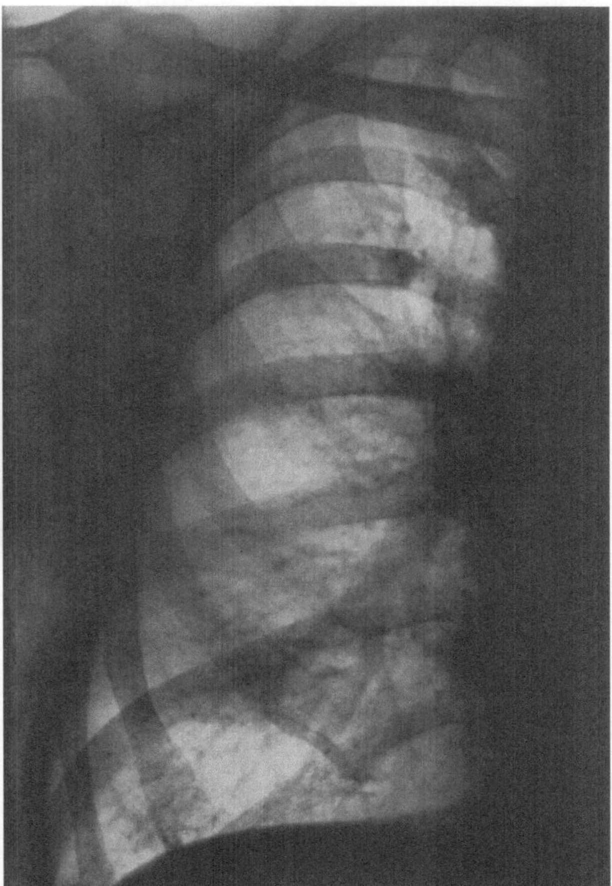

b

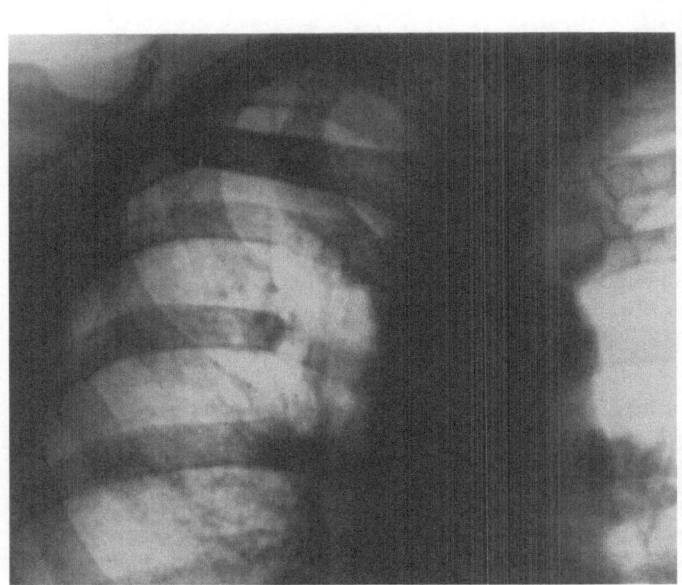

c

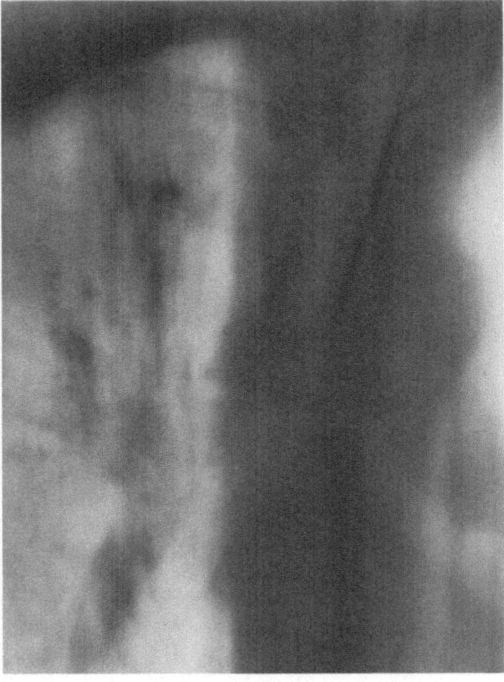

d

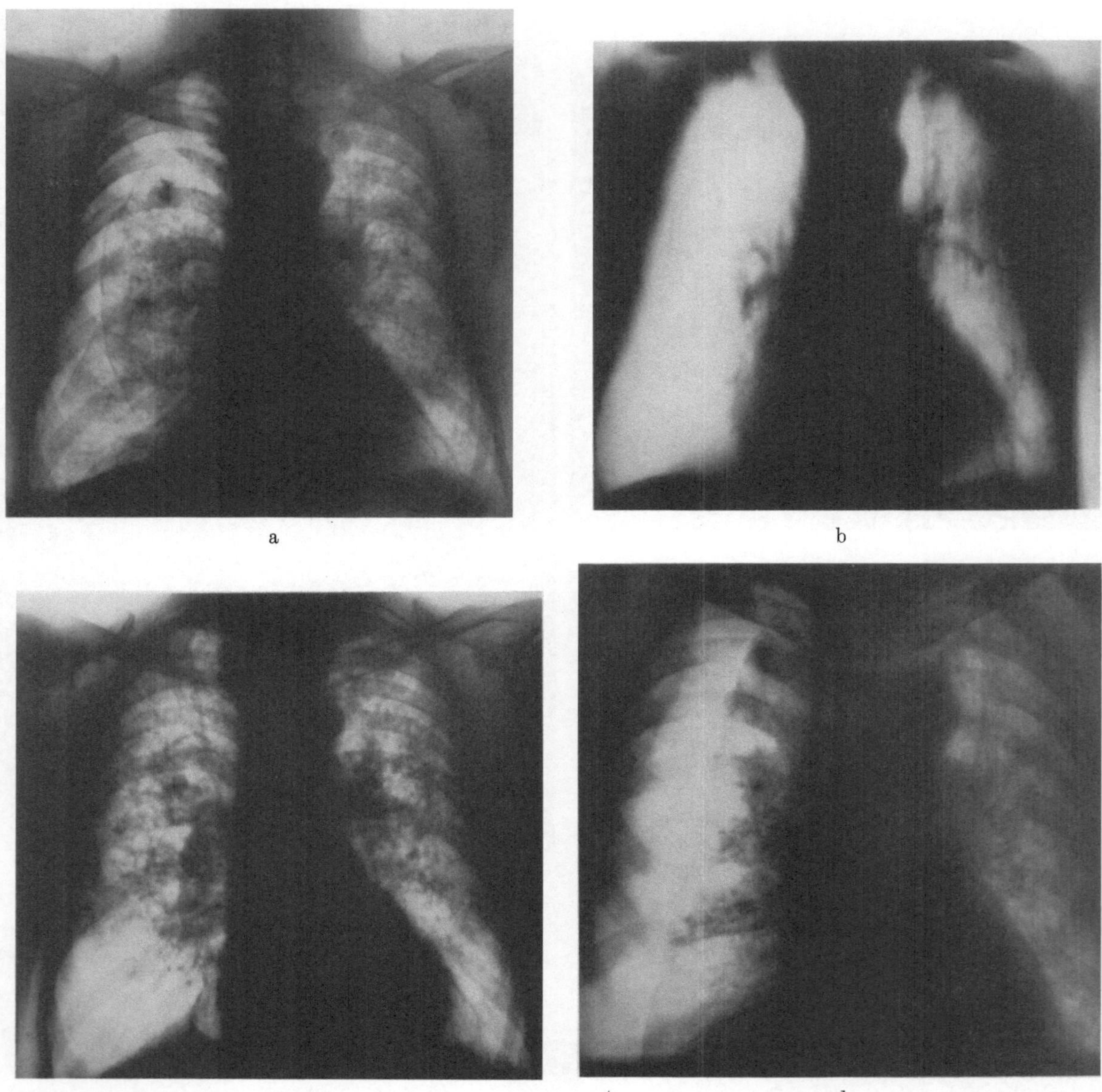

a b

c d

Abb. 5a—d. Rezidivierender Spontanpneumothorax bei Silikose (die Aufnahmen verdanken wir der Liebenswürdigkeit von Dr. med. E. Solte, Bremen). a Rechtsseitiger Spontanpneumothorax bei Silikose II/III. b Schichtbild (beide Aufnahmen vom 4. 1. 60). c Aufnahme vom 1. 12. 61: Wiederausdehnung der Lunge. d Aufnahme vom 9. 9. 63: Rezidiv; Spannungspneumothorax

Tuberkulinprüfung bei Jugendlichen auszuschließen. Im übrigen bleibt in zahlreichen Fällen von sog. „idiopatischem" Spontanpneumothorax offen, ob die Perforation nicht durch einen abgelaufenen spezifischen Prozeß bedingt ist.

Nicht minder bedeutungsvoll für die Ätiologie des symptomatischen Pneumothorax sind unspezifische entzündliche Veränderungen der Lunge und der Bronchien. Die Möglichkeit der Perforation von Lungenabscessen sei erwähnt. Sattler, Welsh und Wollenweber berichten über das Auftreten von Spontanpneumothoraces bei Bronchopneumonien nach Grippe, Ljalević, Danilović und Bozović bei Wanderpneumonien und Lungenabsceß. Diese Autoren wie auch Turiaf, Marland und Mathieu, Turiaf und Marland teilen mit, daß 75% aller Asthmatiker zu irgendeiner Zeit bei starkem Anfall ein mediastinales Emphysem oder einen Pneumothorax erleiden. Nach den genannten

Autoren sei die Häufigkeit des Auftretens eines Spontanpneumothorax bei Asthmatikern auf 1—8% zu schätzen; drei von 30 Spontanpneumothorax-Patienten bei LJALEVIĆ, DANILOVIĆ und BOZOVIĆ hatten ein schweres Bronchialasthma. SEHM beschreibt einen einschlägigen Fall; HESSLER weist darauf hin, daß bei 15 von 27 Fällen eine erhebliche Eosinophilie bestand, die einen Zusammenhang mit einer spastischen Bronchitis wahrscheinlich mache. Von den parasitären Erkrankungen spielen als Ursache für das Auftreten eines Spontanpneumothorax nicht nur die Echinokokkencysten eine Rolle (HOUEL und D'ESHOUGUES; VALDONI), auch bei der Durchwanderung des Leberegels könne es zu einer Perforation von wandständigen Alveolen kommen (TISSIER, TAUZIN, CHICOU und BAUDOUARD). Neoplastische Prozesse führen anscheinend verhältnismäßig selten zu Perforationen; KOLÁR und POTOCKY konnten sechs Fälle sammeln. Wir selbst verfügen

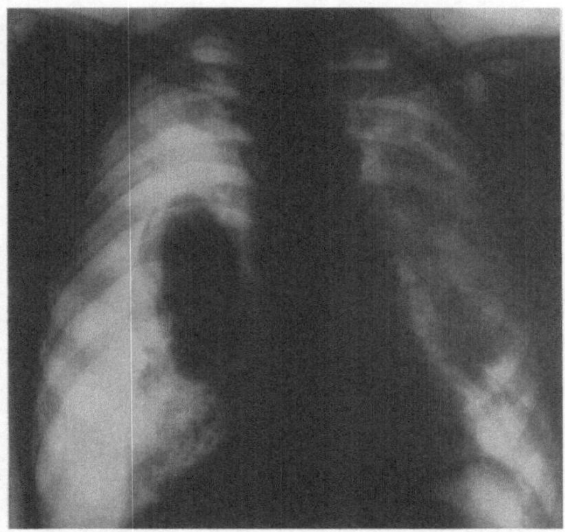

Abb. 6. F. A., Überdruckpneumothorax bei Silikose III. Atelektase im Oberlappenbereich bei schwieliger Silikose

über einen entsprechenden Fall (Abb. 4a—d). DIVOUX berichtet über einen Spontanpneumothorax durch Ulcusperforation. Im übrigen sei auf die zusammenfassenden Darstellungen von SATTLER und von DEUCHER verwiesen.

Der Pneumothorax bei granulierenden, fibrosierenden, sklerosierenden und späterhin zum Lungenemphysem führenden diffusen Lungenprozessen zeigt, wie schon bei den Restzuständen nach einer tuberkulösen Erkrankung der Lungen besprochen, wie schwierig die Trennung nach einzelnen ätiologischen Faktoren ist. Grundsätzlich läßt sich sagen, daß jede diffuse Lungenerkrankung, die mit einem Verlust der Elastizität der Lunge, mit der Ausbildung eines Emphysems und mit Bildung von Narben einhergeht, zu einem Spontanpneumothorax prädestinieren kann. Von besonderem Interesse ist dabei zunächst die Frage nach dem Vorliegen einer Silicoanthrakose, bzw. einer Pneumokoniose überhaupt. Ein anschauliches Beispiel eines rezidivierenden Spontanpneumothorax bei Silikose II/III zeigt die Abbildungsserie 5a—d. „Heilung", bzw. bisher Rezidivfreiheit wurde durch Thorakotomie und Abtragen einer großen Emphysemblase erreicht.

Auch die nächste Abbildung (Abb. 6) zeigt einen Spannungspneumothorax bei Silikose[1]. SOKOLOFF und FARRELL gehen näher auf das Problem Spontanpneumothorax und Anthrakosilikose ein. Sie fanden ohne begleitende Tuberkulose einen Spontanpneumothorax in 3,5% der Fälle, mit begleitender Tuberkulose in 4,5% der Fälle. Sie weisen zur Röntgeninterpretation auf die Besonderheit hin, daß es sich um verhältnismäßig rigide

[1] Die Abbildungen verdanke ich Herrn Dr. med. E. SOLTE; der Medizinischen Klinik des Krankenhauses Bergmannsheil bin ich für die Überlassung der Aufnahmen zu Dank verpflichtet.

Lungen handelt, die einen Teil ihrer Kollapsfähigkeit eingebüßt haben, außerdem bestünden häufig Adhäsionen. Die Verwechslung mit großen Emphysemblasen wird hier ebenso wie bei Kenéz und Vincze betont. Im übrigen sei auf die Veröffentlichungen von Bohlig und von Hofbauer verwiesen. Abraham beschreibt einen doppelseitigen Spontanpneumothorax bei Staublungenerkrankungen, wie ihn auch Glickmann, Grant und Schlomovitz mitteilen. K. H. Weber geht auf die versicherungsrechtlichen Fragen ein; in seinem Fall handelte es sich um ein Bagatelltrauma, das bei einer Silikose II mit einem spontanen Hämatothorax in Zusammenhang stand. Auf die Häufigkeit eines Spontanpneumothorax bei der Aluminiumlunge weist besonders Kahlau hin. Weitere Hinweise finden sich bei Bohlig.

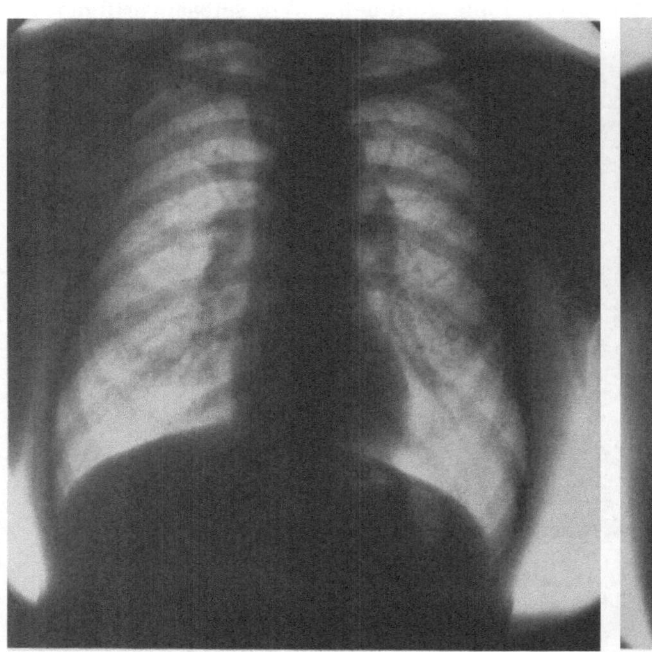

a

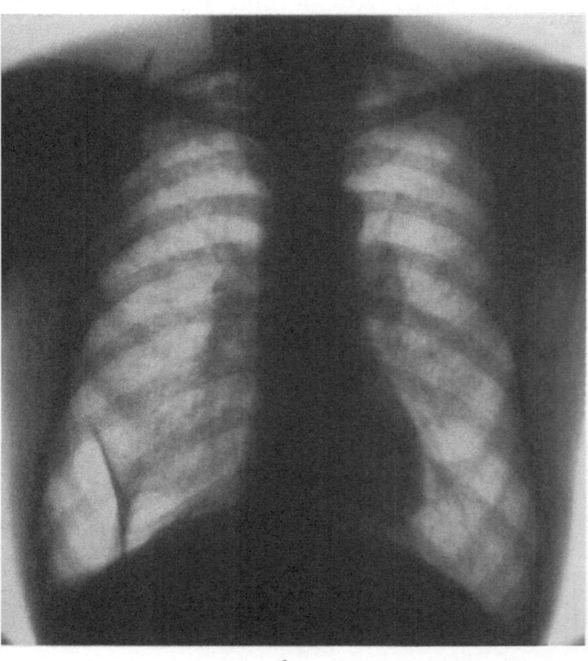

b

Abb. 7a u. b. L. H., 55 Jahre. Partieller Spontanpneumothorax bei „feinfleckiger Lungenverschattung". a Aufnahme vom 14. 12. 56: Ausgedehnte feinfleckige Verschattung beider Lungen. Nach der Berufsanamnese wäre an eine Silikose zu denken. b Aufnahme vom 5. 2. 57: Umschriebener Spontanpneumothorax mit Verdichtung der marginalen Partien im Bereich des rechten Unterfeldes. — (Als ätiologische Momente beim Spontanpneumothorax — symptomatischer Spontanpneumothorax — kommen praktisch alle granulierenden und fibrosierenden Lungenprozesse in Betracht; dabei ist die röntgenologische Beurteilung der Lunge häufig durch den Lungenkollaps erschwert)

Es ist verständlich, daß bei den fibrosierenden Reparationszuständen beim Morbus Besnier-Boeck-Schaumann ein Spontanpneumothorax nicht selten ist. Dressler berichtet über einen entsprechenden Fall.

Auch bei den uns freundlicherweise von Herrn Dr. Zutz, Landesschirmbildstelle Hessen, überlassenen Aufnahmen (Abb. 7a und b), L. H., ist an das Vorliegen eines M. Boeck zu denken.

Beyer, Richter und Eribo teilen zwei Fälle von Beobachtungen beim Hamman-Rich-Syndrom mit rezidivierendem Spontanpneumothorax mit; Bowen beschreibt einen Fall von pulmonaler Fibrose unbekannter Ätiologie mit doppelseitigem Spontanpneumothorax.

Besonderes Interesse verdienen die beim eosinophilen Granulom, bzw. bei der Schüller-Christianschen Erkrankung auftretenden Lungengranulome mit nachfolgendem Pneumothorax. Nicht selten sind sie mit einem Diabetes insipidus und ossären Herden vergesellschaftet. Auf den eingehenden Bericht von Lichtenstein mit der dort aufgeführten

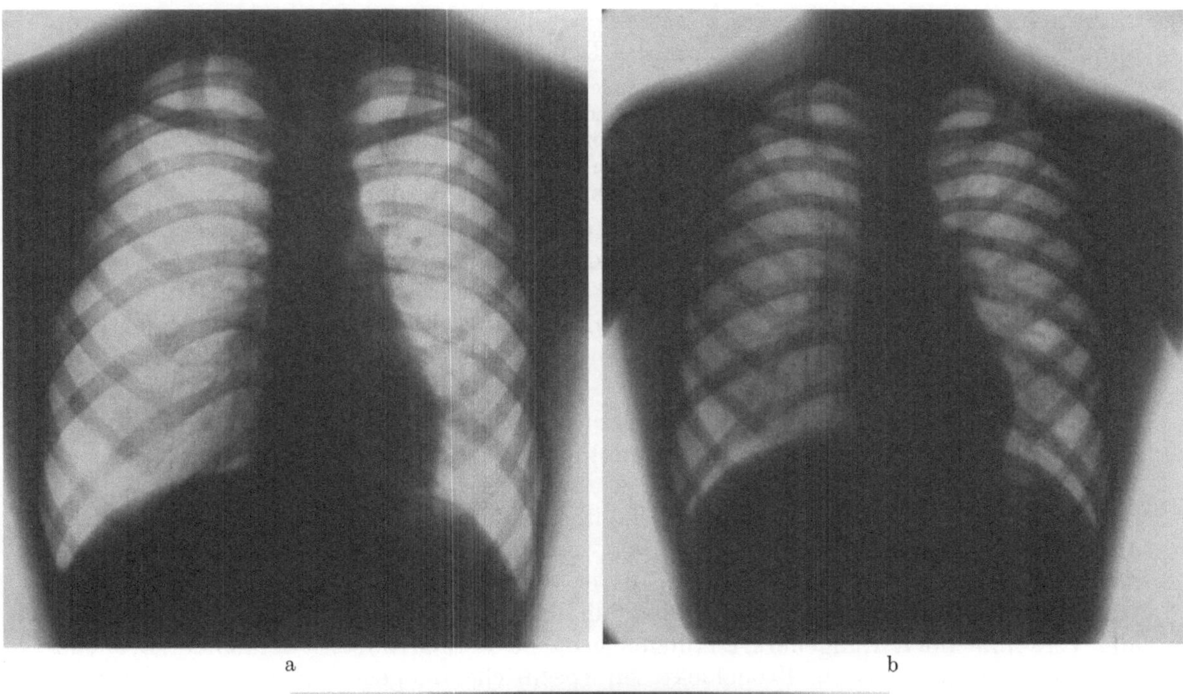

a b

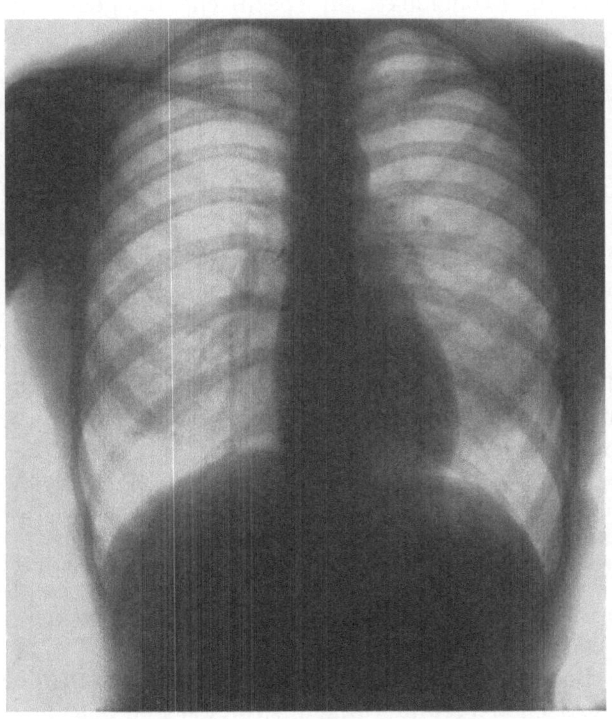

c

Abb. 8a—c. S. D., bei Erfassung 15jährig. Verdacht auf eosinophiles Granulom der Lunge bei Kombination von „wabig-feinfleckigen Veränderungen der Lunge mit Diabetes insipidus". a Aufnahme vom 16. 5. 56: Spontanpneumothorax rechts. Vermehrte streifig-netzige Zeichnung im Bereich beider Lungenfelder. b Nach Wiederausdehnung der Lunge, 3 Wochen später (Aufnahme vom 5. 6. 56), kommt die netzig-wabige Zeichnung deutlicher zur Darstellung. c Aufnahme vom 25. 11. 59: Zunahme des Emphysems, besonders rechts. Vermehrte Transparenz im Bereich des rechten Lungenunterfeldes. Seit 1959 bestanden nach vorliegenden Berichten wiederholt Spontanpneumothoraces rechts wie links. Die wabige Zeichnung soll zugenommen haben. Ein M. Boeck ist unwahrscheinlich, da Leberbiopsie, Scalenusbiopsie und thorakoskopische Lungenbiopsie keine typischen Granulome ergeben hatten. Wahrscheinlich „ausgebrannte" Residuen einer Hand-Schüller-Christianschen Erkrankung bzw. eines eosinophilen Granuloms (Schirmbilder). (*Anmerkung bei der Korrektur:* Der Fall ist inzwischen durch Knotenbiopsie als eosinophiles Granulom gesichert)

Literatur sei verwiesen. In dieser Übersicht sowohl wie bei Musshoff und Weinreich sind Fälle von eosinophilem Granulom der Lunge mit Spontanpneumothorax gezeigt.

Der Liebenswürdigkeit von Herrn Dr. Zutz, Landesschirmbildstelle Hessen, verdanke ich die Aufnahmen der Patientin S. D. (Abb. 8a, b und c). Die Lungenveränderungen wurden als mäßige Lungenfibrose wahrscheinlich bei Morbus Boeck mit gleichzeitigem Diabetes insipidus interpretiert. Wahrscheinlich handelt es sich beim Bestehen dieses Diabetes insipidus um cerebrale Manifestationen einer Histiocytose, bei den Lungenveränderungen um „ausgebrannte" Residuen derselben Krankheit.

Bezüglich der vielfältigen Manifestationsmöglichkeiten des Abt-Letterer-Siwe- bzw. Hand-Schüller-Christianschen Syndroms sowie des eosinophilen Granuloms sei noch einmal auf die Arbeit von Lichtenstein verwiesen. — Nickol berichtet über einen Fall, bei dem eine Lungenhämosiderose durch einen Spontanpneumothorax manifest wurde; Beiglböck und Kahle weisen auf den Zusammenhang zwischen eosinophilem Lungeninfiltrat und Spontanpneumothorax hin.

Diese summarische Aufzählung zeigt, welch schwierigen Aufgaben der Röntgenologe bei der Interpretation eines Spontanpneumothorax gegenübersteht. Die Erkennung eines Pneumothorax ist mitunter nicht leicht; wie schwierig die Auffindung des Grundleidens sein kann und welche vielfältigen Möglichkeiten in Bezug auf die Ätiologie bestehen, geht aus der aufgeführten Übersicht hervor. Der Ausdruck „symptomatischer Pneumothorax" hat auch insofern seine Berechtigung, als er eben darauf hinweist, daß der Spontanpneumothorax nur ein Teilsymptom darstellt und daß bei seiner Ätiologie an praktisch alle vorkommenden Lungenerkrankungen gedacht werden muß: Pneumonie, Bronchopneumonie, Lungenabsceß, Bronchiektasen, spezifische Lungenerkrankungen, allergische Manifestationen, Bronchitis und an das weite Feld der Lungenfibrosen und Granulomatosen.

3. *Der „idiopathische Spontanpneumothorax"*. Seit den Arbeiten von Fischer-Wasels von 1922 und 1927, von Schmincke (1928), Wiele (1928) und von Siems (1931) kann es als gesichert gelten, daß die überwiegenden Ursachen dieses Krankheitsbildes in blasigen Veränderungen der Lunge und der Pleura liegen, die von Fischer-Wasels als „Spitzennarbenblasen", allgemein wohl besser als „Narbenblasen" bezeichnet werden. Beruhten diese Befunde zunächst auf Obduktionsbeobachtungen, wie etwa von Hayashi, so kamen alsbald die endoskopischen und operativen Erfahrungen von Sattler, Brunner und Kipfer (zit. nach Deucher) hinzu. Auf die zusammenfassenden Darstellungen von Deucher und Kjaergaard sei dabei verwiesen; eine Übersicht zu den pathologisch-anatomischen Problemen ist bei Hartung zu finden. Wesentliche Erfahrungen zum pathologisch-anatomischen Bild dieser Erkrankung verdanken wir auch dem Studium der Resektionspräparate.

So sahen wir uns genötigt, bei dem Patienten St. W. wegen eines rezidivierenden Spontanpneumothorax eine Thorakotomie vorzunehmen (Abb. 9a). Kompletter, unter Spannung stehender Pneumothorax mit Luftleere der kollabierten Lunge links (Abb. 9b). Bronchogramm bei Spontanpneumothorax: Eingeengtes tonusloses Bronchialsystem bei vollständigem Lungenkollaps. Die histologische Untersuchung ergab folgenden Befund: Breite Fibrose der Pleura visceralis, im darunter liegenden Lungengewebe erkennt man die Veränderungen eines schiefrigen Indurationsherdes mit vereinzelten lymphocytären Infiltraten. Die Alveolarsepten sind durch zellarmes Bindegewebe stark verbreitert.

Die überragende Bedeutung einer „kongenitalen Lungenschwäche", eines „Lungenemphysems", von „cystischen Veränderungen", von „Narbenblasen" wird in den Arbeiten von Bach; Bernhard, Malcolm, Berry und Wylie, Bopp, Crausaz, Crowther, Deucher, Devilliers, Ferraris, Gough, Hall, Hartung, Husten, Hohenner, Jagdschian, Kulka, Lagèze, Lenk, Lorge, Mathey und Faure, Oeser, Sabety, Skwarska, Toguri und Ohira, Willcox und Foster-Carter betont. Weitere Mitteilungen zur pathologischen Anatomie über die bereits eingangs genannten Arbeiten hinaus finden sich bei Crenshaw, Derra und Reiter, sowie bei Müller.

Dabei wird die Frage ventiliert, ob das Auftreten eines Spontanpneumothorax an eine Perforation gebunden sei oder ob es so etwas wie eine „durchlässige Lunge" gebe (Cardozo; Depierre; Sattler; Suess).

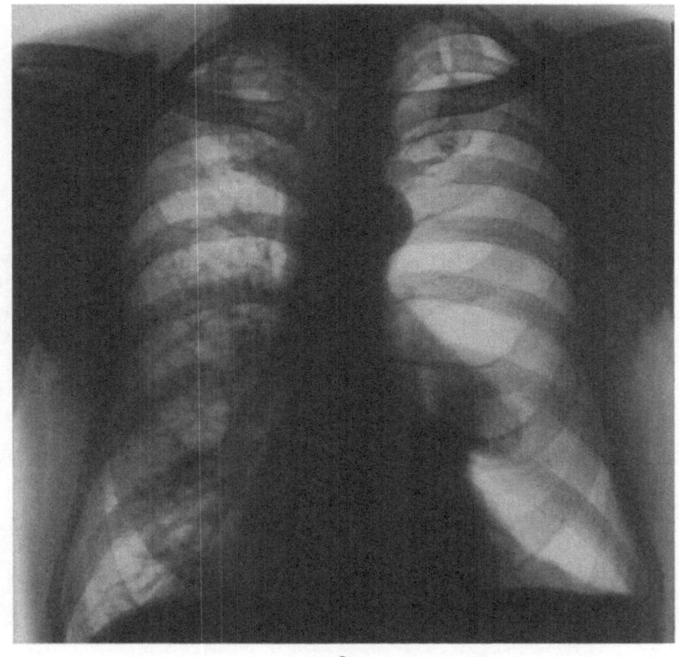

a

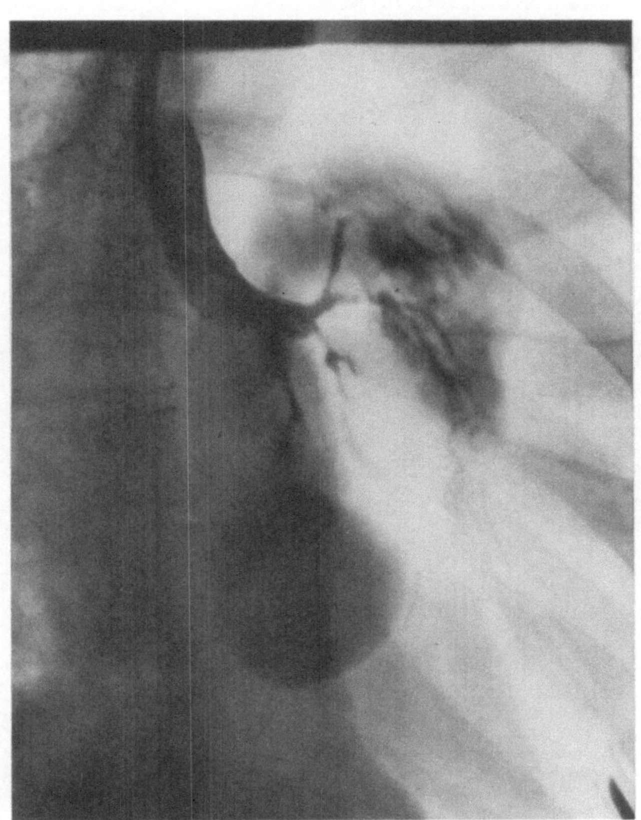

b

Abb. 9a u. b. St. W., 56 Jahre. Längere Zeit bestehender Spontanpneumothorax links mit Lungenatelektase. Ältere Veränderungen rechts, vor allem in der Spitze. Hier auch Verdacht auf größere Emphysemblasen. Resektion der Segmente 1 mit 3 links. a Linksseitiger Spontanpneumothorax, seit 3 Monaten bestehend. Atelektatische Lunge. Kleiner Erguß. Cystische Veränderungen der rechten Spitze. b Bronchogramm: Verlagerung und Verengerung, sowie ungenügende Füllung des Bronchialsystems der linken Lunge

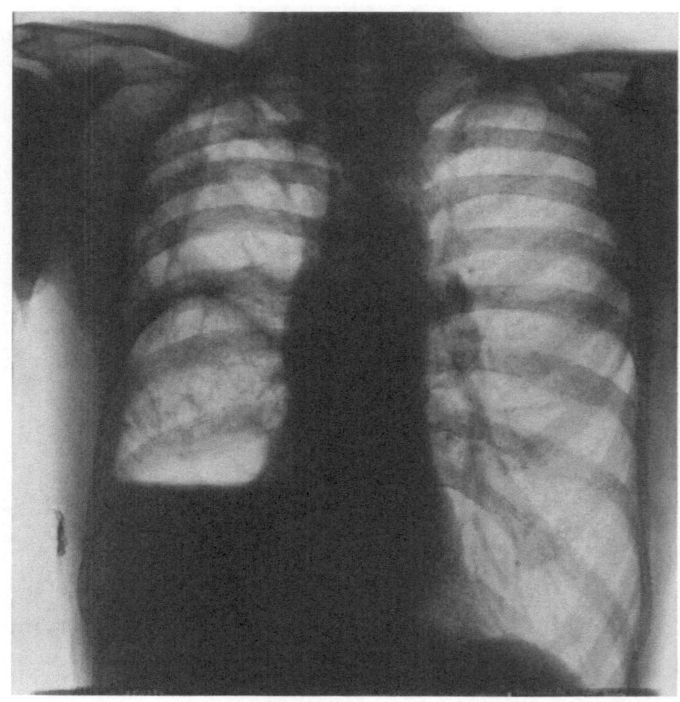

a

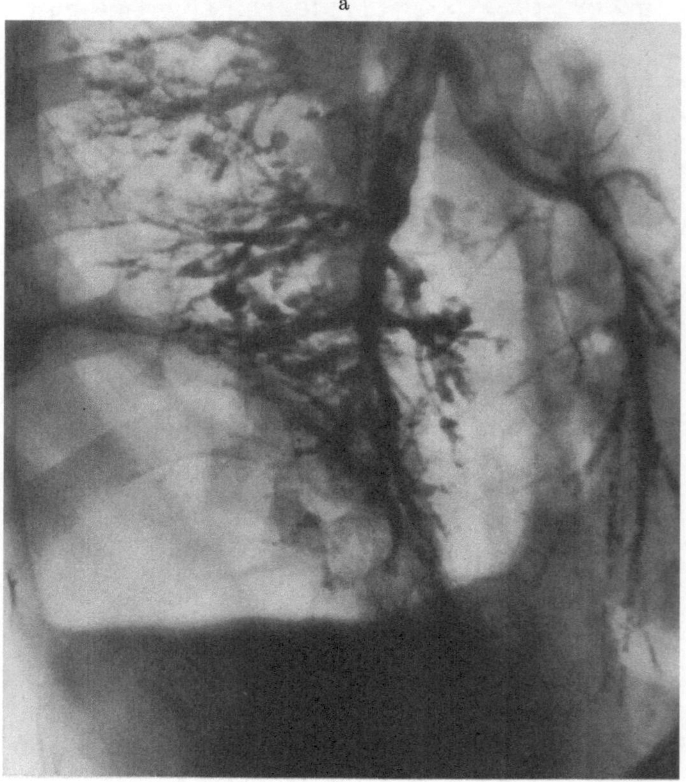

b

Abb. 10a u. b. 46jähriger Mann. Spontanpneumothorax bei Cystenlunge. Partieller Spontanpneumothorax über dem Unterfeld. Seropneumothorax. a Seropneumothorax über dem rechten Lungenunterfeld. Ausgedehnte Cystenbildungen im Bereich der rechten Lunge. Rarefizierung der „Lungenstrukturen" auch links. An die Differentialdiagnose gegenüber Relaxatio diaphragmatica, Absceß, sowie die oft nicht mögliche Entscheidung „partieller Pneumothorax": Lungencyste, sei erinnert. b Ausgedehnte cystische und bronchiektatische Veränderungen im Bereich der gesamten dargestellten rechten Lunge

Beim „idiopathischen Spontanpneumothorax" überschneiden sich erworbene und kongenitale, familiäre, Faktoren. Das nicht seltene Auftreten in der Jugend legt dies nahe. BROVELLI spricht von einer „Gewebsschwäche" und von „familiärer Häufung"; FABIAN und HOHNBERG nehmen eine „konstitutionelle Minderwertigkeit der Alveolarstruktur und der Pleura" an. Berichte über familiäres häufiges Auftreten eines Spontanpneumothorax finden sich bei BOYD, KARTAGENER, LEITES und TANNENBAUM, MORAWITZ, MÜLLER und WILSON. Über einen Fall von angeborenem Defekt der rechten Lunge, kompliziert durch rechtsseitigen Spontanpneumothorax, berichtet BÖNNIGER.

Im Krankengut der Chirurgischen Universitätsklinik Frankfurt a. M. überwiegen ebenfalls die Fälle von rupturierten Emphysemblasen, wie Tabelle 1 zeigt (nach UNGEHEUER und HARTL).

Tabelle 1

Ursachen des Spontanpneumothorax	Zahl der Fälle
Rupturierte Emphysemblase	19 = 42%
Tuberkulöse Erkrankung	7 = 16%
Tumor	1 = 2%
Bronchuspleuralfistel	2 = 4%
Nicht geklärte Ursachen	16 = 36%
Gesamtzahl	45

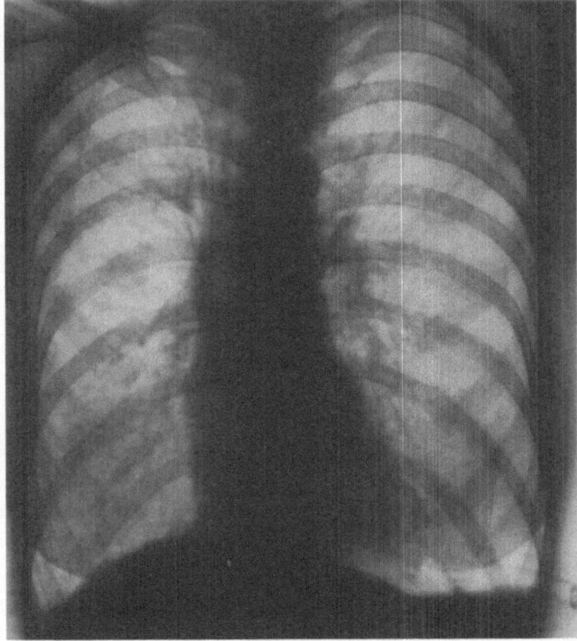

a

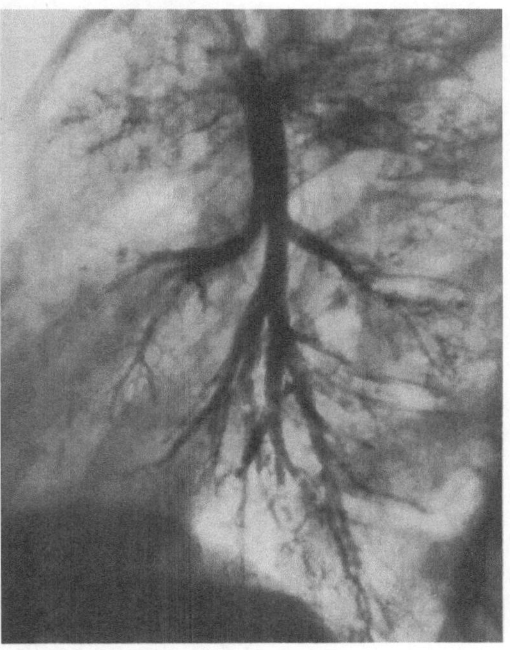

b

Abb. 11a u. b. 56jährige Frau. Spontanpneumothorax links bei ausgedehnter „cystischer Degeneration" beider Lungen. a Die schweren Lungenveränderungen lassen sich nicht nur auf der rechten Seite durch Betrachtung des Parenchyms ablesen; sie finden ihren Ausdruck auch im unterbrochenen Rand des linksseitigen Spontanpneumothorax mit vielfachen Doppelkonturen, wahrscheinlich vielfachen Blasen entsprechend. b Die „Alveolarfüllung" im anterioren Oberlappenbereich läßt besonders deutlich die Wirkung des Emphysems bzw. der „cystischen Degeneration" erkennen. Ein Vergleich mit der cystischen Degeneration der Niere drängt sich auf

Einige Beispiele mögen der Ergänzung der vorstehenden Ausführungen dienen: In den Abbildungen Abb. 10a und b besteht ein Seropneumothorax über dem linken Unterfeld; im Lungengewebe sind zahlreiche Cysten zu erkennen. Zur Zeit der vorliegenden Röntgenaufnahme bestand der Pneumothorax bereits 3 Monate.

Einen linksseitigen Spontanpneumothorax zeigt die Röntgenaufnahme der Patientin Q., Anna (Abb. 11a). Die cystenähnlichen Veränderungen sind im Nativbild bereits gut zu erkennen. Besondere Aufmerksamkeit verdient hier, wie bei allen Fällen von Spontanpneumothorax, der „Lungensaum". Im vorgelegten Falle erscheint er zerrissen, unterbrochen und mehrfach konturiert durch die subpleural liegenden Blasen. Das beigegebene Bronchogramm (Abb. 11b) läßt durch die im Oberlappen eingetretene „Alveolarfüllung" besonders deutlich das Ausmaß des Lungenemphysems durch Kompression der luftführenden Areale erkennen. Der Vergleich mit den Verhältnissen einer Cystenniere mit Kompression des funktionierenden Parenchyms drängt sich auf.

Die schlechte Erkennbarkeit von pulmonalen Emphysemblasen demonstriert die Abbildung Abb. 12a und b. Zur Zeit, zu der die Abb. 12a angefertigt wurde, fand eine Thorakoskopie statt, die ausgedehnte Blasenbildungen im Mittelfeld zeigte. Weder auf der Abb. 12a noch auf der Abb. 12b sind diese Blasenbildungen

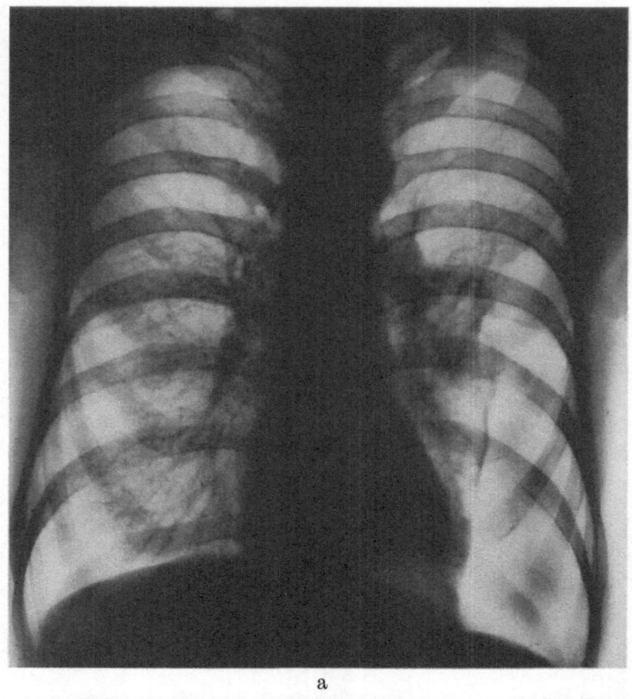

a

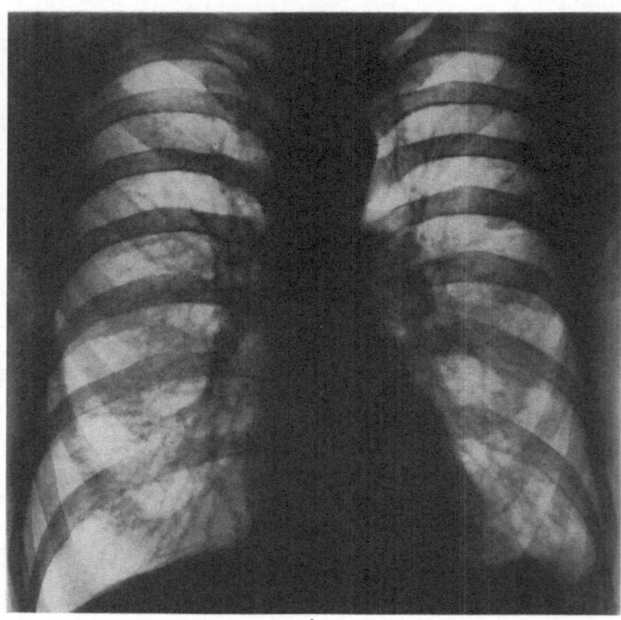

b

Abb. 12a u. b. B. R., 52 Jahre. Rezidivierender Spontanpneumothorax, drittes Rezidiv. a Rechts: Vermehrte interstitielle Zeichnung. Vermehrte Transparenz links, partieller Pneumothorax über Mittel- und Unterfeld. Im Gegensatz zur Lungenröntgenaufnahme zeigt die Thorakoskopie ausgedehnte bis knapp hühnereigroße Blasenbildungen. b Auch nach Wiederausdehnung der Lunge sind die großen cystischen Gebilde auf der Nativaufnahme nicht zu erkennen

eindeutig erkennbar. Der Wert der ergänzenden Thorakoskopie wird hierdurch unterstrichen. Durch die Thorakoskopie wird nicht nur die Suche nach ätiologischen Faktoren gefördert, sondern auch der Grad der Ausdehnungsfähigkeit der Lungen durch Beurteilung der Beschaffenheit der Lungenoberfläche ermöglicht.

Die Klärung der Ursachen eines Spontanpneumothorax ist naturgemäß keine rein röntgenologische Aufgabe. Klinik, Bakteriologie, Thorakoskopie, eventuell Bronchoskopie und Lungenbiopsie sind neben den allgemeinen diagnostischen Maßnahmen zu erwähnen.

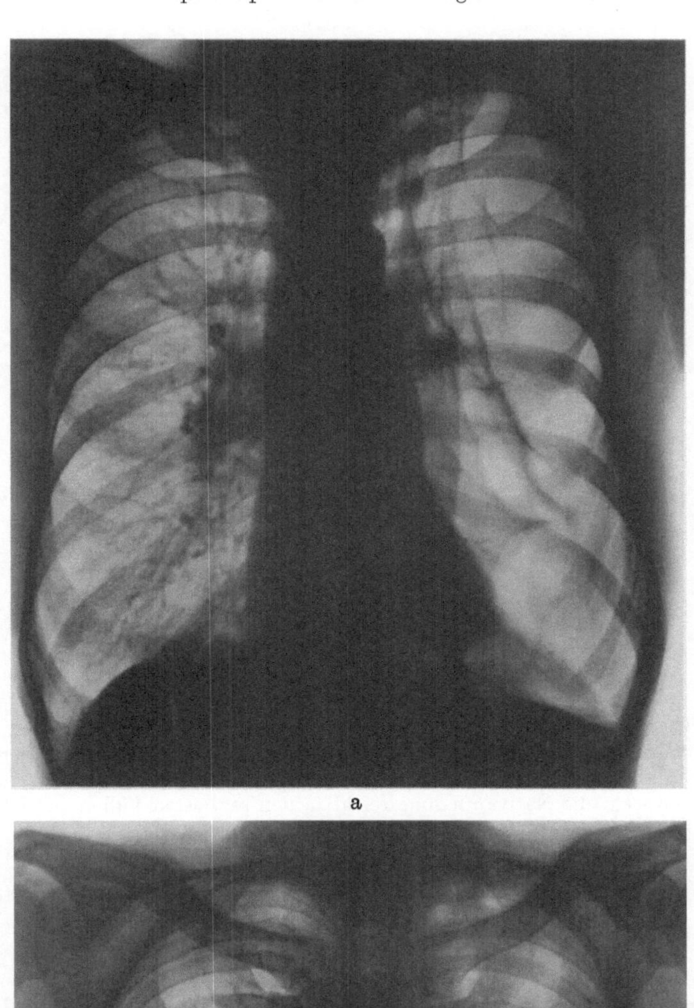

a

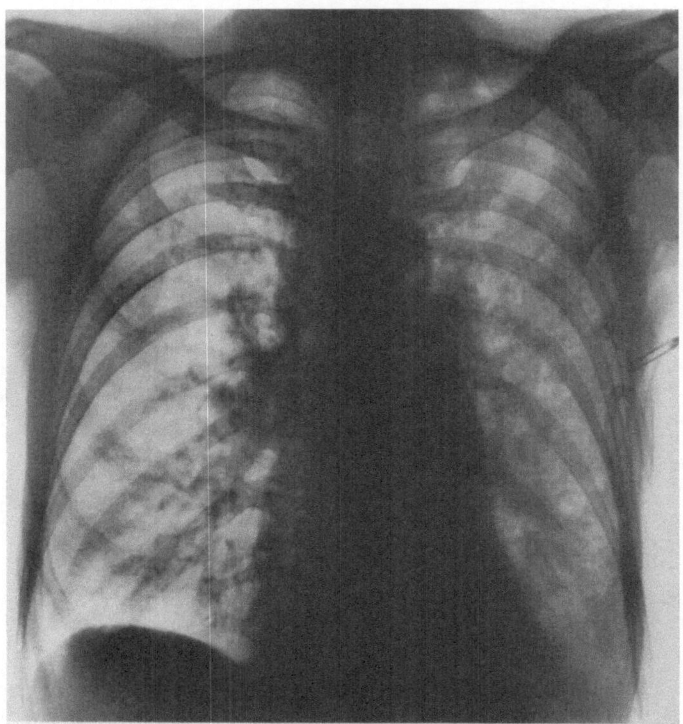

b

Abb. 13a—c. „Idiopathischer Spontanpneumothorax links“ mit Nachweis von Tuberkelbakterien. „Multilokuläre Atelektasen“ nach Wiederausdehnung der Lunge (E. K., 69 Jahre). a Vielfach gekammerter und septierter Pneumothorax links mit flächiger Atelektase. Rechts feinstherdige Veränderungen im Oberfeld. Ungeklärte Veränderungen im Bereich des rechten Hilus und vor allem auch des medialen Unterfeldes. b Nach Wiederausdehnung der Lunge ist links nahezu die ganze Thoraxhälfte von feinfleckigen Veränderungen eingenommen. Parakardial links erscheinen wabige Aufhellungen

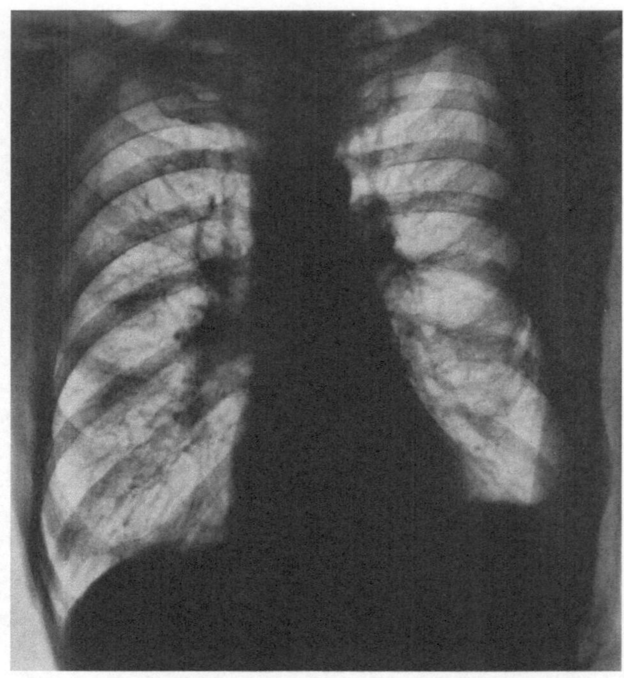

Abb. 13c. Etwa 14 Tage nach Abb. 13b ist von diesen feinfleckigen Veränderungen kaum mehr etwas zu erkennen. Es besteht der Verdacht, daß der Unterlappen nicht ausgedehnt ist. Diese Serie dient als Beispiel dafür, wie vielfältig die differentialdiagnostischen Überlegungen zur Entstehung des sog. „idiopathischen Pneumothorax" sein müssen; die Nativaufnahme reicht in den seltensten Fällen zur Klärung auch nur der röntgenologischen Probleme aus

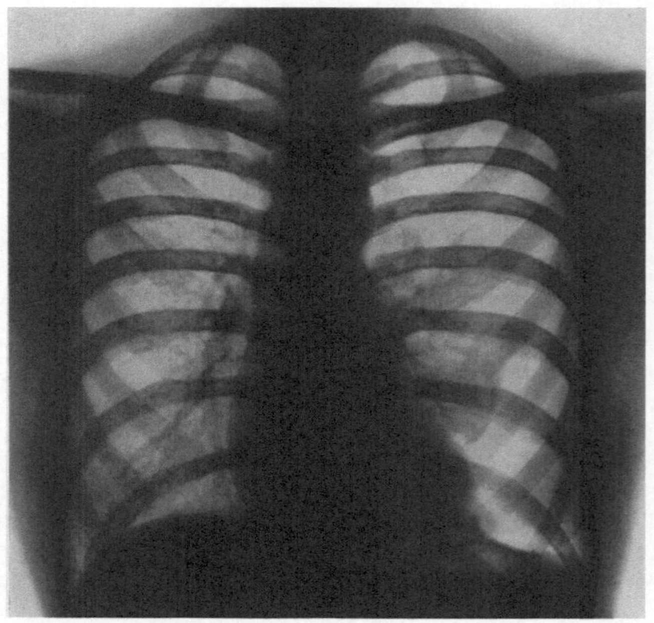

Abb. 14. E. G., 22 Jahre. Linksseitiger Spontanpneumothorax. Bei der Thorakotomie findet sich eine faustgroße Emphysemblase im Bereich der linken Lungenspitze; daneben die auf dem Röntgenbild sichtbare Adhäsion. Der Herd rechts im 2. ICR blieb ungeklärt. Die Gegenseite gibt nicht selten röntgenologische Aufschlüsse über das zugrundeliegende Leiden; die kollabierten Lungen sind zumeist röntgenologisch schlechter zu analysieren. Auf die schlechte Erkennbarkeit von Emphysemblasen und Cysten wird hingewiesen

Bei dem Patienten E., Karl (Abb. 13a—c) bestand bei Aufnahme ein ausgedehnter, vielfach septierter und adhärenter Pneumothorax links, im rechten Spitzenoberfeld fanden sich feinherdige Veränderungen; im Auswurf ließen sich Tuberkelbakterien nachweisen (Abb. 13a). Auf der Abb. 13b zeigt sich nach Wiederausdehnung der linken Lunge eine ganz ausgedehnte feinherdige Schattenzeichnung auch im Bereich der linken Lunge, die im Sinne multilokulärer Atelektasen gedeutet werden könnte. Die Abschlußaufnahme bei Entlassung, die allerdings in wesentlich veränderter Technik vorgenommen wurde (Abb. 13c), läßt von diesen Veränderungen kaum mehr etwas erkennen. Die röntgenologischen Deutungsschwierigkeiten seien durch die Demonstration dieses Falles unterstrichen.

Auch bei der Patientin E., Gertrud, 22 Jahre (Abb. 14), war die thorakoskopisch gesicherte kindsfaustgroße Emphysemblase im Röntgenbild nicht zu erkennen.

γ) Zur Klinik des Spontanpneumothorax (Differentialdiagnose, Komplikationen. Spezielle Formen: rezidivierender, bilateraler Spontanpneumothorax, Spannungspneumothorax)

Für die Beschäftigung mit den klinischen Problemen sei auf die zusammenfassenden Darstellungen von Blumberger, Brunner, Deucher, Jaccard, Kjaergaard, Meyer, Nico und Carraud, Sattler, sowie von Spath und Eder im Handbuch der Thoraxchirurgie verwiesen; weiterhin seien die Arbeiten von H. Alexanter, Bittdorf, Blumberger, Brunner, Carpi, Chevalier, Colognesi, Courcoux und Lereboullett, Dohendorff, Ellis und Carr, Friesdorf, Geisler und Janiak, Gordon, Hansen, Hollmann, Keszler, Papolczy, Kozma und Fister, Knetsch, Kopstein und Lenz, Laqua und Vogt-Moykopf, Lenartz, Ljungdahl, Matzander, Myers, Myerson, Sattler, Simsch und Schley sowie des Verfassers hingewiesen.

Es ergibt sich daraus, daß das klinische Bild vom „akuten Abdomen" bis zum jahrelangen „stummen" Pneumothorax variieren kann. Die Fehldiagnosen reichen von Coronarinfarkt, Pneumonie, Atelektase, Bronchitis, Asthma bronchiale bis zur Pleuritis und zur Hiatushernie. Das männliche Geschlecht scheint überwiegend betroffen zu sein. Die Kurve der Altersverteilung scheint ihren Gipfel im 3. und 4. Lebensjahrzehnt zu haben, wie auch die Tabelle 2, die den Ausführungen von Brock entnommen ist, zeigt.

Tabelle 2. *Vergleich der Brockschen Serie mit 358 aus der Literatur zusammengestellten Fällen von* Perry

Alter	Serie von Brock (jüngste Patientin $1^3/_4$ und $4^1/_4$ Jahre, ältester Patient 64 Jahre		358 Fälle von Perry anhand der Literatur zusammengestellt (1939)
1—10	2		14
11—20	6		51
21—30	20		120
31—40	18		57
41—50	17		39
51—60	7		16
über 60	1		5
Zusammen	71	52 Männer 19 Frauen	302, in denen das Alter angegeben war

Perry, K. M. A.: Quart. J. Med. 8, 1 (1939). Zit. nach Brock.

Neben den röntgenologisch möglichen Fehldifferenzierungen sind klinischerseits Verwechslungen mit allen akuten Zuständen im Bereich des Brust- und Bauchraumes vorgekommen. Oechsli und Skillen weisen auf die Vortäuschung eines akuten Abdomens hin, wie dies besonders beim Hämatothorax häufig zu sein scheint. Siebner teilt mit, daß durch einen Spontanpneumothorax das Bild eines perforierten Ulcus ventriculi vorgetäuscht wurde. Über Fehldeutungen als kardiale Erscheinungen berichten Jarniou und Moreau, sowie Stecken; die klinische Symptomatologie des Spontanpneumothorax ist auch bei Cerami und bei Kirch abgehandelt.

Von den *Komplikationen* steht der *Spannungspneumothorax* im Vordergrund.

Die Abb. 15 (B. F.) zeigt einen linksseitigen Spannungspneumothorax mit Verdrängung des Mediastinums und Kongestion der gegenseitigen Lunge. Es sind auf diesem Bilde die Blasen der randbildenden Lungenareale besonders deutlich zu erkennen. Der Patient ist nach Anlage einer Drainage zunächst bei Wohlbefinden gewesen; er verstarb jedoch 3 Wochen später nachts unter dem Bilde einer „Lungenembolie" in einem akuten asphyktischen Zustand. Der Spontanpneumothorax war bereits mehrfach rezidiviert. Eine Sektion hat nicht stattgefunden.

Nach OESER findet sich in etwa 7 % der Fälle ein Spannungspneumothorax. Die Gefahr des Spannungspneumothorax hängt, abgesehen vom Druck und der Ventilwirkung, vom Ausmaß der Vorschädigung des kardiopulmonalen Systems ab (LE MELLETIER). Die „chronische Erstickung" durch den Verlust des funktionsfähigen Lungengewebes, durch

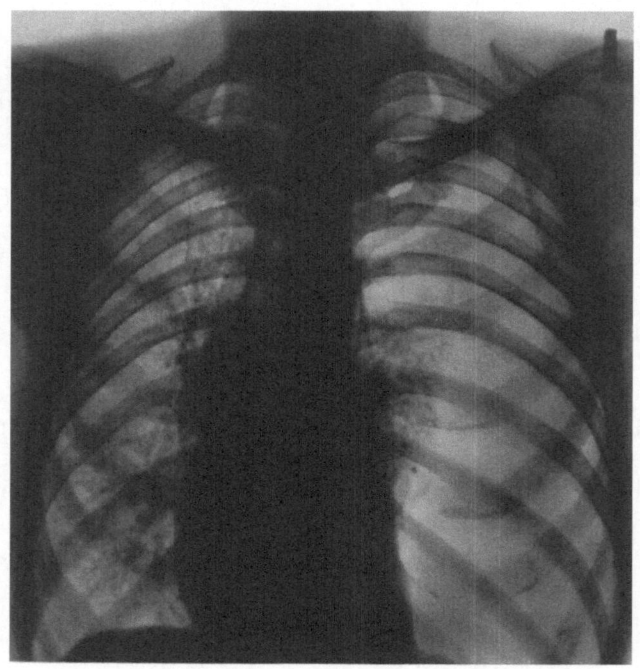

Abb. 15. B. F., 60 Jahre. Überdruckpneumothorax. Auf dieser Aufnahme sind die teils sehr großen, teils kleineren Blasenbildungen gut erkennbar. Kongestionierung der Gegenseite. (Der Patient ist 3 Wochen nach dieser Aufnahme an einem„ asphyktischen Zustand" verstorben. Eine Sektion hat nicht stattgefunden.) Bei so ausgedehnten Blasenbildungen wäre eine primäre Thorakotomie zu überlegen. Zeichen des Spannungspneumothorax: Tiefertreten des Zwerchfells, Verlagerung des Mediastinums, Erweiterung der Zwischenrippenräume, „Kongestionierung" der Gegenseite. Bei der Durchleuchtung treten die dynamischen Zeichen hinzu

das Grundleiden, ist oft schwer gegen ein terminales „Cor pulmonale" abzugrenzen (SAATCI und GAVUZOGLU). An Komplikationen werden weiterhin das Pneumoperikard (DOMBROWSKI und SIEMS), sowie ein Mediastinal- und Hautemphysem genannt (SASSY, FRÁTER und SEBOK). Blutungen sind nicht ganz selten. Ergüsse sind bei längerem Bestehen möglich, das Auftreten eines Pleuraempyems scheint beim „idiopathischen Pneumothorax" selten zu sein (BECKMANN; LINDSKOG und HALASZ.) PALMER und GUPKA berichten über eine Recurrensparese. Der Ausgang hängt letzten Endes neben der zweckentsprechenden Behandlung vom Zustand des kardiorespiratorischen Systems ab.

Die besondere Neigung zu *Rezidiven* ist zu erwähnen. Eine regelmäßige röntgenologische Überwachung auch nach Wiederausdehnung eines Spontanpneumothorax wird dringend enpfohlen. Die Häufigkeit des „Rezidivs" dürfte zwischen 10 und 30 % liegen. Von den 71 Patienten, über die STANEK, WILSON und ROGERS berichten, hatten 28 % schon früher einen Spontanpneumothorax; VAIL, ALWAY und ENGLAND geben die Häufigkeit von Rezidiven mit 10,2 % an; HYDE mit 27 %. In den übrigen Arbeiten liegen die Prozentangaben etwa in demselben Bereich. Angaben über lange bestehende und häufig

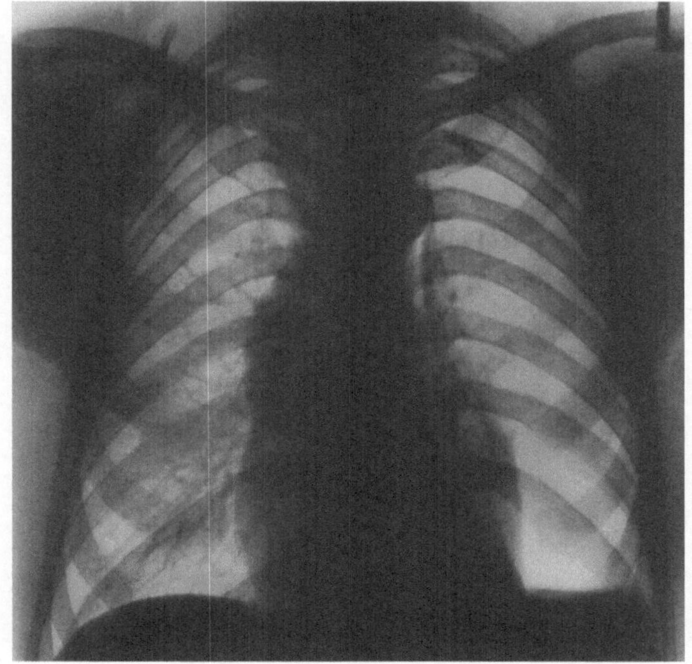

a

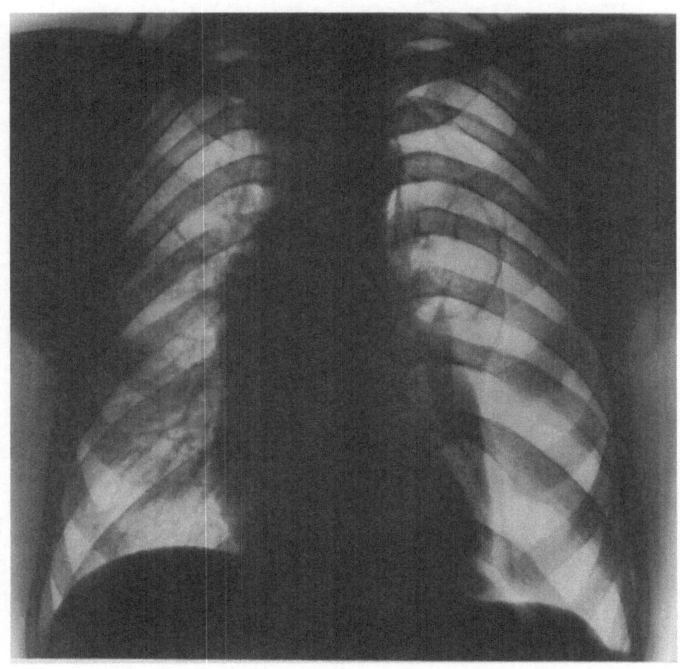

b

Abb. 16a u. b. Sch. H., 46 Jahre. Rezidivierender Spontanpneumothorax links. a Linksseitiger Spontanpneumothorax (September 1962). Vielfache Adhäsionen im Spitzenbereich. Mediastinaler Pneumothorax. Atelektase im Unterlappenbereich. Seropneumothorax. b Februar 1963: Rezidiv nach intercostaler Drainage. Das Bild ist im wesentlichen unverändert. Die Lungenkonturen sind jetzt etwas stärker gezeichnet als Zeichen der Pleurareaktion. Die Form des Lungenkollapses wird bestimmt durch die Eigenqualitäten der Lunge, die Menge des Luftaustritts, die Qualitäten der Pleura, die Adhäsionen und den Widerstand kleinerer und größerer Bronchien gegenüber dem Kollaps sowie durch die Retentionsfolgen. Die weitgehende Ähnlichkeit der Bilder ist auffallend

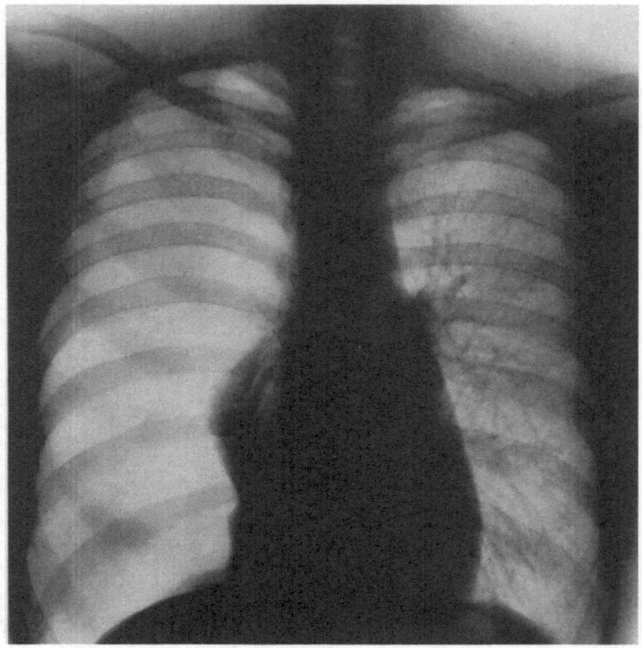

a

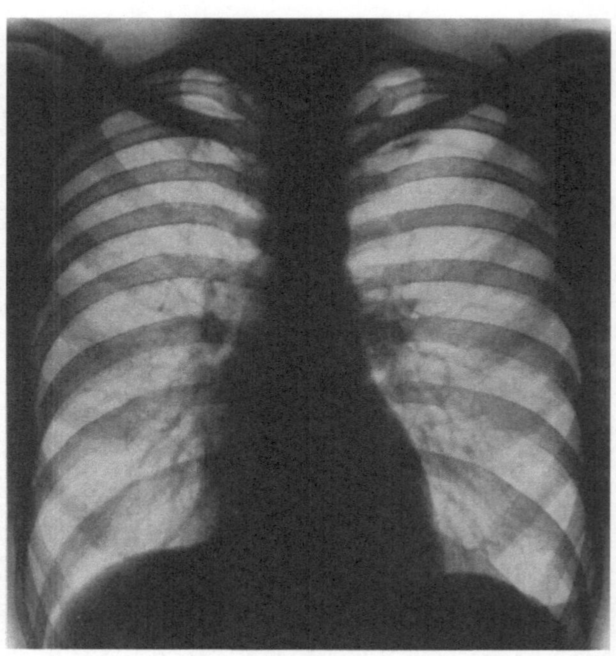

b

Abb. 17a u. b. F. H., 27 Jahre. Rezidivierender bilateraler Spontanpneumothorax. 1961 handelte es sich bereits um das 5. Rezidiv rechts. a Rechtsseitiger „Überdruckpneumothorax“ mit Atelektase der Lunge. Bemerkenswert ist der „traubenähnliche“ Rand. Außerdem Symptom des „dargestellten Bronchialsystems“ bei Atelektase. Links: Kuppenschwielen; im 2. ICR minimale Einlagerungen. Strukturarme Lungenperipherie links. b Etwa 3 Jahre später: Rechts sind auf der Übersicht die mit großer Wahrscheinlichkeit vorhandenen Blasen nicht zu erkennen; sicher zu sehen sind nur Spitzenveränderungen. Es besteht jetzt links ein Pneumothorax. Hier ist die unterbrochene, „verzitterte“ Lungenkontur mit Doppellungen und Ausbauchungen besonders gut zu sehen. Sie entspricht der Starre und dem ungleichen Niveau der marginalen Lungenanteile: „Fischlaichblasen“. Ätiologisch könnte an eine „kongenitale Lungenschwäche“ gedacht werden

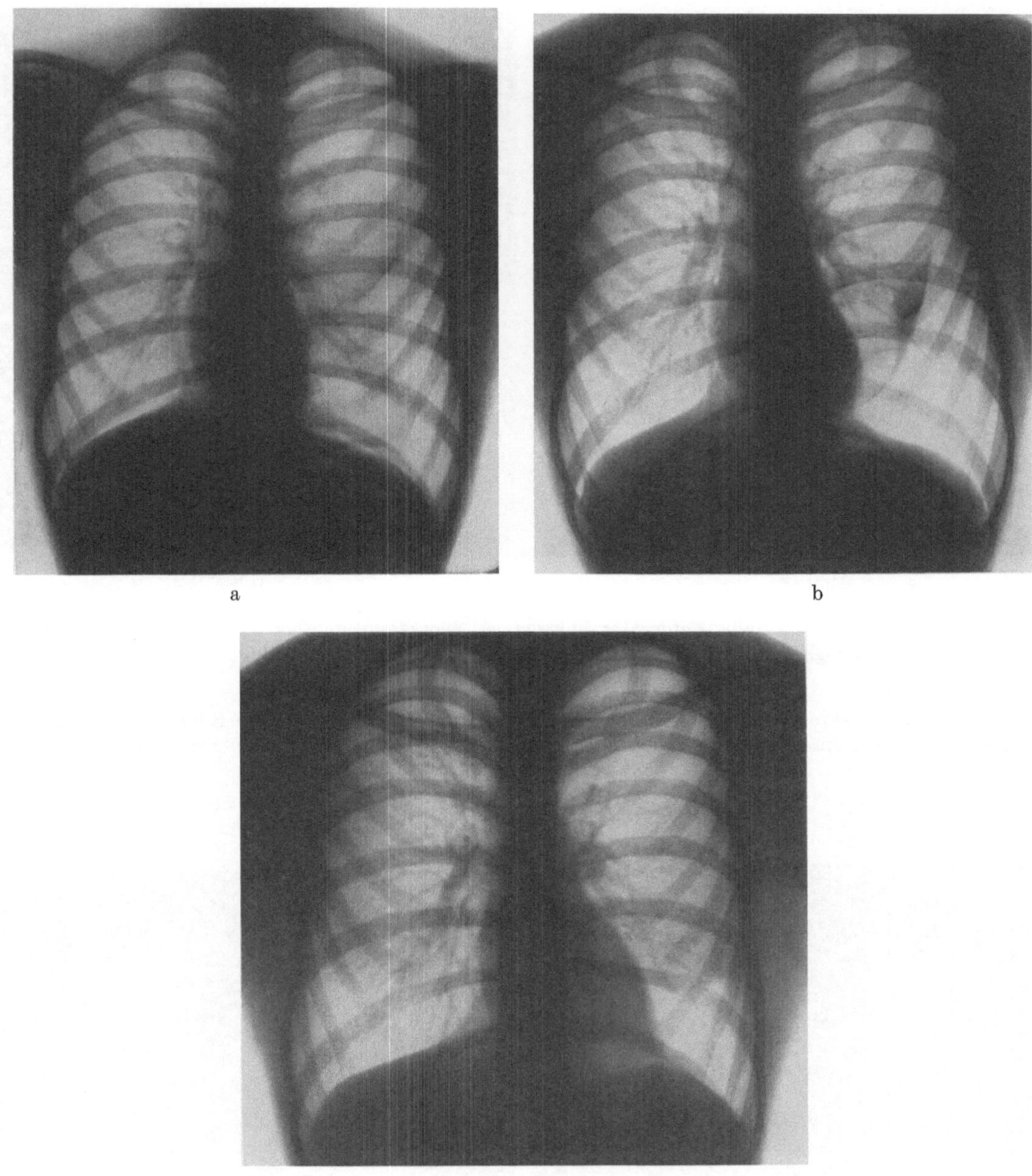

Abb. 18a—c. St. M., 16 Jahre. „Chronischer Pneumothorax". a Partieller Pneumothorax über dem linken Mittel- und Unterfeld. Verdacht auf blasige Konturen in Höhe des 3. ICR. b 1 Jahr und 4 Monate später: Zunahme des Pneumothorax. Verdichtung des Lungensaumes. Ausbildung einer marginalen Atelektase. c 3 Jahre nach Erstaufnahme: Vermehrt strahlendurchlässiges linkes Unterfeld. Lunge anscheinend angelegt[1]

rezidivierende Fälle von idiopathischem Pneumothorax finden sich bei BROCK, KAFFARNIK, MASSINI und TELLINI, MILLS, RICKMANN, SAATCI sowie WATSON und ROBERTSON.

Die Röntgenaufnahmen vom 17. 9. 62 und vom 4. 2. 63 des Patienten Sch. H. zeigen ein solches Rezidiv trotz einer Drainagebehandlung und trotz eines dabei aufgetretenen Ergusses (Abb. 16a und b). Dabei ist die Ähnlichkeit der beiden Bilder hervorzuheben. Zusätzliche Verwachsungen scheinen nur in geringem Umfange eingetreten zu sein. Die Lungenkontur ist jedoch beim Rezidiv deutlich schattendichter; eine mäßiggradige Pleuraverdickung ist anzunehmen.

[1] Die Abb. 18—39 verdanken wir der Liebenswürdigkeit von Herrn Medizinalrat Dr. ZUTZ, Leiter der Landesschirmbildstelle Hessen.

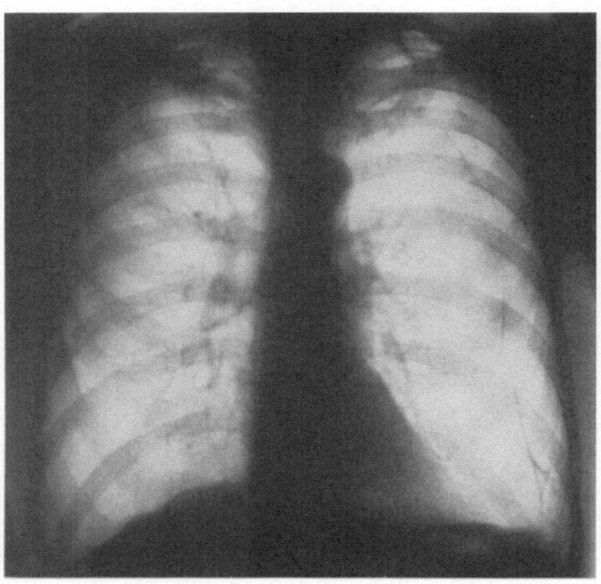

Abb. 19

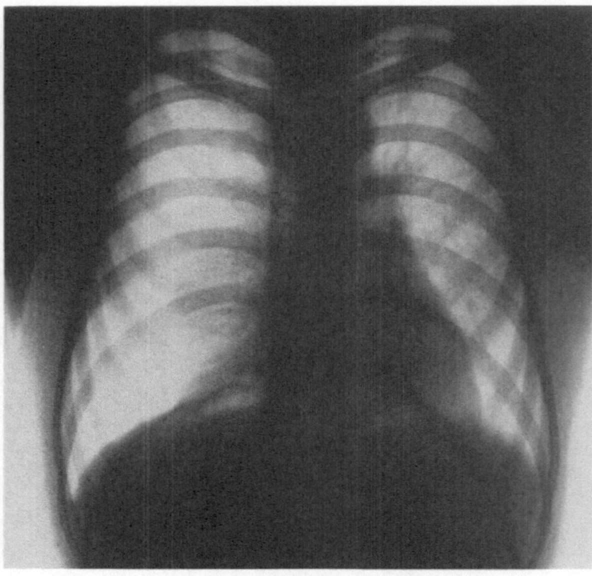

Abb. 20

Abb. 19. S. W., 51 Jahre. Zufällig entdeckter linksseitiger Spontanpneumothorax. Verdoppelung der Konturen und Unregelmäßigkeiten derselben als Ausdruck der zum Pneumothorax führenden Veränderungen der marginalen Lungenpartien

Abb. 20. M. K., 23 Jahre. Rechtsseitiger, totaler Pneumothorax. Es wird aus diesem Bilde verständlich, daß gelegentlich die Abgrenzung gegenüber einer „einseitig hellen Lunge" bei der Röntgenreihenuntersuchung Schwierigkeiten machen kann

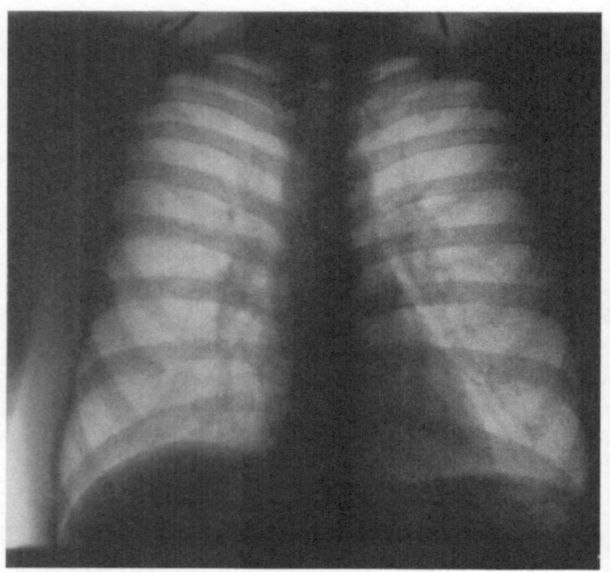

a

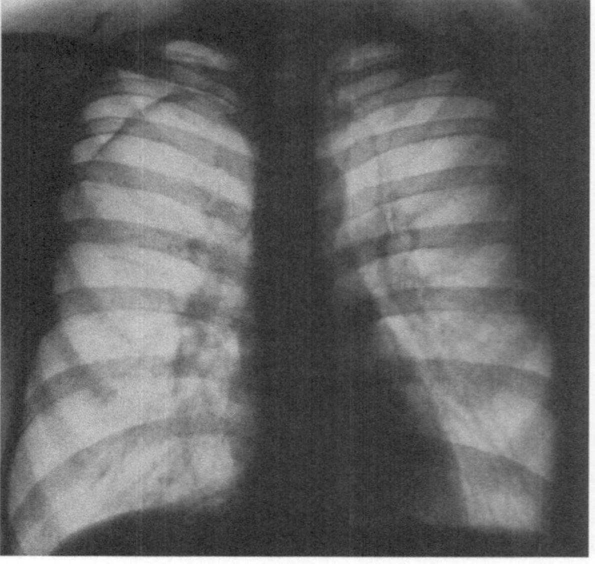

b

Abb. 21 a u. b. Sch. R., 30 Jahre. a Die Röntgenaufnahme von 1960 zeigt keinen wesentlichen Befund. b Unbemerkt gebliebener partieller Spontanpneumothorax über dem rechten Oberfeld mit Verdichtung der marginalen Lungenpartien und „verstärktem Pleurasaum". Auch hier fällt die Unregelmäßigkeit der Kontur sowie die Verdoppelung der Kontur über gewisse Strecken auf. (Die Abb. 21 b ist mit einem Drehstromapparat und Super-Rotalixröhre, Brennfleck 0,6 mm, angefertigt. Der Unterschied in der Qualität der Aufnahmen ist deutlich)

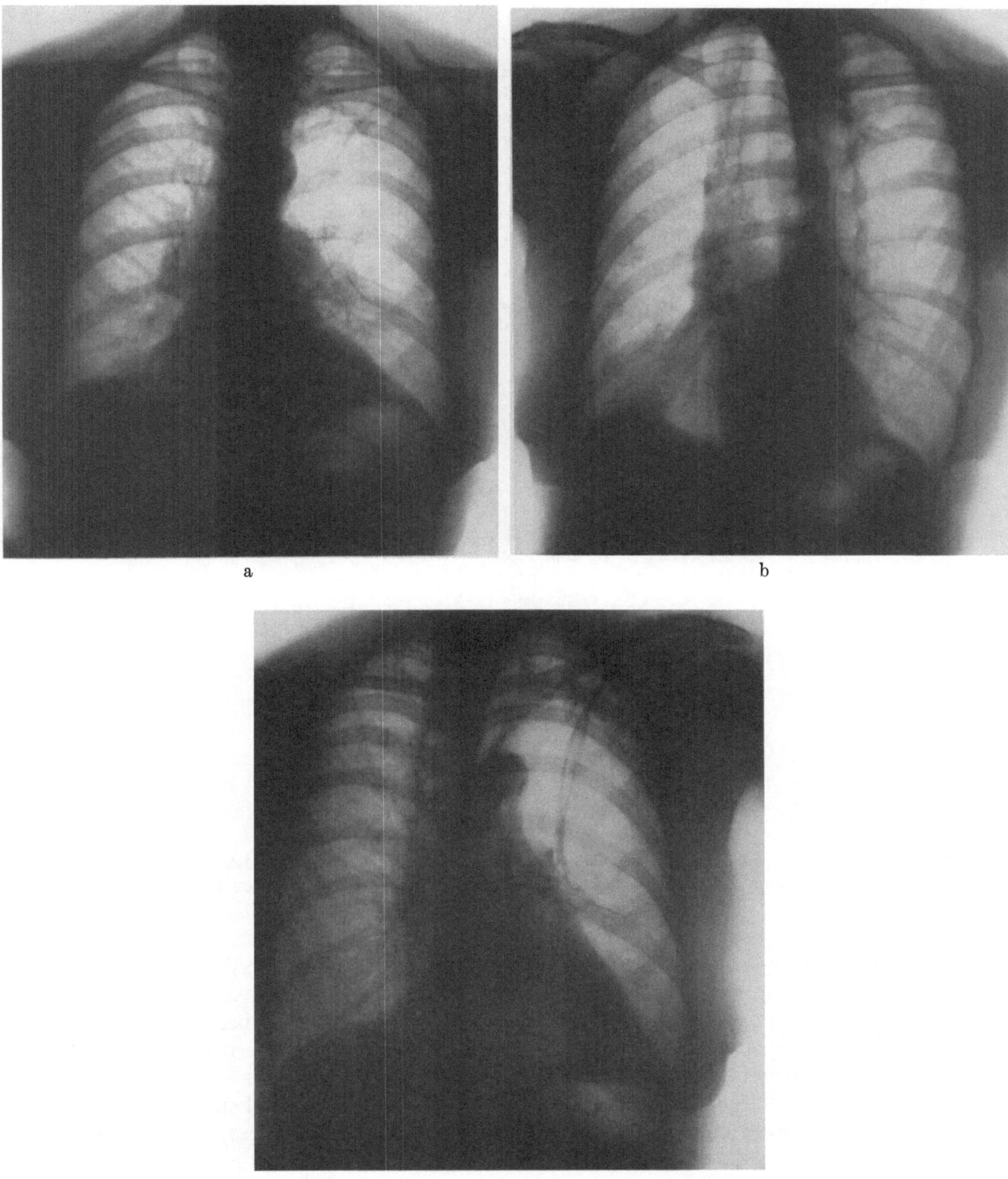

Abb. 22a—c. G. L., 63 Jahre. Partieller Spontanpneumothorax, wahrscheinlich älter. a Auf der Übersichtsaufnahme läßt sich nicht entscheiden, ob es sich um große Cystenbildungen bzw. Emphysemblasen handelt. b Auf der gedrehten Aufnahme läßt sich die durchgehende Kontur des Pneumothorax gut erkennen. c Der Pneumothorax ist streckenweise durch Lungengewebe überlagert, „verdeckter Pneumothorax". Wahrscheinlich liegt gleichzeitig ein älterer spezifischer Prozeß vor

Es verdient hervorgehoben zu werden, daß ein bilaterales, entweder simultanes oder sukzessives Auftreten eines idiopathischen Pneumothorax keineswegs selten ist, wie aus den Angaben von Ackermann, Adkins und Smyth, Bedford und Joules, Benedict,

BERNDT und DIERICHS, DANZER, ELTE, FRÄNTZEL, HAINING und HAINING, HASNEY und BAUM, HAWES, HAWKINS, MARKSON und JOHNSON sowie MCMAHON hervorgeht.

Bei dem Patienten F. H. bestand bei der ersten Aufnahme im Jahre 1961 bereits das fünfte Mal ein Spontanpneumothorax auf der rechten Seite (Abb. 17a). Besonderes Interesse verdient der „*Traubenrand*" des Lungenstumpfes, auf das Vorhandensein von Emphysemblasen hindeutend, die auf dem Übersichtsbild von 1964 (Abb. 17b) nur im Spitzenbereich eben erkennbar sind. Inzwischen war erstmalig ein Spontanpneumothorax auf der Gegenseite, der linken Seite, aufgetreten. Die unregelmäßige, gleichsam verzittert gezeichnete Kontur der Pleura mit Doppelungen und Knotungen verdient Beachtung.

Nicht nur die *klinische Differentialdiagnose* gegenüber Coronarthrombose, Pneumonie, Atelektase, Bronchitis, Asthma und Pleuritis, (LENOX-SMITH) sondern auch die röntgenologische Differentialdiagnose macht nicht selten Schwierigkeiten; insbesondere bei Vor-

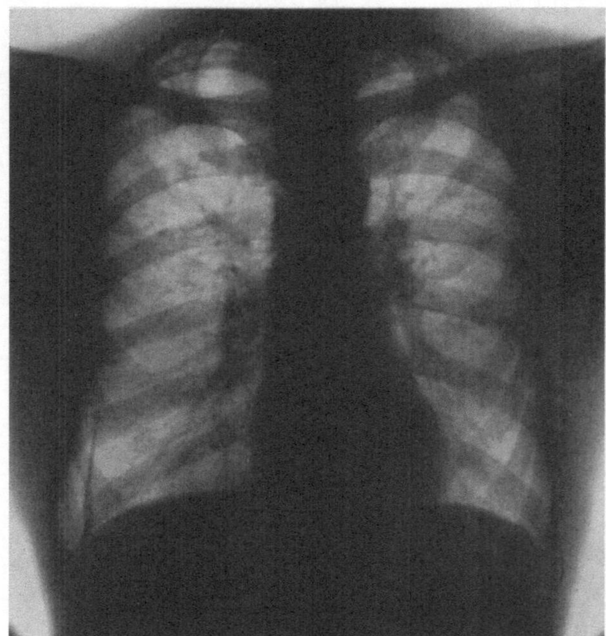

Abb. 23. H. A., 52 Jahre. Partieller Spontanpneumothorax über dem rechten Unterfeld mit erheblicher Verdichtung der marginalen Partien der kollabierten Lunge. Erhebliche Veränderungen in beiden Lungen im Sinne einer Fibrose mit wabigen Aufhellungen

handensein von Riesencysten (MONTEVECCHI). SCHNURRER weist auf die Verwechslungsmöglichkeit mit Cysten und mit Zwerchfellrupturen hin. Die von HEILMEYER und SCHMIDT beschriebene „progressive Lungendystrophie" kann Schwierigkeiten bei der Abgrenzung machen. Eingehend ist die Differentialdiagnose zwischen großen Kavernen, randständigen Lungencysten und verdecktem Spitzenpneumothorax bei TESCHENDORF abgehandelt. Es bestehen besondere differentialdiagnostische und diagnostische Schwierigkeiten durch apikale, interlobäre, subbasale und mediastinale Luftansammlungen (CHRÉTIEN und PARIENTE).

Zur röntgenologischen Beurteilung sind Vergleiche der Röntgenaufnahmen und des thorakoskopischen Bildes, wie sie BJÖRKLUND vorlegt, interessant; das röntgenologische Bild kann durch die Atelektasen beherrscht werden (ESCUDERO und ADAMS; PALACIO und MAZZEI). Wie beim artifiziellen Pneumothorax können auch beim Spontanpneumothorax bzw. traumatischen Pneumothorax Fibrinkörper zwischen den Pleurablättern verbleiben, die differentialdiagnostische Schwierigkeiten machen können (EUPHRAT; FETZER). Das Ausmaß des Pneumothorax kann vom schmalen Mantelpneumothorax bis zum starren Kollaps der Lunge variieren. KIRCHER und SWARTZEL geben hierzu eine planimetrische Ausmessung der Pneumothoraxgröße an. JONES und LYONS fanden bei ihren 60 Fällen 18mal einen Totalkollaps, 18mal einen Teilkollaps zwischen 26 und 75 %, bei dem Rest der Fälle war der Pneumothorax kleiner als 25 %; in einem Fall lag ein Spannungspneumothorax, in einem anderen ein bilateraler Pneumothorax vor. Bei den 71 Patienten von STANEK, WILSON und ROGERS betrug das Ausmaß des Pneumothorax weniger als 20% in neun Fällen, 20—50% in 20 Fällen, mehr als 50% in 41 Fällen. In einem Fall war die Diagnose klinisch gestellt worden. Der Beitrag ist insofern interessant, als darin die Vielzahl der röntgenologisch zu beurteilenden Faktoren zusammengestellt ist, von denen Emphysemblasen, spezifische Prozesse bzw. Residuen nach spezifischen Prozessen, Lungenfibrosen, cystische Degeneration der Lunge, Lungencarcinom, Lungenmetastasen, Pleuraergüsse, Adhäsionen, Atelektasen, Pneumomediastinum und Pleuraergüsse zu nennen wären. — Für den Nachweis kleiner Luftansammlungen empfiehlt ABO Seitenlage, da der Phrenicocostalwinkel besser darzustellen sei als der Spitzenbereich.

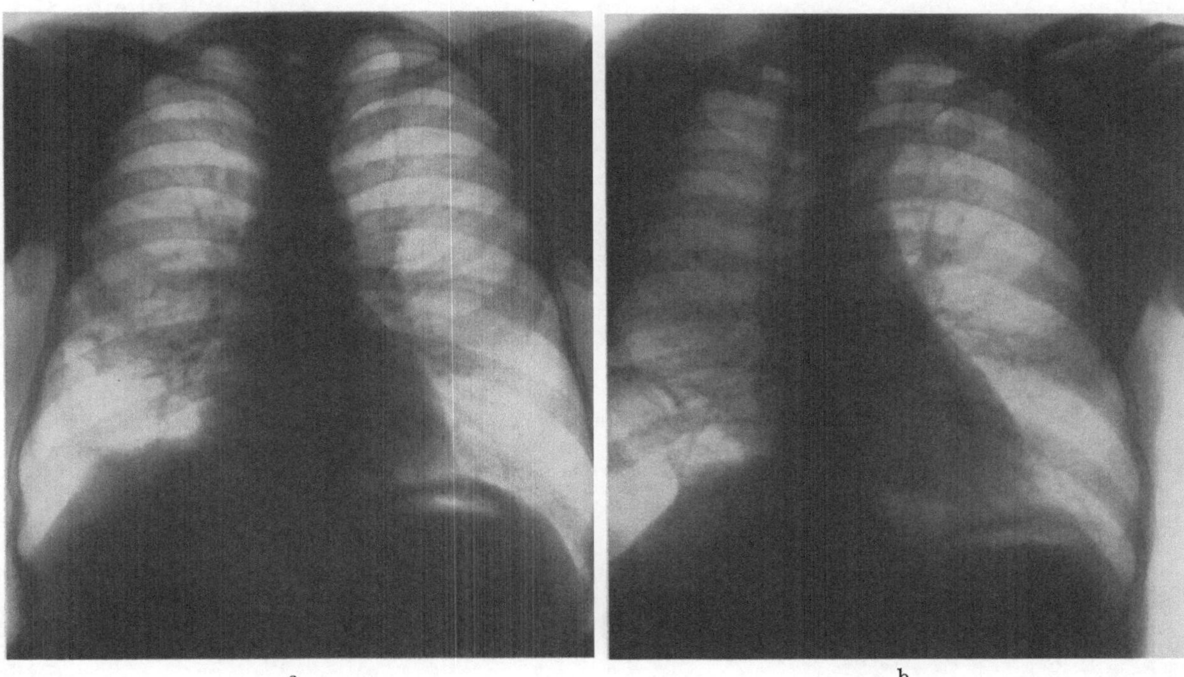

Abb. 24a u. b. Pr. F., 50 Jahre. Partieller Spontanpneumothorax über dem rechten Unterfeld. a Auf der p.a. Aufnahme ist die Unterscheidung gegenüber ausgedehnten Cystenbildungen bzw. Blasenbildungen im rechten Unterfeld nicht sicher möglich. Vermehrte Transparenz auch des linken Lungenunterfeldes. b Auf der gedrehten Aufnahme läßt sich erkennen, daß das Vorliegen eines umschriebenen Pneumothorax mit Verdichtung der angrenzenden Lungenpartien wahrscheinlicher ist

Aus dem Untersuchungsgut der Landesschirmbildstelle Hessen, Leiter Medizinalrat Dr. ZUTZ, seien einige Beispiele zum idiopathischen, überwiegend „stummen" Spontanpneumothorax und zu seiner Differentialdiagnose vorgelegt.

Die erste Abbildungsgruppe gibt einen Eindruck von der vielfältigen Röntgenmorphologie des partiellen und des mehr oder minder vollständigen Spontanpneumothorax (Abb. 18—28).

In der zweiten Gruppe finden sich Fälle, bei denen die Entscheidung, ob es sich um einen Spontanpneumothorax umschriebener Art oder um ein lokalisiertes Emphysem handelt, nicht immer einfach ist. Insbesondere ist dabei zu bedenken, daß sich beide pathologischen Zustände vereinigen bzw. das Emphysem den Pneumothorax bedingt (Abb. 29—34).

Die letzte Serie zeigt Beispiele von „einseitig heller Lunge", die sowohl für die Emphysementstehung wie auch für einen Spontanpneumothorax differentialdiagnostisch Bedeutung haben (Abb. 35—39).

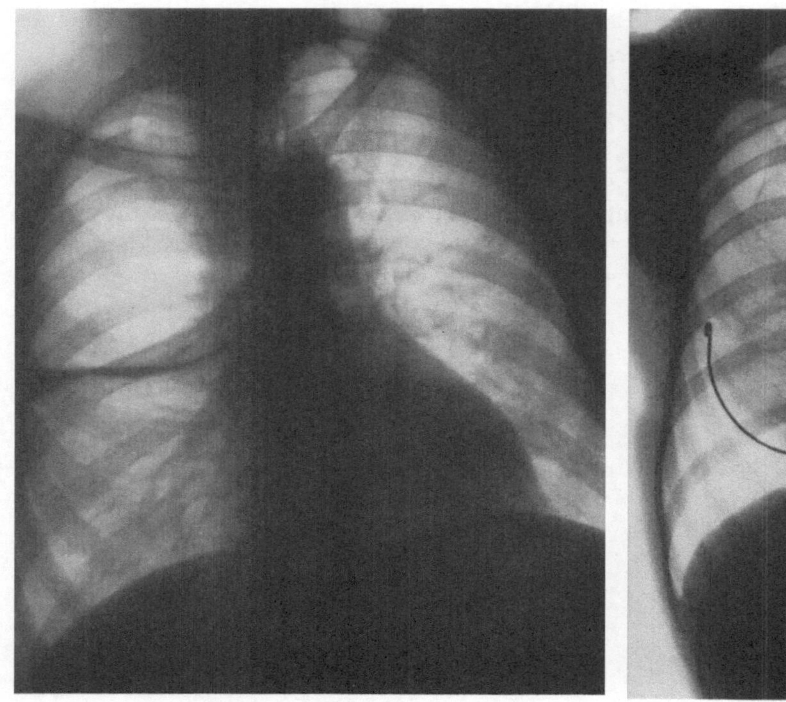

Abb. 25

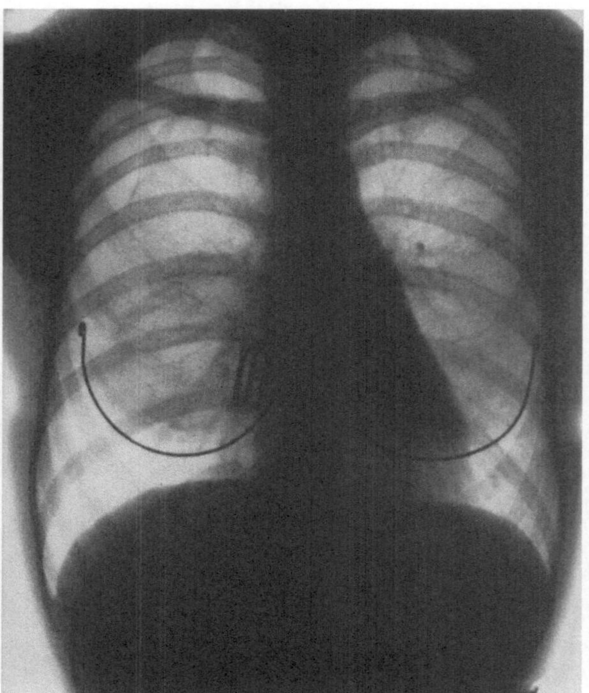

Abb. 26

Abb. 25. Schr. K., 54 Jahre. Partieller Spontanpneumothorax über dem rechten Oberfeld, das Bild eines extrapleuralen Pneumothorax vortäuschend. Dieser Pneumothorax war bereits 1951 festgestellt worden. Symptomloser partieller Spontanpneumothorax, wahrscheinlich bei geringem Überdruck „im Gleichgewicht"

Abb. 26. E. G., 24 Jahre. Unbemerkter rechtsseitiger partieller Pneumothorax

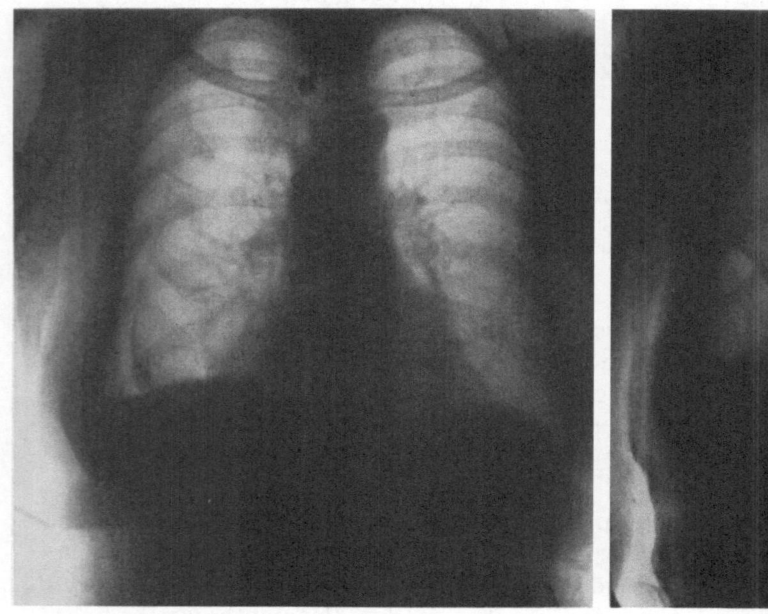

a

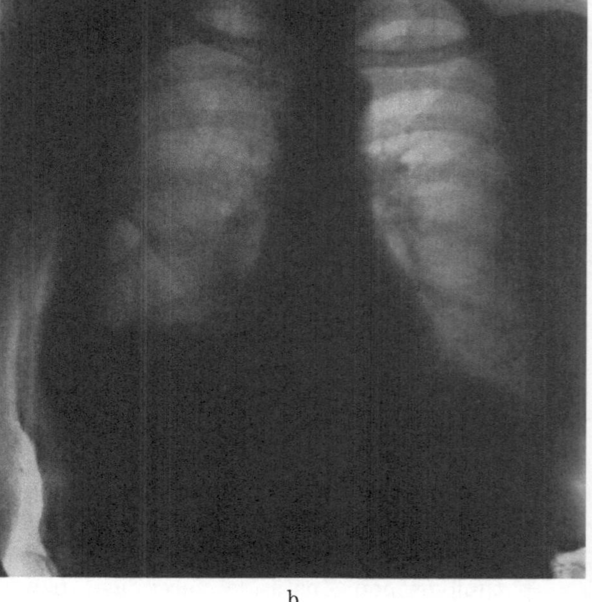

b

Abb. 27a u. b. B. Fr., 61 Jahre. Zunehmender Erguß bei Spontanpneumothorax und Pleurareaktion. a Partieller Pneumothorax über dem rechten Mittel- und Unterfeld mit Verdichtung der marginalen Partien rechts basal; kleiner Winkelerguß. b 1 Monat später: Zunahme des Ergusses. Verminderte Transparenz der gesamten rechten Brustkorbhälfte. Weitere Retraktion des Unterlappens

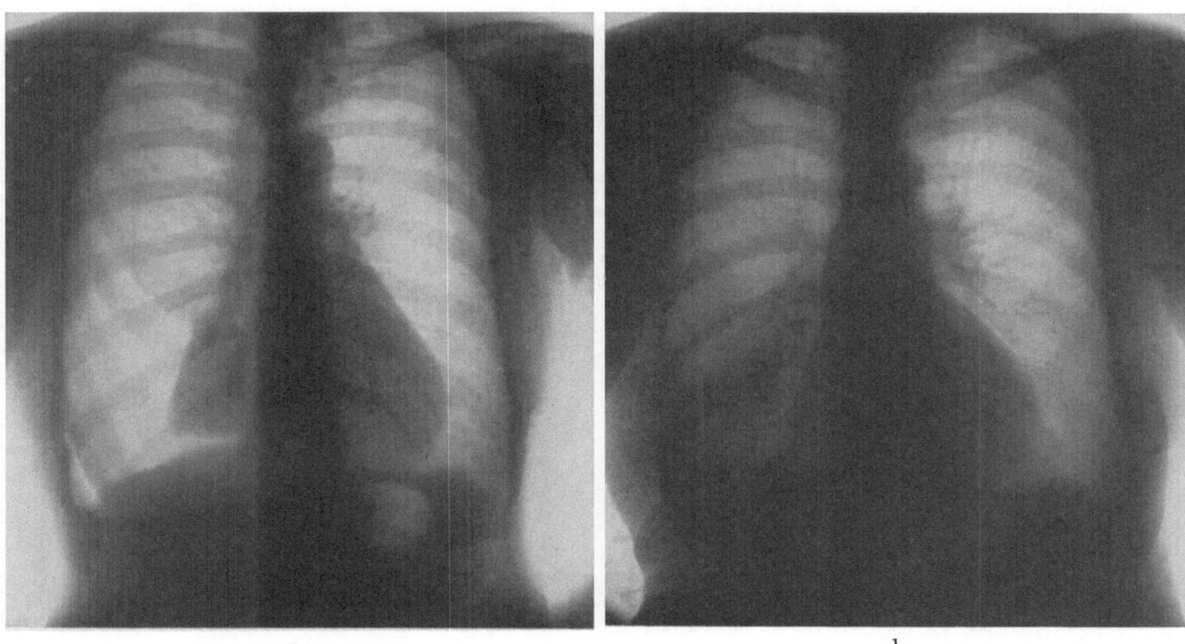

a b

Abb. 28a u. b. L. M., 64 Jahre. a Bei Reihenuntersuchung 1955: Pneumothorax über dem rechten Unterfeld mit Atelektase des Lungenunterlappens. b Kontrolle 4 Jahre später: Verschwartung des Unterfeldes; nur teilweise Lösung der Atelektase. Pneumothoraxschwarten sind immer auf das Vorliegen abgesackter Empyeme verdächtig

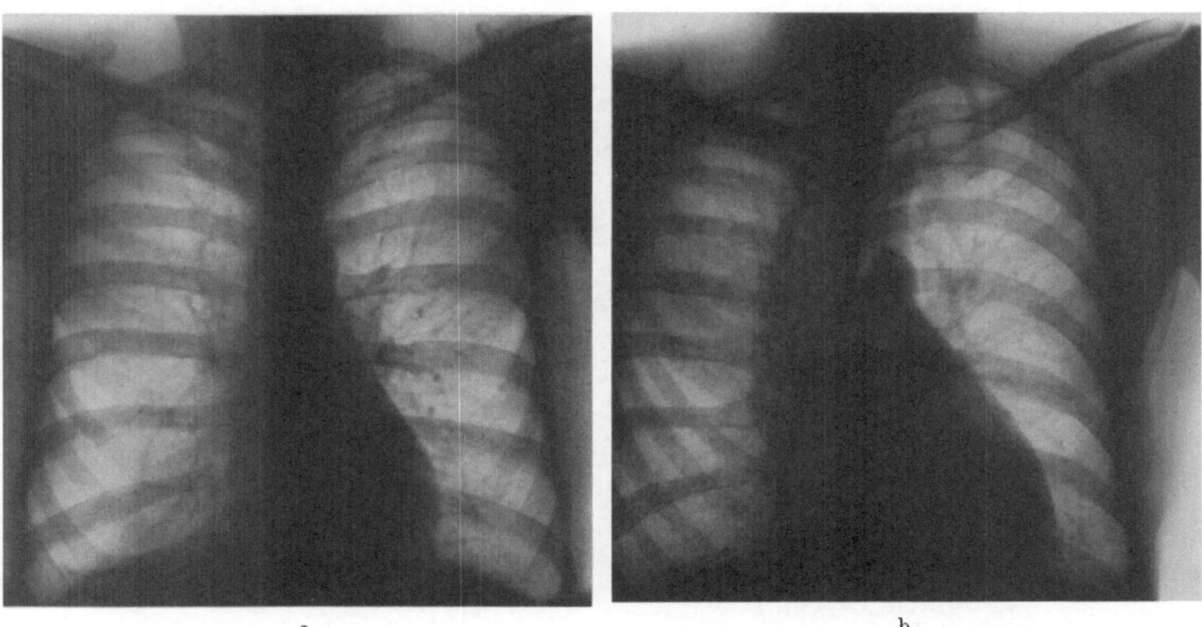

a b

Abb. 29—34 bringen Beispiele zu partiellen Emphysemen, die differentialdiagnostisch Schwierigkeiten machen können

Abb. 29a u. b. H. H., 45 Jahre. a Partielles Emphysem über dem rechten Lungenunterfeld. b Eine durchlaufende Pneumothoraxkontur läßt sich auch bei gedrehter Aufnahme nicht erkennen

δ) *Der kindliche Pneumothorax*

Der kindliche spontane bzw. akzidentelle Pneumothorax bekommt Bedeutung dadurch, daß der perinatale Pneumothorax, besonders bei Frühgeburten, nicht selten zu sein scheint.

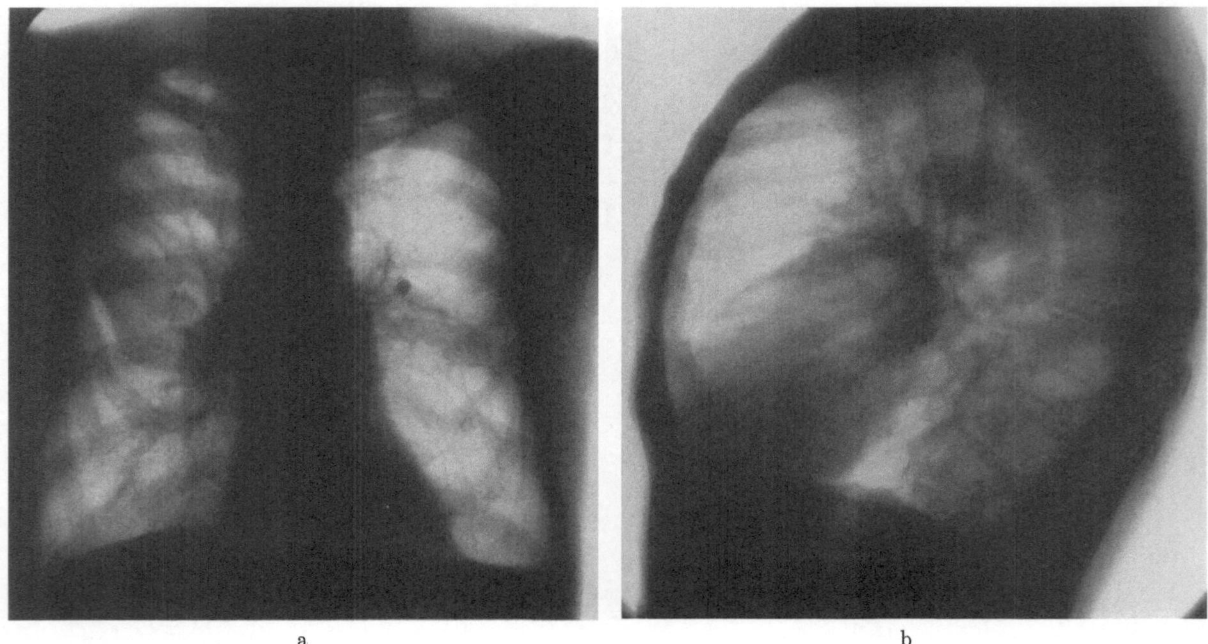

a b

Abb. 30a u. b. Sch. J., 54 Jahre. „Lungendystrophie" bzw. umschriebenes Emphysem im Bereich der linken Lunge, besonders des Oberfeldes. Die Abgrenzung gegenüber einem partiellen Spontanpneumothorax ist schwierig. Beide Veränderungen kommen nicht selten zusammen vor. (a p.a. Aufnahme, b seitliche Aufnahme)

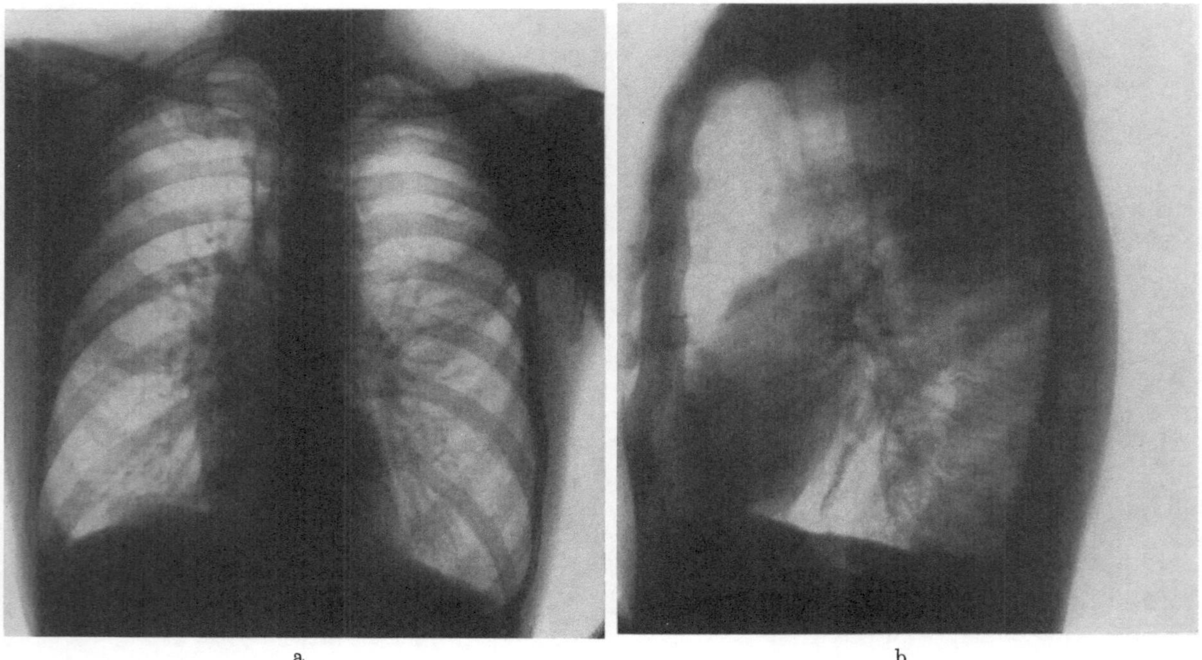

a b

Abb. 31a u. b. S. A., 57 Jahre. Umschriebenes Emphysem im Bereich des linken Lungenoberlappens. a p.a Aufnahme: Kleine obere Mediastinalhernie bei umschriebenem Emphysem. b Seitliche Aufnahme: Ein Pneumothorax ist nicht sicher abzugrenzen

Seine Erkennung ist deswegen von besonderer Wichtigkeit, weil die Erstickungszustände unmittelbar bedrohlich werden können (HOTZ; LEREBOULLET, LELONG und EVEN; LUBCHENCO; MILLER; WIENER; WILL). Auch KAFFARNIK betont, daß der Spontanpneumothorax bei Frühgeborenen häufig sei.

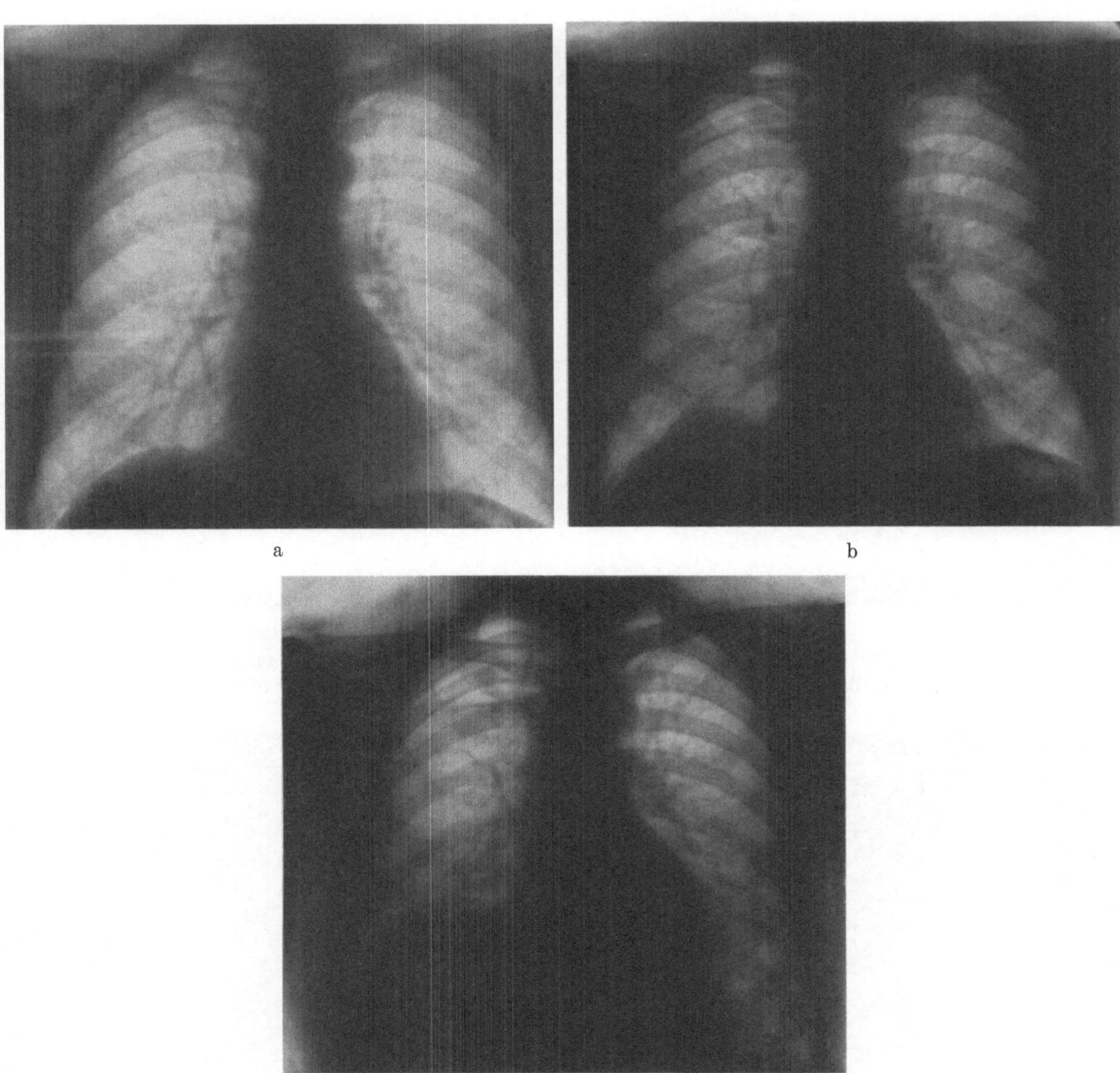

Abb. 32a—c. T. E., 59 Jahre. Abgrenzung zwischen partiellem Pneumothorax und umschriebenem Emphysem. a 1956 sind wesentliche Veränderungen im rechten Spitzengebiet auf dem 70 mm-Schirmbild nicht zu erkennen. b 1961, 6 Jahre später: Umschriebene Aufhellung im rechten Spitzenbereich. c In Exspiration kommt der aufgehellte Bezirk besonders deutlich zur Darstellung. Eine Abgrenzung zwischen Emphysemblase und partiellem Pneumothorax oder einer großen Kaverne in reaktionsloser Umgebung ist oft mit rein röntgenologischen Mitteln nicht möglich

Die Thoraxaufnahme eines 18 Std alten Neugeborenen (Abb. 40) zeigt einen perinatalen ausgedehnten, linksseitigen Pneumothorax mit Verdacht auf Pneumoperikard, sowie partiellen Pneumothorax über dem rechten Oberfeld. Das gleichzeitig bestehende Pneumoperitoneum ist artifiziell bedingt.

Einen Pneumothorax, ebenfalls sub partu, zeigt auch die Abb. 41a. Es bestand hier von Geburt an eine auffallende „Blausucht". Als Ursache war hier mit Wahrscheinlichkeit ein Geburtstrauma anzunehmen. Die „Blausucht" hat neben dem Pneumothorax rechts ihre Ursache in der fast vollständigen Atelektase der linken Lunge, hier wahrscheinlich „Atelektase" im engeren Wortsinne verstanden. Die abschließende Aufnahme, eine Woche später (Abb. 41b), zeigt die Lösung der Atelektase und die Ausdehnung der Lunge.

Als Folge einer Tuberkulose kann es bei Kindern nicht nur durch direktes Durchwandern infolge der tuberkulösen Gewebszerstörung, sondern auch als Folge einer knolligen Hiluslymphknotentuberkulose mit Entstehung eines Ventilmechanismus zum Pneumothorax kommen. Die Durchführung einer Tuberkulinreaktion sollte beim kindlichen

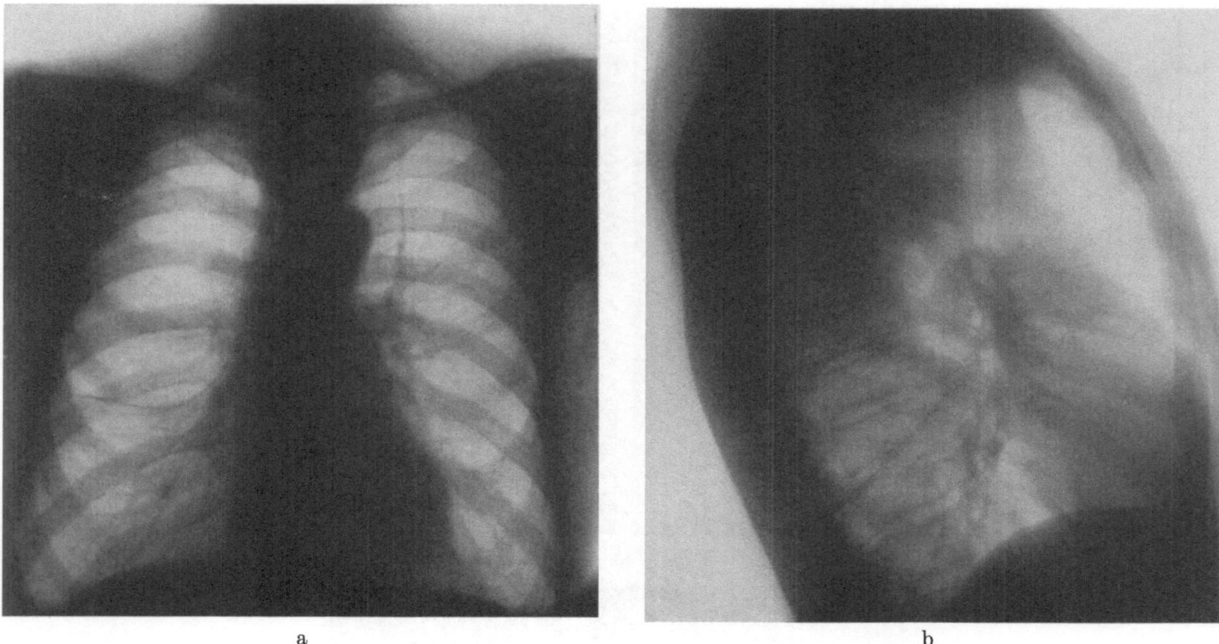

a b

Abb. 33a u. b. Fr. K., 50 Jahre. Umschriebenes Emphysem im Bereich des rechten Lungenoberfeldes vermutlich mit großen Blasenbildungen. a p.a. Aufnahme; b Aufnahme im seitlichen Strahlengang

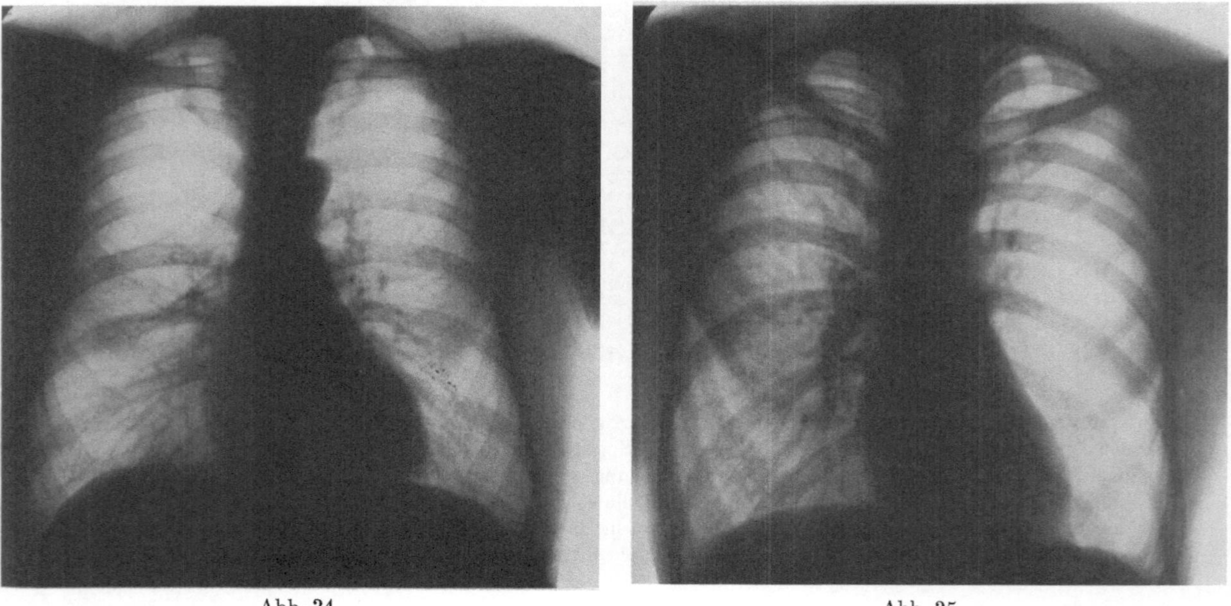

Abb. 34 Abb. 35

Abb. 34. Sk. O., 56 Jahre. Ausgeprägtes Emphysem im Bereich beider Oberfelder; rechts: fast völlig fehlende Lungenzeichnung. Rein röntgenologisch ist die Unterscheidung zwischen Pneumothorax und Emphysem kaum möglich

Abb. 35. H. H., 46 Jahre. Zur Differentialdiagnose des Spontanpneumothorax: Einseitig helle Lunge links

Spontanpneumothorax nicht unterlassen werden (Heschl; Morel, Poggioli, Fort, Adam und Girard; Nicolau, Matasaru, Canner, Burdea, Berler und Stefanescu).

Weitaus häufiger ist jedoch der symptomatische Pneumothorax bzw. Pyopneumothorax als Folge einer Staphylokokkenpneumonie (Abba und Tarantola; Canestri, Criscione und Durio; Demidas, Irzhevskaya und Lelchisky; Mattina und Zappalá).

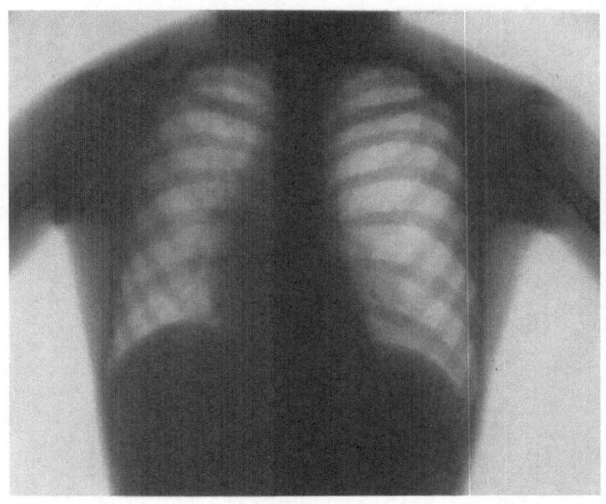

a

Abb. 36a—c. L. A., bei Ersterfassung 8 Jahre alt. Einseitig helle Lunge links. Beobachtet über 8 Jahre. a Aufnahme vom 11. 12. 56: Vermehrte Transparenz der linken Lunge, Verlagerung des Mediastinums nach rechts. b und b′ Aufnahmen vom 17. 12. 58: Zunahme der Transparenz der linken Lunge; b in Inspiration, b′ in Exspiration. Es kommen hier die kollabierten basalen/medialen Lungenareale zur Darstellung. c und c′ Aufnahmen vom 26. 9. 63: c in Inspiration. Das Mediastinum ist weit im Bereich des rechten Brustkorbs fixiert. Überblähung der Bezirke des linken Ober- und Mittelfeldes. Verdichtungsbezirke im Unterfeld. c′ In Exspiration noch weitere Zunahme der Verlagerung der Mediastinums. Fall für operative Revision

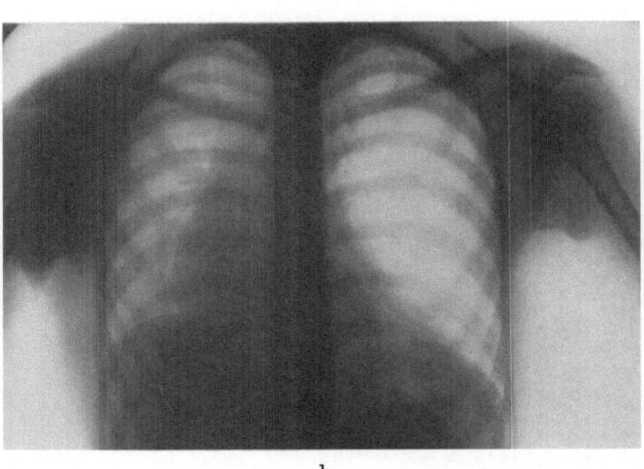

b

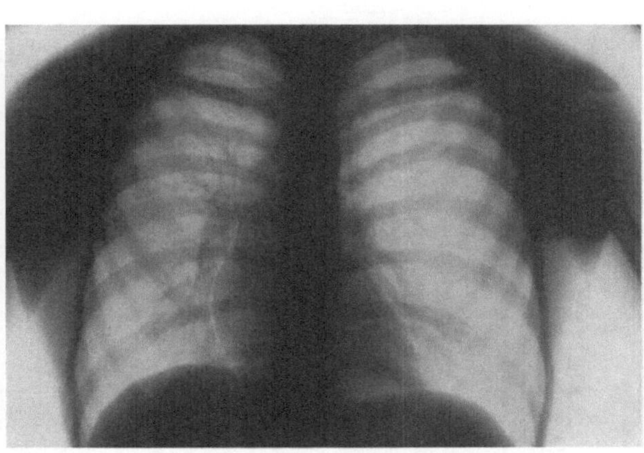

c

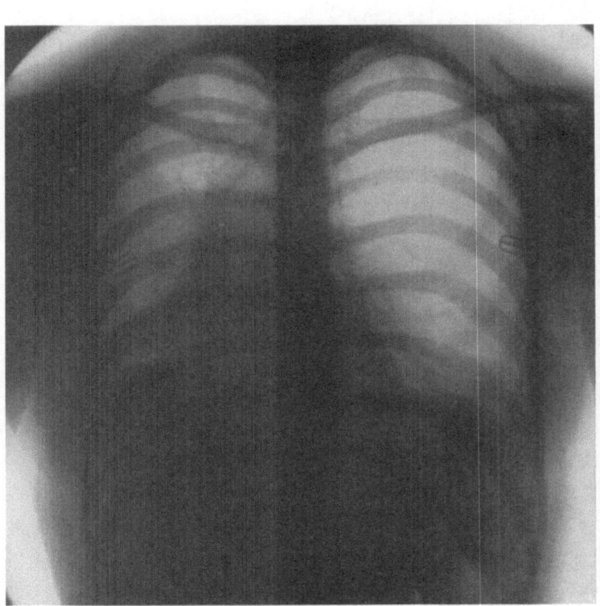

b′

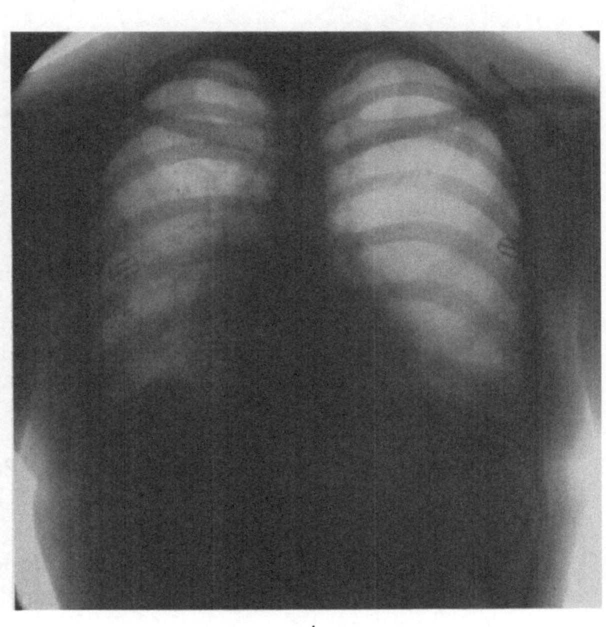

c′

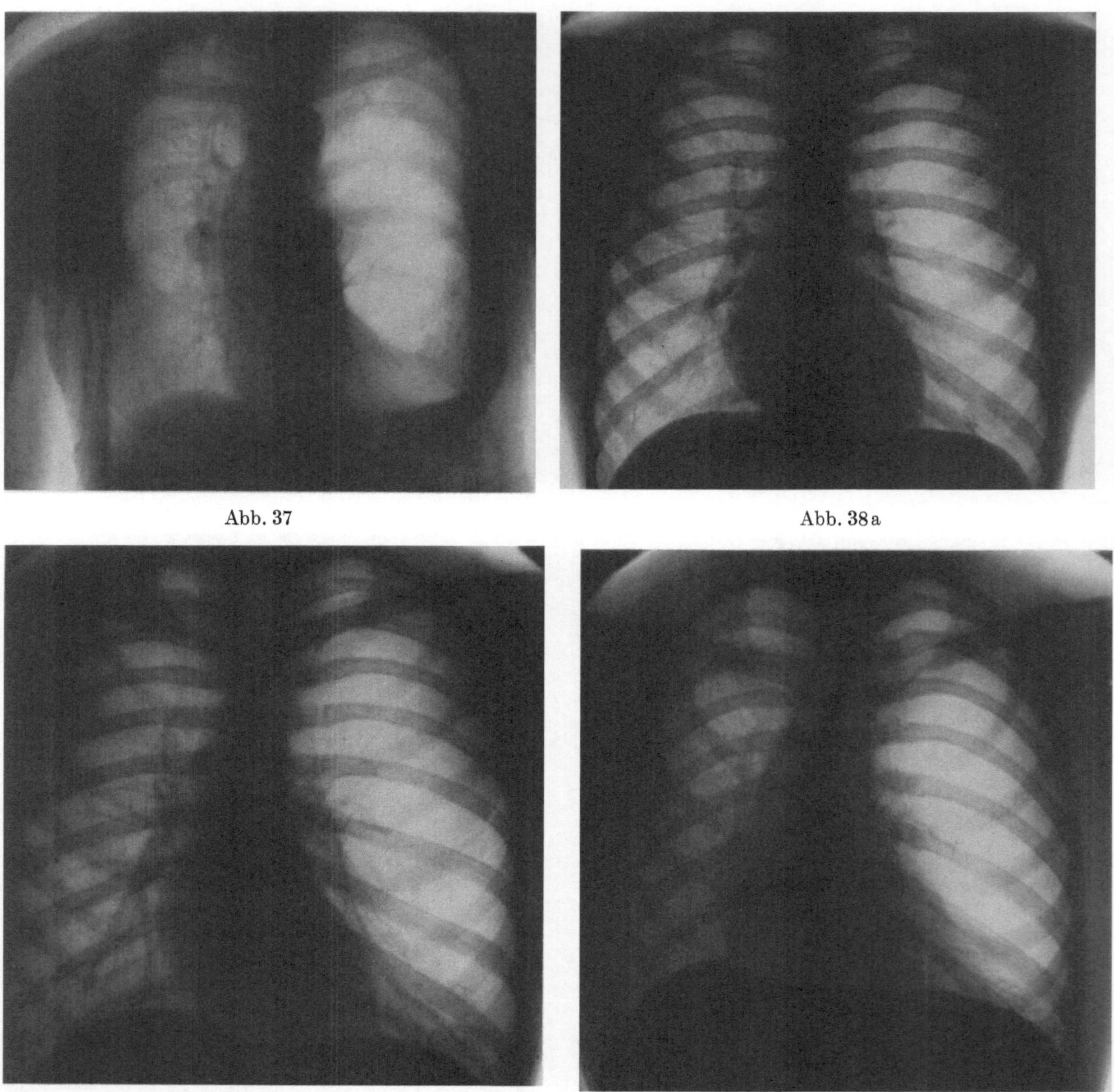

Abb. 37 Abb. 38a

Abb. 38b Abb. 38b′

Abb. 37. R. M., 67 Jahre. Beispiel für einseitig helle Lunge beim älteren Menschen. Auch hier fällt die Unterscheidung zwischen Spontanpneumothorax und Emphysem bzw. cystischen Veränderungen schwer

Abb. 38a u. b. Z. H., bei Erfassung 15 Jahre alt. Einseitig helle Lunge links. a Vermehrte Transparenz und schlechte Abgrenzbarkeit der Lungenzeichnung links (Aufnahme vom September 1962). b und b′ Aufnahmen vom 15. 6. 64: b Aufnahme in Inspiration: Zunehmende Verlagerung des Mediastinums bereits auf der Inspirationsaufnahme deutlich. b′ Zunahme der Mediastinalverlagerung auf der Exspirationsaufnahme. „Kompression" der basalen Lungenpartien. Die Progression der Lungenveränderungen und die Fixation ist auch auf dieser Serie deutlich

Allerdings ist der sog. idiopathische Pneumothorax aufgrund cystisch-blasiger Veränderungen des Lungengewebes oder im Gefolge eines lobären Emphysems wahrscheinlich nicht seltener als der symptomatische (FUTORNY und SHMELEV; ORTH).

Bei Kindern sind ätiologisch, wie aus dem Gesagten hervorgeht, kongenitale Anomalien, akute Erkrankungen des Respirationstraktes und Störungen der Atem-Lungendynamik nicht selten; ROCCO und GIACOMO berichten über 13 Fälle bei 7656 Kindern. Auf die

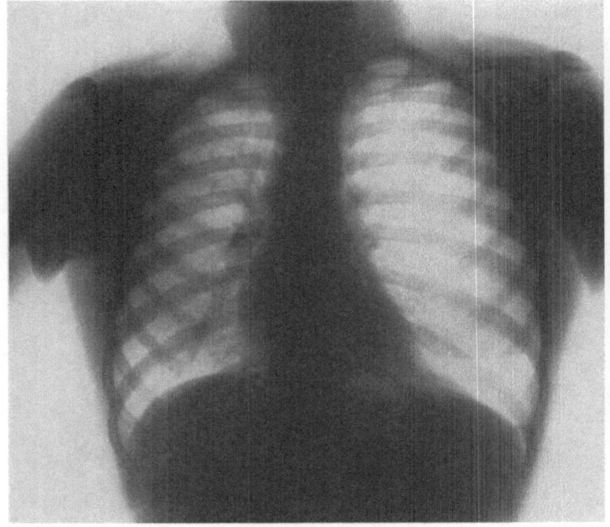

Abb. 39a

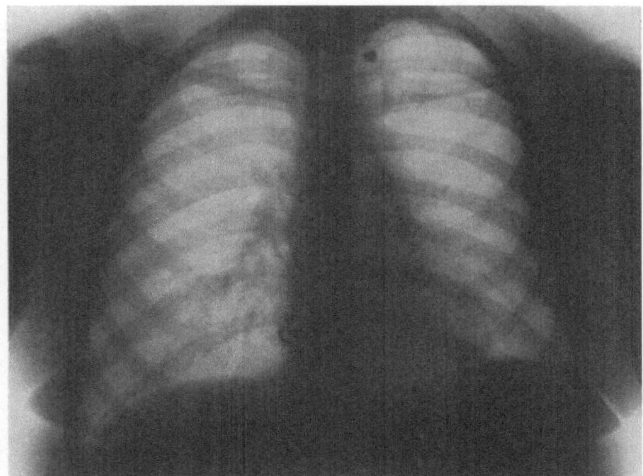

Abb. 39b

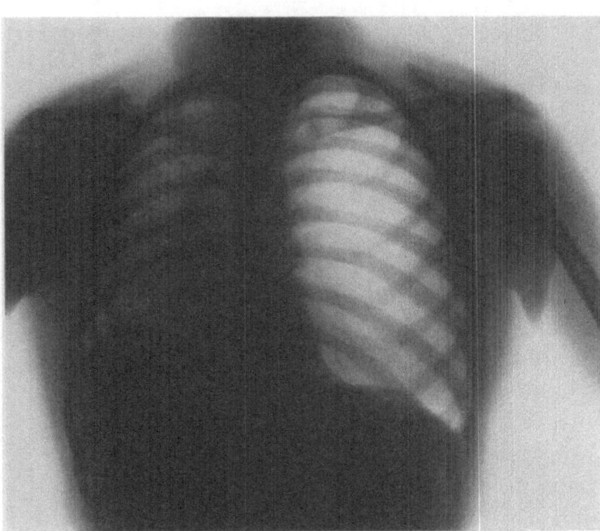

Abb. 39a′

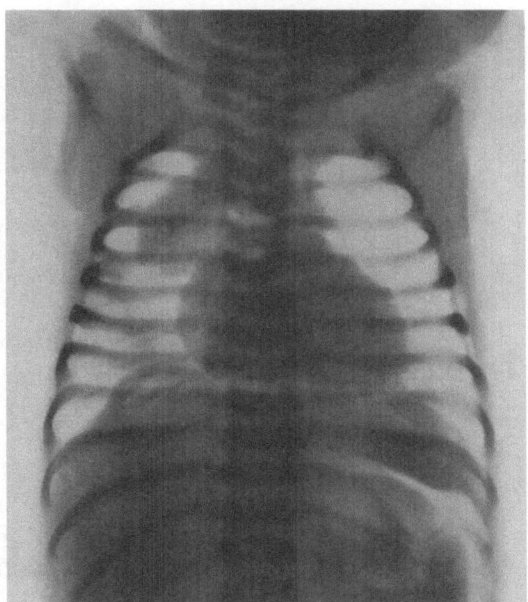

Abb. 40

Abb. 39a u. b. Z. M., 10 Jahre alt. Lobäres Emphysem linker Oberlappen. a und a′ Aufnahmen im Alter von 10 Jahren in In- und Exspiration. Operation: Lobektomie linker Lungenoberlappen. Präparat: Hochgradiges Emphysem. Zahlreiche recht enge Bronchien mit stark gefalteter Schleimhaut und zähen Schleimmassen in der Lichtung. Es wird ein Ventilmechanismus angenommen. b Aufnahme nach Lobektomie. [Der Fall wurde in extenso von F. LONGIN „Über die lokalisierte und einseitig helle Lunge", Fortschr. Röntgenstr. **93**, 673 (1960), besprochen. LONGIN ist im Gegensatz zum Pathologen (LAUCHE) eher geneigt, ein „genuines Emphysem" statt ein obstruktives Emphysem anzunehmen]

Abb. 40. Kind F., 18 Std alt: Doppelseitiger Pneumothorax mit „Atelektase" des rechten Oberlappens, wahrscheinlich Geburtstrauma. Rasche Wiederausdehnung nach Absaugen. Pneumoperikard

Ursachen und die Häufigkeit gehen HARRIS sowie BLASI und DES TORRE ein; BRACCO und CARAMELLO sowie SCHWIND und PÖSCHEL stellen das Geburtstrauma hier in den Vordergrund. SCHWINN und HEINZ berichten über zwei Säuglinge mit interstitieller Pneumonie und Spontanpneumothorax. BRZOSKO, KOTARBIŃSKA und ZALEWSKI fanden ein Lymphosarkom als seltene Ursache eines Pneumothorax und eines Pneumomediastinums bei einem 4 Jahre alten Kind. Die ältere Literatur ist zu diesen Problemen bei SCHAEFER und bei STEIN aufgeführt.

Der spontane Hämatothorax bzw. Hämothorax, der im Anschluß besprochen wird, scheint auch bei Kindern vorzukommen (VELASCO, BIANCHI-DONAIRE und MERCADO).

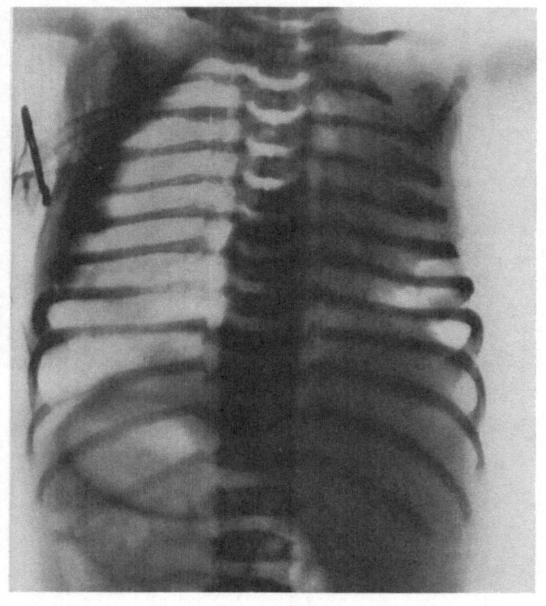

a

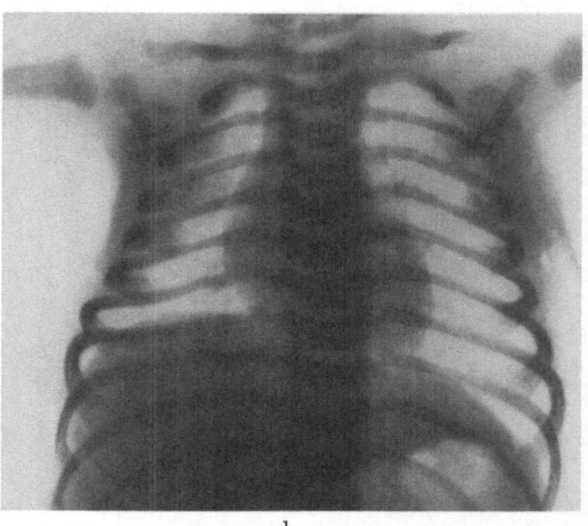

b

Abb. 41a u. b. B. M., 3 Tage. a Pneumothorax rechts, Atelektase links. Rechts: Intercostale Katheterdrainage. b Aufnahme 7 Tage später: Ausdehnung der Lunge. Lösung der Atelektase. Auch hier hat mit Wahrscheinlichkeit ein Geburtstrauma vorgelegen

ε) Der spontane Hämopneumothorax und Hämothorax

Es ist verständlich, daß beim Einreißen einer Emphysemblase, auch wenn sie wenig vaskularisiert erscheint, nicht selten eine Blutung, wenn auch geringen Grades aus dem benachbarten Lungengewebe in die Pleurahöhle eintritt. Die Häufigkeit geringgradiger Blutungen ist schwer zu beurteilen; es handelt sich wohl nicht selten bei kleinen „Winkelergüssen" im frischen Spontanpneumothorax um begrenzte Blutungen. Anders verhält es sich, wenn beim „idiopathischen Hämopneumothorax" größere Stränge und Adhäsionen einreißen, wie das DEUCHER eindrucksvoll beschreibt. Es kann dabei entweder akut oder aber auch protrahiert zu den Erscheinungen der schweren inneren Blutung mit Beeinträchtigung der Atmung kommen. Für den Mechanismus des Zustandekommens gelten also im wesentlichen die Momente, die bereits bei der Besprechung des „idiopathischen Spontanpneumothorax" genannt wurden. Ein Erguß in einem frischen Spontanpneumothorax ist immer auf das Vorliegen eines Hämatothorax verdächtig.

Anders verhält es sich beim spontanen Hämothorax, bei einer Blutung in den Pleuraraum, ohne daß es zu einem wesentlichen, röntgenologisch sicher nachweisbaren Pneumothorax kommt. Hier sind wohl andere Mechanismen anzunehmen.

Der massive Hämopneumothorax bzw. Hämothorax ist insgesamt ein verhältnismäßig seltenes Ereignis, wie aus den Zusammenstellungen von AEPLI, DEUCHER, SMITH, WALSH hervorgeht; Fallberichte, z. T. mit Besprechung des Schrifttums, liegen von CUMMINGHAM, FRANKLIN, GILBERT und SINGH, HARTZELL, HELWIG und SCHMIDT, JONES und GILBERT, LEA, MINNIS und BREVETTI, NALLS und MATTHEWS, PAYN und LIEF, ROSS, ROWELL, SNIVELY, SHUMAN und SNIVELY, TANNENBAUM, TATIBOUT und LE BRAS, TOWSON, WARING, WILLIAMS, CARMEN und SEYMOUR u. a. vor. Das klinische Bild ist keineswegs immer charakteristisch, insbesondere kann eine Verwechslung mit einem Herzinfarkt oder mit einem akuten Abdomen vorkommen (ROLLESTON, zit. nach DEUCHER; RYDELL; MILHORAT; HURXTHAL).

Sicherlich überwiegt der sog. idiopathische spontane Hämopneumothorax. Andererseits kommen symptomatische Fälle von Hämothorax vor. So beschreiben KAY und KUPFER einen Fall von Hämothorax bei Hämophilie, PISCONTI bei einer „funktionellen Thrombopathie". HOPKINS erwähnt Fälle von spontanem Hämopneumothorax bei Tuberkulose, EIDINGER und RUBIN sahen einen Fall von Hämopneumothorax bei einem Mann mit Lungencarcinom. WEBER hält die Silikose bei dem von ihm beschriebenen Fall von Hämatothorax von gutachterlicher Seite aus für eine mitwirkende Teilursache. Ätiologisch ist außerdem an die Wirkung von Anticoagulantien zu denken. Schließlich weisen BREAN, HAMBLY und COPE darauf hin, daß auch gekammerte Hämatothoraces vorkommen können, die differentialdiagnostische Schwierigkeiten gegenüber Lungencysten bzw. Abscessen machen können.

Bei dem Patienten O. N., 28 Jahre, bestand bei Einlieferung in die Klinik ein schwerstes Krankheitsbild. Es hatte wenige Stunden vorher akut mit hochgradiger Atemnot und Schwäche begonnen. Daneben bestanden stechende Schmerzen im Bereich des rechten Brustkorbs. Die Röntgenaufnahme (Abb. 42a) zeigt einen unter Spannung stehenden Seropneumothorax. Die alsbald vorgenommene Punktion ergab reines Blut. Die Interpretation des Röntgenbildes ist insofern schwierig, als bei der lateral im oberen und mittleren Brustkorbbereich gelegenen bandförmigen Verschattung an einen Strang zu denken wäre, der auch die Pleura parietalis auszuziehen scheint; bei dem zeltförmigen Schattengebilde, das lateral dem Flüssigkeitsniveau aufsitzt, könnte es sich um den Lungenstumpf handeln oder jedoch insgesamt um Fibringebilde. Bei Unterlassung einer Thorakoskopie und bei konservativer Behandlung muß diese Interpretation jedoch mit allen Vorbehalten geschehen.

Auf der Röntgenaufnahme vom 2. 12. 63, etwas mehr als ein Vierteljahr nach dem Auftreten des Hämopneumothorax (Abb. 42b), ist die Lunge im wesentlichen wieder ausgedehnt. Intrapulmonale Veränderungen sind nicht mit Sicherheit nachzuweisen, insbesondere auch deswegen, weil die basalen Partien der rechten Lunge durch Überlagerung mit Residuen des Hämatothorax schwer zu beurteilen sind.

Hier im vorliegenden Falle wurde eine konservative Behandlung als ausreichend erachtet; allerdings bestanden über längere Zeit erhebliche Residuen. Im übrigen kann der frische Hämatothorax eine dringliche Operationsindikation darstellen; beim älteren Pneumohämothorax bzw. Hämopneumothorax ist die Dekortikation zu überlegen (AMSLER und GOYER; BEATTY und FRELICK; BRUNNER, A.; ELROD und MURPHY; MYERS, JOHNSTON und BRADSHAW). Auf die eingehende Zusammenstellung bei DEUCHER, auch zur Therapie, wird verwiesen.

ζ) *Therapie des „Spontanpneumothorax"*

Die Therapie des sog. Spontanpneumothorax, des akzidentellen, idiopathischen und symptomatischen Pneumothorax, ist auf drei Phasen abzustimmen: 1. Die Therapie des akut bedrohlichen Zustandes, 2. Beseitigung des Pneumothorax und 3. Rezidivprophylaxe und Behandlung der Grundkrankheit.

Wie im Kapitel „Verletzungen des Brustkorbs und der Lunge" ausgeführt, stehen die Behandlung akut bedrohlicher Zustände, nämlich des Ventil- bzw. Spannungspneumothorax und des akuten Hämopneumothorax, wie das weiter oben gebrachte Beispiel zeigt, im Vordergrund. Die Erkennung dieser akut bedrohlichen Zustände sollte auch ohne Zuhilfenahme der Röntgentechnik möglich sein. Es erscheint denkbar, daß der Röntgenologe, dem ein solcher Patient zur Untersuchung zugewiesen wird, auch einmal therapeutisch eingreifen muß. Zur Beseitigung des Überdruckes genügt das Einstechen einer kräftigen Punktionskanüle in einen Zwischenrippenraum, um die akute Gefahr zu beseitigen. Ein kleiner „nach außen offener" Pneumothorax ist gegenüber dem Spannungspneumothorax das weit geringere Übel. Die Bezeichnung „Erstickungspneumothorax" (LAVAL) unterstreicht die Dringlichkeit der Verhältnisse.

Im übrigen gehen die Anschauungen über die optimale Behandlung des Spontanpneumothorax bzw. die Erreichung der Wiederausdehnung der Lunge weit auseinander. Ein reiches Arsenal von Möglichkeiten steht zur Verfügung. Die Arbeiten von BERNARD und MEYER, BRIGGS und BYRON, BRUNNER, CARR, SILVER und ELLIS, DUDIK, GAD,

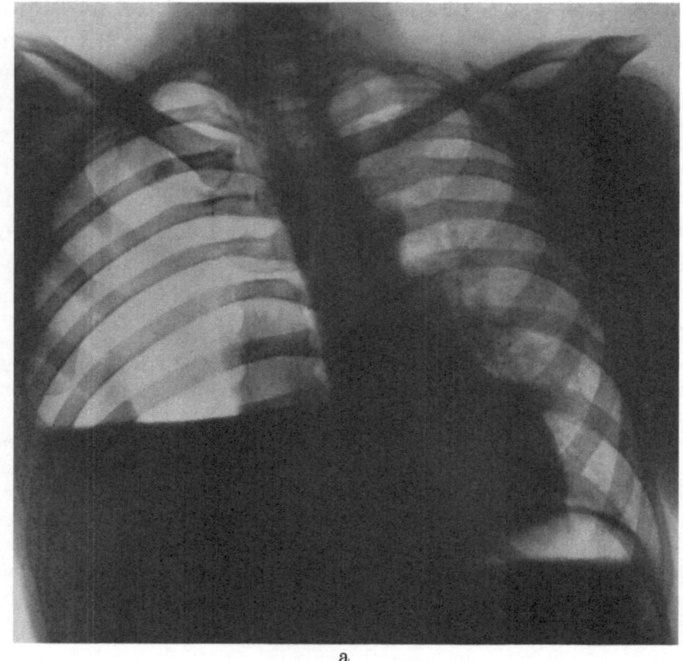

a

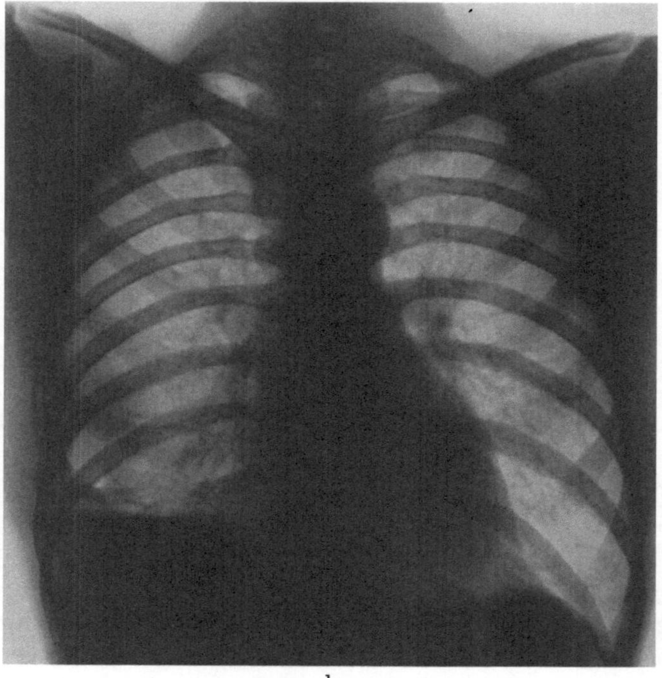

b

Abb. 42a u. b. O. N., 28 Jahre. a Rechtsseitiger Spannungspneumothorax, „akuter spontaner Hämopneumothorax“. Extreme Verdrängung des Mediastinums, Dyspnoe, Zeichen der inneren Blutung. Lateral im Pneumothoraxraum strangförmiger Schatten; entweder Adhäsion oder Fibrin. b Etwa 4 Monate später nach konservativer Behandlung: Wiederausdehnung der Lunge. Pleurale und pulmonale Residuen im Bereich des rechten Unterfeldes; Zwerchfell fixiert und angehoben

Kircher und Swartzel, Lommel, Rubel, Harter, Bryant und Davis; Santy, Bérard, Galy und Sournia; Swierenga und Engelen geben einen allgemeinen Überblick zur Frage der Therapie.

Wenn es nicht gelingt, durch Bettruhe oder Absaugen mit dem Pneumothoraxapparat die Lunge zur Wiederausdehnung zu bringen, kann es sich als zweckmäßig erweisen, in den Brustkorb eine oder zwei Drainagen einzulegen und diese entweder unter Wasser abzuleiten oder mit einer Sauganlage zu verbinden. Ein Versuch mit kleinlumigen Kanülen kann vorausgehen; ihre Verwendung erscheint jedoch nicht sehr sicher. Die Thorakoskopie bietet besonders gute Möglichkeiten, sowohl den Zustand der Lunge wie auch den der Pleura zu beurteilen; sie vergrößert den Eingriff der Drainageeinlage kaum. Die Thorakoskopie kann gleichzeitig zur Erzeugung einer chemischen oder physikalischen Pleuritis durch Einspritzen von Antibiotica und ähnlichem benützt werden (Andersen und Poulsen; Bigger; Boszkiewicz; Cardis; Ebers; Griessmann; Hinaut, Felce und Muller; Jenny; Joynt und Laird; Kipfer; Klassen und Meckstroth; Knuth, Wright und Jenko; Kreutzer, Brizzolara und Rogers; Lefemine, O'Hara und Lynch; Marrangoni, Storey und Geib; Sattler).

Im einzelnen werden zur ,,Puderung des Brustfells" oder Erzeugung einer chemischen bzw. physikalischen Pleuritis Eigenblut, Antibiotica, Carbamid, Kaolin, Silbernitrat, Öl, Marbadal und anderes mehr benützt. So wird beispielsweise das Reiben der Pleura mit Mulltupfern oder oberflächliche Scarifizierung empfohlen. In den bereits genannten und zur chirurgischen Behandlung noch folgenden Arbeiten finden sich entsprechende Angaben; zum speziellen Thema seien die Beiträge von Bethune, Hennell und Steinberg, Maxwell, Miskovits, Otto, Rothkopf und Viereck genannt.

Diese Methoden sind im Sinne einer Rezidivprophylaxe zu verstehen. Die Rezidivrate dürfte im Durchschnitt bei 15—30% der Fälle liegen, wie wir bereits erwähnt hatten, und wie aus der Übersicht von Curti und Poulsen mit den Angaben von Cohen und Kinsman (10%), Wilson (20%), Kjaergaard (15%), Ornstein und Lercher (30%), Wood (45%), Schneider und Reissmann (20%) hervorgeht.

Die sicherste Therapie des rezidivierenden oder chronischen spontanen Pneumothorax stellt zweifelsohne die chirurgische Behandlung dar. In vielen Fällen kann damit die zumindest palliative Behandlung des Grundleidens verbunden werden, indem Emphysemblasen oder Cysten abgetragen werden. Etwaige Ausdehnungshindernisse in Form von Riesencysten oder einer Pachypleuritis können beseitigt werden. Ebenso läßt sich eine Cyste excidieren oder ein Defekt der Lunge verschließen. Es kann gleichzeitig eine Rezidivprophylaxe getrieben werden, indem diese Cysten entfernt oder indem die parietale Pleura nach dem Vorgehen von Gaensler reseziert wird. Jedenfalls empfiehlt es sich, bei Fortbestehen eines Pneumothorax über 14 Tage trotz sachgemäßer Behandlung nicht mit der Thorakotomie zu zögern, worauf besonders Heine hinweist. Die Eingriffe bei der Thorakotomie gehen dementsprechend von der Fistelübernähung, Blasenresektion, Ausschälung von Cysten, der Decortikation und der Entfernung der parietalen Pleura bis zur Entfernung zerstörter und nutzloser, die Atmung behindernder Lungenanteile. Zu diesem, für den Röntgenologen am Rande liegenden Thema, sei auf die Untersuchungen und Mitteilungen von Alexander und Haight, Andersen und Poulsen, Baronofsky, Warden, Kaufman, Whatley und Hanner, Brewer, Dolley und Evans, Desforges, Garlick, Gobbel et al., MacGowan, Hueck und Oltersdorff, Jagdschian, Kulka, Lawrence, Hill und Morgan, Leski, Meade und Blades, Reeves, Niazi, Conolly und Lewis, Thomas, Thomas und Gebauer, Watkins und Hering hingewiesen. An die Möglichkeit, eine ausgespannte ,,Fistel" in der Pleura durch Strangdurchtrennung zu verkleinern oder zu verschließen und dadurch die Ausdehnung der Lunge zu begünstigen, sei erinnert. Besonders Sattler hat darauf hingewiesen.

Abschließend wäre zur Therapie des ,,Spontanpneumothorax" zu sagen, daß sie vom — röntgenologisch kontrollierten — Erfolg einfacher Maßnahmen unter Berücksichtigung der Grundkrankheit abhängt und davon, ob eine Thorakotomie, etwa wegen sehr ausgedehnter Blasen, als zweckmäßig erachtet wird. Die weitere röntgenologische Aufgabe besteht darin, ,,Ausdehnungshindernisse" in Form von Pleuraveränderungen oder Lungenveränderungen, insbesondere Atelektasen, festzustellen.

2. Der intrapleurale, artifizielle Pneumothorax

(Unter Mitwirkung von B. KRANIG)

a) Einleitung

Der „intrapleurale artifizielle Pneumothorax" war bis vor Jahren die beherrschende Behandlungsmethode der Tuberkulose. Seine Bedeutung ist ganz erheblich zurückgegangen; so weit, daß in Zweifel zu ziehen war, ob ein umfangreicher Beitrag überhaupt der gegenwärtigen Situation entspricht. Immerhin wird er auch heute noch, wenn auch in unseren Ländern selten, angewandt; darüber hinaus ist eine immense Erfahrung niedergelegt, die wenigstens in groben Zügen festgehalten werden soll.

Für den *geschichtlichen Überblick* sei auf die Zusammenfassung bei W. SCHMIDT in: HEIN-KREMER-SCHMIDT, Kollapstherapie der Lungentuberkulose, hingewiesen. Weiterhin ist die Zusammenfassung von O. MISTAL von 1929 zu nennen. Bei W. SCHMIDT sind die Verdienste von FORLANINI, MURPHY, BRAUER und SPENGLER gewürdigt. Im übrigen verweisen wir auf die älteren Arbeiten von SPENGLER sowie von BRAUER und SPENGLER. Die Handbuchbeiträge von STAEHELIN (1930) und JACCARD wären zu erwähnen. Die Röntgenologie ist in hervorragender Weise von ZUPPINGER (1952) dargestellt. Eine umfassende Darstellung des Gesamtproblems mit sehr zahlreichen Schrifttumshinweisen findet sich in der bereits genannten Übersicht von W. SCHMIDT.

b) Zur Indikation des intrapleuralen Pneumothorax

Kritische Stimmen gegenüber der Pneumothoraxbehandlung hat es immer gegeben. Sie mehrten sich mit dem Aufkommen der Chemotherapie, der Resektionsbehandlung, mit dem säkularen Rückgang der Tuberkulose (HAYES; H. SCHMIDT; P. G. SCHMIDT 1950 und 1954). 1955 steht in einem Editorial des Lancet zu lesen: "Artificial pneumothorax is not fashionable". Die Frage „Inwieweit ist der Faktor Volumenveränderung der Lunge im Gesamtrahmen aller, die Allgemeinkrankheit Tuberkulose beeinflussender Faktoren, wirklich entscheidend" (BLAHA 1956), ist nie verstummt.

Ausgedehnte statistische Erhebungen, so beispielsweise die große Sammelstatistik von ROLOFF, wie sie auch bei W. SCHMIDT wiedergegeben ist, lassen erkennen, wie schwer die Erfolgsbeurteilung sein kann. Die Dauererfolge werden mit 7 bis 78% angegeben. ROLOFF nimmt an, daß etwa 20—30% der Offentuberkulosen auf die Pneumothoraxbehandlung hin ihre volle Erwerbsfähigkeit auf die Dauer wiedererlangten. Die Problematik von „Pneumothoraxstatistiken", die Abhängigkeit von Indikation, Lebensalter, Ausgangsbefund, Ergänzung durch Thorakokaustik, die gleichzeitig laufenden anderen Behandlungen, geht aus den Übersichten von AROLD, BALOGH, G. BERG, BRZEZIŃSKI, LANDECKA, LEZIAK und STOJALOWSKI, FEGIZ und CATACCHIO, LE MELLETIER, GERPHAGNON, DELMAS und FILLASTRE-CHAUVIN, MURPHY, PASZKOWSKA, POTTER, RUBIN und BURKE, ULRICI, VIDAL und SCHIPHORST sowie GÜNTHER hervor. Nach MITCHELL hatten von 557 mit Pneumothorax behandelten Patienten 340 = 61% ein ungenügendes Ergebnis: Bei 13% wurde der Pneumothorax wegen eines Empyems, in 9% wegen einer Aussaat, in 8% wegen eines chronischen Exsudats, in 2% wegen Verschwartungen und in 9% wegen ungenügender Wirksamkeit vorzeitig aufgelassen. Die Befund- und Altersabhängigkeit geht besonders auch aus der Zusammenstellung von HOPPE hervor; ebenso ist die Dauer der Erkrankung vor der Pneumothoraxanlage von Bedeutung. Zweifelsohne hat die „Qualitätsdiagnose der Tuberkulose" durch die Pneumothoraxversager und Pneumothoraxkomplikationen eine außerordentliche Bereicherung erfahren.

Es ist bei diesen Statistiken der säkulare Rückgang der Tuberkulose zu berücksichtigen (BARIÉTY und LESOBRE; BARRETT; BERG; MCDONALD und SPRINGETT; HANSEN; KÄLLQVIST; LIVINGSTONE; MÜLLER und RINK), insbesondere sei hierzu auf die Veröffentlichungen des Bayerischen Statistischen Landesamtes „Die Tuberkulose in Bayern" hingewiesen.

So äußern sich in den letzten Jahren eine große Zahl von Autoren vorsichtig zur Indikationsstellung (CHIUCICI; EWERT; HECKNER; JANCIK; KÄLLQVIST; LEWIN und ARONOVITCH; MARYŠKA; OSIŃSKA; SHAW; STEPHANI; STUDIĆ; TRIMBLE). Allerdings ist die Ablehnung der Pneumothoraxbehandlung zumeist ebenso kritisch vorsichtig formuliert wie eine Zustimmung zu gewissen ,,Residualindikationen" (BECKMANN; BIRATH; CANOVA; CATTA; COSTANTINI; DELOFF und PUDELSKI; DOBRZYŃSKI, BAZYLEWICZ, KOKOCHA, WARTERESIEWICZ, WOJTAL und ZALESKA; DUFOURT, DESPEIGNES, OLLAGNIER und GÉRIN; EILERTSEN; ERWIN; FEGIZ und LUCCHESI; GARCIA ALONSO und ALVAREZ-SALA MORIS; GIACOMASSO; HAUS; HEESEN; HECHT-HANSEN, TOBIASSEN und TORP-PEDERSEN; MONALDI; MORANDI; MORELLI; PILIS und SATTLER; POZZI; ROTH; SCADDING; SERI und FEHÉRVÁRI; STRANDGAARD; SZIGETI und FRÁTER; TROCMÉ; ZAJACZKOWSKA, HERYNG, KLOTT, KRAKÓWKA, LANGE, PIEKARNIAK und ZYCH; ZORINI).

Die *gegenwärtige Stellung* gegenüber dem therapeutischen Pneumothorax hat das *Deutsche Zentralkomitee zur Bekämpfung der Tuberkulose* dahingehend formuliert, daß die Anzeigestellung von Art, Sitz und Ausdehnung der Tuberkulose, der kardiopulmonalen Funktion und dem Lebensalter abhängig zu machen sei. Eine Indikation bestehe dann, wenn eine Sensibilitätsminderung gegenüber den ,,großen Tuberkulostatica" vorliege. Eine mehrmonatige Vorbehandlung und Vorbeobachtung sei zweckmäßig. Die Pneumothoraxbehandlung sei abzubrechen bei auftretendem Exsudat, bei irreversiblen Atelektasen oder beim Auftreten einer Blähkaverne; außerdem, wenn umfangreiche Verwachsungen vorliegen. Ausgedehnte Thorakokaustiken können nicht empfohlen werden, die Behandlungsdauer soll unter 2 Jahren liegen. AMSCHLER nennt als Indikation ,,frischere, nicht zu große Kavernen geeigneter Lokalisation", dabei überschneiden sich die Indikationen gegenüber der Chemotherapie zweifelsohne. Seine Einstellung ist, ebenfalls wie die von LORBACHER, zurückhaltend. Im Bereich der Rheinprovinz wurde 1957 bis 1960 bei insgesamt 2,96% der Patienten ein Pneumothorax angelegt. Er nennt an Indikationen: 1. Die zarte Restkaverne, insbesondere bei Jugendlichen; 2. kleine, zarte Kavernen bei gleichzeitig vorliegenden Streuherden; 3. zarte Kavernen auf beiden Seiten und Streuherde, insbesondere bei Jugendlichen; 4. zur Vorbereitung der Gegenseite und 5. als fragliche Indikation die Lungenblutung. In ähnlicher Weise äußern sich FORSTER-CARTER, FORSTER-CARTER, MYERS, GODDARD, YOUNG und BENJAMIN, HOECKNER, JUNKER, VOIGT und WENDT, ZIERSKI.

Es ist sicherlich gegenwärtig nicht einfach, eindeutige Indikationen für eine Pneumothoraxbehandlung zu finden. Abzulehnen sind sicher ausgedehnte Thorakokaustiken (LIENER und JAHN; STUDÍ). Ein nicht voll wirksamer Pneumothorax ist alsbald aufzulassen (unter anderen EFFENBERGER; P. G. SCHMIDT), der Pneumothorax soll nicht zu lange geführt werden (HABICHT und LANGER; NEEL und JULEROT), er soll nach einer ausreichend langen Vorbehandlung angelegt werden (BERNARD, WEIL und TEBOUL); er kann noch überlegt werden bei der Lungenblutung, wie bereits oben ausgeführt.

Insgesamt wird die Anzeigestellung zur Pneumothoraxbehandlung mit Vorsicht gestellt; die Indikationen sind nicht klar umrissen. Pneumothoraxkomplikationen pulmonaler wie pleuraler Art sind unter allen Umständen zu vermeiden.

c) Klinische und röntgenologische Aspekte

α) *Formen des Pneumothorax*

Die grundsätzlichen Formen des Pneumothorax sind im Kapitel ,,Verletzungen des Brustkorbs und der Lungen" abgehandelt. Mit ZUPPINGER lassen sich unterscheiden: 1. der weit nach innen offene Pneumothorax, 2. der Ventilpneumothorax, 3. der nach außen offene Pneumothorax, 4. der geschlossene Pneumothorax, 5. der doppelseitige Pneumothorax. Hier, beim artifiziellen Pneumothorax, stehen die unter 1—3 genannten Formen nicht mehr zur Debatte. Zur allgemeinen Orientierung über die Pathophysiologie dieser Formen sei ein Schema ZUPPINGERs aufgeführt (Abb. 43). Zum Thema ,,Pathophysiologie" sei auf den Handbuchbeitrag von MÜLLY verwiesen.

Beim geschlossenen artifiziellen Pneumothorax ist die Einteilung nach der Vollständigkeit der Abhebung der Lunge von der parietalen Pleura insbesondere auch für die Röntgenuntersuchung von Bedeutung. Dem Grade nach ist zu unterscheiden zwischen dem „Spitzenpneumothorax“, bei dem in den apikalen Partien eine schmale Lufthaube vorliegt, die freilich bei freiem Pleuraspalt lageabhängig ist, dem „Mantelpneumothorax“, der die gesamte Lunge in wenig ausgedehnter Schicht umgibt und dem voll ausgebildeten Pneumothorax, bei dem im Idealfalle eine gleichmäßige, konzentrische Retraktion auf den Hilus zu stattgefunden hat. Der „Totalkollaps“ der Lunge hat seine Ursache entweder

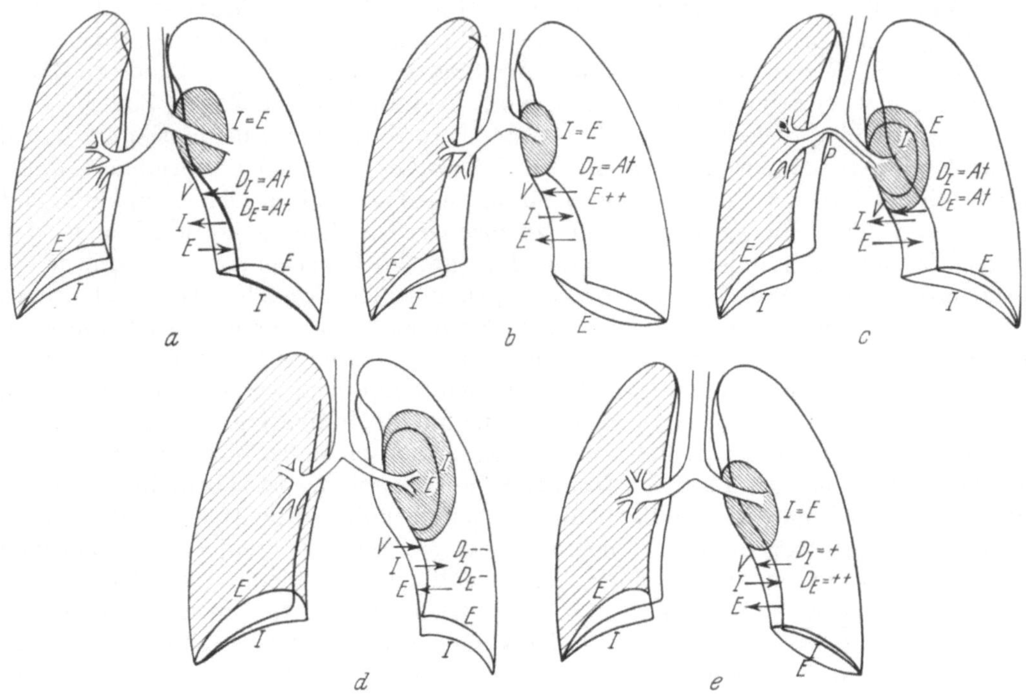

Abb. 43a—e. Die verschiedenen Formen des Pneumothorax. a Weit nach innen offener Pneumothorax, b Ventilpneumothorax, c weit nach außen offener Pneumothorax, d geschlossener Pneumothorax mit Unterdruck. e geschlossener Pneumothorax mit Überdruck. Normalstellung des Mittelsfells und Mittelstellung des Zwerchfells sowie Mediastinalverlagerung. *I* Inspirationsstellung; *E* Exspirationsstellung; *V* Mediastinalverlagerung; D_I inspiratorischer Pleuradruck; D_E exspiratorischer Pleuradruck; *At* Atmosphärendruck; + und —: Drucke, die über oder unter Atmosphärendruck liegen. Die Pfeile bei *V* geben die Mediastinalverlagerung, die bei *I* die Richtung des inspiratorischen Wanderns und die bei *E* die Richtung des exspiratorischen Wanderns an. *P* Pendelluft. Als Beispiel ist ein Pneumothorax links gewählt. (Nach A. ZUPPINGER „Pleuraerkrankungen“ in: SCHINZ-BAENSCH-FRIEDL-UEHLINGER, Lehrbuch der Röntgendiagnostik, Stuttgart 1952, Georg Thieme)

in Bronchialveränderungen oder aber in einem „Spannungspneumothorax“ bzw. „Überdruckpneumothorax“.

Daraus ergibt sich ein weiterer wesentlicher Gesichtspunkt für die Einteilung: Der unter negativem Druck stehende Pneumothorax und der „Überdruckpneumothorax“. Der artifizielle therapeutische Pneumothorax ist im Prinzip ein „Entspannungspneumothorax“; er wird mit negativem Druck geführt.

Ob ein vollständiger Pneumothorax oder nur ein partieller Pneumothorax erzielt wird, hängt von den bestehenden Verwachsungen ab. Diese können entweder strangförmig oder flächenhaft sein. Ein partieller Pneumothorax kann sich mediastinal oder über den konvexen Bereichen der Lunge lateral, dorsal oder ventral ausbreiten. Im letzteren Falle kann man von einem „verdeckten Pneumothorax“ sprechen, da er bei der gewöhnlichen p.a. Aufnahme durch Lungengewebe überlagert ist und als umschriebene Helligkeit ähnlich wie eine Cyste oder ein umschriebenes Emphysem imponiert. Ähnliche diagnostische Schwierigkeiten ergeben sich beim interlobären oder diaphragmalen „abgesackten“ Pneumothorax. Der partielle Kollaps kann „selektiv“ bzw. „kontraselektiv“ sein, je nachdem, ob der Lungenkollaps über den erkrankten Partien möglich und eingetreten ist, oder über den gesunden Partien. Beim Kollaps über den gesunden Lungenpartien wurde im Sinne eines „Entspannungspneumothorax“ eine gewisse Wirkung angenommen.

An Sonderformen wären zu nennen der „Pneumothorax aus dem Exsudat“, wie er bei W. Schmidt eingehend beschrieben ist und wie er als „Punktionspneumothorax“ so oft, mehr oder minder unfreiwillig, erzielt wird. Die Fortführung eines Spontanpneumothorax als therapeutischen Pneumothorax wurde früher erwogen. Je nach dem Luftverbrauch

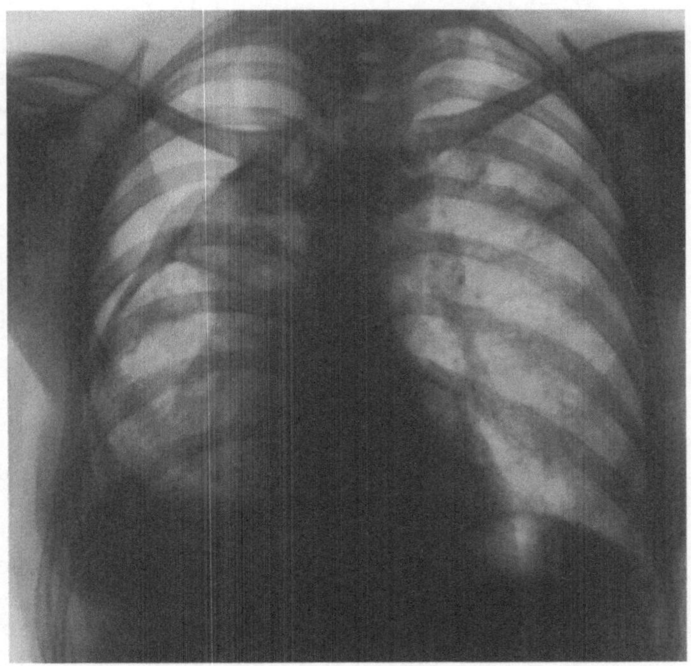

Abb. 44. St. E. Doppelseitiger Pneumothorax. Links: Umschriebener „Spitzenpneumothorax“ bei frischem zerstreutherdigem Prozeß. Schmaler mediastinaler Luftsaum. Rechts: Älterer Pneumothorax, mediastinal inkomplett. Verdickte Pleura. Ausgedehnte Schrumpfungen im Lungenstumpf. Erhebliche Verlagerung der Trachea nach rechts. Wiederausdehnung der Lunge unwahrscheinlich. „Pleurale und pulmonale Ausdehnungshindernisse“

wurde von einem „unersättlichen Pneumothorax“ gesprochen, wenn sehr häufige Nachfüllungen mit großen Luftmengen notwendig waren. Auf die Sonderformen des „starren Pneumothorax“ oder „Dauerpneumothorax“ wird später bei Besprechung der Komplikationen eingegangen; heute wird hier besser der Ausdruck „starre Lunge“ oder „inexpandible lung“ gebraucht.

Finden sich im Pneumothorax Flüssigkeitsansammlungen, so wird ganz allgemein von einem Hydro- bzw. Seropneumothorax gesprochen. Dabei ist selbstverständlich nichts über die Art der Flüssigkeit ausgesagt. Das Pneumothoraxempyem war häufig. Die Umwandlung in den Fibrino- oder Fibrothorax stellt eine ebenso unerwünschte Komplikation dar, wie der gekammerte Pneumothorax nach einem Hämatothorax.

Der doppelseitige Pneumothorax kann entweder gleichzeitig oder sukzessiv geführt werden. Von einem sog. „Stützpneumothorax“ war früher die Rede, wenn ein sehr labiles Mediastinum vorlag und auf der Gegenseite ein vorsichtig zu führender Pneumothorax angelegt wurde.

Die Abb. 44 (St. E.) zeigt einen doppelseitigen Pneumothorax. Dabei handelt es sich rechts um einen alten, seit Jahren bestehenden Pneumothorax, links um einen frisch angelegten Pneumothorax bei einer frischen Infiltration. Neben dem Schatten des Aortenbogens bzw. der Aorta descendens findet sich ein feiner Luftsaum eines mediastinalen Pneumothorax.

Der intrapleurale Oleothorax wurde sowohl als „antisymphysärer" wie auch „desinfizierender" Pneumothorax gebraucht. Auf die entsprechenden Ausführungen bei W. Schmidt in Hein-Kremer-Schmidt, Kollapstherapie der Lungentuberkulose, sei verwiesen. Ebenso wurde bzw. wird die Auffüllung mit Kochsalz bzw. Periston® bei zögernder Wiederausdehnung der Lunge geübt (Effenberger).

Schließlich sei im Gegensatz zum therapeutischen noch der diagnostische Pneumothorax erwähnt. Wir hatten bereits beim „akzidentellen Pneumothorax" über die Möglichkeiten der thorakoskopischen Beurteilung und Gewebsentnahmen gesprochen. Beim sog. diagnostischen Pneumothorax handelt es sich um eine röntgenologische Maßnahme zur Differenzierung von Veränderungen der Pleura und der Lunge. Seine Indikation gibt Zuppinger wie folgt wieder: „Den diagnostischen Pneumothorax wird man anlegen, wenn alle übrigen Methoden versagen und die Entscheidung der Frage, ob der Prozeß in der Pleura oder in der Lunge liegt, klinisch bedeutsam ist" (Zuppinger in: Schinz-Baensch-Friedel-Uehlinger).

β) Pleura und Pneumothorax

Die Erkennung des Pneumothorax geschieht zu einem Teil durch den Nachweis einer „Pleuralinie", zum andern, sozusagen „per exclusionem", indem das Fehlen der Lungenzeichnung festgestellt wird. Beide Aufgaben sind gleich schwierig. Es empfehlen sich Einstellungen, bei denen die Pleura tangential getroffen wird, insbesondere Aufnahmen der Lungenkuppel in schrägem Strahlengang a.p. und p.a., Aufnahmen in In- und Exspiration sowie Schichtaufnahmen. Schon vom Wesen der Sache her werden Zweifel bleiben, ob ein abgekammerter Restpneumothorax, eine apikale Kaverne oder Fibrinfiguren vorliegen. Auf die Schwierigkeiten der Unterscheidung gegenüber Cysten und lokalisierten Emphysemen war bereits bei der Besprechung des Spontanpneumothorax hingewiesen worden.

Mit zunehmender Dauer der Pneumothoraxbehandlung wird die zunächst zarte Pleura durch Fibrinauflagerungen verdickt. Sie wird besonders da, wo sie in größerer Ausdehnung orthoröntgenograd bzw. tangential getroffen wird, dichter erscheinen, wie aus der Abbildungsserie 45a—d (H. B.) hervorgeht. Auf Abb. 45d ist auch der beidseitige Endzustand erfaßt. Bei einigermaßen ausgedehntem pulmonalen Prozeß entspricht die Wiederausdehnung der Lunge einer „Pseudoausdehnung", wie sie etwa auch nach Lungenteilresektionen eintritt.

Die Verdickung der parietalen Pleura ist besonders deutlich, wenn es sich um eine sog. „Pachypleuritis" handelt. Diese Reizzustände der Pleura können beispielsweise nach einer Thorakokaustik bzw. Thorakoskopie als „akute Pleurasymphyse" (Dujmušić; Leuret und Le Lourd) zu einer sofortigen Wiederausdehnung der Lunge führen. Als Folge dieser Pachypleuritis kommt es zu einem „dunklen Pneumothorax" (Sattler) bzw. zu einer „paradoxen Verschattung" (Fleischner) bzw. einem „pneumotorace opaco" nach G. Torelli. Das Phänomen, bei dem das von der Lunge eingenommene Areal bzw. Teile desselben heller erscheinen als die Partien, in denen keine Lungenzeichnung vorliegt, kommt dadurch zustande, daß eine „Pachypleuritis", eine Verdickung der Pleura, auf größere Strecken tangential getroffen wird; diese Pleuraverdickung ist weniger ausgeprägt oder fehlt in den Bereichen, in denen die Lunge der Brustwand anliegt. Voraussetzung dieses Bildes ist also eine partiell der Brustwand anliegende gut strahlendurchlässige Lunge, sowie ein partieller Fibrothorax. Es ist verständlich, daß bei Ausdehnung der Lunge auch das transparente Areal größer wird. Auf die Darstellungen bei Teschendorf und bei Zuppinger sowie auf die Arbeiten von Jucker, Knies, Krings, Krist und Seyss sei verwiesen.

Wir finden dieses Phänomen bei unserer Patientin M. W. Der Pneumothorax war im Oktober 1955 angelegt worden. 1957 besteht eine „geringe Pachypleuritis" mit kleinem Unterfelderguß (Abb. 46a). Auf der Abb. 46b vom Mai 1958 sind die lateralen Partien des Brustkorbs deutlich verschleiert. Vermutlich ist die Füllung mit einem geringen Überdruck erfolgt, wie die streckenweise konkave Verlaufsrichtung der visceralen Pleura zeigt.

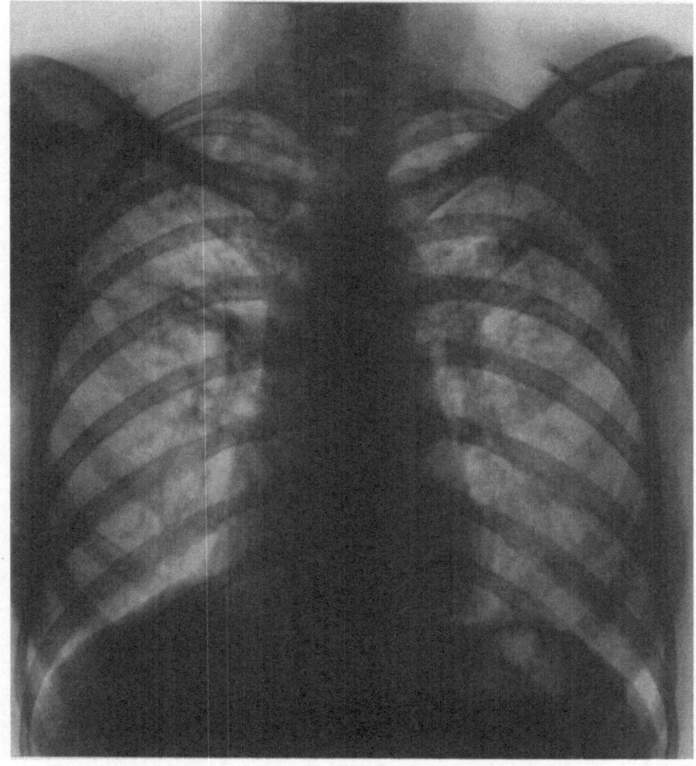

a

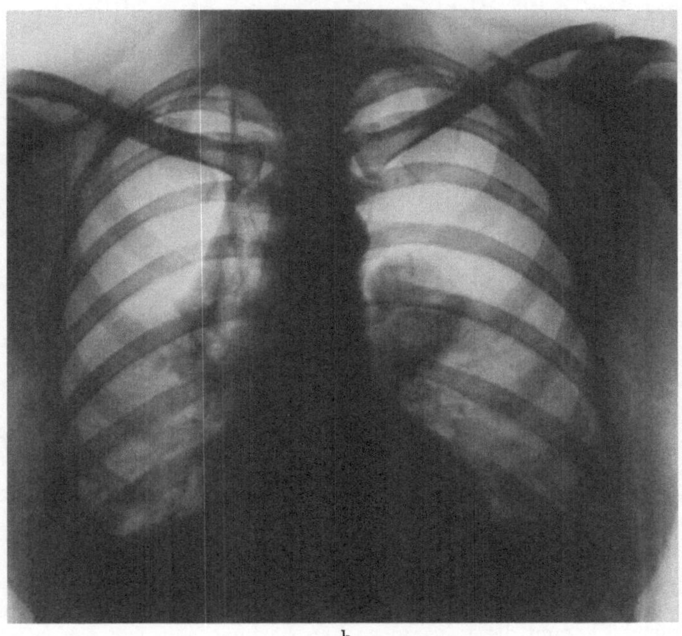

b

Abb. 45a—d. H. B. Veränderungen der Pleura unter doppelseitiger Pneumothoraxbehandlung. a Aufnahme vom 10. 12. 52: Doppelseitige, ziemlich ausgedehnte, rechts frisch kavernisierte Lungentuberkulose. b Doppelseitiger Pneumothorax. Ausgedehnte Adhäsionen rechts im Spitzenbereich. „Atelektasen" im Bereich beider Oberlappen, in Wirklichkeit wahrscheinlich aneinander gelagerte Herde, käsig pneumonische Prozesse und Retentionsfolgen. Relativ zarte Pleura. c Geringer Erguß rechts. Beiderseits kräftig dargestellter „Lungensaum". Fixation des Lungenstumpfes links am Zwerchfell. Partielle Lösung der Atelektasen. d Abschlußaufnahme vom 14. 1. 60: Erhebliche Schwartenbildung beiderseits im Spitzenobergeschoßbereich. „Indurationen" im Spitzenobergeschoßbereich beiderseits. „Schwarte" über dem linken Unterfeld. Erhebliche Funktionseinbuße

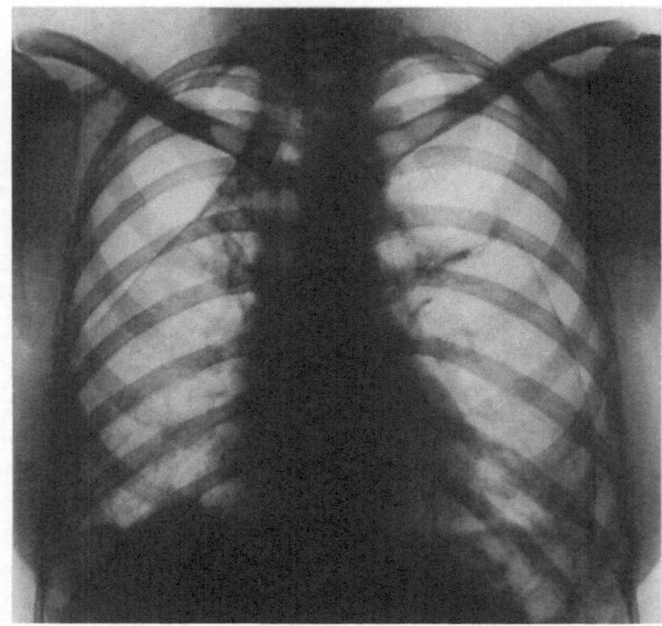

Abb. 45 c

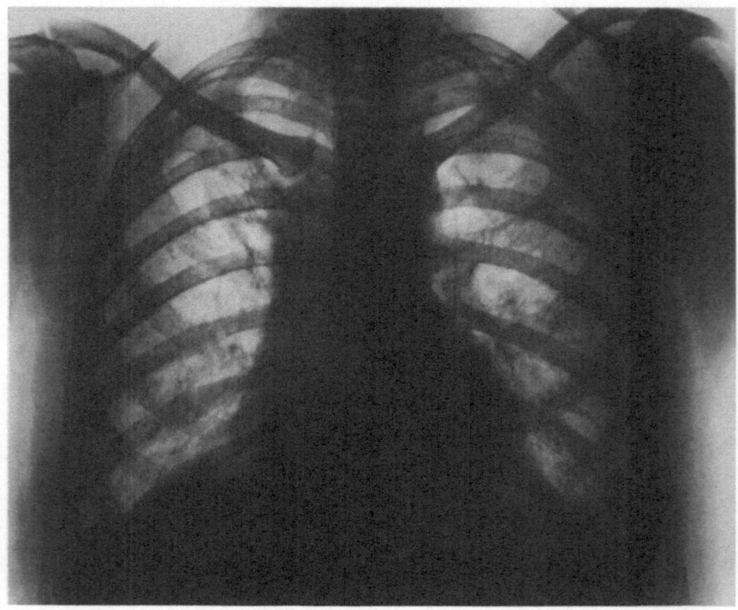

Abb. 45 d

Von lateral nach medial erscheinen verschieden dichte Zonen, wobei die aufgehellte Zone Lungenzeichnung erkennen läßt. Naturgemäß kommt diese „paradoxe Verschattung" auf dem Schichtbild nicht zur Geltung, da hier ja nicht die volle Ausdehnung des Schattenbezirkes erfaßt wird (Abb. 46 c). Erhebliche „Verschwartung" als Endzustand (Abb. 46 d).

Im Beitrag „Posttherapeutische Veränderungen am Brustkorb und an den Lungen" ist auf die Entwicklung von Fibrinkörpern im extrapleuralen Pneumothorax hingewiesen. Sie finden sich ebenso beim intrapleuralen Pneumothorax; hier vielleicht etwas seltener, da es seltener zu blutigen Ergüssen, die allerdings nicht Voraussetzung sein müssen, kommt (Antonini und Cossar; Euphrat und Beck; Fetzer; Fleischner; Hensel; Sartori; Tuminello).

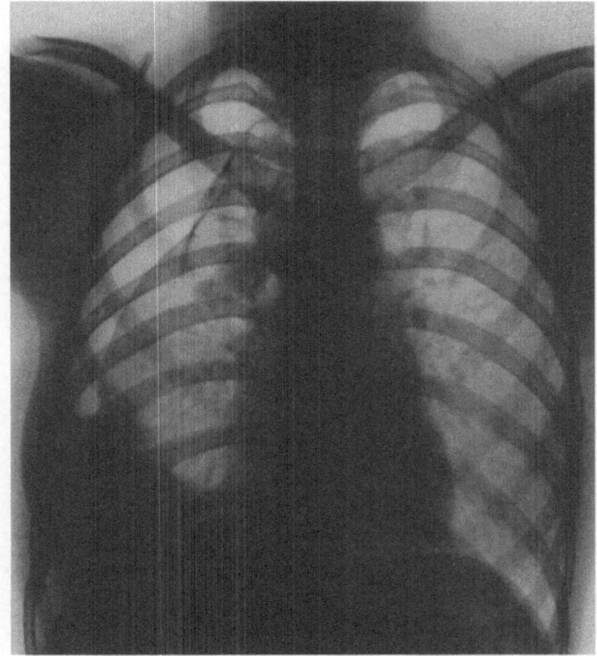

a

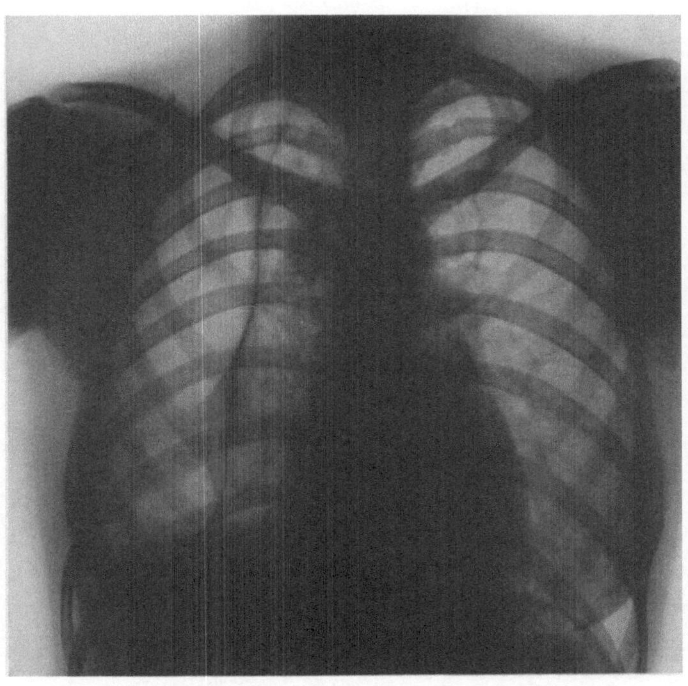

b

Abb. 46a—d. M. W., 17 Jahre. „Pachypleuritis und unvollständige Wiederausdehnung“. a Aufnahme vom 4. 12. 57: Seit 2 Jahren bestehender rechtsseitiger Pneumothorax mit „reitendem Erguß“. Erhebliche Pleuraverdickung. b Pachypleuritis mit „paradoxer Verschattung“ im Pleuraraum: Stärkere Strahlenabsorption durch verdickte Pleura im lateralen Thoraxbereich als im medialen Bereich, wo durch die der Brustwand anliegende, lufthaltige Lunge die Pleuraverdickung geringer ist. c Auf dem Schichtbild kommt die „paradoxe Verschattung“ naturgemäß nicht zur Darstellung, weil sich Pleuraschatten im lateralen Thoraxbereich nicht summieren. Gute Darstellung der verdickten visceralen Pleura. d Endzustand: Ausgedehnte „Verschwartung“ im Bereich des nicht voll ausgedehnten Oberlappens und im Bereich des Rippen-Zwerchfellwinkels

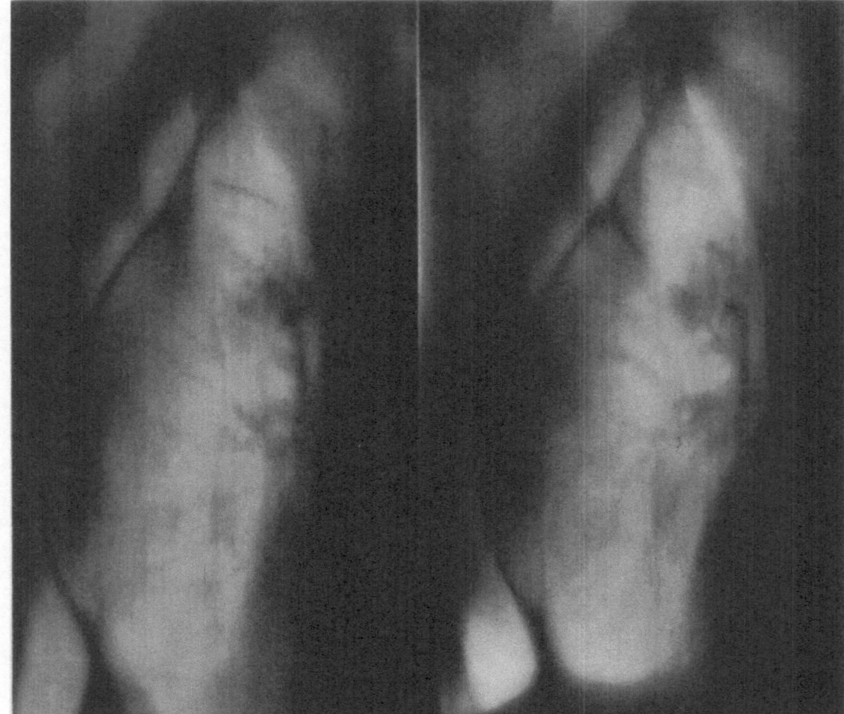

Abb. 46 c

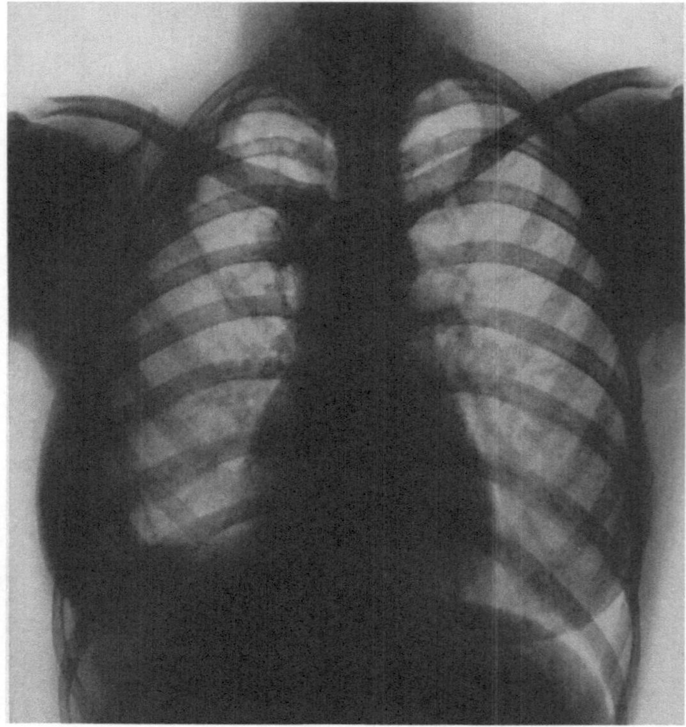

Abb. 46 d

Ebenfalls als Fibrinniederschläge sind Ringbildungen bekannt, wie sie in den bereits genannten Arbeiten über den Pneumothorax wiederholt erwähnt werden. Besonders gehen AGAZIA und MACCHI sowie VALLI auf diese Formationen ein. Sie können zu Verwechslungen mit Kavernen Anlaß geben. ROCHE, HOUPEAU und ODABACHIAN beschreiben eine Fibrinblase im Verlauf eines Seropneumothorax. Es handelte sich offensichtlich um ein ähnliches Bild wie bei einer Echinococcencyste.

Der Hämatothorax bei Nachfüllungen eines Pneumothorax ist selten: HAROLD fand ihn bei 30000 Nachfüllungen einmal. Allerdings ist die Nachblutung nach der Thorakokaustik nicht selten und wahrscheinlich eine der häufigeren Verklebungsursachen. MITCHELL fand einen Hämatothorax bei 18000 Nachfüllungen fünfmal. Auch GELLI und MACCAGNANI nennen ihn selten. KRISTENSON beschreibt einen Fall beim Auflassen eines Pneumothorax durch den sich entwickelnden Unterdruck.

Als seltenere Komplikationen bzw. Zufälle sind Brustwandhernien (STANGL), spontanes Pneumoperikard (CEJTIN) sowie der kommunizierende Pneumothorax — wobei sich bei einseitiger Füllung ein doppelseitiger Pneumothorax entwickelt (H. HOFMANN) — zu nennen. An die Möglichkeit des Eindringens von Fremdkörpern, wie abgebrochene Pneunadeln oder anderes ist zu denken (HEBRAUD und BERTRAC; VOARINO). Mediastinalhernien sind ein verhältnismäßig häufiges Ereignis. Sie können entweder durch Druck, eventuell auch durch Zug entstehen (BURGOS DE PABLO, GARROTE DIAZ und ITURRIAGA MENDICOTE; SALMENKALLIO und PÄTIÄLÄ). Sie sind auch im Beitrag „Posttherapeutische Veränderungen am Brustkorb und an den Lungen" besprochen. Im Kapitel „Spontanpneumothorax" sind die „spontanen Nachfüllungen" eines Pneumothorax erwähnt, auf die STEPHANI im besonderen eingeht. LONGIN und PEPPMEIER machen darauf aufmerksam, daß eine anomale Lungenveneneinmündung in die V. cava inferior ein Pneumothoraxrisiko darstelle. Zufällige Füllungen von Luft in die Schichten der Brustwand beschreibt W. SCHMIDT; RIVELLINI und GUGLIANTINI berichten über einen Fall, bei dem zweimal eine extrapleurale Ablederung bei Nachfüllung erfolgte. Schließlich sei noch die Verwechslungsmöglichkeit eines großen Eingeweide-, insbesondere Colonprolaps in den Brustkorb mit einem Seropneumothorax erwähnt (NAYER).

Die entscheidende Komplikation und damit auch den entscheidenden Faktor für das pleurale Röntgenbild stellt der Pneumothoraxerguß bzw. die Pneumothoraxpleuritis mit der nachfolgenden Entwicklung einer Schwarte bzw. eines Empyems dar. Hier sind insonderheit die Thorakokaustiken anzuschuldigen, die zeitweilig einen außerordentlich hohen Prozentsatz von Pleuraergüssen und Empyemen nach sich zogen.

Die Häufigkeit *pleuraler Komplikationen* bei der Pneumothoraxführung ist schwer zu schätzen; sie dürfte zwischen 20 und 30%, bei vorsichtiger Annahme, gelegen haben. Die bei der Indikation zum Pneumothorax aufgeführten Arbeiten nennen einen Rückgang der pleuralen Komplikationen auf unter 10%, worauf besonders BALOGH hinweist. BROSSOK und MOCKENHAUPT betonen die Befundabhängigkeit pleuraler Komplikationen nach Thorakokaustik; JANČIK fand 29% Pleuraexsudate und davon fast die Hälfte Empyeme. Mit der Häufigkeit von pleuralen Komplikationen beschäftigen sich auch ALONEN und MÄKIPAJA sowie DIXON. Über die zurückgehende Häufigkeit pleuraler Komplikationen ist in den eingangs zitierten Arbeiten, über den röntgenologischen Nachweis im Kapitel „Allgemeine Untersuchungstechnik" nachzulesen, ebenso im Beitrag von ZUPPINGER im Lehrbuch von SCHINZ-BAENSCH-FRIEDEL.

Von den Folgen der „Pneumothoraxpleuritis" ist vor allem die nicht wiederausdehnungsfähige Lunge zu nennen. Auf die Rolle des Parenchyms und der Bronchien wird in den nachfolgenden Unterkapiteln eingegangen. Zweifelsohne ist in der Mehrzahl der Fälle der Zustand der Pleura, insbesondere eine vorausgegangene Pleuritis bzw. ein Empyem, entscheidend. Nach JOHNSEN und LUND-JOHANSEN betrug der Anteil an nicht wiederausdehnungsfähigen Lungen 10%; unter Berücksichtigung der leichteren Fälle bekam jeder vierte Pneumothoraxträger eine mehr oder weniger „starre Lunge". Die speziellen Probleme sind bei CENSI, FARBER und LINCOLN, HUTÁS, TRENCHI, RISKA, LINDBLAD und SONCK sowie bei SIFFLET, GAUTREAU und CHAMPAUX, um nur einige zu nennen, abgehandelt.

Als Beispiel einer „Pseudoexpansion" seien die Abbildungen unserer Patientin H. V. gezeigt (Abb. 47). Als Ausgangsbefund besteht ein ausgedehnter Prozeß im linken Lungenoberfeld (Abb. 47a). Nach entsprechender

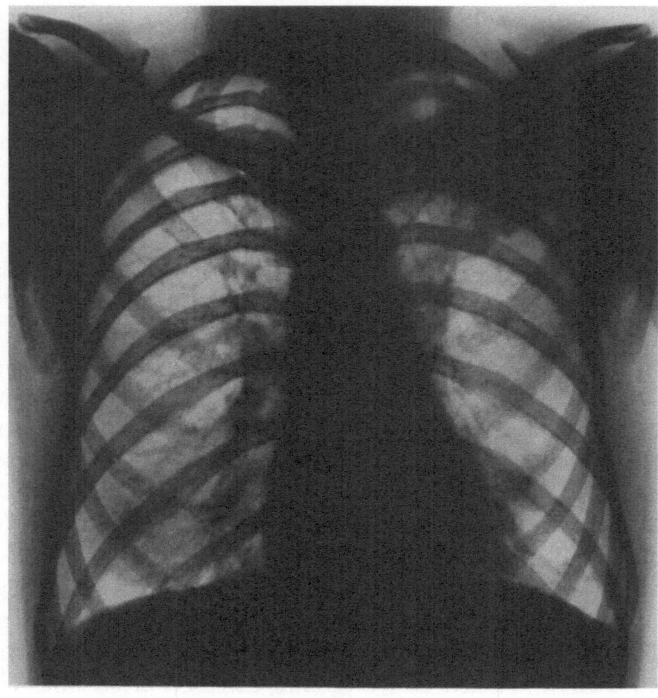

a

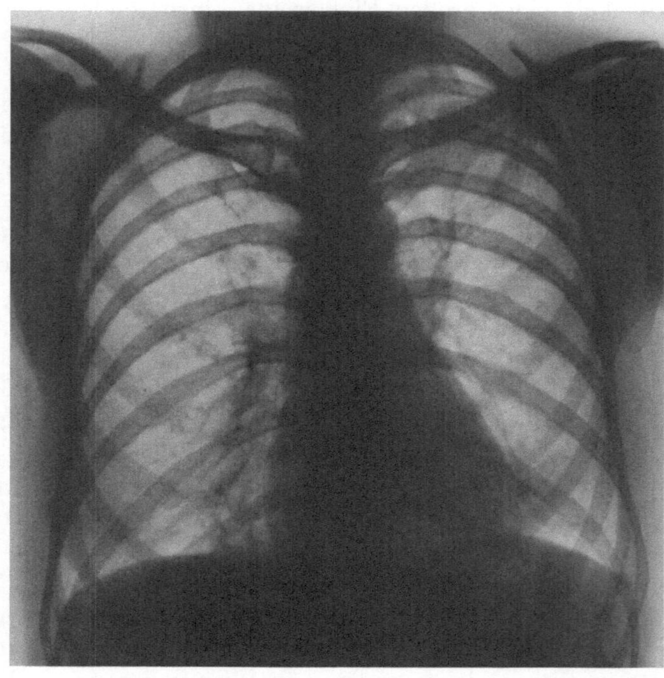

b

Abb. 47a—e. H. V. „Pseudoausdehnung der Lunge" nach linksseitiger Pneumothoraxbehandlung mit Restkaverne. a Ausgangsbefund: Infiltrativer Prozeß im linken Lungenoberfeld mit Streuherden basal. „Pleuritisreste" im linken Zwerchfell-Rippenwinkel. b Aufnahme 2 Monate später (Januar 1957): Teilweise Rückbildung unter konservativer Behandlung und Chemotherapie. c Nach Pneumothoraxanlage (9. 4. 57): Pleuraerguß bei zahlreichen Adhäsionen im Spitzenbereich, „kontraselektiver Kollaps". d Abschlußbild nach 3monatiger „Auflassungskur" (1960): Unvollständige Wiederausdehnung der Lunge. „Pseudoausdehnung" durch Steilerstellung des Rippenverlaufs, Verkleinerung der Zwischenrippenräume, Skoliose der Wirbelsäule, teilweise Verlagerung des Mediastinums. Reitender Erguß im Spitzenbereich. e Schichtbild vom 3. 8. 60: Restkaverne in 7 und 8 cm Tiefe. Verdacht auf peribronchiale Verkäsungen

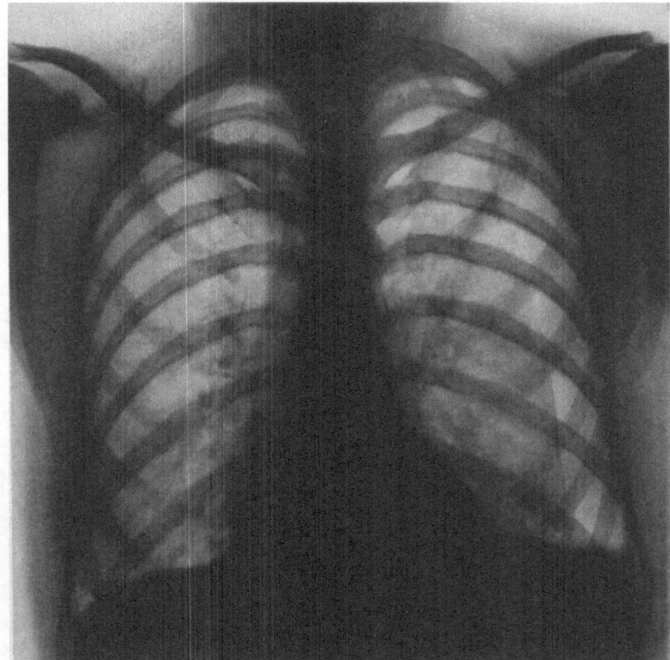

Abb. 47c

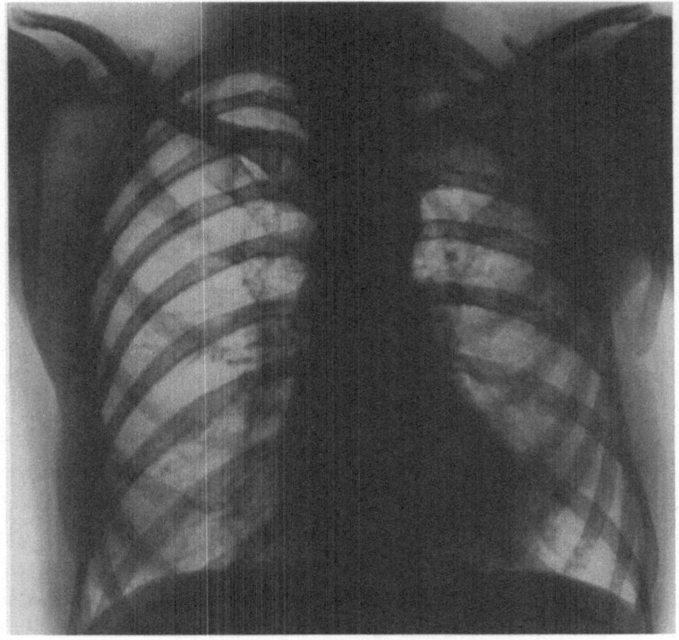

Abb. 47d

Rückbildung (Abb. 47b) mit Restkaverne Anfang des Jahres 1957 Pneumothoraxanlage, der alsbald eine Ergußbildung folgt (Abb. 47c). $3^1/_2$ Jahre später hat sich im Laufe einer über dreimonatigen „Auflassungskur" die Lunge nicht wieder ausgedehnt. Es besteht ein reitender kleiner Erguß im Spitzengebiet links (Abb. 47d). Die linke Thoraxhälfte ist deutlich verkleinert und weniger strahlendurchlässig. Die Zwischenrippenräume sind eng und der Rippenverlauf ist steiler. Im Schichtbild (Abb. 47e) finden sich noch kavernenverdächtige Aufhellungen bei Nachweis von Tuberkelbakterien im Auswurf.

In der Abb. 48a (U. B.) ist auf der rechten Seite der Zustand nach einer Pneumothoraxanlage vor 13 Jahren mit extremer Verschwartung und mit Verziehung der Trachea und des Mediastinums zu sehen. Pleurale und pulmonale Komponenten der mangelhaften Wiederausdehnung treten zumeist zusammen. Links handelt es sich um ein extrapleurales Empyem mit Kavernendurchbruch. Die Aufnahme 48b von 1952 zeigt, daß damals schon ausgedehnte Lungenareale auf der rechten Pneumothoraxseite untergegangen waren. 1948 (Abb. 48c) lag bereits ein starrer Pneumothorax vor. Die Abb. 48d vom 4. 11. 46 gibt den Ausgangsbefund wieder.

Ein mehr oder minder erhebliches Maß von pleuraler Schwarte nach Pneumothoraxbehandlung scheint nach landläufiger Erfahrung in einem Viertel bis zur Hälfte aller Pneumothoraxfälle aufzutreten (PHAIR nennt 25%). Diese „Schwarten" sind darüber hinaus nicht nur wegen ihrer Folgen für die Lungenfunktion, sondern wegen der permanenten Gefahr der Verkennung eines gekammerten Empyems so gefährlich (FRANZ; HUSEN; LE MELLETIER; PERSONNE, HERTZOG und TOTY).

So wurde bei der Patientin K. L. 1952 eine Pneumothoraxbehandlung rechts eingeleitet, 7 Jahre vor der Wiederaufnahme zur Auflassung. Bei einem solchen Bilde (Abb. 49a) ist selbstverständlich röntgenologisch nicht zu entscheiden, wann und ob eine Umwandlung in ein lokalisiertes Empyem eintritt. Die Gefahr ist besonders groß, wenn man die ausgedehnten Bronchiektasen auf Abb. 49b sieht. Die regelmäßige Überwachung solcher Fälle ist dringend anzuraten, besonders wenn wie hier eine deutlich erhöhte BSG (39/63) besteht.

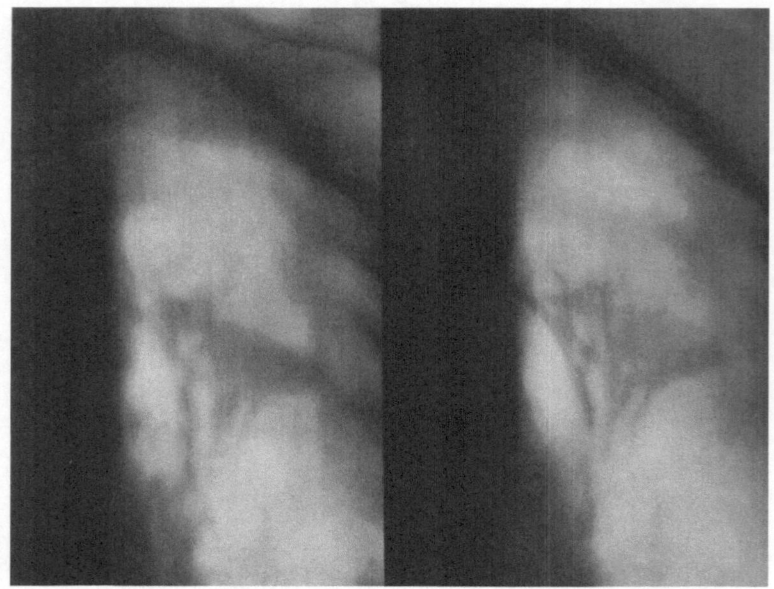

Abb. 47e

Den Zustand 21 Jahre nach Pneumothoraxanlage zeigt die Abb. 50a. Eine restitutio ad integrum ist auch nach so langer Zeit nicht eingetreten. Es besteht eine Anhebung des Zwerchfells, eine Verkleinerung des Brustkorbs und eine „Pleuritis calcarea" (Abb. 50a). Die Abb. 50b und c zeigen die Vorbefunde.

Die Folgen für die Lungenfunktion liegen dabei auf der Hand. Pleurale und pulmonale Faktoren ergänzen sich. Eine deutliche Einschränkung der Lungenfunktion läßt sich häufig nach Abschluß der Pneumothoraxbehandlung nachweisen (BUCHER und GLOOR; DE MATTEIS; GAUBATZ; HUTÁS; LOOCK, NITZKI und WEBER; KLOTT, KOZIOROWSKI und LACHOWICZ; RAKOWER, BALCHUM und DRESSLER; WERNLI-HAESSIG u. a.).

Das *Pleuraempyem* stellt die am meisten gefürchtete Komplikation der Pneumothoraxbehandlung, insbesondere jedoch der Thorakokaustik dar. Häufigkeitszahlen um 10% gehören sicher der Vergangenheit an. Mit Sicherheit völlig vermeiden läßt sich der Durchbruch einer tuberkulösen Kaverne, die Durchwanderung der spezifischen Infektion oder die Besiedelung der Pleura auf hämatogenem und lymphogenem Wege jedoch nicht, besonders wenn der Pneumothorax den Tuberkulosefällen vorbehalten wird, die „von sensibilitätsgeminderten Tuberkelbakterien" unterhalten werden. Um so mehr ist zu betonen, daß die Gefahr des Auftretens eines Pleuraempyems besonders groß ist, wenn es sich um einen inkompletten Pneumothorax handelt, wenn der Pneumothorax zu früh, in ungeeigneten Fällen, bei pleuranahen Kavernen und bei nicht stabilisierter Tuberkulose angelegt wird. Der „übertragene" Pneumothorax stellt ebenso ein Risiko dar wie ausgedehnte Kaustiken. Die möglichst rasche Wiederauflassung eines unvollständigen

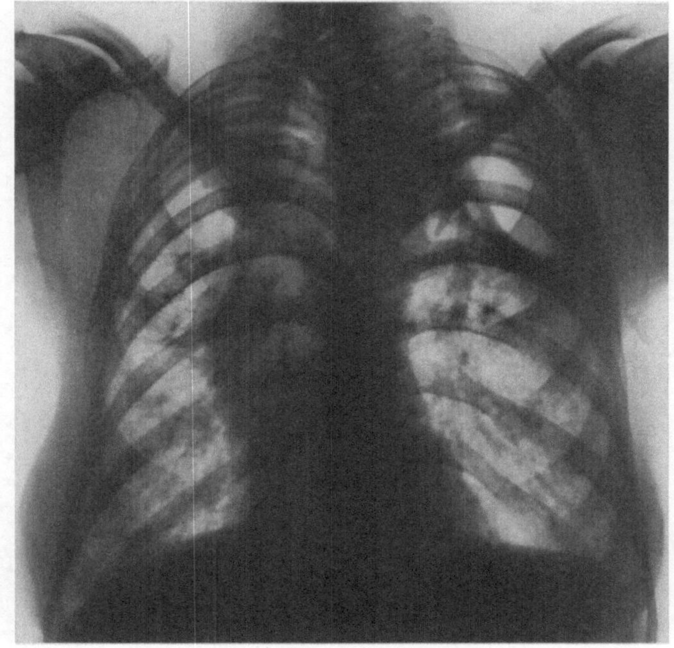

a

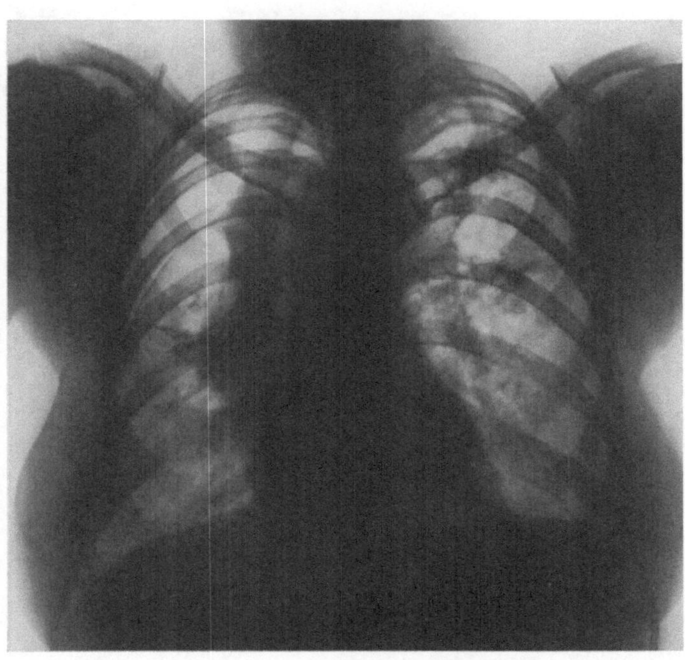

b

Abb. 48a—d. U. B. Pleurale und pulmonale „Defektheilung“, 15 Jahre nach Beginn einer Pneumothoraxbehandlung. Extrapleurales Empyem links mit innerer Fistel. a Aufnahme vom 10. 8. 60: Ausgedehnte Schrumpfungen im Lungenbereich bei rechtsseitiger Pneumothoraxbehandlung seit 1945. Verschwielung des Spitzengebietes, Schrumpfung des Brustkorbs, Verziehung des Mediastinums. b 6 Jahre nach Pneumothoraxanlage rechts: Nicht wiederausdehnungsfähige Lunge. Geschrumpfter Oberlappen, verdickte Pleura, Verkleinerung des Brustkorbs, Verlagerung des Mediastinums. Spiegel in Höhe der 9. Rippe hinten. Ausgedehnte Tuberkulose im Bereich der „überdehnten“ linken Lunge. c Aufnahme vom 9. 9. 48: Bereits damals lag ein „starrer Pneumothorax“ vor. Atelektase des Oberlappens, der die Schrumpfung folgte. d Ausgangsbefund: 4. 1. 46: Verhältnismäßig wenig ausgedehnter, zerstreutherdiger Befund, vorwiegend im 2. ICR rechts. Schicksalmäßiges Fortschreiten der Tuberkulose; gleichzeitig irreversible Pneumothoraxschäden

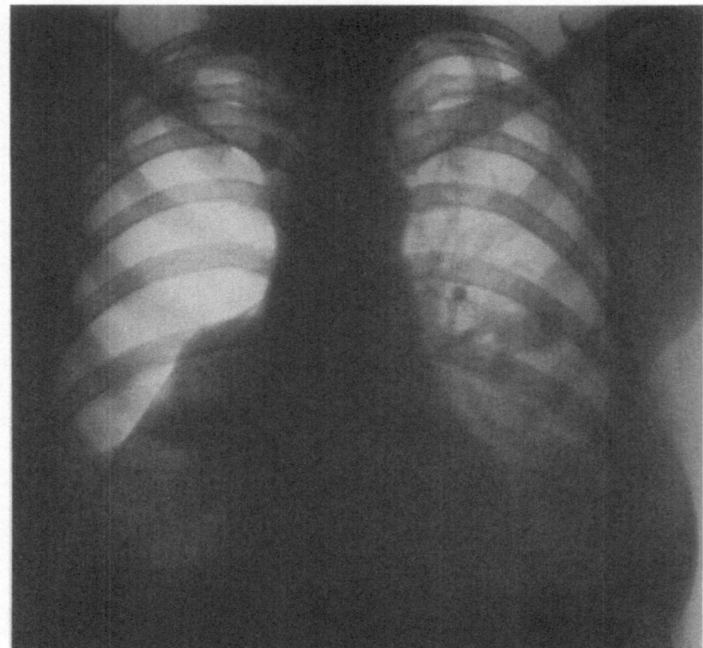

Abb. 48 c

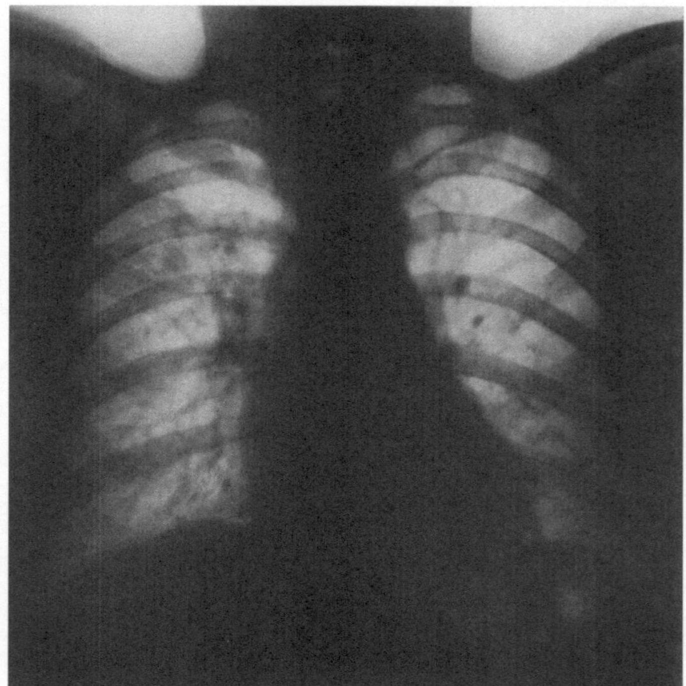

Abb. 48 d

Pneumothorax wird von allen Erfahrenen ebenso gefordert wie die Auflassung eines Pneumothorax bei persistierendem Erguß. Pleurale und pulmonale Komponenten treten zur Entstehung des Pleuraempyems zusammen. BLAHA und ARNEMANN haben sich mit den iatrogenen Pleuraempyemen befaßt. Sie beschreiben Fälle von inkomplettem, insuffizientem, kontraselektivem Pneumothorax, Fälle von Pneumothorax, die unmittelbar nach Feststellung der Tuberkulose angelegt wurden und Fälle, bei denen eine Thorakokaustik bei bestehendem serösem Erguß durchgeführt wurde. Ebenso warnen

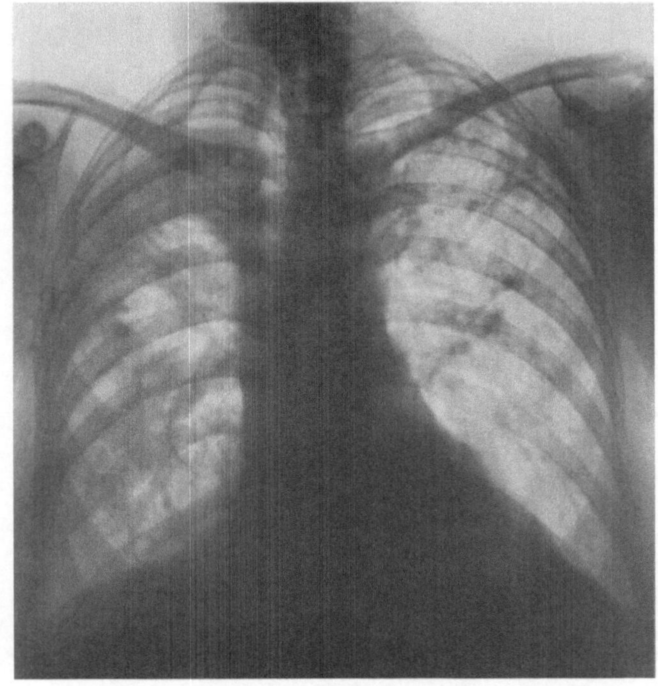

a

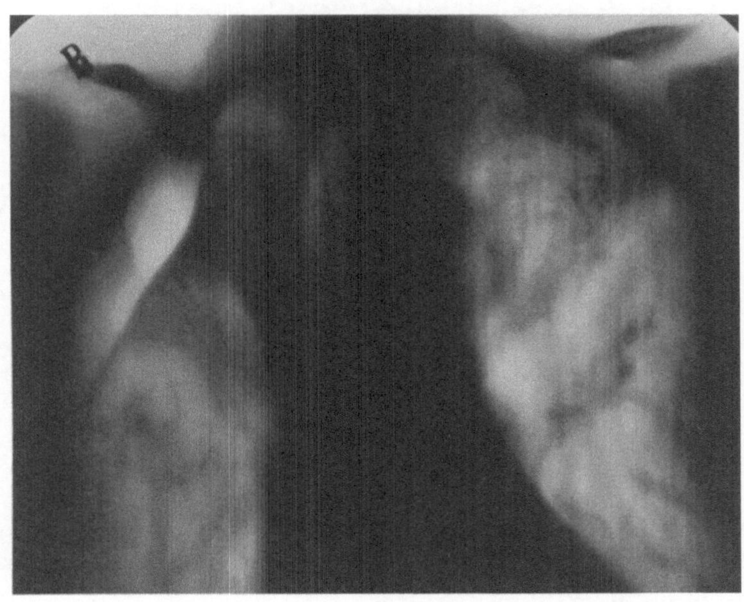

b

Abb. 49a u. b. K. L. Schwarte bzw. Resterguß nach Pneumothoraxbehandlung. „Fächerförmige Schrumpfung" des rechten Ober- und wahrscheinlich auch des Mittellappens. a Übersichtsaufnahme: Kleiner Erguß im Spitzenbereich. Hochgradige Lungenschrumpfung. Extrem verzogene Hilusgebilde, die anatomisch nicht mehr zu analysieren sind. (Bei „Schwarten" und „Restergüssen" ist stets an die Möglichkeit eines Empyems mit der Gefahr des Durchbruchs lungenwärts zu denken). b Schichtbild vom 22. 4. 59: Hochgradige Schrumpfung des Oberlappens und wahrscheinlich auch des Mittellappens. Nicht wieder ausdehnungsfähige Lunge aus pulmonalen und pleuralen Gegebenheiten

die Autoren davor, einen Erguß bei einem 9 Jahre alten Pneumothorax, in dem säurefeste Stäbchen festgestellt wurden, durch einen Oleothorax zu ersetzen, da hier die Gefahr der Perforation des Öles in die Lunge und infektiösen Materials aus der Lunge in den Pleuraraum besonders hoch ist. In der Monographie von Jančik findet sich eine Aufstellung,

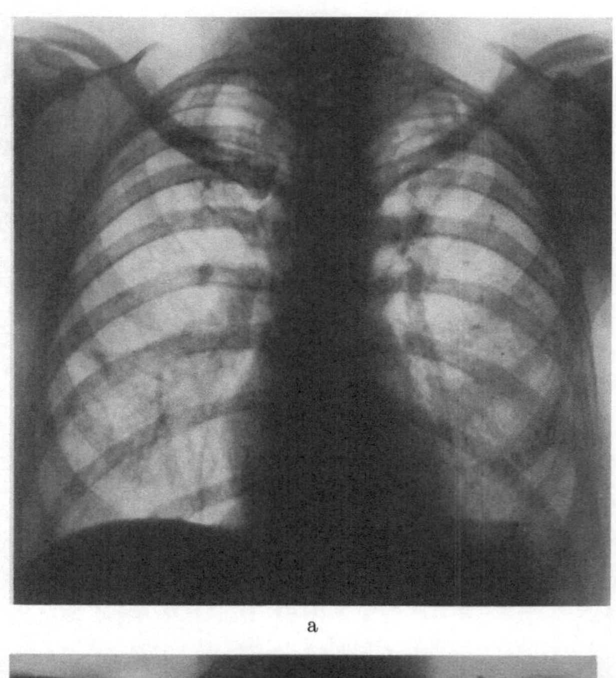

a

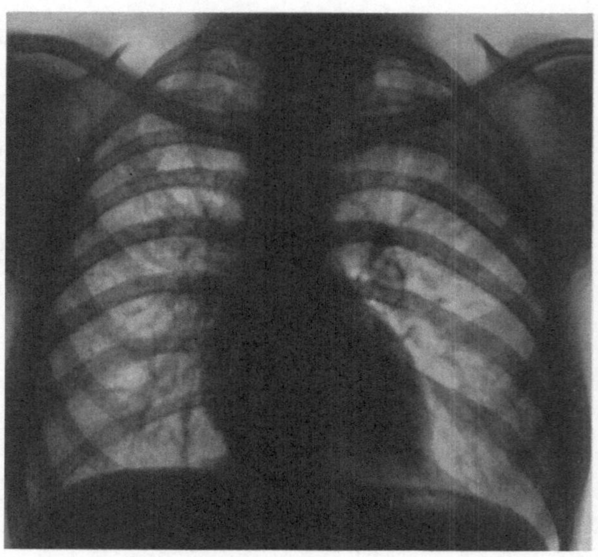

b

Abb. 50a—c. E. D. Zustand 21 Jahre nach Pneumothoraxanlage. Verkleinerung des linken Hemithorax, Pleuritis calcarea. Schrumpfung ausgedehnter Oberlappenareale. a Aufnahme vom 29. 8. 60: (1939—1941 Pneumothoraxbehandlung links) „Defektheilung". b Aufnahme vom 10. 7. 39 vor Pneumothoraxanlage: Ausgedehnter infiltrativer Prozeß im linken Obergeschoß; rechts Verdacht auf mehrfache Kavernenbildungen. c Inkompletter Pneumothorax mit erheblicher Pleurareaktion. „Kontraselektiver" Pneumothorax. Verhältnismäßig gute Rückbildung rechts (Aufnahme vom 29. 2. 40)

aus der hervorgeht, daß 72% der dort aufgeführten Empyeme nach Pneumothoraxbehandlung entstanden sind, 14% nach extrapleuraler Pneumolyse, 3% nach Thorakoplastik und 2% nach Resektionen. Insgesamt waren nur 9% spontan entstanden. VINCZE, KULKA und SCHWEIGER nennen die Kollapstherapie die gewöhnliche Ursache der spezifischen Empyeme. Weiteres Schrifttum ist in den Arbeiten von BLAHA (1957/I und 1957/II, 1958) zu finden. JANCIK (1952) nennt 10% Empyeme nach Thorakokaustik. BERNOU, TRICOIRE und BLANDIN betonen, wie viele andere, den nicht seltenen Übergang des Exsudates „ex vacuo" in ein Empyem. Nach CRANZ ist das Empyem mehr oder minder auf die unvollständigen Pneumothoraces begrenzt. CARPINISAN, DUMITRESCU, CZISZER, STEFANESCU-MINDRU, ALEXANDRESCU und ULMET fanden noch 20 Jahre nach Pneumothoraxbehandlung Empyeme. Zur Gefährlichkeit der inkompletten, unwirksamen und überalteten Fälle von Pneumothorax äußern sich in ihren Arbeiten HERTZOG, TOTY und HOFFMANN, POHL und NAGORNY, RENOVANZ sowie von VIVIEN.

In Anbetracht der so oft verkannten Spätempyeme nach Pneumothoraxbehandlung erscheint es zweckmäßig, wenn von röntgenologischer Seite der Ausdruck „Schwarte" oder „Resterguß" mit Zurückhaltung gebraucht wird. Die Indikation zur Punktion solcher „Schwarten" sollte nicht allzu zurückhaltend gestellt werden; sie ist nicht zu unterlassen, wenn Senkungsbeschleunigung und Leukocytose bei subfebrilen Temperaturen bestehen.

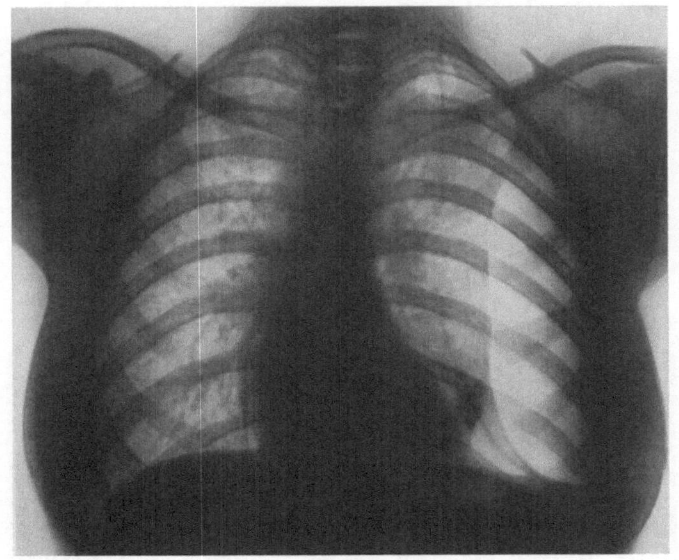

Abb. 50c

γ) Bronchialsystem und intrapleuraler Kollaps

Wenn der intrapleurale therapeutische Pneumothorax im gegenwärtigen Augenblick nur mehr so selten für angezeigt gehalten wird, dann nicht nur deswegen, weil er durch die Chemotherapie überflüssig geworden ist; auch die Zahl seiner Komplikationen war erheblich. Dabei spielte die Bronchialtuberkulose eine besondere Rolle.

Die Beziehungen zwischen Bronchialveränderungen und Pneumothorax lassen sich wie folgt gliedern:

1. Die floride Tracheobronchialtuberkulose als Gegenindikation zum Lungenkollaps.
2. Die Wirkungen des Lungenkollaps auf den Tracheobronchialbaum.

Die Wechselwirkungen zwischen Bronchialveränderungen und Lungenkollaps sind verhältnismäßig ausführlich dargestellt in den Monographien von HUZLY und BÖHM, TANNER sowie von BLAHA. HUZLY und BÖHM sind der Auffassung, daß nach kompletten Verlaufsserien eigener Beobachtungen und Bronchogramme die Bronchusveränderungen, welche unter bestehendem Kollaps oder nach Auflassung des Pneumothorax festgestellt werden können, in großem Maße von der ursprünglichen Ausdehnung des Parenchymbefundes abhängig sind. „Es gibt also kein typisches Bronchogramm des Zustandes nach Pneumothorax" (HUZLY und BÖHM). Außerdem seien die Teilatelektasen von der Dauer des Kollaps abhängig. Die Gegenindikationen zur Pneumothoraxanlage, wie sie durch ausgedehntere Tuberkulosen großer Bronchien bestehen, sind bei HUZLY und BÖHM besonders klar formuliert: „. . . in den meisten Fällen hat ja nicht der Pneumothorax die Bronchusstenose verursacht, sondern war die Anzeige zur Anlage des Pneumothorax falsch". TANNER formuliert: „. . . bedeutet die Atelektase das Alarmzeichen einer steno-

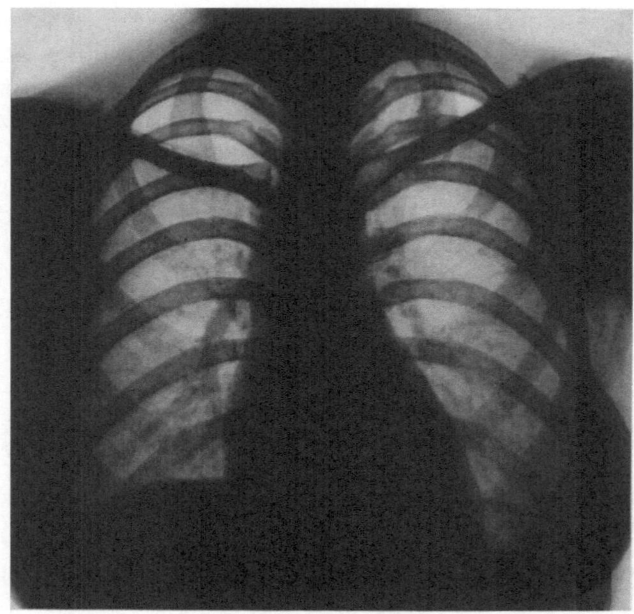

a

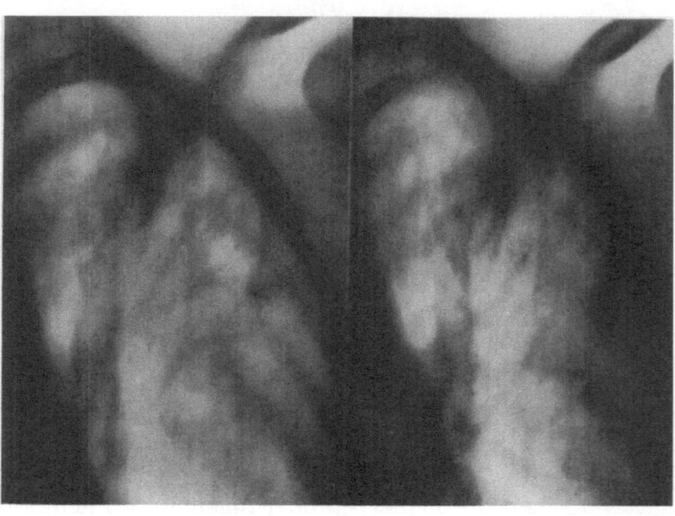

b

Abb. 51a—d. St. R. Verkäsende Bronchialtuberkulose als Ursache des Mißerfolges einer Pneumothoraxbehandlung. a Linksseitige kavernisierte Oberlappentuberkulose (Aufnahme vom 12. 6. 57). b Schichtbild vom 19. 6. 57: Doppelkonturen im Bereich des apikalen Bronchus bei kleinkavernösem Zerfall. Verdacht auf verkäsende Tuberkulose des Ableitungsbronchus. c Zustand nach zweijähriger Pneumothoraxbehandlung (Aufnahme vom 10. 6. 59). Im Schichtbild sind die peribronchialen Verdichtungen unverändert erkennbar. Ausscheidung von Tuberkelbakterien. d Abschlußbild nach Resektion der apikalen Segmente. Histologisch: Verkäsende Bronchialtuberkulose

sierenden Bronchusstenose und droht als Obstruktionsatelektase dauernd bestehen zu bleiben." Für die Anlage eines Pneumothorax sei der Zustand des Bronchialbaums von entscheidender Wichtigkeit. Die Fälle bei BLAHA, bei denen eine Resektion nach vorhergegangener Pneumothoraxbehandlung vorgenommen worden war, lassen deutlich erkennen, wie sehr eine Tuberkulose kleinerer oder vor allem größerer Bronchien ein Heilungshindernis dargestellt hat. Die Bilder zeigen aber auch, daß die Erkennung auch relativ peripher gelegener Bronchialveränderungen im Schichtbild möglich erscheint. Dabei ist selbstverständlich, daß für die Erkennung der Tracheobronchialtuberkulose im broncho-

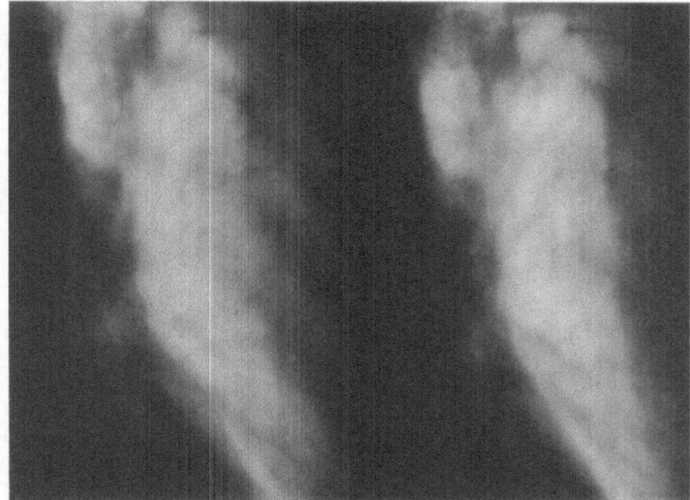

Abb. 51 c

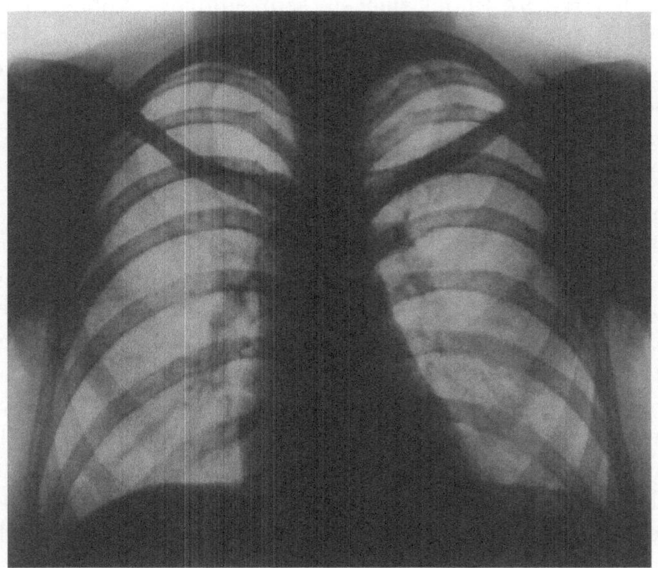

Abb. 51 d

skopisch erreichbaren Gebiet die Endoskopie die entscheidende diagnostische Rolle spielt. In den drei genannten Monographien sind die wesentlichen Arbeiten aufgeführt. Zu verweisen ist auch auf die Arbeit von KOLECHKO, der 130 Patienten nach abgeschlossener Pneumothoraxbehandlung bronchographisch untersucht hat. Es fanden sich dabei Lageveränderungen, Lichtungsveränderungen, Abschnürungen von Bronchialästen, sowie zylindrische und sackförmige Bronchiektasen. Dabei ist nicht so sehr die Behandlungsdauer maßgebend, sondern die Art des Ausgangsbefundes, wie es HUZLY und BÖHM betonen. Bei unkompliziertem Verlauf und bei wenig ausgedehntem Ausgangsbefund sind die Veränderungen gering. Speziell mit den Fragen der Kollapstherapie und Bronchialveränderungen befassen sich BÖHM, CARDIS, HOUGHTON, MARK sowie REGGIANI und SCARPA. Die Notwendigkeit einer Kontrolle und Beurteilung des Bronchialsystems vor Einleitung einer Kollapstherapie entspricht allgemeiner Übereinkunft. Nähere Angaben finden sich neben den bereits genannten Arbeiten bei BOPP, ELLMAN, JOHNSON und KAGAN, FORSTER-CARTER, FURY, LAIRD, MIGLIO, BERTI und TURANO, NAGY sowie bei STÝBLO.

Unser Beispiel St., R. zeigt 1957 eine anscheinend verhältnismäßig gute Pneumothoraxindikation mit einem relativ frischen linksseitigen zerstreutherdigen Oberfeldprozeß (Abb. 51a). Allerdings läßt die Schichtaufnahme im Bereich des apikalen Astes mit deutlichen Doppelkonturen einen endobronchialen bzw. peribronchialen Prozeß vermuten (Abb. 51b).

Zahlreiche Adhäsionen halten das Oberfeldgebiet ausgespannt. Nach Thorakokaustik besteht ein kleiner Erguß sowie eine „Totalatelektase" im Spitzenbereich.

Zwei Jahre später zeigt das Schichtbild bei „gut sitzendem Pneumothorax" die eingangs erwähnten, auf peribronchiale Verkäsungen verdächtigen Doppelkonturen unverändert (Abb. 51c und d). Es werden Tuberkelbakterien im Auswurf nachgewiesen. Bei der Resektion der apikalen Segmente des linken Oberlappens (Prof. VIERECK, Würzburg) bestätigte sich das Vorliegen einer verkäsenden endobronchialen Tuberkulose. Den Zustand nach Resektion zeigt die Abb. 51d.

Bei der Patientin M., I. war im November 1956 eine Pneumothoraxbehandlung eingeleitet worden (Abb. 52a). Die Wiederaufnahme erfolgte nach dreijähriger Führung des Pneumothorax zur „Auflassungskur". Es besteht auch hier insgesamt ein erheblicher „Pneumothoraxschaden", nämlich Verkleinerung des knöchernen Brustkorbs, nicht unbeträchtliche parietale und viscerale Schwartenbildung sowie Verkleinerung des gesamten Lungenareals (Abb. 52b). Dieser „Pneumothoraxschaden" kommt im Bronchogramm (Abb. 52c) gut zur Darstellung: Das von Mittellappen und Unterlappen besetzte Areal ist verkleinert gegenüber einer normalen Lunge; im Oberlappenbereich erscheinen die Äste gespreizt. Der apikale Bronchus weist eine „perlschnurartige" Kontur auf. Das posteriore Segment scheint zu fehlen bzw. ist nur stummelförmig gefüllt.

In diesem Zusammenhang sei auch auf die Zusammenstellung von MIGLIO, BERTI und TURANO verwiesen; bei HEINE findet sich ein sehr eindrucksvolles Bronchogramm unter Pneumothorax (HEINE 1965). Weitere Ausführungen zum Thema „Kollaps und Bronchus" finden sich im Abschnitt „Posttherapeutische Veränderungen am Brustkorb und an den Lungen" dieses Handbuchs.

δ) „Atelektasen" unter Pneumothorax

Wir müssen uns darüber im klaren sein, daß wir den Begriff „Atelektase" in diesem Zusammenhang sehr weit fassen müssen. Er reicht von der reinen „mechanischen Pneumothoraxatelektase" über die Folgen des „Bronchialverschlusses" zu jenen „exsudativkäsigen Zustandsbildern", die als schwere Komplikation aufgefaßt werden müssen. Es handelt sich in diesem Abschnitt aber auch um die „Vortäuschung einer Atelektase" wie beim „Zusammenrücken der Herde", wie es HEINE (HEINE 1965) in seiner guten Übersicht beschreibt.

Damit ist auch verständlich, daß die Auffassungen über die klinische Bedeutung der Atelektase weit auseinandergehen. Im allgemeinen tun wir gut daran, unter „Atelektase" eine „unreine Atelektase" im Sinne RÖSSLEs zu verstehen. Mit HEINE läßt sich sagen: „. . . daß vieles nicht durch Atelektase bedingt ist, was nach Pneumothoraxanlage röntgenologisch als homogene Verdichtung erscheint und im allgemeinen als Atelektase bezeichnet wird". Es entspricht dem, was man in Anlehnung an das englische und französische Schrifttum „poumon noir" bzw. „black lobe", als „schwarze Lunge" bezeichnet hat. Eine Vielzahl pathologisch-anatomischer Substrate kann sich darunter verbergen.

Die Atelektase wird in anderen Beiträgen dieses Handbuches im einzelnen abgehandelt. Auf die Arbeiten von BRÜGGER, der auf die pathologisch-anatomisch bunten Bilder bei den großen Lungenverschattungen eingegangen ist, wird ebenso verwiesen, wie auf die Ausführungen von H. ALEXANDER, CORYLLOS, ESSER, FLEISCHNER, SIMON und VON WESTERMARK sowie auf die zusammenfassenden Darstellungen von HAEFLIGER und MARK, LÖFFLER, HAEFLIGER und MARK, ROTH und auf die Monographie von AMSCHLER (1958).

AMSCHLER (1955) weist aufgrund seiner endoskopischen Untersuchungen besonders darauf hin, daß selbst anscheinend gesunde Lungenanteile atelektatisch werden können. Das kann auch dann eintreten, wenn kein übermäßiger Kollaps herbeigeführt wurde, der von sich aus zu erheblichen Schäden führen kann. Aufgrund seiner Beobachtungen betont AMSCHLER, daß ein Pneumothorax wirklich als „Entspannungspneumothorax" geführt werden müsse. Er beschreibt Einfaltungen und Furchungen der Außenfläche, die segmentbegrenzten Bronchialverschlüssen entsprechen können. Diese „Einfaltungen" des

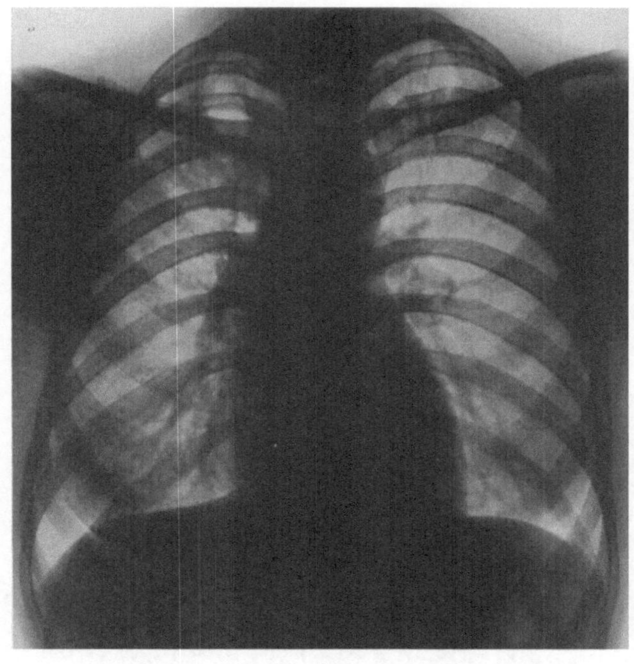

a

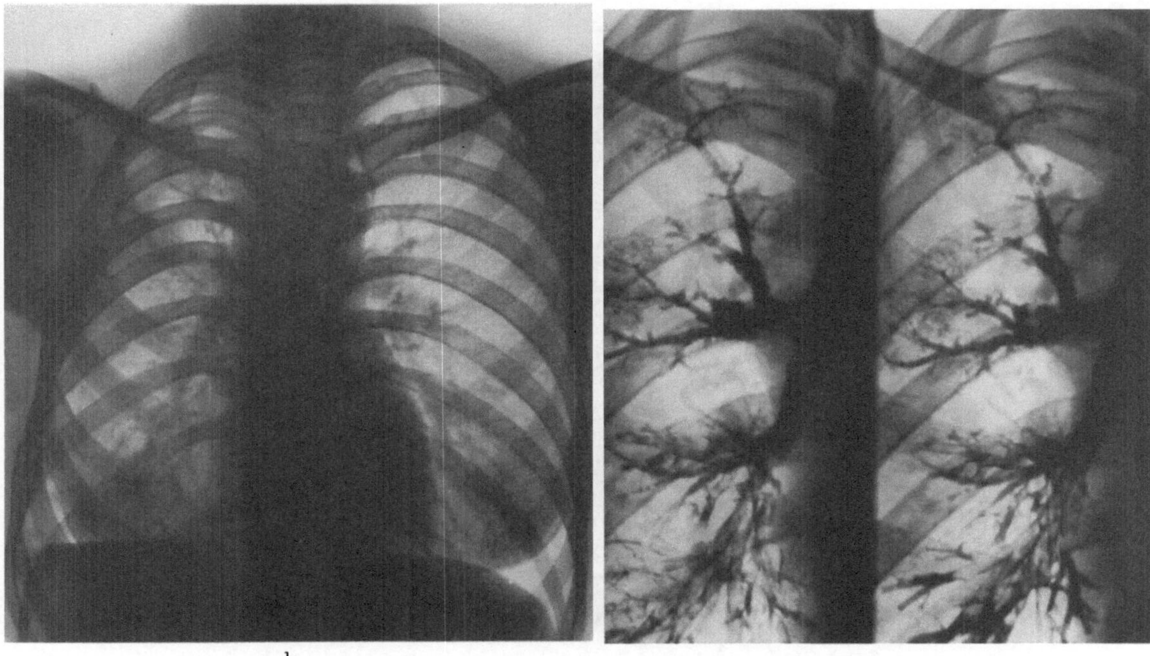

b c

Abb. 52a—c. M. I. a Doppelseitige, rechts großkavernisierte Lungentuberkulose. b Großenteils ausgedehnte Lunge nach 3jähriger Pneumothoraxbehandlung. c Bronchogramm nach über dreijähriger Pneumothoraxbehandlung rechts. Perlschnurartige Veränderungen des apikalen Segmentbronchus. Unvollständige Füllung des posterioren Segmentes. „Tonusverlust" des Bronchialsystems des Oberlappens

Lungenunterrandes haben wir bei Resektionen nach Pneumothoraxbehandlung häufig beobachten können. Ähnliche Befunde beschreiben auch PENMAN und MILLER.

Eine reine Pneumothoraxatelektase zeigt die Abbildungsserie 53a—d. Zunächst besteht ein „guter Pneumothorax" (Abb. 53a). 1957 (Abb. 53b) zeigt sich dann eine „Verdichtung des Lungenunterrandes"; wiederum 2 Jahre später, bei aufgehendem Pneumothorax, findet sich ein mützenförmiger Ver-

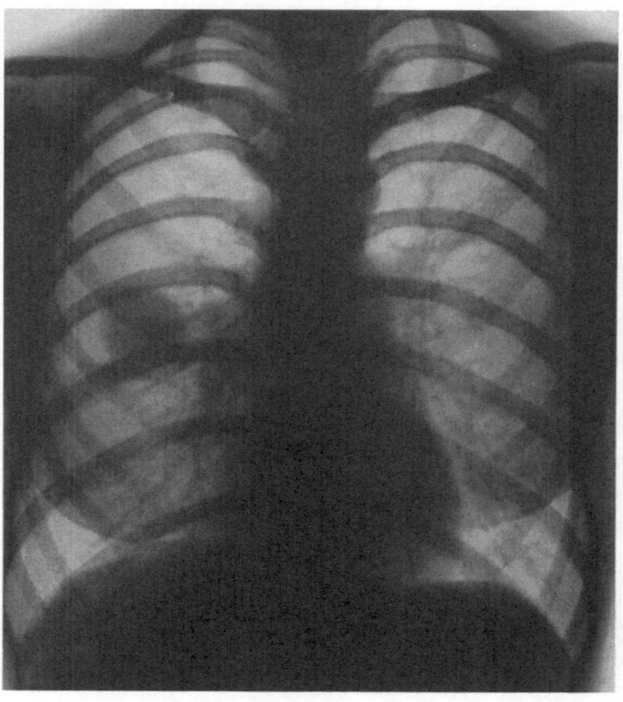

a

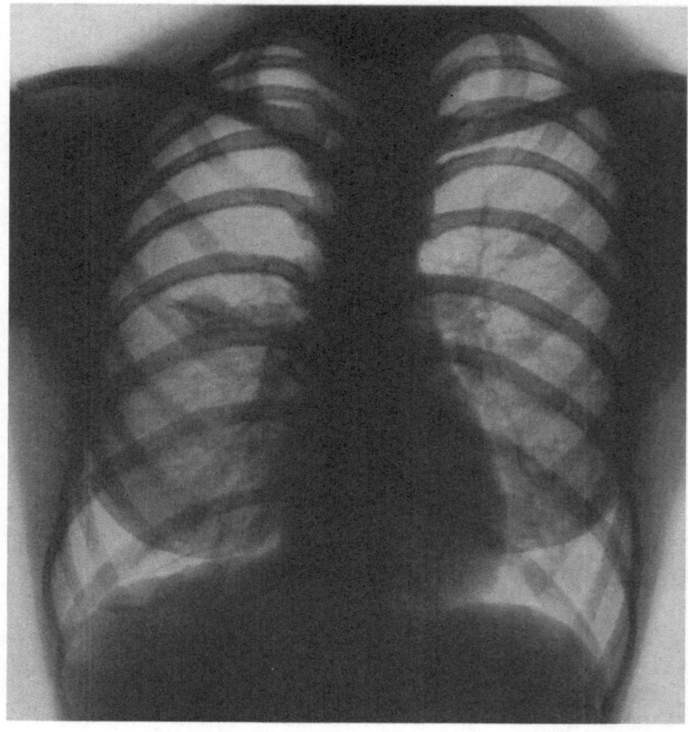

b

Abb. 53a—d. „Reine Pneumothoraxatelektase“. a Aufnahme vom 14. 2. 56: Unterlappen frei von Veränderungen. Ein kavernisierter Bezirk hat sich in ein „tuberkulomartiges Gebilde“ umgewandelt. b Nach einjähriger Pneumothoraxführung wird der laterale Unterlappenstumpf „abgerundet“. Es tritt ein Verdichtungsbezirk an der Basis des Unterlappens auf. c Aufnahme vom 28. 1. 59: Homogener Verschattungsbezirk rechts parakardial, wahrscheinlich einer Atelektase entsprechend. d Auch nach Auflassung des Pneumothorax bleibt dieser Befund bestehen

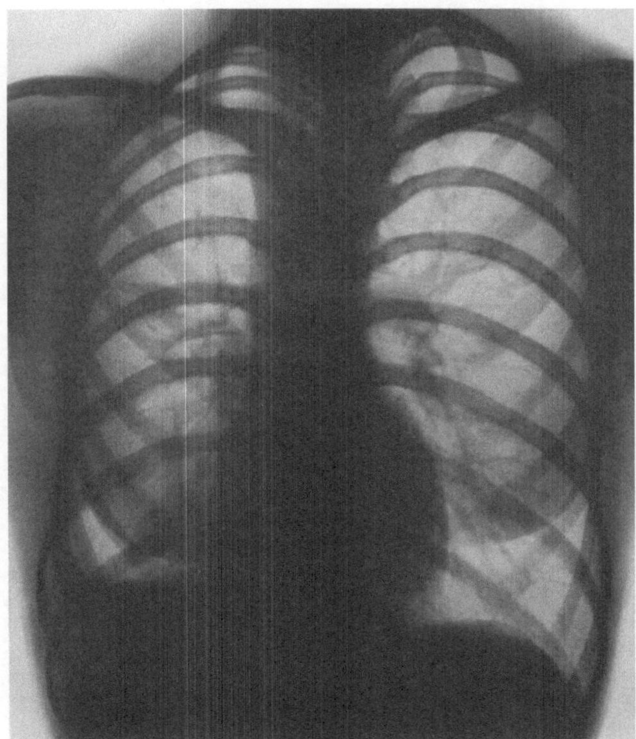

Abb. 53 c

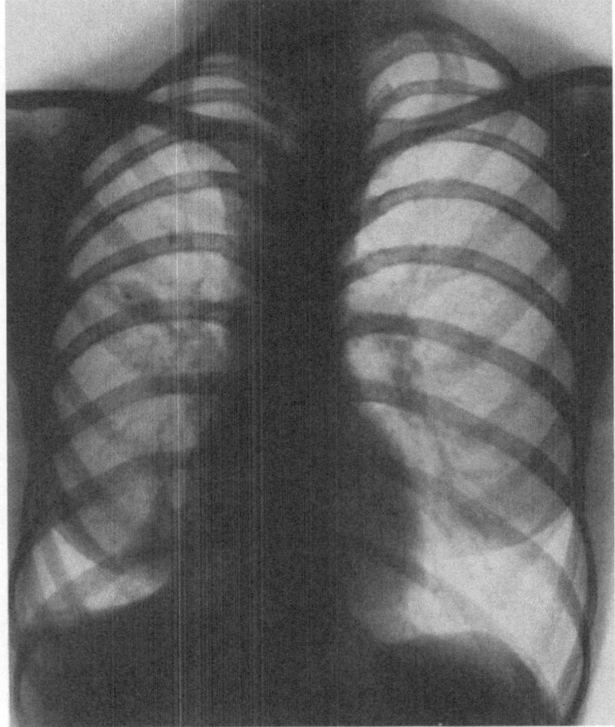

Abb. 53 d

schattungsbezirk in Projektion auf den rechten Herzrand, der auch nach Auflassung des Pneumothorax bestehen bleibt. Es handelt sich hier mit großer Wahrscheinlichkeit um eine „reine Pneumothoraxatelektase" (Abb. 53 c und d).

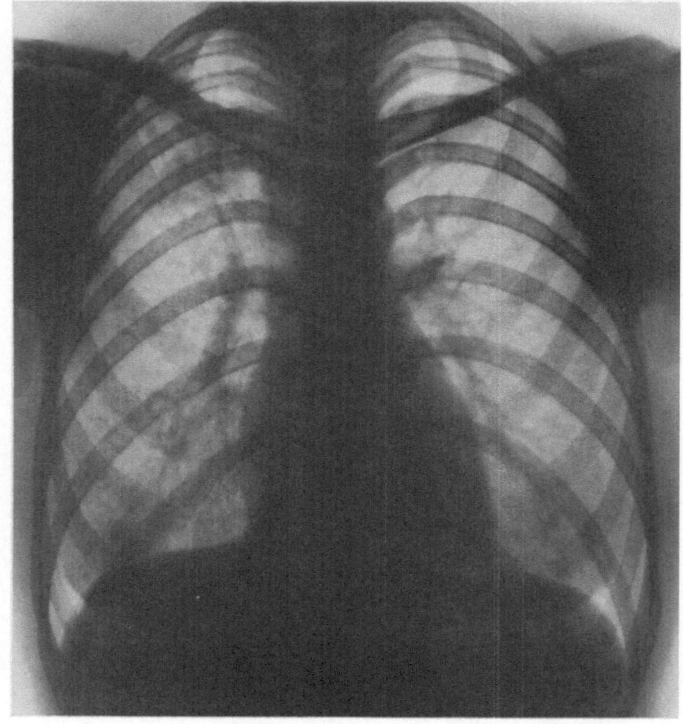

a

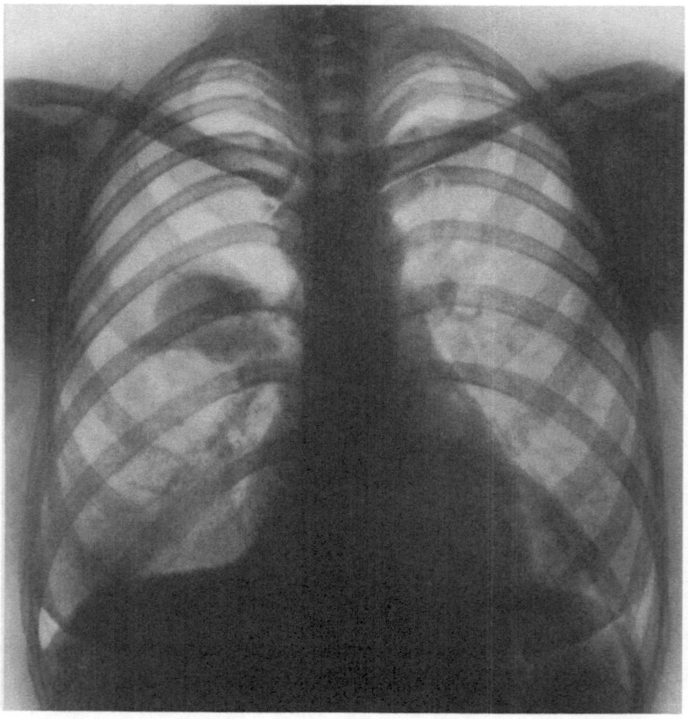

b

Abb. 54a—d. Lappenbegrenzte Verschattung und Retraktion „Retraction en bloc". a Ausgangsbefund vom 16. 3. 54: Ausgedehnter rechtsseitiger Obergeschoßprozeß. b Nach Pneumothoraxanlage mit Vervollständigung durch Thorakokaustik „Atelektase des Oberlappens". c Nach Auflassung des Pneumothorax nehmen Unter- und Mittellappen die rechte Thoraxhälfte ein. „Retraktion des kollabierten Oberlappens" hilus- bzw. mediastinalwärts. d Zustand nach rechtsseitiger Oberlappenresektion. Präparat: Teilweise verkäste Tuberkulose

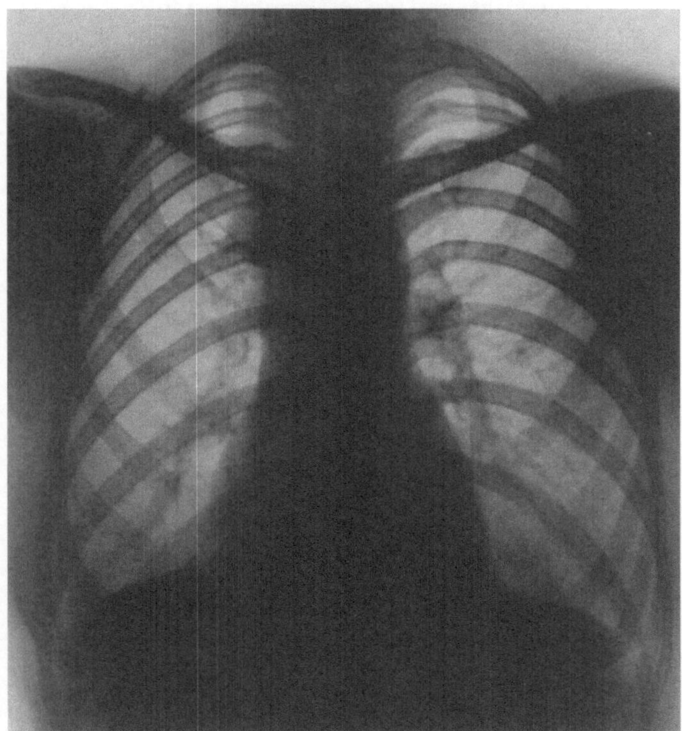

Abb. 54c

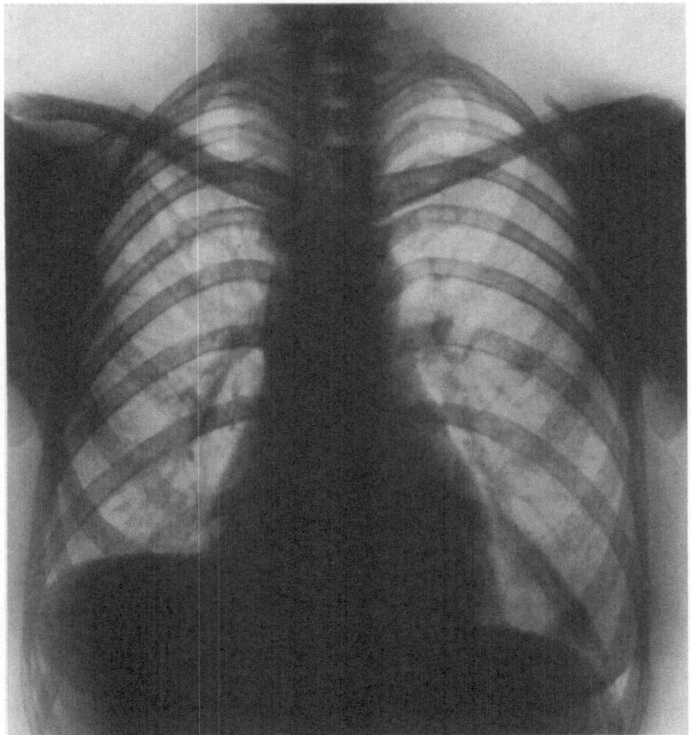

Abb. 54d

Die klinisch entscheidend ins Gewicht fallende Ursache der „Pneumothoraxatelektase“ ist zweifelsohne die endobronchiale Tuberkulose, besonders in ihrer ulcerierten und käsigen Form, die nach Einleitung des Lungenkollaps zum Lappenverschluß bzw. zum Verschluß

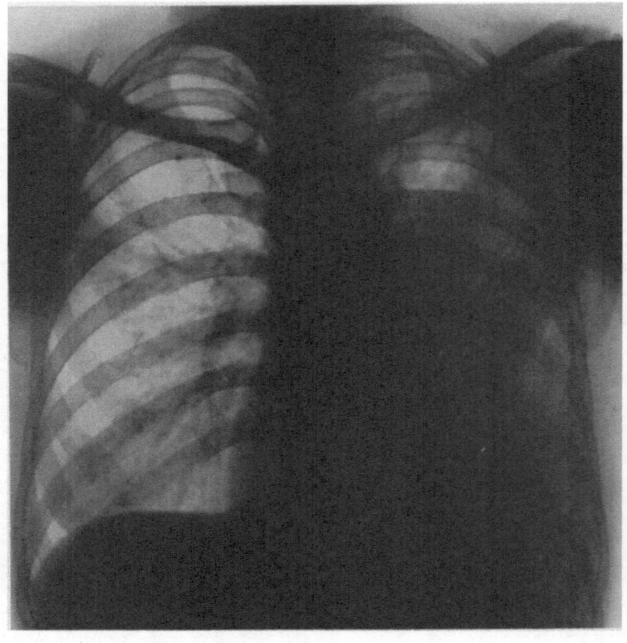

a

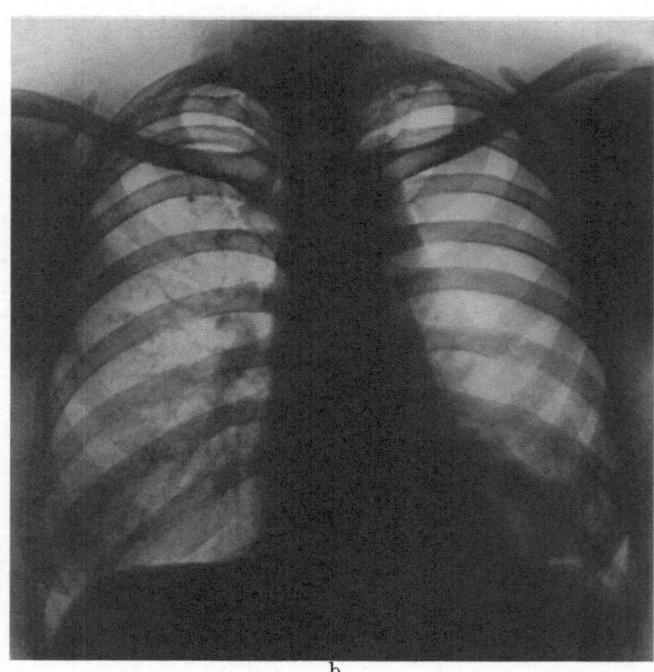

b

Abb. 55a—d. F. M. Residuen im Bereich des Parenchyms nach Pneumothoraxbehandlung. a Ausgangsbefund: Ausgedehnte großkavernisierte linksseitige Tuberkulose, Streuherde rechts. b Nach Pneumothoraxanlage sind die Veränderungen im Schatten des Herzens und des Mediastinums verborgen. Beurteilung der Ausdehnung einer Tuberkulose und der „Qualität" der röntgenologischen Veränderungen ist erschwert. c Nach fast siebenjähriger Pneumothoraxführung: Verkleinerung der linken Lunge, Überdehnung der rechten Lunge. Schrumpfung des Brustkorbs und des Lungenparenchyms. d Schichtbild: Ausgedehnte Residuen infolge von Verkäsungen, peribronchialen Verdichtungen, wahrscheinlich auch Kollapsinduration von Anteilen des Unterlappens

von Segmenten führt. Es ist zu wiederholen, daß vor Einleitung jeder Kollapstherapie eine bronchologische Untersuchung nach individueller Auswahl der Untersuchungsmethoden stattfinden soll. Zu der Tuberkulose des Parenchyms und der Bronchien tritt die Reten-

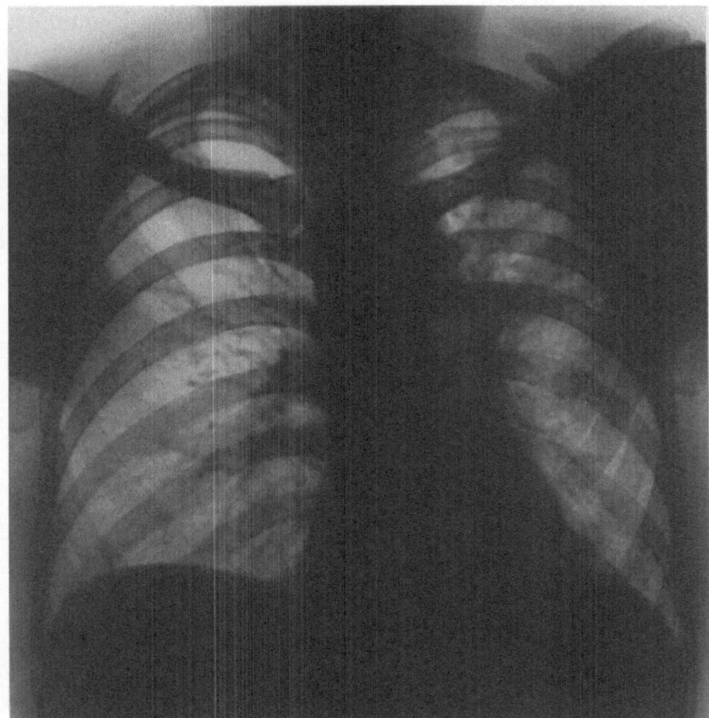

Abb. 55 c

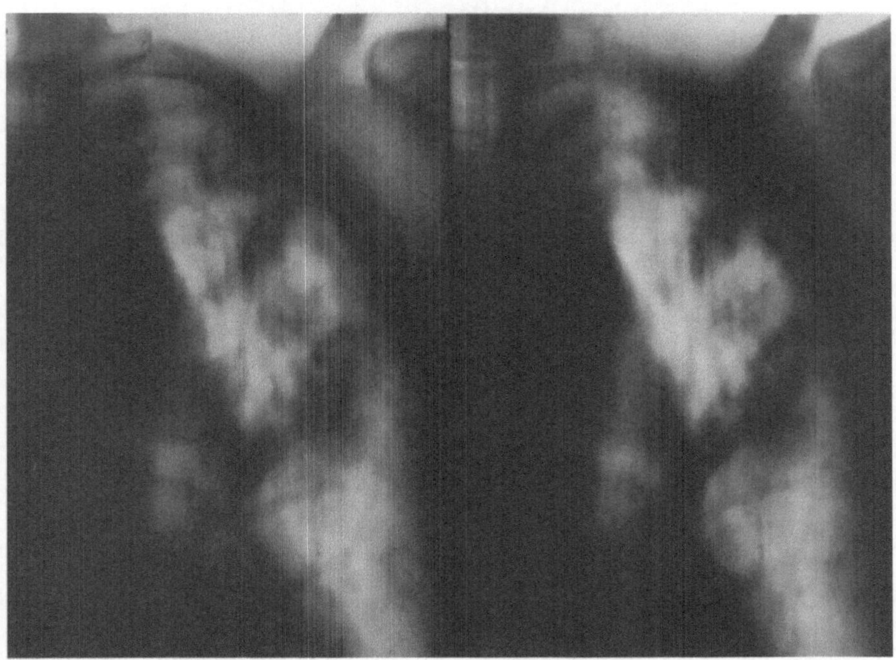

Abb. 55 d

tion mit ihren spezifischen und unspezifischen Folgen hinzu. Es erübrigt sich hier, noch einmal alle Stimmen aufzuzählen, die die bronchologische Untersuchung fordern und die den Abbruch der Pneumothoraxbehandlung befürworten, bevor eine irreversible Atelektase aufgetreten ist; einige wenige Autoren neben den bereits früher genannten seien hier aufgeführt (Autio; Brinkman; Ehrle; Maher-Loughnan; Mokry; Rzepecki, Bledowska, Jaworski, Kulakowski, Michelini und Sroczyński; Sosnowski; Westfal und

Grzankowska). Atelektasen sind keine Indikation für eine Pneumothoraxanlage; sie sind auch keine Indikation für die Weiterführung eines Pneumothorax, wenn sie während der Behandlung auftreten. Dabei gibt es zweifelsohne Schrumpfungen en bloc bzw. hochgradige Schrumpfungen ganzer Lappen, die unter Umständen doch in gewissem Umfange als Eliminierung und Abriegelung des Krankheitsherdes aufgefaßt werden können. Löffler, Haefliger und Mark sprechen dabei von einer vorwiegend „hilipetalen Retraktion en bloc" oder aber von einer Wanderung von Lappenanteilen bzw. von Lappen zum Mediastinum im Sinne eines sog. „Fächerphänomens", Erscheinungen, wie sie auch in

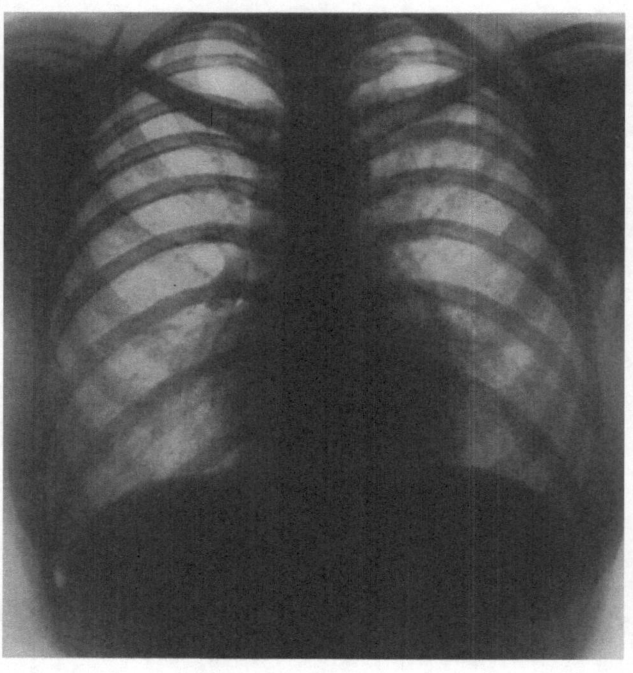

a

Abb. 56a—c. Sch. C. Umwandlung eines zerstreutherdigen kavernisierten linksseitigen Obergeschoßprozesses zum soliden Herd unter Pneumothoraxbehandlung. Beispiel für „Blockierung". a Aufnahme vom 24. 10. 57: Zerstreutherdiger, kavernisierter linksseitiger Obergeschoßprozeß mit ausgedehnten Streuherden links. b Aufnahme vom 2. 1. 58: „Atelektase" der apikalen Partien der linken Lunge unter Pneumothorax. c Aufnahme vom 1. 8. 60: Tuberkulomähnliches Gebilde lateral im 1. ICR nach Auflassung des Pneumothorax. Schrumpfende kavernenverdächtige Veränderungen über dem linken oberen Hiluspol. Es erscheint fraglich, ob sich Chemotherapie und Kollaps in solchen Fällen günstig ergänzen

der älteren Pneumothoraxliteratur niedergelegt sind. Im allgemeinen wird die „große Atelektase" als Komplikation aufzufassen sein (Scadding, Nicholson und Clifford Hoyle).

Ein sehr gutes Beispiel einer „unreinen Atelektase" zeigt die Abbildungsserie 54a—d. Bei einer relativ frischen Tuberkulose (Abb. 54a) wird ein Pneumothorax angelegt, der zu einem „Totalkollaps" des rechten Oberlappens führt (Abb. 54b). Nach Auflassung des Pneumothorax (Abb. 54c) zeigt sich in Projektion auf den oberen Hiluspol ein schattendichter Herd, eine „Retraction en bloc". Im Auswurf werden Tuberkelbakterien nachgewiesen. Bei der Oberlappenresektion findet sich ein kleiner Lappen; pathologisch-anatomisch handelt es sich um eine teilweise verkäste Tuberkulose. Abb. 54d: Zustand nach Oberlappenresektion.

Für die Unterscheidung zwischen einer „Kollapsatelektase" und einer „exsudativen Reaktion des Lungenparenchyms" (Heine) lassen sich röntgenologisch folgende Kriterien anführen:

1. Die Verlaufsbeobachtung, insbesondere die Beurteilung des Ausgangsbefundes.
2. Die homogene Verdichtung ohne gleichzeitigen zusätzlichen Volumenverlust.
3. Die Wiederaufhellung ohne Volumenzunahme.
4. Die Kavernisierung der „Atelektase" (in Anlehnung an Heine).

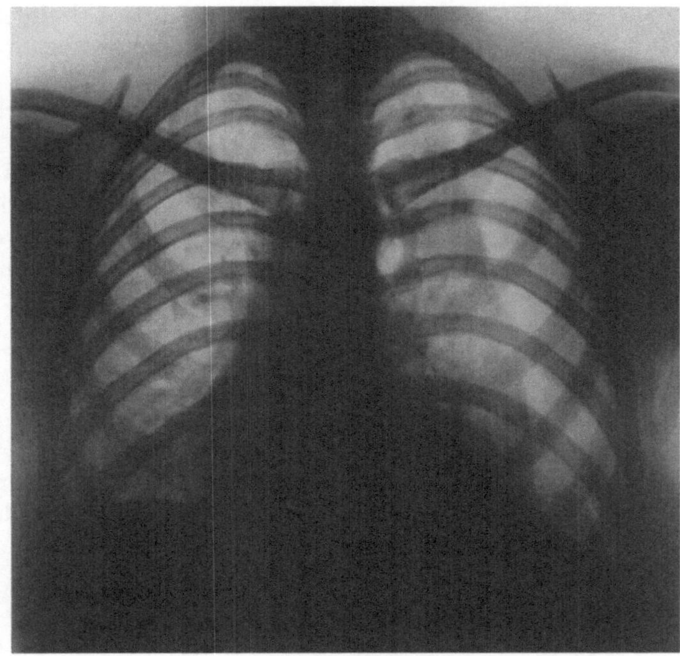

Abb. 56b

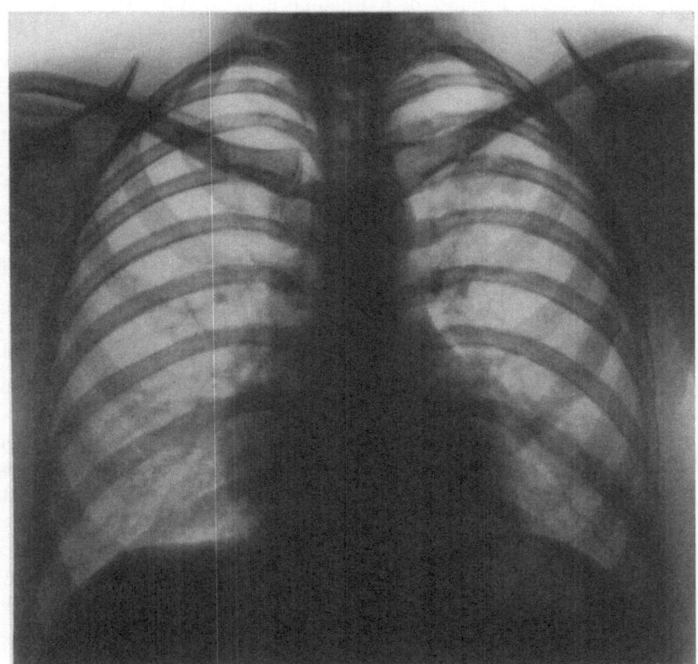

Abb. 56c

Für die *Entstehung* der Pneumothoraxatelektase kommen nach bisher Gesagtem folgende Momente in Betracht:

1. Kollaps, besonders in der Form eines übermäßigen Kollaps.
2. Tuberkulose großer oder auch mehrerer kleinerer Bronchien.
3. Sekretverhaltung (s. auch Kapitel ,,Verletzungen des Brustkorbs und der Lungen).
4. Exsudation ins Parenchym.
5. Retentionsfolgen, spezifische und unspezifische Entzündung, interstitielle Entzündung.

Die Folgen der Pneumothoraxatelektase wären wie folgt zu skizzieren:

1. Folgen für die Bronchien: Distorsionen, Verengungen, Verlegungen; Erweiterungen, umschrieben und generell (Bronchiektasen).

2. Folgen für das Parenchym: Spezifische und unspezifische chronisch-pneumonische Prozesse, Induration, Fibrose, Lappenschrumpfung.

3. Folgen für die Pleura: Pleuraerguß (eventuell mit Übergang in ein Empyem), fixierte Lunge, Motilitätsbehinderung der Lunge, Thoraxstarre, Lungenfibrose.

Aus dieser Zusammenstellung läßt sich ersehen, wie wenig sich die einzelnen Komponenten trennen lassen. Die abschließend zu besprechenden Parenchymveränderungen stellen sozusagen nur die Konsequenz aus dem bisher Besprochenen dar.

ε) Der intrapleurale Pneumothorax und Veränderungen des Lungenparenchyms

Die wesentlichen Gesichtspunkte zu den frühen und späten Veränderungen des Lungenparenchyms waren bereits im letzten Kapitel „Atelektase" berücksichtigt worden.

Für die Pneumothoraxführung steht im Vordergrund, daß unter dem Pneumothorax die pulmonalen Veränderungen sehr viel schwerer als bei der ausgedehnten Lunge zu beurteilen sind. Die „röntgenologische Qualitätsdiagnose" ist erheblich erschwert. Das Fortschreiten oder der Rückgang einer Tuberkulose ist nur aus relativ groben Anhaltspunkten röntgenologisch zu vermuten.

Bei der Patientin F., M. (Abb. 55a) war 1953 bei einem ausgedehnten linksseitigen spezifischen Prozeß mit erheblicher entzündlicher Komponente ein Pneumothorax angelegt worden. Die vorher so ausgedehnt imponierenden Veränderungen kommen unter dem Pneumothorax (Abb. 55b) in weit geringerem Umfange zur Darstellung, weil ein mehr oder minder starker Kollaps der früher infiltrierten Gebiete eingetreten ist. Teilweise sind sie im Schatten des Mittelfeldes und des Herzens „versteckt". Für die röntgenologische Beurteilung fällt der Faktor „räumliche Ausdehnung" ebenso weg wie die „Qualitätsbeurteilung". Nach fast 7 Jahren ist die Lunge wieder ausgedehnt (Abb. 55c): Die Herde rechts sind trotz der „Überdehnung" erheblich zurückgebildet. Rechts scheint in der Spitze ein blasiges Emphysem zu bestehen. Die linke Thoraxhälfte ist verkleinert, der Rippenverlauf ist steiler, das linke Zwerchfell ist angehoben, Mittelfeld und Herz sind nach links verlagert. Es besteht der Verdacht, daß Teile des Unterlappens induriert sind. Im Oberlappen finden sich ausgedehnte Veränderungen mit Verdacht auf peribronchiale Verkäsungen, die unter der Pneumothoraxbehandlung verständlicherweise unbeeinflußt geblieben sind (Abb. 55d). Monaldi spricht in diesem Zusammenhang von einer „Blockierung" des pathologischen Materials infolge fehlender Aufsaugung durch Abschluß vom normalen Stoffwechsel. Die Blockierung behindere die Abführung des pathologischen Materials und dadurch die Heilung (s. auch Abb. 53).

Von einer „Blockierung" kann man auch insofern sprechen, als die Abfuhr des Detritus nach außen durch den Drainagebronchus behindert wird (Monaldi; Pallini und Righi).

Einen ähnlichen Eindruck einer „Blockierung" vermittelt die Röntgenserie Sch., C. Wegen einer relativ zartwandigen Kaverne mit erheblicher Umgebungsstreuung (Abb. 56a) erfolgt die Anlage eines Pneumothorax (Abb. 56b). Nach Auflassung, 3 Jahre später, findet sich anstelle der ausgedehnten Herdbildungen ein solider Herd lateral im ersten Intercostalraum; in dem vom Pneumothorax (Abb. 56c) kaum berührten Areal nahe dem oberen Hiluspol kavernenverdächtige Veränderungen. Auch hier bestehen Zweifel, ob sich Chemotherapie und Kollapstherapie günstig ergänzten.

Das Endresultat nach einer Pneumothoraxbehandlung, die vor 22 Jahren begonnen wurde, gibt die Aufnahmenserie 57a—e wieder. Die Abb. 57a zeigt im April 1937 eine gemischtherdige kavernisierte doppelseitige Obergeschoßtuberkulose. Den Zustand nach Pneumothoraxanlage zeigt die Abb. 57b. 15 Jahre später ist der Pneumothorax partiell angelegt, im Spitzenbereich bestehen noch kavernenverdächtige Aufhellungen (Abb. 57c). Bald darauf erfolgte extrapleurale Pneumolyse, die bald in einen extrapleuralen Oleothorax übergeführt wurde. 1959, nach etwa 22 Jahren, liegt eine mäßige Induration sowie eine partielle Überdehnung der Lunge vor (Abb. 57d). Eine Gerüstvermehrung kann vermutet werden. Die Schichtaufnahme läßt erkennen, daß es sich um eine hochgradige Schrumpfung von Anteilen des rechten Oberlappens handelt („fächerförmige Retraktion") (Abb. 57e).

Die Gerüststarre, Emphysembildung, Schrumpfung und Distorsion von Lappen, die völlige oder partielle Verödung von Lungenbezirken sowie die Motilitätsbehinderung durch Veränderungen der Brustwand und der Pleuren finden ihren Ausdruck auch in den *Angiogrammen.* Damit kann die Minderdurchblutung der Kollapslungen demonstriert werden (Bolt, Forssmann und Rink). „Im Angiogramm sind nur dort Veränderungen an den Gefäßen nachweisbar, wo der intrapulmonale spezifische Prozeß zu Parenchymdestruktionen geführt hat". Bei der starren Lunge allerdings findet sich eine Drosselung und Verlangsamung des Kreislaufs (RINK 1953/54). Die reduzierte Vascularisation wird auch von DURIEU, CLERCQ, KUNSTLER und GOLLARD sowie von KLEIN, insbesondere mit Bezug auf die Behandlung der starren Lunge, betont.

ζ) *Zusammenfassung der röntgenologischen Aufgaben und Befunde*

Die röntgenologischen Aufgaben bei der Pneumothoraxbehandlung und Pneumothoraxführung lassen sich in groben Zügen noch einmal wie folgt zusammenfassen:

1. Gesichtspunkte, die die Pleura betreffen. Vor Beginn einer Pneumothoraxbehandlung ist zu überlegen, ob der Versuch einer Pneumothoraxanlage überhaupt aussichtsreich ist. Auf Residuen abgelaufener Rippenfellentzündungen ist zu achten. Allerdings entscheidet darüber, ob der Pleuraspalt frei ist oder nicht, nur der Versuch mit der Pneumothoraxnadel. An die schlechten Erfahrungen mit rein röntgenologischer Feststellung der „verklebten Pleurablätter" bei der extrapleuralen Pneumolyse, bei der Monaldi-Drainage und bei Absceßdrainagen sei erinnert.

Die Röntgenuntersuchung ist maßgebend für die Pneumothoraxführung: Eine Durchleuchtung vor und nach der Füllung, unbedingt jedoch vor der Füllung, ist zu fordern. Für den Nachweis eines kleinen Pneumothorax und für die Differentialdiagnose zwischen Kavernen, Cysten, Emphysemblasen sind Spezialaufnahmen erforderlich; gelegentlich kann die Entscheidung rein röntgenologisch nicht getroffen werden. Das Auftreten einer Pleuritis, einer Pachypleuritis sowie ein Kollapszustand der Lunge, der dem Füllungsgrad nicht entspricht, sind für die Weiterführung des Pneumothorax wichtige Befunde. Luft und Ergüsse im Pleuraspalt lassen sich gelegentlich in Seitenlage besser nachweisen als in aufrechter Stellung. Spätfolgen an der Pleura bestehen in Verschwartungen der visceralen und parietalen Pleura, die die Ausdehnungsfähigkeit behindern. Mit besonderer Vorsicht ist „Schwartenbildungen nach Pneumothoraxbehandlung" zu begegnen, da sich dahinter nicht selten ein Empyem verbirgt.

2. Veränderungen des Zwerchfells sind zu beachten. Im allgemeinen kommt es zu einem geringen Tiefertreten bei wirksamem „Entspannungspneumothorax". Durch zunehmende Verschwartung kann eine Hochziehung des Zwerchfells erfolgen.

Sowohl für die Beurteilung der Beweglichkeit des Lungenstumpfes, die Elastizität der Pleura, wie auch für die Richtung und Ausdehnung der Zwerchfellbeweglichkeit kann das Kymogramm herangezogen werden.

3. Verhalten des Mediastinums. Auf den Stand des Mediastinums ist zu achten. Die Beweglichkeit spielt für die Pneumothoraxführung eine Rolle. Auf „Mediastinalhernien" ist zu achten. Gelegentlich scheint auch beim Menschen ein „durchlässiges Mediastinum" vorzukommen, so daß die Gegenseite auch auf das Vorliegen eines Pneumothorax zu kontrollieren ist. Der Spontanpneumothorax der Gegenseite ist kein ganz seltenes Ereignis.

4. Beurteilung des Parenchyms. Für die Beurteilung des Parenchyms sind zwei Gesichtspunkte wesentlich: a) Beurteilung des „Terrains". Es ist hierbei zu entscheiden, ob die Struktur der von der Tuberkulose nicht betroffenen Lungenanteile einen Pneumothorax für ratsam erscheinen läßt. Insbesondere ist auf das Vorliegen eines Lungenemphysems und einer Gerüststarre sowie auf die Zeichen eines pulmonalen Hochdrucks zu achten. b) Ausdehnung und Qualität der Lungentuberkulose sind festzulegen. Gegenindikationen sind unter anderem: Große Kavernen, frische Prozesse, pneumonische Prozesse, Atelektasen, deutlich faßbare Lymphknotenbeteiligungen an der Lungenwurzel und im Mediastinum. Die Lage von Kaverne zur Lungenoberfläche und zum Hilus ist zu klären. In wenig retraktilen Lungenbereichen ist der Pneumothorax von vornherein wenig aussichtsreich.

Die Verlaufsbeobachtung ist unter Pneumothoraxbedingungen erheblich erschwert. Aussagen über Zunahme oder Abnahme spezifischer Veränderungen sind mit besonderer Vorsicht zu machen. Veränderungen unter dem Pneumothorax, auch Kavernenveränderungen, haben nicht selten nur temporären Charakter.

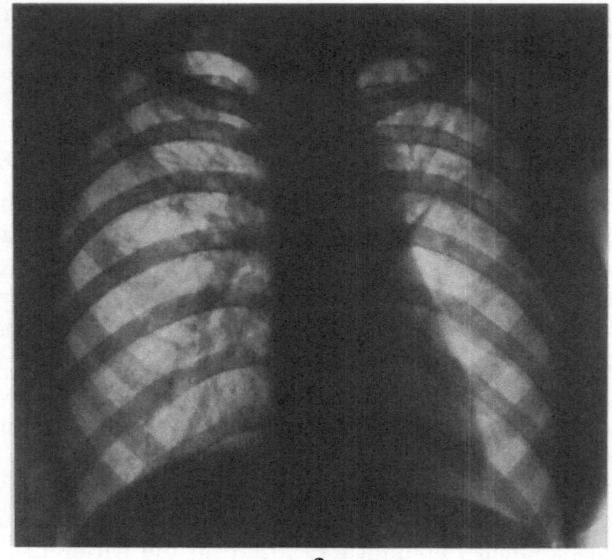

a

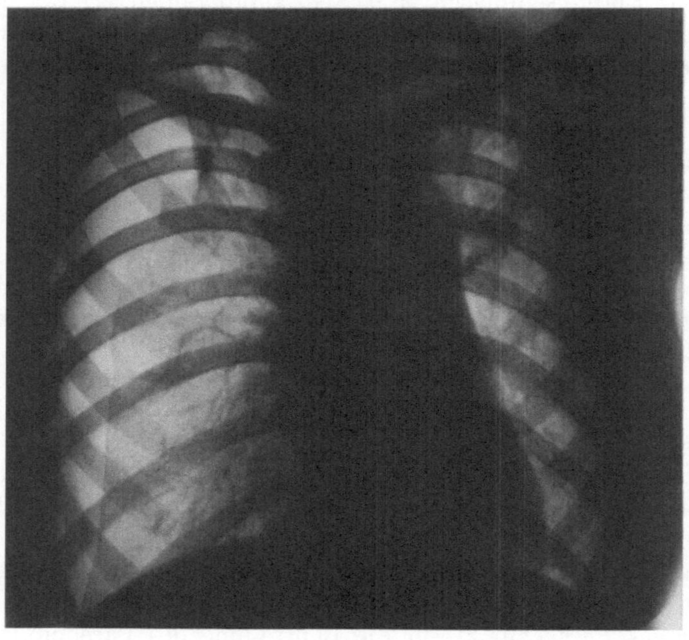

b

Abb. 57a—e. Spätveränderungen, 22 Jahre nach Pneumothoraxanlage. a Doppelseitige gemischtherdige Obergeschoßtuberkulose (Aufnahme vom 1. 4. 37). b Aufnahme vom 25. 9. 37: Pneumothorax rechts mit ausgedehnten Adhäsionen im Spitzenbereich. Die spezifischen Veränderungen im Lungenstumpf sind schwer zu beurteilen. c Aufnahme vom 23. 2. 52: Partielle Wiederausdehnung. Verdacht auf Restkaverne in Projektion auf der Unterrand der 1. Rippe. d Ausgedehnte Residuen rechts nach Pneumothoraxbehandlung. Extrapleuraler Oleothorax links (Aufnahme vom 9. 7. 59). e Erheblich geschrumpfter Oberlappen im Schichtbild

Durch pleurale Veränderungen können Kavernen vorgetäuscht werden. Kavernen können sich in röntgenologisch schwer zugänglichen Bereichen „verstecken".

Die massive Atelektase ist im allgemeinen eine schwere Komplikation, die Veränderungen an den Bronchien zur Ursache und auch im Gefolge hat. Ihr Wert für die Kavernenheilung wird uneinheitlich beurteilt.

An Spätveränderungen nach Pneumothoraxbehandlung finden sich Fibrosen, Indurationen, Lappen- und Segmentschrumpfungen sowie Überdehnungen.

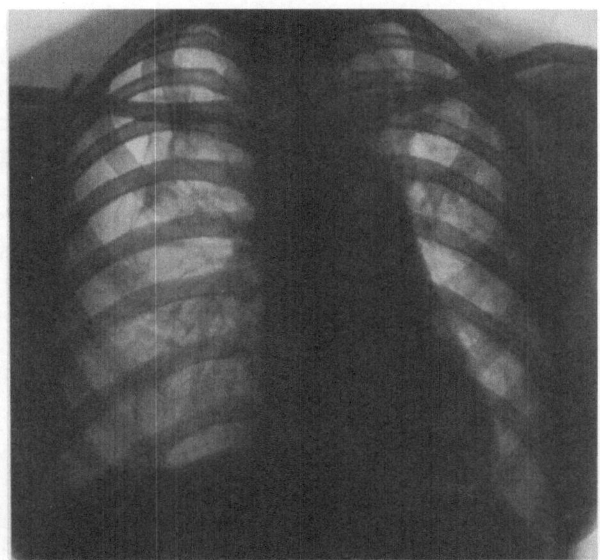

Abb. 57 c

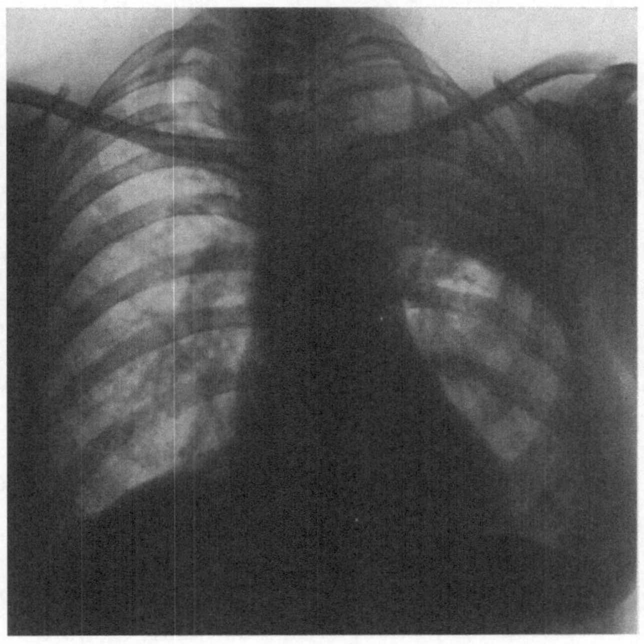

Abb. 57 d

Die Gegenseite erscheint durch die teilweise vermehrte Blutfülle, durch den vermehrten Anteil am Volumen des kleinen Kreislaufs, nicht selten kongestioniert; hinzu kommt nicht selten eine Volumenverminderung bei nachgiebigem Mediastinum.

5. *Angiographische Studien* zeigen beim unkomplizierten Pneumothorax nur geringe Abweichungen von der Norm; bei Indurationen, Fibrosen und Schrumpfungen eine Drosselung und Rarefizierung der Gefäßverzweigungen.

6. *Das Studium der Bronchien* ist für die Anzeigestellung und für die Führung des Pneumothorax gleich wichtig. Die bronchologischen Untersuchungsmethoden sind individuell, auf die Fallsituation abgestimmt, einzusetzen. Auf den Wert des Schichtbilds zum Ausschluß peribronchialer Verkäsungen, die eine Pneumothoraxbehandlung wenig aussichtsreich machen, wird hingewiesen.

7. *Veränderungen des Brustkorbs.* Nach der Anlage des Pneumothorax tritt eine Erweiterung der entsprechenden Thoraxhälfte sowie eine Hebung des Sternums ein. Ins-

gesamt läßt sich eine Umfangszunahme des Brustkorbs nachweisen. Mit einsetzenden pleuralen Veränderungen tritt eine Schrumpfung des Brustkorbs, eine Verengerung der Zwischenrippenräume sowie eine steilere Stellung der Rippen ein. (Die Verhältnisse beim frischen Pneumothorax sind an Leichenlungen von SALKIN studiert.)

Die Pneumothoraxbehandlung hat von ihrer früheren Bedeutung ganz erheblich eingebüßt. Dementsprechend wurde auch das Kapitel kurz gefaßt; die Literatur nur zum kleineren Teil berücksichtigt. Es wurde jedoch versucht, das Erfahrungsgut früherer Jahre, das so eingehend und sorgfältig niedergelegt ist, wenigstens insoweit wiederzugeben, daß zumindest Fehler der Pneumothoraxbehandlung, auch von röntgenologischer Seite, sowohl was die Anzeigestellung als auch was die Führung betrifft, erkannt und vermieden werden können.

Zu rein röntgenologischen Problemen im Rahmen des Kapitels „Pneumothorax" nimmt anschließend F. STRNAD gesondert Stellung.

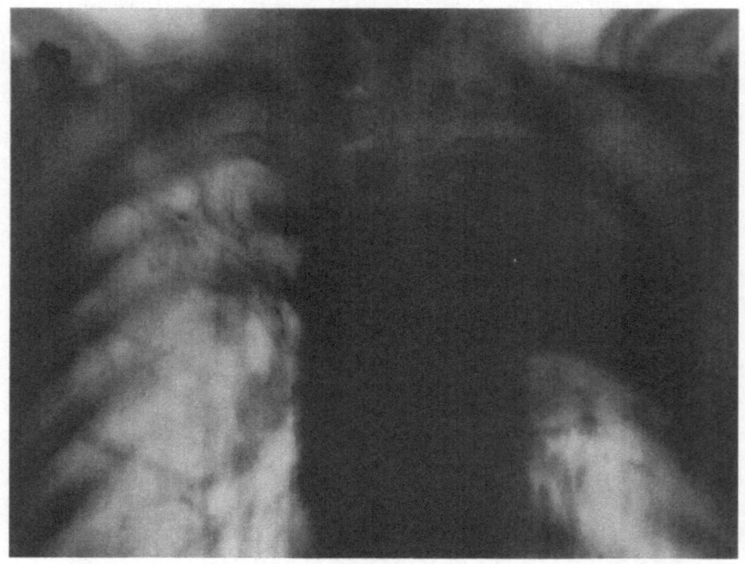

Abb. 57e

3. Aussage und Zusammenfassung der Röntgenbefunde beim Pneumothorax

Von F. STRNAD

Im Falle einer Ansammlung von Luft zwischen der Pleura parietalis und der Pleura visceralis spricht man im allgemeinen von einem Pneumothorax. Der Nachweis der freien Luft im Pleuraraum ist abhängig von der Menge der Luft, die in den Pleuraraum übergetreten ist. Da es, wie schon in den vorhergehenden Kapiteln auseinandergesetzt, auf Grund der unterschiedlichsten ätiologischen Momente auch Fälle von Pneumothorax geben kann, die klinisch völlig beschwerdefrei und daher unverdächtig sind, muß der Röntgenologe stets bei der Betrachtung einer Thoraxübersichtsaufnahme darauf achten, ob die Gefäßstrukturen bis in die peripheren Abschnitte der Lungenfelder erkennbar sind. Es ist ohne weiteres möglich, daß die haardünne Schattenlinie der Lappengrenze als Ausdruck der tangential durchstrahlten Pleura visceralis bei einem schmalen Luftmantel übersehen werden kann. Von der Menge der in den Thoraxraum übergetretenen Luft hängt die Belüftung der sich stets retrahierenden Lungenlappen ab. Im Moment einer stärkeren Retraktion beginnt sich die Gefäßstruktur der Lunge so zu ändern, daß bei zunehmender Verschleierung und homogener Verschattung der Lungen die Gefäßstrukturen völlig schwinden und daß bei einem massiven Kollaps der Lunge ein homogener und dichter Schatten entsteht. Wir sprechen dann als Morphologen von einem vollständigen Pneumothorax. Der charakteristische Befund in diesen Fällen ist die Retraktion der totalkollabierten Lunge in Richtung auf den Hilus. Mitunter kann die Retraktion derart stark ausgeprägt sein, daß praktisch die retrahierte Lunge im Mediastinalschatten verschwindet. Besonders beim sog. Spannungspneumothorax kann dies der Fall sein.

Da jedoch nach abgelaufenen Entzündungen Pleuraverwachsungen bestehen, kommt es im Falle der Luftansammlung im Pleuraraum sehr oft nur zu einem partiellen Lungenkollaps und die postpleuritischen Verwachsungsstränge oder eventuell mehr flächenhaften Verschwartungen lassen sich dann eindeutig nachweisen. In den meisten Fällen ziehen diese Stränge zur Lungenspitze und sind als charakteristische strangförmige Ausziehungen erkennbar. Im Falle basaler Verschwartungen kommt es meistens zu partiellen Kollapszuständen der Unterlappen mit breitflächiger Fixation letzterer am Zwerchfellschatten, links mitunter auch des Oberlappens mit seinem Lingulateil.

Aufgabe des Röntgenologen ist es, zu versuchen, den Charakter eines röntgenologisch nachweisbaren Pneumothorax festzustellen, da diese Aussage maßgebend das therapeutische Vorgehen vor allem des Chirurgen beeinflussen kann. Das röntgentechnische Vorgehen besteht

1. in der Anfertigung einer Thoraxübersichtsaufnahme, entweder am liegenden, soweit aber möglich, am sitzenden oder stehenden Patienten,
2. in der Thoraxdurchleuchtung.

Besonders die Thoraxdurchleuchtung kann ziemlich eindeutig Aufschluß geben, vorausgesetzt, daß der Zustand des Kranken eine Durchleuchtung überhaupt zuläßt. Aber auch nur aufgrund einer vorliegenden Thoraxübersichtsaufnahme muß der Röntgenologe versuchen, eine bestimmte Zuordnung des Pneumothorax vorzunehmen, insbesondere muß er versuchen, den Spannungspneumothorax auch auf Grund nur einer Aufnahme zu erkennen bzw. auszuschließen.

Die Kriterien für die Beurteilung eines Pneumothorax sind das Verhalten der Lunge, d.h. der Lungenzeichnung, ferner das Verhalten des Mediastinums und des Zwerchfells.

1. Beim geschlossenen Pneumothorax ist die Lunge meist nicht total kollabiert, das Zwerchfell steht nicht sehr tief und das Mediastinum ist geringgradig zur kranken Seite hin verlagert. Bei der Inspiration wandert das Mediastinum zur kranken Seite, bei der Exspiration zur gesunden. Es besteht somit ein angedeutetes Bild eines mediastinalen Pendelns. Dieses Pendeln kann besonders bei Anwendung des Hitzenbergerschen Schnupfversuches markant demonstriert werden.

2. Beim offenen Pneumothorax ist die Lunge stärker kollabiert, das Mediastinum ist zur gesunden Seite hin verlagert und wandert jetzt umgekehrt, d.h. inspiratorisch zur gesunden und exspiratorisch zur kranken Seite. Das Zwerchfell ist in den meisten Fällen höherstehend als normal, wenn der Pneumothorax nach innen offen ist und steht tiefer, wenn er nach außen offen ist (Haubrich).

3. Den eindrucksvollsten Lungenbefund erhebt man, wie bereits erwähnt, beim Ventilpneumothorax bzw. beim geschlossenen Pneumothorax mit Überdruck. Das Mediastinum ist zur gesunden Seite hin verlagert, inspiratorisch wandert es zur kranken, exspiratorisch zur gesunden Seite. Das Zwerchfell ist tiefliegend, ja oft auch nach unten durchgebogen und tritt bei Inspirationsbewegungen eher höher, wodurch die paradoxe Zwerchfellbeweglichkeit sichtbar wird, ein sog. Waagebalkensymptom, ähnlich wie man es bei der Lähmung des N. phrenicus zu sehen gewohnt ist (Zuppinger; Haubrich u. a.).

Als Folge eines sich steigernden Überdruckes kann es zur Ausbildung einer mediastinalen Hernie kommen. Bei tiefstehendem Zwerchfell und offenem Sinus phrenicocostalis kommt es besonders im Bereich des vorderen oberen Mediastinums zur Überblähung, so daß paramediastinal auf der gesunden Seite eine Aufhellungszone meist konvexbogig und scharf konturiert, breitbasig dem Mediastinalschatten aufsitzend, nachweisbar wird. In solchen Fällen handelt es sich klinisch unter Umständen um einen sehr bedrohlichen Zustand und gerade diese Befunde sind auch auf der normalen gut zentrierten Aufnahme des Thorax ohne die Möglichkeit einer Durchleuchtung feststellbar. Entsprechend dem

Grade des Lungenkollapses kommt es in der gesunden Lunge infolge der einseitigen Einengung der Blutstrombahn zu einer mitunter sehr ausgeprägten und deutlich erkennbaren Verstärkung der Lungenzeichnung bzw. zu einer Verbreiterung der Lungengefäße. In gleichem Maße, in dem der Überdruck im Pneumothoraxbereich zunimmt, können die venösen Zuflußgebiete zum Herzen komprimiert werden, wodurch das Herz kleiner wird und der Herzschatten dann auf der Lungenaufnahme als wesentlich verkleinert imponiert. Weitere Komplikationen eines geschlossenen Pneumothorax (Spannungspneumothorax) sind, wie jedem Röntgenologen bekannt, das Haut- bzw. das Mediastinalemphysem. Bei einem starken Überdruck im Thoraxraum kann das Hautemphysem mitunter enorme Ausmaße erreichen, wodurch sich die einzelnen Muskelschichten der Thoraxwand vom Thorax abheben und durch Aufhellungszonen voneinander getrennt sichtbar werden. In den meisten Fällen sieht man auch in der Halsregion bis zur Schädelbasis hin die typischen Befunde der interstitiellen Luftansammlung, es kann außerdem die Kombination mit einem mediastinalen Emphysem eintreten. In solchen Fällen sind die einzelnen Organe des Mediastinums im aufgehellten Milieu dann innerhalb des Mediastinalschattens deutlicher sichtbar und abgrenzbar. Es sei an dieser Stelle noch einmal hervorgehoben, daß in solchen Fällen ganz bedrohliche Zustände bestehen können, so daß durch Entlastung des Überdrucks auf jeden Fall sehr rasch Abhilfe geschaffen werden muß. Die Erkennung dieser Zustände auch ohne Durchleuchtung nur aufgrund von bestehenden Lungenaufnahmen ist Pflicht jedes Röntgendiagnostikers.

a) Die röntgenologische Analyse der Folgezustände eines Pneumothorax im Bereich der Pleura visceralis, der Pleura parietalis und im Bereich der Lungen

Wie bereits in den bisherigen Kapiteln auseinandergesetzt, kann sich ein Pneumothorax, insbesondere wenn es sich um einen geschlossenen Pneumothorax handelt, im Laufe der Zeit zurückbilden. Der Spannungspneumothorax bildet sich dann zurück, wenn er entsprechend entlastet und zu einem einfachen geschlossenen Pneumothorax umgewandelt wird. Bei der laufenden Kontrolluntersuchung sieht der Röntgenologe die Wiederbelüftung einzelner Lungenlappen. Diese beginnen sich entsprechend ihrer anatomischen Lage zu entfalten, man sieht eine zunehmende Verdichtung der tangential durchstrahlten Pleura visceralis und in einzelnen Fällen können sogar die Interlobärspalten anatomisch gut sichtbar dargestellt werden. In dem sich entfaltenden Lungenlappen verbleiben mitunter atelektatische, d.h. unbelüftete Lungenabschnitte als unscharf konturierte Herdschatten sichtbar, die teilweise auch mehr streifigen Charakter annehmen können. Mit zunehmender Lappenentfaltung stellt sich wieder die typische Gefäßzeichnung ein, so daß es dem Morphologen leichter gelingt, bestimmte Verschattungsbezirke eher als Atelektasen oder als Infiltrationsherde anzusprechen. Verschattungen, die eine rückbildende Tendenz aufweisen, ja mitunter völlig schwinden, sind eher im Sinne von Atelektasen bzw. von Zuständen einer gewissen Mangelbelüftung zu werten als solche, die konstant nachweisbar bleiben und sich eventuell rein morphologisch als eine Kombination von bronchopneumonischen, z.T. knotigen Veränderungen deklarieren; diese Veränderungen sind dann eher als Infiltrationen anzusprechen.

In den Fällen, in denen der Pneumothorax sich nicht weiter zurückbildet, und wenn mitunter neuerlich ein Lungenkollaps eintritt, muß ein offener Ventilpneumothorax angenommen werden, wobei die konstante Nachfüllungstendenz Folge einer bestehenden Bronchuspleurafistel ist. Hinter so manchem idiopathischen Pneumothorax versteckt sich eine Tuberkulose.

Nicht selten kommt es im Gefolge eines länger bestehenden Pneumothorax zur Ausbildung eines Pleuraergusses. Dieser kann je nach seinem Grad langsamer oder rascher zu einer Verklebung zwischen der Pleura parietalis und Pleura visceralis führen und im Endeffekt zu mitunter ausgeprägten Verschwartungen. Im Falle der Verschwartung beginnt diese vorerst in den basalen Lungenabschnitten, die Unterlappen verkleben mit dem Zwerchfell sehr rasch. Dann beginnt von hier aus sich der Pneumothorax nach oben hin einzuengen, eventuell steigen die Ergüsse dann bis in das Mittel- und Oberfeld nach oben. Es fällt immer wieder auf, wie lange kleine Pleurarestergüsse in den Spitzenfeldern bei einem in Rückbildung befindlichen Seropneumothorax erhalten bleiben. Es soll nicht unerwähnt bleiben, daß Flüssigkeitsansammlungen im Pleuraraum selbstverständlich auch durch Blutaustritte verursacht sein können (s. Kapitel Hämatothorax), die Entscheidung fällt jedoch nicht dem Röntgendiagnostiker zu.

Es ist interessant, daß der Röntgenologe mitunter imstande ist, aufgrund der Beteiligung der visceralen und der parietalen Pleura gewisse Rückschlüsse auf das Geschehen zu ziehen, d.h. bei Kontrollen eines idiopathischen Spontanpneumothorax oder eines therapeutisch angelegten geschlossenen Pneumothorax, kann immer wieder beobachtet werden, daß, solange die Pleura parietalis sich verdichtet, keine gröberen Entzündungserscheinungen im Thoraxraum vorhanden sind. Im Moment der Ausbildung eines spezifischen Empyems, d.h. also eines infizierten Pleuraexsudates, kommt es ziemlich rasch zur Verdickung der visceralen Pleura, wodurch dann eine sog. hyperplastische Pleuritis resultiert. Als Endeffekt sieht man dann meistens irreversible Zustände und es kommt nicht mehr zu einer normalen Entfaltung der Lungen nach Auflassen des Pneumothorax. Der Röntgenologe muß sich ferner der Tatsache bewußt sein, daß Verschattungen im Pleuraraum, die er rein morphologisch als Verschwartungen anzusprechen gewohnt ist, selbstverständlich Kombinationen von Verschwartungen und Restexsudat sein können. In diesen Fällen muß der Röntgenologe die Entscheidung in der Form anstreben, daß der Patient in die Seitenlage gebracht wird, sodaß einem eventuell basal gelegenen Erguß die Möglichkeit gegeben wird, lateral spitzenwärts abzufließen und er muß dann rein seitlich durchleuchtend, durch entsprechende Aufnahmen den Beweis führen. Mit Hilfe des Durchleuchtungsgerätes der Firma C. H. F. Müller, dem sog. UGX, bestehend aus einer Wanne, die elektronisch bewegt in der konstanten optischen Achse, zwischen Schirm und Röhre, gelingt es ohne weiteres, den Patienten für längere Zeit in eine reine Seitenlage zu bringen, eventuell in leichte Kopftieflage, und auf diese Weise einen noch vorhandenen Erguß spitzenwärts abfließen zu lassen. Das gleiche gelingt Zuppinger mit einem von ihm konstruierten Gerät, in welchem ebenfalls eine derartige seitliche Durchleuchtung möglich ist. Aber auch eine reine Seitenlage vor einem stehenden Untersuchungsgerät erfüllt die gleichen Bedingungen und ermöglicht so die Agnoszierung einer im Sinne einer Schwarte gedeuteten Verschattung als flüssigkeitsbedingt, sofern keine Obliferation der benachbarten Pleura besteht.

b) Das pulmonale interstitielle Emphysem als Vorstufe eines Pneumothorax bzw. eines mediastinalen Emphysems

Im Brit. Journ. of Rad. weisen im Jahre 1953 Herrnheiser und Whitehead auf ein Geschehen hin, das an und für sich schon im Jahre 1937 von Hamman als sog. pulmonales interstitielles Emphysem genauer beschrieben wurde. Im Gefolge eines Thoraxtraumas, aber auch lediglich nach Überbeanspruchung der Lunge im Gefolge eines kräftigen Hustenstoßes kann es ganz plötzlich zu starken Brustschmerzen kommen, die mitunter klinisch das Bild eines Coronarverschlusses oder einer Perikarditis vortäuschen können, ohne daß die Zeichen des Schockes, einer myokardialen Schwäche oder sonstige Symptome eines Coronarverschlusses vorhanden wären. Klinisch hört man in diesen Fällen ein eigenartiges knarrendes, z.T. knisterndes oder blasiges Geräusch, das mitunter bei jeder Kontraktion des Herzens gehört wird. Hamman sah in drei Fällen, die er röntgenologisch genau untersucht hatte, zweimal das Auftreten eines einseitigen Pneumothorax und einmal das Auftreten eines Emphysems im vorderen Mediastinum. Es wurde angenommen, daß hier Luft durch Zerreißung von Alveolen in das Interstitium eintrat und sich entlang der Bronchien bzw. der Gefäße ausbreitete. Ähnliches sahen 1939 die Autoren McGuire und Bean. Westermark beschrieb 1941 einige direkte röntgenologische Zeichen des interstitiellen Lungenemphysems. Er fand röntgenologisch bläschenartige Aufhellungen, die durch einen schmalen und dichten marginalen Saum begrenzt waren und oft einer Perlenkette glichen. Die größeren und mittelgroßen Bronchien zeigten dieses Symptom oder es waren große vesiculäre Aussparungen sichtbar, die an ein bullöses Emphysem erinnerten. Es wird besonders auf die peribronchiale Anordnung dieser Emphysemblasen hingewiesen. Diese Symptomatologie hat WESTERMARK bei der Sichtung seines Materials von etwa 124 Fällen traumatischer Lungenveränderungen vorgefunden, die durch stumpfe Gewalteinwirkung entstanden waren. 71 Fälle zeigten die Zeichen eines interstitiellen Emphysems, dabei hatten 41 Fälle Rippenfrakturen, die verbleibenden 30 Fälle zeigten keine Knochenverletzungen. Es ist interessant, daß diese Befunde WESTERMARKs im Schrifttum recht unbeachtet blieben, obwohl sich zahlreiche Autoren, besonders im englischen Schrifttum, mit Lungenveränderungen bei Luftdruckverletzungen etc. beschäftigten. Das interstitielle Emphysem wurde in den letzten Jahren meistens als Morbus Hamman bezeichnet. HERRNHEISER betont, daß man bei der Analyse der Lungenveränderungen im Zuge des interstitiellen Emphysems mit großer Vorsicht vorgehen müsse, da die röntgenologischen Zeichen, die WESTERMARK angegeben hatte, sehr unauffällig seien und manchmal von der normalen Bronchusgefäßzeichnung schwer zu unterscheiden sind. Es besteht die Gefahr der Überdiagnostik bzw. der Fehldeutung normaler Strukturen. Außerdem waren weder die Fälle von HAMMAN noch die von WESTERMARK autoptisch verifiziert. HERRNHEISER konnte 1953 einen Fall von pulmonalem interstitiellem Emphysem beobachten, der dann durch die Autopsie bestätigt wurde. Besonders aufgrund des Studiums dieses autoptisch verifizierten Falles kommt HERRNHEISER zusammenfassend zu folgenden Schlußfolgerungen:

1. Das pulmonale interstitielle Emphysem nach Bronchuskontusion kommt häufiger vor als wir denken, besonders in der jetzigen Zeit bei häufigen Unfällen im Straßenverkehr. Im Falle einer pulmonalen Blutung kann ein interstitielles Emphysem mit vorhanden sein, bei entsprechend größeren Verschattungen muß in den Randpartien auch nach umschriebenen Aufhellungszonen gesucht werden. Die von WESTERMARK gesehenen perlschnurartigen Luftansammlungen sind äußerst selten zu sehen.

2. Bei eingeschlossener Luft in größeren Räumen können Pseudocysten resultieren. Diese können dann mitunter in Form von kleinen Bläschen entlang der Bronchien und Gefäße gelagert sein.

3. Es muß festgestellt werden, daß dieses interstitielle Emphysem sehr oft die Vorstufe eines Spontanpneumothorax sein kann, weswegen bei der Betrachtung einer Thoraxübersichtsaufnahme nach erfolgter traumatischer Läsion der Thoraxorgane mit und ohne Rippenfrakturen stets an das Ereignis eines eventuell bestehenden interstitiellen Emphysems gedacht werden müßte. Auf jeden Fall fordert HERRNHEISER, sich dieser Problematik in der nächsten Zeit mehr vom Standpunkt des morphologischen Studiums der Lungenveränderungen aus zu widmen.

Literatur

1. Spontanpneumothorax

ABBA, G. C., e D. TARANTOLA: Contributo clinico-statistico alla conoscenza del pneumotorace spontaneo e del piopneumotorace nei primi 2 anni di vita. Riv. Clin. pediat. **63**, 417—428 (1959).

ABO, ST.: Roentgenographic detection of minimal pneumothorax in the lateral decubitus position. Costophrenic sinus sign. Amer. J. Roentgenol. **77**, 1066—1070 (1957).

ABRAHAM, A.: Doppelseitiger Spontanpneumothorax bei Staublungenerkrankung. Beitr. Klin. Tuberk. **83**, 478—485 (1933).

ABRAMS, L. D.: A pleural biopsy punch. Lancet **1958 I**, 30.

ACKERMANN, V.: Über einen Fall eines doppelseitigen nichttuberkulösen Spontanpneumothorax. Klin. Med. **1931 I**, 255—259.

ADKINS, P. C., and P. D. SMYTH: Bilateral simultaneous spontaneous pneumothorax. Dis. Chest **37**, 702—704 (1960).

AEPLI, R.: L'hémopneumothorax et l'hémothorax spontanés. Schweiz. med. Wschr. **91**, 1277—1284 (1961).

AGNEW, R. A. L.: The relationship of physical exertion to the onset of spontaneous pneumothorax. J. Irish. med. Ass. **38**, 166—172 (1956).

ALEXANDER, H.: Der Spontanpneumothorax. Med. Klin. **1938 I**, 742—746.

ALEXANDER, J., and C. HAIGHT: The surgical management of spontaneous pneumothorax. American Trudeau. Soc. San Francisco, June 1947.

ALMANSÓS VELIS, J. M.: Pneumotorax espontáneo. Rev. peru. Tuberc. **18**, 191—195 (1958).

AMDUR, R. D.: Recurrent spontaneous pneumothorax caused by aerial flight. Ref. G. H. C. JOYNT and R. C. LAIRD, Treatment of spontaneous pneumothorax with Kaolin. Dis. Chest **34**, 514 (1958).

AMSLER, R., et R. GOYER: Hémo-pneumothorax et pneumothorax spontanés traités en urgence chirurgicale. Sem. Hôp. Paris **1957**, 3364—3369.

ANDERSEN, I., and TH. POULSEN: Treatment of spontaneous pneumothorax. Acta chir. scand. **113**, 535—536 (1957).

— — Surgical treatment of spontaneous pneumothorax. Arch. chir. scand. **118**, 105—112 (1959).

ANDREWS, N. C., and K. P. KLASSEN: Eight years experience with pulmonary biopsy. J. Amer. med. Ass. **164**, 1061 (1957).

ARMSTRONG, D., and R. S. MITCHELL: Spontaneous pneumothorax during steroid therapy of rapidely progressing, far advanced pulmonary tuberculosis. Amer. Rev. resp. Dis. **82**, 551 (1960).

ARONOVITCH, M., J. CHARTIER, L. M. KAHANA, J. F. MEAKINS, and M. GROSZMAN: Needle biopsy as an aid to the precise diagnosis of intrathoracic disease. Canad. med. Ass. J. **88**, 120 (1963).

BACH, H.: Über das Vorkommen des spontanen Pneumothorax beim Emphysem. Beitr. Klin. Tuberk. **18**, 1 (1911).

BALCÁZAR-RUBIO, M.: Un caso de pneumotorax bilateral por punción unilateral. Rev. clín. esp. **56**, 338—342 (1955).

BALOGH, A.: Schwerer spontaner Spannungspneumothorax bei Phthise und Bemerkungen zur Behandlungsmethodik. Wien. med. Wschr. **1954**, 614—616.

BANGE, W.: Wann ist ein Spannungspneumothorax Unfallfolge? Ärztl. Wschr. **1954**, 522—524.

BARONOFSKY, I. D., H. G. WARDEN, J. L. KAUFMAN, J. WHATLEY, and J. M. HANNER: J. thorac. Surg. **34**, 310—322 (1957).

BARTHEL, H.: Der Spontanpneumothorax als operative und postoperative Komplikation. Thoraxchirurgie **1**, 517—530 (1954).

BEATTY, G. A., and R. W. FRELICK: Hemopneumothorax: reevalution of treatment. Ann. intern. Med. **36**, 845 (1951).

BECKMANN, L.: Ursachen und Gefahren des Spontanpneumothorax. Med. Mschr. **10**, 532—534 (1956).

BEDFORD, D. E., and H. JOULES: Bilateral spontaneous pneumothorax: report of case with recovery. Brit. med. J. **1929 II**, 240.

BEIGLBÖCK, W., u. H. KAHLE: Zur Ätiologie des idiopathischen Spontanpneumothorax. Dtsch. med. Wschr. **1955**, 1301—1305.

BENEDICT, C. C.: Pneumothorax, spontaneous, bilateral: With report of three cases. U.S. Vet. Bur. M. Bull. **4**, 599 (1929).

BERLINER, R.: Familial occurence of pneumothorax simplex. Acta med. scand. **137**, 268—275 (1950).

BERNARD, E., and A. MEYER: Treatment of nontuberculous spontaneous pneumothorax. Dis. Chest **19**, 641 (1951).

BERNDT, K., u. R. DIERICHS: Über doppelseitigen Spontanpneumothorax im Verlauf von Lungentuberkulose. Beitr. Klin. Tuberk. **79**, 65—71 (1931).

BERNHARD, W. F., J. A. MALCOLM, R. W. BERRY, and R. H. WYLIE: A study of the pathogenesis and management of spontaneous pneumothorax. Dis. Chest **40**, 403—412 (1962).

BETHUNE, L.: Pleural poudrage. J. thorac. Surg. **4**, 251 (1934).

BEYER, A., K. RICHTER u. O. ERIBO: Zwei Verlaufsbeobachtungen eines Hamman-Rich-Syndroms mit rezidivierendem Spontanpneumothorax. Fortschr. Röntgenstr. **94**, 568 (1961).

BIACH, A.: Zur Ätiologie des Pneumothorax. Wien. med. Wschr. **30**, 431 (1880).

BIGGER, J. A.: Cannula for use in treatment of spontaneous or accidental pneumothorax. J. Amer. med. Ass. **95**, 935 (1930).

BITTDORF, A.: Zur Kenntnis des chronischen Pneumothorax. Münch. med. Wschr. **1908**, 2274.

BJÖRKLUND, A.: Le radiogramme et l'image thoracoscopique dans un cas de pneumothorax spontané. Rev. Tuberc. (Paris) **4**, 313—320 (1938).

BLACKFORD, ST. D.: Spontaneous pneumothorax in college students. J. Amer. med. Ass. **1939**, 737.

BLAHA, H.: Spontanpneumothorax. Ther. d. Gegenw. **104**, 912—917 (1965).

— Spontanpneumothorax. Med. Klin. **1966 I**, 556—559.

BLASI, A., e L. DES TORRE: A proposito des pneumotorace spontaneo del neonato. Arch. Tisiol. **9**, 895—917.

BLUMBERGER, K. J.: Der idiopathische Spontanpneumothorax. Ergebn. inn. Med. Kinderheilk. **21** (1936).

— Der Spontanpneumothorax. Dtsch. med. Wschr. **1937**, 899.

BÖNNIGER, M.: Ein weiterer Fall von angeborenem Defekt der rechten Lunge, kompliziert durch rechtsseitigen Spontanpneumothorax. Med. Klin. **1931 II**, 1568—1571.

BOHLIG, H.: Staublungenerkrankungen und ihre Differentialdiagnose. Stuttgart: Georg Thieme 1964.

BOPP, K. PH.: Betrachtungen zur Ätiologie des Spontanpneumothorax. Tuberk.-Arzt **15**, 756—760 (1961).

BOSE, H. M., DU, H. J. PRICE, and P. H. GUILFOIL: Spontaneous pneumothorax: medical and surgical mangement. Analysis of 75 patients. New Engl. J. Med. **248**, 752—756 (1953).

BOSZKIEWICZ, T.: Surgical treatment of spontaneous pneumothorax. Ref. Zbl. Tuberk.-Forsch. **93**, 174 (1963).

BOWEN, A.: A case of pulmonary fibrosis of obscure etiology with bilateral spontaneous pneumothorax. Radiology **18**, 121—123 (1932).

BOYD. D. H.: Familial spontaneous pneumothorax. Scot. med. J. **2**, 220 (1957).

BRACCO, G., e M. T. G. CARAMELLO: Su due casi di pneumotorace spontaneo in neonato. Minerva pediat. **9**, 200—203 (1957).

BRANDT, H.-J.: Dtsch. med. J. **15**, 233 (1964).

Brandt, H.-J., u. H. Kund: Die Leistungsfähigkeit der diagnostischen Thorakoskopie. Praxis Pneumologie **18**, 304—322 (1964).

Brean, H. P., A. S. Hambly jr., and S. H. Cope: Traumatic hemopneumothorax in the minor pulmonary fissure. Calif. Med. **86**, 104—107 (1957).

Breckler, I. A., N. M. Hensler, H. E. Hill, M. C. Hoffman, and B. Hukill: Biopsy technics in the diagnosis of intrathoracic diseases. Ann. intern. Med. **46**, 706 (1957).

Brewer, L. A., F. S. Dolley, and B. H. Evans: The surgical management of chronic spontaneous pneumothorax. J. thorac. Surg. **19**, 167 (1950).

Briggs, J. N., and F. X. Byron: Spontaneous pneumothorax. With emphasis on treatment. Amer. J. Surg. **80**, 356—359 (1955).

Brocard, H.: Les pneumothorax spontanés compliquant une tuberculose pulmonaire en activité ou apparemment guérie. Rev. Prat. (Paris) **13**, 286—300 (1963).

Brock, R. C.: Recurrent and chronic spontaneous pneumothorax. Thorax **3**, 88 (1948).

Brovelli, L.: Contribution à l'étude étiopathogénique du pneumothorax spontané. Praxis (Bern) **1956**, 1213—1221.

Brunner, A.: Zur Pathogenese und Therapie des spontanen Pneumothorax. Mitt. Grenzgeb. Med. Chir. **33**, 124 (1921).

— Chirurgie der Lungen und des Brustfells. Dresden u. Leipzig: Theodor Steinkopff 1938.

— Die Behandlung des sog. idiopathischen Spontanpneumothorax. Schweiz. med. Wschr. **1941**, 1210.

Brzosko, W., B. Kotarbińska u. T. Zalewski: Ungewöhnliche Ursache (Lymphosarkom) des Pneumothorax und des Pneumomediastinums bei 4 Jahre altem Kind. [Polnisch.] Ref. Zbl. Tuberk. **91**, 43 (1962).

Burgess, G. N., and D. G. M. Nelson: Therapy of spontaneous pneumothorax in RCAF flying personnel. In: Escape and survival. Clinical and biological problems in space medicine. Edit. P. Bergeret. Oxford-London New York: Pergamon Press 1961.

Burgmann, P., et J. Pattay: Du pneumothorax spontané non tuberculeux. Schweiz. med. Wschr. **92**, 9—14 (1962).

Burns, W. T.: Medical problems of skin diving. J. Amer. med. Ass. **159**, 5—9 (1955).

Canestri, G.: Il piopneumotorace nel lattante. Minerva pediat. **9**, 741—746 (1957).

Cardis, F.: Présentation d'un trocart a demeure avec soupape pour pneumothorax suffocant. Rev. Tuberc. **12**, 1202 (1931).

Cardozo, E. L.: Non perforative pneumothorax with negative pressure: traction pneumothorax. Dis. Chest **42**, 218—221 (1962).

Carpi, U.: Patogenesi e terapia del pneumotorace spontaneo idiopatico non tuberculare. Rev. Tuberc. **10**, 209—211 (1962).

Carr, D. T., A. W. Silver, and F. H. Ellis jr.: Management of spontaneous pneumothorax: with special reference to prognosis after various kinds of therapy. Proc. Mayo Clin. **38**, 103—109 (1963).

Cerami, A.: Il pneumotorace spontaeo asintomatico silente. Minerva med. **45**, 835—837 (1954).

Chevallier, J.: Le pneumothorax spontané. France méd. **22**, 55—64 (1959).

Chrétien, J., et R. Pariente: Pneumothorax spontanés localisés. Rev. Prat. (Paris) **9**, 2777—2788 (1959).

Colognesi, S.: Il pneumotorace spontaneo. Ref. nach: A. Sattler, Der idiopathische Spontanpneumothorax und ähnliche Krankheitsbilder. Ergebn. inn. Med. Kinderheilk. **59**, 213 (1940).

Courcoux, A., et J. Lereboullet: Le pneumothorax simple spontané. Presse méd. **1930 I**, 349—353.

Crauss, P. H.: Le pneumothorax spontané. Praxis (Bern) **51**, 714—720 (1962).

Craver, L. F.: Diagnosis of malignant lung tumor by aspiration biopsy and by sputum examinations. Surgery **8**, 947—960 (1940).

—, and J. S. Binkley: Aspiration biopsy of tumors of the lung. J. thorac. Surg. **8**, 436—463 (1939).

Crenshaw, G. L.: Etiology, treatment and surgical indication of non-tuberculous, non-traumatic spontaneous pneumothorax. Dis. Chest **17**, 369 (1950).

Criscione, C., e A. Durio: Il pneumotorace spontaneo nell'infanzia. Aggiorn. pediat. **3**, 181—184 (1952).

Crowther, J. S.: Spontaneous pneumothorax. A review of 61 cases. Tubercle (Edinb.) **36**, 265—271 (1955).

Cummingham, J. A. K.: Spontaneous haemothorax and haemopneumothorax. N. Z. med. J. **49**, 708 (1950).

Curti, P. C., and Th. Poulsen: The treatment of simple spontaneous pneumothorax. J. thorac. Surg. **19**, 145 (1950).

Daniels, A. C.: Method of biopsy useful in diagnosing certain intrathoracic diseases. Dis. Chest **16**, 360—366 (1949).

Danzer, W.: Ein Fall von doppelseitigem Spontanpneumothorax. Wien. klin. Wschr. **1956**, 858—859.

Dederer, J. M., u. L. A. Kuznecov: Zum Problem des doppelseitigen spontanen Pneumothorax bei Fremdkörpern der Trachea und der Bronchien. [Russisch.] Ref. Zbl. Tuberk.-Forsch. **71**, 351 (1956).

Demidas, V. V., I. Irzhevskaya, and V. N. Lelchisky: Spontaneous pneumothorax in infants several months old. [Russisch.] Ref. Zbl. Tuberk.-Forsch. 88, 310 (1961).

Depierre, R.: Les pneumothorax spontanés apparemment sans fistule et l'hypothèse de la naissance de gaz dans l'intimité des tissue (à propos du procès verbal). J. franç. Méd. Chir. thor. 8, 161—164 (1954).

Dermksian, G., and L. E. Lamb: Spontaneous pneumothorax in apparently healthy flying personnel. Ann. intern. Med. **51**, 39—51 (1959).

Derra, E., u. H. Reiter: Klinische und therapeutische Probleme beim sogenannten Spontanpneumothorax. Dtsch. med. Wschr. **88**, 737—742 (1963).

Desforges, G.: Current concepts in therapy. Spontaneous pneumothorax. New Engl. J. Med. **266**, 995—996 (1962).

DEUCHER, F.: Der idiopathische Spontanpneumothorax. Langenbecks Arch. klin. Chir. **265**, 181—244 (1950).
— Der spontane Haemopneumothorax und seine Indikation zur Thorakotomie (Literaturübersicht und Bericht über 2 Fälle). Helv. med. Acta **1950**, 170—183.
DEVILLIERS, A.: Du pneumothorax déterminé par la rupture de la plèvre et d'une vésicule aérienne emphysémateuse. Thesis, Paris 1826.
DIVOUX, H.: Spontanpneumothorax durch Ulcusperforation bei linksseitiger Zwerchfellhernie. Fortschr. Röntgenstr. **77**, 235—236 (1952).
DOHRENDORF, H.: Der Spontanpneumothorax. Klin. Wschr. **1926**, 230.
DOMBROWSKI, H., u. O. H. SIEMS: Pneumoperikard bei Spontanpneumothorax. Med. Klin. **58**, 15—18 (1963).
DRESSLER, M.: Spontanpneumothorax bei der Besnier - Boeck - Schaumannschen Krankheit. Schweiz. Z. Tuberk. **4**, 229 (1947).
DUDIK, E.: Über zwei konservativ geheilte Fälle von Spontanpyopneumothorax mit Bronchialfistel. Ärztl. Wschr. **1953**, 863—865.
DUHOT, E.: Pneumothorax spontané au cours de deux grossesses. Bull. Soc. méd. Hôp. Paris **52**, 31 (1928).
DUTRA, F., and CH. L. GERACI: Needle biopsy of the lung. J. Amer. med. Ass. **155**, 21 (1954).
EBERS, N.: Zur Behandlung des Ventilpneumothorax, Bericht über einen durch Strangdurchtrennung geheilten Fall. Dtsch. Tuberk.-Bl. **13**, 155—162 (1939).
ECKEL, H.: Zur Klinik und Differentialdiagnose des Spontanpneumothorax. Med. Klin. **56**, 1909—1914 (1961).
EFFLER, D. B., H. S. VAN ORDSTRAND, L. J. MC CORMACK, and H. A. GANCEDO: Lung biopsy. Amer. Rev. Tuberc. **71**, 668—675 (1955).
EIDINGER, ST. L., and E. H. RUBIN: Spontaneous pneumothorax. Report of three cases. Canad. med. Ass. J. **67**, 43—46 (1952).
ELLIS jr., F. H., and D. T. CARR: Problems of spontaneous pneumothorax. Med. Clin. N. Amer. **38**, 1065 (1954).
ELROD, P. D., and J. D. MURPHY: Spontaneous hemopneumothorax treated by decortication; case report. J. thorac. Surg. **17**, 401 (1948).
ELTE, J.: Ein geval von dubbelzijdigen spontanen pneumothorax. Ned. T. Geneesk. **1**, 33 (1928).
ESCUDERO, L., and W. ADAMS: Spontaneous pneumothorax associated with massive atelectasis; experimental and clinical study. Arch. intern. Med. **63**, 29 (1939).
EUPHRAT, E. J.: Fibrin body following traumatic pneumothorax, problem in differentialdiagnosis of a nodular pulmonary density. Amer. J. Roentgenol. **74**, 86 (1955).
FABIAN, G., u. H. HOHNBERG: Zur Klinik des Spontanpneumothorax. Z. ärztl. Fortbild. **48**, 119—124 (1954).
FERRARIS, A.: Considerazioni sul pneumotorace spontaneo idiopatico. Lotta c. Tuberc. **28**, 783—792 (1958).
FETZER, H.: Fibrinkörper im Pneumothoraxraum. Med. Klin. **49**, 1400 (1954).
FISCHER-WASELS, B.: Der gutartige Spontanpneumothorax durch Ruptur von Spitzennarbenblasen, ein typisches Krankheitsbild. Z. klin. Med. **95**, 1 (1922).
— Die Pathogenese des nichttuberkulösen Spontanpneumothorax. Münch. med. Wschr. **1927**, 1877.
FRÄNTZEL, O.: Ein Fall von doppelseitigem Pneumothorax. Charité-Ann. **4**, 294—306 (1877).
FRANKLIN, J.: Spontaneous hemopneumothorax; case occuring in soldier. Ann. intern. Med. **23**, 437 (1945).
FRÉOUR, P., P. LAUMONIER et J. BOZZI: La biopsie pulmonaire à propos de deux observations. J. franç. Méd. Chir. thor. **12**, 141 (1958).
FRIEDMAN, R. L.: Selective pneumothorax: a complication of bronchoscopy. Dis. Chest **27**, 213—215 (1955).
FRIESDORF, C.: Ein Beitrag zur Ätiologie und Pathogenese des nichttuberkulösen Spontanpneumothorax. Münch. med. Wschr. **1927**, 1672.
FRONTCZAK, A., and ST. MULTANSKI: Spontaneous pneumothorax. [Polnisch.] Ref. Zbl. Tuberk.-Forsch. **83**, 383 (1959/60).
FUTORNY, N. S., and M. M. SHMELEV: Operative treatment of spontaneous pneumothorax in a 3 year old child. [Russisch.] Ref. Zbl. Tuberk.-Forsch. **93**, 270 (1963).
GAD, U.: The treatment of pneumothorax spontaneous simple. Acta tuberc. scand. **47**, 125—126 (1959).
GAENSLER, E. A.: Parietal pleurectomy for recurrent spontaneous pneumothorax. Surg. Gynec. Obstet. **102**, 293—308 (1956).
GARLICK, W. L.: Spontaneous pneumothorax. Amer. Surg. **20**, 1191—1193 (1954).
GATTNER, H.: Über die klinisch-diagnostische und wissenschaftliche Bedeutung der Lungenpunktion. Verh. dtsch. Ges. inn. Med. **63**, 613 (1957).
GEISLER, P., u. B. JANIAK: Spontanpneumothorax. Med. Welt **7**, 313 (1964).
GILBERT, I., and M. M. SINGH: Spontaneous haemopneumothorax. A report of three cases. Brit. J. Tuberc. **50**, 291—293 (1956).
GLICKMANN, L., GRANT, and B. H. SCHLOMOVITZ: Simultaneous bilateral spontaneous pneumothorax complicating pneumoconiosis. A report of a case with review of the literature. Amer. Rev. Tuberc. **34**, 390—401 (1936).
GOBBEL, W. G., W. G. RHEA, I. A. NELSON, and R. A. DANIEL: Spontaneous pneumothorax. J. thorac. Surg. **46**, 331 (1963).
GOETZE, H.: Spontanpneumothorax nach sportlicher Anstrengung. Diss. Hamburg 1939.
GOLDEN, TH.: Postoperative simultaneous bilateral spotaneous pneumothorax. Surgery **7**, 401—406 (1940).
GORDON, I.: Benign spontaneous pneumothorax. Lancet **1936II**, 178.
GOUGH, J.: Fatal pneumothorax due to rupture of a solitary bulla of the lung. Lancet **1937II**, 314.
GRANT, L. J., and S. A. TRIVEDI: Open lung biopsy for diffuse pulmonary lesions. Brit. med. J. **1960I**, 17.

GRIESSMANN, H.: Die Behandlung des Spontanpneumothorax. Zbl. Chir. **87**, 1323—1328 (1962).

GUILLERMAND, J.: Pneumothorax spontané après création d'un pneumothorax. Rev. Tbc. **20**, 1005—1009 (1956).

HAINING, R. B., and R. G. HAINING: Simultaneous bilateral spontaneous pneumothorax. Calif. Med. **98**, 96—98 (1963).

HALL, F.: On cases of pneumothorax in persons apparently healthy. Trans. clin. Soc. Lond. **20**, 153 (1887).

HANSEN, J. L.: Spontaneous pneumothorax. Acta med. scand. **132**, 517 (1949).

HARRIS, L. E.: Pneumothorax in the newborn infant. Proc. Mayo Clin. **30**, 297—301 (1955).

HARTUNG, W.: Lungenemphysem (Morphologie, Pathogenese und funktionelle Bedeutung). Berlin-Göttingen-Heidelberg: Springer 1964.

HARTZELL, H.: Spontaneous hemopneumothorax: report of 3 cases and review of literature. Ann. intern. Med. **17**, 496 (1942).

HASNEY, F. A., and F. BAUM: Bilateral spontaneous idiopathic pneumothorax in apparently healthy individuals: Review of recent literature and presentation of case. Radiology **28**, 47—54 (1937).

HAUSSER, R.: Persönliche Mitteilungen.

HAWES jr., J. B.: Recurring bilateral pneumothorax. Boston med. surg. J. **186**, 528 (1922).

HAWKINS, C. F.: Chronic bilateral spontaneous pneumothorax: Difficulties in treatment. Lancet **1948 I**, 288—289.

HAY, P.: Pneumothorax complicating intermittent positive pressure respiration. Lancet **1954 II**, 1156—1157.

HAYASHI, J.: Über tödlichen Pneumothorax durch Infarkt und Emphysem. Frankurt. Z.Path. **16**, 1 (1915).

HEATH: Zit. nach G. N. BURGESS, and D. G. M. NELSON: Therapy of spontaneous pneumothorax in RCAF flying personnel. In: Escape and survival. Clinical and biological problems in space medicine. Edit. P. BERGERET. Oxford-London-New York: Pergamon Press 1961.

HEIDRICK, A. F., ADAMS, and LIVINSTONE: Spontaneous pneumothorax following positive pressure intratracheal anaesthesia; report of case. Arch. Surg. **41**, 61 (1940).

HEILMEYER, L., u. F. SCHMIDT: Die progressive Lungendystrophie. Dtsch. med. Wschr. **81**, 1293 und 2117 (1956).

HEINE, F.: Die Behandlung des Spontanpneumothorax. Beitr. klin. Tuberk. **119**, 181—205 (1958).

HELWIG, F. C., and E. C. H. SCHMIDT: Fatal spontaneous hemopneumothorax; review of the literature and report of a case. Ann. intern. Med. **26**, 608 (1947).

HENNELL, H., and M. F. STEINBERG: Tension pneumothorax: Treatment of chronic and recurrent forms by induction of chemical pleuritis. Arch. intern. Med. **63**, 648 (1939).

HESCHL, E.: Spontanpneumothorax bei Tuberkulose im frühesten Kindesalter. Arch. Kinderheilk. **99**, 215—219 (1933).

HESSLER, O.: Der idiopathische Spontanpneumothorax und seine Behandlung. Chirurg **31**, 201—206 (1960).

HINAUT, G., J. FELCE et B. MULLER: Traitement d'urgence par un procédé simple d'aspiration continue des pneumothorax spontanés suffocants et des pneumothorax spontanés tuberculeux. Presse méd. **68**, 681—683 (1960).

HOFBAUER, A.: Spontanpneumothorax bei Lungensilikose. Beitr. klin. Tuberk. **83**, 486 (1933).

HOHENNER, K.: Untersuchungen zur Entstehung des gutartigen Spontanpneumothorax. Beitr. Klin. Tuberk. **84**, 596 (1934).

HOLLMANN, H.: Zur Kasuistik des idiopathischen Spontanpneumothorax. Z. ärztl. Fortbild. **47**, 571—574 (1933).

HOPKINS, H. U.: Spontaneous hemopneumothorax. Amer. J. med. Sci. **193**, 763 (1937).

HOTZ: Über partiellen Spontanpneumothorax bei den Neugeborenen. Schweiz. med. Wschr. **1934 I**, 209—211.

HOUÉL, J., et J. R. D'ESHOUGUES: La rupture intrapleurale du kyste hydatique du poumon. Ann. Chir. **16**, 207—215 (1962).

HUECK, O., u. J. OLTERSDORFF: Der Spontanpneumothorax und seine chirurgische Behandlung. Münch. med. Wschr. **1957**, 693—696.

HURXTHAL, L. M.: Unusual case of spontaneous idiopathic hemopneumothorax with certain features resembling acute surgical abdomen. New Engl. J. Med. **198**, 687 (1928).

HUSTEN, K.: Das Emphysem und die chronische Bronchitis des Ruhrbergmanns. Statistische Auswertung von Obduktionsbefunden. Verh. dtsch. Ges. inn. Med. **62**, 112 (1956).

HYDE, L.: Spontaneous pneumothorax. Dis. Chest **43**, 476—480 (1963).

ILIESCU, O. T., GH. DROSU u. C. CRISTEA: Zur chirurgischen Behandlung des Spontanpneumothorax. Ref. Zbl. Tuberk.-Forsch. **93**, 174 (1963).

ILLING, G.: Pneumotorace spontaneo controlaterale dopo interventi sul polmone. Gazz. int. Med. Chir. **62**, 2294—2301 (1957).

JACCARD, G.: Erkrankungen der Pleura. In: Handbuch der inneren Medizin, Bd. IX/4, S. 300. Berlin-Göttingen-Heidelberg: Springer 1956.

JAGDSCHIAN, V.: Der Spontanpneumothorax und seine Behandlung unter Berücksichtigung dystrophischer Lungenveränderungen. Langenbecks Arch. klin. Chir. **304**, 437 (1963).

JARNIOU, A. P., et A. MOREAU: Le pneumothorax spontané idiopathique généralisé. Circonstances déclanchantes. Etude cardio-clinique. Evolution. Rev. Prat. (Paris) **9**, 2759—2767 (1959).

— — P. BOURDET et G. LORRIOT: Le pneumothorax spontané idiopathique bénin. Ses rapports avec la tuberculose. (A propos de 20 observations.) Rev. Tuberc. (Paris) **20**, 909—937 (1956).

JENNY, E. C. L.: Der Spontanpneumothorax. Wien. klin. Wschr. **1952**, 765—769.

JONES, M. R., and H. A. LYONS: Spontaneous pneumothorax. Amer. J. med. Sci. **227**, 13—20 (1954).

JONES, R., and C. L. GILBERT: Spontaneous hemopneumothorax. Amer. Rev. tuberc. **33**, 165 (1936).

JOYNT, G. H. C., and R. C. LAIRD: Treatment of spontaneous pneumothorax with Kaolin. Dis. Chest **34**, 514 (1958).

JUNG: Doppelseitiger Pneumothorax bei Oesophagusfremdkörper. Z. Laryng. Rhinol. **20**, 382—384 (1931).

KAFFARNIK, R.: Über den spontanen habituellen Pneumothorax. Zbl. inn. Med. **1940**, 661 und 677.

KAHLAU, G.: Weitere Beiträge zur pathologischen Anatomie der Aluminiumlunge. Frankfurter Zeitschr. f. Pathol. **56**, 545 (1942).

KARÁDY, G., A. SZÉCSÉNY u. F. DÁNIEL: Bilateraler oder kontralateraler Pneumothorax als Operationskomplikation. Thoraxchirurgie **11**, 319—327 (1964).

KARLISH, A. J.: Needle biopsy of the pleura. Brit. med. J. **1959 II**, 821.

KARTAGENER, M.: Über das familiäre Vorkommen von Bronchiektasen. Ergebn. inn. Med. **49**, 378 (1953).

KAY, W. R., and H. G. KUPFER: Spontaneous hemothorax in hemophilia; case report and discussion of the hemophilia syndroms with remarks on the managements of hemothorax. Ann. intern. Med. **47**, 152—161 (1957).

KENÉZ, J., u. E. VINCZE: Spontanpneumothorax vortäuschendes Emphysem bei Silikotuberkulose. Z. Tuberk. **112**, 199 (1958).

KESZLER, P., A. PAPOLCZY, A. KOZMA u. T. FISTER: Über den spontanen Pneumothorax anhand von 125 Fällen. [Ungarisch.] Ref. Zbl. Tuberk.-Forsch. **94**, 65 (1963/64).

KIPFER, R.: Kasuistischer Beitrag zur Pathogenese des Spontanpneumothorax und zu seiner Therapie mit Hilfe der Thorakoskopie und endopleuralen Kaustik. Verh. dtsch. Ges. inn. Med. **44**, 193 (1932).

KIRCH, A.: Zur Symptomatologie des Spontanpneumothorax. Wien. klin. Wschr. **2**, 1141 (1929).

KIRCHER, L., and R. L. SWARTZEL: Spontaneous pneumothorax and its treatment. J. Amer. med. Ass. **155**, 24—29 (1954).

KJAERGAARD, H.: Spontaneous pneumothorax in the apparently healthy. Acta med. scand., Suppl. **43**, 1 (1932).

— Pneumothorax simplex. Acta med. scand. **80**, 93 (1933).

KLASSEN, K. P., and CH. V. MECKSTROTH: Treatment of spontaneous pneumothorax. Prompt expansion with controlled thoracotomy tube suction. J. Amer. med. Ass. **182**, 1—5 (1962).

— A. J. ANLYAN, and G. M. CURTIS: Biopsy of diffuse pulmonary lesions. Arch. Surg. **59**, 694—704 (1949).

KNETSCH, H.: Der idiopathische Spontanpneumothorax. Dtsch. Milit.-Arzt **4**, 84 (1939).

KNOEPP, L. F.: The importance of various mechanical and circulatory postoperative pulmonary complications. Dis. Chest **15**, 690 (1949).

KNOLL, W., u. H. GÖTZE: Spontanpneumothorax beim Sport. Med. Klin. **1938**, 1353.

KNUTH, W. P., K. J. WRIGHT, and V. A. JENKO: J. Amer. med. Ass. **168**, 177—178 (1958).

KOLÁR, J., and V. POTOCKY: Spontaneous pneumothorax accompanying carcinoma of the lung and pulmonary metastases. [Tschechisch.] Ref. Zbl. Tuberk.-Forsch. 88, 253 (1961).

KOPP, H.: Zur Diagnose der Pleuraerkrankungen mittels Nadelbiopsie. Münch. med. Wschr. **105**, 504 (1963).

KOPSTEIN, G., u. R. LENZ: Der gutartige Spontanpneumothorax, ein selbständiges Krankheitsbild. Dtsch. Arch. klin. Med. **174**, 366—389 (1937).

KREUTZER, F. L., L. G. BRIZZOLARA, and W. L. ROGERS: Treatment of spontaneous pneumothorax by means of continuous intrapleural suction. Dis. Chest **21**, 663—676 (1952).

KULKA, F.: Über die primär operative Behandlung des idiopathischen Spontanpneumothorax. Münch. med. Wschr. **105**, 404—405 (1963).

KULLMANN, F.: Spontanpneumothorax als Sportverletzung. Med. Welt **1936**, 1105.

LAGÈZE, P.: Le pneumothorax spontané au cours des affections pulmonaires aigues et chroniques, tuberculose pulmonaire évolutive exceptée. Rev. Prat. (Paris) **9**, 2795—2814 (1959).

LAMBERT, P.: Spontaneous pneumothorax and pulmonary tuberculosis. Tubercle (Edinb.) **37**, 207—209 (1956).

LAQUA, H., u. I. VOGT-MOYKOPF: Ätiologie, Behandlung und Prognose des Spontanpneumothorax. Bruns' Beitr. klin. Chir. **209**, 385 (1964).

LAVAL, P.: Traitement de pneumothorax spontané. Rev. Prat. (Paris) **9**, 2817—2822 (1959).

LAWRENCE, G. H., L. D. HILL, and E. H. MORGAN: Pulmonary resection in recurrent spontaneous pneumothorax. Northw. Med. (Seattle) **57**, 487—490 (1958).

LEA, R. G.: Spontaneous hemopneumothorax. Canad. med. Ass. J. **46**, 371 (1942).

LEFEMINE, A. A., E. T. O'HARA, and J. P. LYNCH: Treatment of spontaneous pneumothorax. J. Amer. med. Ass. **162**, 622—625 (1956).

LEGGAT, P. O.: Needle biopsy of the parietal pleura in malignant disease. Brit. med. J. **1959 II**, 478.

LEITES, V., and E. TANNENBAUM: Familial spontaneous pneumothorax. Amer. Rev. resp. Dis. **82**, 240—241 (1960).

LENARTZ, H.: Über den nichttuberkulösen Spontanpneumothorax. Med. Welt **1940**, 625.

LENK, R.: Beitrag zur röntgenologischen Erkennbarkeit der Entstehungsursache des sog. „idiopathischen" Spontanpneumothorax. Fortschr. Röntgenstr. **53**, 789 (1936).

LENOX-SMITH, J.: Spontaneous pneumothorax. A study of ninety-four cases. Brit. J. Dis. Chest **56**, 1—10 (1962).

LEREBOULLET, P., M. LELONG et R. EVEN: Le pneumothorax spontané non tuberculeux dans la première enfance. Nourisson **17**, 257—276 (1929).

LESKI, M.: Conduite à tenir vis-à-vis d'un pneumothorax spontané récidivant. Vie méd. **41**, 937—941 (1960).

LICHTENSTEIN, L.: Histiocytosis X. Arch. Path. **56**, 84—102 (1953).

LINDENOV, H.: The respiratory organs. In: A. SORBY, Clinical genetics. London: Butterworth Co. 1953.

LINDSKOG, G. E., and N. A. HALASZ: Spontaneous pneumothorax. A consideration of pathogenesis and management with review of seventy-two hospitalizd casees. Arch. Surg. **75**, 693—698 (1957).

Linn, R. H., J. J. Walsh, and W. H. Sage: Leak of air from pneumoperitoneum producing leftsided pneumothorax. Amer. Rev. Tuberc. **72**, 663—666 (1955).

Ljalević, M., V. Danilović u. B. Bozović: Spontanpneumothorax. [Serbo-kroatisch.] Ref. Zbl. Tuberk.-Forsch. **88**, 184 (1961).

Ljungdahl, M.: Zur Ätiologie und Pathogenese des sogenannten Spontanpneumothorax. Arch. Klin. Med. **126**, 224 (1918).

Lommel, F.: Über Heilung des nichttuberkulösen dauernden Spontanpneumothorax. Fortschr. Therap. **15**, 260 (1939).

Lorge, H.: Etiology of idiopathic pneumothorax. Amer. J. med. Sci. **199**, 635 (1940).

Lubchenco, L. O.: Recognition of spontaneous pneumothorax in premature infants. Pediatrics **24**, 996—1004 (1959).

MacGowan, W. A. L.: The role of surgery in the treatment of spontaneous pneumothorax. Bull. Soc. int. Chir. **20**, 567—575 (1961).

Manfredi, F., Ch. E. Buckley, R. L. Patrick, W. F. Barry, and H. O. Sieker: Lung needle biopsy in the evaluation of diffuse pulmonary disease. Amer. Rev. resp. Dis. **82**, 800 (1960).

Markson, D. E., and W. Johnson: Simultaneous bilateral spontaneous pneumothorax; report of case with brief discussion of literature. J. Amer. med. Ass. **102**, 826 (1934).

Marrangoni, A. G., C. F. Storey, and P. O. Geib: The management of spontaneous pneumothorax. Amer. Rev. Tuberc. **72**, 257—267 (1955).

Massini, R., e M. Tellini: La nostra esperienza sulla cura chirurgica di alcuni casi di pneumotorace spontaneo. Lotta c. Tuberc. **31**, 1279—1288 (1961).

Mathey, J., et J. Faure: Les causes du pneumothorax spontané et leur fréquence respective. Rev. Prat. (Paris) **9**, 2745—2754 (1959).

Mattina, V., e M. Zappalá: Contributo clinico e radiologico allo studio del pneumotorace spontaneo del bambino. Riv. pediat. sicil. **13**, 401—427 (1958).

Matzander, U.: Zur Problematik in der Beurteilung und Behandlung des sogenannten idiopathischen Spontanpneumothorax. Med. Klin. **58**, 832—835 (1963).

Matzel, W.: Diagnostische Thorakoskopie bei intrathorakalen Rundherden. Z. Tuberk. **120**, 1 (1963).

Maxwell, J.: The production of pleural adhesions by Kaolin injection. Thorax **9**, 10 (1954).

Mayer, R.: Spontanpneumothorax bei artifiziellem Pneumothorax. Z. Tuberk. **65**, 392—397 (1932).

Mayo, P.: Recurrent spontaneous pneumothorax concommittant with menstruation. J. thorac. Surg. **46**, 415—416 (1963).

McCarthy, T. F., and D. P. Misra: Spontaneous pneumothorax. Brit. J. Tuberc. **52**, 64—69 (1958).

McMahon, B. T.: Spontaneous bilateral pneumothorax with report of case and review of literature. Amer. J. med. S. **183**, 695—701 (1932).

McMath, W. F. T.: Pneumothorax in tracheotomy for laryngo-tracheobronchitis. Lancet **1956 II**, 750.

Meade, R., and B. B. Blades: The surgical treatment of recurrent and chronic spontaneous pneumothorax of nontuberculous origin. Amer. Rev. Tuberc. **60**, 683 (1949).

Le Melletier, J.: Les formes suffocantes du pneumothorax spontané. Rev. Prat. (Paris) **9**, 2769—2775 (1959).

Meyer, A.: Le role et la place de la tuberculose dans le pneumothorax spontané. Rev. Prat. (Paris) **9**, 2789—2794 (1959).

— J. P. Nico et J. Carraud: Le pneumothorax spontané non tuberculeux de l'adulte et son traitement. Paris: Masson & Cie. 1958.

Milhorat, A. T.: A case of spontaneous haemopneumothorax (with some simulation of an acute surgical abdominal condition). Amer. J. Surg. **13**, 315—317 (1931).

Miller, A.: Zur Frage des Spontanpneumothorax bei Kindern der ersten Lebensperiode. Diss. Basel 1938.

Mills, A.: Recurring spontaneous pneumothorax. Edinb. med. J. **35**, 540 (1928).

Miskovits, G.: Neues Heilverfahren beim Spontanpneumothorax. [Ungarisch.] Ref. Zbl. Tuberk.-Forsch. **83**, 275 (1959/60).

Morel, L., J. Poggioli, S. Fort, P. A. Adam, and M. Girard: Primoinfection tuberculeuse et pneumothorax spontané. J. Méd. Bordeaux **133**, 1169 (1956).

Myers, J. A.: Simple spontaneous pneumothorax. Dis. Chest **26**, 420 (1954).

Myerson, R. M.: Spontaneous pneumothorax: Clinical study of 100 consecutive cases. New Engl. J. Med. **238**, 461 (1948).

Montevecchi, L.: Considerazioni sopra un caso dei cisti aerea gigante simulante un pneumotorace spontaneo cronico. Aggiorn. pediat. **11**, 557—566 (1960).

Moore, D. C., and L. D. Bridenbaugh: Pneumothorax. Its incidence following intercostal nerve block. J. Amer. med. Ass. **182**, 1005—1008 (1962).

Morawitz, P.: Familiärer gutartiger Spontanpneumothorax als Ausdruck konstitutioneller „Lungenschwäche". Münch. med. Wschr. **1933 II**, 1861—1863.

Morrison, R., and T. J. Deley: Drill biopsy in intrathoracic malignant disease. Thorax **13**, 294 (1957).

Müller, E. M.: Sitz und Bau des Ventils beim Ventilpneumothorax und über die Behandlung dieses Krankheitsbildes. Z. Tuberk. **79**, 289—296 (1938).

Müller, H., u. R. Kiviluoto: Bioptische Untersuchungen. In: H. Bohlig, Staublungenerkrankungen und ihre Differentialdiagnose. Stuttgart: Georg Thieme 1964.

Müller, P.: Über gutartigen familiären Spontanpneumothorax. Klin. Wschr. **1934 I**, 137.

Musshoff, K., u. J. Weinreich: Differentialdiagnose seltener Lungenerkrankungen im Röntgenbild. Berlin-Göttingen-Heidelberg: Springer 1964.

Myers, R. T., F. R. Johnston, and H. H. Bradshaw: Spontaneous hemopneumothorax. Report of a case treated by thoracotomy. Ann. Surg. **133**, 413 (1951).

Nalls, W. L., and J. H. Matthews: Idiopathic spontaneous hemopneumothorax. Dis. Chest **15**, 612 (1949).

NERAD, V., and V. SKAUNIC: Right-sided pneumothorax as a complication of pneumoperitoneum during laparoscopy. [Tschechisch.] Ref. Zbl. Tuberk.-Forsch. **85**, 42 (1960).

NEUNER, L.: Spontanpneumothorax. Wien. med. Wschr. **1953**, 455—457.

NICKOL, K. H.: Idiopathic pulmonary haemosiderosis presenting with spontaneous pneumothorax. Tubercle (Lond.) **41**, 216—218 (1960).

NICOLAU, I., B. MATASARU, M. CANNER, M. BURDEA, E. BERLER u. M. STEFANESCU: Betrachtungen über 3 Beobachtungen von tuberkulösem Spontanpneumothorax beim Säugling. [Rumänisch.] Ref. Zbl. Tuberk.-Forsch. **73**, 33 (1956/57).

NIDEN, A. H., B. BURROWS, J. E. KASIK, and W. R. BARCLAY: Percutaneous pleural biopsy with a curetting needle. Amer. Rev. resp. Dis. **84**, 37 (1961).

OECHSLI, W. R., and J. SKILLEN: Spontaneous pneumothorax with acute abdominal symptoms. Report of a case. Amer. Rev. Tuberc. **27**, 67—70 (1933).

OESER, F. E.: Zur ärztlichen Begutachtung des sogenannten idiopathischen Spontanpneumothorax. Münch. med. Wschr. **102**, 2344—2346 (1960).

— Die Prognose des sogenannten idiopathischen Spontanpneumothorax. Med. Klin. **56**, 1635—1636 (1961).

— Beitrag zum sogenannten idiopathischen Spontanpneumothorax. Med. Welt **1962**, 1483—1486.

ORTH: Fall von allgemeinem bullösem Lungenemphysem mit Pneumothorax durch Ruptur einer Blase in der Spitze bei 4jährigem Kind. Berl. klin. Wschr. **1905**, 1.

OTTO, E.: Behandlung des Spontanpneumothorax mit intrathorakaler Eigenblutinjektion. Hippokrates (Stuttg.) **27**, 215—218 (1956).

PALACIO, J., u. E. S. MAZZEI: Die Atelektase beim Spontanpneumothorax. Schweiz. med. Wschr. **1941**, 601.

PALMER, H. D., and S. K. GUPTA: Laryngeal palsy following spontaneous pneumothorax. Brit. J. Tuberc. **52**, 328—329 (1958).

PAYN, S. B., and V. F. LIEF: Spontaneous hemopneumothorax; Case. Bull. U.S. Army med. Dep. **84**, 94 (1945).

PISCONTI, G.: Su di un caso di emotorace spontaneo in corso di trombopatia. Aggiorn. pediat. **13**, 641—650 (1962).

PORAT, B., v.: Ein Fall von Spontanpneumothorax durch Fremdkörper in einem Bronchus. Ref. Zentr.-Org. ges. Chir. **109**, 47 (1943).

PULVER, W.: Spontanpneumothorax als Unfall bei einem Caissonarbeiter. Helv. med. Acta **3**, 180 (1936).

PUPPO CURIEL, J., u. J. FARIAS LORENZO: Spontanpneumothorax bei einem 2jährigen Mädchen durch einen in den Bronchien befindlichen Fremdkörper. [Spanisch.] Ref. Zbl. ges. Tuberk.-Forsch. **74**, 87 (1957).

QUILICI, B., H. PRUDENTE JUNQUEIRA REIS, B. DA COSTA LIMA u. M. CONDE: Benigner Spontanpneumothorax. [Portugiesisch.] Ref. Zbl. ges. Tuberk.-Forsch. **83**, 56 (1959/60).

RAPPORT, R. L., A. A. THURLOW, and K. P. KLASSEN: Etiology and management of spontaneous pneumothorax. Arch. Surg. **67**, 266—275 (1953).

REDDY, D. J., and C. INDIRA: Needle biopsy of the parietal pleura in the aetiological diagnosis of pleural effusion. J. Indiana med. Ass. **40**, 6 (1963).

REEMTSMA, K., R. H. CLAUSS, and R. H. WYLIE: The management of spontaneous pneumothorax complicating pulmonary tuberculosis. Amer. Rev. Tuberc. **74**, 351—357 (1956).

REEVES, M. M., S. NIAZI, C. CONOLLY, and F. J. LEWIS: Simultaneous bilateral thoracotomy for bilateral spontaneous pneumothorax. Ann. Surg. **146**, 1021 (1957).

RICKMANN, L.: „Persistierender" und „rezidivierender" Spontanpneumothorax. Beitr. Klin. Tuberk. **91**, 327—329 (1938).

ROCCO, L., e B. E. GIACOMO: Il pneumotorace spontaneo nella prima infanzia. Acta paediat. lat. (Reggio Emilia) **11**, 155—186 (1958).

ROLLINS, L. C., and D. H. POER: Mediastinal emphysema and bilateral pneumothorax following surgery of the neck. Amer. Surg. **22**, 567—572 (1956).

ROSS, C. A.: Spontaneous hemopneumothorax. J. thorac. Surg. **23**, 582 (1952).

ROTHKOPF, H.: Über die Behandlung des Spontanpneumothorax mit artifiziellem Hämatothorax. Beitr. Klin. Tuberk. **93**, 481 (1939).

ROWELL, N. R.: Spontaneous haemopneumothorax. Brit. J. Tuberc. **50**, 214—220 (1956).

RUBEL, W. F., J. S. HARTER, J. R. BRYANT, and W. B. DAVIS: The management of spontaneous pneumothorax. Amer. Surg. **22**, 211—216 (1956).

RYDELL, J. R.: Emergency thoracotomy for massive spontaneous hemopneumothorax. J. thorac. Surg. **37**, 382—386 (1959).

SAATCI, H.: Über einen 6 Jahre alten Spontanpneumothorax, der keine Komplikationen verursachte. Tuberkul.-Arzt **9**, 709—710 (1955).

—, u. M. I. K. GAVUZOGLU: Beobachtungen bei 101 Spontanpneumothoraxfällen. Tuberk.-Arzt **16**, 584—588 (1962).

SABETY, A. M.: Contralateral spontaneous pneumothorax as a complication of intrathoracic operation. Dis. Chest **27**, 201—207 (1955).

SABOUR, M. S., L. M. OSMAN, P. C. LE GOLVAN, and K. G. ISHAK: Needle biopsy of the lung. Lancet **1960 II**, 182—184.

SANDERUD, A.: Spontaner Pneumothorax bei Fliegern. [Norwegisch.] Ref. Zbl. Tuberk.-Forsch. **82**, 172 (1959).

SANTY, P., M. BÉRARD, P. GALY et J. C. SOURNIA: Les indications du traitement chirurgical dans le pneumothorax spontané chronique non tuberculeux. Lyon chir. **45**, 641 (1950).

SAPPINGTON, S. W., and G. O. FAVORITE: Lung puncture in lobar pneumonia. Amer. J. med. Soc. **191**, 225—234 (1936).

SASSY, D. G., M. FRÁTER u. L. SEBOK: Die selteneren Komplikationen des Spontanpneumothorax. [Ungarisch.] Ref. Zbl. Tuberk.-Forsch. **66**, 57 (1954).

SATTLER, A.: Eine einfache neuartige Apparatur zur Behandlung des Ventilpneumothorax. Beitr. Klin. Tuberk. **87**, 8 (1936).

SATTLER, A.: Zur Behandlung des Spontanpneumothorax unter besonderer Berücksichtigung der Thorakoskopie. Beitr. Klin. Tuberk. **89**, 395 (1937).
— Der Spontanpneumothorax. (Neuere Erkenntnisse auf bioptischer Grundlage.) Wien. med. Wschr. I, (1939).
— Der idiopathische Spontanpneumothorax und ähnliche Krankheitsbilder. Ergebn. inn. med. Kinderheilk. **59**, 213 (1940).
— Der Spontanpneumothorax. Med. Klin. **1941**, 160—162.
— Ist die Genese des auf blasiger Grundlage beruhenden Spontanpneumothorax ausschließlich an die Blasenruptur gebunden? Klin. Med. (Wien) **5**, 25 (1950).
— Zur neuzeitlichen rationellen Therapie des Spontanpneumothorax. Wien. klin. Wschr. **1953**, 507—508.
— Aperforativer und perforativer Spontanpneumothorax im Zuge der Grippe-Pneumonie 1957. Wien. klin. Wschr. **1958**, 467—468.
— Zur Diagnose und Differentialdiagnose blastomatöser Pleuraergüsse vermittels pleuraler Biopsie. Krebsarzt 190 (1963).
SCHAEFER, F.: Der nichttuberkulöse Spontanpneumothorax im Säuglingsalter. Diss. Universitätskinderklinik Kiel 1937.
SCHEURLEN, F.: Die intrakavernöse Behandlung der Säuglingstuberkulose. Münch. med. Wschr. **1961**, 415.
SCHIESSLE, W., u. GERMESHAUSEN: Interne bioptische Methoden zur Diagnose von Lungen-, Pleura- und Mediastinalkrankheiten. Med. Klin. **57**, 913 (1962).
SCHMINCKE, A.: Zur Genese des doppelseitigen Spontanpneumothorax. (Zugleich ein Beitrag zu den Mißbildungen des Lungengewebes.) Beitr. path. Anat. **80**, 692 (1928).
SCHNURRER, W.: Zur Diagnose und Behandlung des Spontanpneumothorax. Münch. med. Wschr. **103**, 452—454 (1961).
SCHULZ, C. H.: Über Erfahrungen mit der Pleurastanze. Med. Klin. **1960**, 2320.
SCHWEIZER, O., and W. S. HOWLAND: The diagnosis and treatment of tension pneumothorax complicating radical surgery about the lower neck and thorax. Curr. Res. Anesth. **35**, 375—380 (1956).
SCHWIND, H., u. TH. PÖSCHEL: Pneumothorax bei Neugeborenen. Zbl. Gynäk. **82**, 1043—1046 (1960).
SCHWINN, G., u. L. HEINZ: Spontanpneumothorax als Komplikation der interstitiellen Pneumonie. Z. Kinderheilk. **77**, 433—442 (1955).
SEHM, G.: Über einen Fall von rezidivierendem Spontanpneumothorax bei Asthma bronchiale. Allergie u. Asthma **2**, 149—156 (1956).
SIEBNER, M.: Spontanpneumothorax unter dem Bilde des perforierten Ulcus ventriculi. Dtsch. med. Wschr. **1932 I**, 252.
SIEMS, H.: Umschriebene Blasenbildungen in der Lunge als Ursache von Spontanpneumothorax. Beitr. Klin. Tuberk. **77**, 476 (1931).
SIMSCH, G., u. H. SCHLEY: Beitrag zur Klinik des Spontanpneumothorax. Z. Tuberk. **66**, 444—450 (1933).
SKWARSKA, M.: Spontaneous valvular pneumothorax due to rupture of the lung cyst. [Polnisch.] Ref. Zbl. ges. Tuberk.-Forsch. **75**, 107 (1957).
SMITH, A. N.: Spontaneous hemopneumothorax. Arch. Surg. **74**, 232—237 (1957).
SNIVELY, D., H. W. SHUMAN, and W. D. SNIVELY: Spontaneous hemopneumothorax; Case. Ann. intern. Med. **16**, 349 (1942).
SOKOLOFF, M. J., and J. F. FARRELL: Spontaneous pneumothorax in anthracosilicosis. J. Amer. med. Ass. **112**, 1564 (1939).
SORKINE, M. S.: Cas de pneumothorax spontané dans un seul poumon. [Russisch.] Ref. Zbl. ges. Tuberk.-Forsch. **85**, 42 (1960).
SPATH, F., u. J. EDER: Rippenfell. In: Handbuch der Thoraxchirurgie, Bd. II. Berlin-Göttingen-Heidelberg: Springer 1959.
STANEK, R. G., J. L. WILSON, and W. L. ROGERS: Spontaneous pneumothorax: A review of 71 cases. Dis. Chest **40**, 391—396 (1961).
STECKEN, A.: Wolff-Parkinson-White-Syndrom und idiopathischen Spontanpneumothorax. Z. ges. inn. Med. **9**, 891—895 (1954).
STEIN, J.: Congenital pneumothorax. Review of the literature and report of a case. Amer. J. Dis. Child. **40**, 89—95 (1930).
STEPHENS, H. B.: A consideration of contralateral pneumothorax as a complication of intrathoracic operation. J. thorac. Surg. **5**, 471 (1936).
STOREY, C. F., and B. M. REYNOLDS: Techniques in diagnosis of intrathoracic lesions. Dis. Chest **23**, 357—382 (1953).
STUPKA, W.: Bilateraler traumatischer Pneumothorax infolge Speiseröhrenfremdkörper unter dem Bilde zentraler Atemlähmung. Mschr. Ohrenheilk. **66**, 1153—1166 (1932).
SUESS, H. O.: Luftaustritt aus der permeablen Lunge beim Spontanpneumothorax. Wien. klin. Wschr. **1952**, 554—556.
SWIERENGA, J., and W. VAN ENGELEN: Spontaneous pneumothorax. [Holländisch.] Ref. Zbl. ges. Tuberk.-Forsch. **71**, 118 (1956).
SZENES, A.: Spontanpneumothorax in der Schwangerschaft. Arch. Gynäk. **136**, 600—609 (1929).
TANNENBAUM, M.: Spontaneous hemopneumothorax with report of case. Dis. Chest **8**, 178 (1942).
TATIBOUT, L., et P. LE BRAS: L'hémopneumothorax à propos d'une observation. Poumon **16**, 689—693 (1960).
TESCHENDORF, W., unter Mitarbeit von W. THURN: Lehrbuch der röntgenologischen Differentialdiagnose. Stuttgart: Georg Thieme 1958.
THOMAS, P. A.: Spontaneous pneumothorax. Modern concepts in etiology and treatment of an important syndrom in miliary practice. Milit. Med. **124**, 116—130 (1959).
—, and P. W. GEBAUER: Pleurectomy for recurrent spontaneous pneumothorax. J. thorac. Surg. **35**, 111—117 (1958).
TISSIER, M., J. TARZIN, J. CHICOU et Y. BAUDOUARD: Pneumothorax spontané (2 cas) au cours d'une distomatose des voies biliaires à Fasciola hepatica. Maroc. méd. **34**, 415—416 (1955).
TOGURI, E., and I. OHIRA: Simple pneumothorax. [Japanisch.] Ref. Zbl. Tuberk.-Forsch. **94**, 163 1963/64).
TOWSON, R. T.: Spontaneous pneumo-haemothorax. Canad. med. Ass. J. **70**, 188—189 (1954).

TRIPOLI, C. J., and L. F. HOLLAND: Carcinoma of the lung: Analysis of 195 cases with special note on needle puncture biopsy. Sth. med. J. (Bgham, Ala.) **33**, 559—565 (1940).

TURIAF, J., et P. MARLAND: Pleuropneumopathies et hydropneumothorax à cellules eosinophiles au cours des équivalents asthmatiques. Poumon **15**, 485—501 (1959).

— — et H. MATHIEU: Pneumothorax spontané, emphysèmes médiastinal et sous-cutané chez l'asthmatique. Presse méd. **1956**, 123—128.

UNGEHEUER, E., u. W. HARTEL: Der Spontanpneumothorax, seine Klinik und Therapie. Chir. Praxis **9**, 83—90 (1965).

VAIL, W. J., A. E. ALWAY, and N. J. ENGLAND: Spontaneous Pneumothorax. Dis. Chest **38**, 512—515 (1960).

VALDONI, P.: Idro-pneumotorace idatideo spontaneo. Arch. ital. Chir. **55**, 495 (1939).

VELASCO, R. N., P. M. BIANCHI-DONAIRE y H. R. MERCADO: Hemotorace cronico en el lactante, decortication pulmonar. Pren. méd. argent. **1957**, 1682.

VIERECK, H. J.: Komplikationen bei isolierten Lungenzysten und ihre Behandlung. Langenbeck's Arch. klin. Chir. **304**, 428 (1963).

VOUTILAINEN, A.: Experience on the value of needle biopsy in the diagnosis of pulmonary tumours. Duodecim (Helsinki) **77**, 665 (1961).

WALSH, J. J.: Spontaneous pneumohemothorax. Dis. Chest **29**, 329—335 (1956).

WARING, J. J.: Spontaneous hemopneumothorax. Clinics **4**, 940 (1945).

WATKINS jr., W., and A. C. HERING: Indications for surgical intervention in "spontaneous" pneumothorax (Symposium). Surg. Clin. N. Amer. **41**, 709—717 (1961).

WATSON, E. E., and CH. ROBERTSON: Recurrent spontaneous pneumothorax: Report of three cases. Arch. Surg. **16**, 431 (1928).

WATSON, R. R., D. LEPLEY jr., and W. WEISEL: Pulmonary biopsy: The diagnosis of systemic and pulmonic diseases having roentgen manifestation of diffuse bilateral pulmonary fibrosis. Arch. Surg. **85**, 587 (1962).

WEBER, K. H.: Wann kann ein Hämatothorax bei Silikose als Unfall anerkannt werden? Mschr. Unfallheilk. **65**, 361 (1962).

WELSH, J. D.: Parietal pleural needle biopsy. Arch. intern. Med. **101**, 718 (1958).

WELSH, R. I. H.: Spontaneous pneumothorax in Asian influenza. S. Afr. med. J. **32**, 817—818 (1958).

WHOLEY, M. H., C. A. GOOD, and J. R. MC. DONALD: Disseminated indeterminate pulmonary disease. Value of lung biopsy. Radiology **71**, 651 (1958).

WIELE, G.: Über besondere Fälle von Spontanpneumothorax. Beitr. Klin. Tuberk. **68**, 296 (1928).

WIENER, C.: Spontanpneumothorax bei einem Säugling. Arch. Kinderheilk. **91**, 14—21 (1930).

WIETHE, C.: Über Pneumothorax bei Tracheotomie inferior. Mschr. Ohrenheilk. **67**, 57—60 (1933).

WILDER, R. J., G. BEACHAM, and M. M. RAVITCH: Spontaneous pneumothorax complicating cavitary tuberculosis. J. thorac. Surg. **43**, 562—573 (1962).

WILL, H.: Frühzeitig persistierender Spontanpneumothorax im Säuglingsalter. Schweiz. med. Wschr. **1934**, 229—233.

WILLCOX, A., and A.F. FOSTER-CARTER: Spontaneous pneumothorax associated with bullous emphysema. Lancet **1937 II**, 315—317.

WILLIAMS, M. H., J. C. CARMEN, and D. M. SEYMOUR: Emergency thoracotomy for massive spontaneous hemopneumothorax. New. Engl. J. Med. **251**, 888—891 (1954).

WILSON: Zit. nach H. LINDENOV, The respiratory organs. In: A. SORLEY, Clinical genetics. London: Butterworth 1953.

WITT, J. J.: Zur Kasuistik des rezidivierenden, sog. idiopathischen Spontanpneumothorax. Med. Klin. **1955**, 1177—1179.

WOLLENWEBER, M.: Spontanpneumothorax bei Grippe. Arch. Kinderheilk. **90**, 222—224 (1930).

WYNN-WILLIAMS, N.: A ten years' study of spontaneous pneumothorax in a community. Thorax **12**, 253—257 (1957).

ZIPPEL, W.: Spontanpneumothorax sub partu. Geburtsh. u. Frauenheilk. **17**, 542—547 (1957).

ZUTZ, H.: Pers. Mitt.

2. Der intrapleurale artifizielle Pneumothorax

AGAZIA, L., e A. MACCHI: Immagini pseudocavitarie del polmone insorte in corso di trattamento pneumotoracico. G. ital. Tuberc. **13**, 385—392 (1959).

ALONEN, I., and J. N. MÄKIPAJA: A study of pneumothorax therapy and its longterm results. Acta tuberc. scand. **37**, 175—186 (1959).

AMSCHLER, H.: Endoskopische Untersuchungen zur Entstehung des Pneumothoraxschadens. Beitr. Klin. Tuberk. **114**, 263—267 (1955).

— Die Pneumothoraxbehandlung in heutiger Sicht. Z. Tuberk., Erg.-Heft **110**, 365—386 (1958).

— Die segmentären Atelektasen in der Pneumothoraxbehandlung. Leipzig 1958.

— Tischgespräch: Wie steht es heute um die Pneumothoraxbehandlung? Beitr. Klin. Tuberk. **121**, 240 (1959/60).

ANTONINI, F., e B. COSSAR: Corpi fibrinosi in cavitá pneumotoracica. Riv. Pat. Clin. Tuberc. **24**, 107—111 (1951).

AROLD: Spätresultate der Pneumothoraxbehandlung. In: Nachrichten der Landesversicherungsanstalt Hessen: Stand der Tuberkulosetherapie, H. 1, 39—48 (1955).

AUTIO, V.: The development of atelectasis in connection with artificial pneumothorax. Acta tuberc. scand. **32**, 339—350 (1956).

BALOGH, A.: Ergebnisse operativer Stranglösung nach Jacobaeus seit Einführung der tuberkulostatischen Therapie. 3. Tagg Österr. Tuberk.-Ges. 1955. Wien. med. Wschr. **1956**, 689—691.

BARIÉTY, M., et R. LESOBRE: La tuberculeuse en 1951. Paris méd. **1951**, 53—59.

BARRETT, N. R.: Recent trends in the surgical treatment of pulmonary tuberculosis. Med. Press No 6091, 99—102 (1956).

Bayerisches Statistisches Landesamt: Die Tuberkulose in Bayern 1963. Veröffentlichung des Bayer. Stat. Landesamtes München 1964.

Beckmann, L.: Die heutige therapeutische Bedeutung der reversiblen Kollapsmethoden; extrapleuraler und intrapleuraler Pneumothorax. Münch. med. Wschr. **102**, 772—775 (1960).

Berg, G.: The prognosis of open pulmonary tuberculosis. A clinical-statistical analysis. Copenhagen: Munksgaard 1939.

— The influence of pneumothorax treatment on the prognosis. Acta tuberc. scand. **16**, 167—172 (1942).

— Tuberkulose — eine überwundene Volkskrankheit? Beitr. Klin. Tuberk. **108**, 470—484 (1953).

Bernard, E., J. Weil et J. Teboul: Le pneumothorax intra-pleural deferé. Résultats de 112 cas avec un recul variant de dix-huit mois à quatre années. Rev. tbc. Sér. 5, 19, 913—926 (1955).

Bernou, A., J. Tricoire u. G. Blandin: Les épanchements pleuraux tardifs des pneumothorax longtemps entretenus. Rev. Tuberc. (Paris) Sér. V, **16**, 969 982 (1952).

Birath, G.: The place of pneumothorax in the present-day management of pulmonary tuberculosis. Dis. Chest **35**, 1—5 (1959).

Blaha, H.: Schichtbilder von Bronchialveränderungen bei der Lungentuberkulose. Stuttgart: Georg Thieme 1954.

— Intrapleuraler Pneumothorax. Med. Klin. **1956**, 700—701.

— Zum Stande der Behandlung des Pleuraempyems. Med. Klin. **1957**, 794—795.

— Medikamentöse Behandlung des Pleuraempyems. Med. Klin. **1957**, 913—914.

—, u. W. Arnemann: Iatrogene Pleuraempyeme. Bruns' Beitr. klin. Chir. **196**, 476—492 (1958).

Böhm, F.: Bronchustuberkulose und Kollapstherapie. Beitr. Klin. Tuberk. **106**, 312—321 (1951).

Bolt, W., W. Forssmann u. H. Rink: Selektive Lungenangiographie. Stuttgart: Georg Thieme 1957.

Bopp, K. Ph.: Die Bronchustuberkulose, eine Gegenindikation der Kollapstherapie. Tuberk.-Arzt 8, 487—490 (1954).

Brauer, L., u. L. Spengler: Die operative Behandlung der Lungentuberkulose. In: Brauer, Schroeder u. Blumenfelds, Handbuch der Tuberkulose, 2. Aufl., Bd. III. Leipzig 1919.

Brinkman, G. L.: The significance of upper lobe atelectasis during artificial pneumothorax. Brit. J. Tuberc. **47**, 131—134 (1953).

Brossok, A., u. J. Mockenhaupt: Beobachtungen bei über 2000 Thorakokaustiken. Tuberk.-Arzt 8, 599—615 (1954).

Brügger, H.: Über Ventilbronchostenosen im Verlauf der kindlichen Tuberkulose und über ihre Beziehung zur Atelektase. Mschr. Kinderheilk. **96**, 148 (1945).

— Die Bronchusstenosen im Verlauf der kindlichen Tuberkulose. Beitr. Klin. Tuberk. **102**, 563 (1950).

Brzezinski, J., B. Landecka, Z. Leziak, and K. Stojalowski: Results of pneumothorax therapy in tuberculous patients from Lublin und Lublin-District. Gruzlica **24**, 653—658 (1956) [Polnisch, engl. Zus.-fass.].

Bucher, H., u. R. Gloor: Bronchospirometrische Untersuchungen nach abgeschlossener Pneumothoraxbehandlung und nach Dekortikation. Schweiz. Z. Tuberk. **10**, 265—273 (1953).

Burgos de Pablo, A., y I. Garrote Diaz: Aportación al estudio de las hernias de mediastino aparecidas en los pneumothórax terapéuticos. Rev. esp. Tuberc. **27**, 120—128 (1958).

Canova, F., e M. Reich: Pleurolisi alla Jacobaeus e sue possibili complicazioni nell'era antibiotica. Acta chir. ital. **12**, 633—653 (1956).

Cardis, F.: L'électivité dans le pneumothorax resultat — elle d'une obstruction bronchique ou d'une contraction pulmonaire? Bronches **7**, 173—176 (1957).

Carpinisan, C., S. Dumitrescu, Z. Cziszer, C. Stefanescu-Mindru, L. Alexandrescu, and V. Ulmet: Surgical treatment of purulent pleurisy in the institute of phthisiology. Cercet. Ftisiol. **6**, 273—277 (1957) [Rumänisch, franz. u. engl. Zus.-fass.].

Catta, J.: Doit-on créer encore des pneumothorax en phthisiology? Poumon **14**, 1059—1066 (1958).

Cejtin, L. I.: Spontanes Pneumopericardium als Komplikation des künstlichen Pneumothorax. [Russisch.] Ref. Zbl. ges. Tuberk.-Forsch. **69**, 369 (1955).

Censi, G.: Considerazioni sulla durata di mantenimento del pneumotorace terapeutico intrapleurico e sul polmone inespansibile. Rif. med. **1955**, 232—236.

Chiucini, G.: Osservazioni clinico-statistiche sugli infermi deceduti nel quinquennio 1953—1957. Eccessi e limiti della collassoterapia. Lotta c. Tuberc. **29**, 1351—1391 (1959).

Coryllos, P. N.: Importance of atelectasis in pulmonary tuberculosis, its relation to fibrosis and to pathogenesis and healing of tuberculous cavities. Amer. Rev. Tuberc. **28** (1933).

Costantini, E.: Le attuali indicazioni del pneumothorax di breve durata di Constantini. Riv. Pat. Clin. Tuberc. **29**, 108—113 (1956).

Cranz, H. J. A.: Tuberculous empyema complicating artificial pneumothorax. Canad. med. Ass. J. **66**, 363—365 (1952).

Deloff, L., and J. Pudelski: The therapeutical or artificial pneumothorax in the era of anti-tubercle drugs [Polnisch]. Ref. Zbl. ges. Tuberk.-Forsch. **76**, 95 (1957/58).

Deutsches Zentralkomitee zur Bekämpfung der Tuberkulose: Kollapsbehandlung der Tuberkulose. Tuberk.-Arzt **16**, 178 (1962).

Dixon, W. M.: Artificial pneumothorax in the treatment of pulmonary tuberculosis. Tubercle (Lond.) **38**, 21—26 (1957).

Dobrzynski, Z., T. Bazylewicz, B. Kokocha, I. Warteresiewicz, S. Wojtal, and B. Zaleska: Pneumothorax treatment in cases of bilateral tuberculosis. Gruzlica **24**, 725—728 (1956). [Polnisch mit engl. Zus.-fass.].

Dufourt, A., H. Despeignes, Ch. Ollagnier et P. Gérin: Pneumothorax et antibiotiques. Rev. Tuberc. (Paris), Sér. V, 19, 163—170 (1955).

Dujmusic, St.: Die akute Pleurasymphyse als Komplikation nach Thorakokaustik und ihre operative Beseitigung. Beitr. Klin. Tuberk. **100**, 5 (1943).

Durieu, H., F. de Clercq, M. Kunstler et P. Golard: Le poumon réexpansé après pneumothorax thérapeutique. Acta tuberc. belg. **48**, 153—170 (1957).

Editorial, Artificial pneumothorax. Lancet **1955 II**, 26.
Effenberger, H.: Kritik der Pneumothoraxtherapie. Tuberk.-Arzt **5**, 626—632 (1951).
— Periston-Pneumothorax. Tuberk.-Arzt **6**, 656—658 (1952).
Ehrle, H.: Die Bronchustuberkulose als Ursache schwerer Defektzustände nach Pneumothoraxbehandlung. Tuberk.-Arzt **10**, 729—738 (1956).
Eilertsen, E.: Lower lobe cavities in pulmonary tuberculosis. With special references to pneumothorax treatment. Acta tuberc. scand. **29**, 223—236 (1954).
Ellman, P., J. H. P. Johnson, and A. Kagan: The changing place of artificial pneumothorax in the treatment of pulmonary tuberculosis. Brit. J. Tuberc. **50**, 130—151 (1956).
Erwin, G. S.: The management of cases of pulmonary tuberculosis subjected to cautery of adhesions. Tubercle (Lond.) **35**, 302—309 (1954).
Esser, C.: Zur Frage des unterschiedlichen Verhaltens bestimmter Lungenabschnitte. Klin. Wschr. **1950**, 81.
— Topographische Ausdeutung des Bronchialbaums im Röntgenbild. Stuttgart: Georg Thieme 1951.
Euphrat, E. J., and E. Beck: Fibrin body following traumatic pneumothorax. A problem in differential diagnosis of a nodular pulmonary density. Amer. J. Roentgenol. **74**, 86—89 (1955).
Ewert, E. G.: Zum Pneumothoraxproblem. Z. ärztl. Fortbild. **48**, 575—578 (1954).
Farber, J. E., and N. St. Lincoln: The unexpandable lung. I. Statement of the problem. Amer. Rev. Tuberc. **40**, 704—709 (1939).
Fegiz, G., e L. Catacchio: Passato e presente del pneumotorace intrapleurico nella cura della tbc. polmonare. Nota X. Il valore ed i risultati globali del pneumotorace dal 1935 al 1951. Gazz. int. Med. Chir. **61**, 1489—1501 (1956).
—, e M. Lucchesi: Il pneumotorace intrapleurico ieri ed oggi. Rilievi statistici ed osservazioni critiche sul materiale dell' Instituto Carlo Forlanini. Rom: Mediche e Scientifiche 1955.
— — Passato e presente del pneumotorace intrapleurico nella cura della tuberculosi polmonare. Nota I. Le conplicaziono del PNT. intrapleurico in rapporto alle indicazioni della collassoterapia e della associazione chemioantibiotica. Gazz. int. Med. Chir. **61**, 81—91 (1956).
Fetzer, H.: Fibrinkörper im Pneumothoraxraum. Med. Klin. **49**, 1400 (1954).
Fleischner, F.: Kugelförmiges Gebilde in der Pleurahöhle bei Pneumothorax. Mitt. Ges. inn. Med. **21**, 94—95 (1922).
— Atelektase und atelektatische Pneumonie bei Ausstoßung oder Durchbruch eines tuberkulösen Drüsenherdes in den Bronchus. Beitr. Klin. Tuberk. **86**, 72—83 (1935).
Forster-Carter, A. F.: Long-term results of artificial pneumothorax treatment. Brit. med. Bull. **10**, 150—155 (1954).
— Artificial pneumothorax as an aid to chemotherapy in the treatment of pulmonary tuberculosis. Dis. Chest **33**, 382—397 (1958).
— M. Myers, D. L. H. Goddard, F. H. Young, and B. Benjamin: The results of collapse and conservative therapy in pulmonary tuberculosis. Thorax **8**, 221—222 (1953).
Franz, H.: Pleuraschwarte und Pleuraerguß. Dtsch. med. J. **1953**, 161—162.
Fury, L.: Veränderungen des Bronchialbaums während der Kollapstherapie und die Kontraindikation dieser bei der Bronchialtuberkulose. Rozhl. Tuberk. **14**, 299—302 (1954) [Tschechisch].
Garcia Alonso, R., y J. L. Alvarez-Sala Moris: Collapsoterapia médica. Indicaciones y resultados. Rev. esp. Tuberc. **28**, 51—77 (1959).
Gaubatz, E.: In: Hein-Kremer-Schmidt, Kollapstherapie der Lungentuberkulose. Leipzig: Georg Thieme 1938.
Gelli, G., e G. Maccagnani: Contributo alla conoscenza dei versamenti ematici in corso di pneumotorace terapeutico. Lotta c. Tuberc. **24**, 19—39 (1954).
Giacomasso, P. P.: Streptomicina e pneumotorace. Vantaggi della associazioni terapeutica e possibilita di riduzione della durata del pneumotorace. Minerva med. **2**, 617—626 (1954).
Habicht, K., u. R. Langer: Die Entwicklung der Indikationsstellung zu chirurgischen Eingriffen bei destruktiven Lungentuberkulosen. Tuberk.-Arzt **12**, 219—228 (1958).
Haefliger, E., u. G. Mark: Segment und Lungentuberkulose. Berlin-Göttingen-Heidelberg: Springer 1956.
Haman, L.: Trans. Ass. Amer. Physns **52**, 311—319 (1937).
Hansen, O. G.: Die Tuberkulosesituation heute [Norwegisch]. Ref. Zbl. ges. Tuberk.-Forsch. **69**, 145 (1955).
Harold, J. T.: Intrapleural haemorrhage in artificial pneumothorax. Thorax **6**, 162—170 (1951).
Haubrich, R.: Klinische Röntgen-Diagnostik Innerer Krankheiten, Bd. I. Berlin-Göttingen-Heidelberg: Springer 1963.
Haus, O.: Aktuelle Pneumothoraxprobleme. 3. Tagg Österr. Tuberk.-Ges. 1955, S. 158—160.
Hayes, E. W.: Abstract of replies to a questionnaire on intrapleural artificial pneumothorax. Dis. Chest **15**, 720 (1949).
Hebraud, I., et M. Bertrac: Quatre cas de corps étrangers extraits de poches de pneumothorax intra ou extra-pleural. Rev. Tuberc. (Paris), Sér. V, **16**, 572—573 (1952).
Hecht-Hansen, P., G. Tobiassen, and E. Torp-Pedersen: A comparative study of complications in pneumothorax therapy of tuberculosis before and after the introduction of chemotherapeutics. Acta tuberc. scand. **47**, 162—167 (1959).
Heckner, F.: Zur Pneumothoraxbehandlung der Lungentuberkulose in den Jahren 1943—1948. Med. Welt **1951**, 1347—1350.
Heesen, W.: Der Pneumothorax des Kindes im Lichte der modernen Tuberkulosetherapie. Med. Klin. **1954**, 1247—1250.
Heine, F.: Massive Pneumothoraxatelektasen und verwandte Pneumopathien. Regensburg. Jb. ärztl. Fortbild. **13**, 53—64 (1965).
Hensel, G.: Das Kugelexsudat. Beitr. Klin. Tuberk. **103**, 431—434 (1950).

Herrnheiser, G., and J. P. Whitehead: Pulmonary interstitial emphysema. Brit. J. Radiol. **26** (310), 519—524 (1953).

Hertzog, P., L. Toty u. Th. Hoffmann: Die chirurgische Behandlung des chronischen tuberkulösen Empyems durch die Dekortikation und die Rolle der radikalen Operationen. Thoraxchirurgie **6**, 401—415 (1959).

Hoeckner, G.: Früh- und Spätergebnisse der Pneumothoraxbehandlung. Statistik über 624 Zweijahres- und 453 Fünfjahres-Ergebnisse. Z. Tuberk. **112**, 27—33 (1958).

Hofmann, H.: Der kommunizierende Pneumothorax. Beitr. Klin. Tuberk. **103**, 483 (1950).

Hoppe, R.: 10-Jahresstatistik der Pneumothoraxbehandlung unter besonderer Berücksichtigung des inkompletten Pneumothorax. Tuberk.-Arzt **7**, 645—656 (1953).

Houghton, L. E.: Collapse therapy and the bronchus. Tubercle (Lond.) **31**, 50—62 (1950).

Husen, J.-H.: Das chronische Pleuraempyem. Tuberk.-Arzt **9**, 641—648 (1955).

Hutás, I.: Späte Respirationsschäden nach Pneumothoraxbehandlung. Beitr. Klin. Tuberk. **122**, 152—160 (1960).

Huzly, A., u. F. Böhm: Bronchus und Tuberkulose. Stuttgart: Georg Thieme 1955.

Jaccard, D.: In: Handbuch der inneren Medizin, Bd. IV/4. Berlin-Göttingen-Heidelberg: Springer 1956.

Jančik, E.: Querschnitt durch Pneumothoraxbehandlung und Pleurakomplikationen. Z. Tuberk. **101**, 273—287 (1952).

— The present position in treatment by pneumothorax with particular reference to pleural complications. Rozhl. Tuberk. **12**, 108—114 (1952) [Tschechisch mit engl. Zus.-fass.].

— Die Behandlung des tuberkulösen Pleuraempyems. Leipzig 1957.

— Nochmals zur Pneumothoraxfrage. Z. Tuberk. **112**, 273—281 (1959).

Johnsen, K., and F. Lund-Johansen: Complications connected with artificial pneumothorax. A study based on cases at Lyster Sanatorium during a period of five years. Acta tuberc. scand. **26**, 187—191 (1950).

Jucker, P.: Die Pleuritis im Pneumothorax. a) Die eosinophile Pleuritis nach der Strangdurchtrennung. b) Die trockene fibroplastische Pleuritis und ihre Folgen. Praxis **1957**, 256—260.

Junker, E.: Zur Beurteilung des Erfolges der Pneumothoraxbehandlung. Tuberk.-Arzt **14**, 86—91 (1960).

Källqvist, I.: Artificial pneumothorax in middleaged and elderly patients. Amer. Rev. Tuberc. **69**, 968—979 (1954).

— Die Altersverschiebung bei Lungentuberkulose [Schwedisch]. Ref. Zbl. ges. Tuberk.-Forsch. **74**, 404 (1957).

Klein, G.: Zur Behandlung von Resthöhlen nach intra- und extrapleuralen Pneumothorax. Arch. Gynäk. **117**, 401—413 (1957).

Klott, M., A. Koziorowski, and D. Lachowicz: Respiratory disturbances during pneumothorax therapy. I. Respiratory disturbances during the establishment and after early abandonment of artificial pneumothoax. Gruclica **24**, 247—264 (1956) [Polnisch mit engl. Zus.-fass.].

Knies, Ph. T.: Paradoxical Roentgen image in pneumothorax. A result of pachypleuritis. Amer. J. Roentgenol. **44**, 230—234 (1940).

Kolechko, L. E.: Altérations de bronches chez les personnes au pneumothorax artificial effectiv terminé [Russisch]. Ref. Zbl. ges. Tuberk.-Forsch. **80**, 264 (1958/59).

Krings, H.: Die paradoxe Verschattung des Pneumothorax als besondere Darstellungsweise der verschwarteten Pleura pulmonalis (Pachypleuritis). Beitr. Klin. Tuberk. **101**, 164 (1949).

Krist, R., u. R. Seyss: Zur Klärung des „Pneumothorax opaco". Klin. Med. (Wien) **7**, 467—469 (1952).

Kristenson, A.: Relapsing hematothorax after completed pneumothorax treatment. Acta tuberc. scand. **25**, 505—508 (1951).

Laird, R.: Changing trends in the surgery of pulmonary tuberculosis. Med. Press **1951**, 8—12.

Leuret, E., et R. Le Lourd: Symphyse pleurale aigué après pleuroscopie. J. Méd. Bordeaux **117**, 289—293 (1940).

Lewin, N., and M. Aronovitch: Changing indications for collapse therapy in pulmonary tuberculosis. Canad. med. Ass. J. **69**, 481—486 (1953).

Liener, A., u. O. Jahn: Katamnestische Untersuchungen zur Frage der Berechtigung endoskopisch-kaustischer Eingriffe im Zeitalter der Antibiotika und der modernen Resektionsmethoden. Beitr. Klin. Tuberk. **125**, 1—14 (1964).

Livingstone, J. L.: Observations in the treatment of pulmonary tuberculosis at the present time. Brit. med. J. **1955**, No 4908, 243—250.

Löffler, W.: Die Lungenatelektasen. In: Handbuch der inneren Medizin, Bd. IV/2. Berlin-Göttingen-Heidelberg: Springer 1956.

— E. Haefliger u. G. Mark: Massive Atelektase und Kavernenheilung. Beitr. Klin. Tuberk. **109**, 227 (1953).

Longin, F., u. G. Peppmeier: Beitrag zur anomalen Lungenveneneinmündung in die Vena cava inferior. Fortschr. Röntgenstr. **88**, 386—400 (1958).

Look, K. H., N. Nitzki u. H. Weber: Spätergebnisse der Pneumothoraxbehandlung, zugleich ein Beitrag zur heutigen Indikationsstellung der Gasbrustbehandlung der Lungentuberkulose. Münch. med. Wschr. **104**, 1556—1559 (1962).

Lorbacher, W.: Die heutige Indikation zur Kollapstherapie der Lungentuberkulose. Beitr. Klin. Tuberk. **127**, 285 (1963).

Maher-Loughnan, G. P.: An investigation into the factors contributing to relapse in cases of pulmonary tuberculosis treated by unilateral artificial pneumothorax. Tubercle (Edinb.) **31**, 74—83 (1950).

Mark, G.: Die Bedeutung der Bronchustuberkulose für die Pneumothoraxindikation. Schweiz. med. Wschr. **1953**, 622—623.

Maryška, M.: Results of artificial pneumothorax treatment at Zamberk Sanatorium during 1952—1956. Rozhl. Tuberk. **19**, 304—311 (1959) [Tschechisch].

MATTEIS, MARKO DE: Contributo alla conoscenza della funczione respiratoria in soggetti portatori di fibrotorace. G. ital. Tuberc. **10**, 371—373 (1956).

McDONALD, J. C., and H. SPRINGETT: The decline of tuberculosis mortality in Western Europe. Brit. med. Bull. **10**, 77—81 (1954).

McGUIRE, J., and W. B. BEAN: Amer. J. med. Sci. **197**, 502—509 (1939).

MELLETIER, J. LE: Rechutes et complications postérieures au relâchement du collapsus chez les tuberculeux pulmonaires traités par pneumothorax. Acta phthisiol. (Paris) **4**, 2—8 (1955).

— J. GERPHAGNON, M. DELMAS et C. FILLASTRE-CHAUVIN: Avenir éloigné d'un groupe de tuberculeux traités par pneumothorax dans un dispensaire parisien. Rev. Tuberc. (Paris), Sér. V, 19, 827—840 (1955).

MIGLIO, M., R. BERTI e A. TURANO: Rilievi broncografici negli esiti della collasso-terapia pneumotoracica. Riv. Pat. Clin. **37**, 272—285 (1964).

MISTAL, O.: Die Vorläufer von FORLANINI in der Pneumothoraxtherapie. Zürich u. Leipzig: Orell Füssli 1929.

MITCHELL, D. N.: Haemothorax complicating pneumothorax refills. Tubercle (Edinb.) **33**, 247—248 (1952).

MITCHELL, S. R.: Artificial pneumothorax: a statistical analysis of 557 cases initiated in 1930—1939 and followed in 1949. I. The influence of clinical findings before induction on early and late results. Amer. Rev. Tuberc. **64**, 1—20 (1951).

— Artificial pneumothorax: a statistical analysis of 557 cases initiated in 1930—1939 and followed in 1949. V. Incidence, degree, and causative factors of pulmonary contraction or "unexpandable lung". Amer. Rev. Tuberc. **64**, 141—158 (1951).

MOKRY, J.: Der Einfluß der Atelektase auf den Heilungsverlauf bei Behandlung mit Pneumothorax und Thorakoplastik. Rozhl. Tuberk. **14**, 455—469 (1954) [Tschechisch].

MONALDI, V.: La posizione del pneumotorace nelle attuali direttive di terapia della tubercolosi polmonare. Arch. Tisiol. **16**, 193—212 (1961).

MORANDI, A.: La collassoterapie medica in era antibiotica. Lotta c. tuberc. **29**, 322—333 (1959).

MORELLI, E.: Stato attuale della chirurgia polmonare. Lotta c. Tuberc. **24**, 658—691 (1954).

MÜLLER, H. W., u. H. RINK: Neue Aspekte in der Behandlung der Lungentuberkulose. Öff. Gesundh.-Dienst **15**, 140—143 (1953).

MÜLLY, K.: Die Erkrankungen und Geschwülste des Mediastinums. In: Handbuch der inneren Medizin, 4. Aufl., Bd. IV/4. Berlin-Göttingen-Heidelberg: Springer 1956.

MURPHY, J. D.: Results of pneumothorax therapy over a 2-years period. Med. Bull. Veterans' Adm. (Wash.) **16**, 217—219 (1940).

NAGY, L.: Unser Standpunkt bezüglich einiger therapeutischer Fragen. Tuberculózis **10**, 28—32 (1957) [Ungarisch mit dtsch. Zus.-fass.].

NAYER, H. R.: Right-sided stomach associated with eventration of the diaphragm simulating hydropneumothorax. Amer. J. Roentgenol. **64**, 50—52 (1950).

NEEL, D., et J. JULEROT: La durée d'entretien écourtée du pneumothorax artificiel. (Etude de 185 pneumothorax abandonnés à la postcure de Grenoble, de 1951 à 1956.) Rev. Tuberc. (Paris), Sér. V, 21, 512—515 (1957).

OSIŃSKA, K.: Results of pneumothorax treatment at the tuberculosis dispensaries in Warsaw. Gruźlica **24**, 669—677 (1956) [Polnisch mit engl. Zus.-fass.].

PALLINI, U., e R. RIGHI: Degli stati di blocaggio da pneumothorace. Riv. Pat. Clin. **37**, 256—257 (1964).

PASZKOWSKA, A.: Early results of pneumothorax treatment in cases of post-primary tuberculosis in children and adolescents. Gruźlica **24**, 699—705 (1956) [Polnisch mit engl. Zus.-fass.].

PENMAN, C. A., and J. S. MILLER: Transient atelectasis of a healthy lobe associated with artificial pneumothorax. Tubercle (Edinb.) **33**, 278—282 (1952).

PERSONNE, C., P. HERTZOG et L. TOTY: Les poches pleurales calcifiées, risques évolutifs et possibilités thérapeutiques. Rev. Tuberc. (Paris) **23**, 393—406 (1959).

PHAIR, W. B.: The decline of artificial pneumothorax. Canad. med. Ass. J. **65**, 542—547 (1951).

PILIS, I., u. E. SATTLER: Hat sich unsere Ansicht über die Bedeutung der vollständigen Aufgabe der kollapstherapeutischen Methoden in der Therapie der Lungentuberkulose bestätigt? Tuberkuloza **12**, 93—103 (1960) [Serbo-kroatisch].

POHL, W., u. S. NAGORNY: Komplikationen und Behandlungsdauer bei intrapleuralem Pneumothorax. Tuberk.-Arzt **9**, 588—592 (1955).

POTTER, B. P.: Results of collapse therapy. A follow-up study of two groups of patients treated between 1926 and 1938 respectively, with and without collapse therapy. Data about life expectancy and hospital mortality rates. Amer. Rev. tuberc. **43**, 184—189 (1941).

POZZI, G.: Collapsothérapie, antibiotiques ou repos absolu? Rev. Tuberc. (Paris), Sér. V, **18**, 562—566 (1954).

RAKOWER, J., O. J. BALCHUM, and S. H. DRESSLER: Pulmonary and circulatory function of the re-expanded pneumothorax lung. Dis. Chest **30**, 649—658 (1956).

REGGIANI, G., e A. SCARPA: Bronchiettasie larvate in polmoni riespansi dopo pneumotorace. Ann. Ist. Forlanini **3**, 633—648 (1939).

RENOVANZ, H.-D.: Der heutige Stand in der Behandlung tuberkulöser Pleuraempyeme. Dtsch. med. J. **1954**, 457—462.

RINK, H.: Lungenkreislauf und Lungenkollaps. Beitr. Klin. Tuberk. **110**, 79 (1953/54).

RISKA, N., G. LINDBLAD, and ST. SONCK: The causative factors of unexpandable lung following pneumothorax. Correlation between degree of contraction and location of tuberculous process in the lung. Acta tuberc. scand. **29**, 253—264 (1954).

RIVELLINI, G., e P. GUGLIANTINI: Il pneumotorace extrapleurico accidentale. Arch. Radiol. (Napoli) **4**, 57—75 (1955).

Roche, G., Houpeau et M. Odabachian: Bulle de fibrine flottante et mobile au cours d'un hydropneumothorax. J. franç. Méd. Chir. thor. **7**, 274—279 (1953).

Rössle, R.: Die pathologisch-anatomischen Grundlagen der Epituberkulose. Virchows Arch. path. Anat. **296**, 1 (1936).

Roloff, W.: Zit. nach W. Schmidt. Der künstliche Pneumothorax. In: Hein-Kremer-Schmidt, Kollapstherapie der Lungentuberkulose. Leipzig 1938.

Roth, H. W.: Tuberculose pulmonaire et thérapeutique moderne. Méd. et Hyg. (Genève) **13**, 66—67 (1955).

Roth, P.: Atelektasen bei kavernösen Lungentuberkulosen. Leipzig 1937.

Rubin, J. H., and H. E. Burke: The late results of pneumothorax therapy. Canad. med. Ass. J. **66**, 447—451 (1952).

Rzepecki, W., J. Bledowska, J. Jaworski, L. Kulakowski, H. Michelini, and S. Sroczynski: "Atelectatic lobes" in pneumothorax treatment. Gruzlica **24**, 939—945 (1956) [Polnisch mit engl. Zus.-fass.].

Salkin, D.: Postmortem pneumothorax. Dis. Chest **15**, 1 (1949).

Salmenkallio, H., and J. Pätiälä: The so-called mediastinal hernia in connection with artificial pneumothorax. Ann. Chir. Gynaec. Fenn. **5**, 381—411 (1954).

Sartori, C.: Sopra rari reperti di corpi fibrinosi nel cavo pleurico in corso di pneumotorace. Riv. Pat. Clin. Tuberc. **24**, 347—355 (1952).

Sattler, A.: Über respiratorisch bedingte Größenschwankungen des „dunklen Pneumothorax" („pneumotorace opaco" nach Torelli). Beitr. Klin. Tuberk. **93**, 203—207 (1939).

Scadding, J. G.: The treatment of pulmonary tuberculosis. III. Lancet **1955 II**, 154—160.

— H. Nicholson, and C. Hoyle: Artificial pneumothorax. A survey of a personal series. Quart. J. Med., N.S. **20**, 313—334 (1951).

Schinz, H. R., W. E. Baensch u. E. Friedl: Lehrbuch der Röntgendiagnostik. Stuttgart: Georg Thieme 1952.

Schmidt, H.: Krise der Pneumothoraxtherapie. Tuberk.-Arzt **4**, 195 (1950).

Schmidt, P. G.: Kritik an der Indikationsstellung zum Pneumothorax und zur Phrenikusparese. Tuberk.-Arzt **4**, 715—719 (1950).

— Heutige Ansichten über Pneumothoraxbehandlung und Thorakokaustik. Kongreßber. III. Wiss. Tagg Norddtsch. Tuberk.-Ges. 1954, S. 105—112.

— Pneumothorax und Segmentresektion. Dtsch. med. Wschr. **1954**, 1318—1320.

Schmidt, W.: Der künstliche Oleothorax. In: Hein-Kremer-Schmidt, Kollapstherapie der Lungentuberkulose. Leipzig 1928.

— Der künstliche Pneumothorax. In: Hein-Kremer-Schmidt, Kollapstherapie der Lungentuberkulose. Leipzig 1938.

Seri, I., and Fehérvári: Treatment of pulmonary tuberculosis with combined use of artificial pneumothorax and chemotherapy. Acta tuberc. scand. **33**, 203—210 (1957).

Shaw, R. R.: Indications for surgery in pulmonary tuberculosis. Bull. Un. int. Tuberc. **29**, 497—507 (1959).

Sifflet, P., P. Gautreau et R. Champaux: Le problème des séquelles rétractiles du pneumothorax thérapeutique. Rev. Tuberc. (Paris) **15**, 556 (1951).

Simon, O.: Tuberkulose und Atelektase. Ergebn. ges. Tuberk.-Forsch. **10**, 333 (1941).

Sosnowski, W.: Fate of patients treated with pneumothorax complicated by atelectasis. Gruźlica **24**, 729—739 (1956) [Polnisch mit engl. Zus.-fass.].

Spengler, L.: Über mehrere Fälle von geheiltem tuberkulösem Pneumothorax, verbunden mit gleichzeitiger Heilung der Lungentuberkulose in vier Fällen. Z. Tuberk. **2**, 27 (1901).

— Zur Chirurgie des Pneumothorax. Bruns' Beitr. klin. Chir. **49**, 68 (1906).

— Einiges zur Pathogenese, Prognose und Therapie des spontanen Pneumothorax. Bericht über Dauerheilungen. Schweiz. med. Wschr. **1923**, 309.

Staehelin, R.: Der Pneumothorax. In: Handbuch der inneren Medizin, 2. Aufl., Bd. II/2. Berlin: Springer 1930.

Stangl, E.: Brustwandhernie als seltene Komplikation eines künstlichen Pneumothorax. Z. Tuberk. **88**, 37—42 (1942).

Stephani, J.: Pneumothorax spontané (idiopathique) et perforations pulmonaires au cours du pneumothorax thérapeutique. Méd. et Hyg. (Genève) **12**, 432 (1954).

— Les indications actuelles du pneumothorax artificiel. Acta tuberc. belg. **47**, 5—10 (1956).

Strandgaard, E.: Has artificial pneumothorax become entirely antiquated? Acta tuberc. scand. **35**, 197—203 (1958).

Studić, J.: Pneumothorax in the light of phthisiotherapy. Tuberkuloza **6**, 293—299 (1954) [Kroatisch]. Ref. Zbl. ges. Tuberk.-Forsch. **70**, 98 (1955/56).

— Lasting results of therapeutic pneumothorax. Vojnosanit. Pregl. **17**, 483—491 (1960) [Kroatisch]. Ref. Zbl. ges. Tuberk.-Forsch. **87**, 85 (1960/61).

Stýblo, K.: Einige Bemerkungen zur Behandlung der Tuberkulose mittels künstlichem Pneumothorax. Rozhl. Tuberk. **14**, 302—308 (1954) [Tschechisch].

Szigeti, P., u. M. Fráter: Beitrag zu Indikation und Heilerfolg des Pneumothorax. Tuberkulózis **11**, 88—92 (1958) [Ungarisch mit engl. und dtsch. Zus.-fass.].

Tanner, E.: Die Tracheobronchialtuberkulose der Erwachsenen. Berlin-Göttingen-Heidelberg: Springer 1957.

Teschendorf, W.: Lehrbuch der röntgenologischen Differentialdiagnostik. Stuttgart: Georg Thieme 1958.

Torelli, G.: Un particolare quadro radiologico del pneumotorace: Il pneumotorace opaco. Radiol. med. (Torino) **19** (1932).

Trenchi, A.: El pulmón inexpansible. Hoja tisiol. **14**, 220—226 (1954).

Trimble, H. G.: Die Behandlung der Lungentuberkulose in den Vereinigten Staaten. Z. Tuberk. **105**, 81—95 (1954).

TROCMÉ, CH.: Utilité du pneumothorax artificiel pour la guérison des cavernes pulmonaires tuberculeuses. Rev. Tuberc. (Paris) **24**, 516—526 (1960).

TUMMINELLO, B.: Contributo allo studio dei corpi fibrinosi endopleurici in corso di pneumotorace. G. ital. Tuberc. **8**, 45—49 (1954).

ULRICI, H.: Pneumothoraxbehandlung. Dtsch. med. Wschr. **1940**, 934—938.

VALLI, M.: Immagine anulare dell' apice destro (pseudocaverna) prodotta dal decorso anomale della grande vena azygos. Riv. Pat. Clin. Tuberc. **13**, 612—615 (1939).

VIDAL, J., et F. TER SCHIPHORST: Les résultats thérapeutiques du pneumothorax artificiel considéré avec recul de six *8* seize ans. Rev. Tuberc. (Paris), Sér. V, **20**, 1128—1130 (1956).

VINCZE, E., F. KULKA u. O. SCHWEIGER: Beiträge zur Patho-Morphologie des sich zur Lungentuberkulose gesellenden Pleuraempyems. Acta morph. Acad. Sci. hung. **6**, 313 (1956).

VIVIEN, J. N.: Le facteur pulmonaire au cours des épanchements purulents du pneumothorax artificiel. Rev. Tuberc. (Paris), Sér. V, 18, 1081 (1954).

VOARINO, E. L.: Asportazione di corpo estraneo ritenuto nel cavo pleurico. Minerva med. **1953**, 114—115.

VOIGT, H., u. F. WENDT: Die kollapsresistente Kaverne unter Pneumothorax. Tuberk.-Arzt **12**, 11—20 (1958).

WERNLI-HAESSIG, A.: Über die Spätkomplikationen des künstlichen Pneumothorax. Schweiz. Z. Tuberk. **7**, 331—357 (1950).

WESTERMARK, N.: On bronchostenosis, a roentgenological study. Acta radiol. (Stockh.) **19**, 285, 313 (1938).

— Acta radiol. (Stockh.) **22**, 331—346 (1941).

WESTFAL, I., and J. GRZANKOWSKA: Atelectasis in the collapse therapy of pulmonary tuberculosis. Gruclica **24**, 435—454 (1956) [Polnisch mit engl. Zus.-fass.].

WILHELM, G.: Eine Betrachtung über die Pneumothoraxbehandlung bei 653 Patienten mit einer Nachbeobachtungszeit von 3—5 Jahren nach Heilstättenbehandlung. Z. Tuberk. **108**, 162—169 (1956).

ZAJACZKOWSKA, J., K. HERYNG, M. KLOTT, P. KRAKÓWKA, J. LANGE, K. PIEKARNIAK, and D. ZYCH: The influence of drug therapy on indications for pneumothorax treatment and on early complications. Gruźlica **24**, 707—718 (1956) [Polnisch mit engl. Zus.-fass.].

ZIERSKI, M.: Der intrapleurale Pneumothorax bei Frühfällen der Lungentuberkulose. Z. Tuberk., Erg.-H. **110**, 460—462 (1958).

ZORINI, A. O.: Il ruolo del pneumotorace artificiale nella terapia attuale delle tuberculosi polmonare. Minerva med. **54**, 3998—4005 (1963).

ZUPPINGER, A.: Pleuraerkrankungen. In: H. R. SCHINZ, W. E. BAENSCH, E. FRIEDL u. E. UEHLINGER: Lehrbuch der Röntgendiagnostik, Bd. III/1. Stuttgart: Georg Thieme 1952.

Namenverzeichnis — Author Index

Die *kursiv* gesetzten Seitenzahlen beziehen sich auf die Literatur

Page numbers in *italics* refer to the bibliography

Sachverzeichnis

(Deutsch-Englisch)

Bei gleicher Schreibweise in beiden Sprachen sind die Stichwörter nur einmal aufgeführt

Subject Index

(English-German)

Where English and German spelling of a word is identical, the German version is omitted